U0278897

"十四五"國家重點出版物出版規劃項目

新編仲景全書

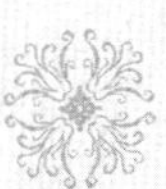

主編 · 沈澍農

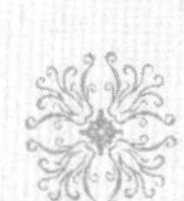

上海科學技術出版社

圖書在版編目（CIP）數據

新編仲景全書 / 沈澍農主編. -- 上海 : 上海科學技術出版社, 2024.4(2024.7重印)
ISBN 978-7-5478-6508-8

Ⅰ. ①新… Ⅱ. ①沈… Ⅲ. ①《傷寒論》②《金匱要略方論》 Ⅳ. ①R222.2②R222.3

中國國家版本館CIP數據核字(2024)第025103號

本書爲全國高等院校古籍整理研究工作委員會直接資助項目。

本書由國家古籍整理出版專項經費資助出版。

新編仲景全書

主編　沈澍農

上海世紀出版(集團)有限公司
上海科學技術出版社 出版、發行
(上海市閔行區號景路159弄A座9F－10F)
郵政編碼 201101　www.sstp.cn
山東韵杰文化科技有限公司印刷
開本 889×1194　1/16　印張 54.25
字數 1240千字
2024年4月第1版　2024年7月第2次印刷
ISBN 978－7－5478－6508－8/R・2943
定價：598.00元

内容提要

張仲景醫著歷史上曾分離爲多種不同主題的醫書，也有多種傳抄本。北宋治平年間，校正醫書局校理成三部書：《傷寒論》《金匱玉函經》《金匱要略方》，其中的《傷寒論》和《金匱要略方》兩部書成爲中醫必讀之書，而《金匱玉函經》則較長時間失傳。明代萬曆年間，趙開美編修《仲景全書》，收入了其中的前兩部，爲後世研讀張仲景著作，留下了珍貴的經典文獻。本書主要從三個方面對張仲景著作在宋以後的傳承的主要狀況展開了研究：第一，深入研究和論述了趙本《傷寒論》、清康熙年間重新問世的《金匱玉函經》、當代新發現的兩種《金匱要略》本子的傳承情況，從而更清晰地把握了仲景三書各本的屬性，加深了對三書傳本的認識。第二，對仲景三書（其中的《金匱》選用了吴遷抄本）以及相關的兩個敦煌殘卷作了新一輪校注，在吸取前人高論的基礎上，也融入了不少作者團隊的新研究、新發現。第三，對《傷寒論》和《金匱玉函經》《金匱要略》三種傳本作了對比列表研究，從而可以看出兩組文獻中每個細節的差別，以更全面地把握仲景著作。全書以文獻研究爲中心，通過仲景三書的系統把握和全面研究，厘清了許多原先未得其詳的疑難問題；在條文和字詞的理解方面，也有了一定推進。

本書可供中醫臨床工作者、中醫醫史文獻研究人員、中醫院校師生參考閱讀。

編委會名單

前言

東漢末年的張仲景，繼承了前代醫藥學術的精華，劃時代地開創了全新的醫學體系，使中國醫藥學由相對簡單的藥證對應關係，發展成以脉證一體的證候群爲對象的體系性辨證施治系統。後世在長期醫療實踐中普遍認同了這一新的醫學體系。張仲景被後世尊爲"醫聖"，張仲景的醫著被尊稱爲"方書之祖"。

張仲景醫著歷史上曾分離爲多種不同主題的醫書，也有多種傳抄本。北宋治平年間，校正醫書局校理成三部書：《傷寒論》《金匱玉函經》《金匱要略方》，其中的《傷寒論》和《金匱要略方》兩部書成爲中醫必讀之書，而《金匱玉函經》則較長時間失傳。

明代萬曆二十七年(1599)，常熟刻書家趙開美編修了《仲景全書》，書中收載4種與張仲景學説有關的醫著，分别爲：張仲景《傷寒論》十卷，成無己《注解傷寒論》十卷，宋雲公《傷寒類證》三卷，張仲景《金匱要略方論》三卷。其中第一種據稱是翻刻北宋小字本，第四種是翻刻了元代鄧珍刻本。此二者特别是前者較爲接近於宋臣校定本。

研習仲景醫著，幾乎是每個中醫人必修的功課。我從事中醫古籍研究，對仲景醫著也有較多直接、間接的投入。在做碩士論文《千金要方詞語研究》時，就間接研究了一些仲景醫著詞語，後來的研究中也多有涉獵。2016年，在參加《道醫集成》編纂項目中，又與我的研究生謝洲、張亦舒合作整理了《金匱玉函經》一書。2007年，吴遷抄本《金匱要略方》被真柳誠等學者發掘問世，學界對其展開了初期研究，但一時間未得深入。2017年，河北張承坤來我處讀研究生，他在聽我課時，對吴遷本有了一些發現，繼而産生了濃厚興趣，由此，一方面選擇吴遷本《金匱要略方》的研究作爲自己的碩士論文選題，同時建議我牽頭做一次吴遷本的校注。

考慮到宋臣校定的"仲景三書"在一定意義上説是一個整體，歷史上未得集結出版；也有不少相關問題，歷來未得明確。這是一個歷史的遺憾，應該在當代補上。因而，我想對"仲景三書"在宋定本之後的流傳情况做一次總體的研究：一是發掘相關信息，做一次系統的總體論述；二是對"仲景三書"及相關的重要歷史文獻展開群體的校注，以此提高校注質量。由此，申報了全國高等院校古籍整理研究工作委員會課題，和年輕學子一道，用了近三年時間完成了現有的工作。

我們將本輪研究的成果總名爲《新編仲景全書》。這個書名，表明了我們對趙開美歷史貢獻的尊重，也反映了我們在當代條件下新的推進。一方面，我們完整地收入了宋代校定的"仲景三書"，且《金匱》方面收入了比趙開美時代可見的更好的版本，還收入了古人未能得見的兩種敦煌所存仲景文獻殘卷；另一方面，我們對以上文獻做了全面的校注，適應了當代人的需要。

本次研究成果由以下板塊構成：我們將"仲景三書"流傳情况的整體研究認識寫成了《新編仲景全書綜論》，此爲成果一；我們對《傷寒論》《金匱玉函經》《金匱要略方》三書進行了新一輪校注，以呈現我們對各個文獻的解讀，此爲成果二；我們將《金匱玉函經》和《傷寒論》互有内容(局部加進了敦煌本《金匱玉函經》内容)作了列表對比，將《金匱要略》三種傳本作了列表對比，通過列表對比，可以反映不同文獻間的全部差異，有利於全面把握表列文獻的相互關係，更方便判斷異文的是非優劣，也是我們寫作《新編仲景全書綜論》與作"仲景三書"校注的文本基礎，此爲成果三。此外，本研究團隊圍繞本課題方

向撰寫、發表過一些論文，其中一些内容已經融在本書上卷和校注之中，但也有一些内容（主要是一些具體問題的討論）未得寫入或在前述成果中未能展開，故本書附録了我們的一些相關論文。

仲景醫書是古代聖賢的重要著作，但由於歷史傳承的複雜情況，其文本方面又有不少難以確定的情況。因而，從古到今有過很多的校理研究。古今研究者各抒己見，見仁見智，真知灼見不少，謬説臆見亦難免。我們根據歷史文獻學和中醫藥學知識，基於自己的理解，對古今注釋作出取捨，并通過全書幾個板塊不同角度的呈現，對一些問題提出了自己的新見。對於現在的成果，我們自己總體滿意，但仍存有未明之處，更不用説歷史文獻的闡釋原本就不可能有終極的結果。所以，今後還要繼續學習與研究，也敬請同道批評指正。

關於本書的人員分工：

《仲景三書傳本綜論》，由我主研與撰稿，温雯婷、張承坤、朱石兵、陳陗、趙雅琛等合作者參加了其中一些問題的討論，其中部分吸收了年輕學子的研究成果，有些論題也基於我們團隊成員平時的研究討論而展開。

《〈傷寒論〉校注》，陳陗執筆，趙雅琛協助校定。

《〈金匱玉函經〉校注》，朱石兵、趙雅琛執筆。

《〈金匱要略方〉校注》，張承坤執筆。

兩種（組）敦煌卷子校注，鄭若羲執筆。

各部分校注由我統稿改定，張承坤協助我校定全稿。

兩組列表對比主要由張承坤、朱石兵和我一同完成。

附録一、二由温雯婷和我一同選編、修改；附録三由朱石兵和我一同完成。

本書寫作過程中得到日本學者真柳誠，旅日學者郭秀梅，中國學者肖永芝、王宗欣、趙懷舟等諸位同道的襄助，特此致謝！

我的其他研究生郭江延、顾培杏、徐松元、付阳等也參與了一部分工作，此前的研究生謝洲、張亦舒和我合作整理了《金匱玉函經》一書，該書也是本次研究工作的一個基礎條件，一并感謝！

南京中醫藥大學　沈澍農

2023 年 2 月

本書校注整理説明

一、本書編輯思路

本書名爲《新編仲景全書》,内容主要包括總論和原文校理兩大部分。

總論部分題爲《仲景三書傳本綜論》,主要從文獻學角度,圍繞宋臣整理的"仲景三書"這一核心,主旨在於探討、論述宋臣對"仲景三書"的整理與"仲景三書"在宋以後各自的流傳情況。

原書校理方面是對"仲景三書"的具體整理,又由兩部分構成,分别是"各書校注"和"列表對比"。

此外,本團隊多年來撰寫了一些"仲景三書"内容的研究文章,這些文章對"仲景三書"中的一些具體問題展開了較爲詳實的討論,本書選擇其中與文獻研究相關的文章收爲附録。

(一) 選收内容

明代趙開美編纂《仲景全書》,從背景來説有偶然性。我們讀《仲景全書》序言不難看出,當年趙開美選編該書時,資料并不豐贍。只是在巧遇和有心搜尋之下,恰巧獲得了較好版本的《傷寒論》和《金匱要略》這兩部重要著作,予以收編。但若以書名"仲景全書"來論,至少有兩點不足。

第一,宋臣所校定的"仲景三書"未能全部收入其中。宋代校正醫書局整理的張仲景著作應有《傷寒論》《金匱要略》《金匱玉函經》三部。《仲景全書》編修時只收集到前兩種,而未能收載《金匱玉函經》,因而實際是"全書"未全。1988 年,日本東京北里文獻研究所小曾户洋、真柳誠兩位先生就曾重編《仲景全書》,收入了日本内閣文庫本《傷寒論》(與趙開美本近似)、鄧珍本《金匱要略方論》、陳世傑本《金匱玉函經》三書影印本,由燎原出版社出版。而另一方面,趙開美《仲景全書》所收入的《注解傷寒論》和《傷寒類書》,又并非典型的仲景之書。而欲重編"仲景全書",就應該如同日本學界已經做的那樣,收全"仲景三書",同時剔除趙開美有些隨意收入的另兩部非屬仲景的後世著作。

與此工作相仿,受趙開美《仲景全書》編輯思路的啓發,我們設想,把張仲景著作的重要傳本集結出版,其中最重要的就是要加入《金匱玉函經》。比照原本趙開美《仲景全書》,我們的新書擬名爲"新編仲景全書"。

第二,趙開美收載的仲景著作版本方面也不是足够完善。如前所説,《傷寒論》應是現有最好的底本,而《金匱要略》基於鄧珍本校刻。但我們現在可以見到的吴遷本文本明顯優於鄧珍本,因而,本次收編選取我們認定爲權威版本的吴遷本爲底本。

第三,除了上述"仲景三書"版本外,在當今的條件下,我們還能看到兩種出自敦煌藏經洞的仲景文書,雖然只是殘卷,但歷史價值非常高。因而,我們也將這兩種敦煌文獻附載於本書中。

(二) 整理形式

古籍傳承,通常一是影印古本(單純經文版或含古注本),二是排印現代校注本。

影印原書是具有最接近原始文獻的權威性的。但對於大多數現代閱讀者來説,閱讀古本(包括影印本)畢竟不太容易,文字的繁體和異體俗體、豎排版式、没有標點……這些情況的存在,使得影印古籍的閱讀本身就不够方便,加上古文内容難懂,所以,大多數讀者還是更容易接受現代排印校注本。當代

學者爲張仲景著作所作的校注書就有很多。

但排印校注本也有不方便之處。

其一,校注本通常的做法,是選取某一書某一本作底本,然後根據整理者的考量,選取另外某些校本作對比,再寫下詳略不同的校勘記録。在校勘對象方面,較常見的做法是只校出底本錯誤和底本與校本間有意義的差别,這種人爲選擇有可能因整理者理解方面的問題,忽視某些有意義的差别,即通常稱爲"失校"的"當校而未校"的情況。

其二,像張仲景醫著這樣的經典著作,也有的採取比較詳盡的校勘方式,即有異必校,但由於張仲景著作在多種傳世版本之間差别較多,逐條撰寫的校記(無論是置於當頁下還是篇末),往往閱讀時頗爲不便,以致閱讀者没有興趣或耐心仔細閱讀理解校記,使得整理者煞費苦心寫成的内容失去意義。

其三,在注釋方面也是這樣,由編寫者選擇注釋,"當注而不注"的"失注"、注釋不當的"誤注"也在所難免。

張仲景著作是中醫學的重要經典,近年來,多種張仲景著作的不同版本(包括古注本)被影印或校注排印出版,但上述的閱讀不便却成了難以跨越的閱讀障礙。

鑒於上述考慮,我們設計了一種新的古籍整理方式:嘗試將張仲景著作的重要傳本以列表方式作對比刊行,把版本之間有差别的部分以加粗黑體字標示出來,以便方便地看出傳本的差異;又對其中部分重要的差别加校語,對疑難處加注釋,從而方便讀者閱讀,并藉此更詳盡地了解中醫經典著作歷史的演變。

但是,張仲景著作版本頗多,傷寒部分尤其如此,如果都列入對比,既無必要,也會又令讀者陷入不便閱讀的窘境。而且從文獻研究角度來説,當祖本存在時,後世衍生本作爲校本的價值就不是那麽大。因而我們主要選取歷史价值較高、單行而又比較完整、比較重要的仲景傳世著作作對比。

在列表校異之外,仍按常規方式作"仲景三書"的校注,更爲細緻地分别呈現三書各自的文本校勘與疑難點注釋。

通過這樣兩種整理方式的組合呈現,希望更爲清晰地呈現仲景醫書文本的真貌,有助於對醫聖張仲景著作的深入研究,以更好地指導臨床應用。

二、本書編輯體例

本書主要包括總論和原文校理兩大部分。

總論圍繞宋臣整理的"仲景三書"這一核心,以文獻學角度爲主,探討了張仲景著作歷史演化的一些相關問題。

原文校理是對"仲景三書"的具體整理,又由兩部分構成,分别是"各書校注"和"列表對比"。

(一)基本通則

(1)全書内容用繁體字輸入,異體、俗字等用字情況,在各書校注中部分地用等效的通行字代替(見下文"列表");在列表對比中盡量用字形最接近的 UNICODE 字符輸入。

(2)在正文字體選用上,主體用宋體。方劑部分,方名用黑體,方名下的内容用宋體;全書主體爲 5 號字,方劑中炮製等附注内容用 6 號字。

（3）原書文本改用現代版式排版，又盡量體現專業特色（如方劑部分的大小字排版）。

（4）爲原文增加現代標點符號（方劑中各藥名之間只空格不加標點符號）。

（5）校與注混合編排，置於當頁之下。

（二）三書校注部分

三書分别校注，是爲了分别反映各書自身的文本情況。

1. 底本部分　主要收載三書，底本分别爲：

《傷寒論》，明萬曆二十七年（1599）趙開美《仲景全書》翻刻宋本（實際可能是元代翻刻南宋本，見本書上卷），具體工作本爲臺北故宫博物院所藏《仲景全書》本影印本。

《金匱玉函經》，清康熙五十六年（1717）陳世傑校刊本，具體工作本爲中醫古籍出版社綫裝影印起秀堂本。

《金匱要略方》，明洪武二十八年（1395）吴遷抄北宋小字本，具體工作本爲國家圖書館出版社出版的中華再造善本之宣紙彩印綫裝本。

附收：

《金匱玉函經》片段，見於敦煌卷子本 S. 202 殘卷。

《傷寒論》片段，見於敦煌卷子本 P. 3287 殘卷（《傷寒論》内容在全卷中佔有兩段，爲了完整呈現珍稀歷史文獻，將作全卷校録）。

敦煌卷子圖版，請參見沈澍農主編之《敦煌吐魯番醫藥文獻新輯校》，高等教育出版社，2016 年出版。

2. 文本部分　本次整理中一般不改底本，尊重原書文本録寫。通假字、古字、訛誤字一般都不改動原文，而在校注中説明。但部分與正字等效且與他字無涉的異體字（包括俗字），包括因古人書寫習慣形成的點劃出入之字徑改爲正體（這部分處理原則與列表對比中有别）。

統改文字如下（前字是統一用字，后字是被歸并的字）：

B

鼻—鼻

冰—氷

檳—檳

C

參—叅

摻—㨻

沉—沈

叉—义

初—𥘉

D

答—荅

達—逹

得—淂

E

惡—悪

兒—児

貳—弍

G

穀—糓

H

黑—黒

黃—黄

喉—喉

J

即—卽

既—旣

繫—繋

脚—腳

間—閒

揭—掲

劫—刧

解—觧

經—経、經

頸—頚

俱—倶

K

渴—渇（其他同聲符字同此）

况—況

L

裏—裡

歷—歴

鍊—錬

兩—两

留—畱

榴—橊

M

脉—脈

面—靣

冒—冐

默—黙

N

衄—衂

内—內

Q

强—強

青—靑

清—淸

却—卻

R

熱—𤍠、熱

S

喪—丧

叁—叄

W

爲—為

微—微、微等

往—徃

衛—衞

温—溫

吴—吳

X

寫—冩

瀉—瀉

脅—脇

虚—虛、虗

Y

鹽—塩

咽—咽

因—囙

陰—隂

飲—飮(其他食旁字同此)

烟—煙

萸—茰

Z

增—增

真—眞

值—値

着(助動詞)—著

衆—眾

壯—壮

煮—煑

縱—縦

原書中的方位詞“右”“左”相當於横行文中的“上”“下”,爲保存文獻舊貌,未因爲改横行文而改爲“上”“下”。

3. 校勘部分　底本選擇各書最佳本,已如上述。

校本:一是同書前後文互校,二是採用本書别本互校,三是採用關係密切的相近書互校(如《傷寒論》與《金匱玉函經》及《脉經》等互校),四是採用他書相關條文互校(如《千金翼方》等早期文獻引用中出現的異文)。

底本與他本有異處區分情况作不同處理:

對校本正確、底本錯誤的情况,據校本提出校改意見。

對校本和底本互異、難定是非優劣者,作兩存校提示存在的差異,或提出傾向性看法。

懷疑底本有誤,但無版本依據者,據理提出揣測性見解。

仲景著作傳本衆多,異文自然繁多,我們選擇其中有意義的異文出校;不同表達意義近似者、虚詞使用有出入者,以及各本同方(包括同書前後文同方)間的藥量差異與修治描述的多少等,原則上不予出校。這些不出校的差異將在列表對比中呈現。

4. 注釋部分　冷僻字用漢語拼音注音;疑難字詞簡明注釋其含義,一般不作書證。注釋一般遵循“注前不注後”的原則,即同一字詞只在第一次出現時加注;但若後文出現處較易誤解,則亦加注。又《傷寒論》子目中的疑難字詞,一般留在正文中加注。

（三）列表對比部分

本書精選張仲景傳世著作重要版本作列表對比，在對比基礎上擇重要點加以校注。這樣，可以全面反映所收載版本的全部差異，也可以對一些疑難點作校注，兩個方面都能顧及。

列表對比分爲兩項。

在“傷寒”部分，主要選取了陳世傑本《金匱玉函經》、趙開美本《傷寒論》這兩種書；另外又選取了敦煌藏經洞出土的相關殘件進行了局部對比。敦煌文獻雖爲殘本，但爲宋以前舊本，具有珍貴的文獻價值，而一般讀者不易見到這些殘卷，因而也列在比較對象中。

《金匱玉函經》前論後方，在較大程度上更接近張仲景著作舊貌，且因爲流傳不廣，治傷寒者較少接觸該書，因此，我們在傷寒部分的對比中，將《金匱玉函經》列在首列；《傷寒論》列於次列，在敦煌古本加入比校的部分，敦煌古本置於第二列，《傷寒論》則置於第三列。

僅對比《金匱玉函經》《傷寒論》内容互有的篇章，部分無對比意義的内容省略，《傷寒論》條文後附列方劑移動至《金匱玉函經》附方部分進行對比。但《金匱玉函經》方劑集中在七、八兩卷中，各方只出現一次，而《傷寒論》同一方劑可以在不同部分出現若干次，對此，我們只取同名方中最先出現者移至《金匱玉函經》同名方下作對比。

在“金匱”部分，選取了明吴遷抄本、明修元鄧珍本、明趙開美本三種作比校。“金匱”系列中的吴遷抄本價值較高，又因其後出，了解、關注者較少，因而我們將吴遷本置於首列，其次爲鄧珍本、趙開美本。

列表對比部分的整理方式是：

（1）同一表格中各書内容列在一個縱列，各書同條排在同一横列。縱讀時，忽視説明類文字内容，則基本爲該本原書（首列完全按原書順序排列；他列因有移動位置作對比者，標爲仿宋體，忽略仿宋體部分及説明類内容，則基本爲原書——但《〈金匱玉函經〉〈傷寒論〉列表對比》中，雙方互無的篇次不予列入，所以首列也不爲完整的原書）；横讀爲不同版本同條文之間的對比。即以原書順讀爲經、版本對比爲緯。

（2）首列有某條文，他列對應條文在其他位置者，從其他位置複製到對應格，用仿宋字體以區别（在其原文應在位置仍舊正常録入原文）。

但《〈金匱玉函經〉〈傷寒論〉列表對比》中，自《金匱玉函經》第六卷首篇（第十九篇）之後，《金匱玉函經》與《傷寒論》不再存在整體篇章基本對應的情況，用來與《金匱玉函經》條文對比的《傷寒論》條文往往出自不同篇章，爲避免雜亂，卷六、卷七、卷八不再使用仿宋字體提示順序變動問題。

首列有某條文，他列所無者，則所無一方注明“（無）”。

他列有某條文，首列所無者，則首列注明“（無）”。

首列有某篇，而他列所無者，或他列有某篇而首列無此篇内容，則該行只列標題和注明“具體内容省略”而不出正文（正文可在各書校注部分閲讀）。

（3）同一條文，各本相同文字用宋體，各本之間的文本差異標爲黑體，以便於看出不同版本間的文字差别。其中，各本之間完全等效且與他字無涉的異體字、義同形不同的聯綿詞及重言詞，不予標黑。

（4）對部分異文的是非優劣出校語判斷。因爲三書校注部分《金匱要略》的校注以吴遷本爲底本，故在《金匱對比》表中，着重校出鄧珍本、趙開美本的文本錯誤。

（5）對原書中的疑難字詞酌情加以校注。

（6）《〈金匱要略〉三種傳本列表對比》中，吴遷據鄧珍本補入的文字，以斜體標示。

本書要目

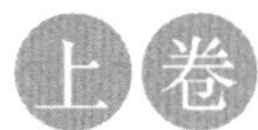

中卷

下卷

目録

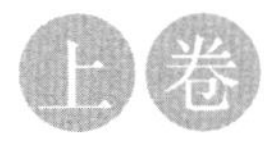

仲景三書傳本綜論

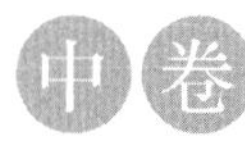

中卷

仲景三書校注(附敦煌傳本二種)

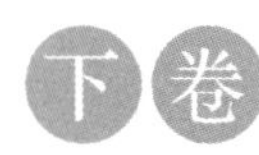

仲景三書重要傳本列表對比

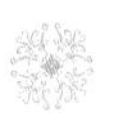

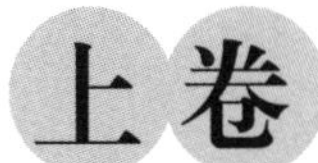

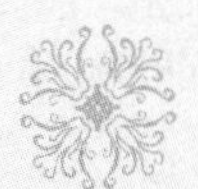

仲景三書傳本綜論

第一篇　仲景醫著宋前傳承到宋定本

東漢末年的張仲景，是中醫史上最偉大的醫家之一，被中醫界尊爲"醫聖"，其醫著則被譽爲"方書之祖"。此説首倡於南朝梁陶弘景《本草經集注・序録》："張仲景一部，最爲衆方之祖宗。"稍早前劉宋時的《經方小品・序》中亦云："漢末有張仲景，意思精密，善詳舊效，通於往古。自此以來，未聞勝者。"可見，在張仲景身後僅200多年，張仲景與其醫著已負有盛名。

張仲景的傳世醫著爲人熟知的通常有《傷寒論》和《金匱要略》。稍涉中醫的人都還知道，這兩部書合爲《傷寒雜病論》，但具體情況其實複雜得多。

第一章　宋以前的仲景著作記載

宋以前的史志和一些中醫著作引用張仲景著作時，有不同的書名，如"張仲景諸要方""仲景要方""張仲景方"等。大致整理一下，宋以前出現的仲景著作書名（私家書目所載略）見表1－1：

表1－1　宋以前仲景著作書名（不含私家書目）

出　處	書　名	卷數及備注
葛洪《肘後備急方》卷一第一	張仲景諸要方	
葛洪《肘後備急方》卷一第三	張仲景諸要方	
葛洪《肘後備急方》卷四第二十九	仲景方	
《經方小品》	張仲景辨傷寒并方	九卷
《經方小品》	張仲景雜方	八卷
《隋書・經籍志》	張仲景方	十五卷
《隋書・經籍志》	張仲景辨傷寒	十卷
《隋書・經籍志》	張仲景評病要方	一卷
《隋書・經籍志》	張仲景療婦人方	二卷
《千金要方》卷九第八	仲景要方	
《千金翼方》卷九	傷寒大論	
《外臺秘要方》卷十	仲景傷寒論、張仲景傷寒論	十八卷[1]。宋臣注中另有"仲景方"
《日本國見在書目録》	張仲景方	九卷

[1]　十八卷：見《外臺秘要》卷十《肺脹上氣方四首》引《仲景傷寒論》兩方之後記"并出第十八卷中"，又同卷《肺癰方九首》引《仲景傷寒論》方之後記"出第十八卷中"，這是全書引"仲景"二百餘條所出的最大卷數。

續　表

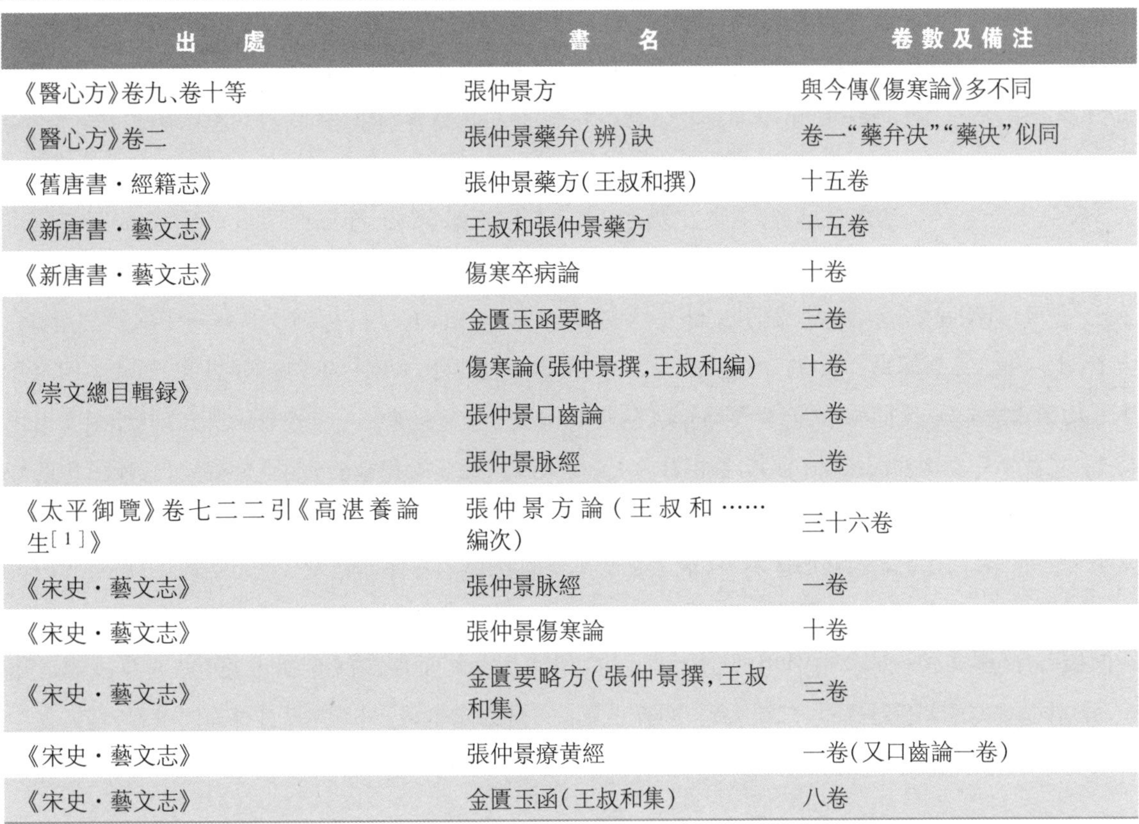

出　處	書　名	卷數及備注
《醫心方》卷九、卷十等	張仲景方	與今傳《傷寒論》多不同
《醫心方》卷二	張仲景藥弁(辨)訣	卷一"藥弁决""藥决"似同
《舊唐書・經籍志》	張仲景藥方(王叔和撰)	十五卷
《新唐書・藝文志》	王叔和張仲景藥方	十五卷
《新唐書・藝文志》	傷寒卒病論	十卷
《崇文總目輯録》	金匱玉函要略	三卷
	傷寒論(張仲景撰,王叔和編)	十卷
	張仲景口齒論	一卷
	張仲景脉經	一卷
《太平御覽》卷七二二引《高湛養論生[1]》	張仲景方論(王叔和……編次)	三十六卷
《宋史・藝文志》	張仲景脉經	一卷
《宋史・藝文志》	張仲景傷寒論	十卷
《宋史・藝文志》	金匱要略方(張仲景撰,王叔和集)	三卷
《宋史・藝文志》	張仲景療黄經	一卷(又口齒論一卷)
《宋史・藝文志》	金匱玉函(王叔和集)	八卷

可見,張仲景著作在歷史上書名與卷數相差較大。其中,十五卷的《張仲景方》或《張仲景藥方》可能是張仲景著作的全本;十卷(或九卷)的《張仲景辨傷寒》可能是後世《傷寒論》的祖本,到唐代時,又被更名爲《傷寒卒病論》;而八卷的《張仲景雜方》有可能是張仲景治雜病方面的專集(另外還有一些散見的專病之書),宋代以後新編成的《金匱要略方》充當了這一部分的代表。但此二數之和并非十五卷,亦非後世所傳《傷寒雜病論・序》所稱之"爲《傷寒雜病論》,合十六卷"。此外表列最後一行的"金匱玉函",指的是《金匱玉函經》,這個書名是宋代才明載於書卷的。

不過,"卷"本質上只是抄(刻)本的裝訂形式。竹簡時代,一卷往往就是一篇;紙卷時代,一卷可以容納數篇。同一書,若有大致確定的篇數若干,一卷容納較少篇或較多篇,卷數自然不同。如《黄帝内經素問》,最早是九卷,後來有二十四卷本,還有十二卷本等。古代書籍的傳抄卷數分合并不是很確定,所以,不能簡單地把卷數作爲鑒别不同書籍或傳本的依據。

在傳世文獻中,王叔和《脉經》在相當程度上保存了張仲景著作的主要内容。

王叔和,舊皆稱"(西)晉人",但時人或考爲三國魏人。如中醫文獻研究的名宿中國中醫科學院專家馬繼興《中醫文獻學》第二篇第三章云:"據皇甫謐《針灸甲乙經・序》'漢有華佗、張仲景……近代太醫令王叔和撰次仲景遺論甚精'。該序言寫於256年,即魏甘露元年之後,序中不將王叔和與後漢時的張仲景等人并稱,而列於近代,亦即指王氏係三國(220年以後)任太醫令之職。"[2]其説可從。王叔和與張仲景時代接近,有機會接觸到張仲景的著作。其代表作《脉經》中,存在着較多與《傷寒論》相似的内容。

[1] 按:"高湛養論生"當爲"張湛養生論"。

[2] 馬繼興.中醫文獻學[M].上海:上海科學技術出版社,1990:114.

馬繼興將《脉經》與現今存世的《傷寒論》《金匱玉函經》《金匱要略》三種張仲景著作作了對比，結果是：《傷寒》《玉函》的《辨脉法》出於《脉經》卷一，《傷寒》的《平脉法》出於《脉經》卷五，《傷寒》《玉函》的"太陽病"篇至"厥陰病"（《玉函》爲厥利嘔噦病）篇凡 8 篇見於《脉經》卷七，《傷寒》的"可""不可"7 篇、《玉函》的"可""不可"16 篇同見於《脉經》卷七，另有作爲鑒别證的"痓（痙）濕暍病""霍亂病"兩篇見於《脉經》卷八。而《金匱》各篇則散見於《脉經》卷三、卷六、卷八、卷九中，又以卷八最爲集中，另有婦人 3 篇見於卷九[1]。總之，《脉經》主要在卷七收載了《傷寒論》條文，卷八、卷九收載了"雜病"内容。

《外臺秘要》引《張仲景傷寒論》達"十八卷"，卷數最多，可能屬於另外一個系統。馬繼興通過逐條對比，發現《外臺秘要》舊注中所記引文涉及的卷數有二、三、四、五、六、七、十、十一、十四、十五、十六、十七、十八等。考察認爲："其卷二至卷十一文字均爲傷寒病部分，大同今本《傷寒論》文，而卷十四至卷十八均爲雜病部分，大同今本《金匱要略》文。"[2]真柳誠等撰文則指出："《外臺秘要方》并非全文引用 18 卷本，從所引卷次注記來看，前 10 卷相當於現《傷寒論》，後 8 卷相當於《金匱要略》。且所引用的條文含《金匱要略》全 25 篇中的 12 篇，説明當時流傳的《（張）仲景傷寒論》中包含有與現《金匱要略》相當接近的内容，只是二者篇幅順序不一，無法確認其有直接傳承關係。且現《金匱要略》中屬特異内容的'食禁'，未見引自《（張）仲景傷寒論》一絲蹤影，而《外臺秘要方》所收這些内容僅引自《仲景（方）》或間接引自《張文仲（方）》中引用的《仲景（方）》佚文。由此而言，現《金匱要略》并非直接源於唐《（張）仲景傷寒論》18 卷。"[3]二説大同，亦有小異：一是馬先生將《外臺》所引視爲同一書，真柳先生認爲引自不同卷的書；二是《傷寒》《金匱》兩書在《外臺》引用中對應的卷數有不同。

第二章　宋代官修的仲景著作

宋代立國以後，國家安定太平，經濟繁榮，科學技術和文化得到了很大的發展。由於之前多年戰亂，圖書嚴重散佚，因此宋政府多次組織了大規模的搜集、編修圖書的古籍整理工作，作爲這一工作的重要部分，醫書更是被先後下詔整理了多種，有的還同一種整理了多次。

太祖開寶六年至七年（973—974），對唐《新修本草》兩次校定，編成《開寶新詳定本草》和《開寶重定本草》。

太宗時期，編修了《太平聖惠方》（太平興國三年至淳化三年，978—992）和《神醫普救方》（太平興國六年至雍熙四年，981—987）。

真宗時期，校定了《四時攝生論》和《集驗方》（天禧二年，1018）。

從仁宗天聖四年（1026）起，先後組織校訂了《素問》《難經》《諸病源候論》《銅人針灸圖經》《慶曆善救方》《治蠱方》《簡要濟衆方》《針灸甲乙經》《備急千金要方》《外臺秘要方》等醫籍。

特别是宋仁宗嘉祐二年（1057），由韓琦提議，專設"校正醫書所"（後人多稱"校正醫書局"），由十位著名儒臣和醫官組成，有組織、有計劃地對歷代重要醫籍進行搜集、整理、考證、校勘，再陸續刊行，頒佈全國。這一機構堪稱世界上最早的國家衛生出版機構。"校正醫書所"至神宗熙寧二年（1069。也有

[1]　馬繼興. 中醫文獻學[M]. 上海：上海科學技術出版社，1990：115－117.
[2]　馬繼興. 中醫文獻學[M]. 上海：上海科學技術出版社，1990：118.
[3]　真柳誠，梁永宣，段逸山，等.《金匱要略》的成書與現存版本問題[J]. 中華醫史雜志，2009，39（6）：357－363.

人認爲時間更後）解散，成立只十餘年，其後的相關工作轉由太學即國子監繼續。但此間的工作爲宋代醫書校理樹立了標杆，整體的校書質量大有提高。校正醫書局全面系統地整理了《嘉祐補注本草》（1061）、《本草圖經》（1061）、《傷寒論》（1065）、《金匱玉函經》（1066）、《備急千金要方》（1066）、《金匱要略方》（1066）、《千金翼方》（約 1067）、《重廣補注黄帝内經素問》（1068）、《脉經》（1068）、《針灸甲乙經》（1069）、《外臺秘要方》（1069）計 11 部醫籍（原計劃整理的《靈樞經》《太素》《廣濟方》因故未校成，而《本草圖經》《傷寒論》《金匱玉函經》《金匱要略方》《千金翼方》與《脉經》則是原計劃之外、以後增補而納入校正範圍的），使得這些重要古籍有了官修定本；又由於當時雕版印刷技術已經較爲成熟，因而這些新校成的書可以成批量地刊行傳世，從而爲中醫學術的傳承作出了不可磨滅的貢獻。故宋陳振孫《直齋書録解題》卷十三“醫書類”《外臺秘要》條下寫道：

> 大凡醫書之行於世，皆仁廟朝所校定也。按《會要》：嘉祐二年（1057）置校正醫書局於編修院，以直集賢院掌禹錫、林億校理，張洞校勘，蘇頌等并爲校正。後又命孫奇、高保衡、孫兆同校正。每一書畢，即奏上，億等皆爲之序，下國子監板行。并補注《本草》，修《圖經》《千金翼方》《金匱要略》《傷寒論》，悉從摹印，天下皆知學古方書。嗚呼，聖朝仁民之意溥矣！[1]

諸校書官中，高保衡、孫奇、林億參加校理時間最長，參校醫籍最多。上述宋代校正醫書所整理的醫籍中，仲景著作計有《傷寒論》《金匱玉函經》《金匱要略方》3 種，可總稱之爲“仲景三書”。而這 3 種仲景著作恰恰都是由這三位校理。不過三位之中，實際應是孫奇主管其事。三書的宋臣序言，雖然都是三人署名，但在三篇序言中，是這樣描述工作分工的。《傷寒論》之序：“國家詔儒臣校正醫書，臣奇續被其選……”《金匱玉函經》之序：“國家詔儒臣校正醫書，臣等先校定《傷寒論》，次校成此經……”《金匱要略》之序：“國家詔儒臣校正醫書，臣奇先校定《傷寒論》，次校定《金匱玉函經》，今又校成此書……”[2]（三序後的列名順序都是高保衡、孫奇、林億）前二書尚不很明確，但《金匱要略》序則明確把孫奇的分工地位予以指明。但書中校語又常見爲“臣億等按”之類。因而看來是高保衡爲總管，孫奇爲具體領導，而林億是實際執行人。

此外，《宋史・高若訥傳》（卷二百八十八・列傳第四十七）云：“若訥强學善記，自秦、漢以來諸傳記無不該通，尤喜申、韓、管子之書，頗明曆學。因母病，遂兼通醫書，雖國醫皆屈伏。張仲景《傷寒論訣》、孫思邈方書及《外臺秘要》久不傳，悉考校訛謬行之，世始知有是書。名醫多出衛州，皆本高氏學焉。”高若訥爲北宋大臣，據此傳，高若訥整理張仲景書還在正式官修之前。高保衡爲其次子，林億爲其次婿，故此二人整理仲景醫著還有家學淵源。

第一節
《傷寒論》

高保衡、孫奇、林億撰《傷寒論序》云：

[1] 陳振孫. 直齋書録解題[M]//文淵閣四庫全書・第 0674 册. 臺北：臺灣商務印書館，1986：757.

[2] 本文所引仲景著作，《傷寒論》出中醫古籍出版社影印善本中醫經典叢書本《仲景全書》（2011），《金匱玉函經》出中醫古籍出版社珍本古醫籍影印叢書本（2010），《金匱要略》趙開美本亦出《仲景全書》影印本，鄧珍本和吴遷本分别取國家圖書館出版社中華再造善本全彩影印本宋元編（2005）、明清編（2014）。爲免繁冗，以上幾本在引用時只指明所在書與篇序，而不逐一標示具體頁數。

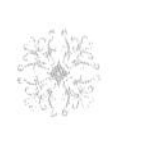

國家詔儒臣校正醫書，臣奇續被其選，以爲百病之急，無急於傷寒。今先校定張仲景《傷寒論》十卷，總二十二篇，證外合三百九十七法，除複重，定有一百一十二方。

從本文開頭的表列内容可知，唐代以前仲景著作有各種名稱，傷寒部分以"辨傷寒"爲主，唐代始有《傷寒論》之名，應是唐人改編定名。宋臣整理時可能利用了唐代這一傳本，因而沿用此名。按照《傷寒論序》中的説法，也是現代流行的看法，張仲景原作爲《傷寒雜病論》，《傷寒論》是其中主治傷寒病的部分。

一、《傷寒論》全書主體結構

宋代校正醫書局所刊《傷寒論》已經失傳。明代趙開美《仲景全書》本《傷寒論》較高程度上保留着宋校時的舊貌，分十卷，二十二篇。後世《傷寒論》傳本皆以此本爲主。

不過，雖然這個十卷本已經是現在可見的最古老的《傷寒論》傳本，但較大可能不是東漢末張仲景舊作原貌，而是經王叔和整理過的本子，并且又經歷了後人的改動。

經宋臣整理流傳至今、又被趙開美保存下來的《傷寒論》傳本，通常稱爲"宋本傷寒論"，以其實際刻本情況看，稱爲"趙本""趙宋本"或更爲相宜（後詳）。其各卷各篇目録與主要内容爲：

卷第一：辨脉法第一、平脉法第二

卷第二前半：傷寒例第三、辨痓濕暍脉證第四

卷第二後半：辨太陽病脉證并治上第五

卷第三：辨太陽病脉證并治中第六

卷第四：辨太陽病脉證并治下第七

卷第五：辨陽明病脉證并治第八、辨少陽病脉證并治第九

卷第六：辨太陰病脉證并治第十、辨少陰病脉證并治第十一、辨厥陰病脉證并治第十二

卷第七前半：辨霍亂病脉證并治第十三、辨陰陽易差病脉證并治第十四

卷第七後半：辨不可發汗病脉證并治第十五、辨可發汗病脉證并治第十六

卷第八：辨發汗後病脉證并治第十七、辨不可吐病脉證并治第十八、辨可吐病脉證并治第十九

卷第九：辨不可下病脉證并治第廿、辨可下病脉證并治第廿一

卷第十：辨發汗吐下後病脉證并治第廿二

宋高保衡、孫奇、林億所作《傷寒論序》中説："今先校定張仲景《傷寒論》十卷，總二十二篇。"其各卷、篇結構即如上列。

其二十二篇可細分爲以下幾大版塊：

第一版塊，辨脉法第一、平脉法第二、傷寒例第三合3篇。這3篇具有綜論性質，與《傷寒論》全書正文具體而微的討論全不吻合，東漢之時也没有這樣的綜論式文章體式。明代以來醫家大多認爲，此三篇不出於張仲景之手[1]。時賢錢超塵《傷寒論文獻新考》一書第十章認爲："《辨脉法》《平脉法》

[1] 參見：馬繼興．中醫文獻學[M]．上海：上海科學技術出版社，1990：130.

不是張仲景親撰，當成於六朝醫師之手。”[1]“《辨脉法》《平脉法》爲隋煬帝時期整理醫書時加入《傷寒論》中。”[2]而“《傷寒例》成於王叔和”[3]，但其中又有後人摻入的内容。

按：《傷寒例》開篇有叙述節氣的二百餘字，當屬後人所增。當篇正文當從“陰陽大論云”爲始（成無己《注解傷寒論》中，《傷寒例第三》一篇即從“陰陽大論云”開始），其下論節氣發病之理，有引言性質；再下則接續有兩段論述，其文曰：

> 傷寒之病，逐日淺深，以施方治。今世人傷寒，或始不早治，或治不對病，或日數久淹，困乃告醫；醫人又不依次第而治之，則不中病。皆宜臨時消息制方，無不效也。**今搜採仲景舊論**，録其證候診脉聲色，對病真方有神驗者，擬防世急也。
>
> 又土地温凉，高下不同；物性剛柔，飡居亦異。是故黄帝興四方之問，岐伯舉四治之能，以訓後賢，開其未悟者。臨病之工，宜須兩審也。

《傷寒例》由這兩段爲端，其下才是真正的“例”言。例言係“搜採仲景舊論”整理而成篇，以十“凡”爲綱：

> 1. 凡傷於寒，則爲病熱，熱雖甚，不死，若兩感於寒而病者，必死。
>
> ……
>
> 2. 凡人有疾，不時即治，隱忍冀差，以成痼疾……
>
> 3. 凡作湯藥，不可避晨夜，覺病須臾，即宜便治……
>
> 4. 凡傷寒之病，多從風寒得之，始表中風寒，入裏則不消矣……
>
> ……
>
> 5. 凡兩感病俱作，治有先後，發表攻裏，本自不同……
>
> 6. 凡發汗温煖湯藥，其方雖言日三服，若病劇不解，當促其間……
>
> 7. 凡得時氣病，至五六日，而渴欲飲水，飲不能多，不當與也……
>
> 8. 凡得病，反能飲水，此爲欲愈之病……
>
> 9. 凡得病厥，脉動數，服湯藥更遲，脉浮大減小，初躁後静，此皆愈證也。
>
> 10. 凡治温病，可刺五十九穴。
>
> ……
>
> 此以前是傷寒熱病證候也。

以上所引，除了當條有文字省略（句末用省略號）者外，第1、第4、第10各條下另有條數多少不等的分述。雖然古人傳抄中有可能有些失誤（如末句“此以前”之上，有幾條診斷的例言，缺少“凡”的總説），但從總體框架能够看出，該篇確實有“例言”性質。而這些例言之前又有“今搜採仲景舊論，録其證候診脉聲色，對病真方有神驗者，擬防世急也”的導語，則該全篇自然不是張仲景所撰原文，而是後人據書中内容整理而成，復經後代人增補改動而成。

---

[1] 錢超塵.《傷寒論》文獻新考[M].北京：北京科學技術出版社，2018：366.

[2] 錢超塵.《傷寒論》文獻新考[M].北京：北京科學技術出版社，2018：368.

[3] 錢超塵.《傷寒論》文獻新考[M].北京：北京科學技術出版社，2018：369.

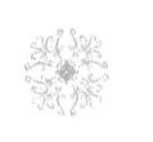

《辨脉法》《平脉法》都以問答形式構建篇章。前篇中有11“問”或“問曰”，皆有相應的“答曰”或“師曰”（另有兩處“師曰”前没有“問”）；後篇中有16處“問曰”，24條“師曰”和1條“答曰”，“答”多於“問”，蓋有數條一問多答之句也。有些條文顯然有脱文或衍文。如《平脉法》中：

問曰：東方肝脉，其形何似？

師曰：肝者木也，名厥陰，其脉微弦濡弱而長，是肝脉也……

南方心脉，其形何似？

師曰：心者火也，名少陰，其脉洪大而長，是心脉也……

西方肺脉，其形何似？

師曰：肺者金也，名太陰，其脉毛浮也，肺病自得此脉……

後二問没有明寫出“問曰”或“問”，特别是五方僅出東、南、西三方，不合古人行文習慣，當有脱失。又如同篇後文：

問曰：曾爲人所難，緊脉從何而來？

師曰：假令亡汗，若吐，以肺裏寒，故令脉緊也，假令欬者，坐飲冷水，故令脉緊也，假令下利，以胃虚冷，故令脉緊也。

寸口衛氣盛，名曰高，榮氣盛，名曰章，高章相搏，名曰綱……

寸口脉緩而遲，緩則陽氣長……

趺陽脉滑而緊，滑者胃氣實，緊者脾氣强……

寸口脉浮而大，浮爲虚，大爲實……

趺陽脉伏而濇，伏則吐逆，水穀不化，濇則食不得入，名曰關格。

……

問只及“緊脉從何而來”，答則有20餘條，涉及多種其他脉象，可能認爲是古人傳抄中將相類的問話略寫了。

這樣的綜合性論述，都不似張仲景時代的文章風格。認爲是六朝人所寫，也是有道理的。

此外也有人認爲，《辨脉法》《平脉法》二篇也與王叔和《脉經》有關，可能爲同源作品。但仍有其他不同見解。各種看法都屬推測，缺乏有力證據。

《辨脉法》《平脉法》二篇主旨都是論脉象與疾病的關係，二者分工不太明朗。以主體傾向看，可能《辨脉法》原本更傾向於脉象的辨别，而《平脉法》更傾向於脉象所主疾病。但可能是流傳過程中古人各有增改，以致現在難以明確看出二篇的分工了。當然也許原本就是各自獨立的文章，文章傳抄和改編中自然形成了相對同化的情况。

第二版塊，“辨痓濕暍脉證第四”。該篇之設是爲了將傷寒與相似病相區分。趙宋本有提示曰：“傷寒所致太陽病痓、濕、暍，此三種，宜應别論，以爲與傷寒相似，故此見之。”章太炎在《論傷寒論原文及注家優劣》一文中論曰：“痓、濕、暍等本在太陽篇中，叔和乃别次於太陽篇外。”[1]（按：趙宋本“痓”爲

[1] 章太炎．章太炎醫論（猝病新論）[M]．北京：人民衛生出版社，1957：76.

“痓”的誤字，章氏爲校後之論）

第三版塊，從卷第二後半《辨太陽病脉證并治上第五》至卷第六之《辨厥陰病脉證并治第十二》，凡8篇，其中太陽病篇幅最多，占3篇，陽明病和少陽病各占1篇，太陰病、少陰病、厥陰病三陰之病亦各占1篇（但各篇篇幅相差也很大。太陽病占篇幅最多，除了太陽經本身要討論的問題最多，還因爲太陽病論述中已經連及了其他五經的一些相關内容）。以上8篇，將“傷寒”之疾置於“三陰三陽”系統，分以六經進行辨治，是全書的核心。但其中内容若細分，又有三陰三陽和日期（發病第幾日）辨證兩個子系統。從《太平聖惠方》等書看，這兩個内容原本可能是分行的，現在混合在一起，是宋臣所爲還是前人所爲，難以確知。

第四版塊，卷第七前半。爲《辨霍亂病脉證并治第十三》《辨陰陽易差病脉證并治第十四》兩篇。“霍亂病”屬雜病，見於傷寒書中，應該與前文“辨痓濕暍脉證第四”相似，意在辨近似證。本篇應是與“厥陰病篇”特别是與該篇所附“厥利嘔噦”相鑒别；後篇是傷寒病的復發問題，屬後續的變數。

第五版塊，從卷七後半的“辨不可發汗病脉證并治第十五”開始到全書末。各篇分别爲：

“不可發汗”“可發汗”“發汗後”三篇，此三篇圍繞發汗主題。

“不可吐”“可吐”二篇，此二篇圍繞吐法主題。

“不可下”“可下”二篇，此二篇圍繞下法主題。

“辨發汗吐下後病脉證并治”，此爲最後一篇。蓋吐、下二法的變證不那麽多，故未像汗法部分專設“吐後”“下後”專篇，而總設一篇“發汗吐下後”。其中又涉及“發汗”問題，是因爲條文中多有連及“發汗”甚至是主論發汗而連及“吐”“下”者。

從各篇中所論可知，東漢時期，汗、吐、下已經成爲治病的大法，而汗法，尤爲攻治太陽經表邪的正法。

過去一般認爲，三陰三陽篇是《傷寒論》原本的主體，“可”“不可”是後人（或直指爲王叔和）整理出來以便於把握的。但近年又有學者認爲，或許“可”“不可”才是張仲景原作面貌，而“三陰三陽”反而是後人提煉而成。例如，馬繼興在《中醫文獻學》一書中就認爲：“根據現在最早的一種傳本即‘脉經’傳本來看，可以認爲，有關傷寒病辨證的條文方面基本上是按照各種治療方法的‘可’與‘不可’爲篇次進行排列的……此後在唐代的孫思邈《千金翼方》中將《傷寒論》的條文在上述分類法基礎上予以補充改進，即開始按照以太陽病（又細分爲七類、目從略）、陽明病、少陽病、太陰病、少陰病、厥陰病的六經分類法，將‘可’與‘不可’等各類中的條文分别歸納入六經分類法的各篇中去。至於其中有些分不進六經各篇的，仍保留在原來的篇目之内，羅列於‘傷寒宜忌’一篇（此篇又分15章，各章名稱與上述17類中的目録大同）和‘發汗吐下後病狀’一篇中。”馬説有一定的原因，但理由也不是很充分（例如認爲六經辨證起於孫思邈的“改進”，没有足够的根據）。

《傷寒論》“可”“不可”諸篇之第一篇，即該書卷七之《辨不可發汗病脉證并治第十五》開篇即云：

> 夫以爲疾病至急，倉卒尋按，要者難得，故重集諸可與不可方治，比之三陰三陽篇中，此易見也。又時有不止是三陽三陰出在諸可與不可中也。

該段明言，“重集諸可與不可方治”，爲的是“比之三陰三陽篇中，此易見也”，據此，則“三陰三陽”形成在先，“可與不可”整理在後，其過程似乎是明確的。

再看一個具體的實例：

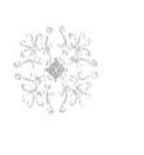

病人煩熱，汗出則解，又如瘧狀，日晡所發熱者，屬陽明也。脉實者，宜下之；脉浮虚者，宜發汗。下之與大承氣湯，發汗宜桂枝湯（《辨陽明病脉證并治第八》）。

病人煩熱，汗出即解，又如瘧狀，日晡所發熱者，屬陽明也。脉浮虚者，當發汗，屬桂枝湯證（《辨可發汗病脉證并治第十六》）。

病人煩熱，汗出則解，又如瘧狀，日晡所發熱者，屬陽明也，脉實者，可下之，宜大柴胡、大承氣湯（《辨可下病脉證并治第二十一》）。

"可與不可"，與前文三陰三陽病篇多有重複。但若三陰三陽篇涉及不同治法内容，後文"可與不可"各篇中往往會截取該篇對應内容，而非全條。上舉三條即是如此。

此三條爲相關條文。第一條出"陽明病"篇，屬三陽三陰内容，條文後半截説到兩種脉象下各有不同治法。後二條屬"可與不可"諸篇中的"可汗"和"可下"兩篇，兩條基礎條件相同，但以脉區别。第二條"脉浮虚"，則"當發汗"；第二條"脉實者"，則"可下之"，實際是基於篇題的規定，各截取第一條中相應的部分内容。以條文的形成過程看，由第一條各自截取爲第二條和第三條，比較容易發生；反之，先撰成第二條、第三條，在互不相涉的治療思路中，却對基礎條件用相同的描述語，進而在多年之後再被人彙成第一條，則不太容易發生。而類似的情況在《傷寒論》全書中頗不少見。

因此，筆者不太贊同先有"可與不可"的看法。

順便指出，有的《傷寒論》校本，把這三條後部的不同辨脉治療内容作爲異文出校，不明白三篇各有指向，前條概述，兩邊兼論，後二條則各指一邊，自然三條的後部各不相同，第二、第三條可以與第一條相應内容互校，第二、第三條之間相異内容則是不應該互校的。廣而言之，書中類似情況都不應該互校。

二、宋臣在校理過程中的主要工作

作爲一本重要的中醫典籍，宋臣在校理過程中做了大量的工作。

（一）改變體例

宋校前的《傷寒論》極可能是前論後方的體例。高保衡、孫奇、林億撰《金匱要略方論序》云：

翰林學士王洙在館閣日，於蠹簡中得仲景《金匱玉函要略方》三卷，上則辨傷寒，中則論雜病，下則載其方并療婦人……臣奇先校定《傷寒論》，次校定《金匱玉函經》，今又校成此書，仍以逐方次於證候之下，使倉卒之際，便於檢用也。

據"仍以逐方次於證候之下"一語，以及宋臣校定的《金匱玉函經》一書體例來看，《傷寒論》（或是後世所説包含全部仲景著述内容的名爲"傷寒雜病論"的張仲景著作）原本亦應是"上則辨傷寒，中則論雜病，下則載其方……"之例，但宋臣整理時改變了這一做法，這當然是爲了更方便應用，同時也是有所援引的。唐孫思邈所編纂的《千金翼方》卷九、卷十載録了《傷寒論》的内容，因爲該書其他各卷都是方隨論證的體例，因而對《傷寒論》原有舊例也作了相應改動。其書卷九開頭説：

舊法方證，意義幽隱，乃令近智所迷，覽之者造次難悟，中庸之士，絶而不思，故使閭里之中，歲致夭枉之痛，遠想令人慨然無已。今以方證同條，比類相附，須有檢討，倉卒易知……方雖是舊，弘之惟新。[1]

可見,孫思邈改其體制在先,宋臣整理時沿襲了這一做法,形成了現在傳世《傷寒論》的體例樣式。當然,不排除宋代時的《傷寒論》傳本已經先有改成這樣體例的本子。

(二) 數本彙校

宋臣校理時,收集有公、私多種藏本。各本之間除了有文字差異外,必有内容多寡的差别,也有内容相同但文本狀態優劣不同等狀況。宋臣校理的目的是整理成一部完整的書。因而,其工作方式不像現今古籍整理取一本爲底本、他本用以校讎的通行做法。而是各部分取其中文本爲優者,最後彙合成一部書。换言之,傳世的以趙宋本爲代表的《傷寒論》,在一定程度上是多源彙編而成的。

宋臣序言中并未明言這方面的具體操作,對於底本,只提及:

> 開寶中(968—976),節度使高繼冲曾編録進上,其文理舛錯,未嘗考正。歷代雖藏之書府,亦闕於讎校。是使治病之流,舉天下無或知者。

這裏指出了"高繼冲"編録本是其主要底本。高繼冲(942—973)是五代十國時期(907—960)荆南國最後一位國主。962年11月,原國主、高繼冲的叔父去世後,他以荆南節度副使執掌荆南國國柄,又於次年一月晉升爲荆南節度使。其時,北宋趙匡胤明欲假道荆南以收湖湘,實藏滅荆南之陰謀,并於963年2月得以實現。其後,高繼冲被改爲武寧節度使,高繼冲爲求免禍,只能不斷敬獻錢帛珍寶,又在聞知趙匡胤之弟趙炅正蒐羅醫書以編輯大型方書,故又將祖上所獲《傷寒論》獻出[2]。

高繼冲所獻本現在無疑已經融入宋本之中,無法透見其原貌。另一方面,高繼冲當年將其本獻給北宋皇室,是因爲趙炅欲編輯大型方書。趙炅於北宋開寶九年(976)繼帝位,改元爲"太平興國",并在太平興國三年(978)詔王懷隱等整理所得資料,歷經14年,至淳化三年(992)編成一百卷巨制的大型醫書《太平聖惠方》。《太平聖惠方》卷八收載了《傷寒論》内容,那麽,該部分内容是否包含了高繼冲所獻本呢?事實上没有足够的依據判斷這一問題。錢超塵在1993年出版的《傷寒論文獻通考》肯定地説:"高本被收入《太平聖惠方》卷八。"[3]這一看法從某種程度上説,也是受了馬繼興《中醫文獻學》中相關論述的影響(根據《太平聖惠方》的刊刻年份,馬繼興將該本稱爲"淳化本")。但是,錢超塵在2018年出版的《傷寒論文獻新考》一書中,在第四章專設一節討論"淳化本《傷寒論》",指出:"淳化本《傷寒論》是指收載於《太平聖惠方》卷八的《傷寒論》殘卷。淳化本《傷寒論》是可以確切考證出來的流行於六朝時期的古本《傷寒論》——在《傷寒論》流傳史上具有特殊重要意義。"[4]而在第六章論及高繼冲本時更明確地説:"高繼冲進獻本《傷寒論》未被收入《太平聖惠方》……《太平聖惠方》卷八之《傷寒論》,本書稱爲淳化本《傷寒論》,雖亦爲六朝傳本,但與高繼冲進獻本《傷寒論》大異。"[5]錢先生看法改變所依據的理由,書中似乎没有反映出來。筆者的看法仍如上所説:《太平聖惠方》卷八收載的《傷寒論》内容是否包含了高繼冲所獻本,没有足够的依據判斷這一問題。

---

[1] 孫思邈. 千金翼方(影印日本文政十二年重雕元大德刊本)[M]. 北京: 人民衛生出版社,1955: 97.
[2] 錢超塵.《傷寒論》文獻新考[M]. 北京: 北京科學技術出版社,2018: 262-267.
[3] 錢超塵.《傷寒論》文獻通考[M]. 北京: 學苑出版社,1993: 562.
[4] 錢超塵.《傷寒論》文獻新考[M]. 北京: 北京科學技術出版社,2018: 104.
[5] 錢超塵.《傷寒論》文獻新考[M]. 北京: 北京科學技術出版社,2018: 267.

從現在通行的趙宋本《傷寒論》看,其中有明顯的異源同流跡象。一個背景的情況是,《脉經》《備急千金要方》《千金翼方》《金匱玉函經》《外臺秘要方》及《太平聖惠方》諸書都載有或引有《傷寒論》條文,但相互間在篇章的有無、篇章的排序、條文的多少、條文的歸篇等多方面有較多差別。至宋臣校理之後,宋代郭雍著《傷寒補亡論》(1181),其中所引《傷寒》條文與趙宋本仍多有差異;金代成無己《注解傷寒論》(1144),正文内容雖與趙宋本同出一源,亦有不少出入,因此,固然有從趙宋本删減的可能,但也可能并非出於同一底本。

從《傷寒論》一書内部也可以找到其證據。例如從避諱的不一致看,《傷寒論》全書明顯是經過隋抄而避隋文帝楊堅之諱的。全書改"堅"爲"鞕"達一百幾十處,但書中却也有4處"堅"字,分别見於"平脉法"篇"寒則牢堅"、"傷寒例"篇"堅有燥屎"、"辨不可發汗病脉證并治第十五"篇"腹中復堅"、"辨不可下病脉證并治第二十"篇"心下苦痞堅"。這幾處的不同情況,較大可能是因爲源文獻的不同導致的。

又如,《傷寒論·辨脉法》中:

> 脉浮而洪,身汗如油,喘而不休,水漿不下,形體不仁,乍静乍亂,此爲命絶也。**又未知何藏先受其災**?若汗出髮潤,喘不休者,此爲**肺先絶**也。陽反獨留,形體如煙熏,直視摇頭者,此爲**心絶**也。唇吻反青,四肢漐習者,此爲**肝絶**也。環口黧黑,柔汗發黄者,此爲**脾絶**也。溲便遺失,狂言目反直視者,此爲**腎絶**也。**又未知何藏陰陽前絶**?若陽氣**前**絶,陰氣後竭者,其人死,身色必青;陰氣**前**絶,陽氣後竭者,其人死,身色必赤,腋下温,心下熱也。

本條中的前一提問"又未知何藏先受其災"下,有分屬五藏的回答,在肺藏下表述爲"肺先絶",而之後的四藏都是"×絶"(×爲藏名),而無"先"字;後一提問"又未知何藏陰陽前絶"乃至其下的答語中的"陽氣前絶""陰氣前絶",3處短語中的"前絶",按語感來説,都應是"先絶"("先"偏於時序在先,"前"偏於方位在前)。敦煌卷子P.3287中有同條,前問中從問句到答語的五藏,共有6個"先"字;而後一問答中的3處"前",P.3287也都作"先"。此外,敦煌卷子S.202本條9處全不用"先"字。由此可知,《傷寒論》本段在較大程度上原本應是避用"先"的,即與S.202可能完全相同,只是後人補寫了前兩處"先"。而《傷寒論》全書中其他地方用"先"和"前"甚多,用法均合常規。因而這種不一致也提示着《傷寒論》傳抄與編輯時所據文獻的多源性(此段避諱問題詳參後文S.202的專論部分)。

另外,《傷寒論》全書文體有部分不一致,例如有些部分有歌訣體韻文段落,而某些篇章是否屬於張仲景原作,歷來有不同看法……這些情況在一定程度上説,也可能是因爲文獻的多源而形成。

《傷寒論》一書後部的"可"與"不可"部分與前部的文字多有相應關係,本應用語一致。但實際是多有差别,差别的形成應當也有文獻多源的因素。

(三)整理"子目"

所謂"子目",可以理解爲與全書總目録相對,是介紹各篇具體内容的篇下目録。現代常見目録表現爲内容標題加頁碼,《傷寒論》的子目與此不同的是,其内容部分没有凝縮成標題,而只是壓縮了的條文,且不是全部條文(下詳);至於頁碼,古代當然没有這樣的做法,所以用條文序碼來標示。

《傷寒論》傳至後世,很多研究者對該書宋定本中的某些内容提出疑問。前述"辨脉法""平脉法"與"傷寒例"三篇被普遍懷疑爲後人補入,只是對"後人"爲誰,看法又各有不同。而對於其下的正文内容,也同樣有部分條文被懷疑非仲景原文,而是後人的注文或旁批混入正文者。這些疑問常常是有一定理由的,但主要依據語感的不同,多無確切的根據,同一條文不同人往往會有不同看法。事實是,這類情況肯定存在，但時過境遷，後世之人想完全探明這種問題，其實是很難或是不可能的；在一定意義上説，也是不必要的。

宋臣是以多種傳本彙編成宋定本《傷寒論》的。在編纂過程中，他們當然也會面臨對手中資料取捨的判斷。但一旦編定之後，他們就需要把編定的本子用某種方式固定下來，以減少日後再生混亂的可能。而子目，恰恰就是一種很好的方法。用子目介紹各篇内容，讓子目與正文相互響應，二者之間形成一個有機關聯，這樣，書籍錯亂的概率就大爲下降。宋臣《傷寒論序》中説：

> 國家詔儒臣校正醫書，臣奇等續被其選。以爲百病之急，無急於傷寒。今先校定張仲景《傷寒論》十卷，總二十二篇，證外合三百九十七法，除複重，定有一百一十二方。

由此反映出，是宋臣首先做了書中"法"與"方"的統計，而"子目"，正是這個統計得來的前提（有人提出，子目可能是隋人所作，似乎根據不足）。

子目只見於趙宋本《傷寒論》，而不見於其他各種《傷寒論》傳本。過去研究《傷寒論》者大多没有見過趙宋本《傷寒論》，因而不太了解子目；部分有所接觸者，也不太理解子目的意義。錢超塵在其著作中較爲詳細地介紹了《傷寒論》的子目，指出："子目對經文略有壓縮，但與經文基本相同。子目價值巨大，可以考證'法數'與'方數'，可以考證宋本《傷寒論》刊行後的增補條文等。"[1]確實，在《傷寒論》文獻研究中，應該重視子目的作用。

根據錢超塵的介紹，結合筆者的閱讀理解，子目其實就是各篇内容目録，包含的要素是法、方、證三點，其内容和具體做法是：

1. "法""方"條文計數　趙宋本《傷寒論》前4篇整體性强，因而無須、也不能列出子目。從"辨太陽病脉證并治上第五"以後的各篇標題之下，都有子目。子目是對當篇内容（主要是用方内容）作出概要性叙述。這一叙述分條列寫，最後核計"法條"和"方條"的總數，將其用雙行小字記寫在標題行之下，因而就有了各篇"合多少法""方多少首"的計數結果。

具體説，是對當篇中所有使用了方劑的條文（包含某些非用藥方的，如針灸等特定治法條文）計出總數，計爲"法"條；再把其中的新出方條文（不包含某些未用藥方的，如針灸等特定治法條文）另計爲"方"條；將二者用雙行小字記寫在當篇標題之下。如"辨太陽病脉證并治上第五"題下記寫："合一十六法，方一十四首。""辨少陰病脉證并治第十一"題下記寫："合二十三法，方一十九首。"其中，"法"是全部用方條文的總數，而"方"則只計本篇新出方，二者相差的是重複使用方數以及不用藥之方。即，若某條文所用方爲前文已出方的重複利用（條文之末記述"用前第＊方"，"＊"號爲序數，下同），或是針灸治療等不用藥之方，該條就會只計入"法條"而不計入"方條"。

按："方"與"法"義本近同。"方"指"道""理"，可具體化爲"方法"。"方法"是"方"的常用義。《易・繫辭》："方以類聚，物以群分。"孔穎達疏："方，道也。方謂法術性行。"《左傳・昭公三十年》："若爲三師以肄焉，一師至，彼必皆出。彼出則歸，彼歸則出，楚必道敝。亟肄以罷之，多方以誤之，既罷而後以三軍繼之，必大克之。"此"方"即方法。中醫治病之法最初稱"方"，亦是"方法"之義的專業之用。如《莊子・逍遥遊》："宋人有善爲不龜手之藥者……客聞之，請買其**方**千金。"此之"方"，即指治療"龜手"的方法，而非實物的藥。又如《史記・扁鵲仓公列傳》中，中庶子對扁鵲的醫術提出質疑，舉出古代神醫

[1] 錢超塵.《傷寒論》文獻新考[M]. 北京：北京科學技術出版社，2018：270.

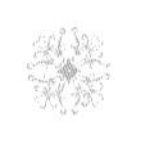

俞跗之長技:"臣聞上古之時,醫有俞跗,治病不以湯液醴灑(釃),鑱石撟引,案扤毒熨,一撥見病之應;因五藏之輸,乃割皮解肌,訣(決)脉結筋,搦髓腦,揲荒爪幕,湔浣腸胃,漱滌五藏,煉精易形。"續云:"先生之**方**能若是,則太子可生也;不能若是而欲生之,曾不可以告孩嬰之兒。"此句之"方"顯然指治病之法[1]。古代中醫所稱之"方"大抵有三個組成部分:述證(治何病)、組方(用何藥或用何術)、節度(如何用)。後世,"方"被凝練成相對固化的"方劑",所以在中醫古籍中每稱"××方"(如桂枝湯方、半夏瀉心湯方)。由於"方"的概念已經有所收縮,故又將"方"用於施治的記述靈活地稱爲"法"。由此來看,"方"與"法"原本爲近義詞,只是宋臣將其人爲地區分使用,成了既有聯繫又有區分的兩個相關概念。

2. "法條"提要介紹 "法條"的呈現方式,是在當篇標題行之後,退一格大字寫子目内容。而其内容,是以該篇新出方(其中包括針灸方條文)和複用方(即使用前已出現的同方)條文爲主要綫索,將正文各方的主證内容適當删簡(由於原書條文行文精練,因而有時可删簡字數往往很有限,看似重複正文),再附以方名,最後注明本方編序,標示"第＊",如此就成爲各"法"的概述(這些即是上述條文計數的來歷)。我們稱這種介紹性條文爲"法條"(也有人稱"法文")。

"法條"介紹下大多有小字附注。小字附注有三個功用。首先有平行的兩種:一種是對於當篇新出方,注明該方的藥味數,以明確所指之方(因此原則上,出現一次藥味數就意味着有一新出方);另一種是對於複用方,注明"用前第＊方",即重複用當篇此前出現過的某方。

如"辨太陽病脉證并治上第五"題下記寫:"合一十六法,方一十四首。"此記表明當篇用方有16條文,其中新出方爲14首。新出方與複用方及其在子目中的相應條序具體情况如下:桂枝湯(方一、方二、方四、方五、方六、方十一)、桂枝加葛根湯(方三)、桂枝加附子湯(方七)、桂枝去芍藥湯(方八)、桂枝去芍藥加附子湯(方九)、桂枝麻黄各半湯(方十)、桂枝二麻黄一湯(方十二)、白虎加人參湯(方十三)、桂枝二越婢一湯(方十四)、桂枝去桂加茯苓白术湯(方十五)、甘草乾薑湯/芍藥甘草湯/調胃承氣湯/四逆湯(方十六——此4方同在當篇第29條),共16條"法"。其中,桂枝湯用方共爲6次(即有重出5次應減算),又有4首新出方同在29條(即有3條應增算),如此,則新出方應爲14首。

以上内容分條列寫,與原書正文中出現用方的條文總數和方序相合。也就是説,上述之"法條"與當篇正文條文有對應關係,所有用方條文下都有與"法條"相對應的編號。

例如太陽病上篇第1條法條是:"太陽中風,陽浮陰弱,熱發汗出,惡寒,鼻鳴乾嘔者,桂枝湯主之。第一。五味。"而正文中相應條文爲:"太陽中風,陽浮而陰弱。陽浮者,熱自發;陰弱者,汗自出。嗇嗇惡寒,淅淅惡風,翕翕發熱,鼻鳴乾嘔者,桂枝湯主之。方一。"文字方面子目較簡,正文完整,而序數則一致。

但有所區别的是,凡當篇新出方的條文下皆注明"方＊"(有些方會在不同篇中出現,皆計當篇出現的方序),而重複用方則一般只標序數"＊"(無"方"字)。不過重複用方也有少數標示"方＊"(如太陽病上篇重複使用桂枝湯的"方二"、太陽病中篇重複使用葛根湯的"方二"),不完全統一。宋臣原有統一體例,爲有别於新出方,重複用方應只標序數,頗疑標作"方＊"處或是後人抄刻亂例了。

此外,"法條"也有不含藥方的。如《辨太陽病脉證并治下第七》"法條"中,第33條:"太陽少陽并病,心下鞕,頸項强而眩者,刺大椎肺俞、肝俞,慎勿下之。第三十三。"本條爲針刺之法,即爲不用藥之治療方。又同篇第11條:"婦人傷寒,經水適來,讝語,無犯胃氣及上二焦,自愈。第十一。"第29條:"病脅下素有痞,連臍,痛引少腹者,此名藏結。第二十九。"此二條皆未用方,但可以看到,前條判斷屬

[1] 《漢語大字典》"方"字下第9義項爲"藥方,單方",第22義項爲"方法,辦法",第23義項爲"古代指醫卜星相等方術",排序不當。應將"藥方,單方"義排在"方法""方術"義項之後。

"自愈"之證,後條相應正文在"此名藏結"下續云"死",即判斷爲死證,此二條歸於"法條"而不是歸於"證",大概就因爲條文中包含了對病證"不須治療"的判斷,故雖未有治療之方,却同樣可視爲對於病證的應對之"法",甚至也可以看成廣義的"方"。這類"法條"下方没有小字注文,與此相應,這類無藥之方法在正文中也只標示條文序碼,不用"方＊"。不過這類條文出現得并不多。

3. "證條"提示 這是小字注文的第三個用法——在各"法條"下用小字注明該法條前或後出現的"證"的條數(法條前或後未出現"證"者則不出現本内容)。具體説,是當篇第一方下介紹其前出現的"證"的條數,之後各方介紹在該方後、再下一方之前出現的"證"的條數。所謂"證條",是指不用方、只論及病證的條文。如《辨太陽病脉證并治上第五》子目的第一條爲:"太陽中風,陽浮陰弱,熱發汗出,惡寒,鼻鳴乾嘔者,桂枝湯主之。第一。五味。前有太陽病一十一證。"相應地,在子目後頂格書寫的正文中,開頭部分即有不含方、只論證的 11 條條文(如前三條證條爲: ①"太陽之爲病,脉浮,頭項强痛而惡寒。" ②"太陽病,發熱汗出惡風,脉緩者,名爲中風。" ③"太陽病,或已發熱,或未發熱,必惡、寒體、痛嘔逆,脉陰陽俱緊,名曰傷寒"),桂枝湯則對應地位於該篇總條數的第十二條。又如同篇子目第四條:"太陽病下之後,其氣上衝者,桂枝湯主之。第四。用前第一方。下有太陽壞病一證。"此條小字注首先表明了該條文重複使用"桂枝湯",其次又提示該條下有一"證條"。

綜上,子目的主體情況是,用大字分條全面介紹了當篇所有新出方(包括少數無藥之方以及某些給明預後而不必治療的條文)和重複使用的方,稱爲"法條";"法條"下的小字介紹各"法條"所涉及的"方"與"證"。具體做法是: ① 新出方注明藥味數。② 重複用方注明"用前第＊方"(無藥之方以及某些給明預後而不必治療的條文下即無小字注)。③ 介紹各法條前後出現的"證",由此可以計出各篇所包含的"證"的條數。把以上三種情況的條文數加在一起,就可以得出全書第五篇以下各篇"法"和"證"的條文總數。

换言之,子目其實是將《傷寒論・辨太陽病脉證并治上第五》以下各篇的條文分成了只論證不附方的"證"條,既論證又附方的"法"條,而"法"條中又可析出新出方條文和用前方條文,前者可計本篇新出方的數目。

與此相應,趙宋本《傷寒論》正文條文分兩大類: 一類是用方條文,各條文下有方的編號;另一類是述證條文,各條文下無編號。前者又分爲新出方和重複用前方兩種情況,新出方條文下注明"方＊"("＊"爲序數),重複用方則一般只標序數"＊"。條文下再用小字作補充説明,如重複用方會注明"用前第＊方";有的條文下還會注明其他用方方案,如"一法用某某湯"。

條文有此兩大類,但子目只列出有方條文,只論證而無方的"證條"不明列在子目中,而以附記提示,這反映了古人更重視實用的治法。

例如,圖 1－1 爲趙宋本《傷寒論》卷三《辨太陽病脉證并治中第六》中内容。圖 1－1－c 爲子目(退一格書寫),内容爲子目第二十二到第二十五條;第二十二、第二十三都以"用前第十二方"提示着複用方,第二十四、第二十五都是新出方,分别標示着"二味""六味";第二十三方下除用方之外,另提示着"别有三病證"。圖 1－1－b、圖 1－1－a 爲正文(頂格書寫),其條文與圖 1－1－c 子目相對應:"二十二""二十三"爲複用方,正文敘述"宜桂枝湯",注文提示"用前第十二方";"二十三"之後有三條不用方的論證條文(開頭語分别爲"凡病""大下""下之"的 3 條),"二十四""二十五"爲新出方,有二方的藥物組成。

此外,有些篇的情況有些特殊,如《辨不可吐第十八》題下小字注:"合四證。"此篇全篇無"方",僅 4 條述"證",故只能直接在標題下注明"證"條條數。

不過,由於當年宋臣編寫子目時可能有失誤,也可能是後人傳抄刊行時有脱衍訛誤,現在可見的趙開美本《傷寒論》子目的介紹與實際内容也有少量出入。如"辨太陽病脉證并治上第五"子目第十六條

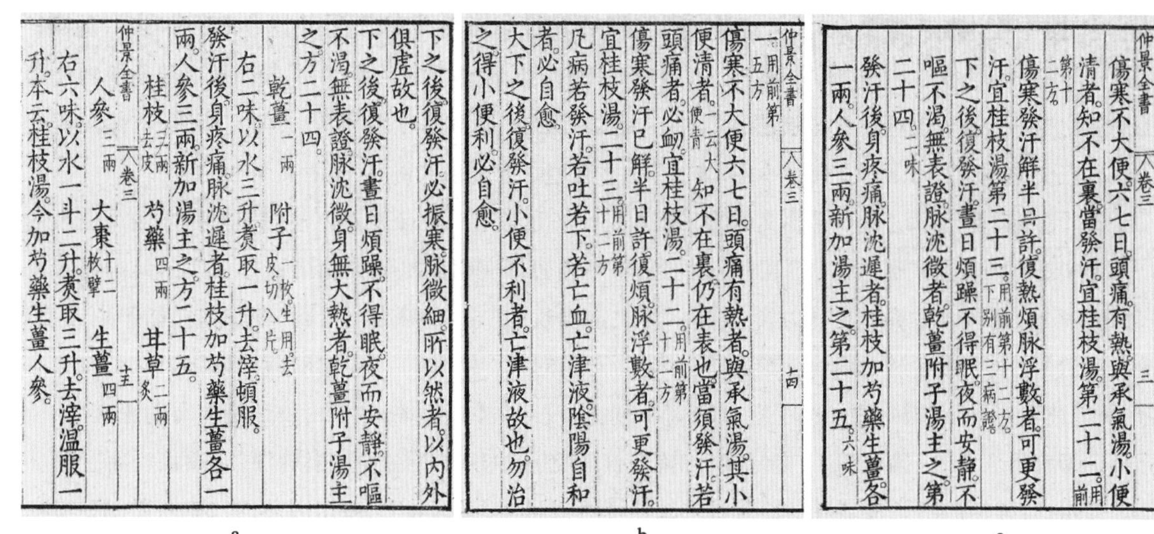

a

下之後復發汗必振寒脈微細所以然者以內外
俱虛故也
下之後復發汗晝日煩躁不得眠夜而安靜不嘔
不渴無表證脈沈微身無大熱者乾薑附子湯主
之方二十四
乾薑一兩 附子一枚生用去皮切八片
右二味以水三升煮取一升去滓頓服
發汗後身疼痛脈沈遲者桂枝加芍藥生薑各一
兩人參三兩新加湯主之方二十五
桂枝三兩去皮 芍藥四兩 甘草二兩炙
仲景全書 八卷三 十五
人參三兩 大棗十二枚擘 生薑四兩
右六味以水一斗二升煮取三升去滓溫服一
升本云桂枝湯今加芍藥生薑人參

b

仲景全書 八卷三 十四
一用前第五方
傷寒不大便六七日頭痛有熱者與承氣湯其小
便清者一云大便青知不在裏仍在表也當須發汗若
頭痛者必衄宜桂枝湯二十二用前第十二方
傷寒發汗已解半日許復煩脈浮數者可更發汗
宜桂枝湯二十三用前第十二方
凡病若發汗若吐若下若亡血亡津液陰陽自和
者必自愈
大下之後復發汗小便不利者亡津液故也勿治
之得小便利必自愈

c

仲景全書 八卷三 三
傷寒不大便六七日頭痛有熱與承氣湯小便
清者知不在裏當發汗宜桂枝湯第二十二用前第十二方
傷寒發汗解半日許復熱煩脈浮數者可更發
汗宜桂枝湯第二十三用前第十二方下別有三病證
下之後復發汗晝日煩躁不得眠夜而安靜不
嘔不渴無表證脈沈微者乾薑附子湯主之第
二十四二味
發汗後身疼痛脈沈遲者桂枝加芍藥生薑各
一兩人參三兩新加湯主之第二十五六味

圖 1－1　趙宋本《傷寒論》子目與正文對應示意圖

(最末一條)對應正文第二十九條,子目未注明此下還有"證",但今見趙開美本當篇又有第三十條,該條未出用方,當是又一"證"。那麽,是子目第十六條下漏了"證"的注記,還是第三十條不屬原書,而是後人附入,不易判斷。又如,《辨陽明病脉證并治第八》篇題下注"方一十首,一方附",但實際有方二十首,除去所附一方,則"一十"當爲"一十九"之脱誤。

全書其他各篇亦有類似的子目與正文實際情況不吻合者,很難説明是宋臣誤記還是後人誤抄。宋臣序中説,《傷寒論》"證外合三百九十七法",即指全書除"證條"之外,應有 397 條"法條"。趙懷舟等統計,趙宋本《傷寒論》中"子目總凡 386 條"[1],少了 11 條,這應該就是歷史上的記述傳抄差誤導致的了,另外其中可能也包含着條文分合變化的情况。

(四) 校勘注釋

校勘注釋,無疑是古籍整理的最基本工作。當然也應是宋臣整理醫籍時的基本工作。宋臣在校理《素問》的序言中指明:

> 頃在嘉祐中,仁宗念聖祖之遺事將墜於地,乃詔通知其學者俾之是正。臣等承乏典校,伏念旬歲。遂乃搜訪中外,裒集衆本,寖尋其義,正其訛舛,十得其三四,餘不能具。竊謂未足以稱明詔,副聖意。而又採漢唐書録古醫經之存於世者得數十家,敘而考正焉,貫穿錯綜,磅礴會通。或端本以尋支,或溯流而討源,定其可知,次以舊目。正繆誤者六千餘字,增注義者二千餘條。一言去取,必有稽考;舛文疑義,於是詳明。以之治身,可以消患於未兆;施於有政,可以廣生於無窮。

可見,宋臣所做的工作包括了廣集版本與參校他本、梳理文義、糾正文字錯誤、注釋疑難等,廣泛而細微。

不過,《傷寒論》的宋臣序中并没有寫明他們整理時所做的具體工作,所以只能從現傳《傷寒論》一書中考察了解。張蕾的博士論文《宋臣校定本〈傷寒論〉的文獻研究》[2]一文對此有較爲詳細的論述,

[1]　趙懷舟,吴晉蒲,劉莉萍,等.宋本《傷寒論·子目》及其源流初考[J].中醫文獻雜志,2003(1):11.
[2]　張蕾.宋臣校定本《傷寒論》的文獻研究[D].濟南:山東中醫藥大學,2007:65－72.

引述於下。

張文統計,宋本(按:即指趙開美本)《傷寒論》全書共出現小字校文 159 條,去除“法文”(法文指“子目”中的條文。筆者前文稱之爲“法條”)中重複出現者,實爲 144 條,内容涉及多個方面。主要有:釋音 10 條、釋義 14 條(只見於《平脉法》篇)的注文,諸本互校的校文(包含以“一作”“一云”形式出現的校語 77 條,若不除去重複則爲 96 條)、注明與他書相校者 4 條、本校 1 條、提示前後文相關者 6 條、提示闕方 2 條、“臣億等”起語的校文 9 條、其他 2 條。共 125 條(不除去重複爲 144 條)。

小字校文的作者,張蕾認爲主要是孫奇,但林億作過複校(筆者按:這個順序也存在其他可能,甚至還有可能在大、小字本上也有所差别,只是現在難以追索了),林校所出校語前皆署有“臣億等謹按”“臣億等看詳”字樣,如上所述,共有 9 條。

可以看出,宋臣在整理《傷寒論》一書時,做了較爲細緻的工作。

另外還有出現在大字正文中的校語共 47 條,除去諸可諸不可篇與前文的重複,實際共有 24 條。該部分注文的作者,張蕾推想可能有張仲景、王叔和以及之後的未明傳抄者,但應是形成於宋臣整理之前[1]。

(五) 大、小字本刊行

據傳世《傷寒論》所附元祐三年(1088)宋臣所記國子監批復牒文:

> 國子監准尚書禮部……下項醫書册數重大,紙墨價高,民間難以買置。八月一日奉聖旨,令國子監别作小字雕印……只收官紙工墨本價,許民間請買,仍送諸路出賣……准朝旨雕印小字《傷寒論》等醫書出賣,契勘工錢約支用五千餘貫……又緣所降朝旨,候雕造了日,令只收官紙工墨本價,即别不收息……

宋代校書多先刊行大字本,供皇上和内廷使用。大字本半葉與現今 B4 紙(260 毫米×185 毫米)大小相似,一般每半葉五到八行,每行十五六字以下(圖 1-2)。但大字本篇幅過大,書籍昂貴,不便於民間流通。故後來又刊刻小字本,以供民間應用(圖 1-3)。小字本半葉與現今 B5 紙(185 毫米×130 毫

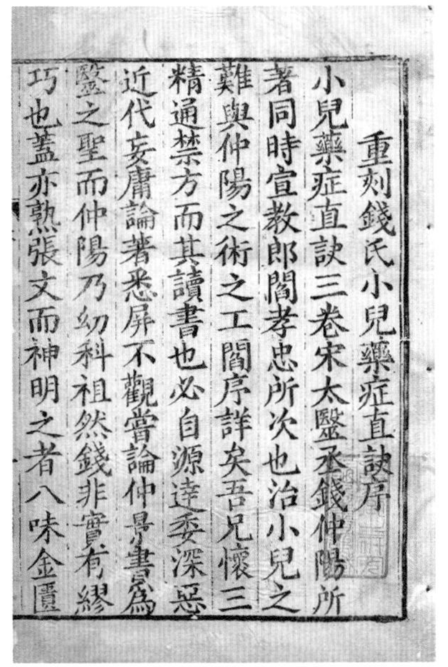
重刻錢氏小兒藥症直訣序
小兒藥症直訣三卷宋太醫丞錢仲陽所
著同時宣教郎閻孝忠所次也治小兒之
難與仲陽之術之工閻序詳矣吾兒懷三
精通禁方而其讀書也必自源達委深惡
近代妄庸論著悉屏不觀嘗論仲景書爲
醫之聖而仲陽乃幼科祖然錢非實有繆
巧也蓋亦熟張文而神明之者八味金匱

圖 1-2　清康熙間起秀堂仿宋重刊八行大字本

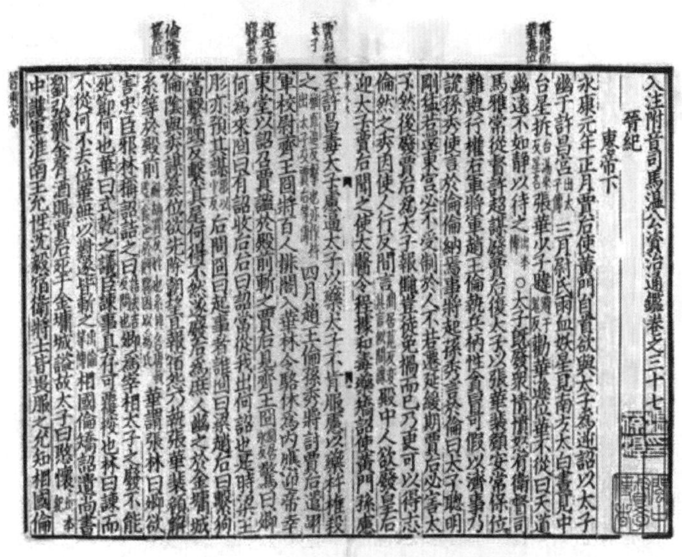
入注附音司馬温公資治通鑑卷之三十七
晉紀
惠帝下

圖 1-3　宋淳熙間浙江刻十四行小字本《增節司馬温公資治通鑑》

[1] 張蕾. 宋臣校定本《傷寒論》的文獻研究[D]. 濟南:山東中醫藥大學,2007:65-72.

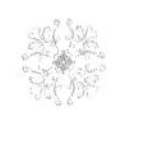

米）大小相似，每半葉十三四行，每行二十三四字以上。即，小字本幅面大約是大字本的一半，而字數則多至兩倍以上（具體情况大致如圖 1－2、圖 1－3 所示）。大概是爲了兼顧書價與便讀，後世還通行介於二者之間的每半葉九到十二行，每行十八到二十二字的“中字本”。

宋本《傷寒論》於北宋治平二年（1065）刊刻頒行大字本，於北宋元祐三年（1088）刊刻頒行小字本。

北宋大字本和小字本都已失傳，但北宋大字本近世曾有面世的記録。藏於臺北故宫博物院的《仲景全書》中的《傷寒論》中，附有徐坊的附箋（圖 1－4）。箋云：

> 《傷寒論》世無善本。余所藏治平官刊大字景寫本而外，惟此趙清常本耳。亡友宗室伯兮祭酒曾懸重金購此本而不可得。僅得日本安政丙辰覆刻本。近蜀中又有刻本，亦從日本本出。今夏從廠賈魏子敏得此本，完好無缺，惜伯兮不及見矣。　　坊記。時戊申中秋日戊辰。
>
> 北宋人官刻經注皆大字，單疏皆小字，所以别尊卑也。治平官本《傷寒論》，乃大字經也。《千金方》《外台秘要》皆小字疏也，林億諸人深於醫矣。南宋已後，烏足知此。矩庵又記。

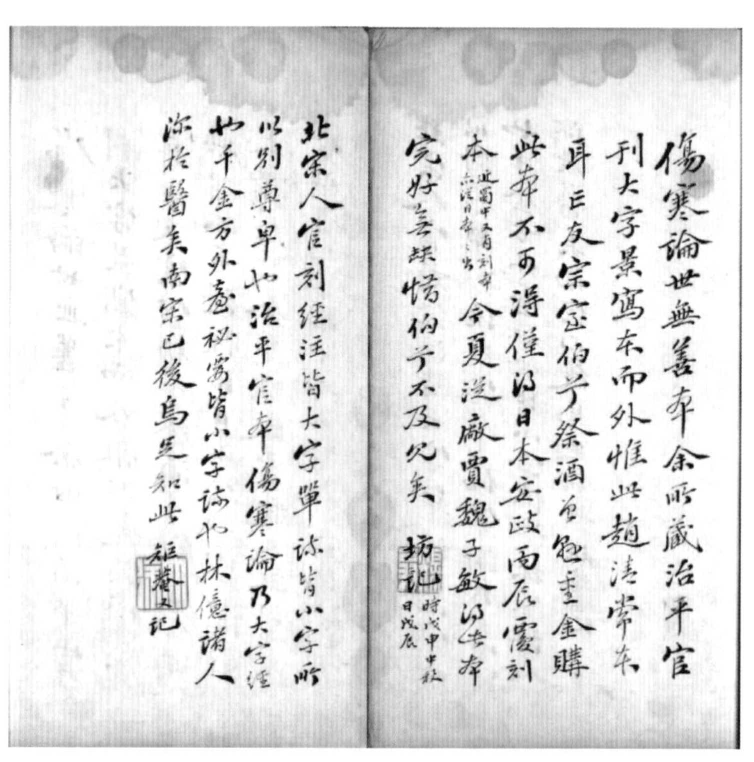
傷寒論世無善本余所藏治平官刊大字景寫本而外惟此趙清常本耳亡友宗室伯兮祭酒曾懸重金購此本不可得僅得日本安政丙辰覆刻本近蜀中又有刻本亦從日本本出今夏從廠賈魏子敏得此本完好無缺惜伯兮不及見矣 坊記 時戊申中秋日戊辰

北宋人官刻經注皆大字單疏皆小字所以别尊卑也治平官本傷寒論乃大字經也千金方外台秘要皆小字疏也林億諸人深於醫矣南宋已後烏足知此 矩菴又記

圖 1－4　徐坊附記

徐坊（1864—1916），字士言，又字梧生，號矩庵，後號蒿庵，山東臨清人。出身官宦世家。清末任户部主事，後擢國子監丞。宣統元年（1909），清廷奏准學部創設京師圖書館（即中國國家圖書館的前身）之議，委任繆荃孫任監督，徐坊任副監督，對京師圖書館草創多有建樹。其藏書甚富，室名“歸樸堂”。傅增湘在《雙鑒樓善本書目・序》中寫道：“歷觀近代勝流，若盛意園（盛昱）、端匋齋（端方）、徐梧生諸公，當其盛時，家富萬簽，聲名烜赫，駸駸與南瞿北楊齊驅方駕。”只是，因徐坊生前未爲藏書編寫書目，故其藏書詳情不爲人所知。徐坊自稱“藏治平官刊大字景寫本”《傷寒論》，以徐坊之識力，其所作鑒定大致可以認同。徐坊爲藏本題記很少，而此書却被徐氏兩次題記，可見徐坊對此本青睞有加。可惜的是，隨着徐坊身後藏書散失，此大字景（影）寫本《傷寒論》亦不知去向。附箋所記時間“戊申”當爲光緒三十四年(1908),距今100餘年,此書不知是否還秘藏於某處,也不知有無重出於世的一天。

而小字本《傷寒論》實亦失傳。明代趙開美編修《仲景全書》,偶得一《傷寒論》刻本,趙開美認爲該本是北宋小字本,加以翻刻,其所刻本目録有"翻刻宋本傷寒論"之題,加之刻本儁美,故世人往往譽稱其爲"宋本"。不過,這個提法存在一定問題。本書後文另詳。

第二節 《金匱玉函經》

高保衡、孫奇、林億等於北宋治平三年(1066)撰《校正金匱玉函經疏》云:

> 《金匱玉函經》與《傷寒論》,同體而別名。欲人互相檢閱而爲表裏,以防後世之亡逸,其濟人之心不已深乎……國家詔儒臣校正醫書,臣等先校定《傷寒論》,次校成此經,其文理或有與傷寒論不同者,然其意義皆通聖賢之法,不敢臆斷,故并兩存之。凡八卷。依次舊目總二十九篇,一百一十五方。

《金匱玉函經》校成於北宋治平三年(1066)。如宋臣所説,《金匱玉函經》與《傷寒論》爲"同體而別名"。

一、《金匱玉函經》全書主體結構

《金匱玉函經》今傳本爲清康熙五十六年(1717)陳世傑(字懷三)刻本。目前我們能看到的《金匱玉函經》,都是陳世傑校刊本或其複製本。

由於可見刊本形成於清代,使得其文本存在一定的不確定性。但經過我們的考察,該本總體上還是可以相信爲宋代校定本之傳本的。

陳世傑刊本前部有陳世傑、陳汝楫、何焯三篇序言(何焯序言或在書後),不屬原書内容;再有宋臣之"疏",應是宋本中的一部分,然後就是正文;全書正文共八卷,前六卷含29篇,後二卷載115方;陳世傑刊刻時還收羅他源資料,集得7方名爲"附遺",收在書末,這部分也不能算原書内容。

全書正文主體結構凡八卷。八卷目録如下:

卷第一:證治總例

卷第二:辨痓濕暍第一、辨脉第二、辨太陽病形證治第三

卷第三:辨太陽病形證治下第四、辨陽明病形證治第五、辨少陽病形證治第六

卷第四:辨太陰病形證治第七、辨少陰病形證治第八、辨厥陰病形證治第九、辨厥利嘔噦病形證治第十、辨霍亂病形證治第十一、辨陰陽易差後勞復病形證治第十二

卷第五:辨不可發汗病形證治第十三、辨可發汗病形證治第十四、辨不可吐病形證治第十五、辨可吐病形證治第十六、辨不可下病形證治第十七、辨可下病形證治第十八

卷第六:辨發汗吐下後病形證治第十九、辨可温病形證治第二十、辨不可火病形證治第二十一、辨可火病形證治第二十二、辨不可灸病形證治第二十三、辨可灸病形證治第二十四、辨不可刺病形證治第二十五、辨可刺病形證治第二十六、辨不可水病形證治第二十七、辨可水病形證治第二

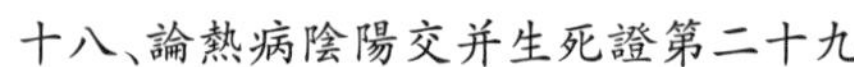

十八、論熱病陰陽交并生死證第二十九

卷第七：方藥炮製、“桂枝湯方第一”至“梔子黄檗湯方第五十一”（共51方）

卷第八：“小陷胸湯方第五十二”至“麥門冬湯方第一百十五”（共64方）

其中卷第一《證治總例》爲總論、凡例性質，與《傷寒論》前三篇性質相似，原書未列入篇數。這在相當程度上意味着古代的編輯是將此篇與其他各篇區别對待的。我們研究《金匱玉函經》一書時，應該充分注意到這一點。

其次，卷二至卷六，凡二十九篇，都是書中“論”的内容。重點是三陽三陰病和諸“可”諸“不可”，旁及鑒别診斷與其他内容。

卷七與卷八，卷七前部有一篇《方藥炮製》，亦未編入篇序，爲方藥加工總論；該篇之後至全書末爲記述115首方的内容。

由此，全書主要由兩篇總論、二十九篇分論，115首方合成。但書的第一卷有《證治總例》1篇，卷七前部有《方藥炮製》1篇，未在上述總數之内。

二、《金匱玉函經》與《傷寒論》等文獻比較

《金匱玉函經》與《傷寒論》關係密切，相當程度上爲同書異本；與一些傳世文獻也有同源關係。

（一）《金匱玉函經》與《傷寒論》大體情况比較

《傷寒論》與《金匱玉函經》二書主要内容是一致的，因而呈現出許多相同點，但同中又不乏有異。其主體上比較一致的有以下篇目：

第一，《金匱玉函經》卷一中的辨痙濕暍第一、辨脉第二這兩篇，前者是鑒别性質，後者是脉法總論。二篇見於《傷寒論》卷一、卷二中。

第二，卷二後半開始，到卷四前半，分别有：太陽病上下篇和陽明病、少陽病、太陰病、少陰病、厥陰病共7篇，此爲三陽三陰病篇，大致對應於趙本《傷寒論》卷二後半到卷六各篇。重要的不同點是，《傷寒論》厥陰病篇中“厥利嘔噦附”，《金匱玉函經》中則獨立爲篇。

第三，卷四後部：厥利嘔噦病、霍亂病、陰陽易差後勞復病三篇。如上所説，“厥利嘔噦病”《金匱玉函經》中爲獨立一篇，與《傷寒論》中附於厥陰病篇中不同；另二篇《傷寒論》載於卷七前半，二書情况較爲一致。厥利嘔噦病、霍亂病與厥陰篇有相似處，故置此二篇用以與厥陰病相區别。《金匱玉函經》將“厥利嘔噦病”從厥陰篇中移出，較爲合理。

第四，卷五的《辨不可發汗病形證治第十三》至卷六的《辨可水病形證治第二十八》爲諸“可”諸“不可”的内容，計16篇，《傷寒論》相應内容載於卷七後半至卷十，但《傷寒論》中只有汗法、吐法、下法三方面内容計8篇，没有其他“可”與“不可”成篇的内容。而《金匱玉函經》中論汗法、吐法、下法的内容爲7篇，又比《傷寒論》中少“辨發汗後病脉證并治”1篇。另一方面，《金匱玉函經》以上諸“可”諸“不可”16篇，基本上與《脉經》卷七諸“可”諸“不可”17篇相應（《金匱玉函經》“辨發汗吐下後病形證治第十九”1篇，《脉經》中分爲“病發汗以後證第三”“病發汗吐下以後證第八”兩篇）。由此來看，《金匱玉函經》“可”“不可”内容應來自《脉經》或與《脉經》該部分内容同源。

卷六的最後一篇爲《論熱病陰陽交并生死證第二十九》，該篇《金匱玉函經》中附於“可”“不可”諸篇之後，且《脉經》亦然，只是《脉經》同篇中多出一些内容。但《脉經》中另有與此題平行的主要圍繞熱病生死判斷的6篇，《傷寒論》和《金匱玉函經》中都未見載。

二書比較重要的差别是：

第一,《金匱玉函經》前論後方,即論病的條文在前六卷,方劑條文集中在第七、第八卷;而《傷寒論》是"方證同條"(即證的條文下相應列出相關方)。前者被認爲是仲景著作的舊貌,而後者則可能起自孫思邈將仲景著作收入其著作《千金翼方》時的改動(此前《備急千金要方》中部分收載時也已經改變了體例)。

第二,《金匱玉函經》第一卷爲《證治總例》,該篇爲《傷寒論》所無。

第三,《金匱玉函經》第二卷凡三篇:《辨痙濕暍第一》《辨脉第二》《辨太陽病形證治上第三》。《傷寒論》相應的是第一卷凡兩篇:《辨脉法第一》《平脉法第二》;第二卷凡三篇:《傷寒例》《辨痙濕暍脉證》《辨太陽病脉證并治上》。二者相比,除順序不同外,《傷寒論》前二卷比《金匱玉函經》又多出《平脉法第二》和《傷寒例》兩篇。

前二卷的具體情况如圖 1－5 所示(相同篇以箭頭指示,相異者,題前加圓圈標示):

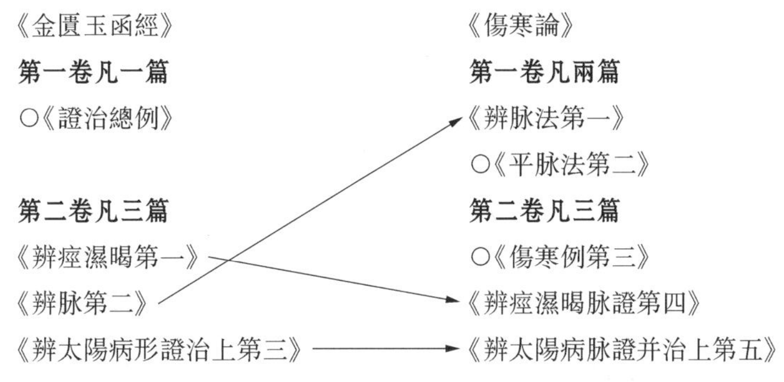

圖 1－5 《金匱玉函經》與《傷寒論》前二卷比較

第四,《金匱玉函經》卷第七之《方藥炮製》一篇,爲一些用藥知識的條文彙集。全篇分兩部分:前一部分 16 條,涉及 23 味中藥運用的特殊要求。如其中第 7～第 10 條:"7 厚朴,即斜削如脯法。8 桂削去皮,用裏黑潤有味者爲佳。9 細辛斬折之,麻黄亦折之,皆先煮數沸,生則令人煩,汗出不可止,折節益佳。10 用桃核、杏核,皆須泡去皮乃熬,勿取兩人者,作湯不熬。"(編號爲筆者臨時添加)後一部分 9 條,爲一些通用的藥物加工方法,具體有:吹咀藥欲如大豆,煎藥皆去沫,膠飴藥成乃下,丸藥加工,煮藥用遲火,篩藥欲細篩,和調蜜圓益杵數,用篩精粗,作膏藥欲生……該部分内容與陶弘景《本草經集注序録》及陶弘景《補闕百一肘後方序》内容有相似之處,但《傷寒論》中没有相關内容。

二書其他細節方面的差異還不少。

國學大師章太炎先生曾有過細緻的描述:

> 是書與《傷寒論》異者:
>
> 一、無仲景序。
>
> 二、無王叔和序例。
>
> 三、有《辨脉》,無《平脉》。
>
> 四、第一卷有《證治總例》。
>
> 五、第七卷有《方藥炮製》。
>
> 六、《痙濕暍篇》編在《辨脉》前。

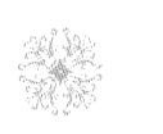

七、《厥利嘔噦篇》與《厥陰篇》爲二。

八、可不可諸篇，自汗吐下外，增可温、不可火、可火、不可灸、可灸、不可刺、可刺、不可水、可水、熱病陰陽交并（此諸篇亦出叔和《脉經》）。

證治總例與《千金方》治病略例、診候諸篇相類，篇中引"張仲景"，則非仲景自述甚明，亦恐在王叔和後。蓋其言地、水、火、風和合成人，一氣不調，百一病生；四神動作，四百四病同時俱起，此乃釋典之説。王叔和生魏晉間，佛法未盛，不容言此，以此知爲江南諸師所述。《千金方》又敷暢之耳。[1]

其中，除上述前二卷内容差異以及全書爲前論後方外，主要差異點體現在章太炎所説第五至第八點，特别是《金匱玉函經》比《傷寒論》多出了卷五、卷六"可不可"諸篇中圍繞温法、火法、灸法、刺法、水法的内容，以及卷七中的方藥炮製内容。

第五，還有一個用語的差别值得關注。

《傷寒論》中，《辨太陽病脉證并治上第五》以下各篇，標題皆以"脉證"標目；《金匱要略方》多數篇題亦如此。因而，這是張仲景著作的特點之一。其中，"證"是病證、症狀；"脉"指脉象，二者都是張仲景辨治疾病的主要關注面。而《金匱玉函經》中，諸篇標題表述如"辨太陽病形證治上第三""辨不可發汗病形證治第十三"，却是以"形證"標目，應出於後世傳抄中的改動。《傷寒論・平脉法》："問曰，脉有灾怪，何謂也？師曰，假令人病，脉得太陽，與形證相應，因爲作湯，比還送湯，如食頃，病人乃大吐，若下利，腹中痛。師曰，我前來不見此證，今乃變异，是名灾怪。""脉"與"形證"相對，"形證"後文又簡稱爲"證"，可見，"形證"是"證"的複音化的一種表達。但是，"脉"是張仲景辨治體系中的重要環節，因而，篇題删去"脉"單言"證（形證）"，反映了傳抄修改者對張仲景辨治體系未能深切理解。

此外，相比《傷寒論》中125條宋臣注，宋臣爲《金匱玉函經》所作校語很少，只有40多條。一般簡單推想，可能是因爲已爲《傷寒論》作過詳校，因而本書從簡了。不過筆者認爲，很可能還有另一原因——宋臣整理《金匱玉函經》可能只是爲了存一異本，并不準備將此書通行社會用於治療，故爾只作了較簡的校記（見下文）。

"金匱玉函經"一名直到宋代才有記載。具體是誰爲此書命名無法查考，很可能也是隋唐以後得名。不過宋臣序中提出："細考前後，乃王叔和撰次之書。緣仲景有《金匱録》，故以'金匱玉函'名，取寶而藏之之義也。"其名稱之義参見後文《金匱要略方》部分。

（二）《金匱玉函經》與其他文本的比較

上文已經述及，《金匱玉函經》以上諸"可"諸"不可"16篇，基本上與《脉經》卷七諸"可"諸"不可"17篇相應，《金匱玉函經》"可""不可"内容應來自《脉經》或與《脉經》該部分内容同源。

學界研究發現，《千金翼方》所收《傷寒論》條文與《金匱玉函經》文本相近，故認爲由《千金翼方》所收録的"唐本"《傷寒論》，就是以《金匱玉函經》爲底本的。

章太炎對此也有論述：

是經與《千金翼方》同者：

一、"鞕"皆作"堅"，《陽明篇》"固瘕"亦作"堅瘕"。

二、《太陽篇》第十三條云："太陽病三四日不吐下，見芤，乃汗之。"（《傷寒論》無此條）

[1] 章太炎.章太炎先生論傷寒[M].伍悦，林霖，輯校.北京：學苑出版社，2009：158.

三、《太陽篇》:“寒實結胸,無熱證者,與三物小白散。”(《傷寒論》:“寒實結胸,無熱證者,與三物小陷胸湯,白散亦可服。”唯林校所引“一本”與此同)

四、《太陽篇》:“傷寒脉浮滑而表熱裏寒者,白通湯主之。舊云白通湯,一云白虎者,恐非。”(舊云以下十二字,蓋江南諸師校語,《傷寒論》《千金翼方》皆作白虎,然林校《傷寒論》云“《千金翼》作白通”,則宋本與此經同)

五、《陽明篇》有“微陽陽明”。(《傷寒》作“有少陽陽明”)

……是經辨脉篇第八條、第三十條、第三十五條、第四十一條、第四十四條、第四十五條,《傷寒論》并缺。[1]

按:上引章太炎所論第四點,見於《金匱玉函經》第四篇。其文曰:

傷寒脉浮滑,而表熱裏寒者,白通湯主之。舊云白通湯,一云白虎者,恐非。“舊云”以下出叔和。

白通湯,《傷寒論》用白虎湯。而《金匱玉函經》所附“舊云”明指其“恐非”。此“舊云”顯係古人舊注,其下更有小字附注云:“‘舊注’以下出叔和。”章太炎則指爲“蓋江南諸師校語”。

按,本方又見於《傷寒論》第七篇,方下宋臣注云:

臣億等謹按前篇云:“熱結在裏,表裏俱熱者,白虎湯主之。”又云:“其表不解,不可與白虎湯。”此云“脉浮滑,表有熱,裏有寒”者,必“表”“裏”字差矣。又陽明一證云:“脉浮遲,表熱裏寒,四逆湯主之。”又少陰一證云:“裏寒外熱,通脉四逆湯主之。”以此,“表”“裏”自差,明矣。《千金翼》云“白通湯”,非也。

林億等認爲用白虎湯爲是,白通湯非是,但前句“表”“裏”二字“自差”,即當爲“裏有熱,表有寒”。兩方正文與注解形成了明顯對立。事實上,若不改條文,則“裏寒”確應用“白通湯”。林億等所指“《千金翼》云白通湯”,今傳《千金翼方》卷九不同此説,仍作“白虎湯”。然以《金匱玉函經》證之,宋臣注所揭,當是唐代《千金翼方》之舊貌。這在相當程度上,證實了今傳本《金匱玉函經》文本的可信度。

另一方面,敦煌藏經洞出土的一件卷子 S. 202,其内容爲“辨脉”,學界對該篇屬於《傷寒論》抑或屬於《金匱玉函經》有不同看法,筆者考察認爲,後一種看法是正確的(後文詳論)。這同樣證明,《金匱玉函經》一書應該也是有較久遠的流傳歷史。

不過,《金匱玉函經》作爲專書傳世,却始於宋臣的整理。《金匱玉函經》這一書名是宋代才明載於書卷的。該書在宋代以前文獻中被稱爲什麽,或者説這本書從什麽時候開始稱爲《金匱玉函經》,目前没有相關的文獻證據。

(三)“治平本”校成後極可能并未刊刻

《金匱玉函經》校成於北宋治平三年(1066)。一般認爲,當年既已校成,應該就刊有大字本(只是可能未刊有小字本),因而把當年這個刻本稱爲“治平本”。但事實上,没有文獻證據表明《金匱玉函經》一定被刊刻過。筆者認爲,《金匱玉函經》校成之後很可能并未被刊刻,因而未得廣泛傳布,是以孤本或有

[1] 章太炎. 章太炎先生論傷寒[M]. 伍悦,林霖,輯校. 北京:學苑出版社,2009:159.

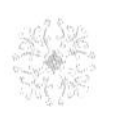

限抄本傳世。基於這樣的背景，才使得該書歷史上流傳記録極少，而致後人看法混亂。

第一，宋臣聲明他們整理《金匱玉函經》重點在於保存異本。北宋治平三年（1066），校正醫書局高保衡、孫奇、林億整理了《金匱玉函經》，在工作完成時，寫了《校正金匱玉函經疏》這一奏章呈報。宋臣疏曰：

> 國家詔儒臣校正醫書，臣等先校定《傷寒論》，次校成此經，其文理或有與《傷寒論》不同者，然其意義皆通聖賢之法，不敢臆斷，故并兩存之。

若以宋臣《傷寒論序》相比，就很容易看出宋臣主觀意圖的差别：

> 國家詔儒臣校正醫書，臣奇續被其選。以爲百病之急，無急於傷寒。今先校定張仲景《傷寒論》十卷，總二十二篇，證外合三百九十七法，除複重，定有一百一十二方。今請頒行。

後者更强調該書急用，因而需要“頒行”的理由十分充分。而前者重在“兩存”，因而并不很需要在社會上廣爲傳播。

第二，没有其他證明《金匱玉函經》刊行過的證據。按一般看法，宋臣校理之書校理之後必然會刊行。但如果刊刻，通常會進呈國子監，而有國子監牒文。有關《金匱玉函經》的牒文却没有流傳。雖然，有可能牒文未得傳世，但也没有其他證據表明這部書確實曾經刊行過。“疏”只是奏章，向皇上報告校正者完成了自己的工作；是否刊刻，并不會在“疏”中表達。

第三，宋臣在校理“仲景三書”時實施了不同做法，從中可以推論他們并没有想讓《金匱玉函經》流傳社會。

例如，《金匱玉函經》與《傷寒論》最大的差别是編排體例不同。從多方面證據看，《傷寒論》古本的體例應該與《金匱玉函經》相同，是前證（論）後方，即證、論集中在先，方劑集中在後，在應用時就要由證下所附方名再到後部索方，因而會有所不便。因此，晉朝的《肘後備急方》及後世的方書都是將證、論、方匯合在同一處的。特别是唐代以後，方書規模趨於變大，若還是前證（論）後方，數以千計的方子堆集在一起將很難檢索利用。《傷寒論》内容最早被唐孫思邈的《千金翼方》全面收載，孫思邈收載時就根據全書體例，將《傷寒論》的體例改變了。《千金翼方》卷九説：“今以方證同條，比類相附。須有檢討，倉卒易知。”[1]（此前《千金要方》中部分收載時也已經改變了體例）事實上這種改變比較便用，故宋臣校書時，對於《傷寒論》一書，也是改用了這樣的體例（或是採用的底本已經改成這樣的體例）。

而在改編《金匱要略》時，這樣的意圖體現得就更加明顯了。高保衡、孫奇、林億撰《校正金匱要略方叙》云：

> 翰林學士王洙在館閣日，於蠹簡中得仲景《金匱玉函要略方》三卷，上則辨傷寒，中則論襍病，下則載其方并療婦人……臣奇先校定《傷寒論》，次校定《金匱玉函經》，今又校成此書，**仍以逐方次於證候之下**……以其傷寒文多節略，故所自襍病以下，終於飲食禁忌，凡二十五篇。除重襍［複］，各［合］二百六十二方，勒成上中下三卷，依舊名《金匱要略方》（按：此引吴遷本序。鄧珍本所載此

[1] 孫思邈．千金翼方［M］．北京：人民衛生出版社，1955：97.

序末句作“依舊名《金匱方論》”）。

可見，《金匱要略》的前身《金匱玉函要略方》原本就是“下則載其方”的，而宋臣校理此書，除了作内容的增删，還有一個重要變化就是“以逐方次於證候之下”。這在相當程度上説明了宋臣整理方書時會採用實用的做法，并不忌憚改動原書。

黄龍祥就曾批評宋臣校書有改動古書文字使之趨同的做法，他指出：“由於宋代校醫書是以林億爲主進行統校……故對相關各書的改編是統一的，即改動某書文字的同時，也一并改動其他醫書中的相關文字。”[1]

但對於《金匱玉函經》，宋臣并没有這樣做，不但保留了前證（論）後方的體例，并且申明：“其文理或有與《傷寒論》不同者……不敢臆斷，故并兩存之。”這就表明了宋臣對該書校理更爲慎重，持着“保留原貌”的處理意圖。也就是説，這次校理的主要目的并不在於應用，而在於保存異本，是意欲讓《金匱玉函經》與《傷寒論》“兩存”，來保存一個重要的别本，以備對比查考。爲此目的，這本書只是作爲内廷保存，而不刊刻傳播，就是很可能的了。

像這樣只保存而不刊刻做法也是有先例可援的。宋太平興國三年（978），宋朝政府組織醫官編修了一部一百卷的方書《太平聖惠方》，又於太平興國六年（981）組織文臣編修了一部一千卷的《神醫普救方》，前者刻印傳世，後者未刊刻而藏於内廷，終致失傳。范家偉考證認爲，其差别就在於後者實際是一部類書，并不是準備給醫者實際利用的[2]。其他書籍也有類似的情況。

第四，在校注方面，《金匱玉函經》宋臣校注條數較少。我們統計，共有校語 42 條（其中有一條文有大字注和小字注，分計則爲 43 條注文）。其中，大字校語 31 條：包括校行文異文和方名異文 15 條，對方劑加減説明 13 條，其他 3 條；小字校語 12 條：包括校異文 10 條，其他 2 條。其中，小字部分基本上應爲宋臣所校，而大字校文中也有一部分應爲宋臣所校，當作小字而誤爲大字[3]。但總體看，校語不多，校語涉及内容也集中在校異和方劑加減説明。一般認爲，校注少，是因爲先校理的《傷寒論》已經詳細校注，因而本書不必再多做工作；但若從兩書校理的不同意圖來看待此事，則更容易理解——之所以注釋有詳略之分，顯然和他們對不同書籍有不同考慮，實施不同處理原則有關。

再看一個具體的例子：

> 太陽病，下之微喘者，表未解故也，桂枝加厚朴杏仁湯主之。（《玉函》第三篇）
> 太陽病，下之微喘者，表未解故也，宜麻黄湯。又云：桂枝加厚朴杏子湯。（《玉函》第十四篇）
> 太陽病，下之微喘者，表未解故也，屬桂枝湯證，一云麻黄湯證。（《玉函》第十九篇）

此爲同出一源的三個條文，但用方不一致；後二條又都有“又云”“一云”。《傷寒論》中，亦出現此三條（分别見於第六、第十六、第二十二篇），但用方統一，都是“桂枝加厚朴杏子湯”。由此可見，宋臣在整理兩部同主題書籍時，用力是不同的。

因此，雖然宋臣《校正金匱玉函經疏》一文的最後也寫道：

[1] 黄龍祥．試論宋代校正醫書局私改醫書之弊[J]．中國中醫基礎醫學雜志，1997(4)：45－47.
[2] 范家偉．北宋校正醫書局新探[M]．北京：中華書局，2014：39－57.
[3] 朱石兵．《金匱玉函經》文獻研究[D]．南京：南京中醫藥大學，2021.

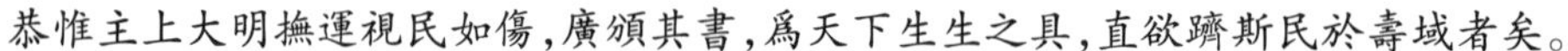

恭惟主上大明撫運視民如傷，廣頒其書，爲天下生生之具，直欲躋斯民於壽域者矣。

這裏提到了“廣頒”，似乎有過刊刻的想法，但這很可能就只是説了一句“套話”，以常規用語記述一個願望，并非是對本書的真實要求，更未真正實現。治平年間《金匱玉函經》完成校理後，極有可能就抄成清稿奏報朝廷，之後就作爲備查資料收藏在秘府，實際并没有進一步刊刻成書。

第三節
《金匱要略方》

高保衡、孫奇、林億撰《校正金匱要略方叙》云：

張仲景爲《傷寒卒病論》合十六卷，今世但傳《傷寒論》十卷，雜病未見其書，或於諸家方中載其一二矣。翰林學士王洙在館閣日，於蠹簡中得仲景《金匱玉函要略方》三卷，上則辨傷寒，中則論襍病，下則載其方并療婦人……臣奇先校定《傷寒論》，次校定《金匱玉函經》，今又校成此書，仍以逐方次於證候之下……以其傷寒文多節略，故所自襍病以下，終於飲食禁忌，凡二十五篇。除重襍[複]，各[合]二百六十二方，勒成上中下三卷，依舊名《金匱要略方》。

按：此引吴遷本序。鄧珍本所載此序末句作“依舊名《金匱方論》”。有關這個差别的問題，後文有述。

據本序所述，《金匱要略》一書是宋臣在一種舊本基礎上整理而成。

一、《金匱要略方》全書主體結構

《金匱要略》存在多種版本，較爲重要的就有元代後至元六年（1340）鄧珍序刊、明嘉靖間（1522—1566）修印本，明洪武二十八年（1395）吴遷抄本，明萬曆二十七年（1599）趙開美《仲景全書》本。

根據我們的考證，吴遷抄本直傳北宋小字本，最大程度地保留了宋版古貌，因此，這裏據吴遷抄本來介紹本書的總體結構。

吴遷本全書前部有宋臣高保衡、孫奇、林億《校正金匱要略方叙》，其次有標爲《金匱要略方叙》的一篇短文，接着就是正文。正文目録爲：

金匱要略方卷上

序論

藏府經絡先後病脉證第一

痓濕暍病脉證并治第二

百合狐惑陰陽毒病脉證并治第三

瘧病脉證并治第四

中風歷節病脉證并治第五

血痺虛勞病脉證并治第六

肺痿肺癰欬嗽上氣病脉證并治第七

奔肫氣病脉證并治第八

胸痺心痛短氣病脉證并治第九

腹滿寒疝宿食病脉證并治第十

卷中

五藏風寒積聚病脉證并治第十一

痰飲欬嗽病脉證并治第十二

消渴小便利淋病脉證并治第十三

水氣病脉證并治第十四

黄疸病脉證并治第十五

驚悸衄吐下血胸滿瘀血病脉證并治第十六

嘔吐噦下利病脉證并治第十七

瘡癰腸癰浸淫病脉證并治第十八

趺蹶手指臂腫轉筋陰狐疝蚘蟲病脉證并治第十九

襍療方第二十

卷下

婦人姙娠病脉證并治第二十一

婦人產後病脉證并治第二十二

婦人襍病脉證并治第二十三

禽獸蟲魚禁忌并治第二十四

果實菜穀禁忌并治第二十五

正文前的序論部分有兩篇：一是宋臣校理該書所作《校正金匱要略方叙》——此引吴遷本，他本題名不同；二是一篇來歷不明的短序，吴遷本標題爲《金匱要略方叙》，他書呈現方式亦有別。下篇對此有詳細探討。

其下有一篇短文，原文無標題，以上目録中權且稱爲“序論”。該文在鄧珍本及其傳本中屬第一篇標題之下，是第一篇開頭部分。但吴遷本是獨立於第一篇之前的，雖然文章没有標題，但其排布方式，是視該篇爲全書序言的。其下的第一篇亦具有總論性質，但内容相對更爲具體。

其下第二至二十篇是典型的雜病論治，其中，二至十九篇都是標題有明確指向、治療特定病證的，而第二十篇是一些不太集中，但以救急（卒死）爲主的方證。

再下三篇爲宋臣序所説《金匱玉函要略方》中“并療婦人”内容的存留，最後兩篇則是兩類飲食禁忌和一些救治法，與雜療篇相比，該部分指向於有明確飲食致病前因的救治。

《金匱要略方》另兩種重要傳本鄧珍本和趙開美本，有少數地方與吴遷本目録有別，詳見下篇討論。

二、發現與整理

《金匱要略方》一書的發現和整理都在宋初。

（一）發現

《宋史》卷二百九十四《王洙傳》記載，宋仁宗景祐元年（1034）至慶曆元年（1041），王洙（997—

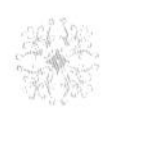

1057）曾參加“預修《崇文總目》”，發現《金匱玉函要略方》應當就在這個時期。且《金匱玉函要略方》恰恰首載於其參修的《崇文總目》中。林億等校成此書首次付刊時間爲治平三年（1066），按常規應爲大字本；至紹聖元年（1094），國子監又奉敕“重行校對”，并於紹聖三年（1096）刊刻了小字本《金匱要略》，用於民間普及。

根據前引序文，《金匱要略》原爲張仲景著作全本的一種簡略本，原名爲《金匱玉函要略方》，内容方面涵蓋了傷寒、雜病、方劑、婦人方。但并非全本，而是一種節選本。

這裏需要説明的是，宋臣記述，王洙發現的是一種“蠹簡本”。有人就認爲這應該是竹簡書，因而歷史十分悠久。但宋代府庫中藏着竹簡書可能性極小。“蠹簡”在古代并不都是其字面上的“蟲蛀竹簡”之義，“簡”在此只是“書”的代稱，“蠹簡”在古代泛指蟲蛀的書、破舊的書。因此，王洙發現的應該就是紙質書。而《金匱要略》第十一篇宋臣附注：“古文簡亂、亡失極多，去古既遠，無文可以補綴也。”此“簡亂亡失（佚）”，也只是對前代“古文”狀態的推想，并不能證明宋臣所見即是竹簡書。

（二）整理

宋臣對本書的整理，概要言之，有四個方面。

1. 内容增删 因爲宋臣整理《傷寒論》《金匱玉函經》二書在先，“傷寒”内容已經較爲完善，故在整理《金匱要略》時就把較爲簡略的傷寒部分删去，只保留雜病部分。而書中後二篇“食禁”似乎不屬於原本内容，而是宋臣所增。雜病部分有無其他增補，則不得而知。

2. 整理編次 在全書内容做了增删調整後，全書自然需要重新編次。《金匱要略》整理的動作較大，從宋臣在三本書中正文首行下的題署之用語不同，可以看出此中差别：林億等在《傷寒論》和《金匱玉函經》書名下皆題曰：“漢張仲景**述**//晉王叔和**撰次**//宋林億**校正**。”《金匱要略》吴遷抄本題曰：“漢張仲景**述**□晉王叔和**集**□臣林億等**詮次**。”而鄧珍本則分列三行題曰：“尚書司封郎中充秘閣校理臣林億等**詮次**//晉王叔和**集**//漢張仲景**述**。”（鄧珍本之後翻刻本，俞橋本同鄧珍本，徐鎔本與趙開美本順序和職銜叙述小異，但“詮次”二字相同）。所謂“校正”，主要是字句層面的工作；“撰次”與“詮次”較近，都涉及篇章層次的改動，但前二書爲“王叔和撰次”，《金匱》則是“林億等銓次”。可以知道後者確確實實是在宋臣手上編成的。這樣不同層面的工作，就是現存這三部書形成的梗概。

自宋臣校理之後，仲景學説就基於這三本書而傳世，有了官修的定本。因此，仲景三書都是經宋臣校理而成，但《傷寒論》和《金匱玉函經》都可説主體是循古本舊貌校訂，而《金匱要略》一書實際是在宋代才真正編成。

3. 方證同條 宋臣叙曰：“《金匱玉函要略方》三卷，上則辨傷寒，中則論雜病，下則載其方并療婦人。”可見原本是前論後方的。宋臣根據“方證同條”的新的方書編排做法，將本書也改爲方證同條。

《金匱要略》中也有後篇重複用前篇所出方的情况，但宋臣對該書未用編號指引的方式，而是標明“方見××中”，即指向該方之前所在篇特定病證名。如《嘔吐噦下利病脉證并治第十七》中記述：“下利，腹脹滿，身體疼痛者，先温其裏，乃攻其表，温裏宜四逆湯，攻表宜桂枝湯。**四逆湯方見上。**”四逆湯見於同篇的嘔吐病下，故提示“方見上”；條文之下則列出了完整的桂枝湯方。桂枝湯在後文《婦人妊娠病》和《婦人産後病》二篇中重複使用，吴遷本皆小字注明“方見下利中”，即指見於第十七篇中。

此外，還有4首方，宋臣附記了“方未見”，説明當年的“蠹簡本”確實有一些不完整。其他少數方也可能有名實不符的情况。

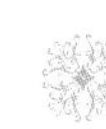

4. 增補附方 除了重新詮次改編《金匱玉函要略方》中的雜病部分爲《金匱要略》之外，宋臣還在改編本中加進了附方。筆者調查《金匱要略》吴遷抄本，吴遷本中的附方共出現在13篇中（鄧珍本有4篇未標明“附方”，另有3篇標示爲“附”；趙開美本未標“附方”者同鄧珍本，但他篇皆標示爲“附方”），共出現69方，其中有方名者57處（此外無名者爲針刺方1、又方7、加減方4，合12方），但其中大承氣湯（3見）、炙甘草湯、小青龍湯、十棗湯（各2見）重複出現，剔除後實爲52方（表1－2）。

表1－2 《金匱要略方》附方統計表

篇次	方數	方名（加減方或又方）
4	3	牡蠣湯、小柴胡去半夏加栝樓湯、柴胡桂薑湯
5	5	續命湯、三黄湯、术附子湯、八味丸、越婢加术湯
6	2	炙甘草湯、獺肝散
7	9	炙甘草湯、甘草湯、生薑甘草湯、桂枝去芍藥加皂莢湯、桔梗白散、葦莖湯、葶藶大棗瀉肺湯、小青龍湯、小青龍加石膏湯
10	7	烏頭湯、柴胡桂枝湯、走馬湯、大承氣湯、大承氣湯、大承氣湯、瓜蒂散
12	6+4	茯苓飲、十棗湯、十棗湯、小青龍湯、茯苓桂枝五味子甘草湯（加減方4）、小半夏加茯苓湯
14	1	防己黄耆湯
15	2	瓜蒂湯、麻黄淳酒湯
16	1	瀉心湯
17	2	小承氣湯、黄芩湯
20	15+7	三物備急丸、備急散、紫石寒食散、救卒死方（又方4）、救卒死而壯熱者方、救卒死而目閉者方、救卒死而張口反折者方（飲以五毒諸膏散）、救卒死而四肢不收失便者方、救小兒卒死而吐利不知是何病方、尸蹷脉動而無氣氣閉不通故静而死也方（又方1）、救卒客忤死方（又方2）、救自縊死、凡中暍死不可使得冷得冷便死療之方、溺死方、馬墜及一切筋骨損方
21	1+1	白术散（刺瀉勞宫及關元）
22	3	小柴胡湯、三物黄芩湯、内補當歸建中湯
小計		57+12＝69

57方中又有些爲《金匱》原書已載，所以有些方名下并不寫出方的内容，而是注明“見×門”；又若在本篇（包括其一爲本篇附方）中已見者，則標示“方見上”（一方承上文標示“用上方”）。去除這些重見方共15方，附方實際新增補方爲42首（表1－3）。

表1－3 《金匱要略方》附方重見方表

篇次	重見數	方名	出處
5	1	术附子湯	方見風濕中
7	2	炙甘草湯 小青龍加石膏湯	方見虚勞門中 方見上（見於同篇正文）
10	3	大承氣湯 大承氣湯 大承氣湯	方見痓病中 方見痓病中 用上方

續 表

篇次	重見數	方名	出處
12	4	十棗湯 十棗湯 小青龍湯 小半夏加茯苓湯	方見上(見於同篇正文) 方見上 方見肺痿中 方見上(見於同篇正文)
14	1	防己黄耆湯	方見風濕中
15	1	瓜蒂湯	方見暍病中
17	1	小承氣湯	方見上(見於同篇正文)
20	1	備急散	方見上(此指附方之前一方"三物備急丸",該方散、丸兩用)
22	1	小柴胡湯	方見嘔吐中
小計		15	

此外第12篇4首方未出方名,只描述藥物加減,但鄧珍本和趙開美本擬出了方名(如前方爲"茯苓桂枝五味子甘草湯",續方吴遷本介紹爲"茯苓五味子甘草去桂加乾薑、細辛",鄧珍本則標名爲"苓甘五味姜辛湯")。

據查,宋臣補進的附方都可以在傳世的《外臺秘要》《千金要方》《千金翼方》等書中找到源方(有些是間接引),而這些源方都標注着源自"仲景"。因此,這些附方帶有輯補的性質。

值得注意的是,宋臣在一些重複用方處提示"方見××中"("××"是病證名,一般是出現在之前各篇標題中的)。這些提示有的指向了附方,這説明先有附方,後有校注,宋臣將他們補入的附方視同原書之方。

5. 論、脉證、方計數 與《傷寒論》相似,在《金匱要略》各篇篇題下,宋臣亦爲當篇條文做了統計,統計的内容與《傷寒論》有别,分别是論、脉證(有的篇中單稱"證")、方數(最後兩篇統計了"法")。論和脉證是不含方的條文,方數則是含方名的條文。但"論"和"脉證"的區分不是很分明,有跡象表明,"論"通常在篇首,"脉證"則在篇中。

例如《金匱要略》第三篇《百合狐惑陰陽毒病脉證并治第三》,題下記載,篇中有"論一首、證三條、方一十二首",其中:"論"爲第一條條文,段首標明"論曰",明確其爲"論"。"方"有十二首,分别是:百合知母湯方、百合滑石代赭湯、百合雞子湯、百合地黄湯、百合洗方、栝樓牡蠣散、百合滑石散、甘草瀉心湯、苦參湯、雄黄熏之方、赤小豆當歸散、升麻鼈甲湯(包含着一首佚方和兩個外洗方),計十二方。"證"("脉證"有時簡爲"證",二名似無差别)共三條,情况稍複雜,比較明顯的是第一條:"百合病,見於陰者……"第二條當爲:"狐惑之爲病,狀如傷寒……其面目乍赤、乍黑、乍白。"鄧珍本及其派生本"乍白"之下緊接"蝕於上部則聲喝一作嗄,甘草瀉心湯主之"之語,出現了方名,似乎不屬於"脉證",但吴遷本"乍白"之下另起,則前屬"脉證",後屬"方"(此下還有"蝕於下部則咽乾"和"蝕於肛者"二條,故"蝕於上部"必應獨立成句);第三條不含方的條文似乎没有,但看篇題共三事:百合、狐惑、陰陽毒,前二者各有一條文論之,則第三條當是:"陽毒之爲病,面赤斑斑如錦文,喉咽痛,唾膿血,五日可治,七日不可治;陰毒之爲病,面目青,身痛,狀如被打,喉咽痛,死生與陽毒同。**升麻鼈甲湯并主之**。"此下有方名,只是該方名應當另起。吴遷本方名連寫,有誤;鄧珍本將本條改爲二方:"陽毒之爲病,面赤斑斑如錦文,咽喉痛,唾膿血,五日可治,七日不可治,**升麻鱉甲湯主之**。陰毒之爲病,面目青,身痛,如被杖,咽喉痛,五日可治，七日不可治，**升麻鱉甲湯去雄黄、蜀椒主之**。”（吴遷本“陰毒去雄黄、蜀椒”置於方後加減中）則更不容易看出本條包含着“脉證”了。

按説，宋臣的計數，也有利於核校文本。只是歷來仲景學説研究中，對《傷寒論》條文數的關注，遠大於對《金匱要略》計數的關注。又由於歷代傳抄，文本也在變化中，當年宋臣的計數是否也發生了變化（吴遷本和鄧珍本某些計數已經不同），抑或對應的文本發生了變化（例如上舉的連寫與分寫的變化），使得現今《金匱要略》傳本各篇下的計數，難以與篇中條文完全對合了。

（三）重要傳本

《金匱要略》宋版大字本和小字本都已失傳，但元明以來傳世版本也有60多種[1]。明代俞橋在其刊刻《金匱要略》所作序言中就説：“宋學士王洙得是書於蠹簡，林億等雖校理重刻，元金以來，世寡經見。”《金匱要略》鄧珍刊本若作“元本”看，則爲該書存世最早的傳本，但據考該本很可能屬明嘉靖修刊本；明代傳世的俞橋本、徐鎔本、趙開美本等，都屬於鄧珍本系列（另有明代的無名氏本據考與鄧珍本很是相近，有可能與鄧珍本同一出源）；另一種傳本是明洪武年間吴遷抄北宋小字本，該本可能早於鄧珍本。鄧珍本與吴遷本兩相對比，内容差異較多，這一問題將在本書下篇予以探索。

《金匱要略》一書，各主要傳本標名不一。這個情況也曾給學界帶來困惑，本書下篇將予以專門討論。

三、《金匱要略》與《傷寒》《玉函》的關係

關於張仲景的醫著，中醫界的一般認知是：張仲景著成《傷寒雜病論》一書，後世分成《傷寒論》（論傷寒）和《金匱要略》（論雜病）兩部分行世。而《金匱玉函經》則知者不多。

一般還認爲，《傷寒論》是經晉太醫令王叔和整理而傳世的，該書大部分内容見載於王叔和《脉經》中，可算明證。而《金匱要略》，現傳通行本基本上是雜病專書，但從前舉宋臣序中看，《金匱要略方》整理之前的“蠹本”書，書名爲“金匱玉函要略方”，其内容是“上則辨傷寒，中則論雜病，下則載其方并療婦人”，顯然原本并不專載雜病，而是先載“辨傷寒”，次則“論雜病”。只是該書爲“要略”本，其中的“辨傷寒”内容不如宋臣已經整理成的《傷寒論》詳細，因而宋臣將其中的傷寒内容捨棄了。根據宋臣的介紹和書名中的“要略”二字可知，《金匱玉函要略方》實際反映了張仲景原書的結構，就是前論傷寒，次論雜病，再次載方，“婦人”（可能以“婦人”爲代表，還包含着小兒病等内容）或是作爲附篇綴於末後的。

《金匱玉函要略方》及由此演變而成的《金匱要略方》，書名與《金匱玉函經》甚爲相似，所以，歷史上往往有人將二者混淆，當代猶是如此。還有人認爲，“金匱玉函要略方”就是“金匱玉函經”的節略，從書名的字面看，這一點不能排除。但宋臣《金匱玉函經》序説：

> 《金匱玉函經》與《傷寒論》，同體而别名。欲人互相檢閲而爲表裏，以防後世之亡逸，其濟人之心不已深乎……國家詔儒臣校正醫書，臣等先校定《傷寒論》，次校成此經，其文理或有與《傷寒論》不同者，然其意義皆通聖賢之法，不敢臆斷，故并兩存之。凡八卷。依次舊目總二十九篇，一百一十五方。

[1] 真柳誠，梁永宣，段逸山，等.《金匱要略》的成書與現存版本問題[J].中華醫史雜志，2009(6)：363.

明確説他們見到的《金匱玉函經》就是《傷寒論》"同體"，也就是説内容主體一致，二者都只論傷寒病，他們整理中也是"依次舊目總二十九篇"，并没有做大的變動。此描述顯然不支持《金匱玉函經》與《金匱玉函要略方》二者之間有整體的牽連。因此，不能僅以書名的類似，推論《金匱玉函經》與《金匱玉函要略方》二者存在相關性。

第四節
《傷寒雜病論》書名問題

宋定本《傷寒論》中，書首多出了一篇《傷寒雜病論・自序》(因隨《傷寒論》一書行世，所以也簡稱爲《傷寒論自序》)。該序中稱："感往昔之淪喪，傷横夭之莫救，乃勤求古訓，博採衆方……爲《傷寒雜病論》，合十六卷。"上述，中醫界多數人認爲張仲景所著原書名爲"傷寒雜病論"，正是依據此序。因東漢末社會動亂，此書成書不久就瀕於散失，只有傷寒部分因王叔和整理而傳世，被稱爲《傷寒論》；至北宋後，又發現了仲景著作的另外一部分資料，被宋臣整理爲《金匱要略》。至此，張仲景《傷寒雜病論》被析爲二書：《傷寒論》和《金匱要略》。

但這個説法也是有可疑之處的。

從本文開始處的表格可以看到，歷史上載明"十五卷"的，只有"張仲景方"或"張仲景藥方"，這個名稱應是張仲景論著的合集之名。而"傷寒雜病論"這一名稱古來無載，到宋代，却突然出現了這樣的書名，就有些"來歷不明"了。《新唐書》中有與此名相像的書名"傷寒卒病論/十卷"，南宋郭雍提出："傷寒卒病論"的"卒"乃"雜"之訛，他在《傷寒補亡論》卷一《傷寒名例十問》云：

> 傷寒何以謂之卒病？雍曰：無是説也。仲景敍論曰："爲《傷寒雜病論》，合十六卷。"而標其目者誤書爲"卒病"。後學因之，乃謂六七日生死人，故謂之卒病。此説非也。古之傳書，怠惰者因於字畫多，省偏旁書字，或合二字爲一，故書雜爲卆，或再省爲卒。今書"卒病"，則"雜病"字也。漢劉向校中秘書，有以趙爲肖、以齊爲立之説，皆從省文而至於此。與"雜病"之書"卒病"無以異。今存《傷寒論》十卷，雜病論亡矣[1]。

但是，"《傷寒雜病論》，合十六卷"，儼然是張仲景論病的合集；而《新唐書》之《傷寒卒病論》爲十卷，當只是傷寒病的部分。馬端臨《文獻通考》卷二百二十二《經籍考四十九》云："陳氏曰，(《傷寒論》)其文辭簡古奥雅，又名《傷寒卒病論》，凡一百一十二方。古今治傷寒者，未有能出其外者也。"認爲十卷本的《傷寒卒病論》(也有學者直稱《傷寒論》爲"卒病論"的)就是《傷寒論》部分的别名，這是合理的。既然書非同種，則改字之説自然不能成立。况且"卒病"即是急病，古籍中多見，指"傷寒"爲"卒病"而命於書名，也是合理的。又高保衡、孫奇、林億之《校正〈金匱要略方〉敍》開篇即云："張仲景爲《傷寒卒病論》合十六卷，今世但傳《傷寒論》十卷，雜病未見其書。或於諸家方中載其一二矣。"此説將《傷寒卒病論》説成"十六卷"，是將《傷寒卒病論》簡單地等同爲《傷寒雜病論》，忽略了《新唐書》載《傷寒卒病論》爲"十卷"的卷數差别。

不過與此同時，我們現在看到的《傷寒雜病論・自序》，最早見於《仲景全書》第二部《注解傷寒論》

---

[1] 郭雍.傷寒補亡論[M]//續修四庫全書・第九八四册.上海：上海古籍出版社，2002：183.

的開頭,而不是在第一部翻宋本《傷寒論》的開頭。其原因當然可以推想,因爲《注解傷寒論》是《仲景全書》先刻之書(參見下題),序言已經隨該部分出現,故《傷寒論》部分就不再有該序言了。需要注意的是,在《注解傷寒論》中,該篇序言標題并不是《傷寒雜病論序》或《傷寒論序》,而是"傷寒卒病論集"。這個標題應該不是此序言的標題,而是《仲景全書》原本擬收的《注解傷寒論》和《金匱要略方論》兩部書的總名(亦即此序之前無名)。而其中的"傷寒卒病論"5字,恰與上引《校正〈金匱要略方〉敘》"張仲景爲《傷寒卒病論》"之表述相合,説明從宋人開始,已經傾向於將張仲景著作的總名稱爲"傷寒卒病論"。

但《傷寒雜病論·自序》這篇序言,在宋代校理時才出現,終是一件可疑的事。況且序言中確實存在着不少疑點,故雖然大部分人信其爲仲景真文,但也有人認爲該序文全文有假。還有人認爲前兩段爲真,後一段爲假。懷疑全篇爲假的觀點可見新西蘭注册中醫師公會羅鴻聲之文《〈傷寒論〉張仲景自序爲後人僞托》(網絡文章,未見紙版),認爲部分爲真、部分有假的觀點可見錢超塵《傷寒論文獻通考》(持類似觀點者還有不少)。這些懷疑是有一定原因的。對此,這裏不作重複討論,有興趣者可以查看相關文章。

但是,若序言不爲真,則關於書名和卷數的表述,就都不能認真了。這是需要考慮到的。

附:宋代醫籍整理年表。見表1-4。

表1-4 宋代醫籍整理年表

皇 帝	年 號	整理仲景著作及其他醫籍相關事務
(一) 太祖趙匡胤(在位17年)	建隆(960—963.11)	
	乾德(963.11—968.11)	
	開寶(968.11—976.11)	太祖開寶六年至七年(973—974)對唐《新修本草》兩次校定,編成《開寶新詳定本草》和《開寶重定本草》
(二) 太宗趙炅(在位21年)	太平興國(976.12—984.11)	
	雍熙(984.11—987)	《神醫普救方》1 000卷(太平興國六年至雍熙四年,981—987)
	端拱(988—989)	
	淳化(990—994)	太宗時期,編修了《太平聖惠方》(太平興國三年至淳化三年,978—992),992年刊行
	至道(995—997)	
(三) 真宗趙恒(在位25年)	咸平(998—1003)	
	景德(1004—1007)	
	大中祥符(1008—1016)	
	天禧(1017—1021)	真宗時期,校定了鄭景岫《四時攝生論》和陳堯叟《集驗方》(天禧二年,1018)
(四) 仁宗趙禎(在位42年)	乾興(1022年2月真宗逝,仁宗繼位第一年不改元)	
	天聖(1023—1032)	天聖四年(1026)起,先後組織校訂了《素問》《難經》《諸病源候論》《針灸甲乙經》《備急千金要方》《外臺秘要方》等醫籍

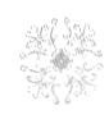

續 表

皇 帝	年 號	整理仲景著作及其他醫籍相關事務
(四) 仁宗趙禎(在位 42 年)	明道(1032—1033)	
	景祐(1034—1038)	王洙參加“預修《崇文總目》” 丁度等校正《素問》
	寶元(1038. 11—1040. 2)	
	康定(1040. 2—1041. 11)	
	慶曆(1041. 11—1048)	王堯臣奉詔編成《崇文總目》,著録醫籍 302 部 宋仁宗景祐元年(1034)至慶曆元年(1041),王洙曾參加“預修《崇文總目》”,發現《金匱玉函要略方》
	皇祐(1049—1054. 3)	孫兆校勘《外臺秘要方》(1051)
	至和(1054. 3—1056. 9)	高保衡、林億同校正《内經》(1056)
	嘉祐(1056. 9—1063)	由韓琦提議,專設“校正醫書所”(1057),計劃校理《神農本草經》《靈樞》《太素》《針灸甲乙經》《素問》《廣濟》《備急千金要方》《外臺秘要》等醫藥書籍(後增《本草圖經》《傷寒論》《金匱玉函經》《金匱要略方》《千金翼方》《脉經》) 《嘉祐補注本草》(1060)校成 《本草圖經》(1061)校成
(五) 英宗趙曙(在位 4 年)	治平(1064—1067)	《傷寒論》(1065)刊刻頒行大字本 《金匱玉函經》(1066)校成 《金匱要略》(1066)刊刻頒行大字本 《備急千金要方》(1066)校成 《千金翼方》(1066)校成 治平四年(1067)校正醫書所進呈劄子,請示將孫兆於治平二年(1065)《外臺秘要方》“脩寫進册” 《重廣補注黄帝内經素問》(1067)校成
(六) 神宗趙頊(在位 18 年)	熙寧(1068—1077)	《脉經》(1068)校成 《針灸甲乙經》(1069)校成 《外臺秘要方》(1069)校成刊行 “校正醫書所”至神宗熙寧二年(1069)解散(其後的相關工作轉由太學即國子監繼續。也有人認爲時間更後)
	元豐(1078—1085)八年(三月神宗逝,哲宗繼位不改元)	
(七) 哲宗趙煦(在位 15 年)	元祐(1086—1094. 4)	《傷寒論》北宋元祐三年(1088)刊刻頒行小字本 《針灸甲乙經》北宋元祐三年(1088)刊刻頒行小字本 《針經》北宋元祐八年(1093)詔頒
	紹聖(1094. 4—1098. 5)	《金匱要略》紹聖元年(1094)“重行校對”,紹聖三年(1096)刊刻小字本 《脉經》小字本同年刊行 《千金翼方》小字本可能也在同年刊行
	元符(1098. 6—1100)三年(正月哲宗逝,徽宗繼位不改元)	

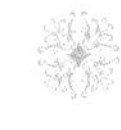

皇　帝	年　　號	整理仲景著作及其他醫籍相關事務
(八) 徽宗趙佶 (在位 25 年)	建中靖國(1101)	
	崇寧(1102—1106)	
	大觀(1107—1110)	《針灸甲乙經》(1103—1114) 《外臺秘要方》(1107—1110)
	政和(1111—1118. 10)	
	重和(1118. 11—1119. 2)	
	宣和(1119. 2—1125)7 年(十二月金使至開封迫降,徽宗禪位)	重校《脉經》《素問》《傷寒?》《金匱?》(1121) (後二者不確定)
(九) 欽宗趙桓 (在位 2 年)	靖康(1126—1127. 3)	爲推行醫學教育再行校刊醫籍,但具體情況不詳
(十) 南宋高宗趙構	建炎(1127—1130) 紹興(1131—1162)	一些重要的醫藥文獻可能在此時期重刊。如小字本《傷寒論》《備急千金要方》《外臺秘要》等

第三章　《仲景全書》基本情況

雖然宋臣所校編的仲景著作原本都已失傳。但所幸者,明萬曆二十七年(1599),趙開美編修了《仲景全書》,對仲景著作的傳承起到了重要的作用。

錢超塵在其《傷寒論文獻新考》一書中撰寫了《趙開美簡歷》,節録如下。

趙開美(1563—1642),又名琦美,字玄度,一字如白,自號清常道人,江蘇常熟人。萬曆中以父蔭授刑部郎中。父名用賢(1535—1596),子汝師,號定宇,隆慶五年(1571)進士,萬曆中官檢討,終吏部侍郎,謚文毅。喜藏書,明醫理。積書兩千餘種,册以萬計,其中《趙定宇書目》於 1957 年由古典文學出版社出版……趙用賢的這些學術活動對趙開美産生深遠影響。趙開美聰穎博聞,喜藏書,精校讎,著有《洪武聖政紀》《容臺小草》《僞吴雜記》等。趙開美刻書多種……他自輯《脉望館書目》一册,不分卷……此書對研究趙開美醫學成就極有意義,可參見瞿冕良《中國古籍版刻辭典》、李茂如《歷代史志書目著録醫籍彙考·書目》。

《脉望館書目》按照《千字文》字詞順序編排書籍順序,自“天”字至“調”字共 31 字,分列經、史、子、集四部之書……《脉望館書目》醫書目分爲 15 門,即醫總門、本草門、素問門、脉訣門、傷寒門、小兒門、針灸門、外科門、養生門、女科門、眼科門、風科門、祝由科、按摩科、醫馬科。其中傷寒門所載書目如下。

《傷寒百證》四本,又二本。

《活人指掌圖》三本。

《傷寒摘疑》二本。

《傷寒全書》四本。

《運氣全書》四本；又二本不全。

《傷寒證治準繩》十六本，二套。

《傷寒直格》五本；又一本。

《方輔注傷寒方論全書》一本。

《傷寒續論》一本。

《陰證略例》二本甲；又一本乙。

《傷寒論》二本。

《醫方快捷方式》二本。

凡12種書，其中未列《仲景全書》。[1]

按，趙開美《脉望館書目》醫書書目載於"辰"字號，子類二（錢先生所引《傷寒門》書目與筆者所見臺灣新文豐影印本相比，某些細節有所不同，如"小兒門"爲"幼科門"）。此外，《脉望館書目》醫書書目與仲景醫書相關者，除了錢先生引述之"傷寒"書外，《醫書總》部分還有"《金匱方論衍義》二本"。

錢先生指出："凡12種書，其中未列《仲景全書》。"筆者注意到，醫書類書目中，不僅未載《仲景全書》，包括《仲景全書》中收入的《金匱要略》《傷寒類證》二書也未在書目中；書目中的"傷寒論二本"似乎勉强可以用指《仲景全書》中的《傷寒論》和《注解傷寒論》，但這樣不加區分收載的可能性應該也不很大。考慮到《脉望館書目》是趙家藏書書目，那麽很有可能，趙開美收編刊印的四種仲景書，其底本都不歸屬趙氏，而是借用底本來刊刻的。而《仲景全書》本身未列於書目中，應該也出於近似的理由，即該書爲趙家自編之書，不屬於趙家所藏古書，因而未得收載於趙家藏書書目中。

趙開美因爲家遭疫癘，受名醫沈南昉之救助而愈，詢其所學，而始搜羅仲景著作，有刊刻之念。《刻仲景全書序》表達了他刊刻的動因，同時也反映了《仲景全書》收集底本與刊行成書的過程。

歲乙未，吾邑疫癘大作，予家臧獲率六七就枕席。吾吴和緩明卿沈君南昉在海虞，藉其力而起死亡殆遍，予家得大造於沈君矣！不知沈君操何術而若斯之神，因詢之。君曰："予豈探龍藏秘典、剖青囊奥旨而神斯也哉？特於仲景之《傷寒論》窺一斑兩斑耳。"予曰："吾聞是書於家大夫之日久矣！而書肆間絶不可得。"君曰："予誠有之。"予讀而知其爲成無己所解之書也。然而魚亥不可正，句讀不可離矣。已而搆［購］得數本，字爲之正，句爲之離，補其脱略，訂其舛錯。沈君曰："是可謂完書，仲景之忠臣也。"予謝不敏。先大夫命之："爾其板行斯，以惠厥同胞。"不肖孤曰"唯唯"。沈君曰："《金匱要略》，仲景治雜證之秘也，盍并刻之？以見古人攻擊補瀉緩急調停之心法。"先大夫曰："小子識之。"不肖孤曰："敬哉！"既合刻，則名何從？先大夫曰："可哉！"命之曰《仲景全書》。既刻已，復得宋板《傷寒論》焉。予曩固知成注非全文，及得是書，不啻拱璧！轉卷間，而後知成之荒也。因復并刻之，所以承先大夫之志歟。又故紙中檢得《傷寒類證》三卷，所以檃括仲景之書，去其煩而歸之簡，聚其散而彙之一。其於病證脉方，若標月指之明且盡。仲景之法於是粲然無疑矣。乃并附於後……萬曆己亥三月穀旦海虞清常道人趙開美序。[2]

［1］錢超塵.《傷寒論》文獻新考［M］. 北京：北京科學技術出版社，2018：276－277.

［2］日本東洋醫學會，傷寒金匱編刊小委員會.（善本翻刻）傷寒論、金匱要略［M］. 日本：日本東洋醫學會，2009：4－7.

《仲景全書》中收入四種張氏相關著作，分别是：張仲景《傷寒論》十卷，成無己《注解傷寒論》十卷，宋雲公《傷寒類證》三卷，張仲景《金匱要略方論》三卷，共二十六卷。若按收入的次序來排列，則是：最先擬刻《注解傷寒論》；次因沈南昉提議，加入了《金匱要略方論》；再後偶得而補入《傷寒論》，再又加入《傷寒類證》，共爲四種。

趙氏此編由於收入了仲景學説的重要著作，且校印精良，宋臣當年偉業中的重要部分有賴此書而得流傳，故此書得到學界很高評價。從版本角度看，趙氏所選入的都是當年可以看到的較佳底本，特别是《仲景全書》本所收張仲景《傷寒論》《金匱要略》，過去都以爲是最優本，因而使得《仲景全書》一書頗受讚譽。

直到1983年以後，在《金匱要略》方面，兩種更古老的《金匱要略》傳本被漸次發現，這種情況才發生了變化。

另有美中不足的是，作爲"仲景三書"之一的《金匱玉函經》，因爲歷史的原因，未能收入趙開美《仲景全書》。且世人知道此書者也甚少，直到清康熙年間該書再度問世，這本書才慢慢得到學界關注。因而"全書"有不全之憾。

日本茨城大學真柳誠、中國北京中醫藥大學錢超塵等學者都對《仲景全書》存世本作過調查，發現《仲景全書》存世只剩有五部，并且此五部之間亦有若干細部差異，應爲初刻和修刻之别。基本認識是：中國中醫科學院及上海圖書館、上海中醫藥大學圖書館三家藏本爲《仲景全書》的初刻本，臺北故宫本和沈陽中國醫科大學藏本爲《仲景全書》最終修刻本。真柳誠還提出，修刻本中，中國醫科大學本屬修版先印，臺北故宫本屬修版後印，後者爲最善本[1]；錢超塵則認爲，此二種都是修印本。

下例小字注，中國中醫科學院本作"腎謂所勝脾"(圖1－6)，意義含混，臺北故宫修刻本，改作"腎為脾所勝"(圖1－7)。就是典型的修版之例。

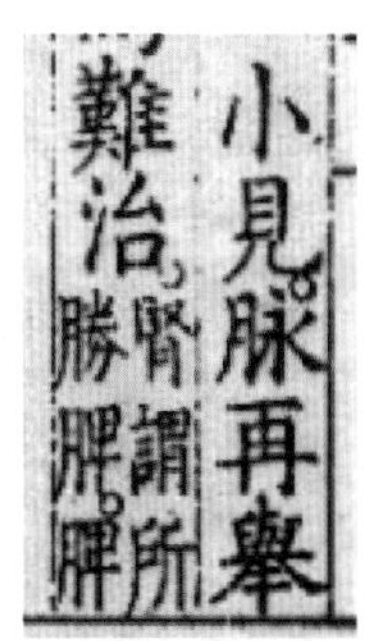

圖1－6 中國中醫科學院本

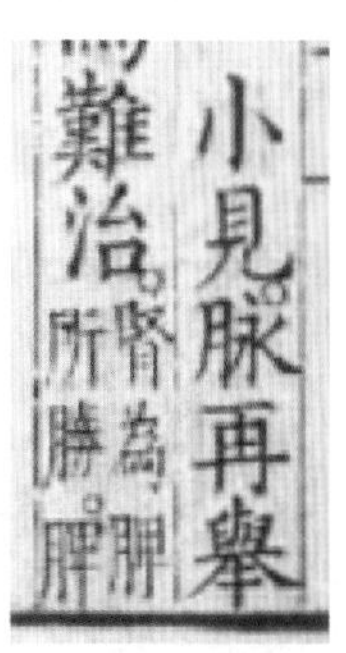

圖1－7 臺北故宫本

這種判斷主要依靠各本間細節的差異比較而獲知，由於很少有研究者有機會對這五個本子作全面的對比，所以這五個本子的關係迄今還不是完全明白。

真柳誠在做版本調查時，發現了若干個調查比較點，將各版本的差别用表列對比，工作做得非常仔細。所以，他的研究應該得到足够重視。

另外，錢超塵曾經認爲，還有一種日本内閣文庫本更在中國中醫科學院本與上海兩種之前，屬初刻[2]。不過，錢超塵後來占有了更多資料，在其後出的《傷寒論文獻新考》一書中，列舉了内閣文庫本

[1] 真柳誠.《(宋板)傷寒論》書志[M]//日本東洋醫學會，傷寒金匱編刊小委員會.(善本翻刻)傷寒論、金匱要略.日本：日本東洋醫學會，2009：423－428.

[2] 錢超塵.宋本《傷寒論》版本簡考[J].河南中醫，2010，30(1)：1－8.

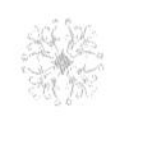

與另五本的多處差異，然後確認："日本内閣文庫所藏《傷寒論》……顯示的是坊刻本特徵……考證《傷寒論》版本校勘與訓詁，當以我國現存之臺北故宫博物院本、中國醫科大學本、中國中醫科學院本、上海中醫藥大學本、上海圖書館本爲基準。"[1]應該是不再把日本内閣文庫本視爲同系列版本了。

2009年，日本東洋醫學會集結翻印《傷寒論》《金匱要略》，書中收集了臺北故宫藏本《仲景全書》本《傷寒論》，還收集了鄧珍本和吴遷抄本《金匱要略》共三種書的影印、翻字、解題本，具有珍貴價值（圖1－8）。2011年，中醫古籍出版社將中國中醫科學院藏本《仲景全書》仿古影印綫裝出版（圖1－9）。2014年，國家圖書館出版社《中華再造善本》亦以仿古再造方式影印該書（圖1－10），這兩次影印，使得中國學界也可以較爲方便地看到這部珍貴的中醫古籍。這些著作的編集，爲學習和研究仲景學説提供了最佳的文本。

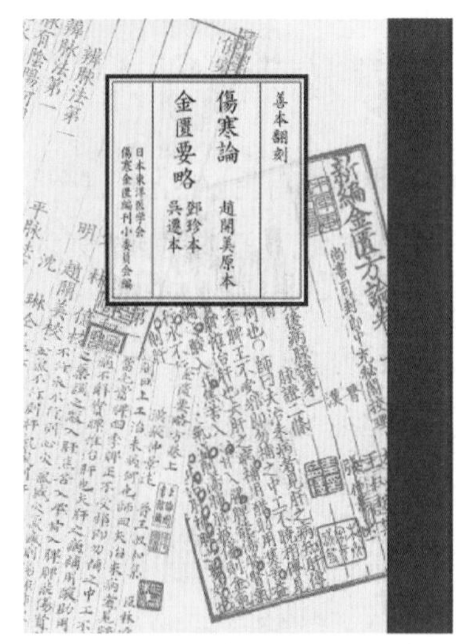

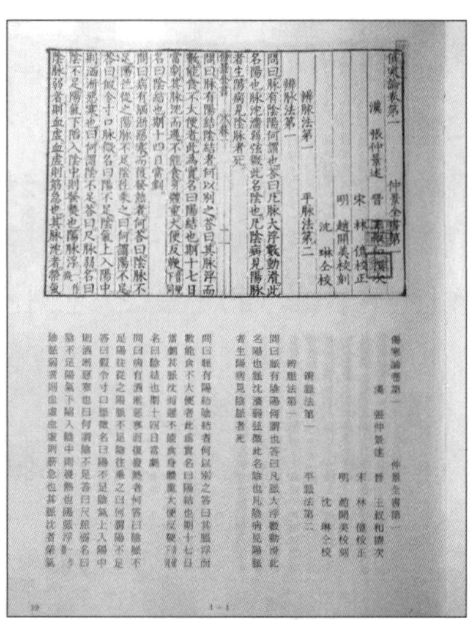

圖1－8　日本東洋醫學會善本翻刻（《傷寒論》《金匱要略》兩種）

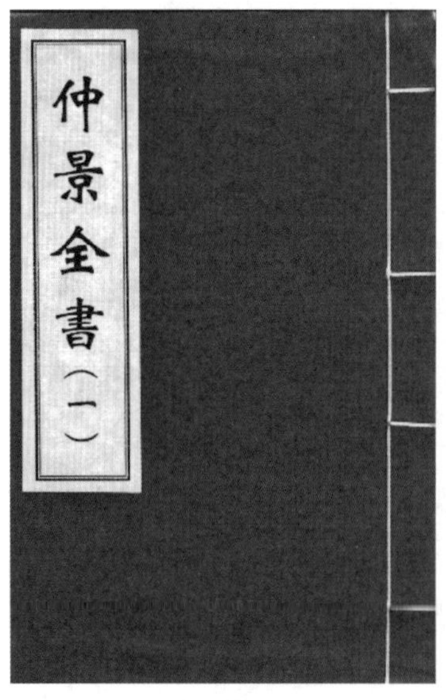

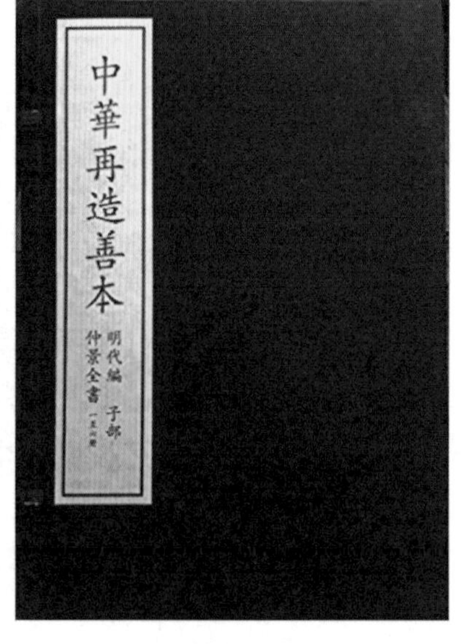

圖1－9　中醫古籍出版社《仲景全書》（2011）

圖1－10　國家圖書館出版社《仲景全書（中華再造善本）》（2014）

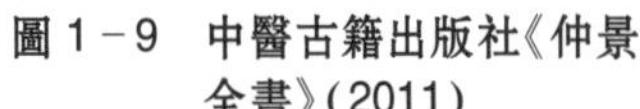

[1] 錢超塵.傷寒論文獻新考[M].北京：北京科學技術出版社，2018：293.

此外，還有其他名爲《仲景全書》的合集書。其中較常見者爲清代張卿子所編《仲景全書》，刊於清光緒年間。該書包括張卿子參注《集注傷寒論》（又名《張卿子傷寒論》）十卷，《金匱要略方論》三卷，《傷寒類證》三卷，成無己《傷寒明理論》（包括《傷寒明理藥方論》）三卷及清曹樂齋《運氣掌訣録》一卷，共五種二十卷本。也是仲景相關著作的彙集。該書在趙開美本基礎上將《傷寒論》之“翻刻宋本”與成注本去除，代之以《集注傷寒論》（其書基於成注本而有補注），另加上《傷寒明理論》（包括《傷寒明理藥方論》）與《運氣掌訣録》二書，但内容稍顯蕪雜，兹不多論。除本小節外，本文所説《仲景全書》，都是指趙開美本《仲景全書》。

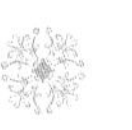

第二篇　仲景三書現存早期要本文獻學考察

張仲景傳世醫著截至宋以前，傳抄成了多種不同傳本。現在一般認爲，孫思邈收在《千金翼方》卷九、卷十的《傷寒論》文本，可視爲宋以前《傷寒論》部分的傳本，因而中醫學界有稱爲“唐本《傷寒論》”者；直到宋代，才出現了單行的定本《傷寒論》；《金匱要略》則更是經宋臣大規模改編修訂，才有了定本傳世。但到了後世，這兩方面都有不同傳本。

當年趙開美編修《仲景全書》時，面臨着資料缺乏的難題。因此，《仲景全書》收入的四種書，在重要程度上并不一致。而現代，由於條件的改善，我們不但仲景三書都能看到，而且如《金匱要略》還有了幾種相對較早的本子，可供對比閲讀。

概要地説，仲景三書現存可見的重要傳本，在傷寒病部分存有《傷寒論》（趙開美本）和《金匱玉函經》（陳世傑本）；在雜病部分，存有《金匱要略》鄧珍本、趙開美本、吴遷抄本三種代表性傳本。另外，敦煌藏經洞出土有古本《金匱玉函經》和古本《傷寒論》，雖然不屬於仲景三書，且前者只是一件殘篇，後者原本就是被摘編在他書中的語段，所存篇幅都較爲有限，但因是唐以前的古抄原物，仍有重要的歷史價值，都是在研究仲景著作時應該重點關注的。

本篇將對這些傳本的相關情況作介紹和探討。

第一章　趙開美本《傷寒論》

傳世《傷寒論》定本爲宋代校正醫書局校定，於北宋治平二年（1065）刊刻頒行大字本，於北宋元祐三年（1088）刊刻頒行小字本。但當年所刊宋本大字本和小字本到明代時都已經難覓蹤跡。

現存最早的《傷寒論》版本爲趙開美《仲景全書》所收之本。據日本東洋醫學會“善本翻刻”介紹，趙本《傷寒論》臺北故宫博物院藏本高、寬約爲26.8厘米×16.6厘米（這當然也是趙本《傷寒論》所屬全套的《仲景全書》的尺寸），半葉框廓約爲18.3厘米×13.3厘米（中醫古籍出版社影印的中國中醫科學院本，未介紹底本尺寸，應該是相同的）（圖2-1、圖2-2）。

趙開美修印《仲景全書》是在明萬曆二十七年（1599）。其起因是趙開美喜愛仲景學説，又曾有家人遇病因仲景書而獲救的遭際，多方搜羅，編修、刻印了《仲景全書》。趙開美編修的《仲景全書》中共收載四種繫於張仲景名下的或相關的書，收入的先後依次是《注解傷寒論》《金匱要略》《傷寒論》《傷寒類證》。其中《傷寒論》十卷是第三部收入的。

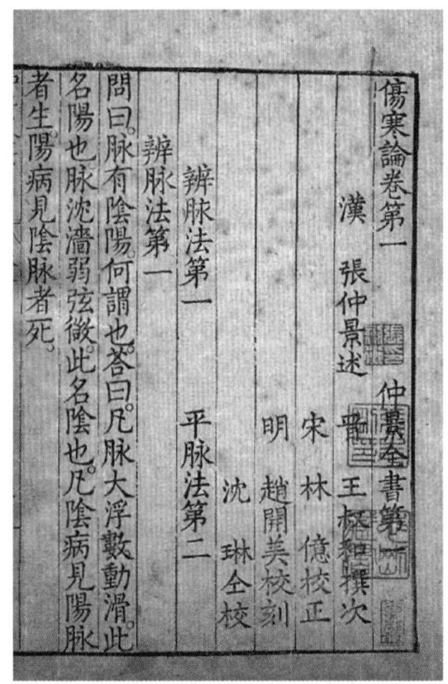

傷寒論卷第一　　仲景全書第一

漢　張仲景述　晉　王叔和撰次

宋　林　億校正

明　趙開美校刻

沈　琳仝校

辨脉法第一　　平脉法第二

辨脉法第一

問曰脉有陰陽何謂也荅曰凡脉大浮數動滑此名陽也脉沈濇弱弦微此名陰也凡陰病見陽脉者生陽病見陰脉者死

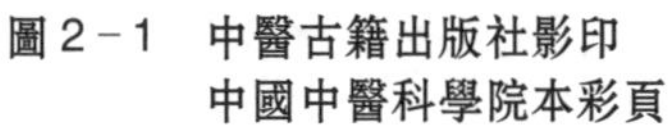

圖 2－1　中醫古籍出版社影印中國中醫科學院本彩頁

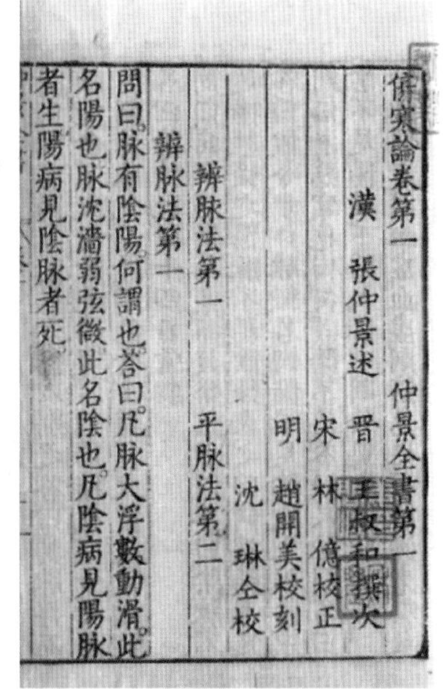

傷寒論卷第一　　仲景全書第一

漢　張仲景述　晉　王叔和撰次

宋　林　億校正

明　趙開美校刻

沈　琳仝校

辨脉法第一　　平脉法第二

辨脉法第一

問曰脉有陰陽何謂也荅曰凡脉大浮數動滑此名陽也脉沈濇弱弦微此名陰也凡陰病見陽脉者生陽病見陰脉者死

圖 2－2　日本東洋醫學會影印臺北故宫博物院藏本彩頁

第一節
趙開美傳《傷寒論》爲北宋小字本傳本

前文曾引趙氏自序，其中説明了自己收集、翻刻《仲景全書》的過程。他説：

> 予讀而知其爲成無己所解之書（按：即指成無己所著《注解傷寒論》）也……已而搆［購］得數本，字爲之正，句爲之離，補其脱略，訂其舛錯。沈君曰："是可謂完書。仲景之忠臣也。"……沈君曰："《金匱要略》，仲景治雜證之秘也，盍并刻之？以見古人攻擊補瀉緩急調停之心法。"既合刻，則名何？從先大夫曰："可哉！"命之曰《仲景全書》。既刻已，復得宋板《傷寒論》焉……轉卷間而後知成之荒也。因復并刻之。所以承先大夫之志歟。又故紙中檢得《傷寒類證》三卷……乃并附於後……萬曆己亥（1599）三月穀旦，海虞清常道人趙開美序。

由此可知，趙氏先只刻了《注解傷寒論》，因沈君之提議，加入《金匱要略》，擬作爲張仲景著作的合集刊行，并命名爲《仲景全書》。此後偶然覓得宋板《傷寒論》，趙氏認爲此本明顯優於成無己《注解傷寒論》，故以此爲底本，重刻并補充在其已初步完成的《仲景全書》中。再後，趙開美又加進了《傷寒類證》三卷，而成全璧。

宋刊大字本和小字本《傷寒論》都已不存，無法對觀比較，因而判斷趙開美《仲景全書》中的《傷寒論》爲宋代小字本，主要依據趙氏翻刻的《傷寒論》書中所附宋國子監牒文。

牒，本義與簡、札相近。牒文，即公文。唐代，牒文被寫入法典，成爲了法定文書。宋代公文體式與當今公文格式相差頗大，加上又有古代特有的敬畏格式形成特殊的句式，不易讀懂。

趙本《傷寒論》所附牒文，嚴守着牒文原本的版面體式（圖 2－3）。現將原文連行書寫（署名部分略）并釋讀於下。

國子監准尚書禮部元祐三年八月八日符：元祐三年八月七日酉時，准都省送下當月六日敕中書省勘會，下項醫書册數重大，紙墨價高，民間難以買置，八月一日奉聖旨令國子監別作小字雕印。內有浙路小字本者，令所屬官司校對，別無差錯，即摹印雕版，并候了日，廣行印造，只收官紙工墨本價，許民間請買，仍送諸路出賣，奉勅如右，牒到奉行，前批八月七日未時付禮部施行。

續准禮部符：元祐三年九月二十日准都省送下，當月十七日勅中書省、尚書省送到國子監狀，據書庫狀，准朝旨雕印小字《傷寒論》等醫書出賣。契勘工錢，約支用五千餘貫，未委於是何官錢支給應副使用。本監比欲依雕四子等體例，於書庫賣書錢內借支；又緣所降朝旨，候雕造了日，令只收官紙工墨本價，即別不收息，慮日後難以撥還，欲乞朝廷特賜應副上件錢數支使，候指揮尚書省勘當，欲用本監見在賣書錢，候將來成書出賣，每部只收息壹分，餘依元降指揮。奉聖旨“依”。國子監主者，一依勅命，指揮施行。

治平二年二月四日進呈，奉聖旨鏤版施行。

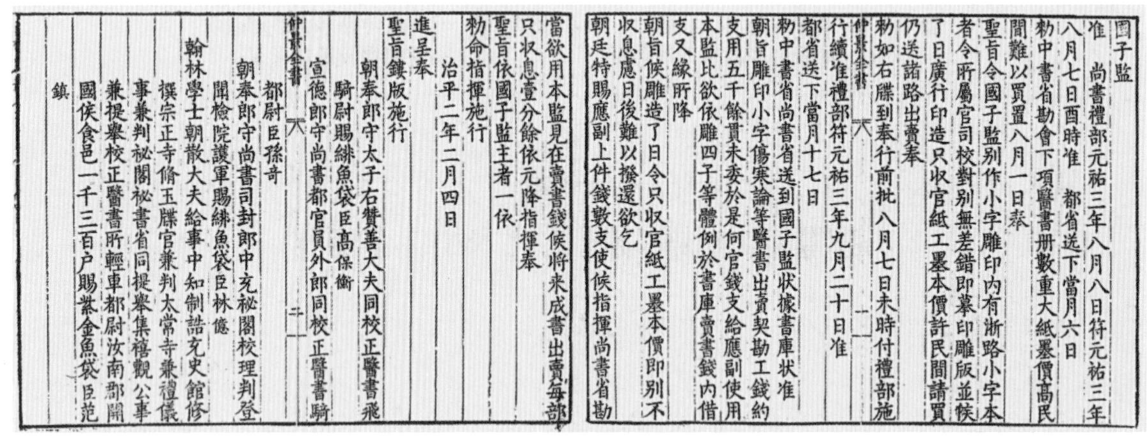

國子監
准　尚書禮部元祐三年八月八日符元祐三年
八月七日酉時准　都省送下當月六日
勑中書省勘會下項醫書册數重大紙墨價高民
間難以買置八月一日奉
聖旨令國子監別作小字雕印內有浙路小字本
者令所屬官司校對別無差錯即摹印雕版並候
了日廣行印造只收官紙工墨本價許民間請買
仍送諸路出賣奉
勑如右牒到奉行前批八月七日未時付禮部施
仲景全書
行續准禮部符元祐三年九月二十日准
都省送下當月十七日
勑中書省尚書省送到國子監狀據書庫狀准
朝旨雕印小字傷寒論等醫書出賣契勘工錢約
支用五千餘貫未委於是何官錢支給應副使用
本監比欲依雕四子等體例於書庫賣書錢內借
支又緣所降
朝旨候雕造了日令只收官紙工墨本價即別不
收息慮日後難以撥還欲乞
朝廷特賜應副上件錢數支使候指揮尚書省勘
當欲用本監見在賣書錢候將來成書出賣每部
只收息壹分餘依元降指揮奉
聖旨依國子監主者一依
勑命指揮施行
治平二年二月四日
進呈奉
聖旨鏤版施行
朝奉郎守太子右贊善大夫同校正醫書飛
騎尉賜緋魚袋臣高保衡
宣德郎守尚書都官員外郎同校正醫書騎
仲景全書
都尉臣孫奇
朝奉郎守尚書司封郎中充祕閣校理判登
聞檢院護軍賜緋魚袋臣林億
翰林學士朝散大夫給事中知制誥充史館修
撰宗正寺脩玉牒官兼判太常寺兼禮儀
事兼判祕閣祕書省同提舉集禧觀公事
兼提舉校正醫書所輕車都尉汝南郡開
國侯食邑一千三百户賜紫金魚袋臣范
鎮

圖 2－3　趙開美《仲景全書》本《傷寒論》所附宋國子監牒文

以上爲宋元祐三年（1088）國子監牒文。事分兩款。前款是，其年八月八日，國子監下傳通知，都省（尚書省）轉達聖命，讓中書省核准，由國子監承印小字本《傷寒論》。牒文表明，在監本小字本之前，已有“浙路小字本”先行問世。監本小字本是在浙路小字本基礎上，經“校對别無差錯”後，“摹印雕版”的。牒文中又特别要求，該書小字本刊行發售只收工本費。後款是，至九月，再傳禮部通知，補充議定可“收息壹分”。在牒文最後，再附上治平二年（1065）校正醫書局呈文相關人員名録，此係對治平二年（1065）大字本《傷寒論》刊行呈文的追記，意在指明該小字本是以治平二年（1065）大字本爲底本的。

因爲牒文中明確記述，該本是“小字《傷寒論》”，由此可以確認，趙開美所據底本，爲宋刊小字本或小字本系統的傳本。

第二節
趙開美翻刻宋本不完全忠於原貌

趙開美本（亦即《仲景全書》本）《傷寒論》因爲是目前可見最早刊本，因而頗受學界重視。

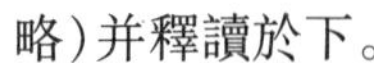

該本目録頁前兩行記載:“仲景全書目録//翻刻宋板《傷寒論》全文。”(圖 2－4)在《傷寒論》部分所屬各卷之末多處留有書牌:卷四之末書牌爲“世讓堂翻刻宋板趙氏家藏印”,卷五、卷六、卷七、卷八、卷九、卷十之末書牌爲“世讓堂翻宋板”。也留下了“翻刻”“翻宋板”的記述。

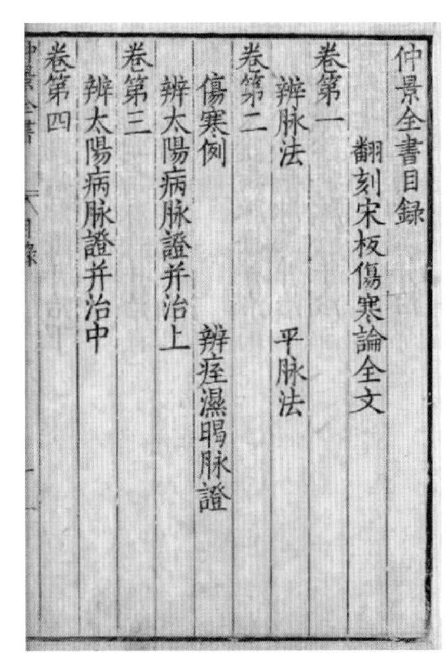

圖 2－4　趙開美《仲景全書》本《傷寒論》目録頁署明“翻刻”

“翻刻”二字,文獻界一般認識是按照原版影摹之後重新雕版,由此做成的書版及刷印出的頁面,應和原版的版式、字形等近乎一致。但也有人説主要是版式一致,而字體可以不同。如瞿冕良《中國古籍版刻辭典》:“[翻刻本]原刻書版循至字跡不清,或版中斷裂損壞,不能再印,又據原刻影摹,然後上版開雕,這種重刻印刷的書稱爲翻刻本,一稱覆刻本。用宋版翻刻的稱覆宋本,用元版翻刻的稱覆元本。”[1]李致忠《古書版本鑒定》説:“翻刻本是照底本的原樣翻雕。它除了可以改變底本的字體以外,他如行款字數、版框大小、邊欄界行、版口魚尾等,都不能改變。”[2]前者强調了原刻版的損壞,背景要求稍嫌過窄(因爲還有舊版木不存或不全等情況),後者在字體方面要求放寬,但其他方面二説相近。全國科學技術名詞審定委員會公佈的《圖書館・情報與文獻學名詞》:“[翻刻本]嚴格按照原刻本的内容、行款、版式重新付刻的本子。”[3]此説不强調字體,與李説相當。總體來看,翻刻書整體面貌應該與原書極爲相似。既然趙開美本稱爲“翻刻”,中醫文獻界就普遍認爲,趙開美本是忠實地覆刻了宋本《傷寒論》,逼真宋版,故可徑稱爲“宋本”。如 1991 年人民衛生出版社出版的《傷寒論校注》在校注説明中説:“明萬曆二十七年(1599),著名藏書家和校讎家趙開美獲得了一部原刊宋本《傷寒論》,他採用摹刻的方法把它刻印下來,收在他輯刻的《仲景全書》中……其中的《傷寒論》,從字體、版式,到墨色的濃淡,都保存了宋本《傷寒論》的原貌。”[4]後記中更明確説:“趙氏所刊刻的《傷寒論》,採用摹刻之法,凡每頁行數、每行字數、行距、字體,均與宋版《傷寒論》完全相同。”[5]甚至曾有人説,趙開美本“逼真於宋治平本的原貌”,既無宋本可資比較,則此類説法大概都是基於趙開美本頁面的美觀程度及根據“翻刻”二字想當然地演繹的。

《漢語大詞典》給的解釋更寬泛一些:“【翻刻】本指依原刻本影寫而後上板重刻,後亦泛指翻印。”這個解釋提供了兩種不同做法,只是後一種做法“後”在何時,《漢語大詞典》没有給出確定的表達。因而,趙開美所説的“翻刻”屬“前者”還是“後者”,也就有了不同可能。因此,對於趙開美“翻刻”之事,有必要進一步考察。

一、趙開美本《傷寒論》有新插入行

趙開美本《傷寒論》各卷首頁之第四、第五兩行分别標示有“明趙開美校刻”“沈琳仝刻”字樣

[1] 瞿冕良. 中國古籍版刻辭典(增訂本)[M]. 蘇州:蘇州大學出版社,2009:966.
[2] 李致忠. 古書版本鑒定(修订本)[M]. 北京:文物出版社,1997:97.
[3] 圖書館・情報與文獻學名詞審定委員會. 圖書館・情報與文獻學名詞[M]. 北京:科學出版社,2019:234.
[4] 劉渡舟. 傷寒論校注[M]. 北京:人民衛生出版社,1991:5.
[5] 劉渡舟. 傷寒論校注[M]. 北京:人民衛生出版社,1991:323.

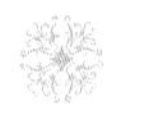

(圖2－5)。若趙本果爲忠實“翻刻”,則此兩行從何而來?豈會古人留白待趙氏填寫?因而,此二行顯然不可能是宋本舊貌。楊守敬《日本訪書志》於此有説:“然開篇題名下即著‘明趙開美校刻,沈琳仝校’字樣,是已非宋本舊式……乃知趙氏本根源於宋刻,但爲題校刊姓名,遂移其行第(清常收藏名家,亦爲流俗所染)。”[1]也發現了這裏有“插行”之問題。然則,僅據此説,趙開美本《傷寒論》已非嚴格意義上的“翻刻”。

按照楊守敬的理解,這兩行字是趙開美因“流俗”而外加的,但其基礎還是宋本,因而去除這兩行,就可以恢復宋本舊貌。在其《日本訪書志》一書中就記述,他得到了“影北宋本《傷寒論》”十卷,稱“於書肆得此影寫本”。該本現存臺北故宫博物院,日本小曾户洋、真柳誠,錢超塵等學者都曾實地採訪該書,發現該本其實是採用裁切移行之法做成的假書(實際操作中連同第3行的“宋林億校正”也截去了。即每葉兩面各向前頁面遞進3行,但還要保留版口在原位),係由趙本(真柳誠認爲是日本紅葉山文庫舊藏,現内閣文庫所藏之明清間重刊本《仲景全書》)影抄本剪綴而成(圖2－6)。其剪綴痕跡明顯,按説不足以迷惑他人,有可能製作者只是想簡單地做成一個“仿宋本”。因而,楊守敬認真地加以介紹,令人費解。至於此本是楊守敬授意他人製作,還是楊守敬從書市購買而得,學界尚有不同意見。臺灣學者游文仁、蘇奕彰有專文對此作了詳細考辨,可參。[2]

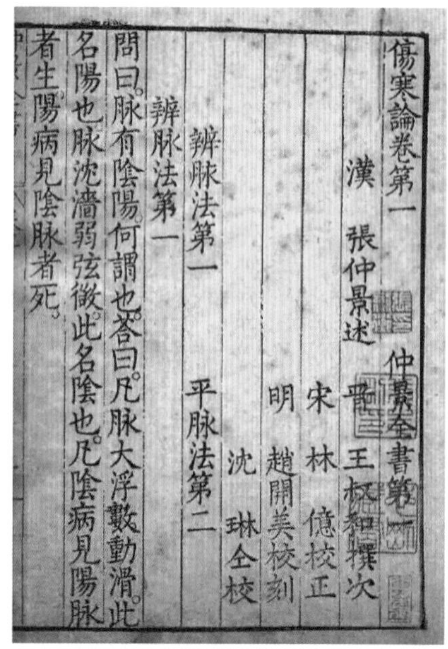

傷寒論卷第一　仲景全書第一
漢　張仲景述　晉　王叔和撰次
宋　林　億校正
明　趙開美校刻
沈　琳仝校
辨脉法第一　平脉法第二
辨脉法第一
問曰脉有陰陽何謂也答曰凡脉大浮數動滑此
名陽也脉沈濇弱弦微此名陰也凡陰病見陽脉
者生陽病見陰脉者死

圖2－5　趙開美《仲景全書》本《傷寒論》首頁有插入行

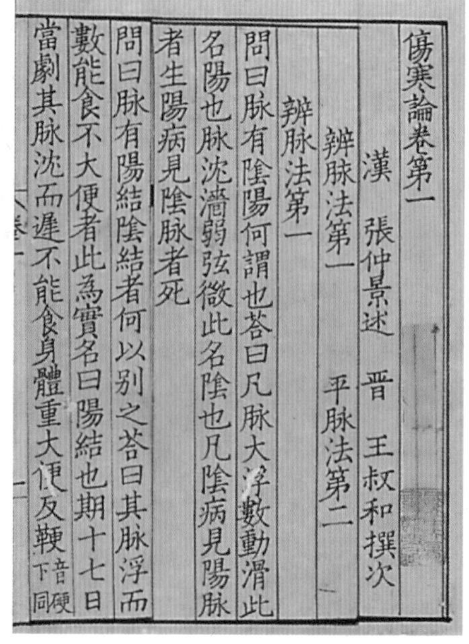

傷寒論卷第一
漢　張仲景述　晉　王叔和撰次
辨脉法第一　平脉法第二
辨脉法第一
問曰脉有陰陽何謂也答曰凡脉大浮數動滑此
名陽也脉沈濇弱弦微此名陰也凡陰病見陽脉
者生陽病見陰脉者死
問曰脉有陽結陰結者何以別之答曰其脉浮而
數能食不大便者此為實名曰陽結也期十七日
當劇其脉沈而遲不能食身體重大便反鞕音硬下同

圖2－6　現藏臺北故宫博物院、楊守敬所得之“影北宋本《傷寒論》”

二、趙開美本《傷寒論》版式依先刻二書

前述,《仲景全書》含四本書,《注解傷寒論》《金匱要略》先刊成,這之後才得到宋板《傷寒論》,確定

[1] 楊守敬.日本訪書志(第三册)[M],臺北:廣文書局,1967:603－605.

[2] 游文仁,蘇奕彰.臺北“國圖館”藏《影北宋本傷寒論》作僞者考辨[J].中華醫史雜志,2011,41(1):31－39.

將其補入《仲景全書》,最後又加進了《傷寒類證》三卷,而成全璧。趙開美在刊刻前二書時,確定了《仲景全書》的版式,包括書口、框廓式樣以及每半葉10行,行19字的格式(圖2-7)。這個版式是趙開美自己選定的。當趙氏得到"宋板",若是忠實翻刻,則宋板的版式幾乎不可能與前二書恰好相同。但我們看到的趙開美本《傷寒論》,版式恰恰與前二書相同(包括最後補入的《傷寒類證》版式亦完全相同),這就説明,趙開美在刊刻新得《傷寒論》時,是以該本文字内容爲底本,版式則一依已經刊成的兩部書另行雕版重印,而不是以我們通常理解的基於"影摹"的方式刊刻的。

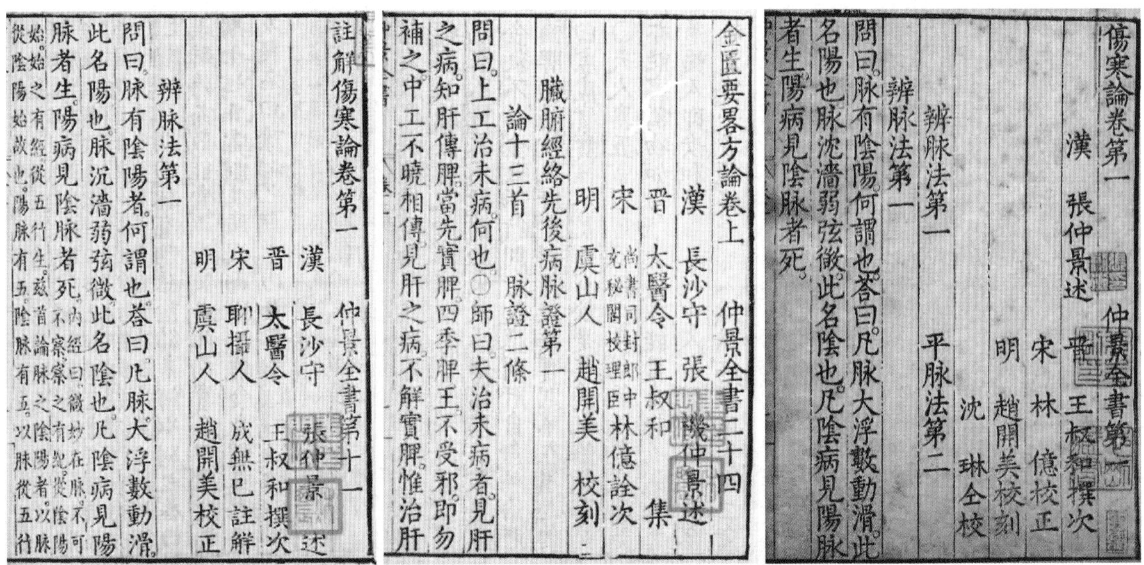
註解傷寒論卷第一　仲景全書第十一
漢　長沙守　張仲景述
晉　太醫令　王叔和撰次
宋　聊攝人　成無已註解
明　虞山人　趙開美校正
辨脈法第一
問曰脈有陰陽者何謂也荅曰凡脈大浮數動滑此名陽也脈沉濇弱弦微此名陰也凡陰病見陽脈者生陽病見陰脈者死內經曰微妙在脈不可不察察之有紀從陰陽始始之有經從五行生茲首論脈之陰陽者以脈從陰陽始故也陽脈有五陰脈有五以脈從五行

金匱要畧方論卷上　仲景全書二十四
漢　長沙守　張機仲景述
晉　太醫令　王叔和集
宋　尚書司封郎中充秘閣校理臣林億詮次
明　虞山人　趙開美　校刻
臟腑經絡先後病脈證第一
論十三首　脈證二條
問曰上工治未病何也師曰夫治未病者見肝之病知肝傳脾當先實脾四季脾王不受邪即勿補之中工不曉相傳見肝之病不解實脾惟治肝

傷寒論卷第一　仲景全書第一
漢　張仲景述
晉　王叔和撰次
宋　林　億校正
明　趙開美校刻
　　沈　琳仝校
辨脈法第一
平脈法第二
問曰脈有陰陽何謂也荅曰凡脈大浮數動滑此名陽也脈沈濇弱弦微此名陰也凡陰病見陽脈者生陽病見陰脈者死

圖2-7　《仲景全書》統一版式爲每半葉10行,行19字

三、趙開美本行文款式有違宋代慣例

在行文款式等諸多方面,趙本未表現出宋本的風貌。

在這一方面,日本真柳誠教授作了以下分析(本題下圖片主要取自真柳誠演講PPT):

一是缺筆避諱與刻工名。

以現存的明顧從德仿宋刻本《素問》相比,明顧從德仿宋刻本《素問》明顯地保留了宋本應有的要素,有刻工名,還有一些宋代缺筆諱,如玄、驚等字都應有缺筆;而趙開美翻刻的趙開美本《傷寒論》,没有這些特徵性標志(圖2-8、圖2-9)。

二是古代官刻書中應有的敬畏書式。

趙開美本《傷寒論》中,無視林億等"傷寒論序"中顯現的宋朝相關字句改行平擡之敬畏書式,而改爲全文連寫——這被認爲是元初翻刻南宋小字本時的改動,與此同步,宋小字本原書版式及宋諱缺筆均亦消失(圖2-10、圖2-11)。

三是《傷寒論》中的方劑有編號(見上篇《整理"子目"》小題),應非宋本舊例。

四是趙本中有一些特殊符號標記。

其一是趙開美本《傷寒論》中記有句讀點,又對"少、數、中"等破讀字加入破讀標記,以提示破讀(取常音常義之外的其他音義);其二是當條文末字處於行末時,添加"∟"符號,以提示本條結束,次行屬另一條文;還有在行間以横綫"—"表示另起的做法。這些,都應是趙氏本獨有(圖2-12、圖2-13)。

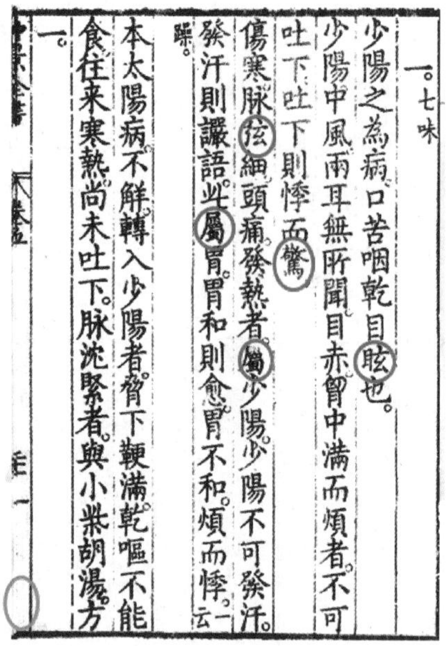

圖2－8　趙開美本《傷寒論》無宋諱缺筆及刻工名

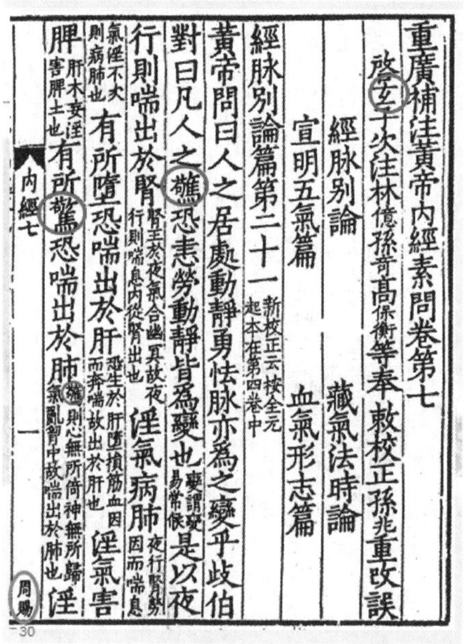

圖2－9　仿宋《素問》宋諱缺筆及刻工名

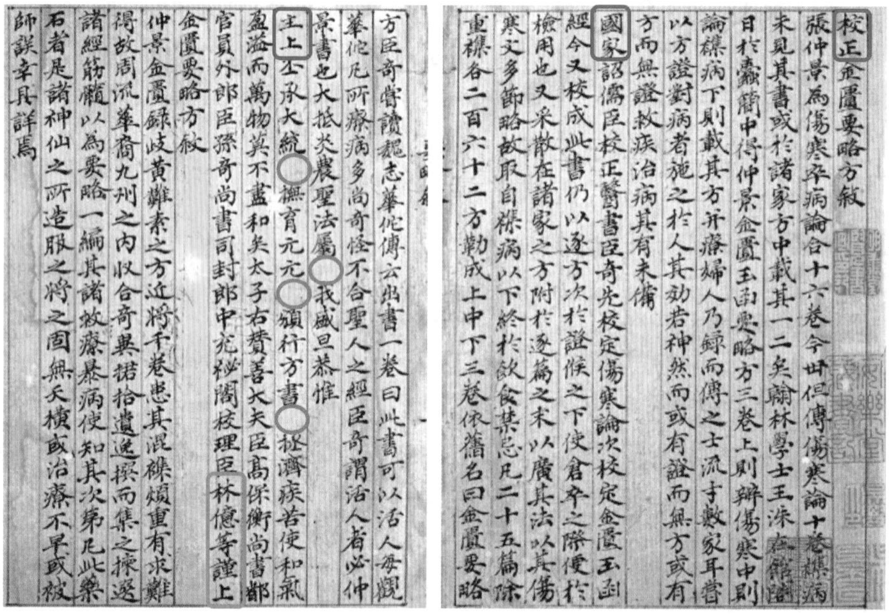

圖2－10　吴遷寫本《金匱》(小字本)林億等叙文叙頭書寫“校正”,并用敬畏書式

以上看法主要是真柳誠提出的[1-3]。

真柳誠還提出,在文字方面,種仁之“仁”,西漢至北宋都作“人”,如杏人、桃人等,南宋以後才漸漸

[1]　真柳誠.趙開美“翻刻宋板傷寒論”的問題[J].日本醫史學雜志,2015,61(1):49.

[2]　真柳誠.《金匱要略》解題[M]//日本東洋醫學會傷寒金匱編刊小委員會編.(善本翻刻)傷寒論・金匱要略.東京:東洋醫學會,2009:422－428.

[3]　真柳誠2018年4月26日在南京中醫藥大學的公開講座.

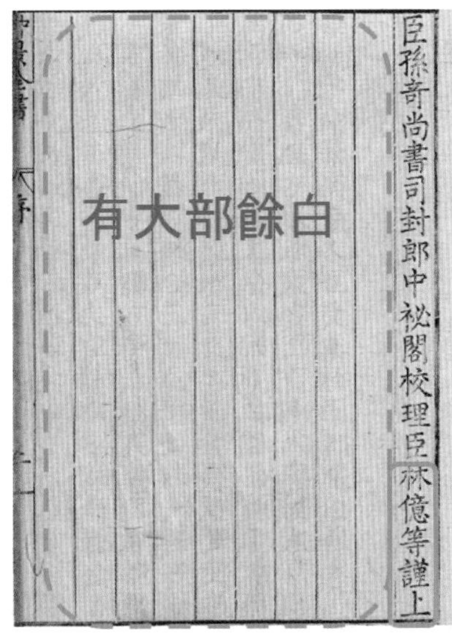

臣孫奇尚書司封郎中秘閣校理臣林億等謹上

傷寒論序
夫傷寒論蓋祖述大聖人之意諸家莫其倫擬故晉皇甫謐序甲乙鍼經云伊尹以元聖之才撰用神農本草以為湯液漢張仲景論廣湯液為十數卷用之多驗近世太醫令王叔和撰次仲景遺論甚精皆可施用是仲景本伊尹之法伊尹本神農之經得不謂祖述大聖人之意乎張仲景漢書無傳見名醫錄云南陽人名機仲景乃其字也舉孝廉官至長沙太守始受術於同郡張伯祖時人言識用精微過其師所著論其言精而奧其法簡而詳非淺聞寡見者所能及自仲景于今八百餘年惟王叔和能學之其間如葛洪陶景胡洽徐之才孫思邈輩非不才也但各自名家而不能脩明之開寶中節度使高繼沖曾編錄進上其文理舛錯未嘗考正歷代雖藏之書府亦闕於讎校是使治病之流舉天下無或知者國家詔儒臣校正醫書臣奇續被其選以為百病之急無急於傷寒今先校定張仲景傷寒論十卷總二十二篇證外合三百九十七法除複重定有一百一十二方今請頒行太子右贊善大夫臣高保衡尚書屯田員外郎

圖 2－11　趙開美本《傷寒論》(小字本)林億等序文序頭無“校正”二字,并無敬畏書式,但序後有大部餘白←元版省却宋朝敬畏所致

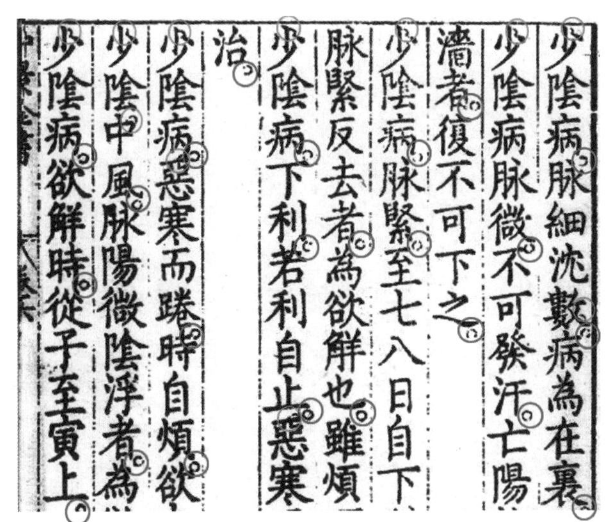

少陰病脉細沈數病為在裏
少陰病脉微不可發汗亡陽
濇者復不可下之
少陰病脉緊至七八日自下
脉緊反去者為欲解也雖煩
少陰病下利若利自止惡寒
治
少陰病惡寒而踡時自煩欲
少陰中風脉陽微陰浮者為
少陰病欲解時從子至寅上

圖 2－12　句號及對破讀字刻入聲點

進入刻本。真柳誠認爲,《傷寒論》中“人”改“仁”可能始於南宋小字本,出於高宗侍醫王繼先之手。趙開美本《傷寒論》恰恰也用“仁”而不用“人”,關於這一點,真柳誠認爲,正好也是趙開美本底本爲元翻刻南宋本的證據。

總之,真柳誠認爲,種種證據表明,趙開美據刻的底本實際是元初翻刻南宋小字本。不過,也不排除有趙開美本刊刻《傷寒論》時的改動。

其實早在兩百多年前,古代的日本人就已經有此看法。日本寬政丁巳年(1797),淺野徽(元甫)編刻《校正宋板傷寒論》,其所作《凡例》首條即云:“此編原本題曰‘宋本傷寒論’,然其實明趙開美得宋板所校刻也,故其篇次亦非宋板之舊,其説詳於《仲景全書・凡例》也。然今宋板不可得,故仍原本。”(圖 2－14)雖然淺野徽未詳述理由,但他的眼光是很敏鋭的。而真柳誠先生則做了詳細考證,他的意見很有啓發意義,總體上無疑是正確的。

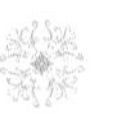

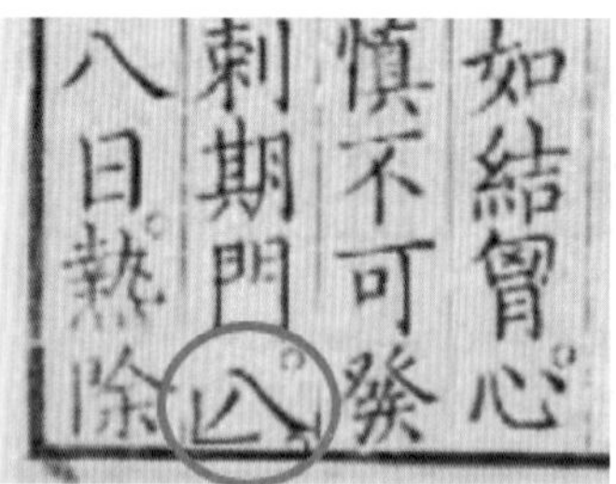

如結胷心
愼不可發
刺期門八
八日熱除

圖 2－13　“八”字下的折綫，標示下行不相連而另起；“其”“若”二字上的横綫，標示下文另起

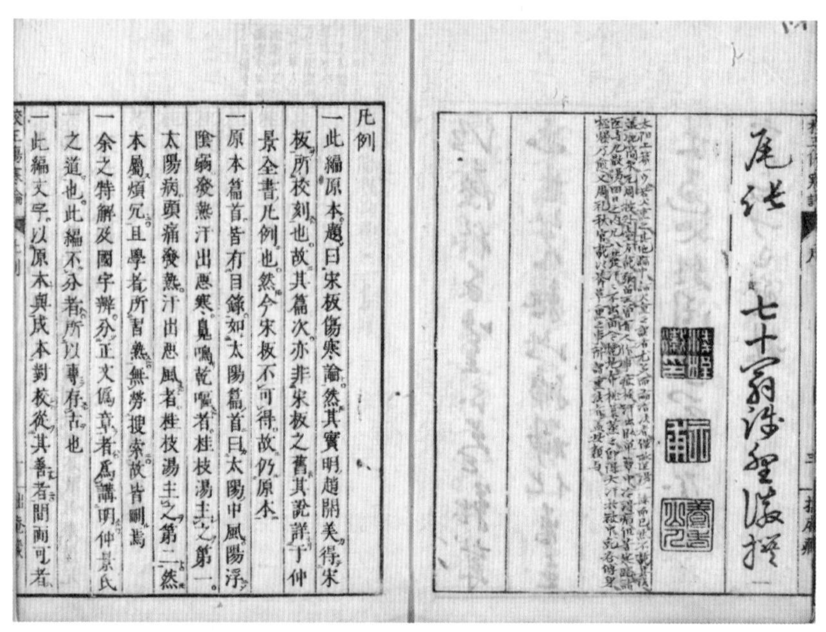

凡例

一此編原本題曰宋板傷寒論然其實明趙開美得宋板所校刻也故其篇次亦非宋板之舊其訛詳于仲景全書凡例也然今宋板不可得故仍原本

一原本篇首皆有目錄如太陽篇首曰太陽中風陽浮陰弱發熱汗出惡寒鼻鳴乾嘔者桂枝湯主之第一太陽病頭痛發熱汗出惡風者桂枝湯主之第二然本屬煩冗且學者所習熟無勞搜索故皆删焉

一余之特解及國字辨正文僞章者爲講明仲景氏之道也此編不分者所以專存古也

一此編文字以原本與成本對校從其善者間而可者

圖 2－14　淺野徽編刻《校正宋板傷寒論》所作《凡例》首條

四、幾點補充討論

其一，關於趙開美本《傷寒論》中將宋朝相關字句改行平擡之敬畏書式改爲全文連寫的情況，真柳誠認爲是元初翻刻南宋小字本時的改動。這種可能固然存在，但也有可能趙開美所據原本并非如此，而是趙開美翻刻時才改動的。

例如《金匱要略》中的宋臣《校正金匱要略疏》，吴遷抄本《金匱要略方》在“國家”和“主上”兩處改行另起（舊稱“平擡”），鄧珍本《新修金匱方論》則是“國家”連行但前空一格（舊稱“挪擡”）、“主上”仍改行平擡，二者在用敬畏書式方面基本一致（鄧珍本少於吴遷本）。趙開美本《仲景全書》本《金匱要略方論》傳自鄧珍本，却没有遵從鄧珍本的敬畏書式，而是兩處皆直接連寫，没有採用平擡與挪擡的敬畏書式。援引此例來看，即使趙開美所得《傷寒論》小字本（無論其爲宋本還是元本）原本存在着敬畏書式，趙開美翻刻時也較大可能不去遵守（圖 2－15）。

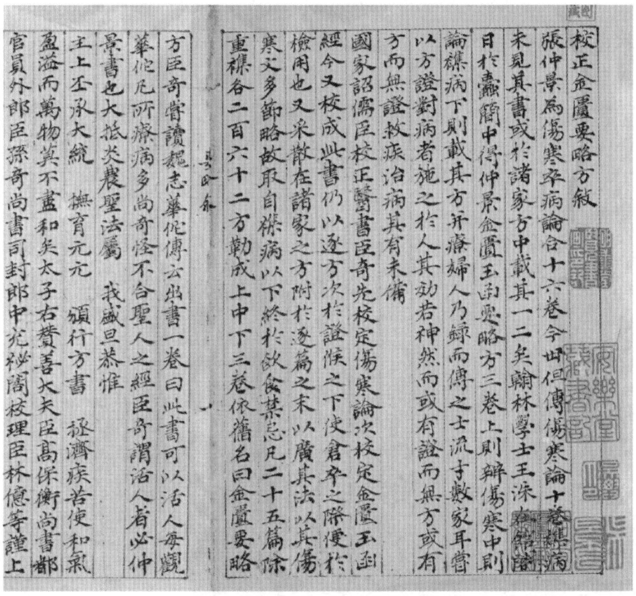

圖 2－15 《金匱要略》宋臣序之吴遷本、鄧珍本、趙開美本。前二種有敬畏書式，趙本全文連寫

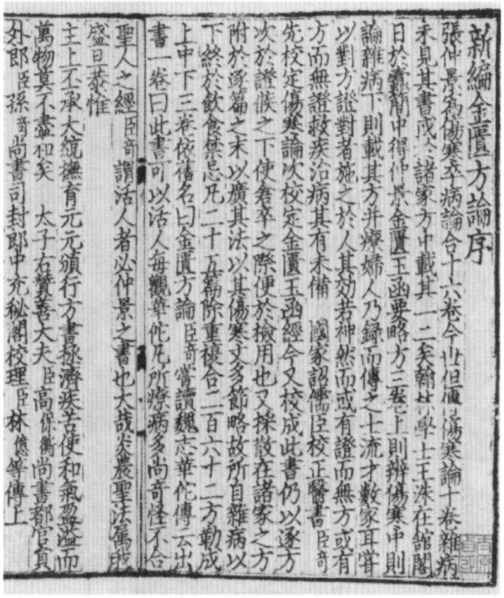

其二，關於趙開美本《傷寒論》使用了“仁”，不能確認是趙開美所據底本的情況。

由於趙開美本《傷寒論》被稱爲“翻刻”宋本，人們往往形成一種固化的理解，認爲趙本是忠實摹刻宋本；真柳誠用翔實的證據，證明趙本在版式上并未忠實於底本（且趙開美謂其所據底本爲“宋本”，真柳誠則考證認爲是“元翻刻南宋本”）。但另一方面，真柳誠（以及我們很多人）却又相信趙開美在文字上一定是忠實於原書的，可是這也是未必的。

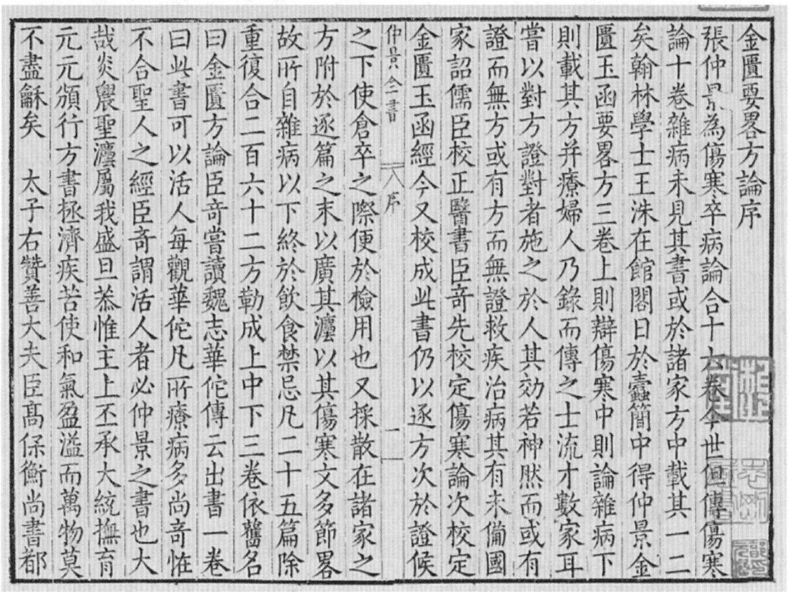

同樣拿趙開美本《金匱要略方論》和鄧珍本《新修金匱方論》與吴遷抄本《金匱要略方》相比：種仁之“仁”，吴遷本皆作“人”，鄧珍本、趙開美本則皆作“仁”（趙開美本有“麻子人”，是一個偶見的例外）

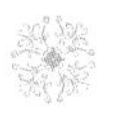

（圖 2－16）。另一方面，查檢趙開美《仲景全書》中先收編刊刻的《注解傷寒論》，除個别偶見例外，都是作“仁”的。依此用字之例，即便趙開美所用的《傷寒論》底本（宋本或元翻本）確實用了“人”，趙開美在收入《仲景全書》時也會因爲當時的用字習慣改成“仁”。從其他可比文獻看，趙開美是有改字習慣的。如鄧珍本《金匱》（趙開美《仲景全書》本的底本）的“乙兩”，趙開美都按照自己的理解寫成了“一兩”。因此，趙開美本《傷寒論》中用“仁”，未必出於底本，不排除是趙開美翻刻時根據自己的用字習慣改動的，因而也就不能以此字的變化推測其所用底本的版本形成年代。

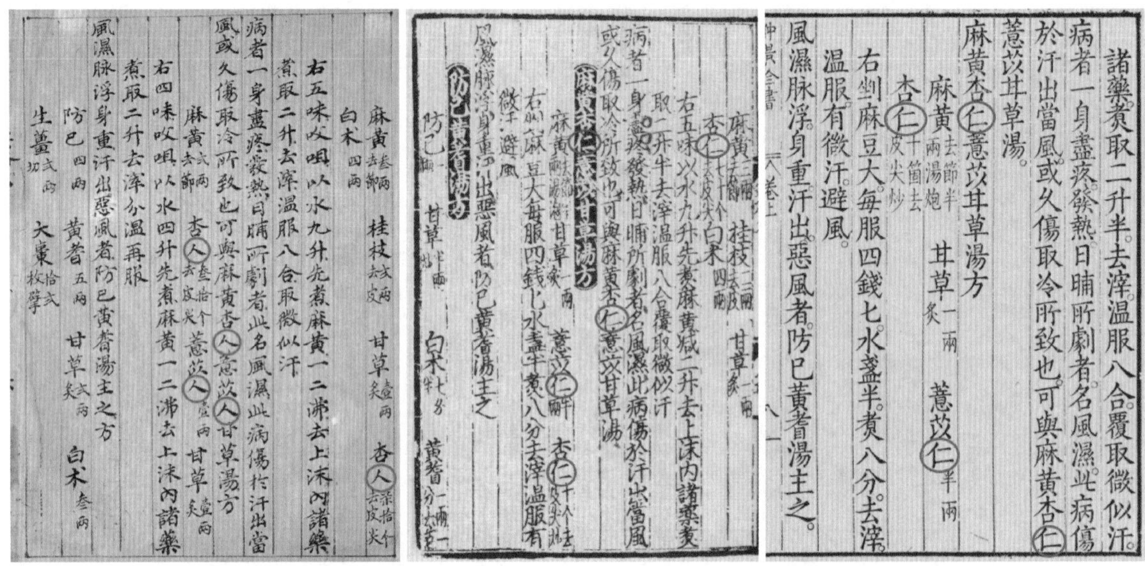
麻黃叁兩去節　桂枝貳兩去皮　甘草壹兩炙　杏人柒拾个去皮尖
白术四兩
右五味㕮咀，以水九升，先煮麻黃一二沸，去上沫，内諸藥
煮取二升，去滓，溫服八合，取微似汗
病者一身盡疼，發熱，日晡所劇者，此名風濕。此病傷於汗出當
風，或久傷取冷所致也，可與麻黃杏人薏苡人甘草湯方
麻黃貳兩去節　杏人叁拾个去皮尖　薏苡人壹兩　甘草壹兩炙
右四味㕮咀，以水四升，先煮麻黃一二沸，去上沫，内諸藥
煮取二升，去滓，分溫再服
風濕脉浮，身重，汗出惡風者，防已黃耆湯主之方
防已四兩　黃耆五兩　甘草貳兩炙　白术叁兩
生薑貳兩切　大棗拾貳枚擘

麻黃三兩去節　桂枝二兩去皮　甘草一兩炙
杏仁七十个去皮尖　白术四兩
右五味，以水九升，先煑麻黃，減二升，去上沫，内諸藥，煑
取二升半，去滓，溫服八合，覆取微似汗
病者一身盡疼，發熱，日晡所劇者，名風濕。此病傷於汗出當風
或久傷取冷所致也，可與麻黃杏仁薏苡甘草湯
麻黃杏仁薏苡甘草湯方
麻黃去節半兩湯泡　甘草一兩炙　薏苡仁半兩　杏仁十个去皮尖炒
右剉麻豆大，每服四錢匕，水盞半，煑八分，去滓，溫服，有
微汗，避風
風濕脉浮，身重，汗出惡風者，防已黃耆湯主之
防已黃耆湯方
防已一兩　甘草半兩炒　白术七錢半　黃耆一兩一分去蘆

仲景全書　卷上
諸藥，煑取二升半，去滓，溫服八合，覆取微似汗。
病者一身盡疼，發熱，日晡所劇者，名風濕。此病傷
於汗出當風，或久傷取冷所致也。可與麻黃杏仁
薏苡甘草湯。
麻黃杏仁薏苡甘草湯方
麻黃去節半兩湯泡　甘草一兩炙　薏苡仁半兩
杏仁十箇去皮尖炒
右剉麻豆大，每服四錢匕，水盞半，煑八分，去滓，
溫服，有微汗，避風。
風濕脉浮，身重，汗出惡風者，防已黃耆湯主之。

圖 2－16　《金匱要略》吴遷本（左）作“人”，鄧珍本（中）、趙開美本（右）作“仁”

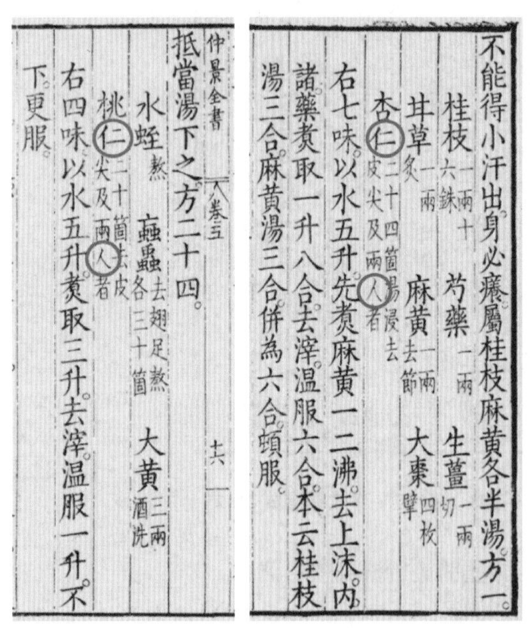
不能得小汗出，身必癢，屬桂枝麻黃各半湯。方一。
桂枝一兩十六銖　芍藥一兩　生薑一兩切
甘草一兩炙　麻黃一兩去節　大棗四枚擘
杏仁二十四箇湯浸去皮尖及兩人者
右七味，以水五升，先煑麻黃一二沸，去上沫，內
諸藥，煑取一升八合，去滓，溫服六合。本云桂枝
湯三合，麻黃湯三合，併為六合，頓服。

仲景全書　卷三　十六
抵當湯方二十四。
水蛭熬　䖟蟲各三十箇去翅足熬　大黃三兩酒洗
桃仁二十箇去皮尖及兩人者
右四味，以水五升，煑取三升，去滓，溫服一升，不
下更服。

圖 2－17　趙本《傷寒論》第八篇、第十篇中，兩處正文作“仁”，注文作“人”

另一方面，趙本《傷寒論》雖然普遍用“仁”，但也有個别用“人”處。這在一定意義上可能提示着趙開美刊刻時改“人”爲“仁”而改之未盡（圖 2－17）。

本篇後文主要爲吴遷本與鄧珍本比較的討論，也有不少點旁及趙開美本與鄧珍本的差異，從這些差異看，趙開美在基於鄧珍本翻刻《金匱要略》時，遇見認爲鄧珍本有誤處，直接校改處也有不少。其實這似乎也是古代翻刻書籍者慣常的做法。因此，趙開美翻刻《傷寒論》時有改字、改體例的情況，并不是奇怪的事。

更不用説，《仲景全書》翻刻時還存在着誤刻之處。這裏舉一個明顯的例子。《仲景全書・金匱要略方論》第二篇：

> 太陽病，發熱無汗，反惡寒者，名曰剛痓。一作痓，餘同。

本句中的小字注“一作”，當然應該是不同於正文中的用字，“痓一作痓”則全不成文。吴遷本和鄧珍本都爲：“一作痙，餘同。”趙開美本校文中的“痓”顯然是誤刻了。

其三，趙本《傷寒論》中有特別的段落。見於書中《平脉法》篇：

寸口衛氣盛，名曰高。高者，暴狂而肥。榮氣盛，名曰章。章者，暴澤而光。高章相搏，名曰綱。綱者，身筋急，脉强直故也。衛氣弱，名曰惵。惵者，心中氣動迫怯。榮氣弱，名曰卑。卑者，心中常自羞愧。惵卑相搏，名曰損。損者，五藏六府俱乏氣，虚惙故也。衛氣和，名曰緩。緩者，四肢不能自收。榮氣和，名曰遲。遲者，身體俱重，但欲眠也。緩遲相搏，名曰沉。沉者，腰中直，腹内急痛，但欲臥，不欲行。

本條有大字經文，有小字注文。注文對經文中的 9 個字分別作文義注釋，這在趙本《傷寒論》中是絶無僅有之例。

對這一現象，可作如下考慮：

第一，注文爲宋臣所注。原書小字注文大抵爲宋臣所加，但宋臣注大體上都是校勘異文、提示另見等内容；爲字義、語義作注，全書中只見於《平脉法》篇，显得很"異類"。因此，宋臣作注的可能性較小。

第二，宋以前更古舊注。日本前代學者森立之提出："原注恐是叔和以前仲景之時有之歟？此皆就脉而説病，理或然矣。然本文則説在寸口之'盛''衰''和'三脉也，原注蓋是傳來之古説歟？"[1]提出可能注文出自王叔和之前，但同上所説，如果爲王叔和之前之古注，則應該在全書中有一定分布，實際情况是只有單篇獨有注文，使得這種可能性極小。森立之這樣推測，可以認爲，他意識到該條（以及類似情况）之注不合常情，但因爲囿於趙開美本爲"翻刻宋本"的概念，所以只能往前推想。

第三，注文爲成無己所注。《平脉法》篇中共有 14 條字義、語義的注釋，筆者校看，其中 12 條與成注相同或基本相同，又尤以本條之 9 注爲典型。成注本中，除了對句中文字作注，每注之後還有對其機理的討論。如其中的"綱"，是 9 條中最簡短的，成注爲："綱者，身筋急，脉直。榮衛俱盛，則經絡滿急。"可知，《平脉法》篇只節引了其中的字義注釋内容，没有後句機理解釋。但由此可以認爲，14 條注文主體上都來自成注的可能性最大。成注本成於金代，在宋臣校理之後；又因爲這些注釋僅見於《平脉法》篇，因而較大可能是趙本《傷寒論》所據祖本該篇缺損殘破比較嚴重，是參用成注本補過。這樣，就形成了現今我們看到的單一篇有字義、語義注釋的情况。

前述，真柳誠認爲，種種證據表明，趙開美據刻的底本實際是元初翻刻南宋小字本。而《平脉法》篇摻入的注文來自金代成無己之注，那麽，在元初翻刻時摻入成注，時間上恰好吻合。由此，《平脉法》篇注文與成注相應這一特殊情况，又可有力支撑真柳誠先生的相關見解。

此外，上篇介紹過宋版書大字本、小字本、中字本的不同情况，"中字本"是半葉九到十二行，每行十八到二十二字。趙本《傷寒論》半葉十行，行十九字，恰恰合於中字本而非宋代大字本或小字本常規的標準，因而也可輔證趙開美《仲景全書》本不可能是按宋代小字本原樣覆刻。

當然，以上所述，只是證明了趙開美本《傷寒論》不直接出於宋本，也不是據底本忠實翻刻。但趙開美翻刻之後，所據原底本已經失傳，宋刊原本的大字、小字本《傷寒論》皆已不傳，因而，該《傷寒論》版本依然是現有傳本中最接近宋臣校定本的刊本，所以還是《傷寒論》一書值得重視的最佳底本。

只是，舊稱"宋本《傷寒論》"就不太合適了，改稱"趙本《傷寒論》""趙宋本《傷寒論》"或"趙翻宋本《傷寒論》"更爲合宜。

[1] 森立之. 傷寒論考注[M]. 郭秀梅，岡田研吉，加藤久幸，校點. 北京：學苑出版社，2001：125.

附述：趙開美之後出現的《傷寒論》傳本

明代以後翻刻、重刻《傷寒論》的版本很多，大多是趙開美本的後嗣本。

晚近時，在日本出現了康平本、康治本，在中國出現了桂林本（又名白云閣本）、涪陵本、長沙本（又名湘本），因爲有些條文看起來比趙宋本更周嚴或更合理，臨床上更便用，特别是康治本以頂格、退一格、退二格的書式區分條文的不同層次，看似較爲合理，因而這些傳本貌似優於趙宋本，贏得不少研習傷寒者的擁戴。但這些版本都有一定的造僞之處，可證明是僞本。

古醫書記述是否合理、便用，與這些本子是否屬於僞本并不是相互排斥的；即便某本條文呈現更合理、便用，也依然可能屬於僞本，甚至有可能更證明其近於僞本，是作僞者根據學界看法對舊本作了針對性修補。例如，日本出現的康平本，宣稱是抄唐代古本《傷寒論》。該本用頂格、退格以及提示字“例”“注”等來標示不同的文本層次。這些格式與標記反映了某位較後的古人對他所見到的《傷寒論》文本的理解；但另有一些證據，表明該抄本并非真爲唐本，如圖 2－18 所見，該本全書“薑”寫作“姜”（除最先出現的桂枝湯、桂枝加葛根湯二方作“薑”），應發生在南宋以後；“解”寫作“觧”，也應是宋以後才流行的；“棗”寫作“枣”，大約是明代才發生；“注”寫作“註”，更可能明末纔通行；更不用説圖 2－18 中“氣”“發”用的是典型的日本字形。所以，該本不可能是真正抄自唐本。

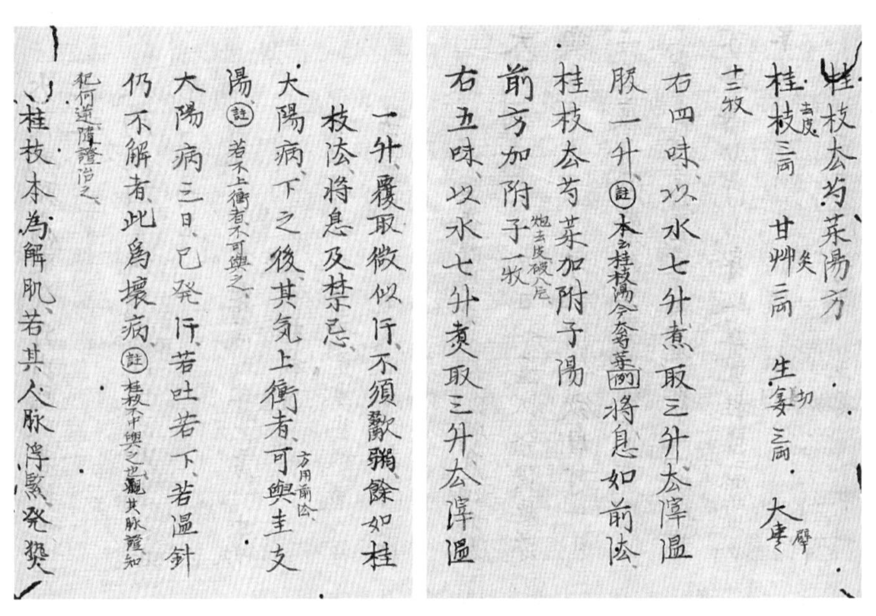
桂枝去芍藥湯方
桂枝三兩去皮 甘草二兩炙 生姜三兩切 大枣十二枚擘
右四味，以水七升，煮取三升，去滓，溫服一升。註 本云桂枝湯今去芍藥 例 將息如前法
桂枝去芍藥加附子湯
前方加附子一枚炮去皮破八片
右五味，以水七升，煮取三升，去滓，溫
一升，覆取微似汗，不須歠粥，餘如桂枝法將息及禁忌。
太陽病，下之後，其氣上衝者，可與桂枝湯 方用前法 註 若不上衝者不可與之。
太陽病三日，已發汗，若吐若下，若溫針，仍不解者，此爲壞病 註 桂枝不中與之也。觀其脈證，知犯何逆，隨證治之。
桂枝本爲解肌，若其人脈浮緊，發熱

圖 2－18　康平本兩個頁面

这样看，有些僞本可能反映了一些有意義的理解，因而有學術上的參考意義；但是從版本角度看，本子却是不真實的。該問題不在本書的主旨範圍，因而這裏不作詳細討論。這方面討論文章較多，有興趣者可以查閲相關討論文章。

《傷寒論》的影印、校注、翻譯、類編本衆多，不一一贅述。趙開美本《傷寒論》近年也多次在我國（主要有中醫古籍出版社珍本古醫籍影印叢書本，2011；國家圖書館中華再造善本續編本，2014）被影印出版；在日本，也多次被影印刊行。第一部據趙開美本校理的《傷寒論》由劉渡舟、錢超塵等完成。1982 年，衛生部製定《中醫古籍整理出版規劃》，當時的北京中醫學院承擔了其中的《傷寒論校注》項目。該書 1991 年由人民衛生出版社出版。原書校注説明稱：該項目“校注和整理《傷寒論》所採用的底本,就是北京圖書館收藏的《仲景全書·傷寒論》原刻本"[1]。但如前所述,《仲景全書》目前既知的只存五部,北京圖書館不在其中。經查,北京中醫學院(今爲北京中醫藥大學)當年所用底本實爲北京圖書館(1998年改爲國家圖書館)所藏膠片,原書現藏臺北故宫博物院。

其後還有一些《傷寒論》整理研究著作,也多以該本爲底本。此外,該本也是中醫院校《傷寒論》教材的主要底本。

第二章　陳世傑本《金匱玉函經》

《金匱玉函經》是經宋代校正醫書局整理傳世的。宋臣在北宋治平二年(1065)刊刻頒行大字本《傷寒論》一書之後,又於治平三年(1066)整理了《金匱玉函經》,該書被認爲與《傷寒論》"同體而别名"。

學界研究發現,《千金翼方》所收《傷寒論》及《外臺秘要》所收的張仲景方都與《金匱玉函經》文本相近,故認爲由《千金翼方》所收録的"唐本"《傷寒論》和《外臺秘要》本張仲景方就是以《金匱玉函經》爲底本的。這在相當程度上,提示着《金匱玉函經》可能曾經是張仲景"傷寒"學説的主要傳本。但是,《金匱玉函經》作爲專書傳世,却始於宋臣的整理。

仲景三書經宋臣整理後,《傷寒論》流傳相對較廣,雖然宋刻原本失傳,但全書傳承基本没有中斷。而《金匱玉函經》却知者甚少,以致漸次失傳,南宋以後的藏書家和目録學家將此書與《金匱要略》弄混的不乏其人(如晁公武、馬端臨等,後詳)。直至清康熙年間,上海醫生陳世傑因藏書家何焯而得到此書抄本,對其作了校勘整理,於康熙五十六年(1717)刊行,此書才重又流傳。但是,大概清刊本印數較少,以及中醫界對此書了解甚少,因而該書問世後較長時間中醫學界反響并不强烈,該書真正廣爲人知,是到了20世紀50年代,人民衛生出版社(以下簡稱"人衛社")影印該書之後(圖2-19)。

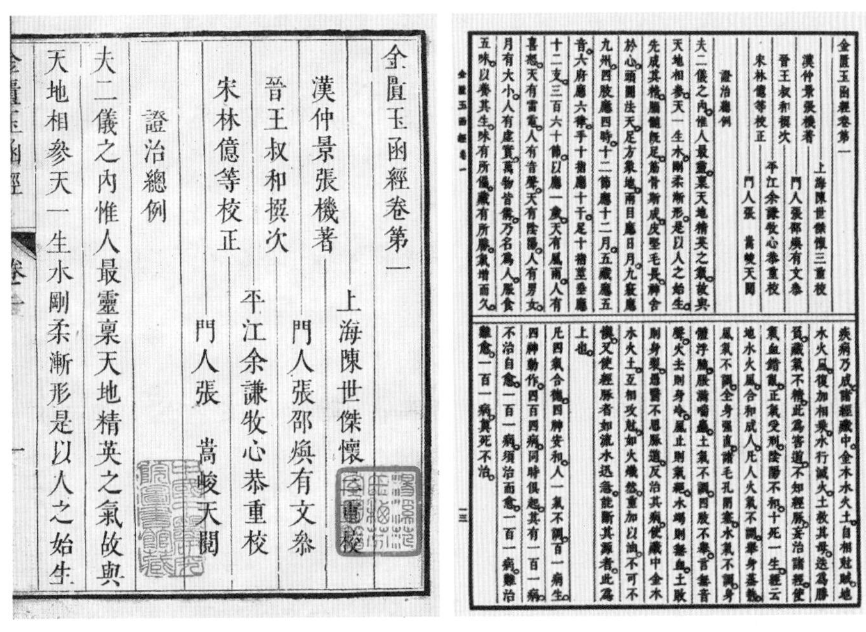

金匱玉函經卷第一
漢仲景張機著　上海陳世傑懷三重校
晉王叔和撰次　門人張邵奐有文叅
宋林億等校正　平江余謙牧心恭重校
門人張　嵩畯天閲
證治總例
夫二儀之內惟人最靈稟天地精英之氣故與
天地相參天一生水剛柔漸形是以人之始生
金匱玉函經　卷一

金匱玉函經卷第一
漢仲景張機著　上海陳世傑懷三重校
晉王叔和撰次　門人張邵奐有文叅
宋林億等校正　平江余謙牧心恭重校
門人張　嵩畯天閲
證治總例
夫二儀之內惟人最靈稟天地精英之氣故與天地相參天一生水剛柔漸形是以人之始生先成其精腦髓既足筋骨斯成皮堅毛長神舍於心頭圓法天足方象地兩目應日月九竅應九州四肢應四時十二節應十二月五藏應五音六府應六律手十指應十干足十指莖垂應十二支三百六十節以應一歲天有風雨人有喜怒天有雷電人有音聲天有陰陽人有男女月有大小人有虛實萬物皆備乃名爲人服食五味以養其生味有所偏藏有所勝氣增而久疾病乃成諸經藏中金木水火土自相尅賊地水火風復加相乘水行滅火土救其母遂爲勝負藏氣不精此爲害道不知經脈妄治諸經使氣血錯亂正氣受刑陰勝不和十死一生經云地水火風合和成人凡人火氣不調舉身蒸熱風氣不調全身強直諸毛孔閉塞水氣不調身體浮腫脹滿喘麤土氣不調四肢不舉言無音聲火去則身冷風止則氣絕水竭則無血土敗則身裂愚醫不思脈道反治其病使藏中金木水火土互相攻尅如火熾然重加以油不可不慎又使經脈者如流水迅急能斷其源者此爲上也
凡四氣合德四神安和人一氣不調百一病生四神動作四百四病同時俱起其有一百一病不治自愈一百一病須治而愈一百一病難治難愈一百一病真死不治
金匱玉函經　卷一　一三

圖2-19　清康熙年間陳世傑刊行《金匱玉函經》首頁與人衛社刊行四合一本首頁

[1] 劉渡舟.傷寒論校注[M].北京:人民衛生出版社,1991:5-6.

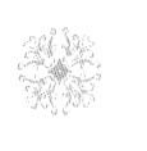

錢超塵先生對《金匱玉函經》一書有較多研究，他曾撰寫《〈金匱玉函經〉四考》一文，又在他的一些著作中論及此書[1]。錢先生所論主要側重於該書的編成年代、編者，并在其著作中以較長篇幅做了該書各篇與《脉經》等書的比較，以探明該書各部分内容的來源文獻或同源文獻。

但是，因爲《金匱玉函經》一書史料不多，歷來關注者較少，有關的討論還不够深透。因而，學界既有的認識還可以繼續深化研究。以下討論的主要是錢先生未曾涉及或未深入展開的問題。

第一節 《金匱玉函經》古代流傳情况考察

參考歷代目録記述，是文獻研究最常用的方法。但《金匱玉函經》一書傳世極少，歷代藏書家很少親見，記録多有錯亂。爲此，我們另辟路徑來考察《金匱玉函經》歷史上的傳承情况。

作爲一本較爲重要的仲景著作，歷史上發生了一定量的古籍引用之例。我們認爲，考察《金匱玉函經》宋代定型之後被引用的情况，將古人的早期引文與今傳本條文作對比，可以更真實地看到該書流傳情况。考察之後發現：宋金時期有些醫家直接參考利用過《金匱玉函經》一書，但所引底本不一，提示該書歷史上可能傳出過兩本（甚至多本）；而元明時期的醫家没有人直接見到過《金匱玉函經》，所有引用者都是間接引用[2]。

一、宋臣校注宋前古籍中引用《金匱玉函經》的情况

宋以前醫著引用《金匱玉函經》條數不多，且大多是引述字詞作校勘。

（一）《傷寒論》（大字本：北宋治平二年，1065；小字本：北宋元祐三年，1088）

《傷寒論》注文引用《金匱玉函經》共3條。

卷一："若反滑而數者，故知當屎膿也。"宋臣注："（屎）《玉函》作溺。"

今《金匱玉函經》第二篇確實作"溺"，且敦煌卷子S.202亦作"溺"（"溺"異體爲"尿"，《傷寒論》傳世本形近而誤爲"屎"）。

卷三："發汗後，惡寒者，虚故也。不惡寒，但熱者，實也。當和胃氣。與調胃承氣湯。"宋臣注："《玉函》云與小承氣湯。"

今《金匱玉函經》第三篇在"虚故也"下用方謂"芍藥甘草附子湯主之"，而"當和胃氣"下作"宜小承氣湯"，所引與今傳《金匱玉函經》基本一致。

卷三"傷寒十三日不解"一證之"後以柴胡加芒消湯主之"句，宋臣注："《金匱玉函》方中無芒消。别一方云：以水七升，下芒消二合、大黄四兩、桑螵蛸五枚，煮取一升半，服五合，微下即愈。本

[1] 錢文見《中醫雜志》1989年第6期，著作如《傷寒論文獻通考》（北京：學苑出版社，1993）等。
[2] 本節由研究生朱石兵協助完成。

云，柴胡再服，以解其外，餘二升加芒消、大黄、桑螵蛸也。”

宋臣稱“《金匱玉函》方中無芒消（硝）”，按，今見《金匱玉函經》卷七第三十五方有芒硝，宋臣注與之不相合。且既稱“柴胡加芒消湯”，則不可能没有芒硝，宋臣語與此不合。而後加“芒消、大黄、桑螵蛸”者，即該書方劑卷所載“柴胡加大黄芒硝桑螵蛸湯方第三十六”。故除前句外，宋臣所引《金匱玉函》，與今見《金匱玉函經》總體一致。此外，今傳《金匱玉函經》中該方有“芒硝”，不排除爲陳世傑所加。

參見下文關於《外臺秘要》引用的討論。

（二）《金匱要略》（大字本：北宋治平三年，1066；小字本：北宋紹聖三年，1096）

《金匱要略》注文引用《金匱玉函經》共 3 條。

《痓濕暍病脉證第二》：“太陽病，關節疼痛而煩，脉沈而細（一作緩）者，此名濕痺。”此下宋臣注：“《玉函》云‘中濕’。”（按：鄧珍本、吴遷本此條全同）

本條，《金匱玉函經》之《辨痓濕暍第一》作：“太陽病，而關節疼煩，其脉沉緩，爲中濕。”與宋臣所引吻合。

《嘔吐噦下利病脉證并治第十七》：“乾嘔下利，黄芩湯主之。方。”此下宋臣注：“《玉函經》云，人參黄芩湯。”（按：本條出吴遷本，鄧珍本無此注）

本條，亦見於《醫壘元戎》卷七，注文與吴遷本相同，較大可能是宋臣注的舊貌。但《金匱玉函經》卷八第九十九方作“黄芩人參湯”，與方中藥物排列先黄芩後人參相應，宋臣注與今傳本算有所差異。又，此方屬於前文無論的特殊情況，參見後文《方劑卷有方而前論未涉及者》小題討論。

《婦人妊娠病脉證并治第二十》：“婦人傷**胎**，懷身，腹滿，不得**小**便，從腰以下重，如有水氣狀，懷身七月，太陰當養不養，此心氣實，當刺瀉勞宫及關元，小便微利則愈。”此下宋臣注：“見《玉函》。”（按：此引鄧珍本。吴遷本條文下詳，校語同此）

宋臣此注未注出差異點，而是説“見《金匱玉函經》”，此意當指全條亦見於《金匱玉函經》，一般是指二文相同。

檢《金匱玉函經》之《辨可刺病形證治第二十六》，本條作：

婦人傷**寒**，懷娠，腹滿，不得**大**便，從腰以下重，如有水氣狀，懷娠七月，太陰當養不養，此心氣實，當刺瀉勞宫及關元，小便利則愈。

二者相比，有兩個字有重大差别：傷胎–傷寒；小便–大便。除此之外，全句基本相同。兩處差别，前者似是《金匱要略》之誤，後者應是今傳《金匱玉函經》之誤，但就整體説，宋臣所見與今傳《金匱玉函經》仍是一致的，可以判定出於同一祖本。後文可見許叔微醫著兩處引用該條，則出入更爲明顯。

特别需要補充説明的是：《金匱》作“傷胎”，這是依鄧珍本和趙開美本《金匱》來看的，實際上，吴遷

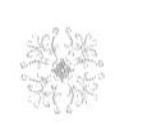

抄本《金匱》本條恰恰就是寫作：

婦人傷寒，懷身，腹滿，不得小便，加從腰以下重，如有水氣狀，懷身七月，太陰當養不養，此心氣實，當刺瀉勞宫及關元，小便利則愈。

不但没有“傷胎-傷寒”的差别，末句鄧珍本和趙開美本的“小便微利”，吴遷本作“小便利”，亦與《金匱玉函經》完全一致，因而可以互證吴遷本和《金匱玉函經》保存了該種文獻的古貌。

（三）《脉經》（大字本：北宋熙寧元年，1068；小字本：北宋紹聖三年，1096）

《脉經》注文引用《金匱玉函經》共1條。

《脉經》卷七第七：“傷寒後脉沈，沈爲内實，下之解。屬大柴胡湯。”“内實”下宋臣插注：“《玉函》云，脉沈實。沈實者下之。”[1]

今《金匱玉函經》第十八篇相應條文作：“傷寒後，脉沉實，沉實者下之解，宜大柴胡湯。”注文所引與今《金匱玉函經》基本一致。《傷寒論》則作：“傷寒後脉沈，沈者，内實也，下之解。宜大柴胡湯。”與《脉經》更近。在《脉經》和《傷寒論》中，脉象爲“沉”，提示“内實”；在《金匱玉函經》中，“沉實”并提，都是脉象。

（四）《外臺秘要方》（北宋熙寧二年，1069）

《外臺秘要》卷第一《論傷寒日數病源并方二十一首》注文引用《金匱玉函經》共2條。其中1條爲間接引，1條爲直接引。

1. 小柴胡湯 “傷寒四五日，身熱惡風，頸項强，脅下滿，手足温而渴者，小柴胡湯主之”，方用柴胡、栝蔞根、桂心、黄芩、牡蠣、甘草、乾薑。方下宋臣注：

張仲景《傷寒論》名柴胡薑桂也。合用柴胡、人参、甘草、黄芩、半夏、生薑、大棗，七味小柴胡湯是也。《玉函》《千金翼》同。[2]

查《金匱玉函經》，確實是用《外臺》原方七味者名“柴胡桂枝乾薑湯”（《傷寒論》同。宋臣謂“柴胡薑桂”爲簡稱），用後七味藥者名“小柴胡湯”。原方藥量和服法，《外臺》和《金匱玉函經》亦大致相同，但《外臺》節度語中的“初服微煩，温覆汗出者便愈”，《金匱玉函經》作“初服微煩，復服汗出愈”，小有差異。

2. 柴胡加芒消湯 “傷寒十三日不解……後以柴胡加芒硝湯主之”，方用柴胡、黄芩、人參、甘草、生薑、半夏、大棗、芒硝。本方《外臺》和《金匱玉函經》基本相同。宋臣注：

《玉函經》一方：芒消三合，桑螵蛸五個，大黄四分，煮取一升半，温服五合，微下愈。[3]

[1] 王叔和. 脉經[M]. 北京：人民衛生出版社，1956：54.
[2] 王燾. 外臺秘要[M]. 北京：人民衛生出版社，1955：62.
[3] 王燾. 外臺秘要[M]. 北京：人民衛生出版社，1955：64.

此注所述與《金匱玉函經》之“柴胡加大黄芒硝桑螵蛸湯方”正方和節度語之意基本相同，但《金匱玉函經》大黄用四兩，非四分，出入較大。上述《傷寒論》第三處引用《玉函》亦與今本《金匱玉函經》基本一致。《外臺秘要》引文中的“大黄四分”，“分”字應是偶誤。此外，以上宋臣注文引自明刻本，句首原作“出《玉函經》”，宋本《外臺秘要》無“出”字，義長，據删。

有人根據以上《外臺秘要方》兩條注文引用了“玉函（玉函經）”，認爲作者王燾見過《金匱玉函經》這部書，但該二條注文應是宋臣所注，不應看成王燾所記。

（五）小結：宋臣校語引用 8 條次與清刊本總體一致

以上 4 種書籍中，宋臣對《金匱玉函經》的引用主要是作校勘，因而多只引述個别詞語或短句用於比校，而引用完整條文者較少。

此 4 書所引《玉函》與今傳《金匱玉函經》總體比較一致。雖然其中的《傷寒論》校成於《金匱玉函經》問世前一年，但應該是宋臣手上已經掌握有《金匱玉函經》校定本，因而其引用與今見《金匱玉函經》也還比較一致（不過，由於我們現在看到的《傷寒論》是源於北宋小字本的，因小字本後出，若是宋臣只在刊行小字本時加了上引之注，則時代上就更自然了）。可以看出，宋臣引用的《金匱玉函經》和陳世傑校刊所用的《金匱玉函經》底本爲同一底本的可能性較大。

此外，傳世的《肘後備急方・治卒胃反嘔啘方第三十》中似乎也引有一條《金匱玉函經》，其條文爲：“《金匱玉函方》治五噎心膈氣滯，煩悶吐逆，不下食。蘆根五兩，剉，以水三大盞，煮取二盞，去滓，不計時，温服。”[1]但是，這條引文出自《肘後備急方》該篇的附方，而《肘後備急方》的附方是金代楊用道從《證類本草》中輯入的。所以，該條非直引原書，係轉引自《證類本草》，而《證類本草》所引不可靠（見下文），因而本條不能計入。

二、宋臣之後宋金醫著引用《金匱玉函經》的情況

再調查 1066 年之後 100 餘年中刊行的中醫藥書，其正文或注文中引用了《金匱玉函經》條文的書只有不多的幾部（只在行文中提及書名的情況不計）：

（一）唐慎微《經史證類備急本草》（約宋元豐五年，1082）

《經史證類備急本草》（簡稱《證類本草》）是蜀地世醫唐慎微在唐代《新修本草》、宋代《嘉祐本草》《圖經本草》基礎上增補修訂而成，增補方論與單驗方爲該書一大特色，增補方約 3 000 首，徵引方書、經史子集論及藥物者近 250 家，在本草發展史上有重要貢獻。

該書“成批”引用《金匱玉函經》完整條文可算最早，所引有 8 例，也不算少。將其所引 8 條與傳世醫書對比，其中 3 條治小兒病方（治小兒撮口發噤方、治小兒中蠱欲死方、治小兒羸瘦方，見《證類本草》卷六甘草條）、1 條蘆根爲飲治五噎吐逆方（見《證類本草》卷十一蘆根條），4 方共見於今傳清刊《金匱玉函經》附遺，但附遺實又轉引自《證類本草》（參後文《玉函附遺考》），所以《證類本草》此 4 條實際出處不明；又有 3 條：治誤食水莨菪葉方（見《證類本草》卷六甘草條）、治誤食鉤吻方（見《證類本草》卷九薺苨條）、菌仰卷不可食（見《證類本草》卷十萑菌條），經查實出於《金匱要略・果實菜穀禁忌并治第二十五》；另有 1 條甘草薺苨湯治誤飲饌中毒方（見《證類本草》卷六甘草條），則是《金匱要略》和《金匱玉函方》二書皆不見，現存醫籍中只見於《外臺秘要》，爲卷三十一《解飲食相害成病百件》篇末附記，可是《外臺秘要》亦未注出處（詳後文《玉函附遺考》）。因此，雖然唐氏編修

[1] 葛洪. 肘後備急方[M]. 沈澍農，校注. 北京：人民衛生出版社，2016：156.

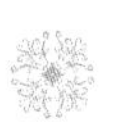

《證類本草》有重大貢獻，但至少所引《金匱玉函經》情況比較混亂，没有一條是真實的。這樣的引用亂象説明《證類本草》對《金匱玉函經》引用不足爲信。

細究該書引文的形成情況，原已提示其書引用文書有部分的不可靠。

該書後附《翰林學士宇文公書〈證類本草〉》後序一文中說：

> 唐慎微，字審元，成都華陽人。貌寢陋，舉措語言樸訥，而中極明敏。其治病百不失一，語證候不過數言，再問之輒怒不應。其於人，不以貴賤，有所召必往，寒暑雨雪不避也。其爲士人療病，不取一錢，**但以名方秘録爲請**，以此士人尤喜之。**每於經史諸書中得一藥名、一方論，必録以告，遂集爲此書**。[1]

可見，唐氏引書并不都源於自己的閲讀。況且其人久居成都，當時也未必能讀到深藏内廷的《金匱玉函經》。又由於《金匱玉函經》與《金匱要略》二書書名相近，因而向唐氏提供文獻者不了解二書之别，提供錯誤信息的可能性很大。唐氏自己讀不到《金匱玉函經》，就只能聽信他人誤傳的信息了。

馬繼興相信《證類本草》以上引用爲真，因而提出："可見，唐慎微當時所見的一種《金匱玉函(方)》傳本中還包括了《傷寒雜病論》中雜病部分(五噎心膈氣)、小兒病部分和食禁部分的佚文。而且多爲傳世本所缺者，是非常值得重視的。同時也進一步證明《金匱玉函經》的祖本就是《傷寒雜病論》，其内容絶不止包括傷寒病部分。"基於這一看法，馬先生進一步認爲，早期的《金匱玉函經》傳本就是"包括傷寒、雜病、食禁等部分"的，宋代王洙發現的蠹簡本《金匱玉函要略方》以及宋臣基於此本改編成的《金匱要略》一書亦源於此種早期的《金匱玉函經》[2]。筆者認爲，馬繼興對《證類本草》引文的基本情況有誤判，因此，隨之而來的這些推論是没有足够依據的。

(二) 朱肱《類證活人書》(初成：大觀二年，1108；修本：政和八年，1118)

引用1條，出第五卷《問仲景有宜下之有微和其胃氣者何也》：

> 虚者十補勿一瀉，**强**實者瀉之。虚實等者，瀉勿**大洩之**。[3]

《金匱玉函經》卷一對應條文爲：

> 虚者十補，勿一瀉**之**，實者瀉之；虚實等者，瀉勿**太泄**。

雖然文義基本相同，但字面有一定出入(黑體字爲二本相異點，下同)。

(三) 許叔微《傷寒百證歌》(約紹興五年，1135)

引用較多，有12條。其中有幾條有明顯差異。

1. 第三十三證・可吐不可吐歌　"宿食不消胸滿疰"句下引：

[1] 唐慎微. 證類本草[M]. 張存惠重刊. 北京：人民衛生出版社，1957：549.
[2] 馬繼興. 中醫文獻學[M]. 上海：上海科學技術出版社，1990：121.
[3] 朱肱. 類證活人書[M]//叢書集成初編. 長沙：商務印書館，1939：44. (以下引同書同出此本)

《玉函》云："宿食在**下管**，當吐之。"[1]

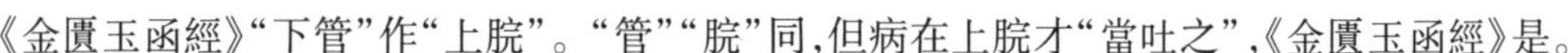

《金匱玉函經》"下管"作"上脘"。"管""脘"同，但病在上脘才"當吐之"，《金匱玉函經》是。

2. 第三十三證·可吐不可吐歌　"誤吐内煩誰受責"句下兩引：

《玉函金匱》云："四逆病厥不可**吐**，虚家亦然。"

又云："太陽病**强**吐之，則内煩。論此皆不可吐者也。"

前條，《金匱玉函經》第十（厥利嘔噦篇）作："諸四逆厥者，不可下之，虚家亦然。"同條見於第十五篇（不可吐篇）作"不可吐"，第十七篇（不可下篇）作"不可下"；《傷寒論》與本書對應三篇各與此相同。故"四逆厥"者，吐、下皆不可。許叔微引此條是置於"可吐不可吐歌"之下，故所引爲第十五篇。但《金匱玉函經》與《傷寒論》存在兩種情況。

後條，《金匱玉函經》第十五作："太陽病，吐之，**但太陽病當惡寒，今反不惡寒，不欲近衣，此爲吐之**内煩也。"二文表達上差異較大。

3. 第三十五證·可水不可水歌　"水洗結胸熱可憐"句下引：

仲景《玉函》云："結胸身熱，以水洗之灌之，則益熱。"

《金匱玉函經》無相同條文，《傷寒論》亦無。《金匱玉函經》中相近語義的條文有：

第四："病在陽，當以汗解，而反以冷水潠之若灌之，其熱被劫不得去，益煩……"

第二十七："病在陽，當以汗解，而反以水潠之若灌之，其熱却不得去，須臾益煩……"

同篇："身熱皮粟，不解，欲引衣自覆，若以水灌之洗之，其熱被劫，益不得去，當汗而不汗，即煩。"

但都不相同。

4. 第三十七證·可針不可針歌　除以上3點4條外，還有一條比較特別，見於《傷寒百證歌》第三十七證《可針不可針歌》，本條亦見於《傷寒九十論》，二書同引；不但見於《金匱玉函經》，還見於《金匱要略》的吴遷本和鄧珍本，五方互異。列表（表2－1）比較可見：

表2－1　第三十七證·可針不可針歌比較

《傷寒百證歌》引	《傷寒九十論》引	《金匱玉函經》	《金匱要略》吴遷本	《金匱要略》鄧珍本
婦人**傷寒懷身**，腹滿，	婦人**傷寒妊娠，及七月**，腹滿，	婦人**傷寒懷娠**，腹滿**不得大便**，	婦人**傷寒懷身**，腹滿，**不得小便**，	婦人**傷胎懷身**，腹滿，**不得小便**，
從腰以下重如水氣狀。	腰以下如水**溢**之狀。	從腰以下重如有水氣狀，	**加**從腰以下重如有水氣狀，	從腰以下重如有水氣狀，

[1] 許叔微. 傷寒百證歌[M]//續修四庫全書·九八四册. 上海：上海古籍出版社，2002：628.（以下引同書同出此本）

續　表

《傷寒百證歌》引	《傷寒九十論》引	《金匱玉函經》	《金匱要略》吴遷本	《金匱要略》鄧珍本
懷**身**七月。太陰當養不養。	七月太陰當養不養，	懷**娠**七月，太陰當養不養，	懷**身**七月，太陰當養不養，	懷**身**七月，太陰當養不養，
此心實。	此心**氣**實。	此心**氣**實，	此心**氣**實，	此心**氣**實，
當刺勞宫及關元穴。	當刺勞宫及關元，	當刺**瀉**勞宫及關元，	當刺**瀉**勞宫及關元，	當刺**瀉**勞宫及關元，
小便利則愈。	以**利小便**則愈。	**小便利**則愈。	**小便利**則愈。（見《玉函》）	**小便微利**則愈。（見《玉函》）

注：表中引文從左列到右列各見於：《傷寒百證歌》第三十七證《可針不可針歌》、《傷寒九十論》第四十三論、《金匱玉函經》第二十六篇、《金匱要略》（吴遷本第二十一篇、鄧珍本第二十篇）。各列各行連讀爲原書完整條文。

本條引文，《傷寒百證歌》和《傷寒九十論》兩書同引，又見於今傳《金匱玉函經》《金匱要略》（兩本），五方各不一致。相比較來看，《傷寒百證歌》引文比《傷寒九十論》引文更接近於今本《金匱玉函經》。但許引二條都没有"不得大便"4 字，以後文"小便利則愈"之意看，"不得大便"4 字當衍，或應同《金匱要略》，爲"不得小便"。

另外，表中《金匱要略》鄧珍本首句之"傷胎"，與後續之"懷身"相衝突，吴遷抄本作"傷寒"，與表中前三列一致，當從。

5. 其他相同與基本相同的條文列表　見表 2－2。

表2－2　其他相同與基本相同的條文列表

序號	《傷寒百證歌》證序歌訣與引文	《金匱玉函經》（加篇序）	對　比
1	**第三十二證・可下不可下歌** 咽中閉塞尤須忌（《玉函經》云：咽中閉塞，不可下，下之則上輕下重，臥則欲蜷身急痛）	**第十七** 咽中閉塞，不可下，下之則上輕下重，**水漿不下**，臥則欲踡，身**體**急痛，**復下利日數十行**	基本相同。相差"水漿不下""體"5 字
2	**第三十三證・可吐不可吐歌** 寸口微數知其故（《玉函》云：胸上**結**實，胸中鬱鬱而痛，不能食。使人按之，而反有涎唾，下利日十餘行。其脉反遲，寸口微滑，此可吐之。以上皆可吐之證也）	**第十六** **病**胸上**諸**實，胸中鬱鬱而痛，不能食，**欲**使人按之，而反有涎**沫**唾，下利日十餘行，其脉反遲，寸口微滑，此可吐之，**吐之利則止**	大致相同
3	**第三十四證・可火不可火歌** 陽明被火必怵惕（《玉函》云：陽明脉浮緊，加**燒**針**者**必怵惕）	**第十九** 陽明**病**，**其**脉浮緊，**咽乾口苦**，**腹滿而喘**，**發熱汗出**，**而不惡寒**，**反偏惡熱**，**其身體重**。**發其汗即燥**，**心憒憒而反讝語**；加温針必怵惕	大致相同。但中間跳脱多句
4	**第三十七證・可針不可針歌** 可使不傳邪氣出（《仲景玉函》云：太陽病，頭痛至七日，自當愈，其經**競**故也。若欲再**傳**者，**刺**足陽明，使經不傳則愈**也**）	**第二十六** 太陽病，頭痛，至七日，自當愈，其經**竟**故也。若欲**作**再**經**者，**當鍼**足陽明，使經不傳則愈	基本相同
5	**第三十八證・傷寒可温歌** 四逆理中湯可温（《仲景玉函》云：諸温**者**，可與理中、四逆、附子湯，熱藥治之）	**第二十** 諸温**之屬**，可與理中、四逆、附子湯，熱藥治之	基本相同

續 表

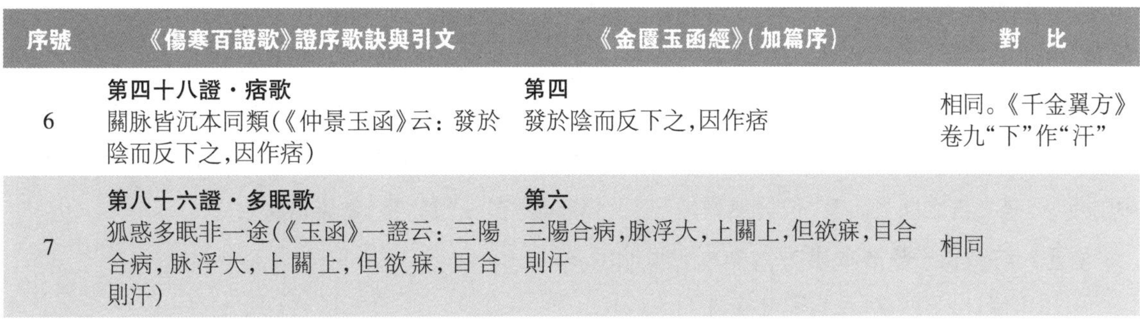

序號	《傷寒百證歌》證序歌訣與引文	《金匱玉函經》(加篇序)	對　比
6	**第四十八證・痞歌** 關脉皆沉本同類(《仲景玉函》云：發於陰而反下之,因作痞)	**第四** 發於陰而反下之,因作痞	相同。《千金翼方》卷九“下”作“汗”
7	**第八十六證・多眠歌** 狐惑多眠非一途(《玉函》一證云：三陽合病,脉浮大,上關上,但欲寐,目合則汗)	**第六** 三陽合病,脉浮大,上關上,但欲寐,目合則汗	相同

(四) 許叔微《傷寒九十論》(**約紹興五年,1135,或後數年**[1])

引有2條。

其一出第四十三論：

仲景《玉函經》曰：婦人傷寒,**妊娠及七月**,腹滿,腰以下**如水溢**之狀。七月太陰當養不養,此心氣實。當刺勞宫及關元,**以利小便**則愈。[2]

《金匱玉函經》卷六作：

婦人傷寒,**懷娠**,腹滿**不得大便**,**從**腰以下**重**,**如有水氣**狀,**懷娠**七月,太陰當養不養,此心氣實,當刺瀉勞宫及關元,**小便利**則愈。

二者文面有一定差異。《傷寒百證歌》亦引同條,二者相比,本條出入更大。參見上題對比表。

其二出第八十六論：

《金匱玉函經》云：循衣**摸床妄撮**,**怵惕**不安,微喘直視,脉弦者生,澀者死。微者但發熱譫語。**承氣湯與之**。

《金匱玉函經》卷三作：

若劇者發則不識人,循衣**妄撮**,**怵惕**不安,微喘直視,脉弦者生,澀者死。微者但發熱讝語。**屬承氣湯證**,**若下者勿復服**。

本條亦見於《傷寒論・辨陽明病脉證并治第八》：

[1] 許叔微傷寒論著傳世者有三：《傷寒百證歌》《傷寒發微論》《傷寒九十論》。三書大約在北宋末年相近時期撰寫,又約在紹興年間重新整理刊行,其中《傷寒九十論》可能是最後著成(以上所記年份只是大約時間),也有人考證提出有可能是由其門生或後世醫家補綴而成。見：逯銘昕.許叔微傷寒著述成書考論[J].中華醫史雜志,2015,45(6)：327－329.

[2] 許叔微.傷寒九十論[M]//中國醫學大成・傷寒、金匱分册.上海：上海科學技術出版社,1990：36.(以下引同書同出此本)

> **若劇者發則不識人**，循衣**摸床**，**惕而**不安，微喘直視，脉弦者生，濇者死。微者但發熱讝語**者**，**大承氣湯主之**。

二者都比許書引文多出第一句“若劇者發則不識人”，此一句與後文“微者”相對，因而不應缺省，引文缺省，致語義不足。而“循衣”之後，許書引文爲“摸床妄撮”四字，《金匱玉函經》和《傷寒論》各存其中二字，似是二書之闕失。又“但發熱讝語”下，《傷寒論》多一“者”字，當屬衍文。

（五）許叔微《普濟本事方》（紹興二年，1132）

引用1條，出第四卷《反胃嘔吐霍亂》：

> 《玉函》云：“下利至**隔年月日不期而**發者，**此爲有積**，**宜**下之。”止用温脾湯尤佳，如難取，可佐以乾薑圓，後服白术散。[1]

本條，《金匱玉函經》作：

> 下利**已瘥**，至**其**年月日**時復**發者，此爲**病不盡故也**，**復當**下之，**宜承氣湯**。

許叔微所引與之相差較大。《傷寒》《金匱》本條并作：

> 下利**已差**，至**其**年月日**時復**發者，**以病不盡故也**，**當**下之，**宜大承氣湯**。

後二者與《金匱玉函經》文字較近。可知許叔微所引《金匱玉函經》與宋校本《金匱玉函經》相差較大。

（六）成無己《注解傷寒論》（紹興十四年，1144）

《注解傷寒論》（該書成書年代有不同看法，見後文討論）引用《金匱玉函經》亦較多，有11條。但與許叔微引用情況不同的是，除了個别字的差别以及一些跳引（跳過一些句子）外，《注解傷寒論》引用的條文與今傳本《金匱玉函經》基本是一致的。列表如下（本表標黑體者爲二書相同部分）（表2－3）：

表2－3 《注解傷寒論》引用條文與今傳本《金匱玉函經》對比

序號	《注解傷寒論》篇序與引文	《金匱玉函經》（加篇序）	對　比
1	傷寒例第三 《金匱玉函》曰：**主候常存，形色未病，未入腠理，**針**藥及時，服將調節，委以良醫，病無不愈**[2]	證治總例 若**主候常存，形色未病，未入腠理，**鍼**藥及時，服將調節，委以良醫，病無不愈，**咸共思之	相同。四庫本《注解傷寒論》作“長存”
2	《金匱玉函》曰：**不**當**汗而强與汗之者，**令人**奪其津液，枯**槁**而死；不**當**下而强與下之者，令人開腸洞泄，便溺不禁而死**	證治總例 仲景曰：**不**須**汗而强與汗之者，奪其津液，**令人**枯**竭**而死**……又**不**須**下而强與下之者，令人開腸洞泄，便溺不禁而死**	跳引。“令人”二字錯位，用詞少量出入

[1] 許叔微. 普濟本事方（影印日本享保二十一年刊本）[M]. 臺北：新文豐出版公司，1987：167.

[2] 成無己. 注解傷寒論（影印《仲景全書》本）[M]. 北京：中醫古籍出版社，2011.

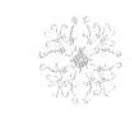

序號	《注解傷寒論》篇序與引文	《金匱玉函經》(加篇序)	對 比
3	辨太陽病脉證并治法第六 《玉函》曰“**中風五六日,傷寒,往來寒熱**”即是。或中風,或傷寒,非是傷寒再中風,中風復傷寒也	辨太陽病形證治上第三 **中風五六日,傷寒,往來寒熱**,胸脇苦滿,嘿嘿不欲飲食,心煩喜嘔……	相同,節引。 又《辨不可發汗病形證治第十三》語序小異,内容近同
4	《玉函》曰:作**大渴,欲飲酢漿**,是知肝氣勝也。傷寒欲飲水者愈,若不愈而腹滿者,此**肝**行**乘肺**,水不得行也	辨太陽病形證治上第三 傷寒發熱,嗇嗇惡寒,其人**大渴,欲飲酢漿**者,其腹必滿,而自汗出,小便利,其病欲解。此爲**肝乘肺**,名曰横,當刺期門	意引、跳引。 又《辨可刺病形證治第二十六》同此
5	辨厥陰病脉證并治法第十二 《金匱玉函》曰:**虚者十補,勿一瀉之**	證治總例 **虚者十補,勿一瀉之**	相同
6	《金匱玉函》曰:**虚者重瀉,真氣乃絶**	證治總例 **若虚者重瀉真氣絶**,實者補之重其疾……	基本相同
7	《玉函》曰:**大熱之氣,寒以取之;甚熱之氣,以**汗**發之**	證治總例 **大熱之氣,寒以取之;盛熱之氣,以**寒**發之**	《玉函》錯一字(本條《玉函》緊接上條)
8	辨霍亂病脉證并治法第十三 《金匱玉函》曰:**水竭則無血**。與四逆湯温經助陽,加人參生津液益血	證治總例 火去則身冷,風止則氣絶,**水竭則無血**,土敗則身裂	相同
9	辨可發汗病脉證并治法第十六 《金匱玉函》曰:**水能淨萬物,故用湯也**	證治總例 **水能淨萬物,故用湯也**	相同
10	辨可吐第十九 《玉函》曰:上盛不已,吐而奪之	未見	《玉函》未見。後文另論
11	辨不可下病脉證并治 《金匱玉函》曰:**虚者十補,勿一瀉之**	證治總例 **虚者十補,勿一瀉之**	相同 同第5條

據表2-3,《注解傷寒論》引用《金匱玉函經》有11條。分爲兩個引用名:“金匱玉函”7條,“玉函”4條。

標名爲“金匱玉函”的共7條,都出於《金匱玉函經》的《證治總論》篇中;標名爲“玉函”4條中有1條(表中第七條)亦出於《證治總例》中。由此筆者懷疑,成無己是否以“金匱玉函”之名專指《金匱玉函經》之《證治總論》篇,而第七條寫成“玉函”很可能只是一個疏漏——經考,《普濟方》引用該條時,標名恰恰就是“金匱玉函”(參見後文)。但這樣的專指意義何在?他人有無類似的區分表達?目前我們尚未找到相關依據,因而未能形成明確看法。

標名爲“玉函”還有另外3條,其中第3、第4兩條出於《金匱玉函經》的《辨太陽病形證治上第三》,不過第三條也見於《辨不可發汗病形證治第十三》,第四條也見於《辨可刺病形證治第二十六》。但第三條在《辨不可發汗病形證治第十三》篇中相應條文爲“中風,往來寒熱,傷寒五六日”,語序出入較大,因而可以認定引自“辨太陽病”篇;第四條在《金匱玉函經》的“辨太陽病”篇和“辨可刺病”篇二處文字一致,但據第三條類推,成無己引自前者的可能性大。

以上除表中的第十條,其他各條與清刻本《金匱玉函經》相比,1、3、5、6、8、9、11共7條幾乎完全相同;第二條有改換同義詞及“令人”2字的錯位,但文意没有差別;第七條《金匱玉函經》“汗”作“寒”是明顯的誤字,其他也都相同;第四條則爲節引,句中的片段二本基本相同。因此,以上10條總體看二本

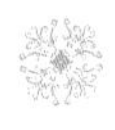

相同。

標名爲“玉函”的最後一條爲表中第10條,引文爲“《玉函》曰：上盛不已,吐而奪之”。該條不見於今傳本《金匱玉函經》中。該問題我們留待後文論及《普濟方》引用情況時一同展開討論。

（七）小結：宋金醫家引用35條次情况不一

以上宋金時代醫著引用《金匱玉函經》一書的情况列表如表2－4：

表2－4　宋金時代醫著引用《金匱玉函經》書名情况

引用書書名	作　者	成書年代	引用名	條　數	對比今《玉函》
經史證類備急本草	唐慎微	1086	金匱玉函	8	3+1見附遺。另3條出《金匱》,1條見《外臺》
類證活人書	朱肱	1107	金匱玉函	1	大體相同
傷寒九十論	許叔微	約1132	仲景玉函經	1	可見。但文本有異
			金匱玉函經	1	
傷寒百證歌	許叔微	約1132	仲景玉函	5	基本相同7條。另4條有異,1條未見
			玉函經	1	
			玉函	4	
			玉函金匱(接“又云”1)	1+1	
普濟本事方	許叔微	1132	玉函	1	相差較大
注解傷寒論	成無己	1144	金匱玉函	7	10條基本相同,另1條爲書名錯標
			玉函	3	
			玉函(錯標)	1	

從表2－4中可見,宋金醫著共引用《金匱玉函經》35條次,其中9條不出於《金匱玉函經》(表2－4中第一行和最後一行),1條不知所出;25條次可見於今傳《金匱玉函經》,其中18條基本相同(朱肱引1條,許叔微引7條,成無己引10條),7條明顯有異。值得注意的是,有異的7條加上未知出處的1條,都出於許叔微所引。

三、元明時期没有醫家見過《金匱玉函經》

除了宋以後較早發生的引用外,我們進一步調查了所有可以找到的中醫古籍電子文檔中對《金匱玉函經》一書的引用情况。在調查後我們基本上認定了一個事實：在成無己之後,至陳世傑刊刻之前,大致上就是在元明兩代,以“玉函”“玉函經”“金匱玉函”“金匱玉函方”等名目對《金匱玉函經》的引用主要有八家,以下分爲三類分析。

（一）引用情况比較簡單的共六家

（1）元代羅天益《衛生寶鑒》(1343)引用共1條,引用名爲“金匱玉函”。

（2）明代江瓘《名醫類案》(1549)引用共1條,引用名爲“金匱玉函”。

（3）明代樓英《醫學綱目》(1565)引用共2條,引用名一爲“玉函”,一爲“金匱玉函”。但都標明出自“許”。

（4）明代王肯堂《六科證治準繩》(1602)引用共4條,引用名爲“金匱玉函”的2條,一出自“許”,一出自"成";引用名爲"玉函"的兩條,出自"成"。

(5)明代張介賓《景岳全書》(1624)引用共1條,引用名爲"金匱玉函"。

(6)明代張卿子《張卿子傷寒論》(1644)引用共11條:引用名"金匱玉函"9條,引用名"玉函"3條。

以上六書,(3)(4)二書標明是轉引自"許"或"成",其餘四書只標示引自"玉函"或"金匱玉函"。經逐條檢索,這些引文實際都在"許"(許叔微)或"成"(成無己)二人書籍的引用範圍中,見後文分析。例如,其中的《張卿子傷寒論》引用《金匱玉函經》最多,達11條。該書作者張卿子爲明末清初人,其書實際完成在清代。其書係以成無己注本爲基础,間入他注與張卿子注而成編。書的前言中說得很清楚:"聊攟成氏,引經析義,尤稱詳洽。雖牴牾附會,間或時有,然諸家莫能勝之,初學不能舍此索途也。悉依舊本,不敢去取。"[1]其書收編了成氏《注解傷寒論》正文與注文,通過條文比對可以看出,其所引用《金匱玉函經》全都屬於成氏《注解傷寒論》所引,故皆出於成本。如上題前表所列,成本第十條本爲誤引,張氏承誤;將張卿子所引該條剔除後,本類6書引用共爲19條次。

(二)《普濟方》引用《金匱玉函經》考

明朱橚《普濟方》涉及"玉函"之名引用古書達20多條,具體名目有"玉函""金匱玉函""玉函經"等,具體情況比較錯雜。分述如下。

1. 第一種情况 明示爲轉引。僅有1條,見卷一二〇《痼冷論》:

> 乾薑丸出《本事方》。
>
> 乾薑 巴豆去心炒黄研 大黄 人參各一兩
>
> 右,除巴豆,餘爲末同研,煉蜜丸如桐子大,服前湯時用湯吞下一丸,米飲亦得。有人因憂愁中傷食結,積在腸胃,故發吐痢,自後至暑月,稍傷則發,暴下數日不已。**《玉函》云:"下痢至隔年月日不期而發者,此爲有積,宜下之止。"**用温脾湯,次服乾薑丸,後服白术散。[2]

本條全方明示轉引自許叔微《普濟本事方》"乾薑丸"條。許叔微《普濟本事方》所引與《金匱玉函經》及《傷寒論》的文字差異已述於前文。

2. 第二種情况 標示引自《金匱玉函》,計8條;標示引自《玉函》,計3條,實際都轉引自成無己《注解傷寒論》。出原書卷一二六至卷一二九《傷寒門》中。

下表列出《普濟方》與《注解傷寒論》二書中此11條出現的情况。11條與《金匱玉函經》的對比參見前文"成無己《注解傷寒論》"部分的對比(表2-5)。

表2-5 《普濟方》與《注解傷寒論》引文對比

序號	《普濟方》(加篇題)	《注解傷寒論》篇序與引文	對 比
1	卷一百二十六 傷寒門傷寒例第三 《金匱玉函》曰:主候長存,形色未病,未入腠理,針藥及時,服將調節,委以良醫,病無不愈	卷二 傷寒例第三 《金匱玉函》曰:主候長存,形色未病,未入腠理,針藥及時,服將調節,委以良醫,病無不愈	相同

[1] 張遂辰.張卿子傷寒論[M].北京:中醫古籍出版社,2013:17.

[2] 朱橚.普濟方[M]//文淵閣四庫全書.臺北:臺灣商務印書館,1986:751册.(以下引同書同此出本)

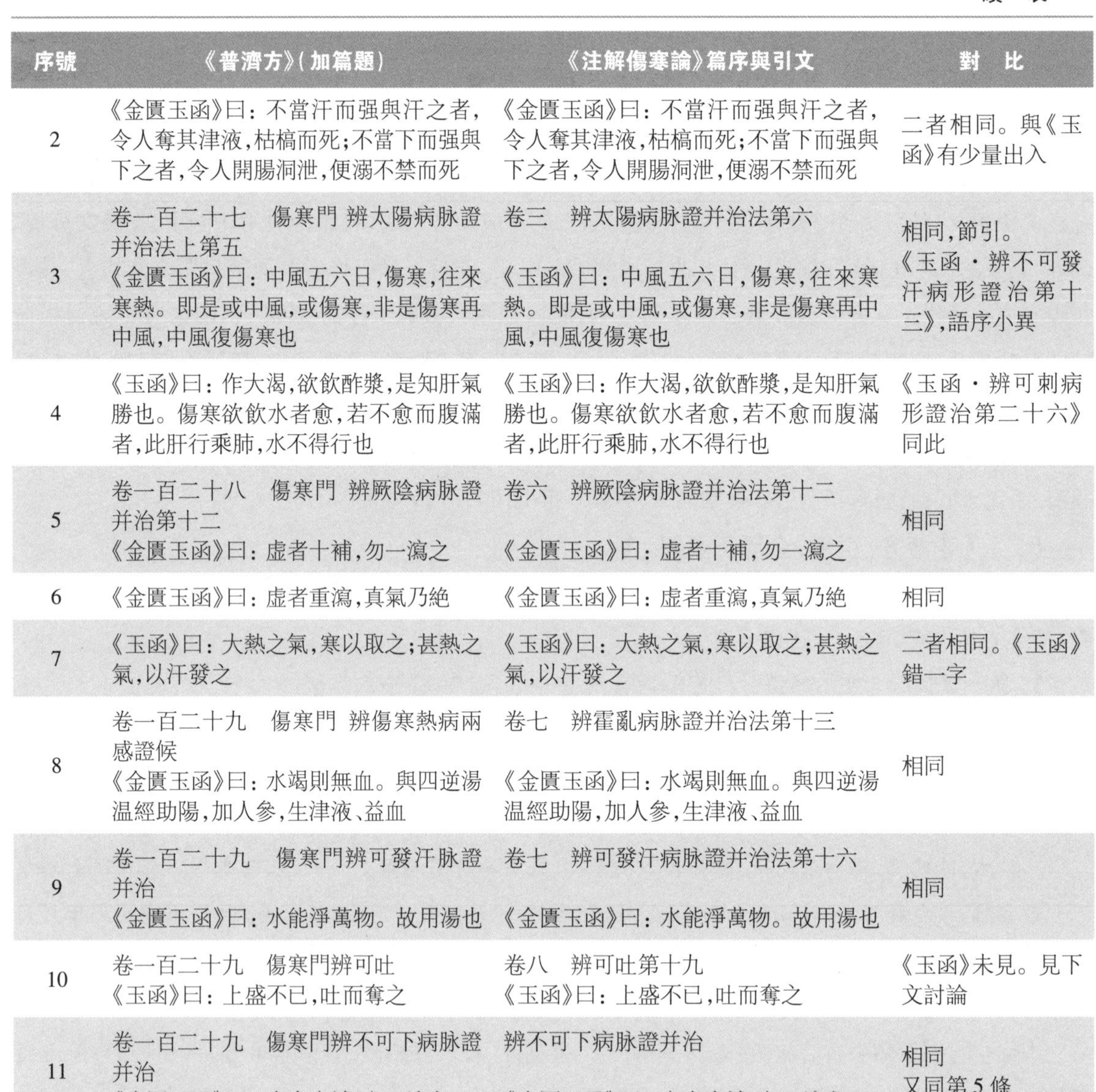

序號	《普濟方》(加篇題)	《注解傷寒論》篇序與引文	對　比
2	《金匱玉函》曰：不當汗而强與汗之者，令人奪其津液，枯槁而死；不當下而强與下之者，令人開腸洞泄，便溺不禁而死	《金匱玉函》曰：不當汗而强與汗之者，令人奪其津液，枯槁而死；不當下而强與下之者，令人開腸洞泄，便溺不禁而死	二者相同。與《玉函》有少量出入
3	卷一百二十七　傷寒門 辨太陽病脉證并治法上第五 《金匱玉函》曰：中風五六日，傷寒，往來寒熱。即是或中風，或傷寒，非是傷寒再中風，中風復傷寒也	卷三　辨太陽病脉證并治法第六 《玉函》曰：中風五六日，傷寒，往來寒熱。即是或中風，或傷寒，非是傷寒再中風，中風復傷寒也	相同，節引。 《玉函・辨不可發汗病形證治第十三》，語序小異
4	《玉函》曰：作大渴，欲飲酢漿，是知肝氣勝也。傷寒欲飲水者愈，若不愈而腹滿者，此肝行乘肺，水不得行也	《玉函》曰：作大渴，欲飲酢漿，是知肝氣勝也。傷寒欲飲水者愈，若不愈而腹滿者，此肝行乘肺，水不得行也	《玉函・辨可刺病形證治第二十六》同此
5	卷一百二十八　傷寒門 辨厥陰病脉證并治第十二 《金匱玉函》曰：虚者十補，勿一瀉之	卷六　辨厥陰病脉證并治法第十二 《金匱玉函》曰：虚者十補，勿一瀉之	相同
6	《金匱玉函》曰：虚者重瀉，真氣乃絶	《金匱玉函》曰：虚者重瀉，真氣乃絶	相同
7	《玉函》曰：大熱之氣，寒以取之；甚熱之氣，以汗發之	《玉函》曰：大熱之氣，寒以取之；甚熱之氣，以汗發之	二者相同。《玉函》錯一字
8	卷一百二十九　傷寒門 辨傷寒熱病兩感證候 《金匱玉函》曰：水竭則無血。與四逆湯温經助陽，加人參，生津液、益血	卷七　辨霍亂病脉證并治法第十三 《金匱玉函》曰：水竭則無血。與四逆湯温經助陽，加人参，生津液、益血	相同
9	卷一百二十九　傷寒門辨可發汗脉證并治 《金匱玉函》曰：水能淨萬物。故用湯也	卷七　辨可發汗病脉證并治法第十六 《金匱玉函》曰：水能淨萬物。故用湯也	相同
10	卷一百二十九　傷寒門辨可吐 《玉函》曰：上盛不已，吐而奪之	卷八　辨可吐第十九 《玉函》曰：上盛不已，吐而奪之	《玉函》未見。見下文討論
11	卷一百二十九　傷寒門辨不可下病脉證并治 《金匱玉函》曰：虚者十補，勿一瀉之	辨不可下病脉證并治 《金匱玉函》曰：虚者十補，勿一瀉之	相同 又同第5條

《普濟方》自卷一二六始，引載成無已《注解傷寒論》，間入其他文獻。這些間入的文獻雖未標明文獻出源，但經過對比可知未標明的文獻實來自楊士瀛《傷寒類書活人總括》、朱肱《類證活人書》兩書中的章節。所引成無已《注解傷寒論》各篇從篇名到篇序、正文都完全一致，足以認定《普濟方》忠實地載録了成無已《注解傷寒論》。例如卷一二六，就載録了以下各篇：《辨脉法第一》《平脉法第二》《傷寒例第三》《辨痓濕暍脉證第四》4 篇，其正文與注文内容與成無已《注解傷寒論》完全一致。但在第二篇下間進了兩段其他文獻，前一段未有標題（似脱失），後一段題爲《辨傷寒受病日數次第病證》；卷一二七也是這樣，載録了《辨太陽脉證并治上第五》《辨太陽脉證并治中第六》《辨太陽脉證并治下第七》3 篇，也間進了一些其他文獻。

由此，以上《普濟方》所引《金匱玉函經》并非直接引自《金匱玉函經》，而完全是轉録自成無已《注解傷寒論》。從條文順序和條文内容都完全一致。甚至連第十條《金匱玉函經》所無的引文都是一致的。可見，《普濟方》所引《金匱玉函經》確實完全是轉録自成無已《注解傷寒論》。

二者唯一不同處是第三條，《普濟方》標示引自“金匱玉函”，而傳世《注解傷寒論》標示引自“玉函”。前文已經指出，傳世《注解傷寒論》除本例外，凡引自《證治總例》篇者，皆標示出於“金匱玉函”，惟第三條也出於同篇，却標示出於“玉函”，似有誤漏的可能，而同條在《普濟方》恰恰標示引自“金匱玉函”，證明了上面的推斷。

3. 第三種情況 標示爲“玉函”，實際轉引自成無己《傷寒明理論》，計4條，皆出原書卷一二二（表2－6）。

表2－6 標示爲“玉函”，實際轉引自成無己《傷寒明理論》情況

序號	《普济方》篇題	《普濟方》引文	《傷寒明理論》篇題	《傷寒明理論》引文
1	摇頭	《玉函》曰：**灌**苗者，**必**固其根；伐木者，必枯其上	摇頭	王冰曰：**滋**苗者，**以**固其根；伐下者，必枯其上。内絶其根，外作摇頭，又何疑焉
2	傷寒方藥	《玉函》曰：宜下必以苦，宜補必以酸。酸收而苦泄也	傷寒論方	王冰曰：宜下必以苦，宜補必以酸。**言**酸收而苦泄也
3	傷寒方藥	《玉函》曰：大熱之氣，寒以**折**之	傷寒論方	王冰曰：大熱之氣，寒以**取**之
4	傷寒方藥	《玉函》曰：小熱之氣，涼以和之；大熱之氣，寒以取之	傷寒論方	王冰曰：小熱之氣，涼以和之；大熱之氣，寒以取之

表2－6列4條都標示引自“玉函”，但都不見於《金匱玉函經》，與《金匱玉函經》内容亦相差甚遠，故懷疑這些條文非《金匱玉函經》内容。復經查考，4條皆可見於《素問》王冰注，又可見於成無己《傷寒明理論》。

第一條見於成無己《傷寒明理論》卷中《摇頭》篇：“王冰曰，滋苗者以固其根，伐下者必枯其上。内絶其根，外作摇頭，又何疑焉？”明言出於王冰。因查《重廣補注黄帝内經素問・四氣調神大論》王冰注，確有此條：“滋苗者必固其根，伐下者必枯其上。”而同條又見引於《普濟方》卷三五八：“《内經》曰‘滋苗者必固其根，伐下者必固其上’。逆其根則伐其本，伐其本則敗其真矣。”内容相同，却明指出於《内經》。故此條本不出於《金匱玉函經》，而出於《素問》王冰注。

第二條見於成無己《傷寒明理論・傷寒論方》篇：“王冰曰，宜下必以苦，宜補必以酸。言酸收而苦泄也。”

第三條見於成無己《傷寒明理論・傷寒論方》篇：“王冰曰，大熱之氣，寒以取之。”文字小有差異。

第四條見於成無己《傷寒明理論・傷寒論方》篇：“王冰曰，小熱之氣，涼以和之；大熱之氣，寒以取之。”

以上3條，成無己皆言出於王冰，經檢索，同出於《素問・至真要大論》篇王冰注。第二條對應的王冰注云：“宜下必以苦，宜補必以酸，宜寫必以辛。”《普濟方》引用了前二句。第三、第四兩條同出一源，對應的王冰注云：“小熱之氣，涼以和之；大熱之氣，寒以取之；甚熱之氣，則汗發之；發不盡，則逆制之；制之不盡，則求其屬以衰之。”《普濟方》本處引用了前一半。《普濟方》卷四《病機論》同引此條：“王注曰，小熱之氣，涼以和之；大熱之氣，寒以取之；甚熱之氣，汗以發之。發之不盡，制之；制之不盡，求其屬以衰之。”只是在幾個虚詞上有出入，明證第三、第四兩條必出王冰注。

由於第一條引文所在篇《摇頭》係成無己《傷寒明理論》篇名，且同卷下文各篇也都引自《傷寒明理論》，故雖然後3條引用篇名有所不同，但理應出於同書。

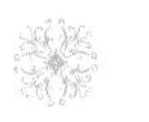

前述成無己《注解傷寒論》標示引自“玉函”的第十條引文，也是《普濟方》轉引的第十條引文“《玉函》曰，上盛不已，吐而奪之”，不見於今傳本《金匱玉函經》中，梁永宣教授已經提出，可能是《素問・五常政大論》王冰注“上盛不已，吐而脱之；下盛不已，下而奪之”一句的誤引[1]。按：《説文》“奪，手持隹失之也”。段玉裁注：“引申爲凡失去物之偁。凡手中遺落物當作此字。”“奪”與“脱”皆爲“徒活切”，故“奪”後世又作“脱”。本條中“奪”“脱”意義相同。

由此，就有 5 條《普濟方》標示出於“玉函”的條文，經考都不出於清刻本《金匱玉函經》，而皆可溯源實出於《素問》王冰注，故《普濟方》是間接引自成無己的《注解傷寒論》（1 條）和《傷寒明理論》（4 條）兩部書。

這是怎樣發生的呢？

5 例同爲今傳本《金匱玉函經》佚文？這種可能性實在太小。

我們考察，“王”與“玉”字形較近，“冰”的異體“氷”與“函”字形較近，再由於古籍流傳中本子的缺損模糊，使得字形易混而導致訛誤，因而極可能是“王冰”二字在流傳過程中被誤寫成了“玉函”。又因爲同樣的錯誤出現在成無己的兩部書中，似乎不太可能同時發生相同錯誤。但是，如果曾有一種古本（抄本或刻本）是集成無己二書在一起的，則抄、刻的文字相像，因而發生相同錯誤的可能性就較大了，而《普濟方》所據抄的底本恰好是這個本子，因而傳述後出現了 5 處相同的錯誤。再後，成氏二書流傳至今，傳世本《注解傷寒論》中“王冰”仍錯成“玉函”，而傳世本《傷寒明理論》則爲校正之本，不再作“玉函”，就是我們今天看到的狀況。

另外，前述《張卿子傷寒論》所引 11 條也同樣存在着上述第十條，因而也可再次證明張卿子係轉引成無己《注解傷寒論》。

4. 第四種情況　因引述唐代杜光庭《廣成子玉函經》變生的相類名，皆見於卷一二二。

出現“玉函經”書名共 4 條，引文中提及“玉函”2 條（一用作一般名詞，一爲《玉函經》書名）。

杜光庭（850—933），唐末五代道士，道教學者。所作《玉函經》，又名《廣成子玉函經》《廣成先生玉函經》《生死歌訣》《玉函經論生死歌訣》，爲七言歌訣體，是杜光庭仿照《王叔和脉訣》的形式撰寫的醫書。書分上、中、下 3 篇，共有歌訣 200 句，分述脉象的成因與病理，并重點論述如何憑脉象决生死的原因。因其書名與《金匱玉函經》較爲接近，容易混淆。

不過，《普濟方》引用該書都標示着“玉函經”，分别是上、中、下 3 篇各篇篇名（《玉函經論生死歌訣》上、中、下）提及各 1 次以及注文介紹（“《玉函經歌訣》，廣成先生本《素問》《難經》而作也，意極幽玄，非講讀《内經》者不能明也”）1 次，而其他引書都未有這樣的標示，或許原書引用時是有區别的。另外該書的條文皆爲七言歌訣，故很容易分辨。條文中標着“玉函”的共兩條：

> 玉函經論生死歌訣上：隨分遠近各不同，藏在**玉函**誇秘密。
>
> 玉函經論生死歌訣中：**玉函**歌訣最玄微，俗眼庸人難探賾。

小結一下，《普濟方》中出現的“玉函”等相關名，全都不是直接引《金匱玉函經》；剔除錯誤的或似是而非的引用，真正爲對《金匱玉函經》的間接引用，也只有第一種情況的 1 條，第二種情況的 10 條，共計 11 條。

[1]　梁永宣.《金匱玉函經・證治總例》當出自仲景[J]. 中醫文獻雜志，2007（2）：25－27.

（三）《本草綱目》引用《金匱玉函經》考

明代劃時代的本草著作《本草綱目》引用《金匱玉函經》的情況更爲特殊，故單獨立說。《本草綱目》引用“金匱玉函”“金匱玉函方”各11條，“金匱玉函妙方”1條，如果這3個名稱都指《金匱玉函經》，則《本草綱目》引《金匱玉函經》達23條/次。有學者據此認爲李時珍親見過《金匱玉函經》。但是，此判斷有誤。《本草綱目》第一卷《引據古今醫家書目》開篇即云：“時珍曰，自陶弘景以下，唐、宋諸本草引用醫書凡八十四家，而唐慎微居多，時珍今所引，除舊本外，凡二百七十六家。”以下列出引用書目分爲兩個部分，在其中《賈誠馬經》書名下有標注：“已上八十四家，係舊本所引。”[1]故凡在此前的爲“舊本”，引自“舊本”的屬轉引；凡在此後的非“舊本”，屬直引。而“張仲景《金匱玉函經》”正屬於“已上”的第八條，因此，李時珍本已表明其引《金匱玉函經》係轉引自“舊本”即《證類本草》。

不過前文已述，《證類本草》標示引《金匱玉函經》只有8條，《本草綱目》何以多出很多？經查，《本草綱目》實際引用了《證類本草》上述8條中的7條，另有1條雖然亦被引用，但只標示了“張仲景”，未提及書名；而轉引自《證類本草》的7條中，甘草薺苨湯解毒方并不見於《金匱玉函經》或《金匱要略》，現存醫籍中只見於《外臺秘要》卷三十一《解飲食相害成病百件》，《本草綱目》亦標示出“金匱玉函”，顯然是轉引了《證類本草》而未經核查。《本草綱目》另外的16條引文，實際都出自《金匱要略》。其中包含一條“白头翁湯”，標示引自“仲景《金匱玉函方》”，該條不見載於《證類本草》，因而不是轉引；但《金匱玉函經》與《金匱要略》二書皆載該方，比較二書同方，《金匱玉函經》中方内4藥“各三兩”，《金匱要略》則白頭翁二兩，他藥各三兩，《本草綱目》所引同後者，因而實際也引自《金匱要略》。所以，《本草綱目》全書23次引用《金匱玉函經》，或是轉引自《證類本草》（個別例外），或是誤引（實出《金匱要略》），都不是真實的。由此又反映了一個事實——李時珍對“金匱玉函”這一概念并不是很清晰，因而屢屢把“金匱要略”標示成“金匱玉函（方）”。

（四）小結：元明醫家皆未直接引用《金匱玉函經》

綜上所述，元明時期醫書引用《金匱玉函經》，全都是轉引或誤引，而屬於轉引的情況中，第一組共有19條/次，第二組（即《普濟方》）共有11條/次，第三組（即《本草綱目》）并未真正發生轉引，故元明兩代引用《金匱玉函經》實爲30條/次。

這30條/次，又都被許叔微的書和成無己的書中引文所覆蓋，没有一條引文超出了許、成之書的引文範圍；且引文實際只出於許叔微《類證普濟本事方》和成無己《注解傷寒論》兩書，尤以後者爲多，可能與成無己著作流傳較廣有關。再者，其中有些引用在引文前還明確標示了出於“許”（許叔微）、“成”（成無己），因而可以確認，實際上那段時期的醫家都未曾真見過《金匱玉函經》一書，所有引用者的所有引用都屬轉引。

四、南宋以來藏書家、目録學家基本上都未見過《金匱玉函經》

除醫家外，歷史上還有一些藏書家、目録學家記述過《金匱玉函經》，但這些記述大多不能視爲親見的實録，有些是誤混於《金匱要略》，有些可能是轉述。

南宋初著名的藏書家和目録學家晁公武（1105—1180）在《郡齋讀書志》中記述：“《金匱玉函經》八卷，漢張仲景撰，晉王叔和集。設答問、雜病、形證、脉理，參以療治之方。仁宗朝，王洙得於館中，用之甚

[1] 李時珍.本草綱目[M]//張志斌，鄭金生.本草綱目影校對照.北京：科學出版社，2017：310－315.

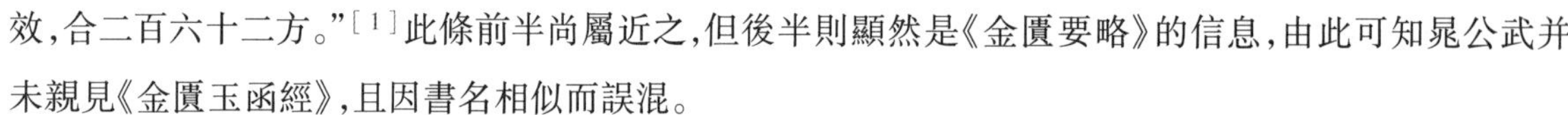

效，合二百六十二方。”[1]此條前半尚屬近之，但後半則顯然是《金匱要略》的信息，由此可知晁公武并未親見《金匱玉函經》，且因書名相似而誤混。

南宋鄭樵（1104—1162）《通志》卷六十九同時著録了“金匱玉函八卷、金匱玉函要略三卷”[2]，可是這也不足以證明他見過《金匱玉函經》，因爲《通志》并不介紹著録書籍的内容，所以很難説鄭樵真見過《金匱玉函經》。相反，鄭樵將二書著録於《醫方下》大類中的《病源》小類四十部中，而非《傷寒》小類中（《通志》著録醫藥類書籍分置於《醫方上》《醫方下》兩題之下，此“醫方”并非特指方劑，而是涵蓋所有醫藥類書籍；《醫方上》和《醫方下》兩題下又下轄二十多小類），可以在一定程度上説明鄭樵并不了解《金匱玉函經》一書，因而上引著述只是轉引而已。

《宋史·藝文志》（修成於 1343 年）卷二百〇七也同時記載了“金匱要略方三卷[張仲景撰，王叔和集]”和“金匱玉函八卷[王叔和集]”二書。但《宋史》是元人利用舊有宋朝國史編撰而成，基本上保存了宋朝國史的原貌，因而，這也不足以證明元人親見過《金匱玉函經》。

元代文獻學者馬端臨（約 1254—1340）《文獻通考經籍志》卷二百二十二也記述了“《金匱玉函經》八卷”，但其下却抄録了南宋陳振孫《直齋書録解題》卷十三中介紹《金匱要略》的内容，可見也并不真了解《金匱玉函經》一書。

明代的藏書家如焦竑、錢謙益、陳弟、毛晉等在他們的目録書中有記載《金匱玉函經》的，基本也只是援用舊説，較大概率没有人真正親見過，縱有親見者，也只是極個别人。

五、《正字通》疑似《玉函》引文問題

> 《正字通·疒部》：“痓，持世切。瘛去聲。痓證有五。秦越人《難經》曰：‘督脉爲病，脊强而厥。’張仲景《金匱》曰：‘脊强者，五痓之總名。其證卒口噤，背反張而瘛瘲。諸藥不已，可灸身柱、大椎、陶道。”

按：本條所引“張仲景《金匱》”，不見於《金匱要略》一書，却見於《金匱玉函經》卷二之《辨痓濕暍第一》中，自然帶來一個問題：《正字通》的編者是否見過《金匱玉函經》?

《正字通》，舊本或題明張自烈撰，或題清廖文英撰，或題張自烈、廖文英同撰。較大可能是晚明張自烈原撰，清廖文英增益。廖文英自序題爲“康熙九年歲次庚戌孟秋朔日”，則此書應成於清康熙之初。其書現有清康熙十年（1671）弘文書院刊本，與廖文英題署時間相合。這一時間早於《金匱玉函經》陳世傑本（康熙五十六年，1717）幾十年，因而，《正字通》首先不會引自陳世傑刻本。

那麼，張自烈或廖文英是否引自古本《金匱玉函經》?

我們查考，這一引文還見於其他古代文獻中。

首先見於明代徐師曾所撰《經絡樞要》，其書《奇經篇·第七·督》：“爲病脊强反折（脊强者，五痓之總名。其症卒口噤，背反張而瘈瘲。諸藥不已，可灸身杜穴[3]）。”此處比《正字通》引文少了大椎、陶道穴，但可以認定與《正字通》所引條文應出同源。

[1] 晁公武. 郡齋讀書志[M]. 北京：現代出版社，1987：371.
[2] 鄭樵. 通志[M]//文淵閣四庫全書. 第 0374 册. 臺北：臺灣商務印書館，1986：439.
[3] 徐師曾，等. 經絡全書[M]. 李生紹，等，点校. 北京：中醫古籍出版社，1992：102.

《經絡樞要》作者徐師曾，字伯魯，是明嘉靖三十二年(1553)進士，一生著述頗豐。據徐師曾序，先有沈子禄撰《經脉分野》一書，於嘉靖末呈徐師曾閲，希望徐師曾"訂而序之"。徐於數年後"爰乘稍暇爲之删校，復述《樞要》，以續斯編，更名《經絡全書》。"[1]此序作於萬曆四年(1576)，即爲《經絡全書》成書之年。上條引文即在徐師曾續作的《樞要》部分。徐師曾本條引文未標明據引書名，因而出處不詳。此書又經清代尤乘生洲氏補注而刊行，尤氏之序作於清康熙戊辰(康熙二十七年，1688)，上引注文是否尤氏所補，尚待考查。

其次見於明代李時珍《奇經八脉考・督脉爲病》："張仲景《金匱》云，脊强者，五痓之總名。其證卒口噤，背反張而瘈瘲。諸藥不已，可灸身柱、大椎、陶道穴。"[2]

《奇經八脉考》是經脉專書，李時珍撰，約刊於明萬曆五年(1577)或次年。本條引文與《經絡全書》近似，但《經絡全書》未標出處，本書標明出"張仲景《金匱》"，又"痙"作"痓"，句末多"大椎、陶道穴"5字；與《正字通》引文相比，則幾乎全同，僅末尾多一"穴"字。目前已見古籍中，標明出自"張仲景《金匱》"的，以本書所引該條爲最早。可是，《奇經八脉考》與《本草綱目》同爲李時珍所作，前文曾考察了《本草綱目》對《金匱玉函經》的引用，確認李時珍并未親見《金匱玉函經》，既然這樣，李時珍從何處得此條文，所冠出處"金匱"所據何本，又究竟指哪本書，都難以了解，因而李時珍所引該條出處也就很是可疑了。

其實，在《金匱要略》中也存在着相似的文字片段，吴遷本《金匱要略方》："病者身熱足寒，頸項强急，惡寒，時頭熱，面赤，目脉赤，獨頭動摇，**卒口噤，背反張**者，痓病也。"有可能是，《經絡全書》條文是在《金匱要略》語段基礎上演繹而成，因而未明示出處；《奇經八脉考》作者李時珍則憑着對《金匱要略》一書不很準確的記憶，將其與《經絡樞要》條文相組合，標示爲"張仲景《金匱》"，此文又被《正字通》所轉引，繼而又被《金匱玉函經》轉引(轉引時將"痓"改成"痙"，切合該書用字通例)。

小結：《正字通》刊行在《奇經八脉考》之後近百年，從前述《金匱玉函經》流傳與歷代引用情况看，基本可以排除《正字通》作者直接引用古本《金匱玉函經》的可能，而不排除是從《奇經八脉考》轉引；《金匱玉函經》中出現這一條文，也很可能爲陳世傑據《奇經八脉考》所補增。但《奇經八脉考》所引仲景條文本又出處可疑，所以，《正字通》本條引文不太可信。

六、《金匱玉函經》清刊本流行不廣，知之者不多

清康熙年間，《金匱玉函經》經陳世傑校理後刊行，使得《金匱玉函經》這部失傳多年的仲景著作得以再度爲世人所知。但是，可能因爲當時的人實在不了解這部書，導致該書印數少，因而流傳其實很有限。

宣統二年(1910)4月5日，晚清史官惲毓鼎《澄齋日記》記云："龍光齋以《金匱玉函經》前二卷寫樣送來，請政伯前輩細校。此書南宋以後即失傳，康熙中何義門先生始獲影宋鈔本，上海陳氏士(世)傑校正付刊，而世間竟無傳本。日本人得而再刊之，余從破肆中購回，如獲異寶，乃付梓以廣其傳(第一卷王叔和所録仲景語十數則，皆他書所無)。[眉批]此書未能刻竣。"[3]這段記載表明，作者無法求得陳世傑刊刻的原本，從書肆得日本人"再刊"本，已"如獲異寶"，這無疑是當時真實情况的寫照。可見，即使是陳世傑本《金匱玉函經》已經刊行，親見此書者仍不多。

[1] 徐師曾，等. 經絡全書[M]. 李生紹，等，点校. 北京：中醫古籍出版社，1992：2.

[2] 李時珍. 李時珍醫學全書[M]. 夏魁周，等，校注. 北京：中國中醫藥出版社，1996：1264.

[3] 惲毓鼎. 澄齋日記[M]. 杭州：浙江古籍出版社，2004：482.

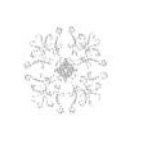

1931年，清末民初醫家馮水亦曾記寫："按序中云，是書由宋元祐時經林億等校正後，迄未行世。故元明無刻本，此本爲清康熙陳氏校刊，遂得流傳，但亦不多見。幾又成爲孤本，其可寶貴如斯。"[1]（按：此説中的"元祐"係馮氏誤記，説詳下節）

民國二十一年（1932），著名學者章太炎在《覆刻何本金匱玉函經題辭》一文中描述其初見《金匱玉函經》事謂："余前得日本覆刻陳本，驚嘆不已。"[2]與惲毓鼎《澄齋日記》所記一様，章太炎所見也只是"日本覆刻"本。

章太炎該文還指出："唐時孫思邈多取是經，宋館閣雖嘗校定，傳者已稀，元明以來，不絶如綫。幸有何氏得宋本，寫授其人刻之。下去乾隆校四庫時，才六十餘歲，而四庫本竟未列入。蓋時校録諸臣，於醫書最爲疏略……"[3]

清臣編修《四庫全書》時爲何漏收《金匱玉函經》？以"疏略"論之，固然不算説錯，但尚不够明晰。事實是，清臣本來就没有見過《金匱玉函經》，因而惑於書名的相近，根本上把《金匱玉函經》與《金匱要略》兩本書誤混了，全然不知《金匱玉函經》是與《金匱要略》平行的另外一部書。如此，他們編修《四庫全書》時，當然不會選編《金匱玉函經》。

我們可以從《四庫全書》著録中看到清臣對《金匱玉函經》一書全然無知的相關明據。

如《四庫全書總目提要》中有關清代名醫黄元御的幾條記載：

卷十："《周易懸象》八卷（編修周永年家藏本）國朝黄元御撰。//元御字坤載，號研農，昌邑人。早爲諸生，因庸醫誤藥損其目，遂發憤學醫。於《素問》《靈樞》《難經》《傷寒論》**《金匱玉函經》**皆有注釋，凡數十萬言，已别著録《醫家類》中。"

卷一百五："《金匱懸解》二十二卷（編修周永年家藏本）國朝黄元御撰。//元御謂張機著**《金匱玉函經》**以治内傷雜病，大旨主於扶陽氣以爲運化之本。自滋陰之説勝，而陽自陰升、陰由陽降之理迄無解者。因推明其意，以成此書。於四診九候之法，言之頗詳。"

同卷："《長沙藥解》四卷（編修周永年家藏本）國朝黄元御撰。//張機《傷寒論》共一百十三方，**《金匱玉函經》**共一百七十五方，合二書所用之藥共一百六十種。"

同卷："《四聖心源》十卷（編修周永年家藏本）國朝黄元御撰。//四聖者，黄帝、岐伯、秦越人、張機也。元御於《素問》《靈樞》《難經》《傷寒論》**《金匱玉函經》**五書，已各爲之解，復融貫其旨，以爲此書。其文極爲博辯，而詞勝於意者多。"

清代名醫黄元御著述頗多，但所著的《金匱懸解》是《金匱要略》而非《金匱玉函經》的注解書，用來"治内傷雜病"的，也只是《金匱要略》而非《金匱玉函經》，而以方數來看，《金匱玉函經》只一百十五方，"一百七十五方"之説更近於《金匱要略》。再者，中醫界傳統上將"傷寒"與"金匱"并稱，上引4條中却有3條是"《傷寒論》**《金匱玉函經》**"并列。清臣上述記載，無疑是將《金匱要略》與《金匱玉函經》誤混了。

特别是《四庫全書總目提要》卷一百三：

[1] 見中國中醫科學院所藏康熙年間朱伯勛、馮星抄本後附馮水題記。

[2] 章太炎. 章太炎全集：第八卷[M]. 上海：上海人民出版社，1994：394.

[3] 同上。

《金匱要略論注》二十四卷(通行本)漢張機撰,國朝徐彬注。//機字仲景,南陽人。嘗舉孝廉,建安中官至長沙太守。是書**亦名《金匱玉函經》**,乃晉高平王叔和所編次。陳振孫《書録解題》曰:此書乃王洙於館閣蠹簡中得之,曰**《金匱玉函要略》**。

王洙當年所得"蠹簡"本書,據載爲**《金匱玉函要略方》**,修編之後成爲**《金匱要略方》**,與**《金匱玉函經》**無涉。清臣此記,顯然是將**《金匱要略》**與**《金匱玉函經》**混同了。

基於這樣的認知,《四庫全書》既已收《金匱要略》,未再收編《金匱玉函經》,就是很自然的事了。

前文已述,明代本草大家李時珍對《金匱要略》與《金匱玉函經》的關係也模糊不清。古來不少醫家述及張仲景著述時,將《傷寒論》和《金匱玉函經》并提,也都是源於這種誤混。

再如,清代周揚俊於《金匱要略》歷代注家中推崇趙以德《金匱方論衍義》,遂以此書爲藍本而爲之補注。由於清人對《金匱玉函經》普遍不了解,將其與《金匱要略》相混,故此書明明屬於《金匱要略》注解著作,却標名爲《金匱玉函經二注》,顯然也出於對二書關係未能真切了解。周揚俊生卒年不詳,生活在 17 世紀中葉。據周揚俊自序,《金匱玉函經二注》成於康熙二十六年(1687),早於陳世傑整理刊行《金匱玉函經》約 30 年(圖 2-20),若周揚俊能够看到陳世傑刊本《金匱玉函經》,則或不會用此書名。

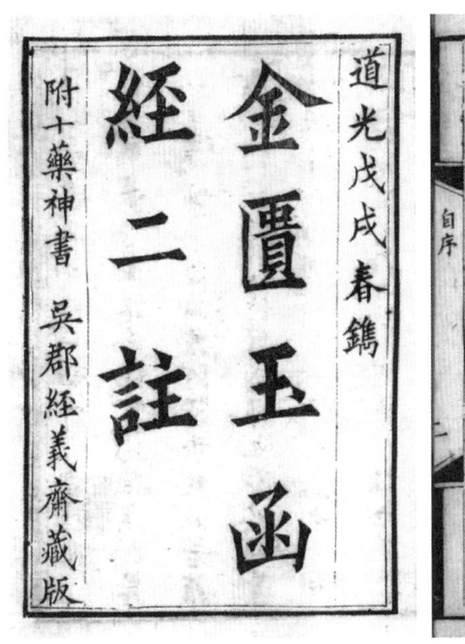
道光戊戌春鐫
金匱玉函經二註
附十藥神書　吳郡經義齋藏版

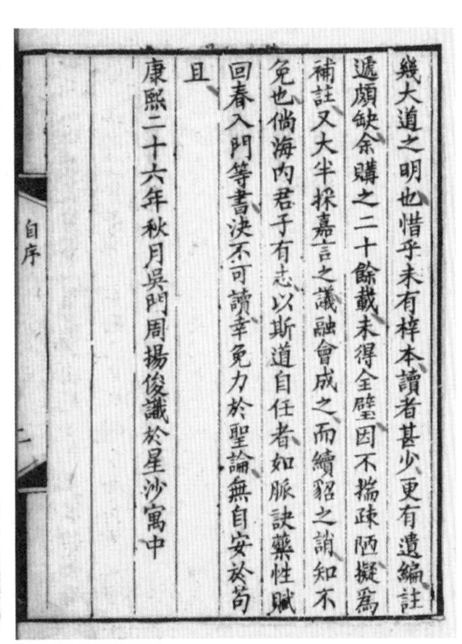
幾大道之明也惜乎未有梓本讀者甚少更有遺編註
遠頗缺余購之二十餘載未得全璧因不揣疎陋擬爲
補註又大半採嘉言之議融會成之而續貂之誚知不
免也倘海内君子有志以斯道自任者如脈訣藥性賦
回春入門等書決不可讀幸免力於聖論無自安於苟
且
康熙二十六年秋月吳門周揚俊識於星沙寓中
自序

圖 2-20　《金匱玉函經二注》道光刊本書名頁與序言末頁圖

所以,在明清兩代,不能確知《金匱要略》與《金匱玉函經》二書關係者衆多,實在是一個普遍現象。

因此,清代陳世傑刊佈《金匱玉函經》,保留了這一珍貴版本,於中醫文獻研究和仲景學説的研究,都具有重要的歷史意義。不過,陳本印數似乎不多,歷史上的影響有限。人民衛生出版社 1955—1958 年六度影印推廣該書(2010 年以後又數度影印發行),加上我國臺灣地區與日本也多次影印、刊刻此書,才使得該書在中醫界廣爲傳播,促成該書的真正流行。

七、存在着兩本以上傳世的可能性

從以上對比資料可以看出,《金匱玉函經》的早期引用以許叔微 3 本書和成無己《注解傷寒論》爲

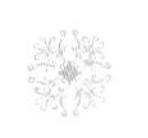

多。總體上看，成無己的引用和宋臣校理古籍中的引用與今傳陳世傑本《金匱玉函經》基本相當，可以互證；許叔微所引與今傳陳世傑本《金匱玉函經》出入偏多，這提示着許叔微引用的《金匱玉函經》似有可能出自與今傳《金匱玉函經》不同的傳本。

《金匱玉函經》宋以前若隱若現，宋校後似乎只形成了一個定本，怎麽會有不同傳本呢？

其實是可能的。首先，宋臣校《金匱玉函經》，雖然没有説明底本情況，但秘閣中藏有同書數種抄本，原本就是可能的；而校成之後，按常理來説，一般也會形成草稿和定稿。

宋治平四年(1067)，宋臣進呈劄子，請求將孫兆先前校成的《外臺秘要方》"修寫進册"。劄子中首先説道，"昨南方州軍連年疾疫瘴癘，其尤甚處一州有死十餘萬人"，其中一個原因是"諸州皆闕醫書"，醫者"皆傳習僞書舛本，故所學淺俚，詿誤病者"，故"欲望聖慈特出秘閣所藏醫書，委官選取要用者較定一本，降付杭州開板模印"。除應該"於《聖惠方》内寫録合用藥方出牓曉示，及遍下諸縣，許人抄劄"外，并提議：

……仍令秘閣簡《外臺秘要》三兩本送國子監見較勘醫書官子細較勘。聞奏劄，付孫兆，准此。至治平二年二月二日，准中書劄子較正醫書。所狀醫書内有《外臺秘要》一項。今訪聞前較正官孫兆較對已成，所有淨草見在。本家欲乞指揮下本家取赴本局修寫進册，所貴早得了。[1]

援此例可知：其一，宋臣校書時，所據底本往往非是一本，可能有數本；其二，校成後至少有草本和净本(謄抄定本)兩種。各本之間存在差異是肯定的。如果草本(或某種舊本)和定本都傳出，自然會形成不同文本。

多本存在的情況并非偶見。又如宋臣《新校備急千金要方序》：

恭惟我朝，以好生爲德，以廣愛爲仁，廼詔儒臣正是墜學。臣等術謝多通，職專典校，於是請内府之秘書，探《道藏》之别録，公私衆本，搜訪幾遍，得以正其訛謬，補其遺佚，文之重複者削之，事之不倫者緝之……[2]

同一本書，存在着"内府之秘書""《道藏》之别録""公私衆本"，同樣反映出一本書可能存在着不同的傳本。這些傳本成爲宋臣整理古籍的基礎。

特别是高保衡、林億等所撰《重廣補注黄帝内經素問注序》中説到：

臣等承乏典校，伏念旬歲，遂乃搜訪中外，裒集衆本……而又採漢唐書録古醫經之存於世者，得數十家，叙而考正焉。[3]

同樣反映出，廣求衆本，乃至採集有所引用的"他書"，是宋臣整理工作最重要的基礎。

宋臣《校正金匱玉函經疏》明確指出："但此經自晉以來傳之既久，方證訛謬不倫，歷代名醫雖學之，

[1] 王燾. 外臺秘要方[M]. 北京：人民衛生出版社，1955：25.
[2] 孫思邈. 備急千金要方[M]. 北京：人民衛生出版社，1982：3.
[3] 黄帝内經素問[M]. 北京：人民衛生出版社，1956：3.

皆不得仿佛。惟孫思邈矗曉其旨，亦不能修正之。况其下者乎？”可見，《金匱玉函經》在宋臣整理之前，確實存在着文本粗陋之本，且極有可能存在着多個抄本。

因此，許叔微引用的《金匱玉函經》與今傳陳世傑本有異，甚至他本人兩次引用同一條都不完全相同，就不那麼奇怪了。以許氏所引與成氏所引相比較，許氏所引出入和錯誤處偏多；若差别只在少數幾處，或可判爲偶誤，但可見的情況超出此限，因此，許氏所用當非宋校定本，可能是原在民間傳抄、未經宋臣校過的本子，或是宋臣初校而未定之稿本。

成無己著《注解傷寒論》引用《金匱玉函經》情况則不太一樣。

成無己，由宋入金，山東聊攝人（聊、攝，是春秋戰國時的小國名。漢置聊城，在今山東聊城縣西北；攝，攝城，在聊城縣東北，今山東博平縣西）。1127 年，靖康劫難，徽、欽二帝被擄，北宋王朝府庫蓄積被金朝盡數掠去，宫廷藏書亦被劫往，大約就在此後某年，成無己被擄去金朝，居臨潢（金國都城，今内蒙古昭烏達盟巴林左翼旗附近），在金朝行醫，并終老於彼地。

成無己其人，《金史》無傳，故生平欠詳。今人所了解的信息，都來自成氏所著《注解傷寒論》《傷寒明理論》中的序跋及古人對這些序跋的轉載。其中有幾篇重要序跋出於《注解傷寒論》一種“影寫金刊本”，原書今不存，但所幸其本序跋爲清代常熟藏書家張金吾《愛日精廬藏書志》卷二十二所保留。所載序跋中有嚴器之序，今元本和以後各本《注解傷寒論》亦存，但與影寫金刊本所存該序相比，又有重要的細節差别。

其中最重要的是王鼎《注解傷寒論後序》。王鼎序中説道：

> 此書乃前宋國醫成無己注解，四十餘年方成，所謂萬全之書也。**後爲權貴挈居臨潢，時已九十餘歲矣**。僕曩緣訪尋舍弟，親到臨潢，寄跡鮑子顒大夫書房百有餘日，目擊公治病百無一失。僕嘗求此書，公云“未經進，不可傳”。既歸，**又十七年**，一鄉人自臨潢遇恩放還，首遺此書，不覺驚嘆。復自念平日守一小學，於世無毫髮補，**欲自力刊行，竟不能就**。今則**年逾從心**，晚景無多，兼公别有《明理論》一編，十五年前已爲邢臺好事者鏤板流傳於世，獨此書沈墮未出。僕是以日夜如負芒刺，食息不遑，遂於**辛卯冬出謁故人**，以干所費，一出而就，何其幸也！或曰，非子之幸，世之幸也。醫者得以爲矜式，好事君子得之，亦可與醫家商略，使病人不伏枕而愈，乃此書駕説《難》《素》之功也，於世豈小補哉？大定壬辰下元日，冥飛退翁王鼎後序。[1]

序中記述，王鼎曾在臨潢遇見成無己，成“時已九十餘歲”。王鼎曾向其求取《注解傷寒論》一書的書稿，被告知“未經進，不可傳”（未經稟告，不能私傳。這大概是金朝的限制性規定）。但其後，成無己仍托人將書稿私傳於王鼎，終於在大定壬辰年（1172）刊行。

此序中有幾個時間節點，可藉以大致推算成無己的生年，但由於文獻資料反映的信息并不充分，所以推算結果有所不同。《傷寒明理論》張孝忠後跋説：“成公當乙亥、丙子歲其年九十餘，則必生於嘉祐、治平年間。”[2]這就是基於上引王鼎後序所述時間的倒推。其推算思路是：《注解傷寒論》刊行於“大定壬辰”，即金大定十二年（1172）；此前 17 年，王鼎在臨潢得見成無己，此時約爲“乙亥（1155）、丙子（1156）歲”，成氏當時“九十餘歲”，由此倒推 90 幾年，或合總前推 110 年左右，則大致爲北宋嘉祐末治

[1] 張金吾. 愛日精盧藏書志［M］//書目題跋叢書. 北京：中華書局，2014：288.

[2] 成無己. 傷寒明理論：下册［M］. 北京：北京圖書館出版社，2003：28－29.

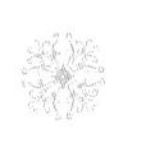

平初(嘉祐八年爲1063年,治平元年爲1064年)。這個推算得到普遍認同,《四庫全書總目》就依從了這個看法,今人錢超塵也贊同這個看法[1]。

但是,王鼎後序中并没有説明自己去臨潢的年份,這是張孝忠以1172年倒推17年得來的。李玉清、張燦玾提出了不同看法[2,3]。他們的主要理由是,王鼎得到"一鄉人"密傳來的書稿後,"欲自力刊行,竟不能就",直到"年逾從心"(70歲以上。孔子曰"七十而從心所欲"),憂心此事,"日夜如負芒刺,食息不遑",遂於"辛卯(宋孝宗趙昚乾道七年,1171年)冬出謁故人"求助,其書方得於次年刊行。可知,王鼎得書後并没有隨即刊行,中間有一段時間間隔。那麽,王鼎得書稿至刊行相距多少年?序中未予明言。但張金吾《愛日精廬藏書志》卷二十二還保留着《注解傷寒論》另一序言——魏公衡序,序中給出了説法:

> 張仲景所著《傷寒論》,聊攝成無己爲之注解……未及刊行而成君不幸去世,此書間關流離,積有歲年,竟自致於退翁先生,若成君之靈宛轉授手。然退翁既愛重其書,且憤舊注之淺陋蕪駁也,遽欲大傳於世,顧其力有所不贍,且不忍付非其人,苟以利爲也。每用鬱悒,事與願違,**俯仰逾紀**。近因感念,慨然謂所知曰:"吾年逾從心,後期難必。誠恐一旦不諱,因循失墜,使成公之志湮没不伸,吾亦抱恨泉壤矣。"遂斷意力爲之,經營購募,有所不避,歲律迄周,功始克究。嘻,是書之成也,成君得所附託,退翁私願獲畢,相與不朽矣……退翁,道號也,姓王名鼎字大來……大定壬辰重陽日承議郎行澠池令魏公衡序。[4]

魏序稱成氏書稿轉入王鼎之手後,王鼎欲刊刻,但"其力有所不贍",又"不忍付非其人",遂在"俯仰逾紀"之後,"經營購募,有所不避"(購募,猶言"募捐"),且又"歲律迄周"(用一年時間),終得成功。在此,魏序明指書稿在王鼎處并非隨時刻印,而是在"逾紀"之後。"紀"用於記時,在古代可指多個不同時長,例如《漢語大字典》所釋,有十二年、一千五百二十年、一千五百年、三百天等不同概念,但最常見者爲十二年。且王鼎述及,自己"年逾從心,晚景無多",成氏另一書"《明理論》……十五年前已……流傳於世",此書却在其手中"沈墮未出",語中透露出此書在其手中時間必非較短,因而魏序之"逾紀"當指十二年以上。由此,則王鼎在臨潢遇成氏,當在1172年前29、30年以上(成氏《傷寒明理論》倘若是在相近時間通過不同渠道傳回宋朝,因其已刊行於15年前,則此"逾紀"還可能更長一些)。這樣推算,成無己生年可能要往前推十多年,有可能生於北宋皇祐元年(1049)、皇祐二年(1050)左右(若成無己高壽至九十三四以上,則生年還可能更提前)。

此外,關於《注解傷寒論》著成的時間,一般記述爲1144年。其時間根據是《注解傷寒論》嚴器之序落款爲"皇統甲子歲中秋日",這一年正是1144年。嚴器之在序言中述及,他也曾親見成無己。通行本《注解傷寒論》中的嚴器之序如此説:"昨者解后(同'邂逅')聊攝成公,言論該博,術業精通,而有家學。注成《傷寒論》十卷,出以示僕。"但《愛日精廬藏書志》一書中所轉載的嚴器之序,該句作:"昨天眷間,西樸解后聊攝成公,議論該博,術業精通,而又有家學。注成《傷寒》十卷,出以示僕。"[5]"昨者""昨",

[1] 錢超塵.《傷寒論》文獻新考[M].北京:北京科學技術出版社,2018:318-321.
[2] 李玉清.成無己生平及《注解傷寒論》撰注年代考[J].中華醫史雜志,1997,27(4):249-251.
[3] 李玉清,張燦玾.成無己生平考[J].南京中醫藥大學學報(社會科學版),2005,6(3):164-166.
[4] 張金吾.愛日精廬藏書志[M]//書目題跋叢書.北京:中華書局,2014:287.
[5] 張金吾.愛日精廬藏書志[M]//書目題跋叢書.北京:中華書局,2014:286-287.

都指往昔之日。但通行本“昨者”無上下文限定,時間較寬;而《愛日精廬藏書志》轉載本限定在“天眷間”。“天眷”,是金朝的第四個年號。金熙宗完顔亶於1138年改元“天眷”,又於1141年改元“皇統”。則此次嚴器之見成無己之時限定在1141年前。通行本將“昨天眷間西樓”(西樓,爲“臨潢”的别稱)改爲“昨者”,顯然是宋朝刻書時避用金年號、地點而改。由此可知,至遲在1140年,成無己《注解傷寒論》已經著成。前述,王鼎遇成無己後約29年或更久才刊刻成無己《注解傷寒論》,由1172年上推29、30年,則王鼎遇成無己爲1143年或更前,當然也早於1144年。再回看王鼎後序所説“成無己注解,四十餘年方成”之説,則知成氏始著其書約在北宋元符三年(1100)前後,其時成無己約爲50歲;至嚴器之見成無己的“天眷間”,成氏約近90歲。

比較難於確定的是成無己被擄去金國的時間。王鼎序言中説:“後爲權貴挈居臨潢,時已九十餘歲矣。”看起來應在成、嚴相會之後。錢超塵書中補證:“南宋紹興十一年、金皇統元年(1141)農曆冬十一月,南宋高宗皇帝趙構與金國簽訂和約,議定自條約簽訂之日起,淮水以北地區完全劃歸金國……此年成公年七十有七,以聊攝已屬金地,故稱成公爲金人。”[1]但錢書中并没有確定成無己在此時被擄去金國,而是在後文説:“成無己被挈掠到臨潢,其時已九十餘歲,風燭殘年矣。”其意似謂成無己去金國、王鼎見成氏還在1141年之後十多年。按:嚴器之已於“天眷間”在“西樓”遇見成氏,故成氏被擄去金國至遲是在“天眷間”(1138—1140),不會在1141年及更後;如果王鼎表述的“九十餘歲”不很精確,稍有誇大(誇大老人年紀,有誇讚其長壽之意),則王鼎見成無己年份也可能在嚴、成相遇之前,當然成氏被擄去金國的時間也就可能更早。

由此來看,成氏約出生於北宋皇祐元年(1049)、皇祐二年(1050)左右,撰寫《注解傷寒論》是約1100年在北宋起筆,27年之後發生靖康劫難,之後的某年,成氏被擄去金國,在金國完成書稿,完稿時成無己年約90歲。嚴器之在“天眷間”(1138—1140)得見成無己,王鼎見成無己在此前後相近時間。

成無己在《注解傷寒論》中引用《金匱玉函經》10條(另有1條錯標書名)。成氏雖是名醫(王鼎後序稱爲“前宋國醫”),但前文推論,當年宋臣整理《金匱玉函經》時可能并不準備提供醫家應用。所以,在《注解傷寒論》著述的早期,成氏很可能用不上未得廣泛傳播的《金匱玉函經》。相反,在金國治下,因爲成無己的醫名,且其實際處境就是“爲權貴挈居”,此時,他倒極有可能用上被金國劫去的《金匱玉函經》,并利用此書完善了自己的《注解傷寒論》。而其所用的《金匱玉函經》之本,極大可能爲宋代宫廷所藏、宋臣校理改定了的《金匱玉函經》。

成無己《注解傷寒論》引《金匱玉函經》與今本《金匱玉函經》基本相合,一方面證明了成無己所用爲宋校正本,同時也印證了陳世傑本《金匱玉函經》係正本相傳。甚至,陳世傑所得抄本,有可能就是成無己曾經用過的宫廷本之再抄本(下節詳説)。

第二節
清刊本《金匱玉函經》源頭考

《金匱玉函經》一書定型於宋臣校理,宋以後直到清康熙年間凡650年間,未見該書有刊行的記載。清康熙壬辰年中(康熙五十一年,1712),上海醫人陳世傑(字懷三)據稱得到何焯“手抄宋本”《金匱玉函經》,將其整理刊行,此書才重又流傳。陳世傑刊刻年份,有的稱爲1716年,原因應是陳世傑自序落款

[1] 錢超塵.傷寒論文獻新考[M].北京:北京科學技術出版社,2018:320.

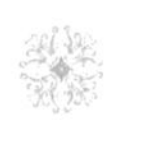

是“康熙丙申陽月上海陳世傑書”。“康熙丙申”，正是康熙五十五年，合 1716 年。但是，該刻本中還有何焯序，而何焯序落款是“康熙丁酉正月義門何焯”，“丁酉”，比陳氏落款晚一年。因而，該本最早應在康熙五十六年(1717)刊行。

但是，陳世傑所用本究竟是怎樣來的，這還是一個不太清晰的事。

一、序言異說表明陳世傑所用底本非北宋刻本

一種説法稱，是何焯將自己所藏《金匱玉函經》抄寫轉送給了陳世傑。

但是，何焯是否曾藏有《金匱玉函經》，藏有刻本還是抄本，是直接轉送刻本還是將刻本抄録轉送陳世傑，又或是原本就是古抄本？學界有不同説法。

有人肯定地認爲，何焯所藏就是北宋治平三年(1066)的原刻本，只是何焯再抄一過而傳予陳世傑。

如章太炎在《覆刻何本金匱玉函經題辭》中謂：“幸有何氏得宋本，寫授其人刻之。”[1]

不過章氏在《金匱玉函經校録》一文中又給出了不同説法：“今所見者，清康熙末何焯以宋鈔本授上海陳世傑雕板。”[2]

這些不同説法都有其原由，當可一辨。

關於陳世傑所稱得到何焯“手抄宋本”《金匱玉函經》底本的情況，書中三個序言就有三種互有差别的説法。

陳世傑本人在《重刻張仲景金匱玉函經序》中述其事云：

> 歲壬辰，義門何内翰以予粗習張書句讀，**手抄宋本見授**。拜受卒業，喜忘寢食。惜其訛脱者多，甚或不能以句。既無他本可校，乃博考衆籍，以相證佐，補亡滅誤，十得八九。稿凡數易，而始可讀。

按：此中壬辰歲指清康熙五十一年，即 1712 年。

陳汝楫(陳世傑族弟)爲其書作序表達與之相近：

> 義門何先生知先生最深，**得宋抄本授之**，窮日夜校閲，即有脱誤，以他書是正，歷三四寒温，而後可句。尋考本序，爲宋館閣秘本。

何焯序則説：

> 吾友陳先生懷三……謂《傷寒》世多有，而《金匱玉函經》幾無傳。乃**從藏書家訪求善本**，與篋中本再三勘校，重開以通流之。

對於底本的來源，二陳都説是何氏“見授”“授之”，何焯則謂陳世傑“從藏書家訪求善本”，未明指底本由自己提供。中間有些衝突。特别是何焯所寫的“藏書家”之稱，很難理解爲是一個自稱，因此可

[1] 章太炎. 章太炎全集・醫論集[M]. 潘文奎，等點校. 上海：上海人民出版社，2014：410.

[2] 章太炎. 章太炎先生論傷寒[M]. 潘文奎，等點校. 伍悦，林霖，輯校. 學苑出版社，2009：158.

以推想此書有可能另有來源，比如原書并非何氏舊藏，只是陳世傑在探尋、入手此書過程中，或曾得到何氏傳遞消息、幫助鑒定甚至曾經居間過手等幫助，故而陳世傑得此書，也算與何氏有一定關聯。換言之，何焯只是讓渡了一個機會，而并非將所藏之本贈予陳世傑。但在寫序言時，陳世傑希望借何氏之名以擡高此書身價，願意坐實此書原屬何氏；何氏與之似有私誼，故序言中既不説此書屬於自己，但也并不完全否定。

對於底本屬性，陳世傑説是"手抄宋本"，陳汝楫指爲"宋抄本"，都指該本係以宋本爲底本抄成之本。但細究則二説仍有差别："手抄宋本"，未明指何時所抄，因而或可理解爲何焯手抄。但"宋抄本"，意謂原本就是宋人抄成之本，則確指是古抄本。而何焯序則只説是"善本"，没有明指陳世傑所據底本是抄本還是刻本。

假如該本確實先曾爲何氏所藏，那麽，是何氏藏有一個宋刻本，抄成了傳給陳世傑；還是何氏所收藏的原本就是抄本，直接給了陳世傑？

如若是前者，何焯真藏有"宋刻本"，他不是借予陳氏自抄，而是自己轉抄一稿傳予陳世傑？果真如此，當然可以解釋爲因何焯吝惜宋本，擔心外傳後有閃失。但抄一部幾萬字的書，畢竟不太容易；而以其與陳氏的關係來看，似乎也不至於這樣考慮。而從三人序言中，并未反映出何氏真有原刻本。再者，陳世傑説：何氏提供的底本"訛脱者多，甚或不能以句"，因而陳世傑與陳汝楫都稱校勘工作甚爲費時費力，"補亡滅誤"，"稿凡數易"，"以他書是正"……既然這樣，則首先，若確有何氏抄傳一節，則何氏面對的是怎樣的底本，怎樣轉抄？其次，倘若何氏手上還有宋雕原本，則陳世傑在用抄録本校書的過程中也有可能會時或索取原本以對校，但三人序言中都没有反映出有這樣的情况。因此，這本書當時的底本較大可能原本就是抄本，而非宋本原書，更不是何氏以宋治平刊本抄寫再授予陳世傑。

所以，陳汝楫稱爲"宋抄本"，本是鮮明、恰當的。但或許二陳加上何氏三人之中，陳汝楫位置相對次要，他的用語并未被學界所關注。

其實，陳汝楫是康熙年間的學者，與何焯交好，還是重臣李光地的入室弟子。陳世傑請其作序，一方面表明，《金匱玉函經》的得手可能還是得益於陳汝楫與何焯之間的友情；另一方面，也是想借族弟陳汝楫的才名幫助傳揚自己的書。這樣看，作爲一介文人的陳汝楫表達的"宋抄本"，或許更爲準確。其後陳世傑翻印宋本《錢氏小兒藥證直訣》，亦請陳汝楫作序，依然是要借助陳汝楫的影響力。

還應注意的是，康熙年間刊刻《金匱玉函經》最先爲本衙本（後詳），該本内封上方從右往左横書"何義門先生鑒定"7字。該書名頁内容應爲陳世傑所定，而其中對何焯在該書中的作用定性爲"鑒定"。這充分表明，何焯未必曾藏有該書，而是在其發現（也可能與陳世傑一同發現）了該抄本書後，因原本殘損嚴重，很可能連該本爲何書都不容易確定，這時，何焯憑自己的識力"鑒定"了該本就是陳世傑追尋已久的《金匱玉函經》，介紹、促成了陳世傑收藏和整理該書。如此，則陳汝楫序"得宋抄本授之"（其實就是"讓渡"）、何焯序"從藏書家訪求善本"就基本都合理了。所謂"藏書家"，是指該書原藏家，而非何焯自稱。至於陳世傑所説"手抄宋本見授"，當理解爲句前省略了介詞"以"，則其意亦與陳汝楫之説相合。因此，陳世傑所得底本原就是抄本，只是因各家用語不盡一致生出了歧義。

另外，關於何焯序中稱陳世傑另有"篋中本"，估計只是一種外行的隨口之説，比如將陳世傑誤購的唐代杜光庭《玉函經》混淆爲相同相近之書等。陳世傑手中不太可能再有一種其他本的《金匱玉函經》，最多只能有《傷寒論》一類相關書。

錢超塵在《中醫雜志》1989年第6期發表文章《〈金匱玉函經〉四考》原文中，錢先生表述是"（何焯）

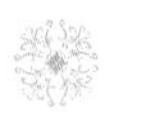

贈以珍藏之宋代手抄本《玉函》”，顯然是取了陳汝楫“宋抄本”之説。但該文收入《傷寒論文獻通考》一書時，錢先生將該句改爲“當時大藏書家何焯……乃據宋板《玉函》手抄一份贈予陳氏”[1]，反而不如原説合理了。又其所作《影印〈金匱玉函經〉校注考證》一書中也明確説：“清初藏書家何焯義門據宋本抄寫授同里陳世傑……”[2]在新出的《傷寒論文獻新考》一書中，錢先生也説陳世傑“從當時著名藏書家何焯那裹得到了何焯據宋刻本抄録下來的手抄本”[3]，并確認“何焯所藏《金匱玉函經》八卷本，是北宋治平三年(1066)原刻本”，理由是：“因爲自治平三年(1066)以後，直到清陳世傑1716年雕版刊行，中間凡六百五十年，《金匱玉函經》没有再行刊刻。”[4]人民衛生出版社1956年5月影印該書的説明亦稱陳世傑“以清康熙重刻何義門手抄宋本爲底本”。但此説并不準確。説見下文。

二、避“丸”證明陳世傑所用底本是南宋抄本

有一個重要的事實，提示着陳世傑所用底本不可能是宋治平本。那就是陳世傑所校理刊刻的《金匱玉函經》中的避諱。

研讀陳世傑刊本《金匱玉函經》全書，可以注意到該書有一個明顯的避諱字——避“丸”字改作“圓”。該書從第二卷到第八卷，凡記述藥丸名或行文中説到服用丸藥時，都改用“圓”(惟卷八1例“丸”，見下節)。據《禮部韻略》載《淳熙重修文書式》，北宋末代皇帝欽宗名“桓”，欽宗名諱所應避字有45字，“丸”字正在其中。南宋以後的不少方書中，藥丸之“丸”被寫作“圓”，就是南宋避宋欽宗趙桓諱所改。如宋乾道六年(1170)姑孰郡齋刻本《洪氏集驗方》全書就用“圓”而不用“丸”。趙桓於1126年1月19日至1127年3月20日在位，比治平三年(1066)晚61年，如果陳世傑所據底本爲治平本(或其忠實抄本)，則書中不應該出現用“圓”代“丸”的情况。從陳世傑本《金匱玉函經》較爲普遍地用“圓”代“丸”這一事實可以認定，陳世傑校理《金匱玉函經》所用的底本一定不是治平本，而應是南宋避趙桓諱以後的一段時間形成的本子。

筆者有個猜想：因爲成無己《注解傷寒論》引用的《玉函》與今傳《金匱玉函經》文本一致度較高，因而，陳世傑所用的、避宋欽宗諱的抄本有可能是成無己所抄(當然不排除爲再抄本)。之所以成無己需要新抄一本，是因爲他在金邦雖可讀到宋室内廷原藏本《金匱玉函經》，但可能也不便長期佔用，所以他有必要將治平寫本手抄一過，存於手邊。作爲忠於宋朝的子民，他轉抄時將《金匱玉函經》中的“丸”改爲“圓”，是很自然的(但成氏的《注解傷寒論》不避“丸”，可能是其原稿先已寫定，或是原本避諱的書稿經元明時期改動所致)。因此，陳汝楫所稱“宋抄本”，照此推想，實際可能就是“南宋/金抄本”，甚至還有可能是成無己所用的舊本，只是通過某種難以得知的路徑回流到了中原，最終傳到了何焯-陳世傑之手。當然，既是猜想，不排除存在其他可能性。例如，日本真柳誠教授在與筆者的書信交流中就提出，《金匱玉函經》可能有南宋刊本。不過這在一定程度上也是猜想，有一些間接證據，缺少直接材料的證明。

三、特徵字詞證明陳世傑所用底本是南宋後抄本

文獻中有些字詞的使用有明確或較明確的時代印記，可以據之分析文獻的形成或傳抄年代。

中藥諸種種仁之“仁”，在古時原本寫作“人”，如《五十二病方》$_{21/21}$：“久傷者，虀[齏]杏核中人，以

---

[1] 錢超塵. 傷寒論文獻通考[M]. 北京：學苑出版社，1993：86.

[2] 錢超塵. 影印《金匱玉函經》校注考證[M]. 北京：學苑出版社，2015：自序.

[3] 錢超塵. 傷寒論文獻新考[M]. 北京：北京科學技術出版社，2018：95.

[4] 錢超塵. 傷寒論文獻新考[M]. 北京：北京科學技術出版社，2018：96.

臟膏弁，封痏，蟲即出。”[1]老官山《六十病方》文本中也有桃人、杏人等寫作“人”的用例。唐代開始出現寫作“仁”的例子，“人”“仁”混用，如敦煌醫藥文獻P. 2378《五藏論》：“石英【研之似粉】，杏仁別搗如膏……”此條中的“杏仁”在P. 2115、P. 2755同文中即作“杏人”[2]（本書敦煌文獻引文中，“【#】”表示校補文字，“[#]”表示校讀文字，“□”表示不定字數的闕文，後同）。

宋元時期受到理學盛行的影響，“仁”才逐漸取代“人”。段玉裁在《説文解字注》人部中道：“天地之心謂之人，能與天地合德；果實之心亦謂之人，能復生草木而成果實，皆至微而具全體也。果人之字，自宋元以前本草、方書、詩歌、紀載無不作‘人’字，自明成化重刊本草，乃盡改爲‘仁’字，於理不通，學者所當知也。”[3]段氏未見唐寫本，其論種仁用“仁”的起始時間未盡妥當，但對於“人”與“仁”二字先後關係的基本認識是正確的。

種仁之“仁”的寫法大致可分爲三個時期：唐以前，皆寫作“人”；唐代開始出現寫作“仁”的例子（在敦煌文獻中可以見到不少“仁”的用例，偶然還可見到寫作“芢”的），下訖於宋，“人”“仁”混用；南宋以後至今，則基本都寫作“仁”，這有多種文獻可以證明。

《金匱玉函經》中，果仁之屬共出現杏仁（13例）、桃仁（6例）、麻子仁（4例）3種共23例，用字方面一律作“仁”而不作“人”，説明《金匱玉函經》的底本不早於南宋。

後文論及《金匱要略》吴遷本和鄧珍本對比，也明顯呈現了這樣的差別。吴遷本普遍用“人”（少數幾處用“仁”，可能是吴遷傳抄時因當時習慣而誤寫），較好地保留了古貌，而鄧珍本全部改“人”爲“仁”，屬元後用例，已非《金匱要略》宋本原貌。

與此相似的還有“薑”與“姜”。中藥生薑、乾薑之“薑”，大約在南宋時，始有混寫爲“姜”者，至元代已經比較流行。而《金匱玉函經》中普遍用“薑”，有102處，但有4處用“姜”，分別見於：

> 辨太陽病形證治下第四：傷寒汗出解之後，胃中不和，心下痞堅，乾噫食臭，脅下有水氣，腹中雷鳴而利，生**姜**瀉心湯主之。
>
> 辨發汗吐下後病形證治第十九：發汗後，腹脹滿，屬厚朴生**姜**半夏甘草人參湯。
>
> 辨發汗吐下後病形證治第十九：傷寒，醫以圓藥下之，身熱不去，微煩，屬梔子乾**姜**湯證。
>
> 卷七：桂枝加芍藥生**薑**人參湯方第十一……本方桂枝湯，今加芍藥、生**姜**、人參。

生薑瀉心湯見於卷八第六十二方，厚朴生姜半夏甘草人參湯見於卷七第四十五方，梔子乾姜湯見於卷七第五十方，3方正文中的“姜”，在卷七、卷八的方劑篇中皆作“薑”；桂枝加芍藥生薑人參湯方條本出卷七第十一條，相應正文在卷二辨太陽病形證治上第三中，兩處方名俱作“生薑”，但釋方中誤作“生姜”。用“薑”當是古本舊貌，而作“姜”則應爲南宋時抄者的誤寫。這樣的文字差錯發生在抄本的概率大於發生在刊本的概率，這樣也就在某種程度上佐證了《金匱玉函經》的底本爲南宋抄本。

《金匱玉函經》中還有更晚出的字例：

> 卷二《辨痙濕暍第一》：“太陽病，其**症**備，身體强，几几然，脉沉遲，此爲痙，栝樓桂枝湯主之。”

[1] 裘錫圭.長沙馬王堆漢墓簡帛集成（第五册）[M].北京：中華書局，2014：219.
[2] 沈澍農.敦煌吐魯番醫藥文獻新輯校[M].北京：高等教育出版社，2016：61.
[3] 段玉裁.説文解字注[M].南京：鳳凰出版社，2015：640.

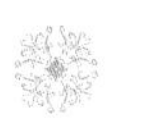

“症”,是“證”的後起分化字,《金匱要略》同條即作“證”。“證”演變爲“症”,應是先混用“証”字,再變爲“症”。“症”在古代字書中未見,《漢語大字典》“症”字條所列最早例爲元代鄭光祖《倩女離魂》第三折中例句:“要好時直等的見他時,也只爲這症候因他上得。”古代醫籍估計也不會太早於此。筆者已經看到的較早用例,是明醫學六經本《針灸甲乙經》中有幾處(但明藍格抄本俱作“証”)。那麽,《金匱玉函經》中這一“症”字,則亦提示該底本不太可能早於南宋。不過,此字還是陳世傑校理時誤寫的可能性較大。

除了上述有時代鑒别意義的用字外,其他用字方面,《金匱玉函經》也有混亂現象。如“胸”與“胷”并見(以“胸”爲主)、“濇”與“澁”并見(以“澁”爲主)、“擣”與“搗”并見(以“搗”爲主)、“泄”與“洩”并見(以“泄”爲主)、“譫”與“讝”并見(以“讝”爲主。按:《傷寒論》只用“讝”)、“饑”與“飢”并見(用於飢餓義,二字各 9 例)、“差”與“瘥”并見(病愈義,以“差”爲主)、“内”與“納”并見(納入義,以“内”爲主)等。甚至有見於同一條中亦用字有異的情況,如第四篇:“問曰,病有結**胸**,有藏結,其狀何如?答曰,按之痛,其脉寸口浮,關上自沉,爲結**胷**。”第十三篇:“脉濡而弱,弱反在關,濡反在巔,微反在上,**澀**反在下。微則陽氣不足,**濇**則無血。陽氣反微,中風,汗出,而反躁煩;**澀**則無血,厥而且寒。”這類情況一方面可能來自陳世傑所得底本抄録混亂,另一方面也可能因陳世傑所得底本殘破較重,陳世傑校刊時帶進了自己的某些用字習慣。

在用字以外,有些用語也呈現了這樣的有特殊鑒别意義的情況。如:煎藥後爲了便於飲用,要濾去藥物渣滓,此環節古方書中一般稱“去滓”。《金匱玉函經》中亦是如此,在卷七、卷八兩卷方劑卷中,此“滓”字出現了 100 次;與此同時,該書中還有“去渣”一語,亦在卷七、卷八兩卷方劑卷中,共出現 6 次。“渣”用於此義出現較晚,在古代字書中最早出現在明代的《正字通》中。該書指明:“渣,舊注音乍,水名,音樝,義同。并非。俗以此爲渣滓字。”雖然,字書收載有一定的滯後性,但“渣”用於藥渣義,一定是明代或稍早時的事,不可能是宋本《金匱玉函經》的舊貌。6 例出現“去渣”的方子,在《傷寒論》中皆對應地作“去滓”,“去滓”當是宋本原貌。

除上述 6 例“去渣”,今傳《金匱玉函經》附遺中還有 1 例。該方爲:“治五噎吐逆,心膈氣滯,煩悶不下,用蘆根五兩,剉,以水三大盞,煮取二盞,去渣,温服。”筆者考該方所補係據《證類本草》卷十一蘆根條所引《金匱玉函方》,該方在《證類本草》中的原文作:“治五噎心膈氣滯煩悶,吐逆不下食。蘆根五兩剉,以水三大盞,煮取二盞,去滓,不計時温服。”恰恰是寫作“去滓”。由此看來,《金匱玉函經》中 6 例“去渣”,及附遺中的 1 例“去渣”,較大可能是陳世傑校補原書時,出於自己用語的習慣誤補改的(附遺問題下文有專題討論)。

此外,陳世傑序題爲“重刻張仲景金匱玉函經序”、陳汝楫序題爲“重刻金匱玉函經序”,二序的標題都寫明“重刻”,難免給人帶來先前已有刻本的感覺。其實二陳這樣寫是因爲他們也并不知道其前可能并無刻本,雖然持着抄本,但潛意識中以爲必有古刻本。所以二陳“重刻”之説當屬誤解所致。

總之,陳世傑所獲《金匱玉函經》,較大可能是南宋抄本;而這一抄本又較大可能是何焯發現而推介給了陳世傑的。但其書更具體的來歷,經歷過怎樣的具體演變,現在已經難以確考了。

四、陳世傑所用底本可能爲配補本

《金匱玉函經》卷第一爲《證治總例》一篇。這一篇情況頗有些特異。

(一) 内容方面的特殊性

《證治總例》全文 3 432 字,内容涉及生理病理、診斷、用藥用針的要點、灸法要點等,是一篇通論、凡例性質的文字。在傳世文獻中,最早的類似文章大概是《傷寒論》中之《傷寒例》。《傷寒例》一般認爲是晉王叔和所撰，是以傷寒爲中心的外感熱病的綱領性綜論；其次是陶弘景的《本草經集注・序録》，《序録》基於《神農本草經序》中條文逐條展開，具有藥論總綱的性質。二者皆爲專門領域的綜論（此外《傷寒論》中的《辨脉法》《平脉法》二篇，亦具有脉法通論性質）。而像《證治總例》這樣涉及醫藥較多分支領域的宏大而又具體的綜論性文章，則是前所未有。這種文章原則上只能產生於《傷寒例》《本草經集注・序録》二文之後。在這之後，唐初的《備急千金要方》以卷一這樣的整卷篇幅（唐代的一卷遠大於之前一卷的篇幅）展開對醫藥問題的綜論，比《證治總例》又有了大的拓展與細化。由此，《證治總例》的產生時間應該在南北朝到隋唐之間。

《證治總例》中數處引述了佛經語録。

章太炎據該篇中佛經用語，提出：

> 尋叔和已集《傷寒論》，必不自爲歧異。且其《證治總例》言"地水火風，合和成人"，"四氣合德，四神安和。人一氣不調，百一病生；四神動作，四百四病同時俱起"。此乃本之佛典。叔和當魏晉間，釋典雖已入中國，士人鮮涉其書，知是經非叔和所集，而爲江南諸師秘愛仲景方者所别編。六朝人多好佛，故得引是以成其例耳。[1]

由此一卷論及全書爲"江南諸師……所别編。"

錢超塵對該卷所用佛教語一一考源，謂："地水火風""較早出現於曇無讖（385—433）翻譯的《金光明經》中"（該經譯於 415 年前後），"四百四病"及"一百一病""出自鳩摩羅什（344—413）翻譯的大智度論中"（後秦弘始七年即 405 年譯），"六識""較早出現於真諦（499—569）翻譯的《阿毗達磨俱舍論》中"（陳天嘉四年至陳光大元年即 563—567 年譯），確定"（《證治總例》）這篇文章編寫的時代上限不早於東晉義熙二年（406）"[2]。按，確定《證治總例》著成年代的時間上限，當以文中所引的最晚出現的詞語所在佛經著作譯成時間來定；"六識"所出文獻譯完時間爲 567 年，則引及此詞的《證治總例》應成於此年之後，錢先生所説"上限"以最早出現的詞語來定，係智者之失。而 567 年已是南北朝後期，这样，《證治總例》作爲一個整體，不可能屬於張仲景或王叔和所作，而應爲南北朝後期到隋唐時期醫家撰成。當然，不能排除是在一個較長時期中不同醫家先後加入編寫，彙凑而成篇，"六識"一條剛好在後期加入。

錢先生還將《證治總例》條文與《千金要方》作了對比，謂："《玉函・證治總例》凡 3 434 字（按：筆者統計爲 3 432 字），被《千金要方》卷一及卷二十九引用者，達 2 527 字，佔《證治總例》的 70% 以上，可見孫思邈見到《證治總例》全文是絶無疑義的。"但錢先生又認爲："從孫思邈把《證治總例》的條文分散引用上觀察，他顯然認爲這篇文章不是仲景所作，所以才分散在各節裏加以引用……他引用仲景文字，前面必寫上'仲景曰'三字。"曾有人提出，《證治總例》是摘取《千金要方》内容拼凑而成，錢先生看法相反，認爲《千金要方》引自《玉函・證治總例》。

另一方面，《證治總例》篇中在相鄰位置三引"張仲景曰"（一處爲"仲景曰"），三處標引之下的段落大體上可以認爲屬仲景文獻的古傳本。而有此三段引文，則其他各段正可據以排除爲張仲景原文。成無己《注解傷寒論》引《金匱玉函經》10 條，其中 7 條出於這三段引文中（另 3 條中，僅 1 條出於卷一未標爲"仲景曰"的部分，2 條出於《辨太陽病形證治上第三》），説明成無己主體上也只認定這部分内容才是

---

[1] 章太炎. 章太炎全集. 醫論集[M]. 潘文奎，等點校. 上海：上海人民出版社，2014：409－410.

[2] 錢超塵. 傷寒論文獻通考[M]. 北京：學苑出版社，1993：92－97.

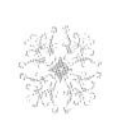

張仲景的原文。

綜合以上情況,大致可以確定,《證治總例》作爲一個整體,不可能屬於張仲景或王叔和所作。雖然《金匱玉函經》全書與《傷寒論》爲"同書别本",但卷一《證治總例》却與《傷寒論》全無關聯。

(二)文本方面的特殊性

如上所揭,陳世傑刊本《金匱玉函經》避"丸"字。這一點其實以前已有學者議及。但《金匱玉函經》的避諱還有更複雜的情況,未見學界提及——《金匱玉函經》并非全書完全一致地避"丸"字,事實是大部分避而小部分不避。具體情況列表如表2-7。

表2-7 《金匱玉函經》各卷使用"丸"與"圓"例數統計

卷　次	"丸"用例數	"圓"用例數
卷一	4	(1)
卷二		5
卷三		2
卷四		2
卷五		5
卷六		3
卷七		3
卷八	1	16
附遺	8	
小計	13	36

表2-7可見,《金匱玉函經》全書正文的二至八卷三十六處皆避"丸"字(惟卷八有1例"丸"字,出於該卷第八十方"蜜煎導方",謂煎蜜"候可丸,撚作挺",這個"丸"字,或是漏諱,或是原本殘缺而陳世傑據《傷寒論》同條校改),但第一卷用4例"丸"字(該卷的"圓"出於"頭圓法天,足方象地"短語中,爲方圓之"圓",與丸藥無涉)未避諱。

另外,書末的"附遺"亦有八字未避諱。陳世傑本中的"附遺"共有7條,原書未交待出處。筆者查考,"附遺"應該是陳氏從《證類本草》輯出的(後詳)。因此,"附遺"既然不屬於原書,該部分不避諱,就没有特别的意義了。

而如果不考慮"附遺"及卷八蜜煎導方之特例,則《金匱玉函經》全書中,呈現了卷一用"丸"和另七卷用"圓"的對立。以例數看,則是4例與36例之比,顯然,《金匱玉函經》主體上避"丸"用"圓",但卷一却是"違例"的。

既然《金匱玉函經》主體用"圓",按常理就應當全書如此。但爲什麽唯獨卷一用"丸",而且卷一只用"丸",卷二至卷八則避宋欽宗趙桓諱作"圓",形成了卷一和另七卷在此字上相對立呢?筆者推測,後七卷可能係成無己覆抄(或類似情況)而流傳,在轉抄過程中形成了避諱,但該本可能前部有殘損;那麽,與此相對應,第一卷就很可能來自在南宋朝仍流傳着的某個舊本。

還有一個類似的情況,衆所周知,《金匱玉函經》全書不避楊堅之"堅"字;筆者用該書電子本通檢,見全書有一百數十處"堅"字用例,這和《傷寒論》避"堅"字諱改用"鞕"(同"硬")字形成了鮮明的對比。但《金匱玉函經》卷一亦有例云:"凡草木有根莖、枝葉、皮毛、花實,諸石有軟**鞕**消走,諸蟲有毛羽、甲角、頭尾、骨足之屬，有須燒煉炮炙，生熟有定，一如後法。”出現了全書惟一的用“鞕”之例，這又在一定程度上提示着第一卷與後七卷可能出自不同來源的文獻。

根據前述事實我們作出推想：《金匱玉函經》全書應是兩種不同來源的文本的配補。陳世傑入手此書時就爲配補本的可能性較大，但也不排除陳世傑入手此書時，原本卷第一破損嚴重（可能書名也不存，所以才需要何焯幫助“鑒定”），因陳世傑根據殘文看出該部分與《千金要方》的關聯，從《備急千金要方》及其他古籍中搜羅佚文予以補足，這樣，才形成了卷一與全書避諱不一致的情況。

例如，《金匱玉函經》卷一：“次當用**丸**，**丸**能逐沉冷，破積聚，消諸堅癥，進飲食，調營衛。”《備急千金要方》卷一《診候第四》作：“次當用**丸**，**丸**藥者能逐風冷，破積聚，消諸堅癖，進飲食，調和榮衛。”[1]二者基本相同。重要的是，本條中兩見“丸”字，就佔了《金匱玉函經》卷一4個“丸”字用例的半數。

當然也還有另一種可能性——陳世傑當年得手的書是全書避趙桓諱的，陳世傑校理時，一度參考《千金要方》之例而做了回改，但第一卷回改完之後，他又没再繼續，這樣也會形成現在的避諱不一致的情況，只是這樣的猜測太具有偶然性了。

前文還曾提出，成無己引用《金匱玉函經》第一卷時稱“金匱玉函”，引其他卷時則只稱“玉函”，這只是偶然，還是存在着什麼隱秘？由於文獻不足徵，千年之後的我們，未必還能把這些事情再理得很清楚。

第三節
清刊本《金匱玉函經》傳有兩本

《金匱玉函經》古本失傳，清康熙年間陳世傑得一抄本校理後刊刻，該書才再得面世。這一事實已廣爲人知。但人們一般没有注意到的是，康熙年間該書實際上曾兩度刊行。

《中國中醫古籍總目》中，《金匱玉函經》一書列有以下版本。

> 00665　金匱玉函經八卷
>
> （漢）張機（仲景）撰　（宋）林億校
>
> 1. 清康熙五十六年丁酉（1717）上海陳世傑起秀堂刻本
> 2. 日本延享三年丙寅（1746）平安成美堂刻本
> 3. 日本延享平安博文堂刻本
> 4. 清抄本
> 5. 刻本
> 6. 1955年人民衛生出版社據清康熙五十六年（1717）起秀堂刻本影印本
> 7. 1995年上海古籍出版社影印本
> 8. 見起秀堂刊醫書兩種

陳世傑校刻《金匱玉函經》，時爲清康熙五十六年（1717），一般認爲初刊本爲起秀堂本。從網上資料看，起秀堂是歷史較久的書堂，我們查得的刊行最早的書有萬曆庚子年（1600）的《史記旁注便讀》。又有“武林起秀堂”之説，據此，起秀堂應是位於杭州的書坊。但刊刻《金匱玉函經》的“起秀堂”可能在

[1] 孫思邈.備急千金要方[M].北京：人民衛生出版社，1982：3.

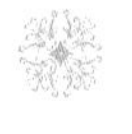

蘇州,是否爲武林起秀堂遷址或是其分舖,未能找到相關説明;而有人説刊刻陳氏書的起秀堂是陳氏室號,大概也只是一種猜想。

按《總目》記載,《金匱玉函經》一書在起秀堂以兩種名義刊行兩次(上列第一條和第八條),而且,除了上列第五種不明確的"刻本"外,中國清代也唯有此兩次刻印。

但是,這一記述并不是很準確。

一、康熙年《金匱玉函經》有起秀堂本和本衙本兩本傳世

清康熙年間的《金匱玉函經》,除起秀堂本外,還有另一傳本,此書板被署爲"本衙藏板"(以下將"本衙藏板"本簡稱爲"衙本","起秀堂藏板"本簡稱爲"起本")。"本衙藏板"之類説法,在明清兩代刻板書籍中時有所見,其具體含義出版史研究界尚有看法分歧。按字面義,"衙"本義當指官衙,則"本衙"猶言"本衙門","本衙藏板"本當指官刻書,事實上也確有這樣標識的官刻書;但明清時代私人刊刻或小的書坊刊刻標記爲"本衙"的也不少,可能有混淆身份以便促銷書籍之意。陳世傑刻《金匱玉函經》之"本衙"當爲後者,即屬私人刻書。

兩次刊行主要差别有三:

(1) 起本書名頁(通常另加裝封面後即成扉頁,衙本同此)分三纵欄,分别是"漢張仲景著//金匱玉函經//起秀堂藏板";衙本該面也分三纵欄,分别是"漢仲景張先生著//金匱玉函經真本//本衙藏板",重要的是上面還多一横行"何義門先生鑒定"。

圖 2－21 即爲該書的書名頁圖,左圖爲起本,右圖爲衙本。粗看起來,起本和衙本書名頁格局雖有不同,但書名用字似乎是相同的。可是細看一下就會發現,"匱"字左上角有横壓豎和豎壓横的不同,"經"字中"巛"有點壓撇和撇壓點的不同(其他細節上也能比出更多差異,如"玉"字中的一點形狀和角度、位置小有不同,"函"字的中間筆劃有直有彎等)。因此,兩書名頁應是在不同印次時重雕了的。

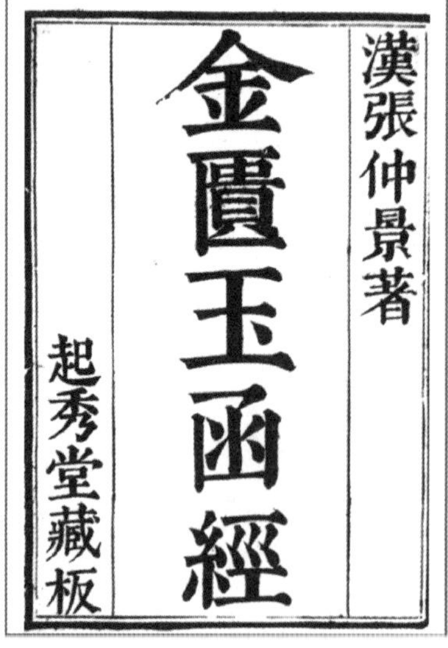

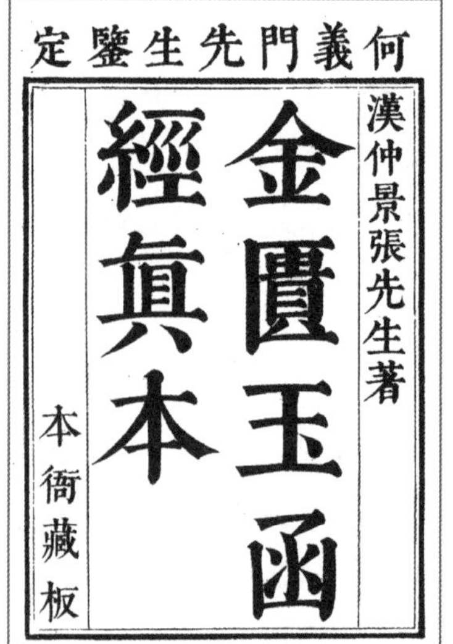

圖 2－21 《金匱玉函經》封面: 左圖爲起本,右圖爲衙本

(2) 書中的何焯序,版面上與他葉有别,而起本與衙本亦有差異。

1) 欄綫的有無。全書二陳序、宋臣疏和正文各篇皆有欄綫,唯獨何焯序無欄綫。

2) 框綫的不同。何序外框與全書其他部分不同,其他部分都是雙綫框,而何序爲側邊雙綫、上下單

綫框。

3）何序位置有别。起本中陳世傑、陳汝楫二陳之序置於書前，而何焯序置於書末；衙本中何焯序爲書前的第三序言，即置於二陳序之後。

4）書口内容有異。書口中，二陳序上方都有“金匱玉函經”之書名，其下二陳序部分都寫着一“序”字（陳世傑序正文爲楷體，陳汝楫序正文爲宋體，書口用字相同）；何序書口部分則上部空白，下方爲一“後”字（圖 2－22）。

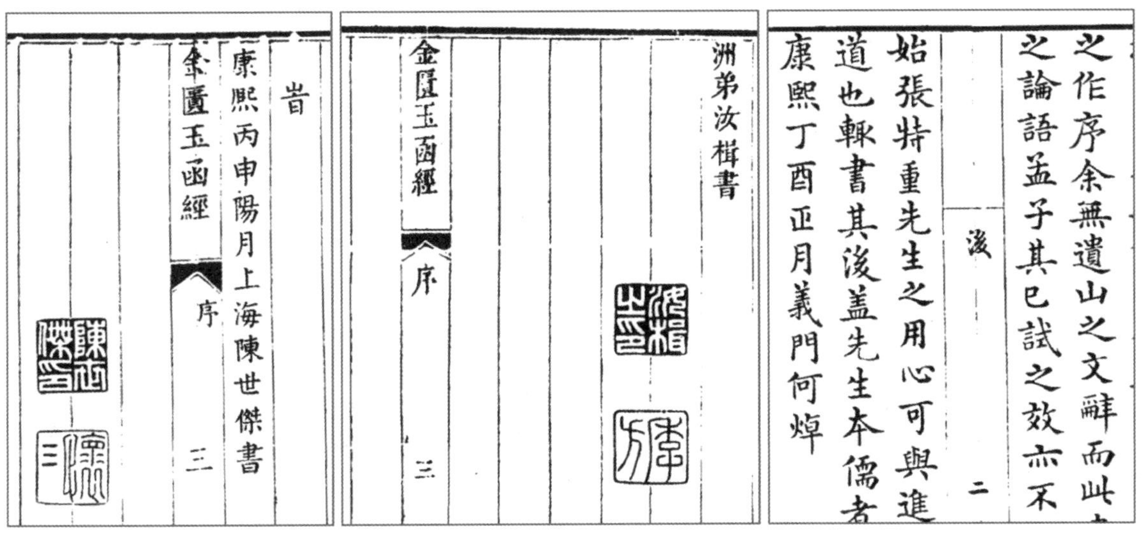

圖 2－22　陳世傑、陳汝楫、何焯三序署名頁之書口

5）何序在《金匱玉函經》底本來歷的表述上與二陳序亦有扺牾（已述於前文）。

綜合起來看，何序很可能是在全書刊刻完成後才索得而補刻，衙本書名頁上注明“何義門先生鑒定”，何序書口注“後”，可能還含有某些未知的背景因素。衙本將何序置於書前二陳序之後，可能是一種不合預設的做法，起本將其放在全書最後可能是符合陳世傑原意的。

此外，中國中醫科學院圖書館所藏起本又没有“康熙丁酉正月義門何焯”序，更增添了難以索解的疑雲。

（3）對起本和衙本二本做細節比較可知，二本基本狀態一致，出於同一版木；但在正文一些文字字跡和框綫、欄綫方面，二本又有許多細微差别。

中醫古籍出版社 2010 年新綫裝影印所用底本屬起本，具體底本使用的是中國中醫科學院所藏原栖芬室藏本。

日本内閣文庫藏有衙本《金匱玉函經》，1988 年，燎原書店影印内閣文庫所藏紅葉山文庫本即是該本（前舉書名頁右圖即出日本内閣文庫該本）。人民衛生出版社在 20 世紀 50 年代影印《金匱玉函經》，底本亦是衙本，但情況複雜一些，後文另做專題討論。

二、本衙本和起秀堂本版面比較

由於《總目》只記述有起本，而以起本爲底本的再造善本實際流傳不廣，加上兩個本子之間實際差别不大，學界一般忽略了該書實際存在着兩個本子的問題，只是根據《總目》（以及之前的《全國中醫圖書聯合目録》）的記載，以爲康熙年間《金匱玉函經》只有起本。雖然人民衛生出版社的影印本明確寫着“本衙藏板”，也被簡單化地忽視了。

起本和衙本究竟是什麽關係，孰先孰後？我們可以通過將影印起本和日本影印内閣文庫所藏衙本

相對比，來得出相關的看法。

起本和衙本根本上説出於同一版木，因而文面的基本情況是一致的，但在框綫、欄綫、字跡方面存在着不同程度的破損殘缺情況。按常理，將二本作細節比較，破損殘缺較輕的，提示着版木情況較好，就應屬先印；反之破損殘缺嚴重的，提示着版木損傷加重，應屬後印。但是，因爲版面情況還受到古人刷印時的操作、底本保存時發生污髒、損壞等因素的影響，這種比較有時會出現彼此不盡一致的情況；又因爲我們比較時用的是影印本而非原本，所以還要考慮到有没有在影印時發生導致差異的變化（參見以下對比之一中的“經”字彩圖）。因此，需要綜合地分析，根據多數情況和强有力的證據來判斷。

同一批次刷印，若數量較多，後印時書版可能有磨損，因而印刷質量會有所下降。另外還要考慮到印次問題。因爲古人印書大致上是以銷定産的，即根據銷量的預測來刷印書籍，因而，同一版木分若干次刷印，有可能在先印批次質量較高，後印批次就更容易出現損壞。在本次研究中，我們還得到了另外一種起本的部分書影，這裏我們把前述被中醫古籍出版社影印的起本稱爲“范本”（係范行準原藏），把後一種稱爲“余本”（命名原因見下題）[1]。余本頁面質量明顯優於范本，二者可能就是先印後印的關係。以下我們也將同一頁面引入對比（圖 2－23～圖 2－29）。

以下酌舉數例（左圖爲衙本，右側對比圖爲起本之范本，部分有余本對比者則置於最右）。

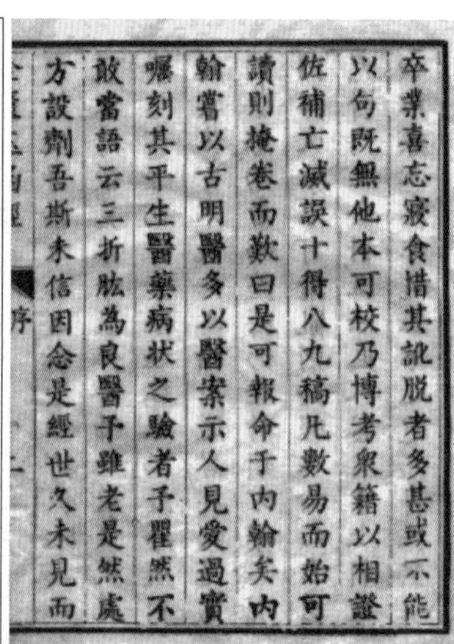

卒業喜忘寢食惜其訛脱者多甚或不能
以句既無他本可校乃博考衆籍以相證
佐補亡滅誤十得八九稿凡數易而始可
讀則掩卷而歎曰是可報命于内輸矣内
輸嘗以古明醫多以醫案示人見愛過實
囑刻其平生醫藥病狀之驗者予瞿然不
敢當語云三折肱為良醫予雖老是然處
方設劑吾斯未信因念是經世久未見而

圖 2－23　陳世傑序言第二頁正面

圖 2－23 第六行“不”字，衙本爲原字，起本（范本）爲補字；第八行“方”字，衙本完好，起本（范本）有缺劃。類似的情況還有第一行的“不”字，第二行下方的“證”字，第四行的下“内”字。相反的情況有第七行的“當”字，衙本有缺劃，起本（范本）完好，但起本（范本）有補筆的嫌疑。以上各處在起本（余本）中補筆的痕跡更爲明顯。

經

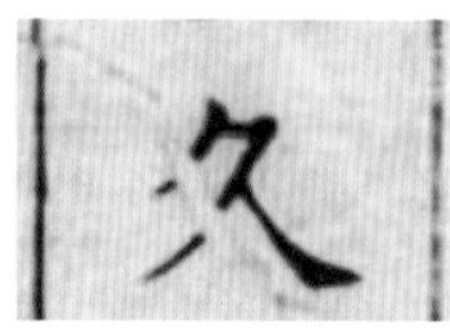

久

圖 2－24　“經”字及“久”字原紙面情況

此外第八行“經”字連及欄綫處，起本看似有一個小的裂隙。但筆者請友人傳來該本原件彩色圖片，發現原來是紙面損壞（有托補），而非印版損壞。而右側的余本“經”字無缺損，但其下的“久”字處又有明顯的紙張破損（圖 2－24）。

[1]　中國中醫科學院肖永芝研究員幫助調查了相關資料，特此致謝。

圖 2－25 何序第一頁正面第二行的“家”和第六行的“繼”2 字，衙本完整無缺，起本（范本）殘缺。另外第七行的“玉”字也呈類似差異。第六行下方“傷寒論西晉”5 字直至下框，起本（范本）有輕微的裂隙（又或是紙面破損?），衙本則完好無缺。相比來看，右側起本（余本）與左側衙本幾乎完全相同，基本無缺損。

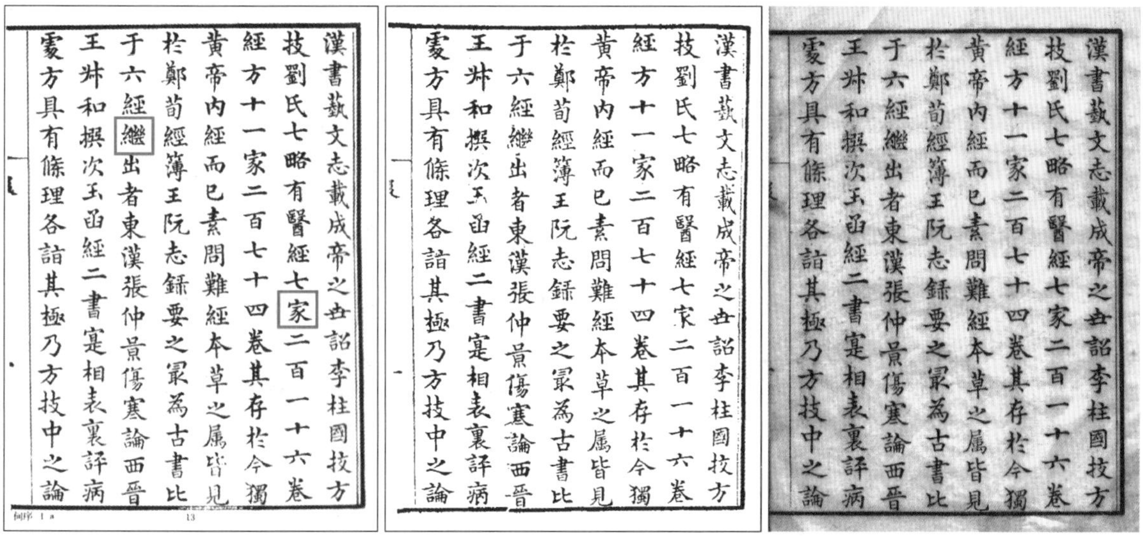

圖 2－25　何序第一頁正面

圖 2－26 何序第一頁反面第五行“所”字，起本（范本）有缺筆，衙本完整；“急”字，起本（范本）殘破，衙本完好。此外第二行“籍”字、第四行的“覃”字、第七行“證”字等也屬類似的情況。相比來看，右側起本（余本）與左側衙本幾乎完全相同，基本無缺損。

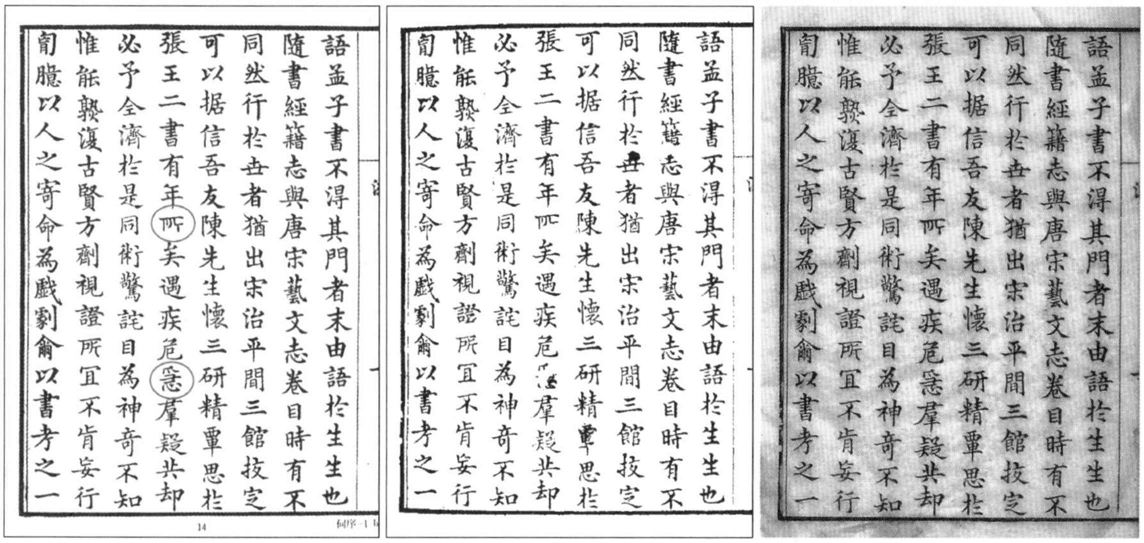

圖 2－26　何序第一頁反面

圖 2－27《金匱玉函經》卷二第二十一頁反面第一行“人”字、第七行“面”字和“之”字、第八行“在腹”2 字，各字衙本完整無缺，而起本皆有缺劃。此外第四行“不”字撇劃亦不完整，而衙本完整。

圖 2－28《金匱玉函經》卷四第十六面正面第七行“暮微煩”“與”4 字，起本有殘缺，衙本完好無損。

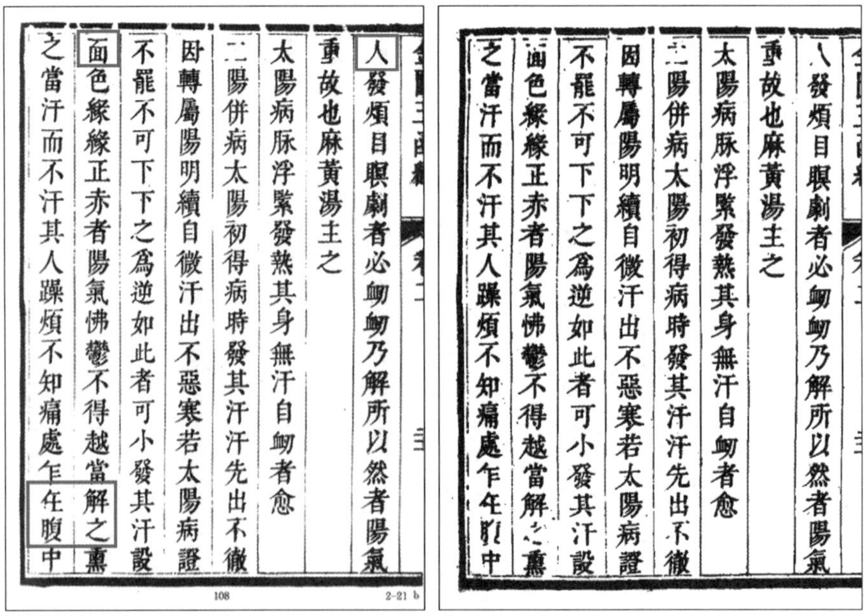

金匱玉函經 卷二

人發煩目瞑劇者必衄衄乃解所以然者陽氣重故也麻黃湯主之
太陽病脉浮緊發熱其身無汗自衄者愈
二陽併病太陽初得病時發其汗汗先出不徹因轉屬陽明續自微汗出不惡寒若太陽病證不罷不可下下之爲逆如此者可小發其汗設面色緣緣正赤者陽氣怫鬱不得越當解之熏之當汗而不汗其人躁煩不知痛處乍在腹中

108　2-21 b

圖 2－27　《金匱玉函經》卷二第二十一頁反面

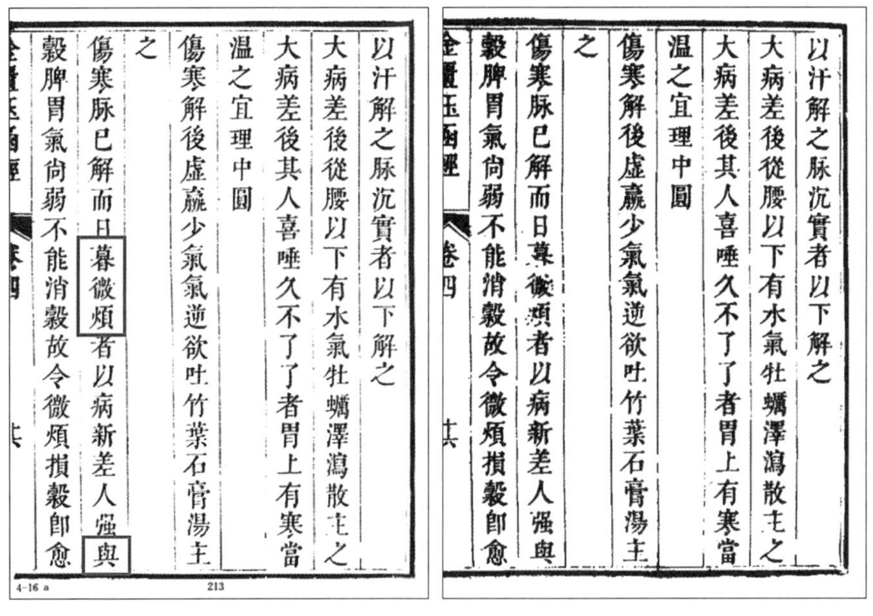

金匱玉函經 卷四 十六

以汗解之脉沉實者以下解之
大病差後從腰以下有水氣牡蠣澤瀉散主之
大病差後其人喜唾久不了了者胃上有寒當温之宜理中圓
傷寒解後虛羸少氣氣逆欲吐竹葉石膏湯主之
傷寒脉已解而日暮微煩者以病新差人强與穀脾胃氣尚弱不能消穀故令微煩損穀即愈

4-16 a　213

圖 2－28　《金匱玉函經》卷四第十六面正面

圖 2－29《金匱玉函經》卷六第六面正面第一行正文"頭"字，起本幾乎完全殘缺，字下的邊框也是這樣；衙本則基本完好。

以上對比只是選取了幾組典型的例子，這些例子比較一致地表現爲起本殘缺破損、衙本完好。雖然不排除某些殘缺是刷印不精細以及影印所用具體底本損壞等因素所致，但從整體情況看可以確認，清代刊行《金匱玉函經》時，衙本爲先印本，起本爲後印本。

此外，前 3 圖我們還比較了起本的范本與余本，可以看出，同爲起本，余本爲先印本，范本爲後印本。

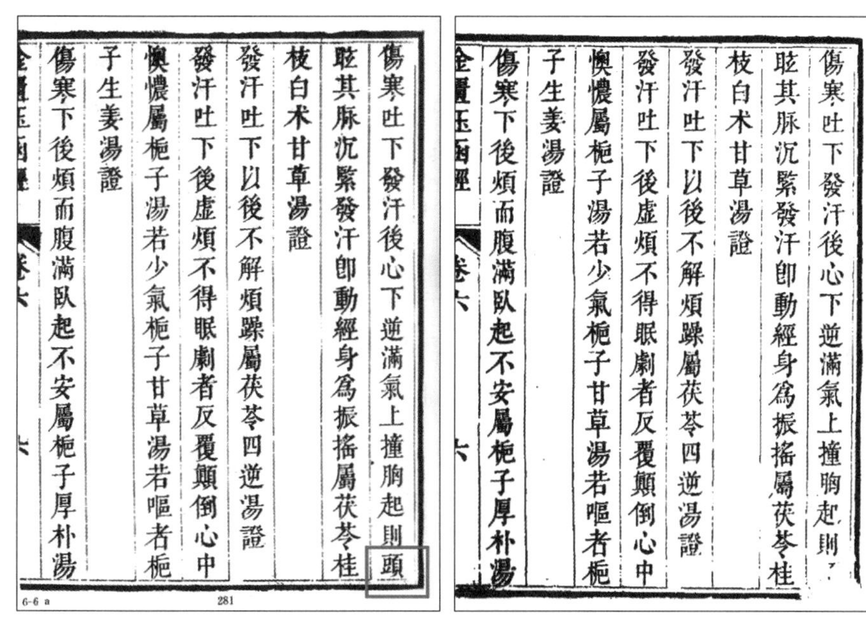

傷寒吐下發汗後心下逆滿氣上撞胸起則頭
眩其脉沉緊發汗即動經身爲振搖屬茯苓桂
枝白术甘草湯證
發汗吐下以後不解煩躁屬茯苓四逆湯證
發汗吐下後虛煩不得眠劇者反覆顛倒心中
懊憹屬梔子湯若少氣梔子甘草湯若嘔者梔
子生姜湯證
傷寒下後煩而腹滿臥起不安屬梔子厚朴湯
金匱玉函經 卷六 六
6-6 a 281

傷寒吐下發汗後心下逆滿氣上撞胸起則
眩其脉沉緊發汗即動經身爲振搖屬茯苓桂
枝白术甘草湯證
發汗吐下以後不解煩躁屬茯苓四逆湯證
發汗吐下後虛煩不得眠劇者反覆顛倒心中
懊憹屬梔子湯若少氣梔子甘草湯若嘔者梔
子生姜湯證
傷寒下後煩而腹滿臥起不安屬梔子厚朴湯
金匱玉函經 卷六 六

圖 2－29 《金匱玉函經》卷六第六面正面

三、《起秀堂刊醫書兩種》及與單行起秀堂本關係探討

前文引用了《中國中醫古籍總目》對《金匱玉函經》的版本介紹，共有 8 種。其中第八種是“見起秀堂刊醫書兩種”。而這一《起秀堂刊醫書兩種》，《中國中醫古籍總目》中是這樣記述的：

> 13155　起秀堂刊醫書兩種
>
> （清）陳世傑（懷三）編
>
> 子目：
>
> （1）金匱玉函經八卷　（漢）張機撰（晉）王叔和録（宋）林億校正
>
> （2）錢氏小兒藥證直訣三卷附閻氏附方、董氏小兒瘢疹備急方論　（宋）錢乙撰　閻孝忠編
>
> 清康熙五十五年丙申（1716）起秀堂刻本

這就是説，《起秀堂刊醫書兩種》，是由《金匱玉函經》八卷和《錢氏小兒藥證直訣》三卷（附閻氏附方、董氏小兒瘢疹備急方論）合編而成，刊行於清康熙丙申年即 1716 年，編者爲陳世傑。存世僅一本，藏館編號爲 139，即中國中醫科學院圖書館。

但這段記録是存在問題的。

首先是刊行時間不對。前面曾經説過，陳世傑本《金匱玉函經》的初刻時間，有説 1716 年的，那是據陳世傑序“康熙丙申陽月上海陳世傑書”來推算；但該書還有何焯序，何焯序署爲“康熙丁酉正月義門何焯”，故康熙本《金匱玉函經》的初刻時間不會早於 1717 年。因此，既然《起秀堂刊醫書兩種》包含着《金匱玉函經》，也就不可能成於 1716 年。

《起秀堂刊醫書兩種》中的《錢氏小兒藥證直訣》中有陳汝楫序言，序言中云：“既得《玉函經》而刻之，而此又求之三十年，近始獲焉。手自厘正，還其舊貫，次第開行。”“此又求之三十年”，此語指陳世傑索求《錢氏小兒藥證直訣》多達三十年，并非指刻《金匱玉函經》爲起點延後三十年，而是求索此書與求

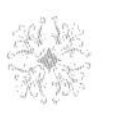

索《金匱玉函經》二者并行，只是《金匱玉函經》先獲得，而此書求得還在“刻”《金匱玉函經》之後“近始獲焉”。需要注意的是，陳汝楫爲《錢氏小兒藥證直訣》所作序言，落款署爲“己亥三月望日弟汝楫書於射觀西塾”。“己亥”年爲康熙五十八年(1719)。因此，若是《起秀堂刊醫書兩種》包含着《錢氏小兒藥證直訣》，也就不可能刊於1719年之前。

圖2－30　范行準記箋

不過，這些都不是重要問題。調查中國中醫科學院圖書館所藏此書，我們更有意外的發現：

第一，《起秀堂刊醫書兩種》歷史上没有記載，《總目》中也只記載着唯一一部。

第二，這部稱爲《起秀堂刊醫書兩種》的書没有總的書名頁，也没有一個序言中有將此二書合爲一編的表示，而且這兩部書編在一起的理由（比如相同作者、相關内容等），最多能説二者出自同一書坊、同一時代，這個理由不能説怎麽充分。

第三，在“兩種”中的《金匱玉函經》部分，還保留着醫史學家范行準先生的一張便箋。便箋上記明，這本書是民國“己卯仲夏”(1939)余雲岫托其幫忙尋書，范於次年即購得。便箋中説：“此本書品皆較予本爲佳，蓋予本雖經吴興劉氏嘉業堂所藏，然紙弊蟬蝕，書品短小，皆不及是本佳也。因以是本進於余丈以備用焉。”(圖2－30)

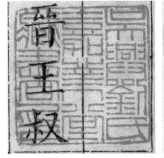

范行準自己所藏之本，現藏中國中醫科學院醫史文獻研究所(《總目》藏館編號139A)，中醫古籍出版社影印所用底本即是此本。其書首頁(即陳世傑序第一面)右下方鈐有3個印章，最下方就是“吴興劉氏嘉業堂藏書印”，最上方之印就是范行準本人的藏書用章“湯溪范氏栖芬室圖籍”，與上引范氏所述相合(圖2－31)。由此可知，范行準爲余雲岫代購之書、可以與范行準所藏本相對比的，就是《金匱玉函經》，無關《錢氏小兒藥證直訣》，更無關《起秀堂刊醫書兩種》。

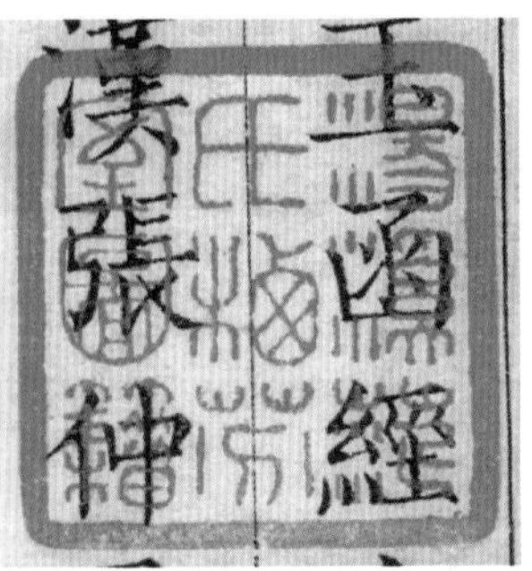

圖2－31　范本陳世傑序第一頁正面“吴興劉氏嘉業堂藏書印”與“湯溪范氏栖芬室圖籍”

爲了便於稱述，范氏原藏之本，我們將其稱爲“范本”；范氏爲余雲岫代購之本，不知道最終是否曾歸余氏之手，根據范氏便箋之意，假定此書確實已歸於余雲岫，我們將其稱爲“余本”。

筆者將所獲上述兩本起本《金匱玉函經》部分彩色書影作對比，發現二者幾乎完全相同，必出於同一書版。其中3個圖影的對比已列於上題，這裏再列出陳世傑序的首頁對比圖(圖2－32)：

圖中可見，就文面字跡來説，二本同出一個書版，只是因刷印關係形成某些極細微差别；另外就是在原版文字缺損時，二本的補筆因出於不同人之手，字跡上有所不同。但在刷印質量上，右側的余本的文面明顯優於左側的范本，余本除了字跡更加清晰，框綫也更爲完好。從紙面情况看，左側的范本部分紙頁上角有小的缺損，紙面上也有小的殘破，紙面兩側還有暗斑(不限於本頁，多頁上都有)，因而品相

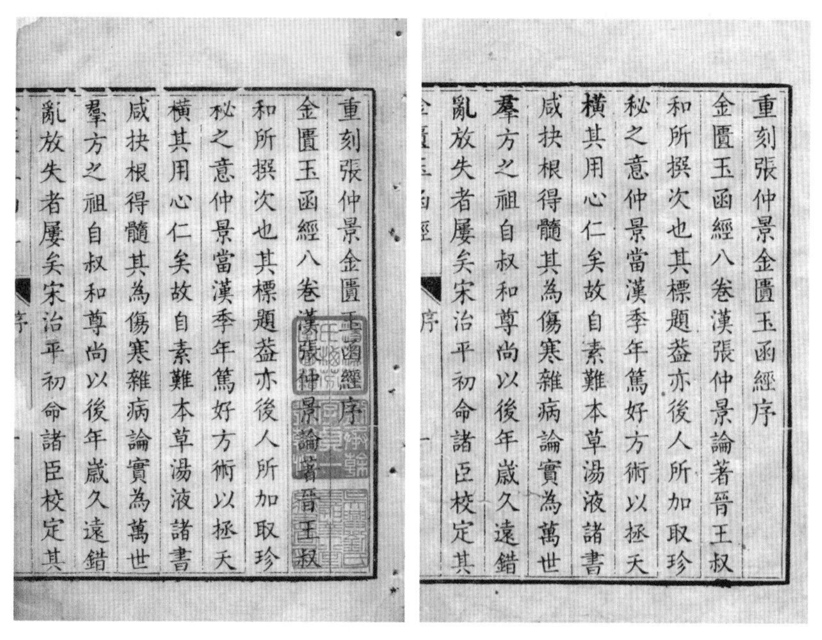

重刻張仲景金匱玉函經序
金匱玉函經八卷漢張仲景論著晉王叔
和所撰次也其標題蓋亦後人所加取珍
秘之意仲景當漢季年篤好方術以拯天
横其用心仁矣故自素難本草湯液諸書
咸抉根得髓其為傷寒雜病論實為萬世
羣方之祖自叔和尊尚以後年歳久遠錯
亂放失者屢矣宋治平初命諸臣校定其

重刻張仲景金匱玉函經序
金匱玉函經八卷漢張仲景論著晉王叔
和所撰次也其標題蓋亦後人所加取珍
秘之意仲景當漢季年篤好方術以拯天
横其用心仁矣故自素難本草湯液諸書
咸抉根得髓其為傷寒雜病論實為萬世
羣方之祖自叔和尊尚以後年歳久遠錯
亂放失者屢矣宋治平初命諸臣校定其

圖 2－32　陳世傑序第一頁正面(左側爲范本,右側爲余本)

略次於右側圖(市售的影印書因係黑白圖,并進行了技術處理,所以這些細節已被遮掩)。雖然未能見到全書彩圖,更未能對比實物,因而不能完整概括二本整體情況,但從基本面看,范氏説爲余雲岫代購的本子(余本)優於自己的藏本,應基本上符合事實。這也就進一步坐實了范氏爲余氏代購之書只是《金匱玉函經》,而非"兩種"。

第四,特别重要的是,在中國中醫科學院圖書館該書封套中明確記録着:"以兩部配全,故大小不一。"(圖 2－33)從版式方面看,這兩部被合在一起的書,在版式方面也不相同。二書皆爲半葉 8 行,但《金匱玉函經》除陳世傑序和何焯序爲每行 16 字,其他部分都是每行 18 字;《錢氏小兒藥證直訣》則是全書每行 16 字。版框方面,《金匱玉函經》除何焯序外都是三邊雙框;而《錢氏小兒藥證直訣》則是全書上下單框,直邊雙框。這種不一致的做法不太符合合編書刊刻的常理。同一編的書大小不一、版式不一,這樣的可能性極小。

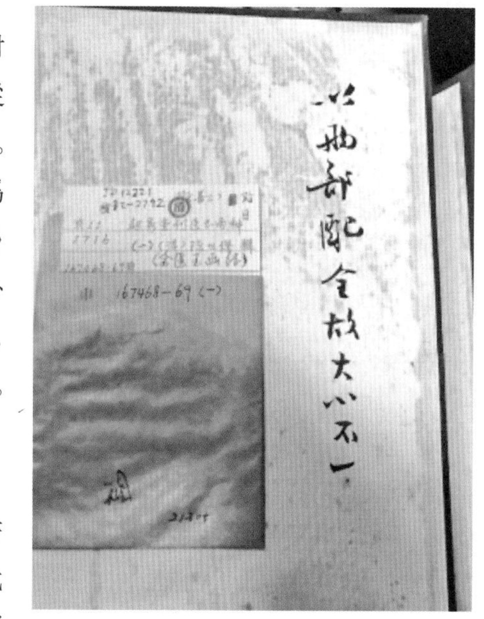

圖 2－33　中國中醫科學院圖書館藏本封套附記

綜合以上情況來看,所謂"兩部"原本并非同一書。

極大的可能是,這部被稱爲《起秀堂刊醫書兩種》的書原本就不存在。大約是原先的收藏者因爲二書都本爲宋代之書,又在相近時間出於同一書坊,因而稍微有心地將兩部書存放在一起,甚至裝在了同一書函中,并題寫了"起秀堂刊醫書兩種"這樣的書箋。在多年輾轉傳承之後,這兩部書一直這樣"結伴"存放着。在入藏現藏圖書館時,就因爲這個書箋,被誤以爲是一部合編的書,而被錯誤地登録。

因此,所謂《起秀堂刊醫書兩種》,其實是單行的《金匱玉函經》和單行的《錢氏小兒藥證直訣》誤合在一起所致,世上并没有一部叫作"起秀堂刊醫書兩種"的書。

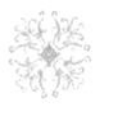

不過，雖然以上討論證明“起秀堂刊醫書兩種”并不存在，但是，前引《錢氏小兒藥證直訣》陳汝楫序言還是有提示意義的。陳説：“吾兄懷三……既得《玉函經》而刻之，而此又求之三十年，近始獲焉。手自釐正，還其舊貫，次第開行。”陳汝楫爲《錢氏小兒藥證直訣》所作序言題署爲“己亥三月望日弟汝楫書於射觀西塾”。“己亥”年爲康熙五十八年(1719)；而《金匱玉函經》何焯之序作於“康熙丁酉正月”。由此算來有三個時間點：第一是丁酉年(1717)正月之後的上半年某時，衙本《金匱玉函經》刊行；第二是己亥年(1719)的上半年三月望日之後某時，《錢氏小兒藥證直訣》刊行；第三則大約是在二者之間某時，其時衙本刻版轉入起秀堂重印，刊行後有可能還曾與《錢氏小兒藥證直訣》一起發售過，這一時間點大約在1719年初前後。《金匱玉函經》轉入起秀堂後，開始時版木還較好，所以印成的書如余本，質量與衙本近似；但之後版木經存放，有所開裂與破損，再印之書就如范本，質量稍次。

這很可能就是《金匱玉函經》由衙本變爲起本的真實情況。

四、陳世傑校理《金匱玉函經》的協作者

清代“衙本-起本”這一刻本中，在卷一和卷五兩處卷首各署有著作、校理者名。署名分上下檔題署，上檔三列，分别署有：漢仲景張機著//晉王叔和撰次//宋林億等校正；下檔四列，分别署有：上海陳世傑懷三重校//門人張邵𤇆有文參//平江余謙牧心恭重校//門人張嵩峻天閲(圖2-34)。上下檔錯位排列。這一署名出現於卷一和卷五首頁表明，該書最初設計的是分爲兩册各四卷分裝的。

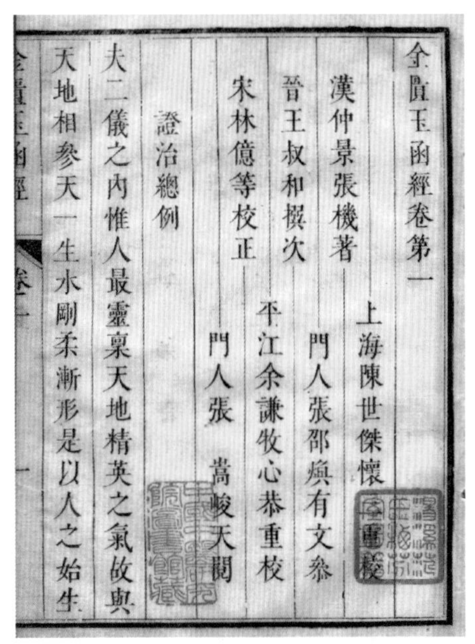
金匱玉函經卷第一
漢仲景張機著　上海陳世傑懷三重校
晉王叔和撰次　門人張邵𤇆有文參
宋林億等校正　平江余謙牧心恭重校
門人張　嵩峻天閲
證治總例
夫二儀之內惟人最靈稟天地精英之氣故與
天地相參天一生水剛柔漸形是以人之始生

圖2-34　起本(范本)卷一首頁
(卷五文前同此)

另外，這一署名表明，陳世傑校理該書有合作者張邵𤇆、余謙牧、張嵩。

查《中國中醫古籍總目》，有張邵𤇆和余謙牧的信息，分别是：

00131　醫經八卷　[1911]
(清)陳世傑(懷三)撰　張邵𤇆參訂
抄本　570

據《中國中醫古籍總目·凡例·編排體例》：“查不出準確成書年的著作，給參考年號，加方括號表示。例如明朝著作，查不出具體年份，以明朝的最後一年爲參考年號，標作[1644]；清朝則標作[1911]。”本條正是加了方括號的年份，去除此年份看，該書信息基本符合上列《金匱玉函經》，因而該書很可能就是抄本《金匱玉函經》。編號570的藏館，爲中國科學院上海生命科學信息中心生命科學圖書館，建議藏館查對一下，如果確實爲《金匱玉函經》，則將登記信息予以更正。

00988　傷寒論類注八卷　1720
又名傷寒論類證發揮
(清)余謙牧注
抄本

按：此書未見傳出。《中國中醫古籍總目》藏館編號爲590、651(存六卷)。590爲上海中醫藥大學圖書館。在該校任職的于業禮老師幫筆者查證了以上信息，并傳示其書署名，爲："古吴余謙牧恭心編釋//門人張嵩峻天氏較閱。"據此可知，余氏爲傷寒家(網上也能搜得該書目録介紹)，所著之書恰在陳本《金匱玉函經》後三年問世。故其曾協同陳世傑整理《金匱玉函經》，是可以肯定的。此外，《金匱玉函經》題署中，"平江余謙牧心恭重校、門人張嵩峻天閱"一語，是否提示着該本刊行最終由余謙牧、張嵩完成？尚難得知。

第四節
《金匱玉函經》載方問題

《金匱玉函經》一書前論後方，涉及用方的前論從卷二開始至卷六結束，方劑則載於卷七、卷八兩卷。方劑兩卷收載各方皆有方名與編號，始於"桂枝湯方第一"，終於"麥門冬湯方第一百十五"，凡115首方。

按常理，這115首方應該是第二至第六卷亦即正文第一至第二十九篇中所有用方的彙集。但實際情况稍有些複雜。分述如下。

一、方劑卷115首方的排列

按比較容易想到的排列方法，115首方可以按照正文中出現的順序排列。但實際情况并非如此。卷七、卷八中方劑的排列是按類方排列的。例如：

最先出現的是"桂枝湯方第一"，續後一直到"桂枝加葛根湯方第十七"，都是桂枝湯加减方；接着，"葛根湯方第十八"至"葛根黄芩黄連湯方第二十"爲葛根湯加减方；"麻黄湯方第二十一"至"麻黄升麻湯方第二十六"爲麻黄湯加减方……總之，凡屬加减方者，都排列在一起。

這樣的排列方式，好處是可以更好地看到組方運用的規則，方便學習利用，但在方劑索引方面的效果其實是不理想的。

不過，這種排列法可能在古代有一定流行。孫思邈《千金翼方》傷寒卷就是按類方排列的，北宋朱肱《活人書》記述傷寒方時，也是按類方思路排列的。

二、前論與後方方名有差異

《金匱玉函經》前論後方，那麼，"前論"中的"方"和"後方"中出現的"方"按理説是一致的。但實際情况并不完全一致。這首先體現在部分方名不一致(表2-8)。

表2-8 《金匱玉函經》前論方名與後方方名比較

前論方名	前論所在篇次	後方方名	備注
桂枝加芍藥湯	第七、第十九	桂枝倍加芍藥湯方第十二	相差"倍"字
葛根黄連黄芩湯	第三	葛根黄芩黄連湯方第二十	藥名錯序
厚朴生姜半夏甘草人參湯	第十九	厚朴生薑半夏甘草人參湯方第四十五	前論中"姜"爲俗字
梔子檗皮湯	第五	梔子黄檗湯方第五十一	前論"檗皮"，後方"黄檗"

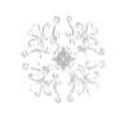

續 表

前論方名	前論所在篇次	後方方名	備 注
三物小白散	第四、第二十七	白散方第五十七	前論多"三物小"3字
大黄黄連瀉心湯	第四、第四	大黄瀉心湯方第五十八	前論多"黄連"2字;又第十九篇作"大黄瀉心湯"
生姜瀉心湯	第四、第十九	生薑瀉心湯方第六十二	前論兩見,"姜"爲俗字
半夏散及湯	第八	半夏散第九十二	前論多"及湯"2字
术附子湯	第四	术附湯方第六十九	前論多"子"字
乾薑黄芩黄連湯	第十	乾薑黄芩黄連人參湯方第九十七	目録、第十九篇方名同方劑卷
四逆加人參湯	第十一	人參四逆湯第一百六	前論多"加"字。藥名錯位
枳實梔子湯	第十二	枳實梔子豉湯方第一百十二	前論脱"豉"字
附子乾薑湯	第十九	乾薑附子湯方第七十二	藥名錯位。目録、第三篇方名同方劑卷

此外,方劑卷"桂枝加芍藥生薑人參湯方第十一",正文方名相同,目録作"桂枝加芍藥生薑人參新加湯方第十一",多"新加"二字。本方在《傷寒論》中名"桂枝加芍藥生薑各一兩人參三兩新加湯",朱肱《活人書》作"桂枝加芍藥生薑人參新加湯(證)第十一"(目録有"證"字,正文没有),都有"新加"二字,雖然"新加"二字含義不是很清晰,但由來有自。

另外還有一些正文中出現的方名,只能推想可能是方劑卷的某方,但并不能完全確定。例如,《金匱玉函經》正文5處出現"梔子湯",但方劑卷只有"梔子豉湯方第四十六"。類似的,《金匱玉函經》正文有梔子甘草湯,方劑卷只有梔子甘草豉湯方第四十七;《金匱玉函經》正文有梔子生薑湯,方劑卷只有梔子生薑豉湯方第四十八。

與方名相關的問題還有,有些相類方如大小承氣、大小柴胡等,在前論條文中没有記明"大""小"。《金匱玉函經·辨發汗吐下後病形證治第十九》:"傷寒吐後,腹滿者,屬承氣湯證。"此"承氣"該用何方?查本條在《傷寒論·辨陽明病脉證并治第八》作:"傷寒吐後,腹脹滿者,與調胃承氣湯。三十三。"據此旁證,可判斷當爲"調胃承氣湯"。但《金匱玉函經·辨太陽病形證治上第三》:"夜半陽氣還,兩足當熱,脛尚微拘急,與芍藥甘草湯,爾乃脛伸。與承氣湯,微溏,止其讝語,故知其病可愈。"本條在《傷寒論·辨太陽病脉證并治上第五》中,也只寫作"承氣湯",故該用大承氣湯還是小承氣湯,只能據證推理了。

三、前論有方名而方劑卷未出方

"前論"中所用之方,"後方"中没有出現。這種情況有5方,分别屬於兩種情況。

1. 栝樓桂枝湯等4方 《金匱玉函經》卷二《辨痓濕暍第一》。

> 太陽病,其症備,身體强,几几然,脉沉遲,此爲痓,栝樓桂枝湯主之。
>
> ……
>
> 濕家身煩疼,可與麻黄湯加术四兩,發其汗爲宜,慎不可以火攻之。

風濕脉浮，身汗出，惡風者，防己湯主之。

……

太陽中暍，身熱疼重，而脉微弱，此以夏月傷冷水，水行皮膚中所致也，瓜蒂湯主之。

按：此 4 條出自《辨痓濕暍第一》篇。同篇也見於《傷寒論》和《金匱要略方》。不同之處在於，《傷寒論》中該篇條文最簡，全無治療與方劑内容；《金匱要略方》中該篇是雜病專篇之一，内容多出不少，且有 11 首治療用方。《金匱玉函經》則介乎其間，有 7 首治療用方。與《金匱要略方》相比，少麻黄杏人薏苡人甘草湯、桂枝附子湯、术附子湯、甘草附子湯 4 首。兩書共有的 7 首方中，上列 4 條中的"栝樓桂枝湯""麻黄湯加术""防己湯""瓜蒂湯"4 方，前論有方而方劑卷無方。另 3 首"葛根湯""大承氣湯""白虎湯"(《金匱要略方》作"白虎加人參湯")，則是前論提及，后部亦有方。對比三方面情况，筆者認爲，按《傷寒論》當篇無方之例，《金匱玉函經・辨痓濕暍第一》篇也應該没有方劑，方劑卷當然相應地就没有該篇所用之方；《金匱玉函經》中"栝樓桂枝湯"等 4 首方子僅見於《辨痓濕暍第一》篇，因而方劑卷中就没有收載；而"葛根湯"等 3 首方所以能見載於方劑卷中，并非因爲《辨痓濕暍第一》篇有此 3 方，而是因爲他篇中也用到了這 3 首方。因此，"栝樓桂枝湯"等 4 首方未見於方劑卷，恰恰提示《金匱玉函經・辨痓濕暍第一》篇原本可能應與《傷寒論》一樣，本來没有收入方劑；現傳本中出現了 7 首方劑，雖然不能排除是古代傳抄時的某種特殊原因造成，但較大可能是陳世傑校刊時據《金匱要略方》增補。

2. 桂枝加厚朴杏仁湯

卷二《辨太陽病形證治上第三》："太陽病，下之微喘者，表未解故也。桂枝加厚朴杏仁湯主之。"

卷五《辨可發汗病形證治第十四》："太陽病，下之微喘者，表未解故也，宜麻黄湯。又云：桂枝加厚朴杏子湯。"

"杏仁"與"杏子"爲同物，忽略後條"宜麻黄湯"的話，此二條所用方是一致的。但《金匱玉函經》方劑卷無方。按此條文與方劑在《傷寒論》中有，且出現 3 次。如《辨太陽病脉證并治中第六》中：

太陽病，下之微喘者，表未解故也，桂枝加厚朴杏子湯主之。方十三。

桂枝加厚朴杏子湯方：

桂枝三兩去皮　甘草二兩炙　生薑三兩切　芍藥三兩　大棗十二枚擘　厚朴二兩炙，去皮　杏仁五十枚去皮尖

右七味，以水七升，微火煮取三升，去滓，温服一升，覆取微似汗。

同方還見於《傷寒論》之《辨可發汗病脉證并治第十六》與《辨發汗吐下後病脉證并治第二十二》二篇，三部分文字基本相同。

這一情况，是條文爲原書本有，而方劑卷方劑漏失；還是條文不屬原書，係後人誤增，現在已經難以判斷。但此二條條文原書理應包含對應的方子，所以，方劑卷漏失的可能性較大。但也不能排除另一種可能：《金匱玉函經》抄録者未將此方作爲固定方，而是視爲一個基礎方的加味。

四、方劑卷有方而前論未涉及者

“後方”中有方,但“前論”中没有用到此方的條文。有以下幾方:

(1) 柴胡加大黄芒硝桑螵蛸湯方第三十六:

柴胡二兩　黄芩　人參　甘草炙　生薑各十八銖　半夏五枚　大棗四枚　芒硝三合　大黄四兩　桑螵蛸五枚

右前七味,以水四升,煮取二升,去滓,下芒硝、大黄、桑螵蛸,煮取一升半,去滓,温服五合,微下即愈。本方柴胡湯再服以解其外,餘一服加芒硝、大黄、桑螵蛸。

(2) 又大陷胸湯方第五十五:

桂枝四兩　甘遂四兩　大棗十二枚　栝樓實一枚去皮　人參四兩

右五味,以水七升,煮取三升,去滓,温服一升,胸中無堅,勿服之。

(3) 黄芩人參湯方第(第:此字原書脱,據上下文例補)九十九:

黄芩　人參　桂枝　乾薑各二兩　半夏半升　大棗十二枚

右六味,以水七升,煮取二升,去滓,分温再服。

第一方傳世醫書中首見於《千金翼方》卷九傷寒上《太陽病用柴胡湯法第四》,彼處是以“柴胡加芒硝湯”加味的口徑表述,表述方式小異,但基本内容完全一致。

第二方名“又大陷胸湯”,其方之前有“大陷胸湯方第五十三”,故言“又”,顯然是爲了區分常規的同名方。筆者目前追溯到該方還見於北宋朱肱之《活人書》第十三卷,彼書其方緊接《傷寒論》“大陷胸湯”之後,故方名亦書作“又大陷胸湯”,但屬於《傷寒論》“大陷胸湯”正方的附方(《活人書》正方計入方序,附方不計入方序);其方組成與本方亦完全相同,而用量減爲四分之一,即:上方用四兩者改爲一兩(但甘遂只用“半兩”),大棗用三枚,栝蔞實一枚去皮,但只用四分之一。

如此減量的原因,是因爲《活人書》煎服法爲煮散法,故藥量大減。此前的“大陷胸湯”正方以及同書諸多湯方多改爲煮散,而藥量從減半至減至四分之一者都有。《活人書》成於北宋後期,其時煮散法已經盛行(參見下篇相關論述),故發生這樣的變化可以理解。一方面,不排除《活人書》引自《金匱玉函經》而按煮散法改寫,但更可能書中之方有更早來源,即來自其他經過改寫的方書。

第三方可見於《金匱要略》第十七篇之附方。該方在吴遷抄本作:

乾嘔下利,黄芩湯主之。方:《玉函經》云人參黄芩湯。

黄芩　人參　乾薑各叁兩　桂枝去皮弍兩　大棗拾弍枚擘　半夏半升洗

右六味,㕮咀,以水七升,煮取三升,去滓,温分三服。見《外臺》。

二方内容基本相同,且吴遷本小字注指明二方爲同方(鄧珍本無此注,但其他内容相似),只是方名中二藥易位。《金匱玉函經》此方之下另有“黄芩湯方第一百”,故本方方名中要加入“人參”,應該只是爲了避免兩方同名。其方引自《外臺》,今本《外臺秘要》中見載於卷六《雜療嘔吐噦方三首》,其處亦名“黄芩湯”,藥物組成與煎服法和《金匱要略》附方亦基本相同。

以上三方,第一方在《傷寒論》第六篇柴胡加芒硝湯下宋臣林億等有注:“臣億等謹按,《金匱玉函》

方中無芒消。別一方云，以水七升，下芒消二合，大黄四兩，桑螵蛸五枚，煮取一升半，服五合，微下即愈……”“别一方”即是柴胡加大黄芒硝桑螵蛸湯方，揣宋臣注語意，該方較大可能爲《金匱玉函》中所有；第三方則吴遷抄本《金匱要略方》注明《玉函經》有異名同方：據此，《金匱玉函經》本有該二方皆有他書注文證明；不過，不能證明是在《金匱玉函經》正文中就有此二方。第二方不見於《傷寒論》，前已述及，最早見於《活人書》中，該書未提及方出何處，但據第一方和第三方之例，則第二方較大可能也是《金匱玉函經》原有之方。

三方不見於《金匱玉函經》前論之中，很可能是宋臣整理時的粗疏所致，亦不排除有傳本損壞而導致條文脱失的可能。

五、與《傷寒論》方劑的差異情况

《金匱玉函經》與《傷寒論》“同體而别名”，二書用方亦十分接近。

《傷寒論》中收載了多少方？有些不同的數據。高保衡、孫奇、林億撰《傷寒論序》云：“張仲景《傷寒論》十卷，總二十二篇，證外合三百九十七法，除複重，定有一百一十二方。”指《傷寒論》有“一百一十二方”。北宋朱肱《活人書》卷十二則稱“仲景傷寒方一百十三道”。《傷寒論》方記述於《活人書》卷十二到卷十五，由於《活人書》各方下皆以序數標志了方序，因而其書所指“方一百一十三道”看起來是可信的。但筆者逐方核對，發現《活人書》中“桂附湯證并方第十七”與“桂枝附子湯證并方第六十九”是同方，朱肱誤重複了。今人也有統計爲 115 首的，那是因爲《傷寒論》“蜜煎導方”下有兩條附方（土瓜根及大猪膽汁），另外還有“禹餘糧丸”原書有名無方（原書注明“方本闕”），此三方一般不列入統計，112 首加進附方後即爲 114 首方；再計入禹餘糧丸或朱肱誤重複的方，統計則得 115 首方。因此，宋臣所説“一百一十二方”實際是準確的。

《金匱玉函經》後兩卷載方 115 首，比《傷寒論》的 112 首數目上多出 3 首。但逐方比較，實際是多出 4 首，分别是：

柴胡加大黄芒硝桑螵蛸湯方第三十六
又大陷胸湯方第五十五
黄芩人参湯方（第）九十九
麥門冬湯方第一百十五

其中，前 3 方已如上述，爲《金匱玉函經》中有後方無前論的情况。此 3 方亦不見於《傷寒論》，但皆可在與仲景著作相關的文獻中找到。

而第四方“麥門冬湯”在《金匱玉函經》中是前有論後有方的。其方主治與方藥的組成爲（原書兩部分分屬前論與後方）：

前論：病後勞復發熱者，麥門冬湯主之。
後方：麥門冬湯方第一百十五：
麥門冬七升　半夏一升　人參二兩　甘草二兩炙　粳米三合　大棗十二枚
右六味，以水一斗六升，煮取六升，温服一升，日三，夜一服。

按：麥門冬湯方不見於《傷寒論》，却可見於《金匱要略·肺痿肺癰欬嗽上氣病脉證并治第七》，該篇記載爲：

> 大逆上氣，喉咽不利，止逆下氣者，麥門冬湯主之。方：
>
> 麥門冬柒升去心　半夏壹升洗　人參弍兩　甘草弍兩炙　粳米叁合　大棗拾弍枚擘
>
> 右六味，㕮咀，以水一斗二升，煮取六升，去滓，溫服一升，日三夜一服（此引吴遷本，鄧珍本基本相同）。

兩相比較，方藥幾乎相同，但主治記載却差别較大。

《金匱玉函經》方劑卷記載115方，除去以上4方後，就有111方與《傷寒論》相合。由此，《傷寒論》112首方中又有1方爲《金匱玉函經》所無。該方爲“桂枝加厚朴杏子（仁）湯”。前文述及，本方在《金匱玉函經》前論中有論述，但“後方”未出方，當屬方劑卷闕失。

此外，二書還有一方不同，《金匱玉函經》第十一篇有“理中湯”，《傷寒論》第十三篇同條作“理中丸”。但《金匱玉函經》方劑卷仍作“理中圓及湯方第一百二”，以“理中圓（丸）”爲正。

以上《金匱玉函經》一書載方情況小結於下。

前論述及之方名與方劑卷所用方名，有少數不一致的情況，有些又與目録存在不一致。

前論述及應用之方，而方劑卷未出現的，有5首方：栝樓桂枝湯、麻黄湯加朮、防己湯、瓜蒂湯、桂枝加厚朴杏仁湯。

方劑卷記載，而前論中未用到的，有3首方：柴胡加大黄芒硝桑螵蛸湯方第三十六、又大陷胸湯方第五十五、黄芩人參湯方（第）九十九。

《金匱玉函經》方劑卷所載方，《傷寒論》中未出現的，有4首方：即上述未見於“前論”的柴胡加大黄芒硝桑螵蛸湯方第三十六、又大陷胸湯方第五十五、黄芩人參湯方（第）九十九3方，另有麥門冬湯。

《金匱玉函經》前論中述及，方劑卷未載5方中，有一首可見於《傷寒論》中，爲“桂枝加厚朴杏子（仁）湯”。

以上情況當然説明了我們現在可見的這部書，是不够完善的。但這些情況是宋臣校理時所存留，還是因底本較劣加之陳世傑校刊時處理不當所致，現在已經很難厘清。較大可能是兩方面原因都有。而宋臣方面的原因，恰恰又有前文所推想的因素——宋臣并未想讓這部書成爲推廣應用的書，而只是想作爲存留備考的資料，因而他們對此書的校理工作，不如對《傷寒論》和《金匱要略》那樣盡心。

第五節
第二、第三次刊刻問題

中醫文獻學家馬繼興在其所著《中醫文獻學》中提出，《金匱玉函經》曾有三次刊行。

他所説的第一次，當然是説北宋治平三年（1066）的首次刊刻，前文已經對此作了討論，筆者對此次刊刻持懷疑態度，認爲很可能第一次刊刻都没有，那一次校理後只有寫本。

馬先生所説的第三次刊行，就是基於前述的避“丸”改“圓”的情況。馬先生書中説：“南宋時本書又一度刊刻(按：據本書康熙刻本中,凡‘丸’字皆避南宋趙桓諱改作‘圓’可知)。”[1](筆者按,“圓”馬書原誤作“园”,據文義改)

不過,馬先生僅據避諱就確認有第三次(南宋)刊刻,根據并不充分。因爲避諱是封建時代普遍的文化現象,并不只是刊刻時才需要遵守。也就是説,改“丸”爲“圓”,不能證明在南宋時有過刊刻。日本北里研究所小曾户洋就不同意馬先生的看法,他認爲:“馬繼興氏……因爲現傳本‘丸’作‘圓’而推論有南宋刊本(丸是欽宗的避諱字),但若是寫本中也是要避諱的,故僅依據避諱就斷定存在南宋刊本,頗有草率之嫌。”[2]也傾向於避諱是可能在寫本中出現的。不過,真柳誠因爲另外一些理由,認爲存在着《金匱玉函經》南宋刊行的可能性。

再看馬先生説的第二次刊行。馬先生説:“《金匱玉函經》的第二次刊行是在1086—1094(北宋元祐間——據康熙朱氏精抄本《金匱玉函經》扉葉背面的題記)。”按：馬先生考察第二次刊行的依據,是中國中醫科學院所藏康熙年間朱氏抄本上的題記有“元祐年”刊行的記載。那篇題記是馮水請朱伯勛并姪馮星伯代抄而作的後記,其題記云：

> 《金匱玉函經》,久聞其名,每思一見。數年前,知津門某君者藏是書,而不肯以示人。今歲爲父友堂魏君景予所得。慨然借抄,快慰渴想。因請古滇朱君伯勛抄一楷字本,以爲珍秘。更囑姪星伯抄此行書副本,爲隨時讀閲之用。其式樣悉仍其舊。惟原書每半頁八行,全頁作十六行,此則全頁爲二十行;原訂二册,今楷字本亦訂二册,行書本則訂爲四册,便於翻閲耳。按序中云,是書由**宋元祐時**經林億等校正後,迄未行世。故元明無刻本,此本爲清康熙陳氏校刊,遂得流傳。但亦不多見。幾又成爲孤本,其可寶貴如斯……黄帝七十八甲子歲次辛未冬十月、桐鄉馮水若海。

通過網絡查得360百科謂:“馮水(?—1942),又名馮汝玖,號夊庵、冰庵,祖籍浙江桐鄉。名醫、琴學家……馮金鑒之子。承家學,精麻疹、喉症。著有《麻疹兼喉症説》;刊有《郁謝麻科合璧》。”據此,馮水又名馮汝玖。

復查《中國醫籍大辭典》,馮水與馮汝玖被分作二人,未説二人有關聯。繫於馮水名下的著作有三種:《簡要良方》《簡易良方》《龍樹菩薩眼論》;繫於馮汝玖名下的著作有兩種:《驚風辨誤》和《丹斑痧疹證治》(但後者被注云“經查未見”)[3]。另查《中醫人名大辭典》,也是二人分立,但少收了《簡要良方》和《丹斑痧疹證治》,其他信息相同[4]。兩本辭典的記載與360百科的表達明顯不一致。

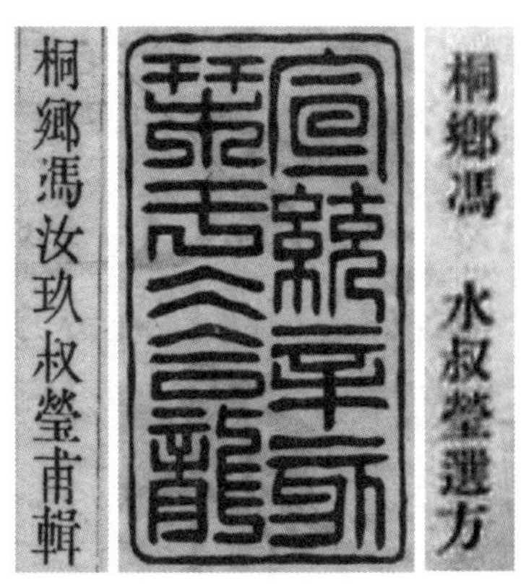

圖2-35 《驚風辨誤》署名、篆印及《簡易良方》署名

先考其中兩本書:《驚風辨誤》凡三篇,各篇下署爲“桐鄉馮汝玖叔瑩甫輯”(書末篆印“宣統辛亥栞[刊]於冰龕”,“宣統辛亥”即1911年,圖2-35);《簡易良方》一書,該書現存1930年黄濬(字伯川)排印本,書題下署爲“桐鄉馮水叔瑩選方”,二書題署同鄉同姓同字但名不同。

---

[1] 馬繼興.中醫文獻學[M].上海：上海科學技術出版社,1990：127.

[2] 小曾户洋.《傷寒論》解題[M].日本東洋醫學會·傷寒金匱編刊小委員會.善本翻刻：傷寒論·金匱要略.日本：燎原書店,2009：419.

[3] 裘沛然.中國醫籍大辭典[M].上海：上海科學技術出版社,2002：528,530,1091,956,985.

[4] 李雲.中醫人名大辭典[M].北京：中國中醫藥出版社,2016：170,173.

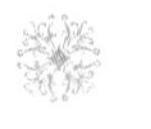

《簡易良方》一書有馮汝琪序云："黄君伯川……因季弟精於醫，特屬詳爲選擇，以期務實效。季弟復恐病者昧於醫理，於每門内復加按語以詳之，此實爲他書所無者。書成，命名曰《簡易良方》。"馮汝琪序中稱馮水爲其"季弟"，依古人字輩命名的習慣，則馮水原名爲"馮汝玖"應極爲可能。

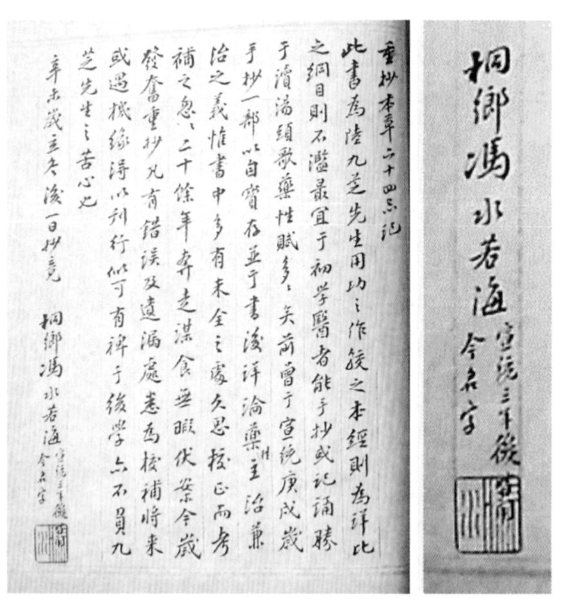

重抄本草二十四品記

此書爲陸九芝先生用功之作，較之本經則爲詳，比之綱目則不濫，最宜于初學醫者，能手抄或記誦，勝于讀湯頭歌藥性賦多多矣。前曾于宣統庚戌歲手抄一部，以自賞，存並于書後，詳論藥性主治兼治之義。惟書中多有未全之處，久思校正而考補之，忽忽二十餘年，奔走謀食，無暇伏案。今歲發奮重抄，凡有錯誤及遺漏處，悉爲校補，將來或遇機緣，得以刊行，似可有裨于後學，亦不負九芝先生之苦心也。

辛未歲立冬後一日抄竟

桐鄉馮水若海 宣統三年後今名字

桐鄉馮水若海 宣統三年後今名字

圖 2－36　馮水《重抄本草二十四品記》後記

再考清代陸懋修手稿《本草二十四品》，其子陸潤庠於清宣統二年(1910)交馮汝玖抄成一本，其書名頁題爲"陸九芝先生手抄本。叔瑩馮汝玖重録"。1931年馮汝玖再抄校補該書(辛未重抄本)，該本首題"元和陸懋修九芝著，桐鄉馮水叔瑩校補"。由此可以確認其人先名"馮汝玖"，後改"馮水"。最重要的證據也在這本書，辛未重抄本的末頁有一馮水記寫的後記，題爲《重抄本草二十四品記》，其落款處寫明："辛未歲立冬後一日抄竟　桐鄉馮水若海。宣統三年後皆作今名字。"(圖 2－36)據此小字注，就落實了改名的直接證據。

雖然不知道360百科撰寫者的依據是什麽，但馮汝玖、馮水二名顯然確爲一人，上述兩部辭典二名分立未予聯通，未妥。

還有，題署以"黄帝"紀年，這是清末革命黨倡導的，根據中國同盟會確定的以黄帝登基年起算的方法，"黄帝七十八甲子"之辛未年爲1931年，與馮水著述記載年份所證實的馮氏生活年代相吻合。

生活在此時的馮水無由得見比陳世傑本更古的宋本，因而他所述之《金匱玉函經》成書年份異説不足爲據。而馮水所記之"惟原書每半頁八行，全頁作十六行"，恰恰是陳世傑本之貌，故其所抄底本即陳世傑本，且後文明指"此本爲清康熙陳氏校刊"。故可以確認，《金匱玉函經》歷史上并没有宋元祐年刊行的記載，馮氏囑抄所據底本即是康熙年間之陳世傑本。馮氏所述"按序中云，是書由宋元祐時經林億等校正"，"序"應即是指林億等"疏"，其疏落款年份爲"治平三年"，"元祐"之説只能是出於馮氏的誤記。而在北宋元祐三年(1088)，校正醫書局曾經刊刻頒行過另一重要醫籍——小字本《傷寒論》，馮氏是否因此而誤記？何況馮氏雖然誤記，也只説是"校正"，没有説成是"刊行"。因此，由此而來的元祐年間二次刊行之説完全不能成立。

此外，宣統元年(1909)馮金鑒爲《世補齋醫書後集》(陸懋修校刊)所作序言，序言中明確提到了"兒子汝玖"。這樣，馮金鑒與馮汝玖的父子關係也得以確認。

還要指出的是，《簡要良方》應爲《簡易良方》的誤名，不是另一本書；《丹斑痧疹證治》爲馮氏付印，亦不宜歸屬馮氏名下。《中醫人名大辭典》未載此二書是正確的。

第六節
《玉函・附遺》考

康熙年間陳世傑刊刻《金匱玉函經》書末有一篇《附遺》，内容爲7首醫方：調氣飲、猪肚黄連丸、青木香丸3首有名方及治五噎吐逆、治小兒羸瘦、治小兒撮口、治小兒中蠱欲死4首未命名方。這7首方出於何處，原書未作交待；歷來也未見學界有人論及。筆者對此作了初步查考。

筆者利用《金匱玉函經》附遺中的方名和主治名通過電子書查考，發現這些用語同時出現在《證類本草》中，因而判斷那些内容就是從《證類本草》輯出的。具體情況表列如表2－9（表中《證類本草》條文中的黑體字是與《金匱玉函經》對應的文字内容）：

表2－9 《金匱玉函經》與《證類本草》條文對比

方序	《金匱玉函經》（依附遺方序）	《證類本草》	附　按
1	調氣飲 治赤白痢，小腹痛不可忍，下重，或面青手足俱變者，用黄蠟三錢，阿膠三錢，同溶化，入黄連末五錢，攪匀，分三次熱服，神妙	又膠之止泄，得蠟、黄連尤佳。《續傳信方》著張仲景**調氣**方云：**治赤白痢**，無問遠近，**小腹**疞**痛不可忍**，出入無常，**下重**痛悶，每發**面青，手足俱變者**。黄連一兩，去毛，好**膠**手許大，碎**蠟**如彈子大，三味，以水一大升，先煎膠令散，次下蠟，又煎令散，即下**黄連末**，**攪**相和。分爲**三服**，唯須**熱**喫，冷即難喫，**神妙**。此膠功用，皆謂今之阿膠也（卷十六）	《證類》原文轉載《本草圖經》所録《續傳信方》稱爲"張仲景"方，未指出於《玉函》。附遺當源於此而重新表述
2	猪肚黄連丸 治消渴飲水，用雄猪肚一枚，入黄連末五兩，栝樓根、白粱米各四兩，知母三兩，麥門冬三兩，縫定蒸熟，搗丸如梧子大，每服三十丸，米飲下	**肚**，主骨蒸熱勞，血脉不行，補羸助氣，四季宜食。張仲景有**猪肚黄連丸**是也（卷十八）	《證類》原文只提及方名，未有方的内容；又方出"張仲景"，未指出《玉函》。《附遺》當是據方名又從《本草綱目》引述
3	青木香丸 主陽衰諸不足，用崑崙青木香，六路訶子皮，各二十兩，擣篩，糖和丸，梧子大，每空腹酒下三十丸，日再，其效尤速	《續傳信方》著張仲景**青木香丸，主陽衰諸不足，用昆侖青木香，六路訶子皮各二十兩，篩**末，沙**糖和**之。駙馬都尉鄭某（忘其名）去沙糖，加羚羊角十二兩，白蜜丸如**梧子**，**空腹酒下三十丸，日再，其效**甚**速**。<u>然用藥不類古方，而云仲景者，不知何從而得之邪?</u>（卷六）	《證類》原文方出"張仲景"，未指出《玉函》。且文末已質疑。《附遺》當源於此而重新表述
4	治五噎吐逆，心膈氣滯，煩悶不下，用蘆根五兩，剉，以水三大盞，煮取二盞，去渣，温服	《金匱玉函方》：治**五噎心膈氣滯煩悶，吐逆不下**食。**蘆根五兩剉，以水三大盞，煮取二盞，去**滓，不計時温服（卷十一）	《證類》云出《金匱玉函方》
		《金匱玉函》：菜中有水茛菪，葉圓而光，有毒，誤食之令人狂亂，狀若中風，或吐。甘草煮汁，服之即解。① 又方：治誤飲饌中毒者。未審中何毒，卒急無藥可解。只煎甘草薺苨湯服之，入口便活（卷六）②	《證類》載於甘草篇下，云出《金匱玉函》，但實出《金匱要略》。此二方《玉函》未引録
5	治小兒羸瘦，用甘草三兩，炙焦爲末，蜜丸緑豆大，每温水下五丸，日二服	又方：**治小兒羸瘦**惙惙方，**甘草**二**兩，炙焦**，杵**爲末，蜜丸**如**緑豆大。每温水下五丸，日二服**（卷六）⑤	《證類》上接下文"治小兒中蠱欲死"方
6	治小兒撮口發噤，用生甘草二錢半，水一盞，煎六分，温服，令吐痰涎，後以乳汁點兒口中	又方：**治小兒撮口**及**發噤**方，**用生甘草**一分細剉，以**水一盞**，**煎**至**六分**去滓，**温**與兒**服**，令**吐痰涎**後，以**乳汁點兒口中**，差（卷六）③	《證類》上接"誤飲饌中毒者"方
7	治小兒中蠱欲死者，用甘草五錢，水二盞，煎五分服，當吐出	又方：**治小兒中蠱欲死。甘草**半兩剉，以**水一盞**，**煎五分**去滓，作二**服**，**當吐蠱出**（卷六）④	《證類》上接上條"治小兒撮口"一條

＊表中序號①②③④⑤爲《證類本草》卷六甘草條下相連5方的順序。

通過表列内容可以看到，陳氏的《附遺》主體源自《證類本草》，是可以肯定的，但具體情況又有所不同；另一方面又可以看出，陳氏輯抄時是并不完全尊重原文獻，這在一定程度上提示了作爲臨床家的陳世傑對文獻可能并不十分在行。

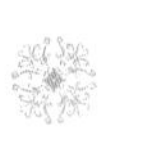

《附遺》7 方可分兩組：前 3 首爲有名方，後 4 首爲無名方。

前 3 首有名方中，第一和第三首，《證類本草》都轉引自"《續傳信方》著張仲景……"但未標明具體引自何種書；且第三首，原書已經質疑"不類古方"，陳氏仍然收録了。第二首，《證類本草》只記述"張仲景有豬肚黄連丸"，并無丸藥組成的具體記載，而此方名傳世醫著中有數首同名異方，并無綫索確指何爲張仲景古方。陳氏所録之豬肚黄連丸方，最早見於《千金要方》卷二十一第一，名"豬肚丸"，但行文有所不同；與陳氏録文基本相同者，可見於《本草綱目》卷五十"豕"條之附方。可見，陳世傑并没有嚴格限定只收標明"玉函"字樣的條文。又 3 首有名方，《證類本草》都只標明出"張仲景"，并未標明"金匱玉函"，陳氏固然也未明確用"金匱玉函"的名目收録，但若非《金匱玉函經》之"遺"，則所補無理。

其下 4 首無名方，都出於《證類本草》，且原書標明出"金匱玉函"。該 4 首方相對忠實地照録了《證類本草》。但後面的 3 首方在《證類本草》原書中實爲相連的 5 首，其中前二方陳世傑未予收録，却只收録了下續的 3 首"又方"。是否因爲陳世傑發現前二方已經出現在《金匱要略》中，因而覺得應該排除？

總體來看，陳世傑附遺 7 首方，6 首録自《證類本草》，但陳世傑在輯抄時，對原文頗有編輯，有失嚴謹。而另一首（第二首），則《證類本草》只存方名，陳世傑據方名綫索轉抄了《本草綱目》中的同名方，其方是否真爲張仲景之方，也很難求證。

古人編寫書籍時，通常會一次性將内容完整寫入，因而古醫書編寫時原本不會有意在書後加"補遺""附録"。但若前代的書發生了殘缺，後人整理時就有可能從某些資料中找出認爲應屬原書的内容，編成"附録"之類。如《黄帝内經太素》蕭延平校本就載有《附篇》，題爲《黄帝内經太素遺文并楊氏原注》，題下注釋云："從王注《素問》林億等新校正及林億等校正《甲乙經》《脉經》與日本《醫心方》所引考補。當在今本所缺七卷中。共各書所引，仍逐條附注於下，以便稽考。"同理，《金匱玉函經》中的《附遺》當然不是宋臣編定時原有的内容，而應該是陳世傑從他書中輯得的。

這裏就出現了一個問題：如果陳世傑得到的底本是相對完整的，他就不應該有補缺之舉。那麼補缺之舉是否意味着陳氏當時得到的底本確實有明顯殘缺？當然也有另一種可能，陳氏所得底本并無大的殘缺，但陳世傑没有意識到不應再補缺，正好看到了被他認爲是《金匱玉函經》殘文的條文，因而就補記在書後。

但是前文已經指出，《證類本草》引用《金匱玉函經》本身并不真實，身在成都的唐慎微無由看到《金匱玉函經》，因而《證類本草》的引用本已爲假，陳世傑由此書再作輯補，也就失去了意義，何况輯補時的體例又不嚴謹。

再由此延伸，前面説到過，《金匱玉函經》全書大部分避"丸"作"圓"，但卷一與附遺未避。但經本部分的考察，《附遺》部分并不屬於《金匱玉函經》原書。既然是這樣，該部分是否避諱，對於全書文獻情况的研究，就没有什麼意義了。

此外還要指出的是，《附遺》7 方中，有 3 首方用到了"盞"字。分别爲：治五噎吐逆方"水三大盞，煮取二盞"，治小兒撮口發噤方"水一盞，煎六分"，治小兒中蠱欲死方"水二盞，煎五分"，這種以盞計煎藥水量的方法，起於宋代煮散盛行之後[1]，因此，這樣的條文本就不可能屬於宋以前的古籍。

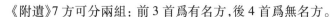

第七節
陳世傑誤購杜光庭《玉函經》考

陳汝楫《重刻金匱玉函經序》曾記述陳世傑求《金匱玉函經》時誤購杜光庭《玉函經》事。其文云：

[1] 參見後文《〈金匱〉吴遷抄本和鄧珍本比較》一題。

“吾宗懷三先生自幼學儒，以多病廢，遂篤嗜方書……其學長於仲景。嘗謂綱要精微，實軒岐之繼別。而自晉唐以還名家撰論，悉衍其緒。故讀《傷寒論》及《要略》，不但誦數，悉能心知其意，惟恨未見《金匱玉函經》。**市中見杜光庭所撰書，標題恰同，**喜極購歸，既啓，乃知非。”

今檢，序言所述真實可信，足以導致陳世傑誤購的書確實存在[1]。

古代以“玉函經”爲名者除《金匱玉函經》外，還有《廣成子玉函經》，亦簡稱爲“玉函經”。該書撰著者杜光庭(850—933)，唐末道人。後入蜀追隨前蜀王建，官至户部侍郎，賜號傳真天師。晚年辭官隱居在四川青城山。一生著述頗豐，以道家著作爲主。《玉函經》繫於杜氏名下，又稱《廣成先生玉函經》，題爲杜光庭撰(但亦有人認爲是托名之作)。該書“謹傍《難經》，略依決證，迺成生死歌一門”，爲脉學專著。《玉函經》仿《王叔和脉訣》形式，爲七言歌訣體，所以還叫《生死歌訣》。全書重點論述了脉證關係及脉象反映的生理病理情況；以死脉爲中心，兼論各脉主病，言辭深奥，義理宏闊。南宋黎民壽爲之注解，徵引《内經》《難經》《傷寒論》《脉經》等脉學理論，以當時流行的“七表八裹九道脉”爲系統，結合自己的臨證經驗，對《玉函經》逐句疏釋，多有發明。

通行傳世本爲清藏書家積學齋徐乃昌請清名工陶子麟仿宋精寫刻。該本末行小篆題曰：“南陵徐乃昌景摹宋本重雕。”書首牌記引及“徐忠可”，爲清代醫家，其在本書中所起作用不詳。

程林，字雲來，清代醫家，安徽休寧人。其先叔祖程敬通爲安徽新安名醫(曾爲《外臺秘要》作注，傳有《醫暇卮言》《程氏即得方》等醫著)。程林承家學，博搜深研醫籍。在刊刻自己所作《金匱要略直解》(1673)時，又於斷簡殘篇中搜得杜光庭《玉函經》，將該書附行。此刻本完整記録當爲“金匱要略直解三卷附廣成先生玉函經三卷”[2]。其首頁分兩行題署爲《金匱要略//玉函經》，其意實爲兩本書的書名，即《金匱要略直解》附杜氏《玉函經》。但因未寫出“直解”二字，二書之名剩餘字面連讀則爲“金匱要略玉函經”，與《金匱玉函經》書名頗爲相似(圖2-37)。

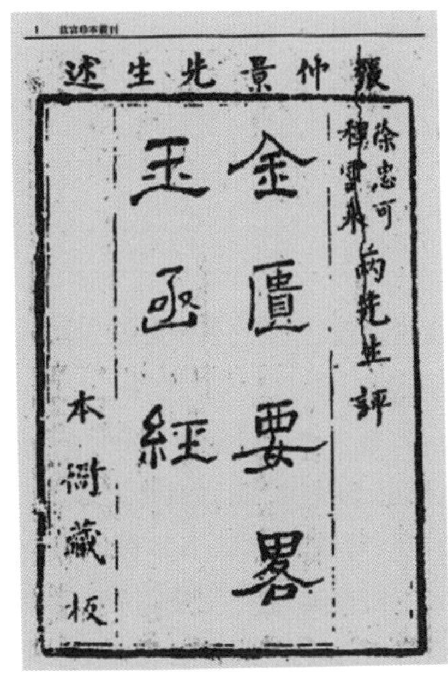
仲景先生述
徐忠可 程雲來 兩先生評
金匱要畧
玉函經
本衙藏板

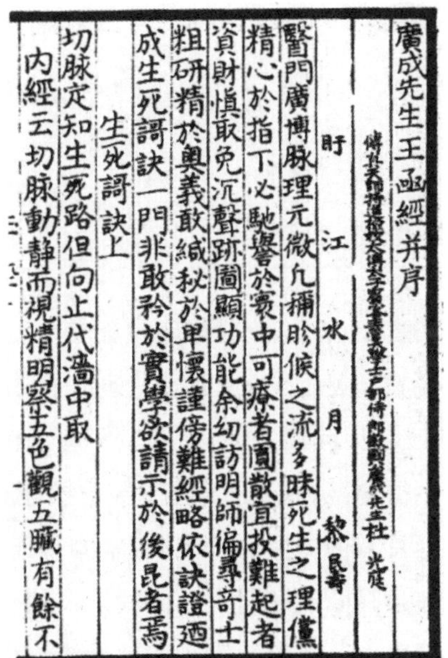
廣成先生玉函經并序
時 江 水 月 黎民壽
醫門廣博脉理元微凡稱肸俠之流多昧死生之理儻精心於指下必馳譽於寰中可療者圓散宜投難起者資財慎取免沉聲跡圖顯功能余幼訪明師徧尋奇士粗研精於奧義敢緘秘於早懷謹傍難經略依訣證迺成生死歌訣一門非敢矜於實學欲請示於後昆者焉
生死歌訣上
切脉定知生死路但向止代濇中取
內經云切脉動靜而視精明察五色觀五臟有餘不

圖2-37 程林刊刻《金匱要略直解》附杜光庭《玉函經》書名頁及《玉函經》首頁

[1] 本小題承山西中醫藥大學趙懷舟先生提供信息。
[2] 故宫博物院.故宫珍本叢刊第373册(金匱要略直解、三合集、醫學階梯)[M].海口：海南出版社，2000.

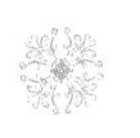

陳世傑《重刻金匱玉函經序》作於康熙丙申年，即 1716 年（但何焯序於丁酉年，故該書實際刻成應在 1717 年或稍後）。此時距程林刻成《金匱要略直解》43 年，故陳世傑此前在急於求書的情況下誤購之杜光庭《玉函經》，極大可能就是該本。

第八節
人民衛生出版社影印《金匱玉函經》考察

《金匱玉函經》歷史上長期失傳，清康熙年間刊本印數也不多。人民衛生出版社（以下簡稱“人衛社”）20 世紀 50 年代影印大量中醫古籍，《金匱玉函經》即是其中一種，《金匱玉函經》一書也藉此而較爲人知。

一、人民衛生出版社影印《金匱玉函經》概況

據筆者調查到的情況，從 1955 年到 1958 年，人衛社影印該書達 15 000 冊（2010 年後又數次影印該書，印數未標明）。

茲將筆者調查到的 6 次相關出版信息列表於下（表 2－10）：

表 2－10　人衛社 6 次影印《金匱玉函經》相關出版信息

印次	時　間	印數	書價（元）	底本説明	書名頁閑章	卷首收藏章	備　注
1	1955 年 1 月	3 000	10 500	無	有	有	書價爲舊幣
2	1955 年 5 月	5 000	1.05	無	有	有	
3	1956 年 1 月	8 000	0.77	特選清初藏本	無	無	增加“人民衛生出版社影印”扉頁
4	1956 年 5 月	11 000		清初何義門鑒定藏本	無	無	
5	1957 年 7 月	14 000	0.75				其他頁面未見
6	1958 年 8 月	15 000	0.75				其他頁面未見

從書中所附書名頁看，人衛社影印該版底本爲“本衙藏板”。正文内容做成了四合一本，去除了原書版口，框綫亦爲重新製作。全書正文普遍加了句讀圓圈號。

表 2－10 第六列所稱之“閑章”見於扉頁，印文爲“幾生修得到梅花”；第七列所指之收藏章見於書首陳世傑序標題行和卷三、卷五、卷七標題行下方，印文爲“留岑藏書之印”。這兩處印章只是這個具體底本具有的特點，并非該版本的普遍情況。同樣是衙本，日本影印的内閣文庫所藏衙本就没有上述句讀圓圈號和閑章。兩枚閑章的主人不知爲誰，但一定是底本收藏者的印鑑。因而可以據此查到原底本。人衛社第三印開始將這兩處印章都鏟削了，因而後來幾個印次中都無這兩個印章（圖 2－38）。

人衛社 2010 年以後，又多次重印該書（印數未標明），用的仍是前一種帶有閑章和藏書章的底本。重印本有兩種，一種沿用四合一本格式，另一種改爲大字單頁格式（重做版框版口，并爲原無行綫的何焯序增加了行綫），但爲同一底本（圖 2－39）。

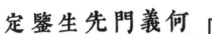

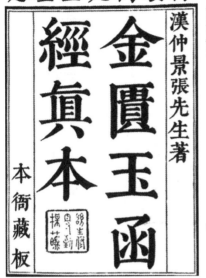

何義門先生鑒定

漢仲景張先生著

金匱玉函經眞本

本衙藏板

圖 2－38　人衛社影印本扉頁與閑章、正文第一頁、藏書章

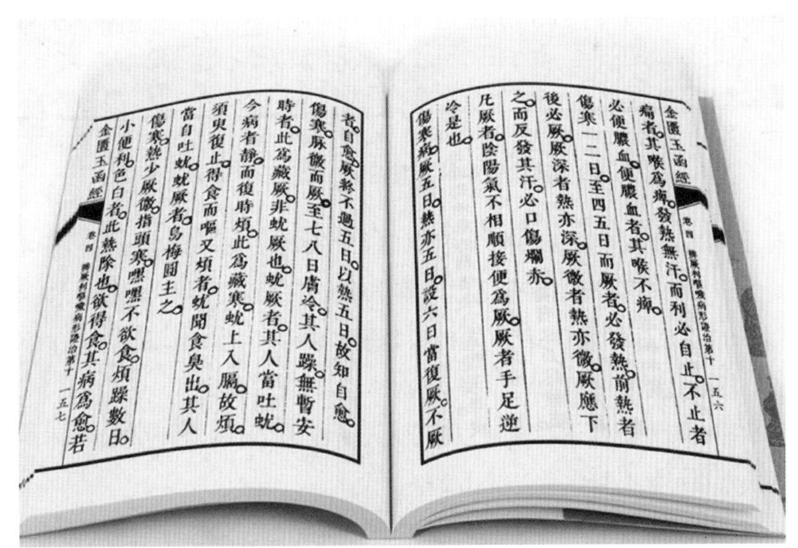

圖 2－39　人衛社影印大字本

二、人民衛生出版社影印《金匱玉函經》與“衙本 A”相似

關於人衛社影印本，《中國中醫古籍總目》記述該影印本爲“據清康熙五十六年起秀堂刻本影印本”，不確。如圖 2－38 所見，人衛社影印本所保留的原書書名頁中明載着“本衙藏板”字樣，因而所用底本必定是“本衙藏板”本。但因當年的工作慣例，出版社并未告知影印所用具體底本之所出，前兩次印刷影印者全無説明，三印之後雖然有所説明，也只是扉頁上行“何義門先生鑒定”這幾個字所包含的信息，没有更清晰的説明。

爲了弄清人衛社影印本與他本差别的原由，就要追索其底本。但因 2020 年以來的疫情影響，調查底本這個任務變得非常困難。幸得肖永芝、王宗欣等北京同道朋友的幫助，最終得以全面了解了相關

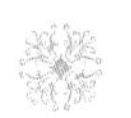

信息。

筆者首先從網上找到了另一種衔本。該件未上傳書名頁，書中隱約可見幾處圓形圖章，也大部分被有意抹去，因而來歷及版本屬性不明（不過仔細分辨還能部分看出，下詳），但比較前述6組對比圖中的各對比點，該本與日本内閣文庫衔本幾乎完全一致，可以看出確屬衔本（以下稱爲“衔本A”）。再試舉陳世傑序第二頁正面做比較（圖2－40）。

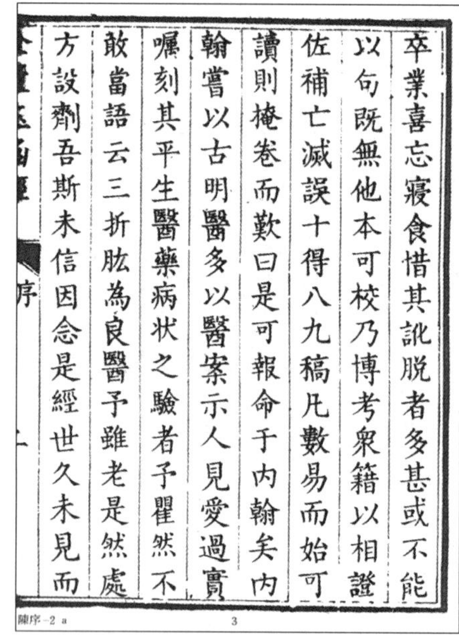

卒業喜忘寢食惜其訛脱者多甚或不能
以句既無他本可校乃博考衆籍以相證
佐補亡滅誤十得八九稿凡數易而始可
讀則掩卷而歎曰是可報命于内翰矣内
翰嘗以古明醫多以醫案示人見愛過實
囑刻其平生醫藥病狀之驗者予瞿然不
敢當語云三折肱為良醫予雖老是然處
方設劑吾斯未信因念是經世久未見而

陳序-2 a　3

圖2－40　陳世傑序第二頁正面：内閣衔本和衔本A

二圖基本相同，但仔細對比的話，則細節上互有出入。有的字内閣衔本完整但衔本A略有不完整，如第一行的“不”、第八行的“信”；有的字則是内閣衔本略有不完整而衔本A完整，如第二行的“句”、第六行的“囑”、第八行的“方設”。但這些都不能排除是刷印時發生的差異。就整體的文面看，内閣衔本版面清朗，筆畫光滑，欄綫完整度好，應爲更早的印次，衔本A則稍次之。

進一步用我們掌握的版本信息作對比可以看到，人衛社影印本文字狀況與衔本A很接近，因而推想人衛社影印本的底本很可能是衔本A。試比2例：

圖2－41中第七行的“如”字，圖2－41－a、圖2－41－b相似，但圖2－41－a略有殘缺，圖2－41－b字形最完整，基本無缺損；而圖2－41－c是真實起本的彩色圖，從中可以看到，起本的“如”字所在處的紙張表面揭去了一層，且揭開的毛邊遮擋了下邊框（在黑白影印本中看似邊框的缺損），而在揭開處以毛筆補寫了“如”字。

又當頁第五行的“也”字，圖2－41－a、圖2－41－b兩衔本中都不殘（但也是“圖2－41－b”的完整度最好），圖2－41－c中，該字是也在殘字上描補而成。

在人衛社影印衔本中，上述二字都是較爲完整的，但“如”字的細節上與圖2－41－a、圖2－41－b更相近，因而較大可能是由衔本A或與之相近的底本影印而成。

圖2－42中第八行首字“凡”字，圖2－42－a内閣衔本基本完整，圖2－42－b衔本A看似完整，但細看應是補字；而圖2－42－c起本此字殘。圖2－42－d人衛社影印衔本“凡”字與圖2－42－b衔本A基本相同，因而亦提示人衛社影印本同衔本A。

前文説到，衔本A有幾處圓形章，分別出現在卷一陳世傑序首頁和卷三、卷五、卷七各卷首頁右下

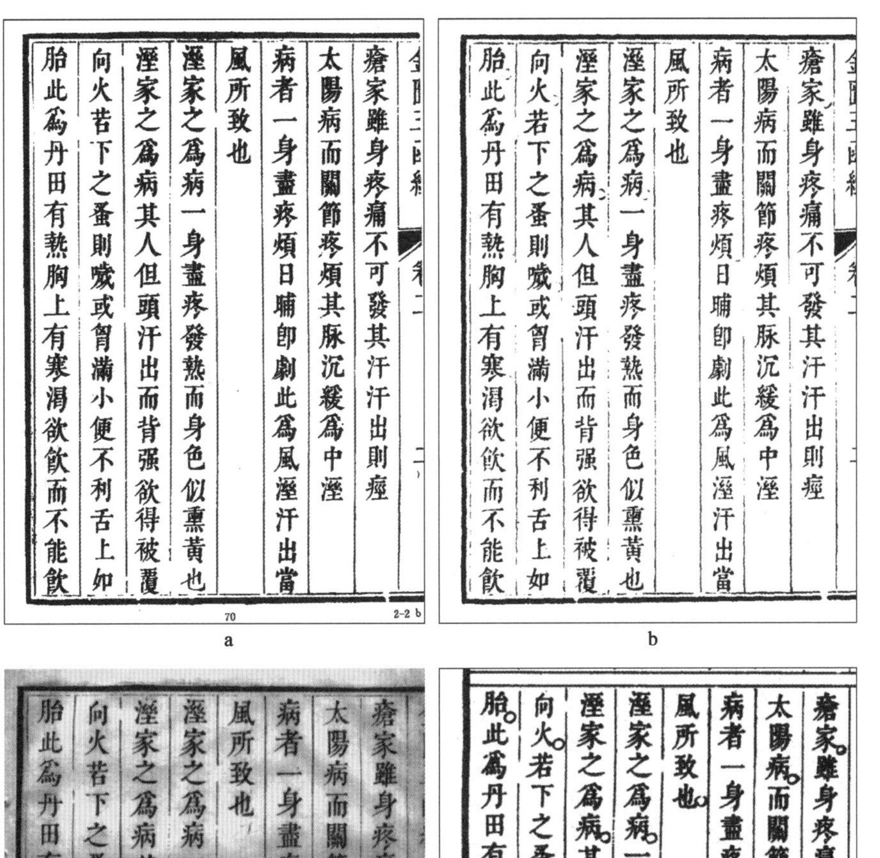

a b c d

圖2－41　各個版本的《金匱玉函經》卷二第二頁正面

圖影依次爲：a. 内閣衙本。b. 衙本A。c. 中國中醫科學院圖書館起本。d. 人衛社影印本。

方。但在網絡所傳該本中，圓形章在行間的部分多被修去，因而印文不太容易分辨，只有第一圖未被削除塗抹，相對完整，可以勉强辨識出“立北平協和”等幾個字（圖2－43）。

人衛社影印本中，以上圖章所在處雖然基本上没有了印章痕跡，但仔細分辨，却極可能是原有印章在影印時被削除了。其中卷七首頁尚留有較多殘痕，從而基本可以判定人衛社影印所用底本就是衙本A。

兩本卷七首頁的局部圖中可見（圖2－44），衙本A雖然行間被修去，但字跡内的印章印文仍在；人衛社影印本對原書印章修削得比較徹底，但本頁上却仍可以看到一些殘痕，如“葛”字下方有印章内圈的殘跡，“根”字、“盡”字、“洗”字上，都有印文的殘筆（其他幾處也能找到類似殘筆，只是不如本圖這樣清楚）。由此可知，人衛社影印本較大可能來自衙本A。

發汗若下之煩熱胸中窒者梔子豉湯主之
傷寒五六日大下之後身熱不去心中結痛此
爲未解梔子豉湯主之
傷寒下後煩而腹滿臥起不安梔子厚朴湯主
之
傷寒醫以圓藥大下之身熱不去微煩梔子乾
薑湯主之
凡用梔子湯證其人微溏者不可與服之

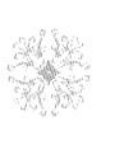

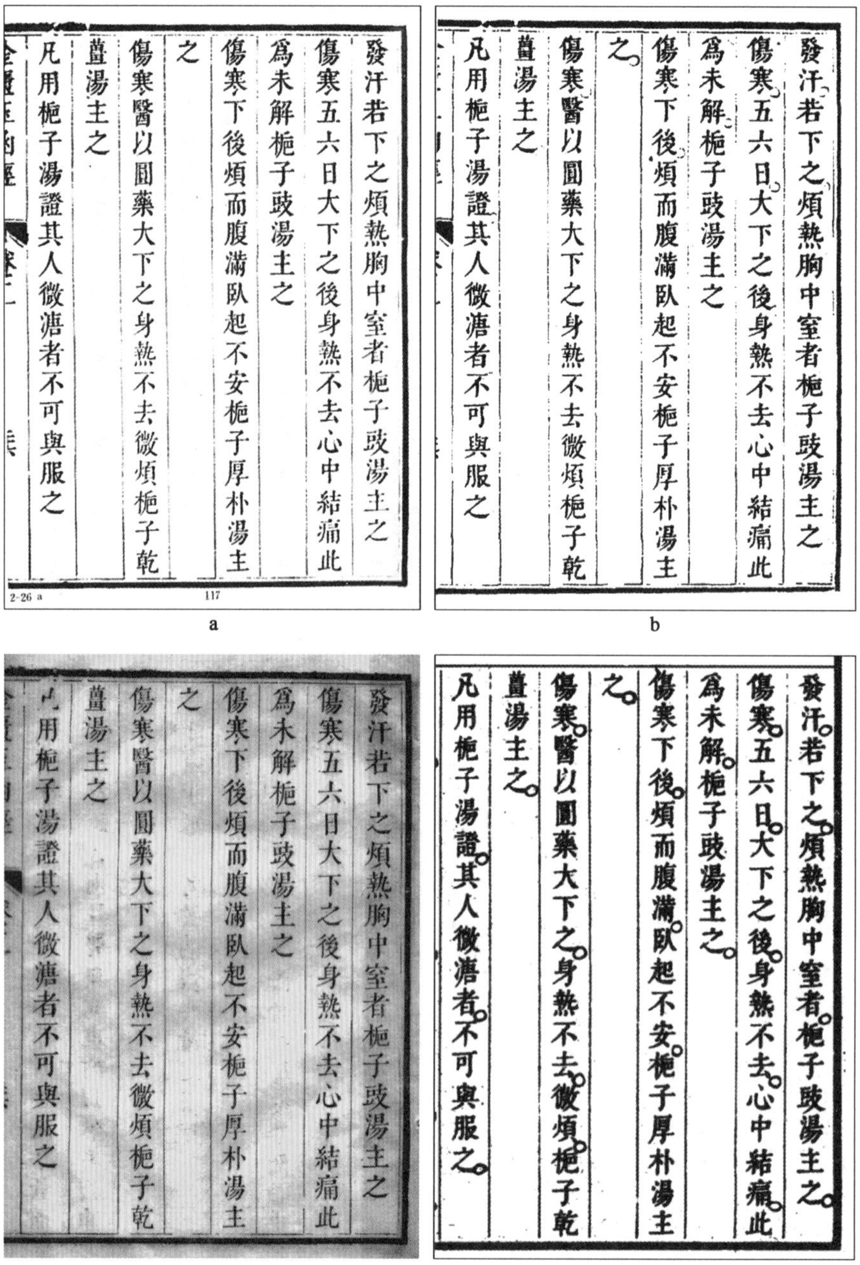

a　b　c　d

圖 2－42　各個版本的《金匱玉函經》卷二第二十六頁正面

圖影依次爲：a. 内閣衙本。b. 衙本 A。c. 中國中醫科學院圖書館起本。d. 人衛社影印本。

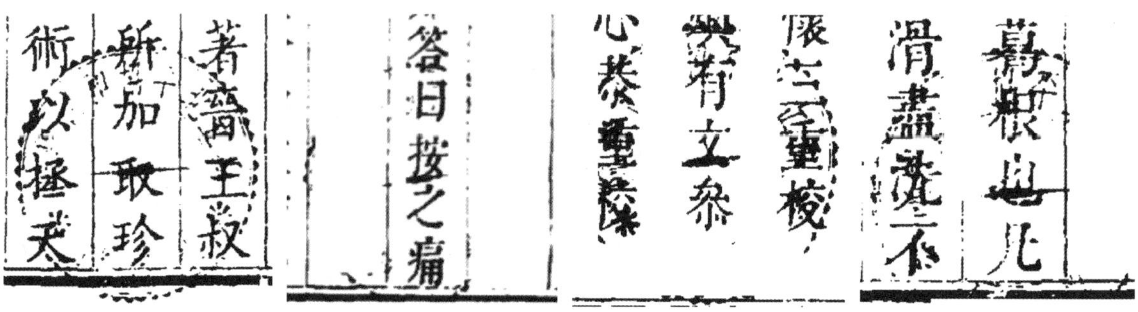

圖 2－43　衙本 A 卷一陳世傑序首頁和卷三、卷五、卷七各卷首頁圓形章

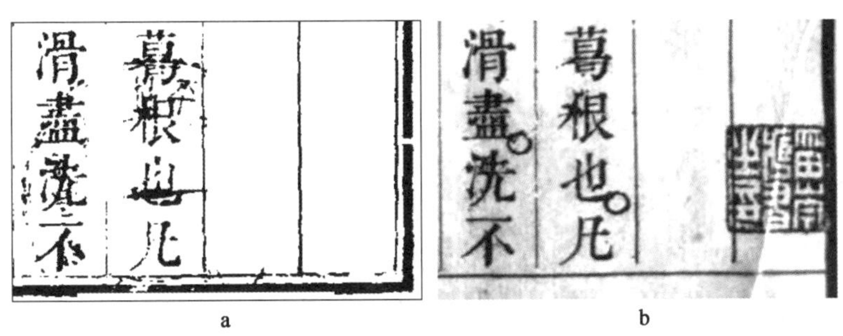

a　　b

圖 2 - 44　卷七首頁局部

a. 衙本 A。b. 人衛社影印本。

不過，網傳的衙本 A 和人衛社影印本也有明顯的不同：一是人衛社影印本正文有圓圈句讀符號，而衙本 A 全本只有少數句讀圈號；二是人衛社影印本上有"留岑藏書之印"的閑章（見有 4 處：位於書首陳世傑序標題行和卷三、卷五、卷七標題行下方），衙本 A 頁面上却都没有。這就給人衛社影印底本的追索帶來了不確定性。

當然，網絡得來的衙本 A 只是一個綫索，還要找出其紙質本的出處，才能真正解決這些疑點。由於北京方面主要中醫機構下屬圖書館所藏的《金匱玉函經》版本均已在先期調查中被否定，因而我們考慮，這個衙本或有可能是尚未查閱的中國醫學科學院圖書館（圖書館代號 3）藏本（以下稱"醫科本"）。但該館古籍正在封藏中，無法借閱。

三、人民衛生出版社影印《金匱玉函經》底本和衙本 A 確爲醫科本

經友人介紹，筆者聯系上了中國醫學科學院圖書館的王宗欣老師，承王老師幫助查閱館藏該書，并傳來部分圖片，用這些圖片與衙本 A、人衛社影印本相對照，終於圓滿地解決了面臨的難題。確認了以下幾點。

（1）衙本 A 的確是中國醫學科學院圖書館藏本，該本附有的印章等特徵上述衙本 A 相吻合，可以證明。

人衛社影印本中書名頁"幾生修得到梅花"閑章和 4 處"留岑藏書之印"的閑章都來自醫科本原書，原本都是紅色的。人衛社影印時，因爲是單色印刷，紅色變成了黑色（有的印次閑章被修去）；而網傳的衙本 A 因無書名頁，所以没有書名頁閑章，但"留岑藏書之印"被削除了，句讀符號大部分被用技術處理除去了（圖 2 - 45、圖 2 - 46）。

前文對比過的圓形印章，在醫科本上出現多處（除正文頁面外，還有各卷裝訂封面上都有），能够看清其印文，是"私立北平協和醫學院・圖書館"。該種印章是藍色的，與黑色的正文比較接近，衙本 A 修削處理未全除盡；人衛社影印本上，也能比見一些未修淨的殘痕。將上文衙本 A 和人衛社影印本卷七首頁局部對比圖再與醫科本相對比，則較易看出其中的關聯（圖 2 - 46、圖 2 - 47）。

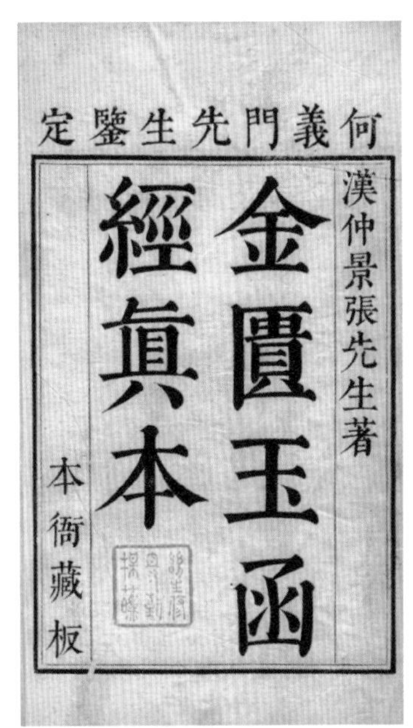
何義門先生鑒定
漢仲景張先生著
金匱玉函經真本
本衙藏板

圖 2 - 45　醫科本書名頁注明爲"本衙藏板"，且有前述閑章

（2）網傳衙本 A 没有上傳書名頁，因而所屬版本不够明晰；但醫科本原有書名頁，標明爲"本衙藏板"（圖 2 - 45），證實該本就是衙本。因此，醫科本在《中國中醫古籍總目》中被著録爲"起秀堂本"，記載

有誤。

(3) 醫科本原本即被添加了句讀符號,原書句讀圈號較爲規整,顏色是紅色,位置也很一致(都是緊貼右側欄綫而又不過綫),不像是古人用毛筆所畫,似乎是某種硬質工具(如圓珠筆芯管尾)蘸紅印泥鈐印的,感覺應出於近人之手。

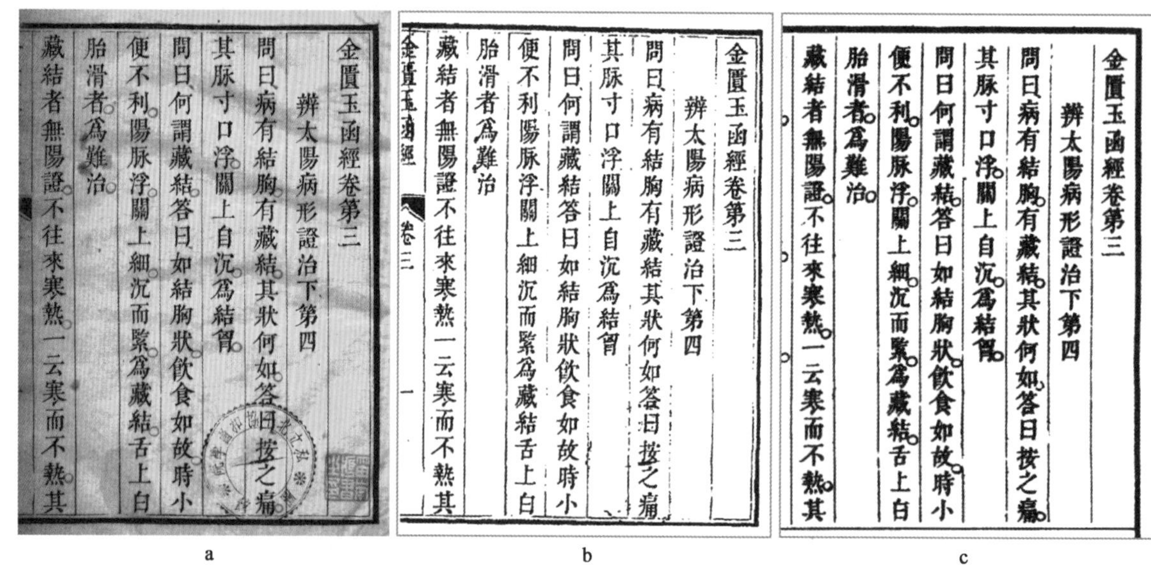

金匱玉函經卷第三
辨太陽病形證治下第四
問曰病有結胸有藏結其狀何如答曰按之痛
其脉寸口浮關上自沉爲結胸
問曰何謂藏結答曰如結胸狀飲食如故時小
便不利陽脉浮關上細沉而緊爲藏結舌上白
胎滑者爲難治
藏結者無陽證不往來寒熱一云寒而不熱其

a　　b　　c

圖 2－46　《金匱玉函經》卷三首頁

a. 醫科本。b. 衙本 A(句讀圈號和藏書章被修削)。c. 人衛社影印本(三印本,藏書章、閑章被修削)。

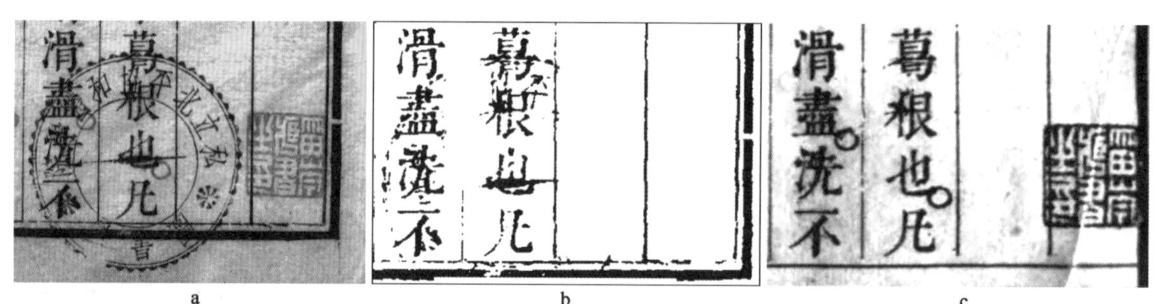

a　　b　　c

圖 2－47　各個版本《金匱玉函經》卷七首頁局部

a. 醫科本有兩圖章。b. 衙本 A(閑章削除,藏書章大部修削)。c. 人衛社影印本(一印,有閑章,圓章修削只略存殘痕)。

人衛社影印本中一至七卷的圓圈句讀符號與之相吻合,因而并非人衛社影印時所加。

但醫科本中紅色的句讀符號,實際并非全書統一,而是一至七卷都是圓圈號,第八卷改標成了點號。衙本 A 用人工削除了前七卷大部分句讀點號,但第八卷部分頁面中,還殘留了幾處削除未盡的點號。而人衛社影印本中,第八卷也全都用了圓圈號,顯然是爲了版面統一,人爲修改過(圖 2－48、圖 2－49)。

經過這樣三方比較之後,就完全可以確認,人衛影印本以醫科本爲底本,衙本 A 亦係醫科本修版而成。

在以上調研基本結束時,我們又發現,原來,上海古籍出版社 2002 年出版之《續修四庫全書》984 册中影印了《金匱玉函經》,該書影印之底本正是醫科本。上文曾比較了網傳传衙本 A 和人衛社影印本(1 印)多方面的差别點,這裏再加入《續修四庫全書》影印本參與比較,結果如表 2－11。

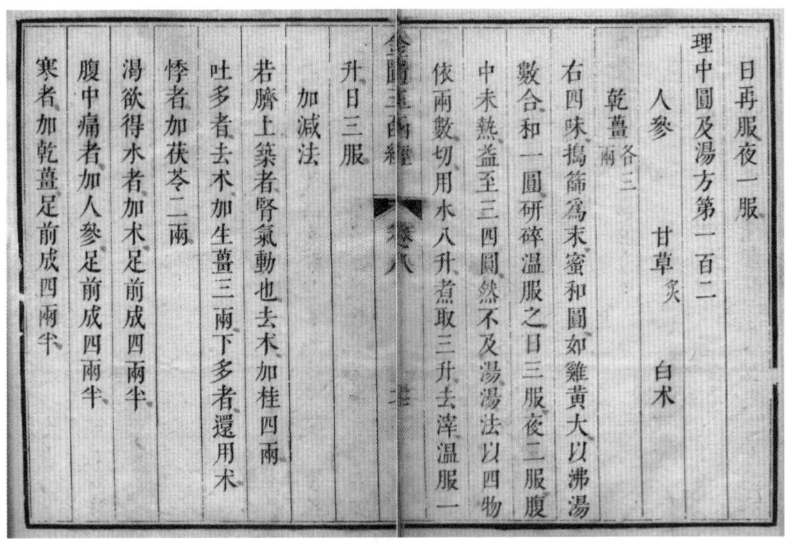
日再服夜一服
理中圓及湯方第一百二
人參　甘草炙　白朮
乾薑各三兩
右四味搗篩爲末蜜和圓如雞黄大以沸湯
數合和一圓研碎温服之日三服夜二服腹
中未熱益至三四圓然不及湯湯法以四物
依兩數切用水八升煮取三升去滓温服一
金匱玉函經　卷八　十七
升日三服
加減法
若臍上築者腎氣動也去朮加桂四兩
吐多者去朮加生薑三兩下多者還用朮
悸者加茯苓二兩
渴欲得水者加朮足前成四兩半
腹中痛者加人參足前成四兩半
寒者加乾薑足前成四兩半

圖 2－48　醫科本卷八第十七頁皆用點號

a　b　c

圖 2－49　各個版本《金匱玉函經》卷八首頁

a. 醫科本標用點號。b. 衙本 A 殘留點號。c. 人衛社影印本(三印本)改爲圈號。

表 2－11　《續修四庫全書》影印本、衙本 A 及人衛社影印本區别

差别點	《續修四庫全書》影印本	衙本 A	人衛社影印本
書名頁	有	未見	有
書名頁閑章	削除	無此頁	有(三印後削除)
單數卷首頁藏書印	削除	無	有(三印後削除)
各卷首圓形章	有	削除未盡	基本削除,略有殘跡
卷一至卷七句讀圈號	大部削除,少數殘留	與《續修四庫全書》影印本相同	保留
卷八句讀點號	大部削除,少數殘留	與《續修四庫全書》影印本相同	改成圈號

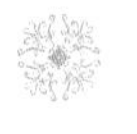

衙本A除了没有書名頁、圓形章較多削除，其他方面都與《續修四庫全書》影印本相同，因而可知，衙本A是取自《續修四庫全書》本，略作了加工。

除了削除印章、改句讀號之外，人衛社影印時還有描改原文的做法，主要是原書有殘字等情況時，會描改之使其完整。當年注重閲讀使用，也無可厚非。但站在文獻研究的角度，我們希望看到原書真貌，寧愿影印者插入的是宋體字或補在頁面之外，而不做成可能和原文相混的字形。

如《金匱玉函經》卷四第十四頁正面第三行下方“到”字，内閣衙本、起本、醫科本都有明顯殘缺，人衛社影印衙本貌似完整，再仔細看左圖，“到”字與原刻字形不一致，應爲補字。其他頁面對比中，也能看到一些補筆的情況(圖2－50)。

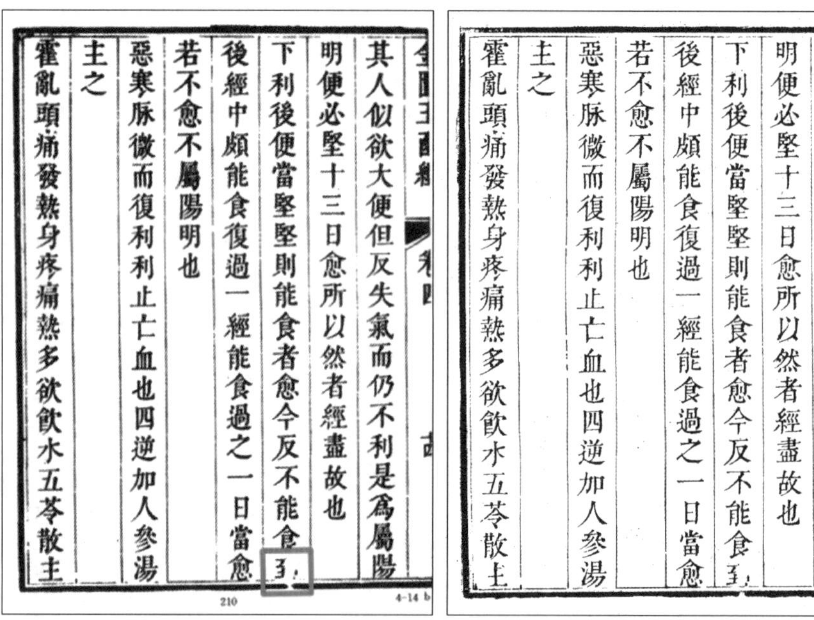

其人似欲大便但反失氣而仍不利是爲屬陽
明便必堅十三日愈所以然者經盡故也
下利後便當堅堅則能食者愈今反不能食到
後經中頗能食復過一經能食過之一日當愈
若不愈不屬陽明也
惡寒脉微而復利利止亡血也四逆加人參湯
主之
霍亂頭痛發熱身疼痛熱多欲飲水五苓散主

a　b　c　d

圖2－50　各個版本《金匱玉函經》卷四第十四頁正面

圖版依次爲：a. 内閣衙本。b. 中國中醫科學院圖書館起本。c. 醫科本(衙本)。d. 人衛社影印本。

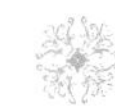

此外,據網絡圖片,臺灣的數次影印與此人衛社影印本版式相同,因而應是複印了人衛社的四合一版。

在陳世傑刊刻之後,近代有過幾次翻刻。1932 年,徐衡之、章成之覆刻(該本未見,覆刻底本不詳),該版在何焯序後增加了章太炎《覆刻何本金匱玉函經題辭》。1955 年,人衛社影印出版了《金匱玉函經》(衎本),爲四合一本,使得該書再度爲世人所知。2010 年後,人衛社又多次影印該書。2002 年,《續修四庫全書》影印了中國醫學科學院圖書館所藏《金匱玉函經》(衎本)。2010 年,中醫古籍出版社新綫裝影印出版該書(起本)。比起人衛社的四合一無書口影印本(一種是將四合一本再改造成大字單頁本),中醫古籍出版社影印本更爲完整和真實。在我國臺灣地區,也曾數次影印人衛社 1955 年影印本,既知的有:1969 年一次,兩儀出版社出版;1972 年一次,進學書局出版;1985 年、2004 年,新文豐出版社先後兩次影印該本。日本方面,日本延享三年(1748),有平安成美堂刻本;1988 年,燎原書店影印出版内閣文庫所藏紅葉山文庫本(衎本)。

《金匱玉函經》近年方有校注研究。既知的有:李順保之校注本,學苑出版社 2005 年出版;吴忠文之《金匱玉函經研究》,書後附收了李書,中醫古籍出版社 2009 年出版;陳萌點校本,北京科學技术出版社 2016 年出版;湖南科學技术出版社 2014 年影印校注的《中醫古籍珍本集成》中,也包含了《金匱玉函經》,由陳建校注;錢超塵著有《影印〈金匱玉函經〉校注考證》,其中有該書校注部分(原書影印用人衛社影印本爲底本),2015 年學苑出版社出版。筆者與研究生謝洲、張亦舒也合作了一個校注本,見於《道醫集成》叢書第十册中,中國中醫藥出版社 2018 年出版。

第三章　敦煌出土仲景醫著

敦煌出土的仲景醫著,源出於敦煌藏經洞。

敦煌藏經洞,位於今甘肅省敦煌市東南約 25 千米。此地的鳴沙山东麓崖壁,自前秦建元二年(366)沙門樂傳開凿石窟以後,歷代僧人信衆在此相次鐫鑿,營造洞窟,雕琢佛龕,描造壁畫,延續近千年。藏經洞是數百洞窟群中的一個小窟,編號爲 17 窟。17 窟是在 16 窟甬道旁開凿出的,該窟原本被古人封閉,門道與墻壁被整體的壁畫所遮掩。清光緒二十六年(1900)五月二十六日,洞窟被偶然發現打開,窟中所藏的公元 4 世紀到 11 世紀的 5 萬餘件的敦煌遺書和文物因而重新問世。但不久之後,遺書和文物中的大部分流散到英國、法國、俄羅斯等國。其中,醫藥文書有 100 多件。

關於藏經洞遺書和文物的性質以及藏經洞封閉的原因、時間,有多種不同説法:早年流行的説法認爲所藏是神聖廢棄物需要封藏,也有人提出是因防避戰亂(具體避哪次戰亂又有不同看法)而珍藏;近年新的見解認爲,藏經洞藏品主要是位於莫高窟前的三界寺之僧人道真的收集物,是其用以修復經卷的材料庫存,當然也收藏着一些完好的藏經、絹画、法器等。封洞的時間,也有多種看法。目前已知署有最晚紀年的一件文書是俄藏文書 Φ. 032B《敦煌王曹某與濟北郡夫人氾氏捐經題記》,尾署爲"維大宋咸平五年(1002)壬寅歲七月十五日記"[1][另有同組文書 Φ. 032C 署爲"維大宋咸平五年(1002)壬寅歲五月十五日記"],據此,藏經洞在 1002 年後較近年份封藏的可能性較大,但封藏的原因仍看法不一(圖 2-51、圖 2-52)。

[1] 俄藏敦煌文獻:第一册[M].上海:上海古籍出版社,1992:321.

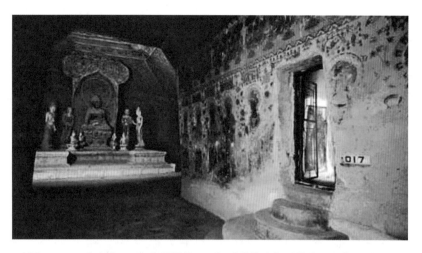

圖 2－51　在主窟 16 窟旁開鑿的 17 窟(《敦煌吐魯番醫藥文獻新輯校》)

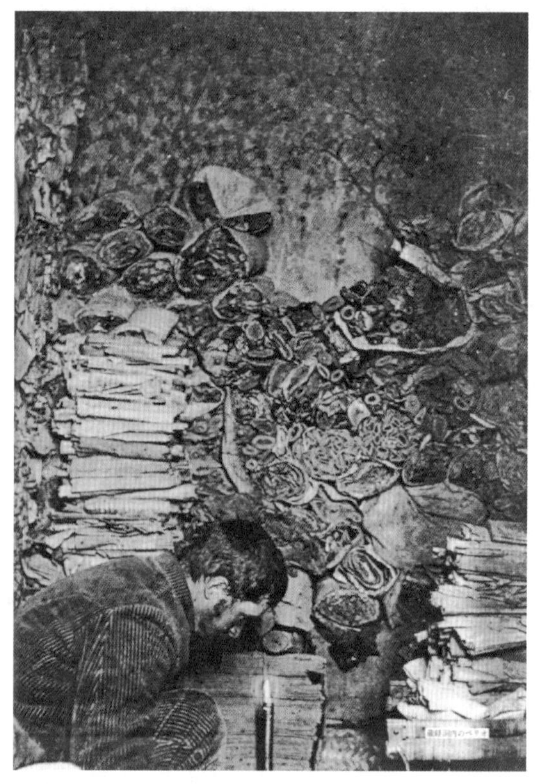

圖 2－52　藏經洞中書卷堆放的實景。法國人保羅・伯希和正在洞中挑揀經卷(《敦煌吐魯番醫藥文獻新輯校》)

敦煌出土醫藥文書中屬仲景學説的主要有兩種。其中 S. 202 全篇屬於張仲景醫著,爲敦煌張仲景醫著中篇幅最長的一件;其次有 ДX. 00613+P. 3827,該綴合卷子總行數多於 S. 202,其中有兩段屬於仲景醫著。

第一節
S. 202《金匱玉函經・辨脉第二》

S. 202,這一編碼中的"S",是英籍匈牙利人斯坦因(Mare Aurel Stein,1862—1943)名字的首字母。

斯坦因於 1907 年首先來到藏經洞，採用各種手段，利用莫高窟當時管理者王道士的無知，廉價騙購二十四箱敦煌寫本和五箱其他敦煌珍寶，并在 7 年之後再次購得寫本 600 件左右。

S. 202，即是斯坦因從王道士處騙購的珍貴文物之一，現存英國國家圖書館。S. 202 爲卷子本，該卷子高 27. 7 厘米，長 193 厘米，現存 103 行文字，每行 22 字到 24 字不等，烏絲欄，墨筆楷書抄寫，雖首尾皆殘缺，無書名和標題，但書式整飭，書寫端正清秀，應是中原抄成流傳至敦煌的文書，有可能是官方教本。其内容爲脉診文獻，相應内容可見於《傷寒論》卷一《辨脉法第一》，亦見於《金匱玉函經》卷二《辨脉第二》（圖 2 - 53）。

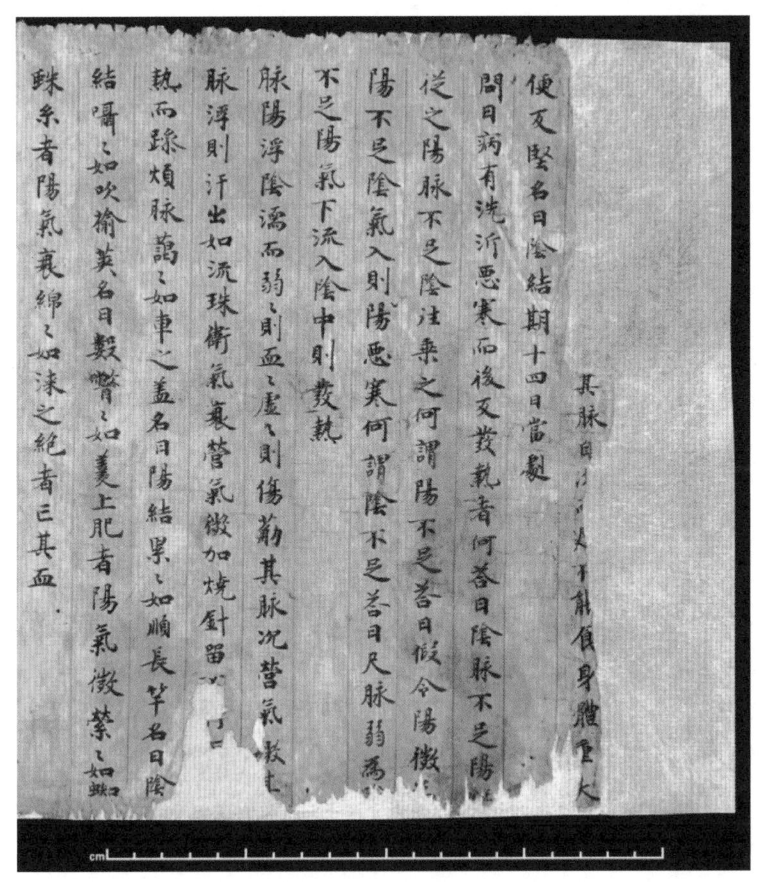
其脉自[illegible]不能食身體重大
便反堅名曰陰結期十四日當劇
問曰病有洒淅悪寒而後發熱者何荅曰陰脉不足陽往
從之陽脉不足陰注乘之何謂陽不足荅曰假令陽微
陽不足陰氣入則陽悪寒何謂陰不足荅曰尺脉弱為
不足陽氣下流入陰中則發熱
脉陽浮陰濡而弱ゝ則血ゝ虚ゝ則傷筋其脉沉營氣微也
脉浮則汗出如流珠衛氣衰營氣微加燒針留
熱而躁煩脉藹ゝ如車之蓋名曰陽結累ゝ如順長竿名曰陰
結聶ゝ如吹榆莢名曰數瞥ゝ如羮上肥者陽氣微縈ゝ如蜘
蛛糸者陽氣衰綿ゝ如漆之絶者亡其血

圖 2 - 53　英藏敦煌卷子 S. 202 第一圖（共 9 圖）（《敦煌吐魯番醫藥文獻新輯校》）

關於 S. 202，有兩個重要問題要討論：一是 S. 202 與傳世文獻的親緣關係，更接近哪種傳世文獻；二是 S. 202 的傳抄年代。

一、S. 202 屬《金匱玉函經》而非《傷寒論》

《金匱玉函經》與趙開美《仲景全書》本《傷寒論》和成無己《注解傷寒論》（以下分别簡稱"趙本"和"成本"，或并稱爲"趙本/成本"，相互間亦有差異，但主體相對接近）可以認爲都是古《傷寒雜病論》中"傷寒"部分的傳本，但其文字互有出入。大致上可以把趙本/成本《傷寒論》作爲同一傳本系統，而把《金匱玉函經》作爲另一傳本系統。那麼 S. 202 究竟屬於這兩個傳本系統中的哪一種？

早在 20 世紀 50 年代，中國學者陳可冀發表《關於敦煌石室舊藏傷寒論辨脉法殘卷》一文，就將該

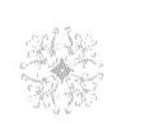

篇稱爲“傷寒論・辨脉法”[1]。但稍後日本學者三木榮[2]、宫下三郎[3]等考證認爲S.202應是《金匱玉函經》殘卷。20世紀80年代以後,中國多位學者在撰著中指S.202屬《傷寒論》卷一《辨脉法第一》的内容。馬繼興等《敦煌古醫籍考釋》稱其爲“傷寒論・甲本”[4],叢春雨等《敦煌中醫藥全書》[5]、陳增岳《敦煌古醫籍校證》[6]、王淑民《英藏敦煌醫學文獻圖影與注疏》[7]都稱其爲“傷寒論・辨脉法”,國際敦煌項目(IDP)在介紹本卷子時也使用了“傷寒論・辨脉法”的標題。李順保《傷寒論版本大全》認爲應與其他《傷寒論》版本有别,故稱其爲“敦煌本傷寒論・辨脉法”[8]。總之,國内上述各家都將S.202認定爲《傷寒論》的一部分。馬繼興先生後來的意見有所變化,馬繼興等《敦煌中醫文獻輯校》稱其爲“傷寒雜病論・甲本殘卷”[9],此表達含義小有差别,但基本點還是指其屬《傷寒論》;再後馬繼興《出土亡佚古醫籍研究》一書中有《敦煌本張仲景〈傷寒雜病論・辨脉法〉殘文出處考》一文,亦稱S.202爲“傷寒雜病論・甲本”[10],且文中明確提出“敦煌本并非玉函本”。還有其他學者在他們的著作中作了類似的表達。

但是筆者研究得出的結論是,S.202確屬《金匱玉函經》之古傳本[11]。

我們可以通過幾方面的比較來證實,S.202不屬於傳世《傷寒論》趙本/成本系統,而屬於《金匱玉函經》系統。

(一) 條文的有無

幾乎所有研究過卷子本S.202的學者都注意到,卷子本S.202中有幾條條文,在《金匱玉函經》中亦有,却爲趙開美《仲景全書》本《傷寒論》和成無己《注解傷寒論》所無,表列如表2-12(表中卷子本録文中原本重文號徑寫爲重疊之字,原本俗字徑改爲正字;黑體處爲各本相異的文字。後文同此體例)。

表2-12　S.202、《金匱玉函經》、趙本/成本《傷寒論》比較

S.202行號	S.202	《金匱玉函經》	趙本/成本《傷寒論》
10	聶聶如吹榆莢,名曰**數**。	聶聶如吹榆莢,名曰**散也**。	(無)
60~62	趺脉微**澀**,少陰反堅,微即下逆,則躁煩。少陰**緊**者,**復**即爲難。汗出在頭,穀氣爲下。**復**難者**愈**微溏,不令汗出,甚者遂不得便,煩逆,鼻鳴,上竭下虚,不得復**通**。	趺**陽**脉**數**微**濇**,少陰反堅,微即下逆,**濇**則躁煩。少陰**堅**者,**便**即爲難。汗出在頭,穀氣爲下。**便**難者**令**微溏,不令汗出,甚者遂不得便,煩逆,鼻鳴,上竭下虚,不得復**還**。	(無)
78~79	脉虚**而**不吐、下、發汗,其面反有熱。**今色**欲解,不能汗出,其身必癢。	脉虚**者**,不**可**吐、下、發汗。其面反有熱**色**,**爲**欲解,不能汗出,其身必癢。	(無) 按:《傷寒論》23條與此略似。
100~101	趺陽脉浮而微,浮**則**爲虚,微即汗出。	趺陽脉浮而微,浮**即**爲虚,微即汗出。	(無)

[1] 陳可冀.關於敦煌石室舊藏傷寒論辨脉法殘卷[J].人民保健,1959(5): 5.
[2] 三木榮.斯坦因敦煌文書202和現傳《宋板傷寒論辨脉法》及《金匱玉函經辨脉》的比較[J].漢方之臨床,1959,6(5): 3-28.
[3] 宫下三郎.唐代的傷寒論與其書志學的考察[J].漢方之臨床,1962,9(10): 17-22.
[4] 馬繼興,等.敦煌古醫籍考釋[M].南昌: 江西科學技術出版社,1988: 97.
[5] 叢春雨,等.敦煌中醫藥全書[M].北京: 中醫古籍出版社,1994: 95.
[6] 陳增岳.敦煌古醫籍校證[M].廣州: 廣東科技出版社,2008: 73.
[7] 王淑民.英藏敦煌醫學文獻圖影與注疏[M].北京: 人民衛生出版社,2012: 156.
[8] 李順保.傷寒論版本大全[M].北京: 學苑出版社,2001: 14.
[9] 馬繼興,等.敦煌中醫文獻輯校[M].南京: 江蘇古籍出版社,1998: 30.
[10] 馬繼興.出土亡佚古醫籍研究[M].北京: 中醫古籍出版社,2005: 222.
[11] 以下S.202引文見: 沈澍農.敦煌吐魯番醫藥文獻新輯校[M].北京: 高等教育出版社,2016: 281-292.

條文的有無是最爲顯見的差别。日本學者説 S. 202 是《金匱玉函經》傳本,主要理由也基於以上對比。但三木榮和宮下三郎漏檢了表 2-12 第一條,因而他們的理由是相差"三節一〇七字"。以上 4 條 S. 202 與《金匱玉函經》雖然也小有差别,但近緣關係是非常明顯的。

馬繼興《敦煌本張仲景〈傷寒雜病論·辨脉法〉殘文出處考》一文,在復述了三木榮氏列出的三條理由(表 2-12 後三條)并補足另一條(表 2-12 第一條)後,依然認爲"敦煌本并非玉函本",他的主要理由是:還存在着"見於敦煌本及宋本(筆者按:即趙本),但《玉函》本缺如的《辨脉法》條文"(此爲馬文第三節標題)。具體説是敦煌本的 90 至 93 行,"有 68 字的一則條文也見於宋本,共 80 字,内容基本相同,却不見於《玉函》本"。馬先生説,這一條"《玉函》本缺如的條文,恰好爲敦煌本并非《玉函》本提供了一個重要證明"[1]。但是,這個理由是錯誤的。因爲事實上《金匱玉函經》中有這個條文,馬先生不知因何漏檢了。現將此條表列如表 2-13。

表 2-13 S. 202、《金匱玉函經》與趙本《傷寒論》比較

S. 202 行號	S. 202	《金匱玉函經》	趙本《傷寒論》
90~93	脉陰陽俱緊,口中氣出,唇口乾燥,**卷**臥足**恒**冷,鼻中涕出**者**,舌上胎滑,勿妄治。到七日**上**,其人微熱足温,此爲欲解。或到**七**八日上,**及**發熱,此爲難治。設惡寒,必欲歐;腹**中**痛者,利。	脉陰陽俱緊,口中氣出,唇口乾燥,**蜷**臥足冷,鼻中涕出,舌上胎滑,勿妄治**也**。到七日**以來**,其人微**發**熱,**手**足温,此爲欲解。或到八日**以**上,**反大**發熱,此爲難治。設惡寒**者**,必欲歐;腹痛者,**必欲**利**也**。	脉陰陽俱緊**者**,口中氣出,唇口乾燥,**蜷**臥足冷,鼻中涕出,舌上胎滑,勿妄治**也**。到七日**以來**,其人微**發**熱,**手**足温**者**,此爲欲解。或到八日**以**上,**反大**發熱者,此爲難治。設**使**惡寒**者**,必欲歐**也**;腹**内**痛者,**必欲**利**也**。

略作對比,不難看出,卷子的這一條文實際上是《玉函》、趙本都有的。在行文上,卷子本偏簡(68 字),《玉函》(74 字)和趙本(80 字)都略多一些字,多出的字以虚詞爲主,趙本尤多(成本除"以"作"已",餘與趙本全同)。因此,這一條不但不能成爲支持馬先生看法的理由,相反,恰恰又是卷子偏近於《金匱玉函經》的證明。

因此,S. 202 中只有與《金匱玉函經》共有而趙本《傷寒論》所無的 4 條條文,相反的情况却一條也没有。這無疑是 S. 202 與《金匱玉函經》同源的最重要依據。

(二)文本的出入

在細節層面上比較同一條文在不同傳本中字、詞的異同情况,也可以得出 S. 202 偏近於《金匱玉函經》的印象。不過逐條對比會比較瑣碎,所以此處舍棄(可以在本書正文對比表中翻檢)。但有一條例證應該很有説服力,而先前的研究者都忽略了這一條例證(表 2-14):

表 2-14 S. 202、《金匱玉函經》與趙本《傷寒論》比較

S. 202 行號	S. 202	《金匱玉函經》	趙本《傷寒論》
43~44	少陰脉弦**沉**,纔見,爲調,故稱如經。而反滑**數者**,故知當**溺**膿也。	以少陰脉弦**而浮**,纔見,**此**爲調**脉**,故稱如經。而反滑**數者**,故知當**溺**膿也。	以少陰脉弦**而浮(一曰沈)**,纔見,**此**爲調**脉**,故稱如經**也**。若反滑**而數**,故知當屎膿也(**《玉函》作"溺"**)。

[1] 馬繼興.出土亡佚古醫籍研究[M].北京:中醫古籍出版社,2005:225.

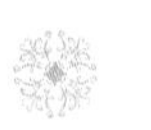

本例,三者文本固然互有差異。但是最後一句卷子和《金匱玉函經》相同,都是"故知當溺膿也",而趙本《傷寒論》則作"故知當屎膿也",有一字之别。其後括號中的宋臣所記注文(成本略去此校),清楚地提示了宋臣所見到的《傷寒論》與《金匱玉函經》的差别。而現傳本《金匱玉函經》此處正作"溺",卷子本又與此相同。這一條文中一個字的差别由於附有宋臣的相關校語,就相當强力地證明了 S. 202 與《金匱玉函經》的親緣關係以及與《傷寒論》的差别。

二、S. 202 中 3 類避諱情况的提示意義

不同傳本之間避諱的異同情况,當然會在相當程度上反映出各傳本之間異同、親疏關係,也會對傳本的系統源流有提示意義。S. 202 中存在着多種避諱或不避諱的情况,這些情况有顯在的、有隱在的,反映出不同的提示意義。既往相關研究對此有所涉及,但在避諱現象的理解上往往把握不準確,而隱在避諱則無人看出。

(一) 不避諱的字例

所謂"不避諱",就是對於一定的對象文獻預判其産生年代,在此年代有可能發生避諱的字,實際未發生避諱,也就是用字正常。

S. 202 有人研判可能産生於魏晉之後。該文書全卷不避"順"(南朝梁武帝蕭衍追封太祖文皇帝蕭順之名諱,1 見)、"中"(楊堅之父楊忠諱"忠",嫌名"中",24 見)、"堅"(隋朝文帝楊堅諱"堅",6 見),還出現了"治"(唐高宗李治諱"治",5 例)、"旦"(唐睿宗李旦諱"旦",2 例)二字。既往對 S. 202 的傳抄年代的判斷主要基於這幾個不避諱字。

1. 不避南朝梁武帝蕭衍之追封太祖文皇帝蕭順之名諱"順"　卷子 S. 202 第九行:"累累如順長竿,名曰陰結。"

此句中"順"字,《玉函》、趙本、成本乃至《太平聖惠方》卷八都作"循"。作"循"者,應是避南朝梁武帝蕭衍追封太祖文皇帝蕭順之的名諱而改,而卷子本則仍用"順"而未諱改,説明其未避梁諱。

不過,《玉函》、趙本、成本中除本句避諱外,都另有多例"順"字,因而這一例僅見的避諱可能也反映了歷史傳承文獻可能有多源性;另一方面也可以證明宋臣在整理中醫古籍時有將多書同條予以一致化處理的做法。

2. 不避楊堅之父楊忠嫌名"中"　S. 202 全卷有 24 例"中"字,如"尺中""心中""胃中""鼻中""口中"等,也包括一些當讀去聲的"中"如"清耶[邪]中上【焦】,濁耶[邪]中下【焦】"。

隋文帝之父楊忠,諱及嫌名"中",歷史文獻中有不少相關記載,如官名地名中有"中"字者多改爲"内"或缺字,"中書"爲"内書","侍中"爲"侍内"或"納言","殿中將軍"改稱"殿内將軍","御史中丞"改稱"大夫"。S. 202 顯然是不避楊忠嫌名諱的。

3. 不避隋文帝楊堅之"堅"　衆所周知,傳世的趙本/成本《傷寒論》在經過隋代傳抄時,因爲避隋文帝楊堅之名諱(也有人提出或是避三國吴孫堅之諱,筆者以爲不可信),將古本中的"堅"改爲"鞕"(即後世的"硬"字),這是傳世《傷寒論》中標志性的避諱字(但全書中也有少數幾處用"堅"字,當係漏諱或因後人回改;不排除個别條文爲後世羼入,還有可能提示着宋校的底本有多源)。而未經隋改或唐以後回改的本子則仍作"堅"。例如,保存在《千金翼方》卷九、卷十中,被稱爲"唐本傷寒論"的《傷寒論》條文,就只用"堅"而不用"鞕"。而《金匱玉函經》中也只用"堅"不用"鞕"。

這個字例在 S. 202 中也數度出現。具體對比情况如表 2－15。

表 2-15　S. 202、《金匱玉函經》、趙本/成本《傷寒論》比較

S. 202 行號	S. 202	《金匱玉函經》	趙本/成本《傷寒論》
2	大便反**堅**	大便反**堅**	大便反**鞕**
47	其人必**堅**	其人必**大便堅**	其人必**大便鞕**
49	大便而**堅**	大便**堅**	大便**鞕**
58	心下反**堅**	心下反**堅**	心下反**鞕**
59	**復數即堅**	**溲數則便堅**	**溲數則大便鞕**

另有一處用"堅"字的條文爲第六十行之"少陰反堅",本條爲趙本/成本《傷寒論》所無,故不列入對比。

表 2-15 中,數本條文相差不大,但避諱情况却是 S. 202 與《金匱玉函經》都不避"堅",而趙本/成本則都避"堅",兩方面截然不同。由此進一步强化了 S. 202 與《金匱玉函經》的親緣關係。

S. 202 全卷出現 24 例"中"和 6 例"堅"字,足證是不避隋朝之諱的。

4. 不避唐高宗李治與唐睿宗李旦之名諱　S. 202 共出現 5 例"治"(唐高宗李治)、2 例"旦"(唐睿宗李旦)。分别爲:

48~49　何以言之?本數脉動脾,其數先微,故知脾氣而[不]**治**,大便而堅,氣噫而除。

84~85　中焦不**治**,胃氣上鼻,脾氣不轉,胃中爲濁。

90~91　脉陰陽俱緊,口中氣出,脣口乾燥,捲[踡]卧足恒冷,鼻中涕出者,舌上胎滑,勿妄**治**。

92　或到七八日上,及[反]薆[發]熱,此爲難**治**。

103　浮滑之脉,其脉數疾,熱汗出,此爲不**治**。

36~37　假令夜半得病者,**旦**日日中愈;日中薆[發]病,夜半愈。

38~39　所以言日中得夜半愈者,陽得陰解。夜半得,**旦**日日中愈者,何以言之?陰得陽則解矣。

由於存在着這 7 例"治"與"旦"不避諱,敦煌醫籍研究者普遍認爲 S. 202 不可能抄成於唐代(但筆者後來的研究否認了這一點,見後文所揭)。

順便要旁及一下,以上後兩例"旦日",《金匱玉函經》并無,而《傷寒論》則二處皆作"明日"(趙本、成本同),聯繫起來看,《傷寒論》兩種文獻中似有避諱的可能。雖然二書中另有"旦"字的應用,但這或許又提示着兩種文獻原始資料多源的可能。

既往的研究者基於以上不避諱字以及其他一些理由,推導出了關於抄寫年代的看法。

首先在 1994 年,叢春雨曾對當時已有看法做過一個概述,主要爲:

第一,趙健雄判定在唐代,理由主要基於卷中血、衄、微 3 字的俗字書寫特點可在其他唐代卷子的比對印證。

第二,陳可冀判定在隋末唐初,理由主要是殘卷以楷書抄寫,魏晉南北朝雖有楷書,但因交通問題,在隋末唐初傳去的可能性大。

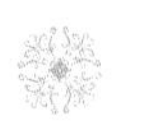

第三,馬繼興判定在隋以前,因爲卷子中不避隋文帝之"堅"、唐太宗之"世"、唐高宗之"治"、唐睿宗之"旦"。叢春雨贊同馬先生看法,認爲"其抄寫年代的下限當不晚於隋文帝即位的公元581年"[1]。

前二者主要基於用字特點,判斷爲唐或唐初;後者主要基於上述不避諱字,判斷抄成於隋以前。

在這之後,錢超塵在其研究《傷寒論》的幾種專著中旁及此卷,如其《影印敦煌秘卷〈傷寒論〉校注考證》一書提出:"今 S. 202 仍保持'順'字而未改變'循',則知此抄件之時代下限必在梁以前,總之 S. 202 抄件的歷史可以上溯到南朝宋齊時代。"[2]後出之《〈傷寒論〉文獻新考》一書亦稱:"通覽 S. 202 全文,不避'堅''中''順'三字,故可鑒定此件抄寫的時代下限當在南朝梁以前。"[3]如前所述,隋文帝楊堅,諱"堅"字;隋文帝之父楊忠,嫌名諱"中";南朝梁武帝蕭衍之父名"順之",諱"順"字: S. 202 有"堅""中""順"三字出現,故錢先生有此説。南朝梁爲中國南北朝時期的南朝第三個朝代,立朝在 502—557 年。據錢先生説,則 S. 202 當抄成於 502 年之前。李順保《傷寒論版本大全》一書亦主張:"此抄本的最晚年限應在南朝梁武帝之前,即 502 年前。"[4]

但這一看法不够嚴密。在某皇帝之前的文獻固然不需要避某皇帝,在其後者若已經改朝换代,則也不須避諱;甚至即便在諱主當時,在一定條件下,也不是一定要避諱的,如民間抄寫就不如官方文件的避諱嚴格,邊遠地方又不如中原避諱嚴格。竇懷永指出,敦煌卷子 S. 2154 抄於"(隋)開皇九年(589)四月八日",是"皇后爲法界衆生敬造一切經流通供養"。卷中兩處"堅"字皆不避諱(下方"土"右側多一點,此爲俗字形)。"由'皇后'出資供奉的經卷都不避皇帝正諱,更何論另外兩例中的普通僧尼和輔國將軍呢?"[5]借此延伸一下: 更何論醫藥文書呢?

因而,對於避諱,較爲合理的認識是: 若文中有明確的避諱字,則該文獻"不可能早於諱字所涉及的皇帝在位年代";反之,若文中"没有諱字(確切地説是字形正常)則不能用來説明任何問題"[6]。

根據這個道理,用不避諱字來判斷敦煌卷子抄成年代的做法,是不可靠的。上述既往對於 S. 202 的抄寫時代的判斷,大多正是建立在某個有可能避諱而未避的正常用字基礎之上,判定的依據不充分。

(二) 罕見的避南朝陳高祖武皇帝陳霸先之諱

筆者在研究中發現,S. 202 恰恰還存在着另外兩處梁以後的避諱字例,一直没有被學界發現。而由這兩個諱例,對於 S. 202 的抄成年代,可以得出新的判斷。

筆者在研讀卷子 S. 202 時,首先發現其中有一個較爲少見的、既往的研究者都未能發現的避諱字——避南朝陳高祖武皇帝陳霸先之諱"先"。

S. 202 涉及避"先"的語段在《金匱玉函經》《傷寒論》(趙開美本與成無己本相同)、敦煌卷子 P. 3287 本《傷寒論》這幾種不同文獻中都存在,以下將四方同源語段列表對比,可以明確地看出這一諱字。

1. 彼有此省例 見表 2－16。

[1] 叢春雨. 敦煌中醫藥全書[M]. 北京: 中醫古籍出版社,1994: 233.
[2] 錢超塵. 影印敦煌秘卷《傷寒論》校注考證[M]. 北京: 學苑出版社,2015: 237.
[3] 錢超塵.《傷寒論》文獻新考[M]. 北京: 北京科學技術出版社,2018: 204.
[4] 李順保. 傷寒論版本大全[M]. 北京: 學苑出版社,2001: 15.
[5] 竇懷永. 敦煌文獻避諱研究[M]. 蘭州: 甘肅教育出版社,2013: 79.
[6] 竇懷永. 敦煌文獻避諱研究[M]. 蘭州: 甘肅教育出版社,2013: 39.

表 2－16　S. 202、P. 3287、《金匱玉函經》、趙本/成本《傷寒論》比較

S. 202 行號	S. 202	P. 3287	《金匱玉函經》	趙本/成本《傷寒論》
	未知何藏*受寒	未知何藏**先**受其災	未知何藏**先**受其災	又未知何藏**先**受其災
	汗出髮潤,喘而不休,此爲肺*絶	答曰：若汗出髮潤,喘而不休者,肺**先**絶也	若汗出髮潤,喘而不休,此爲肺*絶	若汗出髮潤,喘不休者,此爲肺**先**絶也
	陽反獨留,形體如咽[烟]【熏】,直視摇頭,此爲心*絶。	身如烟薰、直視、摇頭者,心**先**絶也	陽反獨留,形體如烟熏,直視摇頭,此爲心*絶	陽反獨留,形體如煙熏,直視摇頭者,此爲心*絶也
64~67	脣吻反青,四支縶[漐]習,此爲肝*絶	脣[唇]吻反出色青者、四支[肢]絜習者,肝**先**絶也	唇吻反青,四肢漐習,此爲肝*絶	脣吻反青,四肢漐習者,此爲肝*絶也
	還[環]口黎[黧]黑,柔汗發黄,此爲脾*絶	還[環]口梨[黧]黑、糅[柔]汗發黄者,脾**先**絶也	環口黧黑,柔汗發黄,此爲脾*絶	環口黧黑,柔汗發黄者,此爲脾*絶也
	復便狂語,目反直視,此爲腎*絶	溲便遺失[屎]、狂言、目皮反直視者,腎**先**絶也	溲便遺失、狂語、目反直視,此爲腎*絶	溲便遺失,狂言,目反直視者,此爲腎*絶也

本組中,涉及一問五答。以 P. 3287 看,問的是“何藏先受其災”,回答是不同證候群所提示的五藏中某藏先受災,依序是“肺先絶”“心先絶”“肝先絶”“脾先絶”“腎先絶”,各句 1“先”字,合計則有 6 個“先”字;與之相比,《傷寒論》(趙開美本與成無己本同)就只有問句和第一答句中兩處“先”字,《金匱玉函經》則僅是問句中有“先”字;而 S. 202 更是問、答之中完全未用“先”字(表中“*”號標示的就是 P. 3827 有“先”字,S. 202 及他書與之對應而空缺的情况)。如此看來,大致可以認爲,P. 3287 的表達是該條條文的原貌,《金匱玉函經》和《傷寒論》及 S. 202 原本也應與之相同,但却因某種原因避用而刪除“先”字。但各書摘引或傳抄時刪留情况有所差别,《金匱玉函經》和《傷寒論》分别保留或刪後回復了第一處和前兩處“先”字(屬刪後恢復的可能性較大),S. 202 則因封存在藏經洞逾千年,保留了 6 處全刪的舊貌。

陳垣《史諱舉例》有云:“避諱常用之法有三,曰改字,曰空字,曰缺筆。”續後進一步解釋,“空字”之例是“空其字而不書,或作空圍,或曰‘某’,或徑書‘諱’字”。上例省“先”字與此法相似。惟陳氏所指“空字”之法一般尚留痕跡(空格、畫空圍、寫“某”或“諱”),此例却是直接省刪,或可另立一法稱爲“省刪”。此種避諱史上亦有他例。如唐代避高宗太子李弘之諱,時有韋弘機在《舊唐書》作“韋機”,郭弘霸在《舊唐書》作“郭霸”,周弘正在李商隱《太尉衛公會昌一品集序》作“周正”……[1] 又如日本漢方著作《醫心方》一書,引用陶弘景《本草經集注》一書數十條,引用名多作“陶景注”,個别作“本草陶景注”“陶景本草注”,各“陶景”之名亦當爲避李弘之諱而省刪“弘”字。

那麽,姑且認爲以上問答中“先”是可以省刪的。但若在具體語境中“先”字或其同義字不能不用,又該如何呢?恰巧,原卷接次就是這樣的例子。

2. 彼正此改例　見表 2－17。

本例爲接續前表問答之後的另一組問答,依 P. 3827 看,問的是“何藏陰陽先絶”,答的是“陽氣先絶”和“陰氣先絶”,如此共 3 個“先”字。P. 3827 三處皆用“先”,《金匱玉函經》與之一致;而 S. 202(其中“陰氣後竭”四字原脱,據文義與各本補)三處用“前”,《傷寒論》與之一致。本例中“先”與“前”出現

[1] 王彦坤. 歷代避諱字彙典[M]. 鄭州: 中州古籍出版社, 1997: 153－154.

表2－17 S.202、P.3287、《金匱玉函經》、趙本/成本《傷寒論》比較

S.202 行號	S.202	P.3287	《金匱玉函經》	趙本/成本《傷寒論》
67～68	未知何藏**前**絶? 陽氣**前**絶,【陰氣後竭】,其死必青;陰氣**前**絶,陽氣後絶,其死必赤	又問:未知何藏陰陽**先**絶,其狀何似? 答曰:若陽氣**先**絶,陰氣後竭者,死,必肉色青也。若陰氣**先**絶,陽氣後竭者,死,必肉色赤	又未知何藏陰陽**先**絶? 若陽氣**先**絶,陰氣後竭,其人死,身色必青,肉必冷;陰氣**先**絶,陽氣後竭,其人死,身色必赤	又未知何藏陰陽**前**絶? 若陽氣**前**絶,陰氣後竭者,其人死,身色必青;陰氣**前**絶,陽氣後竭者,其人死,身色必赤

的情況與前例稍有不一,呈現出錯綜的狀況,S.202 不用“先”仍與前例一致,只是前例表現爲刪“先”字,而本例表現爲改“前”字。漢語中,“前”和“先”都是“後”的反義詞,但側重面不同,表時間順序時多用“先”,表方位次序時多用“前”(“前”只在部分特定情况下用於時序關係),因此,本例中用“前”并不甚相宜,讀來明顯别扭。

與前例聯係起來看,張仲景《辨脉法》中的該部分條文在歷史的流傳過程中,曾因某種理由避用或替换了“先”字。而該部分條文通過不同路徑傳至後世,發生了不同的變化。

3. 避“先”字諱 什麽情况下會發生上述的避用和替换呢?

筆者認爲,這應該是因避諱而發生的。

南梁太平二年(557),梁敬帝蕭方智禪位給陳霸先,南梁滅亡,陳霸先建立陳朝,爲高祖武皇帝。陳霸先以建康(今南京)爲首都,國號陳。史稱南朝陳。陳立朝 33 年,於 589 年爲隋所滅。陳代諱“先”字。清代周廣業《經史避名彙考》卷十二云:“(陳)高祖武皇帝諱霸先……《陳書・文帝紀》天嘉元年詔曰‘仰惟前德’,二年詔曰‘前皇經濟區宇’,宣帝紀光大二年(568)太后詔曰‘還申曩志’,後主即位詔‘思播遺澤’,又至德元年(583)詔‘緬思前德’,皆諱先字。”[1]此諱字下共舉 5 例,其中一、二、五例就是用“前”代“先”的。S.202 及其他文獻中曾經出現的避用“先”或替换爲“前”亦當屬此例。

雖然 S.202 中另有“先”字,第 47 至第 48 行:“榮衛内陷,其數先微,脉反但浮,其人必堅,氣噫而除。何以言之?本數脉動脾,其數先微……”然亦僅此條之兩見。古代避諱是隋以後才漸漸嚴格起來的,隋以前同一字在同一古代文獻中避諱與不避諱互見的情况并不少見。故此二例用“先”字,當是避諱不嚴或文獻多源,又或爲後人再抄時回改所致。但表 2－17 所列 S.202 第一組例略去“先”和第二組例改用“前”字,都有其他文獻的對立情况相對應,則 S.202 避用“先”和改用“前”,皆出於南朝陳之諱,可以被確認。

從表 2－17 看,張仲景《辨脉法》中的該部分條文歷史上都曾避“先”字諱,有些傳本(《金匱玉函經》和《傷寒論》)被部分地補回或改回了“先”,但 S.202 則保留了嚴格避諱的舊貌。

南朝陳代國祚未久,陳霸先在位僅 3 年。因而,避“先”之例在古籍中并不多見。但很巧,就在敦煌醫藥文獻中,筆者還尋得避“先”諱的另外一例,可用作上文的佐證。

敦煌卷子 P.3885 中:“療髓虚……羌活補髓丸方:羌活二兩、柱心二兩、芎藭二兩、當歸三兩、人參四兩、棗肉一升研爲脂、大麻人二升熬研爲脂、羊髓一升、蜀酥一升、牛髓二升。//前擣篩五種乾藥爲散,下棗膏、麻人,又更擣……”[2]這一則治療髓虚的羌活補髓丸方,屬於一組系列方(包括治療筋虚實、骨

[1] 周廣業.經史避名彙考[M]//《續修四庫全書》編纂委員會.續修四庫全書:第八二七册.上海:上海古籍出版社,2002:560.
[2] 沈澍農.敦煌吐魯番醫藥文獻新輯校[M].北京:高等教育出版社,2016:175.

虚實、皮虚實、肉虚實、脉虚實、髓虚實病證的共十首方），原出古方書《删繁方》。《删繁方》，首載《隋書·經籍志》，曰："《删繁方》十三卷，謝士泰撰。"但謝氏生存年代史無明載，是書大約成書於北齊。

該方也見於敦煌卷子S.1467V，還見於《醫心方》卷六第二十五引《千金》（即《千金要方》），此三本該方節度語開頭同作"前擣"。但是，《千金要方》卷十二第四所載本方中，却作"先擣"，又《外臺秘要》卷十六《髓虚實方二首》引《千金》本方亦作"先擣"。列表可見（表2-18）：

表2-18 不同文獻用字差别

用　字	前擣	先擣
所出文獻	P.3885	《千金要方》
	S.1467V	《外臺秘要》引《千金》
	《醫心方》引《千金方》	
文獻屬性	古抄本或抄自古本	宋臣校本

表中可見，敦煌卷子P.3885、敦煌卷子S.1467V、《醫心方》卷六第二十五引《千金方》（即《千金要方》），此三本該方節度語開頭同作"前擣"；而《千金要方》卷十二第四所載本方和《外臺秘要》卷十六《髓虚實方二首》引《千金》本方都作"先擣"。此處用"先擣"較合常規，用"前擣"者，應是經過陳代傳抄，并因而避用陳諱，P.3885、S.1467V這兩個敦煌卷子都屬該種避陳諱之傳本；用"先擣"的兩種文獻，則應是經過了後人（很可能是宋臣）校正回改。《醫心方》引用的《千金》，所據當是古本《千金》，其中所引實際是轉引了陳代所抄的古《删繁方》，故依然保留着陳諱；今傳本《千金要方》和《外臺秘要》，因爲經過後人校改，所以是"先擣"（《千金要方》的别本《新雕孫真人千金方》行文有異，未出現相關字樣）。

由於本例的存在，就更能證明S.202用"前"字以及之前所述避免用"先"字，的確屬於避諱之例。

在"先"字避諱被確認後，S.202抄成於南朝梁就被排除了。但是否説明該卷子就是陳代抄成呢？筆者曾經以爲是這樣。但向對書法史有研究的朋友請教，他們的意見是，卷子的書寫風格不是那麽早，傾向於爲唐代書風。

（三）隱在的避唐高宗李治諱

前述，S.202不避治、旦二字，似乎不會再有唐初之諱。但我們再度研究後發現，S.202和傳世《金匱玉函經》《傷寒論》中恰恰存有隱在的避唐諱的情况。

> S.202第62～第64行："脉浮而洪，軀反如沾濡而不休，水漿不下，形軆[體]不仁，乍**理**乍乱[亂]，此爲命絶。"

本句"理"字，《金匱玉函經》《傷寒論》并作"**静**"。"理""静"二字構成異文。

不同異文之間常見的情况是，只有其中一個是本來形態，另一個形態應該是在此基礎上派生出來的。亦即二者"串聯"，如若有兩個異文，則多數爲一正（本來形態）一異（變異，包括文字演變及訛誤等）。據此，如果"理"或"静"其中之一爲原形態，它得有演變爲另一形態的道理：如形訛、音誤、避諱改字……但在此二字間，這些關係都不存在。

異文的另一類情况是二者都非原形，同爲變異的結果，亦即二者"平行"。但二者會循着相同或不

同機制，共同指向其本來形態。

依照後一思路申發，S. 202 作"乍理乍亂"，《金匱玉函經》《傷寒論》并作"乍静乍亂"，"理"或"静"都與"亂"相對。但"亂"通常的反義詞是"治"。如《素問・四氣調神大論》："從陰陽則生，逆之則死；從之則治，逆之則亂。"又《靈樞・五亂》："岐伯曰，五行有序，四時有分，相順則治，相逆則亂。"文史書中則用例甚多，如《易・繫辭下》："君子安而不忘危，存而不忘亡，治而不忘亂。"《孟子・滕文公章句下》："天下之生久矣，一治一亂。"又如《荀子・解蔽》："天下無二道，聖人無兩心。今諸侯異政，百家異説，則必或是或非，或治或亂。""乍"與"或"同義，"或治或亂"猶言"乍治乍亂"。

而前述情況是，S. 202 中爲"乍理乍亂"，《金匱玉函經》《傷寒論》都作"乍静乍亂"。若是只見其一端，因爲未見有"乍治乍亂"的異文，尚難斷定"理"和"静"都是"治"的諱改；但因爲二例異文，則二者本當爲"治"，是不同流傳路徑中發生的不同諱改，就不難判定了。

由此説明，張仲景"傷寒"文獻（或具體爲《辨脉法》篇）在傳世過程中，曾經有過唐代"治"的避諱，但具體避法則因語境而異。作動詞治療義多數避成"療"（有時也會變成"主""理"等，都是動詞治病義），後世會被回改爲"治"，S. 202 中現有的"治"應該就是這樣來的；可是在"乍治乍亂"句中，"治"不是動詞治病義，而是形容詞安、寧之義，所以避改比較特殊，出現了《金匱玉函經》《傷寒論》的"静"和 S. 202 的"理"兩種改法，這兩種改法并不常見，因而後世不易發現，故在兩種不同避改的文本的流傳中均未被回改。但恰恰因爲有這兩種不同避法，因而可以通過對比，認定它們原本都應是"治"。

那麽，S. 202 中"治"的回改發生在什麽時候呢？

對於已經發生的避諱改字作回改，通常發生在後一朝代。但就李治的避諱來説，從李治所在的年代就有可能發生。

《册府元龜・帝王部・名諱》載：

> 高宗諱治。即位之初，有司請改"治書侍御史"爲"御史中臣"，諸州"治中"爲"司馬"，"治禮郎"爲"奉禮郎"。帝以貞觀時不廢先帝二字，不許。有司奏曰："先帝二名，禮不偏諱。上既單名，臣子不敢指斥。"從之。
>
> 顯慶五年正月壬寅詔曰：孔宣設教，正名爲首；戴聖貽範，嫌名不諱。比見鈔寫古典至於朕名，或缺其點畫，或隨便改换。恐六籍雅言，會意多爽；九流通義，指事全違。誠非立書之本意。自今以後，繕寫舊典，文字并宜使成，不須隨義改易。[1]

李治之前是唐太宗李世民，李世民對避諱是主張放寬的（雖不至於取消）。貞觀二十三年（649）唐高宗李治即位後，最初曾以貞觀故實虚假推托，但最終"從之"，且避諱趨嚴。可是，"治"爲常用字，在不同情境中會發生多種用法，因而也就有了多種避諱改字的例子，這種各自不同的改法足以淆亂典籍。因此，顯慶五年（660）新年伊始，李治即下旨矯正："自今以後，繕寫舊典，文字并宜使成，不須隨義改易。"顯然，這是認同恢復到"詩書不諱，臨文不諱"[2]的古制。在這樣的規制之下，"舊典"不需要避諱（不必缺筆，也不必改字），故原已避"治"字諱的文書就隨時都有可能在再抄時被回改爲不再避諱。S. 202 在先前的傳抄中應該曾經避高宗李治之諱，現傳抄本中 5 例"治"字應該就是在上述條件下由原

[1] 後條亦見於《唐會要》卷二十三、《通典》卷一百四，二本并作"誠非立書之本"，無"意"字。

[2] 西漢戴聖《禮記・曲禮上》："詩書不諱，臨文不諱，廟中不諱。"

本的諱改回改成爲不避。只是“乍治乍亂”改作“乍理乍亂”一句中,諱改不太醒目,因而就被保留下來未被回改;《金匱玉函經》《傷寒論》中改作“乍静乍亂”,就更不容易看出了。當然,若是後延,這樣的結果也可以生成於五代。

由於文中還出現了“旦”字,那麼按常理,S. 202 要不抄成於唐睿宗李旦即位(第一次年號文明,684年;第二次年號景雲,710—711 年,次年又改元太極、延和)之前,要不就當在李旦已祧(李旦祧遷於唐敬宗寶曆年間,825—827 年)之後。但在李旦之前的可能性較大。

前述,筆者特地請教了幾位熟悉書法史的朋友,從書寫風格看,S. 202 應該抄成於哪個年代? 基本結論傾向於唐,甚至是盛唐。這樣結合起來看,則 S. 202 抄成於距唐高宗李治顯慶五年(660)較近時代的可能性較大。

同理可知,《金匱玉函經》和《傷寒論》中的“乍静乍亂”一句,反映了該二書也曾經歷過唐抄,本當避“治”“旦”等諱,但都在後世大多被回改了,惟獨該句透露出了二書曾經有過的唐諱隱秘。

多種敦煌醫藥文獻研究的著作中都收有卷子本 S. 202(如馬繼興、叢春雨、王淑民、袁仁智等所做的校録書)。錢超塵有《影印南朝秘本//敦煌秘本〈傷寒論〉校注考證》一書,學苑出版社 2015 年出版,其中的“南朝秘本”指北宋淳化三年(992)纂成的《太平聖惠方》卷八收載的《傷寒論》,又稱“淳化本”;“敦煌秘本”主要指本卷 S. 202 殘本和法藏敦煌卷子 P. 3287 中的《傷寒論》部分,錢先生用《脉經》、宋本(即趙本)《傷寒論》、《金匱玉函經》、南朝秘本、法藏敦煌卷子 P. 3287 等古籍對本卷進行了校録。該敦煌殘卷最新研究本見沈澍農等《敦煌吐魯番醫藥文獻新輯校》(高等教育出版社,2016)。

第二節
ДX. 00613+P. 3827《傷寒論·傷寒例》《傷寒論·辨脉法》

敦煌藏經洞出土文獻與仲景學説相關的卷子還有 ДX. 00613+P. 3827,這是兩個卷子的綴合,張仲景醫書主要見於 P. 3287 部分。

一、卷子的基本情况

P. 3287,這一編碼中的“P”,是法國漢學家保羅·伯希和(Paul Pelliot,1878—1945)名字的首字母。伯希和 1906—1908 年在中國甘肅、新疆一帶活動,於 1908 年初到敦煌,以其精通漢學漢語之長處,得到王道士許可入洞挑選文物(斯坦因是由王道士提供購買物而非自己入洞挑選的),最終以五百兩銀子换得大批品質最佳的珍寶。

P. 3287,即是伯希和騙購的珍貴文物之一,現存法國巴黎國家圖書館(圖 2-54)。P. 3287 爲卷子本,IDP(“國際敦煌項目:絲綢之路在綫”網站)公布該卷子高約 29 厘米,長度爲 150. 5 厘米。根據公布的圖 2-54 所附比例尺,筆者發現此長度有誤(比例尺 6 厘米大約對應不足 4 行文字,即每行字占有 1. 5 厘米以上,而全卷有 149 行文字),測算長度約 236 厘米;後與法國巴黎國家圖書館羅棲霞女士聯繫,她核查確認該卷子的真實長度應爲 234. 5 厘米。卷子現存 149 行文字,行字數 19~27 字。烏絲欄,墨筆楷書抄寫,注釋爲雙行小字。卷子首尾殘缺,但書寫較爲工整,可能是中原傳往的抄本。

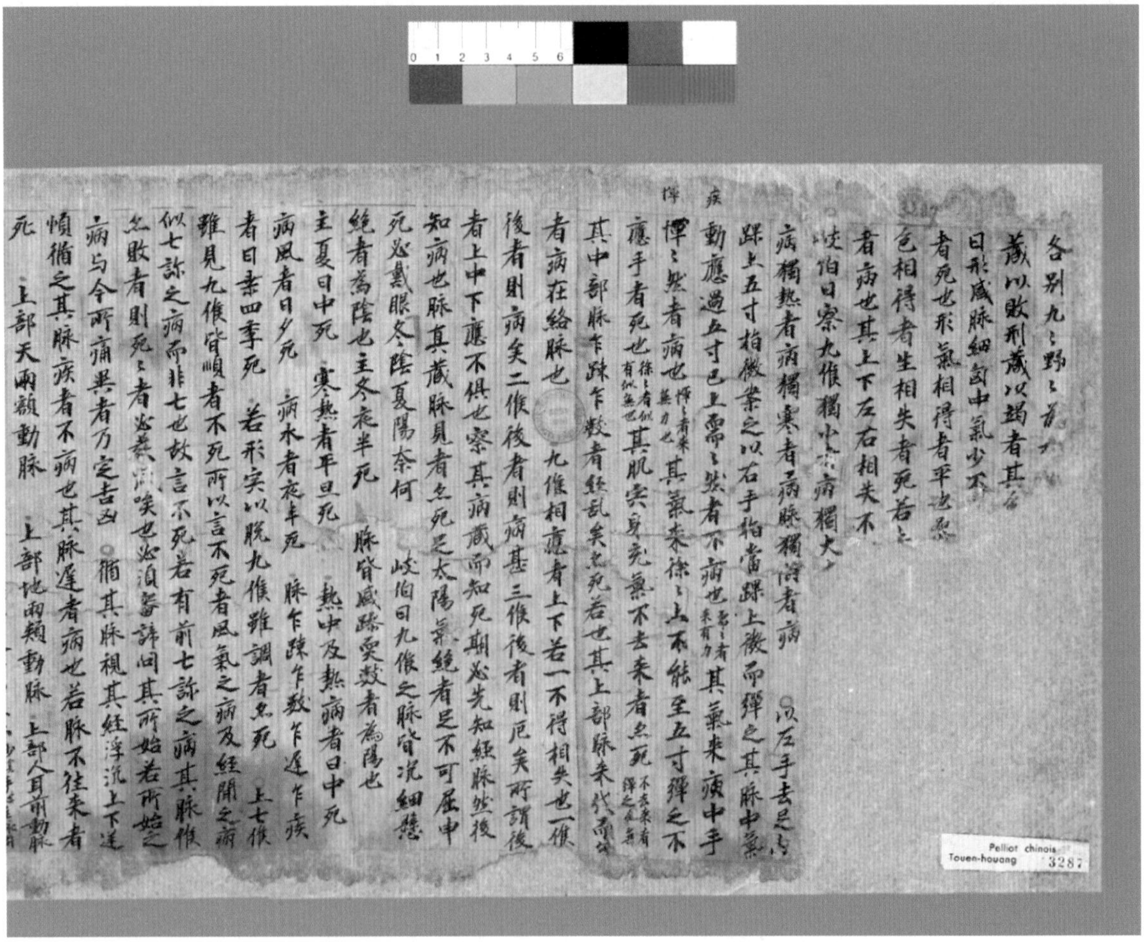

圖 2－54　法藏敦煌卷子 P. 3287 第一圖（共 6 圖）（《敦煌吐魯番醫藥文獻新輯校》）

近年，俄藏敦煌文獻陸續公佈，ДX. 00613 就是俄藏卷子中的一件（圖 2－55）。這一編碼中的“ДX”，與漢語拼音字母中的“D”“H”發音相似，是“敦煌”二字俄文讀音首字母。ДX. 00613 長 44.5 厘米，現存 28 行文字；下方殘損，現存部分殘高爲 18 厘米。

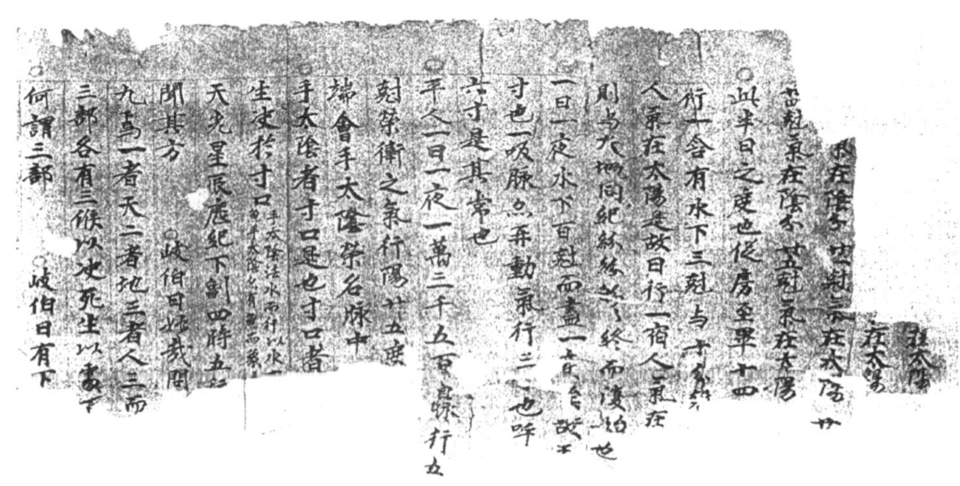

圖 2－55　俄藏敦煌卷子 ДX. 00613 第一圖（共 2 圖）

筆者研究發現，P. 3287 前部與俄藏卷子 ДX. 00613 後部斷裂曲綫相似，内容可在傳世文獻中求得綴接證據——都屬於《素問·三部九候論》,二件文字書寫近同,因而可以較好綴合(圖 2–56)[1]。二件綴合後,ДX. 00613+P. 3287 寫卷的高度當以 P. 3287 爲準,即 29 厘米,長度則爲 44. 5 厘米+234. 5 厘米=279 厘米,包含文字爲 28 行+149 行=177 行。

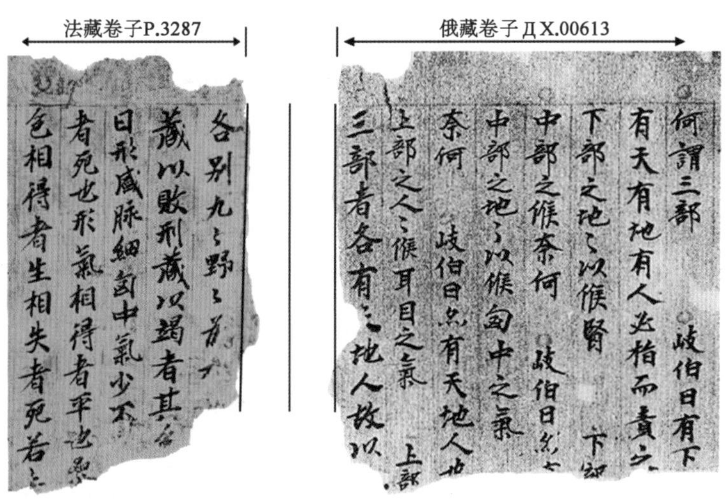

圖 2–56　ДX. 00613 與 P. 3287 綴接示意圖

P. 3287 避隋文帝楊堅諱"堅"作"鞕"(按:此字書寫有誤。當作"鞕",同"鞭",即"硬"字),避唐太宗李世民諱"世"缺筆類似"廿"、又"葉"作"苿",避唐高宗李治諱"治",缺末筆作"治";而不避唐睿宗李旦諱"旦"字。據此,卷子 ДX. 00613+P. 3287 當抄録於唐高宗李治時代。

二、卷子内容分析

與傳世文獻相比,P. 3287 共包含 5 個組成文件:①《素問·三部九候論》(1~31 行)。②《傷寒論·傷寒例》(32~50 行)。③《無名氏脉經》(51~60 行)。④《傷寒論·辨脉法》(61~67 行)。⑤《無名氏脉經》(67~149 行)。

ДX. 00613 的内容,則不是很明晰,似乎與幾種存世文獻有關。大致情况是:

1~9 行上半:《靈樞·衛氣行》。

9 行下半~16 行:被認爲與《靈樞·五十營》(9 行下半~11 行)、《難經·一難》(12~16 行)大致對應;但前半亦與《難經·一難》條文相似,而《靈樞·五十營》没有後部分内容, 15~16 行亦與《難經》較有出入,因而兩方面并不是很吻合。

後經上海後彦于業禮進一步研究提出,該部分與敦煌醫藥文獻中的《平脉略例》相似度較高,因而認爲這一部分應出於《平脉略例》[2]。按,《平脉略例》史志無載,始見於敦煌藏經洞醫書,共有 6 個相關卷子(其中 P. 2115 和 S. 5614 較爲完整,二件内容基本相同)。通過表 2–19 對比可以看出,ДX. 00613 之 9~16 行確實與《平脉略例》更爲相似,因而認爲該段出於《平脉略例》是有一定理由的,至少二者出於同源文獻。此外筆者又發現,敦煌醫書中的《玄感脉經》(P. 3477)中也有與此語段頗爲相似的條文,也可能是同源文獻。由於該部分内容與《平脉略例》和《玄感脉經》都相似,不能遽斷必屬哪個文書,

[1] 沈澍農. 俄法兩個敦煌卷子綴合與相關研究[J]. 中醫藥文化,2017(3): 4–11.

[2] 于業禮,沈澍農. 敦煌醫學卷子 ДX. 00613+P. 3287 再考證[J]. 中醫典籍與文化(集刊). 北京: 社會科學文獻出版社,2022(4): 208–228.

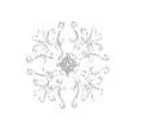

故筆者主張擬名爲“新修脉書”。以下一并列於表格對比中(敦煌文書引文中,本書統一體例爲:“【#】”標示校補文字,“[#]”標示校讀文字,“〼”標示不定字數的闕文)。

表2-19 ДX.00613、《靈樞經·五十營》、《難經·一難》、《平脉略例》(P.2115)、《玄感脉經》(P.3477)相關文字比較

ДX. 00613	《靈樞經·五十營》	《難經·一難》	《平脉略例》(P. 2115)	《玄感脉經》(P. 3477)
9……故〼 10 寸也,一吸,脉亦再動,氣行三【寸】也,呼〼 11 六寸,是其常也	故人一呼脉再動,氣行三寸;**一吸脉亦再動,氣行三寸;呼**吸定息,氣行**六寸**	人一呼脉行三寸,**一吸脉行三寸,呼**吸定息,脉行**六寸**	人一呼脉再動,氣行三寸;**一吸脉亦再動,氣行三寸;呼**吸定息,并有五動,氣行**六寸,是其常**	**人一呼,脉行三寸,一吸亦行三寸。呼吸定息,脉行六寸**
12 平人一日一夜,一萬三千五百自[息],脉行五〼 13 尅[刻],榮衛之氣,行陽廿五度,〼		**人一日一夜**,凡**一萬三千五百息,脉行五**十度,周於身。漏水下百刻,**榮衛行陽二十五度**,行陰亦二十五度,爲一周也	**平人也,一日一夜一万[萬]三千五百息。脉**并**行五**十周於身,漏下百尅[刻]。**榮衛之氣,行陽廿五度**,行陰亦廿五度,周如[而]復始	**人一日一夜【凡一萬】三千五百息。脉行五十度【周】於具[身],漏下百刻。榮衛行陽廿五度,行【陰亦】**廿五度,爲一周
14 端會手太陰,榮名脉中〼		故五十度,復**會**於**手太陰**	**會**於**手太陰**	【故五十度】而復大**會**於【手太】**陰**寸口。
15 手太陰者,寸口是也。寸口者〼 16 生決於寸口。手太陰法水而行,以水【有】〼魚手太陰夊[亦]有魚而象〼		**寸口者**,五藏六府之所終始,故法取**於寸口也**	**【手太陰】者,寸口是也。寸口者,五藏[臟]六府[腑]血氣之所終,故定死生決於寸口**	**寸口者,五藏[臟]六府[腑]之所終始,故法於寸口也**

17~28行:《素問·三部九候論》片段。

最後部分與P.3287的前部1~31行同出一篇,如前圖2-56示,兩個殘卷可以由此篇的連接而綴合爲一個整體(該部分的内容綴接可參考本書附録《ДX.00613+P.3287校注》)。

ДX.00613包含3個組合文件,P.3287包含5個組合文件,二者綴合部同屬《素問·三部九候論》,則此綴合卷子爲7個段落組合的文獻。具體内容與行數(P.3287部分標爲綴合行號,即原行號加28)分别爲:①《靈樞·衛氣行》(第1~第9行上半)。②《平脉略例》(第9行下半~第16行)。③《素問·三部九候論》(第17~第28//第29~第59行——“//”爲兩卷子結合處)。④《傷寒論·傷寒例》(第60~第78行)。⑤《無名氏脉經》(第79~第88行)。⑥《傷寒論·辨脉法》(第89~第95行上半)。⑦《無名氏脉經》(第95行下半~第177行)。

其中5個段落可以和其他傳世中醫文獻相比合,兩段“無名氏脉經”源文獻不明。

既往研究中,P.3287被視爲5個片段的組抄,因而在校録時,被分成了各個主題下的5段。但根據我們新的研究,ДX.00613+P.3287這一綴合文件中的7個部分極有可能是一種失傳了的古人編輯的以脉學爲中心的其他醫著,只是在存世文獻中表現爲7段來源文獻而已(而且其中還有兩段不明源头的文獻,更有可能就出於編纂者自撰)。

主要理由有二：

（1）該文獻所收録的7個部分文意集中，都是診脉内容，從内容指向看應該是一個整體。

（2）卷子P. 3287第93～第95行（綴合卷子的第121～第123行）："何故得知病所在？上九候中云：一候後者，名之爲病；二候後者，名之爲困；三候後者，名之爲厄［危］。以此知也。"其中的"上九候"，指的就是前文引用過的《素問・三部九候論》的内容，所引句出現在卷子P. 3287第14～第15行（綴合卷子的第42～第43行）："一候後者，則病矣；二候後者，則病甚；三候後者，則厄［危］矣。"字面基本相當。顯然，"上九候"云云是編輯者對前文"一候""二候""三候"的復述（用語小變）；由此可知，ДX. 00613+P. 3287是一個以脉診内容爲中心的整體的編輯文件，而非零散的隨意彙抄。而且，該卷子後文對前文的呼應還不止這一點（圖2－57）。

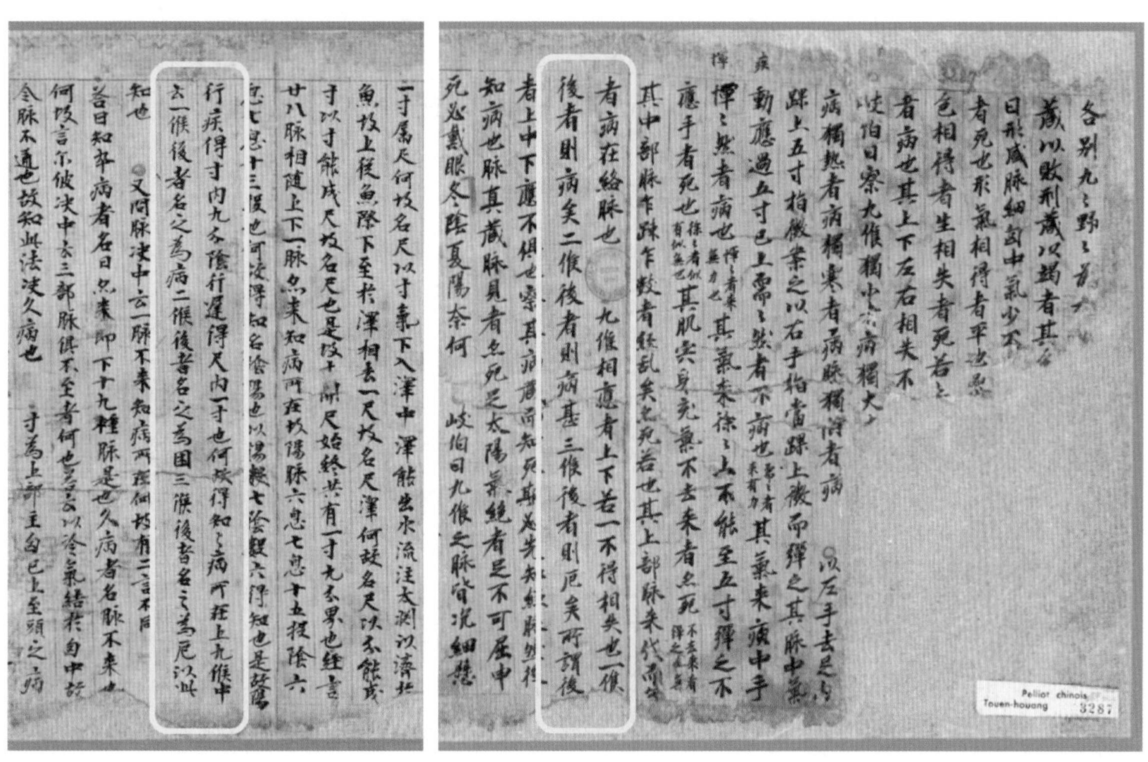

圖2－57　法藏敦煌卷子P. 3287第93～第95行（綴合後第121～第123行）與第14～第15行（綴合後第42～第43行）照應圖

因此，ДX. 00613+P. 3287原屬文獻，很可能是一本古老的獨立的脉學專書。

因爲大部内容對應於傳世中醫經典，所以，和S. 202一樣，P. 3287很早就被中醫文獻學界重點研究。馬繼興先生將P. 3287中的兩段《傷寒論》分别命名爲"傷寒論乙本"和"傷寒論丙本"[1]。

其中，P. 3287第32行（綴合卷子的60行）引用《傷寒論》起始處標示有"仲景曰"，其下到50行（綴合卷子的78行）結束，共有19行的内容，與傳世《傷寒論・傷寒例》内容相應；第61行（綴合後的第89行）下至第67行（綴合後的第95行），與傳世《傷寒論・辨脉法》内容相應：因而二者確是引用了一種古《傷寒論》傳本。其文本與傳世本有一定差異，對研究仲景學説有一定價值。

［1］　馬繼興. 出土亡佚古醫籍研究［M］. 北京：中醫古籍出版社，2005：62.

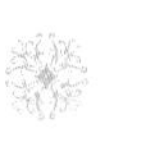

P. 3287 在多種敦煌醫藥研究書籍中有收載(如馬繼興、叢春雨、王淑民、袁仁智等所做的校録書)。錢超塵有《影印南朝秘本//敦煌秘本〈傷寒論〉校注考證》一書,學苑出版社 2015 年出版,其中的"敦煌秘本"主要指本卷中兩段與《傷寒論》相應的條文和英藏敦煌卷子 S. 202 殘本[書名中的"南朝秘本"指北宋淳化三年(992)纂成的《太平聖惠方》卷八收載的《傷寒論》,又稱"淳化本"],錢先生用宋本(即趙本)《傷寒論》、成無己《注解傷寒論》、《千金要方》卷九、《外台秘要》對本卷進行了校録。

俄藏敦煌文書公佈較晚,故 ДХ. 00613 的校録只見於少數幾種後出的研究著作中,主要有李應存等的《俄羅斯藏敦煌醫藥文獻釋要》(2006)、袁仁智等的《敦煌醫藥文獻真迹釋録》(2015)、筆者的《敦煌吐魯番醫藥文獻新輯校》(2016)。

大多將敦煌卷子 P. 3287 按與傳世文獻相應的部分拆成 5 部分分别校録。沈澍農等校注本《敦煌吐魯番醫藥文獻新輯校》則將其作整體校録。後又發現該件文書可與俄藏卷子 ДХ. 00613 綴合,見沈澍農《俄法兩個敦煌卷子綴合與相關研究》一文,論文發表於《中醫藥文化》2017 年第 3 期。本書校注部分後附入 ДХ. 00613+P. 3287 這兩件文書的綴合校録,爲這一組合文書綴接校録的第一次。

三、附:《傷寒論》丁本

馬繼興先生在 20 世紀 80 年代較早系統研究敦煌醫藥文獻,爲各種敦煌出土文書以及其他出土文書擬名和編號。除了前述將 S. 202 指爲《傷寒論》甲本和將 P. 3287 中的兩段指爲《傷寒論》乙本、《傷寒論》丙本外,馬繼興先生在其《出土亡佚古醫籍研究》一書中還記述了《傷寒論》丁本。他所説《傷寒論》丁本,不屬於敦煌出土文書,是指中國内蒙古所藏屬黑水城出土文書中的 F20：W10 殘片(圖 2－58)。該殘片原大 18. 3 厘米×14. 5 厘米,存 10 行文字。馬繼興説：該殘片與宋本《傷寒論》"'辨太陽病脉證并治下第七'的一部分(即桂枝附子湯[原脱湯名]、甘草附子湯及白虎湯文)相近,其排列順序全同,應屬該書的異本殘文"[1]。

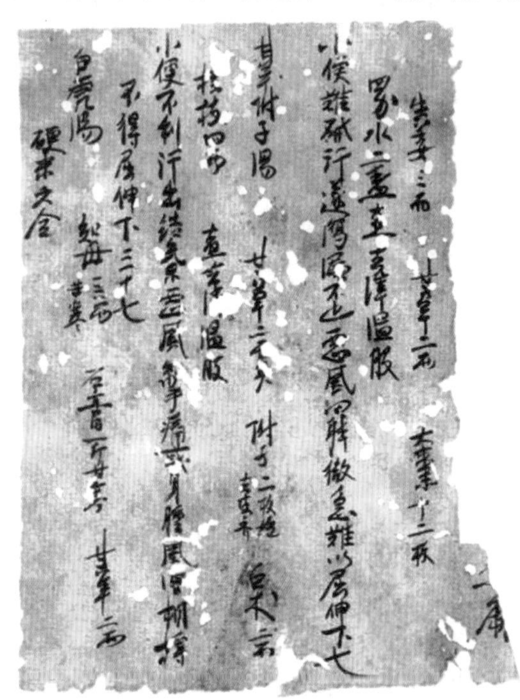

圖 2－58　黑水城出土文書中的 F20：W10 殘片(《傷寒論》丁本)

筆者認爲,該殘片内容與《傷寒論・辨太陽病脉證并治上第五》和《傷寒論・辨太陽病脉證并治下第七》内容相似,係以趙本《傷寒論》爲祖源,但已有改編：條文順序有變化,有些藥下注有性味,第一方的煎服法爲宋代以後流行的煮散法……這些都與趙宋本《傷寒論》有較爲明顯的差别,因而該抄件整體上有可能出於某種改編本,似不宜直指爲《傷寒論》[2]。

[1] 馬繼興. 出土亡佚古醫籍研究[M]. 北京：中醫古籍出版社,2005：95.

[2] 沈澍農. 黑水城《傷寒論》抄本殘片考證[G]. 醫療社會史研究(集刊)第二輯. 北京：社會科學文獻出版社,2016：213－227.

第四章　三種《金匱要略》

《金匱要略》傳世有多種版本。但有宋一代的官刻大字本、小字本以及推想可能有過的南宋刻本都已失傳。既知最早的版本爲元代鄧珍本。鄧珍本也是一度流行的主要版本，明代以後流行的多種版本都源於鄧珍本。據日本學者真柳誠考察，《金匱要略》各種重印、影印以及《仲景全書》所收本包含日本版在内，超過了60種，皆由鄧珍本及衍生的明本而派生[1]。重要的有：明代之後曾經流行的俞橋本（明嘉靖刊本）、徐鎔本［有明萬曆乙酉年（1585）徐鎔題識］、無名氏本，以及明萬曆年後較爲盛行的趙開美《仲景全書》本中的《金匱要略》。因而，除特殊路徑傳承而未在社會流傳的吴遷本之外，鄧珍本是後世各種《金匱要略》古籍的祖本，有重要的研究價值。

入明以後，鄧珍本就較少被人提及，可能鄧珍本刊印數較少，又因鄧珍本系列的後起本如俞橋本、徐鎔本和趙開美《仲景全書》本《金匱要略》等取代了鄧珍本的位置。畢竟古本流傳容易散失，而新刊書更易傳開。后起本中，趙開美《仲景全書》本《金匱要略》是屬於鄧珍本的直傳本，藉着《仲景全書》的流傳，該本的《金匱要略》成爲明代以後的主要版本。

1983年，鄧珍本重現於世；再後到2007年，吴遷抄宋本被發現。這兩個重要傳本再次問世被學界所關注，既豐富了《金匱要略》的文本庫，可以使學界更深入了解這部書，但也使得《金匱要略》需要研究的問題更多。换言之，《金匱要略》文獻問題因新發現的兩種傳本而變得更複雜起來。

第一節
三種《金匱要略》基本情况

宋代校正醫書局編校成的《金匱要略》大字本和小字本至南宋之後就漸次失傳。現存多種版本和抄本，其中最重要的是鄧珍本、吴遷抄本和趙開美《仲景全書》本。其中，長期流傳、影響較大者則數趙開美《仲景全書》本。

一、趙開美本《金匱要略方論》

趙開美本《金匱要略》書名爲《金匱要略方論》，見於其編修的《仲景全書》中（圖2－59）。

趙氏編修《仲景全書》，開始時只是想校刻《注解傷寒論》，次而接受了醫生沈南昉的建議，加收進了《金匱要略》，并在其後又加進了《傷寒論》和《傷寒類證》，於明萬曆二十七年（1599）刊行《仲景全書》（詳情見上篇引文）。

《仲景全書》現存五部，因而趙開美本《金匱要略》現在也只存五部。藏館已述於前文。

趙氏刊刻的底本，其序言中未予説明，從序言表達看，應是沈南昉提供給他的。但趙開美本前附鄧珍《金匱要略・序》，且爲唯一的前附鄧珍序的刊本，可知其本必定源於鄧珍本，至少屬鄧珍本系列。

1985年4月，日本漢方協會影印出版了明趙開美版《金匱要略方論》，解題中真柳誠論及此版認爲，

［1］真柳誠，梁永宣，段逸山，等.《金匱要略》的成書與現存版本問題［J］.中華醫史雜志，2009(6)：357－363.

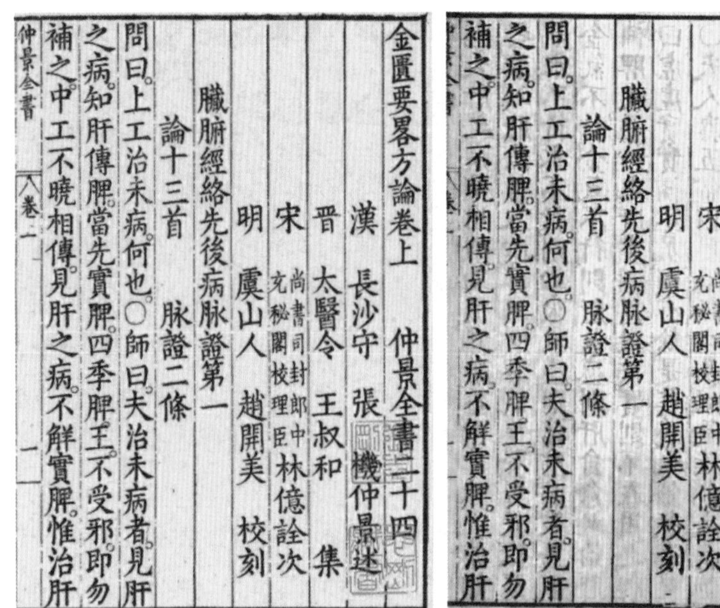
金匱要畧方論卷上　仲景全書二十四
漢　長沙守　張　機仲景述
晉　太醫令　王　叔和　集
宋　尚書司封郎中充秘閣校理臣　林億詮次
明　虞山人　趙開美　校刻
臟腑經絡先後病脉證第一
論十三首　脉證二條
問曰上工治未病何也○師曰夫治未病者見肝
之病知肝傳脾當先實脾四季脾王不受邪即勿
補之中工不曉相傳見肝之病不觧實脾惟治肝
仲景全書　卷上　一

金匱要畧方論卷上　仲景全書二十四
漢　長沙守　張　機仲景述
晉　太醫令　王　叔和　集
宋　尚書司封郎中充秘閣校理臣　林億詮次
明　虞山人　趙開美　校刻
臟腑經絡先後病脉證第一
論十三首　脉證二條
問曰上工治未病何也○師曰夫治未病者見肝
之病知肝傳脾當先實脾四季脾王不受邪即勿
補之中工不曉相傳見肝之病不觧實脾惟治肝

圖 2－59　趙開美本《仲景全書》本《金匱要略方論》首頁(中國中醫科學院本和臺北故宫本)

若仔細比較書中字句,可見部分特徵與《金匱要略》又一傳本明無名氏版一致,故當爲同時參照了明無名氏版。趙開美幾乎忠實沿襲兩版原字句,誤刻亦少[1]。與現在看到的鄧珍本對比看,趙開美本與鄧珍本大體情况是一致的。但趙開美在重刻時修正了一些原本中較爲明顯的文字錯誤,因而在文本細節上往往更優;不過因爲趙氏所校主要是依據理校,即根據自己的理解出校,因理解不當、考慮不周或資料缺乏,所改不當處也在所難免。

不過近年,鄧珍本和吴遷本先後重現於世,該二本比趙開美本《金匱要略》版本價值更高,待解之謎也更多,因而本書下文討論的重心在於鄧珍本和吴遷本的比較;趙開美本將在該二本討論時有所旁及,可參。

趙開美本《金匱要略方論》近年在日本和中國翻印甚多,也有多種以此爲底本的整理本。同時該本也是國内中醫院校《金匱要略》教材最常見底本。

二、鄧珍本《新編金匱方論》

鄧珍本《新編金匱方論》爲存世孤本,現存北京大學圖書館(藏書號: 李三五〇四)(圖 2－60、圖 2－61)。

據日本東洋醫學會"善本翻刻"介紹,鄧珍本高、寬約爲 24.5 厘米×15.7 厘米,半葉框廓約爲 19.6 厘米×12.6 厘米。中華再造善本影印本牌記則稱:"據北京大學圖書館藏元刻本影印。原書版框高十九點二厘米,寬十二點六厘米。"版框高度記載小異。

據上述日本書介紹,該本卷上第三、第四頁框廓略大(半葉框廓約爲 20.4 厘米×12.8 厘米),字體有

[1] 真柳誠.《金匱要略》解題[M]//日本東洋醫學會傷寒金匱編刊小委員會.(善本翻刻)傷寒論・金匱要略.東京: 東洋醫學會,2009: 436.

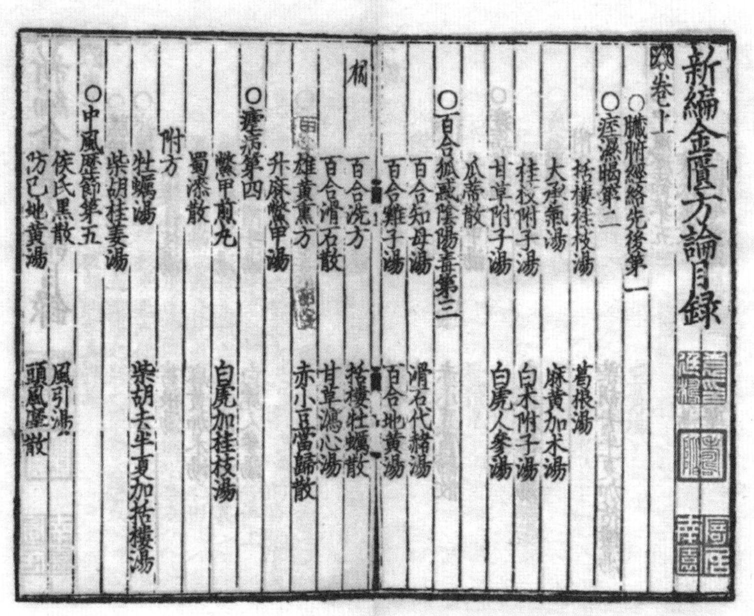

圖 2－60　北京大學圖書館藏鄧珍本《新編金匱方論》目録頁

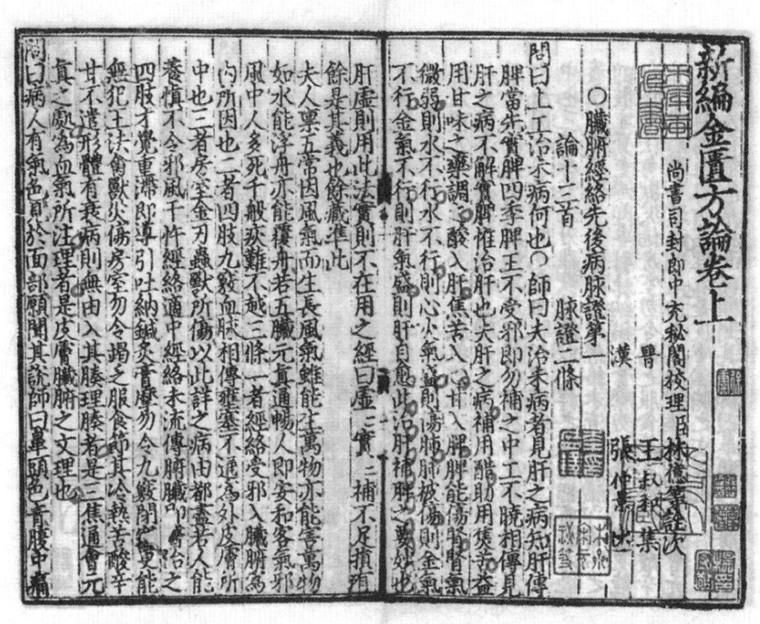

圖 2－61　北京大學圖書館藏鄧珍本《新編金匱方論》正文第一葉

異，猜想爲明嘉靖年間新安雕版，故真柳誠等學者推論爲明嘉靖年間補刻。真柳誠還提出："北京大學本……多處可見版木磨損及裂紋而致印刷不清文字。"故"屬鄧珍版刊行 200 年後修刻重印。"[1]更指全書係明代嘉靖間修版重印本。若視鄧珍本爲元代刻本，則當爲《金匱》一書傳世最早本；但若全書屬

[1]　真柳誠，梁永宣，段逸山，等.《金匱要略》的成書與現存版本問題[J].中華醫史雜志，2009(6)：357－363.

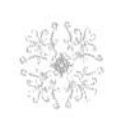

嘉靖(1522—1566)間修版重印,則一定意義上説,鄧珍本的“最古版”之譽還得讓位於明洪武二十八年(1395)據北宋小字本抄成的吴遷本。

(一) 記載與重新發現

鄧珍本《金匱要略》名《新編金匱方論》。1961年内部出版的《全國中醫圖書聯合目録》已有該書的記載。但當年中國的中醫文獻學研究尚處於起步階段,對於版本,中醫界學人普遍較爲忽略,因而這一記載并没有多少人留意。

1983年,在北京留學的日本學者真柳誠去北京大學圖書館查閲了此書,并獲得中國专家馬繼興先生的協助,與北京大學圖書館進行了溝通協商,於1988年,由日本東京燎原書店將該本與日本内閣文庫所藏日本版趙開美本《傷寒論》、清陳世傑《金匱玉函經》一同影印出版[1];後來,此書亦在中國影印出版。由此,鄧珍本先後在日本、中國廣爲人知。

該鄧珍本卷上末頁餘白,有楊守敬自筆墨書識語(圖2-62):

> 《金匱要略》,以明趙開美仿宋本爲最佳,次則俞橋本,然皆流傳絶少。醫統本則奪誤至多。此元刊本與趙本悉合,尤爲希有之籍。光緒丁酉三月,得見於上海寄觀閣,因記。宜都楊守敬。

此識語肯定了鄧珍本的價值,但稱趙開美本爲“仿宋本”,似乎是承《仲景全書》本中的《傷寒論》爲“宋本”這一認識而衍生,但此説忽略了趙本中的鄧珍序,因而對鄧珍本與趙開美本的關係存有誤判。趙開美本當是基於元本翻刻甚至是翻刻明重印本,并不涉及宋本。詳下文。

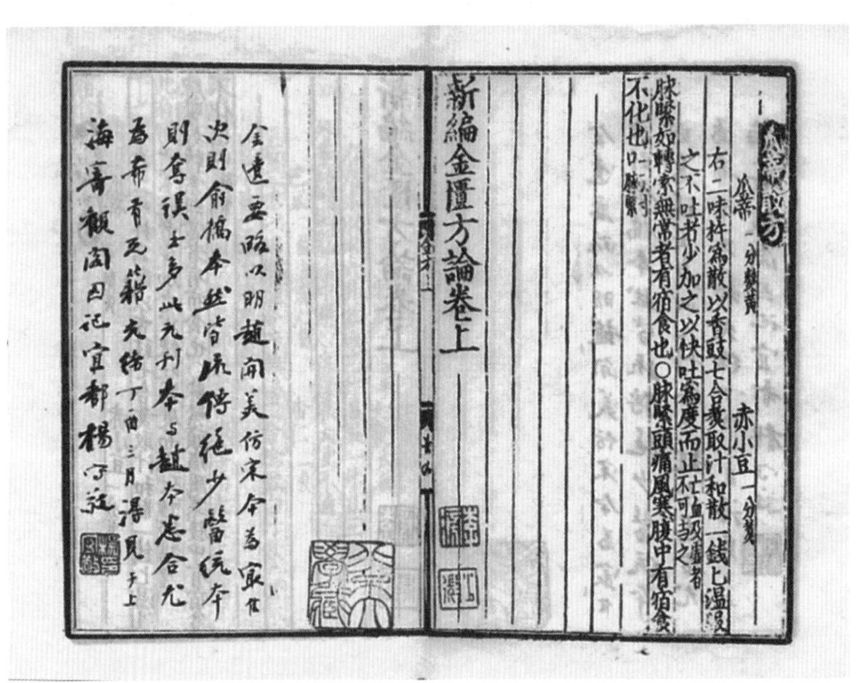

新編金匱方論卷上

瓜蒂一分熬黄　赤小豆一分煮

右二味杵爲散以香豉七合煑取汁和散一錢匕温服之不吐者少加之以快吐爲度而止亡血及虚者不可與之

脉緊如轉索無常者有宿食也○脉緊頭痛風寒腹中有宿食不化也一曰脉緊

圖2-62　鄧珍本卷上末頁餘白處楊守敬自筆墨書識語

(二) 鄧珍本反映的鄧珍信息

鄧珍本中,有鄧珍自序(圖2-63)。序言以行書刊刻,似爲鄧珍手書。鄧珍序在鄧珍本和趙開美本

[1] 梁永宣.《金匱要略方》最古本、最善本的發現與流傳[J].中華醫史雜志,2011(3):183-187.

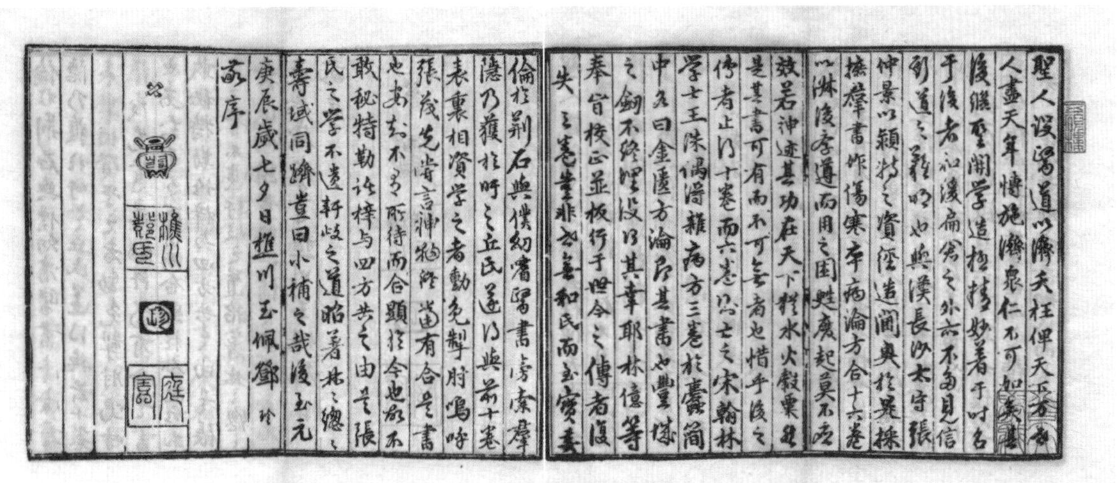

圖 2-63 鄧珍本中的鄧珍自序

中都有,二者内容基本相同。其序謂:

聖人設醫道以濟夭枉,俾天下萬世人盡天年,博施濟衆,仁不可加矣。其後繼聖開學,造極精妙,著於時、名於後者,和緩扁倉之外,亦不多見,信斯道之難明也與!漢長沙太守張仲景,以穎特之資,徑造閫奥,於是採摭群書,作《傷寒卒病論方》,合十六卷,以淑後學,遵而用之。困甦廢起,莫不應效若神跡。其功在天下,猶水火穀粟然,是其書可有而不可無者也。惜乎後之傳者止得十卷,而六卷則亡之。宋翰林學士王洙偶得雜病方三卷於蠹簡中,名曰"金匱方論",即其書也。豐城之劍,不終埋没,何其幸耶!林億等奉旨校正,并板行於世,今之傳者,復失三卷,豈非世無和氏,而至寶妄倫於荆石與?

僕幼嗜醫書,旁索群隱,乃獲於旴之丘氏,遂得與前十卷表裏相資,學之者動免掣肘。嗚呼!張茂先嘗言:神物終當有合。是書也,安知不有所待,而合顯於今也。故不敢秘,特勒諸梓,與四方共之。由是,張氏之學不遺,軒岐之道昭著,林林總總,壽域同躋,豈曰小補之哉!

後至元庚辰歲七夕日樵川玉佩鄧珍敬序。

鄧珍在歷史上未曾留下任何文獻記載。學界對鄧珍不多的了解,大多出於鄧珍序。但其中也有誤解。

雖然因歷代文獻無載,使得鄧珍的生平難以知曉。但從其序言中與相關部分,以及查閲相關資料,輔以分析推斷,我們可以對鄧珍多一些了解[1]。

序言之末的落款題署:"後至元庚辰歲七夕日樵川玉佩鄧珍敬序。"反映鄧珍個人信息的内容主要就顯現在這一題署以及相關圖章中(在圖 2-64 的紅框内),其中包含着幾個信息:

1. 指明鄧珍生活在元代中後期 序言之末署作序時間爲"後至元庚辰歲七夕日",明確記載了該本刊行年份爲元代的"後至元庚辰歲",此歲即後至元六年(1340)。鄧珍序中回顧自己"幼嗜醫書",此時自然早已非"幼",而應在中年之上,由此提示鄧珍大約出生在 1300 年前後,爲元代(1271—1368)中後期人。

[1] 研究生温雯婷、張承坤參與了本題研究。

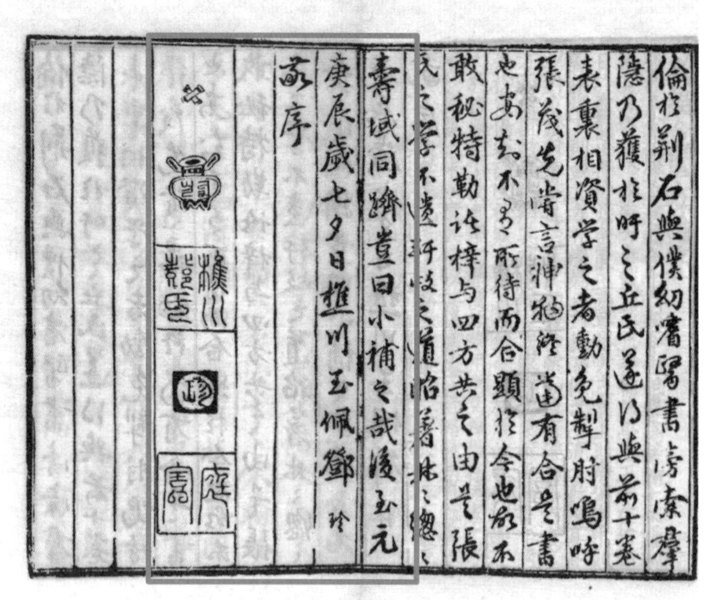

倫於荆石與僕幼嘗習書旁索摹
隱乃獲於吁之丘氏遂以與前十卷
表裏相資學之者動免掣肘嗚呼
張茂先嘗言神物終當有合是書
也安知不有所待而合顯於今也故不
敢秘特勤諸梓與四方共之由是張
氏之學不遺軒岐之道昭著林林總總
壽域同躋豈曰小補之哉後至元
庚辰歲七夕日樵川玉佩鄧珍
敘序

圖 2－64　鄧珍本中的鄧珍自序末所載鄧珍個人信息

2.“樵川”爲鄧珍家族所在地　曾有人猜想，題署中的“樵川”“玉佩”，是鄧珍的字與號。但“樵川”實爲福建省之地名，即今福建省邵武市之曾用名，今屬福建南平市下轄的縣級市邵武市。

福建歷史上有過三次外埠人士移居福建的大移民，分别是西晉永嘉二年（308）八姓入閩、唐高宗總章二年（669）陳氏父子率兵南征、唐末王氏兄弟義軍南下。其中的第三次是在唐末，受黄巢起義的影響，河南固始人王潮、王審邽、王審知三兄弟從河南光州固始縣率領農民起義軍入閩，光啓二年（886）經江西入福建，至景福二年（893）攻克福州，繼而統一全閩。唐昭宗天祐四年（907），朱温夺取唐朝政权建立後梁，封在閩掌政的王審知爲中書令、閩王。925 年，王審知因病去世，其次子王延翰繼位，并於次年建國，即五代十國之閩國，自稱“大閩國王”。隨王氏兄弟南下者有五千義軍，其中將官衆多，史稱“十八姓隨王”（實際不止“十八”之數，以成數括之而已）。十八姓中，即有鄧姓的唐末將軍鄧璩。鄧璩爲河南固始人，追隨“三王”入閩建功，而世居其地。

元人劉將孫所著《養吾齋集》卷三十一《鄧烏山墓志銘》載：

鄧氏自光州隨閩王入閩，有名璩者，掌兵昭武，子孫家光澤之烏佩，世不乏人。[1]

鄧烏山爲鄧族後人，名僉可，字季謀，以“烏山”爲號，其號亦當源自家鄉的烏佩山。文中記明鄧烏山之祖爲光州來閩的鄧璩。

按：昭武，三國吴時始立縣，入晉因避諱改“邵武”，後世地名迭經變化，但以“邵武”一名爲主。邵武今爲縣級市，與光澤縣同屬福建省南平市。但宋、元、明、清時，邵武建路（府），光澤縣隸屬邵武路（府）。

明李賢等所撰《明一統志》卷七十八：

［1］　劉將孫. 養吾齋集［M］//文淵閣四庫全書. 第 1199 册. 台北：臺灣商務印書館，1986：0301.

> 邵武府……三國吴於此置昭武縣，屬建安郡；晉改縣曰邵武……宋以縣置邵武軍，又領歸化、建寧、光澤三縣，屬福建路；元改軍爲邵武路；本朝洪武初改爲邵武府，領縣四：邵武縣……光澤縣……泰寧縣……建寧縣。[1]

《大清一統志》卷一六〇所記近似。

鄧氏鎮守邵武，立家在邵武所轄之“光澤之烏佩”，但以大的範圍而言，仍在邵武府。邵武古又名“樵川”，得名於城西之樵嵐山及樵嵐山所出之樵溪，故光澤鄧氏一族從寬的範圍看，亦可稱“樵川鄧氏”。鄧珍署題“樵川”，則其人極大可能是光澤烏佩鄧璩之後。

3. 鄧珍一族寓居之具體所在 鄧氏祖先居“光澤之烏佩”，鄧珍住烏佩的可能性很大。但樵川、光澤、烏佩，這幾個地名涵蓋的範圍還是比較大，根據一些綫索，我們可望將範圍縮小一些。

福建省第一部地方志、明人黄仲昭所纂《八閩通志》卷七十四《邵武府・光澤縣》條記(圖 2－65)：

> 玉佩隱居，在(光澤)縣西蓮花山下。後唐光州人鄭璩，以僕射鎮兹邑，北居於此。元至正間，其玄孫良貢構隱居之所，扁(匾)曰“玉佩”。翰林杜本爲記。[2]

清代陳夢雷《古今圖書集成・方輿彙編・職方典》卷一千九十三《邵武府部彙考七》類似内容記作(圖 2－66)：

> 玉佩隱居，在烏佩山後。唐光州人鄧擄，以僕射鎮邵武，居於此。子孫家焉。[3]

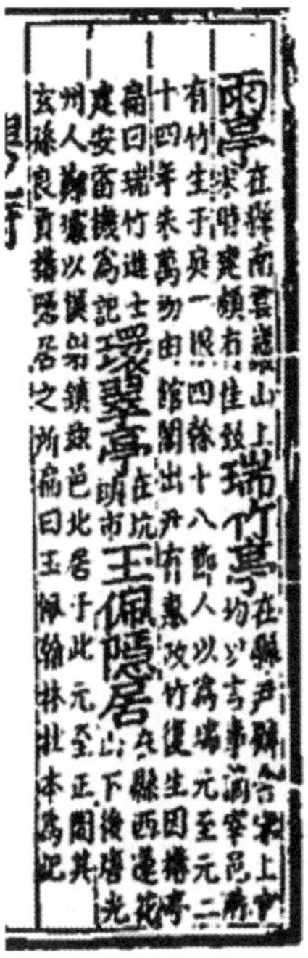

圖 2－65 黄仲昭《八閩通志》 **圖 2－66 陳夢雷《古今圖書集成》**

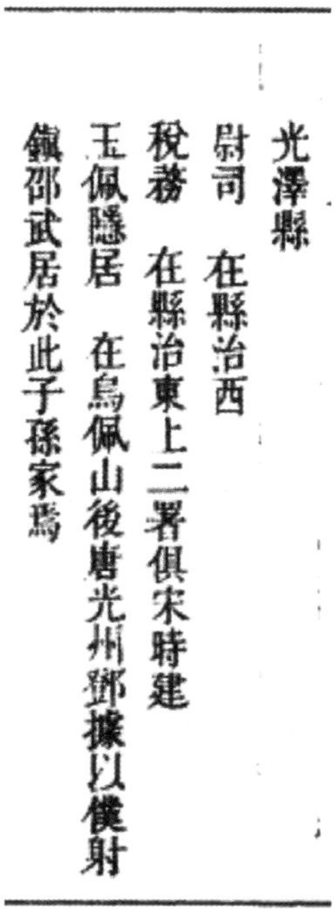

[1] 李賢，等. 明一統志[M]//文淵閣四庫全書. 第 473 册. 台北：臺灣商務印書館，1986：0673.

[2] 黄仲昭. 八閩通志[M]//北京圖書館古籍珍本叢刊. 北京：書目文獻出版社，1988：1043.

[3] 陳夢雷. 古今圖書集成：第一四六册[M]. 北京：中華書局，1986：8.

按：兩條引文都説到了“玉佩隱居”的事。前條引文之原記述者，當是元代文學家、理學家杜本（1276—1350），字伯原，號清碧，清江（今屬江西樟樹市）人。杜本寓居武夷山三十多年，博學能文，留心經世。著有《四經表義》《六書通編》《清江碧嶂集》等。并在“敖氏舌法十二首”基礎上增二十四圖，列彩圖方藥，撰成《敖氏傷寒金鏡録》，是爲我國最早之舌診專著。杜本居所近於光澤，故其記述當有比較確切的來源。然條文所述亦有錯誤。“鄭”當若後條校作“鄧”。另“北居”，有本作“卜居”，卜居，猶言“擇居”，當是。

兩條引文説“玉佩隱居”所在地，一説“縣西蓮花山”，一説“烏佩山後”。經查考光澤縣之衛星地圖，蓮花山在光澤縣西境附近，距一般所説的位於光澤縣府東側的“猴子山”（烏佩山别名）直綫距離約40多千米，距今烏君山風景區入口則有20多千米。但烏佩山是當地主要山脉，範圍較廣，《八閩通志》卷七十三有云：“長春道院，在永曆里烏佩蓮花山下。”“烏佩蓮花山下”一語似隱指烏佩山下轄蓮花山，那麽，《八閩通志》之“蓮花山”是以窄面説，《古今圖書集成》之“烏佩山”是以宏面説。當然，不排除“烏佩、蓮花山”二者并無轄屬關係，只是相鄰的兩座山的并稱（未能查得可以説明這方面情况的資料），鄧烏山居蓮花山，只是蓮花山不及烏佩山有名，鄧氏後人借“烏佩”以自名（若“烏佩”可借指光澤地方，則是另一回事）。

鄧珍序言中寫道：“僕幼嗜醫書，旁索群隱，乃獲於盱之丘氏。”“盱”，指盱江，今稱“撫河”，屬長江流域鄱陽湖水系主要河流之一，爲江西省第二大河流，其流域經江西省東部。“盱”與“樵川”地方相鄰，且盱江之一支直接流經光澤縣之西（光澤縣南山西麓水流流向光澤西部匯入盱江之支流黎灘河），即近蓮花山一帶。

上引《鄧烏山墓志銘》記述，鄧璩“子孫家光澤之烏佩”；同文後部又記：鄧烏山歿後“塟（葬）里之水尾，予（作者）每謂烏山盱人”。《八閩通志》則謂，鄧璩後代之玄孫良貢隱居在光澤縣之西部的蓮花山。水尾，地名，與蓮花山山址相近。可知鄧烏山本人確實居住在光澤縣西端之蓮花山，居地與盱地相鄰，且可相信這就是鄧氏一族的世居之地。鄧珍從“盱之丘氏”處獲《金匱要略》，可以藉此推想鄧珍亦住在光澤縣之西部，因而，鄧珍很可能屬鄧氏家族之鄧烏山一系之後人，其里籍可具體至光澤縣西端蓮花山一帶。

以上所涉人與事：

鄧璩隨“三王”入閩、“家光澤之烏佩”（或蓮花山）在900年之前後。

隱居在光澤縣之西部蓮花山的鄧良貢（按有本作“良貴”）係鄧璩玄孫，玄孫爲第四代孫，假定與鄧璩相差100年，則其隱居蓮花山當至1000年前後。

《鄧烏山墓志銘》記：“烏山名僉可，字季謀，生前丁未臘，没後丁未九月十四日。”歿後“葬里之水尾”。前丁未爲1247年，後丁未爲1307年，可知鄧良貢之後300年，鄧族仍居蓮花山。

鄧珍序説，“後至元庚辰歲”即1340年，鄧珍從“盱之丘氏”處獲《金匱要略》，如前所述，光澤縣西端的蓮花山、水尾與“盱”相鄰，鄧珍能與盱地之人交往，因而，鄧珍大致上就是鄧璩之後，鄧良貢、鄧烏山（僉可）一族之人。

以上幾個片段的人與事提示，鄧姓一族在900年往後的400多年間，一直居處在蓮花山一帶，且至今邵武、光澤一帶鄧姓後人仍很多，那麽，可以推斷鄧珍也居於此處。

4.“玉佩”非字，而是樵川鄧氏族號　因爲樵川確證爲地名，又有人提出，“玉佩”是鄧珍之字。“玉佩”與“珍”，二者字義相合，從詞語意義對應關係看，似乎很有可能。但參看其他情况可知，“玉佩”不可能是鄧珍的字。

（1）古人撰文署名將自己的字列於姓、名之前，似無此例：古代有文化、有身份的人，多於成年後在“名”以外再取“字”，“字”以代“名”，故“字”往往是“名”的意義的解釋（少數有其他關係）。對於有“字”的人來説，一般不宜再稱其“名”。“名”用於自稱，“字”用於他人稱自己或自己稱呼他人；對他人稱字有敬意，稱名則較隨意或不恭（避諱的出現就與此有關）。由此，古人寫文章若要落款署名，通常只署名不署字；較少情况下名、字連書，大概是爲了將自己的名、字一起介紹；只有很少的情况下不署名而單署姓與字，可能是其人“字”較爲廣行，或書寫者個人對名、字没有太大的差異感覺。

確須名、字連寫時，先秦時期，字在前，名在後。如孔子之父叔梁纥（hé），“叔梁”是字，“纥”是名；百里奚之子孟明視，“孟明”是字，“視”是名。漢代以後就通行先名後字。

日本丹波元簡、丹波元胤、丹波元堅父子氏編纂有《醫籍考》[1]一書（元簡初創，元胤草成，元堅校刊），該書八十卷，書中載述中國清代以前醫書 2 280 餘種，不少書下收有自序或他序。筆者翻檢此書，見所收序言有落款者，單署名之例佔絶大多數，名、字連署者得 20 餘條，如：

南宋醫家施發爲其所著《察病指南》作自序，落款爲“永嘉施發政卿序”——施發爲永嘉人，其字政卿。

南宋醫家楊士瀛爲其所著《仁齋直指方》作自序，落款爲“三山楊士瀛登父序”——楊士瀛是三山（今福州）人，其字登父。

元代醫家李杲爲其所著《内外傷辨惑論》作自序，落款爲“東垣老人李杲明之題”——李杲號東垣，其字明之。

元代醫家王好古爲其所著《醫壘元戎》作自序，落款爲“趙州教授兼提舉管内醫學王好古進之撰”——“趙州教授兼提舉管内醫學”爲其官銜，其字進之。

明代熊宗立爲其所著《傷寒運氣全書》作自序，落款爲“鰲峰熊宗立道軒”——“鰲峰”是福建地名，又是著名書院名（熊氏先祖熊秘創建），熊宗立，字道軒。

明代韓懋爲其所著《韓氏醫通》作自序，落款爲“飛霞子韓懋天爵自序”——韓懋號飛霞子，字天爵。

清代醫家周揚俊爲其所著《温熱暑疫全書》作自序，落款爲“吴門周揚俊禹載識”——“吴門”爲地域名，周揚俊字禹載。

清代醫家高世栻爲所著《傷寒論集注》作序，落款爲“錢塘高世栻士宗題於侣山講堂”——高世栻爲錢塘人，其字士宗。

……

署名連及字的，都是名在前字在後，没有出現字在名前的做法（直接單獨署“字”的極少，如清代徐大椿落款偶有用其字寫作“徐靈胎”的）。據此，若“玉佩”是鄧珍之字，則應署作“鄧珍玉佩”，而不能將“玉佩”二字置於名前，更不能書於姓前。

（2）署名大小字分書表明“玉佩”非鄧珍之字。原序末“玉佩鄧珍”4 字中，“玉佩鄧”3 字爲大字，“珍”爲小字（見圖 2－64 框中第二行行末），書寫自己的“名”用小字，爲謙書；據此，若“玉佩”爲鄧珍之字，則斷無寫作大字之理。

（3）“玉佩”被用作鄧氏一族代稱即堂號：前引《八閩通志》和《古今圖書集成·方輿彙編·職方典》在述及鄧族居所時都稱：“玉佩隱居在……”特别是前條中還記述：“其玄孫良貢構隱居之所，扁

[1] 丹波元胤，等. 醫籍考[M]//郭秀梅，岡田研吉，整理. 北京：學苑出版社，2007.

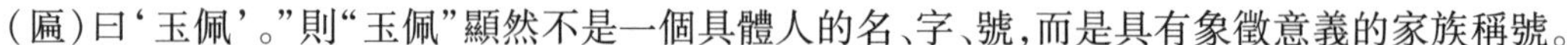

(圖)曰‘玉佩’。”則“玉佩”顯然不是一個具體人的名、字、號,而是具有象徵意義的家族稱號。

上網搜索可以看到,樵川鄧氏一族族譜較多,全稱一般爲《閩樵杭西玉佩鄧氏族譜》(以下圖 2－67－a 右側、標題處多“南陽”2 字),其中的“玉佩”不可能是一人之名號,而應爲樵川鄧氏一族的堂號或族號;圖 2－67－b 中,“佩”變作“珮”,應是與前字“玉”同化而改。該圖文中云:“及觀我玉珮,雖無層巒秀湄以壯行觀……”更明顯是以“玉珮”代稱鄧姓一族居地。“玉佩(珮)”既爲其家族堂號,則必定不是鄧珍之字(圖 2－67)。

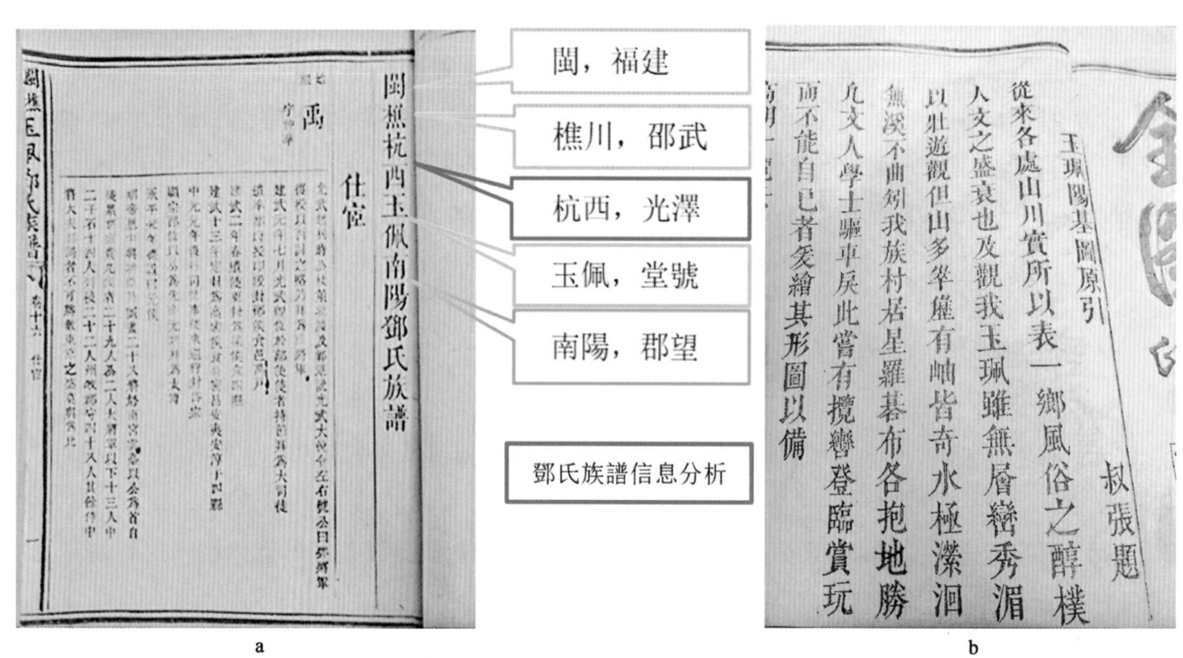

a　　b

圖 2－67　網絡《閩樵杭西玉佩鄧氏族譜》兩種

而“閩樵杭西”,“閩”指福建,“樵”指樵川即古邵武路(府);鄧氏立家之烏佩山今屬光澤縣,光澤縣府建在杭川鎮,而杭川又分杭東、杭中、杭西。鄧氏族譜注明的“杭西”,是以杭西代指烏佩山,還是鄧氏一族後世有分支實際移近杭西,未得其詳。但這些族譜所記載的家族與鄧璩、鄧良貢、鄧珍同屬一個大家族,則是可以肯定的[1]。

5. 鄧姓一族以“玉佩”爲族號緣於民間傳説　那么,樵川鄧姓一族爲何以“玉佩”爲名呢?

前引《八閩通志》條文,記述了鄧姓家族用“玉佩”之名的始於鄧璩玄孫鄧良貢,但并未涉及此名的含義。

今考,此名當與其族所在地有關。樵川鄧氏“家光澤之烏佩”,此烏佩,是當地之山名。烏佩山,多稱“烏君山”(現代又俗稱“猴子山”,據稱因山頂有巖似猴)。而烏佩、烏君,則同與仙人烏君之傳説有關。

相傳,在秦漢之際,有採藥者徐仲山入此山採藥,遇仙人烏君(民間傳説中或曰即烏鴉精),以小女妻之。然成婚僅三日,遇山民燒山打獵,烏君一族假羽衣飛去,徐仲山則囚其妻未及爲其備辦羽衣而無法同往,繼而即在烏君洞旁結廬修道。

宋代祝穆《方輿勝覽》(圖 2－68)卷十謂:

[1]　關於“玉佩”不是鄧珍之字,最早由南京中醫藥大學研究生郭家興提出,他懷疑“玉佩”可能是地名;郭家興的同學、我的研究生張承坤進一步提出“玉佩”當是樵川鄧姓之族號。他們將發現和初步研究轉告了我,促使我對本題作了深入考證。

> 烏君山,在光澤縣。○《寰宇記》:秦漢間有徐仲山於此山遇神仙,其妃偶多假烏皮爲羽飛走上下。故名。[1]

清代陳夢雷《古今圖書集成·方輿彙編·職方典》(圖 2－69)卷一千八十八《邵武府部彙考二》:

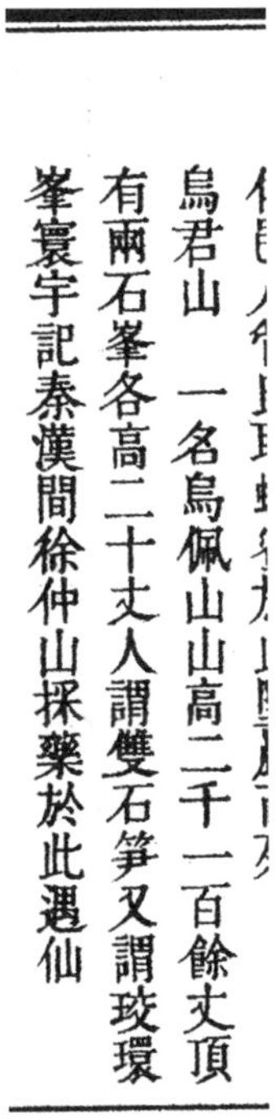

> 烏君山,一名烏佩山,山高二千一百餘丈……《寰宇記》:秦漢間徐仲山採藥於此遇仙。[2]

前條明指烏君山之名源於神仙烏君,後條則説明烏君山又名烏佩山。

又元末明初的危素《説學齋稿》(圖 2－70)卷二《雲林圖記》記云:

> 雲林山在金谿縣東山,由大庾嶺歷贑[贛]建昌之南境,至櫆嶺入邵武之光澤,有山高千二百丈。漢初徐仲仙遇仙之所至烏佩山,仙人烏君上升時委玉佩處。[3](“徐仲仙”當作“徐仲山”)

《江西通志》引此文。末句“委玉佩”語焉不詳,似指烏君飛離前將玉佩交予了徐仲山。此外,《太平廣記》卷四六二引《建安記》記徐仲山入山遇仙事頗詳(明王世貞《艷異編》卷三十四亦編入),然無“委玉佩”一節。其他文獻資料亦未查及。不過,危素是金溪當地人(金溪縣屬江西撫州市,與光澤縣之間隔着資溪縣),地域較近,所述或另有根據。

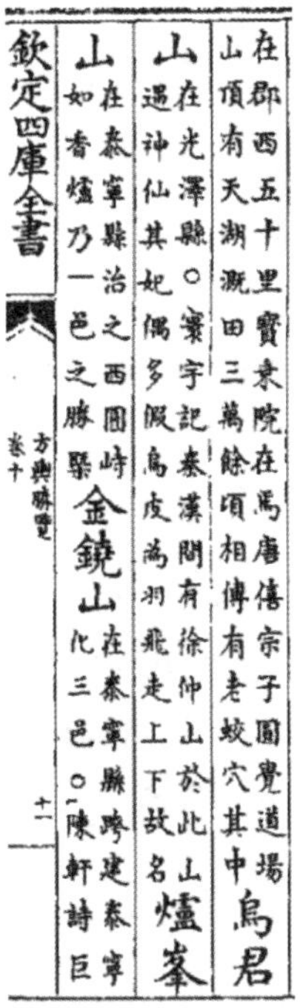

圖 2－68　祝穆《方輿勝覽》　圖 2－69　陳夢雷《古今圖書集成》　圖 2－70　危素《説學齋稿》

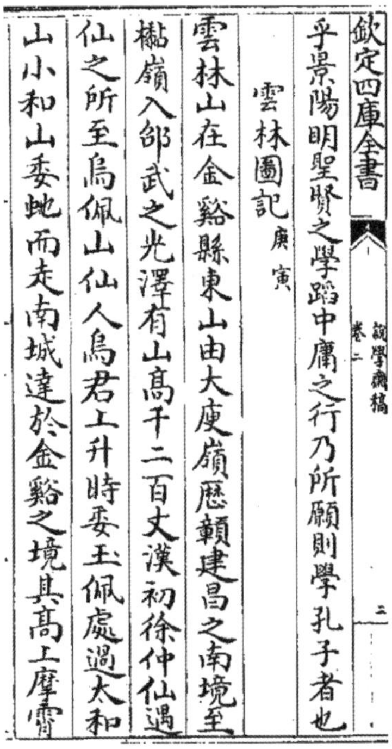

[1] 祝穆.方輿勝覽[M]//文淵閣四庫全書.第 0471 册.臺北:臺灣商務印書館,1986:649.

[2] 陳夢雷.古今圖書集成:第一四五册[M].北京:中華書局,1986:44.

[3] 危素.説學齋稿[M]//文淵閣四庫全書.第 1226 册.臺北:臺灣商務印書館,1986:672.

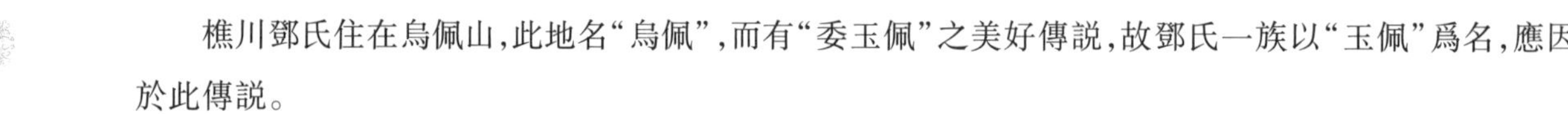

樵川鄧氏住在烏佩山，此地名“烏佩”，而有“委玉佩”之美好傳説，故鄧氏一族以“玉佩”爲名，應因於此傳説。

6. 鄧珍的字應是“庭寶” 鄧珍本序後附漢篆印文 3 枚，從上往下分别是：

第一印：“樵川鄧氏”。包含了地名與姓氏。

第二印：“珍”。爲鄧珍之名。

第三印（圖 2－71）：前字爲“庭”，後字由“宀”“王”和“貝”三部分組成，對應楷書當是“寳”字。《説文・宀部》“寶”古字少“貝”，此印文字中則省寫了“缶”。此字可見《字彙補》（圖 2－72），釋謂“古文寶字”。

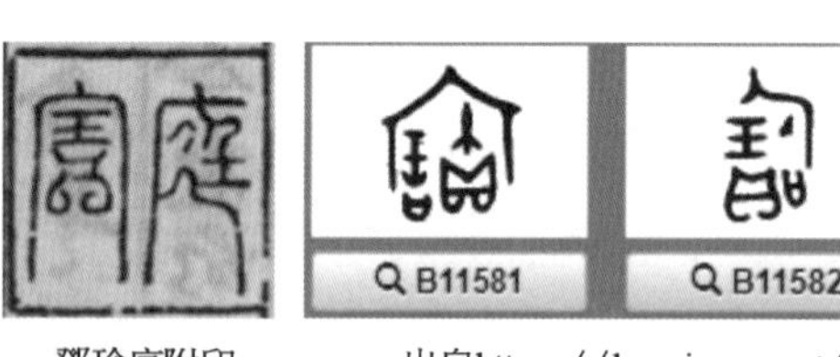

鄧珍序附印　　出自https://hanziyuan.net/

圖 2－71　鄧珍序附印及文字比對

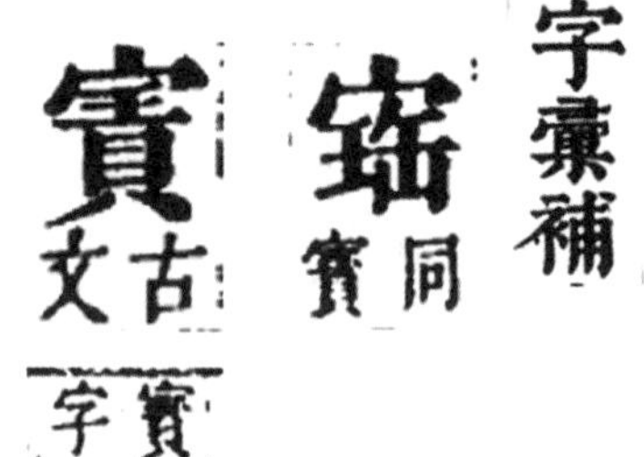

圖 2－72　《字彙補》中的“寳”字

如此，前二印分别是地名與姓氏、人名，續後的“庭寳”二字與“珍”意義對應，因而很像是鄧珍之字。其所在位置接於鄧珍的“名”之後，也合於上述先“名”後“字”的記寫慣例。過往的研究中，由於有“玉佩”爲鄧珍之字的先入之見，對“庭寳”之印學界未予定性。但筆者前述的研究中已經否定了“玉佩”爲鄧珍之字，則“庭寳”當爲鄧珍之“正字”。

7. 元蒙文圖章記載了鄧珍家族的郡望 在上述 3 枚印章之上還有兩個圖。

最上方是一個圖案，似乎是交叉重疊着的兩個書卷，應是一種裝飾圖案，意味着文化底蘊。據日本真柳誠教授告知，這樣的圖案應該還有一個意義，是可以支撑版面空白，以免刷印時紙張塌進過大的空白，從而沾染油污。筆者確實見過有綫裝古籍大片空白處沾染了油墨，其説有理，可信。

其次爲一鼎形圖章，很有元代特色。此圖章印文并非漢文，而是八思巴文即元蒙文字，八思巴文是記音文字，由元朝忽必烈時期“國師”八思巴所創製。按創製時的想法，八思巴文是可以用來“譯寫一切文字”的。因而，既可以用以記録蒙文，也可以用來記録漢語。此印文文字爲“”，經詢蒙古族同胞，得知蒙語中并没有這個讀音的詞語，因而很可能記寫的是漢語詞。二符號讀音對應於漢語拼音的“yang”“nam”（古音 m 韵尾今音讀 n 韵尾，即爲“nan”）二音，據《蒙古字韵》，前者對應字有“陽暘楊揚煬鍚瘍羊佯徉洋癢”等，後者對應字有“南男枏楠諵喃”[1]。若按蒙文常例，二音從左往右讀，可據音對譯爲“陽南”“楊楠”之類讀音的組合。只是，八思巴文不能標示聲調，在没有上下文時，對應的漢語字詞往往不容易確定。但又知也有少數八思巴文文獻（包括印文）是按漢文舊例從右往左讀的，這樣就可能很簡單，只是把兩個漢字直接音譯成了八思巴文，譯寫時并不考慮行文方向問題，由此試將此印文改爲從右往左讀，則此二音對應的漢字較大可能是“南陽”（圖 2－73）。

“南陽”在中醫界是常用詞，因醫聖張仲景爲河南南陽人氏，醫界或以“南陽”作爲張仲景的代稱。

［1］ 朱宗文. 蒙古字韻［M］//續修四庫全書：第 259 册. 上海：上海古籍出版社，1996：32，111.

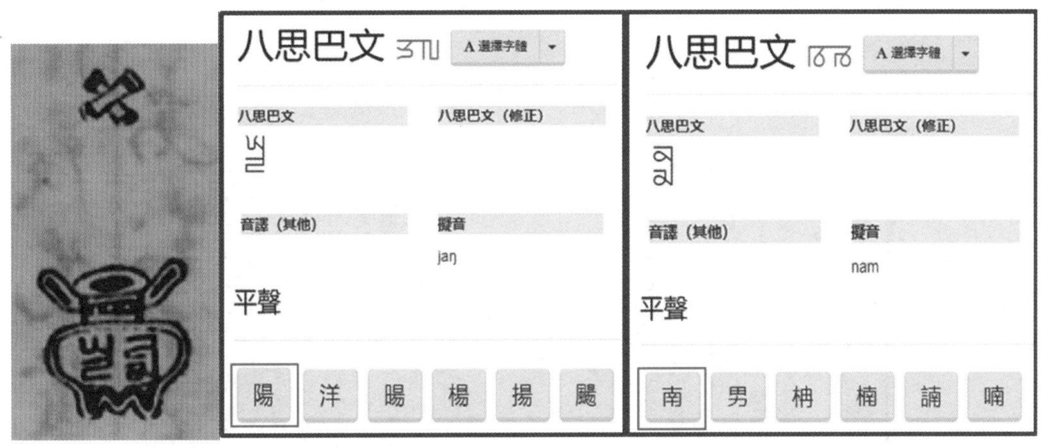

圖 2－73　元蒙文圖章文字解析

例如北宋朱肱所撰，用以闡釋、發揮張仲景《傷寒論》學術思想的醫著《活人書》，又名《南陽活人書》。《金匱要略》一書爲張仲景之著，故初看此印文似有可能用以代指張仲景。但實際應非如此，“南陽”當爲鄧姓郡望。

> 宋鄧名世《古今姓氏書辨證》卷三四：鄧，出自子姓，商高宗武丁封其季父於河南爲鄧侯……子孫以國爲氏，而仕楚……漢之中世，鄧况始自楚遷徙居南陽新野。[1]

鄧姓始祖爲殷商第十四代（關於商王世系，有不同説法）君主祖丁之幼子“曼”（曼季）。祖丁去世後，商王之位幾經更替，傳於祖丁子小乙（曼之兄），小乙又將王位傳於己子武丁，武丁則封叔父“曼”於鄧國（以今河南鄧州爲中心），稱爲“鄧曼”。後世以國爲氏，依地爲姓，即改姓“鄧”，故鄧姓一族公認“曼”爲鄧姓受姓之祖。《急就章》顔師古注就注云：“鄧，古國名，本曼姓也，其後稱鄧氏焉。”[2]西漢中葉，鄧况自楚徙居南陽新野，成爲南陽鄧氏開基之祖。東漢初年，南陽鄧氏成爲一大望族，故海内外鄧姓人都認爲“天下鄧姓，望出南陽”。前舉鄧氏族譜的圖版（圖 2－67）其標題作《閩樵杭西玉佩南陽鄧氏族譜》，與通常的《閩樵杭西玉佩鄧氏族譜》標題相比就添加了“南陽”二字，顯然是對郡望的强調。同理，鄧珍在自己的書裏按元代的習慣，以八思巴文印文寫下鄧氏家族的郡望，就是很自然的事了。反之，這枚八思巴文“南陽”印章的存在，又進一步確定了鄧珍與隨三王入閩的“鄧璩”遠祖之間的關聯。

綜上所述，鄧珍名“珍”字“庭寶”，郡望“南陽”，族號“玉佩”，居於福建光澤縣西蓮花山，而此地古屬“樵川”。

（三）鄧珍本版面情況與收藏信息

鄧珍本今藏北京大學圖書館。

該本保存基本完好。但卷下第九葉開始，至卷末的第二十葉，外上角皆有缺損（同一葉兩面展開時即在左右兩面的中間上部），越往後缺損越大，從第十葉開始傷及文字。不過可以據明代刻本完全補足。國家圖書館出版社《中華再造善本》影印該書製圖時因係整本掃描複製（非拆開複印），缺損部分呈

[1]　鄧名世．古今姓氏書辨證［M］//文淵閣四庫全書：第 0922 册．上海：上海古籍出版社，1989：0329C．

[2]　史游．急就章［M］//四部叢刊續編·經部．第 13 册．顔師古注．上海：上海商務印書館，1934：第四葉．

現了他葉内容,當屬缺憾(圖 2－74);日本影印本缺損區完全空白,用邊緣綫勾出缺損區,更能反映真相(圖 2－75)。

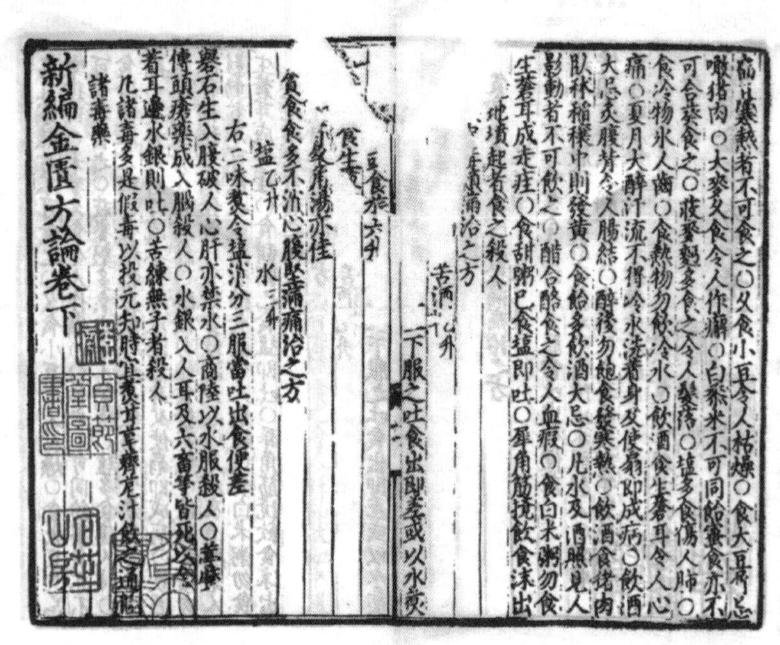
[illegible]熱者不可食之○久食小豆令人枯燥○食大豆屑忌
噉猪肉○大麥久食令人作癖○白黍米不可同飴蜜食亦不
可合葵食之○莜麥麪多食之令人髮落○鹽多食傷人肺○
食冷物冰人齒○食熱物勿飲冷水○飲酒食生蒼耳令人心
痛○夏月大醉汗流不得冷水洗著身及使扇即成病○飲酒
大忌灸腹背令人腸結○醉後勿飽食發寒熱○飲酒食猪肉
臥秫稻穰中則發黃○食飴多飲酒大忌○凡水及酒照見人
影動者不可飲之○醋合酪食之令人血瘕○食白米粥勿食
生蒼耳成走疰○食甜粥已食鹽即吐○犀角筯攪飲食沫出
及澆地墳起者食之殺人
……治之方
苦酒乙升
……下服之吐食出即差或以水煮
……豆食之……六升
食生……
……角湯亦佳
貪食食多不消心腹堅滿痛治之方
鹽乙升　水三升
右二味煮令鹽消分三服當吐出食便差
礜石生入腹破人心肝亦禁水○商陸以水服殺人○葶藶
傅頭瘡藥成入腦殺人○水銀入人耳及六畜等皆死以金
著耳邊水銀則吐○苦楝無子者殺人
凡諸毒多是假毒以投元知時宜煮甘草薺苨汁飲之通除
諸毒藥
新編金匱方論卷下

圖 2－74　國家圖書館出版社《中華再造善本》之鄧珍本下卷第二十葉(末頁)中上部的缺損(左側"貪""角"上内部分係前葉殘文,影印時未能除去。前諸頁仿此)

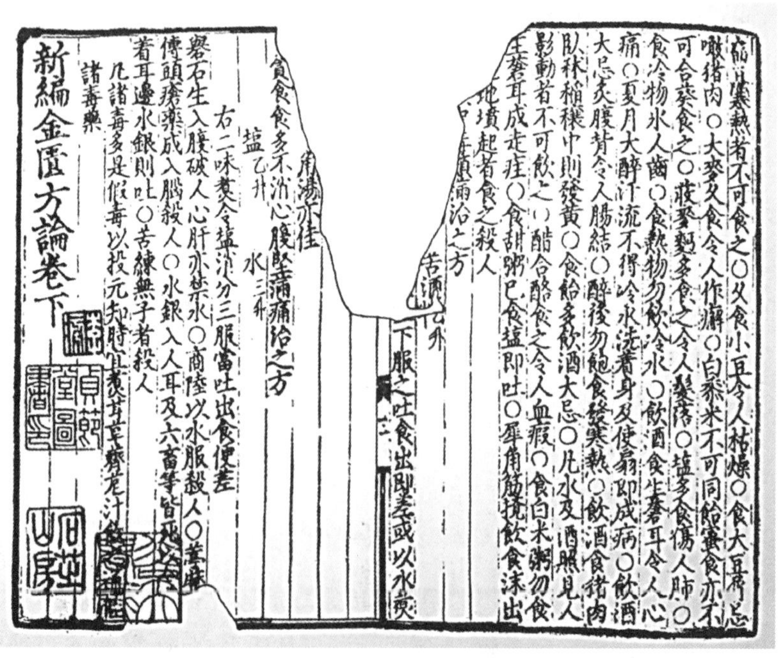
[illegible]熱者不可食之○久食小豆令人枯燥○食大豆屑忌
噉猪肉○大麥久食令人作癖○白黍米不可同飴蜜食亦不
可合葵食之○莜麥麪多食之令人髮落○鹽多食傷人肺○
食冷物冰人齒○食熱物勿飲冷水○飲酒食生蒼耳令人心
痛○夏月大醉汗流不得冷水洗著身及使扇即成病○飲酒
大忌灸腹背令人腸結○醉後勿飽食發寒熱○飲酒食猪肉
臥秫稻穰中則發黃○食飴多飲酒大忌○凡水及酒照見人
影動者不可飲之○醋合酪食之令人血瘕○食白米粥勿食
生蒼耳成走疰○食甜粥已食鹽即吐○犀角筯攪飲食沫出
及澆地墳起者食之殺人
……治之方
苦酒乙升
下服之吐食出即差或以水煮
……角湯亦佳
貪食食多不消心腹堅滿痛治之方
鹽乙升　水三升
右二味煮令鹽消分三服當吐出食便差
礜石生入腹破人心肝亦禁水○商陸以水服殺人○葶藶
傅頭瘡藥成入腦殺人○水銀入人耳及六畜等皆死以金
著耳邊水銀則吐○苦楝無子者殺人
凡諸毒多是假毒以投元知時宜煮甘草薺苨汁飲之通除
諸毒藥
新編金匱方論卷下

圖 2－75　日本東洋醫學會"善本翻刻"影印本同葉

該本上存有二十餘枚收藏者印章,依頁面排列有:

鄧珍序第一頁:① 五硯樓。② 北京大學藏。

高保衡等序：③ 太原貞式。

目録第一頁：④ 袁廷檮印。⑤ 壽階。⑥ 寄居南園。

目録第二頁：⑦和⑧——兩枚小印，難以分辨。

卷上第一頁：⑨ 徐康。⑩ 孫從添印。⑪ 慶增。⑫ 楊守敬印。⑬ 木犀軒藏書。⑭ 北京大學藏。⑮ 李盛鐸印。⑯ 木齋宋元秘笈。

卷上末頁：⑰ 李滂。⑱ 少微。⑲ 北京大學藏。⑳ 楊守敬印。

卷中第一頁：㉑ 五硯樓。㉒ 孫從添印。㉓ 慶增。㉔ 石芝。㉕ 得者寶之。㉖ 北京大學藏。㉗ 木犀軒藏書。㉘ 李盛鐸印。㉙ 木齋。㉚ 司竹吏。

卷中第二頁：㉛ 司竹吏。

卷中第三頁：㉜ 司竹吏。

卷下第一頁：㉝ 五硯樓。㉞ 孫從添印。㉟ 慶增。㊱ 得者寶之。㊲ 上善堂。

卷下末頁：㊳ 北京大學藏。㊴ 李滂。㊵ 貞節堂圖書印。㊶ 石芝山房。

其中，①=㉑=㉝（細節小有差别，但仍應是同一枚印章），②=⑭=⑲=㉖=㊳，⑩=㉒=㉞，⑪=㉓=㉟，⑫=⑳，⑬=㉗、⑰=㊴，㉕=㊱，㉚=㉛=㉜；而⑮≠㉘，是兩個同字不同體的印章；還有⑦、⑧兩枚看不出。這樣，不重複的印面共有 25 枚，其中可以識别者 23 枚。依藏書家的生年排序，大致可以認爲就是各人入手收藏的順序。這 23 枚（39 次）印章分别屬於：

孫從添（1692—1767），字慶增，號石芝，江蘇常熟人。通醫，著名藏書家。著有《石芝醫話》《活人精論》《上善堂書目》《藏書紀要》等書。藏書室上善堂。以上印章中，⑩/㉒/㉞孫從添印、⑪/㉓/㉟慶增、㉔石芝、㉕/㊱得者寶之、㊲上善堂 6 枚、㊶石芝山房（11 次）屬之。

袁廷檮（1764—1810），字壽階，號又愷；室名貞節堂、三硯齋、五硯樓。吴縣（今江蘇蘇州）人。著名藏書家，與周錫瓚、黄丕烈、顧之逵號稱乾嘉藏書四友。以上印章中，①/㉑/㉝五硯樓、④袁廷檮印、⑤壽階、㊵貞節堂圖書印 4 枚（6 次）屬之。

徐康（1814—約 1888），字子晋，號窳叟，别署玉蟾館主。博雅嗜古，精於文房品鑒，世擅岐黄，長於書法，尤工篆隶。著有《前塵夢影録》。以上印章中“⑨徐康”1 枚（1 次）屬之。

楊守敬（1839—1915），湖北宜都市人，譜名開科，榜名愷，更名守敬，晚年自號鄰蘇老人。清末民初傑出的歷史地理學家、金石文字學家、目録版本學家、藏書家。以上印章中，“⑫/⑳楊守敬”1 枚（2 次）屬之。

李盛鐸（1859—1934），字義樵，又字椒微，號木齋。江西德化（今九江）人。著名藏書家。以上印章中，⑬/㉗木犀軒藏書、⑮/㉘李盛鐸印（兩種）、⑯木齋宋元秘笈、㉙木齋 5 枚（6 次）屬之。

李滂（約 1907—？[1]），字少微，李盛鐸第十子，其母爲日本人。近代藏書家、學者。抗日戰争期間，無法守成，遂於 1939 年末賣出祖傳木犀軒藏書，大部歸北京大學圖書館，部分流失美國（李家所藏敦煌文獻早於 1935 年便已賣於日本方面）。以上印章中，⑰/㊴李滂、⑱少微 2 枚（3 次）屬之。

除“北京大學藏”（②/⑭/⑲/㉖/㊳，5 次）爲當代印章外，還有太原貞式、寄居南園、司竹吏（3 次）3 枚，以及⑦和⑧兩枚未能辨識者不知所屬。

通過以上印章的排列來看，雖然前兩次遷移時間上尚有空缺，但大致可以看出鄧珍本《新編金匱方論》由孫從添家藏到北京大學收藏所經過的路徑。

---

[1] 李滂生年有不同記載。李滂所作《生母横溝宜人傳略》記其母“歲丁未十月八日生少微”，故爲 1907 年。卒年未查得。

鄧珍本於1988年在日本由日本東京的燎原書店將其與日本内閣文庫所藏日本版趙開美本《傷寒論》、清陳世傑《金匱玉函經》一同影印出版，其後又有數次影印。2009年，日本東洋醫學會組成"傷寒金匱編刊小委員會"，影印合刊了"善本翻刻"《傷寒論·趙開美原本//金匱要略·鄧珍本/吴遷本//原本》(兩書三種善本。以每頁上半截影印，下半頁排印"翻字"的形式作對比印行。書後附小曾户洋《傷寒論解題》，真柳誠《宋板傷寒論書志》《金匱要略解題》《傷寒論、金匱要略處方名索引》)。在中國，2005年，國家圖書館出版社《中華再造善本叢書》影印了鄧珍本。2009年，北京中醫藥大學梁永宣教授首次對該書作了校注(學苑出版社出版)[1]；2014年，《醫道傳承叢書》中收入了該書校注本(學苑出版社出版)，由邱浩校注。目前高校教材也有用鄧珍本作底本者，如范永升主編之全國中醫藥行業高等教育"十三五"規劃教材《金匱要略》即是(中國中醫藥出版社，2016)。

三、吴遷抄本《金匱要略方》

吴遷抄本《金匱要略》抄成於明洪武二十八年(1395)，書名爲《金匱要略方》。該本爲孤抄本，現存上海圖書館(索書號：綫善828968－69)(圖2－76)。

據日本東洋醫學會"善本翻刻"介紹，吴遷本高、寬約爲30.9厘米×20.5厘米，半葉框廓約爲23.6

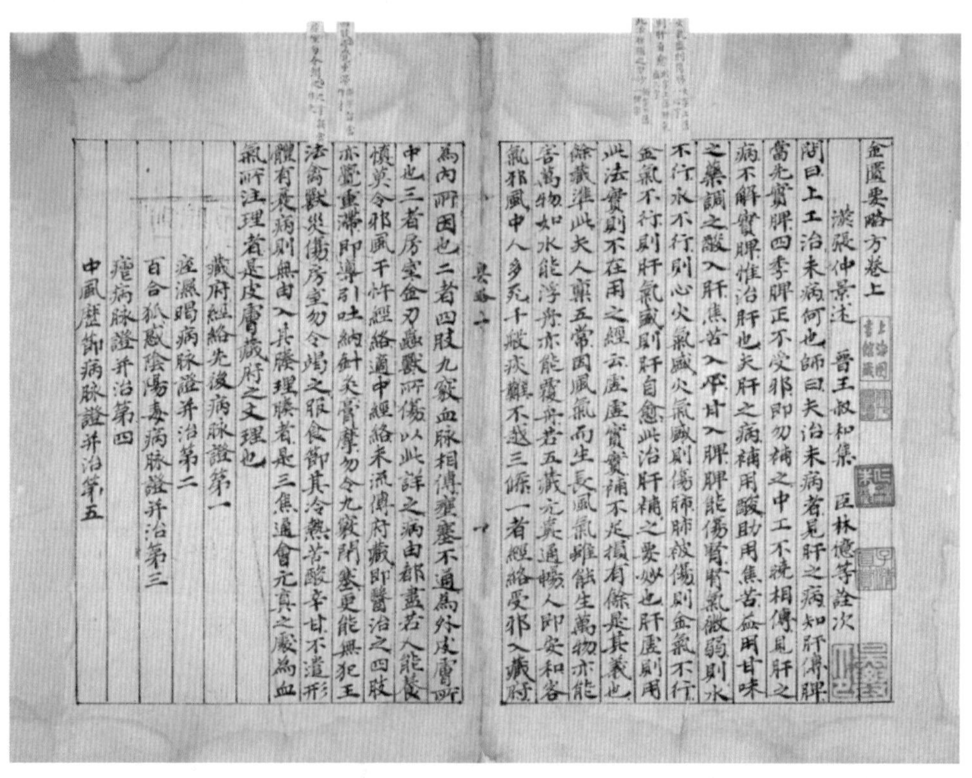

金匱要略方卷上
漢張仲景述　晉王叔和集　臣林億等詮次
問曰上工治未病何也師曰夫治未病者見肝之病知肝傳脾當先實脾四季脾正不受邪即勿補之中工不曉相傳見肝之病不解實脾惟治肝也夫肝之病補用酸助用焦苦益用甘味之藥調之酸入肝焦苦入心甘入脾脾能傷腎腎氣微弱則水不行水不行則心火氣盛火氣盛則傷肺肺被傷則金氣不行金氣不行則肝氣盛則肝自愈此治肝補之要妙也肝虛則用此法實則不在用之經云虛虛實實補不足損有餘是其義也餘藏準此夫人稟五常因風氣而生長風氣雖能生萬物亦能害萬物如水能浮舟亦能覆舟若五藏元真通暢人即安和客氣邪風中人多死千般疢難不越三條一者經絡受邪入藏府爲內所因也二者四肢九竅血脈相傳壅塞不通爲外皮膚所中也三者房室金刃蟲獸所傷以此詳之病由都盡若人能養慎莫令邪風干忤經絡適中經絡未流傳府藏即醫治之四肢亦覺重滯即導引吐納針灸膏摩勿令九竅閉塞更能無犯王法禽獸災傷房室勿令竭之服食節其冷熱苦酸辛甘不遣形體有衰病則無由入其腠理腠者是三焦通會元真之處爲血氣所注理者是皮膚藏府之文理也
藏府經絡先後病脈證第一
痓濕暍病脈證并治第二
百合狐惑陰陽毒病脈證并治第三
瘧病脈證并治第四
中風歷節病脈證并治第五

圖2－76　上海圖書館藏《金匱要略方》(吴遷本)正文第一頁

[1] 人民衛生出版社曾於1990年出版何任教授主持校理的《金匱要略校注》，該書稱"底本爲一三四〇年的元代仿宋刻本《新編金匱方論》(鄧珍本)"。但當時鄧珍本還没有公開，據了解，受限於當時的條件，該書工作本實際是用趙開美本爲基礎，在圖書館參考鄧珍本及其他傳本聚合成的綜合本，并非真實地以鄧珍本爲底本。

厘米×16.5 厘米。但國内另有介紹稱:"書高十九點一厘米,寬十三點五厘米。每半葉版框縱十四點八厘米,橫十點四厘米。"二者相差甚大。托請上海圖書館同志復查,全書尺寸與日方介紹相同,版框尺寸爲23.8 厘米×16.8 厘米,比日方所述尺寸稍大二三毫米(量取不同葉或者量法不同,有可能導致這樣的细微差異),但算是比較接近的尺寸,因此,當以日方或上海圖書館提供的數據爲準。

1. 歷史記載與重新發現 該本長期存於上海圖書館,清代以來有幾次著録。

清代藏書家朱學勤(字修伯,1823—1875)著《結一廬書目》附《别本結一廬書目》,其書《鈔本・子部》記載:"《金匱要略》三卷,明洪武初蘇州吴遷照北宋版鈔,二册。"[1]

《翁同龢日記》第二册載同治六年四月初五(1867 年 5 月 8 日):"訪晤朱修伯。修伯收到洪武中景長手抄《金匱要略》,從宋本出,其背則宋本《中庸五十義》也,又有《大學義》。此書南宋陳堯道所撰,《經義考》未見其書也。"[2][《經義考》爲清朱彝尊所著之書,其書刻齊於乾隆二十年(1755)]

20 世紀初期,日本在瀋陽創立"南滿醫學堂"(1911),後升格爲"滿洲醫科大學"(1922),後設"中國醫學研究室"和"東亞醫學研究所",架藏"中國醫藥"書籍達 3 774 部之多。日本學者岡西爲人在此任職,整理分類作成目録,著成《宋以前醫籍考》一書,於 1958 年在中國首版。其書曾轉介過吴遷抄本。記述謂:"《金匱要略》三卷,明洪武初蘇州吴遷照北京版鈔,二册。"[3]此記述本當是照抄朱學勤文,但其中却誤寫了一字,把"北宋"誤寫成"北京"。咨訪整理過此書的旅日學者郭秀梅得知,此書諸本皆如此,不知道是當年岡西爲人誤寫,還是首刊者誤刻。但這一字之誤,就使得讀者很難看出該本的價值了,可説是一件憾事。

《中國古籍善本書目》中對此書也有記載:"《金匱要略》三卷,漢張機撰,晉王叔和輯,宋林億詮次,明洪武二十八年(1395)吴遷抄本。"[4]

雖然清人已有明載,但因爲這些文獻記載不太容易被中醫學界看到,加之"抄(鈔)"之説,并不足以提示此本與他本有何不同,所以吴遷抄本多年來未被中醫界關注。而《中國古籍善本書目》版本信息過簡,没有説出據抄的底本,所以也未引起學界關注。

2006 年,沈津先生(曾任上海圖書館特藏部主任,時任哈佛大學燕京圖書館善本室主任)在廣西師範大學出版社出版了《中國珍稀古籍善本書録》一書,書中記録了明吴遷抄本:《金匱要略方》三卷,漢張機撰,晉王叔和集,宋林億詮次,明洪武二十八年(1395)吴遷抄本。并指出:"此抄本和現今通行本在内容上略有不同。""此明初抄本乃據宋紹聖三年(1096)刻本傳抄,最接近北宋原刻面目。"[5]并引用了朱學勤《結一廬書目》(按:當爲《别本結一廬書目》)所述"明洪武初蘇州吴遷照北宋版抄"用以佐證。沈津之説首次指明此抄本與通行本有所"不同"。

2007 年 5 月,遠在日本的真柳誠教授得見沈津此書,根據沈津的工作履歷,推想此書可能藏於上海圖書館,并核查《中國古籍善本書目》得到證實。其後於當年 8 月趕赴上海,邀請上海的中國同行段逸山教授等一同查閲了此書,開展了對此書的初步研究,確認了該抄本源自北宋小字本[6]。其後與段逸山教授等中國學者聯合發表了發現報告,并漸次在兩國推介該本。

[1] 朱學勤.别本結一盧書目[M]//叢書集成續編:第 68 册.上海:上海書店出版社,1994:1085.

[2] 翁同龢.翁同龢日記:第一册[M].陳義傑,點校.北京:中華書局,1989:531.

[3] 岡西爲人.宋以前醫籍考[M].郭秀梅,校注.北京:學苑出版社,2010:345.

[4] 中國古籍善本書目編輯委員會.中國古籍善本書目[M].上海:上海古籍出版社,1996:1979.

[5] 沈津.中國珍稀古籍善本書録[M].桂林:廣西師范大學出版社,2006:208-209.

[6] 梁永宣.《金匱要略方》最古本、最善本的發現與流傳[J].中華醫史雜志,2011(3):183-188.

2. 吴遷生平考略 吴遷，字景長。關於其人生平，既往的研究者只發現兩點：一是據書後跋文，可推出吴遷大約生於元至治三年(1323)；二是據朱學勤《别本結一廬書目》中"《金匱要略》三卷，明洪武初蘇州吴遷照北宋版鈔"的記載，知道吴遷爲蘇州人。除此之外，此前研究者没有發現更多吴遷的資料。

不過我們考察發現，其實還是有一些相關信息的[1]。

其一，明末清初之黄虞稷所撰《千頃堂書目》卷十五載："吴景長《畫繼補遺》二卷，嘉興人。"[2]《浙江採集遺書總録》則更加詳細記載："《畫繼補遺》二卷，寫本，右書有明人小序云，嘉興吴景長所記。按《通考》，《畫繼》鄧椿撰，則此當以補鄧書也。紀宋代畫家，凡九十有九，元代諸家附焉。"[3]《畫繼》，爲鄧椿所撰；元代藏書家莊肅爲之續補，明人小序又謂"吴景長記"。很長一段時間，人們對《畫繼補遺》的作者認識不清，因此《千頃堂書目》才誤將吴景長當作了該書的作者。因《畫繼補遺》的作者明確是莊肅無疑，同時《浙江采集遺書總録》又稱該書爲"寫本"，故此，可以確定吴景長并非該書的作者，而是抄寫者。也就是説，《千頃堂書目》收録的是一本明代嘉興人吴景長抄寫的《畫繼補遺》。

其二，明人曹學佺編集的《石倉歷代詩選》，收載了嘉興陳氏四兄弟(陳約、陳絅、陳絳、陳緝)的詩作，其中有陳絳《和吴景長秋興韻》、陳緝《次吴景長秋興韻》，陳氏兄弟爲元末明初嘉興人，與他們交往的"吴景長"當亦在同時同地。這個吴景長的形象，與抄寫《畫繼補遺》的明代嘉興吴景長相當一致。

其三，清代四庫館臣翁方綱編有《復初齋詩集》一書，卷二十四《元李紫筼菖蒲庵圖歌》中記載："元檇李吴子才菖蒲庵，濠梁紫筼生李升爲圖并詩，卷後題者十有七人。當元末兵燹之餘，而其子景長惓惓於是圖，題者自至正丙申迨洪武戊申，以十年之絛嘯追卅載之徲夷，於其子之得守是卷，三致意焉。"[4]檇李，屬嘉興地區。這段文字記載了元代李升爲檇李人吴子才作《菖蒲庵圖》并附詩，此後該畫卷又有多名題詩者。到了元末戰亂期間，吴子才之子吴景長將該畫卷保存了下來，而爲此畫卷附詩的行爲則一直持續到了明代洪武戊申年(1368)。該書卷三十一中又寫道："元崔某爲吴子才題菖蒲庵詩并序墨跡，宋芝山得於琉璃廠肆，其略云：新城吴子才，號菖蒲庵……况復有子景長，善畫能詩，予益異其人，故爲詩以書庵之左方……十六年丙申夏，五拙庵崔永汶。"[5]新城，亦屬嘉興，與檇李相近。文中崔永汶稱贊吴子才之子吴景長"能詩善畫，予益異其人"，不掩欣賞之意。這兩段文字中，可以共同描繪出這樣一個吴景長：嘉興人，生活在元末明初時期，能詩善畫。這個形象與前文抄寫《畫繼補遺》、與陳氏兄弟和詩的吴景長一致，基本可以判斷爲同一人。

但是，此吴景長爲嘉興人，不同於朱學勤書中記載的"蘇州"。

其四，徐邦達先生《古書畫過眼要録》一書收李升《菖蒲庵圖》，裹面詳細附列了《復初齋詩集》中所述的"卷後題者十有七人"，分别是：唐珙、張舜咨、王冕、陳庭言、黄曾、吴復、輔長民、周庠、楊元泰、德理愈實、陸行直、賈芝、沈鼎、沈堂、崔介汶、談士聲、任約、謝永仁。這些附詩者中，有多人的文字裹提到了吴子才之子吴景長，而以黄曾、吴復、任約三人的文字最爲重要，都涉及了關鍵的時間問題。

[1] 本小節研究内容主要是研究生張承坤的貢獻。
[2] 黄虞稷．千頃堂書目[M]．上海：上海古籍出版社，1990：392.
[3] 沈初．浙江採集遺書總録[M]．上海：上海古籍出版社，2010：425.
[4] 續編四庫全書 一四五四[M]．上海：上海古籍出版社，2002：573.
[5] 續編四庫全書 一四五四[M]．上海：上海古籍出版社，2002：639－640.

又任約詩題：予己卯（至正十一年，1351）間遊檇李，識子才，造其家，唯植菖蒲一，不它尚，以其所曰菖薇庵焉。其居樸，其顔篆，其題名公。時亦乞余賦，冗不就。去更九年，會令子景長，曰：自丙申（至正十六年，1356）歲南北騷動，兵予境，竭予藏，而火予室廬，兵退歸，獲題卷於草萊中，且悲且喜也。先生平日視爲重瑶，今先人已矣，願先生賦之。予曰：噫！兵火時，凡嘉禾之屬邑、大家之珍蓄盡爲灰燼，而斯卷獨存，殆天之授子獲之，宜愛之至纘之，斯不違先志焉，其於孝道也盡矣。景長君子也，感而爲賦廿韻云……至正庚子（廿年，1360）又夏五，嚴陵希魯生任約。

又黄曾詩題：曾聞子在先生名，不得一見。至正壬寅（二十二年，1362）四月，過洪里，得見先生之令子景長，出示《菖蒲庵》詩，皆當世知名士也。觀其所與遊，而先生可知矣。於兵燹之餘，猶存舊物，則景長之能世其家又可知矣。僕不揣亦綴數語於卷尾，以與先生之令子托交云。四明黄曾頓首書。

又吴復詩題：《菖蒲庵》詩并叙。丁未（至正二十七年，1367）春，予客吴淞之洪里，識景長孝廉。景長於（按：疑當作"與"）予爲同姓，隱居潔行爲同道。讀書績文，以世其家爲同業；慷慨激烈，議論投合爲同心。交既久而知益深。一日出乃翁子才君《菖蒲庵》卷屬予詩，其題皆海内名士，珠犀瑶瑜，寬眼湏耳，所至宜有神物呵護。世變再閲，不毀於兵燹，誠可異也！予雖勿獲識君，觀君之好尚與君所遊從，則固可知矣。爰輯數語，以慰孝思。且慶君之有子，子子孫孫其永寶無斁！時戊申（明洪武元年，1368）秋九月三日也，吴郡吴復[1]。

任約個人信息不詳，他所寫的"菖薇庵"之"薇"字可能爲"蒲"字之誤。需要指出的是，元代的己卯年應該爲公元1339年，距離任約題詩的至正庚子年（1360）顯然已經超過了"去更九年"的範圍，因此"己卯"當爲誤，正確的時間應該是辛卯年，即元至正十一年（1351），這個問題徐邦達先生在括號中已作修正（按：以上引文括號中年份内容都是徐邦達原書附注）。

黄曾生平亦不詳，而其文中提到的"洪里"則提供了重要信息。洪里，古地名，位於今江蘇省蘇州市吴江區盛澤鎮勝天村一帶。勝天村在中華人民共和國成立以前稱謝天蕩，古代亦名洪里村，村西至今仍保有一座"古洪里橋"，可知此地古名爲"洪里"（圖2－77）。勝天村南側有一片紅梨湖，而"紅梨"很有可能是"洪里"之音的訛傳。按：當地文史工作者有相反看法，認爲"紅梨"是元末初代富商沈萬三（按：有考沈萬三在元代已逝，未至明代）在當地爲其愛妾廣種紅梨而得名，"洪里"是"紅梨"的音訛[2]。但沈萬三之事多有訛傳，而"洪里"之名在明代王鏊撰《姑蘇志》卷十八中已有記載[3][該書成於正德元年（1506）]，沈萬三種紅梨之事可能爲後人附會（圖2－78）。

據前録文字可知，在黄曾於洪里見過吴景長的5年後，吴復再次於洪里見到了他，可見吴景長此時很可能已經長期居住於此。考慮到嘉興與蘇州毗鄰，在元末戰爭已經將吴景長的檇李老家燒毁的情況下，他攜帶幸存的《菖蒲庵圖》躲避戰亂遷居到蘇州洪里，并長期定居的可能性是比較大的。

現將整理相關時間如下。

1351年，任約在檇李見到吴景長的父親吴子才。

1356年，吴景長檇李老家毁於兵燹。

[1] 徐邦達.古書畫過眼要録 元明清繪畫[M].北京：故宫出版社，2015：212－214.

[2] http://www.360doc.com/content/18/0226/21/48203011_732702873.shtml.

[3] 王鏊.姑蘇志[M]//文淵閣四庫全書：第0493册.上海：上海古籍出版社，1989：0355C.

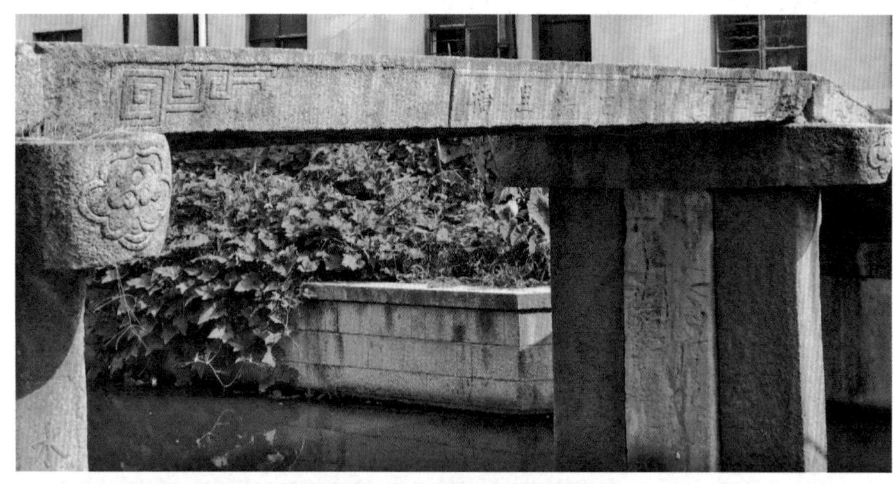

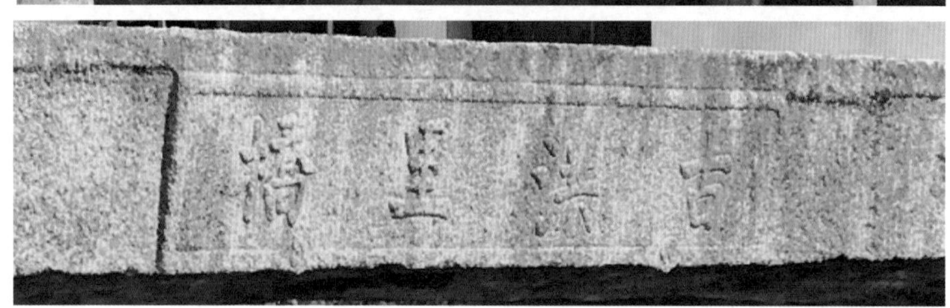

圖 2－77　筆者委託郭家興博士到蘇州盛澤鎮勝天村拍攝的"古洪里橋"

欽定四庫全書　姑蘇志 卷十八

湖墓　簡村　木浦　烏步在二都
八赤　直路　青石　唐塔
韭溪　包家　富墓　下謝在三都
充浦　直瀆在四都
合路　東陵　西陵　車溪
姚田　桑盤　黎涇　黃家溪
洪里在二十三都
凌家莊　清澤　六里舍　范瀆

圖 2－78　《姑蘇志》中對於"洪里"的記載

1360 年，任約見到吴景長，并爲《菖蒲庵圖》附詩。

1362 年，黄曾在洪里見到吴景長。

1367 年，吴復在洪里見到吴景長。

1368 年，吴復再次爲《菖蒲庵圖》附詩。

據此，可以較清晰地看出吴景長的在元末時期的生活軌跡：他原本隨父親吴子才隱居在嘉興之檇李，但自至正丙申(1356)開始，元末戰争波及了他的家鄉，房屋家藏幾乎全部被毁，只有殘餘"題卷"存於"草萊"中；而到了至正壬寅(1362)，吴景長與黄曾在洪里相見，5 年後至正丁未(1367)又與吴復在洪里相見。也就是説，很可能爲了躲避戰亂，吴景長在檇李老家被燒毁之後，遷居到了吴淞之洪里，即蘇州地區。如果從 1362 年算起，至吴遷本《金匱》抄成的 1395 年，他已經在蘇州範圍内居住了至少 33 年，這大概可以解釋，爲什麼朱學勤在《别本結一廬書目》中記載吴遷爲蘇州人。

綜合上述四條，可以大致總結吴遷生平：

吴遷，字景長，生於元至治三年(1323)，嘉興檇李人，後避戰亂遷居蘇州之洪里，元末明初隱士。其人能詩善畫，隱居潔行，與元末明初多位文人名士爲友，曾作詩《秋興》與嘉興陳绛、陳緝兄弟唱和。明洪武二十八年(1395)，因偶見祝均實所藏古本《金匱要略方》，知其價值珍貴，故於七十三歲高齡用二十三天時間將其恭謹抄録。由此，爲我們留下了這一寶貴的文化遺産，實爲仲景之功臣！

【附記】

在探討吴遷生平時，我們還另有一個"發現"，但最後知道是錯誤的。附記於此，以免日後他人再重複走這個彎路。

2012年，上海圖書館舉辦"慶祝上海圖書館建館60周年文獻特展"，展品中包括有吴遷抄本《金匱要略方》。因策展方將此書介紹爲"已知最早的影抄本——明洪武吴遷影宋抄本"，沈津先生認爲"影宋"之説是錯誤的，因而寫了相關博文。吴遷抄本是抄在舊書背面的，且紙張不薄，確實無法"影抄"。沈津先生的意見無疑是正確的。在這篇博文中，沈津先生還對吴遷用以抄寫的另面舊書作了這樣的介紹："《中庸五十義》題'平湖陳堯道敬之撰'，半頁十行十六字，左右雙邊，白口，雙魚尾，下有刻工，避諱至'讓'字。查《南京館閣續録》，卷八有陳堯道，云'字敬之，興化軍人，習春秋，乙未進士，二年二月二十七日以太府寺丞除秘書郎，當年四月四日除監察禦史兼崇政殿説書'。《宋史·藝文志》：堯道著有《中庸説》十三卷、《大學説》十一卷。又《嘉興府圖記》云'堯道，嘉興人，通五經不仕，與楊維楨輩唱和，有《竹林集》'。當爲另一堯道。此二書僅知書名，卷數不詳，因裝訂之故，無法知其頁數。"（按：此段文字亦見於沈津《中國珍稀古籍善本書目》）

吴遷抄本另一面的舊書，從《翁同龢日記》到沈津博文，一般都介紹爲兩種，後見上海圖書館特展時介紹實有五種：《大學會要》《大學講稿》《中庸會要》《中庸講稿》《中庸五十義》。這些著作未見於各家著録，因而是新問世的宋版書，具有特殊價值（但據了解，這些紙頁被利用時，并没有按原書順序利用，因而原書不但不完整，也不連貫）。其中，《中庸五十義》署爲"平湖陳堯道敬之撰"（其他部分爲同一系列，亦當出於同一人），沈津介紹其爲南宋爲官之陳堯道，排除了另一同名的陳堯道。而我們查考中發現，《嘉興歷代人物考略》（增订本）載："陳堯道，字宗遠，自號竹林處士，嘉禾（今嘉興）人。元末明初學者。陳約、陳絅、陳絳、陳緝父。元末不仕。博學通五經。日與楊維楨、顧仲瑛輩相唱和。著有《竹林集》。見《崇禎嘉興縣志》卷十四，《浙江通志》卷一九二，《光緒石門縣志》卷八，《歷代名人室名别號辭典》。"前述，吴景長與陳氏四兄弟有詩作唱和之誼，而四兄弟之父即是則元末明初、著有《竹林集》的陳堯道。乍看起來，此陳堯道似應與吴遷的關係更近：署名中之平湖即今嘉興所轄縣級市平湖市，地點上也相合；以其學問來説，著經義研究之書也是可能的。至於字"敬之"與字"宗遠"，二者雖不相同，但或是一名二字？由於沈津文章中未叙述其排除元陳堯道的理由，因而我們有此發現後，曾經考慮是否元陳堯道更有可能爲背面書籍作者。

但是後來發現，"陳堯道敬之"還有其他著述，例如爲南宋的一本書——《仙溪志》作過序，其序言落款爲："寶祐丁巳中秋日平湖陳堯道敬之序。"寶祐（1253—1258）爲南宋理宗趙昀的第六個年號，丁巳年爲1257年，時間上明顯早於楊維楨和與之交往的陳堯道（宗遠），由此來看，"陳堯道敬之"只能是南宋的陳堯道，而不會是元明之際人氏。

時代相近、祖籍相近的兩個陳堯道，一位是吴遷抄書所利用的舊書的作者，一位是吴遷朋友之父，都和吴遷發生了間接的關聯，這真是一個大大的巧合！

3. 吴遷抄本歷代收藏信息　吴遷抄本底本信息非常清楚。

《金匱要略方》卷下第二十五篇之後，附有北宋紹聖三年（1096）國子監牒文，牒文内容係將《千金翼方》《金匱要略方》《王氏脉經》《補注本草》《圖經本草》五種書改刻小字本刊行一事的申請與批復。其後即爲抄寫者吴遷在抄成後寫的附記：

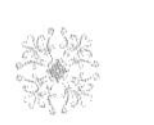

《金匱要略》,誠醫家之要書也。然學者漫不之顧,少有蓄之者。今之祝先生均實所藏古本,老眼雖昏,勉强録之。洪武二十八年歲次乙亥秋八月三日甲子,寫至二十五日丙戌而成。時年七十三,吴遷景長識。——九月十一日帙。

據此,知此抄本所據底本爲從祝均實先生處得到的紹聖年間刊行的小字本《金匱要略》,吴遷於洪武二十八年(1395)秋八月抄成。

該抄本上存有十餘枚收藏者印章,依頁面排列有:

題名頁:① 徐乃昌印。

宋序頁:② 上海圖書館藏。③ 明善堂覽書畫印記。④ 安樂堂藏書記。⑤ 吴遷印。⑥ 吴景長。⑦ 結弌廬藏書印。

卷上首頁:⑧ 上海圖書館藏。⑨ 徐乃昌讀。⑩ 仁龢朱澂。⑪ 子清真賞。⑫ 吴遷印(與上葉印⑤有異)。

卷上末頁:⑬ 仁龢朱復廬校藏書籍。

卷中首頁:⑭ 上海圖書館藏。⑮ 朱澂之印。⑯ 子清校讀。⑰ 結弌廬藏書印。

卷下末頁:⑱ 吴遷印(同⑫)。⑲ 仁龢朱復廬校藏書籍。⑳ 上品。㉑ 吴遷景長蘭室秘藏醫書藥方志此印章。

其中,②=⑧=⑭,⑦=⑰,⑫=⑱,⑬=⑲,而⑤≠⑫/⑱,故不重複的印章爲16枚(21次)。

16枚中的14枚分别歸屬於:

吴遷(1323—1395之後),字景長,嘉興檇李人,後遷居蘇州,蘇州、嘉興一帶人,本書抄主。以上印章中,⑤/⑫/⑱吴遷印(三枚兩種)、⑥吴景長、㉑吴遷景長蘭室秘藏醫書藥方志此印章,計4種(5次)屬之。

愛新覺羅·允祥(1686—1730),清代怡親王,齋號"安樂堂","怡府藏書"第一代主人。以上印章中,④安樂堂藏書記1枚(1次)屬之。

愛新覺羅·弘曉(1722—1778),第二代怡親王,齋號"明善堂","怡府藏書"第二代主人。以上印章中,③明善堂覽書畫印記1枚(1次)屬之。

朱學勤(1823—1875),字修伯,號復廬、結一廬主人,咸豐三年(1853)進士,清仁和(今杭州余杭區)人。⑦/⑰結弌廬藏書印1枚(2次)屬之。

朱澂(?—1890),字子清,朱學勤之子,接手掌管結一廬藏書。⑩仁龢朱澂、⑮朱澂之印、⑪子清真賞、⑯子清校讀、⑬/⑲仁龢朱復廬校藏書籍5枚(6次)屬之。

徐乃昌(1869—1943),近代藏書家,爲此書題簽封面:"明抄金匱要略方二卷[1]//仲炤先生世守秘笈徐乃昌題。"留有:①徐乃昌印、⑨徐乃昌讀,計2枚(2次)。

此外,還有"上海圖書館藏"1枚(②/⑧/⑭計3次);另有"上品"一枚,難以確定歸於何人(較大可能是怡府藏書品鑒用章)。

朱澂接手掌管結一廬藏書後,不幸早逝,而澂子不能守業,結一廬藏書大部轉歸朱學勤前女婿張佩綸(1848—1903),再後傳於次子志潛(張佩綸次子志潛,字仲炤。其兄張志滄早逝)。

可知,吴遷抄本抄成後,有約300年走向不明。至清康熙、雍正年間被怡親王愛新覺羅·允祥

[1] 二卷:原書三卷,分裝二册。"二卷"之記爲誤寫。

(1686—1730。齋號"安樂堂")、其子愛新覺羅・弘曉(1722—1778。齋號"明善堂")收藏,即曾屬於"怡府藏書"(怡府藏書多從江南名家巨擘處購得。所藏醫書還有《傷寒明理論》《新編西方子明堂灸經》《醫經溯洄集》及《元大德重校聖濟總録》等珍本);同治初年"辛酉之變"後,怡府敗落,襲爵怡親王載垣遭誅,藏書流散,部分藏品轉入仁和(今屬杭州)朱家,最後傳至張志潛之子張子美。1966年之後的"文革"中,居於上海的張家被查抄,朱氏結一廬世藏古籍交由當時的上海市文物圖書清理小組保存,後移送至上海圖書館善本書庫保管。1979年,國家開始落實政策,張子美將這批書(計450種,3 274冊)捐贈給上海圖書館。至此,由張子美外曾祖父朱學勤留傳下來的結一廬世藏古籍,較爲完整地正式入藏上海圖書館。這是中國近代藏書歷史上的一件大事[1]。

基於以上印章和相關文獻,可概括該書傳承情況爲:北宋王洙偶得蠹簡本《金匱玉函要略方》→北宋林億等詮次成《金匱要略方》并刊刻(大字本:1066;小字本:1096)→明初吴遷抄藏祝均實所藏古本小字本(1395)→吴遷本傳入怡親王府(康熙、雍正年間)→流入朱學勤結一廬→朱學勤兒子朱澂→朱學勤前女婿張佩綸→張佩綸兒子張志潛→張志潛傳其子張子美→張子美把個人藏書捐給上海圖書館(1979)→曾工作於上圖古籍部的沈津出版《中國珍稀古籍善本書録》簡介吴遷本(2006年10月)→真柳誠據此在上海圖書館找到吴遷本研讀并予以披露公佈(2007年8月)。

徐乃昌是否曾經入藏此書未可得知,可能短期收藏過該書,也有可能只是爲朱澂題簽了書名,借閱一過。

吴遷抄本的重新發現與研究成爲當代仲景學説研究的一個重要的新領域。

2009年,日本東洋醫學會組成"傷寒金匱編刊小委員會",影印合刊了"善本翻刻"《傷寒論・趙開美原本//金匱要略・鄧珍本/吴遷本//原本》(兩書三種善本。以每頁上半截影印,下半頁排印"翻字"的形式作對比印行。書後附小曾户洋《傷寒論解題》,真柳誠《宋板傷寒論書志》《金匱要略解題》《傷寒論、金匱要略處方名索引》)。在中國,2011年,上海科學技術文獻出版社出版段逸山、鄒西禮整理的校勘本《明洪武鈔本〈金匱要略方〉》一書(其中包括全書校注和影印原書);2014年,國家圖書館出版社出版之"中華再造善本・續編"收有《金匱要略方》,爲宣紙彩印綫裝仿造古籍。

第二節
書名名義與正名之辨

《金匱要略》由《金匱玉函要略方》演變而來。但傳至後世,其書名變化較多,以至於即便是中醫行家甚至是中醫文獻專家,也往往不知其書正名爲何。可能由於近代趙開美本流傳較廣,中醫界很多人都認爲趙本的書名《金匱要略方論》是本書的正名,其實并非如此。

本節以下專論該書的書名與正名問題[2]。

[1] 参見黄裳.結一廬藏書的傳承[N].文匯報,2010-05-17(12).李雄飛.縹緗盈棟,精本充牣——仁和朱氏結一廬藏書研究[J].文獻,2001(4):260-272.沈津.老蠹魚讀書隨筆[M].桂林:廣西師範大學出版社,2009:7.段逸山,鄒西禮.明洪武鈔本《金匱要略方》[M].上海:上海科學技術文獻出版社,2011:6-9.

[2] 本題基於沈澍農、張承坤《〈金匱要略〉正名是什么》一文增改,原文刊於《中國中醫藥報》2019年2月15日第8版.

一、"金匱"之稱

《金匱要略》《金匱玉函經》，和《金匱要略》的前身"金匱玉函要略方"，書名中都有"金匱"二字，後二者且都包含"玉函"一詞。

"金匱""玉函"，顧名思義，是以金、玉製成的，用以裝盛貴重物品的器物，也可以盛放書物，二詞義近。如西漢《史記》卷一百三之太史公自序："卒三歲而遷爲太史令，紬史記石室金匱之書。"《索隱》案："石室、金匱，皆國家藏書之處。"[1]東漢之《太平經鈔》甲部："寶經符圖，三古妙法，秘之玉函，待以神吏，傳受有科，行藏有候，垂暮[謨]立典，施之種民。"[2]《左傳》卷五十三昭二十九孔穎達曰："《周禮》使澤國用龍節，皆金也，以英簜輔之。"杜子春云："簜，謂函器盛此節，鑄金爲龍，以玉爲函，輔盛龍節，謂之龍輔。"[3]

在中醫古籍中，首先是《素問》和《靈樞》中有《金匱真言論》之篇名，另有幾處行文中也用到了"金匱"之名。從現有資料看，將"金匱"用作書名者，最早當在漢晉之間。葛洪《肘後備急方》序曰：

> 抱朴子丹陽葛稚川曰：余既窮覽墳索，以著述餘暇，兼綜術數，省仲景、元化、劉、戴《秘要》《金匱》《緑秩》《黄素》方，近將千卷。患其混雜煩重，有求難得，故周流華夏九州之中，收拾奇異，捃拾遺逸，選而集之，使種類殊分，緩急易簡，凡爲百卷，名曰《玉函》。[4]

前句提及四人四書，各書分繫於何人不太明確，後世也未見人議及；而末句之"玉函"則指葛氏編撰的一部大型方書，後已失傳。又《抱朴子·雜應篇》卷第十五亦云："余所撰百卷，名曰《玉函方》，皆分别病名，以類相續，不相雜錯。"[5]亦稱"玉函"。

而《晉書·葛洪傳》云：

> 自號抱朴子，因以名書。其餘所著碑誄詩賦百卷，移檄章表三十卷，神仙、良吏、隱逸、集異等傳各十卷，又抄五經、《史》《漢》、百家之言、方技雜事三百一十卷，《金匱藥方》一百卷，《肘後要急方》四卷。[6]

則該方書又以"金匱藥方"名之。聯繫到前述《金匱玉函經》一名，可知兩晉時期人們喜用"金匱""玉函"之名爲重要著作命名。而葛洪之書也曾以"金匱""玉函"名之。

唐代著名學者賈公彦爲《周禮》之《疾醫》篇作疏曰："案張仲景《金匱》云'神農能嘗百草'，則炎帝者也。"[7]這可能是最早確切地將"金匱"二字與張仲景聯繫起來的記載。由此來看，至遲在唐代，這種關係已經確立。但此名"金匱"是否指《金匱要略》，有没有可能爲《金匱玉函經》？還無法確定。蓋此句在今本《金匱要略》和《金匱玉函經》皆無，因佚失而無從追溯了。而且，也不能排除實際指向葛

---

[1] 司馬遷.史記[M].北京：中華書局，1959：3296.
[2] 于吉.太平經合校[M].王明，輯校.北京：中華書局，1960：3.
[3] 阮元.十三經注疏[M].北京：中華書局，1980：2122.
[4] 葛洪.肘後備急方[M].沈澍農，校注.北京：人民衛生出版社，2016：6.
[5] 葛洪.抱朴子内篇[M].蔣力生，葉明花，等，校注.長沙：湖南科學技術出版社，2014：367.
[6] 房玄齡.晉書[M]//二十五史.杭州：浙江古籍出版社，1998：122.
[7] 阮元.十三經注疏[M].北京：中華書局，1980：667.

洪的《金匱藥方》，只是賈氏誤記了。又"神農嘗百草"5字，在傳世文獻中可見於《淮南子》等書，賈疏引用錯亂，也不是不可能。不過，即使是引用有誤，但賈氏確認"張仲景"與"金匱"有關聯，是必定的了。

此外，《金匱要略》鄧珍本林億等序言後附記着一段話：

> 仲景《金匱》録岐黄《素》《難》之方，近將千卷，患其混雜煩重，有求難得，故周流華裔九州之内，收合奇異，捃拾遺逸，揀選諸經筋髓，以爲《方論》一編……

這裏也把《金匱》明確繫於"仲景"名下。但這段話極可能是由前録葛洪自序中套用改編而來，使得這種聯繫不那麽可信。雖然不知該文因何以這種難於理解的格式來到《金匱要略》鄧珍本中（明洪武吴遷抄本也有這一段，爲獨立段落，短文前有標題《金匱要略方敍》，則該篇可以稱爲來歷不明的"短序"；鄧珍本該文相應地在當頁左側有"金匱方論序"一名，但不能確定該題名是否指向該短文。見下文鄧珍本、吴遷本中宋序、短序圖所示。馬繼興認爲該短文是"北宋以前佚名氏的《金匱》小序"[1]），但由此或許反映了《金匱要略》與《肘後備急方》的某種關聯。因此，"金匱玉函要略方"這一書名是否意味着該書是從葛洪大型著作中節略出了葛氏選入的仲景醫方？應該説存在着這種可能性，只是因爲歷史文獻的散佚，所以其間關係很難定論。日人丹波元簡在《金匱玉函要略輯義》一書中撰《金匱玉函要略綜概》一文説道："金匱玉函，原是葛洪所命書，即唐人尊宗仲景者，遂取而爲之標題，以珍秘不出之故。"[2]則認爲只是借用名稱。

不管來歷和形成過程如何，"金匱"二字都是該書書名的必有組成部分。

二、"要略"與"方論"/"方"

《金匱要略》一書，不同傳本有不同的書名；除都有"金匱"二字外，其他要素都互有差異。各本中與該書書名有關的文字有以下幾處：① 書名。② 宋臣序標題名（内含書名）。③ 序中提及王洙發現之書名。④ 整理後確定的書名（"依舊名曰××"）。⑤ 序後短文標題。⑥ 短文中所反映的書名的中心語部分（"以爲××"），見表2-20。

表2-20 《金匱要略》不同傳本中的書名比較

傳　本	① 所用書名	② 宋臣序標題名	③ 王洙發現書名	④ 依舊名曰	⑤ 序後短文題	⑥ 以爲
元鄧珍本	新編金匱方論	新編金匱方論序	金匱玉函要略方	金匱方論	金匱方論序	方論
明俞橋本	新編金匱要略方論	新編金匱要略方論序	金匱玉函要略方	金匱方論	（有文無標題）	方論
明徐鎔本	（新編）金匱玉函要略方論①	金匱玉函要略方論序	金匱玉函要略方	金匱方論	（無該篇）	

［1］ 馬繼興. 中醫文獻學［M］. 上海：上海科學技術出版社，1990：121.

［2］ 丹波元簡. 金匱玉函要略輯義［M］. 北京：人民衛生出版社，1983：7.

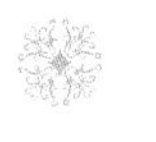

傳　本	① 所用書名	② 宋臣序標題名	③ 王洙發現書名	④ 依舊名曰	⑤ 序後短文題	⑥ 以爲
明趙開美本	金匱要略方論	金匱要略方論序	金匱玉函要略方	金匱方論	（有文無標題）	方論
明吴遷抄本	金匱要略方	校正金匱要略方	金匱玉函要略方	金匱要略方	金匱要略方敍	要略

注：① 徐鎔本卷上書名有“新編”二字，林億序、目録、卷中、卷下都没有“新編”二字。

各不同傳本在所用書名及引用文獻中所涉本書書名上有不同表達，梳理於下。

第一列（“傳本”列除外，下同）“所用書名”：鄧珍本名《新編金匱方論》、俞橋本名《新編金匱要略方論》（明代無名氏本與此相同。但無以下各列内容，故不列於表中對比）、徐鎔本名《（新編）金匱玉函要略方論》（徐鎔本卷上書名有“新編”二字，林億序、目録、卷中、卷下出現標題處都没有“新編”二字），趙開美本名《金匱要略方論》，吴遷抄本則名《金匱要略方》。这些傳本書名各異，很難只根據這些書名判定孰爲古貌，孰爲傳變。

第二列“宋臣序標題名”：宋代高保衡、孫奇、林億負責整理了《金匱要略》，整理之後撰寫了一篇序言，这個序言的標題各書中也是不相同的，基本都是各傳本書名後加“序”字，故各本宋序的篇題亦互異。

第三列“王洙發現書名”：宋臣序中所述王洙“於蠹簡中得仲景《金匱玉函要略方》三卷”，即被發現的舊本書名。這一列各本所載相同。

第四列“依舊名曰”：宋臣序中記述的整理後的新書名。鄧珍本及其同系列各本爲“依舊名曰《金匱方論》”。與此點相關的是，鄧珍本中另有鄧珍序言，序言無標題（趙開美本引録時加標題爲“金匱要略序”），序中說：“宋翰林學士王洙偶得雜病方三卷於蠹簡中，名曰‘金匱方論’，即其書也。”（圖 2－79）鄧珍明知他所引用的宋臣序中記述王洙所得書爲“金匱玉函要略方”，但在其自己的序言中仍將其稱爲

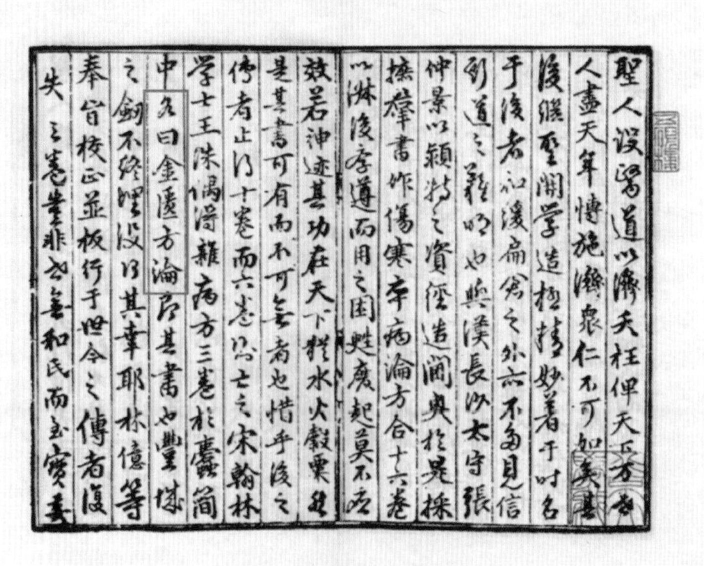
聖人設醫道以濟夭枉俾天下萬世
人盡天年博施濟衆仁不可加矣其
後繼聖開學造極精妙著于時名
于後者和緩扁倉之外亦不多見信
乎道之難明也與漢長沙太守張
仲景以穎特之資徑造閫奥於是採
摭群書作傷寒卒病論方合十六卷
以淑後學遵而用之困甦廢起莫不
效若神迹其功在天下猶水火穀粟然
是其書可有而不可無者也惜乎後之
傳者止得十卷而六卷則亡之宋翰林
學士王洙偶得雜病方三卷於蠹簡
中名曰金匱方論即其書也豐城
之劍不終埋沒何其幸耶林億等
奉旨校正並板行于世今之傳者復
失三卷豈非世無和氏而至寶妄

圖 2－79　鄧珍之《新編金匱方論》序

"金匱方論",故可知,稱爲"依舊名曰《金匱方論》",是鄧珍個人意識中如此。但鄧珍同系列其他各本此處沿用了鄧珍本"依舊名曰《金匱方論》",但真實的書名却與此不一致,這是有些奇怪的。惟吴遷本此處爲"依舊名曰《金匱要略方》",與書名相一致,這才是合理的。

第五列"序後短文題":在宋臣序之後,附有一段套仿葛洪自序之短文。鄧珍本中,該短文上下退格書寫,附於宋臣序後,後題爲"金匱方論序"(圖 2-80);吴遷本短文爲上下頂格抄寫,文前題爲"金匱要略方敍"(圖 2-81)。該二題都是與同書宋臣序標題的後五字相同,但鄧珍本此題在當頁末、與短文空開一行,難以確定該標題是與宋序標題的呼應,還是短文的後標題;而吴遷本中,此題在短文之前,可以認爲明確屬於該短文的標題。其他各本,俞橋本有文無題,徐鎔本無此短文,趙開美本亦有文無題,故

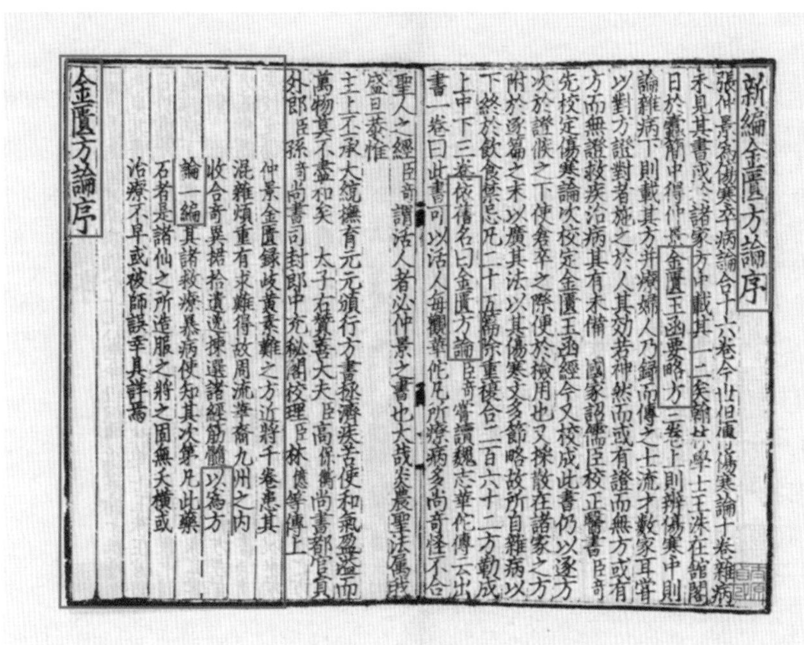

圖 2-80　鄧珍本宋序、短序與後標題圖影

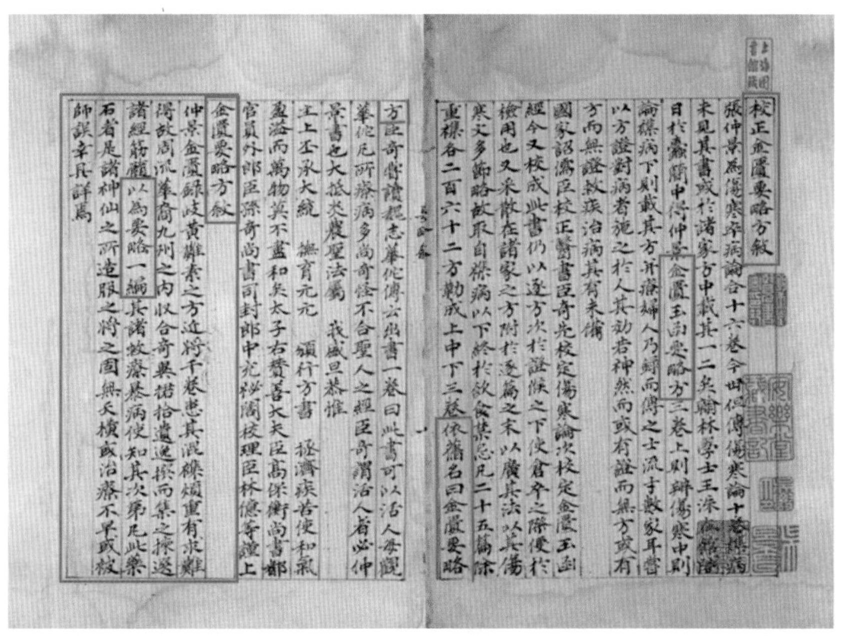

圖 2-81　吴遷抄本宋序、短序圖影

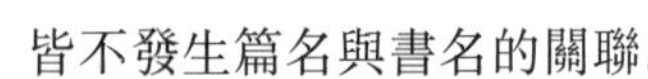

皆不發生篇名與書名的關聯。

第六列“以爲”：宋臣序後附套仿葛洪自序中之“以爲”。該處，鄧本表述是：“仲景《金匱》録歧黄《素》《難》之方近將千卷……揀選諸經筋髓，以爲**《方論》**一編。”（俞橋本、趙開美本同）同一段話，吴遷本結束處作“以爲**《要略》**一編”。

第五、第六兩列集中反映了書名中是否該有“要略”二字，書名末是“方”還是“方論”。可以看到，鄧珍本除引宋臣序之外，各處都未出現“要略”二字；吴遷本與此相比，在序言和短文中，與各本“方論”相對應的，都稱爲“要略方（一處‘要略’）”。鄧珍本系列除鄧珍本以外的各本書名雖然各别，但書名最末四字一律爲“要略方論”。

由於《金匱要略》整理的基礎是王洙發現的“金匱玉函要略方”三卷，“上則辨傷寒，中則論雜病，下則載其方并療婦人”，宋臣删除了其中傷寒的内容，又有所增補，再調整爲方證同條，編成《金匱要略》一書。雖有增補，其内容依然屬於“要略”（節取重要内容），若稱“依舊名《金匱方論》”，未免名不符實，一是丢失了原書“要略”的特點，二是與底本書名相去太遠，既然確認原書名爲“金匱玉函要略方”，則“依舊名曰《金匱方論》”顯然不合邏輯——書名已大改，何得“依舊”？因此，書名中原本必當有“要略”二字。俞橋本、徐鎔本、趙開美本雖屬鄧珍本系統，但都在書名中加了“要略”二字，可能也正出自這樣的理解。此外，上述鄧珍序言，趙開美本也引用了。對於鄧文中“名曰‘金匱方論’”的表述未加改動，但新加的標題却是“金匱要略序”。顯然同樣覺得應有“要略”才對。只是，標題處加了“要略”二字後，却又帶來了和所承襲的鄧珍本序言中“依舊名曰《金匱方論》”不相一致的結果。

相比之下，吴遷本之書名比之宋臣序所稱底本名只少了“玉函”二字，而“玉函”與“金匱”義本重複，省去“玉函”後就是“金匱要略方”，用此名，較合“依舊”之義。

此外，關於“新編”，鄧珍本、俞橋本書名以及徐鎔本之一處書名都有“新編”二字，吴遷抄本都没有“新編”二字（趙開美本同）。王洙所發現的原本固然無此二字，宋臣整理之後的定本，從上表“依舊名曰”一列看，都没有“新編”二字。“新編”二字始於鄧珍本，但鄧珍序并未對此二字有説明。後文（四）對此有分析。

三、歷史文獻稱述

除對不同書名的辨正外，還有更直接的歷史記載可以説明本書正名究竟是什麽。

一是《宋史・藝文志六》載：“金匱要略方三卷（張仲景撰，王叔和集）。”（圖 2－82）《宋史》是元人利用舊有宋朝國史編撰而成，基本上保存了宋朝國史的原貌，因此，《宋史》所用書名應該是忠實傳述了宋代官方使用的名稱。

二是宋代國子監牒文。在傳世《脉經》中，保留着一份宋代國子監牒文。該牒文主要内容是：先前曾有朝廷批准開雕小字本《聖惠方》等五部醫書以利實用的舊例，“今有《千金翼方》《金匱要略方》《王氏脉經》《補注本草》《圖經本草》等五件醫書，日用而不可闕，本監雖見印賣，皆是大字，醫人往往無錢請買，兼外州軍尤不可得。欲乞開作小字重行校對出賣，及降外州施行……”這一牒文還見於吴遷抄宋小字本《金匱要略方》書末。二者可互證，并共同證明《金匱要略》一書宋代校正後的官方書名就是“金匱要略方”（圖 2－83）。

再者，對吴遷抄本作全本校讀可知，吴遷全書抄録都較爲忠實和正確，且原已傳世的《脉經》中亦有此牒文可以佐證；而牒文是比較可信的官方文書，有了牒文的佐證，可以相信，吴遷本所用書名《金匱要略方》就是該書最初確定和流行的書名。

宋史　二〇七　藝文志六

黃庭五藏經一卷黃庭五藏六府圖一卷黃庭
五藏論七卷張向容大五藏論一卷又小五藏論一
卷五藏金鑑論一卷段元（允一作）亮五藏鑑元（原一作）四
卷孫思邈五藏旁通明鑑圖一卷又針經一卷張文
懿藏府通玄賦一卷五藏攝養明鑑圖一卷吳兢五
藏論應象一卷裴王庭五色旁通五藏圖一卷五
藏要訣一卷太元心論一卷岐伯針經一卷扁鵲鍼
傳一卷玄悟四神針經一卷甄權針經鈔三卷王處
明玄秘會要針經五卷呂博金滕玉匱鍼經三卷黃
帝問岐伯灸經一卷顏齊　灸經十卷明堂灸法三
卷皇甫謐黃帝三部鍼灸經十二卷（即甲乙經）岐伯論針
灸要訣一卷山眺（眺一作兆）鍼灸經一卷公孫克針灸經
一卷吳復珪小兒明堂針灸經一卷王惟一明堂經
三卷明堂玄真經訣一卷朱遂明堂論一卷金鑑集
歌一卷黃帝大素經三卷（楊上善注）刺法一卷太上天寶
金鏡靈樞神景內編九卷扁鵲注黃帝八十一難經
二卷（秦越人撰）扁鵲脈經一卷張仲景傷寒論十卷五藏
論一卷王叔和脈經十卷脈訣機要三卷巢元方巢
氏諸病源候論五十卷崔知悌灸勞法一卷王冰素
問六脈玄珠密語一卷褚澄褚氏遺書一卷華佗藥
方一卷金匱要略方三卷（張仲景撰，王叔和集）葛洪肘後備急
百一方三卷劉涓子神仙遺論十卷（東蜀李頔錄）宇文士
及粧臺記六卷師巫顱顖經二卷孫思邈千金方三
十卷千金髓方二十卷千金翼方三十卷王燾方三
卷王起仙人水鏡一卷王燾外臺秘方四十卷陳藏

圖 2－82　《宋史・藝文志》所用《金匱要略》書名

國子監
准　監關准　尚書禮部符准　紹聖元年六月二
十五日
勑中書省尚書省送到禮部狀據國子監狀據翰林
醫學本監三學看治任仲言狀伏覩　本監先准
朝旨開雕小字聖惠方等共五部出賣并每節鎮各
十部餘州各五部本處出賣今有千金翼方金匱要
略方王氏脈經補注本草圖經本草等五件醫書日
用而不可闕本監雖見印賣皆是大字醫人往往無
錢請買兼外州軍尤不可得欲乞開作小字重行校
對出賣及降外州軍施行本部看詳欲依國子監申
請事理施行伏候指揮六月二十三日奉
聖旨依奏　勑如右牒到奉行　都省前批六月二
十六日未時付禮部施行仍關合屬去處主者一依
勑命指揮施行
紹聖三年六月　日雕
集慶軍節度推官監國子監書庫向　宗愈
承務郎監國子監書庫曾　緐
延安府臨真縣令監國子監書庫鄧　平
潁州萬壽縣令監國子監書庫郭　直卿
宣義郎國子監主簿王　仲薿
通直郎國子監丞武騎尉檀　宗益
朝散郎守國子監司業上輕車都尉賜緋魚袋趙　挺之
朝奉郎守國子司業兼侍講雲騎尉龔　原

國子監
准　監關准　尚書禮部符准　紹聖元年六月二十五日
勑中書省尚書省送到禮部狀據國子監狀據翰林醫學本監
三學看治任仲言狀伏覩　本監先准
朝旨開雕小字聖惠方等共五部出賣并每節鎮各十部餘州
各五部本處出賣今有千金翼方金匱要略方王氏脈經補注
本草圖經本草等五件醫書日用不可闕本監雖見印賣皆是
大字醫人往往無錢請買兼外州軍尤不可得欲乞開作小字
重行校對出賣及降外州軍施行本部看詳欲依國子監申請
事理施行伏候指揮六月二十三日奉
聖旨依奏
勑如右牒到奉行　都省前批六月二十六日未時付禮部施
行仍關合屬去處主者一依
勑命指揮施行
紹聖三年六月　日雕
集慶軍節度推官監國子監書庫向　宗愈
承務郎監國子監書庫曾　緐
延安府臨真縣令監國子監書庫鄧　平
潁州萬壽縣令監國子監書庫郭　直卿
宣義郎國子監主簿王　仲薿
通直郎國子監丞武騎尉檀　宗益
朝散郎守國子監司業上輕車都尉賜緋魚袋趙　挺之
朝奉郎守國子司業兼侍講雲騎尉龔　原

圖 2－83　《脉經》和吴遷抄本所載宋代國子監牒文

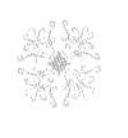

那麽，是否有可能大字本和小字本用了不同名稱呢？顯然也不是。牒文中説得很明白，是提出要對“皆是大字”的五本書改印小字本，而這五本包括《金匱要略方》在内。

《宋書·藝文志》和宋代國子監牒文記載都代表着官方認定。所以，《金匱要略》大字本書名就是《金匱要略方》。而吴遷抄小字本則標示的書名就是《金匱要略方》，這在相當程度上可以證明吴遷抄本就是宋代官修本的直傳本。

在吴遷抄本《金匱要略方》重新被世人了解之前，也有學者注意到《脉經》此牒文記載的書名爲《金匱要略方》。當時，因爲先已認定鄧珍本書名中的“金匱方論”是宋臣校定此書最初的正名，因而認爲“金匱要略方”一名是從“金匱方論”演變而來，繼而要爲“金匱要略方”找出理由。分析其所述理由，大致思路如下。

王洙當年所得蠹本《金匱玉函要略方》一書是包含“傷寒”和“雜病”兩部分的，在此基礎上删去“傷寒”部分，從而整理出《金匱要略》一書；宋臣此前已經整理校刊“傷寒”主題的書兩部：《傷寒論》和《金匱玉函經》，此二書“同體而别名”，因而，删去“傷寒”部分在字面上也可以替换爲删去“玉函”；“金匱玉函要略方”减去“（金匱）玉函”，則得“金匱要略方”。

此論對於“金匱要略方”這一書名成立理據的分析，有一定的合理性，也就是説，“金匱要略方”這一書名有可能是這樣形成的。但此説并不能説明由“金匱方論”如何能演化爲“金匱要略方”。而在看到吴遷本所用書名以及宋臣序中所用此名後，我們就知道，其書原本就不叫“金匱方論”，當然也就不是由此演化爲“金匱要略方”。

此外，通過現代電子文庫檢索，引用《金匱要略》一書用書名全稱的最早引例，見於南宋張杲（1149—1227）《醫説》中。該書卷七有《四時不食》條，文曰：“《金匱要略方》曰，春不食肝，夏不食心，秋不食肺，冬不食腎，四季不食脾。”（圖2－84）本條出自《金匱要略·禽獸魚蟲禁忌并治第二十四》。《醫説》初稿於1189年，成書於1224年。在我們查到的《金匱要略》引用文獻中，引書名全稱的以該書爲最早，而其引用名恰恰是“金匱要略方”。

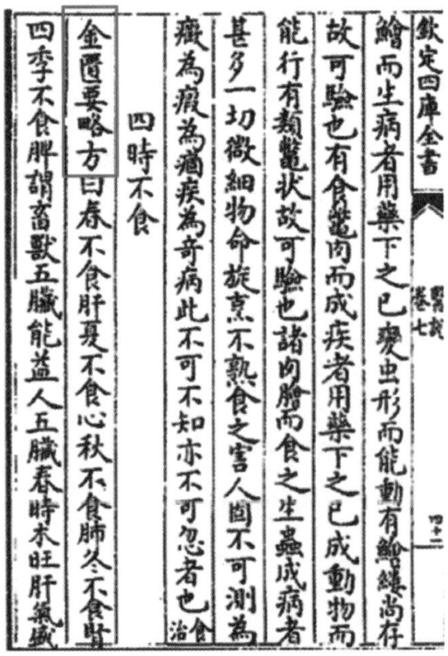

欽定四庫全書　醫説　卷七　四十二
蟲而生病者用藥下之已變出形而能動有蠕蠕尚存
故可驗也有食鱉肉而成疾者用藥下之已成動物而
能行有類鱉狀故可驗也諸肉膾而食之生蟲成病者
甚多一切微細物命旋烹不熟食之害人固不可測爲
癥爲瘕爲癎疾爲奇病此不可不知亦不可忽者也　治食
四時不食
金匱要略方曰春不食肝夏不食心秋不食肺冬不食腎
四季不食脾謂畜獸五臟能益人五臟春時木旺肝氣盛

圖2－84　南宋張杲《醫説》卷七引例

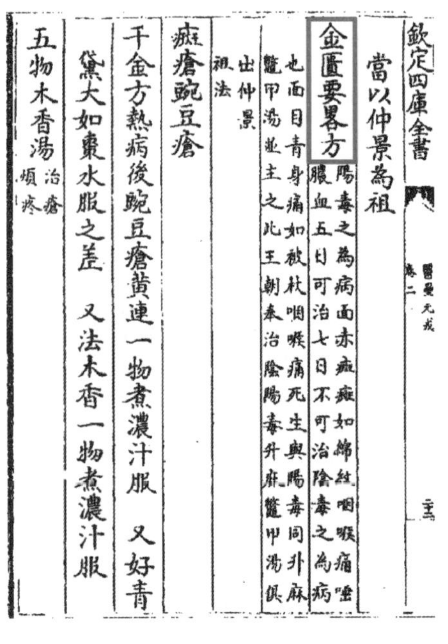
欽定四庫全書　醫壘元戎　卷二
當以仲景爲祖
金匱要畧方　陽毒之爲病面赤斑斑如錦紋咽喉痛唾膿血五日可治七日不可治陰毒之爲病也面目青身痛如被杖咽喉痛死生與陽毒同升麻鱉甲湯並主之　此王朝奉治陰陽毒升麻鱉甲湯俱出仲景　祖法
癍瘡豌豆瘡
千金方熱病後豌豆瘡黄連一物煮濃汁服　又好青黛大如棗水服之差　又法木香一物煮濃汁服
五物木香湯　治瘡煩疼

圖2－85　元代王好古《醫壘元戎》卷二引例

稍後有元代王好古(约 1200—1264)著《醫壘元戎》,其書初成於金正大八年(1231),原稿丟失後又復成於 1237 年,該書引用"金匱"方劑甚多(圖 2-85),引用底本較接近於吴遷本,引用名以"金匱"爲主,有 6 處引自"金匱要略",卷二中有一處引用自"金匱要略方",同樣證明"金匱要略方"爲該書古名。

當然,古人引用此書時用"金匱要略方"這一全稱書名的情况并不多見,但其原因也不難理解,因爲古人引書慣用簡稱,5 個字的書名全引的機會本來就會比較少;趙開美本的《金匱要略方論》這類,或更長的書名,就更是見不到古人完整稱引了。而鄧珍本的《金匱方論》之名在古籍中的引用,目前我們看到的最早引例都在明初。一是《丹溪心法》卷二有一例出於"附録"中,二是《玉機心法》有二例。這也在一定程度上説明鄧珍本之書名不是該書之初名。

綜合以上考察可以確認,《金匱要略》一書宋臣校定時所用書名全稱就是吴遷本的書名"金匱要略方"。其他書名都是整理、刊刻者基於自己的理解和想法重擬的。

第三節 鄧珍本和吴遷本的優劣之辨

《金匱要略》鄧珍本和吴遷本相隔二十多年先後重現學界,引發了許多討論。

在鄧珍本《金匱》問世之後,學界研判爲北宋大字本系列;20 多年後,吴遷抄本又重現學界,而該本明指所抄底本爲宋小字本。按説大字本和小字本只是字號大小之别,雖然小字本後出時有可能做過一定的再校改,但這種校改的幅度應當是很小的。可是將二本相互比較時就會發現,二本差異頗大,完全可以視作兩個傳本系統了。這帶來了學界的震動,學者們對此提出了不同的解釋。一時間成爲難解之謎。

本節將通過實例比較對鄧珍本和吴遷本的優劣做個評判[1]。

一、吴遷本與鄧珍本二本差異概述

吴遷本與鄧珍本存在着多方面的差異。

(一)書名不同

這一問題上文已經就此作了對比討論。結論是,吴遷本《金匱要略方》是宋定本原書名,而鄧珍本《新編金匱方論》是出於個人理解擅改之名。

(二)全書首段與首篇的關係

既往傳世鄧珍本系列《金匱要略》,目録之後即爲首篇《藏府經絡先後病脉證第一》,其文從"問曰,上工治未病,何也"開始,全篇由 8 個"問曰"和相應的"師曰"(醫師回答)組成。而吴遷本出,從此"問曰,上工治未病,何也"句開始到"理者,是皮膚藏府之文理也"這一部分(即第一處問與答),接於書名之後爲獨立一文,其下的部分才是全書目録,然後進入首篇。那麽,上述一段約 400 字,就是全書的總序、總綱。從内容看,這部分强調了未病先防、既病防變的思想,確實可以視爲總序、總綱。

令人驚訝的是,清代乾隆年間,御醫吴謙編修《醫宗金鑒》,該書卷十八開始的《金匱要略注》,是以傳世的趙開美本爲底本的。但《醫宗金鑒》在收載時將首篇内容順序做了調整,將第一處"師曰"的後半節"夫人秉五常,因風氣而生長……理者,是皮膚藏府之文理也"這一部分前移,置於首篇標

[1] 本題下部分内容基於研究生張承坤的研究發現。

題之下。吴謙加按云:“此篇乃一書之綱領,前人誤編爲次篇,先後失序。今冠於首,以統大意。”[1]考此按語,吴謙似有意將此段獨立於書首,“以統大意”,只是今傳本中,該段仍置於第一篇之首,未獨立成篇,似刊刻時未明吴謙之意。吴遷本中,是第一組問答全部獨立在書首作總綱(圖2-86),《醫宗金鑒》本雖然未與其完全一致,但也是很有見地的了。

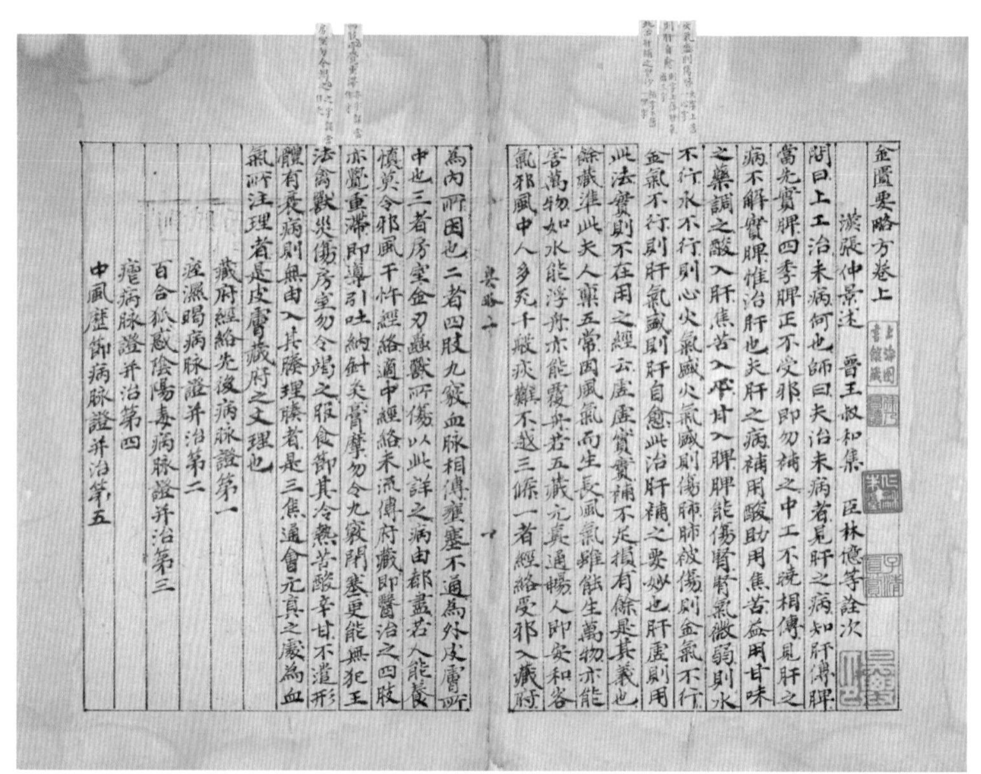
金匱要略方卷上
漢張仲景述　晉王叔和集　臣林億等詮次
問曰上工治未病何也師曰夫治未病者見肝之病知肝傳脾當先實脾四季脾王不受邪即勿補之中工不曉相傳見肝之病不解實脾惟治肝也夫肝之病補用酸助用焦苦益用甘味之藥調之酸入肝焦苦入心甘入脾脾能傷腎腎氣微弱則水不行水不行則心火氣盛火氣盛則傷肺肺被傷則金氣不行金氣不行則肝氣盛則肝自愈此治肝補之要妙也肝虛則用此法實則不在用之經曰虛虛實實補不足損有餘是其義也餘藏準此夫人稟五常因風氣而生長風氣雖能生萬物亦能害萬物如水能浮舟亦能覆舟若五藏元真通暢人即安和客氣邪風中人多死千般疢難不越三條一者經絡受邪入藏府為內所因也二者四肢九竅血脈相傳壅塞不通為外皮膚所中也三者房室金刃蟲獸所傷以此詳之病由都盡若人能養慎莫令邪風干忤經絡適中經絡未流傳府藏即醫治之四肢亦覺重滯即導引吐納針灸膏摩勿令九竅閉塞更能無犯王法禽獸災傷房室勿令竭乏服食節其冷熱苦酸辛甘不遺形體有衰病則無由入其腠理腠者是三焦通會元真之處為血氣所注理者是皮膚藏府之文理也
藏府經絡先後病脈證第一
痓濕暍病脈證并治第二
百合狐惑陰陽毒病脈證并治第三
瘧病脈證并治第四
中風歷節病脈證并治第五

圖2-86　吴遷本首頁。鄧珍本該段在第一篇篇首。《醫宗金鑒》本將右半葉第十行開始的一段移於篇首

(三) 二本有篇序差異

《雜療篇》吴遷本在卷中末篇(第二十篇),《婦人病》三篇之前;鄧珍本則在卷下《婦人病》三篇之後(第二十三篇)。因爲《雜療篇》只是不集中於某些病種,但依然是治療雜病的,與前兩卷的其他各篇主旨相合。這樣,下卷三篇《婦人篇》,另兩篇爲“禽獸蟲魚禁忌”和“果實菜穀禁忌”,同屬於“雜病”以外的特殊内容。相對來説,吴遷本這樣的篇章佈局從内容方面看是比較合理的。但因爲卷三只有五篇,因而三卷的篇幅明顯不均衡。可能出於這個原因,鄧珍本就將《雜療篇》移至卷三,而且放在了倒數第三篇,與兩篇“禁忌”同列,這雖然對各卷均衡有一定好處,但從内容方面看,應該説是不盡合理的。

(四) 全書内容各有多寡

同一條文,内容各有多寡。這種差異普遍存在於全書之中。以下列表舉3例(表2-21):

前二例都是吴遷本多一些附注性内容,而第三例則是鄧珍本多一些表述性内容。類似表中這3例的情況,全書中還有不少。多數情況下是如同前二例,吴遷本比鄧珍本多一些語句。

還有整條差異的。如《雜療方》篇,吴遷本比鄧珍本多出一個條文(“備急散”條文)和一首方(“還魂湯”下之“又方”)。而在《中風歷節病脈證并治第五》之“侯氏黑散”下,鄧珍本則比吴遷本多出一條條文。

[1] 吴謙.醫宗金鑒[M].北京:人民衛生出版社,1963:452.

表2－21　吴遷本與鄧珍本條文比較

所出篇次	吴遷本	鄧珍本
第二篇	風濕相搏，骨節疼煩，掣痛不得屈伸，近之則痛劇，汗出短氣，小便不利，惡風不欲去衣，或身微腫者，甘草附子湯主之。**方：** 甘草式兩，炙　附子式枚，炮，去皮，**破**　白术**叁**兩　桂枝四兩，去皮 右四味，**㕮咀**，以水六升，煮取三升，去滓，温服一升，日三服。初服得微汗則解，能食，汗**止**復煩者，**將**服五合，恐一升多者，**宜**服六七合爲**始**。**《千金》云：身痺者加防己四兩，悸氣小便不利加伏苓三兩，既有附子，今加生薑三兩**	風濕相搏，骨節疼煩，掣痛不得屈伸，近之則痛劇，汗出短氣，小便不利，惡風不欲去衣，或身微腫者，甘草附子湯主之： **甘草附子湯方：** 甘草二兩，炙　附子二枚，炮，去皮　白术**二兩**　桂枝四兩，去皮 右四味，以水六升，煑取三升，去滓，温服一升，日三服。初服得微汗則解，能食，汗**出**復煩者，服五合，恐一升多者，服六七合爲**妙**
第十二篇	病溢飲，當發其汗，**宜**大青龍湯。**方：** 麻黄陸兩，去節　桂枝式兩，去皮　甘草式兩，炙　生薑叁兩　石膏如雞子大，碎　杏人肆拾**枚**，去皮尖　大棗拾枚，**擘** 右七味，**㕮咀**，以水九升，先煮麻黄，減二升，去上沫，内諸藥，煮取三升，去滓，温服一升，**温覆令汗出**，汗**出**多者，温粉粉之。**一服汗者，勿再服；若復服，汗出多，亡陽，逆虚，惡風，煩躁不得眠也**	病溢飲**者**，當發其汗，大青龍湯**主之，小青龍湯亦主之。** **大青龍湯方：** 麻黄六兩，去節　桂枝貳兩，去皮　甘草貳兩，炙　杏仁四十**箇**，去皮尖　生姜叁兩　大棗拾貳枚　石膏如雞子大，碎 右七味，以水九升，先煑麻黄，減二升，去上沫，内諸藥，煑取三升，去滓，温服壹升，**取微似汗**，汗多者，温粉粉之
第十四篇	脉浮而洪，浮則爲風，洪則爲氣，風氣相擊，身體洪腫，汗出乃愈。惡風則虚，此爲風水；不惡風者，小便通利，上焦有寒，其**人**多涎，此爲黄汗	脉浮而洪，浮則爲風，洪則爲氣，**風氣相搏，風强則爲隱疹，身体爲痒，痒爲泄風，久爲痂癩，氣强則爲水，難以俛仰**，風氣相擊，身体洪腫，汗出乃愈。惡風則虚，此爲風水；不惡風者，小便通利，上焦有寒，其**口**多涎，此爲黄汗

（五）全書文字互有出入

主要指字詞層面上有多有少或有異，這類情况比較複雜，尤以方劑内容爲多見。

例如，吴遷本與鄧珍本在方劑的炮製加工描述方面詳略程度相差很大。總體上，前者較詳，後者較簡（不排除少數相反的情况）。表2－21的前二例中已經能看到這樣的傾向。

再如表2－22所列，爲《中風歷節病脉證并治第五》中的桂枝芍藥知母湯，可以看到，吴遷本中，多味藥下標有特定的藥物炮製加工方法，而鄧珍本則基本略去；另外在方後的節度語中，也相差着“㕮咀”和“去滓”這兩個重要的詞語。

表2－22　吴遷本與鄧珍本字詞比較

吴遷本	鄧珍本
諸肢節疼痛，身體魁瘰，脚腫如脱，頭眩短氣，温温欲吐，桂枝芍藥知母湯主之。**方：** 桂枝肆兩，**去皮**　芍藥叁兩　甘草式兩，**炙**　麻黄式兩，**去節**　生薑伍兩，**切**　白术伍兩　知母肆兩　防風肆兩　附子式兩，炮，**去皮**，**破** 右九味，**㕮咀**，以水七升，煮取二升，**去滓**，温服七合，日三服	諸肢節疼痛，身体魁瘰，脚腫如脱，頭眩短氣，温温欲吐，桂枝芍藥知母湯主之。 **桂枝芍藥知母湯方：** 桂枝四兩　芍藥三兩　甘草二兩　麻黄二兩　生姜五兩　白术五兩　知母四兩　防風四兩　附子二兩，炮 右九味，以水七升，煑取二升，温服七合，日三服

可以認爲，這是在宋代之後，醫藥普及程度較高，很多藥品的預加工已經常規化、市場化，人們通常

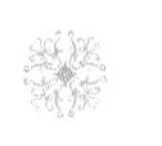

從藥市中已經可以直接購得加工好的藥物，因而不少在舊方書中需要注明的事項，在南宋以後已經不太需要注明。而病家在煎藥時，也不必再考慮“㕮咀”的事；至於“去滓”，則更屬於自然之事，不必再對病家述説。由此，也在一定程度上反映了吴遷本是北宋定本的舊貌，而鄧珍本反映了後代用藥的實際情况，因而是後出的文本。

二本的其他語言文字差别，有古樸與後起之别，有正確與錯誤之别，二本情况互有差異。其實二本都存在一定的文本誤差，需要校勘，這在古籍來説不足爲怪。但二本中各出現多少以及錯誤的程度，則是有可能通過比較得出總體印象的。我們對二本異文進行了全面的比較，比較後得到的結論就是，吴遷本明顯優於鄧珍本[1]。下文分類舉例説明之。

二、吴遷本用字雅正，鄧珍本改爲後起用字或俗字

有些具有標志性意義的用字可藉以判定文本形成的先後。

（一）“杏人”等種仁

（1）吴遷本《金匱要略方·痓濕暍病脉證并治第二》麻黄加术湯方中有“杏人柒拾個”，鄧珍本作“杏仁七十個”（相同例子可見多處）。

（2）吴遷本《金匱要略方·血痹虚勞病脉證并治第六》酸棗湯方中有“酸棗人弍升”，鄧珍本作“酸棗仁二升”。

（3）吴遷本《金匱要略方·肺痿肺癰咳嗽上氣病脉證并治第七》葦湯方中有“薏苡人半升”，鄧珍本作“薏苡仁半升”。

（4）吴遷本《金匱要略方·婦人雜病脉證并治第二十三》抵當湯方中有“桃人貳柒枚”，鄧珍本作“桃仁廿個”。

（5）同上篇，吴遷本還有蛇床子散方用“蛇床子人”，鄧珍本則作“蛇床子仁”。

前文論《金匱玉函經》傳本當爲南宋本時説過，證據之一就是具有時代特徵的特定字，包括果仁、種仁之“仁”，唐以前皆寫作“人”，唐宋時期“人”“仁”混用，南宋以後至今，才普遍寫作“仁”。張仲景和王叔和皆漢末魏晉時人，因此古本《金匱要略》諸種仁當寫作“人”而不是“仁”。吴遷本較好地保留了古貌，而鄧珍本全部改“人”爲“仁”，屬元後用例，已非《金匱要略》原貌。

（二）“薑”與“姜”

中藥生薑、乾薑之“薑”也是有明顯的用字時代特徵的。大約在南宋時，“薑”始有混寫爲“姜”者，至元代已經比較流行。而《金匱》之吴遷抄本中皆作“薑”，鄧珍本中皆作“姜”，故吴遷本爲古貌，鄧珍本反映的是元以後的用字狀貌。趙開美本基本遵循了鄧珍本，但有3處改回爲“薑”：分别見於第五篇之“桂枝芍藥知母湯方”、第十一篇之“甘草乾薑茯苓白术湯方”（兩見）。特别是後者：“腎著之病……甘姜苓术湯主之。甘草乾薑茯苓白术湯方：甘草二兩、白术二兩、乾薑四兩、茯苓四兩……”條文方名中作“姜”，在方劑正名和用藥中都變作了“薑”。這可能是刻寫前謄抄時謄抄者出於個人傳統的用字習慣而改回，畢竟用字習慣影響還是挺大的。

（三）“體”與“体（躰）”

身體之“體”，傳統正字作“體”。但可能是因爲筆畫繁密，故古人抄、刻古籍時有時會有意求簡，求

[1] 本小題下部分内容見於張承坤、趙雅琛、沈澍農之論文《〈金匱要略〉吴遷本與鄧珍本對比研究》一文，原作發表於《中醫藥文化》2019年第1期88－96頁。

簡則用俗字。“體”的俗字,漢代時就有左半從簡的“體”“體”。約在宋代,有右半從簡的“骵”“躰”(右半“本”或作“夲”),唐孫思邈《千金要方》的宋刻本(可能是南宋本)就有個别的“骵”,和約30處“躰”;從一些書法字帖看,基本上見不到“骵”,但有“躰”,大概因爲既求簡,則兩邊都簡更便於書寫或刊刻(圖2-87)。

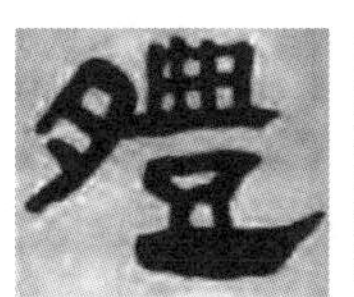
漢 馬王堆帛書

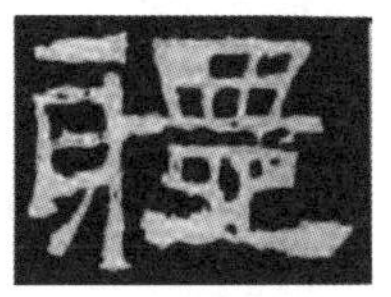
漢 張遷碑

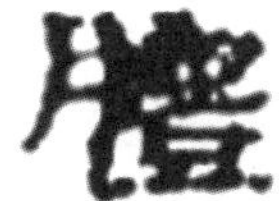
漢 武威漢簡

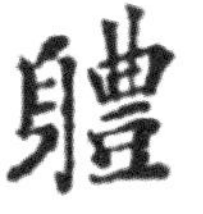
東晉 王獻之《洛神賦十三行》

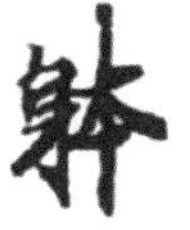
唐《玄言新記明老部》

圖2-87 書法字帖中“體”的寫法

“体”原爲古“笨”字,用於身體之義,古書中極少見。而鄧珍本《金匱》中,凡26處“體”,僅4處用“體”,1處作“躰”,另有21處用“体”字。與此對應的是,吴遷本《金匱》25處、趙開美本《金匱》26處都作“體”。

“体”用於身體義,筆者見到最早用例是俄藏敦煌卷子ДX. 17453中,有“身体小痛”之語。卷子抄成年份不詳,但内容是抄録自王冰次注本《素問》,故若非竄入之件,則當成於晚唐五代。不過也僅此一例,傳世醫書中也極少見用。宋代的字書、韻書全無涉及。明代字書中始有所反映。明代《字彙》云:“体……俗作肢體之體,非。”《正字通》云:“体……俗書四體之體省作体,誤。”雖有述及,却都是持否定意見的。當然,明代字書言及此事,説明在當時已有一定使用量,但發生的時代一定不是太早。鄧珍本大量用“体”字,正是明代《字彙》《正字通》指責的對象,説明應該不是宋代官刻舊貌,較大可能是南宋末或元代改編過的狀態。

三、吴遷本用語古老,鄧珍本改爲後起用語

有些具有標志性意義的詞語可藉以判定文本形成的先後。

(一)“蜀”與“川”

(1)吴遷本《金匱要略方·瘡癰腸癰浸淫病脉證并治第十八》王不留行散方中有“蜀椒三分”,鄧珍本作“川椒三分”。

(2)吴遷本《金匱要略方·趺蹶手指臂脛轉筋陰狐疝蚘蟲病脉證治第十九》烏梅丸方中有“蜀椒四兩”,鄧珍本作“川椒四兩”。

(3)吴遷本《金匱要略方·中風歷節病脉證并治第五》烏頭湯方中有“烏頭五枚”,鄧珍本作“川烏五枚”。

“蜀”“川”皆指今四川地區,但“蜀”的歷史更加悠久。商周時期,今川東地區就建有古巴國,川西地區建有古蜀國,故有“巴蜀”之稱。《史記·秦本紀第五》記載:“惠公十二年,子出子生。十三年,伐蜀,取南鄭。”[1]秦據之後,設立巴郡和蜀郡,西漢著名文學家揚雄即爲蜀郡成都人。三國時劉備在此稱帝立國,史稱“蜀漢”。此後,蜀郡之名幾經反復,至唐至德二年(757),始有兩川(劍南西川道、劍南東川道),分置節度使;唐代宗時,加上山南西道,成三川之制,始有“劍南三川”“三川”的合稱。北宋乾德三年(965),趙宋滅孟昶後蜀,初置西川路於成都,咸平四年(1001)劃分四川地區爲益州路、梓州路、利

[1] 司馬遷.史記[M].北京:中華書局,1959:200.

州路和夔州路,合稱“川峽四路”或“四川路”,由此稱爲“四川”。直到元代,四川才立行省,可能到了此時,巴蜀地區才會簡稱“川”。因此,就基本情况看,在北宋以前,不應有“川×”這樣的詞出現。

不過,從現存中醫藥古籍用例看,大概在唐初,就已經有“川”冠在藥名前的實例。如《千金要方》卷五《客忤第四》龍角丸就用了“川大黄”,宋校本和未經宋校的《孫真人千金方》都是如此。《千金要方》還兩處用到了“川升麻”。往後亦有,如五代《日華子本草》説:“稷米,冷。治熱,壓丹石毒,多食發冷氣,能解苦瓠毒,不可與川附子同服。”提及“川附子”。唐代本草書《本草拾遺》中在指及藥物出産地時,則有生於“蜀川”與“川”之説。如《本草拾遺》説羊不喫草“生蜀川山谷,葉細長,在諸草中羊不喫者是”;羊桃“生蜀川川谷中,草高一尺,葉長小,亦云羊桃根也”;又黄櫓條云:“生商洛山谷,葉圓木黄,川界甚有之。”栟櫚木皮條云:“栟櫚一名棕櫚,即今川中棕櫚。”此前,《本草經集注》已經在多味藥下提到“西川”[1]。早期這些“川”出現的原由不是完全清楚。

儘管唐代乃至更早已有“川”之名,且已有“川”冠在藥名之前的用例,但張仲景、王叔和生活的年代都還没有“川”或“四川”的概念,“川”冠在藥名前在唐及宋初也還只是偶見,到南宋特别是元代,這種標示才較爲多見。而“川椒”“川烏”之名從目前資料看,出現得更晚。過去,一些學者推測鄧珍系諸本之“川椒”等名乃是宋人(其意當指林億等宋臣)所改。如森立之《金匱要略考注》即云:

> 川烏之名昉於宋人,唐以上無川烏之號……此云川烏者,後人所改,非張氏之舊也。題云“烏頭湯”,及注文云“即出烏頭”,是存舊文也。[2]

先前因爲未見到吴遷本,出現這樣的誤判也屬情有可原。而吴遷本再度問世之後,我們可以知道,宋本其實并未寫成“川×”,也就證明了宋臣并没有做這樣的改動。考諸《外臺秘要方》《備急千金要方》等宋臣所校醫書,或稱“蜀椒”,或僅稱“椒”,都没有“川椒”或其他冠以“川”字的藥物出現。《傷寒論》和《金匱玉函經》所載的烏梅丸方亦皆用“蜀椒”。因此可以認爲,出現“川椒”“川烏”的鄧珍本是根據元人語例修改了官刻《金匱要略》,其内容已非原貌。

此外,烏頭湯例,鄧珍本和吴遷本的排列順序也不相同。見後文討論。

(二)“爲軀”“作軀”與“妊娠”“受胎”

> 吴遷本《金匱要略方·婦人姙娠病脉證并治第二十一》:“師曰,脉婦人得平脉,陰脉小弱,其人渴不能食,無寒熱,名**爲軀**,桂枝湯主之。”

“爲軀”,鄧珍本作“妊娠”。

> 吴遷本《金匱要略方·婦人雜病脉證并治第二十三》温經湯方節度語:“亦主婦人少腹寒,久不**作軀**,兼主崩中去血,或月水來過多,及過期不來。”

“作軀”,鄧珍本作“受胎”。

[1] 本草書中“川”的用例,承成都中醫藥大學王家葵教授告示。

[2] 森立之.金匱要略考注(下册)[M].郭秀梅,岡田研吉,整理.北京:學苑出版社,2001:588.

“爲軀”“作軀”與“妊娠”“受胎”，語義基本相同，皆爲懷孕的意思，此用法最早用例見於《三國志·魏書》二十九《華佗傳》：“其母懷軀，陽氣内養，乳中虚冷，兒得母寒故也。”[1]其次即見於上引《金匱要略方》婦人篇中之二例。

惟稍後之《脉經》[2]卷九第二與第四篇出現甚多。如：

卷九第二中：

1. 師曰：乳後三月有所見，後三月來脉無所見，此便**是軀**。有兒者護之，恐病利也。何以故？懷妊陽氣内養，乳中虚冷，故令兒利。

2. 婦人**懷軀**六月、七月，暴下斗餘水，其胎必倚而墮，此非時孤漿預下故也。

3. 問曰：婦人妊娠病，師脉之，何以知此婦人雙胎？其一獨死，其一獨生，而爲下其死者，其病即愈，然後竟**免軀**，其脉何類，何以别之？

4. 師曰：寸口脉衛氣平調，榮氣緩舒，陽施陰化，精盛有餘，陰陽俱盛，故知**雙軀**。（按：《漢語大字典》引作“故成雙軀”，似誤引）

5. 問曰：婦人病經水斷一二月而反經來，今脉反微澀，何也？師曰：此前月中若當下利，故令妨經；利止，月經當自下。此**非軀**也。

6. 婦人經自斷而**有軀**，其脉反弦，恐其後必大下，不**成軀**也。

7. 婦人**懷軀**七月而不可知，時時衄血而轉筋者，此**爲軀**也。衄時嚏而動者，**非軀**也。

8. 脉來近去遠，故曰反。以爲**有軀**而反斷，此爲有陽無陰故也。

9. 婦人經月下，但爲微少。師脉之，反言**有軀**，其後審然。其脉何類，何以别之？

10. 師曰：有一婦人來診（原注：一作脉），自道經斷不來。師言：一月爲衃，二月爲血，三月爲居經，是定**作軀**也，或爲血積。譬如雞乳子，熱者爲禄，寒者多濁，且當須後月復來經，當入月幾日來？假令以七日所來，因言：且須後月十日所來。相間設其主復來者，因脉之，脉反沈而濇，因問：曾經半生若漏下亡血者，定爲**有軀**。其人言實有是，宜當護之。今經微弱，恐復不安，設言當奈何？當爲合藥以治之。

11. 師曰：有一婦人來診，自道經斷即去。師曰：一月血爲閉，二月若有若無，三月爲血積。譬如雞伏子，中寒即濁，中熱即禄，欲令胎壽，當治其母。俠寒懷子，命則不壽也。譬如雞伏子，試取雞一毛拔去，覆子不遍，中寒者濁。今夫人**有軀**，少腹寒，手掌反逆，奈何得**有軀**？婦人因言：當奈何？師曰：當與温經湯。

12. 設與夫家俱來者，**有軀**；與父母家俱來者，當言寒多，久不**作軀**。

13. 師曰：有一婦人來診，因言：陰陽俱和調，陽氣長，陰氣短，但出不入，去近來遠，故曰反，以爲**有軀**，偏反血斷，斷來幾日。假令審實者，因言急當治，恐經復下。

14. 師曰：脉婦人得平脉，陰脉小弱，其人渴，不能食，無寒熱，**名爲軀**，桂枝湯主之，法六十日當有娠。

15. 脉濡而弱，弱反在關，濡反在巔，遲在上，緊在下。遲則爲寒，名曰渾陽；濁則濕，名曰霧；緊則陰氣栗，脉反濡弱，濡則中濕，弱則中寒；寒濕相搏，名曰痹。腰脊骨節苦煩，肌爲不仁，此當爲痹，

[1] 陳壽. 三國志[M]. 北京：中華書局，2006：476.
[2] 王叔和. 脉經[M]. 北京：人民衛生出版社，1956.

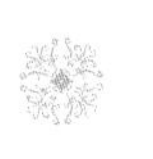

而反**懷軀**，遲歸經，體重，以下脚爲附腫，按之没指，腰冷不仁，此爲水懷，喘則倚息小便不通。緊脉爲嘔血，氣無餘，此爲水分榮衛乖亡，此爲**非軀**。

卷九第四中：

16. 問曰：婦人妊娠三月，師脉之言：此婦人**非軀**，今月經當下。其脉何類，何以别之？師曰：寸口脉衛浮而大，榮反而弱，浮大則氣强，反弱則少血，孤陽獨呼，陰不能吸，二氣不停，衛降榮竭，陰爲積寒，陽爲聚熱，陽盛不潤，經絡不足，陰虚陽往（一作實），故令少血。時發洒淅、咽燥、汗出，或溲稠數、多唾涎沫，此令重虚，津液漏泄，故知**非軀**。

計 24 例，分别與前文組成如下詞語：懷軀（3）、是軀（1）、免（娩）軀（1）、雙軀（1）、非軀（5）、有軀（8）、成軀（1）、爲（名爲）軀（2）、作軀（2）。

其後，《諸病源候論》中亦有數見。直到宋太醫局所編醫學考試題集《太醫局諸科程文格》卷八仍有："方其爲母也，沖任通盛而爲妊子之期；逮其懷軀也，血氣温充而爲壽胎之本。"[1]不過雖用"軀"，但該問題及答案都是從《脉經》的内容申發而來的，并不能視爲宋代的實際語言狀態。同此，宋以後其他醫書偶見"軀"字用例，應都是古籍的引文。

雖然用例可算不少，但此義却於字書無徵。《説文・身部》："軀，體也。"徐鍇繫傳："泛言曰身，舉四體曰軀，軀猶區域也。"《釋名・釋形體》亦如此説："軀，區也。是衆名之大總，若區域也。""軀"在《説文解字》及至《康熙字典》的歷代古字書中，其基本義都只是與"體"互訓，没有胎孕之義。所以，此義出現得頗爲奇怪。

但檢索《大藏經》[2]，可見漢譯佛經中却有不少用例。包括有"懷軀"14 例，"有軀"2 例，"成軀"1 例、"殑軀"1 例、"墮軀"1 例、"害軀"1 例（以上剔除了重複用例），共有 20 例。如：

1. 吴天竺沙門竺律炎譯《佛説三摩竭經》卷一：爾時，國中有一女人**懷軀**，見山來政黑，恐墮其上，便大惶怖即**墮軀**。（T02－845a）

2. 西晉三藏竺法護譯《生經》卷五：烏王有婦，名曰舊梨尼，於時**懷軀**，有阻惡食，心念如是，欲得鹿王肉食。（T3－102a）

3. 西晉月氏國三藏竺法護譯《正法華經》卷八：若有女人，隨其喜樂，假使童子，及童女衆，若有**懷軀**，身體疲極，以香分别，腹中男女。復自識知，身所從來，又亦曉了，誼法科律。（T9－120b）

4. 後漢月支國三藏支婁迦讖譯《佛説遺日摩尼寶經》卷一：譬如遮迦越羅夫人**懷軀**七日，會當成遮迦越羅相也。（T12－191b）

5. 後漢安息國三藏安世高譯《佛説㮈女祇域因緣經》卷一：我昔於金柱殿中晝臥，忽有物來厭我上者，我時恍惚，若夢若覺，狀如魘夢，遂與通情。忽然而寤，見有大蟒，長三丈餘，從我上去，則覺**有軀**。王實是蟒子也，我羞恥此，未曾出口。童子今乃覺之，何若神妙！（T14－899c）

[1] 何大任. 太醫局諸科程文格[M]. 北京：中國中醫藥出版社，2015：126.

[2] 本文中的佛經語料均來自 CBETA 電子佛典語料庫，採用通用的標識方式。T 代表《大正藏》，T 後面的數字代表《大正藏》册數，連綫後的數字爲所在的頁碼，頁碼後的 a、b、c 代表當頁的上、中、下各欄。

6. 西晉月氏國三藏竺法護譯《佛説鴦掘摩經》：所言未竟，女尋**娩軀**，兒亦獲安。（T02－509c）

《説文・身部》："身，船（躳）也。象人之身。"又："軀，體也。"又："體，總十二屬也。"故身、軀、體三字，在身體這個意義上是基本一致的。

但是，"軀"訓作"體"，有時還訓作"身"。如《一切經音義》卷五十三："軀體，上曲迂反。《尚書大傳》云：'軀，身也。'《説文》：'體也。從身，區聲。'"又如《廣韻・虞韻》："軀，身也。"釋"軀"爲"身"，顯然是指"軀"爲身體。但"身"還有一義，指身孕。甲骨文"身"字即像人有胎孕之形。《詩・大雅・大明》："大任有身，生此文王。"即用此義。而懷胎也常稱爲"懷身"（後作"懷娠"）。聯繫起來看，類似的"軀，身也"的訓釋，極大可能給來自西域的譯經僧人帶來一種誤導，讓他們誤以爲如《尚書大傳》所釋的"軀，身也"，用的是"身"的胎孕、妊娠之義，因而"軀"也就能代指胎孕。他們根據自己的理解，生生地賦予"軀"有胎孕之義，并在一個不太寬廣的範圍中影響了某些中醫古籍的撰著者。

《金匱要略》爲"漢張仲景述，晉王叔和集，臣林億等詮次"之作，張仲景生活在東漢末年，而王叔和爲晉人，二人恰好都處在"作軀""懷軀"等詞較爲流行的時代，加之有王叔和《脉經》爲旁證，因此可以確定吴遷本的"爲軀""作軀"至少是王叔和時代的用語舊貌，因而也是保存了《金匱要略》官刻原貌，而鄧珍本的"妊娠""受胎"則爲向通俗易懂方向改動的結果。反之，假若宋代官訂本原作"妊娠""受胎"，那麽幾十年之後重校刻小字本時，斷不可能將其改成難懂的"爲軀""作軀"。

（三）"盞"與"升"

筆者研究發現，在中醫方書中，量詞"盞"的用法變化也有判定古籍成書年代的輔助價值。

盞，是古人生活中的常用器物，與碗、杯相似。其形制大小和器物容積會因時間、地域不同而有所不同，故容積并不恒定，常見者大約爲300毫升。晉唐方書中，漸漸用到了"盞"，但這個時期"盞"只用於記述或計量服用的藥液。如：

1. 晉代葛洪《肘後備急方》治卒心痛方第八：敗布裹鹽如彈丸，燒令赤，末，以酒**一盞**服之。[1]

2. 孫思邈《千金要方》卷三第五：蒲黄湯……右六味，㕮咀，以水五升，煮取一升，清朝服至日中下，若不止，進冷粥**半盞**即止，若不下，與少熱飲自下，人羸者半之。[2]

3. 同書卷十四第五：天門冬酒，通治五藏六腑大風洞泄虚弱，五勞七傷，癥結滯氣……酒熟，取清服**一盞**，常令酒氣相接，勿至醉吐。[3]

4. 英藏敦煌文書 S.76《食療本草》殘卷：食魚骨在腹中，痛，（吴茱萸）煮汁**一盞**，服之即止。[4]

5. 法藏敦煌文書 P.2666：人蠱水遍身洪腫，取馬［烏］牛尿，每日服**一盞**，即差［瘥］。[5]

6. 德藏吐魯番文書 Ch.1036V（TⅡT）：【桑】枝煎：療一切風及偏風……右以水一大斗，煮取二大升。夏月井中沉，恐壞。每日空腹服**一盞**，盡。[6]

---

［1］ 葛洪.肘後備急方［M］.沈澍農，校注.北京：人民衛生出版社，2016：38.

［2］ 孫思邈.備急千金要方［M］.北京：人民衛生出版社，1982：46.

［3］ 孫思邈.備急千金要方［M］.北京：人民衛生出版社，1982：258.

［4］ 沈澍農.敦煌吐魯番醫藥文獻新輯校［M］.北京：高等教育出版社，2016：276.

［5］ 沈澍農.敦煌吐魯番醫藥文獻新輯校［M］.北京：高等教育出版社，2016：45.

［6］ 沈澍農.敦煌吐魯番醫藥文獻新輯校［M］.北京：高等教育出版社，2016：630.

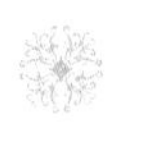

可以想見，古人服湯藥原先每服一升或稍少，由於唐以後人們生活中"盞"被廣泛使用，飲藥時會將藥液直接裝盛在盞中，而"盞"又與原先常用於計量的單位"升"容積相似，故古人漸漸舍去"升"而改以"盞"來指稱。也因此，"盞"開始取代"升"；但初期使用時只見於量取煎得的藥液或量取其他服用物（如酒）。

另一方面，晉代開始，煮散初興，煎藥用水量還是相對較多，通常會用二三升水，因而早期的煮散用水量依然沿用"升""合"（因爲煮散用水量少，故一般已用不到"斗"）計量。如《千金要方》煮散中，"丹參煮散"是"以井花水二升煮……煮取一升"；"丹參牛膝煮散"是"以水一升半，煮取七合"；"防風煮散"是"以井花水二升煮……煎取一升"；"遠志煮散"是"以水二升五合煮竹葉一升，取汁用煮藥壹匕半，煎取捌合爲壹服"……雖然用水量和煎取量明顯減少，因而用不上"斗"了，却沿用了舊的低一級單位"升""合"。

但是，到北宋煮散普及時，水量進一步減少至一升乃至更少的量，則用"升"計水量已不是必須——"升"計水量可累算若干升，當一次用水量常常不足一升時，就不必再用專用量水具計量，而改用生活中隨處可見的"盞"來約計水量，就水到渠成了。

宋代最先問世的大型方書《太平聖惠方》達100卷。《太平聖惠方》中有大量湯劑，但這些湯劑中有不少與早前古方的作服方法相比有了明顯變化。這裏選取幾首《太平聖惠方》第八至第十四卷所載《傷寒論》方與傳世本《傷寒論》同名且藥味基本相同的方子的作服方法做一對比（表2－23）：

表2－23　《傷寒論》與《太平聖惠方》同名方作服法對比

方　名	《傷寒論》作服法	《太平聖惠方》[1]作服法
桂枝人參湯方	右五味，以水**九升**，先煮四味，取五升，內桂，更煮取三升，去滓，温服一升，日再夜一服	右件藥，搗篩爲散，每服三錢，以水**一中盞**，入生薑半分，棗三枚，煎至五分，去滓，不計時候温服
小柴胡湯	右七味，以水**一斗二升**，煮取六升，去滓，再煎取三升，温服一升，日三服	右件藥，搗羅爲散，每服四錢，以水**一中盞**，入生薑半分，棗三枚，煎至五分，去滓，不計時候熱服
大青龍湯方	右七味，以水**九升**，先煮麻黄，減二升，去上沫，內諸藥，煮取三升，温服一升	右件藥，搗篩爲散，每服四錢，以水**一中盞**，入生薑半分，棗三枚，煎至五分，去滓，不計時候温服
白虎湯方	右四味，以水**一斗**，煮米熟，湯成去滓，温服一升，日三服	右件藥，搗篩爲散，每服五錢，以水**一大盞**，入粳米五十粒，煎至五分，去滓温服
桂枝附子湯方	右五味，以水**六升**，煮取二升，去滓，分温三服	右件藥，搗篩爲散，每服三錢，以水**一中盞**，入生薑半分，棗三枚，煎至六分，去滓，不計時候稍熱頻服，汗出即愈
麻黄湯方	右四味，以水**九升**，先煮麻黄，減二升，去上沫，內諸藥，煮取二升半，去滓，温服八合。覆取微似汗，不須啜粥，餘如桂枝法將息	右件藥，搗粗羅爲散，每服四錢，以水**一中盞**，煎至六分，去滓，温温頻服之，汗出爲度
大承氣湯方	右四味，以水**一斗**，先煮二物，取五升，去滓，內大黄，更煮取二升，去滓，內芒消，更上微火一兩沸，分温再服，得下餘勿服	右件藥，粗搗羅爲散，每服四錢，以水**一中盞**，煎至六分，去滓，不計時候温服，以利爲度。如人行十里未利，再服

表中可見，在第二列中《傷寒論》的湯方作服法，通常是用較多量的水（表中最多者一斗二升，最少者六升），煎耗至較少藥液（二升至三升），然後取藥液分次服用（再服或三服）——是爲常見的湯方之法；而第三列中《太平聖惠方》的煮散作服法，則是將藥物加工成散末混放在一起，從中取三至五錢，然

［1］　王懷隱，等.太平聖惠方·上［M］.北京：人民衛生出版社，1958.

後取較少水量(多數是“一中盞”,少數爲“一大盞”)煎煮,耗取一次服用量“頓服”——是爲一度流行的煮散之法。

由此可見,宋代煮散盛行時,帶來了與“盞”有關的兩個變化:

1. 計量方法的改變 由於用水量的減少,因而改變了《傷寒論》爲代表的經方以斗、升、合計量用水量和煎取量的計量方式,改爲以“盞”約計煎藥用水量,而煎取量則只以“煎至×分”(“×”表煎取量占用水量的比例)來表示,不用計量單位。

2. “盞”的用途改變 “盞”在晉唐時代醫書中,基本上只用於計量煎取藥量(或其他可服物的計量),筆者搜索唐代醫藥文獻,未見有“盞”計量煎藥水量的用例;而宋代煮散盛行時,“盞”普遍改用於計量煎藥的水量。

後者,即“盞”的用法變化由計量煎取量轉變爲計量煎藥用水量,具有標志性意義:一方面,“盞”由計藥量改爲計水量,標志着煮散法的完全獨立,成爲定型的煮散方的典型用語;另一方面,這一標志可以成爲判定相關文獻産生年代的一個參考指標。

《金匱要略》中有了煮散的記載,但有兩種情況:一是吴遷本、鄧珍本兩本一致的煮散法;二是只見於鄧珍本的煮散法。前者有“風引湯”“半夏乾薑散”“薏苡人附子敗醬散”。如後方記述爲:

> 薏苡人附子敗醬散主之方://薏苡人拾分、附子弍分(炮,去皮)、敗醬伍分//右三味,杵爲末,取方寸匕,以水二升,煎取一升,頓服之,小便當下。

上方引自吴遷本,鄧珍本記載皆相似(吴遷本爲“以水二升,煎取一升”,鄧珍本煎取量爲“以水二升,煎減半”,意義相同,但鄧珍本表述爲煎煮耗減比例,更具後世煮散風格)。三方皆爲原藥加工爲散末,從中取少量藥末,再以較少水量煎煮,耗約一半取以頓服(風引湯的表述吴本、鄧本基本相同,爲:“右十二味,杵,麤篩,以韋囊盛之,取三指撮,井華水三升煮三沸,去滓,温服一升。”似乎還不一定是頓服)。除了用水仍以“升”計,與後期煮散相比,用水量仍稍多,但基本上可認爲屬於煮散法。

只見於鄧珍本的煮散法共有3方,其中防己黄芪湯鄧珍本中重複出現,故爲四見。將其與吴遷本同名方相對比,見表2-24:

表2-24 鄧珍本獨有的煮散方與吴遷本同方對比

鄧珍本	吴遷本
麻黄杏仁薏苡甘草湯方:右剉麻豆大,每服四錢匕,**水盞半**,**煮八分**,去滓,**温服**,有微汗避風(第二篇)	麻黄杏人薏苡人甘草湯。方:右四味,㕮咀,**以水四升**,先煮麻黄一二沸,去上沫,内諸藥,**煮取二升**,去滓,**分温再服**
防己黄耆湯方:右剉麻豆大,每抄五錢匕,生薑四片,大棗一枚,**水盞半**,**煎八分**,去滓,**温服**,良久再服(第二篇)	防己黄耆湯主之。方:右六味,㕮咀,**以水七升**,**煮取二升**,去滓,**分温三服**
白虎加桂枝湯方:右剉,每五錢,**水一盞半**,**煎至八分**,去滓,**温服**,汗出愈(第四篇)	白虎加桂枝湯主之。方:右五味,㕮咀,**以水一斗二升**,煮米熟,去滓,**煎取三升**,**温服一升**,日三服,汗出愈
防己黄耆湯方:右剉,每服五錢匕,生薑四片,棗一枚,**水盞半**,**煎取八分**,去滓,**温服**,良久再服(第十四篇)	防己黄耆湯。方見風濕中

可見,3 首方在鄧珍本都是剉後取少許藥用少量水煮以頓服,使用了煮散法;而吴遷本相對地都是以多量水耗取少量分服,爲經方湯劑作服法。

特别需要注意的是,與上一組二書共有煮散法不同,鄧珍本以上幾方不但使用了煮散法,而且,其中煮散法記述用語是宋代煮散法盛行以後新起的用語,即,以"盞"計煎藥水量,以"煎取×分"(四方都是"水盞半煎八分",煎時可加薑棗)計煎取藥液量的方式。《金匱要略》傳本中,只有鄧珍本(或其衍生本)在這 3 首方使用了這樣的宋代煮散新用語,而吴遷本相應方都還保留着古湯方作服法舊貌。

真正的煮散法應在晉代以後逐漸形成,唐代開始普及,宋代方得盛行。因而,張仲景著作中不應出現煮散法。

3 首同時出現在吴遷本和鄧珍本中煮散方,因爲二本相同,故可以相信這是出於宋臣校定,而非出於後人的改動。但這些方子的作服法與《傷寒論》經方湯劑煎服法又有明顯差别,因而首先可以相信,這些煮散方反映的已經不是張仲景著作的漢代舊貌;另一方面,此 3 方雖用煎煮法,但其煎煮法的表述恰恰與唐代其他方書中的煮散法相似,而與宋代的典型煮散法有異,因而,此 3 方應是宋代校定之前改動過的情況。

而僅見於鄧珍本 3 首(4 見)煮散方,此三方在二本中的用法描述明顯不同。出現在吴遷本中的是傳統的湯方法,而出現在鄧珍本中的則是典型的宋代煮散法,都有"水盞半,煮八分"的相同的用水和煎煮記述。前述,"盞"用法改變具有標志性意義,而鄧珍本獨有的 3 首煮散方恰恰使用了"盞"來計煎藥的水量,因而比起吴遷本和鄧珍本共見的 3 首煮散方來説,無疑是更後發生的改動。在没有吴遷本對照之前(吴遷本 2007 年才被真柳誠等學者從上海圖書館挖掘出來,爲學界所知),我們尚難確認這幾首方改易於何時,但因爲吴遷本保留着古湯方作服法舊貌,因而,鄧珍本的煎服法反映的當是宋代校正醫書局定本之後的某個時期的改易。

但是,爲什麼唯獨是這三方改成了宋代的煮散法呢?筆者猜想,可能是在北宋定本之後的某個時候,《金匱》的傳本中該幾方所在頁面有了污損殘破,後人在重刊時,不得不從宋代流行的方書中找出同名方予以補入,因而混進了後世煮服法的記載。

該三方在宋代大型方書《聖濟總録》和朱肱《活人書》[朱肱宗仲景之學,博采衆家之長,其代表作《活人書》在北宋一度盛行,甚至有"至知有《活人書》,而不知有長沙之書也"[1]之説。《活人書》初成於大觀二年(1108);修訂於政和八年(1118)]中都有載録,試將三方的鄧珍本煎煮法與《聖濟總録》《活人書》同方的煎煮法做個對比(表 2-25)。

表 2-25　鄧珍本獨有的煮散方與《聖濟總録》《活人書》同方對比

鄧珍本	《活人書》本	《聖濟總録》本
麻黄杏仁薏苡甘草湯方: 右剉麻豆大,**每服四錢匕,水盞半,煮八分,去滓,温服**,有微汗避風。	麻黄杏子薏苡甘草湯方: 右剉**如**麻豆大,**每服四錢匕,水一盞半,煎至八分,去滓,分温二服**,有微汗避風。[157]	麻黄杏人薏苡人甘草湯方: 右四味㕮咀,**每服五錢匕,水一盞半,煎取八分,去滓,温服**。[351]
防己黄耆湯方: 右剉**麻豆大,每抄五錢匕**,生薑四片,大棗一枚,**水盞半,煎八分,去滓,温服**,良久再服。	防己黄耆湯主之方: 右剉如**麻豆大,每服抄五錢匕**,生薑四片,大棗一枚,**水一盞半,煎至八分,去滓,温服**,良久再服。1[157]	防己黄耆湯主之方: 右四味㕮咀如**麻豆大,每服五錢匕,以水一盞半**,入生薑半分拍碎,大棗二枚擘破,**同煎取七分,去滓,温服**,日三。2[351]

[1] 丹波元簡. 醫賸[M]. 北京: 人民衛生出版社,1983: 6.

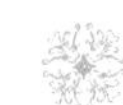

鄧珍本	《活人書》本	《聖濟總録》本
白虎加桂枝湯方： 右剉,每五錢,水一盞半,煎至八分,**去滓**,温服,汗出愈。	白虎加桂湯方： 右剉如麻豆大,每服五錢,水一盞半,煎八分,**去滓**服。1[152]	白虎加桂方： 右四味,除粳米外,㕮咀拌匀,以水一升,煮藥五錢匕,以米爛爲度,**去滓**加桂末三錢匕,**煎取**四合,作一服,復令汗,先寒發熱**汗出者愈**。2[469]
防己黄耆湯方： 右剉,每服五錢匕,生薑四片,棗一枚,**水盞半,煎取八分,去滓,温服**,良久再服。		

表中黑體字,是三書相同或相似的用語;下劃綫部分,是鄧珍本與《活人書》二本相似的用語。通過表列比較可見,鄧珍本與《活人書》本此3方都高度相似。而與《聖濟總録》本亦較爲相近,尤其前二方,二書煎煮法相似度很高,用藥、用水量都相同或相近。二書中防己黄耆湯用薑棗的記述其實也很相像,只是表達順序上,一置於用水之前,一置於用水之後。整體相似度低於《活人書》。

還應補充的是,防己黄耆湯方節度語的第一句,吴遷本是"右六味"(見表2-24),而《聖濟總録》是"右四味",這是因爲,在傳統湯方中,薑棗是屬於藥方組成的;而煮散法中,薑棗通常移在節度語中表達,不另計數,所以就有了藥味總數的差别。這裏同時又須注意的是,《聖濟總録》各方下都有"右四味"這樣的藥味數的表述,而鄧珍本與《活人書》都没有這樣的藥味計數,又提示了鄧珍本與《活人書》關係更近。雖然白虎加桂枝湯,《聖濟總録》未用"盞"與"×分",而是用了"升""合",但依然是一次性服用的煮散法。這種相似與不甚相似并見,説明鄧珍本與《聖濟總録》之間,比起《活人書》來説,是略微疏遠的。

總體看來,鄧珍本與《活人書》的行文相似度頗高,與《聖濟總録》也較爲相近。雖然不能由此説鄧珍本此3方必定取自《活人書》或是《聖濟總録》,但應取自與《活人書》《聖濟總録》相近時期的某種方書文獻,是可以基本肯定的。

至於説是何時、何人改易了此3方,這一點目前難以確論。較大可能是,鄧珍偶然得到了《金匱要略方》的殘缺本,通過搜尋當時的文獻補足了殘方殘文,在這一過程中混進了宋時的煮散法;又根據自己的理解做了某些文本的校改,因而把書名改稱"新編金匱方論",如此就帶來了"新編"之稱。因爲鄧珍利用了宋代以後的方書來校補,於是書中就出現了典型的宋代煮散法。不過也不排除是鄧珍之前的人已經做了這樣的改編,則鄧珍只是翻刻。

四、吴遷本爲正,鄧珍本有誤寫誤改文字

二本的某些異文,反映出鄧珍本有明顯的修改痕跡,鄧珍本是在《金匱要略》原書基礎上進行了主觀改動。

(一) 六味

吴遷本《金匱要略方・腹滿寒疝宿食病脉證并治第十》:

寒氣厥逆,赤丸主之,方:茯苓肆兩,半夏肆兩(洗,一方用桂),細辛壹兩(《千金》作人参),烏頭貳兩(炮,去皮),附子貳兩(炮,去皮),射罔壹枚如棗大。右六味,末之,内真朱爲色,煉蜜和丸如

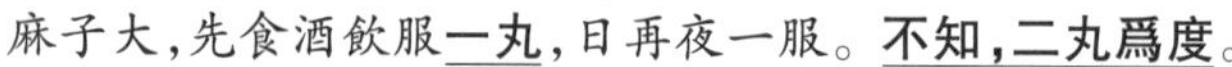
麻子大，先食酒飲服<u>一丸</u>，日再夜一服。<u>**不知，二丸爲度**</u>。

同方，鄧珍本作：

寒氣厥逆，赤丸主之。**赤丸**方：茯苓四兩，半夏四兩（洗，一方用**佳**[桂]），烏頭二兩（炮），細辛一兩（《千金》作人參）。右<u>**六味**</u>，末之，内真朱爲色，煉蜜丸如麻子大，先食酒飲<u>**下三丸**</u>，日再夜一服。<u>**不知稍增之，以知爲度**</u>。

赤丸組成藥物，在吴遷本中共六味，鄧珍本無附子、射罔二藥，實際只有四味。然而，雖然鄧珍本的赤丸只有四味藥，其方後節度語却與吴遷本一樣，寫着"右六味"；而在服用藥量上，兩書的赤丸同樣"煉蜜和丸如麻子大"，但吴遷本"飲服一丸""二丸爲度"，鄧珍本却"飲下三丸""以知爲度"，後者服藥量大大增加。應是因爲去除了附子和射罔兩味毒性較大的藥物，全方的毒性較原來降低許多，於是便將服藥量也增加了。這提示：以上修改應當是鄧珍本在改動《金匱要略》原方後遺留下來的部分痕跡，這也在較大程度上説明鄧珍本的改動不是無意訛脱，而是出於主觀的修改，只是在改動方藥組成時，漏將藥味數同時修改。有的研究者將鄧珍本此方補足爲六味藥，未能看出鄧珍本是有意删減藥物的。《備急千金要方》卷十六第八有"赤丸主寒氣厥逆方"[1]，其藥物組成爲茯苓、桂心、細辛、烏頭、附子、射罔六味，與吴遷本同方相比，看似有用桂心與用半夏之異，但《備急千金要方》方末注："一方用半夏四兩，而不用桂。"反之，吴遷本"半夏"後亦已注明"一方用桂"；其服法爲"服一丸"，"二丸爲度"，亦同於吴遷本。因此，吴遷本的内容應當更接近《金匱要略》官刻原貌，而鄧珍本則存在對原書内容的改動。俞橋本、徐鎔本同鄧珍本，皆作"右六味"；趙開美本則改爲"右四味"，顯然是看到了藥數不符而改，但趙開美畢竟不是醫藥文獻專家，他無從得知其實是缺了兩味藥（圖 2－88）。清代官修《醫宗金鑒》所收《金匱

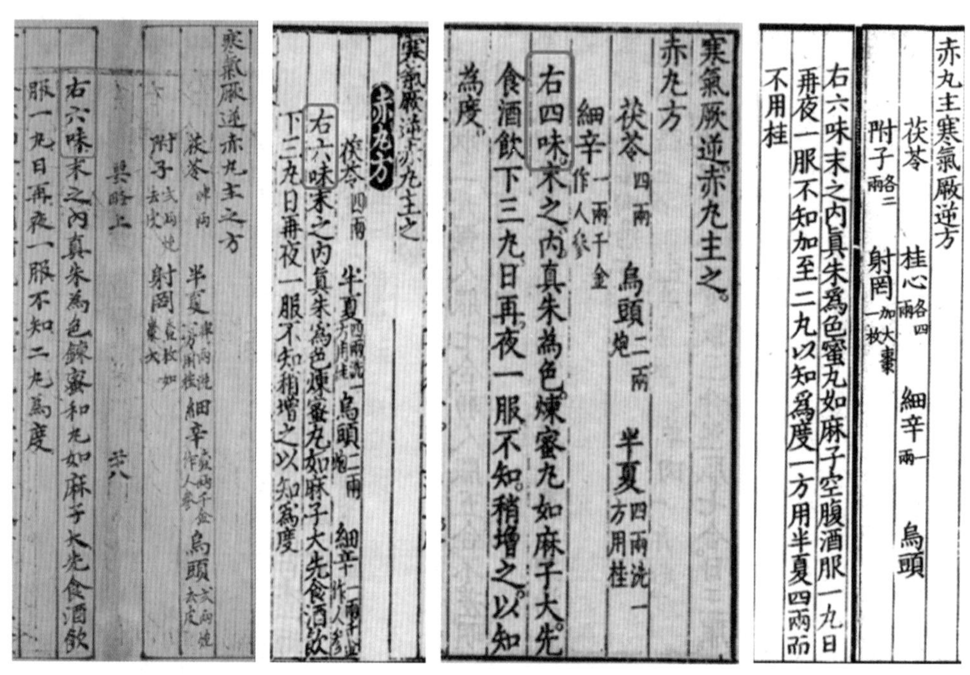

圖 2－88　從左向右：吴遷本、鄧珍本、趙開美本、《千金要方》

[1]　孫思邈. 備急千金要方[M]. 北京：人民衛生出版社，1982：298－299.

要略》爲趙開美本，在該書卷二十收載赤丸時，吴謙加注按語云："此條之文、之方，必有簡脱，難以爲後世法，不釋。"吴謙没有詳述如何看出文本有誤，但他認定此條文與方有誤，確有慧眼！

此外，兩本《金匱》都提到"細辛""《千金》作人参"。檢今傳宋本《千金》用細辛，未及"人参"（《孫真人千金方》缺當卷，不與論）。但《千金要方》卷九第六另收載"神丹丸"，方用附子、烏頭、人参、茯苓、半夏、朱砂，宋臣附注云："《要略》用细辛，不用人参，别有射罔枣大一枚，名赤丸，主寒氣厥逆。"似乎因爲二方相似，故宋臣在此方下作注，然則宋臣整理所成的《要略》傳本之"赤丸"用藥當爲"附子、烏頭、細辛、茯苓、半夏、射罔"六味，一如吴遷本，爲六味（朱砂用於"爲色"，不計在六味之内）。由此，宋臣當年整理本與吴遷本合，而與鄧珍本異，就進一步明確了。

（二）十三字

吴遷本《金匱要略方·痓濕暍病脉證治第二》：

> 濕家病，身上疼痛，發熱，面黄而喘，頭痛鼻塞而煩，其脉大，自能飲食，腹中和，無病，病在頭中寒濕，故鼻塞，内藥鼻中則愈。

鄧珍本《新編金匱方論·痓濕暍病脉證治第二》：

> 濕家病，身疼，發熱，面黄而喘，頭痛鼻塞而煩，其脉大，自能飲食，腹中和，無病，病在頭中寒濕，故鼻塞，内藥鼻中則愈（原書注：《脉經》云"病人喘"，而無"濕家病"以下至"而喘"<u>十三字</u>）。

本條，吴遷本和鄧珍本正文字大字大略相同，但鄧珍本多一行小字注。注文説："《脉經》……無'濕家病'以下至'而喘'十三字。"然而細數鄧珍本，"濕家病，身疼，發熱，面黄而喘"這句話，一共只有十一字，有注家認爲此"十三字"是鄧珍本數字的誤寫。俞橋本、徐鎔本同鄧珍本，明代趙開美刊刻《仲景全書》時，就將"十三字"修改爲"十一字"。但是，對比吴遷本可以看到，鄧珍本本條的"身疼"，吴遷本作"身上疼痛"，多出"上"和"痛"二字，於是吴遷本中"濕家病，身上疼痛，發熱，面黄而喘"這句話恰爲十三個字，與鄧珍本小字注文之説正好相符。因此可以認爲，這是鄧珍本改動《金匱要略》原書的又一個實例。或許出於精簡文字、壓縮版面的考慮，鄧珍本將"身上疼痛"縮寫爲"身疼"（當然，這個縮寫更可能是發生在鄧珍本的祖本。又不排除或有祖本蝕闕的情況），但忽視了小字注文的字數問題，因此遺留下來了修改痕跡。吴遷本雖然爲明代抄本，但内容却較完整地保存了北宋官刻的原貌。

按：鄧珍本所引校之《脉經》，今傳《脉經》卷八第二爲："病人喘，頭痛鼻塞而煩，其脉大，自能飲食，腹中和，無病，病在頭中寒濕，故鼻塞，内藥鼻中即愈。"[1]"病人喘"下直接"頭痛鼻塞而煩"句，與校語吻合。但是，《脉經》該條下又引"論曰"，其引文爲："濕家病，身疼痛，發熱，面黄而喘……"當即引自《金匱要略》，但此引文中作"身疼痛"，比吴遷本少一"上"字，又比鄧珍本多一"痛"字，全句爲十二字。我們認爲，三者相異，雖然也有可能因其他情況而發生，但因爲鄧珍本又恰爲十三字，寫明爲"十三字"，因而今傳《脉經》引文十二字屬抄脱一字的可能性最大，即吴遷本之十三字最有可能是古本原貌。特别要注意的是，本條屬"痓濕暍病"篇，而該篇在《傷寒論》中也是有的。《傷寒論》中，該條正作："濕家病，

[1] 王叔和．脉經[M]．北京：人民衛生出版社，1956：66．

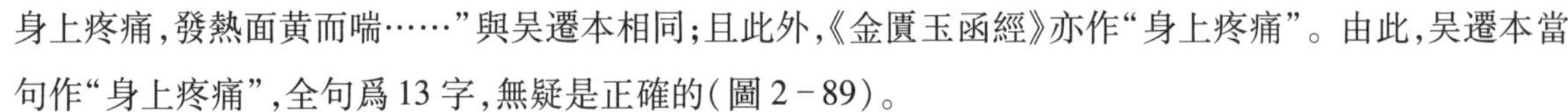

身上疼痛，發熱面黃而喘……”與吴遷本相同；且此外，《金匱玉函經》亦作“身上疼痛”。由此，吴遷本當句作“身上疼痛”，全句爲13字，無疑是正確的（圖2－89）。

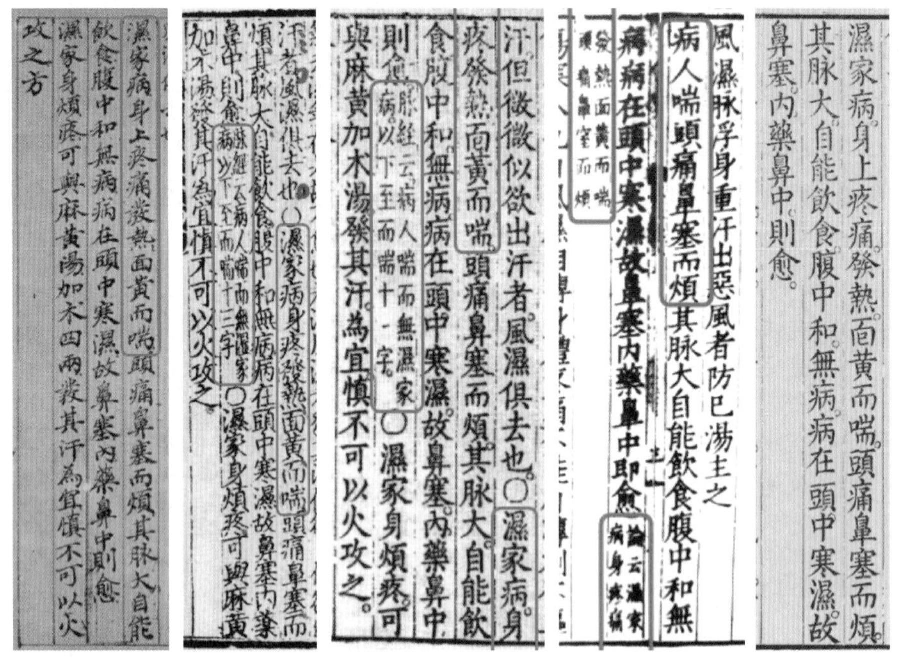

濕家病身上疼痛發熱面黃而喘頭痛鼻塞而煩其脉大自能
飲食腹中和無病病在頭中寒濕故鼻塞內藥鼻中則愈
濕家身煩疼可與麻黃湯加朮四兩發其汗爲宜慎不可以火
攻之方

汗者風濕俱去也○濕家病身疼發熱面黃而喘頭痛鼻塞而
煩其脉大自能飲食腹中和無病病在頭中寒濕故鼻塞內藥
鼻中則愈（脉經云病人喘而無濕家病以下至而喘十三字）○濕家身煩疼可與麻黃
加朮湯發其汗爲宜慎不可以火攻之

汗但微微似欲出汗者風濕俱去也○濕家病身
疼發熱面黃而喘頭痛鼻塞而煩其脉大自能飲
食腹中和無病病在頭中寒濕故鼻塞內藥鼻中
則愈（脉經云病人喘而無濕家病以下至而喘十一字）○濕家身煩疼可
與麻黃加朮湯發其汗爲宜慎不可以火攻之

風濕脉浮身重汗出惡風者防已湯主之
病人喘頭痛鼻塞而煩其脉大自能飲食腹中和無
病病在頭中寒濕故鼻塞內藥鼻中即愈（論云濕家病身疼病發熱面黃而喘頭痛鼻窒而煩）

濕家病身上疼痛發熱面黃而喘頭痛鼻塞而煩
其脉大自能飲食腹中和無病病在頭中寒濕故
鼻塞內藥鼻中則愈

圖2－89 從左向右：吴遷本、鄧珍本、趙開美本；《脉經》《傷寒論》

此外，“《脉經》云……十三字”這條注文鄧珍本（及鄧珍本系列諸本）有，而爲吴遷本所無，那麽，該注文從何而來呢？有什麽提示意義？值得思考。在第十一篇中，吴遷本、鄧珍本有共引“《脉經》《千金》”1條，此外則鄧珍本另有引《脉經》4條，這可能提示着鄧珍本在刊刻時增加了校語。不過，雖然鄧珍本有新增的引文，吴遷抄書時也參考過鄧珍本，但吴遷本主體上遵循底本，因而不按鄧珍本添加，這也是合理的。

（三）傷胎

吴遷本《金匱要略方·婦人姙娠病脉證并治第二十一》：

婦人<u>傷寒</u>，懷身，腹滿，不得小便，加從腰以下重，如有水氣狀。懷身七月，太陰當養不養，此心氣實，當刺瀉勞宫及關元，小便利則愈。

鄧珍本《新編金匱方論·婦人妊娠病脉證并治第二十》本條作：

婦人<u>傷胎</u>，懷身，腹滿，不得小便，從腰以下重，如有水氣狀。懷身七月，太陰當養不養，此心氣實，當刺瀉勞宫及關元，小便微利則愈（見《玉函》）。

鄧珍本附宋臣注謂“見《玉函》”，意當指全條皆與《金匱玉函經》相同。檢《金匱玉函經》之《辨可刺病形證治第二十六》作：

婦人<u>傷寒</u>，懷娠，腹滿，不得大便，從腰以下重，如有水氣狀。懷娠七月，太陰當養不養，此心氣實，當刺瀉勞宫及關元，小便利則愈。

三方相比，最主要差别在於首句，鄧珍本作“婦人傷胎”（鄧珍本系列他本并同），吴遷本和《金匱玉函經》都作“婦人傷寒”。按，後文續謂“懷身腹滿”，若如鄧珍本前句先説“傷胎”，幾近不詞，因此，鄧珍本此處必誤。而“婦人傷寒”，則只是交待了“懷身（娠）”時所感疾病，文從句順。吴遷本和《金匱玉函經》首句同作“婦人傷寒”，且末句吴遷本作“小便利”，亦與《金匱玉函經》完全一致（鄧珍本和趙本《傷寒論》同作“小便微利”），因而可以互證吴遷本和《金匱玉函經》保存了該種文獻的古貌。

許叔微《傷寒百證歌》第三十七證《可針不可針歌》和《傷寒九十論》第四十三論都引用了《金匱玉函經》本條，兩條引文雖然行文有一定差别，但首句也都是“婦人傷寒”。

還有本條之末句，鄧珍本系列和趙本《傷寒論》作“小便微利”，吴遷本與《金匱玉函經》作“小便利”，許叔微《傷寒百證歌》同此，《傷寒九十論》作“以利小便”，如此，吴遷本和《金匱玉函經》可以互證，也可從許叔微引文得到旁證，小便“利”應屬該條文獻的古貌。

以諸本律之，鄧珍本之“傷胎”當是鄧氏因該條出於“婦人妊娠”篇而發生的誤改。

此外，《金匱玉函經》第三句“不得大便”，當校作“不得小便”，以與末句相對應。又，兩種《金匱》之“懷身”，《金匱玉函經》作“懷娠”，前者偏古，後者爲後起。

五、吴遷本體例嚴謹，鄧珍本多有違亂

《金匱要略》吴遷本體例較爲嚴謹，很少有不合例之處，鄧珍本則違亂體例處較多。酌舉數例：

（一）篇題表述

全書25篇的各篇篇名，除了首篇和《雜療篇》《禁忌篇》（末二篇）因内容有異格式特殊，吴遷本統一稱“……病脉證并治第……”（前爲病名，後爲篇序），各篇完全合例；而鄧珍本、趙開美本中，第三篇標題缺“脉”“并”二字，第二、第七、第八、第九、第十、第十六、第十七、第十九、第二十二各篇篇名中皆略去“并”字。吴遷抄本爲抄小字本，篇名如此律齊；倘若鄧珍本果係爲專爲皇室製作的大字本，則不應該反而不如吴遷本統一。

（二）重複用方

前文指出，《金匱要略》後篇重複用之前他篇所出方時標明“方見××中”，即指向該方前文中所在篇。就在重複用方的記述上，鄧珍本出現了諸多問題。

如《嘔吐噦下利病脉證并治第十七》首出完整的桂枝湯方，後文《婦人妊娠病》和《婦人産後病》二篇中重複使用桂枝湯時，吴遷本皆小字注明“方見下利中”，鄧珍本和趙開美本後篇有同樣注文，而前篇處缺失。

又如《消渴小便利淋病脉證并治第十三》中：

表2－26中兩用五苓散，前處吴遷本注明“方見痰飲中”，“痰飲”指的是前篇《痰飲欬嗽病脉證并治第十二》，五苓散載於該篇正文爲最後一方；後處吴遷本注明“方見上”，意指與上條相同，亦見於“痰飲”中。鄧珍本前處缺失了標注，後處“方見上”就無理了；趙開美本將前處亦補爲“方見上”，“方見上”通常用於標示方在同篇特别是同門上文的情况，見於他篇而如此標示，亦不合體例。

再如小青龍湯，吴遷本首見於《肺痿肺癰欬嗽上氣病脉證并治第七》附方中，寫出全方；鄧、趙本則注明“方見咳嗽門中”。按“咳嗽”在同篇前文，但彼處之方爲“小青龍加石膏湯”，雖然減去石膏就可得小青龍湯，但畢竟并非同方。兹後第十二篇兩度重複使用小青龍湯，溢飲條下，吴遷本注明“方見肺癰中”，而鄧、趙本却於此重複用方處寫出全方；其下“欬逆倚息”條再用小青龍湯，吴遷本仍注“方見肺癰中”，鄧珍本注“方見上及肺癰中”，“方見上”通常是方在同篇同門上文的標示，這裏顯然不當，故趙開美

表 2-26 吴遷本、鄧珍本、趙開美本條文比較

吴遷本	鄧珍本	趙開美本
脉浮,小便不利,微熱消渴者,宜利小便、發汗,五苓散主之。**方見痰飲中**	脉浮,小便不利,微熱消渴者,宜利小便、發汗,五苓散主之	脉浮,小便不利,微熱消渴者,宜利小便、發汗,五苓散主之。**方見上**
渴欲飲水,水入即吐者,名曰水逆,五苓散主之。**方見上**	渴欲飲水,水入則吐者,名曰水逆,五苓散主之。**方見上**	渴欲飲水,水入則吐者,名曰水逆,五苓散主之。**方見上**

本改爲"方見上文肺癰中",雖然意思没有問題,但却又不屬常規表達。再後的《婦人雜病》篇再出小青龍湯,吴遷本注"方見肺癰中",鄧、趙本則注"見肺癰中"(略"方"字)。

類似的情況在腎氣丸更爲明顯。腎氣丸又稱"八味腎氣丸",見於《中風歷節病脉證并治第五》篇附方,該處,吴遷本名"八味丸"(方末標明"見崔氏"),鄧、趙本直名"崔氏八味丸"。《血痹虚勞病脉證并治第六》篇虚勞腰痛病複用"八味腎氣丸",未出現全方,而是指明"方見脚氣中"(吴本、鄧本、趙本同);之後的《痰飲欬嗽病脉證并治第十二》《消渴小便利淋病脉證并治第十三》中再用同方,同樣未出方而標示"方見脚氣中"(吴本、鄧本、趙本同)。《金匱》中篇名中没有出現"脚氣"病,但吴遷本在《中風歷節病脉證并治第五》標題下附注有"脚氣附"三字,可以視同篇名中有"脚氣"(脚氣病在該篇正文末尾,吴遷本只敍述於最後一方,鄧、趙本則還見於當篇倒數第二方"烏頭湯"[下文討論]);而鄧珍本、趙開美本第五篇題下皆無"脚氣附"三字附注,則後篇重複用方處的提示失去意義。至《婦人褀病脉證并治第二十三》(鄧、趙本爲第二十二篇)中,再次出現重複用腎氣丸,吴遷本仍注"方見脚氣中",鄧、趙本則列出了腎氣丸全方,吴本合例,鄧、趙本屬違例。

(三) 方名後述證

上述《中風歷節病脉證并治第五》篇之倒數第二方烏頭湯,三本文字相異(表 2-27):

表 2-27 吴遷本、鄧珍本、趙開美本文字比較

吴遷本	鄧珍本	趙開美本
病歷節,**疼痛**,**不可屈伸**,烏頭湯主之。**方:** 烏**頭**五枚,㕮咀,以蜜二升,煎取一升,即出烏**頭** 甘草炙 麻黄**去節** 芍藥 黄耆各叁兩 右五味,㕮咀四味,以水三升,煮取一升,去滓,内蜜煎中,更煎之,服七合。不知,盡服之	病歷節,**不可屈伸**,**疼痛**,烏頭湯主之。 **烏頭湯方:治脚氣疼痛,不可屈伸。** 麻黄 芍藥 黄耆各三兩 甘草炙 **川**烏五枚,㕮咀,以蜜二升,煎取一升,即出烏**頭** 右五味,㕮咀四味,以水三升,煮取一升,去滓,内蜜煎中,更煎之,服七合。不知,盡服之	病歷節,**不可屈伸**,**疼痛**,烏頭湯主之。 **烏頭湯方:治脚氣疼痛,不可屈伸。** 麻黄 芍藥 黄芪各三兩 甘草炙 **川**烏五枚,㕮咀,以蜜二升,煎取一升,即出烏**豆** 右五味,㕮咀四味,以水三升,煮取一升,去滓,内蜜煎中,更煎之,服七合。不知,盡服之

按鄧、趙二本的通例,在方劑述證之下,例得重出方名"××××方"(鄧珍本有個别處未出方名、個别處脱"方"字),在重出的方名之下,少數幾方有小字附注内容,如本方出於何書,見於本書何篇,兼治内容("亦治……"),但在方名下另出主治内容者,全書中惟此一見;又該方名爲"烏頭湯",鄧、趙二本却是烏頭(川烏)排在全方之末,這不合中醫方劑的常規。檢元明時代其他方書,元代王好古《醫壘元戎》卷十一、危亦林《世醫得效方》卷十三、明代大型方書《普濟方》卷一百一十二等亦見本方,所載與吴遷本

主治和藥序一致(但《世醫得效方》服法爲元代盛行的煮散法,《普濟方》所載與之相似),又皆無治療“脚氣”的記載;明王肯堂《證治準繩》卷二十六等引“仲景”者類同上引鄧本,但也没有上條“脚氣”之文(圖 2-90)。只有後世完全直引鄧本或其衍生本者有治“脚氣”之説。從體例上看,這一條方名後的述證顯然不合該書常規,不可置信。由此,本方治“脚氣”之功用,也同樣不可置信。日本後藤徽(日本古方派代表人物之一的後藤艮山的曾孙)曾作《金匱要略》一書校勘(1801),在本方,後藤徽就提出:“‘治脚氣’云云九字當删去。”(圖 2-91)後藤徽校書時并不能看到吴遷本,因而没有異文作爲提示;但他在閲讀中敏鋭地感受到本條“烏頭湯方”方名下再列主治是不合體例的,故據理校之。

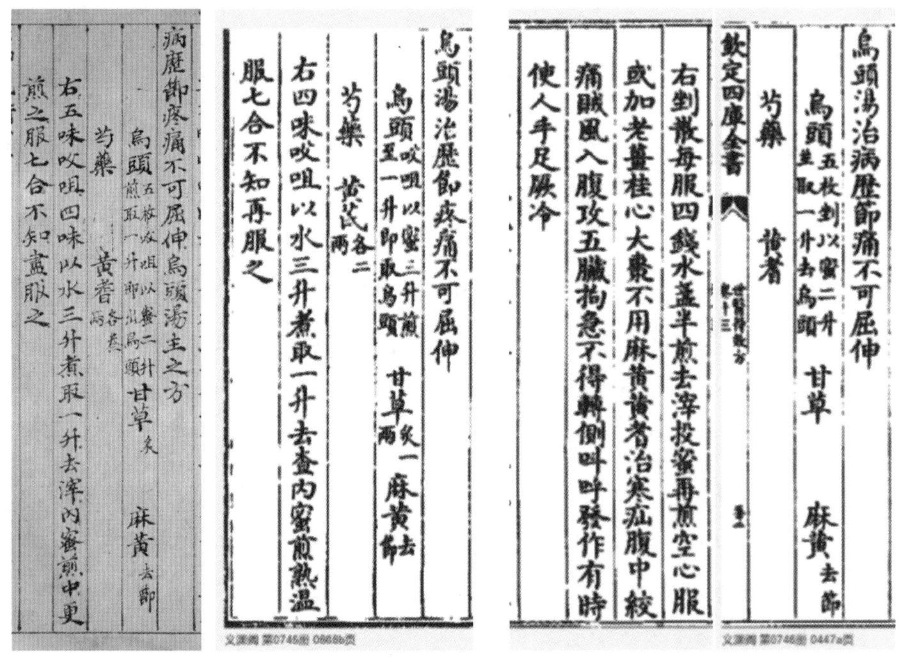
病歷節疼痛不可屈伸烏頭湯主之方
烏頭五枚㕮咀以蜜二升煎取一升即出烏頭 甘草炙 麻黄去節
芍藥 黄耆各三兩
右五味㕮咀四味以水三升煮取一升去滓內蜜煎中更
煎之服七合不知盡服之

烏頭湯治歷節疼痛不可屈伸
烏頭㕮咀以蜜三升煎至一升即取烏頭 甘草炙一兩 麻黄去節
芍藥 黄芪各二兩
右四味㕮咀以水三升煮取一升去查內蜜煎熟温
服七合不知再服之

文淵閣 第0745冊 0868b頁

烏頭湯治病歷節痛不可屈伸
烏頭五枚剉以蜜二升煎取一升去烏頭 甘草 麻黄去節
芍藥 黄耆
欽定四庫全書 世醫得效方
右剉散每服四錢水盞半煎去滓投蜜再煎空心服
或加老薑桂心大棗不用麻黄黄耆治寒疝腹中絞
痛賊風入腹攻五臟拘急不得轉側叫呼發作有時
使人手足厥冷

文淵閣 第0746冊 0447a頁

圖 2-90　吴遷本“烏頭湯”和《醫壘元戎》《世醫得效方》引用“烏頭湯”

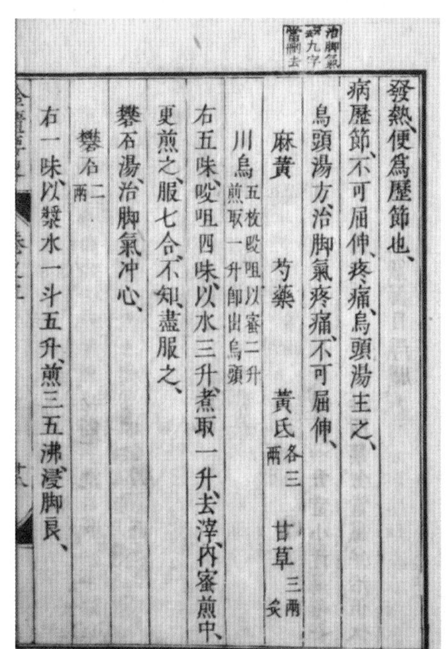
治脚氣九字當删去
發熱便爲歷節也、
病歷節、不可屈伸疼痛、烏頭湯主之、
烏頭湯方治脚氣疼痛不可屈伸、
麻黄 芍藥 黄氏各三兩 甘草三兩炙
川烏五枚㕮咀以蜜二升煎取一升即出烏頭
右五味㕮咀四味以水三升煮取一升去滓內蜜煎中
更煎之服七合不知盡服之、
礬石湯治脚氣冲心、
礬石二兩
右一味以漿水一斗五升煎三五沸浸脚良、

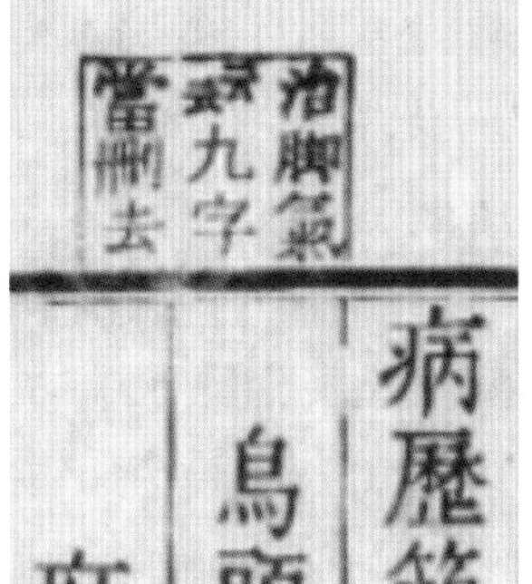
治脚氣九字當删去
病歷
烏

圖 2-91　後藤徽本方校語(眉批)

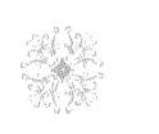

此外，上篇討論《金匱要略》宋臣所作“論、脉證、方計數”小題下，還説到了鄧珍本因條文的分合有誤，因而與計數不能相合的情況。這方面情況也可以被認爲，是鄧珍本體例方面的錯失（吴遷本也有失誤，但鄧珍本錯誤更多）。

六、鄧珍本其他訛倒脱衍舉例

古籍異本，往往有文字互異，因而可以互校。但《金匱要略》，則明顯是吴遷本可校鄧珍本處爲多。以下訛倒脱衍例各舉其一二以明之。

（一）訛字

鄧珍本《新編金匱方論·痓濕暍病脉證治第二》葛根湯方後節度語：

> 右七味，㕮咀，以水**乙升**，先煮麻黄、葛根**減二升**，去沫，内諸藥，**煮取三升**，去滓，**温服乙升**，覆取微似汗，不須啜粥，餘如桂枝湯法將息及禁忌。

“乙升”即“一升”，鄧珍本“一”皆寫作“乙”（俞橋本、徐鎔本同）。可是，若僅以一升水煮藥，則無法先“減二升”又“煮取三升”，與常理相悖。後世注意到這個問題，如趙開美本便將“乙升”改爲“七升”。然吴遷本此處寫作“以水一斗”，《傷寒論·辨太陽病脉證并治中第六》葛根湯方後亦爲“以水一斗”，由此可知是鄧珍本將“一斗”誤寫爲“乙升”。

斗、升二字本同源。如[illegible]、[illegible]，是同出於《秦公簋》的“斗”“升”二字形，二字整體相似，皆爲盛器形，只是“升”多了一劃，表示器中有物還是純爲提示符號，不得其詳。後世將二字用作爲兩級量制單位，在古字形中原無此差别。因爲字形相近，簡帛時代就有誤混者。如：

> 1. 馬王堆醫書《養生方》65/65～66/66：【便近】内，爲便近内方，用潰（蕨）棘根刌之，長寸者**二参**，善洗之；有（又）取全黑雄雞，合翼成□【□□】三雞之心腦𦙶（胣），**以水二升**洎故鐵鬵，并煮之。[1]

本條前文已經指出，方用潰（蕨）棘根“二参”（一“参”爲三又三分之一升，二参合六升餘），加上三雞的心腦胣，却只加水二升，顯然水量明顯不够，如果没有其他文本問題，則此中“水二升”當爲“水二斗”才是。

> 2.《武威漢代醫簡》57～59：治千金膏藥方，蜀椒四升，弓（芎）窮（藭）一升，白茝一升，付（附）子卅果（顆），凡四物，皆冶，父（㕮）且（咀），置銅器中，用淳醯**三升**漬之，卒（晬）時，取賁〔豶〕豬肪三斤，先前（煎）之。[2]

按：本方所用藥物有 6 升，還要加附子 30 顆，㕮咀之後，容積應不會減少太多，只用“淳醯三升漬之”，顯然是藥多汁少，查原圖確實寫的是“三升”，“三升”疑爲“三斗”之誤抄。

---

[1] 裘錫圭.長沙馬王堆漢墓簡帛集成：第六册[M].北京：中華書局，2014：46.

[2] 田河.武威漢簡集釋[M].蘭州：甘肅文化出版社，2020：595.

二字在隸變之後，字形亦相似。通常手寫時以右下部有無一點相區别，有點爲“升”，無點爲“斗”。如圖 2－92 敦煌醫藥卷子中的 4 個截圖，從左到右依次爲“麥麴末一斗半”“三升……”“猪脂一斗二升”“井華水一斗二升”。正可看出二字在手書中的字形差别。古人書寫本有在字的右下部頓筆的習慣，此二字却以此爲别，這樣小的差别就很容易導致混寫。

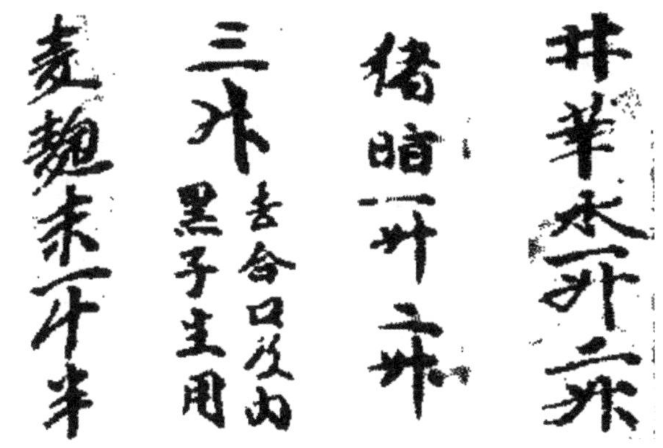

圖 2－92　敦煌醫藥文獻中的“斗”與“升”

前述《金匱》例中，吴遷本“一斗”爲正，鄧珍本誤爲“乙升”，趙開美本翻刻時感覺不對，改爲“七升”，若無吴遷本相比，趙本似乎已是校正。但吴遷本復現後，再兩相對比，則可看出，趙本之改反而距離宋本《金匱要略》原文更遠了。不過，就“斗”“升”之例來説，二書也有相反的情况。吴遷本《金匱》第十九篇：“以苦酒漬烏梅一宿，去核，蒸之五斗米下。”五斗米過多，鄧珍本、《金匱玉函經》卷八第九十六方并作“升”，當是。趙本《傷寒論》卷六第十二篇烏梅丸方亦作“五斗”，同誤。

又鄧珍本《新編金匱方論・禽獸蟲魚禁忌并治第二十四》：

肉中有如**朱**點者，不可食之。

本條，《醫宗金鑒》卷二十四注云：“朱點，惡血所聚，此色惡，不食也。”又，《醫心方》卷二十九第十四引《食經》：“宍（肉）中有腥如朱不可食之。”日本森立之《金匱要略考注》引《醫心方》續云：“案，‘腥’是‘星’字之從肉者，非腥臭字也。鄭注《内饔》云：‘腥當作星，聲之誤也。肉有如朱者似星。’注《内則》同。《説文》：‘腥，星見食豕，令肉中生小息肉也。’‘胜，犬膏臭也。’”

按：鄧珍本“朱點”、《醫心方》“如朱”、森立之所引“如朱”并誤（森氏原筆寫稿本無從見到，但因森氏未就“朱”展開討論，因而很可能他據引底本就作“朱”，或他認作了“朱”），“朱”字誤，當作“米”。

《説文・肉部》：“腥，星見食豕，令肉中生小息肉也。”《廣韻・徑韻》：“腥，豕息肉，肉中似米。”《周禮・天官・内饔》：“辨腥臊羶香之不可食者……豕盲眡而交睫，腥。”鄭玄云：“腥當作星，聲之誤也。肉有如米者似星。”[1]（森氏誤引爲“如朱者”）按《周禮》“辨腥臊羶香”，係氣味之辨，鄭注所謂“肉中如米者似星”與原文并不相合（氣味之“腥”，《説文》本作“胜”，《周禮》此處混作“腥”，鄭注或亦隨之而混），但注文却反映了古人對病猪肉的認識。《證類本草》卷十八《諸肉有毒》：“肉中有星如米，殺人。”皆以“米”和“星”比擬。《説文》所謂“小息肉”，其實與此三書説的是同一回事，只是許慎的認識稍有偏差，以爲是自身“息肉”，因而不如鄭注和《廣韻》之注準確。但《説文》説“生小息肉”的原因是“星見食（sì）豕”，其實也正是基於小息肉“似星”産生的猜想。因而，所見對象其實是同一的，只是認識有些差異。

上引鄧珍本該條，吴遷本作：

肉中有如**米**點者，不可食之。

［1］　周禮注疏［M］//文淵閣四庫全書：第 0090 册. 臺北：臺灣商務印書館，1986：0076.

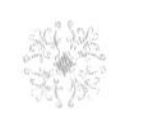

"肉中如有米點""如米""似星"者,即今俗稱之"米猪肉"。指病猪瘦肉中有黄豆或米様大小不等的乳白色水泡,實爲猪肉縧蟲囊尾蚴。而本條,正是米猪肉的較早記載之一。

與此相類,同篇後文吴遷本有"米甕",鄧珍本亦誤爲"朱甕"。

鄧珍本訛字之例頗爲不少,可參見本書第七篇《〈金匱要略〉三種傳本列表對比》。

(二) 誤倒

鄧珍本《新編金匱方論・痓濕暍病脉證治第二》大承氣湯方後節度語:

> 右四味,以水乙斗,先煮二物,取五升,去滓,内大黄,煮取二升,去滓,内芒硝,更上**火微一二弗**(沸),分温再服,得下止服。

本例中,"更上火微一二弗"語義不諧(趙開美本同作"火微"),吴遷本此處作"更上微火一兩沸",當是。因此鄧珍本之"火微"當爲"微火"的誤倒。《傷寒論・辨陽明病脉證并治法第八》《傷寒論・辨可下病脉證并治第二十一》二篇大承氣湯方後節度語并作"更上微火一兩沸",《金匱玉函經》卷八載大承氣湯亦同此,皆與吴遷本同,可爲旁證。

當然,"火微"這樣的字序乍看也是有的。如《傷寒論・辨太陽病脉證并治中第六》桃核承氣湯方節度語:"右五味,以水七升,煮取二升半,去滓,内芒消,更上火微沸,下火,先食温服五合,日三服,當微利。""更上火微沸",似乎與"更上火微一二弗"很像,但這只是動詞脱漏了。《傷寒論・辨可下病脉證并治第二十一》同方節度語則作:"右五味,以水七升,煮四物,取二升半,去滓,内芒消,更上火煎微沸,先食温服五合,日三服,當微利。"本例有"煎"字則義足。又如,《傷寒論》調胃承氣湯方凡六出,方下節度語各有差異,分别有"更上火微煮令沸"(第五篇、第二十一篇)、"更煮兩沸"(第六篇)、"更上微火一二沸"(第八篇)、"更上微火煮令沸"(第十七篇)、"更上火令沸"(第二十二篇)的不同説法,重要的有"上火微煮"和"上微火煮"兩説,"微"有修飾"火"和修飾"煮"兩種情況。但此種語境中,正例當有動詞"煎"或"煮"。第八篇和第二十二篇例顯然脱漏或省略了動詞"煮"。

由此可以看出,鄧珍本"更上火微一二弗",當是"更上微火一二沸"之誤倒。而"更上微火一二沸",又是"更上微火煮一二沸"之省。

鄧珍本《新編金匱方論・痓濕暍病脉證治第二》:

> 太陽中暍,發熱惡寒,身重而疼痛,其脉弦細芤遲,小便已,洒【洒】然毛聳,手足逆冷,小有勞,身即熱,**口前開**,板齒燥。若發其汗,則其惡寒甚,加温針則發熱甚,數下之則淋甚。

"口"無前後之説,"口前開",語義謇澀。吴遷本作"口開,前板齒燥"。《傷寒論》卷二《辨痓濕暍脉證第四》亦有本條,同作"口開,前板齒燥"。成無己《注解傷寒論》注云:"'口開前板齒燥'者,裹有熱也。《内經》曰:'因於暑,汗,煩則喘喝。'口開,謂喘喝也。以喘喝不止,故前板齒干燥。"《金匱玉函經》卷二《辨痓濕暍第一》亦同此。再通過相關數據庫查考,金元明時代的不少醫書如《丹溪手鏡》《世醫得效方》《赤水玄珠》《證治準繩》《萬病回春》《推求師意》等引用本條,都作"口開,前板齒燥"。可見,鄧珍本作"前開"是誤倒。

(三) 脱文

鄧珍本《新編金匱方論・腹滿寒疝宿食病脉證治第十》烏頭桂枝湯方,方謂:

烏頭。右一味，以蜜二斤，煎減半，去滓，以桂枝湯五合解之……

本條“烏頭”僅列有藥名，而未寫用量。

同方，吴遷本作“烏頭伍枚，實者，去角”，《備急千金要方》卷十六第八作“秋乾烏頭，實中者，五枚，除去角”[1]，《外臺秘要方》卷七《寒疝腹痛方》作“秋烏頭，實中大者，十枚，去皮生用，一方五枚”[2]（此引《外臺秘要方》宋本，明本無後8字），可共證鄧珍本至少脱“五枚”2字（或還有附注字樣）。

同篇前文還有大烏頭煎，其方只用一味烏頭。鄧珍本爲：“烏頭**大者**五枚，熬，**去皮**，不㕮咀。”吴遷本爲：“烏頭**拾**伍枚，熬**黑**，不㕮咀。”吴遷抄此方時，在方末加附注謂：“鄧氏‘烏頭大者五枚’，‘十’字必誤也。”認爲不當有“十（原書‘拾’）”字，鄧珍本“五枚”爲是。但該方見於《備急千金要方》和《外臺秘要方》二書（與上條同篇），就作“（大）烏頭十五枚”（《千金》“烏頭”，《外臺》“大烏頭”）。可知吴遷所據底本“拾伍枚”是宋本舊貌，而鄧珍本脱“拾（十）”字。吴遷注文偏信鄧珍本，判斷有誤。

（四）衍文

鄧珍本《新編金匱方論·中風歷節病脉證并治第五》頭風摩散方節度語寫道：

右二味爲散，沐了，以方寸匕**已**摩疢上，令藥力行。

古籍中“已”多同“以”，“以方寸匕已摩疢上”一語中既然句首已有“以”字，句中則不應再有與“以”同義的“已”字，兩字同時出現，使原句語義難通。吴遷本無“已”字，僅言“以方寸匕摩疢上”，十分通順。《備急千金要方》卷十三《頭面風第八》同方名頭風散，節度語亦言“以方寸匕摩頂上”[3]，可證鄧珍本之“已”字顯屬衍文，當删。推想其致誤之由，恐是底本先誤寫“匕”爲形近之“已”，旁改作“匕”，但後抄者誤以爲補字，故而“匕已”同見。

鄧珍本《新編金匱方論·婦人産後病脉證治第二十一》附方：

《千金》内補當歸建中湯：治婦人産後虚羸不足，腹中刺痛不止，吸吸少氣，或苦少腹中急，摩痛引腰背，不能食飲，産後一月日，得服四五劑爲善，令人强壯**宜**。

本條，吴遷抄本作：

治婦人産後虚羸不足，腹中刺痛不止，吸吸少氣，或苦少腹拘急攣痛引腰背，不能食飲，産後一月日，得服四五劑爲善，令人强壯，内補當歸建中湯方。

吴遷本方下附注云：“見《千金》。”則原方輯自《千金要方》無疑。

檢《千金要方》卷三第四作：“内補當歸建中湯，治産後虚羸不足，腹中疞痛不止，吸吸少氣，或苦小腹拘急，痛引腰背，不能飲食，産後一月日，得服四五劑爲善，令人丁壯方。”[4]三方除有方名在前在後

[1] 孫思邈.備急千金要方[M].北京：人民衛生出版社，1982：299.
[2] 王燾.外臺秘要方[M].東京：東洋醫學研究會，1981：145.
[3] 孫思邈.備急千金要方[M].北京：人民衛生出版社，1982：247.
[4] 孫思邈.備急千金要方[M].北京：人民衛生出版社，1982：44.

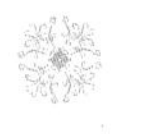

的體例不同,條文中也有個别字存在差異。鄧珍本的“摩”不通,當從吴遷本作“攣”,爲形近之訛。而鄧珍本句末的“宜”字,顯得十分突兀,當屬衍文。究其成因可能是,鄧珍本底本最初亦如吴遷本,方名在條文後,原記作“宜内補當歸建中湯”。鄧珍本將方名統一移前,方名移開後,漏了“宜”字未作處理,遂成了無可綴繫的零文。有一種《金匱》譯本將末句譯作:“直到身體變得强壯爲止。”實在很勉强。

鄧珍本訛倒脱衍問題并不只是上舉數例。相比之下,吴遷本雖然亦有訛誤之處(可以通過本書對比表中看到),但總體上要比鄧珍本少很多。此外,《金匱要略》吴遷本與鄧珍本在方藥、製法、脉證、病機等方面也都還有着諸多差異,有些差異不一定都能分出高低優劣,但因爲吴遷本整體呈現的善本古貌,證明了鄧珍本必定不是宋臣校定本之舊貌。

第四節
鄧珍本和吴遷本的屬性之辨

有關鄧珍本和吴遷本的版本屬性問題現在認識還有不少分歧。

鄧珍本《金匱要略》,原先通常認爲是宋校大字本,隨之,承續鄧珍本的諸本也就都是大字本序列的了。但在吴遷抄小字本重新發現後,學者們對比看到,吴遷抄本和鄧珍本相比,在文序和不少字面上有出入。按照常理,大字本書改印小字本,應該只是字形大小有别,至多在少數地方有一定校補,那么,兩本衆多的出入因何而來,兩本的版本屬性是否還是大字、小字本的差别? 如若不是,兩本形成的情况究竟是什麽,如果判斷吴遷抄本基於小字本是可靠的,那麽鄧珍本又基於何本?

段逸山教授在《明洪武抄本金匱要略方》一書前言中對鄧珍本屬大字本提出了否定意見。其主要理由:一是没有明確依據指鄧珍本屬北宋大字本;二是吴遷本屬小字本確切無疑,大字本改刻小字本之前只是“重行校對”,糾正明顯錯誤,因而二者應該差别不大,但鄧珍本和吴遷本相比,“在内容、體例、文字上多有不同”,因而“不能劃爲同一版本源流”,“鄧珍本并非源自北宋大字本”[1]。這實際上就是認爲鄧珍本既非大字本,亦非小字本。

錢超塵教授則認爲鄧珍本只能是小字本而不會是大字本,理由是因爲鄧珍本自序之落款説明了鄧氏爲“樵川”(今屬福建邵武市)人,其書“獲於盱之丘氏”,“盱”指盱江,其地在於今江西省,“鄧珍從江西盱江地區丘某處得《新編金匱方論》,江西屬於‘外軍州’地,不能具有大字本,故知鄧珍所得本爲小字本。”[2]如果確認鄧氏得到的是宋古本,錢先生所論確能成立;但如果鄧氏得到的已是改抄、重編本,則上述判斷理由就不足了。

日本真柳誠教授原本主張鄧珍本屬大字本,在吴遷本發現後依然持這一看法。最近在與筆者的書信交流中,他進一步明確了他的觀點,但具體看法有所更新。他考證提出,宋徽宗興辦醫學教育,曾進行又一輪醫書校刊。這一輪校刊歷史記載較少,因而歷來被忽略,但確有證據證明有過這一輪醫書校刊。而鄧珍本和吴遷本的底本,可能是就這一輪中新出的《金匱要略》大字本和小字本,而非北宋初年的大小字本。同時,關於鄧珍本的書名“新編金匱方論”,真柳先生認爲,這應該是徽宗年代重編時確定的書名:重

[1] 段逸山,鄒西禮.明洪武抄本金匱要略方[M].上海:上海科學技術文獻出版社,2011:25.
[2] 錢超塵.校勘元本、影印明本《金匱要略》集[M].北京:學苑出版社,2015:159.

新編定，故曰“新編”。因爲用於教材，故而將有不完整之意、不利於用爲教材的“要略”二字删去。因爲真柳先生正在撰寫他的研究著作，因而這裏不詳細引述。他的全面觀點和論據，且待他的著作中予以詳述。

筆者認爲，嚴格意義上説，《金匱要略》一書是因宋臣校編才得以産生，該書在宋校後刊刻傳世的只有大字本和小字本，没有文獻記載曾經産生過這兩個系統之外的第三種傳本（即使有宋臣整理未定的稿本傳出，也不應有如此大的差别），故後世《金匱要略》的各種傳本按常理説都應爲大字本和小字本中的一種；鄧珍本中有明確的宋校内容，更表明其必定屬於《金匱要略》宋校之後大小字兩種傳本之一。真柳誠先生提出徽宗時期爲培養醫者而有新一輪重編教材和必要的校注，或可認同，但并不能確信此輪編集中一定有《金匱要略》，更不能確信吴遷本和鄧珍本的祖本必同出於該次刊行。如果二本之間有較大的時間和空間差距，二者内容發生差别尚屬可能，但如果二者是在很短時間由同一批官員編定，則二者没有理由形成大的差别。再者，若是徽宗時期又有新一輪重編，則文本質量應該是呈獻皇室的鄧珍本更高於吴遷本才是，而不應該出現如前討論的相反情況。由於吴遷本已經明確屬小字本系統，則與之不同的鄧珍本按理説只能屬於對立的另一系統即大字本；但歷史上没有記載表明從大字本到小字本曾經有過很大改變，也没有理由做這樣的推論。因此，二者之間存在着重大差别的鄧珍本與吴遷本，應該不是大、小字本關係。在吴遷本被確認爲宋定小字本後，鄧珍本應是在宋定本之後，在流傳過程中發生了背離宋定本的重大的變故，即，雖然本源相同，却形成了歧流。

至於書名之改，真柳先生認爲只有官方才能這樣做，鄧珍作爲民間人物，不可以這樣改。筆者認爲未必如此。既然“要略”二字是因爲做教材用才删去，那麽，假如作爲大字本傳本的鄧珍本和作爲小字本傳本的吴遷本在相近時期重新刊刻，則兩書書名應該相同；如果不相同，則按理，小字本的書才更是用於普及的，那麽吴遷本書名更該改才對。而現在偏偏是被推定爲大字本的鄧珍本改了，這只能説明改了書名的鄧珍本不是嚴格意義上的官方本。

前述，鄧珍本中所載鄧珍序言中説：“宋翰林學士王洙偶得《雜病方》三卷於蠹簡中，名曰‘金匱方論’，即其書也。”宋臣《金匱要略方論序》中明指王洙所得書名爲“金匱玉函要略方”，此書名在鄧珍本中也没有改變，但鄧珍在其自己的序言中將王洙所得本改稱爲“金匱方論”，同時鄧珍本所載宋臣序又稱宋臣改編之本“依舊名曰《金匱方論》”（吴遷本爲“依舊名曰《金匱要略方》”），可見，“金匱方論”一名就應是鄧珍因個人意識而改。另一方面，從鄧珍本多見形訛之字以及結合前述用語、用字情況看，鄧珍刻版所用底本應是有殘損，或經傳抄改動過的質量不佳的本子。鄧珍爲了傳承此書，費心做了校勘和補正，在這一過程中，不免參考、徵引他書，加以修繕，因而書中就出現了一些後出用語和俗字，且不可避免地存留下了不少訛誤。但鄧珍終究是爲此書用心做了校理，因而，他才在書名前冠以“新編”二字。

反之，吴遷本之“依舊名曰《金匱要略方》”則比較貼合種種相關記載。

前文已論及，吴遷本與鄧珍本文本相比，前者更古樸、更正確，二者間的差異之多，已經必定不是傳抄中的偶誤所致，而是系統性的差别。考慮到校訂《金匱要略》的林億等宋臣皆爲飽學之士，所校之書最初又要上呈給皇帝閲覽，呈閲本若是像鄧珍本那樣存在衆多的文字錯誤，顯然是不可能的。

前文還用吴遷本與鄧珍本對二者體例嚴謹方面的情況做了比較，可以看出，吴遷本總體上體例比較嚴謹，而鄧珍本則存在着較多粗疏或違例之處，特别是還出現了典型的宋以後煮散法，由此再結合其他事實，總體來看，鄧珍本不具有官方定本的應有特徵。

特别需要指出的是，前文述及，元代王好古之醫著《醫壘元戎》引用“金匱”方劑甚多。將其引方與吴遷本、鄧珍本做對比，在吴遷本與鄧珍本不同之處，《醫壘元戎》絶大部分與吴遷本相同，只有少數地

方與鄧珍本相同。這在相當程度上説明，王好古當年看到的《金匱》基本上與吴遷所抄底本相同。由此證明，吴遷本《金匱要略方》并非横空出世來歷不明的本子，而是有明確的同源文獻可以互證的。

綜合上述情况可以看出，吴遷抄本的屬性已經基本確定，是基於宋刻小字本，且很可能是基於北宋紹聖年間的首刻小字本；鄧珍本則當不直接源於官方校定本，而是源自某種存在錯亂的傳本（祖本爲大字本或小字本不能確定），特别可能是有殘缺的稿抄本或刻本。鄧珍在這樣的底本基礎上校刻，個人校勘所付的努力可想而知，由此，書名稱“新編”，真實地反映了鄧珍本人做出的工作。不過，依然不能排除鄧珍所得底本已更名在先。

因而對比的結論是：吴遷本爲北宋官定小字本之抄本，而鄧珍本很可能是在非定本或粗劣底本基礎上改編成的坊刻本。

對比兩本這樣的不同情况，今後在學術研究或臨床實際應用《金匱》一書時，當取吴遷抄本爲權威底本，而鄧珍本只能用作文獻研究的參考。

中卷

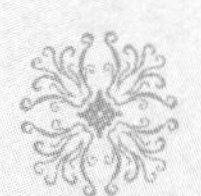

仲景三書校注（附敦煌傳本二種）

第三篇　《傷寒論》校注

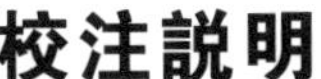

校注説明

《傷寒論》,是一部主要論述外感熱病診治的古代醫書,東漢張仲景編著。歷來受到中醫界珍視。南北朝陶弘景首先倡論:“張仲景一部,最爲衆方之祖宗。”張仲景本人也被尊爲“醫聖”。因各種歷史原因,張仲景著作原本未得完整傳承,散失嚴重,後來演變成多種不同傳本。其中時代上最接近的爲西晉王叔和整理本。雖然此本後世也不免復又抄亂,但王叔和另撰有《脉經》一書,較爲完整地收載了《傷寒論》的内容,因而可得以印證。北宋校正醫書局林億等依據收集到的傳本和他們的理解,對《傷寒論》進行了認真的整理,由此有了宋刊本的《傷寒論》,并成爲《傷寒論》的權威刊本。宋本於 1065 年刊成大字本,1088 年刊成小字本。但宋代大字和小字原本後世又都失傳。明代,趙開美集編《仲景全書》時,偶得一善本,趙氏認爲是北宋小字本,加以翻刻,其刻本較爲精美,世人或徑稱爲“宋本”。此説存在一定問題(參見本書上卷《仲景三書傳本綜論》),但趙本確實是傳世最好的《傷寒論》傳本。

宋代以來,研究《傷寒論》的著作不下數百,但各有側重,見解互歧。雖然注者紛繁,却仍有不少疑點未予揭明。本次我們重行校注,基本立場是:文本忠於底本,校勘簡明扼要,注釋適當增加,以求能較好呈示和傳達宋定本的原貌以及字詞句的原義。

校理的具體做法説明如下。

1. 底本與校本選擇 趙開美本是現存唯一一部確認爲宋代官刻本系統的《傷寒論》傳本,且刊刻精良、訛錯極少,當稱善本,因此選取趙開美本作爲本次校注的底本,具體工作本爲臺北故宫博物院所藏本,并用中國中醫科學院藏本参補。用作校本的主要是《傷寒論》的其他傳本:《金匱玉函經》《脉經》《千金翼方》《注解傷寒論》。本書被歷代醫書引用較多,故必要情況下會進行他校。

2. 文字標點 本次整理兼顧存真與便讀。全書文字録入主體上遵照底本文字,録入爲與該字形接近的規範漢字;若文字字形超出現有字庫,則改録爲與該字形對應的繁體正字。但爲了便讀,少數與他字無涉意義顯明的俗字和異體字改用通行的正體字(詳見總校注説明附列的統一用字説明),個别明顯屬於點劃誤刻的字徑改爲正字(如《辨脉法第一》中“裸”“複”皆從“礻”旁,即徑改而不出校)。全書均採用現代標點符號。但因書中涉及人名較少,且地名通常僅見於藥,故不加專名號。

3. 校勘注釋 本次整理採用不改原文出校法。凡底本有誤,校本正確,據校本提出校改意見。底本無誤,校本有誤,概不出校。底本疑似有誤,但無相關文獻作爲依據,則據理推測正誤或引用前人意見備參。底本與校本互異,難定是非優劣,兩存備参或提出傾向性的意見。對疑難字詞特别是我們認爲歷來未得正確理解的字詞,酌情加以注釋,一般不作書證。校勘與注釋均以脚注的形式混合編排。

4. 其他説明 ① 本次整理雖然採用横行,但未按中醫古籍整理慣例將方位詞“右”“左”改爲“上”“下”,閲讀時當知文中的“右”相當於“上”,“左”相當於“下”。②《矩菴題記》《國子監牒文》二篇原無標題,爲方便查閲,由整理者添加。③ 少數注文原作大字者,依例改成了小字(改動時加有附注)。④ 此外,第五篇以下各篇題下宋臣記有當篇的法、證、方的數目,對文獻研究有一定意義。但在古代流傳過程,文本有了一定變化,各篇法、證、方的數目與正文不盡相符,但很難精確追溯,因而本書對此未作全面深究。

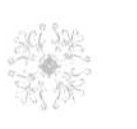

矩菴題記

《傷寒論》世無善本。余所藏治平官刊大字景寫本而外，惟此趙清常[1]本耳。亡友宗室伯兮祭酒曾懸重金購此本不可得，僅得日本安政丙辰覆刻本。近蜀中又有刻本，亦從日本本出。今夏從廠賈魏子敏得此本，完好無缺，惜伯兮不及見矣！坊[2]記。時戊申[3]中秋日戊辰。

北宋人官刻經注皆大字，單疏皆小字，所以別尊卑也。治平官本《傷寒論》乃大字，經也；《千金方》《外臺秘要》皆小字，疏也。林億[4]諸人深於醫矣，南宋已後，烏足知此！矩菴[5]又記。

[1] 趙清常：即趙開美(1563—1624)。名開美，號清常道人。

[2] 坊：徐坊(1864—1916)，字士言，號矩庵，又號梧生，清末著名藏書家。

[3] 戊申：此指清光緒三十四年，1908年。

[4] 林億：宋代校正醫書局主要校官之一。

[5] 矩菴：即"矩庵"。見注[2]。

刻仲景全書序

歲乙未[1]，吾邑疫厲大作，予家臧獲[2]率[3]六七就枕席。吾吴和緩[4]明卿沈君南昉在海虞[5]，藉其力而起死亡殆徧[6]，予家得大造[7]於沈君矣。不知沈君操何術而若斯之神，因詢之。君曰："予豈探龍藏秘典，剖青囊奥旨而神斯也哉？特於仲景之《傷寒論》窺一斑兩斑耳！"予曰："吾聞是書於家大夫[8]之日久矣，而書肆間絶不可得。"君曰："予誠有之。"予讀而知其爲成無己所解之書也。然而魚亥[9]不可正，句讀不可離[10]矣。已而搆[11]得數本，字爲之正，句爲之離，補其脱略，訂其舛錯。沈君曰："是可謂完書，仲景之忠臣也。"予謝不敏[12]。先大夫命之："爾其[13]板行[14]斯，以惠厥同胞。"不肖孤[15]曰："唯唯[16]。"沈君曰："《金匱要略》，仲景治雜證之秘也，盍[17]并[18]刻之，目[19]見古人攻擊補瀉緩急調停之心法。"先大夫曰："小子識之！"不肖孤曰："敬哉！既合刻，則名何從？"先大夫曰："可哉，命之名《仲景全書》。"既刻已，復得宋板《傷寒論》焉。予曩[20]固知成注非全文，及得是書，不啻拱璧[21]，轉卷間而後知成之荒也，因復并刻之，所以承先大夫之志歟。又故紙中檢得《傷寒類證》三卷，所以檃括[22]仲景之書，去其煩而歸之簡，聚其散而彙之一。其於病證脉方，若標月指[23]之明且盡，仲景之法，於是粲然無遺矣，乃并附於後。予因事哀夫世之人，向故不得盡命[24]而死也。夫仲景殚心思於軒岐，辨證候於絲髪，著爲百十二方，以全民命，斯何其仁且愛，而躋一世於仁壽之域也！乃今之業醫者，舍本逐末，超者[25]曰東垣，局者曰丹溪已矣；而最稱高識者，則《玉機

[1] 乙未：此指明萬曆二十三年，1595年。

[2] 臧獲：奴婢。

[3] 率：大率；大致上。

[4] 和緩：指《左傳》中秦國名醫醫和、醫緩。二人都曾爲晉國國君治過病，留下醫名。

[5] 海虞：地名。在今常熟境内。

[6] 徧：同"遍"。

[7] 大造：猶言"大恩"。

[8] 家大夫：猶言"家大人"，對他人指稱自己的父親。

[9] 魚亥：成語"魯魚亥豕"的簡略。"魯""魚"形近，"亥""豕"形近，易發生誤寫。借指書籍傳寫或刻印中出現的文字錯誤。

[10] 離：同"離"。

[11] 搆：通"購"，收買。

[12] 謝不敏：謂以自己"不敏（不聰敏）"而推辭。

[13] 其：表示祈使。當，可。

[14] 板行：雕版刊行。板，後作"版"，印書用的板片。

[15] 不肖孤：作爲人子的謙稱。

[16] 唯唯：應答之詞。

[17] 盍：何不。

[18] 并：同"併"，一併，一同。簡化字即作"并"。

[19] 目：同"以"。

[20] 曩：從前；先前。

[21] 不啻拱璧：不啻，不異於。拱璧，珍貴的寶物。

[22] 檃括：剪裁改寫。

[23] 標月指：佛家語。指向月亮的手指，喻佛經。謂以文字寫成的佛經（手指）是引導人通往真理（月亮）的。

[24] 盡命：終盡壽數。

[25] "超者"等三句：承前文，謂當時業醫者捨棄經典，只知近醫。最前就知道李東垣，近者只知道朱丹溪，最有學識者竟是只尊崇明代的《玉機微義》。最：同"最"。

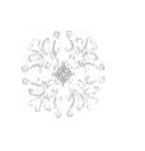

微義》[1]是宗。若《素問》,若《靈樞》,若《玄珠密語》,則嗒焉[2]茫乎而不知旨歸。而語之以張仲景、劉河間,幾不能知其人與世代,猶覥然[3]曰:"吾能已病足矣,奚高遠之是務[4]?"且於今之讀軒歧[5]書者,必加誚曰:"是夫也,徒讀父書耳,不知兵變已。"夫不知變者,世誠有之,目其變之難通而遂棄之者,是猶食而咽也,去食目求養生者哉,必且不然矣。則今日是書之刻,烏知不爲肉食者大嗤乎!說者謂:"陸宣公[6]達而目奏疏醫天下,窮而聚方書目醫萬民,吾子固悠然有世思哉!"予曰:"不,不!是先大夫之志也!先大夫固嘗以奏疏醫父子之倫,醫朋黨之漸,醫東南之民瘼[7];目直言敢諫醫諂諛者之膏肓,故躓[8]之日多,達之日少。而是書之刻也,其先大夫宣公之志與[9]!今先大夫歿,垂四年而書成,先大夫處江湖退憂[10]之心,蓋與居庿[11]堂進憂之心同一無窮矣。"客曰:"子實爲之,而以爲先公之志,殆所謂善則稱親與!"不肖孤曰:"不,不!是先大夫之志也!"

萬曆己亥[12]三月穀旦[13]海虞清常道人趙開美序

---

[1]《玉機微義》:綜合性醫書,明徐彦純撰於洪武初(1368),名《醫學折衷》;劉宗厚續增於1396年,改名《玉機微義》。書凡五十卷,以内科雜病爲主,分門詳述,有論有按,證方俱備。

[2]嗒(tà)焉:悵然若失。與其下"茫乎"義近,皆無所知之貌。

[3]覥然:同"靦然"。厚顔貌。

[4]奚高遠之是務:何必追求高遠?

[5]歧:當作"岐"。

[6]陸宣公:唐朝著名政治家、文學家、政論家、宰相陸贄(754—805),字敬輿。去世後追贈兵部尚書,謚號"宣"。曾著《陸氏集驗方》五十卷,故下文云其"聚方書醫萬民"。

[7]瘼:病,疾苦。

[8]躓:被絆倒。引申指不順利。

[9]與:同"歟"。語氣詞。

[10]處江湖退憂:不在朝爲官則憂百姓之事。語本范仲淹《岳陽樓記》:"居廟堂之高則憂其民,處江湖之遠則憂其君。是進亦憂,退亦憂。"下句"居庿堂進憂"仿此。

[11]庿:同"廟"。後世亦作"庙"。

[12]萬曆己亥:明萬曆二十七年(1599)。

[13]穀旦:良辰;吉日。

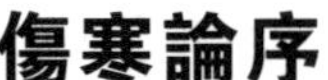

傷寒論序

夫《傷寒論》，蓋祖述大聖人之意，諸家莫其倫擬[1]。故晉皇甫謐序《甲乙鍼經》云：伊尹以元聖之才，撰用《神農本草》，以爲《湯液》。漢張仲景論廣《湯液》爲十數卷，用之多驗。近世太醫令王叔和撰次仲景遺論甚精，皆可施用。是仲景本伊尹之法，伊尹本神農之經，得不謂祖述大聖人之意乎！張仲景，《漢書》無傳，見《名醫録》[2]。云南陽人，名機，仲景乃其字也。舉孝廉，官至長沙太守。始受術於同郡張伯祖，時人言識用精微過其師，所著論，其言精而奥，其法簡而詳，非淺聞寡見者所能及。自仲景於今八百餘年，惟王叔和能學之。其間如葛洪、陶景[3]、胡洽、徐之才、孫思邈輩，非不才也，但各自名家，而不能修明之。開寶中，節度使高繼沖曾編録進上，其文理舛錯，未嘗考正。歷代雖藏之書府，亦闕於讐校，是使治病之流，舉天下無或知者。國家詔儒臣校正醫書，臣奇續被其選。以爲百病之急，無急於傷寒。今先校定張仲景《傷寒論》十卷，總二十二篇，證外合三百九十七法，除複重定有一百一十二方，今請頒行。太子右贊善大夫臣高保衡、尚書屯田員外郎臣孫奇、尚書司封郎中秘閣校理臣林億等謹上。

[1] 倫擬：相比。

[2] 《名醫録》：可能是唐代甘伯宗所著《名醫傳》。本書後文所引《醫林列傳》所述張仲景事蹟與本處所引相近，可能亦爲同源文獻。

[3] 陶景：齊梁醫家陶弘景。唐代避高宗太子李弘諱而省稱。宋避太祖趙匡胤父“弘殷”諱，沿用前省稱之例。

傷寒雜病論自序[1]

論曰：余每覽越人入虢之診、望齊侯之色[2]，未嘗不慨然歎其才秀[3]也。怪當今居世之士，曾不留神醫藥，精究方術，上以療君親之疾，下以救貧賤之厄，中以保身長全，以養其生。但競逐榮勢，企踵[4]權豪，孜孜汲汲[5]，惟名利是務，崇飾其末[6]，忽棄其本[7]，華其外而悴其内。皮之不存，毛將安附焉[8]？卒然遭邪風之氣，嬰[9]非常之疾，患及禍至，而方震慄。降志屈節，欽望巫祝[10]，告窮歸天[11]，束手受敗；賫[12]百年之壽命，持至貴之重器[13]，委付凡醫，恣其所措。咄嗟嗚呼！厥[14]身已斃，神明消滅，變爲異物[15]，幽潛重泉，徒爲啼泣。痛夫！舉世昏迷，莫[16]能覺悟，不惜其命，若是輕生，彼何榮勢之云哉？而進[17]不能愛人知[18]人，退不能愛身知己，遇災值禍，身居厄地，蒙蒙昧昧，惷[19]若遊魂[20]。哀乎！趨世之士，馳競浮華，不固根本，忘軀徇物[21]，危若冰谷[22]，至於是也！

余宗族[23]素多，向餘二百。建安[24]紀年以來，猶未十稔[25]，其死亡者，三分有二，傷寒十居其七。

[1] 傷寒雜病論自序：本序《仲景全書》中載於《注解傷寒論》書前，原文前有題爲"傷寒卒病論集"，應是趙開美最初擬收之《注解傷寒論》與《金匱要略方論》的總題，而非序言之題。現按序中所稱書名擬題。并依序文文意及慣例，將本序移於《傷寒論》前。

[2] 越人入虢之診、望齊侯之色：指秦越人在虢國救回被認爲已死的虢太子、在齊國望齊桓侯斷言將死兩件事。典出《史記·扁鵲倉公列傳》。

[3] 秀：指才華出衆。按，此字犯東漢光武帝劉秀之諱，可疑。

[4] 企踵：踮起脚跟。形容急切仰望之態。

[5] 孜孜：努力不已貌。汲汲：心情急切貌。

[6] 末：此指名利榮勢。下文的"外""毛"義同。

[7] 本：此指身體。下文的"内""皮"義同。

[8] 皮之……附焉：語本《左傳·僖公十四年》。

[9] 嬰：遭受。

[10] 巫祝：指從事占卜祭祀的人。

[11] 歸天：歸命於天。

[12] 賫(jī)：亦作"齎"，攜，持。

[13] 重器：國家的寶器。此喻身體。

[14] 厥：其。

[15] 異物：他世的鬼物，即鬼魂。

[16] 莫：没有誰。無指代詞。

[17] 進：進身爲官。後句的"退"指隱居爲民。

[18] 知：主管，引申指照管。下句"知"同。

[19] 惷(chōng)：愚蠢。《備急千金要方·序》同文作"戇"(gàng)，義同。近代翻印本多作"惷"，字同"蠢"，義雖通，却是誤字。

[20] 遊魂：猶言"失魂"，喻無智之人。

[21] 徇物："徇"通"殉"。徇於物，即以死追求身外之物。一説，"徇物"謂營求外物。

[22] 冰谷：比喻險境。語本《詩·小雅·小宛》："惴惴小心，如臨深谷。戰戰兢兢，如履薄冰。"

[23] 宗族：此指家族之人。

[24] 建安：漢獻帝劉協的年號(196—219)。

[25] 稔(rěn)：穀物成熟。借代指"年"。

感往昔之淪喪[1]，傷橫夭[2]之莫救，乃勤求古訓，博采衆方，撰[3]用《素問》《九卷》[4]《八十一難》《陰陽大論》《胎臚藥録》[5]，并平[6]脉辨證，爲《傷寒雜病論》，合十六卷。雖未能盡愈諸病，庶可以見病知源。若能尋余所集，思過半[7]矣。

夫天布五行[8]，以運萬類；人稟五常[9]，以有五藏。經絡府俞[10]，陰陽會通，玄冥幽微，變化難極。自非[11]才高識妙，豈能探其理致[12]哉？上古有神農、黄帝、岐伯、伯高、雷公、少俞、少師、仲文[13]，中世有長桑、扁鵲[14]，漢有公乘陽慶及倉公[15]。下此以往，未之聞也。觀今之醫，不念思求經旨，以演[16]其所知，各承家技，終始順舊。省疾問病，務在口給[17]，相對斯須，便處湯藥。按寸不及尺，握手不及足；人迎趺陽，三部[18]不參；動數發息，不滿五十[19]。短期[20]未知决診，九候[21]曾無髣髴[22]；明堂闕庭[23]，盡不見察，所謂窺管而已。夫欲視死别生[24]，實爲難矣！

孔子云：生而知之者上，學則亞之[25]。多聞博識，知之次也[26]。余宿尚方術，請事斯語[27]。

---

[1] 淪喪：没落喪亡。

[2] 横夭：意外夭亡。夭，少壯早死。

[3] 撰：通“選”。按：康平本《傷寒論》自此至“辨證”標記爲“注”。

[4] 《九卷》：古本《靈樞經》。又稱《針經》。

[5] 《陰陽大論》《胎臚藥録》：皆古醫書名，已佚。

[6] 平(pián)：通“辨”。一説本作“釆(biàn)”，訛作“平”。《説文·釆部》：“釆，辨别也。象獸指爪分别也。凡釆之屬皆從釆。讀若辨。”

[7] 思過半：謂收益多。語本《周易·繫辭下》。

[8] 夫天布五行：康平本《傷寒論》自本句起爲退格小字，即爲注文。

[9] 五常：即五行。

[10] 府俞：氣府腧穴。府，經氣會聚之處。俞，通“腧”，脉氣灌注之處。

[11] 自非：若非。

[12] 理致：義理情致。

[13] 岐伯……仲文：此六人，相傳皆爲黄帝論醫之臣。《黄帝内經》即假託黄帝與六大臣討論而著成。

[14] 長桑、扁鵲：扁鵲爲戰國時期名醫，長桑君爲其師。事見《史記·扁鵲倉公列傳》。

[15] 公乘陽慶及倉公：倉公爲西漢時期名醫，公乘陽慶爲其師。事見《史記·扁鵲倉公列傳》。

[16] 演：推廣，發揮。

[17] 口給(jǐ)：口才敏捷，能言善辯。

[18] 三部：指寸口(腕部)、人迎(頸部)、趺陽(足背部)三部脉象。

[19] 動數……五十：謂醫生診脉時依據自己的均匀呼吸測定患者的脉搏跳動次數，以五十動爲基數。《靈樞·根結》：“持其脉口數其至也，五十動而不一代者，五藏皆受氣。”

[20] 短期：將死之期。

[21] 九候：頭部、手部、足部各三處診脉部位，合稱“九候”。按，“候”本爲動詞，偵察爲“候”。在醫，以手觸診爲“候”，而以診脉爲主。故診脉部位亦稱“候”。

[22] 髣髴：即“仿佛”。謂模糊印象。

[23] 明堂闕庭：指面部的三處望診區。明堂指鼻子，闕指兩眉間，庭指前額。按，這些望診區名是借用古宫殿建築用語爲面部位置的命名。參見本書附録相關論文。

[24] 視死别生：與序文開頭照應，“視死”指對虢太子起死回生，“别生”指對齊桓侯望生知死。合指扁鵲那樣的高妙的診療境界。

[25] 生而……亞之：語本《論語·季氏》“生而知之者上也，學而知之者次也”。

[26] 多聞……次也：語本《論語·述而》“多聞，擇其善者而從之；多見而識之，知之次也”。識(zhì 志)，記。知，同“智”，智慧。

[27] 請事斯語：請讓我奉行這樣的話。事，奉行。語本《論語·顔回》。

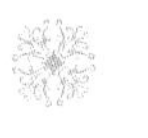

醫林列傳

張機

張機，字仲景，南陽人也。受業於同郡張伯祖，善於冶[1]療，尤精經方，舉孝廉，官至長沙太守，後在京師爲名醫，於當時爲上手[2]。以宗族二百餘口，建安紀年以來，未及十稔，死者三之二，而傷寒居其七，乃著論二十二篇，證外合三百九十七法，一百一十二方。其文辭簡古奥雅，古今治傷寒者，未有能出其外者也。其書爲諸方之祖，時人以爲扁鵲、倉公無以加之，故後世稱爲醫聖。

王叔和

王叔和，高平人也，性度沉静，博好經方，尤精診處，洞識養生之道，深曉療病之源，採摭群論，撰成《脉經》十卷，敍陰陽表裏，辨三部九候，分人迎氣口神門，條十二經二十四氣、奇經八脉、五藏六府、三焦四時之痾，纖悉備具，咸可按用，凡九十七篇。又次[3]《張仲景方論》爲三十六卷，大行於世。

成無己

成無己，聊攝人，家世儒醫，性識明敏，記問該博，譔[4]述傷寒義，皆前人未經道者，指[5]在定體、分形、析證。若同而異者明之，似是而非者辨之。古今言傷寒者祖張仲景，但因其證而用之，初未有發明其意義。成無己博極研精，深造自得，本《難》《素》《靈樞》諸書以發明其奥，因《仲景方論》以辨析其理；極表裏虚實陰陽死生之説，究藥病輕重去取加減之意，真得長沙公之旨趣。所著《傷寒論》十卷、《明理論》三卷、《論方》一卷，大行於世。

[1] 冶：當作“治”。
[2] 上手：高手。
[3] 次：編次。代指整理。
[4] 譔：同“撰”。
[5] 指：同“旨”。目的，意旨。

國子監牒文[1]

國子監

准　尚書禮部元祐[2]三年八月八日符[3]元祐三年八月七日酉時，准　都省[4]送下，當月六日

勑[5]中書省[6]勘會[7]：下項醫書，册數重大，紙墨價高，民间難以買置，八月一日奉

聖旨，令國子監別作小字雕印，内有浙路小字本者，令所屬官司校對，别無差錯，即摹印雕版，并候了日，

廣行印造，只收官紙工墨本價，許民間請買，仍送諸路出賣。奉

勑如右，牒到奉行。前批八月七日未時，付禮部施行。續准禮部符元祐三年九月二十日准

都省送下，當月十七日

勑中書省尚書省送到國子監狀。據書庫狀，准

朝旨雕印小字《傷寒論》等醫書出賣，契勘工錢，約支用五千餘貫，未委[8]於是何官錢支給，應副使用？

本監比[9]欲依雕四子等體例，於書庫賣書錢内借支，又緣所降

朝旨，候雕造了日，令只收官紙工墨本價，即别不收息，慮日後難以撥還，欲乞

朝廷特賜應副上件錢數支使，候指揮尚書省勘當，欲用本監見在[10]賣書錢，候將來成書出賣，每部只收

息壹分，餘依元[11]降指揮[12]。奉

聖旨，依國子監主者，一依

勑命指揮施行。

　　治平[13]二年二月四日

進呈，奉

聖旨，鏤版施行。

　　朝奉郎守太子右贊善大夫同校正醫書飛騎尉賜緋魚袋臣高保衡

　　宣德郎守尚書都官員外郎同校正醫書騎都尉臣孫奇

　　朝奉郎守尚書司封郎中充秘閣校理判登聞檢院護軍賜緋魚袋臣林億

　翰林學士朝散大夫給事中知制誥充史館修撰宗正寺脩玉牒官兼判太常寺兼禮儀事兼判秘閣秘

[1] 國子監牒文：此題原無，係整理者所加。“牒文”即公文。此國子監牒文，爲國子監1088年同意校正醫書局要求刊印小字本《傷寒論》呈文的批復，并就經費問題向尚書省提出意見。以下録文除竪排改横排、行字數不同原本并增加標點外，挪擡（敬詞前空格）、平擡（敬詞换行頂格書寫）、退格（表示謙讓）等排版格式悉依趙本原式。參見上卷相關解説。

[2] 元祐：宋哲宗趙煦所用三個年號中的第一個。爲1086—1094年。

[3] 符：通知。上對下告知。

[4] 都省：尚書省别稱。

[5] 勑：同“敕”。上對下告知。

[6] 中書省：古代官署名。爲全國政務中樞。

[7] 勘會：核准。下文“勘當”意同。

[8] 委：確知。

[9] 比：本來。

[10] 見在：現在。“見”，同“現”。

[11] 元：同“原”，原先。

[12] 指揮：命令。

[13] 治平：宋英宗趙曙的年號。爲1064—1067年。

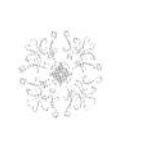

書省同提舉集禧觀公事兼提舉校正醫書所輕車都尉汝南郡開國侯食邑一千三百户賜紫金魚袋臣范鎮

推忠協謀佐理功臣金紫光禄大夫行尚書吏部侍郎參知政事柱國天水郡開國公食邑三千户食實封八百户臣趙槩[1]

推忠協謀佐理功臣金紫光禄大夫行尚書吏部侍郎參知政事柱國樂安郡開國公食邑二千八百户食實封八百户臣歐陽脩

推忠協謀同德佐理功臣特進行中書侍郎兼户部尚書同中書門下平章事集賢殿大學士上柱國廬陵郡開國公食邑七千一百户食實封二千二百户臣曾公亮

推忠協謀同德守正佐理功臣開府儀同三司行尚書右僕射兼門下侍郎同中書門下平章事昭文館大學士監脩國史兼譯經潤文使上柱國衛國公食邑一萬七百户食實封三千八百户臣韓琦

知兖州録事參軍監國子監書庫臣郭直卿

奉議郎國子監主簿雲騎尉臣孫準

朝奉郎行國子監丞上騎都尉賜緋魚袋臣何宗元

朝奉郎守國子司業輕車都尉賜緋魚袋臣豐稷

朝請郎守國子司業輕車都尉賜緋魚袋臣盛僑

朝請大夫試國子祭酒直集賢院兼徐王府翊善護軍臣鄭穆

中大夫守尚書右丞上輕車都尉保定縣開國男食邑三百户賜紫金魚袋臣胡宗愈

中大夫守尚書左丞上護軍太原郡開國矦[2]食邑一千八百户食實封二百户賜紫金魚袋臣王存

中大夫守中書侍郎護軍彭城郡開國矦食邑一千一百户食實封二百户賜紫金魚袋臣劉摯

正議大夫守門下侍郎上柱國樂安郡開國公食邑四千户食實封九百户臣孫固

太中大夫守尚書右僕射兼中書侍郎上柱國高平郡開國侯食邑一千六百户食實封五百户臣范純仁

太中大夫守尚書左僕射兼門下侍郎上柱國汲郡開國公食邑二千九百户食實封六百户臣吕大防

[1] 槩：同“概”。

[2] 矦：同“侯”。

翻刻宋板傷寒論目録

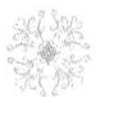

傷寒論卷第一

漢 張仲景述　晉 王叔和撰次

宋 林億校正

明 趙開美校刻

沈琳仝[1]校

辨脉法第一

問曰：脉有陰陽，何謂也？答曰：凡脉大、浮、數、動、滑，此名陽也；脉沉、濇[2]、弱、弦、微，此名陰也。凡陰病見陽脉者生，陽病見陰脉者死。

問曰：脉有陽結、陰結者，何以别之？答曰：其脉浮而數，能食不大便者，此爲實，名曰陽結也，期十七日當劇。其脉沉而遲，不能食，身體重，大便反鞕[3]，音硬，下同。名曰陰結也，期十四日當劇。

問曰：病有洒淅[4]惡寒而復發熱者何？答曰：陰脉不足，陽往從之；陽脉不足，陰往乘之。曰：何謂陽不足？答曰：假令寸口脉微，名曰陽不足。陰氣上入陽中，則洒淅惡寒也。曰：何謂陰不足？答曰：尺脉弱，名曰陰不足。陽氣下陷入陰中，則發熱也。

陽脉浮，一作微。陰脉弱者，則血虚。血虚則筋急也。其脉沉者，榮氣[5]微也。其脉浮而汗出如流珠者，衛氣衰也。榮氣微者，加燒針，則血留不行，更發熱而躁煩也。

脉藹藹[6]如車蓋者，名曰陽結也。一云秋脉。

脉累累[7]如循[8]長竿者，名曰陰結也。一云夏脉。

脉瞥瞥[9]如羹上肥者，陽氣微[10]也。

---

[1] 仝：同“同”。

[2] 濇：同“澀”。

[3] 鞕：同“硬”。堅也。“鞕”爲“堅”避諱改字。本書“鞕”，《金匱玉函經》皆作“堅”。

[4] 洒(xiǎn)淅：寒顫貌。

[5] 榮氣：後世通作“營氣”。“營”通“榮”。

[6] 藹藹：盛大貌。此指脉來應指飽滿。

[7] 累累：手指觸及成串、成片硬結之感。此指脉触之如觸摸竹之節。

[8] 循：通“揗”，撫摩。

[9] 瞥瞥：通“潎(pì)潎”。魚游貌。引申指水面肥油漂潎貌。

[10] 微：《注解傷寒論》第一篇同。《金匱玉函經》第二篇作“脱”。

脉縈縈[1]如蜘蛛絲者,陽氣[2]衰也。一云陰氣。

脉綿綿[3]如瀉漆之絶者,亡其血也。

脉來緩,時一止復來者,名曰結。脉來數,時一止復來者,名曰促。一作縱。脉陽盛則促,陰盛則結,此皆病脉。

陰陽相搏[4],名曰動。陽動則汗出,陰動則發熱。形冷惡寒者,此三焦傷也。若數脉見於關上,上下無頭尾,如豆大,厥厥[5]動摇者,名曰動也。

陽脉浮大而濡[6],陰脉浮大而濡,陰脉與陽脉同等者,名曰緩也。

脉浮而緊者,名曰弦也。弦者,狀如弓弦,按之不移也。脉緊者,如轉索無常[7]也。

脉弦而大,弦則爲減[8],大則爲芤,減則爲寒,芤則爲虚,寒虚相搏,此名爲革,婦人則半産[9]漏下,男子則亡血失精。

問曰:病有戰而汗出,因得解者,何也?答曰:脉浮而緊,按之反芤,此爲本虚,故當戰而汗出也。其人本虚,是以發戰;以脉浮,故當汗出而解也。若脉浮而數,按之不芤,此人本不虚。若欲自解,但汗出耳,不發戰也。

問曰:病有不戰而汗出解者,何也?答曰:脉大而浮數,故知不戰汗出而解也。

問曰:病有不戰不汗出而解者,何也?答曰:其脉自微,此以曾發汗、若[10]吐、若下,若亡血,以内無[11]津液,此陰陽自和[12],必自愈,故不戰不汗出而解也。

問曰:傷寒三日,脉浮數而微,病人身涼和者,何也?答曰:此爲欲解也,解以夜半。脉浮而解者,

[1] 縈縈:纏繞貌。《千金要方》卷二十八第六作"連連"。

[2] 陽氣:《千金要方》卷二十八第六作"陰氣",與原注合。

[3] 綿綿:綿延貌。

[4] 搏:迫近,纏結。《説文》:"搏,索持也。"全書"××相搏"("××"爲兩平行要素,如"風寒")義皆同此。一説是"摶"的誤字。摶,"團"的動詞專用字,摶聚。今按:原書字形比"搏"少右上一點,比"摶"少中間一提一點。僅就字形看,認作二字之一皆爲正確。

[5] 厥厥:動摇不定貌。

[6] 濡:同"軟"。全書"濡"字同此。

[7] 轉索無常:謂脉來如轉動的繩索,緊急而有力。無常,謂轉動不定。

[8] 減:敦煌卷子 S. 202 作"藏"。按對句爲"芤",蔥的别名,謂脉如蔥管之中空;《集韻·唐韻》:"藏,艸名,似薍。"藏(zāng)似薍(luàn),而"薍子"爲小蒜之根,中實,與"芤"對見,似可從。

[9] 半産:即流産。

[10] 若:或。本書"若×"連續使用時多取此義。

[11] 以内無:本書第六篇作"亡"一字,與前句并列,義長。

[12] 此陰陽自和:本書第六篇作"陰陽自和者",第二十二篇作"陰陽脉自和者",後者似是,"此"字似衍。本書"自和"多指脉象調和。

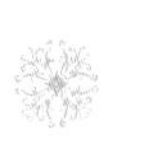

濈然[1]汗出也。脉數而解者，必能食也。脉微而解者，必大汗出也。

問曰：脉病欲知愈未愈者，何以别之？答曰：寸口、關上、尺中三處，大小、浮沉、遲數同等，雖有寒熱不解者，此脉陰陽爲和平，雖劇當愈。

師曰：立夏得洪一作浮。大脉，是其本位。其人病身體苦疼重者，須發其汗。若明日身不疼不重者，不須發汗。若汗濈濈自出者，明日便解矣。何以言之？立夏脉洪大，是其時脉，故使然也，四時倣[2]此。

問曰：凡病欲知何時得？何時愈？答曰：假令夜半得病者，明日日中愈；日中得病者，夜半愈。何以言之？日中得病夜半愈者，以陽得陰則解也；夜半得病明日日中愈者，以陰得陽則解也。

寸口脉，浮爲在表，沉爲在裏，數爲在府，遲爲在藏。假令脉遲，此爲在藏也。

趺陽脉[3]浮而濇，少陰脉[4]如經[5]者，其病在脾，法當下利。何以知之？若脉浮大者，氣實血虚也。今趺陽脉浮而濇，故知脾氣不足，胃氣虚也。以少陰脉弦而浮[6]，一作沉。纔見，此爲調脉，故稱如經也。若反滑而數者，故知當屎[7]膿也。《玉函》作溺。

寸口脉浮而緊，浮則爲風，緊則爲寒。風則傷衛，寒則傷榮，榮衛俱病，骨節煩[8]疼，當發其汗也。

趺陽脉遲而緩，胃氣如經也。趺陽脉浮而數，浮則傷胃，數則動脾，此非本病，醫特下之所爲也。榮衛内陷，其數先微，脉反但浮，其人必大便鞕，氣噫[9]而除。何以言之？本以數脉動脾，其數先微，故知脾氣不治[10]，大便鞕，氣噫而除。今脉反浮，其數改微，邪氣獨留，心中則飢，邪熱不[11]殺穀[12]，潮熱發渴，數脉當遲緩，脉因前後度數如法，病者則飢。數脉不時，則生惡瘡也。

師曰：病人脉微而濇者，此爲醫所病也。大發其汗，又數大下之，其人亡血，病當惡寒，後乃發熱，無休止時。夏月盛熱，欲著[13]複衣；冬月盛寒，欲裸其身。所以然者，陽微則惡寒，陰弱則發熱。此醫發其汗，使陽氣微；又大下之，令陰氣弱。五月之時，陽氣在表，胃中虚冷，以陽氣内微不能勝冷，故欲著複衣；十一月之時，陽氣在裏，胃中煩熱，以陰氣内弱不能勝熱，故欲裸其身。又陰脉遲濇，故知亡血也。

[1] 濈然：小汗密集貌。與後句“大汗”相對。下文“濈濈”義同。
[2] 倣：同“仿”。效法。
[3] 趺陽脉：位於脚面衝陽穴處的動脉，屬足陽明胃脉。
[4] 少陰脉：位於内脚踝太溪穴處的動脉，屬足少陰腎脉。
[5] 如經：如常。
[6] 浮：敦煌卷子 S. 202 作“沉”，與注文相同，可從。
[7] 屎：《金匱玉函經》第二篇、敦煌卷子 S. 202 作“溺”，與注文相同，可從。“溺”異體作“尿”，形誤作“屎”。
[8] 煩：劇也。
[9] 噫(ài)：《説文》：“噫，飽食息也。”胃氣上逆經口中排出有聲。後作“嗳”。
[10] 治：旺也。
[11] 不：敦煌卷子 S. 202 無此字，義長。
[12] 殺穀：消化食物。
[13] 著(zhuó)：穿，戴。後世作“着”。

脉浮而大，心下反鞕，有熱，屬藏者攻之，不令發汗；屬府者，不令溲數，溲數則大便鞕。汗多則熱愈，汗少則便難。脉遲，尚未可攻。

脉浮而洪，身汗如油，喘而不休，水漿不下，形體不仁，乍静[1]乍亂，此爲命絶也。又未知何藏先受其災？若汗出髮潤，喘不休者，此爲肺先絶也。陽反獨留，形體如烟熏，直視摇頭者，此爲心絶[2]也。脣吻反青，四肢漐習[3]者，此爲肝絶也。環口黧黑，柔汗[4]發黄者，此爲脾絶也。溲便遺失[5]、狂言、目反直視者，此爲腎絶也。又未知何藏陰陽前[6]絶？若陽氣前絶，陰氣後竭者，其人死，身色必青。陰氣前絶，陽氣後竭者，其人死，身色必赤，腋下温，心下熱也。

寸口脉浮大，而醫反下之，此爲大逆。浮則無血，大則爲寒，寒氣相搏，則爲腸鳴。醫乃不知，而反飲冷水，令汗大出，水得寒氣，冷必相搏，其人即䭇[7]。音噎，下同。

趺陽脉浮，浮則爲虚，浮虚相搏，故令氣䭇，言胃氣虚竭也。脉滑則爲噦[8]，此爲醫咎，責虚取實，守空迫血，脉浮、鼻中[9]燥者，必衄[10]也。

諸脉浮數，當發熱而洒淅惡寒。若有痛處，飲食如常者，畜[11]積有膿也。

脉浮而遲，面熱赤而戰惕[12]者，六七日當汗出而解；反發熱者，差[13]遲。遲爲無陽，不能作汗，其身必痒[14]也。

寸口脉陰陽俱緊者，法當清邪中於上焦，濁邪中於下焦。清邪中上，名曰潔也；濁邪中下，名曰渾也。陰中於邪，必内慄也。表氣微虚，裏氣不守，故使邪中於陰也。陽中於邪，必發熱、頭痛、項强、頸攣、腰痛、脛酸，所爲陽中霧露之氣，故曰清邪中上，濁邪中下。陰氣爲慄，足膝逆冷，便溺妄出，表氣微虚，裏氣微急，三焦相溷[15]，内外不通。上焦怫音佛，下同鬱[16]，藏氣相熏，口爛食齗[17]也。中焦不治，胃氣上

[1] 静：即“治”，避唐高宗李治之“治”諱改。參見上卷相關論述。

[2] 心絶：按前句問“何藏先受其災”，首答曰“肺先絶”，則以下各藏皆應云“×先絶”，但“心絶”以下四藏皆無“先”字，疑因祖本因避諱略“先”字，後人只回改了前二處。參見上卷敦煌卷子部分的論述。

[3] 漐(zhí)習：聯綿詞。肢體震顫貌。

[4] 柔汗：冷汗。

[5] 失：當作“矢”，後世作“屎”。

[6] 前：“先”避諱改字。下二“前”字同此。參見上卷關於S. 202避“陳霸先”諱的論述。

[7] 䭇：同“噎”，喉嚨被堵塞。

[8] 噦(yuě)：胃氣上逆，呃逆或乾嘔。

[9] 鼻中：《注解傷寒論》第二篇同。《金匱玉函經》第二篇作“鼻口”。

[10] 衄(nǜ)：鼻出血。

[11] 畜：同“蓄”。

[12] 戰惕(dàng)：驚悸，顫抖。常例作“戰惕”。敦煌卷子S. 202此作“戴陽”，義勝。戴陽爲虚陽上浮之病理假象，據前文“面熱赤”，此處“戰惕”當校爲“戴陽”。

[13] 差(chài)：病愈。後世作“瘥”。差遲，謂病愈延遲。按，“反發熱者差遲”，本書第二十二篇作“面色反有熱色者未欲解也”，義近。

[14] 痒：“癢”俗字(今作“癢”的簡化字)。本書第二十二篇、敦煌卷子S. 202正作“癢”。

[15] 溷(hùn)：同“混”，混亂。

[16] 怫鬱：鬱悶不舒。

[17] 食齗：牙齦糜爛。食，同“蝕”；齗，同“齦”。

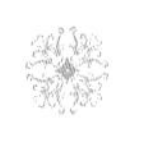

衝，脾氣不轉，胃中爲濁，榮衛不通，血凝不流。若衛氣前通者，小便赤黄，與熱相搏，因熱作使，遊於經絡，出入藏府，熱氣所過，則爲癰膿。若陰氣前通者，陽氣厥[1]微，陰無所使，客氣内入，嚏而出之，聲嗢[2]乙骨切咽塞。寒厥相追，爲熱所擁，血凝自下，狀如豚肝。陰陽俱厥，脾氣孤弱，五液注下。下焦不盍[3]，一作闔。清便[4]下重，令便數難，齊築[5]湫痛[6]，命將難全。

脉陰陽俱緊者，口中氣出，唇口乾燥，踡卧足冷，鼻中涕出，舌上胎[7]滑，勿妄治也。到七日以來，其人微發熱，手足温者，此爲欲解；或到八日以上，反大發熱者，此爲難治。設使惡寒者，必欲嘔也；腹内痛者，必欲利也。

脉陰陽俱緊，至於吐利，其脉獨不解；緊去入[8]安，此爲欲解。若脉遲，至六七日不欲食，此爲晚發，水停故也，爲未解。食自可者，爲欲解。病六七日，手足三部脉皆至，大煩而口噤不能言，其人躁擾者，必欲解也。若脉和，其人大煩，目重，臉[9]内際黄者，此欲解也。

脉浮而數，浮爲風，數爲虚，風爲熱，虚爲寒，風虚相搏，則洒淅惡寒也。

脉浮而滑，浮爲陽，滑爲實，陽實相搏，其脉數疾，衛氣失度。浮滑之脉數疾，發熱汗出者，此爲不治。

傷寒欬逆上氣，其脉散者死，謂其形損故也。

平脉法第二

問曰：脉有三部，陰陽相乘，榮衛血氣，在人體躬。呼吸出入，上下於中，因息遊布，津液流通。隨時動作，效象形容，春弦秋浮，冬沉夏洪。察色觀脉，大小不同，一時之間，變無經常。尺寸參差，或短或長，上下乖錯，或存或亡。病輒改易，進退低昂，心迷意惑，動失紀綱。願爲具陳，令得分明。師曰：子之所問，道之根源。脉有三部，尺寸及關，榮衛流行，不失衡銓。腎沉心洪，肺浮肝弦，此自經常，不失銖分。出入升降，漏刻周旋，水下百刻，一周循環。當復寸口，虚實見焉，變化相乘，陰陽相干。風則浮虚，寒則牢堅，沉潛水滀[10]，支飲急弦。動則爲痛，數則熱煩，設有不應，知變所緣。三部不同，病各異端，大過可怪，不及亦然。邪不空見，終必有奸，審察表裏，三焦别焉。知其所舍，消息[11]診看，料度府藏，獨見若神。爲子條記，傳與賢人。

[1] 厥：氣閉。
[2] 聲嗢(wà)：出聲不利。《説文》："嗢，咽也。"段玉裁注："咽當作噎，聲之誤也……咽中息不利也。"
[3] 盍：《金匱玉函經》第二篇作"闔"，與原注同。闔，謂關閉。
[4] 清便：排便。清，通"圊"。圊(qīng)，廁所，引申指排便。
[5] 齊築：謂臍部跳動。齊，通"臍"。築，謂上下跳動。
[6] 湫(jiǎo)痛：後世作"絞痛"。
[7] 胎：舌苔。後世作"苔"。
[8] 入：《金匱玉函經》第二篇作"人"，當從改。
[9] 臉：敦煌卷子 S. 202 作"瞼"，"臉"表面部義所起較晚，當據敦煌本改。
[10] 滀：積聚。
[11] 消息：此指揣度、觀察。

師曰：呼吸者，脉之頭[1]也，初持脉，來疾去遲，此出疾入遲，名曰内虚外實也。初持脉，來遲去疾，此出遲入疾，名曰内實外虚也。

問曰：上工望而知之，中工問而知之，下工脉而知之，願聞其説[2]。師曰：病家人請云，病人苦發熱，身體疼，病人自卧。師到診其脉，沉而遲者，知其差[3]也。何以知之？若表有病者，脉當浮大，今脉反沉遲，故知愈也。假令病人云腹内卒痛，病人自坐[4]。師到脉之，浮而大者，知其差也。何以知之？若裏有病者，脉當沉而細，今脉浮大，故知愈也。

師曰：病家人來請云，病人發熱煩極。明日師到，病人向壁卧，此熱已去也。設令脉不和，處[5]言已愈。設令向壁卧，聞師到，不驚起而眄[6]視，若三言三止，脉之嚥[7]唾者，此詐病也。設令脉自和，處言此病大重，當須服吐下藥，針灸數十百處乃愈。

師持脉，病人欠者，無病也。脉之呻者，病也。言遲者，風也。摇頭言者，裏痛也。行遲者，表强也。坐而伏者，短氣也。坐而下一脚[8]者，腰痛也。裏實護腹，如懷卵物者，心痛也。

師曰：伏氣之病，以意候之，今月之内，欲有伏氣。假令舊有伏氣，當須脉之，若脉微弱者，當喉中痛似傷，非喉痹也。病人云，實咽中痛，雖爾，今復欲下利。

問曰：人恐怖者，其脉何狀？師曰：脉形如循絲累累然[9]，其面白脱色也。

問曰：人不飲，其脉何類？師曰：脉自濇，唇口乾燥也。

問曰：人愧者，其脉何類？師曰：脉浮而面色乍白乍赤。

問曰：《經》説脉有三菽六菽重者，何謂也？師曰：脉人以指按之，如三菽之重者，肺氣也；如六菽之重者，心氣也；如九菽之重者，脾氣也；如十二菽之重者，肝氣也；按之至骨者，腎氣也。菽者，小豆也。假令下利，寸口、關上、尺中悉不見脉，然尺中時一小見，脉再舉頭一云按投者，腎氣也；若見損脉來至，爲難治。腎爲脾所勝，脾勝不應時。

問曰：脉有相乘，有縱有横，有逆有順，何謂也？師曰：水行乘火，金行乘木，名曰縱；火行乘水，木

---

[1] 頭：源頭。

[2] 上工……其説：本篇爲“平脉法”，全篇以脉診爲主，并不以望診和問診爲重，故本句疑經後人沾注而竄改。

[3] 差(chài)：病愈。後世作“瘥”。

[4] 坐：古人坐姿，兩膝着地，脚底朝上，臀部着於脚跟。

[5] 處：辨察；判斷。

[6] 眄：當作“眄”。斜眼看。《脉經》卷一第十二篇正作“眄”。

[7] 嚥：吞嚥。繁體字中，咽喉作“咽”，吞嚥作“嚥”。簡化字二義統作“咽”。

[8] 坐而下一脚：古人普通坐姿，兩膝着地，脚底朝上，臀部着於脚跟。下一脚，即一腿前伸。《脉經》卷一第十二作“下一膝”。

[9] 脉形如循絲累累然：前文《辨脉法》云：“脉累累如循長竿者，名曰陰結也。”“脉縈縈如循蜘蛛絲者，陽氣衰也。”本句云“如循絲”，則“累累”似當作“縈縈”。

行乘金，名曰横；水行乘金，火行乘木，名曰逆；金行乘水，木行乘火，名曰順也。

問曰：脉有殘賊，何謂也？師曰：脉有弦、緊、浮、滑、沉、濇，此六脉，名曰殘賊，能爲諸脉作病也。

問曰：脉有災怪，何謂也？師曰：假令人病，脉得太陽，與形證相應，因爲作湯，比還送湯，如食頃，病人乃大吐，若下利，腹中痛。師曰：我前來不見此證，今乃變異，是名災恠[1]。又問曰：何緣作此吐利？答曰：或有舊時服藥，今乃發作，故爲災恠耳。

問曰：東方肝脉，其形何似？師曰：肝者，木也，名厥陰，其脉微弦濡弱而長，是肝脉也。肝病自得濡弱者，愈也。假令得純弦脉者死，何以知之？以其脉如弦直，此是肝藏傷，故知死也。

南方心脉，其形何似？師曰：心者，火也，名少陰，其脉洪大而長，是心脉也。心病自得洪大者，愈也。假令脉來微去大，故名反，病在裏也。脉來頭小本大，故名覆，病在表也。上微[2]頭小者，則汗出。下微[3]本大者，則爲關格不通，不得尿。頭無汗者可治，有汗者死。

西方肺脉[4]，其形何似？師曰：肺者，金也，名太陰，其脉毛浮也。肺病自得此脉，若得緩遲者，皆愈。若得數者則劇。何以知之？數者，南方火，火剋西方金，法當癰腫，爲難治也。

問曰：二月得毛浮脉，何以處言至秋當死？師曰：二月之時，脉當濡弱，反得毛浮者，故知至秋死。二月肝用事，肝屬木，脉應濡弱，反得毛浮脉者，是肺脉也。肺屬金，金來剋木，故知至秋死，他皆倣此。

師曰：脉肥人責[5]浮，瘦人責沉。肥人當沉，今反浮；瘦人當浮，今反沉：故責之。

師曰：寸脉下不至關，爲陽絶；尺脉上不至關，爲陰絶：此皆不治，決死也。若計其餘命生死之期，期以月節剋之也。

師曰：脉病人不病，名曰行尸，以無王[6]氣，卒眩仆不識人者，短命則死。人病脉不病，名曰内虚，以無穀神，雖困無苦。

問曰：翕奄沉[7]，名曰滑，何謂也？師曰：沉爲純陰，翕爲正陽，陰陽和合，故令脉滑，關尺自平。

[1] 恠："怪"俗字。
[2] 上微：成無己注爲"上微，爲浮之而微"。
[3] 下微：成無己注爲"下微，沉之而微"。
[4] 肺脉：此上論及肝脉、心脉，下文無脾脉、腎脉之文，當是古本佚失。
[5] 責：責怪。
[6] 王：通"旺"，旺盛。
[7] 翕奄沉：謂脉忽大忽沉。翕，盛大；奄，忽然。

陽明脉微沉，食飲自可。少陰脉微滑，滑者，緊之浮名也，此爲陰實，其人必股内汗出，陰下濕也。

問曰：曾爲人所難[1]，緊脉從何而來？師曰：假令亡汗，若吐，以肺裏寒，故令脉緊也；假令欬者，坐[2]飲冷水，故令脉緊也；假令下利，以胃虚冷，故令脉緊也。

寸口衛氣盛，名曰高，高者，暴狂而肥。榮氣盛，名曰章；章者，暴澤而光。高章相搏，名曰綱[3]。綱者，身筋急，脉强直故也[4]。衛氣弱，名曰惵[5]；惵者，心中氣動迫怯。榮氣弱，名曰卑；卑者，心中常自羞愧。惵卑相搏，名曰損。損者，五藏六府俱乏氣虚惙故也[6]。衛氣和，名曰緩；緩者，四肢不能自收。榮氣和，名曰遲；遲者，身體俱重，但欲眠也。緩遲相搏，名曰沉。沉者，腰中直，腹内急痛，但欲卧，不欲行。

寸口脉緩而遲，緩則陽氣長，其色鮮，其顔光，其聲商，毛髮長。遲則陰氣盛，骨髓生，血滿，肌肉緊薄鮮鞕。陰陽相抱，榮衛俱行，剛柔相得，名曰强也。

趺陽脉滑而緊，滑者胃氣實，緊者脾氣强，持實擊强，痛還自傷，以手把刃，坐作瘡也[7]。

寸口脉浮而大，浮爲虚，大爲實，在尺爲關，在寸爲格，關則不得小便，格則吐逆。

趺陽脉伏而濇，伏則吐逆，水穀不化，濇則食不得入，名曰關格。

脉浮而大，浮爲風虚，大爲氣强，風氣相搏，必成隱瘮[8]，身體爲痒[9]。痒者，名泄風，久久爲痂癩。眉少髮稀，身有乾瘡而腥臭也。

寸口脉弱而遲，弱者衛氣微，遲者榮中寒。榮爲血，血寒則發熱；衛爲氣，氣微者心内飢，飢而虚滿不能食也。

趺陽脉大而緊者，當即下利，爲難治。

寸口脉弱而緩，弱者陽氣不足，緩者胃氣有餘，噫而吞酸，食卒不下，氣填於膈上也一作下。

---

[1] 難(nàn)：詰問。

[2] 坐：因。

[3] 綱：通“剛”。即如注文所云“身筋急，脉强直”之象。按，本條分三點(每點各三句)：衛榮俱盛，則呈剛强之象；衛榮俱弱，則呈虚弱之象；衛榮俱和，則呈沉穩之象。舊注於第三點亦釋爲病象，恐非。按：本條舊注似取自《注解傷寒論》成無己注而有剪裁。參本書上卷。

[4] 脉强直故也：成無己注文作“脉直”，無“强”“故也”三字，義長。

[5] 惵(dié)：恐懼。

[6] 俱乏氣虚惙故也：成無己注本作“之虚惙也”，無“故”字，與下文“沉者……”注文相合，義長。

[7] 以手把刃坐作瘡也：手握刀刃自會造成創傷。喻胃、脾邪實之氣兩强相爭，會造成自身傷害。坐，自，自然而然。瘡，“創”俗字。

[8] 隱瘮：“隱”亦作“癮”，“瘮”亦作“軫”“疹”“胗”，皮膚上凸起的疹塊。隱，凸起。《諸病源候論》卷三十《丹軫候》：“丹軫者，肉色不變，又不熱，但起隱軫，相連而微癢，故謂爲丹軫也。”

[9] 痒：《説文》本義“瘍也”。此用爲“癢”俗字，搔癢。

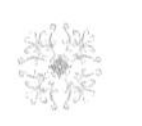

趺陽脉緊而浮，浮爲氣，緊爲寒，浮爲腹滿，緊爲絞痛，浮緊相搏，腸鳴而轉，轉即氣動，膈氣乃下，少陰脉不出，其陰腫大而虚也。

寸口脉微而濇，微者衛氣不行，濇者榮氣不逮[1]，榮衛不能相將[2]，三焦無所仰[3]，身體痹不仁。榮氣不足，則煩疼口難言。衛氣虚者，則惡寒數欠。三焦不歸其部，上焦不歸者，噫而酢吞[4]；中焦不歸者，不能消穀引食；下焦不歸者，則遺溲。

趺陽脉沉而數，沉爲實，數消穀，緊者病難治。

寸口脉微而濇，微者衛氣衰，濇者榮氣不足。衛氣衰，面色黄；榮氣不足，面色青。榮爲根，衛爲葉，榮衛俱微，則根葉枯槁，而寒慄欬逆，唾腥吐涎沫也。

趺陽脉浮而芤，浮者衛氣虚，芤者榮氣傷，其身體瘦，肌肉甲錯[5]，浮芤相搏，宗氣微衰，四屬斷絶[6]。四屬者，謂皮、肉、脂、髓，俱竭，宗氣則衰矣。

寸口脉微而緩，微者衛氣疎[7]，疎則其膚空；緩者胃氣實，實則穀消而水化也。穀入於胃，脉道乃行，水入於經，其血乃成。榮盛則其膚必疎，三焦絶經，名曰血崩。

趺陽脉微而緊，緊則爲寒，微則爲虚，微緊相搏，則爲短氣。

少陰脉弱而濇，弱者微煩，濇者厥逆。

趺陽脉不出，脾不上下，身冷膚鞕。

少陰脉不至，腎氣微，少精血，奔氣促迫，上入胷膈，宗氣反聚，血結心下，陽氣退下，熱歸陰股，與陰相動，令身不仁，此爲尸厥，當刺期門、巨闕。宗氣者，三焦歸氣也，有名無形，氣之神使也。下榮玉莖，故宗筋聚縮之也。

寸口脉微，尺脉緊，其人虚損多汗，知陰常在，絶不見陽也。

寸口諸微亡陽，諸濡亡血，諸弱發熱，諸緊爲寒，諸乘寒者，則爲厥，鬱冒[8]不仁，以胃無穀氣，脾濇不通，口急不能言，戰而慄也。

---

[1] 逮：及。
[2] 將：協調。
[3] 仰：依賴。
[4] 酢吞：吞酸。
[5] 甲錯：表皮粗糙不平皺縮乾枯。
[6] 四屬斷絶：森立之《傷寒論考注》認爲應指四肢厥逆，與原書舊注有别。
[7] 疎：同"疏"。
[8] 鬱冒：鬱悶。

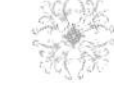

問曰：濡弱何以反適十一頭[1]？師曰：五藏六府相乘，故令十一。

問曰：何以知乘府？何以知乘藏？師曰：諸陽浮數爲乘府，諸陰遲澁爲乘藏也。

傷寒論卷第一[2]

[1] 濡弱何以反適十一頭：前人認爲，寸口濡弱爲胃陽敷布之象，故於五藏六府皆適宜。頭：種。

[2] 傷寒論卷第一：底本原缺，據中國中醫科學院本及全書體例補。

傷寒論卷第二

漢 張仲景述　晉 王叔和撰次
宋 林億校正
明 趙開美校刻
沈琳仝校

傷寒例第三

四時八節、二十四氣、七十二候決病法。

立春正月節斗[1]指艮，雨水正月中指寅。

驚蟄二月節指甲，春分二月中指卯。

清明三月節指乙，穀雨三月中指辰。

立夏四月節指巽，小滿四月中指巳。

芒種五月節指丙，夏至五月中指午。

小暑六月節指丁，大暑六月中指未。

立秋七月節指坤，處暑七月中指申。

白露八月節指庚，秋分八月中指酉。

寒露九月節指辛，霜降九月中指戌。

立冬十月節指乾，小雪十月中指亥。

大雪十一月節指壬，冬至十一月中指子。

小寒十二月節指癸，大寒十二月中指丑。

二十四氣，節有十二，中氣有十二，五日爲一候，氣亦同，合有七十二候，決病生死。此須洞解之也。

《陰陽大論》云：春氣温和，夏氣暑熱，秋氣清涼，冬氣冰列[2]，此則四時正氣之序也。冬時嚴寒，萬類深藏，君子[3]固密[4]，則不傷於寒；觸冒之者，乃名傷寒耳。其傷於四時之氣，皆能爲病，以傷寒爲毒者，以其最成殺厲之氣也。中而即病者，名曰傷寒；不即病者，寒毒藏於肌膚，至春變爲温病，至夏變爲暑病。暑病者，熱極重於温也。是以辛苦之人[5]，春夏多温熱病者，皆由冬時觸寒所致，非時行之氣也。凡時行者，春時應暖，而反大寒；夏時應熱，而反大涼；秋時應涼，而反大熱；冬時應寒，而反大温。此非其時而有其氣，是以一歲之中，長幼之病多相似者，此則時行之氣也。夫欲候知四時正氣爲病，及時行疫氣之法，皆當按斗曆占之。九月霜降節後，宜漸寒，向冬大寒，至正月雨水節後，宜解

[1] 斗：北斗。古人以斗柄指向定月份與節氣。以下各句“指”字前承前省“斗”字。

[2] 列：當作“冽”，寒冷。《外臺秘要》卷一正作“冽”；本篇後文亦有“寒冽”。冰列，《注解傷寒論》作“冷冽”。

[3] 君子：此指貴族之人。

[4] 固密：謂防護得法。

[5] 辛苦之人：與“君子”相對，指勞苦之人。

也。所以謂之雨水者，以冰雪解而爲雨水故也。至驚蟄二月節後，氣漸和暖，向夏大熱，至秋便涼。從霜降以後，至春分以前，凡有觸冒霜露，體中寒即病者，謂之傷寒也。九月、十月，寒氣尚微，爲病則輕；十一月、十二月，寒冽已嚴，爲病則重；正月、二月，寒漸將解，爲病亦輕。此以冬時不調，適[1]有傷寒之人，即爲病也。其冬有非節之暖者，名爲冬温。冬温之毒，與傷寒大異，冬温復有先後，更相重沓，亦有輕重，爲治不同，證如後章。從立春節後，其中無暴大寒，又不冰雪，而有人壯熱爲病者，此屬春時陽氣，發於冬時伏寒，變爲温病。從春分以後，至秋分節前，天有暴寒者，皆爲時行寒疫也。三月、四月，或有暴寒，其時陽氣尚弱，爲寒所折，病熱猶輕；五月、六月，陽氣已盛，爲寒所折，病熱則重；七月、八月，陽氣已衰，爲寒所折，病熱亦微，其病與温及暑病相似，但治有殊耳。十五日得一氣，於四時[2]之中，一時有六氣，四六名爲二十四氣。然氣候亦有應至仍不至，或有未應至而至者，或有至而太過者，皆成病氣也。但天地動静，陰陽鼓擊者，各正一氣耳。是以彼春之暖，爲夏之暑；彼秋之忿，爲冬之怒。是故冬至之後，一陽爻升，一陰爻降也；夏至之後，一陽氣下，一陰氣上也。斯則冬夏二至，陰陽合也；春秋二分，陰陽離也。陰陽交易，人變病焉。此君子春夏養陽，秋冬養陰，順天地之剛柔也。小人觸冒，必嬰[3]暴疹[4]。須知毒烈之氣，留在何經，而發何病，詳而取之。是以春傷於風，夏必飧泄[5]；夏傷於暑，秋必病瘧；秋傷於濕，冬必咳[6]嗽；冬傷於寒，春必病温。此必然之道，可不審明之？傷寒之病，逐日淺深，以施方治。今世人傷寒，或始不早治，或治不對病，或日數久淹[7]，困乃告醫。醫人又不依次第而治之，則不中病。皆宜臨時消息[8]制方，無不效也。今搜採仲景舊論，録其證候，診脉聲色，對病真方，有神驗者，擬防世急也。

又土地温涼，高下不同；物性剛柔，飡[9]居亦異。是故黄帝興四方之問[10]，岐伯舉四治之能[11]，以訓後賢，開其未悟者。臨病之工[12]，宜須兩審也。

凡傷於寒，則爲病熱，熱雖甚，不死。若兩感於寒而病者，必死。

尺寸俱浮者，太陽受病也，當一二日發。以其脉上連風府，故頭項痛，腰脊强。

尺寸俱長者，陽明受病也，當二三日發。以其脉夾鼻絡於目，故身熱目疼鼻乾，不得卧。

尺寸俱弦者，少陽受病也，當三四日發。以其脉循脅絡於耳，故胷脅痛而耳聾。此三經[13]皆受病，

[1] 適：正好，恰巧。

[2] 時：此指季。下"時"字同。

[3] 嬰：遭受，罹患。

[4] 疹：同"疢"，病，熱病。

[5] 飧(sūn)泄：瀉利雜見未消化的食物殘渣。亦稱"完穀不化"。《玉篇·食部》："飧，水和飯也。"飧泄之狀如之。

[6] 咳："欬"俗字。今簡化字統作"咳"。

[7] 淹：久。

[8] 消息：斟酌。

[9] 飡：同"餐"。

[10] 四方之問：指《素問·異法方宜論》中關於四方異域生活習俗不同，因而産生不同疾病和不同治法的討論。

[11] 四治之能：指《素問·異法方宜論》中對於四方之病興起所用砭石、毒藥、微針、灸焫不同治法。

[12] 工：醫工。即醫生。

[13] 此三經：指上文所述太陽、陽明、少陽三經。本句統述三陽經發病治療原則。《注解傷寒論》以下另爲一條，可從。

未入於府者[1]，可汗而已[2]。

尺寸俱沉細者，太陰受病也，當四五日發。以其脉布胃中，絡於嗌[3]，故腹滿而嗌乾。

尺寸俱沉者，少陰受病也，當五六日發。以其脉貫腎絡於肺，繫舌本，故口燥舌乾而渴。

尺寸俱微緩者，厥陰受病也，當六七日發。以其脉循陰器絡於肝，故煩滿[4]而囊縮。此三經[5]皆受病，已入於府[6]，可下而已。

若兩感於寒者，一日太陽受之，即與少陰俱病，則頭痛口乾、煩滿而渴；二日陽明受之，即與太陰俱病，則腹滿身熱、不欲食、讝之廉切，又女監切，下同。語[7]；三日少陽受之，即與厥陰俱病，則耳聾、囊縮而厥、水漿不入、不知人[8]者，六日死。若三陰三陽、五藏六府皆受病，則榮衛不行，藏府不通，則死矣。

其不[9]兩感於寒，更不傳經，不加異氣者，至七日太陽病衰[10]，頭痛少[11]愈也；八日陽明病衰，身熱少歇也；九日少陽病衰，耳聾微聞也；十日太陰病衰，腹減如故，則思飲食；十一日少陰病衰，渴止舌乾，已而嚏也；十二日厥陰病衰，囊縱，少腹微下，大氣皆去，病人精神爽慧也。

若過[12]十三日以上不間[13]，寸尺陷者，大危。若更感異氣，變爲他病者，當依後壞病證[14]而治之。若脉陰陽俱盛，重感於寒者，變成温瘧。陽脉浮滑，陰脉濡弱者，更遇於風，變爲風温。陽脉洪數，陰脉實大者，更遇温熱，變爲温毒。温毒爲病最重也。陽脉濡弱，陰脉弦緊者，更遇温氣，變爲温疫。一本作瘧。以此冬傷於寒，發爲温病。脉之變證，方治如説。

凡人有疾，不時即治，隱忍冀差，以成痼疾。小兒女子，益以滋甚。時氣不和，便當早言。尋其邪由，及[15]在腠理，以時治之，罕有不愈者。患人忍之，數日乃説，邪氣入藏，則難可制。此爲家有患備慮之要。凡作湯藥[16]，不可避晨夜，覺病須臾，即宜便治，不等[17]早晚，則易愈矣。如或差遲，病即傳變，雖

---

[1] 未入於府者：强調病在表。《諸病源候論》卷七《傷寒候》作"而未入通於藏也"，《外臺秘要》卷一《傷寒日數》作"而未入於藏者"。
[2] 已：治愈。
[3] 嗌：咽喉。
[4] 煩滿：煩悶。
[5] 此三經：指上文所述太陰、少陰、厥陰三經。本句統述三陰經發病治療原則。《注解傷寒論》以下另爲一條，可從。
[6] 已入於府：謂病在胃腸之府，故可下。
[7] 讝（zhān）語：病中神志不清胡言亂語。讝，亦作"譫"。
[8] 不知人：不省人事，不能與人交流。
[9] 其不：底本本條連上文，但"其"字上有分隔符號；《注解傷寒論》此處亦分段，據分。
[10] 病衰：疾病減退。
[11] 少：用同"稍"，漸漸。
[12] 若過：底本本條連上文，但"若"字上有分隔符號；《注解傷寒論》此處亦分段，據分。
[13] 間（jiàn）：病愈。
[14] 壞病證：指醫生誤治導致的證形複雜、轉歸不佳的病情。通常稱"壞病"或"壞證"。
[15] 及：趁着。
[16] 凡作湯藥：此下另起話題，似宜另起一段。
[17] 等：待。按"等"有"待"義係通"待"而得，已知最早例見於唐代。由此可對《傷寒例》篇形成年代有所提示。

欲除治，必難爲力。服藥不如方法[1]，縱意違師，不須治之。

凡傷寒之病[2]，多從風寒得之。始表中風寒，入裏則不消矣，未有温覆而當不消散者。不在[3]證治，擬欲攻之，猶當先解表，乃可下之。若表已解，而内不消，非大滿，猶生寒熱，則病不除。若表已解，而内不消，大滿大實，堅有燥屎，自可除下之。雖四五日，不能爲禍也。若不宜下，而便[4]攻之，内虚熱入，協熱遂利，煩躁，諸變不可勝數，輕者困篤，重者必死矣。

夫陽盛陰虚，汗之則死，下之則愈；陽虚陰盛，汗之則愈，下之則死。夫如是，則神丹安可以誤發，甘遂何可以妄攻？虚盛之治，相背千里，吉凶之機，應若影響[5]，豈容易[6]哉！况桂枝下咽，陽盛即斃；承氣入胃，陰盛以亡。死生之要，在乎須臾，視身之盡，不暇計日[7]。此陰陽虚實之交錯，其候至微；發汗吐下之相反，其禍至速。而醫術淺狹，懵然不知病源，爲治乃誤，使病者殞没，自謂其分，至令冤魂塞於冥路[8]，死屍盈於曠野，仁者鑒此，豈不痛歟！

凡兩感病俱作，治有先後，發表攻裏，本自不同。而執迷用意[9]者，乃云神丹甘遂，合而飲之，且解其表，又除其裏，言巧[10]似是，其理實違。夫智者之舉錯[11]也，常審以慎；愚者之動作也，必果而速。安危之變，豈可詭[12]哉！世上之士，但務彼翕習[13]之榮，而莫[14]見此傾危之敗，惟明者居然能護其本，近取諸身，夫何遠之有焉？

凡發汗，温煖[15]湯藥，其方雖言日三服，若病劇不解，當促[16]其間，可半日中盡三服。若與病相阻，即便有所覺。病重者，一日一夜當晬時[17]觀之，如服一劑，病證猶在，故當復作本湯服之。至有不肯汗出，服三劑乃解；若汗不出者，死病也。

凡得時氣病，至五六日，而渴欲飲水，飲不能多，不當與也，何者？以腹中熱尚少，不能消之，便更與人作病也。至七八日，大渴欲飲水者，猶當依證而與之。與之常令不足，勿極意也。言能飲一斗，與五升。若飲而腹滿，小便不利，若喘若噦，不可與之也。忽然大汗出，是爲自愈也。

---

[1] 方法：方之法。即方劑施用的規範做法。
[2] 凡傷寒之病：此上敦煌卷子 P. 3287 有"仲景曰陰陽大論云"8 字。條文中亦多有文字差異，可參看本書對照表部分。
[3] 在：觀察。按本句敦煌卷子 P. 3287 作"若病不存證"，似指病證不甚明晰。
[4] 便：敦煌卷子 P. 3287 作"强"，義勝。
[5] 影響：如影隨形，如響應聲，形容事情很靈驗。
[6] 易：交换。
[7] 視身之盡不暇計日：敦煌卷子 P. 3287 作"【瞬】息之間，尅於時限"，義長。
[8] 冥路：敦煌卷子 P. 3287 作"逵路"。"逵"，四通八達的大路，義長。
[9] 執迷用意：敦煌卷子 P. 3287 作"好存生意"，《注解傷寒論》作"執迷妄意"。
[10] 言巧：敦煌卷子 P. 3287 作"巧言"，義長。
[11] 錯：通"措"。敦煌卷子 P. 3287 正作"措"。
[12] 詭：欺詐。其前的"可"字敦煌卷子 P. 3287 作"不"，義長。
[13] 翕習：威勝貌。
[14] 莫：没有人。無指代詞。
[15] 煖：同"暖"。
[16] 促：缩短。
[17] 晬(zuì)時：一整天。

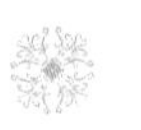

凡得病，反能飲水，此爲欲愈之病。其不曉病者，但聞病飲水自愈，小渴者乃强與飲之，因成其禍，不可復數也。

凡得病，厥脉動數，服湯藥更遲，脉浮大減小，初躁後静，此皆愈證也。

凡治温病，可刺五十九穴。又身之穴三百六十有五，其三十穴灸之有害，七十九穴刺之爲災，并中髓也。

脉四損，三日死。平人四息[1]，病人脉一至，名曰四損。

脉五損，一日死。平人五息，病人脉一至，名曰五損。

脉六損，一時死。平人六息，病人脉一至，名曰六損。

脉盛身寒，得之傷寒；脉虚身熱，得之傷暑。脉陰陽俱盛，大汗出，不解者，死；脉陰陽俱虚，熱不止者，死。脉至乍數乍踈者，死。脉至如轉索，其日死。讝言妄語，身微熱，脉浮大，手足温者，生。逆冷，脉沉細者，不過一日死矣。此以前是傷寒熱病證候也。

辨痓濕暍脉證第四

痓音熾；又作痙，巨郢切。下同。[2]

傷寒所致太陽病痓[3]濕暍[4]，此三種，宜應别論。以爲與傷寒相似，故此見之。

太陽病，發熱無汗，反惡寒者，名曰剛痓。

太陽病，發熱汗出，而不惡寒，《病源》云惡寒。名曰柔痓。

太陽病，發熱，脉沉而細者，名曰痓[5]。

太陽病，發汗太多，因致痓。

病身熱足寒，頸項强急，惡寒，時頭熱面赤，目脉赤，獨頭面摇，卒口噤，背反張者，痓病也。

[1] 息：《脉經》卷七第二十四作"至"。下二條"五息""六息"同此。按：一呼一吸謂之"息"。本條及下二條云平人數息病人脉來一至，常人每分鐘呼吸十餘次，則病人每分鐘脉搏僅有數次，極不合理；依《脉經》作"至"，病人爲常人脉搏數的四分之一至六分之一，相對合理。

[2] 痓音……下同：此注原附於標題當行之下，現另起於標題下行。以下各篇題下法、方等統計一律例此徑改。

[3] 痓：當作"痙"。行草書形近而誤。筋脉抽搐之證。《金匱玉函經》第一篇正作"痙"。下文各"痓"字同此。原書題下舊注亦謂："痓音熾。又作痙，巨郢切。""又作"者實爲原貌。

[4] 暍（yē）：傷於暑熱之證。

[5] 名曰痓：三字下，《金匱要略》第二篇有"爲難治"三字。

太陽病，關節疼痛而煩，脉沉而細一作緩。者，此名濕痹。一云中濕。濕痹之候，其人小便不利，大便反快，但當利其小便。濕家之爲病，一身盡疼，發熱，身色如似熏黄。濕家，其人但頭汗出，背强，欲得被覆、向火，若下之早則噦，胷滿，小便不利，舌上如胎[1]者，以丹田有熱，胷中有寒，渴欲得水而不能飲，口燥煩也。

濕家下之，額上汗出，微喘，小便利一云不利。者，死；若下利不止者，亦死。

問曰：風濕相搏，一身盡疼痛，法當汗出而解，值天陰雨不止。醫云此可發汗。汗之病不愈者，何也？答曰：發其汗，汗大出者，但風氣去，濕氣在[2]，是故不愈也。若治風濕者，發其汗，但微微似欲出汗者，風濕俱去也。

濕家病，身上疼痛，發熱面黄而喘，頭痛鼻塞而煩，其脉大，自能飲食，腹中和，無病，病在頭中寒濕，故鼻塞，内[3]藥鼻中則愈。

病者一身盡疼，發熱，日晡所[4]劇者，此名風濕。此病傷於汗出當風，或久傷取冷所致也。

太陽中熱者，暍是也，其人汗出，惡寒，身熱而渴也。

太陽中暍者，身熱疼重，而脉微弱，此以夏月傷冷水，水行皮中所致也。

太陽中暍者，發熱惡寒，身重而疼痛，其脉弦細芤遲，小便已，洒洒然[5]毛聳[6]，手足逆冷，小有勞，身即熱，口開，前板齒燥。若發汗，則惡寒甚；加温針，則發熱甚；數下之，則淋甚。

辨太陽病脉證并治上第五

合一十六法，方一十四首。

太陽中風[7]，陽浮陰弱，熱發汗出，惡寒，鼻鳴乾嘔者，桂枝湯主之。第一。五味。前有太陽病一十一證。

太陽病，頭痛，發熱，汗出惡風者，桂枝湯主之。第二。用前第一方。

太陽病，項背强几几，反汗出惡風者，桂枝加葛根湯主之。第三。七味。

太陽病，下之後，其氣上衝者，桂枝湯主之。第四。用前第一方，下有太陽壞病一證。

---

[1] 如胎：舌上猶如苔生長。胎，後世作"苔"。森立之《傷寒論考注》："如胎，亦謂淡白滑潤也。"可參。

[2] 在：《金匱玉函經》第一篇作"仍在"，義長；《脉經》卷八第二篇并作"續在"，義長。

[3] 内：同"納"。

[4] 日晡(bū)所：午後時間。日晡，古時段名，合申時，下午3時到5時。所，表約數，猶言左右。

[5] 洒(xiǎn)洒然：惡寒貌。

[6] 毛聳：汗毛直立。

[7] 太陽中風：此下楷體部分，即宋本特有之"子目"，以節取用方條文爲主，提示本篇所包含的條文内容。參見上卷相關論述。後文各篇同此。

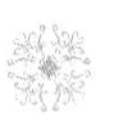

桂枝本爲解肌，若脉浮緊，發熱汗不出者，不可與之。第五。下有酒客不可與桂枝一證。

喘家作，桂枝湯加厚朴杏子。第六。下有服湯吐膿血一證。

太陽病，發汗，遂漏不止，惡風，小便難，四肢急，難以屈伸，桂枝加附子湯主之。第七。六味。

太陽病，下之後，脉促胷滿者，桂枝去芍藥湯主之。第八。四味。

若微寒者，桂枝去芍藥加附子湯主之。第九。五味。

太陽病，八九日如瘧狀，熱多寒少，不嘔，清便自可，宜桂枝麻黄各半湯。第十。七味。

太陽病，服桂枝湯，煩不解，先刺風池、風府，却與桂枝湯。第十一。用前第一方。

服桂枝湯，大汗出，脉洪大者，與桂枝湯。若形似瘧，一日再發者，宜桂枝二麻黄一湯。第十二。七味。

服桂枝湯，大汗出，大煩渴不解，脉洪大者，白虎加人參湯主之。第十三。五味。

太陽病，發熱惡寒，熱多寒少，脉微弱者，宜桂枝二越婢一湯。第十四。七味。

服桂枝，或下之，頭項强痛，發熱無汗，心下滿痛，小便不利者，桂枝去桂加茯苓白术湯主之。第十五。六味。

傷寒脉浮，自汗出，小便數，心煩，微惡寒，脚攣急，與桂枝，得之便厥，咽乾，煩躁，吐逆，作甘草乾薑湯與之；厥愈，更作芍藥甘草湯與之，其脚伸。若胃氣不和，與調胃承氣湯。若重發汗，加燒針者，四逆湯主之，第十六。甘草乾薑湯、芍藥甘草湯并二味。調胃承氣湯、四逆湯并三味。

太陽之爲病，脉浮，頭項强痛而惡寒。

太陽病，發熱，汗出，惡風，脉緩者，名爲中風。

太陽病，或已發熱，或未發熱，必惡寒，體痛，嘔逆，脉陰陽俱緊者，名爲傷寒。

傷寒一日，太陽受之，脉若静者，爲不傳；頗欲吐，若[1]躁煩，脉數急者，爲傳也。

傷寒二三日，陽明、少陽證不見者，爲不傳也。

太陽病，發熱而渴，不惡寒者，爲温病。若發汗已，身灼熱者，名風温。風温爲病，脉陰陽俱浮，自汗出，身重，多眠睡，鼻息必鼾，語言難出。若被下者，小便不利，直視失溲；若被火者，微[2]發黄色，劇則如驚癇，時瘛瘲[3]；若[4]火熏之，一逆尚引日[5]，再逆促命期。

病有發熱惡寒者，發於陽也。無熱惡寒者，發於陰也。發於陽七日愈，發於陰六日愈，以陽數七，陰數六故也。

---

[1] 若：或。《金匱玉函經》第三篇無此字。

[2] 微：似當作"微則"，"微"與下句"劇"相對。

[3] 瘛瘲：瘛，同"瘈"。瘈瘲(chì zòng)：筋脉不利之證。段玉裁《説文解字注》"瘈"："瘈之言掣也，瘲之言縱也。"

[4] 若：《金匱玉函經》第三篇作"復以"二字，與下文"再逆"義合("被火"爲一逆，"火熏"爲再逆)，可從。

[5] 引日：謂拖延壽命。

太陽病頭痛，至七日以上自愈者，以行其經盡故也。若欲作再經者，針足陽明，使經不傳，則愈。

太陽病欲解時，從巳至未上[1]。

風家表解而不了了[2]者，十二日愈。

病人身太[3]熱，反欲得衣者，熱在皮膚，寒在骨髓也；身大寒，反不欲近衣者，寒在皮膚，熱在骨髓也。

太陽中風，陽浮而陰弱，陽浮者熱自發，陰弱者汗自出，嗇嗇惡寒，淅淅惡風[4]，翕翕[5]發熱，鼻鳴[6]乾嘔者，**桂枝湯**主之。方一。

桂枝三兩，去皮　芍藥三兩　甘草二兩，炙　生薑三兩，切　大棗十二枚，擘[7]

右五味，㕮咀[8]三味，以水七升，微火煮取三升，去滓。適寒溫[9]服一升，服已須臾，歠[10]熱稀粥一升餘，以助藥力，溫覆令一時許，遍身漐漐[11]，微似有汗者益佳，不可令如水流漓[12]，病必不除。若一服汗出病差，停後服，不必盡劑；若不汗，更服，依前法；又不汗，後服小促其間，半日許令三服盡；若病重者，一日一夜服，周時[13]觀之。服一劑盡，病證猶在者，更作服；若汗不出，乃服至二三劑。禁生冷、粘滑、肉麵、五辛、酒酪、臭惡等物。

太陽病，頭痛發熱，汗出惡風，**桂枝湯**主之。方二。用前第一方。

太陽病，項背强[14]几几[15]，反汗出惡風者，**桂枝加葛根湯**主之。方三。

葛根四兩　麻黄[16]三兩，去節[17]　芍藥二兩　生薑三兩，切　甘草二兩，炙　大棗十二枚，擘　桂枝二兩，去皮

右七味，以水一斗，先煮麻黄、葛根，減二升，去上沫，内諸藥，煮取三升，去滓，溫服一升，覆取微似汗，不須啜[18]粥，餘如桂枝法將息[19]及禁忌。臣億等謹按：仲景本論，太陽中風自汗用桂枝，傷寒無汗用麻黄。今證

[1] 從巳至未上：即上午9時至下午3時。
[2] 了了：精神爽慧之意。
[3] 太：同“大”。對句“身大寒”即作“大”。
[4] 嗇嗇惡寒淅淅惡風：謂怕冷畏寒。嗇嗇、淅淅，惡寒貌。惡寒、惡風，二者互文，謂怕冷畏寒。
[5] 翕翕：謂發熱而不甚。
[6] 鼻鳴：打噴嚏。
[7] 擘（bò）：分開。今語亦音“bāi”，字形變作“掰”。
[8] 㕮咀：對中藥（主要是乾的植物根莖類藥）作破碎加工。漢魏時期的㕮咀主要是用鐵杵擣碎爲“如大豆”（見《金匱玉函經》卷七）。後南朝齊梁陶弘景提倡改爲用刀切成飲片。
[9] 適寒溫：謂寒溫適度。
[10] 歠（chuò）：喝。
[11] 漐（zhí）漐：持續汗出貌。與“濈濈”音近義通。
[12] 流漓：水液流滴貌。聯綿詞。亦作“淋漓”“淋瀝”“淋漉”等。
[13] 周時：一整晝夜。
[14] 强（jiàng）：僵硬，僵直。
[15] 几几：拘迫不舒貌。几，與“緊”音近義通。
[16] 麻黄：本方爲《金匱玉函經》卷七第十七方，彼方中無麻黄，共六味，下文節度語中相應地亦無麻黄。與林億注相合。
[17] 去節：此指折斷并去除麻黄之節。
[18] 啜（chuò）：同上文桂枝湯之“歠”。全書同此。
[19] 將息：調養休息。

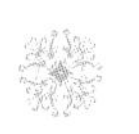

云汗出惡風，而方中有麻黄，恐非本意也。第三卷有葛根湯證云無汗惡風，正與此方同，是合用麻黄也。此云桂枝加葛根湯，恐是桂枝中但加葛根耳。

太陽病，下之後，其氣上衝者，可與**桂枝湯**，方用前法。若不上衝者，不得與之。四。

太陽病三日，已發汗，若吐、若下、若温針，仍不解者，此爲壞病，桂枝不中[1]與之也。觀其脉證，知犯何逆，隨證治之。桂枝[2]本爲解肌，若其人脉浮緊，發熱汗不出者，不可與之也。常須識[3]此，勿令誤也。五。

若酒客[4]病，不可與桂枝湯，得之則嘔，以酒客不喜甘故也。

喘家作，**桂枝湯加厚朴杏子**佳。六。

凡服桂枝湯吐者，其後必吐膿血也。

太陽病，發汗，遂漏不止，其人惡風，小便難，四肢微急，難以屈伸者，**桂枝加附子湯**主之。方七。

桂枝三兩，去皮　芍藥三兩　甘草三兩，炙　生薑三兩，切　大棗十二枚，擘　附子一枚，炮去皮，破八片

右六味，以水七升，煮取三升，去滓，温服一升。本云[5]桂枝湯，今加附子，將息如前法。

太陽病，下之後，脉促胷滿者，**桂枝去芍藥湯**主之。方八。促，一作縱。

桂枝三兩，去皮　甘草二兩，炙　生薑三兩，切　大棗十二枚，擘

右四味，以水七升，煮取三升，去滓，温服一升。本云桂枝湯，今去芍藥，將息如前法。

若微寒[6]者，**桂枝去芍藥加附子湯**主之。方九。

桂枝三兩，去皮　甘草二兩，炙　生薑三兩，切　大棗十二枚，擘　附子一枚，炮去皮，破八片

右五味，以水七升，煮取三升，去滓，温服一升。本云桂枝湯，今去芍藥加附子，將息如前法。

太陽病，得之八九日，如瘧狀，發熱惡寒，熱多寒少，其人不嘔，清便欲自可[7]，一日二三度發，脉微緩者，爲欲愈也。脉微而惡寒者，此陰陽俱虚，不可更發汗、更下、更吐也。面色反有熱色者，未欲解也，以其不能得小汗出，身必痒[8]，宜**桂枝麻黄各半湯**。方十。

---

[1] 不中：不得，不可。

[2] 桂枝：《金匱玉函經》第三篇作"桂枝湯"，又自本句起另爲一條，義勝。

[3] 識：通"志"。記住。

[4] 酒客：平素嗜酒者。

[5] 本云：《金匱玉函經》卷七第六方作"本方"。"本方"即原方，似義勝。本書"本云"《金匱玉函經》皆作"本方"。則"本云"即"原方云"。

[6] 微寒：《金匱玉函經》第三、第十九篇并作"微惡寒"。又，所在條文連屬上條，可從。《脉經》卷七第八篇作"微寒"。但條文連上亦同《金匱玉函經》。

[7] 欲自可：本書第十五篇、《金匱玉函經》第十三篇、《脉經》卷七第一篇并作"續自可"，《金匱玉函經》第三篇作"自調"。

[8] 痒："癢"俗字（今作"痒"的簡化字）。本書第二十二篇、敦煌卷子 S. 202 正作"癢"。

桂枝一兩十六銖[1]，去皮　芍藥　生薑切　甘草炙　麻黄各一兩，去節　大棗四枚，擘　杏仁二十四枚，湯浸，去皮尖及兩仁[2]者

右七味，以水五升，先煮麻黄一二沸，去上沫，内諸藥，煮取一升八合[3]，去滓，温服六合。本云桂枝湯三合，麻黄湯三合，并爲六合，頓服，將息如上法。臣億等謹按：桂枝湯方，桂枝、芍藥、生薑各三兩，甘草二兩，大棗十二枚。麻黄湯方，麻黄三兩，桂枝二兩，甘草一兩，杏仁七十箇。今以演算法約之，二湯各取三分之一，即得桂枝一兩十六銖，芍藥、生薑、甘草各一兩，大棗四枚，杏仁二十三箇零三分枚之一，收之得二十四箇，合方。詳此方乃三分之一，非各半也，宜云合半湯。

太陽病，初服桂枝湯，反煩不解者，先刺風池、風府，却[4]與**桂枝湯**則愈。十一。用前第一方。

服桂枝湯大汗出，脉洪大者，與桂枝湯如前法。若形似瘧，一日再發者，汗出必解，宜**桂枝二麻黄一湯**[5]。方十二。

桂枝一兩十七銖，去皮　芍藥一兩六銖　麻黄十六銖，去節　生薑一兩六銖，切　杏仁十六箇，去皮尖　甘草一兩二銖，炙　大棗五枚，擘

右七味，以水五升，先煮麻黄一二沸，去上沫，内諸藥，煮取二升，去滓，温服一升，日再服。本云桂枝湯二分，麻黄湯一分，合爲二升，分再服，今合爲一方，將息如前法。臣億等謹按：桂枝湯方，桂枝、芍藥、生薑各三兩，甘草二兩，大棗十二枚。麻黄湯方，麻黄三兩，桂枝二兩，甘草一兩，杏仁七十箇。今以算法約之，桂枝湯取十二分之五，即得桂枝、芍藥、生薑各一兩六銖，甘草二十銖，大棗五枚；麻黄湯取九分之二，即得麻黄十六銖，桂枝十銖三分銖之二，收之得十一銖，甘草五銖三分銖之一，收之得六銖，杏仁十五箇九分枚之四，收之得十六箇。二湯所取相合，即共得桂枝一兩十七銖，麻黄十六銖，生薑、芍藥各一兩六銖，甘草一兩二銖，大棗五枚，杏仁十六箇。合方。

服桂枝湯，大汗出後，大煩渴不解，脉洪大者，**白虎加人參湯**主之。方十三。

知母六兩　石膏一斤，碎，綿裹　甘草炙，二兩　粳米六合　人參三兩

右五味，以水一斗煮，米熟湯成，去滓，温服一升，日三服。

太陽病，發熱惡寒，熱多寒少。脉微弱者，此無陽也，不可發汗，宜**桂枝二越婢一湯**。方十四。

桂枝去皮　芍藥　麻黄　甘草各十八銖，炙　大棗四枚，擘　生薑一兩二銖[6]，切　石膏二十四銖，碎，綿裹

右七味，以水五升，煮麻黄一二沸，去上沫，内諸藥，煮取二升，去滓，温服一升。本云當裁[7]爲越婢湯桂枝湯合之，飲一升，今合爲一方，桂枝湯二分，越婢湯一分。臣億等謹按：桂枝湯方，桂枝、芍藥、生薑各三兩，甘草二兩，大棗十二枚。越婢湯方，麻黄二兩[8]，生薑三兩，甘草二兩，石膏半斤，大棗十五枚。今以算法約之，桂枝湯取四分之一，即得桂枝、芍藥、生薑各十八銖，甘草十二銖，大棗三枚。越婢湯取八分之一，即得麻黄十八銖，生薑九銖，甘草六銖，石膏二

---

[1] 銖：古重量單位。二十四銖爲一兩。此“一兩十六銖”，據林億注文，係取桂枝湯中桂枝三兩、麻黄湯中桂枝二兩的各 1/3，前方中取一兩，後方中取十六銖(48/3)，合得一兩十六銖。全書有合方者藥量計算法與此相類。

[2] 兩仁：即雙核仁。

[3] 合(gě)：量詞。一升的十分之一爲一合。

[4] 却：再，又。

[5] 桂枝二麻黄一湯：據方後林億注文所計，實爲桂枝湯的十二分之五、麻黄湯的九分之二，即 15/36∶8/36，近似於 2∶1。

[6] 一兩二銖：本方下宋臣注計法，生薑自桂枝湯取十八銖，自越婢湯取九銖，合二十七銖，故當如宋臣注文，作“一兩三銖”。《金匱玉函經》卷七第四方正作“一兩三銖”。

[7] 裁：化裁。

[8] 麻黄二兩：當作“麻黄六兩”。《金匱要略》第十四篇“越婢湯”及他篇越婢湯加味者，皆用“麻黄六兩”。“麻黄六兩”，按宋臣所記取八分之一，方得“十八銖”。

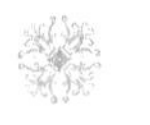

十四銖,大棗一枚八分之七,棄之。二湯所取相合,即共得桂枝、芍藥、甘草、麻黄各十八銖,生薑一兩三銖,石膏二十四銖,大棗四枚,合方。舊云:桂枝三,今取四分之一,即當云桂枝二也。越婢湯方,見仲景雜方中,《外臺秘要》一云起脾湯。

服桂枝湯,或下之,仍頭項强痛,翕翕發熱,無汗,心下滿微痛,小便不利者,**桂枝去桂加茯苓白术湯**主之。方十五。

芍藥三兩　甘草二兩,炙　生薑切　白术　茯苓各三兩　大棗十二枚,擘

右六味,以水八升,煮取三升,去滓,温服一升,小便利則愈。本云桂枝湯,今去桂枝,加茯苓、白术。

傷寒脉浮,自汗出,小便數,心煩,微惡寒,脚攣急,反與桂枝[1],欲攻其表,此誤也。得之便厥[2],咽中乾,煩躁吐逆者,作**甘草乾薑湯**與之,以復其陽。若厥愈足温者,更作**芍藥甘草湯**與之,其脚即伸。若胃氣不和,讝語者,少與**調胃承氣湯**。若重發汗,復加燒針者,**四逆湯**主之。方十六。

甘草乾薑湯方

甘草四兩,炙　乾薑二兩

右二味,以水三升,煮取一升五合,去滓,分温再服。

芍藥甘草湯方

白芍藥　甘草各四兩,炙

右二味,以水三升,煮取一升五合,去滓,分温再服。

調胃承氣湯方

大黄四兩,去皮,清酒洗　甘草二兩,炙　芒消[3]半升

右三味,以水三升,煮取一升,去滓,内芒消,更上火微煮令沸,少少[4]温服之。

四逆湯方

甘草二兩,炙　乾薑一兩半　附子一枚,生用,去皮,破八片

右三味,以水三升,煮取一升二合,去滓,分温再服。强人可大附子一枚,乾薑三兩。

問曰:證象陽旦[5],按法治之而增劇,厥逆,咽中乾,兩脛拘急而讝語。師曰:言夜半手足當温,兩脚當伸。後如師言,何以知此?答曰:寸口脉浮而大,浮爲風,大爲虚,風則生微熱,虚則兩脛攣,病形象桂枝,因加附子參其間,增桂令汗出,附子温經,亡陽故也。厥逆,咽中乾,煩躁,陽明内結,讝語煩亂,更[6]飲甘草乾薑湯;夜半陽氣還,兩足當熱,脛尚微拘急,重與芍藥甘草湯,爾乃脛伸。以承氣湯[7],微溏,則止其讝語,故知病可愈。

傷寒論卷第二

---

[1] 桂枝:此指桂枝湯。《金匱玉函經》第三、第十九篇正作"桂枝湯"。

[2] 厥:厥冷。即四肢逆冷。仲景文獻中"厥"以此義爲主。又稱厥冷、逆冷、厥逆、四逆、逆等。

[3] 芒消:即今"芒硝"。宋以前方書多作"芒消",以其見水即消而得名。

[4] 少少:同"稍稍",逐漸,漸漸。全書同此。

[5] 陽旦:此指陽旦湯證,陽旦湯即桂枝湯。其下"病形象桂枝"之"桂枝"同此。

[6] 更:改换。

[7] 承氣湯:此處未標明是何種承氣湯。據後文"微溏""讝語"推斷,似合用小承氣湯。

傷寒論卷第三

漢 張仲景述　晉 王叔和撰次
宋 林億校正
明 趙開美校刻
沈琳仝校

辨太陽病脉證并治中第六

合六十六法，方三十九首，并見太陽陽明合病法。

太陽病，項背强几几，無汗惡風，葛根湯主之。第一。七味。

太陽陽明合病，必自利，葛根湯主之。第二。用前第一方。一云：用後第四方。

太陽陽明合病，不下利但嘔者，葛根加半夏湯主之。第三。八味。

太陽病，桂枝證，醫反下之，利不止，葛根黄芩黄連湯主之。第四。四味。

太陽病，頭痛發熱，身疼，惡風，無汗而喘者，麻黄湯主之。第五。四味。

太陽陽明合病，喘而胷滿，不可下，宜麻黄湯主之。第六。用前第五方。

太陽病十日以去，脉浮細而嗜卧者，外已解；設胷滿痛，與小柴胡湯。脉但浮者，與麻黄湯。第七。用前第五方。小柴胡湯，七味。

太陽中風，脉浮緊，發熱惡寒，身疼痛，不汗出而煩躁者，大青龍湯主之。第八。七味。

傷寒脉浮緩，身不疼，但重，乍有輕時，無少陰證，大青龍湯發之。第九。用前第八方。

傷寒表不解，心下有水氣，乾嘔，發熱而欬，小青龍湯主之，第十。八味，加減法附。

傷寒心下有水氣，欬而微喘，小青龍湯主之。第十一。用前第十方。

太陽病，外證未解，脉浮弱者，當以汗解，宜桂枝湯。第十二。五味。

太陽病，下之微喘者，表未解，桂枝加厚朴杏子湯主之。第十三。七味。

太陽病，外證未解，不可下也，下之爲逆，解外宜桂枝湯。第十四。用前第十二方。

太陽病，先發汗不解，復下之，脉浮者，當解外，宜桂枝湯。第十五。用前第十二方。

太陽病，脉浮緊，無汗發熱，身疼痛，八九日不解，表證在，發汗已，發煩，必衄，麻黄湯主之。第十六。用前第五方，下有太陽病，并二陽併病四證。

脉浮者，病在表，可發汗，宜麻黄湯。第十七。用前第五方，一法用桂枝湯。

脉浮數者，可發汗，宜麻黄湯。第十八。用前第五方。

病常自汗出者，榮衛不和也，發汗則愈，宜桂枝湯。第十九。用前第十二方。

病人藏無他病，時自汗出，衛氣不和也，宜桂枝湯。第二十。用前第十二方。

傷寒，脉浮緊，不發汗，因衄，麻黄湯主之。第二十一。用前第五方。

傷寒，不大便，六七日，頭痛有熱，與承氣湯。小便清者，知不在裏，當發汗，宜桂枝湯。第二十二。用前第十二方。

傷寒，發汗解半日許，復熱煩，脉浮數者，可更發汗，宜桂枝湯。第二十三。用前第十二方。下别有三病證。

下之後，復發汗，晝日煩躁不得眠，夜而安静，不嘔不渴，無表證，脉沉微者，乾薑附子湯主之。第二十四。二味。

發汗後，身疼痛，脉沉遲者，桂枝加芍藥生薑各一兩人參三兩新加湯主之。第二十五。六味。

發汗後，不可行桂枝湯。汗出而喘，無大熱者，可與麻黄杏子甘草石膏湯。第二十六。四味。

發汗過多，其人叉手自冒心，心悸欲得按者，桂枝甘草湯主之。第二十七。二味。

發汗後，臍下悸，欲作奔豚，茯苓桂枝甘草大棗湯主之。第二十八。四味。下有作甘爛水法。

發汗後，腹脹滿者，厚朴生薑半夏甘草人參湯主之。第二十九。五味。

傷寒，吐下後，心下逆滿，氣上衝胷，頭眩，脉沉緊者，茯苓桂枝白术甘草湯主之。第三十。四味。

發汗病不解，反惡寒者，虚故也，芍藥甘草附子湯主之。第三十一。三味。

發汗，若下之，不解，煩躁者，茯苓四逆湯主之。第三十二。五味。

發汗後惡寒，虚故也。不惡寒但熱者，實也，與調胃承氣湯。第三十三。三味。

太陽病，發汗後，大汗出，胃中乾，躁[1]不得眠，欲飲水，小便不利者，五苓散主之。第三十四。五味，即猪苓散是。

發汗已，脉浮數，煩渴者，五苓散主之。第三十五。用前第三十四方。

傷寒，汗出而渴者，五苓散；不渴者，茯苓甘草湯主之。第三十六。四味。

中風發熱，六七日不解而煩，有表裏證，渴欲飲水，水入則吐，名曰水逆，五苓散主之。第三十七。用前第三十四方。下别有三病證。

發汗吐下後，虚煩不得眠，心中懊憹，梔子豉湯主之。若少氣者，梔子甘草豉湯主之。若嘔者，梔子生薑豉湯主之。第三十八。梔子豉湯二味。梔子甘草豉湯、梔子生薑豉湯，并三味。

發汗，若下之，煩熱胷中窒者，梔子豉湯主之。第三十九。用上初方。

傷寒，五六日，大下之，身熱不去，心中結痛者，梔子豉湯主之。第四十。用上初方。

傷寒下後，心煩腹滿，卧起不安者，梔子厚朴湯主之。第四十一。三味。

傷寒，醫以丸藥下之，身熱不去，微煩者，梔子乾薑湯主之。第四十二。二味。下有不可與梔子湯一證。

太陽病，發汗不解，仍發熱，心下悸，頭眩身瞤，真武湯主之。第四十三。五味。下有不可汗五證。

汗家重發汗，必恍惚心亂，禹餘糧丸主之。第四十四。方本闕。下有吐蚘先汗下二證。

傷寒，醫下之，清穀不止，身疼痛，急當救裏；後身疼痛，清便自調，急當救表。救裏宜四逆湯，救表宜桂枝湯。第四十五。桂枝湯用前第十二方。四逆湯三味。

太陽病未解，脉陰陽俱停。陰脉微者，下之解，宜調胃承氣湯。第四十六。用前第三十三方。一云：用大柴胡湯。前有太陽病一證。

太陽病，發熱汗出，榮弱衛强，故使汗出。欲救邪風，宜桂枝湯。第四十七。用前第十二方。

傷寒五六日，中風，往來寒熱，胷脅滿，不欲食，心煩喜嘔者，小柴胡湯主之。第四十八。再見柴胡湯，加減法附。

血弱氣盡，腠理開，邪氣因入，與正氣分爭，往來寒熱，休作有時，小柴胡湯主之。第四十九。用前方。渴者屬陽明證附。下有柴胡不中與一證。

傷寒四五日，身熱惡風，項强，脅下滿，手足温而渴者，小柴胡湯主之。第五十。用前方。

傷寒，陽脉濇，陰脉弦，法當腹中急痛，先與小建中湯。不差者，小柴胡湯主之。第五十一。用前方。

---

[1] 躁：本篇正文作"煩躁"，本書第十七篇子目與正文同，可據補"煩"字。

小建中湯六味。下有嘔家不可用建中湯，并服小柴胡一證。

傷寒二三日，心中悸而煩者，小建中湯主之。第五十二。用前第五十一方。

太陽病，過經十餘日，反二三下之，後四五日柴胡證仍在，微煩者，大柴胡湯主之。第五十三。加大黄，八味。

傷寒十三日不解，胷脅滿而嘔，日晡發潮熱，柴胡加芒消湯主之。第五十四。八味。

傷寒十三日，過經讝語者，調胃承氣湯主之。第五十五。用前第三十二方。

太陽病不解，熱結膀胱，其人如狂，宜桃核承氣湯。第五十六。五味。

傷寒八九日，下之，胷滿煩驚，小便不利，讝語，身重者，柴胡加龍骨牡蠣湯主之。第五十七。十二味。

傷寒，腹滿讝語，寸口脉浮而緊，此肝乘脾也，名曰縱，刺期門。第五十八。

傷寒發熱，嗇嗇惡寒，大渴欲飲水，其腹必滿，自汗出，小便利，此肝乘肺也，名曰横，刺期門。第五十九。下有太陽病二證。

傷寒脉浮，醫火劫之，亡陽，必驚狂，卧起不安者，桂枝去芍藥加蜀漆牡蠣龍骨救逆湯主之。第六十。七味。下有不可火五證。

燒針被寒，針處核起，必發奔豚氣，桂枝加桂湯主之。第六十一。五味。

火逆，下之，因燒針煩躁者，桂枝甘草龍骨牡蠣湯主之。第六十二。四味。下有太陽四證。

太陽病，過經十餘日，温温欲吐，胷中痛，大便微溏，與調胃承氣湯。第六十三。用前第三十三方。

太陽病，六七日，表證在，脉微沉，不結胷，其人發狂，以熱在下焦，少腹滿，小便自利者，下血乃愈，抵當湯主之。第六十四。四味。

太陽病，身黄，脉沉結，少腹鞕，小便自利，其人如狂者，血證諦也，抵當湯主之。第六十五。用前方。

傷寒有熱，少腹滿，應小便不利，今反利者，有血也，當下之，宜抵當丸。第六十六。四味。下有太陽病一證。

太陽病，項背强几几，無汗惡風，**葛根湯**主之。方一。

葛根四兩　麻黄三兩，去節　桂枝二兩，去皮　生薑三兩，切　甘草二兩，炙　芍藥二兩　大棗十二枚，擘

右七味，以水一斗，先煮麻黄、葛根，减二升，去白沫，内諸藥，煮取三升，去滓，温服一升，覆取微似汗[1]，餘如桂枝法將息及禁忌。諸湯皆倣此。

太陽與陽明合病者，必自下利[2]，**葛根湯**主之。方二。用前第一方。一云：用後第四方。

太陽與陽明合病，不下利但嘔者，**葛根加半夏湯**主之。方三。

葛根四兩　麻黄三兩，去節　甘草二兩，炙　芍藥二兩　桂枝二兩，去皮　生薑二兩，切　半夏半升，洗　大棗十二枚，擘

右八味，以水一斗，先煮葛根、麻黄，减二升，去白沫，内諸藥，煮取三升，去滓，温服一升，覆取微似汗。

太陽病，桂枝證，醫反下之，利遂不止，脉促者，表未解也，喘而汗出者，**葛根黄芩黄連湯**主之。方四。

[1] 覆取微似汗：本書前篇"桂枝加葛根湯"與《金匱玉函經》卷七第十八方本句下并有"不須啜粥"4字，當從補。

[2] 必自下利：本書第十六篇、《脉經》卷七第二此句下并有"不嘔者"3字，與下句"但嘔者"相對，當從補。

促，一作縱。

葛根半斤　甘草二兩，炙　黄芩三兩　黄連三兩

右四味，以水八升，先煮葛根，減二升，内諸藥，煮取二升，去滓，分温再服。

太陽病，頭痛發熱，身疼腰痛，骨節疼痛，惡風，無汗而喘者，**麻黄湯**主之。方五。

麻黄三兩，去節　桂枝二兩，去皮　甘草一兩，炙　杏仁七十箇，去皮尖

右四味，以水九升，先煮麻黄，減二升，去上沫，内諸藥，煮取二升半，去滓，温服八合，覆取微似汗，不須啜粥，餘如桂枝法將息。

太陽與陽明合病，喘而胷滿者，不可下，宜**麻黄湯**。六。用前第五方。

太陽病，十日以去，脉浮細而嗜卧者，外已解；設胷滿脅痛者，與**小柴胡湯**；脉但浮者，與**麻黄湯**。七。用前第五方。

小柴胡湯方

柴胡半斤　黄芩　人參　甘草炙　生薑各三兩，切　大棗十二枚，擘　半夏半升，洗

右七味，以水一斗二升，煮取六升，去滓，再煎取三升，温服一升，日三服。

太陽中風，脉浮緊，發熱惡寒，身疼痛，不汗出而煩躁者，**大青龍湯**主之。若脉微弱，汗出惡風者，不可服之，服之則厥逆，筋惕肉瞤[1]，此爲逆也。大青龍湯。方八。

麻黄六兩，去節　桂枝二兩，去皮　甘草二兩，炙　杏仁四十枚，去皮尖　生薑三兩，切　大棗十枚，擘　石膏如雞子大，碎

右七味，以水九升，先煮麻黄，減二升，去上沫，内諸藥，煮取三升，去滓，温服一升，取微似汗。汗出多者，温粉[2]粉之。一服汗者，停後服。若復服，汗多亡陽，遂一作逆。虚，惡風，煩躁不得眠也。

傷寒，脉浮緩，身不疼但重，乍有輕時，無少陰證者，**大青龍湯**發之。九。用前第八方。

傷寒，表不解，心下有水氣，乾嘔，發熱而欬，或渴，或利，或噎，或小便不利，少腹滿，或喘者，**小青龍湯**主之。方十。

麻黄去節　芍藥　細辛　乾薑　甘草炙　桂枝各三兩，去皮　五味子半升　半夏半升，洗

右八味，以水一斗，先煮麻黄，減二升，去上沫，内諸藥，煮取三升，去滓，温服一升。若渴，去半夏，加栝樓根三兩；若微利，去麻黄，加蕘花如一雞子，熬令赤色；若噎者，去麻黄，加附子一枚，炮；若小便不利，少腹滿者，去麻黄，加茯苓四兩；若喘，去麻黄，加杏仁半升，去皮尖。且蕘花不治利，麻黄主喘，今此語反之，疑非仲景意[3]。臣億等謹按：小青龍湯，大要治水。又按《本草》，蕘花下十二水，若水去，利則止也。又按《千金》"形腫者應内麻黄"，乃内杏仁者，以麻黄發其陽故也。以此證之，豈非仲景意也。

---

[1]　筋惕肉瞤：筋肉掣動。惕，本指因驚而心動；瞤，本指眼皮跳動。同引申指筋肉掣動。

[2]　温粉：炒温之米粉。

[3]　且蕘花……仲景意：此二十字原爲大字正文，據文義當爲小字注文，依例改爲小字。

傷寒，心下有水氣，欬而微喘，發熱不渴，服湯已，渴者，此寒去欲解也，**小青龍湯**主之。十一。用前第十方。

太陽病，外證未解，脉浮弱者，當以汗解，宜**桂枝湯**。方十二。

桂枝去皮　芍藥　生薑各三兩，切　甘草二兩，炙　大棗十二枚，擘

右五味，以水七升，煮取三升，去滓。温服一升，須臾啜[1]熱稀粥一升，助藥力，取微汗[2]。

太陽病，下之微喘者，表未解故也，**桂枝加厚朴杏子湯**[3]主之。方十三。

桂枝三兩，去皮　甘草二兩，炙　生薑三兩，切　芍藥三兩　大棗十二枚，擘　厚朴二兩，炙，去皮　杏仁五十枚，去皮尖

右七味，以水七升，微火煮取三升，去滓，温服一升，覆取微似汗。

太陽病，外證未解，不可下也，下之爲逆。欲解外者，宜**桂枝湯**。十四。用前第十二方。

太陽病，先發汗不解，而復下之，脉浮者不愈。浮爲在外，而反下之，故令不愈。今脉浮，故在外，當須解外則愈，宜**桂枝湯**。十五。用前第十二方。

太陽病，脉浮緊，無汗發熱，身疼痛，八九日不解，表證仍在，此當發其汗。服藥已，微除[4]，其人發煩目瞑；劇者必衄，衄乃解。所以然者，陽氣重故也，**麻黄湯**主之。十六。用前第五方。

太陽病，脉浮緊，發熱，身無汗，自衄者愈。

二陽并病，太陽初得病時，發其汗，汗先出不徹，因轉屬陽明，續自微汗出，不惡寒。若太陽病證不罷者，不可下，下之爲逆，如此可小發汗。設面色緣緣正赤[5]者，陽氣怫鬱[6]在表，當解之、熏之。若發汗不徹，不足言。陽氣怫鬱不得越，當汗不汗，其人躁煩，不知痛處，乍在腹中，乍在四肢，按之不可得，其人短氣但坐[7]，以汗出不徹故也，更發汗則愈。何以知汗出不徹？以脉濇故知也。

脉浮數者，法當汗出而愈，若下之，身重心悸者，不可發汗，當自汗出乃解。所以然者，尺中脉微，此裏虚，須表裏實，津液自和，便自汗出愈。

脉浮緊者，法當身疼痛，宜以汗解之。假令尺中遲者，不可發汗。何以知然？以榮氣不足，血少

[1] 啜：本書第五篇作“歠”。《金匱玉函經》卷七第一方作“飲”。《説文》：“歠，飲也。”故二字義同，“歠”當爲原貌。

[2] 助藥力取微汗：本書第三篇同方下節度語爲詳，可參。

[3] 桂枝加厚朴杏子湯：《金匱玉函經》第十四篇作“宜麻黄湯。又云：桂枝加厚朴杏子湯。”《金匱玉函經》第十六篇作：“屬桂枝湯證。一云麻黄湯證。”

[4] 微除：似指“微者除愈”。“微者”與下文“劇者”相對。本書“微”“劇”對見時，皆指病情程度。

[5] 緣緣正赤：謂由内而外透出赤色。

[6] 怫鬱：鬱悶不舒。

[7] 但坐：只是坐着。按：《傷寒論》舊注此二字多屬下，則“坐”取“因”義，但此解與下“以”字義有重複。《金匱要略》第七篇：“欬逆氣上衝……但坐不得臥。”與本條義近，故“但坐”二字當屬上。

故也。

脉浮者，病在表，可發汗，宜**麻黄湯**。十七。用前第五方。法[1]用桂枝湯。

脉[2]浮而數者，可發汗，宜**麻黄湯**[3]。十八。用前第五方。

病常自汗出者，此爲榮氣和，榮氣和者，外不諧，以衛氣不共榮氣諧和故爾。以榮行脉中，衛行脉外。復發其汗，榮衛和則愈，宜**桂枝湯**。十九。用前第十二方。

病人藏無他病，時發熱，自汗出而不愈者，此衛氣不和也，先其時發汗則愈，宜**桂枝湯**。二十。用前第十二方。

傷寒，脉浮緊，不發汗，因致衄者，**麻黄湯**主之。二十一。用前第五方。

傷寒，不大便六七日，頭痛有熱者，與[4]承氣湯[5]。其小便清者，一云大便青。知不在裏，仍在表也，當須發汗；若頭痛者，必衄，宜**桂枝湯**。二十二。用前第十二方。

傷寒，發汗已解，半日許，復煩，脉浮數者，可更發汗，宜**桂枝湯**。二十三。用前第十二方。

凡病，若發汗、若吐、若下，若亡血、亡津液，陰陽自和者[6]，必自愈。

大下之後，復發汗，小便不利者，亡津液故也，勿治之，得小便利必自愈。

下之後，復發汗，必振寒，脉微細，所以然者，以内外俱虚故也。

下之後，復發汗，晝日煩躁不得眠，夜而安静，不嘔不渴，無表證，脉沉微，身無大熱者，**乾薑附子湯**主之。方二十四。

乾薑一兩　附子一枚，生用，去皮，切八片

右二味，以水三升，煮取一升，去滓，頓服。

發汗後，身疼痛，脉沉遲者，**桂枝加芍藥生薑各一兩人參三兩新加湯**主之。方二十五。

桂枝三兩，去皮　芍藥四兩　甘草二兩，炙　人參三兩　大棗十二枚，擘　生薑四兩

[1] 法：子目作“一法”，當據補。古本小字雙行夾注，“一”字在行末，刻工誤漏。

[2] 脉：《金匱玉函經》第十四篇此上有“太陽病”3字。

[3] 本條：《金匱玉函經》第十四篇作：“太陽病，脉浮而數者，可發汗，宜桂枝湯。一云麻黄湯。”

[4] 與：《金匱玉函經》第三篇作“未可與”，第十四篇作“不可與”，義長。此謂雖“不大便六七日”，但仍有表證，故當治表證，不可攻下。

[5] 承氣湯：此處當指承氣湯類方。

[6] 陰陽自和者：本書第二十二篇作“陰陽脉自和者”，似是。本書“自和”多指脉象調和。

右六味，以水一斗二升，煮取三升，去滓，温服一升。本云桂枝湯，今加芍藥、生薑、人參。

發汗後[1]，不可更行桂枝湯。汗出而喘，無大熱者，可與**麻黄杏仁甘草石膏湯**。方二十六。

麻黄四兩，去節　杏仁五十箇，去皮尖　甘草二兩，炙　石膏半斤，碎，綿裹

右四味，以水七升，煮麻黄，減二升，去上沫，内諸藥，煮取二升，去滓，温服一升。本云黄耳柸[2]。

發汗過多，其人叉手自冒心[3]，心下悸，欲得按者，**桂枝甘草湯**主之。方二十七。

桂枝四兩，去皮　甘草二兩，炙

右二味，以水三升，煮取一升，去滓，頓服。

發汗後，其人臍下悸者，欲作奔豚[4]，**茯苓桂枝甘草大棗湯**主之。方二十八。

茯苓半斤　桂枝四兩，去皮　甘草二兩，炙　大棗十五枚，擘

右四味，以甘爛水[5]一斗，先煮茯苓，減二升，内諸藥，煮取三升，去滓，温服一升，日三服。

作甘爛水法：取水二斗，置大盆内，以杓揚之，水上有珠子五六千顆相逐，取用之。

發汗後，腹脹滿者，**厚朴生薑半夏甘草人參湯**主之。方二十九。

厚朴半斤，炙，去皮　生薑半斤，切　半夏半升，洗　甘草二兩　人參一兩

右五味，以水一斗，煮取三升，去滓，温服一升，日三服。

傷寒，若吐、若下後[6]，心下逆滿，氣上衝胷，起則頭眩，脉沉緊，發汗則動經，身爲振振摇者，**茯苓桂枝白术甘草湯**主之。方三十。

茯苓四兩　桂枝三兩，去皮　白术　甘草各二兩，炙

右四味，以水六升，煮取三升，去滓，分温三服。

發汗病不解，反惡寒者，虚故也，**芍藥甘草附子湯**主之。方三十一。

芍藥　甘草各三兩，炙　附子一枚，炮去皮，破八片

右三味，以水五升，煮取一升五合，去滓，分温三服。疑非仲景方。

發汗，若下之[7]，病仍不解，煩躁者，**茯苓四逆湯**主之。方三十二。

茯苓四兩　人參一兩　附子一枚，生用，去皮，破八片　甘草二兩，炙　乾薑一兩半

右五味，以水五升，煮取三升，去滓，温服七合，日二服。

---

[1] 發汗後：本書第十七篇同；第七、第二十二篇作“下後”。爲異證同方。

[2] 柸：同“杯”。黄耳柸，係一種杯具，大小與一升相似。

[3] 叉手自冒心：謂兩手相錯覆於心上。冒，蒙覆。

[4] 奔豚：病名。謂病者少腹悸動，若有豚（小猪）在奔跑。亦稱“奔豚氣”。

[5] 甘爛水：亦稱千揚水、勞水。如下所載，係將水反復揚起所得。古人取以煎藥。《金匱玉函經》作“甘瀾水”。

[6] 若吐若下後：本書第二十二篇同；《金匱玉函經》第三篇作“若吐若下若發汗”，《金匱玉函經》第十九篇、《脉經》卷七第八篇作“吐下發汗後”。有“發汗”二字爲長。參見第二十二篇。

[7] 發汗若下之：《金匱玉函經》第十九篇、《脉經》卷七第八篇作“發汗吐下以後”。

發汗後惡寒者，虚故也。不惡寒但熱者，實也，當和胃氣，與**調胃承氣湯**[1]。方三十三。《玉函》云：與小承氣湯。

芒消半升　甘草二兩，炙　大黄四兩，去皮，清酒洗

右三味，以水三升，煮取一升，去滓，内芒消，更煮兩沸，頓服。

太陽病，發汗後，大汗出，胃中乾，煩躁不得眠，欲得飲水者，少少與飲之，令胃氣和則愈。若脉浮，小便不利，微熱消渴者，**五苓散**主之。方三十四。即猪苓散是[2]。

猪苓十八銖，去皮　澤瀉一兩六銖　白术十八銖　茯苓十八銖　桂枝半兩，去皮

右五味，擣爲散，以白飲[3]和服方寸匕[4]，日三服。多飲煖水，汗出愈。如法將息。

發汗已，脉浮數，煩渴者，**五苓散**主之。方三十五。用前第三十四方。

傷寒，汗出而渴者，五苓散主之；不渴者，**茯苓甘草湯**主之。方三十六。

茯苓二兩　桂枝二兩，去皮　甘草一兩，炙　生薑三兩，切

右四味，以水四升，煮取二升，去滓，分温三服。

中風發熱，六七日不解而煩，有表裏證，渴欲飲水，水入則吐者，名曰水逆，**五苓散**主之。三十七。用前第三十四方。

未持脉時，病人手叉[5]自冒心，師因教試令欬，而不欬[6]者，此必兩耳聾無聞也。所以然者，以重發汗，虚故如此。發汗後，飲水多必喘，以水灌[7]之亦喘。

發汗後，水藥不得入口爲逆，若更發汗，必吐下不止。發汗吐下後，虚煩不得眠，若劇者，必反覆顛倒，音到，下同。心中懊憹[8]，上烏浩、下奴冬切，下同。**梔子豉湯**主之；若少氣者，**梔子甘草豉湯**主之；若嘔者，**梔子生薑豉湯**主之。三十八。

梔子豉湯方

梔子十四箇，擘　香豉四合，綿裹

右二味，以水四升，先煮梔子得二升半，内豉，煮取一升半，去滓，分爲二服，温進一服。得吐者，止後服[9]。

梔子甘草豉湯方

[1] 調胃承氣湯：《金匱玉函經》第三、第十九篇，《脉經》卷七第三篇并作“小承氣湯”。
[2] 即猪苓散是：《金匱要略》第十七篇有猪苓散，用猪苓、茯苓、白术三味，與此有異。
[3] 白飲：即米湯。粥上的清汁。
[4] 方寸匕：古代做成一寸見方的平勺，用以抄取藥末，以平取不掉落爲一方寸匕。
[5] 手叉：本書第十七篇，《金匱玉函經》第三、第十九篇等并作“叉手”，宜據改。
[6] 不欬：本書第十七篇，《金匱玉函經》第三、第十九篇等并作“不即欬”，義長。
[7] 灌：澆灌。
[8] 懊憹（náo）：煩悶、煩惱。
[9] 得吐者止後服：本方無催吐之功，6字似後人不當沾注。後二方同此。

栀子十四箇，擘　甘草二兩，炙　香豉四合，綿裹

右三味，以水四升，先煮栀子、甘草取二升半，内豉，煮取一升半，去滓，分二服，温進一服。得吐者，止後服。

栀子生薑豉湯方

栀子十四箇，擘　生薑五兩　香豉四合，綿裹

右三味，以水四升，先煮栀子、生薑取二升半，内豉，煮取一升半，去滓，分二服，温進一服。得吐者，止後服。

發汗，若下之，而煩熱胷中窒者，**栀子豉湯**主之。三十九。用上初方[1]。

傷寒五六日，大下之後，身熱不去，心中結痛者，未欲解也，**栀子豉湯**主之。四十。用上初方。

傷寒下後，心煩腹滿，臥起不安者，**栀子厚朴湯**主之。方四十一。

栀子十四箇，擘　厚朴四兩，炙，去皮　枳實四枚，水浸，炙令黄

右三味，以水三升半，煮取一升半，去滓，分二服，温進一服。得吐者，止後服[2]。

傷寒，醫以丸藥大下之，身熱不去，微煩者，**栀子乾薑湯**主之。方四十二。

栀子十四箇，擘　乾薑二兩

右二味，以水三升半，煮取一升半，去滓，分二服，温進一服。得吐者，止後服。

凡用栀子湯[3]，病人舊微溏者，不可與服之。

太陽病，發汗，汗出不解，其人仍發熱，心下悸，頭眩身瞤動，振振欲擗一作僻。地[4]者，**真**[5]**武湯**主之。方四十三。

茯苓　芍藥　生薑各三兩，切　白术二兩　附子一枚，炮去皮，破八片

右五味，以水八升，煮取三升，去滓，温服七合，日三服。

咽喉乾燥者，不可發汗。

淋家不可發汗，發汗必便血。

瘡家雖身疼痛，不可發汗，汗出則痓。

---

[1] 用上初方：謂用上條三方中的第一方。按：此爲後人沾注。下條附注同此。

[2] 得吐者止後服：本方無催吐之功，6字似後人不當沾注。下方同此。

[3] 栀子湯：此處未明言究竟是何"栀子湯"，因栀子性苦寒，易傷脾胃，平素脾虚大便溏的病人不可服，故此處應理解爲以上數條栀子豉湯類方。

[4] 振振欲擗(pǐ)地：肢體顫動欲仆倒於地。擗，通"躄"，仆倒。原注"僻"當爲此義之俗字。

[5] 真：《千金翼方》卷十第五作"玄"。按四神舊名當爲"玄武"，宋真宗追尊聖祖趙玄朗，諱"玄"字改爲"真武"。

衄家不可發汗，汗出必額上陷脉急緊[1]，直視不能眴[2]，音喚。又胡絹切[3]，下同。一作瞬。不得眠。

亡血家不可發汗，發汗則寒慄而振。

汗家重發汗，必恍惚心亂，小便已，陰疼，與**禹餘糧丸**。四十四。方本闕。

病人有寒，復發汗，胃中冷，必吐蚘[4]。一作逆。

本發汗，而復下之，此爲逆也；若先發汗，治不爲逆。本先下之，而反汗之，爲逆；若先下之，治不爲逆。

傷寒，醫下之，續得下利清穀[5]不止，身疼痛者，急當救裏；後身疼痛，清便自調者，急當救表。救裏宜**四逆湯**，救表宜**桂枝湯**。四十五。用前第十二方。

病發熱頭痛，脉反沉，若不差，身體疼痛，當救其裏。

四逆湯方

甘草二兩，炙　乾薑一兩半　附子一枚，生用，去皮，破八片

右三味，以水三升，煮取一升二合，去滓，分温再服，强人可大附子一枚，乾薑三兩。

太陽病，先下而不愈，因復發汗，以此表裏俱虚，其人因致冒[6]，冒家汗出自愈。所以然者，汗出表和故也。裏未和，然後復下之。

太陽病未解，脉陰陽俱停[7]一作微，必先振慄汗出而解；但陽脉微者，先汗出而解；但陰脉微一作尺脉實。者，下之而解。若欲下之，宜**調胃承氣湯**。四十六。用前第三十三方。一云：用大柴胡湯[8]。

太陽病，發熱汗出者，此爲榮弱衛强，故使汗出。欲救邪風者，宜**桂枝湯**。四十七。方用前法。

傷寒五六日，中風，往來寒熱[9]，胷脅苦滿，嘿嘿[10]不欲飲食，心煩喜嘔，或胷中煩而不嘔，或渴，或腹中痛，或脅下痞鞕，或心下悸、小便不利，或不渴、身有微熱，或欬者，**小柴胡湯**主之。方四十八。

---

[1] 額上陷脉急緊：本句理解歷來有分歧，主要是“額上陷”還是“陷脉”成語。文本亦紛亂：本書第十五篇同此；《金匱要略》（鄧珍本）第十六篇作“額上陷脉緊急”；《金匱玉函經》第十三篇作“額陷脉上促急而緊”，《脉經》卷七第一篇同此；《金匱玉函經》第三篇作“額上促急而緊”，《脉經》卷八第十三篇同此；《金匱要略》（吴遷本）第十六篇作“額上促急緊”，《千金翼方》卷十第一作“額上促急”，後幾種皆無“陷脉”2字。後者似是，即既無“額上陷”，亦無“陷脉”。

[2] 眴：同條見本書第十五篇，本字作“眴”，當從。“眴”同“瞬”“瞚”，眨眼，目動。

[3] 胡絹切：此切音“xuàn”，同“眩”。本條正確的音義當如後文“一作”所云，同“瞬”。

[4] 蚘：同“蛔”。

[5] 清穀：圊穀。謂大便排出穀物。亦即“完穀不化”。清，通“圊”，此作動詞，排便。

[6] 冒：通“懑”，後作“悶”。

[7] 停：均等。

[8] 調胃承氣湯……一云用大柴胡湯：本書第二十一篇作“大柴胡湯（一法用調胃承氣湯）”。

[9] 傷寒……寒熱：本書第十六篇、《金匱玉函經》第十三篇、《脉經》卷七第二篇并作“中風往來寒熱傷寒五六日以（已）後”，《金匱玉函經》第三篇作“中風五六日傷寒往來寒熱”，語序各别。

[10] 嘿嘿：同“默默”。煩亂悶瞀貌。

柴胡半斤　黄芩三兩　人參三兩　半夏半升，洗　甘草炙　生薑各三兩，切　大棗十二枚，擘

右七味，以水一斗二升，煮取六升，去滓，再煎取三升，温服一升，日三服。若胷中煩而不嘔者，去半夏、人參，加栝樓實一枚；若渴，去半夏加人參，合前成四兩半，栝樓根四兩；若腹中痛者，去黄芩加芍藥三兩；若脅下痞鞕，去大棗加牡蠣四兩；若心下悸，小便不利者，去黄芩加茯苓四兩；若不渴，外有微熱者，去人參加桂枝三兩，温覆微汗愈；若欬者，去人參、大棗、生薑，加五味子半升，乾薑二兩。

血弱氣盡，腠理開，邪氣因入，與正氣相搏，結於脅下。正邪分争，往來寒熱，休作有時，嘿嘿不欲飲食。藏府相連，其痛必下，邪高痛下，故使嘔也，一云：藏府相違，其病必下，脅鬲[1]中痛。**小柴胡湯**主之。服柴胡湯已，渴者，屬陽明，以法治之。四十九。用前方。

得病六七日，脉遲浮弱，惡風寒，手足温，醫二三下之，不能食，而脅下滿痛，面目及身黄，頸項强，小便難者，與**柴胡湯**，後必下重。本渴飲水而嘔者，柴胡湯[2]不中與也，食穀者噦。

傷寒四五日，身熱惡風，頸項强，脅下滿，手足温而渴者，**小柴胡湯**主之。五十。用前方。

傷寒，陽脉濇，陰脉弦，法當腹中急痛，先與**小建中湯**，不差者，**小柴胡湯**主之。五十一。用前方。

小建中湯方：

桂枝三兩，去皮　甘草二兩，炙　大棗十二枚，擘　芍藥六兩　生薑三兩，切　膠飴一升

右六味，以水七升，煮取三升，去滓，内飴，更上微火消解，温服一升，日三服。嘔家不可用建中湯，以甜故也。

傷寒中風，有柴胡證[3]，但見一證便是，不必悉具。凡柴胡湯病證而下之，若柴胡證不罷者，復與柴胡湯，必蒸蒸而振，却[4]復發熱汗出而解。

傷寒二三日，心中悸而煩者，**小建中湯**主之。五十二。用前第五十一方。

太陽病，過經十餘日，反二三下之，後四五日，柴胡證仍在者，先與小柴胡。嘔不止，心下急，一云：嘔止小安。鬱鬱微煩者，爲未解也，與**大柴胡湯**，下之則愈。方五十三。

柴胡半斤　黄芩三兩　芍藥三兩　半夏半升，洗　生薑五兩，切　枳實四枚，炙　大棗十二枚，擘

右七味，以水一斗二升，煮取六升，去滓，再煎[5]，温服一升，日三服。一方加大黄二兩。若不加，恐不爲大柴胡湯[6]。

[1] 鬲：同“膈”。

[2] 柴胡湯：當指小柴胡湯，下同。

[3] 柴胡證：此指小柴胡湯證。《金匱玉函經》第三篇正作“小柴胡證”。

[4] 却：再，又。

[5] 再煎：本書第十七、第二十一、第二十二篇，《金匱玉函經》卷七第三十四方此下并有“取三升”3字，義長。

[6] 一方……柴胡湯：此十七字原作大字，據文意改爲小字注文。按：大柴胡湯本書在第六、第七、第十七、第二十一、第二十二篇凡五見，皆未用大黄，亦皆有相似之注。《金匱玉函經》卷七第三十四方有“大黄二兩”，注云：“一方無大黄，然不加不得名大柴胡湯也。”

傷寒十三日不解，胷脅滿而嘔，日晡所發潮熱已而微利，此本柴胡證，下之以不得利，今反利者，知醫以丸藥下之，此非其治也。潮熱者，實也，先宜服小柴胡湯以解外，後以**柴胡加芒消湯**主之。五十四。

柴胡二兩十六銖　黄芩一兩　人參一兩　甘草一兩，炙　生薑一兩，切　半夏二十銖。本云五枚，洗　大棗四枚，擘　芒消二兩

右八味，以水四升，煮取二升，去滓，内芒消，更煮微沸，分温再服，不解更作。臣億等謹按：《金匱玉函》方中無芒消[1]。别一方[2]云：以水七升，下芒消二合，大黄四兩，桑螵蛸五枚，煮取一升半，服五合，微下即愈。本云柴胡[3]，再服以解其外，餘二升加芒消、大黄、桑螵蛸也。

傷寒十三日，過經讝語者，以有熱也，當以湯下之。若小便利者，大便當鞕，而反下利，脉調和者，知醫以丸藥下之，非其治也。若自下利者，脉當微厥，今反和者，此爲内實也，**調胃承氣湯**主之。五十五。用前第三十三方。

太陽病不解，熱結膀胱，其人如狂，血自下，下者愈。其外不解者，尚未可攻，當先解其外；外解已，但少腹急結者，乃可攻之，宜**桃核承氣湯**。方五十六。後云：解外宜桂枝湯。

桃仁五十箇，去皮尖　大黄四兩　桂枝二兩，去皮　甘草二兩，炙　芒消二兩

右五味，以水七升，煮取二升半，去滓，内芒消，更上火微沸[4]，下火，先食温服五合，日三服，當微利。

傷寒八九日，下之，胷滿煩驚，小便不利，讝語，一身盡重，不可轉側者，**柴胡加龍骨牡蠣湯**主之。方五十七。

柴胡四兩　龍骨　黄芩　生薑切　鉛丹　人參　桂枝去皮　茯苓各一兩半　半夏二合半，洗　大黄二兩　牡蠣一兩半，熬[5]　大棗六枚，擘

右十二味，以水八升，煮取四升，内大黄，切如碁[6]子，更煮一兩沸，去滓，温服一升。本云柴胡湯，今加龍骨等。

傷寒，腹滿讝語，寸口脉浮而緊，此肝乘脾也，名曰縱，刺期門。五十八。

傷寒發熱，嗇嗇惡寒，大渴欲飲水，其腹必滿，自汗出，小便利，其病欲解。此肝乘肺也，名曰横，刺期門。五十九。

---

[1]　《金匱玉函》方中無芒消：今傳《金匱玉函經》卷七第三十五方方中有“芒消二兩”。

[2]　别一方：指《金匱玉函經》卷七第三十六方“柴胡加大黄芒硝桑螵蛸湯方”。按：此轉述《金匱玉函經》之方，前後語不相一致，與原方意頗有出入，但原方前後文亦不一致。彼方云：“右前七味，以水四升，煮取二升，去滓，下芒硝、大黄、桑螵蛸，煮取一升半，去滓，温服五合，微下即愈。本方柴胡湯，再服以解其外，餘一服加芒硝、大黄、桑螵蛸。”本注所引“餘二升”，當依《金匱玉函經》作“餘一服”。

[3]　柴胡：此指經文所述之“小柴胡湯”。

[4]　更上火微沸：本書第二十一篇作“更上火煎微沸”。當據補“煎”。本書凡加芒消皆上火再煮，“煎”義同“煮”。

[5]　熬：加熱脱水。《方言》卷七：“熬，火乾也。”

[6]　碁：同“棋”。按：第十四篇云“大黄如博碁子”。“博棋子”，古六博戲所用棋子，方或長方形，大小約方寸左右（漢代1寸約合2.3厘米）。

太陽病二日，反躁，凡[1]熨其背，而大汗出，大熱入胃，一作二日内，燒瓦熨背，大汗出，火氣入胃。胃中水竭，躁煩，必發讝語。十餘日，振慄自下利[2]者，此爲欲解也。故其汗從腰以下不得汗，欲小便不得，反嘔，欲失溲，足下惡風，大便鞕，小便當數，而反不數，及不多，大便已，頭卓然[3]而痛，其人足心必熱，穀氣下流故也。

太陽病中風，以火劫發汗，邪風被火熱，血氣流溢，失其常度，兩陽相熏灼，其身發黄。陽盛則欲衄，陰虚小便難，陰陽俱虚竭，身體則枯燥，但頭汗出，劑[4]頸而還，腹滿微喘，口乾咽爛，或不大便，久則讝語，甚者至噦，手足躁擾，捻[5]衣摸床。小便利者，其人可治。

傷寒脉浮，醫以火迫劫之，亡陽，必驚狂，卧起不安者，**桂枝去芍藥加蜀漆牡蠣龍骨救逆湯**主之。方六十。

桂枝三兩，去皮　甘草二兩，炙　生薑三兩，切　大棗十二枚，擘　牡蠣五兩，熬　蜀漆三兩，洗去腥　龍骨四兩

右七味，以水一斗二升，先煮蜀漆，減二升，内諸藥，煮取三升，去滓，温服一升。本云桂枝湯，今去芍藥，加蜀漆、牡蠣、龍骨。

形作傷寒，其脉不弦緊而弱，弱者必渴，被火必讝語。弱者發熱，脉浮，解之，當汗出愈。

太陽病，以火熏之，不得汗，其人必躁，到經不解，必清血[6]，名爲火邪。

脉浮熱甚，而反灸之，此爲實，實以虚治，因火而動，必咽燥吐血。

微數之脉，慎不可灸，因火爲邪，則爲煩逆，追虚逐實，血散脉中，火氣雖微，内攻有力，焦骨傷筋，血難復也。脉浮，宜以汗解，用火灸之，邪無從出，因火而盛，病從腰以下必重而痹，名火逆也。欲自解者，必當先煩，煩乃有汗而解。何以知之？脉浮，故知汗出解。

燒針令其汗，針處被寒，核起而赤者，必發奔豚。氣從少腹上衝[7]心者，灸其核上各一壯[8]，與**桂枝加桂湯**，更加桂二兩也[9]。方六十一。

桂枝五兩，去皮　芍藥三兩　生薑三兩，切　甘草二兩，炙　大棗十二枚，擘

右五味，以水七升，煮取三升，去滓，温服一升。本云桂枝湯，今加桂滿五兩。所以加桂者，以能泄奔豚氣也。

火逆，下之，因燒針煩躁者，**桂枝甘草龍骨牡蠣湯**主之。方六十二。

---

[1] 反躁凡：《金匱玉函經》第三、第二十一篇作“而反燒瓦”，《脉經》卷七第十六篇作“而燒瓦”，原注引别本亦作“燒瓦”。“躁凡”當是“燒瓦”之誤。

[2] 振慄自下利：《金匱玉函經》第三、第二十一篇，《脉經》卷七第十六篇并作“振而反汗出”，義長。

[3] 卓然：特别。

[4] 劑：通“齊”。《金匱玉函經》第二十一篇同條正作“齊”。

[5] 捻(niē)：同“捏”。《金匱玉函經》第二十一篇、《脉經》卷七第十六篇作“循”，同“揗”，與“捻”義近。

[6] 清血：大便拉血。清，通“圊”，此作動詞，排便。

[7] 衝：本書第十六篇，《金匱玉函經》第十四篇，《脉經》卷七第二(此引影宋本，廣勤堂本《脉經》作“衝”)、第十一并作“撞”。

[8] 壯：艾灸量詞，古法，將艾絨搓成小球或圓錐體的艾炷，艾炷置於體表燒灸。每灸一個艾炷爲一壯。壯，似爲“灼傷”二字的合音。

[9] 更加桂二兩也：謂原方用桂三兩，現再添加二兩。按，6字爲方解，應屬後人注文，即當作小字。

桂枝一兩,去皮　甘草二兩,炙　牡蠣二兩,熬　龍骨二兩

右四味[1],以水五升,煮取二升半,去滓,温服八合,日三服。

太陽傷寒者,加温針必驚也。

太陽病,當惡寒發熱,今自汗出,反不惡寒發熱,關上脉細數者,以醫吐之過也。一二日吐之者,腹中飢,口不能食。三四日吐之者,不喜糜粥[2],欲食冷食,朝食暮吐,以醫吐之所致也,此爲小逆。

太陽病,吐之,但太陽病當惡寒,今反不惡寒,不欲近衣,此爲吐之内煩也。

病人脉數,數爲熱,當消穀引食,而反吐者,此以發汗,令陽氣微,膈氣虚,脉乃數也。數爲客熱,不能消穀,以胃中虚冷,故吐也。

太陽病,過經十餘日,心下温温[3]欲吐,而胷中痛,大便反溏,腹微滿,鬱鬱微煩。先此時自極吐下者,與**調胃承氣湯**,若不爾者,不可與。但欲嘔,胷中痛,微溏者,此非柴胡湯證,以嘔故知極吐下也,調胃承氣湯。六十三。用前第三十三方。

太陽病,六七日,表證仍在,脉微而沉,反不結胷,其人發狂者,以熱在下焦,少腹當鞕滿;小便自利者,下血乃愈。所以然者,以太陽隨經,瘀熱在裏故也,**抵當**[4]**湯**主之。方六十四。

水蛭熬　䗪蟲各三十箇,去翅足,熬　桃仁二十箇,去皮尖　大黄三兩,酒洗

右四味,以水五升,煮取三升,去滓,温服一升,不下更服。

太陽病,身黄,脉沉結,少腹鞕,小便不利者,爲無血也;小便自利,其人如狂者,血證諦[5]也,**抵當湯**主之。六十五。用前方。

傷寒有熱,少腹滿,應小便不利,今反利者,爲有血也,當下之,不可餘藥[6],宜**抵當丸**。方六十六。

水蛭二十箇,熬　䗪蟲二十箇,去翅足,熬　桃仁二十五箇,去皮尖　大黄三兩

右四味,擣分四丸,以水一升,煮一丸,取七合服之,晬時當下血,若不下者更服。

太陽病,小便利者,以飲水多,必心下悸,小便少者,必苦裏急也。

傷寒論卷第三

[1] 四味:《金匱玉函經》卷七第十五方作"爲末",似是。

[2] 糜粥:煮爛的粥。

[3] 温温:上脘泛惡欲嘔吐貌。亦作"嗢(wà)嗢""愠愠"等。《金匱玉函經》第三、第十九篇作"嗢嗢",較優。

[4] 抵當:本方君藥"水蛭"古異名"至掌",音轉爲"抵當"。

[5] 諦:確實。

[6] 不可餘藥:《金匱玉函經》第三篇同此,本書第二十一篇、《金匱玉函經》第十八篇無此4字,似屬旁批沾注。

傷寒論卷第四

漢 張仲景述　晉 王叔和撰次

宋 林億校正

明 趙開美校刻

沈琳仝校

辨太陽病脉證并治下第七

合三十九法,方三十首,并見太陽少陽合病法。

結胷,項强,如柔痓狀,下則和,宜大陷胷丸。第一。六味。前後有結胷、藏結病六證。

太陽病,心中懊憹,陽氣内陷,心下鞕,大陷胷湯主之。第二。三味。

傷寒六七日,結胷熱實,脉沉緊,心下痛,大陷胷湯主之。第三。用前第二方。

傷寒十餘日,熱結在裏,往來寒熱者,與大柴胡湯。第四。八味。水結附。

太陽病,重發汗,復下之,不大便五六日,舌燥而渴,潮熱,從心下至少腹滿痛,不可近者,大陷胷湯主之。第五。用前第二方。

小結胷病,正在心下,按之痛,脉浮滑者,小陷胷湯主之。第六。三味。下有太陽病二證。

病在陽,應以汗解,反以水潠,熱不得去,益煩不渴,服文蛤散,不差,與五苓散。寒實結胷,無熱證者,與三物小陷胷湯,白散亦可服。第七。文蛤散一味。五苓散五味。小陷胷湯用前第六方。白散三味。

太陽少陽并病,頭痛,眩冒,心下痞者,刺肺俞、肝俞,不可發汗,發汗則讝語。讝語不止,當刺期門。第八。

婦人中風,經水適來,熱除脉遲,脅下滿,讝語,當刺期門。第九。

婦人中風,七八日寒熱,經水適斷,血結如瘧狀,小柴胡湯主之。第十。七味。

婦人傷寒,經水適來,讝語,無犯胃氣及上二焦,自愈。第十一。

傷寒六七日,發熱微惡寒,支節疼,微嘔,心下支結,柴胡桂枝湯主之。第十二。九味。

傷寒五六日,已發汗,復下之,胷脅滿,小便不利,渴而不嘔,頭汗出,往來寒熱,心煩,柴胡桂枝乾薑湯主之。第十三。七味。

傷寒五六日,頭汗出,微惡寒,手足冷,心下滿,不欲食,大便鞕,脉細者,爲陽微結,非少陰也,可與小柴胡湯。第十四。用前第十方。

傷寒五六日,嘔而發熱,以他藥下之,柴胡證仍在,可與柴胡湯。蒸蒸而振,却發熱汗出解。心滿痛者,爲結胷。但滿而不痛,爲痞,宜半夏瀉心湯。第十五。七味。下有太陽并病,并氣痞二證。

太陽中風,下利嘔逆,表解乃可攻之,十棗湯主之。第十六。三味。下有太陽一證。

心下痞,按之濡者,大黄黄連瀉心湯主之。第十七。二味。

心下痞,而復惡寒汗出者,附子瀉心湯主之。第十八。四味。

心下痞,與瀉心湯不解者,五苓散主之。第十九。用前第七證方[1]。

[1] 第七證方:"證"字衍。此用上文第七方,無涉"證"。

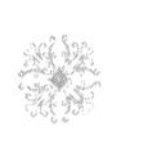

傷寒汗解後，胃中不和，心下痞，生薑瀉心湯主之。第二十。八味。

傷寒中風，反下之，心下痞，醫復下之，痞益甚，甘草瀉心湯主之。第二十一。六味。

傷寒，服藥利不止，心下痞，與理中，利益甚，宜赤石脂禹餘糧湯。第二十二。二味。下有痞一證。

傷寒發汗，若吐下，心下痞噫不除者，旋覆[1]代赭湯主之。第二十三。七味。

下後，不可更行桂枝湯，汗出而喘，無大熱者，可與麻黄杏子甘草石膏湯。第二十四。四味。

太陽病，外未除，數下之，遂協熱而利，桂枝人參湯主之。第二十五。五味。

傷寒，大下後，復發汗，心下痞，惡寒者，不可攻痞，先解表，表解乃可攻痞。解表宜桂枝湯，攻痞宜大黄黄連瀉心湯。第二十六。瀉心湯用前第十七方。

傷寒，發熱，汗出不解，心中痞，嘔吐下利者，大柴胡湯主之。第二十七。用前第四方。

病如桂枝證，頭不痛，項不强，寸脉浮，胷中痞，氣上衝不得息，當吐之，宜瓜蔕散。第二十八。三味。下有不可與瓜蔕散證。

病脅下素有痞，連臍痛，引少腹者，此名藏結。第二十九。

傷寒，若吐、下後，不解，熱結在裏，惡風，大渴，白虎加人參湯主之。第三十。五味。下有不可與白虎證。

傷寒無大熱，口燥渴，背微寒者，白虎加人參湯主之。第三十一。用前方。

傷寒脉浮，發熱無汗，表未解，不可與白虎湯。渴者，白虎加人參湯主之。第三十二。用前第三十方。

太陽少陽并病，心下鞕，頸項强而眩者，刺大椎、肺俞、肝俞，慎勿下之。第三十三。

太陽少陽合病，自下利，黄芩湯；若嘔，黄芩加半夏生薑湯主之。第三十四。黄芩湯四味。加半夏生薑湯六味。

傷寒，胷中有熱，胃中有邪氣，腹中痛，欲嘔者，黄連湯主之。第三十五。七味。

傷寒八九日，風濕相搏，身疼煩，不能轉側，不嘔不渴，脉浮虚而濇者，桂枝附子湯主之。大便鞕，一云臍下心下鞕。小便自利者，去桂加白术湯主之。第三十六。桂附湯加术湯并五味。

風濕相搏，骨節疼煩，掣痛不得屈伸，汗出短氣，小便不利，惡風，或身微腫者，甘草附子湯主之。第三十七。四味。

傷寒脉浮滑，此表有熱裏有寒，白虎湯主之。第三十八。四味。

傷寒脉結代，心動悸，炙甘草湯主之。第三十九。九味。

問曰：病有結胷，有藏結，其狀何如？答曰：按之痛，寸脉浮，關脉沉，名曰結胷也。

何爲藏結？答曰：如結胷狀，飲食如故，時時下利[2]，寸脉浮，關脉小細沉緊，名曰藏結，舌上白胎滑者，難治。

藏結無陽證，不往來寒熱，一云寒而不熱。其人反静，舌上胎滑者，不可攻也。

病發於陽，而反下之，熱入因作結胷；病發於陰而反下之，一作汗出。因作痞也。所以成結胷者，以下之太早故也。結胷者，項亦强，如柔痓狀，下之則和，宜**大陷胷丸**。方一。

大黄半斤　葶藶子半升，熬　芒消半升　杏仁半升，去皮尖，熬黑[3]

[1] 覆：原作"復"，據藥名常例改。下同。

[2] 時時下利：《注解傷寒論》第七篇同。《金匱玉函經》第四篇作"時小便不利"。

[3] 熬黑：《金匱玉函經》卷八第五十四方無此二字，似是。

右四味，擣篩二味，内杏仁、芒消，合研如脂，和散，取如彈丸[1]一枚，别擣[2]甘遂末一錢匕[3]，白蜜二合，水二升，煮取一升，温頓服之，一宿乃下，如不下更服，取下爲效。禁如藥法。

結胷證，其脉浮大者，不可下，下之則死。

結胷證悉具，煩躁者亦死。

太陽病，脉浮而動數，浮則爲風，數則爲熱，動則爲痛，數則爲虚。頭痛發熱，微盜汗出，而反惡寒者，表未解也。醫反下之，動數變遲，膈内拒痛，一云頭痛即眩。胃中空虚，客氣動膈，短氣躁煩，心中懊憹，陽氣内陷，心下因鞕，則爲結胷，大陷胷湯主之。若不結胷，但頭汗出，餘處無汗，劑頸而還，小便不利，身必發黄。**大陷胷湯**。方二。

大黄六兩，去皮　芒消一升　甘遂一錢匕

右三味，以水六升，先煮大黄，取二升，去滓，内芒消，煮一兩沸，内甘遂末，温服一升。得快利，止後服。

傷寒六七日，結胷熱實，脉沉而緊[4]，心下痛，按之石鞕者，**大陷胷湯**主之。三。用前第二方。

傷寒十餘日，熱結在裏，復往來寒熱者，與大柴胡湯。但結胷，無大熱者，此爲水結在胷脅也。但頭微汗出者，**大陷胷湯**主之。四。用前第二方。

大柴胡湯方

柴胡半斤　枳實四枚，炙　生薑五兩，切　黄芩三兩　芍藥三兩　半夏半升，洗　大棗十二枚，擘

右七味，以水一斗二升，煮取六升，去滓，再煎[5]，温服一升，日三服。一方加大黄二兩。若不加，恐不名大柴胡湯[6]。

太陽病，重發汗，而復下之，不大便五六日，舌上燥而渴，日晡所小有潮熱，一云日晡所發，心胷大煩。從心下至少腹鞕滿而痛，不可近者，**大陷胷湯**主之。五。用前第二方。

小結胷病，正在心下，按之則痛，脉浮滑者，**小陷胷湯**主之。方六。

黄連一兩　半夏半升，洗　栝樓實大者一枚

右三味，以水六升，先煮栝樓，取三升，去滓，内諸藥，煮取二升，去滓，分温三服。

太陽病，二三日不能卧，但欲起，心下必結。脉微弱者，此本有寒分[7]也，反下之，若利止，必作結

[1] 彈丸：古代用於彈弓的彈子。大小不一，一般略於小於雞蛋黄。

[2] 别擣：分别搗作。

[3] 一錢匕：古代體積計量單位。古人以五銖錢抄取藥末，以平取不掉落爲一錢匕。

[4] 脉沉而緊：《注解傷寒論》第七篇同。《金匱玉函經》第四篇作“脉浮緊”。

[5] 再煎：本書第十七、第二十一、第二十二篇，《金匱玉函經》卷七第三十四方此下并有“取三升”3字，義長。

[6] 一方……柴胡湯：此十七字原作大字，據文意改爲小字注文。按：大柴胡湯本書在第六、第七、第十七、第二十一、第二十二篇凡五見，皆未用大黄，亦皆有相似之注。《金匱玉函經》卷七第三十四方有“大黄二兩”，注云：“一方無大黄，然不加不得名大柴胡湯也。”

[7] 本有寒分：《金匱玉函經》第四、第十九篇，《脉經》卷七第八篇作“本寒”。

胷;未止者,四日復下之,此作協熱利也。

太陽病,下之,其脉促,一作縱。不結胷者,此爲欲解也。脉浮者,必結胷;脉緊者,必咽痛;脉弦者,必兩脅拘急;脉細數者,頭痛未止;脉沉緊者,必欲嘔;脉沉滑者,協熱利;脉浮滑者,必下血。

病在陽,應以汗解之,反以冷水潠[1]之若灌之,其熱被劫不得去,彌更益煩,肉上粟起[2],意欲飲水,反不渴之,服**文蛤散**;若不差者,與**五苓散**。寒實結胷,無熱證者,與**三物小陷胷湯**。用前第六方。

白散亦可服。七。一云與三物小白散。

文蛤散方

文蛤五兩

右一味,爲散,以沸湯和一方寸匕服,湯用五合。

五苓散方

猪苓十八銖,去黑皮　白术十八銖　澤瀉一兩六銖　茯苓十八銖　桂枝半兩,去皮

右五味,爲散,更於臼中治之,白飲和方寸匕服之,日三服,多飲煖水,汗出愈。

白散方

桔梗三分　巴豆一分,去皮心,熬黑,研如脂　貝母三分

右三味,爲散,内巴豆,更於臼中杵之,以白飲和服,强人半錢匕,羸者減之。病在膈上必吐,在膈下必利。不利,進熱粥一杯;利過不止,進冷粥一杯。身熱皮粟不解,欲引衣自覆,若以水潠之洗之,益令熱却不得出[3],當汗而不汗則煩。假令汗出已,腹中痛,與芍藥三兩如上法。

太陽與少陽并病,頭項强痛,或眩冒[4],時如結胷,心下痞鞕者,當刺大椎第一間、肺俞、肝俞,慎不可發汗,發汗則讝語,脉弦。五日讝語不止,當刺期門[5]。八。

婦人中風,發熱惡寒,經水適[6]來,得之七八日,熱除而脉遲。身涼,胷脅下滿,如結胷狀,讝語者,此爲熱入血室也,當刺期門,隨其實[7]而取之。九。

婦人中風七八日,續得寒熱,發作有時,經水適斷者,此爲熱入血室,其血必結,故使如瘧狀,發作有時,**小柴胡湯**主之。方十。

柴胡半斤　黄芩三兩　人參三兩　半夏半升,洗　甘草三兩　生薑三兩,切　大棗十二枚,擘

右七味,以水一斗二升,煮取六升,去滓,再煎取三升,温服一升,日三服。

---

[1] 潠:《説文新附》:"含水噴也。"即口含冷水噴。後亦作"噀"。

[2] 肉上粟起:即俗謂"起雞皮疙瘩"。肉,《金匱玉函經》第四、第二十七篇,《脉經》卷七第十四篇作"皮",義長。下文即有"皮粟"之例。

[3] 益令熱却不得出:《金匱玉函經》第二十七篇作"其熱被劫,益不得去",義長。却,當作"劫"。

[4] 眩冒:眼花神暈。

[5] 當刺期門:本書第十五篇作"不可發汗";《金匱玉函經》第十三篇、《脉經》卷七第一篇作"不可發其汗"。

[6] 適:正好,恰巧。

[7] 實:《金匱要略方》第二十三篇同此,但後文"取"作"瀉";《金匱玉函經》第四篇、《脉經》卷七第十三篇、卷九第六篇并作"虚實",義長。

婦人傷寒，發熱，經水適來，晝日明了，暮則譫語，如見鬼狀者，此爲熱入血室。無犯胃氣及上二焦，必自愈。十一。

傷寒六七日，發熱微惡寒，支節煩疼，微嘔，心下支結，外證未去者，**柴胡桂枝湯**主之。方十二。

桂枝[1]去皮　黄芩一兩半　人參一兩半　甘草一兩，炙　半夏二合半，洗　芍藥一兩半　大棗六枚，擘　生薑一兩半，切　柴胡四兩

右九味，以水七升，煮取三升，去滓，温服一升。本云人參湯，作如桂枝法，加半夏、柴胡、黄芩，復如柴胡法。今用人參作半劑。

傷寒五六日，已發汗，而復下之，胷脅滿，微結，小便不利，渴而不嘔，但頭汗出，往來寒熱，心煩者，此爲未解也，**柴胡桂枝乾薑湯**主之。方十三。

柴胡半斤　桂枝三兩，去皮　乾薑二兩　栝樓根四兩　黄芩三兩　牡蠣二兩，熬　甘草二兩，炙

右七味，以水一斗二升，煮取六升，去滓，再煎取三升，温服一升，日三服，初服微煩，復服汗出便愈。

傷寒五六日，頭汗出，微惡寒，手足冷，心下滿，口不欲食，大便鞕，脉細者，此爲陽微結，必有表，復有裹也。脉沉，亦在裹也。汗出爲陽微。假令純陰結，不得復有外證，悉入在裹。此爲半在裹半在外也。脉雖沉緊，不得爲少陰病，所以然者，陰不得有汗，今頭汗出，故知非少陰也，可與**小柴胡湯**。設不了了者，得屎而解。十四。用前第十方。

傷寒五六日，嘔而發熱者，柴胡湯證具，而以他藥下之，柴胡證仍在者，復與柴胡湯。此雖已下之，不爲逆，必蒸蒸而振，却發熱汗出而解。若心下滿而鞕痛者，此爲結胷也，**大陷胷湯**主之。但滿而不痛者，此爲痞，柴胡不中與之，宜**半夏瀉心湯**。方十五。

半夏半升，洗　黄芩　乾薑　人參　甘草炙，各三兩　黄連一兩　大棗十二枚，擘

右七味，以水一斗，煮取六升，去滓再煎，取三升，温服一升，日三服。須大陷胷湯者，方用前第二法。一方用半夏一升。

太陽少陽并病，而反下之，成結胷，心下鞕，下利不止，水漿不下，其人心煩。

脉浮而緊，而復下之，緊反入裹，則作痞，按之自濡，但氣痞耳。

太陽中風，下利嘔逆，表解者，乃可攻之。其人漐漐汗出，發作有時，頭痛，心下痞鞕滿，引脅下痛，乾嘔短氣，汗出不惡寒者，此表解裹未和也，**十棗湯**主之。方十六。

芫花熬　甘遂　大戟

右三味等分，各别擣爲散，以水一升半，先煮大棗肥者十枚，取八合，去滓，内藥末，强人服一錢匕，羸人服半錢[2]，温服之，平旦服。若下少，病不除者，明日更服，加半錢。得快下利後，糜粥自養。

[1] 桂枝：此下缺藥量。本書第十六篇、第十七篇，《金匱玉函經》卷七第三十二方等并有"一兩半"3字。可從。

[2] 半錢："半錢匕"，承前省稱。古人以五銖錢抄取藥末，以平取不掉落爲一錢匕。本書第七篇白散方即有"半錢匕"。下句"半錢"同。

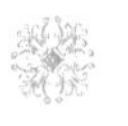

太陽病，醫發汗，遂發熱惡寒；因復下之，心下痞，表裏俱虚，陰陽氣并竭；無陽則陰獨，復加燒針，因胷煩，面色青黄，膚瞤者，難治。今色微黄，手足温者，易愈。

心下痞，按之濡，其脉關上浮者，**大黄黄連瀉心湯**[1]主之。方十七。

大黄二兩　黄連一兩

右二味，以麻沸湯[2]二升漬[3]之，須臾絞去滓，分温再服。臣億等看詳大黄黄連瀉心湯，諸本皆二味，又後附子瀉心湯，用大黄、黄連、黄芩、附子，恐是前方中亦有黄芩，後但加附子也，故後云附子瀉心湯，本云加附子也。

心下痞，而復惡寒汗出者，**附子瀉心湯**主之。方十八。

大黄二兩　黄連一兩　黄芩一兩　附子一枚，炮去皮，破，别煮取汁

右四味，切三味，以麻沸湯二升漬之，須臾絞去滓，内附子汁，分温再服。

本以下之，故心下痞，與瀉心湯痞不解，其人渴而口燥煩，小便不利者，**五苓散**主之。十九。一方云：忍之一日，乃愈[4]。用前第七證方[5]。

傷寒汗出解之後，胃中不和，心下痞鞕，乾噫食臭[6]，脅下有水氣，腹中雷鳴下利者，**生薑瀉心湯**主之。方二十。

生薑四兩，切　甘草三兩，炙　人參三兩　乾薑一兩　黄芩三兩　半夏半升，洗　黄連一兩　大棗十二枚，擘

右八味，以水一斗，煮取六升，去滓再煎，取三升，温服一升，日三服。附子瀉心湯，本云加附子；半夏瀉心湯，甘草瀉心湯，同體别名耳[7]。生薑瀉心湯，本云理中人參黄芩湯，去桂枝、术，加黄連，并瀉肝法。

傷寒中風，醫反下之，其人下利，日數十行，穀不化，腹中雷鳴，心下痞鞕而滿，乾嘔心煩，不得安。醫見心下痞，謂病不盡，復下之，其痞益甚。此非結熱，但以胃中虚，客氣上逆，故使鞕也，**甘草瀉心湯**主之。方二十一。

甘草四兩，炙　黄芩三兩　乾薑三兩　半夏半升，洗　大棗十二枚，擘　黄連一兩

右六味，以水一斗，煮取六升，去滓再煎，取三升，温服一升，日三服。臣億等謹按：上生薑瀉心湯法，本云理中人參黄芩湯，今詳瀉心以療痞，痞氣因發陰而生，是半夏、生薑、甘草瀉心三方，皆本於理中也，其方必各有人參，今甘草瀉心中無者，脱落之也。又按《千金》并《外臺秘要》，治傷寒䘌[8]食用此方，皆有人參，知脱落無疑。

傷寒，服湯藥，下利不止，心下痞鞕。服瀉心湯已，復以他藥下之，利不止，醫以理中與之，利益甚。理中者理中焦，此利在下焦，**赤石脂禹餘糧湯**主之。復不止者，當利其小便。赤石脂禹餘糧湯。方二

[1] 大黄黄連瀉心湯：《金匱玉函經》第四篇方名同；卷八第五十八方方名作“大黄瀉心湯”。《金匱要略》第十六篇載“瀉心湯”，比本方增黄芩一兩，與宋臣所注相合。

[2] 麻沸湯：滚沸的水。按：“麻”似通“糜”。糜沸，謂水沸如粥鍋之沸（粥面翻大泡）。

[3] 漬：浸泡。

[4] 一方云忍之一日乃愈：本書第七篇同爲大字校文；第二十二篇爲作小字注文，可從。

[5] 第七證方：“證”字衍。此用上文第七方，無涉“證”。

[6] 乾噫食臭（xiù）：噯氣有飲食氣味。臭，氣味。

[7] 附子……名耳：本書第十七篇無此25字。按，此數語似爲旁批衍入，可據第十七篇删。

[8] 䘌（nì）：亦作“𧏾”，蟲食病。

十二。

赤石脂一斤，碎　太一禹餘糧一斤，碎

右二味，以水六升，煮取二升，去滓，分温三服。

傷寒吐下後，發汗[1]，虚煩，脉甚微，八九日，心下痞鞕，脅下痛，氣上衝咽喉，眩冒，經脉動惕者，久而成痿。

傷寒發汗，若吐，若下解後，心下痞鞕，噫氣不除者，**旋覆代赭湯**主之。方二十三。

旋覆花三兩　人參二兩　生薑五兩　代赭一兩　甘草三兩，炙　半夏半升，洗　大棗十二枚，擘

右七味，以水一斗，煮取六升，去滓再煎，取三升，温服一升，日三服。

下後[2]，不可更行桂枝湯。若汗出而喘，無大熱者，可與**麻黄杏子甘草石膏湯**。方二十四。

麻黄四兩　杏仁五十箇，去皮尖　甘草二兩，炙　石膏半斤，碎，綿裹

右四味，以水七升，先煮麻黄，減二升，去白沫[3]，内諸藥，煮取三升，去滓，温服一升。本云黄耳杯。

太陽病，外證未除，而數下之，遂恊熱[4]而利，利下不止[5]，心下痞鞕，表裏不解者，**桂枝人參湯**主之。方二十五。

桂枝四兩，别切　甘草四兩，炙　白术三兩　人參三兩　乾薑三兩

右五味，以水九升，先煮四味，取五升，内桂更煮，取三升，去滓，温服一升，日再夜一服。

傷寒，大下後，復發汗，心下痞，惡寒者，表未解也，不可攻痞，當先解表，表解乃可攻痞。解表宜桂枝湯，攻痞宜**大黄黄連瀉心湯**。二十六。瀉心湯用前第十七方。

傷寒，發熱，汗出不解，心中痞鞕，嘔吐而下利者，**大柴胡湯**主之。二十七。用前第四方。

病如桂枝證，頭不痛，項不强，寸脉微浮，胷中痞鞕，氣上衝喉咽不得息者，此爲胷有寒也[6]，當吐之，宜**瓜蔕散**。方二十八。

瓜蔕一分，熬黄　赤小豆[7]一分

右二味，各别擣篩爲散已，合治之，取一錢匕，以香豉一合，用熱湯七合，煮作稀糜[8]，去滓，取汁和散，温頓服之。不吐者，少少[9]加，得快吐乃止。諸亡血虚家，不可與**瓜蔕散**。

---

[1] 吐下後發汗：本書第二十二篇作"吐下發汗後"，可從。《金匱玉函經》第十九篇、《脉經》卷七第八篇作"吐下發汗"。

[2] 下後：本書第二十二篇同，第六、第十七篇作"發汗後"。爲異證同方。

[3] 去白沫：本書第六、第十七、第二十二篇作"去上沫"，合常例。

[4] 恊熱：夾帶熱邪。"恊"同"協"，通"挾"，夾帶。

[5] 而利利下不止：本書第二十二篇同。《金匱玉函經》第四篇作"而利不止"，義合；第十九篇作"利而止"。

[6] 胷有寒也：《備急千金要方》卷九第七作"此以内有久痰"，"寒"字應爲"痰"字之誤。

[7] 赤小豆：《金匱要略》第十篇吴遷本此下有"煎"字，鄧珍本有"煮"字，當從吴遷本。

[8] 稀糜：稀粥。

[9] 少少：同"稍稍"，謂漸漸加量。

病脅下素有痞，連在臍傍，痛引少腹，入陰筋[1]者，此名藏結，死。二十九。

傷寒，若吐、若下後，七八日不解，熱結在裏，表裏俱熱，時時惡風，大渴，舌上乾燥而煩，欲飲水數升者，**白虎加人參湯**主之。方三十。

知母六兩　石膏一斤，碎　甘草二兩，炙　人參二兩　粳米六合

右五味，以水一斗煮，米熟湯成，去滓，温服一升，日三服。此方立夏後立秋前乃可服，立秋後不可服。正月、二月、三月尚凛冷，亦不可與服之，與之則嘔利而腹痛。諸亡血虚家，亦不可與，得之則腹痛利者，但可温之，當愈。

傷寒，無大熱，口燥渴，心煩，背微惡寒者，**白虎加人參湯**主之。三十一。用前方。

傷寒脉浮，發熱無汗，其表不解，不可與**白虎湯**。渴欲飲水，無表證者，**白虎加人參湯**[2]主之。三十二。用前方。

太陽少陽併病[3]，心下鞕，頸項强而眩者，當刺大椎、肺俞、肝俞，慎勿下之。三十三。

太陽與少陽合病，自下利者，與**黄芩湯**；若嘔者，**黄芩加半夏生薑湯**主之。三十四。

黄芩湯方

黄芩三兩　芍藥二兩　甘草二兩，炙　大棗十二枚，擘

右四味，以水一斗，煮取三升，去滓，温服一升，日再，夜一服。

黄芩加半夏生薑湯方

黄芩三兩　芍藥二兩　甘草二兩，炙　大棗十二枚，擘　半夏半升，洗　生薑一兩半。一方，三兩，切

右六味，以水一斗煮，取三升，去滓，温服一升，日再，夜一服。

傷寒，胷中有熱，胃中有邪氣，腹中痛，欲嘔吐者，**黄連湯**主之。方三十五。

黄連三兩　甘草三兩，炙　乾薑三兩　桂枝三兩，去皮　人參二兩　半夏半升，洗　大棗十二枚，擘

右七味，以水一斗煮，取六升，去滓，温服，晝三夜二。疑非仲景方[4]。

傷寒八九日，風濕相搏，身體疼煩，不能自轉側，不嘔不渴，脉浮虚而濇者，**桂枝附子湯**主之。若其人大便鞕，一云臍下心下鞕。小便自利者，**去桂加白术湯**[5]主之。三十六。

桂枝附子湯方

桂枝四兩，去皮　附子三枚，炮去皮，破　生薑三兩，切　大棗十二枚，擘　甘草二兩，炙

右五味，以水六升，煮取二升，去滓，分温三服。

去桂加白术湯方

---

[1] 入陰筋：《金匱玉函經》第四篇、《脉經》卷七第十八作“入陰俠陰筋”。

[2] 白虎加人參湯：《千金翼方》卷九第七篇、《金匱玉函經》第四篇并作“白虎湯”。

[3] 并病：本書第二十篇作“合病”。

[4] 疑非仲景方：5字原爲大字，其文義顯爲注文，依例改作小字。

[5] 去桂加白术湯：《注解傷寒論》第七篇作“去桂枝加白术湯”，《金匱玉函經》第四篇、《脉經》卷八第二篇作“术附子湯”。三者實爲異名同方。

附子三枚，炮去皮，破　白术四兩　生薑三兩，切　甘草二兩，炙　大棗十二枚，擘

右五味，以水六升，煮取二升，去滓，分温三服。初一服，其人身如痹，半日許復服之。三服都盡，其人如冒狀，勿怪，此以附子、术，并走皮内逐水氣，未得除，故使之耳，法當加桂四兩。此本一方二法，以大便鞕，小便自利，去桂也；以大便不鞕，小便不利，當加桂。附子三枚，恐多也，虚弱家及産婦宜減服之[1]。

風濕相搏，骨節疼煩，掣痛[2]不得屈伸，近之則痛劇，汗出短氣，小便不利，惡風不欲去衣，或身微腫者，**甘草附子湯**主之。方三十七。

甘草二兩，炙　附子二枚，炮去皮，破　白术二兩　桂枝四兩，去皮

右四味，以水六升，煮取三升，去滓，温服一升，日三服。初服得微汗則解，能食，汗止復煩者，將服五合。恐一升多者，宜服六七合爲始[3]。

傷寒脉浮滑，此以表有熱裏有寒，**白虎湯**[4]主之。方三十八。

知母六兩　石膏一斤，碎　甘草二兩，炙　粳米六合

右四味，以水一斗煮，米熟湯成，去滓，温服一升，日三服。臣億等謹按：前篇云，熱結在裏，表裏俱熱者，白虎湯主之。又云其表不解，不可與白虎湯。此云脉浮滑，表有熱，裏有寒者，必表裏字差矣。又陽明一證云：脉浮遲，表熱裏寒，四逆湯主之。又少陰一證云：裏寒外熱，通脉四逆湯主之。以此表裏自差，明矣。《千金翼》云白通湯，非也。

傷寒脉結代，心動悸[5]，**炙甘草湯**主之。方三十九。

甘草四兩，炙　生薑三兩，切　人參二兩　生地黄一斤　桂枝三兩，去皮　阿膠二兩　麥門冬半升，去心　麻仁半升　大棗三十枚，擘

右九味，以清酒七升，水八升，先煮八味，取三升，去滓，内膠烊消盡，温服一升，日三服。一名復脉湯。

脉按之來緩，時一止復來者，名曰結；又脉來動而中止，更來小數，中有還者反動，名曰結，陰也。脉來動而中止，不能自還，因而復動者，名曰代，陰也。得此脉者，必難治。[6]

傷寒論卷第四[7]

[1] 附子……服之：17字原爲大字，其文義顯爲注文，依例改作小字。

[2] 掣痛：牽拉痛。掣，索引、牽曳。

[3] 始：《金匱玉函經》卷八第七十方、吴遷本《金匱要略》第二篇同。《注解傷寒論》第七篇、鄧珍本《金匱要略》第二篇并作"妙"。作"始"義長。

[4] 白虎湯：《金匱玉函經》第四篇作"白通湯"。本書宋臣注認爲用白虎湯是，白通湯非是，但前句當爲"裏有熱表有寒"。所指"《千金翼》云白通湯"，今《千金翼》卷九第七不同此説，仍作"白虎湯"。然以《金匱玉函經》證之，宋臣注所揭，當是《千金翼》之舊貌。

[5] 心動悸：《金匱玉函經》第四篇作"心中驚悸"。

[6] 脉按之……難治：本條爲對上條所及"結代"脉的釋義。子目中上條"炙甘草湯"下未提示方後有"證"，《脉經》《金匱玉函經》等書并無本條，當屬後人沾注。

[7] 傷寒論卷第四：底本原缺，據中國中醫科學院本及全書體例補。

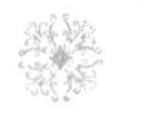

傷寒論卷第五

漢 張仲景述　晉 王叔和撰次
宋 林億校正
明 趙開美校刻
沈琳仝校

辨陽明病脉證并治第八

合四十四法,方一十首,一方附,并見陽明少陽合病法。

陽明病,不吐不下心煩者,可與調胃承氣湯。第一。三味。前有陽明病二十七證。

陽明病,脉遲,汗出不惡寒,身重,短氣腹滿,潮熱,大便鞕,大承氣湯主之。若腹大滿不通者,與小承氣湯。第二。大承氣四味。小承氣三味。

陽明病,潮熱,大便微鞕者,可與大承氣湯。若不大便六七日,恐有燥屎,與小承氣湯。若不轉失氣,不可攻之。後發熱復鞕者,小承氣湯和之。第三。用前第一方。下有二病證。

傷寒,若吐下不解,至十餘日,潮熱,不惡寒,如見鬼狀,微喘直視,大承氣湯主之。第四。用前第二方。

陽明病,多汗,胃中燥,大便鞕,譫語,小承氣湯主之。第五。用前第二方。

陽明病,譫語,潮熱,脉滑疾者,小承氣湯主之。第六。用前第二方。

陽明病,譫語,潮熱不能食,胃中有燥屎,宜大承氣湯下之。第七。用前第二方。下有陽明病一證。

汗出譫語,有燥屎在胃中,過經乃可下之,宜大承氣湯。第八。用前第二方。下有傷寒病一證。

三陽合病,腹滿身重,譫語遺尿,白虎湯主之。第九。四味。

二陽并病,太陽證罷,潮熱汗出,大便難,譫語者,宜大承氣湯。第十。用前第二方。

陽明病,脉浮緊,咽燥口苦,腹滿而喘,發熱汗出,惡熱身重。若下之,則胃中空虛,客氣動膈,心中懊憹,舌上胎者,梔子豉湯主之。第十一。二味。

若渴欲飲水,舌燥者,白虎加人参湯主之。第十二。五味。

若脉浮,發熱,渴欲飲水,小便不利者,猪苓湯主之。第十三。五味。下有不可與猪苓湯一證。

脉浮遲,表熱裏寒,下利清穀者,四逆湯主之。第十四。三味。下有二病證。

陽明病,下之,外有熱,手足温,不結胷,心中懊憹,不能食,但頭汗出,梔子豉湯主之。第十五。用前第十一方。

陽明病,發潮熱,大便溏,胷滿不去者,與小柴胡湯。第十六。七味。

陽明病,脅下滿,不大便而嘔,舌上胎者,與小柴胡湯。第十七。用上方。

陽明中風,脉弦浮大,短氣腹滿,脅下及心痛,鼻乾不得汗,嗜臥,身黄,小便難,潮熱而噦,與小柴胡湯。第十八。用上方。

脉但浮,無餘證者,與麻黄湯。第十九。四味。

陽明病,自汗出,若發汗,小便利,津液内竭,雖鞕不可攻之,須自大便,蜜煎導而通之,若土瓜根、猪膽汁。第二十。一味。猪膽湯附,二味。

陽明病，脉遲，汗出多微惡寒，表未解，宜桂枝湯，第二十一。五味。

陽明病，脉浮，無汗而喘，發汗則愈，宜麻黄湯。第二十二。用前第十九方。

陽明病，但頭汗出，小便不利，身必發黄，茵蔯蒿湯主之。第二十三。三味。

陽明證，喜忘，必有畜血，大便黑，宜抵當湯下之。第二十四。四味。

陽明病，下之心中懊憹而煩，胃中有燥屎者，宜大承氣湯。第二十五。用前第二方。下有一病證。

病人煩熱，汗出解，如瘧狀，日晡發熱。脉實者，宜大承氣湯；脉浮虚者，宜桂枝湯。第二十六。大承氣湯用前第二方。桂枝湯用前第二十一方。

大下後，六七日不大便，煩不解，腹滿痛，本有宿食，宜大承氣湯。第二十七。用前第二方。

病人小便不利，大便乍難乍易，時有微熱，宜大承氣湯。第二十八。用前第二方。

食穀欲嘔，屬陽明也，吴茱萸湯主之。第二十九。四味。

太陽病，發熱汗出，惡寒，不嘔，心下痞，此以醫下之也。如不下，不惡寒而渴，屬陽明，但以法救之，宜五苓散。第三十。五味。下有二病證。

趺陽脉浮而濇，小便數，大便鞕，其脾爲約，麻子仁丸主之。第三十一。六味。

太陽病三日，發汗不解，蒸蒸熱者，調胃承氣湯主之。第三十二。用前第一方。

傷寒吐後，腹脹滿者，與調胃承氣湯。第三十三。用前第一方。

太陽病，若吐下發汗後，微煩，大便鞕，與小承氣湯和之。第三十四。用前第二方。

得病二三日，脉弱，無太陽柴胡證，煩躁，心下鞕，小便利，屎定鞕，宜大承氣湯。第三十五。用前第二方。

傷寒六七日，目中不了了，睛不和，無表裏證，大便難，宜大承氣湯。第三十六。用前第二方。

陽明病，發熱汗多者，急下之，宜大承氣湯。第三十七。用前第二方。

發汗不解，腹滿痛者，急下之，宜大承氣湯。第三十八。用前第二方。

腹滿不減，減不足言，當下之，宜大承氣湯。第三十九。用前第二方。

陽明少陽合病，必下利，脉滑而數，有宿食也，當下之，宜大承氣湯。第四十。用前第二方。

病人無表裏證，發熱七八日，脉數，可下之。假令已下，不大便者，有瘀血，宜抵當湯。第四十一。用前第二十四方。下有二病證。

傷寒七八日，身黄如橘色，小便不利，茵蔯蒿湯主之。第四十二。用前第二十三方。

傷寒，身黄，發熱，梔子蘗皮湯主之。第四十三。三味。

傷寒，瘀熱在裏，身必黄，麻黄連軺[1]赤小豆湯主之。第四十四。八味。

問曰：病有太陽陽明，有正陽陽明，有少陽[2]陽明，何謂也？答曰：太陽陽明者，脾約[3]一云絡[4]。是也。正陽陽明者，胃家實是也。少陽陽明者，發汗利小便已，胃中燥，煩實，大便難是也。

陽明之爲病，胃家實[5]一作寒。是也。

---

[1] 連軺（yáo）：古連翹的根。與今中藥連翹非同物。

[2] 少陽：《注解傷寒論》第八篇同。《金匱玉函經》第五篇作"微陽"。"少陽"與"微陽"義實相同。

[3] 脾約：津枯大便難之證。

[4] 一云絡：《金匱玉函經》第五篇作"一作脾結"。"結"與"絡"形義相近，似是。

[5] 實：《千金翼方》卷九第八作"寒"，與注文合。據字形與文義推論，原書古本或當作"塞"。

問曰：何緣得陽明病？答曰：太陽病若發汗、若下、若利小便，此亡津液，胃中乾燥，因轉屬陽明。不更衣[1]，内實，大便難者，此名陽明[2]也。

問曰：陽明病外證云何？答曰：身熱汗自出，不惡寒，反惡熱也。

問曰：病有得之一日，不發熱而惡寒者，何也？答曰：雖得之一日，惡寒將自罷，即自汗出而惡熱也。

問曰：惡寒何故自罷？答曰：陽明居中主土也，萬物所歸，無所復傳，始雖惡寒，二日自止，此爲陽明病也。

本太陽，初得病時，發其汗，汗先出不徹，因轉屬陽明也。傷寒發熱無汗，嘔不能食，而反汗出濈濈然者，是轉屬陽明也。

傷寒三日，陽明脉大[3]。

傷寒，脉浮而緩，手足自温者，是爲繫在太陰。太陰者，身當發黄，若小便自利者，不能發黄，至七八日大便鞕者，爲陽明病也。

傷寒，轉繫陽明者，其人濈然微汗出也。

陽明中風，口苦咽乾，腹滿微喘，發熱惡寒，脉浮而緊，若下之，則腹滿小便難也。

陽明病，若能食，名中風；不能食，名中寒。

陽明病，若中寒者，不能食，小便不利，手足濈然汗出，此欲作固[4]瘕，必大便初鞕後溏。所以然者，以胃中冷，水穀不别故也。

陽明病，初欲食，小便反不利，大便自調，其人骨節疼，翕翕如有熱狀，奄然[5]發狂，濈然汗出而解者，此水不勝穀氣，與汗共并，脉緊則愈。

陽明病欲解時，從申至戍上[6]。

---

[1] 更衣：解大便之婉辭。古人如廁需更衣，故借"更衣"指大便。

[2] 此名陽明：《金匱玉函經》第五篇作"爲陽明病"，有"病"字義長。

[3] 陽明脉大：《金匱玉函經》第三篇作"陽明脉大者，爲欲傳"，本書上下篇有與此對應語句，當據補。

[4] 固：爲避隋文帝楊堅之"堅"字諱所改。《金匱玉函經》第五篇作"堅"。

[5] 奄然：忽然。

[6] 從申至戍上："戍"，《金匱玉函經》第五篇作"戌"，當據改。從申至戌上，即下午3時至晚9時。

陽明病，不能食，攻其熱必噦，所以然者，胃中虚冷故也。以其人本虚，攻其熱必噦。

陽明病，脉遲，食難用飽，飽則微煩，頭眩，必小便難，此欲作穀癉[1]，雖下之，腹滿如故，所以然者，脉遲故也。

陽明病[2]，法多汗，反無汗，其身如蟲行皮中狀者，此以久虚故也。

陽明病，反無汗而小便利，二三日嘔而欬，手足厥者，必苦頭痛；若不欬不嘔，手足不厥者，頭不痛。一云冬陽明。

陽明病，但頭眩，不惡寒，故能食而欬，其人咽必痛；若不欬者，咽不痛。一云冬陽明。

陽明病，無汗，小便不利，心中懊憹者，身必發黄。

陽明病，被火，額上微汗出，而小便不利者，必發黄。

陽明病，脉浮而緊者，必潮熱，發作有時。但浮者，必盗汗出。

陽明病，口燥，但欲漱水不欲嚥者，此必衄。

陽明病，本自汗出，醫更重發汗，病已差，尚微煩，不了了者，此必大便鞕故也，以亡津液，胃中乾燥，故令大便鞕。當問其小便日幾行，若本小便日三四行，今日再行[3]，故知大便不久出。今爲小便數少，以津液當還入胃中，故知不久必大便也。

傷寒嘔多，雖有陽明證，不可攻之。

陽明病，心下鞕滿者，不可攻之。攻之利遂不止者，死，利止者愈。

陽明病，面合色赤，不可攻之，必發熱色黄者，小便不利也。

陽明病，不吐不下心煩者，可與**調胃承氣湯**。方一。

甘草二兩，炙　芒消半升　大黄四兩，清酒洗

右三味，切，以水三升，煮二物至一升，去滓，内芒消，更上微火一二沸[4]，温頓服之，以調胃氣。

陽明病，脉遲，雖汗出不惡寒者，其身必重，短氣腹滿而喘，有潮熱者，此外欲解，可攻裏也。手足濈

[1] 癉：《金匱玉函經》第五、第十九篇，《脉經》卷七第八篇，《金匱要略》第十五篇作"疸"。"癉"通"疸"。

[2] 陽明病：《金匱玉函經》第五篇下文有"久久而堅者"五字。

[3] 再行：兩次小便。

[4] 微火一二沸：本書第五篇同方作"火微煮令沸"，加"煮"字義長。本書凡加芒消皆再煮，但有時"煮"字省略。

然汗出者,此大便已鞕也,**大承氣湯**主之。若汗多,微發熱惡寒者,外未解也,一法與桂枝湯[1]。其熱不潮,未可與承氣湯。若[2]腹大滿不通者,可與**小承氣湯**,微和胃氣,勿令至大泄下。大承氣湯。方二。

大黄四兩,酒洗　厚朴半斤,炙,去皮　枳實五枚,炙　芒消三合

右四味,以水一斗,先煮二物,取五升,去滓,内大黄,更煮取二升,去滓,内芒消,更上微火一兩沸[3],分温再服,得下,餘勿服。

小承氣湯方

大黄四兩　厚朴二兩,炙,去皮　枳實三枚大者,炙

右三味,以水四升,煮取一升二合,去滓,分温二服。初服湯當更衣,不爾者盡飲之。若更衣者,勿服之。

陽明病,潮熱,大便微鞕者,可與大承氣湯;不鞕者,不可與之。若不大便六七日,恐有燥屎。欲知之法,少與小承氣湯,湯入腹中,轉失氣[4]者,此有燥屎也,乃可攻之;若不轉失氣者,此但初頭鞕,後必溏,不可攻之,攻之必脹滿不能食也。欲飲水者,與水則噦。其後發熱者,必大便復鞕而少也,以小承氣湯和之;不轉失氣者,慎不可攻也。**小承氣湯**。三。用前第二方。

夫實則譫語,虚則鄭聲[5]。鄭聲者,重語也。直視譫語,喘滿者死,下利者亦死。

發汗多,若重發汗者,亡其陽,譫語,脉短者,死;脉自和者,不死。

傷寒,若吐、若下後不解,不大便五六日,上至十餘日,日晡所發潮熱,不惡寒,獨語如見鬼狀;若劇者,發則不識人,循衣摸牀[6],惕而不安。一云:順[7]衣妄撮,怵惕[8]不安。微喘直視,脉弦者生,濇者死。微者,但發熱譫語者[9],**大承氣湯**主之。若一服利,則止後服。四。用前第一方。

陽明病,其人多汗,以津液外出,胃中燥,大便必鞕,鞕則譫語,**小承氣湯**主之。若一服譫語止者,更莫復服。五。用前第二方。

陽明病,譫語[10],發潮熱,脉滑而疾者,**小承氣湯**主之。因與承氣湯[11]一升,腹中轉氣[12]者,更服

[1] 一法與桂枝湯:本書第二十一篇同條作大字"桂枝湯主之",義勝,當從。

[2] 未可與承氣湯若:本書第二十一篇、《金匱玉函經》第五篇并同;《金匱玉函經》第十八篇無此7字。承氣湯:此處當指大承氣湯。

[3] 更上微火一兩沸:本書第二十二篇作"更煮令一沸",第五篇調胃承氣湯作"更上火微煮令沸",加"煮"字義長。本書凡加芒消皆再煮,但有時"煮"字省略。

[4] 失氣:《金匱玉函經》第五篇作"矢氣"。按:此詞前有動詞"轉","轉"由"運轉"義在特定語境中引申有"下"義,"失氣"似理解爲純名詞的"矢氣"爲長。矢氣,俗稱"放屁"。"矢"爲"屎"古字,後曾作"戻",通行"屎"字。下同。

[5] 鄭聲:重病之人語音不貫、發語重複之態。即下云"重語"。

[6] 循衣摸牀:謂神識不清狀態下手摸衣服床鋪。循,通"揗(xún)",撫摩。牀,同"床"。《金匱玉函經》第十九篇作"循衣妄撮"。許叔微《傷寒九十論》第八十六論引《金匱玉函經》作"循衣摸床妄撮"。

[7] 順:疑注者將正文"循"誤解爲"順"避諱(南朝梁追封太祖文皇帝名順之)改字,回改爲"順"。

[8] 怵惕:驚懼貌。

[9] 者:《金匱玉函經》第五篇無"者"字,義長。

[10] 譫語:本書第二十一篇同。《金匱玉函經》第十八篇作"譫語妄言"。

[11] 承氣湯:此處當承前句,指小承氣湯,同條後一"承氣湯"同。

[12] 轉氣:《金匱玉函經》第五、第十八篇作"轉失氣",下文同;《脉經》卷七第七篇作"轉失氣",下文同。

一升;若不轉氣者,勿更與之。明日又不大便,脉反微濇者,裹虚也,爲難治,不可更與承氣湯也。六。用前第二方。

陽明病,讝語,有潮熱,反不能食者,胃中必有燥屎五六枚也;若能食者,但鞕耳。宜**大承氣湯**下之[1]。七。用前第二方。

陽明病,下血,讝語者,此爲熱入血室,但頭汗出者,刺期門,隨其實而寫[2]之,濈然汗出則愈。

汗汗,一作臥。出讝語者,以有燥屎在胃中,此爲風也。須下者,過經乃可下之;下之若早,語言必亂,以表虚裹實故也。下之愈,宜**大承氣湯**。八。用前第二方。一云大柴胡湯。

傷寒四五日,脉沉而喘滿,沉爲在裹,而反發其汗,津液越出,大便爲難,表虚裹實,久則讝語。

三陽合病,腹滿身重,難以轉側,口不仁,面垢,又作枯,一云向經。讝語遺尿,發汗則讝語[3],下之則額上生汗,手足逆[4]冷,若自汗出者,**白虎湯**主之。方九。

知母六兩　石膏一斤,碎　甘草二兩,炙　粳米六合

右四味,以水一斗煮,米熟湯成,去滓,温服一升,日三服。

二陽并病,太陽證罷,但發潮熱,手足漐漐汗出,大便難而讝語者,下之則愈,宜**大承氣湯**。十。用前第二方。

陽明病,脉浮而緊,咽燥口苦,腹滿而喘,發熱汗出,不惡寒,反惡熱,身重。若發汗則躁,心憒憒[5]公對切。反讝語;若加温針,必怵惕煩躁不得眠;若下之,則胃中空虚,客氣動膈,心中懊憹,舌上胎者,**梔子豉**湯主之。方十一。

肥梔子十四枚,擘　香豉四合,綿裹

右二味,以水四升,煮梔子取二升半,去滓,内豉,更煮取一升半,去滓,分二服,温進一服。得快吐者,止後服[6]。

若渴欲飲水,口乾舌燥者,**白虎加人參湯**[7]主之。方十二。

知母六兩　石膏一斤,碎　甘草二兩,炙　粳米六合　人參三兩

右五味,以水一斗煮,米熟湯成,去滓,温服一升,日三服。

[1] 宜大承氣湯下之:據文義,本句所指爲前文,即適用於"燥屎五六枚也"者。
[2] 寫:同"瀉"。《金匱玉函經》第五篇、《金匱要略》(吴遷本)第二十三篇正作"瀉"。
[3] 讝語:《金匱玉函經》第五篇作"讝語甚",義長。可據補"甚"字。
[4] 逆:《金匱玉函經》第五篇、《脉經》卷七第八篇作"厥"。
[5] 憒憒:昏亂。
[6] 得快吐者止後服:本方無催吐之功,7字似後人不當沾注。
[7] 白虎加人參湯:《注解傷寒論》第八篇同。《金匱玉函經》第五篇作"白虎湯"。

若脉浮，發熱，渴欲飲水，小便不利者，**猪苓湯**主之。方十三。

猪苓去皮　茯苓　澤瀉　阿膠　滑石碎，各一兩

右五味，以水四升，先煮四味，取二升，去滓，内阿膠烊消，温服七合，日三服。

陽明病，汗出多而渴者，不可與猪苓湯，以汗多胃中燥，猪苓湯復利其小便故也。

脉浮而遲，表熱裹寒，下利清穀者，**四逆湯**主之。方十四。

甘草二兩，炙　乾薑一兩半　附子一枚，生用，去皮，破八片

右三味，以水三升，煮取一升二合，去滓，分温二服。强人可大附子一枚，乾薑三兩。

若胃中虚冷，不能食者，飲水則噦。

脉浮，發熱，口乾鼻燥，能食者則衄。

陽明病，下之，其外有熱，手足温，不結胷，心中懊憹，飢不能食，但頭汗出者，**梔子豉湯**主之。十五。用前第十一方。

陽明病，發潮熱，大便溏，小便自可，胷脅滿不去者，與**小柴胡湯**。方十六。

柴胡半斤　黄芩三兩　人參三兩　半夏半升，洗　甘草三兩，炙　生薑三兩，切　大棗十二枚，擘

右七味，以水一斗二升，煮取六升，去滓，再煎取三升，温服一升，日三服。

陽明病，脅下鞕滿，不大便而嘔，舌上白胎者，可與**小柴胡湯**。上焦得通，津液得下，胃氣因和，身濈然汗出而解。十七。用上方。

陽明中風，脉弦浮大而短氣，腹都[1]滿，脅下及心痛，久按之氣不通，鼻乾不得汗，嗜臥，一身及目[2]悉黄，小便難，有潮熱，時時噦，耳前後腫，刺之小差；外不解，病過十日，脉續浮者，與**小柴胡湯**。十八。用上方。

脉但浮，無餘證者，與麻黄湯；若不尿，腹滿，加噦者，不治。**麻黄湯**。方十九。

麻黄三兩，去節　桂枝二兩，去皮　甘草一兩，炙　杏仁七十箇，去皮尖

右四味，以水九升，煮麻黄，減二升，去白沫，内諸藥，煮取二升半，去滓，温服八合，覆取微似汗[3]。

陽明病，自汗出，若發汗，小便自利者，此爲津液内竭，雖鞕不可攻之，當須自欲大便，宜**蜜煎**[4]

[1] 都：全。《注解傷寒論》第八篇作“部”，似可從。

[2] 目：《金匱玉函經》第五篇、《注解傷寒論》第八篇作“面目”，義長。

[3] 覆取微似汗：本書第六、第十六篇，此下并有“不須啜粥，餘如桂枝法將息”兩句，可從。

[4] 蜜煎：將蜜熬濃後做成的棒狀物。

導[1]而通之。若土瓜根及大猪膽汁皆可爲導。二十。

蜜煎方

食蜜七合

右一味，於銅器内，微火煎，當須凝如飴狀，攪之勿令焦著[2]，欲可丸，并手捻作挺[3]，令頭鋭，大如指，長二寸許。當熱時急作，冷則鞕。以内穀道中，以手急抱，欲大便時，乃去之。疑非仲景意，已試甚良[4]。

又大猪膽一枚，瀉汁，和少許法醋[5]，以灌穀道内，如一食頃，當大便出宿食惡物，甚效。

陽明病，脉遲，汗出多微惡寒者，表未解也，可發汗，宜**桂枝湯**。二十一。

桂枝三兩，去皮　芍藥三兩　生薑三兩　甘草二兩，炙　大棗十二枚，擘

右五味，以水七升，煮取三升，去滓，温服一升，須臾啜熱稀粥一升，以助藥力取汗[6]。

陽明病，脉浮，無汗而喘者，發汗則愈，宜**麻黄湯**。二十二。用前第十九方。

陽明病，發熱汗出者，此爲熱越，不能發黄也。但頭汗出，身無汗，劑頸而還，小便不利，渴引水漿者，此爲瘀熱在裏，身必發黄，**茵蔯蒿湯**主之。方二十三。

茵蔯蒿六兩　梔子十四枚，擘　大黄二兩，去皮

右三味，以水一斗二升，先煮茵蔯，減六升，内二味，煮取三升，去滓，分三服，小便當利，尿如皂莢汁[7]狀，色正赤，一宿腹減，黄從小便去也。

陽明證，其人喜忘者，必有畜血。所以然者，本有久瘀血，故令喜忘。屎雖鞕，大便反易，其色必黑者，宜**抵當湯**下之[8]。方二十四。

水蛭熬　䗪蟲去翅足，熬，各三十箇　大黄三兩，酒洗　桃仁二十箇，去皮尖及兩人者

右四味，以水五升，煮取三升，去滓，温服一升，不下更服。

陽明病，下之，心中懊憹而煩，胃中有燥屎者，可攻。腹微滿，初頭鞕後必溏，不可攻之。若有燥屎者，宜**大承氣湯**。二十五。用前第二方。

病人不大便五六日，繞臍痛，煩躁，發作有時者，此有燥屎，故使不大便也。

病人煩熱，汗出則解，又如瘧狀，日晡所發熱者，屬陽明也。脉實者，宜下之；脉浮虚者，宜發汗。下

[1] 導：通導。此指將藥物注入肛門，以通導大便排出。
[2] 著（zhuó）：附着。後作"着"。
[3] 挺：同"梃"，小棒。此指栓劑。
[4] 疑非……甚良：9 字原作大字，據文意爲注文，依例改作小字。
[5] 法醋：猶言好醋。合於規法所釀造的醋。
[6] 以助藥力取汗：本書第三篇同方下節度語爲詳，可參。
[7] 皂莢汁：開水沖泡皂莢所得略呈黏稠狀的液體。
[8] 宜抵當湯下之：本書第二十一篇同。《金匱玉函經》第十八篇作"屬抵當證"。

之與**大承氣湯**，發汗宜**桂枝湯**[1]。二十六。大承氣湯用前第二方。桂枝湯用前第二十一方。

大下後，六七日不大便，煩不解，腹滿痛者，此有燥屎也。所以然者，本有宿食故也，宜**大承氣湯**。二十七。用前第二方。

病人小便不利，大便乍難乍易，時有微熱，喘冒[2]一作怫鬱。不能臥者，有燥屎也，宜**大承氣湯**。二十八。用前第二方。

食穀欲嘔，屬陽明也，吴茱萸湯主之。得湯反劇者，屬上焦也。**吴茱萸湯**。方二十九。

吴茱萸一升，洗　人參三兩　生薑六兩，切　大棗十二枚，擘

右四味，以水七升，煮取二升，去滓，温服七合，日三服。

太陽病，寸緩，關浮[3]，尺弱，其人發熱汗出，復惡寒，不嘔[4]，但心下痞者，此以醫下之也。如其不下者，病人不惡寒而渴者，此轉屬陽明也。小便數者，大便必鞕，不更衣十日無所苦也。渴欲飲水，少少與之，但以法救之；渴者，宜**五苓散**。方三十。

猪苓去皮　白术　茯苓各十八銖　澤瀉一兩六銖　桂枝半兩，去皮

右五味，爲散，白飲和服方寸匕，日三服。

脉陽微而汗出少者，爲自和一作如。也；汗出多者，爲太過。陽脉實，因發其汗出多者，亦爲太過。太過者，爲陽絶於裏，亡津液，大便因鞕也。

脉浮而芤，浮爲陽，芤爲陰，浮芤相搏，胃氣生熱，其陽則絶。

趺陽脉浮而濇，浮則胃氣强，濇則小便數，浮濇相搏，大便則鞕，其脾爲約，**麻子仁丸**主之。方三十一。

麻子仁二升　芍藥半斤　枳實半斤，炙　大黄一斤，去皮　厚朴一尺，炙，去皮　杏仁一升，去皮尖，熬，别作脂

右六味，蜜和丸如梧桐子大，飲服[5]十丸，日三服，漸加，以知[6]爲度。

太陽病三日，發汗不解，蒸蒸發熱者，屬胃也，**調胃承氣湯**主之。三十二。用前第一方。

傷寒吐後，腹脹滿者，與**調胃承氣湯**。三十三。用前第一方。

---

[1] 脉實……桂枝湯：本書後文分兩條，第十六篇（"可發汗"篇）作："脉浮虚者，當發汗，屬桂枝湯證。"第二十一篇（"可下"篇）作："脉實者，可下之，宜大柴胡、大承氣湯。"

[2] 喘冒：喘促暈悶。

[3] 關浮：《金匱玉函經》第五篇作"關小浮"，《金匱玉函經》第二十八篇作"關上小浮"。

[4] 不嘔：本書第二十二篇、《金匱玉函經》第五篇同此。《金匱玉函經》第二十八篇同文作"欲嘔"。

[5] 飲服：用米飲（粥湯）送服。

[6] 知：《注解傷寒論》第八篇同。知，病愈。《方言》："差、間、知，愈也。"《金匱玉函經》卷八第八十一方作"和"。

太陽病，若吐、若下、若發汗後，微煩，小便數，大便因鞕者，與**小承氣湯**和之，愈。三十四。用前第二方。

得病二三日，脉弱，無太陽柴胡證，煩躁，心下鞕[1]。至四五日，雖能食，以小承氣湯少少與，微和之，令小安。至六日，與承氣湯[2]一升。若不大便六七日，小便少者，雖不受食[3]，一云不大便。但初頭鞕，後必溏，未定成鞕，攻之必溏；須小便利，屎定鞕，乃可攻之，宜**大承氣湯**[4]。三十五。用前第二方。

傷寒六七日，目中不了了，睛不和，無表裏證，大便難，身微熱者，此爲實也，急下之，宜**大承氣湯**[5]。三十六。用前第二方。

陽明病，發熱汗多者，急下之，宜**大承氣湯**[6]。三十七。用前第二方。一云大柴胡湯。

發汗不解，腹滿痛者，急下之，宜**大承氣湯**[7]。三十八。用前第二方。

腹滿不減，減不足言，當下之，宜**大承氣湯**。三十九。用前第二方。

陽明少陽合病，必下利，其脉不負[8]者爲順也，負者失也。互相尅賊，名爲負也。脉滑而數者[9]，有宿食也，當下之，宜**大承氣湯**。四十。用前第二方。

病人無表裏證，發熱七八日，雖脉浮數者，可下之[10]。假令已下，脉數不解，合熱，則消穀喜飢，至六七日，不大便者，有瘀血，宜**抵當湯**。四十一。用前第二十四方。

若脉數不解，而下不止，必協熱便膿血也。

傷寒發汗已，身目爲黄，所以然者，以寒濕一作温。在裏不解故也，以爲不可下也，於寒濕中求之。

傷寒七八日，身黄如橘子色，小便不利，腹微滿者，**茵蔯蒿湯**主之。四十二。用前第二十三方。

---

[1] 鞕：本書第二十、第二十一篇作“痞”。《金匱玉函經》第五、第十八篇并作“堅”。

[2] 承氣湯：此處當承前文，指小承氣湯。

[3] 雖不受食：本書第二十、第二十一篇作“雖不大便”，與原注合。

[4] 宜大承氣湯：《金匱玉函經》第五篇同。本書第二十一篇條文同此，注云：“一云大柴胡湯。”《金匱玉函經》第十八篇作“宜大柴胡湯、承氣湯”。

[5] 宜大承氣湯：《金匱玉函經》第五篇同。本書第二十一篇作“宜大承氣、大柴胡湯”，《金匱玉函經》第十八篇作“宜大柴胡湯、承氣湯”，《脉經》卷七第七篇作“屬大柴胡湯”。

[6] 宜大承氣湯：本書第二十一篇作“宜大柴胡湯”，附注云：“一法用小承氣湯。”《脉經》卷七第七篇作“屬大柴胡湯”。《金匱玉函經》第十八篇作“宜承氣湯(一云大柴胡湯)”。

[7] 宜大承氣湯：本書第十七篇、《金匱玉函經》第五篇并同。《金匱玉函經》第十九篇作“宜承氣湯(一云大柴胡湯)”。

[8] 其脉不負：本書第二十一篇、《金匱玉函經》第五篇并同。《金匱玉函經》第十八篇作“不負”。

[9] 脉滑而數者：本條本句以下，《金匱玉函經》第十八篇分爲另條。

[10] 可下之：本書第二十一篇、《金匱玉函經》第十八篇此下云：“宜大柴胡湯。”

傷寒，身黄，發熱，**梔子蘗皮湯**主之。方四十三。

肥梔子十五箇，擘　甘草一兩，炙　黄蘗二兩

右三味，以水四升，煮取一升半，去滓，分温再服。

傷寒，瘀熱在裏，身必黄，**麻黄連軺赤小豆湯**主之。方四十四。

麻黄二兩，去節　連軺二兩，連翹根是　杏仁四十箇，去皮尖　赤小豆一升　大棗十二枚，擘　生梓白皮切，一升　生薑二兩，切　甘草二兩，炙

右八味，以潦水[1]一斗，先煮麻黄再沸，去上沫，内諸藥，煮取三升，去滓，分温三服，半日服盡。

辨少陽病脉證并治第九

方一首，并見三陽合病法。

太陽病不解，轉入少陽，脅下鞕滿，乾嘔不能食，往來寒熱，尚未吐下，脉沉緊者，與小柴胡湯。第一。七味。

少陽之爲病，口苦，咽乾，目眩也。

少陽中風，兩耳無所聞，目赤，胷中滿而煩者，不可吐下，吐下則悸而驚。

傷寒，脉弦細，頭痛發熱者，屬少陽。少陽不可發汗，發汗則讝語。此屬胃，胃和則愈，胃不和煩而悸。一云躁。

本太陽病，不解，轉入少陽者，脅下鞕滿，乾嘔，不能食[2]，往來寒熱，尚未吐下，脉沉緊者，與**小柴胡湯**。方一。

柴胡八兩　人參三兩　黄芩三兩　甘草三兩，炙　半夏半升，洗　生薑三兩，切　大棗十二枚，擘

右七味，以水一斗二升，煮取六升，去滓，再煎取三升，温服一升，日三服。

若已吐、下、發汗、温針，讝語[3]，柴胡湯證罷，此爲壞病，知犯何逆，以法治之。

三陽合病，脉浮大，上關上，但欲眠睡，目合則汗。

傷寒六七日，無大熱，其人躁煩者，此爲陽去入陰[4]故也。

傷寒三日，三陽爲盡，三陰當受邪，其人反能食而不嘔，此爲三陰不受邪也。

---

[1] 潦(lǎo)水：雨後的積水。

[2] 食：《金匱玉函經》第十九篇同，第六篇作“食飲”。

[3] 讝語：《金匱玉函經》第六篇同，第三篇、第十九篇無此二字。有此二字不諧，似不當有。

[4] 陽去入陰：去表入裹。

傷寒三日,少陽脉小者,欲已也。

少陽病,欲解時,從寅至辰上[1]。

傷寒論卷第五[2]

[1] 從寅至辰上:即凌晨3時至上午9時。
[2] 傷寒論卷第五:底本原缺,據中國中醫科學院本及全書體例補。

傷寒論卷第六

漢 張仲景述　晉 王叔和撰次

宋 林億校正

明 趙開美校刻

沈琳仝校

辨太陰病脉證并治第十

合三法，方三首。

太陰病，脉浮，可發汗，宜桂枝湯。第一。五味。前有太陰病三證。

自利不渴者，屬太陰，以其藏寒故也，宜服四逆輩。第二。下有利自止一證。

本太陽病，反下之，因腹滿痛，屬太陰，桂枝加芍藥湯主之；大實痛者，桂枝加大黄湯主之。第三。桂枝加芍藥湯五味。加大黄湯六味。減大黄、芍藥法附。

太陰之爲病，腹滿而吐，食不下，自利益甚，時腹自痛，若下之，必胷下結鞕。

太陰中風，四肢煩疼，陽微陰濇而長者，爲欲愈。

太陰病欲解時，從亥至丑上[1]。

太陰病，脉浮者，可發汗，宜**桂枝湯**。方一。

桂枝三兩，去皮　芍藥三兩　甘草二兩，炙　生薑三兩，切　大棗十二枚，擘

右五味，以水七升，煮取三升，去滓，温服一升，須臾啜熱稀粥一升，以助藥力，温覆取汗[2]。

自利不渴者，屬太陰，以其藏有寒故也，當温之，宜服四逆輩。二。

傷寒脉浮而緩，手足自温者，繫在太陰。太陰當發身黄，若小便自利者，不能發黄。至七八日，雖暴煩，下利日十餘行，必自止。以脾家實，腐穢當去故也。

本太陽病，醫反下之，因爾腹滿時痛者，屬太陰也，**桂枝加芍藥湯**[3]主之；大實痛者，**桂枝加大黄湯**主之。三。

桂枝加芍藥湯方：

[1] 從亥至丑上：即21時至次日淩晨3時。

[2] 温覆取汗：本書第三篇桂枝湯主條節度語較詳，可參。

[3] 桂枝加芍藥湯：《金匱玉函經》目録及卷七第十二方作“桂枝倍加芍藥湯”，義長。

桂枝三兩，去皮　芍藥六兩　甘草二兩，炙　大棗十二枚，擘　生薑三兩，切

右五味，以水七升，煮取三升，去滓，温分三服。本云桂枝湯，今加芍藥。

桂枝加大黄湯方：

桂枝三[1]兩，去皮　大黄二兩　芍藥六兩　生薑三兩，切　甘草二兩，炙　大棗十二枚，擘

右六味，以水七升，煮取三升，去滓，温服一升，日三服。

太陰爲病，脉弱，其人續自便利，設當行大黄芍藥者，宜減之，以其人胃氣弱，易動故也。下利者，先煎芍藥三沸。

辨少陰病脉證并治第十一

合二十三[2]法，方一十九首。

少陰病，始得之發熱，脉沉者，麻黄細辛附子湯主之。第一。三味。前有少陰病二十證。

少陰病，二三日，麻黄附子甘草湯微發汗。第二。三味。

少陰病，二三日以上，心煩不得卧，黄連阿膠湯主之。第三。五味。

少陰病，一二日，口中和，其背惡寒，附子湯主之。第四。五味。

少陰病，身體痛，手足寒，骨節痛，脉沉者，附子湯主之。第五。用前第四方。

少陰病，下利便膿血者，桃花湯主之。第六。三味。

少陰病，二三日至四五日，腹痛，小便不利，便膿血者，桃花湯主之。第七。用前第六方。下有少陰病一證。

少陰病，吐利，手足逆冷，煩躁欲死者，吴茱萸湯主之。第八。四味。

少陰病，下利，咽痛，胷滿心煩者，猪膚湯主之。第九。三味。

少陰病，二三日，咽痛，與甘草湯；不差，與桔梗湯。第十。甘草湯一味。桔梗湯二味。

少陰病，咽中生瘡，不能語言，聲不出者，苦酒湯主之。第十一。三味。

少陰病，咽痛，半夏散及湯主之。第十二。三味。

少陰病，下利，白通湯主之。第十三。三味。

少陰病，下利，脉微，與白通湯。利不止，厥逆無脉，乾嘔者，白通加猪膽汁湯主之。第十四。白通湯用前第十三方。加猪膽汁湯五味。

少陰病，至四五日，腹痛，小便不利，四肢沉重疼痛，自下利，真武湯主之。第十五。五味。加減法附。

少陰病，下利清穀，裏寒外熱，手足厥逆，脉微欲絶，惡寒，或利止脉不出，通脉四逆湯主之。第十六。三味。加減法附。

少陰病，四逆，或欬，或悸，四逆散主之。第十七。四味。加減法附。

少陰病，下利，六七日，欬而嘔渴，煩不得眠，猪苓湯主之。第十八。五味。

少陰病，二三日，口燥咽乾者，宜大承氣湯。第十九。四味。

少陰病，自利清水，心下痛，口乾者，宜大承氣湯。第二十。用前第十九方。

少陰病，六七日，腹滿不大便，宜大承氣湯。第二十一。用前第十九方。

[1] 三：底本此字上兩劃殘，據中國中醫科學院本校正。

[2] 三：底本中劃殘，似“二”字。據中國中醫科學院本校正。

少陰病，脉沉者，急温之，宜四逆湯。第二十二。三味。

少陰病，食入則吐，心中温温欲吐，手足寒，脉弦遲，當温之，宜四逆湯。第二十三。用前第二十二方。下有少陰病一證。

少陰之爲病，脉微細，但欲寐也。

少陰病，欲吐不吐，心煩[1]，但欲寐，五六日自利而渴者，屬少陰也，虚故引水自救。若小便色白者，少陰病形悉具。小便白者，以下焦虚有寒，不能制水[2]，故令色白也。

病人脉陰陽俱緊，反汗出者，亡陽也，此屬少陰，法當咽痛，而復吐利。

少陰病，欬而下利，讝語者，被火氣劫故也，小便必難，以强責[3]少陰汗也。

少陰病，脉細沉數，病爲在裏，不可發汗。

少陰病，脉微，不可發汗，亡陽故也。陽已虚，尺脉弱濇者，復不可下之。

少陰病，脉緊，至七八日自下利，脉暴微，手足反温、脉緊反去者，爲欲解也，雖煩，下利必自愈。

少陰病，下利，若利自止，惡寒而踡臥，手足温者，可治。

少陰病，惡寒而踡，時自煩，欲去衣被者，可治。

少陰中風，脉陽微陰浮者，爲欲愈。

少陰病，欲解時，從子至寅上[4]。

少陰病，吐利，手足不逆冷，反發熱者，不死。脉不至者，至，一作足。灸少陰七壯。

少陰病，八九日，一身手足盡熱者，以熱在膀胱，必便血也。

少陰病，但厥，無汗，而强發之，必動其血。未知從何道出，或從口鼻，或從目[5]出者，是名下厥上竭，爲難治。

---

[1] 欲吐不吐心煩：《千金翼方》卷十第二作“欲吐而不煩”。

[2] 水：《金匱玉函經》第八篇、《千金翼方》卷十第二作“溲”。

[3] 責：求。

[4] 從子至寅上：即23時至次日凌晨5時。

[5] 目：《金匱玉函經》第十三篇作“耳目”，義長。

少陰病,惡寒,身踡而利,手足逆冷者,不治。

少陰病,吐利,躁煩,四逆者死。

少陰病,下利止而頭眩,時時自冒[1]者死。

少陰病,四逆,惡寒而身踡,脉不至,不煩而躁者死。一作吐利而躁逆者死。

少陰病六七日,息高者死。

少陰病,脉微細沉,但欲卧,汗出不煩,自欲吐,至五六日,自利,復煩躁,不得卧寐者,死。

少陰病,始得之,反發熱,脉沉者,**麻黄細辛附子湯**[2]主之。方一。

麻黄二兩,去節　細辛二兩　附子一枚,炮去皮,破八片

右三味,以水一斗,先煮麻黄,減二升,去上沫,内諸藥,煮取三升,去滓,温服一升,日三服。

少陰病,得之二三日,**麻黄附子甘草湯**微發汗,以二三日無證[3],故微發汗也。方二。

麻黄二兩,去節　甘草二兩,炙　附子一枚,炮去皮,破八片

右三味,以水七升,先煮麻黄一兩沸,去上沫,内諸藥,煮取三升,去滓,温服一升,日三服。

少陰病,得之二三日以上,心中煩,不得卧,**黄連阿膠湯**主之。方三。

黄連四兩　黄芩二兩　芍藥二兩　雞子黄二枚　阿膠三兩。一云三挺

右五味,以水六升,先煮三物,取二升,去滓,内膠烊盡,小冷,内雞子黄,攪令相得,温服七合,日三服。

少陰病,得之一二日,口中和,其背惡寒者,當灸之,**附子湯**主之。方四。

附子二枚,炮去皮,破八片　茯苓三兩　人參二兩　白术四兩　芍藥三兩

右五味,以水八升,煮取三升,去滓,温服一升,日三服。

少陰病,身體痛,手足寒,骨節痛,脉沉者,**附子湯**主之。五。用前第四方。

少陰病,下利便膿血者,**桃花湯**主之。方六。

赤石脂一斤,一半全用,一半篩末　乾薑一兩　粳米一升

右三味[4],以水七升,煮米令熟,去滓,温服七合,内赤石脂末方寸匕,日三服。若一服愈,餘勿服。

[1] 冒:通"懑",後作"悶"。

[2] 麻黄細辛附子湯:《金匱玉函經》卷七第二十四方作"麻黄附子細辛湯"。

[3] 無證:《金匱玉函經》第八篇作"無裏證",義長。

[4] 三味:此指赤石脂"全用"部分,加乾薑與粳米。

少陰病，二三日至四五日，腹痛，小便不利，下利不止便膿血者，**桃花湯**主之。七。用前第六方。

少陰病，下利便膿血者，可刺。

少陰病，吐利，手足逆冷，煩躁欲死者，**吴茱萸湯**主之。方八。

吴茱萸一升　人參二兩　生薑六兩，切　大棗十二枚，擘

右四味，以水七升，煮取二升，去滓，温服七合，日三服。

少陰病，下利，咽痛，胷滿心煩，**猪膚湯**主之。方九。

猪膚一斤

右一味，以水一斗，煮取五升，去滓，加白蜜一升、白粉五合熬香，和令相得，温分六服。

少陰病，二三日，咽痛者，可與**甘草湯**；不差，與**桔梗湯**。十。

甘草湯方

甘草二兩

右一味，以水三升，煮取一升半，去滓，温服七合，日二服。

桔梗湯方

桔梗一兩　甘草二兩

右二味，以水三升，煮取一升，去滓，温，分再服。

少陰病，咽中傷，生瘡，不能語言，聲不出者，**苦酒**[1]**湯**主之。方十一。

半夏洗，破如棗核，十四枚　雞子一枚，去黄，内上苦酒，着雞子殼中

右二味，内半夏著苦酒中，以雞子殼置刀環中，安火上，令三沸，去滓，少少含嚥之，不差更作三劑。

少陰病，咽中痛，**半夏散及湯**主之。方十二。

半夏洗　桂枝去皮　甘草炙

右三味，等分，各别擣篩已，合治之，白飲和服方寸匕，日三服。若不能散服者，以水一升，煎七沸，内散兩方寸匕，更煮三沸，下火令小冷，少少嚥之。半夏有毒，不當散服[2]。

少陰病，下利，**白通湯**主之。方十三。

葱白四莖　乾薑一兩　附子一枚，生，去皮，破八片

右三味，以水三升，煮取一升，去滓，分温再服。

少陰病，下利，脉微者，與白通湯；利不止，厥逆無脉，乾嘔煩者，**白通加猪膽汁湯**主之。服湯脉暴

[1] 苦酒：本指酸敗的酒，與醋相似。此指酸醋。下文"上苦酒"即指好醋。

[2] 半夏有毒不當散服：8字原爲大字，據文義改作小字注文。《金匱玉函經》卷八及他書同方無此8字。

出[1]者死，微續[2]者生。**白通加猪膽湯**。方十四。**白通湯**用上方。

葱白四莖　乾薑一兩　附子一枚，生，去皮，破八片　人尿五合　猪膽汁一合

右五味，以水三升，煮取一升，去滓，内膽汁、人尿，和令相得，分温再服。若無膽，亦可用。

少陰病，二三日不已，至四五日，腹痛，小便不利，四肢沉重疼痛，自下利者，此爲有水氣，其人或欬，或小便利，或下利，或嘔者，**真**[3]**武湯**主之。方十五。

茯苓三兩　芍藥三兩　白术二兩　生薑三兩，切　附子一枚，炮去皮，破八片

右五味，以水八升，煮取三升，去滓，温服七合，日三服。若欬者，加五味子半升，細辛一兩，乾薑一兩；若小便利者，去茯苓；若下利者，去芍藥，加乾薑二兩；若嘔者，去附子，加生薑，足前爲半斤。

少陰病，下利清穀，裹寒外熱，手足厥逆，脉微欲絶，身反不惡寒[4]，其人面色赤，或腹痛，或乾嘔，或咽痛，或利止脉不出者，**通脉四逆湯**主之。方十六。

甘草二兩，炙　附子大者一枚，生用，去皮，破八片　乾薑三兩，强人可四兩

右三味，以水三升，煮取一升二合，去滓，分温再服，其脉即出者愈。面色赤者，加葱九莖；腹中痛者，去葱，加芍藥二兩；嘔者，加生薑二兩；咽痛者，去芍藥，加桔梗一兩；利止脉不出者，去桔梗，加人參二兩。病皆與方相應者，乃服之。

少陰病，四逆，其人或欬，或悸，或小便不利，或腹中痛，或泄利下重者，**四逆散**主之。方十七。

甘草炙　枳實破，水漬，炙乾　柴胡　芍藥

右四味，各十分，擣篩，白飲和服方寸匕，日三服。欬者，加五味子、乾薑各五分，并主下利；悸者，加桂枝五分；小便不利者，加茯苓五分；腹中痛者，加附子一枚，炮令坼[5]；泄利下重者，先以水五升煮薤白三升，煮取三升，去滓，以散三方寸匕，内湯中，煮取一升半，分温再服。

少陰病，下利，六七日，欬而嘔渴，心煩不得眠者，**猪苓湯**主之。方十八。

猪苓去皮　茯苓　阿膠　澤瀉　滑石各一兩

右五味，以水四升，先煮四物，取二升，去滓，内阿膠烊盡，温服七合，日三服。

少陰病，得之二三日，口燥咽乾者，急下之，宜**大承氣湯**。方十九。

枳實五枚，炙　厚朴半斤，去皮，炙　大黄四兩，酒洗　芒消三合

右四味，以水一斗，先煮二味，取五升，去滓，内大黄，更煮取二升，去滓，内芒消，更上火令一兩沸[6]，分温再服。一服得利，止後服。

---

[1]　暴出：指脉从絶微不及到突然出現，是無根脉危殆之象。

[2]　微續：指脉漸復，與"暴出"相對。

[3]　真：《千金翼方》卷十第二作"玄"。按四神舊名當爲"玄武"，宋真宗追尊聖祖趙玄朗，諱"玄"字改爲"真武"。

[4]　不惡寒：《千金翼方》卷十第二作"惡寒"。

[5]　坼(chè)：裂開。

[6]　令一兩沸：本書第五篇調胃承氣湯作"微煮令沸"，加"煮"字義長。本書凡加芒消皆再煮，但有時"煮"字省略。

少陰病，自利清水，色純青，心下必痛，口乾燥者，可[1]下之，宜**大承氣湯**。二十。用前第十九方。一法用大柴胡。

少陰病，六七日，腹脹不大便者，急下之，宜**大承氣湯**。二十一。用前第十九方。

少陰病，脉沉者，急温之，宜**四逆湯**。方二十二。

甘草二兩，炙　乾薑一兩半　附子一枚，生用，去皮，破八片

右三味，以水三升，煮取一升二合，去滓，分温再服。强人可大附子一枚，乾薑三兩。

少陰病，飲食入口則吐，心中温温[2]欲吐，復不能吐，始得之手足寒，脉弦遲者，此胷中實，不可下也，當吐之。若膈上有寒飲，乾嘔者，不可吐也，當温之，宜**四逆湯**。二十三。方依上法。

少陰病，下利，脉微濇，嘔而汗出，必數更衣，反少者，當温其上，灸之。《脉經》云：灸厥陰，可五十壯。

辨厥陰病脉證并治第十二

厥利嘔噦附，合一十九法，方一十六首。

傷寒病，蚘厥，静而時煩，爲藏寒。蚘上入膈，故煩，得食而嘔吐蚘者，烏梅丸主之。第一。十味。前後有厥陰病四證，厥逆一十九證[3]。

傷寒脉滑而厥，裏有熱，白虎湯主之。第二。四味。

手足厥寒，脉細欲絶者，當歸四逆湯主之。第三。七味。

若内有寒者，宜當歸四逆加吴茱萸生薑湯。第四。九味。

大汗出，熱不去，内拘急，四肢疼，下利，厥逆惡寒者，四逆湯主之。第五。三味。

大汗，若大下利而厥冷者，四逆湯主之。第六。用前第五方。

病人手足厥冷，脉乍緊，心下滿而煩，宜瓜蔕散。第七。三味。

傷寒厥而心下悸，宜先治水，當服茯苓甘草湯。第八。四味。

傷寒六七日，大下後，寸脉沉遲，手足厥逆，麻黄升麻湯主之。第九。十四味。下有欲自利一證。

傷寒本自寒下，醫復吐下之，若食入口即吐，乾薑黄芩黄連人參湯主之。第十。四味。下有下利一十病證。

下利清穀，裏寒外熱，汗出而厥者，通脉四逆湯主之。第十一。三味。

熱利下重者，白頭翁湯主之。第十二。四味。

下利腹脹满，身疼痛者，先温裏，乃攻表。温裏宜四逆湯，攻表宜桂枝湯。第十三。四逆湯用前第五方。桂枝湯五味。

下利欲飲水者，以有熱也，白頭翁湯主之。第十四。用前第十二方。

下利讝語者，有燥屎也，宜小承氣湯。第十五。三味。

---

[1] 可：《金匱玉函經》第八篇、《注解傷寒論》第十一篇并作“急”，與上下條同例，當據改。

[2] 温温：上脘泛惡欲嘔吐貌。《金匱玉函經》第八、第十五、第十六、第十七、第二十諸篇并作“嗢嗢”，義長。参235頁脚注[3]。

[3] 前後有厥陰病四證厥逆一十九證：本注表述含混，易致誤解。實際情况是：在第一方烏梅丸方條文之前，有厥陰病四證，厥逆八證；在烏梅丸方條文之後，有厥逆十一證（前後合厥逆十九證）。

下利後更煩，按之心下濡者，虛煩也，宜梔子豉湯。第十六。二味。

嘔而脉弱，小便利，身有微熱，見厥者難治，四逆湯主之。第十七。用前第五方。前有嘔膿一證。

乾嘔吐涎沫，頭痛者，吴茱萸湯主之。第十八。四味。

嘔而發熱者，小柴胡湯主之。第十九。七味。下有噦二證。

厥陰之爲病，消渴，氣上撞心，心中疼熱，飢而不欲食，食[1]則吐蚘，下之利不止。

厥陰中風，脉微浮爲欲愈，不浮爲未愈。

厥陰病欲解時，從丑至卯上[2]。

厥陰病，渴欲飲水者，少少與之愈。

諸四逆厥者，不可下之，虛家亦然。

傷寒，先厥後發熱而利者，必自止；見厥，復利。

傷寒，始發熱六日，厥反九日而利[3]。凡厥利者，當不能食，今反能食者，恐爲除中。一云消中。食以索餅[4]，不發熱[5]者，知胃氣尚在，必愈。恐暴熱來出而復去也[6]。後日[7]脉之，其熱續在者，期之旦日夜半愈。所以然者，本發熱六日，厥反九日，復發熱三日，并前六日，亦爲九日，與厥相應，故期之旦日夜半愈[8]。後三日脉之而脉數，其熱不罷者，此爲熱氣有餘，必發癰膿也。

傷寒脉遲，六七日，而反與黄芩湯徹其熱。脉遲爲寒，今與黄芩湯復除其熱，腹中應冷，當不能食；今反能食，此名除中，必死。

傷寒，先厥後發熱，下利必自止，而反汗出，咽中痛者，其喉爲痹。發熱無汗，而利必自止；若不止，必便膿血。便膿血者，其喉不痹。

傷寒，一二日至四五日厥者，必發熱，前熱者後必厥[9]，厥深者熱亦深，厥微者熱亦微。厥[10]應下之，而反發汗者，必口傷爛赤。

[1] 食：《金匱玉函經》第九、第十七篇，《脉經》卷七第六此上有"甚者"二字。

[2] 從丑至卯上：即凌晨1時至7時。

[3] 而利：錢潢《傷寒溯源集》疑此下脱"復發熱三日利止"七字。如此義足，可參。

[4] 食(sì)以索餅：食，給人喫食物。索餅，即今之麵條。

[5] 不發熱：後文云"恐暴熱來出而復去""其熱續在"，故此處應有熱。後世有主張改"不"爲"若"或徑删"不"字者，可參。

[6] 恐暴……去也：9字似爲後人旁注衍入。

[7] 後日：《金匱玉函經》第十篇作"後三日"。與後文"後三日脉之"相應，可從。

[8] 所以……半愈：38字似爲後人旁注衍入。《金匱玉函經》第十篇無此38字。

[9] 前熱者後必厥：本書第十五篇、《金匱玉函經》第十三篇、《千金翼方》卷十第三并作"前厥者後必熱"，與前後文相一致，可從。

[10] 厥：本書第十五篇、《金匱玉函經》第十篇、《千金翼方》卷十第三同；《金匱玉函經》第十三篇作"熱"。

傷寒病，厥五日，熱亦五日，設六日當復厥，不厥者，自愈。厥終不過五日，以熱五日，故知自愈。

凡厥者，陰陽氣不相順接便爲厥。厥者，手足逆冷者是也。

傷寒，脉微而厥，至七八日膚冷，其人躁，無暫安時者，此爲藏厥，非蚘厥也。蚘厥者，其人當吐蚘；令[1]病者静，而復時煩者，此爲藏寒，蚘上入其膈，故煩。須臾復止，得食而嘔又煩者，蚘聞食臭[2]出，其人常自吐蚘。蚘厥者，**烏梅丸**主之。又主久利[3]。方一。

烏梅三百枚　細辛六兩　乾薑十兩　黄連十六兩　當歸四兩　附子六兩，炮去皮　蜀椒四兩，出汗　桂枝去皮，六兩　人参六兩　黄蘗六兩

右十味，異擣[4]篩，合治之，以苦酒漬烏梅一宿，去核，蒸之五斗[5]米下，飯熟擣成泥，和藥令相得，内臼中，與蜜杵二千下，丸如梧桐子大，先食[6]飲服十丸，日三服，稍[7]加至二十丸。禁生冷、滑物、臭食等。

傷寒，熱少微厥[8]，指一作稍。頭寒，嘿嘿不欲食，煩躁數日，小便利，色白者，此熱除也，欲得食，其病爲愈。若厥而嘔，胷脅煩滿者，其後必便血。

病者手足厥冷，言我不結胷，小腹滿，按之痛者，此冷結在膀胱關元也。

傷寒，發熱四日，厥反三日，復熱四日，厥少熱多者，其病當愈。四日至七日熱不除者，必便膿血。

傷寒厥四日，熱反三日，復厥五日，其病爲進。寒多熱少，陽氣退，故爲進也[9]。

傷寒六七日，脉微，手足厥冷，煩躁，灸厥陰，厥不還者死。

傷寒，發熱，下利，厥逆，躁不得卧者，死。

傷寒，發熱，下利至甚，厥不止者，死。

傷寒六七日，不利便，發熱而利，其人汗出不止者，死。有陰無陽故也[10]。

---

[1] 令：假令，假如。《金匱玉函經》第十篇作“今”，義同。

[2] 食臭（xiù）：飲食氣味。

[3] 又主久利：《注解傷寒論》第十二篇同，《金匱玉函經》第十篇無此句。疑爲後人所補。

[4] 異擣：謂製作丸藥所用藥物要分别搗製。

[5] 斗：《金匱玉函經》卷八第九十六方、《注解傷寒論》第十二篇作“升”，可從。

[6] 先食：猶言“先於食”，即在食前。

[7] 稍：漸漸。

[8] 微厥：《金匱玉函經》第十篇、《注解傷寒論》第十二篇作“厥微”，與“熱少”相對，可從。

[9] 寒多……進也：11字似應爲注文。

[10] 傷寒……故也：本條，《脉經》卷七第十八作：“傷寒厥逆，六七日，不利便，發熱而利者，生；其人汗出，利不止者，死。但有陰無陽故也。”“不利便”3字，《金匱玉函經》第十篇作“不便利，忽”4字。

傷寒五六日，不結胷，腹濡，脉虚，復厥者，不可下，此亡血，下之死。

發熱[1]而厥，七日下利者，爲難治。

傷寒脉促，手足厥逆，可灸之。促，一作縱。

傷寒脉滑而厥者，裏有熱，**白虎湯**主之。方二。

知母六兩　石膏一斤，碎，綿裹　甘草二兩，炙　粳米六合

右四味，以水一斗煮，米熟湯成，去滓，温服一升，日三服。

手足厥寒，脉細欲絶者，**當歸四逆湯**主之。方三。

當歸三兩　桂枝三兩，去皮　芍藥三兩　細辛三兩　甘草二兩，炙　通草二兩　大棗二十五枚，擘。一法，十二枚

右七味，以水八升，煮取三升，去滓，温服一升，日三服。

若其人内有久寒者，宜**當歸四逆加吴茱萸生薑湯**。方四。

當歸三兩　芍藥三兩　甘草二兩，炙　通草二兩　桂枝三兩，去皮　細辛三兩　生薑半斤，切　吴茱萸二升[2]　大棗二十五枚，擘

右九味，以水六升，清酒六升和[3]，煮取五升，去滓，温分五服。一方，水酒各四升。

大汗出，熱不去，内拘急，四肢疼，又下利，厥逆而惡寒者，**四逆湯**主之。方五。

甘草二兩，炙　乾薑一兩半　附子一枚，生用，去皮，破八片

右三味，以水三升，煮取一升二合，去滓，分温再服。若强人可用大附子一枚，乾薑三兩。

大汗，若大下利而厥冷者，**四逆湯**主之。六。用前第五方。

病人手足厥冷，脉乍緊者，邪結在胷中，心下滿而煩，飢不能食者，病在胷中，當須吐之，宜**瓜蔕散**。方七。

瓜蔕[4]　赤小豆[5]

右二味，各等分，異擣篩，合内臼中，更治之，别以香豉一合，用熱湯七合，煮作稀糜，去滓，取汁和散一錢匕，温頓服之。不吐者，少少加，得快吐乃止。諸亡血虚家，不可與瓜蔕散。

傷寒厥而心下悸，宜先治水，當服**茯苓甘草湯**，却[6]治其厥。不爾，水漬入胃，必作利也。茯苓甘

[1] 發熱：《金匱玉函經》第十篇、《千金翼方》卷十第三上有“傷寒”二字，與前後條一致，可從。

[2] 升：《金匱玉函經》卷八第一百十方、《千金翼方》卷十第三作“兩”。

[3] 六升和：3字底本殘，據中國中醫科學院本補。

[4] 瓜蔕：本書第七篇、《金匱要略》第十篇、《金匱玉函經》卷八第六十五方此下并有“熬黄”2字注文。

[5] 赤小豆：《金匱要略》第十篇此下吴遷本有“熬”字，鄧珍本有“煮”字。此爲散劑，不當“煮”，當據吴遷本補。

[6] 却：再。

草湯。方八。

茯苓二兩　甘草一兩，炙　生薑三兩，切　桂枝二兩，去皮

右四味，以水四升，煮取二升，去滓，分温三服。

傷寒六七日，大下後，寸脉沉而遲，手足厥逆，下部脉不至，喉咽不利，唾膿血，泄利不止者，爲難治，**麻黄升麻湯**主之。方九。

麻黄二兩半，去節　升麻一兩一分[1]　當歸一兩一分　知母十八銖　黄芩十八銖　萎蕤十八銖，一作菖蒲　芍藥六銖　天門冬[2]六銖，去心　桂枝六銖，去皮　茯苓六銖　甘草六銖，炙　石膏六銖，碎，綿裹　白术六銖　乾薑六銖

右十四味，以水一斗，先煮麻黄一兩沸，去上沫，内諸藥，煮取三升，去滓，分温三服。相去如炊三斗米頃令盡，汗出愈。

傷寒四五日，腹中痛，若轉氣下趣[3]少腹者，此欲自利也。

傷寒本自寒下，醫復吐下[4]之，寒格更逆吐下，若食入口即吐，**乾薑黄芩黄連人參湯**主之。方十。

乾薑　黄芩　黄連　人參各三兩

右四味，以水六升，煮取二升，去滓，分温再服。

下利，有微熱而渴，脉弱者今自愈。

下利，脉數，有微熱，汗出，今自愈；設復緊，爲未解。一云設脉浮復緊。

下利手足厥冷，無脉者，灸之不温；若脉不還，反微喘者死。少陰負[5]趺陽者，爲順也。

下利，寸脉反浮數，尺中自濇者，必清膿血。

下利清穀，不可攻表，汗出必脹滿。

下利，脉沉弦者，下重也；脉大者，爲未止；脉微弱數者，爲欲自止，雖發熱不死。

下利，脉沉而遲，其人面少赤，身有微熱，下利清穀者，必鬱冒，汗出而解，病人必微厥。所以然者，其面戴陽[6]，下虚故也。

---

[1] 一兩一分：本書第二十二篇、《千金翼方》卷十第三并作"一兩六銖"；下當歸"一兩一分"同此。《金匱玉函經》卷七第二十六方二物下亦注"各一兩六銖"。本書全書兩下用"銖"不用"分"，故當從諸書校改。參見本書第五篇"銖"字注。

[2] 天門冬：《金匱玉函經》卷七第二十六方作"麥門冬"。

[3] 趣：通"趨"，趨向。

[4] 吐下：《金匱玉函經》第十篇、《千金翼方》卷十第三并作"吐"。義勝。下"吐下"同此。

[5] 負：小於。此謂少陰脉小於趺陽脉。

[6] 戴陽：謂陽氣浮越，面有浮紅色。爲陰盛格陽而呈現的真寒假熱證。

下利，脉數而渴者，今自愈。設不差，必清膿血，以有熱故也。

下利後，脉絶，手足厥冷，晬時脉還、手足温者生，脉不還[1]者死。

傷寒下利，日十餘行，脉反實者死。

下利清穀，裏寒外熱，汗出而厥者，**通脉四逆湯**主之。方十一。

甘草二兩，炙　附子大者一枚，生，去皮，破八片　乾薑三兩，强人可四兩

右三味，以水三升，煮取一升二合，去滓，分温再服，其脉即出者愈。

熱利下重者，**白頭翁湯**主之。方十二。

白頭翁二兩　黄蘗三兩　黄連三兩　秦皮三兩

右四味，以水七升，煮取二升，去滓，温服一升；不愈，更服一升。

下利腹脹滿，身體疼痛者，先温其裏，乃攻其表。温裏宜**四逆湯**，攻表宜**桂枝湯**。十三。四逆湯用前第五方。

桂枝湯方

桂枝三兩，去皮　芍藥三兩　甘草二兩，炙　生薑三兩，切　大棗十二枚，擘

右五味，以水七升，煮取三升，去滓，温服一升，須臾啜熱稀粥一升，以助藥力[2]。

下利欲飲水者，以有熱故也，**白頭翁湯**主之。十四。用前第十二方。

下利讝語者，有燥屎也，宜**小承氣湯**。方十五。

大黄四兩，酒洗　枳實三枚，炙　厚朴二兩，去皮，炙

右三味，以水四升，煮取一升二合，去滓，分二服。初一服讝語止若更衣者，停後服；不爾，盡服之。

下利後更煩，按之心下濡者，爲虚煩也，宜**梔子豉湯**。方十六。

肥梔子十四箇，擘　香豉四合，綿裹

右二味，以水四升，先煮梔子取二升半；内豉，更煮取一升半，去滓，分再服。一服得吐，止後服[3]。

嘔家有癰膿者，不可治嘔，膿盡自愈。

嘔而脉弱，小便復利，身有微熱，見厥者難治，**四逆湯**主之。十七。用前第五方。

乾嘔吐涎沫，頭痛者，**吴茱萸湯**主之。方十八。

---

[1] 不還：《金匱玉函經》第十篇作“不還不温”，與前文相合。

[2] 以助藥力：本書第三篇同方下節度語爲詳，可參。

[3] 一服得吐止後服：本方無催吐之功，7字似後人不當沾注。

吴茱萸一升，湯洗七遍　人參三兩　大棗十二枚，擘　生薑六兩，切

右四味，以水七升，煮取二升，去滓，温服七合，日三服。

嘔而發熱者，**小柴胡湯**主之。方十九。

柴胡八兩　黄芩三兩　人參三兩　甘草三兩，炙　生薑三兩，切　半夏半升，洗　大棗十二枚，擘

右七味，以水一斗二升，煮取六升，去滓，更煎取三升，温服一升，日三服。

傷寒，大吐大下之，極虚；復極汗者，其人外氣怫鬱；復與之水，以發其汗，因得噦。所以然者，胃中寒冷故也。

傷寒，噦而腹滿，視[1]其前後[2]，知何部不利，利之即愈。

傷寒論卷第六[3]

[1] 視：《金匱玉函經》第十篇作"問"，義長。

[2] 前後：此指大小便。

[3] 傷寒論卷第六：原缺，中國中醫科學院本亦缺，據全書體例補。

傷寒論卷第七

漢 張仲景述　晉 王叔和撰次

宋 林億校正

明 趙開美校刻

沈琳仝校

辨霍亂病脉證并治第十三

合六法，方六首。

惡寒，脉微而利，利止者，亡血也，四逆加人參湯主之。第一。四味。前有吐利三證。

霍亂，頭痛發熱，身疼，熱多飲水者，五苓散主之；寒多不用水者，理中丸主之。第二。五苓散五味。理中丸四味。作加減法附。

吐利止，身痛不休，宜桂枝湯小和之。第三。五味。

吐利，汗出，發熱惡寒，四肢拘急，手足厥冷者，四逆湯主之。第四。三味。

吐利，小便利，大汗出，下利清穀，内寒外熱，脉微欲絶，四逆湯主之。第五。用前第四方。

吐已下斷，汗出而厥，四肢不解，脉微絶，通脉四逆加猪膽湯主之。第六。四味。下有不勝穀氣一證。

問曰：病有霍亂者何？答曰：嘔吐而利，此名霍亂。

問曰：病發熱、頭痛，身疼、惡寒，吐利者[1]，此屬何病？答曰：此名霍亂。霍亂自吐下，又利止，復更發熱也。

傷寒，其脉微濇者，本是霍亂，今是傷寒，却四五日，至陰經上，轉入陰，必利，本嘔下利者，不可治也。欲似大便，而反失氣，仍不利者，此屬陽明也，便必鞕，十三日愈，所以然者，經盡故也。下利後，當便鞕，鞕則能食者愈。今反不能食，到後經中，頗能食，復過一經，能食，過之一日當愈。不愈者，不屬陽明也。

惡寒，脉微，一作緩。而復利，利止，亡血也，**四逆加人參湯**主之。方一。

甘草二兩，炙　附子一枚，生，去皮，破八片　乾薑一兩半　人參一兩

右四味，以水三升，煮取一升二合，去滓，分温再服。

霍亂，頭痛發熱，身疼痛，熱多欲飲水者，**五苓散**主之；寒多不用水者，**理中丸**[2]主之。二。

[1] 吐利者：《注解傷寒論》第十三篇同，《脉經》卷八第四、《千金翼方》卷十第六篇作“而復吐利”，《金匱玉函經》第十一篇作“不復吐利”。

[2] 理中丸：《注解傷寒論》第十三篇同，《金匱玉函經》第十一篇作“理中湯”（卷八第一百二方作“理中圓及湯方”），本方下文亦有“湯法”。

五苓散方

猪苓去皮　白术　茯苓各十八銖　桂枝半兩，去皮　澤瀉一兩六銖

右五味，爲散，更治之，白飲和服方寸匕，日三服，多飲煖水，汗出愈。

理中丸方下有作湯、加減法。

人參　乾薑　甘草炙　白术各三兩

右四味，擣篩，蜜和爲丸，如雞子黄許大，以沸湯數合，和一丸，研碎温服之，日三四，夜二服。腹中未熱，益至三四丸，然不及湯。湯法：以四物依兩數切，用水八升，煮取三升，去滓，温服一升，日三服。若臍上築者，腎氣動也，去术，加桂四兩；吐多者，去术，加生薑三兩；下多者，還用术；悸者，加茯苓二兩；渴欲得水者，加术，足前成四兩半；腹中痛者，加人參，足前成四兩半；寒者，加乾薑，足前成四兩半；腹滿者，去术，加附子一枚。服湯後如食頃，飲熱粥一升許，微自温，勿發揭衣被。

吐利止，而身痛不休者，當消息和解其外，宜**桂枝湯**小和之。方三。

桂枝三兩，去皮　芍藥三兩　生薑三兩　甘草二兩，炙　大棗十二枚，擘

右五味，以水七升，煮取三升，去滓，温服一升。

吐利，汗出，發熱惡寒，四肢拘急，手足厥冷者，**四逆湯**主之。方四。

甘草二兩，炙　乾薑一兩半　附子一枚，生，去皮，破八片

右三味，以水三升，煮取一升二合，去滓，分温再服。强人可大附子一枚，乾薑三兩。

既吐且利，小便復利，而大汗出，下利清穀，内寒外熱，脉微欲絶者，**四逆湯**主之。五。用前第四方。

吐已[1]下斷，汗出而厥，四肢拘急不解，脉微欲絶者，**通脉四逆加猪膽湯**主之。方六。

甘草二兩，炙　乾薑三兩，强人可四兩　附子大者一枚，生，去皮，破八片　猪膽汁半合

右四味，以水三升，煮取一升二合，去滓，内猪膽汁，分温再服，其脉即來。無猪膽，以羊膽代之。

吐利發汗，脉平小煩者，以新虚不勝穀氣故也。

辨陰陽易差後勞復病脉證并治第十四

合六法，方六首。

傷寒陰易[2]病，身重，少腹裏急，熱上衝胷，頭重不欲舉，眼中生花，燒褌散主之。第一。一味。

大病差後勞復者，枳實梔子湯主之。第二。三味。下有宿食，加大黄法附。

傷寒差以後，更發熱，小柴胡湯主之。第三。七味。

大病差後，從腰以下有水氣者，牡蠣澤瀉散主之。第四。七味。

大病差後，喜唾，久不了了，胷上有寒，當以丸藥温之，宜理中丸。第五。四味。

傷寒解後，虚羸少氣，氣逆欲吐，竹葉石膏湯主之。第六。七味。下有病新差一證。

[1] 已：停止。

[2] 陰易：當作“陰陽易”。參下條正文注。

傷寒，陰易[1]之爲病，其人身體重，少氣，少腹裏急，或引陰中拘攣，熱上衝胷，頭重不欲舉，眼中生花，花，一作眵[2]。膝[3]脛拘急者，**燒裩[4]散**主之。方一。

婦人中裩近隱處，取燒作灰

右一味，水服方寸匕，日三服。小便即利，陰頭微腫，此爲愈矣。婦人病，取男子裩[5]燒服。

大病差後勞復[6]者，**枳實梔子湯**主之。方二。

枳實三枚，炙　梔子十四筒，擘　豉一升，綿裹

右三味，以清漿水七升，空煮取四升，内枳實、梔子，煮取二升，下豉更煮五六沸，去滓，温分再服，覆令微似汗。若有宿食者，内大黄，如博碁子五六枚，服之愈。

傷寒差以後，更發熱，**小柴胡湯**主之。脉浮者，以汗解之；脉沉實一作緊。者，以下解之。方三。

柴胡八兩　人參二兩，黄芩二兩，甘草二兩，炙　生薑二兩　半夏半升，洗　大棗十二枚，擘

右七味，以水一斗二升，煮取六升，去滓，再煎取三升，温服一升，日三服。

大病差後，從腰以下有水氣者，**牡蠣澤瀉散**主之。方四。

牡蠣熬　澤瀉　蜀漆煖水洗，去腥　葶藶子熬　商陸根熬　海藻洗，去醎[7]　栝樓根各等分

右七味，異擣，下篩爲散，更於臼中治之，白飲和服方寸匕，日三服。小便利，止後服。

大病差後，喜唾，久不了了，胷[8]上有寒，當以丸藥温之，宜**理中丸**。方五。

人參　白术　甘草炙　乾薑各三兩

右四味，擣篩，蜜和爲丸，如雞子黄許大，以沸湯數合，和一丸，研碎温服之，日三服。

傷寒解後，虚羸少氣，氣逆欲吐，**竹葉石膏湯**主之。方六。

竹葉二把　石膏一斤　半夏半升，洗　麥門冬一升，去心　人參二兩　甘草二兩，炙　粳米半升

右七味，以水一斗，煮取六升，去滓，内粳米煮，米熟湯成，去米，温服一升，日三服。

病人[9]脉已解，而日暮微煩，以病新差，人强與穀，脾胃氣尚弱，不能消穀，故令微煩，損穀[10]

[1] 陰易：本篇篇題、《金匱玉函經》第十二篇、《注解傷寒論》第十四篇并作"陰陽易"，當從。"陰陽易"，古注多認爲是病者初愈，尚有餘熱，因房事傳予原無病一方致其發病。似爲對一般性傳染之誤解，若果有其事，則當爲親密接觸下的普通傳染。又或實爲"陰陽復"。指外感病初愈，餘邪未盡，因房事而復發。即與勞復、食復一樣，是病者自體病後未得恢復、因房事而熱病復發，并非房事使對方染病。

[2] 眵：據文義，當作"眵"。眵（chī），眼中分泌物，俗稱"眼屎"。

[3] 膝：此上，《金匱玉函經》第十二篇有"眼胞赤"3字，《千金翼方》卷十第七作"痂胞赤"。

[4] 裩（kūn）：有襠褲，特指内褲。

[5] 裩：《金匱玉函經》卷八第一百十一方、《注解傷寒論》第十四篇并作"裩當"。"裩"同"裩"。裩當，即褲襠，内褲近陰處。

[6] 勞復：外感病初愈，餘邪未盡，因勞累復發。

[7] 醎：同"鹹"。

[8] 胷：《金匱玉函經》第十二篇、《注解傷寒論》第十四篇并作"胃"。

[9] 病人：《金匱玉函經》第十二篇作"傷寒"。

[10] 損穀：減少進食。

則愈。

辨不可發汗病脉證并治第十五

一法,方本闕。

汗家不可發汗,發汗必恍惚心亂,小便已,陰疼,宜禹餘糧丸。第一。方本闕。前後有二十九病證。

夫以爲疾病至急,倉卒尋按[1],要者難得,故重集諸可與不可方治,比之三陰三陽篇中,此易見也。又時有不止是三陽三陰出在諸可與不可中也。

少陰病,脉細沉數,病爲在裹,不可發汗。

脉浮緊者,法當身疼痛,宜以汗解之,假令尺中遲者,不可發汗。何以知然?以榮氣不足,血少故也。

少陰病,脉微,不可發汗,亡陽故也。

脉濡而弱,弱反在關,濡反在巔[2],微反在上,濇反在下[3]。微則陽氣不足,濇則無血。陽氣反微,中風,汗出,而反躁煩;濇則無血,厥而且寒。陽微發汗,躁不得眠。

動氣在右[4],不可發汗,發汗則衄而渴,心苦煩,飲即吐水。

動氣在左,不可發汗,發汗則頭眩,汗不止,筋惕肉瞤。

動氣在上,不可發汗,發汗則氣上衝,正在心端[5]。

動氣在下,不可發汗,發汗則無汗,心中大煩,骨節苦疼,目運[6]惡寒,食則反吐,穀不得前[7]。

咽中閉塞,不可發汗,發汗則吐血,氣微絶,手足厥冷,欲得踡臥,不能自温。

---

[1] 尋按:查找,檢索。按:本條爲以下"可""不可"諸篇的總的導言,説明諸篇爲求方便查檢利用而設立,是利用前諸篇重編,故篇内條文多與前各篇有重複,但亦有新增而只見於"可""不可"諸篇者,即如本條末句所云。

[2] 脉濡……在巔:"濡"同"軟";巔,指寸口高骨處之關位,"在巔"與"在關"義同。《脉經》卷三第三云:"長夏胃微濡弱曰平。"此三句本書凡5見。皆指中焦脾胃平和。

[3] 微反在上濇反在下:謂寸脉微,尺脉濇。二部與關部不相一致,各所主病見於下句。後文類似句仿此。

[4] 動氣在右:謂臍右側築築然跳動。以下"動氣在左""動氣在上""動氣在下"做此。

[5] 衝正在心端:《金匱玉函經》第十三篇作"衝心"2字。

[6] 目運:頭目眩暈。運,通"暈"。

[7] 穀不得前:似指飲食不能置於眼前。

諸脉得數動微弱者，不可發汗，發汗則大便難，腹中乾[1]，一云小便難，胞中乾。胃躁[2]而煩，其形相象，根本異源。

脉濡而弱，弱反在關，濡反在巔，弦反在上，微反在下。弦爲陽運，微爲陰寒，上實下虚，意欲得温。微弦爲虚，不可發汗，發汗則寒慄不能自還。

欬者則劇，數吐涎沫，咽中必乾，小便不利，心中飢煩，晬時[3]而發，其形似瘧，有寒無熱，虚而寒慄，欬而發汗，踡而苦滿，腹中復堅。

厥，脉緊，不可發汗，發汗則聲亂，咽嘶舌萎，聲不得前[4]。

諸逆發汗，病微者難差，劇者言亂，目眩者死，一云讝言目眩睛亂者死。命將難全。

太陽病，得之八九日，如瘧狀，發熱惡寒，熱多寒少，其人不嘔，清便續自可，一日二三度發[5]，脉微而惡寒者，此陰陽俱虚，不可更發汗也。

太陽病，發熱惡寒，熱多寒少[6]，脉微弱者，無陽也，不可發汗。

咽喉乾燥者，不可發汗。

亡血[7]不可發汗，發汗則寒慄而振。

衄家不可發汗，汗出必額上陷脉急緊[8]，直視不能眴，不得眠。音見上。

汗家不可發汗，發汗必恍惚心亂，小便已，陰疼，宜**禹餘糧丸**。一。方本闕。

淋家不可發汗，發汗必便血。

瘡家雖身疼痛，不可發汗，汗出則痓[9]。

---

[1] 大便難腹中乾：《金匱玉函經》第十三篇作"小便反難，胞中反乾"，與原注基本一致。

[2] 躁：《金匱玉函經》第十三篇、《注解傷寒論》第十五篇、《脉經》卷七第一篇并作"燥"，當據改。

[3] 時：此字底本殘闕，據中國中醫科學院本補。本條下文"汗踡"與下條"脉緊"兩處同此。

[4] 聲不得前：《金匱玉函經》第十三篇作"其聲不能出"。

[5] 發：本書第五、第二十二篇，《金匱玉函經》第三篇此下并有"脉微緩者爲欲愈也"8字(《金匱玉函經》無"也"字)。

[6] 熱多寒少：《脉經》卷七第一篇、《金匱玉函經》第三篇同。《金匱玉函經》第十三篇作"寒多熱少"，似是。

[7] 亡血：本書第六篇、《金匱玉函經》第十三篇、《脉經》卷七第一并作"亡血家"，與下文各條相合，義長。

[8] 額上陷脉急緊：本句理解歷來有分歧，主要是"額上陷"還是"陷脉"成語。文本亦紛亂：《金匱玉函經》第十三篇、《脉經》卷七第一篇作"額陷脉上促急而緊"；《金匱玉函經》第三篇作"額上促急而緊"，《金匱要略》(吴遷本)第十六篇作"額上促急緊"，《千金翼方》卷十第一作"額上促急"，後幾種皆無"陷脉"2字。後者似是，即既無"額上陷"，亦無"陷脉"。

[9] 痓：《金匱玉函經》第十三篇作"痙"，當從改。

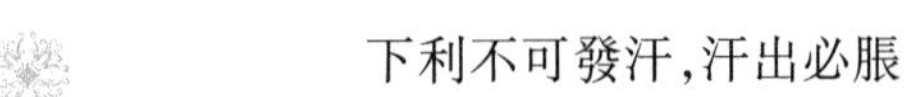

下利不可發汗，汗出必脹滿。

欬而小便利，若失小便者，不可發汗，汗出則四肢厥，逆冷。

傷寒，一二日至四五日厥者，必發熱，前厥者後必熱，厥深者熱亦深，厥微者熱亦微。厥應下之，而反發汗者，必口傷爛赤。

傷寒脉弦細，頭痛發熱者，屬少陽，少陽不可發汗[1]。

傷寒頭痛，翕翕發熱，形象中風，常微汗出，自嘔者，下之益煩，心懊憹如飢；發汗則致痓，身强難以伸屈，熏之則發黄，不得小便，久[2]則發欬唾。

太陽與少陽并病，頭項强痛，或眩冒，時如結胷，心下痞鞕者，不可發汗。

太陽病，發汗，因致痓。

少陰病，欬而下利，譫語者，此被火氣劫故也，小便必難，以强責少陰汗也。

少陰病，但厥，無汗，而强發之，必動其血。未知從何道出，或從口鼻，或從目[3]出者，是名下厥上竭，爲難治。

辨可發汗病脉證并治第十六

合四十一法，方一十四首。

太陽病，外證未解，脉浮弱，當以汗解，宜桂枝湯。第一。五味，前有四法[4]。

脉浮而數者，可發汗，屬桂枝湯證。第二。用前第一方。一法用麻黄湯。

陽明病，脉遲，汗出多，微惡寒，表未解也，屬桂枝湯證。第三。用前第一方。下有可汗二證。

病人煩熱，汗出解，又如瘧狀，脉浮虚者，當發汗，屬桂枝湯證。第四。用前第一方。

病常自汗出，此榮衛不和也，發汗則愈，屬桂枝湯證。第五。用前第一方。

病人藏無他病，時發熱，汗出，此衛氣不和也，先其時發汗則愈，屬桂枝湯證。第六。用前第一方。

脉浮緊，浮爲風，緊爲寒，風傷衛，寒傷榮，榮衛俱病，骨節煩疼，可發汗，宜麻黄湯。第七。四味。

太陽病不解，熱結膀胱，其人如狂，血自下愈，外未解者，屬桂枝湯證。第八。用前第一方。

太陽病，下之微喘者，表未解，宜桂枝加厚朴杏子湯。第九。七味。

傷寒脉浮緊，不發汗，因衄者，屬麻黄湯證。第十。用前第七方。

---

［1］ 發汗：本書第九篇、《金匱玉函經》第六篇此下有“發汗則譫語”5字。

［2］ 久：《金匱玉函經》第十三篇作“灸”，與前句“發汗”“熏”相對，義長。

［3］ 目：《金匱玉函經》第十三篇作“耳目”，義長。

［4］ 法：當作“證”。桂枝湯條前的4個條文，屬“證”而非“法”。

陽明病，脉浮，無汗而喘者，發汗愈，屬麻黄湯證。第十一。用前第七方。

太陰病，脉浮者，可發汗，屬桂枝湯證。第十二。用前第一方。

太陽病，脉浮緊，無汗發熱，身疼痛，八九日表證在，當發汗，屬麻黄湯證。第十三。用前第七方。

脉浮者，病在表，可發汗，屬麻黄湯證。第十四。用前第七方。一法用桂枝湯。

傷寒，不大便六七日，頭痛有熱者，與承氣湯。其小便清者，知不在裏，續在表，屬桂枝湯證。第十五。用前第一方。

下利腹脹滿，身疼痛者，先温裏，乃攻表。温裏宜四逆湯，攻表宜桂枝湯。第十六。四逆湯二[1]味。桂枝湯用前第一方。

下利後，身疼痛，清便自調者，急當救表，宜桂枝湯。第十七。用前第一方。

太陽病，頭痛發熱，汗出惡風寒者，屬桂枝湯證。第十八。用前第一方。

太陽中風，陽浮陰弱，熱發汗出，惡寒惡風，鼻鳴乾嘔者，屬桂枝湯證。第十九。用前第一方。

太陽病，發熱汗出，此爲榮弱衛强，屬桂枝湯證。第二十。用前第一方。

太陽病，下之，氣上衝者，屬桂枝湯證。第二十一。用前第一方。

太陽病，服桂枝湯反煩者，先刺風池、風府，却與桂枝湯愈。第二十二。用前第一方。

燒針被寒，針處核起者，必發奔豚氣，與桂枝加桂湯。第二十三。五味。

太陽病，項背强几几，汗出惡風者，宜桂枝加葛根湯。第二十四。七味。注見第二卷中。

太陽病，項背强几几，無汗惡風者，屬葛根湯證。第二十五。用前方。

太陽陽明合病自利，屬葛根湯證。第二十六。用前方。一云用後第二十八方。

太陽陽明合病不利，但嘔者，屬葛根加半夏湯。第二十七。八味。

太陽病，桂枝證，反下之，利遂不止，脉促者，表未解也，喘而汗出，屬葛根黄芩黄連湯。第二十八。四味。

太陽病，頭痛發熱，身疼，惡風無汗，屬麻黄湯證。第二十九。用前第七方。

太陽陽明合病，喘而胷滿者，不可下，屬麻黄湯證。第三十。用前第七方。

太陽中風，脉浮緊，發熱惡寒，身疼，不汗而煩躁者，大青龍湯主之。第三十一。七味。下有一病證。

陽明中風，脉弦浮大，短氣腹滿，脅下及心痛，鼻乾不得汗，嗜臥，身黄，小便難，潮熱，外不解，過十日，脉浮者，與小柴胡湯。脉但浮，無餘證者，與麻黄湯。第三十二。小柴胡湯七味。麻黄湯用前第七方。

太陽病，十日以去，脉浮細，嗜臥者，外解也。設胷滿脅痛者，與小柴胡湯；脉但浮，與麻黄湯。第三十三。并用前方。

傷寒，脉浮緩，身不疼但重，乍有輕時，無少陰證，可與大青龍湯發之。第三十四。用前第三十一方。

傷寒表不解，心下有水氣，乾嘔，發熱而欬，或渴，或利，或噎，或小便不利，或喘，小青龍湯主之。第三十五。八味。加減法附。

傷寒心下有水氣，欬而微喘，發熱不渴，屬小青龍湯證。第三十六。用前方。

傷寒五六日中風，往來寒熱，胷脅苦滿，不欲飲食，心煩喜嘔者，屬小柴胡湯證。第三十七。用前第三十二方。

傷寒四五日，身熱惡風，頸項强，脅下滿，手足温而渴，屬小柴胡湯證。第三十八。用前第三十二方。

傷寒六七日，發熱微惡寒，支節煩疼，微嘔，心下支結，外證未去者，柴胡桂枝湯主之。第三十九。

[1] 二：當作“三”。正文四逆湯爲甘草、乾薑、附子三味，且諸書同此。

九味。

少陰病，得之二三日，麻黄附子甘草湯，微發汗。第四十。三味。

脉浮，小便不利，微熱消渴者，與五苓散。第四十一。五味。

大法，春夏宜發汗。

凡發汗，欲令手足俱周，時出似漐漐然一時間許益佳，不可令如水流離[1]。若病不解，當重發汗。汗多者必亡陽，陽虚不得重發汗也。

凡服湯發汗，中病便止，不必盡劑也。

凡云可發汗，無湯者，丸散亦可用，要以汗出爲解；然不如湯，隨證良驗。

太陽病，外證未解，脉浮弱者，當以汗解，宜**桂枝湯**。方一。

桂枝三兩，去皮　芍藥三兩　甘草二兩，炙　生薑三兩，切　大棗十二枚，擘

右五味，以水七升，煮取三升，去滓。温服一升，啜粥，將息如初法。

脉[2]浮而數者，可發汗，屬**桂枝湯**證[3]。二。用前第一方。一法用麻黄湯。

陽明病，脉遲，汗出多，微惡寒者，表未解也，可發汗，屬**桂枝湯**證。三。用前第一方。

夫病脉浮大，問病者，言但便鞕耳。設利者，爲大逆；鞕爲實，汗出而解。何以故？脉浮當以汗解。

傷寒，其脉不弦緊而弱，弱者必渴，被火必讝語。弱者，發熱脉浮，解之，當汗出愈。

病人煩熱，汗出即解，又如瘧狀，日晡所發熱者，屬陽明也。脉浮虚者，當發汗，屬**桂枝湯**證。四。用前第一方。

病常自汗出者，此爲榮氣和，榮氣和者，外不諧，以衛氣不共榮氣諧和故爾。以榮行脉中，衛行脉外，復發其汗，榮衛和則愈，屬**桂枝湯**證。五。用前第一方。

病人藏無他病，時發熱，自汗出，而不愈者，此衛氣不和也，先其時發汗則愈，屬**桂枝湯**證。六。用前第一方。

脉浮而緊，浮則爲風，緊則爲寒，風則傷衛，寒則傷榮，榮衛俱病，骨節煩疼，可發其汗，宜**麻黄湯**。方七。

---

[1] 流離：水液流滴貌。聯綿詞。亦作"流漓""淋漓""淋瀝""淋漉"等。本書第五篇、《金匱玉函經》第十四篇作"流漓"。

[2] 脉：《金匱玉函經》第十四篇此上有"太陽病"3字，本書承前條省。

[3] 屬桂枝湯證：本書第六篇、《金匱玉函經》第三篇作"宜麻黄湯"，《金匱玉函經》第十四篇作："宜桂枝湯。一云麻黄湯。"

麻黄三兩，去節　桂枝二兩　甘草一兩，炙　杏仁七十箇，去皮尖

右四味，以水八[1]升，先煮麻黄，減二升，去上沫，内諸藥，煮取二升半，去滓，温服八合，温覆取微似汗，不須啜粥，餘如桂枝將息。

太陽病不解，熱結膀胱，其人如狂，血自下，下者愈，其外未解者，尚未可攻，當先解其外，屬**桂枝湯**證。八。用前第一方。

太陽病，下之微喘者，表未解也，宜**桂枝加厚朴杏子湯**。方九。

桂枝三兩，去皮　芍藥三兩　生薑三兩，切　甘草二兩，炙　厚朴二兩，炙，去皮　杏仁五十箇，去皮尖　大棗十二枚，擘

右七味，以水七升，煮取三升，去滓，温服一升。

傷寒，脉浮緊，不發汗，因致衄者，屬**麻黄湯**證。十。用前第七方。

陽明病，脉浮，無汗而喘者，發汗則愈，屬**麻黄湯**證。十一。用前第七方。

太陰病，脉浮者，可發汗，屬**桂枝湯**證。十二。用前第一方。

太陽病，脉浮緊，無汗發熱，身疼痛，八九日不解，表證仍在，當復發汗。服湯已，微除，其人發煩目瞑，劇者必衄，衄乃解。所以然者，陽氣重故也，屬**麻黄湯**證。十三。用前第七方。

脉浮者，病在表，可發汗，屬**麻黄湯**證。十四。用前第七方。一法用桂枝湯。

傷寒，不大便六七日，頭痛有熱者，與[2]承氣湯[3]。其小便清者，一云大便青。知不在裏，續在表也，當須發汗；若頭痛者，必衄，屬**桂枝湯**證。十五。用前第一方。

下利腹脹滿，身體疼痛者，先温其裏，乃攻其表。温裏宜**四逆湯**，攻表宜**桂枝湯**。十六。用前第一方。

四逆湯方

甘草二兩，炙　乾薑一兩半　附子一枚，生，去皮，破八片

右三味，以水三升，煮取一升二合，去滓，分温再服。强人可大附子一枚，乾薑三兩。

下利後，身疼痛，清便自調者，急當救表，宜**桂枝湯**發汗。十七。用前第一方。

太陽病，頭痛發熱，汗出惡風寒者，屬**桂枝湯**證。十八。用前第一方。

---

[1] 八：本書第六、第八、第十七篇，《金匱玉函經》卷七第二十一方俱作“九”，可從。

[2] 與：《金匱玉函經》第三篇作“未可與”，第十四篇作“不可與”，義長。此謂雖“不大便六七日”，但仍有表證，故當治表證，不可攻下。

[3] 承氣湯：此處當指承氣湯類方。

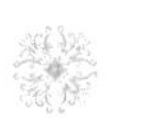

太陽中風,陽浮而陰弱。陽浮者,熱自發;陰弱者,汗自出。嗇嗇惡寒,淅淅惡風,翕翕發熱,鼻鳴乾嘔者,屬**桂枝湯**證。十九。用前第一方。

太陽病,發熱汗出者,此爲榮弱衛强,故使汗出。欲救邪風,屬**桂枝湯**證。二十。用前第一方。

太陽病,下之後,其氣上衝者,屬**桂枝湯**證。二十一。用前第一方。

太陽病,初服桂枝湯,反煩不解者,先刺風池、風府,却與**桂枝湯**則愈。二十二。用前第一方。

燒針令其汗,針處被寒,核起而赤者,必發奔豚。氣從少腹上撞[1]心者,灸其核上各一壯,與**桂枝加桂湯**。方二十三。

桂枝五兩,去皮　甘草二兩,炙　大棗十二枚,擘　芍藥三兩　生薑三兩,切

右五味,以水七升,煮取三升,去滓,温服一升。本云桂枝湯,今加桂滿五兩。所以加桂者,以能洩[2]奔豚氣也。

太陽病,項背强几几,反汗出惡風者,宜**桂枝加葛根湯**。方二十四。

葛根四兩　麻黄三兩,去節　甘草二兩,炙　芍藥三兩　桂枝二兩　生薑三兩　大棗十二枚,擘

右七味,以水一斗,煮麻黄、葛根,減二升,去上沫,内諸藥,煮取三升;去滓,温服一升。覆取微似汗,不須啜粥助藥力,餘將息依桂枝法。注見第二卷中。

太陽病,項背强几几,無汗惡風者,屬**葛根湯**證。二十五。用前第二十四方。

太陽與陽明合病,必自下利,不嘔者,屬**葛根湯**證。二十六。用前方。一云用後第二十八方。

太陽與陽明合病,不下利但嘔者,宜**葛根加半夏湯**。方二十七。

葛根四兩　半夏半升,洗　大棗十二枚,擘　桂枝去皮,二兩　芍藥二兩　甘草二兩,炙　麻黄三兩,去節　生薑三兩

右八味,以水一斗,先煮葛根、麻黄,減二升,去上沫,内諸藥,煮取三升,去滓,温服一升,覆取微似汗。

太陽病,桂枝證,醫反下之,利遂不止,脉促者,表未解也,喘而汗出者,宜**葛根黄芩黄連湯**。方二十八。促,作[3]縱。

葛根八兩　黄連三兩　黄芩三兩　甘草二兩,炙

右四味,以水八升,先煮葛根,減二升,内諸藥,煮取二升,去滓,分温再服。

太陽病,頭痛發熱,身疼腰痛,骨節疼痛,惡風無汗而喘者,屬**麻黄湯**證。二十九。用前第七方。

---

[1] 撞:《金匱玉函經》第十四篇同。本書第六篇、《金匱玉函經》第三篇作"衝"。參見第235頁注[7]。

[2] 洩:本書"洩""泄"互見,以"泄"爲多,作"洩",當爲唐代傳抄避李世民之諱所改。

[3] 作:本書第六、第二十二篇作"一作",合語例,當據補。

太陽與陽明合病，喘而胷滿者，不可下，屬**麻黄湯**證。三十。用前第七方。

太陽中風，脉浮緊，發熱惡寒，身疼痛，不汗出而煩躁者，**大青龍湯**主之。若脉微弱，汗出惡風者，不可服之，服之則厥逆，筋惕肉瞤，此爲逆也。大青龍湯。方三十一。

麻黄六兩，去節　桂枝二兩，去皮　杏仁四十枚，去皮尖　甘草二兩，炙　石膏如雞子大，碎　生薑三兩，切　大棗十二枚，擘

右七味，以水九升，先煮麻黄，減二升，去上沫，内諸藥，煮取三升，温服一升，覆取微似汗，汗出多者，温粉粉之。一服汗者，勿更服。若復服，汗出多者亡陽，遂一作逆。虚，惡風，煩躁不得眠也。

陽明中風，脉弦浮大而短氣，腹都[1]滿，脅下及心痛，久按之氣不通，鼻乾不得汗，嗜卧，一身及目[2]悉黄，小便難，有潮熱，時時噦，耳前後腫，刺之小差；外不解，過十日，脉續浮者，與**小柴胡湯**；脉但浮[3]，無餘證者，與**麻黄湯**。用前第七方。不溺，腹滿，加噦者，不治。三十二。

小柴胡湯方

柴胡八兩　黄芩三兩　人參三兩　甘草三兩，炙　生薑三兩，切　半夏半升，洗　大棗十二枚，擘

右七味，以水一斗二升，煮取六升，去滓，再煎取三升，温服一升，日三服。

太陽病，十日以去，脉浮而細，嗜卧者，外已解也。設胷滿脅痛者，與**小柴胡湯**；脉但浮者，與**麻黄湯**。三十三。并用前方。

傷寒，脉浮緩，身不疼但重，乍有輕時，無少陰證者，可與**大青龍湯**發之。三十四。用前第三十一方。

傷寒表不解，心下有水氣，乾嘔，發熱而欬，或渴，或利，或噎，或小便不利、少腹滿，或喘者，宜**小青龍湯**。方三十五。

麻黄二兩，去節　芍藥二兩　桂枝二兩，去皮　甘草二兩，炙　細辛二兩　五味子半升　半夏半升，洗　乾薑三兩

右八味，以水一斗，先煮麻黄，減二升，去上沫，内諸藥，煮取三升，去滓，温服一升。若渴，去半夏，加栝樓根三兩；若微利，去麻黄，加蕘花如一雞子，熬令赤色；若噎，去麻黄，加附子一枚，炮；若小便不利，少腹滿，去麻黄，加茯苓四兩；若喘，去麻黄，加杏仁半升，去皮尖。且蕘花不治利，麻黄主喘，今此語反之，疑非仲景意[4]。注見第三卷中。

傷寒，心下有水氣，欬而微喘，發熱不渴，服湯已渴者，此寒去，欲解也，屬**小青龍湯**證。三十六。用前方。

中風，往來寒熱，傷寒五六日以後[5]，胷脅苦滿，嘿嘿不欲飲食，煩心喜嘔，或胷中煩而不嘔，或渴，或腹中痛，或脅下痞鞕，或心下悸，小便不利，或不渴、身有微熱，或欬者，屬**小柴胡湯**證。三十七。用前第

[1] 都：全。《注解傷寒論》第八篇作“部”，似可從。

[2] 目：《金匱玉函經》第五篇、《注解傷寒論》第八篇作“面目”，義長。

[3] 脉但浮：本書第八篇此下另作一條。

[4] 且蕘花……仲景意：此二十字原爲大字正文，據文義當爲小字注文，依例改爲小字。

[5] 中風……以後：《金匱玉函經》第十三篇、《脉經》卷七第二篇同此；本書第六篇作“傷寒五六日中風往來寒熱”；《金匱玉函經》第三篇作“中風五六日傷寒往來寒熱”，語序各别。

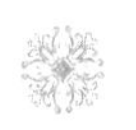

三十二方。

傷寒四五日，身熱惡風，頸項强，脅下滿，手足温而渴者，屬**小柴胡湯**證。三十八。用前第三十二方。

傷寒六七日，發熱微惡寒，支節煩疼，微嘔，心下支結，外證未去者，**柴胡桂枝湯**主之。方三十九。

柴胡四兩　黄芩一兩半　人參一兩半　桂枝一兩半，去皮　生薑一兩半，切　半夏二合半，洗　芍藥一兩半　大棗六枚，擘　甘草一兩，炙

右九味，以水六升，煮取三升，去滓，温服一升，日三服。本云人參湯，作如桂枝法，加半夏、柴胡、黄芩，如柴胡法，今著人參，作半劑。

少陰病，得之二三日，**麻黄附子甘草湯**微發汗，以二三日無證[1]，故微發汗也。四十。

麻黄二兩，去根節　甘草二兩，炙　附子一枚，炮去皮，破八片

右三味，以水七升，先煮麻黄一二沸，去上沫，内諸藥，煮取二升半，去滓，温服八合，日三服。

脉浮，小便不利，微熱，消渴者，與**五苓散**，利小便發汗。四十一。

猪苓十八銖，去皮　茯苓十八銖　白术十八銖　澤瀉一兩六銖　桂枝半兩，去皮

右五味，擣爲散，以白飲和服方寸匕，日三服，多飲煖水，汗出愈。

傷寒論卷第七[2]

[1] 無證：《金匱玉函經》第八篇作“無裏證”，義長。

[2] 傷寒論卷第七：底本原缺，據中國中醫科學院本及全書體例補。

傷寒論卷第八

漢 張仲景述　晉 王叔和撰次
宋 林億校正
明 趙開美校刻
沈琳仝校

辨發汗後病脉證并治第十七

合二十五法,方二十四首。

太陽病,發汗,遂漏不止,惡風,小便難,四肢急,難以屈伸者,屬桂枝加附子湯。第一。六味。前有八病證。

太陽病,服桂枝湯,煩不解,先刺風池、風府,却與桂枝湯。第二。五味。

服桂枝湯,汗出,脉洪大者,與桂枝湯。若形似瘧,一日再發者,屬桂枝二麻黄一湯。第三。七味。

服桂枝湯,汗出後,煩渴不解,脉洪大者,屬白虎加人參湯。第四。五味。

傷寒脉浮,自汗出,小便數,心煩,惡寒,脚攣急,與桂枝攻表,得之便厥,咽乾,煩躁吐逆,作甘草乾薑湯;厥愈,更作芍藥甘草湯,其脚即伸;若胃氣不和,與調胃承氣湯;若重發汗,加燒針者,與四逆湯。第五。甘草乾薑湯、芍藥甘草湯并二味。調胃承氣湯、四逆湯并三味。

太陽病,脉浮緊,無汗發熱,身疼,八九日不解,服湯已,發煩必衄,宜麻黄湯。第六。四味。

傷寒,發汗已解,半日復煩,脉浮數者,屬桂枝湯證。第七。用前第二方。

發汗後,身疼,脉沉遲者,屬桂枝加芍藥生薑各一兩人參三兩新加湯。第八。六味。

發汗後,不可行桂枝湯。汗出而喘,無大熱者,可與麻黄杏子甘草石膏湯。第九。四味。

發汗過多,其人叉手自冒心,心下悸,欲得按者,屬桂枝甘草湯。第十。二味。

發汗後,臍下悸,欲作奔豚,屬茯苓桂枝甘草大棗湯。第十一。四味。甘爛水法附。

發汗後,腹脹滿者,屬厚朴生薑半夏甘草人參湯。第十二。五味。

發汗病不解,反惡寒者,虛也,屬芍藥甘草附子湯。第十三。三味。

發汗後,不惡寒但熱者,實也,當和胃氣,屬調胃承氣湯證。十四。用前第五方。

太陽病,發汗後,大汗出,胃中乾,煩躁不得眠。若脉浮,小便不利,渴者,屬五苓散。第十五。五味。

發汗已,脉浮數,煩渴者,屬五苓散證。第十六。用前第十五方。

傷寒,汗出而渴者,宜五苓散;不渴者,屬茯苓甘草湯。第十七。四味。

太陽病,發汗不解,發熱,心悸,頭眩身瞤動,欲擗一作僻。地者,屬真武湯。第十八。五味。

傷寒汗出解之後,胃中不和,心下痞,乾噫,腹中雷鳴下利者,屬生薑瀉心湯。第十九。八味。

傷寒汗出不解,心中痞,嘔吐下利者,屬大柴胡湯。第二十。八味。

陽明病自汗,若發其汗,小便自利,雖鞕不可攻,須自欲大便,宜蜜煎。若土瓜根、猪膽汁爲導。第二十一。蜜煎一味。猪膽方二味。

太陽病,三日,發汗不解,蒸蒸發熱者,屬調胃承氣湯證。第二十二。用前第五方。

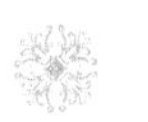

大汗出，熱不去，内拘急，四肢疼，又下利，厥逆惡寒者，屬四逆湯證。第二十三。用前第五方。

發汗後不解，腹滿痛者，急下之，宜大承氣湯。第二十四。四味。

發汗多，亡陽讝語者，不可下，與柴胡桂枝湯和其榮衛，後自愈。第二十五。九味。

二陽并病，太陽初得病時，發其汗，汗先出不徹，因轉屬陽明，續自微汗出，不惡寒。若太陽病證不罷者，不可下，下之爲逆，如此可小發汗。設面色緣緣正赤者，陽氣怫鬱在表[1]，當解之、熏之。若發汗不徹，不足言。陽氣怫鬱不得越，當汗不汗，其人煩躁，不知痛處，乍在腹中，乍在四肢，按之不可得，其人短氣但坐[2]，以汗出不徹故也，更發汗則愈。何以知汗出不徹？以脉濇故知也。

未持脉時，病人叉手自冒心，師因教試令欬，而不即欬者，此必兩耳聾無聞也。所以然者，以重發汗，虚故如此。

發汗後，飲水多必喘，以水灌之亦喘。

發汗後，水藥不得入口爲逆，若更發汗，必吐下不止。

陽明病，本自汗出，醫更重發汗，病已差，尚微煩不了了者，必大便鞕故也，以亡津液，胃中乾燥，故令大便鞕。當問小便日幾行，若本小便日三四行，今日再行，故知大便不久出。今爲小便數少，以津液當還入胃中，故知不久必大便也。

發汗多，若重發汗者，亡其陽，讝語，脉短者，死；脉自和者，不死。

傷寒發汗已，身目爲黄。所以然者，以寒濕一作温。在裏不解故也。以爲不可下也，於寒濕中求之。

病人有寒，復發汗，胃中冷，必吐蚘。

太陽病，發汗，遂漏不止，其人惡風，小便難，四肢微急，難以屈伸者，屬**桂枝加附子湯**。方一。

桂枝三兩，去皮　芍藥三兩　甘草二兩，炙　生薑三兩，切　大棗十二枚，擘　附子一枚，炮

右六味，以水七升，煮取三升，去滓，温服一升。本云桂枝湯，今加附子。

太陽病，初服桂枝湯，反煩不解者，先刺風池、風府，却與**桂枝湯**則愈。方二。

桂枝三兩，去皮　芍藥三兩　生薑三兩，切　甘草二兩，炙　大棗十二枚，擘

右五味，以水七升，煮取三升，去滓，温服一升，須臾啜熱稀粥一升，以助藥力[3]。

---

[1] 在表：《金匱玉函經》第十九篇同此，下句"不得越"亦同本條；但《金匱玉函經》第三篇同條作"不得越"，第二十二篇作"在表不得越"。

[2] 但坐：只是坐着。按：《傷寒論》舊注此二字多屬下，則"坐"取"因"義，但此解與下"以"字義有重複。《金匱要略》第七篇："欬逆氣上衝……但坐不得卧。"與本條義近，故"但坐"二字當屬上。

[3] 以助藥力：本書第三篇同方下節度語爲詳，可參。

服桂枝湯大汗出，脉洪大者，與桂枝湯如前法。若形似瘧，一日再發者，汗出必解，屬**桂枝二麻黄一湯**。方三。

桂枝一兩十七銖　芍藥一兩六銖　麻黄一十六銖，去節　生薑一兩六銖　杏仁十六箇，去皮尖　甘草一兩二銖，炙　大棗五枚，擘

右七味，以水五升，先煮麻黄一二沸，去上沫，内諸藥，煮取二升，去滓，温服一升，日再服。本云桂枝湯二分，麻黄湯一分，合爲二升，分再服，今合爲一方。

服桂枝湯，大汗出後，大煩渴不解，脉洪大者，屬**白虎加人參湯**。方四。

知母六兩　石膏一斤，碎，綿裹　甘草二兩，炙　粳米六合　人參二兩

右五味，以水一斗煮，米熟湯成，去滓，温服一升，日三服。

傷寒脉浮，自汗出，小便數，心煩，微惡寒，脚攣急，反與桂枝[1]，欲攻其表，此誤也，得之便厥，咽中乾，煩躁吐逆者，作**甘草乾薑湯**與之，以復其陽；若厥愈足温者，更作**芍藥甘草湯**與之，其脚即伸。若胃氣不和，讝語者，少與**調胃承氣湯**；若重發汗，復加燒針者，與**四逆湯**。五。

甘草乾薑湯方

甘草四兩，炙　乾薑二兩

右二味，以水三升，煮取一升五合，去滓，分温再服。

芍藥甘草湯方

白芍藥四兩　甘草四兩，炙

右二味，以水三升，煮取一升五合，去滓，分温再服。

調胃承氣湯方

大黄四兩，去皮，清酒洗　甘草二兩，炙　芒消半升

右三味，以水三升，煮取一升，去滓，内芒消，更上微火煮令沸，少少温服之。

四逆湯方

甘草二兩，炙　乾薑一兩半　附子一枚，生用，去皮，破八片

右三味，以水三升，煮取一升二合，去滓，分温再服。强人可大附子一枚，乾薑三兩。

太陽病，脉浮緊，無汗發熱，身疼痛，八九日不解，表證仍在，此當復發汗。服湯已，微除，其人發煩目瞑，劇者必衄，衄乃解。所以然者，陽氣重故也，宜**麻黄湯**。方六。

麻黄三兩，去節　桂枝二兩，去皮　甘草一兩，炙　杏仁七十箇，去皮尖

右四味，以水九升，先煮麻黄，減二升，去上沫，内諸藥，煮取二升半，去滓，温服八合，覆取微似汗，不須啜粥。

---

[1] 桂枝：此指桂枝湯。《金匱玉函經》第三、第十九篇正作“桂枝湯”。

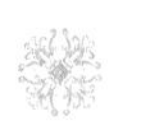

傷寒,發汗已解,半日許,復煩,脉浮數者,可更發汗,屬**桂枝湯**證。七。用前第二方。

發汗後,身疼痛,脉沉遲者,屬**桂枝加芍藥生薑各一兩人參三兩新加湯**。方八。

桂枝三兩,去皮　芍藥四兩　生薑四兩　甘草二兩,炙　人參三兩　大棗十二枚,擘

右六味,以水一斗二升,煮取三升,去滓,温服一升。本云桂枝湯,今加芍藥、生薑、人參。

發汗後,不可更行桂枝湯。汗出而喘,無大熱者,可與**麻黄杏子甘草石膏湯**。方九。

麻黄四兩,去節　杏仁五十箇,去皮尖　甘草二兩,炙　石膏半斤,碎

右四味,以水七升,先煮麻黄,減二升,去上沫,内諸藥,煮取二升,去滓,温服一升。本云黄耳杯。

發汗過多,其人叉手自冒心,心下悸,欲得按者,屬**桂枝甘草湯**。方十。

桂枝二兩,去皮　甘草二兩,炙

右二味,以水三升,煮取一升,去滓,頓服。

發汗後,其人臍下悸者,欲作奔豚,屬**茯苓桂枝甘草大棗湯**。方十一。

茯苓半斤　桂枝四兩,去皮　甘草一兩,炙　大棗十五枚,擘

右四味,以甘爛水一斗,先煮茯苓,減二升,内諸藥,煮取三升,去滓,温服一升,日三服。

作甘爛水法:取水二斗,置大盆内,以杓揚之,水上有珠子五六千顆相逐,取用之。

發汗後,腹脹滿者,屬**厚朴生薑半夏甘草人參湯**。方十二。

厚朴半斤,炙　生薑半斤　半夏半升,洗　甘草二兩,炙　人參一兩

右五味,以水一斗,煮取三升,去滓,温服一升,日三服。

發汗病不解,反惡寒者,虚故也,屬**芍藥甘草附子湯**。方十三。

芍藥三兩　甘草三兩　附子一枚,炮去皮,破六片

右三味,以水三升,煮取一升二合,去滓,分温三服。疑非仲景方[1]。

發汗後,惡寒者,虚故也;不惡寒但熱者,實也,當和胃氣,屬**調胃承氣湯**證。十四。用前第五方。一法用小承氣湯。

太陽病,發汗後,大汗出,胃中乾,煩躁不得眠,欲得飲水者,少少與飲之,令胃氣和則愈。若脉浮,小便不利,微熱消渴者,屬**五苓散**。方十五。

猪苓十八銖,去皮　澤瀉一兩六銖　白术十八銖　茯苓十八銖　桂枝半兩,去皮

右五味,擣爲散,以白飲和服方寸匕,日三服,多飲煖水,汗出愈。

發汗已,脉浮數,煩渴者,屬**五苓散**證。十六。用前第十五方。

---

[1] 疑非仲景方:5字原爲大字正文,依例改爲注文小字。

傷寒,汗出而渴者,宜**五苓散**;不渴者,屬**茯苓甘草湯**。方十七。

茯苓二兩　桂枝二兩　甘草一兩,炙　生薑一兩

右四味,以水四升,煮取二升,去滓,分温三服。

太陽病,發汗,汗出不解,其人仍發熱,心下悸,頭眩身瞤動,振振欲擗一作僻。地者,屬**真武湯**。方十八。

茯苓三兩　芍藥三兩　生薑三兩,切　附子一枚,炮去皮,破八片　白术二兩

右五味,以水八升,煮取三升,去滓,温服七合,日三服。

傷寒,汗出解之後,胃中不和,心下痞鞕,乾噫食臭,脅下有水氣,腹中雷鳴下利者,屬**生薑瀉心湯**。方十九。

生薑四兩　甘草三兩,炙　人參三兩　乾薑一兩　黄芩三兩　半夏半升,洗　黄連一兩　大棗十二枚,擘

右八味,以水一斗,煮取六升,去滓再煎,取三升,温服一升,日三服。生薑瀉心湯,本云理中人參黄芩湯[1],去桂枝、术,加黄連,并瀉肝法。

傷寒,發熱,汗出不解,心中痞鞕,嘔吐而下利者,屬**大柴胡湯**。方二十。

柴胡半斤　枳實四枚,炙　生薑五兩　黄芩三兩　芍藥三兩　半夏半升,洗　大棗十二枚,擘

右七味,以水一斗二升,煮取六升,去滓,再煎取三升,温服一升,日三服。一方加大黄二兩。若不加,恐不名大柴胡湯[2]。

陽明病,自汗出,若發汗,小便自利者,此爲津液内竭,雖鞕,不可攻之,須自欲大便,宜**蜜煎**導而通之。若土瓜根及大猪膽汁,皆可爲導。二十一。

蜜煎方

食蜜七合

右一味,於銅器内,微火煎,當須凝如飴狀,攪之勿令焦著,欲可丸,并手捻作挺,令頭鋭,大如指許[3],長二寸,當熱時急作,冷則鞕,以内穀道中,以手急抱,欲大便時,乃去之。疑非仲景意,已試甚良[4]。

又大猪膽一枚,瀉汁,和少許法醋,以灌穀道内,如一食頃,當大便出宿食惡物,甚效。

太陽病,三日,發汗不解,蒸蒸發熱者,屬胃也,屬**調胃承氣湯**證。二十二。用前第五方。

大汗出,熱不去,内拘急,四肢疼,又下利,厥逆而惡寒者,屬**四逆湯**證。二十三。用前第五方。

發汗後不解,腹滿痛者,急下之,宜**大承氣湯**。方二十四。

---

[1] 理中人參黄芩湯:參見本書第七篇相應條文附宋臣按語。

[2] 一方……柴胡湯:此十七字原作大字,據文意改爲小字注文。按:大柴胡湯本書在第六、第七、第十七、第二十一、第二十二篇凡五見,皆未用大黄,亦皆有相似之注。《金匱玉函經》卷七第三十四方有"大黄二兩",注云:"一方無大黄,然不加不得名大柴胡湯也。"

[3] 許:本書第八篇、第二十篇在下句"長二寸"下。

[4] 疑非……甚良:9字原作大字,據文意爲注文,依例改作小字。

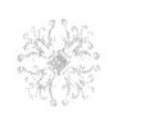

大黄四兩，酒洗　厚朴半斤，炙　枳實五枚，炙　芒消三合

右四味，以水一斗，先煮二物，取五升，内大黄，更煮取二升，去滓，内芒消，更一二沸[1]，分再服。得利者，止後服。

發汗多，亡陽讝語者，不可下，與**柴胡桂枝湯**，和其榮衛，以通津液，後自愈。方二十五。

柴胡四兩　桂枝一兩半，去皮　黄芩一兩半　芍藥一兩半　生薑一兩半　大棗六箇，擘　人參一兩半　半夏二合半，洗　甘草一兩，炙

右九味，以水六升，煮取三升，去滓，温服一升，日三服。

辨不可吐第十八

合四證。

太陽病，當惡寒發熱，今自汗出，反不惡寒發熱，關上脉細數者，以醫吐之過也。若得病一二日吐之者，腹中飢，口不能食；三四日吐之者，不喜糜粥，欲食冷食，朝食暮吐，以醫吐之所致也，此爲小逆。

太陽病，吐之，但太陽病當惡寒，今反不惡寒，不欲近衣者，此爲吐之内煩也。

少陰病，飲食入口則吐，心中温温欲吐，復不能吐，始得之手足寒，脉弦遲者，此胷中實，不可下也。若膈上有寒飲，乾嘔者，不可吐也，當温之。

諸四逆厥者，不可吐之，虚家亦然。

辨可吐第十九

合二法，五證。

大法，春宜吐。

凡用吐湯，中病便止，不必盡劑也。

病如桂枝證，頭不痛，項不强，寸脉微浮，胷中痞鞕，氣上撞咽喉，不得息者，此爲有寒，當吐之。一云：此以内有久痰，宜吐之。

病胷上諸實，一作寒。胷中鬱鬱而痛，不能食，欲使人按之，而反有涎唾，下利日十餘行，其脉反遲，寸口脉微滑，此可吐之。吐之利則止。

少陰病，飲食入口則吐，心中温温欲吐，復不能吐者，宜吐之。

---

[1] 更一二沸：本書第二十二篇作"更煮令一沸"，第五篇調胃承氣湯作"更上火微煮令沸"，加"煮"字義長。本書凡加芒消皆再煮，但有時"煮"字省略。

宿食在上管[1]者，當吐之。

病手足逆冷，脉乍結[2]，以客氣[3]在匈中，心下滿而煩，欲食[4]不能食者，病在匈中，當吐之。

傷寒論[5]卷第八

[1] 上管：後世作"上脘"。《金匱玉函經》第十六篇即作"上脘"。

[2] 結：本書第十二篇，《金匱玉函經》第十、第十六篇，《脉經》卷七第五作"緊"。似是。

[3] 客氣：本書第十二篇，《金匱玉函經》第十、第十六篇，《脉經》卷七第五作"邪結"。

[4] 欲食：本書第十二篇，《金匱玉函經》第十、第十六篇，《脉經》卷七第五作"飢"。

[5] 傷寒論：底本3字殘損，據中國中醫科學院藏本及全書體例補。

傷寒論卷第九

漢 張仲景述　晉 王叔和撰次
宋 林億校正
明 趙開美校刻
沈琳仝校

辨不可下病脉證并治第二十

合四法，方六首。

陽明病，潮熱，大便微鞕，與大承氣湯。若不大便六七日，恐有燥屎，與小承氣湯和之。第一。大承氣四味。小承氣三味。前有四十病證。

傷寒中風，反下之，心下痞，醫復下之，痞益甚，屬甘草瀉心湯。第二。六味。

下利，脉大者，虚也，以强下之也。設脉浮革，腸鳴者，屬當歸四逆湯。第三。七味。下有陽明病二證。

陽明病，汗自出，若發汗，小便利，津液内竭，雖鞕，不可攻，須自大便，宜蜜煎。若土瓜根、猪膽汁導之。第四。蜜煎一味。猪膽汁二味。

脉濡而弱，弱反在關，濡反在巔[1]，微反在上，濇反在下。微則陽氣不足，濇則無血。陽氣反微，中風汗出而反躁煩；濇則無血，厥而且寒。陽微則不可下，下之則心下痞鞕。

動氣在右，不可下。下之則津液内竭，咽燥鼻乾，頭眩心悸也。

動氣在左，不可下。下之則腹内拘急，食不下，動氣更劇，雖有身熱，臥則欲踡。

動氣在上，不可下。下之則掌握[2]熱煩，身上浮冷，熱汗自泄，欲得水自灌[3]。

動氣在下，不可下。下之則腹脹滿，卒起頭眩，食則下清穀，心下痞也。

咽中閉塞，不可下。下之則上輕下重，水漿不下，臥則欲踡，身急痛，下利日數十行。

諸外實者，不可下。下之則發微熱，亡脉厥者，當齊握[4]熱。

[1] 弱反在關濡反在巔：《注解傷寒論》第二十篇同。《金匱玉函經》第十七篇作"濡反在關，弱反在巔"。
[2] 掌握：謂掌中。
[3] 灌：澆洗。
[4] 齊握：即"臍握"，謂臍中。

諸虚者，不可下。下之則大渴，求水者易愈，惡水者劇。

脉濡而弱，弱反在關，濡反在巔，弦反在上，微反在下。弦爲陽運，微爲陰寒，上實下虚，意欲得温。微弦爲虚，虚者不可下也。微則爲欬，欬則吐涎。下之則欬止而利因[1]不休，利不休則胷中如蟲齧[2]，粥入則出，小便不利，兩脅拘急，喘息爲難，頸背相引，臂則不仁。極寒反汗出，身冷若冰，眼睛不慧，語言不休。而穀氣多入，此爲除中，亦云消中。口雖欲言，舌不得前。

脉濡而弱，弱反在關，濡反在巔，浮反在上，數反在下。浮爲陽虚，數爲無血。浮爲虚，數生熱。浮爲虚，自汗出而惡寒；數爲痛，振而寒慄。微弱在關，胷[3]下爲急，喘汗而不得呼吸，呼吸之中，痛在於脅，振寒相摶，形如瘧狀。醫反下之，故令脉數，發熱，狂走見鬼，心下爲痞，小便淋漓，少腹甚鞕，小便則尿血也。

脉濡而緊，濡則衛[4]氣微，緊則榮中寒。陽微衛中風，發熱而惡寒。榮緊胃氣冷，微嘔心内煩。醫謂有大熱，解肌而發汗。亡陽虚煩躁，心下苦痞堅。表裏俱虚竭，卒起而頭眩。客熱在皮膚，悵快[5]不得眠。不知胃氣冷，緊寒在關元。技巧無所施，汲水灌其身。客熱應時罷，慄慄而振寒。重被而覆之，汗出而冒巔。體惕[6]而又振，小便爲微難。寒氣因水發，清穀不容間。嘔變[7]反腸出，顛倒不得安。手足爲微逆，身冷而内煩。遲欲從後救，安可復追還。

脉浮而大，浮爲氣實，大爲血虚。血虚爲無陰，孤陽獨下陰部者，小便當赤而難，胞中[8]當虚，今反小便利而大汗出，法應衛家當微，今反更實，津液四射，榮竭血盡乾，煩而不眠，血薄肉消，而成暴一云黑。液。醫復以毒藥攻其胃，此爲重虚，客陽去有期，必下如汙[9]泥而死。

脉浮而緊，浮則爲風，緊則爲寒。風則傷衛，寒則傷榮。榮衛俱病，骨節煩疼，當發其汗，而不可下也。

趺陽脉遲而緩，胃氣如經也。趺陽脉浮而數，浮則傷胃，數則動脾，此非本病，醫特下之所爲也。榮衛内陷，其數先微，脉反但浮，其人必大便鞕，氣噫而除。何以言之？本以數脉動脾，其數先微，故知脾氣不治，大便鞕，氣噫而除。今脉反浮，其數改微，邪氣獨留，心中則飢，邪熱不殺穀，潮熱發渴，數脉當遲緩，脉因前後度數如法，病者則飢，數脉不時，則生惡瘡也。

---

[1] 因：《脉經》卷七第六無"因"字，"因"字似衍。

[2] 齧(niè)：咬。

[3] 胷：《金匱玉函經》第十七篇作"心"，義長。

[4] 衛：《注解傷寒論》第二十篇作"胃"，《金匱玉函經》第十七篇作"陽"，後者似是。

[5] 悵快：失意不悦貌。

[6] 體惕：謂身體顫動。惕，本指心動，引申指身體顫動。

[7] 嘔變：嘔吐。《金匱玉函經》第十七篇正作"嘔吐"。"變"通"反"，亦通"疲(fàn)"("反"的分化字)。《玉篇·疒部》："疲，吐疲也。"今俗或作"泛"。

[8] 胞中：此指膀胱。

[9] 汙：同"污"。

脉數者，久數不止，止則邪結，正氣[1]不能復，正氣却結於藏，故邪氣浮之，與皮毛相得。脉數者不可下，下之必煩，利不止。

少陰病，脉微，不可發汗，亡陽故也。陽已虚，尺中弱濇者，復不可下之。

脉浮大，應發汗，醫反下之，此爲大逆也。

脉浮而大，心下反鞕，有熱，屬藏者，攻之，不令發汗；屬府者，不令溲數，溲數則大便鞕。汗多則熱愈，汗少則便難。脉遲，尚未可攻。

二陽并病，太陽初得病時，而發其汗，汗先出不徹，因轉屬陽明，續自微汗出，不惡寒。若太陽證不罷者，不可下，下之爲逆。

結智證，脉浮大者，不可下，下之即死。

太陽與陽明合病，喘而智滿者，不可下。

太陽與少陽合病者，心下鞕，頸項强而眩者，不可下。

諸四逆厥者，不可下之，虚家亦然。

病欲吐者，不可下。

太陽病，有外證未解，不可下，下之爲逆。

病發於陽，而反下之，熱入，因作結智；病發於陰，而反下之，因作痞。

病脉浮而緊，而復下之，緊反入裏，則作痞。

夫病，陽多者熱，下之則鞕。

本虚，攻其熱，必噦。

無陽陰强，大便鞕者，下之必清穀腹滿。

太陰之爲病，腹滿而吐，食不下，自利益甚，時腹自痛，下之，必智下結鞕。

---

[1] 正氣：《注解傷寒論》第二十篇同。《金匱玉函經》第十七篇作“血氣”，似是。

厥陰之爲病，消渴，氣上撞心，心中疼熱，飢而不欲食，食則吐蚘，下之利不止。

少陰病，飲食入口則吐，心中温温欲吐，復不能吐，始得之手足寒，脉弦遲者，此胷中實，不可下也。

傷寒五六日，不結胷，腹濡，脉虚，復厥者，不可下，此亡血，下之死。

傷寒，發熱頭痛，微汗出，發汗則不識人。熏之則喘，不得小便，心腹滿。下之則短氣，小便難，頭痛背强。加温針則衄。

傷寒，脉陰陽俱緊，惡寒發熱，則脉欲厥。厥者脉初來大，漸漸小，更來漸大，是其候也。如此者惡寒，甚者[1]翕翕汗出，喉中痛。若熱多者，目赤脉多[2]，睛不慧，醫復發之，咽中則傷。若復下之，則兩目閉。寒多便清穀，熱多便膿血，若熏之則身發黄，若熨之則咽燥。若小便利者，可救之，若小便難者，爲危殆。

傷寒發熱，口中勃勃[3]氣出，頭痛目黄，衄不可制，貪水者必嘔，惡水者厥。若下之，咽中生瘡，假令手足温者，必下重便膿血。頭痛目黄者，若下之，則目閉。貪水者，若下之，其脉必厥，其聲嚶，咽喉塞；若發汗，則戰慄，陰陽俱虚。惡水者，若下之，則裏冷，不嗜食，大便完穀出；若發汗，則口中傷，舌上白胎，煩躁。脉數實，不大便，六七日後必便血；若發汗，則小便自利也。

得病二三日，脉弱，無太陽柴胡證，煩躁，心下痞；至四日，雖能食，以承氣湯[4]少少與，微和之，令小安。至六日，與承氣湯[5]一升。若不大便六七日，小便少，雖不大便，但頭鞕，後必溏，未定成鞕，攻之必溏；須小便利，屎定鞕，乃可攻之。

藏結無陽證，不往來寒熱，其人反静，舌上胎滑者，不可攻也。

傷寒嘔多，雖有陽明證，不可攻之。

陽明病，潮熱，大便微鞕者，可與**大承氣湯**；不鞕者，不可與之。若不大便六七日，恐有燥屎，欲知之法，少與**小承氣湯**，湯入腹中，轉失氣[6]者，此有燥屎也，乃可攻之；若不轉失氣者，此但初頭鞕後必溏，不可攻之，攻之必脹滿不能食也。欲飲水者，與水則噦。其後發熱者，大便必復鞕而少也，宜**小承氣湯**和之。不轉失氣者，慎不可攻也。**大承氣湯**。方一。

大黄四兩　厚朴八兩，炙　枳實五枚，炙　芒消三合

右四味，以水一斗，先煮二味，取五升，下大黄，煮取二升，去滓，下芒消，再煮一二沸，分二服。利則

[1] 如此者惡寒甚者：《金匱玉函經》第十七篇、《脉經》卷七第六篇作“惡寒甚者”4字，義長。
[2] 脉多：《金匱玉函經》第十七篇、《脉經》卷七第六篇并無此二字。
[3] 勃勃：形容旺盛的樣子。
[4] 承氣湯：本書第八篇作“小承氣湯”。
[5] 承氣湯：此處當承前文，指小承氣湯。
[6] 失氣：當作“矢氣”。參250頁注[4]。

止後服。

小承氣湯方

大黄四兩，酒洗　厚朴二兩，炙，去皮　枳實三枚，炙

右三味，以水四升，煮取一升二合，去滓，分温再服[1]。

傷寒中風，醫反下之，其人下利，日數十行，穀不化，腹中雷鳴，心下痞鞕而滿，乾嘔心煩，不得安。醫見心下痞，謂病不盡，復下之，其痞益甚。此非結熱，但以胃中虚，客氣上逆，故使鞕也，屬**甘草瀉心湯**。方二。

甘草四兩，炙　黄芩三兩　乾薑三兩　大棗十二枚，擘　半夏半升，洗　黄連一兩

右六味，以水一斗，煮取六升，去滓再煎，取三升，温服一升，日三服。有人參，見第四卷中[2]。

下利，脉大者，虚也，以强下之故也。設脉浮革，因爾腸鳴者，屬**當歸四逆湯**。方三。

當歸三兩　桂枝三兩，去皮　細辛三兩　甘草二兩，炙　通草二兩　芍藥三兩　大棗二十五枚，擘

右七味，以水八升，煮取三升，去滓，温服一升，半日三服。

陽明病，身[3]合色赤，不可攻之，必發熱，色黄者，小便不利也。

陽明病，心下鞕滿者，不可攻之；攻之，利遂不止者，死，利止者愈。

陽明病，自汗出，若發汗，小便自利者，此爲津液内竭，雖鞕不可攻之，須自欲大便，宜**蜜煎**導而通之，若土瓜根及猪膽汁，皆可爲導。方四。

食蜜七合

右一味，於銅器内，微火煎，當須凝如飴狀，攪之勿令焦著，欲可丸，并手捻作挺，令頭鋭，大如指，長二寸許，當熱時急作，冷則鞕，以内穀道中，以手急抱，欲大便時，乃去之。疑非仲景意，已試甚良[4]。又[5]大猪膽一枚，瀉汁，和少許法醋，以灌穀道内，如一食頃，當大便出宿食惡物，甚效。

辨可下病脉證并治第二十一

合四十四法，方一十一首。

陽明病，汗多者，急下之，宜大柴胡湯。第一。加大黄，八味。一法用小承氣湯。前别有二法。

少陰病，得之二三日，口燥咽乾者，急下之，宜大承氣湯。第二。四味。

少陰病，六七日，腹滿不大便者，急下之，宜大承氣湯。第三。用前第二方。

[1] 再服：本書第八篇此下有“初服湯當更衣，不爾者盡飲之。若更衣者，勿服之”19字，第十二篇此下有“初一服譫語止，若更衣者，停後服；不爾，盡服之”18字。二者義近，可參。

[2] 有人參見第四卷中：謂方中當有人參。按：本書第七篇本方下有林億等注，謂諸瀉心湯本於理中人參黄芩湯，故應有人參。

[3] 身：本書第八篇，《金匱玉函經》第五、第十七篇作“面”，義長。

[4] 疑非……甚良：9字原作大字，據文意爲注文，依例改作小字。

[5] 又：以下内容，本書第八、第十七篇皆另起一條，可從。

少陰病，下利清水，心下痛，口乾者，可下之，宜大柴胡、大承氣湯。第四。大柴胡湯用前第一方。大承氣湯用前第二方。

下利，三部脉平，心下鞕者，急下之，宜大承氣湯。第五。用前第二方。

下利，脉遲滑者，内實也，利未止，當下之，宜大承氣湯。第六。用前第二方。

陽明少陽合病，下利，脉不負者，順也。脉滑數者，有宿食，當下之，宜大承氣湯。第七。用前第二方。

寸脉浮大反濇，尺中微而濇，故知有宿食，當下之，宜大承氣湯。第八。用前第二方。

下利不欲食者，以有宿食，當下之，宜大承氣湯。第九。用前第二方。

下利差，至其年月日時復發者，以病不盡，當下之，宜大承氣湯。第十。用前第二方。

病腹中滿痛，此爲實，當下之，宜大承氣、大柴胡湯。第十一。大承氣用前第二方。大柴胡用前第一方。

下利脉反滑，當有所去，下乃愈，宜大承氣湯。第十二。用前第二方。

腹滿不減，減不足言，當下之，宜大柴胡、大承氣湯，第十三。大柴胡用前第一方。大承氣用前第二方。

傷寒後，脉沉，沉者，内實也，下之解，宜大柴胡湯。第十四。用前第一方。

傷寒六七日，目中不了了，睛不和，無表裏證，大便難，身微熱者，實也，急下之，宜大承氣、大柴胡湯。第十五。大柴胡用前第一方。大承氣用前第二方。

太陽病未解，脉陰陽俱停，先振慄汗出而解。陰脉微者，下之解，宜大柴胡湯。第十六。用前第一方。一法用調胃承氣湯。

脉雙弦而遲者，心下鞕，脉大而緊者，陽中有陰也，可下之，宜大承氣湯。第十七。用前第二方。

結胷者項亦强，如柔痓狀，下之和。第十八。結胷門用大陷胷丸。

病人無表裏證，發熱七八日，雖脉浮數者，可下之，宜大柴胡湯。第十九。用前第一方。

太陽病，表證仍在，脉微而沉，不結胷，發狂，少腹滿，小便利，下血愈，宜下之，以抵當湯。第二十。四味。

太陽病身黄，脉沉結，少腹鞕，小便自利，其人如狂，血證諦，屬抵當湯證。第二十一。用前第二十方。

傷寒有熱，少腹滿，應小便不利，今反利，爲有血，當下之，宜抵當丸。第二十二。四味。

陽明病，但頭汗出，小便不利，身必發黄，宜下之，茵蔯蒿湯。第二十三。三味。

陽明證，其人喜忘，必有畜血，大便色黑，宜抵當湯下之。第二十四。用前第二十方。

汗出譫語，以有燥屎，過經可下之，宜大柴胡、大承氣湯。第二十五。大柴胡用前第一方。大承氣用前第二方。

病人煩熱，汗出，如瘧狀，日晡發熱，脉實者，可下之，宜大柴胡、大承氣湯。第二十六。大柴胡用前第一方。大承氣用前第二方。

陽明病，譫語，潮熱，不能食，胃中有燥屎；若能食，但鞕耳。屬大承氣湯證。第二十七。用前第二方。

下利譫語者，有燥屎也，屬小承氣湯。第二十八。三味。

得病二三日，脉弱，無太陽柴胡證，煩躁，心下痞，小便利，屎定鞕，宜大承氣湯。第二十九。用前第二方。一云大柴胡湯。

太陽中風，下利嘔逆，表解乃可攻之，屬十棗湯。第三十。二味。

太陽病不解，熱結膀胱，其人如狂，宜桃核承氣湯。第三十一。五味。

傷寒七八日，身黄如橘子色，小便不利，腹微滿者，屬茵蔯蒿湯證。第三十二。用前第二十三方。

傷寒發熱，汗出不解，心中痞鞕，嘔吐下利者，屬大柴胡湯證。第三十三。用前第一方。

傷寒十餘日，熱結在裏，往來寒熱者，屬大柴胡湯證。第三十四。用前第一方。

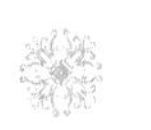

但結胷無大熱，水結在胷脅也，頭微汗出者，屬大陷胷湯。第三十五。三味。

傷寒六七日，結胷熱實，脉沉緊，心下痛者，屬大陷胷湯證。第三十六。用前第三十五方。

陽明病，多汗，津液外出，胃中燥，大便必鞕，讝語，屬小承氣湯證。第三十七。用前第二十八方。

陽明病，不吐下心煩者，屬調胃承氣湯。第三十八。三味。

陽明病，脉遲，雖汗出不惡寒，身必重，腹滿而喘，有潮熱，大便鞕，大承氣湯主之。若汗出多，微發熱惡寒，桂枝湯主之。熱不潮，腹大滿不通，與小承氣湯。三十九。大承氣湯用前第二方。小承氣湯用前第二十八方。桂枝湯五味。

陽明病，潮熱，大便微鞕，與大承氣湯。若不大便六七日，恐有燥屎，與小承氣湯。若不轉氣，不可攻之，後發熱，大便復鞕者，宜以小承氣湯和之。第四十。并用前方。

陽明病，讝語，潮熱，脉滑疾者，屬小承氣湯證。第四十一。用前第二十八方。

二陽并病，太陽證罷，但發潮熱，汗出，大便難，讝語者，下之愈，宜大承氣湯。第四十二。用前第二方。

病人小便不利，大便乍難乍易，微熱喘冒者，屬大承氣湯證。第四十三。用前第二方。

大下六七日，不大便，煩不解，腹滿痛者，屬大承氣湯證。第四十四。用前第二方。

大法，秋宜下。

凡可下者，用湯勝丸散，中病便止，不必盡劑也。

陽明病，發熱汗多者，急下之，宜**大柴胡湯**[1]。方一。一法用小承氣湯。

柴胡八兩　**枳實**四枚，炙　**生薑**五兩　**黄芩**三兩　**芍藥**三兩　**大棗**十二枚，擘　**半夏**半升，洗

右七味，以水一斗二升，煮取六升，去滓，更煎取三升，温服一升，日三服。一方云加大黄二兩。若不加，恐不成大柴胡湯[2]。

少陰病，得之二三日，口燥咽乾者，急下之，宜**大承氣湯**。方二。

大黄四兩，酒洗　**厚朴**半斤，炙，去皮　**枳實**五枚，炙　**芒消**三合

右四味，以水一斗，先煮二物，取五升，内大黄，更煮取二升，去滓，内芒消，更上微火一兩沸[3]，分温再服，得下，餘勿服。

少陰病，六七日，腹滿不大便者，急下之，宜**大承氣湯**。三。用前第二方。

少陰病，下利清水，色純青，心下必痛，口乾燥者，可下之，宜**大柴胡**、**大承氣湯**。四。用前第二方[4]。

[1] 宜大柴胡湯：本書第八篇作"大承氣湯"，注云："一云大柴胡湯。"《金匱玉函經》第十八篇正文作"承氣湯"，注同此；第五篇作"大承氣湯"（無注）。

[2] 一方……柴胡湯：此十八字原作大字，據文意改爲小字注文。按：大柴胡湯本書在第六、第七、第十七、第二十一、第二十二篇凡五見，皆未用大黄，亦皆有相似之注。《金匱玉函經》卷七第三十四方有"大黄二兩"，注云："一方無大黄，然不加不得名大柴胡湯也。"

[3] 更上微火一二沸：本書第二十二篇作"更煮令一沸"，第五篇調胃承氣湯作"更上火微煮令沸"，加"煮"字義長。本書凡加芒消皆再煮，但有時"煮"字省略。

[4] 第二方：正文用兩方，似當作"第一、第二方"。本書文例如此，如下文"病腹中滿痛者"一條。

下利，三部脉皆平，按之心下鞕者，急下之，宜**大承氣湯**。五。用前第二方。

下利，脉遲而滑者，内實也，利未欲止，當下之，宜**大承氣湯**。六。用前第二方。

陽明少陽合病，必下利，其脉不負者，爲順也；負者，失也。互相剋賊，名爲負也。脉滑[1]而數者，有宿食，當下之，宜**大承氣湯**。七。用前第二方。

問曰：人病有宿食，何以别之？師曰：寸口脉浮而大，按之反濇，尺中亦微而濇，故知有宿食，當下之，宜**大承氣湯**。八。用前第二方。

下利不欲食者，以有宿食故也，當下之，宜**大承氣湯**。九。用前第二方。

下利差，至其年月日時復發者，以病不盡故也，當下之，宜**大承氣湯**。十。用前第二方。

病腹中滿痛者，此爲實也，當下之，宜**大承氣**、**大柴胡湯**[2]。十一。用前第一、第二方。

下利脉反滑，當有所去，下乃愈，宜**大承氣湯**。十二。用前第二方。

腹滿不減，減不足言，當下之，宜**大柴胡**、**大承氣湯**。十三。用前第一、第二方。

傷寒後，脉沉，沉者，内實也，下之解，宜**大柴胡湯**。十四。用前第一方。

傷寒六七日，目中不了了，睛不和，無表裏證，大便難，身微熱者，此爲實也，急下之，宜**大承氣**、**大柴胡湯**[3]。十五。用前第一、第二方。

太陽病未解，脉陰陽俱停，一作微。必先振慄汗出而解；但陰脉微一作尺脉實。者，下之而解，宜**大柴胡湯**[4]。十六。用前第一方。一法用**調胃承氣湯**。

脉雙弦而遲者，必心下鞕，脉大而緊者，陽中有陰也，可下之，宜**大承氣湯**。十七。用前第二方。

結胸者項亦强，如柔痓狀，下之則和。十八。結胸門用**大陷胸丸**。

病人無表裏證，發熱七八日，雖脉浮數者，可下之，宜**大柴胡湯**。十九。用前第一方。

---

[1] 脉滑："脉"字以下，《金匱玉函經》第五篇同此條連寫上文，第十八篇另爲一條。

[2] 大承氣大柴胡湯：《金匱玉函經》第十八篇作"大柴胡湯"，《注解傷寒論》第二十一篇作"大承氣湯"。

[3] 大承氣大柴胡湯：《金匱玉函經》第十八篇作"大柴胡湯、承氣湯"，本書第八篇、《金匱玉函經》第五篇作"大承氣湯"，《脉經》卷七第七篇作"屬大柴胡湯承氣湯證"。

[4] 大柴胡湯：本書第六篇作"調胃承氣湯"。注云："一云，用大柴胡湯。"

太陽病，六七日，表證仍在，脉微而沉，反不結胷，其人發狂者，以熱在下焦，少腹當鞕滿，而小便自利者，下血乃愈。所以然者，以太陽隨經，瘀熱在裏故也，宜下之，以**抵當湯**。方二十。

水蛭三十枚，熬　桃仁二十枚，去皮尖　蝱蟲三十枚，去翅足，熬　大黄三兩，去皮，破六片

右四味，以水五升，煮取三升，去滓，温服一升。不下者，更服。

太陽病，身黄，脉沉結，少腹鞕滿[1]，小便不利者，爲無血也；小便自利，其人如狂者，血證諦，屬**抵當湯**證。二十一。用前第二十方。

傷寒有熱，少腹滿，應小便不利，今反利者，爲有血也，當下之，宜**抵當丸**。方二十二。

大黄三兩　桃仁二十五箇，去皮尖　蝱蟲去翅足，熬　水蛭各二十箇，熬

右四味，擣篩，爲四丸，以水一升，煮一丸，取七合服之，晬時當下血，若不下者，更服。

陽明病，發熱汗出者，此爲熱越，不能發黄也。但頭汗出，身無汗，劑頸而還，小便不利，渴引水漿者，以瘀熱在裏，身必發黄，宜下之[2]，以**茵蔯蒿湯**。方二十三。

茵蔯蒿六兩　梔子十四箇，擘　大黄二兩，破

右三味，以水一斗二升，先煮茵蔯，減六升，内二味，煮取三升，去滓，分温三服，小便當利，尿如皂莢汁狀，色正赤，一宿腹減，黄從小便去也。

陽明證，其人喜忘者，必有畜血。所以然者，本有久瘀血，故令喜忘。屎雖鞕，大便反易，其色必黑，宜**抵當湯**下之。二十四。用前第二十方。

汗一作卧。出譫語者，以有燥屎在胃中，此爲風也，須下者，過經乃可下之。下之若早者，語言必亂，以表虚裏實故也。下之愈，宜**大柴胡**、**大承氣湯**[3]。二十五。用前第一、第二方。

病人煩熱，汗出則解，又如瘧狀，日晡所發熱者，屬陽明也，脉實者，可下之，宜**大柴胡**、**大承氣湯**[4]。二十六。用前第一、第二方。

陽明病，譫語，有潮熱，反不能食者，胃中有燥屎五六枚也；若能食者，但鞕耳。屬**大承氣湯**證[5]。二十七。用前第二方。

下利譫語者，有燥屎也，屬**小承氣湯**。方二十八。

大黄四兩　厚朴二兩，炙，去皮　枳實三枚，炙

[1] 鞕滿：本書第六篇作"鞕"；《金匱玉函經》第三、第十八篇作"堅"，俱無"滿"字。"滿"字似衍。

[2] 宜下之：本書第八篇、《金匱玉函經》第十八篇并無此3字。似可從。

[3] 大柴胡大承氣湯：本書第八篇、《金匱玉函經》第五篇無"大柴胡"，單作"大承氣湯"。《金匱玉函經》第十八篇作"大柴胡湯、承氣湯"。

[4] 大柴胡大承氣湯：本書第八篇、《金匱玉函經》第五篇無"大柴胡"，單作"大承氣湯"。《金匱玉函經》第十八篇作"大柴胡湯、承氣湯"。

[5] 屬大承氣湯證：據文義，本句所指爲前文，即適用於"燥屎五六枚也"者。

右三味，以水四升，煮取一升二合，去滓，分温再服。若更衣者，勿服之。

得病二三日，脉弱，無太陽柴胡證，煩躁，心下痞；至四五日，雖能食，以承氣湯[1]少少與，微和之，令小安；至六日，與承氣湯[2]一升。若不大便六七日，小便少者，雖不大便，但初頭鞕，後必溏，此未定成鞕也，攻之必溏；須小便利，屎定鞕，乃可攻之，**宜大承氣湯**。二十九。用前第二方。一云大柴胡湯。

太陽病中風，下利嘔逆，表解者，乃可攻之，其人漐漐汗出，發作有時，頭痛，心下痞鞕滿，引脅下痛，乾嘔則短氣，汗出不惡寒者，此表解裏未和也，屬**十棗湯**。方三十。

芫花熬赤　甘遂　大戟各等分

右三味，各異擣篩，秤已，合治之，以水一升半，煮大肥棗十枚，取八合，去棗，内藥末，强人服重[3]一錢匕，羸人半錢[4]，温服之，平旦服。若下少，病不除者，明日更服，加半錢。得快下利後，糜粥自養。

太陽病不解，熱結膀胱，其人如狂，血自下，下者愈，其外未解者，尚未可攻，當先解其外，外解已，但少腹急結者，乃可攻之，宜**桃核承氣湯**。方三十一。

桃仁五十枚，去皮尖　大黄四兩　甘草二兩，炙　芒消二兩　桂枝二兩，去皮

右五味，以水七升，煮四物，取二升半，去滓，内芒消，更上火煎微沸，先食温服五合，日三服，當微利。

傷寒七八日，身黄如橘子色，小便不利，腹微滿者，屬**茵蔯蒿湯**證。三十二。用前第二十三方。

傷寒發熱，汗出不解，心中痞鞕，嘔吐而下利者，屬**大柴胡湯**證。三十三。用前第一方。

傷寒十餘日，熱結在裏，復往來寒熱者，屬**大柴胡湯**證。三十四。用前第一方。

但結胷無大熱者，以水結在胷脅也，但頭微汗出者，屬**大陷胷湯**。方三十五。

大黄六兩　芒消一升　甘遂末一錢匕

右三味，以水六升，先煮大黄，取二升，去滓，内芒消，更煮一二沸，内甘遂末，温服一升。

傷寒六七日，結胷熱實，脉沉而緊，心下痛，按之石鞕者，屬**大陷胷湯**證。三十六。用前第三十五方。

陽明病，其人多汗，以津液外出，胃中燥，大便必鞕，鞕則讝語，屬**小承氣湯**證。三十七。用前第二十八方。

陽明病，不吐不下，心煩者，屬**調胃承氣湯**。方三十八。

大黄四兩，酒洗　甘草二兩，炙　芒消半升

---

[1] 承氣湯：本書第八篇、《金匱玉函經》第五篇作“小承氣湯”。

[2] 承氣湯：此處當承前文，指小承氣湯。

[3] 服重：本書第七篇無“重”字，“重”字似衍；《金匱玉函經》卷八第七十三方“服重”二字并無。

[4] 半錢：“半錢匕”，承前句省稱。古人以五銖錢抄取藥末，以平取不掉落爲一錢匕。本書第七篇白散方即有“半錢匕”。下句“半錢”同。

右三味，以水三升，煮取一升，去滓，内芒消，更上火微煮令沸，温頓服之。

陽明病，脉遲，雖汗出不惡寒者，其身必重，短氣腹滿而喘，有潮熱者，此外欲解，可攻裹也。手足濈然汗出者，此大便已鞕也，**大承氣湯**主之。若汗出多，微發熱惡寒者，外未解也，**桂枝湯**主之。其熱不潮，未可與承氣湯。若腹大滿不通者，與**小承氣湯**，微和胃氣，勿令至大泄下。三十九。大承氣湯用前第二方；小承氣[1]用前第二十八方。

桂枝湯方

桂枝去皮　芍藥　生薑切，各三兩　甘草二兩，炙　大棗十二枚，擘

右五味，以水七升，煮取三升，去滓，温服一升。服湯後，飲熱稀粥一升餘，以助藥力，取微似汗[2]。

陽明病，潮熱，大便微鞕者，可與**大承氣湯**，不鞕者不可與之。若不大便六七日，恐有燥屎，欲知之法，少與**小承氣湯**，湯入腹中，轉失氣[3]者，此有燥屎也，乃可攻之；若不轉失氣者，此但初頭鞕後必溏，不可攻之，攻之必脹滿不能食也；欲飲水者，與水則噦。其後發熱者，大便必復鞕而少也，宜以**小承氣湯**和之。不轉失氣者，慎不可攻也。四十。并用前方。

陽明病，譫語，發潮熱，脉滑而疾者，**小承氣湯**主之。因與承氣湯一升，腹中轉氣者，更服一升；若不轉氣者，勿更與之。明日又不大便，脉反微濇者，裹虚也，爲難治，不可更與承氣湯。四十一。用前第二十八方。

二陽并病，太陽證罷，但發潮熱，手足漐漐汗出，大便難而譫語者，下之則愈，宜**大承氣湯**。四十二。用前第二方。

病人小便不利，大便乍難乍易，時有微熱，喘冒，不能臥者，有燥屎也，屬**大承氣湯**證。四十三。用前第二方。

大下後六七日，不大便，煩不解，腹滿痛者，此有燥屎也。所以然者，本有宿食故也，屬**大承氣湯**證。四十四。用前第二方。

傷寒論卷第九

---

[1] 小承氣：據本篇子目相應條之注文，及前句“大承氣湯”語例，此處當作“小承氣湯”。

[2] 以助藥力取微似汗：本書第三篇同方下節度語爲詳，可參。

[3] 失氣：當作“矢氣”。參見第五篇同條注。

傷寒論卷第十

漢 張仲景述　晉 王叔和撰次
宋 林億校正
明 趙開美校刻
沈琳仝校

辨發汗吐下後病脉證并治第二十二

合四十八法，方三十九首。

太陽病八九日，如瘧狀，熱多寒少，不嘔，清便，脉微而惡寒者，不可更發汗吐下也。以其不得小汗，身必癢，屬桂枝麻黄各半湯。第一。七味。前有二十二病證。

服桂枝湯，或下之，仍頭項强痛，發熱無汗，心下滿痛，小便不利，屬桂枝去桂加茯苓白术湯。第二。六味。

太陽病，發汗不解，而下之，脉浮者，爲在外，宜桂枝湯。第三。五味。

下之後，復發汗，晝日煩躁，夜安静，不嘔不渴，無表證，脉沉微者，屬乾薑附子湯。第四。二味。

傷寒，若吐下後，心下逆滿，氣上衝胷，起則頭眩，脉沉緊，發汗則身爲振摇者，屬茯苓桂枝白术甘草湯。第五。四味。

發汗，若下之，病不解，煩躁者，屬茯苓四逆湯。第六。五味。

發汗吐下後，虚煩不眠，若劇者，反覆顛倒，心中懊憹，屬梔子豉湯；少氣者，梔子甘草豉湯；嘔者，梔子生薑豉湯。第七。梔子豉湯二味。梔子甘草豉湯、梔子生薑豉湯并三味。

發汗，下之而煩熱，胷中窒者，屬梔子豉湯證。第八。用上初方。

太陽病，過經十餘日，心下欲吐，胷中痛，大便溏，腹滿微煩，先此時極吐下者，與調胃承氣湯。第九。三味。

太陽病，重發汗，復下之，不大便五六日，舌上燥而渴，日晡潮熱，心腹鞕滿痛，不可近者，屬大陷胷湯。第十。三味。

傷寒五六日，發汗，復下之，胷脅滿，微結，小便不利，渴而不嘔，頭汗出，寒熱，心煩者，屬柴胡桂枝乾薑湯。第十一。七味。

傷寒發汗，吐下解後，心下痞鞕，噫氣不除者，屬旋覆代赭湯。第十二。七味。

傷寒下之，復發汗，心下痞，惡寒，表未解也，表解乃可攻痞。解表宜桂枝湯，攻痞宜大黄黄連瀉心湯。第十三。桂枝湯用前第三方。大黄瀉心湯二味。

傷寒，吐下後，七八日不解，熱結在裏，表裏俱熱，惡風，大渴，舌上燥而煩，欲飲水數升者，屬白虎加人参湯。第十四。五味。

傷寒，吐下後不解，不大便至十餘日，日晡發潮熱，不惡寒，如見鬼狀。劇者不識人，循衣摸床，惕而不安，微喘直視，發熱譫語者，屬大承氣湯。第十五。四味。

三陽合病，腹滿身重，口不仁，面垢，譫語遺尿，發汗則譫語，下之則額上汗，手足逆冷，自汗出者，屬

白虎湯。第十六。四味。

陽明病，脉浮緊，咽燥口苦，腹滿而喘，發熱汗出，反惡熱，身重。若發汗則讝語；加温針，必怵惕煩躁不眠；若下之，則心中懊憹，舌上胎者，屬梔子豉湯證。第十七。用前第七方。

陽明病，下之，心中懊憹而煩，胃中有燥屎，可攻，宜大承氣湯。第十八。用前第十五方。

太陽病，吐下發汗後，微煩，小便數，大便鞕者，與小承氣湯和之。第十九。三味。

大汗大下而厥者，屬四逆湯。第二十。三味。

太陽病，下之，氣上衝者，與桂枝湯。第二十一。用前第三方。

太陽病，下之後，脉促胷滿者，屬桂枝去芍藥湯。第二十二。四味。

若微寒者，屬桂枝去芍藥加附子湯。第二十三。五味。

太陽桂枝證，反下之，利不止，脉促，喘而汗出者，屬葛根黄芩黄連湯。第二十四。四味。

太陽病，下之微喘者，表未解也，屬桂枝加厚朴杏子湯。第二十五。七味。

傷寒，不大便六七日，頭痛有熱者，與承氣湯。小便清者，一云大便青。知不在裏，當發汗，宜桂枝湯。第二十六。用前第三方。

傷寒五六日，下之後，身熱不去，心中結痛者，屬梔子豉湯證。第二十七。用前第七方。

傷寒下後，心煩腹滿，臥起不安，屬梔子厚朴湯。第二十八。三味。

傷寒，以丸藥下之，身熱不去，微煩者，屬梔子乾薑湯。第二十九。二味。

傷寒，下之，續得下利不止，身疼痛，急當救裏；後身疼痛，清便自調者，急當救表。救裏宜四逆湯，救表宜桂枝湯。第三十。并用前方。

太陽病，過經十餘日，二三下之，柴胡證仍在，與小柴胡。嘔止小安，鬱鬱微煩者，可與大柴胡湯。第三十一。八味。

傷寒十三日不解，胷脅滿而嘔，日晡發潮熱，微利。潮熱者，實也。先服小柴胡湯以解外，後以柴胡加芒消湯主之。第三十二。八味。

傷寒十三日，過經讝語，有熱也。若小便利，當大便鞕，而反利者，知以丸藥下之也。脉和者，内實也，屬調胃承氣湯證。第三十三。用前第九方。

傷寒八九日，下之，胷滿煩驚，小便不利，讝語，身重不可轉側者，屬柴胡加龍骨牡蠣湯。第三十四。十二味。

火逆，下之，因燒針煩躁者，屬桂枝甘草龍骨牡蠣湯。第三十五。四味。

太陽病，脉浮而動數，頭痛發熱，盜汗惡寒，反下之，膈内拒痛，短氣躁煩，心中懊憹，心下因鞕，則爲結胷，屬大陷胷湯證。第三十六。用前第十方。

傷寒五六日，嘔而發熱者，小柴胡湯證具，以他藥下之，柴胡證仍在者，復與柴胡湯，必蒸蒸而振，却發熱汗出而解。若心滿而鞕痛者，此爲結胷，大陷胷湯主之。但滿而不痛者，爲痞，屬半夏瀉心湯。第三十七。七味。

本以下之，故心下痞，其人渴而口燥煩，小便不利者，屬五苓散。第三十八。五味。

傷寒中風，下之，其人下利，日數十行，腹中雷鳴，心下痞鞕，乾嘔心煩。復下之，其痞益甚，屬甘草瀉心湯。第三十九。六味。

傷寒，服藥下利不止，心下痞鞕。復下之，利不止，與理中，利益甚，屬赤石脂禹餘糧湯。第四十。二味。

太陽病，外證未除，數下之，遂協熱而利，利不止，心下痞鞕，表裏不解，屬桂枝人參湯。第四十一。

五味。

下後，不可更行桂枝湯，汗出而喘，無大熱者，屬麻黄杏子甘草石膏湯。第四十二。四味。

陽明病，下之，外有熱，手足温，心中懊憹，飢不能食，但頭汗出，屬梔子豉湯證。四十三。用前第七方。

傷寒吐後，腹脹滿者，屬調胃承氣湯證。第四十四。用前第九方。

病人無表裏證，發熱七八日，脉雖浮數，可下之。假令已下，脉數不解，不大便者，有瘀血，屬抵當湯。第四十五。四味。

本太陽病，反下之，腹滿痛，屬太陰也，屬桂枝加芍藥湯。第四十六。五味。

傷寒六七日，大下，寸脉沉而遲，手足厥，下部脉不至，喉咽不利，唾膿血者，屬麻黄升麻湯。第四十七。十四味。

傷寒本自寒下，復吐下之，食入口即吐，屬乾薑黄芩黄連人參湯。第四十八。四味。

師曰：病人脉微而濇者，此爲醫所病也。大發其汗，又數大下之，其人亡血，病當惡寒，後乃發熱，無休止時。夏月盛熱，欲著複衣；冬月盛寒，欲裸其身。所以然者，陽微則惡寒，陰弱則發熱。此醫發其汗，使陽氣微；又大下之，令陰氣弱。五月之時，陽氣在表，胃中虚冷，以陽氣内微不能勝冷，故欲著複衣。十一月之時，陽氣在裏，胃中煩熱，以陰氣内弱不能勝熱，故欲裸其身。又陰脉遲濇，故知亡血也。

寸口脉浮大，而醫反下之，此爲大逆。浮則無血，大則爲寒，寒氣相搏，則爲腸鳴。醫乃不知，而反飲冷水，令汗大出，水得寒氣，冷必相搏，其人則䭇。

太陽病三日，已發汗，若吐、若下、若温針，仍不解者，此爲壞病，桂枝不中與之也。觀其脉證，知犯何逆，隨證治之。

脉浮數者，法當汗出而愈，若下之，身重心悸者，不可發汗，當自汗出乃解。所以然者，尺中脉微，此裏虚，須表裏實，津液和，便自汗出愈。

凡病，若發汗、若吐、若下，若亡血無津液，陰陽脉自和者，必自愈。

大下之後，復發汗，小便不利者，亡津液故也，勿治之，得小便利必自愈。

下之後，復發汗，必振寒，脉微細，所以然者，以内外俱虚故也。

本[1]發汗，而復[2]下之，此爲逆也；若先發汗，治不爲逆。本先下之，而反汗之，爲逆；若先下之，治不爲逆。

太陽病，先下而不愈，因復發汗，以此表裏俱虚，其人因致冒，冒家汗出自愈。所以然者，汗出表和

[1] 本：當依下句之例，作“本先”。
[2] 復：此同下句“反”，反而。

故也。得表和[1]，然後復下之。

得病六七日，脉遲浮弱，惡風寒，手足温，醫二三下之，不能食，而脅下滿痛，面目及身黄，頸項强，小便難者，與柴胡湯，後必下重。本渴飲水而嘔者，**柴胡**[2]不中與也，食穀者噦。

太陽病，二三日不能臥，但欲起，心下必結。脉微弱者，此本有寒分也，反下之，若利止，必作結胷。未止者，四日復下之，此作恊熱利也。

太陽病，下之，其脉促，一作縱。不結胷者，此爲欲解也。脉浮者，必結胷；脉緊者，必咽痛；脉弦者，必兩脅拘急；脉細數者，頭痛未止；脉沉緊者，必欲嘔；脉沉滑者，恊熱利；脉浮滑者，必下血。

太陽少陽并病，而反下之，成結胷，心下鞕，下利不止，水漿不下，其人心煩。

脉浮而緊，而復下之，緊反入裏，則作痞，按之自濡，但氣痞耳。

傷寒，吐下發汗後[3]，虚煩，脉甚微，八九日心下痞鞕，脅下痛，氣上衝咽喉，眩冒，經脉動惕者，久而成痿。

陽明病，能食，下之不解者，其人不能食，若攻其熱必噦。所以然者，胃中虚冷故也，以其人本虚，攻其熱必噦。

陽明病，脉遲，食難用飽，飽則發煩，頭眩，必小便難。此欲作穀疸[4]，雖下之，腹滿如故。所以然者，脉遲故也。

夫病，陽多者熱，下之則鞕；汗多，極發其汗亦鞕。

太陽病，寸緩、關浮、尺弱，其人發熱汗出，復惡寒，不嘔，但心下痞者，此以醫下之也。

太陰之爲病，腹滿而吐，食不下，自利益甚，時腹自痛。若下之，必胷下結鞕。

傷寒，大吐、大下之，極虚；復極汗者，其人外氣怫鬱，復與之水，以發其汗，因得噦。所以然者，胃中寒冷故也。

吐、利、發汗後，脉平，小煩者，以新虚不勝穀氣故也。

---

[1] 得表和：《金匱玉函經》第十九篇作"表和"；本書第六篇、《金匱玉函經》第三篇作"裏未和"，當據改，或補入此句。

[2] 柴胡：本書第六篇作"柴胡湯"，當指小柴胡湯。

[3] 吐下發汗後：本書第七篇作"吐下後發汗"。

[4] 疸：當作"疸"。本書第八篇作"瘅"，"瘅"通"疸"。《金匱玉函經》第五、第十九篇，《脉經》卷七第八篇，《金匱要略》第十五篇皆作"疸"。

太陽病，醫發汗，遂發熱惡寒；因復下之，心下痞，表裹俱虚，陰陽氣并竭；無陽則陰獨，復加燒針，因胷煩，面色青黄，膚瞤者，難治。今色微黄，手足温者，易愈。

太陽病，得之八九日，如瘧狀，發熱惡寒，熱多寒少，其人不嘔，清便欲自可，一日二三度發。脉微緩者，爲欲愈也；脉微而惡寒者，此陰陽俱虚，不可更發汗、更下、更吐也。面色反有熱色者，未欲解也，以其不能得小汗出，身必癢，屬**桂枝麻黄各半湯**。方一。

桂枝一兩十六銖　芍藥一兩　生薑一兩，切　甘草一兩，炙　麻黄一兩，去節　大棗四枚，擘　杏仁二十四箇，湯浸，去皮尖及兩人者

右七味，以水五升，先煮麻黄一二沸，去上沫，内諸藥，煮取一升八合，去滓，温服六合。本云桂枝湯三合，麻黄湯三合，并爲六合，頓服。

服桂枝湯，或下之，仍頭項强痛，翕翕發熱，無汗，心下滿微痛，小便不利者，屬**桂枝去桂加茯苓白术湯**。方二。

芍藥三兩　甘草二兩，炙　生薑三兩，切　白术三兩　茯苓三兩　大棗十二枚，擘

右六味，以水八升，煮取三升，去滓，温服一升，小便利則愈。本云桂枝湯，今去桂枝加茯苓、白术。

太陽病，先發汗不解，而下之，脉浮者不愈。浮爲在外，而反下之，故令不愈。今脉浮，故在外，當須解外則愈，宜**桂枝湯**。方三。

桂枝三兩，去皮　芍藥三兩　生薑三兩，切　甘草二兩，炙　大棗十二枚，擘

右五味，以水七升，煮取三升，去滓，温服一升，須臾啜熱稀粥一升，以助藥力，取汗[1]。

下之後，復發汗，晝日煩躁不得眠，夜而安静，不嘔不渴，無表證，脉沉微，身無大熱者，屬**乾薑附子湯**。方四。

乾薑一兩　附子一枚，生用，去皮，破八片

右二味，以水三升，煮取一升，去滓，頓服。

傷寒，若吐、若下後[2]，心下逆滿，氣上衝胷，起則頭眩，脉沉緊，發汗則動經，身爲振振摇者，屬**茯苓桂枝白术甘草湯**。方五。

茯苓四兩　桂枝三兩，去皮　白术二兩　甘草二兩，炙

右四味，以水六升，煮取三升，去滓，分温三服。

發汗，若下之後，病仍不解，煩躁者，屬**茯苓四逆湯**。方六。

茯苓四兩　人參一兩　附子一枚，生用，去皮，破八片　甘草二兩，炙　乾薑一兩半

右五味，以水五升，煮取二升，去滓，温服七合，日三服。

---

[1] 取汗：本書第六篇作“取微汗”，第二十一篇作“取微似汗”。本書第三篇同方下節度語爲詳，可參。

[2] 若吐若下後：本書第六篇同；《金匱玉函經》第三篇作“若吐、若下、若發汗後”，《金匱玉函經》第十九篇、《脉經》卷七第八篇作“吐下發汗後”。有“發汗”二字爲長，與篇題相合。

發汗吐下後，虚煩不得眠，若劇者，必反覆顛倒，心中懊憹，屬**梔子豉湯**；若少氣者，**梔子甘草豉湯**；若嘔者，**梔子生薑豉湯**。七。

肥梔子十四枚，擘　香豉四合，綿裹

右二味，以水四升，先煮梔子得二升半，内豉，煮取一升半，去滓，分爲二服，温進一服。得吐者，止後服[1]。

梔子甘草豉湯方

肥梔子十四箇，擘　甘草二兩，炙　香豉四合，綿裹

右三味，以水四升，先煮二味取二升半，内豉，煮取一升半，去滓，分二服，温進一服。得吐者，止後服。

梔子生薑豉湯方

肥梔子十四箇，擘　生薑五兩，切　香豉四合，綿裹

右三味，以水四升，先煮二味取二升半，内豉，煮取一升半，去滓，分二服，温進一服。得吐者，止後服。

發汗，若下之，而煩熱胷中窒者，屬**梔子豉湯**證。八。用前初方。

太陽病，過經十餘日，心下温温欲吐，而胷中痛，大便反溏，腹微滿，鬱鬱微煩，先此時極吐下者，與**調胃承氣湯**。若不爾者，不可與。但欲嘔，胷中痛，微溏者，此非柴胡湯證。以嘔故知極吐下也，調胃承氣湯。方九。

大黄四兩，酒洗　甘草二兩，炙　芒消半升

右三味，以水三升，煮取一升，去滓，内芒消，更上火令沸[2]，頓服之。

太陽病，重發汗，而復下之，不大便五六日，舌上燥而渴，日晡所小有潮熱，一云：日晡所發心胷大煩。從心下至少腹鞕滿而痛，不可近者，屬**大陷胷湯**。方十。

大黄六兩，去皮，酒洗　芒消一升　甘遂末一錢匕

右三味，以水六升，煮大黄，取二升，去滓，内芒消，煮兩沸，内甘遂末，温服一升。得快利，止後服。

傷寒五六日，已發汗，而復下之，胷脅滿，微結，小便不利，渴而不嘔，但頭汗出，往來寒熱，心煩者，此爲未解也，屬**柴胡桂枝乾薑湯**。方十一。

柴胡半斤　桂枝三兩，去皮　乾薑二兩　栝樓根四兩　黄芩三兩　甘草二兩，炙　牡蠣二兩，熬

右七味，以水一斗二升，煮取六升，去滓，再煎取三升，温服一升，日三服。初服微煩，後汗出便愈。

傷寒發汗，若吐，若下解後，心下痞鞕，噫氣不除者，屬**旋覆代赭湯**。方十二。

旋覆花三兩　人參二兩　生薑五兩　代赭一兩　甘草三兩，炙　半夏半升，洗　大棗十二枚，擘

右七味，以水一斗，煮取六升，去滓再煎，取三升，温服一升，日三服。

[1] 得吐者止後服：本方無催吐之功，6字似後人不當沾注。後二方同此。

[2] 更上火令沸：本書第五篇同方作“更上火微煮令沸”，加“煮”字義長。本書凡加芒消皆再煮，但有時“煮”字省略。

傷寒，大下之，復發汗，心下痞，惡寒者，表未解也，不可攻痞，當先解表，表解乃[1]攻痞。解表宜**桂枝湯**；用前方[2]。攻痞宜**大黄黄連瀉心湯**。方十三。

大黄二兩，酒洗　黄連一兩

右二味，以麻沸湯二升漬之，須臾絞去滓，分温再服。有黄芩，見第四卷中。

傷寒，若吐、下後，七八日不解，熱結在裏，表裏俱熱，時時惡風，大渴，舌上乾燥而煩，欲飲水數升者，屬**白虎加人參湯**。方十四。

知母六兩　石膏一斤，碎　甘草二兩，炙　粳米六合　人參三兩

右五味，以水一斗煮，米熟湯成，去滓，温服一升，日三服。

傷寒，若吐、若下後不解，不大便五六日，上至十餘日，日晡所發潮熱，不惡寒，獨語如見鬼狀；若劇者，發則不識人，循衣摸牀，惕而不安，一云：順衣妄撮，怵惕不安。微喘直視，脉弦者生，濇者死。微者，但發熱讝語者[3]，屬**大承氣湯**。方十五。

大黄四兩，去皮，酒洗　厚朴半斤，炙　枳實五枚，炙　芒消三合

右四味，以水一斗，先煮二味，取五升，内大黄，煮取二升，去滓，内芒消，更煮令一沸，分温再服。得利者，止後服。

三陽合病，腹滿身重，難以轉側，口不仁，面垢。又作枯。一云向經。

讝語遺尿，發汗則讝語[4]，下之則額上生汗，若手足逆[5]冷，自汗出者，屬**白虎湯**。十六。

知母六兩　石膏一斤，碎　甘草二兩，炙　粳米六合

右四味，以水一斗煮，米熟湯成，去滓，温服一升，日三服。

陽明病，脉浮而緊，咽燥口苦，腹滿而喘，發熱汗出，不惡寒，反惡熱，身重。若發汗則躁，心憒憒而反讝語；若加温針，必怵惕煩躁不得眠；若下之，則胃中空虚，客氣動膈，心中懊憹，舌上胎者，屬**梔子豉湯**證。十七。用前第七方。

陽明病，下之，心中懊憹而煩，胃中有燥屎者，可攻。腹微滿，初頭鞕，後必溏，不可攻之。若有燥屎者，宜**大承氣湯**。第十八。用前第十五方。

太陽病，若吐、若下、若發汗後，微煩，小便數，大便因鞕者，與**小承氣湯**和之愈。方十九。

大黄四兩，酒洗　厚朴二兩，炙　枳實三枚，炙

---

[1] 乃：本書第七篇、《金匱玉函經》第十九篇作“乃可”，義勝。

[2] 用前方：當云“用前第三方”。3字原爲大字，本書通例，“用前方”爲注文，依例改作小字。

[3] 者：《金匱玉函經》第五篇同。第十九篇無“者”字，義長。

[4] 讝語：《金匱玉函經》第五篇作“讝語甚”，義長。可據補“甚”字。

[5] 逆：《金匱玉函經》第五篇、《脉經》卷七第八篇作“厥”，義近。

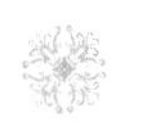

右三味，以水四升，煮取一升二合，去滓，分温二服[1]。

大汗，若大下而厥冷者，屬**四逆湯**。方二十。

甘草二兩，炙　乾薑一兩半　附子一枚，生用，去皮，破八片

右三味，以水三升，煮取一升二合，去滓，分温再服。强人可大附子一枚，乾薑四兩。

太陽病，下之後，其氣上衝者，可與**桂枝湯**；若不上衝者，不得與之。二十一。用前第三方。

太陽病，下之後，脉促胷滿者，屬**桂枝去芍藥湯**。方二十二。促，一作縱。

桂枝三兩，去皮　甘草二兩，炙　生薑三兩，大棗十二枚，擘

右四味，以水七升，煮取三升，去滓，温服一升。本云桂枝湯，今去芍藥。

若微寒[2]者，屬**桂枝去芍藥加附子湯**。方二十三。

桂枝三兩，去皮　甘草二兩，炙　生薑三兩，切　大棗十二枚，擘　附子一枚，炮

右五味，以水七升，煮取三升，去滓，温服一升。本云桂枝湯，今去芍藥加附子。

太陽病，桂枝證，醫反下之，利遂不止，脉促者，表未解也，喘而汗出者，屬**葛根黄芩黄連湯**。方二十四。促，一作縱。

葛根半斤　甘草二兩，炙　黄芩三兩　黄連三兩

右四味，以水八升，先煮葛根，減二升，内諸藥，煮取二升，去滓，温分再服。

太陽病，下之微喘者，表未解故也，屬**桂枝加厚朴杏子湯**。方二十五。

桂枝三兩，去皮　芍藥三兩　生薑三兩，切　甘草二兩，炙　厚朴二兩，炙，去皮　大棗十二枚，擘　杏仁五十箇，去皮尖

右七味，以水七升，煮取三升，去滓，温服一升。

傷寒，不大便六七日，頭痛有熱者，與[3]承氣湯[4]。其小便清者，一云大便青。知不在裏，仍在表也，當須發汗；若頭痛者，必衄，宜**桂枝湯**。二十六。用前第三方。

傷寒五六日，大下之後，身熱不去，心中結痛者，未欲解也，屬**梔子豉湯**證。二十七。用前第七方。

傷寒下後，心煩腹滿，臥起不安者，屬**梔子厚朴湯**。方二十八。

梔子十四枚，擘　厚朴四兩，炙　枳實四箇，水浸，炙令赤[5]

---

[1] 二服：本書第八篇此下有“初服湯當更衣，不爾者盡飲之。若更衣者，勿服之”19字，第十二篇此下有“初一服讝語止，若更衣者，停後服；不爾，盡服之”18字。二者義近，可參。

[2] 微寒：當作“微惡寒”。參見本書第五篇同條。

[3] 與：《金匱玉函經》第三篇作“未可與”，第十四篇作“不可與”，義長。此謂雖“不大便六七日”，但仍有表證，故當治表證，不可攻下。

[4] 承氣湯：此處當指承氣湯類方。

[5] 赤：本書第六篇作“黄”。

右三味，以水三升半，煮取一升半，去滓，分二服，温進一服。得吐者，止後服[1]。

傷寒，醫以丸藥大下之，身熱不去，微煩者，屬**梔子乾薑湯**。方二十九。

梔子十四箇，擘　乾薑二兩

右二味，以水三升半，煮取一升半，去滓，分二服[2]。一服得吐者，止後服。

凡用梔子湯，病人舊微溏者，不可與服之。

傷寒，醫下之，續得下利清穀不止，身疼痛者，急當救裏；後身疼痛，清便自調者，急當救表。救裏宜**四逆湯**，救表宜**桂枝湯**。三十。并用前方。

太陽病，過經十餘日，反二三下之，後四五日，柴胡證仍在者，先與小柴胡。嘔不止，心下急，一云：嘔止小安。鬱鬱微煩者，爲未解也，可與**大柴胡湯**下之則愈。方三十一。

柴胡半斤　黄芩三兩　芍藥三兩　半夏半升，洗　生薑五兩　枳實四枚，炙　大棗十二枚，擘

右七味，以水一斗二升，煮取六升，去滓，再煎取三升，温服一升，日三服。一方加大黄二兩。若不加，恐不爲大柴胡湯[3]。

傷寒十三日不解，胷脅滿而嘔，日晡所發潮熱已而微利，此本柴胡[4]，下之不得利，今反利者，知醫以丸藥下之，此非其治也。潮熱者，實也，先服**小柴胡湯**以解外，後以**柴胡加芒消湯**主之。方三十二。

柴胡二兩十六銖　黄芩一兩　人參一兩　甘草一兩，炙　生薑一兩　半夏二十銖，舊云五枚。洗　大棗四枚，擘　芒消二兩

右八味，以水四升，煮取二升，去滓，内芒消，更煮微沸，温分再服，不解更作。

傷寒十三日，過經讝語者，以有熱也，當以湯下之。若小便利者，大便當鞕，而反下利，脉調和者，知醫以丸藥下之，非其治也。若自下利者，脉當微厥，今反和者，此爲内實也，屬**調胃承氣湯**證。三十三。用前第九方。

傷寒八九日，下之，胷滿煩驚，小便不利，讝語，一身盡重，不可轉側者，屬**柴胡加龍骨牡蠣湯**。方三十四。

柴胡四兩　龍骨一兩半　黄芩一兩半　生薑一兩半，切　鉛丹一兩半　人參一兩半　桂枝一兩半，去皮　茯苓一兩半　半夏二合半，洗　大黄二兩　牡蠣一兩半，熬　大棗六枚，擘

右十二味，以水八升，煮取四升，内大黄，切如碁子，更煮一兩沸，去滓，温服一升。本云柴胡湯，今加龍骨等。

---

[1] 得吐者止後服：本方無催吐之功，6字似後人不當沾注。下方同此。

[2] 二服：本書第六篇此下多“温進”二字。

[3] 一方……柴胡湯：此十七字原作大字，據文意改爲小字注文。按：大柴胡湯本書在第六、第七、第十七、第二十一、第二十二篇凡五見，皆未用大黄，亦皆有相似之注。《金匱玉函經》卷七第三十四方有“大黄二兩”，注云：“一方無大黄，然不加不得名大柴胡湯也。”

[4] 柴胡：本書第六篇作“柴胡證”，義長，可據補。

火逆，下之，因燒針煩躁者，屬**桂枝甘草龍骨牡蠣湯**。方三十五。

桂枝一兩，去皮　甘草二兩，炙　龍骨二兩　牡蠣二兩，熬

右四味，以水五升，煮取二升半，去滓，温服八合，日三服。

太陽病，脉浮而動數，浮則爲風，數則爲熱，動則爲痛，數則爲虚。頭痛發熱，微盜汗出，而反惡寒者，表未解也。醫反下之，動數變遲，膈内拒痛，一云頭痛即眩。胃中空虚，客氣動膈，短氣躁煩，心中懊憹，陽氣内陷，心下因鞕，則爲結胷，屬**大陷胷湯**證。若不結胷，但頭汗出，餘處無汗，劑頸而還，小便不利，身必發黄。三十六。用前第十方。

傷寒五六日，嘔而發熱者，柴胡湯證具，而以他藥下之，柴胡證仍在者，復與柴胡湯。此雖已下之，不爲逆，必蒸蒸而振，却發熱汗出而解。若心下滿而鞕痛者，此爲結胷也，大陷胷湯主之。用前方[1]。但滿而不痛者，此爲痞，柴胡不中與之，屬**半夏瀉心湯**。方三十七。

半夏半升，洗　黄芩三兩　乾薑三兩　人參三兩　甘草三兩，炙　黄連一兩　大棗十二枚，擘

右七味，以水一斗，煮取六升，去滓再煎，取三升，温服一升，日三服。

本以下之，故心下痞，與瀉心湯痞不解，其人渴而口燥煩，小便不利者，屬**五苓散**。方三十八。一方云：忍之一日，乃愈。

猪苓十八銖，去黑皮　白术十八銖　茯苓十八銖　澤瀉一兩六銖　桂心半兩，去皮

右五味，爲散，白飲和服方寸匕，日三服，多飲煖水，汗出愈。

傷寒中風，醫反下之，其人下利，日數十行，穀不化，腹中雷鳴，心下痞鞕而滿，乾嘔心煩，不得安。醫見心下痞，謂病不盡，復下之，其痞益甚。此非結熱，但以胃中虚，客氣上逆，故使鞕也，屬**甘草瀉心湯**。方三十九。

甘草四兩，炙　黄芩三兩　乾薑三兩　半夏半升，洗　大棗十二枚，擘　黄連一兩

右六味，以水一斗，煮取六升，去滓再煎，取三升，温服一升，日三服。有人參，見第四卷中[2]。

傷寒，服湯藥，下利不止，心下痞鞕，服瀉心湯已，復以他藥下之，利不止，醫以理中與之，利益甚。理中[3]，理中焦，此利在下焦，屬**赤石脂禹餘糧湯**。復不止者，當利其小便。方四十。

赤石脂一斤，碎　太一禹餘糧一斤，碎

右二味，以水六升，煮取二升，去滓，分温三服。

太陽病，外證未除，而數下之，遂恊熱而利，利下不止，心下痞鞕，表裏不解者，屬**桂枝人參湯**。方四十一。

桂枝四兩，别切，去皮　甘草四兩，炙　白术三兩　人參三兩　乾薑三兩

右五味，以水九升，先煮四味，取五升，内桂，更煮取三升，去滓，温服一升，日再，夜一服。

---

[1] 用前方：承上條小字注“用前第十方”。3字原爲大字，本書通例，“用前方”爲注文，依例改作小字。

[2] 有人參見第四卷中：謂方中當有人參。按本書卷四第七篇本方下有林億等注，謂諸瀉心湯本於理中人參黄芩湯，故應有人參。

[3] 理中：本書第七篇，《金匱玉函經》第四、第十九篇作“理中者”，義長，當據補。

下後，不可更行桂枝湯，汗出而喘，無大熱者，屬**麻黄杏子甘草石膏湯**。方四十二。

麻黄四兩，去節　杏仁五十箇，去皮尖　甘草二兩，炙　石膏半斤，碎

右四味，以水七升，先煮麻黄，減二升，去上沫，内諸藥，煮取三升，去滓，温服一升。本云黄耳杯。

陽明病，下之，其外有熱，手足温，不結胷，心中懊憹，飢不能食，但頭汗出者，屬**梔子豉湯**證。四十三。用前第七初方。

傷寒吐後，腹脹滿者，屬**調胃承氣湯**證。四十四。用前第九方。

病人無表裏證，發熱七八日，脉雖浮數者，可下之。假令已下，脉數不解，今熱[1]，則消穀喜飢，至六七日，不大便者，有瘀血，屬**抵當湯**。方四十五。

大黄三兩，酒洗　桃仁二十枚，去皮尖　水蛭三十枚，熬　蝱蟲去翅足，三十枚，熬

右四味，以水五升，煮取三升，去滓，温服一升，不下更服。

本太陽病，醫反下之，因爾腹滿時痛者，屬太陰也，屬**桂枝加芍藥湯**。方四十六。

桂枝三兩，去皮　芍藥六兩　甘草二兩，炙　大棗十二枚，擘　生薑三兩，切

右五味，以水七升，煮取三升，去滓，分温三服。本云桂枝湯，今加芍藥。

傷寒六七日，大下[2]，寸脉沉而遲，手足厥逆，下部脉不至，喉咽不利，唾膿血，泄利不止者，爲難治，屬**麻黄升麻湯**。方四十七。

麻黄二兩半，去節　升麻一兩六銖　當歸一兩六銖　知母十八銖　黄芩十八銖　萎蕤十八銖。一作昌蒲　芍藥六銖　天門冬六銖，去心　桂枝六銖，去皮　茯苓六銖　甘草六銖，炙　石膏六銖，碎，綿裹　白术六銖　乾薑六銖

右十四味，以水一斗，先煮麻黄一兩沸，去上沫，内諸藥，煮取三升，去滓，分温三服。相去如炊三斗米頃令盡，汗出愈。

傷寒，本自寒下，醫復吐下之，寒格，更逆吐下。若食入口即吐，屬**乾薑黄芩黄連人參湯**。方四十八。

乾薑　黄芩　黄連　人參各三兩

右四味，以水六升，煮取二升，去滓，分温再服。

傷寒論卷第十　　長洲[3]趙應期[4]獨刻。

---

[1] 今熱：本書第八篇、《金匱玉函經》第五篇作“合熱”，《金匱玉函經》第十九篇作“而合熱”，後者義長。

[2] 大下：本書第十二篇作“大下後”，義長。

[3] 長洲：古蘇州府下轄縣名，唐代始置。大致在今蘇州相城區毗鄰常熟市、昆山市一帶。

[4] 趙應期：明代刻工。或署作趙其、趙應其、趙應麒。明嘉靖、萬曆間參刻過多種書籍，包括爲趙氏脉望館刊刻《仲景全書》以外的其他書籍。

《傷寒論》後序[1]

夫治傷寒之法，歷觀諸家方書，得仲景之多者惟孫思邈。猶曰[2]："見大醫療傷寒，惟大青、知母等諸冷物投之，極與仲景本意相反。"又曰："尋方之大意，不過三種：一則桂枝，二則麻黄，三則青龍。凡療傷寒，不出之也。"嗚呼！是未知法之深者也。奈何！仲景之意，治病發於陽者，以桂枝、生薑、大棗之類；發於陰者，以乾薑、甘草、附子之類。非謂全用温熱藥，蓋取《素問》辛甘發散之説。且風與寒，非辛甘不能發散之也。而又中風自汗用桂枝，傷寒無汗用麻黄，中風見寒脉、傷寒見風脉用青龍，若不知此，欲治傷寒者，是未得其門矣。然則此之三方，春冬所宜用之。若夏秋之時，病多中暍，當行白虎也。故《陰陽大論[3]》云："脉盛身寒，得之傷寒；脉虚身熱，得之傷暑。"又云："五月六月，陽氣已盛，爲寒所折，病熱則重。"《别論[4]》云："太陽中熱，暍是也，其人汗出惡寒，身熱而渴。"白虎主之。若誤服桂枝、麻黄輩，未有不黄發斑出，脱血而得生者。此古人所未至，故附於卷之末云。

[1] 傷寒論後序：此序附於第十卷之末，作者不詳，疑是明代趙開美翻刻時援引他人見解所加。内容主要論孫思邈三方爲綱的論述，忽略了白虎湯對應的熱證。趙開美《仲景全書》目録無此篇名（不過也無其他序言之標目）。

[2] 猶曰：以下兩條引文，俱見於孫思邈《千金翼方》卷九《傷寒上》。

[3] 《陰陽大論》：此指本書第三篇。該篇開篇（去除開頭的歌訣後）云："《陰陽大論》云。"以下所引兩句，分别見於該篇末尾和開頭。本文作者似認爲該篇全文均屬《陰陽大論》。但《陰陽大論》引文應只是全篇開頭部分内容。

[4] 《别論》：此指本書第四篇，該篇開篇云："傷寒所致太陽病痓濕暍，此三種，宜應《别論》。以爲與傷寒相似，故此見之。"以下引文即見該篇。

第四篇　《金匱玉函經》校注

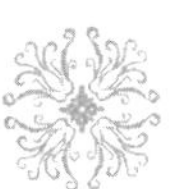

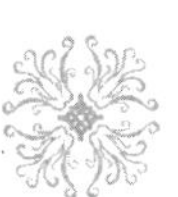

校注説明

《金匱玉函經》與仲景《傷寒論》同體而别名，是一部主要論述傷寒病診治的古代醫書，由東漢張仲景著、西晉王叔和撰次、北宋林億等校訂而成。與長期以來被醫家奉爲中醫經典的《傷寒論》相比，本書流傳較少，以致後來漸次失傳。《金匱玉函經》主體内容與《傷寒論》相近，然細節處却多有不同，因而研究本書對中醫藥學仍有十分重要的意義。《金匱玉函經》全書分爲八卷，共有卷一《證治總例》和正文五卷二十九篇，載方兩卷一百一十五首，另有附遺方七首。

本書雖已有數種校注本，但仍多有需要完善之處。本書作爲"仲景三書"系列研究中的一部，整體上遵循課題所訂系列校注的規則，并就本書的特點作必要補充。説明如下。

1. 底本與校本選擇　目前學界所用的《金匱玉函經》只有清代陳世傑所傳之本，因此選取爲本次校注的底本。趙開美本《傷寒論》選作主校本。本書内容與《金匱要略》《脉經》《千金翼方》部分重合，又被一些醫書引録，故必要情况下會使用他校。

2. 文字與標點　本次整理兼顧存真與便讀。文字録入總體上尊重底本，以與該字形接近的規範漢字録入，但部分字形相似、關係明確、不與他字相涉的異體、俗體，則改爲與該字形對應的繁體正字（詳見本書校注整理説明附《異體字、俗體字整理表》）。正文選用大號宋體，原文中的藥物用量、炮製、舊注等附注以及本次整理的注文選用小字號，方劑卷方名用黑體。全文均採用現代標點符號。人名、地名出現較少，故未加專名綫。

3. 校勘與注釋　本次整理校勘中一律不改原文而出校，但原文中疑爲注文的文字改爲小字再附校語。底本有誤，校本正確，據校本提出校改意見；底本無誤，校本有誤，概不出校；底本疑誤，但無文獻依據，據理推測或引用前人意見備參；底本與校本互異，難定是非優劣，兩存備參或提出傾向性意見。疑難字詞，酌情注釋，一般不用書證。校勘《金匱玉函經》用方時，只校與趙本《傷寒論》不一致的行文表述，藥物用量用法及炮製差異一般不作特别校注。校勘與注釋以當頁尾注形式混合編排。

4. 增加方劑序號　本書前論後方，論中只出方名，方劑須在末二卷檢得，有所不便。本書在涉及用方的條文後用阿拉伯數標示其方在方劑卷中的編號（同條數方時用斜綫分開）。若論中用方名有所不詳，則考求當用之方出注説明。

5. 其他説明　①本次整理雖然採用横行，但未按中醫古籍整理慣例將方位詞"右""左"改爲"上""下"，閱讀時當知文中的"右"相當於"上"，"左"相當於"下"。②"何焯序"三字標題原無，爲整理者所加。

重刻張仲景《金匱玉函經》序

《金匱玉函經》八卷,漢張仲景論著,晉王叔和所撰次也,其標題蓋亦後人所加,取珍秘之意。仲景當漢季年[1],篤好方術以拯夭横,其用心仁矣。故自《素》《難》《本草》《湯液》諸書,咸抉根得髓,其爲《傷寒雜病論》,實爲萬世群方之祖。自叔和尊尚以後,年歲久遠,錯亂放失者屢矣。宋治平初,命諸臣校定,其目有三,曰:《傷寒論》《金匱方論》一名《金匱玉函要略》。以及此經是也。雖未必盡復仲景本書之舊,然一家之學粗完。余幼讀二論,精微簡要,務令上口,以通思索。徧[2]求是經,獨不可得。後檢鄱陽馬氏《經籍考》[3],雖列其目,而所引晁序,則實《金匱玉函要略》也。則此經蓋自元時而不行於世矣。歲壬辰,義門何内翰以予粗習張書句讀,手抄宋本見授。拜受卒業,喜忘寢食。惜其訛脱者多,甚或不能以句。既無他本可校,乃博考衆籍,以相證佐,補亡滅誤,十得八九。稿凡數易,而始可讀。則掩卷而歎曰:"是可報命於内翰矣!"内翰嘗以古明醫多以醫案示人,見愛過實,囑刻其平生醫藥病狀之驗者。予瞿然不敢當。語云:"三折肱爲良醫。"予雖老是[4],然處方設劑,吾斯未信。因念是經,世久未見,而内翰既得禁方,不自秘匿,雖古人尤難之。開[5]以傳後,其弘濟豈但一師之説哉!夫岐黄之書,經也;仲景之經,律也。臨證療疾,引經案律,十不失一二,論[6]所述略具矣。是書則兼綜兩者,而整齊形證,附類方藥,各有門部,次第不可淆亂。則知經[7]又論之自出,尤醫門之金科玉條也。八卷之中,上順天和,以療人患,非通三才之道、而得往聖之心者不能。觀者苟能潛心玩索,而知其所以,則因病發藥,應如桴鼓。順之則能起死,畔[8]之則立殺人。先儒以孫思邈尚爲粗曉其旨,得其書者,未可謂不過與《傷寒論》及《要略》相出入,而鹵莽[9]治之也。不揆淺陋,願與同志者熟讀而精思之。

旹[10]康熙丙申[11]陽月[12]上海陳世傑書。

[1] 季年:末年。

[2] 徧:同"遍"。

[3] 鄱陽馬氏《經籍考》:指元初馬端臨《文獻通考·經籍考》。馬端臨,字貴與,饒州樂平(今江西樂平,近鄱陽湖)人。其《文獻通考》署名"鄱陽馬端臨貴與著"。

[4] 老是:老於是。謂醫療經歷豐富。

[5] 開:指刊刻。

[6] 論:指前文所述《傷寒論》《金匱方論》。

[7] 經:此指《金匱玉函經》。

[8] 畔:通"叛"。

[9] 鹵莽:同"魯莽",粗疏,馬虎。

[10] 旹(shí):"時"的異體字。

[11] 丙申:康熙五十五年,1716年。

[12] 陽月:農曆十月。

重刻《金匱玉函經》序

吾宗懷三[1]先生，自幼學儒，以多病廢，遂篤嗜方書。壯年由上海流寓[2]吴門[3]，坐臥一閣，近十年所，手不釋卷帙，精通諸禁方。然未嘗以醫自夸，所治輒效，益務實，不近名，名久大震。性高亮疎豁，無軟熟[4]態。兩游京師，貴人争迎之，皆翩然謝歸。出入里中，乘壞肩輿[5]，有謁必往。切脉診病，其可藥與否，常直言以對，不爲挾要欺倖。富貴人或爲藥所誤，垂死乃相招；或投藥有起勢，遽以庸醫間之。先生益厭苦，常謾語來者曰："吾不能醫富貴人也。"儒門單户，有急相告，即毒熱嚴凍，隨早晚必赴。愈，不計其所酬薄厚。其學長於仲景，嘗謂綱要精微，實軒岐之繼別。而自晉唐以還，名家撰論，悉衍其緒。故讀《傷寒論》及《要略》，不但誦數，悉能心知其意，惟恨未見《金匱玉函經》。市中見杜光庭所撰書，標題恰同，喜極購歸，既啟，乃知非是，於是求之益亟。義門何先生[6]知先生最深，得宋抄本授之，窮日夜校閲，即有脱誤，以他書是正，歷三四寒温，而後可句。尋考本序，爲宋館閣秘本。元明以來，相沿以《要略》爲此經，雖丹溪之精通、安道[7]之淹貫[8]，蓋皆未見，先生於是刻而傳之。間嘗語余："黄岐之經義深以遠，仲景之書理切而要。不深其書，而求以通經，如討源而未有楫也。然年久散失，晦蝕於諸家之説多矣。故吾讀是書，自成無己外，注凡七十有二家，皆庋[9]而不觀，懼文多而益昧其經爾。今吾刻是，幸其久未見，不爲注所厖[10]。學者潛心刻意，庶幾得之。雖然，其間條緒同於《傷寒論》者幾什[11]之七，懼或者之又略而弗觀。不知發凡起例，仲景别有精義存焉，讀《論》與《略》者不可闕也。"

余曰：經籍之顯晦，存乎其人[12]。仲景憫宗人之彫喪[13]，拯後世之夭横，其利溥[14]矣！是經不絶如綫，而今章[15]之，其用心既與古密契，來者難誣，其實而傳之決也！則仲景一家之書，自此大昭矣。

丙申長至後長洲弟汝楫[16]書。

---

[1] 懷三：即陳世傑，字懷三。生平不詳，清初醫生，長洲（今江蘇蘇州相城區一帶）人士。

[2] 流寓：流落他鄉居住。

[3] 吴門：此指蘇州。蘇州爲春秋吴國故地，故稱。

[4] 軟熟：謂爲人柔和圓滑。

[5] 肩輿：轎子。

[6] 義門何先生：何焯（1661—1722），字潤千，後改字屺瞻，號義門，江蘇長洲（今蘇州相城區一帶），寄籍崇明，清代著名學者，長於考據校勘之學；亦爲書法家、藏書家。

[7] 安道：元末明初醫家王履（1332—約1391），字安道，號畸叟，又號抱独山人，昆山（今江苏昆山）人。曾隨朱震亨學醫，多有著述，傳世有《醫經溯洄集》《小易賦》等書。

[8] 淹貫：深通廣曉。

[9] 庋（guǐ）：擱置，收藏。

[10] 厖（páng）：同"龐"，雜；亂。

[11] 什（shí）：同"十"。

[12] 存乎其人：謂在於善用之人。語出《易·系辭下》："神而明之，存乎其人。"

[13] 彫喪：同"凋喪"，死亡。

[14] 溥（pǔ）：廣大。

[15] 章：同"彰"。彰顯。

[16] 汝楫：陳世傑之族弟陳汝楫，字季方，清初常熟人，世居吴縣（今屬江蘇蘇州）。清代康熙年間學者，從李光地學，通經史，工詩。

何焯序[1]

《漢書·藝文志》載：成帝之世，詔李柱國校方技。劉氏[2]《七略》，有醫經七家，二百一十六卷；經方十一家，二百七十四卷。其存於今，獨《黄帝内經》而已。《素問》《難經》《本草》之屬，皆見於鄭荀經薄、王阮志録[3]，要之最爲古，書比於六經。繼出者，東漢張仲景《傷寒論》、西晉王叔和撰次《玉函經》，二書實相表裏，評病處方，具[4]有條理，各詣其極，乃方技中之《論語》《孟子》書，不得其門者，末由[5]語於生生[6]也。《隋書·經籍志》與唐宋《藝文志》卷目時有不同，然行於世者，猶出宋治平間，三館校定，可以据信。吾友陳先生懷三，研精覃思，於張王二書有年所矣。遇疾危急，群疑共却[7]，必予全濟，於是同術[8]驚詫，目爲神奇。不知惟能熟復古賢方劑，視證所宜，不肯妄行智臆，以人之寄命[9]爲戲劇爾。以書考之，一一可覆也。先生深閔其道之晻昧[10]，務思援古正今，謂《傷寒論》世多有，而《金匱玉函經》幾無傳，乃從藏書家訪求善本，與篋中本再三勘校，重開以通流之。蓋仁人之用心也博與愛，其禁而戒勿泄者殊絶矣。昔東垣李明之著《傷寒會要》書，遺山元裕之[11]爲之作序。余無遺山之文辭，而此書爲醫學之《論語》《孟子》，其已試之效，亦不假[12]予言而始張[13]。特重先生之用心，可與進於孔孟之道也。輒書其後，蓋先生本儒者云。

康熙丁酉[14]正月義門何焯。

[1] 何焯序：本序，本衙本置於二陳序之後，爲第三篇序言，起秀堂本置於書末（參見本書上卷）。

[2] 劉氏：漢代宗室大臣劉向（前77—前6年），中國目録學鼻祖。奉命領校秘書，所撰《别録》，是我國最早的圖書目録，經其子劉歆編成《七略》，被摘編於《漢書·藝文志》，是我國現存最早目録學文獻。

[3] 鄭荀經薄王阮志録：指四種古代目録學著作。分别是：魏鄭默之《中經簿》，晉初荀勖修爲《中經新簿》，南朝齊王儉所撰《七志》，南朝梁阮孝緒所撰《七録》。

[4] 具：同“俱”。

[5] 末由：無從，無由。

[6] 生生：使生命復生。語本《漢書·藝文志》：“方技者，皆生生之具。”

[7] 却：退却，退走。

[8] 同術：此指同行，同道。

[9] 人之寄命：謂病人以性命寄託。

[10] 晻昧：指義理幽晦不明。

[11] 遺山元裕之：金人元好問（1190—1257），字裕之，號遺山，世稱“遺山先生”。工詩文，兼通醫學。

[12] 假：借。

[13] 張：張大，盛大。

[14] 康熙丁酉：康熙五十六年，1717年。

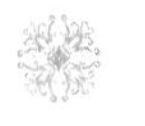

校正《金匱玉函經》疏

《金匱玉函經》與《傷寒論》同體而别名,欲人互相檢閲而爲表裏,以防後世之亡逸。其濟人之心,不已深乎!細考前後,乃王叔和撰次之書,緣仲景有《金匱録》,故以《金匱玉函》名,取寶而藏之之義也。王叔和,西晉人,爲太醫令,雖博好經方,其學專於仲景,是以獨出於諸家之右。仲景之書及今八百餘年不墜於地者,皆其力也。但此經自晉以來,傳之既久,方證訛謬,辨論不倫。歷代名醫雖學之,皆不得仿佛。惟孫思邈麤[1]曉其旨,亦不能修正[2]之,況其下者乎?國家詔儒臣校正醫書,臣等先校訂《傷寒論》,次校成此經,其文理或有與《傷寒論》不同者,然其意義皆通。聖賢之法,不敢臆斷,故并兩存之。凡八卷,依次舊目,總二十九篇,一百一十五方。

恭惟主上,大明撫運[3],視民如傷[4],廣頒其書,爲天下生生之具,直欲躋斯民於壽域者矣。

治平三年正月十八日。

太子右贊善大夫臣高保衡

尚書員外郎臣孫奇

尚書司封郎中秘閣校理臣林億

等謹上。

[1] 麤:用同"粗"。粗略。

[2] 修正:此指糾正傳抄中形成的錯誤。

[3] 撫運:謂順應天命。

[4] 視民如傷:形容在位者關愛民衆,把百姓當作傷病者那樣照看。《左傳·哀公元年》:"臣聞,國之興也,視民如傷,是其福也;其亡也,以民爲土芥,是其禍也。"

金匱玉函經目録

[1] 脉：正文第十九篇標題無"脉"字，與他篇體例相合，可從删。

[1] 新加：正文《辨太陽病形證治上第三》等三處無此二字。

小柴胡湯方第三十

柴胡桂枝乾薑湯方第三十一

柴胡桂枝湯方第三十二

柴胡加龍骨牡蠣湯方第三十三

大柴胡湯方第三十四

柴胡加芒硝湯方第三十五

柴胡加大黄芒硝桑螵蛸湯方第三十六[1]

茯苓桂枝甘草大棗湯方第三十七

茯苓桂枝白术甘草湯方第三十八

茯苓甘草湯方第三十九

五苓散方第四十

甘草乾薑湯方第四十一

芍藥甘草湯方第四十二

炙甘草湯方第四十三

甘草湯方第四十四

厚朴生薑半夏甘草人參湯方第四十五

梔子豉湯方第四十六

梔子甘草豉湯方第四十七

梔子生薑豉湯方第四十八

梔子厚朴湯方第四十九

梔子乾薑湯方第五十

梔子黄檗湯[2]方第五十一

卷八

小陷胸湯方第五十二

大陷胸湯方第五十三

大陷胸圓方第五十四

又大陷胸湯[3]方第五十五

文蛤散方第五十六

白散方第五十七

大黄瀉心湯方第五十八

附子瀉心湯方第五十九

半夏瀉心湯方第六十

甘草瀉心湯方第六十一

生薑瀉心湯方第六十二

[1] 柴胡加大黄芒硝桑螵蛸湯方第三十六：本方正文未見。參見第三篇注文。

[2] 梔子黄檗湯：正文《辨陽明病形證治第五》作“梔子檗皮湯”。

[3] 又大陷胸湯：此與第五十三方爲同名異方，正文中用“大陷胸湯”共11處，無法確認何條用此方。

禹餘糧圓方缺

赤石脂禹餘糧湯方第六十三

旋覆代赭石湯方第六十四

瓜蒂散方第六十五

白虎湯方第六十六

白虎加人參湯方第六十七

桂枝附子湯方第六十八

术附湯[1]方第六十九

甘草附子湯方第七十

芍藥甘草附子湯方第七十一

乾薑附子湯方第七十二

十棗湯方第七十三

附子湯方第七十四

大承氣湯方第七十五

小承氣湯方第七十六

調胃承氣湯方第七十七

桃仁承氣湯方第七十八

猪苓湯方第七十九

蜜煎導方第八十

麻子仁圓方第八十一

抵當圓方第八十二

抵當湯方第八十三

茵蔯蒿湯方第八十四

黄連阿膠湯方第八十五

黄連湯方第八十六

桃花湯方第八十七

吴茱萸湯方第八十八

猪膚湯方第八十九

桔梗湯方第九十

苦酒湯方第九十一

半夏散方第九十二

白通湯方第九十三

白通加猪膽汁湯方第九十四

真武湯方第九十五

烏梅圓方第九十六

乾薑黄芩黄連人參湯方第九十七

[1] 术附湯：正文《辨太陽病形證治下第四》作“术附子湯”。

金匱玉函經目録終

[1] 黄芩人參湯：正文中未見此方。
[2] 人參四逆湯：正文《辨霍亂病形證治第十一》中作"四逆加人參湯"。

金匱玉函經卷第一

漢 仲景張機著　晉 王叔和撰次　宋林億等校正
上海陳世傑懷三重校　門人張邵煥有文參
平江余謙牧心恭重校　門人張嵩峻天閱

證治總例

夫二儀之内，惟人最靈，禀天地精英之氣，故與天地相參。天一生水，剛柔漸形。是以人之始生，先成其精；腦髓既足，筋骨斯成；皮堅[1]毛長，神舍於心；頭圓法天，足方象地；兩目應日月，九竅應九州；四肢應四時，十二節[2]應十二月；五藏應五音，六府應六律；手十指應十干，足十指、莖垂[3]應十二支；三百六十節[4]以應一歲。天有風雨，人有喜怒；天有雷電，人有音聲；天有陰陽，人有男女；月有大小，人有虚實；萬物皆備，乃名爲人。

服食五味，以養其生。味有所偏，藏有所勝，氣增而久，疾病乃成。諸經藏中，金木水火土自相剋賊，地水火風[5]復加相乘，水行滅火，土救其母，迭爲勝負，藏氣不精，此爲害道。不知經脉，妄治諸經，使氣血錯亂，正氣受刑，陰陽不和，十死一生。

經云：地水火風，合和成人。凡人火氣不調，舉身蒸熱；風氣不調，全身强直，諸毛孔閉塞；水氣不調，身體浮腫，脹滿喘麤；土氣不調，四肢不舉，言無音聲。火去則身冷，風止則氣絶，水竭則無血，土[6]敗則身裂。

愚醫不思脉道，反治其病，使藏中金木水火土互相攻剋，如火熾然，重加以油，不可不慎！又使經脉者如流水迅急，能斷其源者，此爲上也。

凡四氣[7]合德，四神安和。人一氣不調，百一病生；四神動作，四百四病，同時俱起。其有一百一病，不治自愈；一百一病，須治而愈；一百一病，難治難愈；一百一病，真死不治。

問曰：人隨土地，得合陰陽；禀食五穀，隨時相將；冬得温室，夏遂清凉。消沴[8]調寒暑，四季不遭傷。恐懼畏無時，忽然致不祥。肺魄不能静，肝魂欲飛揚；心神失所養，脾腎亦乖方。六府彷徨亂，何以致

[1] 堅：本書不避諱隋文帝楊堅名諱，《傷寒論》"堅"普遍作"鞕"。下同。
[2] 十二節：指兩側上肢肩、肘、腕，下肢髖、膝、踝，計十二關節。
[3] 莖垂：陰莖與睾丸的合稱。《靈樞·邪客》："辰有十二，人有足十指、莖垂以應之。"
[4] 三百六十節：謂人有三百六十骨。按此爲虚指，數字不準確。
[5] 地水火風：佛教語。指四種基本物質，又代表四種性質，合稱爲"四大"。
[6] 土：同"地"。此爲將佛教語與中國五行説相溝通而改稱。
[7] 四氣：此指"四大"之氣。
[8] 沴(lì)：天地四時之氣反常所致的災害。

安康？非鍼藥不定，盍自究精詳？答曰：肝虚則目暗，其魂自飛揚；肺衰則氣上，其魄自掩藏；心虚則不定，諸藏受迍殃[1]；脾腎虚衰至，内結作癰瘡；六府病蜎集[2]，諸脉失經常。及時加鍼藥，勿使及淪亡。

古者上醫相色，中醫聽聲，下醫診脉。診候之法，固是不易[3]。又云：問而知之，别病深淺，命曰巧焉。上醫相色知病者，色脉與身形不得相失，黑乘赤者死，赤乘青者生之類。中醫聽聲知病者，聲合五音[4]：火聞水聲，煩悶驚悸；木得金聲，恐畏相刑。脾者土也，生育萬物，回助四傍，善者不見，惡則歸之，太過則四肢不舉，不及則九竅不通，六識[5]閉塞，猶如醉人。四季運轉，終而復始。下醫診脉知病者，源流移轉，四時逆順，相害相生，審知藏府之微，此爲妙也。

夫診法常以平旦，陰氣未動，陽氣未散，飲食未進，經脉未盛，絡脉調匀，氣血未亂，精取其脉，知其逆順，必察四難[6]而明告之。然愚醫不能如斯，逆四難而生亂階者，此爲誤也。

肝病治肺，心病折腎，其次取俞募，不令流轉藏府。見肝之病，當瀉肺金補肝木，木子火爲父報仇，故火剋金。子病以母補之，母病以子瀉之。蓋云：王[7]者不受其邪，而爲邪傳，以得姦賊之侵病。及於一藏之中，五賊相害，於彼前路，當先斷之；一藏不可再傷，精神不中數勞。次取俞募，其令五邪氣當散去之。

凡婦人之病，比之男子，十倍難治。攷[8]諸經言，病本一體，所以難治者，婦人衆陰所集，常與濕居；十五以上，陰氣浮溢，百想經心，内傷五藏，外損姿容；月水去留，前後交互，瘀血停凝，中路斷絶，其中傷隳[9]，不可具論。生熟二藏[10]，虚實交錯；惡血内漏，氣脉損竭；或飲食無度，損傷非一；或胎瘡未愈，而合陰陽；或出行風來，便利穴厠[11]之上，風從下入，便成十二痼疾。男子病者，衆陽所歸，常居於燥，陽氣游動，强力施泄，便成勞損，損傷之病，亦衆多矣。食草者力，食穀者智，食肉者勇。以金治金，真得其真；以人治人，真得入神。

凡欲和湯合藥灸刺之法，宜應精思，必通十二經脉，三百六十孔穴，營[12]衛氣行，知病所在。宜治之法，不可不通，湯散丸藥，鍼灸膏摩，一如其法。然愚醫不通十二經脉，不知四時之經，或用湯藥倒錯，鍼灸失度，順方[13]治病，更增他疾，惟致滅亡。故張仲景曰：哀哉烝民[14]，枉死者半。可謂世無良醫，

[1] 迍(zhūn)殃：災難、禍殃。

[2] 蜎集：紛然聚集。

[3] 診候之法固是不易：本句是對前句"診脉"屬"下醫"的異議，當爲後人之旁批衍入正文。候：即前句之"脉"。

[4] 聲合五音：謂人的聲調對應於宫、商、角、徵、羽五音。

[5] 六識：佛教謂眼、耳、鼻、舌、身、意六根所發生的見、聞、嗅、味、覺、知六種認知。

[6] 四難：指四種難治之證。語本《素問·玉機真藏論》："形氣相失，謂之難治；色夭不澤，謂之難已；脉實以堅，謂之益甚；脉逆四時，爲不可治。必察四難，而明告之。"

[7] 王：通"旺"，旺盛。

[8] 攷：同"考"。

[9] 傷隳(huī)：傷害，毁壞。

[10] 生熟二藏：佛教用語，具體含義見解紛紜，未成定論。

[11] 穴厠：《千金要方》卷二第一作"懸厠"，義明。

[12] 營：通"榮"。指人體的營養作用。後世習作"營"。

[13] 順方：謂按照慣常的方法。

[14] 烝民：衆民；百姓。

爲其解釋。

吾常見愚人疾病，有三不治：重財輕命一不治，服食不節二不治，信邪賊藥三不治。若主候[1]常存，形色未病，未入腠理，鍼藥及時，服將調節，委以良醫，病無不愈，咸共思之。又自非究明醫術，素識明堂流注者，則身中滎俞，尚不能知其所在，安能用鍼藥以治疾哉？今列次第，以示後賢，使得傳之萬世。

張仲景曰：若欲治疾，當先以湯[2]洗滌五藏六府，開通經脉，理導陰陽，破散邪氣，潤澤枯槁，悦人皮膚，益人氣血。水能淨萬物，故用湯也。若四肢病久，風冷發動[3]，次當用散，散能逐邪風濕痹，表裏移走，居無常處者，散當平之。次當用丸，丸能逐沉冷，破積聚，消諸堅癥，進飲食，調營衛。能參合而行之者，可謂上工。醫者意也，聖道非不妙，愚醫不能尋聖意之要妙，怨嗟藥石不治者，此爲謬也，非聖人之過也。又能尋膏煎摩之者，亦古之例也。

虚則補之，實則瀉之；寒則散之，熱則去之；不虚不實，以經取之。虚者十補，勿一瀉之；實者瀉之；虚實等者，瀉勿太泄[4]，膏煎摩之，勿使復[5]也。若虚者重瀉真氣絶，實者補之重其疾。大熱之氣，寒以取之；盛熱之氣，以寒[6]發之。

又不須汗下而與汗下之者，此爲逆也。仲景曰：不須汗而强與汗之者，奪其津液，令人枯竭而死；又須汗而不與汗之者，使諸毛孔閉塞，令人悶絶而死。又不須下而强與下之者，令人開腸洞泄，便溺不禁而死；又須下而不與下之者，令人心内懊憹[7]，脹滿煩亂，浮腫而死。又不須灸而强與灸之者，令人火邪入腹，干錯[8]五藏，重加其煩而死；又須灸而不與灸之者，使冷結重冰，久而彌固，氣上衝心，無地消散，病篤而死。

又須珍貴之藥，非貧家野居所能立辦。由是怨嗟，以爲藥石無驗者，此弗之思也。

問曰：凡和合湯藥，治諸草石蟲獸，用水升合[9]，消減之法則云何？答曰：凡草木有根莖、枝葉、皮毛、花實，諸石有軟鞕消走[10]，諸蟲有毛羽、甲角、頭尾、骨足之屬，有須燒煉炮炙，生熟有定，一如後法。順方[11]是福，逆之者殃。又或須皮去肉，或去皮須肉，或須根去莖，又須花須實，依方揀採，治削極令淨潔，然後升合秤兩，勿令參差。藥有相生、相殺、相惡、相反、相畏、相得，氣力有强有弱，有君臣相理，佐使相持。若不廣通諸經，焉知草木好惡？或醫自以意加減，更不依方分配，使諸草石强弱相欺，勝負不順，入人腹内，

[1] 主候：謂常脉。

[2] 先以湯：此下續有“次當用散”“次當用丸”，分述三種劑型各自功用特點。又附以外摩用的“膏煎”劑。

[3] 發動：發作。多指舊疾復作。

[4] 瀉勿太泄：謂對“虚實等者”用攻瀉之法，不可使之過於通泄。

[5] 復：復發。

[6] 寒：《注解傷寒論》第十二篇引作“汗”，義長，當據改。

[7] 懊憹（náo）：煩悶、煩惱。

[8] 干錯：沖犯、擾動。

[9] 合（gě）：量詞。一升的十分之一爲一合。

[10] 諸石有軟鞕消走：《千金要方》卷一第七無此句。“鞕”爲“堅”避諱改字，本書惟此一見，可疑；消走，似指可水化和氣化的石藥。

[11] 方：法。此指藥物炮炙之法。

不能治病，自相鬬争，使人逆亂，力勝刀劍。若調和得宜，雖未去病，猶得利安五藏，令病無至增劇。

若合治湯藥，當取井花水[1]，極令潔淨，升斗勿令多少，煮之調和，一如其法。若合蜜丸，當須看第七卷，令童子杵之，極令細熟，杵數千百下，可至千萬，過多益佳，依經文和合調匀。當以四時王相日[2]造合，則所求皆得，禳災滅惡，病者得瘥，死者更生。表鍼内藥，與之令服，可謂千金之藥，内消無價之病。

夫用鍼刺者，先明其孔穴，補虚瀉實，送堅付濡[3]，以急隨緩，營衛常行，勿失其理。行其鍼者，不亂乎心，口如銜索[4]，目欲内視，消息[5]氣血，不得妄行。鍼入一分，知天地之氣；鍼入二分，知呼吸之氣；鍼入三分，知逆順之氣。鍼皮毛者，勿傷血脉；鍼血脉者，勿傷肌肉；鍼肌肉者，勿傷筋膜；鍼筋膜者，勿傷骨髓[6]。經曰：東方甲乙木，主人筋膜魂；南方丙丁火，主人血脉神；西方庚辛金，主人皮毛魄；北方壬癸水，主人骨髓志；中央戊己土，主人肌肉智。鍼傷筋膜者，令人愕視失魂；鍼傷血脉者，令人煩亂失神；鍼傷皮毛者，令人上氣失魄；鍼傷骨髓者，令人呻吟失志；鍼傷肌肉者，令人四肢不舉失智。鍼能殺生人，亦能[7]起死人。

凡用鍼之法，補瀉爲先。呼吸應江漢，補瀉應星斗，經緯有法則，陰陽不相干。震爲陽氣始，兑爲陰氣終，坎爲太玄華，坤爲太陰精[8]。欲補從卯南，欲瀉從酉北。鍼入因日明，鍼出隨月光。

夫治陰陽風邪，身熱脉大者，以烽[9]鍼刺之。治諸邪風鬼疰，痛處少氣，以毛鍼去之。凡用烽鍼者，除疾速也，先補五呼，刺入五分，留入十呼，刺入一寸，留二十呼，隨師而將息之。刺急者，深内[10]而久留之；刺緩者，淺内而疾發鍼；刺大者，微出其血；刺滑者，淺内而久留之；刺澀[11]者，必得其脉，隨其逆順，久留之，疾出之，擫[12]穴勿出其血；刺諸小弱者，勿用大鍼，然氣不足，宜調以甘藥[13]。餘三鍼[14]者，止中破癰堅痛結息肉也，非治人疾也。

夫用灸之法，頭身、腹背、肩臂、手足、偃仰側，其上中諸部，皆是陰陽、榮衛、經絡、俞募孔穴，各有所主。相病正形，隨五藏之脉，當取四時相害之脉，如浮沉滑澀。與灸之人，身有大小長短，骨節豐狹，不可以情取之，宜各以其部分尺寸量之，乃必得其正。諸度[15]孔穴，取病人手大拇指第一節，横度爲一寸，

---

[1] 井花水：亦作"井華水"。井泉中清晨第一汲的水。古人認爲此水有輔助治病的功效。

[2] 王相日：陰陽家所稱的一些吉日。《千金要方》卷二十七第八："王相日，春甲乙、夏丙丁、秋庚辛、冬壬癸。"

[3] 送堅付濡：逐其堅實，補其軟弱。濡，同"軟"。

[4] 銜索：猶謂"銜枚"。口中銜物，肅穆禁聲。

[5] 消息：此指揣度、觀察。

[6] 鍼皮毛者……勿傷骨髓：《千金要方》卷二十九第五無"勿傷血脉；鍼血脉者"8字，"骨髓"之後，有"鍼骨髓者，勿傷諸絡"8字。又，"筋膜"作"筋脉"。

[7] 亦能：《千金要方》卷二十九第五作"不能"。較合前文語意。

[8] 坤爲太陰精：《千金要方》卷二十九第五作"离爲太陽精"，似是。後天八卦中，震、兑相對，坎、离相對。

[9] 烽：當作"鋒"。《靈樞·九鍼十二原》："四曰鋒鍼，長一寸六分。鋒鍼者，刃三隅，以發痼疾。"下"烽"字《千金要方》卷二十九第五正作"鋒"。

[10] 内：同"納"。此謂進鍼。

[11] 澁："澀"的異體字。

[12] 擫(yè)：同"擪"，用手指按壓。亦同"壓"。《千金要方》卷二十九第五正作"壓"。

[13] 甘藥：《千金要方》卷二十九第五作"百藥"。

[14] 餘三鍼：原文未言明。揣文意，似指以上刺急、刺緩、刺大、刺滑、刺澀、刺諸小弱，各用九鍼中之一鍼，"餘三鍼"用於"癰堅痛結息肉"，可能指鈹鍼、大鍼、鑱鍼或鋒鍼。

[15] 度(duó)：測量，量取。

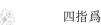

四指爲一部,亦言一夫,又以文理縫縱會[1]言者,亦宜審詳。

凡點灸法,皆取平正身體,不得傾側寬縱縮狹也。若坐點則坐灸之,臥點則臥灸之,立點則立灸之。反此者,不得其穴。

凡諸言壯[2]數者,皆以中平[3]論也。若其人丁壯[4]、病重者可復一倍;其人老弱、病微者可復減半。然灸數可至二三百也。可復倍加火治之,不然則氣不下沉,雖焦而病不愈。又新生小兒,滿一朞[5]以還者,不過一七止。其壯數多少,隨病大小也。凡灸須合陰陽九部諸府,各有孔穴,而有多少。故頭背爲陽部,參陰而少;臂脚爲陽部,亦參陰而少。胸爲陰部,參陽而少;腹爲陰部,亦參陽而少。此爲陰陽營衛經脉事也。行壯多少在數,人病隨陰陽而灼灸之。若不知孔穴,勿妄灸之,使病增重。又人體腰以上爲上部,腰以下爲下部,外爲陽部,内爲陰部,營衛藏府周流,名曰經絡。是故丈夫四十以上氣在腰,婦人四十以上氣在乳,以丈夫先衰於下,婦人先衰於上。

灸之生熟[6],亦宜撙節[7]之,法當隨病遷轉。大法外氣務生,内氣務熟,其餘隨宜耳。頭者身之元首,人神之所注,氣血精明,三百六十五絡,皆歸於頭。頭者諸陽之會也,故頭病必宜審之。灸其穴不得亂灸,過多傷神,或陽精玄精[8],陰魄再卒。是以灸頭止得滿百。背者是體之横梁,五藏之繫着,太陽之會合,陰陽動發,冷熱成病,灸大過熟,大害人也。臂脚手足者,人之枝榦,其神繫於五藏六府,隨血脉出,能遠近採物,臨深履薄,養於諸經,其地狹淺,故灸宜少,過多則内神不得入,精神閉塞,否滯不仁,即手臂不舉。故四肢之灸,不宜太熟也。然腹藏之内,性貪五味,無厭[9]成疾,風寒固結,水穀不消,灸當宜熟。若大杼、脊中、腎俞、膀胱、八窌[10],可至二百壯;心主手足太陰,可至六七十壯;三里、太谿、太衝、陰陽二泉、上下二廉,可至百壯;腹上上管[11]、下管、太倉、關元,可至一百壯。若病重者,三復[12]之乃愈耳。若治諸沉結寒冷,必灸之宜熟,量病輕重而攻治之。表鍼内藥,隨宜用之,消息將之,與天同心,百年永安,終無横殀[13]。

此要略説之,非賢勿傳,請秘而用之。今以察色診脉、辨病救疾、可行合宜之法,并方藥共成八卷,號爲《金匱玉函經》。其篇目次第,列於卷首。

金匱玉函經卷第一終

---

[1] 縫縱會:"縫會"爲常語,指關節處肌膚的褶皺。"縱"字疑涉下行衍。

[2] 壯:艾灸量詞,古法,將艾絨搓成小球或圓錐體的艾炷,艾炷置於體表燒灸。每灸一個艾炷爲一壯。壯,似爲"灼傷"二字的合音。

[3] 中平:此指身量、胖瘦中等狀態的人。

[4] 丁壯:健壯,强壯。丁,强。

[5] 朞(jī):同"期",周年。

[6] 灸之生熟:據下文所述,艾灸時壯數少、艾炷小,爲生;壯數多,艾炷大,爲熟。

[7] 撙(zǔn)節:抑制。引申指"調節"。

[8] 精:《千金要方》卷二十九第六作"熟","玄熟",指陽熱過度。義長。

[9] 無厭(yàn):不滿足。厭:後作"饜"。

[10] 八窌(liáo):穴位名,即"八髎"。

[11] 上管:後世作"上脘"。下文"下管"仿此。

[12] 復:謂重複之前的療程。

[13] 殀:同"夭"。横夭,因災病未過足壽數。

金匱玉函經卷第二

辨痓濕暍第一

太陽病痓[1]濕暍[2]三種，宜應别論，以爲與傷寒相似，故此見之。

太陽病，發熱無汗，而反惡寒，是爲剛痓。

太陽病，發熱汗出，而不惡寒，是爲柔痓。

太陽病，發熱，其脉沉細，是爲痓。

太陽病，發其汗[3]，因致痓。

病者，身熱足寒，頭項[4]强，惡寒，時頭熱面赤，目脉赤，獨頭動摇，卒口噤，背反張者，爲痓。

脊强者，五痓之總名，其證卒口噤，背反張而瘛瘲[5]，諸藥不已，可灸身柱、大椎、陶道[6]。

太陽病，無汗，而小便反少，氣上衝胸，口噤不得語，欲作剛痓，**葛根湯**主之。18

剛痓爲病，胸滿口噤，卧不著席，脚攣急，其人必齘齒[7]，可與**大承氣湯**。75

痓病，發其汗已。其脉浛浛[8]如蛇，暴腹脹大[9]者爲欲解；脉如故，反復[10]弦者，必痓。

---

[1] 痓：筋脉抽搐之證。

[2] 暍(yē)：傷於暑熱之證。

[3] 發其汗：《脉經》卷八第二篇同。《傷寒論》第四篇、《金匱要略》第二篇作“發汗太多”，義勝。

[4] 頭項：本書有作“頭項”者，有作“頸項”者，似以“頸項”爲習見。

[5] 瘛瘲(chì zòng)：筋脉不利之證。段玉裁《説文解字注·疒部》“瘛”：“瘛之言掣也，瘲之言縱也。”

[6] 脊强者……陶道：本條諸傳本不見，見於李時珍《奇經八脉考·督脉爲病》：“張仲景《金匱》云，脊强者……陶道穴。”又見於早於李時珍時期的徐師曾所撰《經絡樞要》：“脊强者……身柱穴。”但本條未明言出自張仲景《金匱》，李時珍該條引用可疑。故本條疑爲陳世傑誤據《奇經八脉考》補入。

[7] 齘(xiè)齒：牙齒相磨切。

[8] 浛(hàn)浛：謂脉象沉潛。與後句“復(伏)弦”脉相似。

[9] 暴腹脹大：本句亦見於《金匱要略》，爲難解之句。歷代不同解釋甚多(包括衍文、錯簡等説)。我們懷疑“腹”爲“復”之誤(也可能存在其他訛誤)。脉先沉潛、突然脹大，此爲欲解；後云“脉如故”(未脹大)“反伏弦”者(較沉潛更甚)，“必痓”。

[10] 復：《脉經》卷八第二篇、《金匱要略》第二篇作“伏”，義勝。

痓脉來按之築築[1]而弦，直上下行。

痓家，其脉伏堅，直上下。

夫風病，下之則痓，復發其汗，必拘急。

太陽病，其症備，身體强[2]几几然[3]，脉沉遲，此爲痓，**栝樓桂枝湯**[4]主之。

痓病有灸瘡，難療。

瘡家，雖身疼痛，不可發其汗，汗出則痓。

太陽病，而關節疼煩，其脉沉緩，爲中濕[5]。

病者一身盡疼煩，日晡[6]即劇，此爲風濕，汗出當風所致也。

濕家之爲病，一身盡疼，發熱，而身色似熏黄也。

濕家之爲病，其人但頭汗出而背强，欲得被覆向火。若下之蚤[7]則噦[8]，或胷滿，小便不利，舌上如胎[9]，此爲丹田有熱，胸上有寒，渴欲飲而不能飲，則口燥煩也。

濕家下之，額上汗出，微喘，小便利者，死；若下利不止者，亦死。

問曰：病風濕相搏[10]，身體疼痛，法當汗出而解，值天陰雨溜不止。師云此可發汗。汗之而其病不愈者，何故？答曰：發其汗，汗大出者，但風氣去，濕氣仍在，是故不愈。若治風濕者，發其汗，微微似欲出汗者，則風濕俱去也。

病身上疼痛，發熱面黄而喘，頭痛鼻塞而煩，其脉大，自能飲食，腹中和，無病，病在頭中寒濕，故鼻塞，内藥鼻中，即愈。

---

[1] 築築：謂脉急速跳動如築杵搗物之貌。築，搗土的杵。

[2] 强(jiàng)：僵硬，僵直。

[3] 几几然：拘迫不舒貌。几，與“緊”音近義通。

[4] 栝樓桂枝湯：卷七、卷八所列方劑中無此方，《脉經》卷八第二篇亦有此條文而無方。《金匱要略》第二篇有此條文及方。

[5] 本條：《金匱要略》第二篇作：“太陽病，關節疼痛而煩，脉沈而細(一作緩)者，此名濕痹。”

[6] 日晡(bū)：古時段名。合申時，下午3時到5時之間。

[7] 蚤(zǎo)：通“早”。

[8] 噦(yuě)：胃氣上逆，呃逆或乾嘔。

[9] 如胎：舌上猶如苔生長。胎，後世作“苔”。森立之《傷寒論考注》：“如胎，亦謂淡白滑潤也。”可参。

[10] 搏：可能是“摶”的誤字。摶，“團”的動詞專用字。摶聚。

濕家身煩疼,可與**麻黄湯加术**[1]四兩,發其汗爲宜,慎不可以火攻之。

風濕脉浮,身汗出,惡風者,**防己湯**[2]主之。

太陽中熱,暍是也,其人汗出,惡寒,身熱而渴也,**白虎湯**[3]主之。66

太陽中暍,身熱疼重,而脉微弱,此以夏月傷冷水,水行皮膚中所致也,**瓜蒂湯**[4]主之。

太陽中暍,發熱惡寒,身重而疼痛,其脉弦細芤遲,小便已,灑灑然[5]毛聳[6],手足逆冷[7],小有勞,身即熱,口開,前板齒燥。若發其汗,惡寒則甚。加温針,發熱益甚。數下之,則淋甚。

辨脉第二

問曰:脉有陰陽,何謂也?答曰:脉大爲陽,浮爲陽,數爲陽,動爲陽,滑爲陽;沉爲陰,濇爲陰,弱爲陰,弦爲陰,微爲陰。陰病見陽脉者生,陽病見陰脉者死。

問曰:脉有陽結、陰結者,何以别之?答曰:其脉自浮而數,能食不大便,名曰陽結,期十七日當劇。其脉自沉而遲,不能食,身體重,大便反堅,名曰陰結,期十四日當劇。

問曰:病有灑淅[8]惡寒而復發熱者,何也?答曰:陰脉不足,陽往從之;陽脉不足,陰往乘之。何謂陽不足?答曰:假令寸口脉微,爲陽不足。陰氣上入陽中,則灑淅惡寒。何謂陰不足?答曰:尺脉弱,爲陰不足。陽氣下陷入陰中,則發熱。

陽脉浮,陰脉弱者,則血虚。血虚則筋急。

其脉沉者,營氣微也。其脉浮而汗出如流珠者,衛氣衰也。榮氣[9]微,加燒針,血留不行,更發熱而燥[10]煩也。

[1] 麻黄湯加术:卷七、卷八所列方劑中無此方。《金匱要略》第二篇有本條文及方,《脉經》卷八第二篇有本條文而無方。

[2] 防己湯:卷七、卷八所列方劑中無此方。《金匱要略》第二篇作"防己黄芪湯",《脉經》卷八第二篇同《玉函》作"防己湯"。條文中言"惡風",黄芪可補氣固表,《金匱要略》義勝。

[3] 白虎湯:《脉經》卷八第二篇同,《金匱要略》第二篇作"白虎加人參湯"。條文中言"其人汗出惡寒",故可知爲暑熱傷津耗氣,當加人參益氣生津,《金匱要略》義勝。

[4] 瓜蒂湯:本書方劑卷未見。《金匱要略》第二篇有本條文及方,爲瓜蒂一物煎服。

[5] 灑灑然:通常作"洒(xiǎn)洒然",惡寒貌。

[6] 毛聳:汗毛直立。

[7] 逆冷:(手足)寒冷。又作"厥冷""厥逆""四逆",亦單稱"厥""逆"。

[8] 灑淅:通常作"洒(xiǎn)淅",惡寒貌。

[9] 榮氣:後世通作"營氣"。"營"通"榮"。

[10] 燥:《傷寒論》第一篇作"躁",義勝。

脉藹藹[1]如車蓋者，名曰陽結也。

脉纍纍[2]如循[3]長竿者，名曰陰結也。

脉聶聶[4]如吹榆莢者，名曰散也[5]。

脉瞥瞥[6]如羹上肥者，陽氣脱[7]也。

脉縈縈[8]如蜘蛛絲者，陽氣衰也。

脉綿綿[9]如瀉漆之絶者，亡其血也。

脉來緩，時一止復來，名曰結。脉來數，時一止復來，名曰促。脉陽盛則促，陰盛則結，此皆病脉。

陰陽相搏，名曰動。陽動則汗出，陰動則發熱，形冷惡寒者，此三焦傷也。若數脉見於關上，上下無頭尾，如豆大，厥厥動揺者，名曰動也。

陽脉浮大而濡，陰脉浮大而濡，陰與陽同等者，名曰緩也。

脉浮而緊者，名曰弦也。弦者，狀如弓弦，按之不移也。脉緊者，如轉索無常[10]也。

脉弦而大，弦即爲減[11]，大即爲芤。減即爲寒，芤即爲虚。寒虚相搏，脉即爲革。婦人即半産漏下，男子即亡血失精。

問曰：病有戰而汗出自得解者，何也？答曰：其脉浮而緊，按之反芤，此爲本虚，故當戰而汗出也。其人本虚，是以發戰；以脉浮，故當汗出而解。若脉浮而數，按之不芤，此本不虚。若欲自解，但汗出耳，即不發戰也。

---

[1] 靄靄：盛大貌。此指脈來應指飽滿。

[2] 纍纍：同"累累"，此指脉触之如觸摸竹之節。

[3] 循：通"揗"，撫摩。

[4] 聶聶：輕動貌。《集韻・葉韻》："聶，木葉動皃（貌）。"又同"欇"。《廣韻・葉韻》："欇，風動皃。"又："樹葉動皃。"又同"揲"。《集韻・葉韻》："揲，揲揲，動皃。或从三耳。""从三耳"者，即作"攝（㩮）"。

[5] 本條見於敦煌卷子 S. 202，不見於《傷寒論》。

[6] 瞥瞥：通"潎（pì）潎"。魚游貌。引申指水面肥油漂潎貌。

[7] 脱：《傷寒論》第一篇、《注解傷寒論》第一篇作"微"。

[8] 縈縈：牽纏貌。

[9] 綿綿：綿延貌。

[10] 轉索無常：謂脉來如轉動的繩索，緊急而有力。無常，謂轉動不定。

[11] 減：敦煌卷子 S. 202 作"藏"。按對句爲"芤"，蔥的别名，謂脉如蔥管之中空；《集韻・唐韻》："藏，艸名，似薍。"藏（zāng）似薍（luàn），而"薍子"爲小蒜之根，蒜莖中實，與"芤"對見，似可從。

問曰：病有不戰而汗出解者，何也？答曰：其脉大而浮數，故不戰汗出而解也。

問曰：病有不戰復不汗而解者，何也？答曰：其脉自微，此以曾發汗、若[1]吐、若下，若亡血，内無[2]津液，陰陽自和，必自愈，故不戰不汗而解也。

問曰：傷寒三日，其脉浮數而微，病人身自凉和者，何也？答曰：此爲欲解也，解以夜半。脉浮而解者，濈然[3]汗出也。脉數而解者，必能食也。脉微而解者，必大汗出也。

問曰：脉病欲知愈未愈，何以别之？答曰：寸口、關上、尺中三處，大小、浮沉、遲數同等，雖有寒熱不解者，此脉陰陽爲和平，雖劇當愈。

師曰：立夏得洪大脉，是其本位。其人病身體苦疼重者，須發其汗。若明日身不疼不重者，不須發汗。若汗濈濈然自出者，明日便解矣。何以言之？立夏脉洪大，一本作浮大。是其時脉，故使然也，四時倣[4]此。

問曰：凡病欲知何時得？何時愈？答曰：假令夜半得病者，日中愈；日中得病者，夜半愈。何以言之？日中得病夜半愈者，以陽得陰則解也；夜半得病日中愈者，以陰得陽則解也。

夫寸口脉，浮在表，沉在裏，數在府，遲在藏。假令脉遲，此爲在藏。

趺陽脉[5]浮而濇[6]，少陰脉[7]如經[8]，其病在脾，法當下利。何以知之？脉浮而大者，氣實血虚也。今趺陽脉浮而澀，故知脾氣不足，胃氣虚也。以少陰脉弦而浮[9]，纔見，此爲調脉，故稱如經。而反滑數者，故知當溺膿也。

寸口脉浮而緊，浮即爲風，緊即爲寒。風即傷衛，寒即傷營。營衛俱病，骨節煩疼，當發其汗也。

趺陽脉遲而緩，胃氣如經也。趺陽脉浮而數，浮則傷胃，數則動脾，此非本病，醫特下之所爲也。營衛内陷，其數先微，脉反但浮，其人必大便堅，氣噫[10]而除。何以言之？脾脉本緩，今數脉動脾，其數先微，故知脾氣不治，大便堅，氣噫而除。今脉反浮，其數改微，邪氣獨留，心中則饑[11]，邪熱不[12]殺穀，

[1] 若：或。
[2] 内無：《傷寒論》第六篇作“亡”一字，與前句并列，義長。
[3] 濈然：小汗密集貌。與後句“大汗”相對。下文“濈濈然”義同。
[4] 倣：同“仿”。
[5] 趺陽脉：位於脚面衝陽穴處的動脉，屬足陽明胃脉。
[6] 濇：“澀”的異體字。本書普遍作“澁”，少數處作“濇”，疑爲清代校刊時據《傷寒論》校改。
[7] 少陰脉：位於内脚踝太溪穴處的動脉，屬足少陰腎脉。
[8] 如經：如常。
[9] 浮：敦煌卷子 S. 202、《太平聖惠方》卷八并作“沉”，義勝。
[10] 噫（ài）：《説文》：“噫，飽食息也。”胃氣上逆經口中排出有聲。後作“噯”。
[11] 饑：通“飢”，飢餓。按：“饑”指荒年，“飢”指飢餓。本書混用，“饑”“飢”各9例，皆指飢餓。
[12] 不：敦煌卷子 S. 202 無此字，義長。

潮熱發渴，數脉當遲緩，脉因前後度數如法，病者則饑。數脉不時，則生惡瘡也。

師曰：病人脉微而澀者，此爲醫所病也。大發其汗，又數大下之，其人亡血，病當惡寒而發熱，無休止時。夏月盛熱，而欲着複衣；冬月盛寒，而欲裸其體。所以然者，陽微即惡寒，陰弱即發熱。醫發其汗，使陽氣微；又大下之，令陰氣弱。五月之時，陽氣在表，胃中虚冷，内以陽微[1]不能勝冷，故欲着複衣。十一月之時，陽氣在裏，胃中煩熱，内以陰弱不能勝熱，故欲裸其體。又陰脉遲澀，故知亡血也。

脉浮而大，心下反堅，有熱，屬藏者攻之，不令發汗；屬府者，不令溲數，溲數則便堅。汗多則熱愈，汗少即便難。脉遲，尚未可攻。

趺陽脉數微濇，少陰反堅，微即下逆，濇即躁煩，少陰堅者，便即爲難。汗出在頭，穀氣爲下。便難者令微溏，不令汗出。甚者遂不得便，煩逆鼻鳴，上竭下虚，不得復還[2]。

脉浮而洪，軀汗如油，喘而不休，水漿不下，形體不仁，乍静[3]乍亂，此爲命絶，未知何藏先受其災？若汗出髮潤，喘而不休，此爲肺絶[4]。陽反獨留，形體如烟熏，直視摇頭，此爲心絶。脣吻反青，四肢漐習[5]，此爲肝絶。環口黧黑，柔汗發黄，此爲脾絶。溲便遺失[6]、狂語、目反直視，此爲腎絶。

又未知何藏陰陽先絶？若陽氣先絶，陰氣後竭，其人死，身色必青，肉必冷。陰氣先絶，陽氣後竭，其人死，身色必赤，腋下温，心下熱也。

寸口脉浮大，醫反下之，此爲大逆。浮即無血，大即爲寒，寒氣相搏，即爲腸鳴。醫乃不知，而反飲之水，令汗大出，水得寒氣，冷必相搏，其人即䭇[7]。

趺陽脉浮，浮即爲虚，浮虚相搏，故令氣䭇，言胃氣虚竭也。脉滑則爲噦。此爲醫咎，責虚取實，守空迫血。脉浮、鼻口[8]燥者，必衄。

諸脉浮數，當發熱，而灑淅惡寒。若有痛處，食飲如常者，畜[9]積有膿也。

脉浮而遲，面熱赤而戰惕[10]者，六七日當汗出而解。反發熱者差遲[11]。遲爲無陽，不能作汗，其

[1] 内以陽微：本書第十九篇作"陽氣内微"，《傷寒論》第一、第二十二篇作"以陽氣内微"。下文"内以陰弱"句仿此。

[2] 本條見於敦煌卷子 S. 202，不見於《傷寒論》。

[3] 静：即"治"，避唐高宗李治之"治"諱改。參見本書上卷相關論述。

[4] 肺絶：按前句問"何藏先受其災"，則"肺絶"當如《傷寒論》第一篇作"肺先絶"。且以下各藏皆應云"先絶"。但《傷寒論》第一篇以下四藏亦無"先"字，疑因祖本避諱略"先"字，後人部分回改而增。參見本書上卷敦煌卷子部分的論述。

[5] 漐(zhí)習：聯綿詞。肢體震顫貌。

[6] 失：當作"矢"，後世作"屎"。

[7] 䭇：同"噎"，喉嚨被堵塞。下同。

[8] 鼻口：《傷寒論》第一篇、《注解傷寒論》第二篇作"鼻中"。

[9] 畜：同"蓄"。

[10] 戰惕：驚悸，顫抖。敦煌卷子 S. 202 此作"戴陽"，義勝。戴陽爲虚陽上浮之病理假象，據前文"面熱赤"，此處"戰惕"當校爲"戴陽"。

[11] 差(chài)遲：謂病愈延遲。差，病愈。後作"瘥"。

身必癢也。

脉虚者，不可吐下發汗，其面反有熱色爲欲解，不能汗出，其身必癢[1]。

寸口脉陰陽俱緊，法當清邪中上，濁邪中下。清邪中上，名曰潔；濁邪中下，名曰渾。陰中於邪，必内慄，表氣微虚，裏氣失守，故使邪中於陰也。陽中於邪，必發熱、頭痛、項强、腰痛、脛痠，所謂陽中霧露之氣，故曰清邪中上，濁邪中下。陰氣爲慄，足膝逆冷，溲便妄出，表氣微虚，裏氣微急。三焦相溷[2]，内外不通。若上焦怫鬱[3]，藏氣相熏，口爛食齗[4]。若中焦不治，胃氣上衝，脾氣不轉，胃中爲濁，營衛不通，血凝不流。衛氣前通，小便赤黄，與熱相搏，因熱作使，游於經絡，出入藏府，熱氣所過，即爲癰膿。陰氣前通，陽氣厥[5]微，陰無所使，客氣内入，嚏而出之，聲嗢[6]咽塞。寒厥相追，爲熱所擁，血凝自下，狀如豚肝。陰陽俱厥，脾氣孤弱，五液注下。若下焦不闔[7]，清便[8]下重，令便數難，臍築[9]湫痛[10]，命將難全。

脉陰陽俱緊，口中氣出，脣口乾燥，踡臥足冷，鼻中涕出，舌上胎滑，勿妄治也。到七日以來，其人微發熱，手足温，此爲欲解；或到八日以上，反大發熱，此爲難治。設惡寒者，必欲嘔；腹痛者，必欲利也。

脉陰陽俱緊，至於吐利，其脉獨不解。緊去人安，此爲欲解。若脉遲，至六七日不欲食，此爲晚發，水停故也，爲未解。食自可者，爲欲解。

病六七日，手足三部脉皆至，大煩，口噤不能言，其人躁擾，此爲欲解。若脉和，其人大煩，目重，瞼[11]内際黄，亦爲欲解。

脉浮而數，浮即爲風，數即爲虚，風即發熱，虚即惡寒，風虚相搏，則灑淅惡寒而發熱也。

趺陽脉浮而微，浮即爲虚，微即汗出[12]。

脉浮而滑，浮即爲陽，滑即爲實，陽實相搏，其脉數疾，衛氣失度。浮滑之脉數疾，發熱汗出者，此爲不治。

---

[1] 本條見於敦煌卷子 S. 202，不見於《傷寒論》。

[2] 溷(hùn)：同“混”，混亂。

[3] 怫(fú)鬱：鬱悶不舒。《説文・心部》：“怫，鬱也。”二字同義複用。

[4] 食齗：牙齦糜爛。食，同“蝕”；齗，同“齦”。

[5] 厥：氣閉。

[6] 聲嗢(wà)：出聲不利。《説文》：“嗢，咽也。”段玉裁注：“咽當作噎，聲之誤也……咽中息不利也。”

[7] 闔：謂關閉。

[8] 清便：排便。清，通“圊”。圊(qīng)，廁所，引申指排便。

[9] 築：謂上下跳動。

[10] 湫(jiǎo)痛：後世作“絞痛”。

[11] 瞼：敦煌卷子 S. 202 作“臉”，“臉”表面部之義所起較晚，當據敦煌本改。

[12] 本條見於敦煌卷子 S. 202，不見於《傷寒論》。

脉散，其人形損，傷寒而欬上氣者，死。

脉微而弱，微即爲寒，弱即發熱，當骨節疼痛，煩而極出汗[1]。

寸口脉濡[2]而弱，濡即惡寒，弱即發熱，濡弱相搏，藏氣衰微，胷中苦煩，此非結熱，而反劫之，居水漬布[3]，冷銚[4]貼之，陽氣遂微。諸府無所依，陰脉凝聚，結在心下，而不肯移。胃中虚冷，水穀不化，小便縱通，復不能多。微則可救，聚[5]寒在心下，當奈何[6]！

辨太陽病形證治上第三

夫病有發熱而惡寒者，發於陽也。不熱而惡寒者，發於陰也。發於陽者七日愈，發於陰者六日愈，以陽數七，陰數六故也。

太陽之爲病，頭項强痛而惡寒。

太陽病，其脉浮。

太陽病，發熱汗出而惡風，其脉緩，爲中風。

太陽中風，發熱而惡寒。

太陽病，或已發熱，或未發熱，必惡寒，體痛，嘔逆，其脉陰陽俱緊，爲傷寒。

傷寒一日，太陽脉弱，至四日，太陰脉大[7]。

傷寒一日，太陽受之，脉若静者，爲不傳；頗欲吐，躁煩，脉數急者，乃爲傳。

傷寒，其二陽[8]證不見，此爲不傳。

傷寒三日，陽明脉大者，爲欲傳。

傷寒三日，少陽脉小者，爲欲已。

[1] 本條不見於《傷寒論》。
[2] 濡（ruǎn）：同“軟”。本書所有“濡”字皆同“軟”。
[3] 居水漬布：謂以冷水濕衣（劫熱）。
[4] 冷銚（diào）：冷的水壺。
[5] 聚：本書第二十七篇同文作“劇則”二字，義長，當據改。
[6] 本條不見於《傷寒論》。
[7] 本條不見於《傷寒論》，見於《千金翼方》卷九第二篇。
[8] 傷寒其二陽：《傷寒論》第五篇作“傷寒二三日，陽明少陽”9字，與上下文義相貫，可從。

太陽病，發熱而渴，不惡寒，爲温病。若發汗已，身體灼熱者，爲風温。風温之爲病，脉陰陽俱浮，汗出體重，多眠，鼻息必鼾，語聲難出。若下之，小便不利，直視失溲；若被火，微發黄[1]，劇則如驚癇，時掣縱[2]發作。復以火熏之，一逆尚引日，再逆促命期。

太陽病，三四日不吐下，見芤乃汗之[3]。

太陽病頭痛，至七日有當愈者，其經竟故也。若欲作再經者，當鍼足陽明，使經不傳，則愈。

太陽病欲解時，從巳盡未[4]。

風家表解而不了了[5]者，十二日愈。

夫病身大熱，反欲得衣者，寒在骨髓，熱在皮膚；身大寒，反不欲近衣者，熱在骨髓，寒在皮膚也。

太陽中風，陽浮而陰濡弱，陽浮者熱自發，濡弱者汗自出，嗇嗇惡寒，淅淅惡風[6]，翕翕[7]發熱，鼻鳴[8]乾嘔，**桂枝湯**主之。1

太陽病，發熱汗出，此爲營弱衛强，故使汗出，以解邪風，**桂枝湯**主之。1

太陽病，頭痛發熱，汗出惡風，**桂枝湯**主之。1

太陽病，項背强几几，而反汗出惡風，**桂枝湯**主之。《論》云：**桂枝加葛根湯**主之[9]。1/17

太陽病，下之，其氣上衝者，可與**桂枝湯**；不衝者，不可與之。1

太陽病三日，已發汗、若吐、若下、若温鍼，而不解，此爲壞病[10]，桂枝不復中與也。觀其脉證，知犯何逆，隨證而治之。

桂枝湯本爲解肌，其人脉浮緊，發熱無汗，不可與也。常須識此，勿令誤也。1

---

[1] 微發黄：謂"微則發黄"。"微"與下句"劇"相對而言。本書"微""劇"對見時，皆指病情程度。

[2] 掣縱：《傷寒論》第五篇作"瘛瘲"，并同"瘛瘲"。本書第二十一篇即作"瘛瘲"。參見第一篇"瘛瘲"之注。

[3] 本條不見於《傷寒論》，見於《千金翼方》卷九第一篇。

[4] 從巳盡未：即上午9時至下午3時。

[5] 了了：精神爽慧。

[6] 嗇嗇惡寒淅淅惡風：謂怕冷畏寒。嗇嗇、淅淅，惡寒貌。惡寒、惡風：二者互文，謂怕冷畏寒。

[7] 翕翕：發熱而不甚貌。

[8] 鼻鳴：打噴嚏。

[9]《論》云以下注文本於《傷寒論》第五篇。彼篇同條用桂枝加葛根湯。此句似林億等人校語。10字原爲大字正文，據文義改爲小字注文。

[10] 壞病：本書與《傷寒論》用指醫生誤治導致的證形複雜、轉歸不佳的病情。

酒客不可與**桂枝湯**，得之則嘔，酒客不喜甘故也。1

喘家，作**桂枝湯加厚朴杏仁**佳[1]。

服**桂枝湯**吐者，其後必吐膿血。1

太陽病，發其汗，遂漏而不止，其人惡風，小便難，四肢微急，難以屈伸，**桂枝加附子湯**主之。6

太陽病，下之，其脉促，胸滿，**桂枝去芍藥湯**主之。若微惡寒者，**桂枝去芍藥加附子湯**主之。7/8

太陽病，得之八九日，如瘧狀，發熱而惡寒，熱多而寒少，其人不嘔，清便自調，日二三發，脉微緩者爲欲愈。脉微而惡寒，此陰陽俱虚，不可復吐下發汗也。面反有熱色者，爲未欲解，以其不能得小汗出，身必當癢，**桂枝麻黄各半湯**主之。2

太陽病，初服**桂枝湯**，反煩不解者，當先刺風池、風府，却[2]與**桂枝湯**即愈。1

服**桂枝湯**大汗出，若脉但洪大，與**桂枝湯**；若其形如瘧，一日再發，汗出便解，宜**桂枝二麻黄一湯**。1/3

服**桂枝湯**，大汗出後，大煩渴不解，若脉洪大者，**白虎加人參湯**主之。67

太陽病，發熱而惡寒，熱多寒少。脉微弱者，此無陽也，不可復發其汗，宜**桂枝二越婢一湯**。4

服桂枝湯，或下之，仍頭項强痛，翕翕發熱，無汗，心下滿而微痛，小便不利者，**桂枝去桂加茯苓白术湯**主之。1/9

傷寒脉浮，自汗，小便數，頗[3]微惡寒，《論》曰：心煩，微惡寒[4]。兩脚攣急，反與**桂枝湯**，欲攻其表，得之便厥[5]，咽乾煩躁吐逆。當作**甘草乾薑湯**，以復其陽，厥愈足温；更作**芍藥甘草湯**與之，其脚即伸。若胃氣不和，讝語[6]，少與調胃承氣湯。若重發汗，復加燒鍼者，**四逆湯**主之。1/41/42/77/104

問曰：證象陽旦[7]，按法治之而增劇，厥逆[8]，咽中乾，兩脛拘急而讝語。師言夜半手足當温，兩脚當伸，後如師言。何以知之？答曰：寸口脉浮而大，浮即爲風，大即爲虚，風則生微熱，虚則兩脛攣，其

---

[1] 喘家作桂枝湯加厚朴杏仁佳：《傷寒論》第五篇同此（“杏仁”作“杏子”）。本篇後文有“桂枝加厚朴杏仁湯”，二者當爲同方。參彼注。《玉函》卷七、卷八缺，當補。

[2] 却：再，又。

[3] 頗：《傷寒論》第五篇兩處作“心煩”2字，與原書引“論”同。

[4] 《論》曰心煩微惡寒：7字似爲宋臣所作注文。原文爲大字，據文義改爲小字注文。

[5] 厥：厥冷。即四肢逆冷。仲景文獻中“厥”以此義爲主。

[6] 讝（zhān）語：病中神志不清，胡言亂語。讝，亦作“譫”。本書用“讝”爲主，有4處用“譫”。

[7] 陽旦：此指陽旦湯證，陽旦湯即桂枝湯。

[8] 厥逆：手足寒冷。又作“厥冷”“逆冷”“四逆”，又單稱“厥”“逆”。

形象桂枝[1]，因加附子於其間，增桂令汗出，附子温經，亡陽故也。厥逆，咽中乾，煩躁，陽明内結，讝語煩亂，更飲**甘草乾薑湯**；夜半陽氣還，兩足當熱，脛尚微拘急，與**芍藥甘草湯**，爾乃脛伸。與**承氣湯**[2]，微溏，止其讝語，故知其病可愈。41/42

太陽病，項背强几几，無汗惡風者，**葛根湯**主之。18

太陽與陽明合病，必自利，**葛根湯**主之；不下利但嘔者，**葛根加半夏湯**主之。18/19

太陽病，桂枝證，醫反下之，遂利不止，其脉促，表未解，喘而汗出，**葛根黄連黄芩湯**[3]主之。20

太陽病，頭痛發熱，身體疼，腰痛，骨節疼痛，惡風，無汗而喘，**麻黄湯**主之。21

太陽與陽明合病，喘而胸滿者，不可下，宜**麻黄湯**主之。21

病十日已去，其脉浮細，嗜臥，此爲外解；設胸滿脅痛，與小柴胡湯；脉浮者，與**麻黄湯**。30/21

太陽中風，脉浮緊，發熱惡寒，身體疼痛，不汗出，而煩躁頭痛，**大青龍湯**主之。若脉微弱，汗出惡風，不可服，服則厥，筋惕肉瞤[4]，此爲逆也。27

傷寒脉浮緩，其身不疼，但重，乍有輕時，無少陰證者，可與**大青龍湯**發之。27

傷寒表不解，心下有水氣，欬而發熱，或渴，或利，或噎，或小便不利、小腹滿，或微喘，**小青龍湯**主之。28

傷寒心下有水氣，欬而微喘，發熱不渴，服湯已，而渴者，此爲寒去欲解，**小青龍湯**主之。28

太陽病，外證未解，其脉浮弱，當以汗解，宜**桂枝湯**主之。1

太陽病，下之微喘者，表未解故也。**桂枝加厚朴杏仁湯**[5]主之。

太陽病，外證未解者，不可下，下之爲逆。解外者，宜**桂枝湯**主之。1

太陽病，先發汗不解，而下之，其脉浮不愈。浮爲在外，而反下之，故令不愈。今脉浮，故知在外，當

[1] 桂枝：此指桂枝湯證。

[2] 承氣湯：此處未標明是何種承氣湯，《傷寒論》第五篇同此。據後文"微溏""譫語"推斷，似合用小承氣湯。

[3] 葛根黄連黄芩湯：目録及卷七第二十方均作"葛根黄芩黄連湯"，《傷寒論》第六、第十六、第二十二篇亦同此，可據改。

[4] 筋惕肉瞤：筋肉掣動。惕，因驚而心動；瞤，眼皮跳動。同引申指肌肉掣動。

[5] 桂枝加厚朴杏仁湯：此方爲桂枝湯加厚朴、杏仁，《傷寒論》第六、第十六、第二十二篇均有此，名"桂枝加厚朴杏子湯"，《金匱玉函經》卷七、卷八缺，當補。

解其外則愈，宜**桂枝湯**。1

太陽病，脉浮緊，無汗而發熱，其身疼痛，八九日不解，其表候[1]仍在，此當發其汗。服藥已，微除[2]，其人發煩目瞑；劇者必衄，衄乃解。所以然者，陽氣重故也，**麻黄湯**主之。21

太陽病，脉浮緊，發熱，其身無汗，自衄者愈。

二陽并病，太陽初得病時，發其汗，汗先出不徹，因轉屬陽明，續自微汗出，不惡寒。若太陽病證不罷，不可下，下之爲逆，如此者，可小發其汗。設面色緣緣正赤[3]者，陽氣怫鬱不得越，當解之、熏之。當[4]汗而不汗，其人躁煩，不知痛處，乍在腹中，乍在四肢，按之不可得，其人短氣但坐[5]，以汗出不徹故也，更發其汗即愈。何以知汗出不徹？以脉濇故知之。

脉浮數，法當汗出而愈，若下之，身體重心悸者，不可發汗，當自汗出而解。所以然者，尺中脉微，此裏虚，須表裏實，津液自和，即自汗出愈。

脉浮而緊，法當身疼頭痛，宜以汗解之。假令尺中脉遲者，不可發其汗。何以故？此爲營氣不足，血氣微少故也。

脉浮者，病在表，可發汗，宜**麻黄湯**。一云**桂枝湯**[6]。21/1

脉浮而數者，可發汗，宜**麻黄湯**。21

病常自汗出者，此爲營氣和、衛氣不和故也。營行脉中，爲陰主内；衛行脉外，爲陽主外。復發其汗，衛和則愈，宜**桂枝湯**。1

病人藏無他病，時發熱，自汗出而不愈，此衛氣不和也，先其時發汗即愈，宜**桂枝湯**。1

傷寒，脉浮緊，不發汗，因致衄者，宜**麻黄湯**。21

傷寒，不大便六七日，頭痛有熱，未可與承氣湯；其小便反清，此爲不在裏而在表也，當發其汗，頭痛者必衄，宜**桂枝湯**。1

---

[1] 候：《傷寒論》第六篇作“證”，義長，可從。

[2] 微除：似指“微者除愈”。“微者”與下文“劇者”相對。本書“微”“劇”對見時，皆指病情程度。

[3] 緣緣正赤：謂由内而外透出赤色。

[4] 當：本書第十九篇此上有“若發汗不大徹，不足言。陽氣怫鬱不得越”16字。

[5] 但坐：只是坐着。按：《傷寒論》通行本此二字多屬下，則“坐”取“因”義，但此解與“以”字義有重複。《金匱要略方》第七篇：“欬逆氣上衝……但坐不得卧。”與本條義近，故“但坐”二字屬上爲宜。本條《傷寒論》第六、第十七篇兩出，及本書第二十二篇，“但坐”下皆有“以”字；本書第十九篇同條無“以”字。

[6] 一云桂枝湯：原書爲大字。詳文意當爲後人注文，依例改作小字。

傷寒，發汗已解，半日許，復煩，其脉浮數，可與復發汗，宜**桂枝湯**。1

凡病若發汗、若吐、若下，若亡血無津液，而陰陽自和者，必自愈。

大下後，發汗，其人小便不利，此亡津液，勿治之，其小便利必自愈。

下之後，發其汗，必振寒，脉微細，所以然者，内外俱虚故也。

下之後，復發其汗，晝日煩躁不得眠，夜而安静，不嘔不渴，而無表證，脉沉微，身無大熱者，**乾薑附子湯**主之。72

發汗後，身體疼痛，其脉沉遲，**桂枝加芍藥生薑人參湯**主之。11

發汗後，不可更行桂枝湯。汗出而喘，無大熱者，可與**麻黄杏子甘草石膏湯**。1/22

發汗過多，其人叉手自冒心[1]，心下悸，欲得按者，**桂枝甘草湯**主之。16

發汗後，其人臍下悸者，欲作賁豚，**茯苓桂枝甘草大棗湯**主之。37

發汗後，腹脹滿，**厚朴生薑甘草半夏人參湯**主之。45

傷寒，若吐、若下、若發汗後，心下逆滿，氣上衝胷，起即頭眩，其脉沉緊，發汗即動經，身爲振振摇，**茯苓桂枝白术甘草湯**主之。38

發其汗不解，而反惡寒者，虚故也，**芍藥甘草附子湯**主之。不惡寒但熱者，實也，當和胃氣，宜**小承氣湯**[2]。71/76

發汗，若下，病仍不解，煩躁，**茯苓四逆湯**主之。107

太陽病，發汗後，大汗出，胃中乾，煩躁[3]不得眠，其人欲引水，當稍飲之，令胃中和則愈。若脉浮，小便不利，微熱消渴者，與**五苓散**主之。40

發汗後，脉浮而數，煩渴者，**五苓散**主之。40

傷寒，汗出而渴者，**五苓散**主之；不渴者，**茯苓甘草湯**主之。40/39

[1] 叉手自冒心：謂兩手相錯覆於心上。冒，蒙覆。叉，原作俗字"乂"；冒，原作俗字"冐"，據常例改。下同。
[2] 小承氣湯：《傷寒論》第六篇、《注解傷寒論》第六篇并作"調胃承氣湯"。
[3] 乾煩躁：本書第十九、第二十八篇皆作"乾燥，煩"。

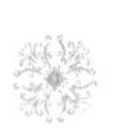

中風發熱，六七日不解而煩，有表裏證，渴欲飲水，水入即吐，此爲水逆，**五苓散**主之。40

未持脉時，病人叉手自冒心，師因教試令欬，而不即欬者，此必兩耳聾無聞也。所以然者，以重發其汗，虚故也。

發汗後，飲水多者必喘，以水灌[1]之亦喘。

發汗後，水藥不得入口爲逆。

發汗吐下後，虚煩不得眠，劇者反覆顛倒，心中懊憹，**梔子豉湯**主之；若少氣，**梔子甘草豉湯**主之；若嘔，**梔子生薑豉湯**主之。46/47/48

發汗，若下之，煩熱胸中窒者，**梔子豉湯**主之。46

傷寒五六日，大下之後，身熱不去，心中結痛，此爲未解，**梔子豉湯**主之。46

傷寒下後，煩而腹滿，臥起不安，**梔子厚朴湯**主之。49

傷寒，醫以圓[2]藥大下之，身熱不去，微煩，**梔子乾薑湯**主之。50

凡用梔子湯[3]證，其人微溏[4]者，不可與服之。

太陽病，發其汗而不解，其人仍發熱，心下悸，頭眩，身瞤而動，振振欲擗地[5]者，**真**[6]**武湯**主之。95

咽喉乾燥者，不可發其汗。

淋家不可發汗，發其汗必便血。

瘡家雖身疼痛，不可攻其表，汗出則痓。

衄家不可攻其表，汗出必額上促急而緊，直視不能眴[7]，不得眠。

---

[1] 灌：澆灌。本書用“灌”字，除卷八蜜煎導方“灌”字外，都指澆灌（身體）。

[2] 圓：即“丸”字。南宋避宋欽宗趙桓諱改“丸”爲“圓”。

[3] 梔子湯：《傷寒論》第六篇同作“梔子湯”，未明言究竟是何“梔子湯”，因梔子性苦寒，易傷脾胃，故平素脾虚大便溏的病人不可服，故此處應理解爲梔子豉湯類方。本書名梔子湯實指梔子豉湯有多例，本例亦然。

[4] 微溏：《傷寒論》第六、第二十二篇作“舊微溏”，謂平素脾虚大便溏，義長，可據補。

[5] 振振欲擗（pǐ）地：肢體顫動欲扑倒於地。擗，通“躄”，仆倒。

[6] 真：《千金翼方》卷十第二作“玄”。按四神舊名當爲“玄武”，宋真宗追尊聖祖趙玄朗，諱“玄”字改爲“真武”。

[7] 眴：同“瞬”。眨眼。

亡血家不可攻其表，汗出則寒慄而振。

汗家重發其汗，必恍惚心亂，小便已，陰疼，與**禹餘糧圓**[1]。

病人有寒，復發其汗，胃中冷，必吐蚘[2]。

本[3]發汗，而復[4]下之，爲逆；先發汗者，治不爲逆。本先下之，而反汗之，爲逆；先下之者，治不爲逆。

傷寒，醫下之，續得下利清穀[5]不止，身體疼痛，急當救裏；後身疼痛，清便自調，急當救表。救裏宜**四逆湯**，救表宜**桂枝湯**。104/1

病發熱頭痛，脉反沉，若不瘥，身體更疼痛，當救其裏，宜**四逆湯**。104

太陽病，先下之而不愈，因復發其汗，表裏俱虚，其人因致冒[6]。冒家當汗出自愈，所以然者，汗出表和故也。裏未和，然後復下之。

太陽病未解，脉陰陽俱停[7]，必先振汗而解；但陽[8]微者，先汗之而解；陰微者，先下之而解。汗之宜**桂枝湯**，下之宜**承氣湯**[9]。1

血弱氣盡，腠理開，邪氣因入，與正氣相搏，結於脇下。正邪分争，往來寒熱，休作有時，嘿嘿[10]不欲食飲。藏府相連，其痛必下，邪高痛下，故使嘔也。**小柴胡湯**主之。30

服**柴胡湯**已，渴者，此爲屬陽明，以法治之。

得病六七日，脉遲浮弱，惡風寒，手足温，醫二三下之，不能食，其人脇下滿痛，面目及身黄，頸項强，小便難，與**柴胡湯**後，必下重。本渴飲水而嘔，**柴胡湯**[11]不復中與也，食穀者噦。

中風五六日，傷寒，往來寒熱，胸脅苦滿，嘿嘿不欲飲食，心煩喜嘔，或胷中煩而不嘔，或渴，或腹中

[1] 禹餘糧圓：本方歷來闕失。本書卷八第六十二方和第六十三方之間載明："禹餘糧圓方，闕。"
[2] 蚘：同"蛔"。
[3] 本：當依下句之例，作"本先"。
[4] 復：此同下句"反"，反而。
[5] 清穀：圊穀。謂大便排出穀物。亦即"完穀不化"。清，通"圊"，此作動詞，排便。
[6] 冒：通"懣"。後世作"悶"。
[7] 停：均等。《傷寒論》第六篇同此，小字附注云："一作微。"
[8] 陽：本書第十八篇、《傷寒論》第六篇作"陽脉"，與前"脉陰陽"相應。後句"陰"同此。
[9] 承氣湯：《傷寒論》第六篇作"調胃承氣湯"，本書第十八篇其下注云："一云大柴胡湯。"
[10] 嘿嘿：同"默默"。煩亂悶瞀貌。
[11] 柴胡湯：當指小柴胡湯，下同。

痛，或脅下痞堅，或心中悸、小便不利，或不渴、外有微熱，或欬，**小柴胡湯**主之。30

傷寒四五日，身熱惡風，頸項强，脅下滿，手足温而渴，**小柴胡湯**主之。30

傷寒，陽脉澀，陰脉弦，法當腹中急痛，先與小建中湯，不差[1]，即與**小柴胡湯**主之。29/30

傷寒中風，有小柴胡證，但見一證便是，不必悉具。

凡柴胡湯證而下之，柴胡證不罷者，復與柴胡湯，必蒸蒸而振，却發熱汗出而解。

傷寒二三日，心中悸而煩，**小建中湯**主之。29

太陽病，過經十餘日，及[2]二三下之，後四五日柴胡證仍在，先與**小柴胡湯**。嘔止小安[3]，其人鬱鬱微煩者，爲未解，與**大柴胡湯**下之，愈。30/34

傷寒十三日不解，胸脇滿而嘔，日晡發潮熱而微利，此本柴胡證，下之[4]不得利，今反利者，知醫以圓藥下之，非其治也。潮熱者實也，先再服**小柴胡湯**解其外，後以**柴胡加芒硝湯**主之[5]。30/35

傷寒十三日，過經而譫語，内有熱也，當以湯下之。小便利者，大便當堅，而反下利，其脉調和者，知醫以圓藥下之，非其治也。自利者，其脉當微厥，今反和者，此爲内實也，**調胃承氣湯**主之。77

太陽病不解，熱結膀胱，其人如狂，血自下，下者即愈。其外不解，尚未可攻，當先解其外；外解小腹急結者，乃可攻之，宜**桃核承氣湯**。78

傷寒八九日，下之，胸滿煩驚，小便不利，譫語，一身盡重，不可轉側，**柴胡加龍骨牡蠣湯**主之。33

傷寒，腹滿而譫語，寸口脉浮而緊者，此爲肝乘脾，名曰縱，當刺期門。

傷寒發熱，嗇嗇惡寒，其人大渴，欲飲酢漿者[6]，其腹必滿，而自汗出，小便利，其病欲解。此爲肝乘肺，名曰横，當刺期門。

---

[1] 差：病愈。後作"瘥"。本書二字兼用，多用"差"，少數用"瘥"。

[2] 及：《傷寒論》第六篇、《注解傷寒論》第六篇并作"反"，義勝。

[3] 嘔止小安：《傷寒論》第六篇、《注解傷寒論》第六篇并作"嘔不止，心下急"。

[4] 下之：《傷寒論》第六篇"之"下多"以"字，義長。

[5] 柴胡加芒硝湯主之：《傷寒論》第六篇宋臣林億等注："臣億等謹按，《金匱玉函》方中無芒消。别一方云，以水七升，下芒消二合，大黄四兩，桑螵蛸五枚，煮取一升半，服五合，微下即愈。本云，柴胡再服，以解其外，餘二升加芒消、大黄、桑螵蛸也。""無芒消（硝）"之説與本處不相合，後加"芒消、大黄、桑螵蛸"者，即本書方劑卷所載"柴胡加大黄芒硝桑螵蛸湯方第三十六"。

[6] 欲飲酢漿者：《傷寒論》第六篇、《注解傷寒論》第六篇作"欲飲水"。酢漿，古代一種含有酸味的飲料。酢，同"醋"。

太陽病二日，而反燒瓦熨其背，而大汗出，火熱入胃，胃中水竭，躁煩，必當讝語。十餘日，振而反汗出者，此爲欲解也。其汗從腰以下不得汗，欲小便不得，反嘔，欲失溲，足下惡風，大便堅者，小便當數，而反不數及不多，大便已，頭卓然而痛，其人足心必熱，穀氣下流故也。

太陽中風，以火劫發其汗，邪風被火熱，血氣流溢，失其常度，兩陽相熏灼，其身發黃。陽盛即欲衄，陰虛小便難，陰陽俱虛竭，身體則枯燥，但頭汗出，劑[1]頸而還，腹滿微喘，口乾咽爛，或不大便，久則讝語，甚者至噦，手足躁擾，尋[2]衣摸牀。小便利者，其人可治。

傷寒脉浮，醫以火迫劫之，亡陽，驚狂，臥起不安，**桂枝去芍藥加蜀漆牡蠣龍骨救逆湯**主之。10

傷寒，其脉不弦緊而弱者，必渴，被火必讝語。弱者發熱，脉浮，解之，當汗出愈。

太陽病，以火熏之，不得汗者，其人必燥，到經不解，必清血[3]，名火邪。

脉浮熱盛，而灸之，此爲實，實以虛治，因火而動，咽燥，必吐血。

微數之脉，慎不可灸，因火爲邪，則爲煩逆，追虛逐實，血散脉中，火氣雖微，內攻有力，焦骨傷筋，血難復也。

脉浮，當以汗解，而反灸之，邪無從出，因火而盛，病從腰以下必重而痹，此爲火逆。

欲自解者，必當先煩，乃有汗，隨汗而解。何以知之？脉浮故知汗出而解。

燒鍼令其汗，鍼處被寒，核起而赤者，必發賁豚。氣從少腹上衝心者，灸其核上各一壯，與**桂枝加桂湯**。5

火逆，下之，因燒鍼煩躁者，**桂枝甘草龍骨牡蠣湯**主之。15

太陽傷寒，加溫鍼必驚。

太陽病，當惡寒而發熱，今自汗出，反不惡寒而發熱，關上脉細而數，此醫吐之故也。一日、二日吐之者，腹中饑，口不能食；三日、四日吐之者，不喜糜粥[4]，欲食冷食，朝食夕吐，以醫吐之所致也，此爲小逆。

太陽病，吐之，但太陽病當惡寒，今反不惡寒，不欲近衣，此爲吐之內煩也。

---

[1] 劑：通“齊”。本書第二十一篇同條正作“齊”。

[2] 尋：本書第二十一篇同條作“循”，義長。

[3] 清血：大便拉血。清，通“圊”，此作動詞，排便。

[4] 糜粥：煮爛的粥。

病人脉數，數爲熱，當消穀引食，而反吐者，以醫發其汗，陽氣微，膈氣虚，脉則爲數，數爲客熱不能消穀，胃中虚冷，故吐也。

太陽病，過經十餘日，心下嗢嗢[1]欲吐，而又胸中痛，大便反溏，其腹微滿，鬱鬱微煩。先時自極吐下者，與**調胃承氣湯**，不爾者，不可與。反欲嘔，胸中痛，微溏，此非湯證[2]，以嘔故知極吐下也。77

太陽病，七八日，表證仍在，其脉微沉，反不結胸，其人發狂，此熱在下焦，少腹當堅而滿，小便自利者，下血乃愈。所以然者，太陽隨經瘀熱在裏故也。

太陽病，身黄，其脉沉結，少腹堅，小便不利，爲無血也；小便自利，其人如狂者，血證諦[3]也。

傷寒有熱，而少腹滿，應小便不利，今反利者，爲有血也，當下之，不可餘藥，宜**抵當圓**[4]。82

太陽病，小便利者，爲多飲水，心下必悸，小便少者，必苦裏急。

金匱玉函經卷第二終

[1] 嗢(wà)嗢：上脘泛惡欲嘔吐貌。

[2] 此非湯證：《傷寒論》第六篇作"此非柴胡湯證"，義明。

[3] 諦：確實。

[4] 抵當圓：猶言"水蛭丸"。本方君藥水蛭，古異名"至掌"，音轉爲"抵當"。

金匱玉函經卷第三

辨太陽病形證治下第四

問曰：病有結胸，有藏結，其狀何如？答曰：按之痛，其脉寸口浮，關上自沉，爲結胷。

問曰：何謂藏結？答曰：如結胸狀，飲食如故，時小便不利[1]，陽脉浮，關上細，沉而緊，爲藏結，舌上白胎滑者，爲難治。

藏結者無陽證，不往來寒熱，一云：寒而不熱[2]。其人反静，舌上胎滑者，不可攻也。

夫病發於陽，而反下之，熱入因作結胸；發於陰而反下之，因作痞。結胸者，下之早，故令結胸。

結胸者，其項亦强，如柔痓狀，下之即和，宜**大陷胸圓**。54

結胸證，其脉浮大，不可下，下之即死。

結胸證悉具，而躁者死。

太陽病，脉浮而動數，浮則爲風，數則爲熱，動則爲痛，數則爲虚。頭痛發熱，微盜汗出，而反惡寒者，其表未解也。醫反下之，動數變遲，頭痛則眩，胃中空虚，客氣動膈，短氣煩躁，心中懊憹，陽氣内陷，心下因堅，則爲結胸，**大陷胸湯**主之。若不結胸，但頭汗出，其餘無汗，劑頸而還，小便不利，身必發黄。53

傷寒六七日，結胸熱實，其脉浮緊[3]，心下痛，按之如石堅，**大陷胸湯**主之。53

傷寒十餘日，熱結在裏，復往來寒熱，當與**大柴胡湯**。但結胸無大熱，此爲水結在胸脅，頭微汗出，**大陷胸湯**主之。34/53

太陽病，重發其汗，而復下之，不大便五六日，舌上燥而渴，日晡小有潮熱，從心下至少腹堅滿而痛，不可近，**大陷胸湯**主之。53

小結胸者，正在心下，按之即痛，其脉浮滑，**小陷胸湯**主之。52

[1] 時小便不利：《傷寒論》第七篇、《注解傷寒論》第七篇并作“時時下利”。

[2] 一云寒而不熱：6字原爲大字，考文義當爲注文，依例改爲小字。

[3] 脉浮緊：《傷寒論》第七篇、《注解傷寒論》第七篇并作“脉沉而緊”。

太陽病，二三日不能臥，但欲起者，心下必結。其脉微弱者，此本寒也，而反下之，利止者必結胸；未止者，四五日復重下之，此挾熱利也。

太陽病，下之，其脉促，不結胸者，此爲欲解。其脉浮者，必結胸；其脉緊者，必咽痛；其脉弦者，必兩脅拘急；其脉細而數者，頭痛未止；其脉沉而緊者，必欲嘔；其脉沉而滑者，挾熱利；其脉浮而滑者，必下血。

病在陽，當以汗解，而反以冷水潠[1]之若灌之，其熱被劫不得去，益煩，皮上粟起[2]，意欲飲水，反不渴，服**文蛤散**；若不差，與**五苓散**。若寒實結胸，無熱證者，與**三物小白散**[3]。56/40/57

太陽與少陽并病，頭項强痛，或眩，時如結胸，心下痞而堅，當刺大椎第一間、肺俞、肝俞，慎不可發汗，發汗即譫語，譫語則脉弦。譫語五六日不止，當刺期門。

婦人中風，發熱惡寒，經水適來，得之七八日，熱除而脉遲，身涼，胸脅下滿，如結胸狀，其人譫語，此爲熱入血室，當刺期門，隨其虚實而取之。

婦人中風，七八日續得寒熱，發作有時，經水適[4]斷者，此爲熱入血室，其血必結，故使如瘧狀，發作有時，**小柴胡湯**主之。30

婦人傷寒，發熱，經水適來，晝日明了，暮則譫語，如見鬼狀者，此爲熱入血室。無犯胃氣及上二焦，必當自愈。

傷寒六七日，發熱微惡寒，肢節煩疼，微嘔，心下支結，外證未去者，**柴胡桂枝湯**主之。32

傷寒五六日，已發汗，而復下之，胸脅滿，微結，小便不利，渴而不嘔，但頭汗出，往來寒熱，心煩，此爲未解也，**柴胡桂枝乾薑湯**主之。31

傷寒五六日，頭汗出，微惡寒，手足冷，心下滿，口不欲食，大便堅，其脉細，此爲陽微結，必有表，復有裹。沉亦爲病在裹。汗出爲陽微。假令純陰結，不得有外證，悉入在於裹。此爲半在外半在裹。脉雖沉緊，不得爲少陰，所以然者，陰不得有汗，今頭汗出，故知非少陰也，可與**小柴胡湯**。設不了了者，得屎而解。30

傷寒五六日，嘔而發熱，柴胡湯證具，而以他藥下之，柴胡證仍在者，復與**柴胡湯**。此雖以下之，不爲逆，必蒸蒸而振，却發熱汗出而解。若心下滿而堅痛者，此爲結胸，**大陷胸湯**主之。若但滿而不痛者，此爲痞，柴胡不復中與也，**半夏瀉心湯**主之。30/53/60

---

[1] 潠：《説文新附》"含水噴也"。即口含冷水噴出。後亦作"噀"。

[2] 皮上粟起：即俗謂"起鷄皮疙瘩"。

[3] 三物小白散：方劑卷第五十七方方名"白散"。

[4] 適：正好，恰巧。

太陽少陽并病，而反下之，結胸心下堅，利復不止，水漿不肯下，其人必心煩。

脉浮而緊，而反下之，緊反入裏，則作痞，按之自濡，但氣痞耳。

太陽中風，下利嘔逆，表解乃可攻之。其人漐漐[1]汗出，發作有時，頭痛，心下痞堅滿，引脅下痛，嘔即短氣，此爲表解裏未和，**十棗湯**主之。73

太陽病，醫發其汗，遂發熱惡寒；復下之，則心下痞，此表裏俱虚，陰陽氣并竭；無陽則陰獨，復加燒鍼，因胸煩，面色青黄，膚瞤，如此者爲難治。今色微黄，手足温者，易愈。

心下痞，按之濡，其脉關上自浮，**大黄黄連瀉心湯**[2]主之。58

若心下痞，而復惡寒汗出者，**附子瀉心湯**主之。59

本以下之，故心下痞，與瀉心湯痞不解，其人渴而口燥煩，小便不利者，**五苓散**主之。一方云：忍之一日，乃愈[3]。40

傷寒汗出解之後，胃中不和，心下痞堅，乾噫食臭[4]，脅下有水氣，腹中雷鳴而利，**生姜瀉心湯**主之。62

傷寒中風，醫反下之，其人下利，日數十行，穀不化，腹中雷鳴，心下痞堅而滿，乾嘔而煩，不得安。醫見心下痞，謂病不盡，復下之，其痞益甚。此非結熱，但胃中虚，客氣上逆，故使之堅，**甘草瀉心湯**主之。61

傷寒，服湯藥下利不止，心下痞堅。服瀉心湯已，復以他藥下之，利不止，醫以**理中**與之，利益[5]甚。理中者理中焦，此利在下焦，**赤石脂禹餘糧湯**主之。若不止者，當利其小便。102/63

傷寒吐下後，發汗，虚煩，脉甚微，八九日，心下痞堅，脅下痛，氣上衝咽喉，眩冒[6]，經脉動惕者，久而成痿。

傷寒汗出，若吐，若下解後，心下痞堅，噫氣不除者，**旋覆代赭石湯**主之。64

太陽病，外證未除，而數下之，遂挾熱而利不止，心下痞堅，表裏不解者，**桂枝人参湯**主之。14

---

[1] 漐(zhí)漐：持續汗出貌。與"濈濈"音近義通。

[2] 大黄黄連瀉心湯：目録及卷八第五十八方作"大黄瀉心湯"。

[3] 一方云忍之一日乃愈：《傷寒論》第七、第二十二篇同《玉函》，爲大字校文。似當作小字注文。

[4] 乾噫食臭(xiù)：噯氣有飲食氣味。臭，氣味。

[5] 益：更加。

[6] 眩冒：眼花神暈。冒，通"悶"。

大下以後，不可更行桂枝湯，若汗出而喘，無大熱者，可與**麻黄杏仁甘草石膏湯**[1]。1/22

傷寒大下後，復發其汗，心下痞，惡寒者，表未解也，不可攻痞，當先解表，解乃可攻其痞。解表宜**桂枝湯**，攻痞宜**大黄黄連瀉心湯**。1/58

傷寒，發熱，汗出不解，心下痞堅，嘔吐下利者，**大柴胡湯**主之。34

病如桂枝證，頭不痛，項不强，寸脉微浮，胸中痞堅，氣上衝咽喉不得息者，此爲胸有寒也，當吐之，宜**瓜蒂散**。65

病者若脅下素有痞，連在臍傍，痛引少腹，入陰俠陰筋者，此爲藏結，死。

傷寒，若吐，若下後，七八日不解，熱結在裏，表裏俱熱，時時惡風，大渴，舌上乾燥而煩，欲飲水數升者，**白虎加人參湯**主之。67

傷寒脉浮，發熱無汗，其表不解者，不可與**白虎湯**。渴欲飲水，無表證者，**白虎湯**[2]主之。66

凡用**白虎湯**，立夏後至立秋前得用之，立秋後不可服也。66

春三月病常苦裏冷，**白虎湯**亦不可與，與之則嘔利而腹痛。66

諸亡血虚家，亦不可與**白虎湯**，得之腹痛而利者，急當温之。66

太陽與少陽并病，心下痞堅，頭項强而眩，當刺大椎第一間、肺俞、肝俞，慎勿下之。

傷寒無大熱，口燥渴而煩，其背微惡寒者，**白虎加人參湯**主之。67

太陽與少陽合病，自下利者，與**黄芩湯**。若嘔者，**黄芩加半夏生薑湯**主之。100/101

傷寒，胸中有熱，胃中有邪氣，腹中痛，欲嘔吐，**黄連湯**主之。86

傷寒八九日，風濕相搏，身體疼煩，不能自轉側，不嘔不渴，脉浮虚而濇者，**桂枝附子湯**主之。若其人大便堅，小便自利，**朮附子湯**[3]主之。68/69

---

[1] 麻黄杏仁甘草石膏湯：目録及卷七第二十二方作“麻黄杏子甘草石膏湯”。

[2] 白虎湯：《千金翼方》卷九第七篇同，《傷寒論》第七篇作“白虎加人參湯”。

[3] 朮附子湯：《傷寒論》第七篇作“去桂加白朮湯”，《注解傷寒論》第七篇作“去桂枝加白朮湯”。三者實爲異名同方。

風濕相搏，骨節疼煩，掣痛[1]不得屈伸，近之則痛劇，汗出短氣，小便不利，惡風不欲去衣，或身微腫，**甘草附子湯**主之。70

傷寒脉浮滑，而表熱裏寒者，**白通湯**[2]主之。舊云白通湯，一云白虎者，恐非[3]。"舊云"以下出叔和[4]。93

傷寒脉結代，心中驚悸，**炙甘草湯**主之。43

辨陽明病形證治第五

陽明之爲病，胃家實是也。

問曰：病有太陽陽明，有正陽陽明，有微陽[5]陽明，何謂也？答曰：太陽陽明者，脾約[6]一作脾結[7]。是也。正陽陽明者，胃家實是也。微陽陽明者，發其汗，若利其小便，胃中燥，大便難是也。

問曰：何緣得陽明病？答曰：太陽病發其汗，若下之，亡其津液，胃中乾燥，因轉屬陽明。不更衣[8]，内實，大便難者，爲陽明病也。

問曰：陽明病外證云何？答曰：身熱汗出，而不惡寒，但反惡熱也。

問曰：病有得之一日，不惡熱而惡寒者，云何？答曰：然。雖一日，惡寒自罷，即汗出惡熱也。

問曰：惡寒何故自罷？答曰：陽明居中土也，萬物所歸，無所復傳，始雖惡寒，二日自止，此爲陽明病也。

本太陽初得病時，發其汗，汗先出不徹，因轉屬陽明也。

病發熱無汗，嘔不能食，而反汗出濈濈然，是爲轉屬陽明。

---

[1] 掣痛：牽拉痛。掣，牽引，牽曳。

[2] 白通湯：《傷寒論》第七篇用白虎湯。宋臣注云："臣億等謹按前篇云，熱結在裏，表裏俱熱者，白虎湯主之。又云其表不解，不可與白虎湯。此云脉浮滑，表有熱，裏有寒者，必表裏字差矣。又陽明一證云，脉浮遲，表熱裏寒，四逆湯主之。又少陰一證云，裏寒外熱，通脉四逆湯主之。以此表裏自差，明矣。《千金翼》云白通湯，非也。"認爲用白虎湯是，白通湯非是，但前句當爲"裏有熱表有寒"。所指"《千金翼》云白通湯"，今《千金翼》卷九不同此說，仍作"白虎湯"。然以本書證之，宋臣注所揭，當是《千金翼》之舊貌。

[3] 舊云……恐非：此12字原爲大字，據文意爲古人批注衍入，章太炎指爲"蓋江南諸師校語"。依例改作小字。

[4] 舊云以下出叔和：7字原爲小字，是原書正文以外的古人舊注，但注者不能確定。今傳《脉經》未見此語。

[5] 微陽：《傷寒論》第八篇、《注解傷寒論》第八篇并作"少陽"，其下同條中"微陽"同。"微陽"與"少陽"義實相同。

[6] 脾約：津枯大便難之證。《注解傷寒論·辨陽明病脉證并治第八》："胃强脾弱，約束津液，不得四佈，但輸膀胱，致小便數，大便難，與脾約丸。"

[7] 一作脾結：4字原爲大字，據文義當爲注文，依例改作小字。

[8] 更衣：解大便的婉詞。古人如厠需更衣，故借"更衣"指大便。

傷寒脉浮而緩，手足自温，是爲繫在太陰。太陰身當發黄，若小便自利，不能發黄，至七八日便堅，爲屬陽明。

傷寒轉繫陽明者，其人濈濈然微汗出也。

陽明中風，口苦咽乾，腹滿微喘，發熱惡寒，脉浮緊，若下之，則腹滿小便難也。

陽明病，能食爲中風，不能食爲中寒。

陽明病，中寒不能食，而小便不利，手足濈然汗出，此欲作堅瘕，必大便初堅後溏。所以然者，胃中冷，水穀不别故也。

陽明病，初欲食，食之小便反不數，大便自調，其人骨節疼，翕翕如有熱狀，奄然[1]發狂，濈然汗出而解，此爲水不勝穀氣，與汗共并，脉緊即愈。

陽明病欲解時，從申盡戌[2]。

陽明病，不能食，攻其熱必噦，所以然者，胃中虚冷故也。其人本虚，故攻其熱必噦。

陽明病，脉遲，食難用飽，飽即發煩，頭眩，必小便難。此欲作穀疸，雖下之，腹滿如故。所以然者，脉遲故也。

陽明病，久久而堅者[3]，陽明當多汗，而反無汗，其身如蟲行皮中之狀，此以久虚故也。

各[4]陽明病，反無汗而但小便，二三日嘔而欬，手足若厥者，其人頭必痛；若不嘔不欬，手足不厥者，其頭不痛。

各陽明病，但頭眩，不惡寒，故能食而欬，其人咽必痛；若不欬者，其咽不痛。

陽明病，脉浮而緊，其熱必潮，發作有時。但浮者，必盜汗出。

陽明病，無汗，小便不利，心中懊憹者，必發黄。

陽明病，被火，額上微汗出，小便不利者，必發黄。

---

[1] 奄然：忽然。

[2] 從申盡戌：即下午3時至晚9時。

[3] 久久而堅者：《傷寒論》第八篇、《注解傷寒論》第八篇并無此五字。

[4] 各：《傷寒論》第八篇無此字；《千金翼方》卷九第八作“冬”。

陽明病，口燥，但欲漱水不欲嚥[1]者，必衄。

陽明病，本自汗出，醫復重發汗，病已瘥，其人微煩，不了了者，此大便堅也，以亡精液[2]，胃中燥，故令其堅。當問其小便日幾行，若本日三四行，今日再行[3]者，知必大便不久出。今爲小便數少，津液當還入胃中，故知必當大便也。

夫病陽多者熱，下之則堅，汗出多極，發其汗亦堅。

傷寒嘔多，雖有陽明證，不可攻之。

陽明病，心下堅滿，不可攻之。攻之遂利不止者死，止者愈。

陽明病，面合赤色，不可攻之，攻之必發熱色黄，小便不利也。

陽明病，不吐下而煩者，可與**調胃承氣湯**。77

陽明病，其脉遲，雖汗出不惡寒者，其身必重，短氣腹滿而喘，有潮熱，如此者，其外爲欲解，可攻其裏也，手足濈然汗出，此爲已堅，**大承氣湯**主之。若汗出多，微發熱惡寒者，外爲未解，其熱不潮，未可與承氣湯[4]。若腹大滿不通者，可與**小承氣湯**，微和其胃氣，勿令至大下。75/76

陽明病，潮熱，大便微堅者，可與**大承氣湯**，不堅者勿與之。若不大便六七日，恐有燥屎。欲知之法，可與**小承氣湯**，湯入腹中，轉矢氣[5]者，爲有燥屎，乃可攻之；若不轉矢氣者，此但頭堅後溏，不可攻之，攻之必脹滿不能食也。欲飲水者，與水即噦，其後發潮熱，必復堅而少也，以**小承氣湯**和之。若不轉矢氣者，慎不可攻也。75/76/76

夫實則讝語，虚則鄭聲[6]。鄭聲者，重語是也。

直視讝語，喘滿者死，若下利者亦死。

發汗多，重發其汗，若已下復發其汗，亡其陽。讝語脉短者死，脉自和者不死。

傷寒，吐下後不解，不大便五六日，上至十餘日，日晡時發潮熱，不惡寒，獨語如見鬼狀。若劇者，發則不識人，循衣撮空[7]，怵惕[8]不安，微喘直視，脉弦者生，澀者死。微者，但發熱讝語者[9]，**大承氣**

[1] 嚥：吞嚥。繁體字中，咽喉作“咽”，吞嚥作“嚥”。簡化字二義統作“咽”。

[2] 精液：《傷寒論》第八、第十七篇作“津液”，是。

[3] 再行：兩次小便。

[4] 承氣湯：此處當指大承氣湯。

[5] 轉矢氣：俗稱“放屁”。“矢”爲“屎”古字，後曾作“戻”，通行“屎”字。本書惟“矢氣”作“矢”（但第十一篇一例“失”），“燥屎”等詞中皆作“屎”。《傷寒論》中皆作“失氣”，按此詞前大多有動詞“轉”，理解爲純名詞的“矢氣”爲長。

[6] 鄭聲：重病之人語音不貫、發語重複之態。即下云“重語”。

[7] 循衣撮空：謂神識不清狀態下手摸衣服或亂抓。循，通“揗（xún）”，撫摩。

[8] 怵惕：驚懼貌。

[9] 者：本書第十九篇無“者”字，義長。

湯主之。若一服利，止後服。75

陽明病，其人多汗，以津液外出，胃中燥，大便必堅，堅則讝語，**小承氣湯**主之，一服讝語止，莫復服。76

陽明病，讝語，發潮熱，其脉滑而疾者，小承氣湯主之。因與**承氣湯**[1]一升，腹中轉矢氣者，復與一升；若不轉矢氣，勿更與之。明日不大便，脉反微澀者，裏虚也，爲難治，不可更與承氣湯也。76

陽明病，讝語，有潮熱，而反不能食者，必有燥屎五六枚也；若能食者，但堅耳。**大承氣湯**主之。75

陽明病，下血讝語者，此爲熱入血室，但頭汗出者，當刺期門，隨其實而瀉之，濈然汗出則愈。

汗出讝語者，以有燥屎在胃中，此爲風也，須下之。過經乃可下之，下之若早，語言必亂，以表虚裏實故也。下之則愈，宜**大承氣湯**。75

傷寒四五日，脉沉而喘滿，沉爲在裏，而反發其汗，津液越出，大便爲難，表虚裏實，久則讝語。

三陽合病，腹滿身重，難以轉側，口不仁而面垢，讝語遺溺，發汗則讝語甚，下之則額上生汗，手足厥冷，若自汗出者，**白虎湯**主之。66

二陽并病，太陽證罷，但發潮熱，手足漐漐汗出，大便難而讝語者，下之即愈，宜**大承氣湯**。75

陽明病，其脉浮緊，咽乾口苦，腹滿而喘，發熱汗出，不惡寒，反惡熱，身重。發其汗即躁，心憒憒[2]反讝語；加温鍼，必怵惕煩躁不得眠；下之，即胃中空虚，客氣動膈，心中懊憹，舌上胎者，**梔子豉湯**主之；若渴欲飲水，口乾舌燥者，**白虎湯**[3]主之；若脉浮，發熱，渴欲飲水，小便不利者，**豬苓湯**主之。46/66/79

陽明病，汗出多而渴者，不可與**豬苓湯**，以汗多胃中燥，豬苓湯復利其小便故也。79

脉浮而遲，表熱裏寒，下利清穀者，**四逆湯**主之。若胃中虚冷，其人不能食，飲水即噦。104

脉浮，發熱，口乾鼻燥，能食者即衄。

陽明病，下之，其外有熱，手足温，不結胸，心中懊憹，饑不能食，但頭汗出，**梔子豉湯**主之。46

陽明病，發潮熱，大便溏，小便自可，而胸脅滿不去者，**小柴胡湯**主之。30

---

[1] 承氣湯：此處當承前句，指小承氣湯，同條後一“承氣湯”同。
[2] 憒憒：昏亂。
[3] 白虎湯：《傷寒論》第八篇、《注解傷寒論》第八篇并作“白虎加人参湯”。

陽明病，脅下堅滿，不大便而嘔，舌上白胎者，可與**小柴胡湯**。上焦得通，津液得下，胃氣因和，身濈然汗出而解。30

陽明中風，脉弦浮大而短氣，腹都[1]滿，脅下及心痛，久按之氣不通，鼻乾不得汗，其人嗜臥，一身及面目悉黄，小便難，有潮熱，時時噦，耳前後腫，刺之小差；其外不解，病過十日，脉續浮者，與**小柴胡湯**；但浮，無餘證者，與**麻黄湯**；不溺，腹滿，加喘[2]者，不治。30/21

陽明病，自汗出，若發其汗，小便自利，此爲津液内竭，雖堅不可攻之，當須自欲大便，宜**密煎**[3]導[4]而通之，若土瓜根、猪膽汁皆可爲導。80

陽明病，其脉遲，汗出多而微惡寒者，表爲未解，可發其汗，宜**桂枝湯**。1

陽明病，脉浮，無汗，其人必喘，發其汗即愈，宜**麻黄湯**主之。21

陽明病，發熱而汗出，此爲熱越，不能發黄也。但頭汗出，身無汗，齊頸而還，小便不利，渴引水漿，此爲瘀熱在裏，身必發黄，**茵蔯湯**[5]主之。84

陽明證，其人喜忘者，必有畜血。所以然者，本有久瘀血，故令喜忘。屎雖堅，大便反易，其色必黑，**抵當湯**主之。83

陽明病，下之心中懊憹而煩，胃中有燥屎者，可攻。其人腹微滿，頭堅後溏者，不可攻之。若有燥屎者，宜**大承氣湯**。75

病者五六日不大便，繞臍痛，躁煩，發作有時，此爲有燥屎，故使不大便也。

病人煩熱，汗出即解，復如瘧狀，日晡所發熱者，屬陽明也。脉實者，當下之；脉浮虚者，當發汗。下之宜**大承氣湯**，發汗宜**桂枝湯**。75/1

大下後，六七日不大便，煩不解，腹滿痛者，此有燥屎。所以然者，本有宿食故也，**大承氣湯**主之。75

病人小便不利，大便乍難乍易，時有微熱，喘冒[6]不能臥者，有燥屎故也，**大承氣湯**主之。75

食穀欲嘔者，屬陽明，**吴茱萸湯**主之。得湯反劇者，屬上焦。88

[1] 都：全。本書第十四篇無此字。《注解傷寒論》第八篇作“部”，似可從。
[2] 喘：本書第十四篇作“噦”，《傷寒論》第八篇、《注解傷寒論》第八篇并作“噦”。
[3] 密煎：本書方劑卷，《傷寒論》第八、第十七、第二十篇并作“蜜煎”，是。蜜煎，將蜜熬濃（後再做成棒狀物）。
[4] 導：通導。此指以藥物注入肛門，以通導大便排出。
[5] 茵蔯湯：此處即指茵蔯蒿湯。
[6] 喘冒：喘促暈悶。冒，通“悶”。

太陽病，寸緩，關小浮，尺弱，其人發熱汗出，復惡寒，不嘔[1]，但心下痞者，此以醫下之也。若不下，其人復不惡寒而渴者，爲轉屬陽明。小便數者，大便即堅，不更衣十日無所苦也。渴欲飲水者，少少與之，但以法救之；渴者，宜**五苓散**。40

脉陽微，而汗出少者，爲自和；汗出多者，爲太過。陽脉實，因發其汗出多者，亦爲太過。太過者，陽絶於内，亡津液，大便因堅。

脉浮而芤，浮則爲陽，芤則爲陰，浮芤相摶，胃氣生熱，其陽則絶。

趺陽脉浮而澀，浮則胃氣强，澀則小便數，浮澀相摶，大便則堅，其脾爲約，**麻子仁圓**主之。81

太陽病，三日，發其汗不解，蒸蒸然發熱者，屬胃也，**調胃承氣湯**主之。77

傷寒吐後，腹脹滿者，與**調胃承氣湯**。77

太陽病，吐下發汗後，微煩，小便數，大便堅，可與小承氣湯和之，愈。76

得病二三日，脉弱，無太陽柴胡證，煩躁，心下堅。至四五日，雖能食，以**小承氣湯**少少與，微和之，令小安。至六日，與承氣湯[2]一升。若不大便六七日，小便少者，雖不能食，但頭堅後溏，未定成堅，攻之必溏；須小便利，屎定堅，乃可攻之，宜**大承氣湯**。76/75

傷寒六七日，目中不了了，睛不和，無表裏證，大便難，身微熱者，此爲實，急下之，宜**大承氣湯**。75

陽明病，發熱汗多者，急下之，宜**大承氣湯**。75

發汗不解，腹滿痛者，急下之，宜**大承氣湯**。75

腹滿不減，減不足言，當下之，宜**大承氣湯**。75

傷寒腹滿，按之不痛者爲虚，痛者爲實，當下之。舌黄未下者，下之黄自去，宜**大承氣湯**[3]。75

陽明與少陽合病，必下利，其脉不負者爲順，負者爲失。互相剋賊，名爲負。若滑而數者，有宿食也，當下之，宜**大承氣湯**。75

[1] 不嘔：《傷寒論》第八篇、第二十二篇同此。本書第二十八篇同文作“欲嘔”。
[2] 承氣湯：此處當承前文，指小承氣湯。
[3] 本條不見於《傷寒論》，見於《金匱要略》第十篇。

病人無表裏證，發熱七八日，脉雖浮數者，可下之[1]。假令下已，脉數不解，合熱，則消穀善饑，至六七日，不大便者，有瘀血，宜**抵當湯**。若脉數不解，而下不止，必挾熱便膿血。83

傷寒七八日，身黄如橘子色，小便不利，少腹微滿，**茵蔯蒿湯**主之。84

傷寒，身黄，發熱，**梔子檗皮**[2]**湯**主之。51

傷寒，瘀熱在裏，身必發黄，宜**麻黄連軺**[3]**赤小豆湯**主之。25

傷寒，發其汗已，身目爲黄，所以然者，以寒濕相搏在裏，不解故也，以爲非瘀熱而不可下，當於寒濕中求之。

辨少陽病形證治第六

少陽之爲病，口苦、咽乾、目眩也。

少陽中風，兩耳無聞，目赤，胸中滿而煩，不可吐下，吐下即悸而驚。

傷寒，脉弦細，頭痛發熱者，屬少陽。少陽不可發汗，發汗則讝語。此屬胃，胃和即愈，胃不和則煩而悸。

太陽病不解，轉入少陽者，脅下堅滿，乾嘔，不能食飲，往來寒熱，尚未吐下，其脉沉緊，與**小柴胡湯**。若已吐、下、發汗、温鍼，讝語[4]，柴胡證罷，此爲壞病，知犯何逆，以法治之。30

三陽合病，脉浮大，上關上，但欲寐，目合則汗。

傷寒六七日，無大熱，其人躁煩，此爲陽去入陰[5]也。

傷寒三日，三陽爲盡，三陰當受邪，其人反能食而不嘔，此爲三陰不受邪也。

少陽病，欲解時，從寅盡辰[6]。

金匱玉函經卷第三終

[1] 可下之：本書第十八篇、《傷寒論》第二十一篇此下云："宜大柴胡湯。"
[2] 檗皮：同"蘗皮"。目録及方劑卷第五十一方作"黄檗"。
[3] 連軺(yáo)：即連翹根。《傷寒論》原方附注："連翹根是。"
[4] 讝語：《傷寒論》第九篇同，本書第十九篇無此二字，有此二字不諧，似當無此二字。
[5] 陽去入陰：去表入裏。
[6] 從寅盡辰：即凌晨3時至上午9時。

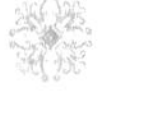

金匱玉函經卷第四

辨太陰病形證治第七

太陰之爲病，腹滿而吐，食不下，自利益甚，時腹自痛，若下之，必胸下痞堅。

太陰病，脉浮者，可發其汗，宜**桂枝湯**。1

太陰中風，四肢煩疼，陽微陰濇而長者，爲欲愈。

太陰病欲解時，從亥盡丑[1]。

自利不渴者屬太陰，以其藏有寒故也，當温之，宜四逆輩。

傷寒脉浮而緩，手足自温者，繫在太陰。太陰當發身黄，若小便自利者，不能發黄，至七八日，雖暴煩，下利日十餘行，必自止。所以然者，此脾家實，腐穢當去也。

太陽病，醫反下之，因爾腹滿時痛者，屬太陰也，**桂枝加芍藥湯**[2]主之；大實痛者，**桂枝加大黄湯**主之。12/13

太陰爲病，脉弱，其人續自便利，設當行大黄芍藥者，宜減之，其人胃氣弱，易動故也。下利，先煎芍藥三沸。

辨少陰病形證治第八

少陰之爲病，脉微細，但欲寐。

少陰病，欲吐不吐，心煩[3]，但欲寐，五六日自利而渴者，屬少陰也，虚故引水自救。若其人小便色白者，爲少陰病形悉具。所以然者，以下焦虚有寒，不能制溲，故白也。

病人脉陰陽俱緊，而反汗出，爲亡陽，此屬少陰，法當咽痛，而復吐利。

---

[1] 從亥盡丑：即21時至次日凌晨3時。

[2] 桂枝加芍藥湯：目録及方劑卷第十二方作“桂枝倍加芍藥湯”，義長。

[3] 欲吐不吐心煩：《千金翼方》卷十第二篇作“欲吐而不煩”。

少陰病，欬而下利，譫語者，被火氣劫故也，小便必難，爲强責[1]少陰汗也。

少陰病，脉細沉數，病爲在裏，不可發其汗。

少陰病，脉微，不可發汗，亡陽故也。陽已虚，尺中弱濇者，復不可下之。

少陰病，脉緊，至七八日自下利，其脉暴微，手足反温，脉緊去，此爲欲解，雖煩下利，必自愈。

少陰病下利，若利自止，惡寒而踡，手足温者，可治。

少陰病，惡寒而踡，時自煩，欲去衣被者，可治。

少陰中風，脉陽微陰浮，爲欲愈。

少陰病，欲解時，從子盡寅[2]。

少陰病，八九日，一身手足盡熱者，以熱在膀胱，必便血也。

少陰病，吐利，手足不逆冷，反發熱者，不死。脉不至者，灸少陰七壯。

少陰病，但厥，無汗，而强發之，必動其血。未知從何道出，或從口鼻，或從目[3]出，是名下厥上竭，爲難治。

少陰病，惡寒，身踡而利，手足逆冷者，不治。

少陰病，下利止，而頭眩，時時自冒[4]者死。

少陰病，吐利，煩躁，四逆者死。

少陰病，四逆，惡寒而身踡，脉不至，不煩而躁者死。一作：吐利而躁逆者死。

少陰病，六七日，息高者死。

少陰病，脉微細沉，但欲卧，汗出不煩，自欲吐，五六日，自利，復煩躁，不得卧寐者，死。

---

[1] 責：求。
[2] 從子盡寅：即23時至次日凌晨5時。
[3] 目：本書第十三篇作“耳目”，義長。
[4] 冒：通“懑”，心煩亂，後作“悶”。

少陰病，始得之，反發熱脉沉者，**麻黄附子細辛湯**主之。24

少陰病，得之二三日，**麻黄附子甘草湯**微發汗，以二三日無裏證，故微發汗。23

少陰病，得之二三日已上，心中煩，不得臥，**黄連阿膠湯**主之。85

少陰病，得之一二日，口中和，其背惡寒者，當灸之，**附子湯**主之。74

少陰病，身體痛，手足寒，骨節痛，脉沉一作微。者，**附子湯**主之。74

少陰病，下利便膿血，**桃花湯**主之。87

少陰病，二三日至四五日，腹痛，小便不利，下利不止而便膿血，**桃花湯**主之。87

少陰病，下利便膿血者，可刺。

少陰病，吐利，而手足逆冷，煩躁欲死者，**吴茱萸湯**主之。88

少陰病，下利，咽痛，胸滿心煩，**豬膚湯**主之。89

少陰病，二三日，咽痛者，可與**甘草湯**；不差者，與**桔梗湯**。44/90

少陰病，咽中傷，生瘡，不能語言，聲不出者，**苦酒**[1]**湯**主之。91

少陰病，咽中痛，**半夏散及湯**主之。92

少陰病，下利，**白通湯**主之。93

少陰病，下利，脉微，服**白通湯**，利不止，厥逆無脉，乾嘔煩者，**白通加豬膽汁湯**主之。服湯脉暴出[2]者死，微續[3]者生。93/94

少陰病，二三日不已，至四五日，腹痛，小便不利，四肢沉重疼痛而利，此爲有水氣，其人或欬，或小便自利，或下利，或嘔者，**真武湯**主之。95

少陰病，下利清穀，裏寒外熱，手足厥逆，脉微欲絶，身反不惡寒，其人面赤色，或腹痛，或乾嘔，或咽

[1] 苦酒：本指酸敗的酒，與醋相似。此指酸醋。

[2] 暴出：指脉從絶微不及到突然出現，是無根脉危殆之象。

[3] 微續：指脉漸復，與“暴出”相對。

痛，或利止而脉不出，**通脉四逆湯**主之。105

少陰病，四逆，其人或欬，或悸，或小便不利，或腹中痛，或泄利下重者，**四逆散**主之。103

少陰病，下利，六七日，欬而嘔渴，心煩不得眠者，**豬苓湯**主之。79

少陰病，得之二三日，口燥咽乾者，急下之，宜**大承氣湯**。75

少陰病，下利清水，色純青，心下必痛，口乾燥者，急下之，宜**大承氣湯**。75

少陰病，六七日，腹脹不大便者，急下之，宜**大承氣湯**。75

少陰病，脉沉者，急温之，宜**四逆湯**。104

少陰病，飲食入口即吐，心下唱唱欲吐，復不能吐，始得之手足寒，脉弦遲者，此胸中實，不可下也，當吐之。若膈上有寒飲，乾嘔者，不可吐，急温之，宜**四逆湯**。104

少陰病，下利，脉微澀，嘔而汗出，必數更衣，反少者，當温其上，灸之。《脉經》云：灸厥陰五十壯[1]。

辨厥陰病形證治第九

厥陰之爲病，消渴，氣上撞心，心中疼熱，饑不欲食，甚者食則吐蚘，下之不肯止。

厥陰中風，其脉微浮爲欲愈，不浮爲未愈。

厥陰病欲解時，從丑盡卯[2]。

厥陰病，渴欲飲水者，少少與之即愈。

辨厥利嘔噦病形證治第十[3]

諸四逆厥者，不可下[4]之，虚家亦然。

---

[1] 《脉經》云灸厥陰可五十壯：原爲大字。《千金翼方》卷十爲小字注文"一云灸厥陰伍拾壯"，據改爲小字。其餘諸本無此注，查今本《脉經》亦無。

[2] 從丑盡卯：即凌晨1時至7時。

[3] 辨厥利嘔噦病形證治第十：《傷寒論》《注解傷寒論》并無此篇題，篇中内容連屬以上厥陰病篇。

[4] 下：本書第十五篇（不可吐篇）作"吐"，第十七篇（不可下篇）作"下"；《傷寒論》與本書對應三篇各與本書同。故"四逆厥"者，吐、下皆不可。

傷寒，先厥後發熱而利者，必自止，見厥復利。

傷寒，始發熱六日，厥反九日而利。凡厥利者，當不能食，今反能食，恐爲除中，食以索餅[1]，不發熱者，知胃氣尚在，必愈。恐暴熱來出而復去也[2]。後三日脉之，其熱續在，期之旦日夜半愈。後三日脉之而數，其熱不罷，此爲熱氣有餘，必發癰膿。

傷寒脉遲，六七日，而反與**黄芩湯**徹其熱。脉遲爲寒，而與**黄芩湯**復除其熱，腹中應冷，當不能食，今反能食，此爲除中，必死。100

傷寒，先厥後發熱，下利必自止，而反汗出，咽中痛者，其喉爲痹。發熱無汗，而利必自止，不止者必便膿血，便膿血者，其喉不痹。

傷寒，一二日至四五日而厥者，必發熱，前熱者後必厥[3]，厥深者熱亦深，厥微者熱亦微。厥[4]應下之，而反發其汗，必口傷爛赤。

凡厥者，陰陽氣不相順接便爲厥。厥者，手足逆冷是也。

傷寒病，厥五日，熱亦五日，設六日當復厥，不厥者，自愈。厥終不過五日，以熱五日，故知自愈。

傷寒，脉微而厥，至七八日膚冷，其人躁，無暫安時者，此爲藏厥，非蚘厥也。蚘厥者，其人當吐蚘；今[5]病者静而復時煩，此爲藏寒，蚘上入膈，故煩。須臾復止，得食而嘔又煩者，蚘聞食臭[6]出，其人當自吐蚘。蚘厥者，**烏梅圓**主之[7]。96

傷寒，熱少厥微，指頭寒，嘿嘿不欲食，煩躁數日，小便利，色白者，此熱除也，欲得食，其病爲愈。若厥而嘔，胷脅煩滿者，其後必便血。

病者手足厥冷，言我不結胸，小腹滿，按之痛者，此冷結在膀胱關元也。

傷寒，發熱四日，厥反三日，復熱四日，厥少熱多，其病當愈。四日至七日熱不除，必清膿血。

傷寒厥四日，熱反三日，復厥五日，其病爲進。寒多熱少，陽氣退，故爲進。

---

[1] 食(sì)以索餅：食，給人喫食物。索餅，即今之麪面條。

[2] 恐暴……去也：9字似爲後人旁注衍入。

[3] 前熱者後必厥：《傷寒論》第十二篇同；本書第十三篇、《傷寒論》第十五篇、《千金翼方》卷十第三篇同作“前厥者後必熱”。與前後文相應，可從。

[4] 厥：《傷寒論》第十二、第十五篇同；本書第十三篇作“熱”。

[5] 今：假令，假如。《傷寒論》第十二篇、《金匱要略》第十九篇并作“令”，義同。

[6] 食臭(xiù)：飲食氣味。

[7] 烏梅圓主之：《傷寒論》第十二篇、《注解傷寒論》第十二篇其下并有“又主久利”，疑爲後人所補。

傷寒六七日[1]，其脉微，手足厥冷，煩躁，灸厥陰，厥不還者死。

傷寒，發熱，下利，厥逆，躁不得臥者，死。

傷寒六七日，不便利，忽發熱而利，其人汗出不止者死，有陰無陽故也。

傷寒五六日，不結胸，腹濡，脉虚，復厥者，不可下，此爲亡血，下之死。

傷寒，發熱而厥，七日下利者，爲難治。

傷寒脉促，手足厥逆者，可灸之[2]。

傷寒脉滑而厥者，裏有熱也，**白虎湯**主之。66

手足厥寒，脉爲之細絶，**當歸四逆湯**主之。若其人内有久寒，**當歸四逆加吴茱萸生薑湯**主之。109/110

大汗出，熱不去，内拘急，四肢疼，又下利，厥逆而惡寒者，**四逆湯**主之。104

大汗出，若大下利而厥冷者，**四逆湯**主之。104

表熱裏寒者，脉雖沉而遲，手足微厥，下利清穀，此裏寒也。所以陰證亦有發熱者，此表熱也[3]。

表寒裏熱者，脉必滑，身厥舌乾也。所以少陰惡寒而倦，此表寒也；時時自煩，不欲厚衣，此裏熱也[4]。

病者手足厥冷，脉乍緊者，邪結在胸中，心中滿而煩，饑不能食者，病在胸中，當吐之，宜**瓜蒂散**。65

傷寒厥而心下悸者，宜先治水，當與**茯苓甘草湯**，却治其厥。不爾，水漬入胃，必作利也。39

傷寒六七日，大下後，寸脉沉遲，手足厥逆，下部脉不至，咽喉不利，唾膿血，洩[5]利不止者，爲難治，**麻黄升麻湯**主之。26

傷寒四五日，腹中痛，若轉氣下趣[6]少腹者，爲欲自利也。

---

[1] 六七日：本書第二十四篇作"五六日"。

[2] 可灸之：本書第二十四篇作"灸少陰、厥陰"。按：陳修園曰，陽盛則促，雖手足厥逆，亦是熱厥，忌用火攻。

[3] 本條不見於《傷寒論》。

[4] 本條不見於《傷寒論》。

[5] 洩：《傷寒論》第十二篇作"泄"。本書"洩""泄"互見，以"泄"爲多，作"洩"當爲避李世民"世"諱所改。

[6] 趣：通"趨"，趨向。

傷寒本自寒下，醫復吐[1]之，寒格更逆吐下[2]，食入即出者，**乾薑黄芩黄連湯**[3]主之。97

下利，有微熱而渴，脉弱者自愈。

下利，脉數，有微熱，汗出者自愈，設復緊爲未解。下利，手足厥冷，無脉者，灸之不温，而脉不還，反微喘者死。

少陰負[4]趺陽者，爲順也。

下利，寸脉反浮數，尺中自澀者，必清膿血。

下利清穀，不可攻其表，汗出必脹滿。

下利，脉沉弦者，下重；脉大者，爲未止；脉微弱數者，爲欲自止，雖發熱不死。

下利，脉沉而遲，其人面少赤，身有微熱，下利清穀，必鬱冒[5]汗出而解，病人必微厥。所以然者，其面戴陽[6]，下虚故也。

下利，脉反數而渴者，今自愈。設不差，必清膿血，以有熱故也。

下利後，其脉絶，手足厥，晬時[7]脉還，手足温者生，不還不温者死。

傷寒下利，日十餘行，脉反實者死。

下利清穀，裏寒外熱，汗出而厥，**通脉四逆湯**主之。105

熱利下重，**白頭翁湯**主之。98

下利腹脹滿，身體疼痛，先温其裏，乃攻其表。温裏宜**四逆湯**，攻表宜**桂枝湯**。104/1

下利欲飲水，爲有熱也，**白頭翁湯**主之。98

---

[1] 吐：本書第十九篇、《傷寒論》第十二篇、第二十二篇并作"吐下"，可從。

[2] 吐下：《傷寒論》第十二、第二十二篇同。本書第十九篇無"下"字，"寒格"當吐，義長。

[3] 乾薑黄芩黄連湯：本書第十九篇與方劑卷第九十七方并作"乾薑黄芩黄連人參湯"，《傷寒論》第十二、第二十二篇同。當據補"人參"二字。

[4] 負：小於。此謂少陰脉小於趺陽脉。

[5] 鬱冒：鬱悶。

[6] 戴陽：謂陽氣浮越，面有浮紅色。爲陰盛格陽而呈現的真寒假熱證。

[7] 晬(zuì)時：一周時，一整天。

下利譫語者，有燥屎也，宜**小承氣湯**。76

下利後更煩，按之心下濡者，爲虚煩也，**梔子豉湯**主之。46

嘔家有癰膿，不可治嘔，膿盡自愈。

嘔而發熱者，**小柴胡湯**主之。30

嘔而脉弱，小便復利，身有微熱，見厥者難治，**四逆湯**主之。104

乾嘔吐涎沫，而復頭痛，**吴茱萸湯**主之。88

傷寒，大吐大下之，極虚復極汗出者，以其人外氣怫鬱，復與之水，以發其汗，因得噦。所以然者，胃中寒冷故也。

傷寒噦而腹滿，問其前後[1]，知何部不利，利之即愈。

辨霍亂病形證治第十一

問曰：病有霍亂者何？答曰：嘔吐而利，名曰霍亂。

問曰：病發熱、頭痛、身疼、惡寒，不復吐利[2]，當屬何病？答曰：當爲霍亂。吐下利止，復更發熱也。

傷寒，其脉微濇，本是霍亂，今是傷寒，却四五日，至陰經上，轉入陰，當利，本素嘔下利者，不治。若其人似欲大便，但反失氣，而仍不利，是爲屬陽明，便必堅，十三日愈，所以然者，經盡故也。

下利後，便當堅，堅則能食者愈。今反不能食，到後經中，頗能食，復過一經，能食，過之一日當愈。若不愈，不屬陽明也。

惡寒，脉微，而復利，利止，亡血也，**四逆加人參湯**[3]主之。106

霍亂，頭痛發熱，身疼痛，熱多欲飲水，**五苓散**主之；寒多不用水者，**理中湯**[4]主之。40/102

吐利止，而身痛不休者，當消息和解其外，宜**桂枝湯**小和之。1

[1] 前後：此指大小便。

[2] 不復吐利：《傷寒論》第十三篇、《注解傷寒論》第十三篇并作“吐利者”，《千金翼方》卷十第六篇作“而復吐利”。“不”當作“而”。

[3] 四逆加人參湯：目録及方劑卷第一百六方作“人參四逆湯”。

[4] 理中湯：《傷寒論》第十三篇、《注解傷寒論》第十三篇并作“理中丸”。

吐利，汗出，發熱惡寒，四肢拘急，手足厥冷者，**四逆湯**主之。104

既吐且利，小便復利，而大汗出，下利清穀，裏寒外熱，脉微欲絶者，**四逆湯**主之。104

吐已[1]下斷，汗出而厥，四肢拘急不解，脉微欲絶者，**通脉四逆加豬膽汁湯**主之。108

辨陰陽易差後勞復病形證治第十二

傷寒，陰陽易[2]之爲病，其人身體重，少氣，少腹裏急，或引陰中拘攣，熱上衝胸，頭重不欲舉，眼中生花，眼胞赤，膝脛拘急，**燒裩**[3]**散**主之。111

大病差後勞復[4]者，**枳實梔子湯**[5]主之。若有宿食者，加大黄，如博棊子大五六枚。112

傷寒差已後，更發熱者，**小柴胡湯**主之。脉浮者，以汗解之；脉沉實者，以下解之。30

大病差後，從腰以下有水氣，**牡蠣澤瀉散**主之。113

大病差後，其人喜唾，久不了了者，胃上有寒，當温之[6]，宜**理中圓**。102

傷寒解後，虚羸少氣，氣逆欲吐，**竹葉石膏湯**主之。114

傷寒脉已解，而日暮微煩者，以病新差，人强與穀，脾胃氣尚弱，不能消穀，故令微煩，損穀即愈。

吐下發汗後，其人脉平而小煩者，此新虚不勝穀氣故也。

病後勞復發熱者，**麥門冬湯**主之[7]。115

金匱玉函經卷第四終

[1] 已：停止。頗疑"吐已下斷"一句爲"吐下已斷"之誤倒。

[2] 陰陽易：外感病初愈，餘邪未盡，因房事而復發。古注多認爲是病者初愈，尚有餘熱，因房事傳予原無病一方致其發病。此説似爲對一般性傳染之誤解，若有其事，則實爲親密接觸下的普通傳染。又或實爲"陰陽復"。指外感病初愈，餘邪未盡，因房事而復發。即與下文勞復、食復一樣，是病者自體病後未得恢復、因房事而熱病復發，并非房事使對方染病。

[3] 裩(kūn)：同"褌"。有襠褲，特指内褲。

[4] 勞復：外感病初愈，餘邪未盡，因勞累復發。

[5] 枳實梔子湯：目録和方劑卷第一百十二方方名作"枳實梔子豉湯"，當據補"豉"字。

[6] 當温之：《傷寒論》第十四篇、《注解傷寒論》第十四篇并作"當以丸藥温之"。丸者，緩也，此處爲病人大病瘥後出現長期症狀，可以丸藥圖緩治，故《金匱玉函經》可據補。

[7] 本條不見於《傷寒論》。

金匱玉函經卷第五

漢 仲景張機著　晉 王叔和撰次　宋林億等校正
上海陳世傑懷三重校　門人張邵煥有文参
平江余謙牧心恭重校　門人張嵩峻天閲

辨不可發汗病形證治第十三

夫以爲疾病至急，倉猝尋按[1]，要者難得，故重集諸可與不可方治，比之三陰三陽篇中，此易見也。又時有不止是三陽三陰，出在諸可與不可中也。

少陰病，脉細沉數，病爲在裏，不可發其汗。

脉浮而緊，法當身體疼痛，當以汗解，假令尺中脉遲者，不可發其汗。何以故？此爲榮氣不足，血氣微少故也。

少陰病，脉微，不可發其汗，亡陽故也。

脉濡而弱，弱反在關，濡反在巔[2]，微反在上，澀反在下。微則陽氣不足，濇則無血。陽氣反微，中風，汗出，而反躁煩；澀則無血，厥而且寒。陽微發汗，躁不得眠。

動氣在右[3]，不可發汗，發汗則衄而渴，心苦煩，飲即吐水。

動氣在左，不可發汗，發汗則頭眩，汗不止，筋惕肉瞤。

動氣在上，不可發汗，發汗則氣上衝心。

動氣在下，不可發汗，發汗則無汗，心中大煩，骨節苦疼，目運[4]惡寒，食則反吐，穀不得前[5]。一云：穀不消化。

---

[1] 尋按：查找，檢索。按：本條爲以下“可”“不可”諸篇的總的導言，説明諸篇爲求方便查檢利用而設立，故其中條文多與前各篇有重複，但亦有新增而只見於“可”“不可”諸篇者，即如本條末句所云。
[2] 巔：高處曰巔，此指寸口高骨處之關脉。
[3] 動氣在右：謂臍右側築築然跳動。以下“動氣在左”“動氣在上”“動氣在下”仿此。
[4] 目運：头目眩暈。運，通“暈”。
[5] 不得前：似指飲食不能置於眼前。

咽中閉塞[1]，不可發汗，發汗則吐血，氣微[2]絶，手足逆冷，雖欲踡臥，不能自温。

諸脉數動微弱，并不可發汗，發汗則小便反難，胞中反乾，胃燥而煩，其形相象，根本異源。

脉濡而弱，弱反在關，濡反在巔，弦反在上，微反在下。弦爲陽運，微爲陰寒，上實下虚，意欲得温。微弦爲虚，不可發汗，發汗則寒慄不能自還。

欬者則劇，數吐涎沫，咽中必乾，小便不利，心中飢煩，晬時而發，其形似瘧，有寒無熱，虚而寒慄，欬而發汗，踡而苦滿，腹中復堅。

厥而脉緊，不可發汗，發汗則聲亂，咽嘶舌萎，其聲不能出。

諸逆發汗，微者難愈，劇者言亂，睛眩者死，命將難治。

太陽病，得之八九日，如瘧狀，發熱而惡寒，熱多寒少，其人不嘔，清便續自可，一日再三發，其脉微而惡寒者，此爲陰陽俱虚，不可復發其汗。

太陽病，發熱惡寒，寒多熱少[3]，脉微弱，則無陽也，不可復發其汗[4]。

咽喉乾燥者，不可發其汗。

亡血家不可攻其表，汗出則寒慄而振。

衄家不可攻其表，汗出則額陷脉上促急而緊[5]，直視而不能眴，不得眠。

汗家重發其汗，必恍惚心亂，小便已，陰疼，可與**禹餘糧圓**。

淋家不可發汗，發汗必便血。

瘡家雖身疼痛，不可攻其表，汗出則痓。

---

[1] 咽中閉塞：本條原連上文。據《傷寒論》第十五篇分出。

[2] 微：《注解傷寒論》第十五篇作"欲"。

[3] 寒多熱少：本書第三篇、《傷寒論》第十五篇、《脉經》卷七第一篇作"熱多寒少"。

[4] 不可復發其汗：本書第三篇下有"宜桂枝二越婢一湯"。

[5] 額陷脉上促急而緊：本句理解歷來有分歧，主要是"額上陷"還是"陷脉"成語。文本亦紛亂：《脉經》卷七第一篇同本書本條；《傷寒論》第六、第十五篇并作"額上陷脉急緊"、《金匱要略》（鄧珍本）第十六篇作"額上陷脉緊急"；本書第三篇作"額上促急而緊"，《脉經》卷八第十三篇同此；《金匱要略》（吴遷本）第十六篇作"額上促急緊"，《千金翼》卷十作"額上促急"，後幾種皆無"陷脉"2字。後者似是，即既無"額上陷"，亦無"陷脉"。

冬温，發其汗，必吐利，口中爛，生瘡[1]。

下利清穀，不可攻其表，汗出必脹滿。

欬而小便利，若失小便者，不可攻其表，汗出則厥逆冷。

傷寒，一二日至四五日，厥者，必發熱，前厥者後必熱，厥深熱亦深，厥微熱亦微。熱[2]應下之，而發其汗者，必口傷爛赤。

傷寒頭痛，翕翕發熱，形象中風，常微汗出，又自嘔者，下之益煩，懊憹如飢；發汗即致痓，身强難以屈伸；熏之即發黄，不得小便，灸即發欬唾。

傷寒其脉弦細，頭痛發熱，此爲屬少陽，少陽不可發其汗。

中風，往來寒熱，傷寒五六日已後，胸脅苦滿，嘿嘿不欲食飲，煩心喜嘔，或胸中煩而不嘔，或渴，或腹中痛，或脅下痞堅，或心中悸、小便不利，或不渴、外有微熱，或欬，屬**小柴胡湯**證。30

傷寒四五日，身體熱，惡風，頸項强，脅下滿，手足温而渴，屬**小柴胡湯**。30

傷寒六七日，發熱，微惡風，支節煩疼，微嘔，心下支結，外證未去者，屬**柴胡桂枝湯**證。32

太陽病，發其汗，因致痓。

太陽與少陽并病，頭項强痛，或眩，時如結胸，心下痞而堅，不可發其汗[3]。

少陰病，欬而下利，讝語，是爲被火氣劫故也，小便必難，以强責少陰汗也。

少陰病，但厥，無汗，而强發之，必動其血，未知從何道出，或從口鼻，或從耳目出，是爲下厥上竭，爲難治。

傷寒有五[4]，皆熱病之類也，同病異名，同脉異經，病雖俱傷於風，其人自有固疾，則不得同法。其人素傷風，因復傷於熱，風熱相薄，則發風温，四肢不收，頭痛身熱，常汗出不解，治在少陰、厥陰，不可發

[1] 本條不見於《傷寒論》，見於《脉經》卷七第一篇，但"冬温"《脉經》作"冬時"；《諸病源候論》卷七、《外臺秘要方》卷二等亦作"冬時"。

[2] 熱：本書第十篇，《傷寒論》第十二篇、第十五篇作"厥"。

[3] 不可發其汗：本書第四篇其下有"發汗即讝語，讝語則脉弦。讝語五六日不止，當刺期門"。

[4] 傷寒有五：《難經·五十八難》："傷寒有五，有中風，有傷寒，有濕温，有熱病，有温病。"

汗。汗出譫語[1]、獨語，内煩燥擾不得臥，善驚，目亂無精[2]，治之復發其汗，如此者，醫殺之也。

傷寒濕温，其人常傷於濕，因而中暍，濕熱相薄，則發濕温病。若兩脛逆冷，腹滿叉胸[3]，頭目痛苦，妄言，治在足太陰，不可發汗，汗出必不能言，耳聾，不知痛所在，身青面色變，名曰重暍，如此者，醫殺之也[4]。

辨可發汗病形證治第十四

凡發汗，欲令手足俱周，漐漐然一時間許益佳，不可令如水流漓[5]。若病不解，當重發汗。汗多必亡陽，陽虚不得重發汗也。

凡服湯藥發汗，中病便止，不必盡劑也。

凡云可發汗，無湯者，圓散亦可，要以汗出爲解，然不如湯，隨證良驗。

大法，春夏宜發汗。

太陽病，外證未解，脉浮弱者，當以汗解，宜**桂枝湯**。1

太陽病，脉浮而數者，可發汗，宜**桂枝湯**。一云**麻黄湯**[6]。1/21

陽明病，其脉遲，汗出多而微惡寒，表爲未解，可發其汗，宜**桂枝湯**。1

夫病脉浮大，問病者言但堅耳，設利者爲虚，大逆，堅爲實，汗出而解。何以故？脉浮當以汗解。

傷寒，其脉不弦緊而弱，弱者必渴，被火必譫語。弱者發熱，脉浮，解之當汗出愈。

病者煩熱，汗出則解，復如瘧狀，日晡發熱者，屬陽明，脉浮虚者，當發其汗，宜**桂枝湯**。1

病常自汗出，此爲營氣與衛氣不和也。營行脉中，爲陰主内；衛行脉外，爲陽主外。復發其汗，衛和則愈，宜**桂枝湯**。1

---

[1] 譫(zhān)語：病中神志不清胡言亂語。譫，本書多作"讝"，二字同。

[2] 無精：謂目睛昏糊。精，"睛"的古字。

[3] 叉胸：刺胸；胸部刺痛。

[4] 傷寒有五……醫殺之也：此二小節，《傷寒論》未見。《脉經》卷七在本條與下條後有注云："右二者，出《醫律》。"可知本條非仲景原文，應係王叔和所加。

[5] 流漓：聯綿詞。亦作"淋漓""淋瀝""淋漉"等。水液流滴貌。《傷寒論》第十六篇作"流離"。

[6] 一云麻黄湯：五字原爲大字，依例改作小字注文。按：本條，《傷寒論》第六篇作："脉浮而數者，可發汗，宜麻黄湯。"第十六篇作："脉浮而數者，可發汗，屬桂枝湯證。"小字附注云："一法用麻黄湯。"本條同后者。

病人藏無他病,時發熱,自汗出,不愈,此衛氣不和也,先其時發汗則愈,宜**桂枝湯**。1

脉浮而緊,浮則爲風,緊則爲寒,風則傷衛,寒則傷營,營衛俱病,骨節煩疼,可發其汗,宜**麻黄湯**。21

太陽病不解,熱結膀胱,其人如狂,血必自下,下者即愈,其外未解,尚未可攻,當先解其外,宜**桂枝湯**。1

太陽病,下之微喘者,表未解故也,宜麻黄湯。又云:**桂枝加厚朴杏子湯**[1]。21

傷寒脉浮緊,不發其汗,因衄,宜**麻黄湯**。21

陽明病,脉浮,無汗,其人必喘,發其汗即愈,宜**麻黄湯**。21

太陽病[2],脉浮者,可發其汗,宜**桂枝湯**。1

太陽脉浮緊,無汗而發熱,其身疼痛,八九日不解,其表候[3]續在,此當發其汗。服湯藥,微除[4],發煩目眩,劇者必衄,衄乃解。所以然者,陽氣重故也。宜**麻黄湯**。21

傷寒,不大便六七日,頭痛有熱者,不可與承氣湯[5]。其小便清者,此爲不在裹,仍在表也,當發其汗,頭痛者必衄,宜**桂枝湯**。1

下利腹脹滿,身體疼痛,先温其裹,乃攻其表,宜**桂枝湯**。1

下利後,身體疼痛,清便自調,急當救表,宜**桂枝湯**。1

太陽病,頭痛發熱,汗出惡風,屬**桂枝湯**證。1

太陽中風,脉陽浮而陰濡弱,浮者熱自發,濡弱者汗自出,嗇嗇惡寒,淅淅惡風,翕翕發熱,鼻鳴乾嘔,屬**桂枝湯**。1

太陽病,發熱汗出,此爲營弱衛强,故使汗出,欲救邪風,屬**桂枝湯**證。1

太陽病,下之其氣上撞,屬**桂枝湯**證。1

---

[1] 桂枝加厚朴杏子湯:目録及方劑卷不見此方,《傷寒論》第六、第十六、第二十二篇均有此方,當據補。

[2] 太陽病:本書第七篇、《傷寒論》第十六篇作"太陰病",是。

[3] 候:《傷寒論》第十六、十七篇作"證",義長,可從。

[4] 微除:似指"微者除愈"。參見本書第三篇同條注釋。

[5] 承氣湯:此處當指承氣湯類方。

太陽病，初服桂枝湯，而反煩不解者，當先刺風池、風府，乃與**桂枝湯**則愈。1

燒針令其汗，針處被寒核起而赤者，必發賁豚。氣從小腹上撞心者，灸其核上各一壯，却與**桂枝加桂湯**。5

太陽病，項背强几几，反汗出惡風者，屬**桂枝加葛根湯**。17

太陽病，項背强几几，無汗惡風，屬**葛根湯**。18

太陽與陽明合病而自利，屬**葛根湯**證；不利但嘔者，屬**葛根加半夏湯**證。18/19

太陽病，桂枝證，而反下之，遂利不止，其脉促，表未解，喘而汗出，屬**葛根黄芩黄連湯**證。20

太陽病，頭痛發熱，身體疼，腰痛，骨節疼痛，惡風無汗而喘，屬**麻黄湯**證。21

太陽與陽明合病，喘而胸滿者，不可下也，屬**麻黄湯**證。21

太陽中風，脉浮緊，發熱惡寒，身體疼痛，不汗出而煩躁，頭痛，屬**大青龍湯**證。脉微弱，汗出惡風，不可服之，服之則厥，筋惕肉瞤，此爲逆也。27

陽明中風，脉弦浮大而短氣，腹滿，脅下及心痛，久按之氣不通，鼻乾不得汗，其人嗜卧，一身及目[1]悉黄，小便難，有潮熱，時時噦，耳前後腫，刺之小差；其外不解，病過十日，脉續浮，與**柴胡湯**[2]；但浮無餘證，與**麻黄湯**；不溺，腹滿，加噦者，不治。30/21

太陽病，十日已去，其脉浮細，嗜卧，此爲外解。設胸滿脅痛，與**小柴胡湯**；脉浮，**麻黄湯**。30/21

傷寒，脉浮緩，其身不疼但重，乍有輕時，無少陰證者，可與**大青龍湯**發之。27

傷寒，心下有水氣，欬而微喘，發熱不渴，服湯已而渴者，此爲寒去，爲欲解，屬**小青龍湯**證。28

少陰病，得之二三日，**麻黄附子甘草湯**微發汗。脉浮，小便不利，微熱，消渴，與**五苓散**，利小便發汗。23/40

辨不可吐病形證治第十五

太陽病，當惡寒而發熱，今自汗出，反不惡寒發熱，關上脉細而數者，此醫吐之故也。若得病一日二

[1] 目：本書第五篇作“面目”，可從。

[2] 柴胡湯：本書第五篇，《傷寒論》第八、第十六篇作“小柴胡湯”，可從。又，此下《傷寒論》第八篇另作一條。

日吐之者，腹中飢，口不能食；三日、四日吐之者，不喜糜粥，欲食冷食，朝食暮吐。此醫吐之所致也，此爲小逆。

太陽病，吐之，但太陽病當惡寒，今反不惡寒，不欲近衣，此爲吐之内煩也。

少陰病，其人飲食入口即吐，心下嗢嗢欲吐，復不能吐，始得之手足寒，脉弦遲者，此胸中實，不可下也[1]。若膈上有寒飲，乾嘔者，不可吐，當温之。

諸四逆厥者，不可吐之，虚家亦然。

辨可吐病形證治第十六

凡服湯吐，中病便止，不必盡劑也。

大法，春宜吐。

病如桂枝證，其頭不痛，項不强，寸口脉微浮，胸中痞堅，氣上撞咽喉，不得息，此爲胸有寒，當吐之。

病胷上諸實，胸中鬱鬱而痛，不能食，欲使人按之，而反有涎沫唾，下利日十餘行，其脉反遲，寸口微滑，此可吐之，吐之利則止。

少陰病，其人飲食入則吐，心中嗢嗢欲吐，復不能吐，當遂吐之。

宿食在上脘，當吐之。

病者手足逆冷，脉乍緊，邪結在胸中，心下滿而煩，飢不能食，病在胸中，當吐之。

辨不可下病形證治第十七

脉濡而弱，濡反在關，弱反在巔[2]，微反在上，濇反在下。微則陽氣不足，濇則無血。陽氣反微，中風汗出，而反躁煩；濇則無血，厥而且寒。陽微不可下，下之則心下痞堅。

動氣在右，不可下，下之則津液内竭，咽燥鼻乾，頭眩心悸。

動氣在左，不可下，下之則腹裹拘急，食不下，動氣反劇，身雖有熱，卧反欲踡。

[1] 不可下也：本書第八篇下其有“當吐之”。
[2] 濡反在關弱反在巔：《傷寒論》第二十篇、《注解傷寒論》第二十篇并作“弱反在關，濡反在巔”。

動氣在上，不可下，下之則掌握[1]熱煩，身上浮冷，熱汗自泄，欲水自灌[2]。

動氣在下，不可下，下之則腹滿，卒起頭眩，食則下清穀，心下痞堅。

咽中閉塞，不可下，下之則上輕下重，水漿不下，卧則欲踡，身體急痛，復下利，日數十行。

諸外實者，不可下，下之則發微熱，亡脉則厥，當臍握[3]熱。

諸虚者，不可下，下之則渴，引水者易愈，惡水者劇。

脉濡而弱，弱反在關，濡反在巔，弦反在上，微反在下。弦爲陽運，微爲陰寒，上實下虚，意欲得温。微弦爲虚，虚者不可下。微則爲欬，欬則吐涎沫。下之欬則止而利不休，胸中如蟲齧[4]，粥入則出，小便不利，兩脅拘急，喘息爲難，脛[5]背相牽，臂則不仁。極寒反汗出，軀冷若冰，眼睛不慧[6]，語言不休。穀氣多入，則爲除中，口雖欲言，舌不得前。

脉濡而弱，弱反在關，濡反在巔，浮反在上，數反在下。浮則爲陽虚，數則爲無血；浮則爲虚，數則生熱。浮則爲虚，自汗而惡寒；數則爲痛，振而寒慄。微弱在關，心下爲急，喘汗不得呼吸，呼吸之中，痛在於脇，振寒相搏，其形如瘧。醫反下之，令脉急數，發熱，狂走見鬼，心下爲痞，小便淋漓，小腹甚堅，小便血也。

脉濡而緊，濡則陽氣微，緊則營中寒。陽微衛中風，發熱而惡寒。營緊胃氣冷，微嘔心内煩。醫以爲大熱，解肌發其汗。亡陽虚煩躁，心下苦痞堅。表裏俱虚竭，卒起而頭眩。客熱在皮膚，悵怏[7]不得眠。不知胃氣冷，緊寒在關元。技巧無所施，汲水灌其身。客熱應時罷，慄慄而振寒。重被而覆之，汗出而冒巔。體惕[8]而又振，小便爲微難。寒氣因水發，清穀不容間。嘔吐反腸出，顛倒不得安。手足爲微逆，身冷而内煩。遲欲從後救，安可復追還。

脉浮而大，浮爲氣實，大爲血虚。血虚爲無陰，孤陽獨下陰部，小便難，胞中[9]虚，今反小便利而大汗出，法應衛家當微，今反更實，津液四射，營竭血盡乾，煩不得眠[10]，血薄肉消，而成暴液。醫復以毒藥攻其胃，此爲重虚，客陽去有期，必下如污泥而死。

---

[1] 掌握：謂掌中。

[2] 灌：浇洗。

[3] 臍握：謂臍中。

[4] 齧(niè)：咬。

[5] 脛：《傷寒論》第二十篇、《注解傷寒論》第二十篇作“頸”，是。

[6] 慧：（目睛）清明。

[7] 悵怏：失意不悦貌。

[8] 體惕：謂身體顫動。惕，本指心動，引申指身體顫動。

[9] 胞中：此指膀胱。

[10] 煩不得眠：《傷寒論》第二十篇作“煩而不眠”，可從補“而”字。按：本段有少數五言句，推想原文當同上段，爲五言韻文，因後人增改，現已不易看出。本句“煩”上之“乾”字，一般斷在本句，今依五言句式，改屬上句。

趺陽脉遲而緩，胃氣如經也。趺陽脉浮而數，浮則傷胃，數則動脾，此非本病，醫特下之所爲也。營衛内陷，其數先微，脉反但浮，其人必大便堅，氣噫而除。何以言之？脾脉本緩，今數脉動脾，其數先微，故知脾氣不治，大便堅，氣噫而除。今脉反浮，其數改微，邪氣獨留，心中則飢，邪熱不殺穀，潮熱發渴，數脉當遲緩，脉因前後度數如法，病者則飢。數脉不時，則生惡瘡也。

脉數者久數不止，止則邪結，血氣[1]不能復，正氣却結於藏，故邪氣浮之，與皮毛相得。脉數者不可下，下之必煩，利不止。

少陰病，脉微，不可發其汗，無陽故也。陽已虚，尺中弱濇者，復不可下之。

脉浮大，宜發汗，醫反下之，此爲大逆。

脉浮而大，心下反堅，有熱，屬藏者攻之，不令發汗；屬府者，不令溲數，溲數則大便堅。汗多即熱愈，汗少則便難。脉遲，尚未可攻。

二陽并病，太陽初得病時，發其汗，汗先出復不徹，因轉屬陽明，欲自汗，不惡寒。若太陽證不罷，不可下，下之爲逆。

結胷證，其脉浮大，不可下，下之即死。

太陽與陽明合病，喘而胸滿，不可下，下之即死。

太陽與少陽合病[2]，心下痞堅，頭項强而眩，勿下之。

諸四逆厥者，不可下之，虚家亦然。

病欲吐者，不可下之。

太陽病，有外證未解，不可下，下之爲逆。

夫病發於陽，而反下之，熱入因作結胸；發於陰，而反下之，因作痞。

脉浮緊，而下之，緊反入裏，則作痞。

夫病陽多者熱，下之則堅。

[1] 血氣：《傷寒論》第二十篇、《注解傷寒論》第二十篇并作“正氣”。
[2] 合病：本書第四篇作“并病”。

本虚攻其熱，必噦。

無陽陰强而堅，下之必清穀而腹滿。

太陰之爲病，腹滿而吐，食不下，下之益甚，腹時自痛，胸下痞堅。

厥陰之爲病，消渴，氣上撞心，心中疼痛熱，飢而不欲食，甚者則欲吐[1]，下之不肯止。

少陰病，其人飲食入則吐，心中嗢嗢欲吐，復不能吐，始得之手足寒，脉遲，此胸中實，不可下之。

傷寒五六日，不結胸，腹濡，脉虚，復厥者，不可下，下之亡血死。

傷寒發熱，但頭痛，微汗出，發其汗則不識人；熏之則喘，不得小便，心腹滿；下之短氣而腹脹，小便難，頭痛背强；加温針則必衄。

傷寒，其脉陰陽俱緊，惡寒發熱，則脉欲厥。厥者，脉初來大，漸漸小，更來漸大，是其候也。惡寒甚者，翕翕[2]汗出，喉中痛。熱多者，目赤，睛不慧，醫復發之，咽中則傷；若復下之，則兩目閉。寒多清穀，熱多便膿血，熏之則發黄，熨之則咽燥。小便利者可救，難者危殆。

傷寒發熱，口中勃勃氣出，頭痛目黄，衄不可制，貪水者必嘔，惡水者厥。下之咽中生瘡，假令手足温者，下重便膿血。頭痛目黄者，下之目閉。貪水者，下之，其脉必厥，其聲嚶[3]，咽喉塞，發其汗則戰慄，陰陽俱虚。惡水者，下之裹冷，不嗜食，大便完穀出。發其汗，口中傷，舌上胎滑，煩躁。脉數實，不大便，六七日後必便血。發其汗，小便即自利。得病六七日，小便少者，雖不大便，但頭堅後溏，未必其成堅，攻之必溏，當須小便利，定堅乃可攻之。

藏結者無陽證，不往來寒熱，其人反静，舌上胎滑者，不可攻也。

傷寒嘔多，雖有陽明證，不可攻之。

陽明病，潮熱微堅，可與**承氣湯**[4]，不堅勿與之。若不大便六七日，恐有燥屎。欲知之法，可與**小承氣湯**，若腹中轉矢氣者，爲有燥屎，乃可攻之。若不轉矢氣者，此爲但頭堅後溏，不可攻之，攻之必腹滿不能食，欲飲水者，必噦[5]。其後發熱者，必復堅，以**小承氣湯**和之。若不轉矢氣者，慎不可攻之。15/16/16

[1] 吐：本書第九篇、《傷寒論》十二篇并作“吐蚘”。

[2] 翕翕：不甚之熱貌。

[3] 嚶：哽噎氣塞之貌。

[4] 承氣湯：《傷寒論》第八、第二十、第二十一篇作“大承氣湯”。當從。

[5] 必噦：本書第五篇作“與水即噦”，當據補“與水”二字。

陽明病，面合赤色者，不可攻之，必發熱，色黄者，小便不利也。

陽明病，當心下堅滿，不可攻之，攻之利遂不止者死，止者生。

陽明病，自汗出，若發其汗，小便自利，此爲津液内竭，雖堅不可攻之，當須自欲大便，宜**蜜煎**[1]導而通之，若土瓜根、猪膽汁皆可以導。80

傷寒中風，醫反下之，其人下利日數十行，穀不化，腹中雷鳴，心下痞堅而滿，乾嘔而煩，不能得安。醫見心下痞，爲病不盡，復重下之，其痞益甚。此非結熱，但以胃中虚，客氣上逆，故使之堅，屬**甘草瀉心湯**證。61

下利，其脉浮大，此爲虚，以强下之故也。設脉浮革，因爾腸鳴，屬**當歸四逆湯**證。109

辨可下病形證治第十八

凡服下藥，用湯勝圓，中病即止，不必盡劑。

大法，秋宜下。

陽明病，發熱汗多者，急下之，宜**承氣湯**[2]。一云：**大柴胡湯**。75/34

少陰病，得之二三日，口燥咽乾，急下之，宜**承氣湯**[3]。75

少陰病，六七日，腹滿不大便者，急下之，宜**承氣湯**[4]。7

少陰病，下利清水，色青者，心下必痛，口乾燥者，可下之，宜**大柴胡湯**、**承氣湯**[5]。34/75

下利，三部脉皆平。一云：浮。按其心下堅者，可下之，宜**承氣湯**[6]。75

下利，脉遲而滑者，内實也，利未欲止，當下之，宜**承氣湯**[7]。75

陽明與少陽合病而利，不負[8]者爲順，負者失也，互相剋賊爲負。

[1] 蜜煎：参見本書第五篇“密煎”注。
[2] 承氣湯：《傷寒論》第八篇作“大承氣湯”。當從。
[3] 承氣湯：本書第八篇作“大承氣湯”，《傷寒論》第十一、第二十一篇同。當從。
[4] 承氣湯：本書第八篇作“大承氣湯，《傷寒論》第十一、第二十一篇同”。當從。
[5] 承氣湯：《傷寒論》第十一、第二十一篇作“大承氣湯”。當從。
[6] 承氣湯：《傷寒論》第二十一篇作“大承氣湯”。當從。
[7] 承氣湯：《傷寒論》第二十一篇作“大承氣湯”。當從。
[8] 不負：本書第五篇、《傷寒論》第二十一篇此上有“其脉”二字。

脉滑而數者[1]，有宿食也，當下之，宜**大柴胡湯**、**承氣湯**[2]。34/75

問曰：人病有宿食，何以别之？師曰：寸口脉浮大，按之反澀，尺中亦微而澀，故知有宿食，當下之，宜**承氣湯**[3]。75

下利不欲食者，有宿食也，當下之，宜**承氣湯**[4]。75

下利已瘥，至其年月日時復發者，此爲病不盡故也，復當下之，宜**承氣湯**[5]。75

下利脉反滑，當有所去，下之乃愈，宜**承氣湯**[6]。75

病腹中滿痛者爲實，當下之，宜**大柴胡湯**[7]。34

腹滿不減，減不足言，當下之，宜**大柴胡湯**、**承氣湯**[8]。34/75

傷寒後，脉沉實，沉實者[9]下之解，宜**大柴胡湯**。34

傷寒六七日，目不了了，睛不和，無表裏證，大便難，微熱者，此爲實，急下之，宜**大柴胡湯**、**承氣湯**[10]。34/75

太陽病未解，其脉陰陽俱停[11]，必先振汗出而解。但陽脉微者，先汗之而解；陰脉微者，先下之而解，宜**承氣湯**[12]。一云**大柴胡湯**[13]。77/34

脉雙弦而遲，心下堅，脉大而堅者，陽中有陰也。可下之，宜**承氣湯**[14]。75

結胷者項亦强，如柔痓狀，下之即和，宜**陷胸圓**[15]。54

[1] 脉滑而數者：本條，本書第五篇，《傷寒論》第八、第二十一篇皆連屬上條。
[2] 大柴胡湯承氣湯：本書第五篇，《傷寒論》第八、第二十一篇作“大承氣湯”4字。
[3] 承氣湯：《傷寒論》第二十一篇作“大承氣湯”。當從。
[4] 承氣湯：《傷寒論》第二十一篇作“大承氣湯”。當從。
[5] 承氣湯：《傷寒論》第二十一篇作“大承氣湯”。當從。
[6] 承氣湯：《傷寒論》第二十一篇作“大承氣湯”。當從。
[7] 大柴胡湯：《傷寒論》第二十一篇作“大承氣、大柴胡湯”7字。
[8] 大柴胡湯承氣湯：《傷寒論》第八篇作“大承氣湯”，《傷寒論》第二十一篇作“大柴胡、大承氣湯”。
[9] 實沉實者：此4字，《傷寒論》第二十一篇作“沉者，内實也”5字，義明。
[10] 大柴胡湯承氣湯：《傷寒論》第八篇作“大承氣湯”，《傷寒論》第二十一篇作“大承氣、大柴胡湯”。
[11] 停：均等。《傷寒論》第六篇同此，小字附注云：“一作微。”
[12] 承氣湯：《傷寒論》第六篇作“調胃承氣湯”，當從。第二十一篇作“大柴胡湯”。
[13] 一云大柴胡湯：原爲大字。《傷寒論》第八篇作小字注文，依例據改爲小字。
[14] 承氣湯：《傷寒論》第二十一篇作“大承氣湯”，當從。
[15] 陷胸圓：《傷寒論》第二十一篇小字注：“結胸門用大陷胸丸”；本書第四篇亦然。

病者無表裏證，發熱七八日，脉雖浮數，可下之，宜**大柴胡湯**。34

太陽病，六七日，表證續在，其脉微沉，反不結胸，其人發狂，此熱在下焦，小腹當堅而滿，小便自利者，下血乃愈。所以然者，太陽隨經，瘀熱在裏故也，屬**抵當湯**證。83

太陽病身黄，其脉沉結，小腹堅，小便不利，爲無血也；小便自利，其人如狂者，血證諦也，屬**抵當湯**。83

傷寒有熱，而小腹滿，應小便不利，今反利者，爲有血也，當下之，宜**抵當圓**。82

陽明病，發熱而汗出，此爲熱越，不能發黄也。但頭汗出，其身無有，齊頸而還，小便不利，渴飲水漿，此爲瘀熱在裏，身必發黄，屬**茵蔯蒿湯**證。84

陽明證，其人喜忘，必有畜血。所以然者，本有久瘀血，故令喜忘。屎雖堅，大便必黑，屬**抵當**證[1]。83

汗出而讝語者，有燥屎在胃中，此爲風也，過經乃可下之。下之若早，讝語而亂，以表虚裏實故也。下之則愈，宜大柴胡湯、承氣湯[2]。34/75

病者煩熱，得汗出即解，復如瘧狀，日晡所發熱者，屬陽明，脉實者當下之，宜**大柴胡湯**、**承氣湯**[3]。34/75

陽明病，讝語，有潮熱，而反不能食者，必有燥屎五六枚；若能食者，但堅耳。屬**承氣湯**[4]。75

下利而譫語者，爲有燥屎也，屬**承氣湯**[5]。76

得病二三日，脉弱，無太陽柴胡證而煩，心下堅；至四日雖能食，以**承氣湯**[6]少與微和之，令小安；至六日，與承氣湯[7]一升。不大便六七日，小便少者，雖不能食[8]，但頭堅後溏，未定其成堅，攻之必溏，當須小便利，定堅，乃可攻之，宜**大柴胡湯**、**承氣湯**[9]。34/75

太陽中風，下利嘔逆，表解乃可攻之，其人漐漐汗出，發作有時，頭痛，心下痞堅滿，引脅下痛，嘔即

[1] 屬抵當證：《傷寒論》第八、第二十一篇作“宜抵當湯下之”。
[2] 大柴胡湯承氣湯：《傷寒論》第八、第二十一篇作“大柴胡、大承氣湯”。
[3] 大柴胡湯承氣湯：《傷寒論》第八、第二十一篇作“大柴胡、大承氣湯”。
[4] 承氣湯：本書第五篇作“大承氣湯”，《傷寒論》第八、第二十一篇同。當從。
[5] 承氣湯：本書第十篇作“小承氣湯”，《傷寒論》第十二、第二十一篇同，當從。
[6] 承氣湯：本書第五篇作“小承氣湯”，《傷寒論》第八篇同，可從。
[7] 承氣湯：此處當承前文，指小承氣湯。
[8] 雖不能食：《傷寒論》第八篇同；《傷寒論》第二十、第二十一篇作“雖不大便”，可從。
[9] 大柴胡湯承氣湯：本書第五篇作“大承氣湯”，《傷寒論》第八、第二十一篇同，但後篇注云：“一云大柴胡湯。”

短氣，不惡寒[1]，此爲表解裏未和，屬**十棗湯**證。73

太陽病不解，熱結膀胱，其人如狂，血自下，下者即愈，其外不解，尚未可攻，當先解其外，外解小腹急結者，乃可攻之，宜**桃仁承氣湯**。78

傷寒七八日，身黄如橘子色，小便不利，小腹微滿，屬**茵蔯湯**證。84

傷寒發熱，汗出不解，後心中痞堅，嘔而利者，屬**大柴胡湯**證。34

傷寒十餘日，熱結在裏，復往來寒熱，屬大柴胡湯證。但結胸無大熱，此爲水結在胸脇，頭微汗出，屬**大陷胸湯**證。34/53

傷寒六七日，結胸熱實，其脉沉緊，心下痛，按之如石堅，屬**大陷胸湯**證。53

陽明病，其人汗多，津液外出，胃中燥，大便必堅，堅者則讝語，屬**承氣湯**[2]證。76

陽明病，不吐下而心煩者，屬**承氣湯**[3]證。77

陽明病，其脉遲，雖汗出而不惡寒，其體必重，短氣腹滿而喘，有潮熱，如此者，其外爲解，可攻其裏。若手足濈然汗出，此大便已堅，**承氣湯**[4]主之。其熱不潮[5]，腹大滿而不大便者，屬**小承氣湯**，微和其胃氣，勿令至大下。75/76

陽明病，潮熱微堅，可與**承氣湯**，不堅者勿與之。言不大便六七日，恐有燥屎，欲知之法，可與**小承氣湯**；若腹中轉矢氣者，爲有燥屎，乃可攻之。75/76

陽明病，讝語妄言[6]，發潮熱，其脉滑疾，如此者，**承氣湯**[7]主之。因與承氣湯一升，腹中轉矢氣者，復與一升；如不轉矢氣者，勿與之。明日又不大便，脉反微濇，此爲裏虚，爲難治，不可復與承氣湯。76

大下後六七日，不大便，煩不解，腹滿痛，此有燥屎。所以然者，本有宿食故也，屬**承氣湯**[8]證。75

---

[1] 不惡寒：本書第四篇無此三字。

[2] 承氣湯：本書第五篇作“小承氣湯”，《傷寒論》第八、第二十一篇同，當從。

[3] 承氣湯：本書第五篇作“調胃承氣湯”，《傷寒論》第八、第二十一篇同，當從。

[4] 承氣湯：本書第五篇作“大承氣湯”，《傷寒論》第八、第二十一篇同，當從。

[5] 其熱不潮：本書第五篇本句之上有“若汗出多，微發熱惡寒者，外爲未解”14字。《傷寒論》第八相近，第二十一後句作“外未解也”，其下更有“桂枝湯主之”；本句之下三處并有“未可與承氣湯”一句，義長。

[6] 妄言：《傷寒論》第八、第二十一篇無此二字。

[7] 承氣湯：本書第五篇作“小承氣湯”，《傷寒論》第八、第二十一篇同，當從。本條中後兩處亦當同爲“小承氣湯”。

[8] 承氣湯：本書第五篇作“大承氣湯”，《傷寒論》第八、第二十一篇同，當從。下兩條“承氣湯”同此。

病者小便不利，大便乍難乍易，時有微熱，怫鬱，不能臥，有燥屎故也，屬承氣湯證。[75]

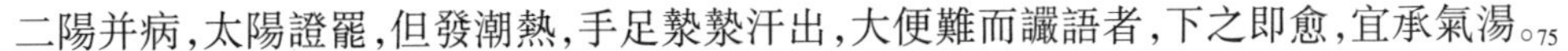

二陽并病，太陽證罷，但發潮熱，手足漐漐汗出，大便難而讝語者，下之即愈，宜承氣湯。[75]

金匱玉函經卷第五終

金匱玉函經卷第六

辨發汗吐下後病形證治第十九

發汗後，水藥不得入口爲逆。

發汗後，飲水多者必喘，以水灌之亦喘。

未持脉時，病人叉手自冒心，師因教試令欬，而不即欬者，此必兩耳無所聞也。所以然者，重發汗虚故也。

發汗後身熱，又重發其汗，胸中虚冷，必反吐也。

二陽并病，太陽初得病時，發其汗，汗先出，復不徹，因轉屬陽明，續自微汗出，不惡寒。若太陽證不罷者，不可下之，下之爲逆，如此者，可小發其汗。設面色緣緣正赤者，陽氣怫鬱在表，當解之、熏之。若發汗不大徹，不足言。陽氣怫鬱不得越，當汗而不汗，其人燥[1]煩，不知痛處，乍在腹中，乍在四肢，按之不可得，其人短氣但坐，汗[2]出而不徹故也，更發其汗即愈。何以知其汗出不徹？以脉濇故知之。

陽明病，本自汗出，醫復重發其汗，病已瘥，其人微煩，不了了，此大便堅也，以亡津液，胃中燥，故令其堅。當問小便日幾行，若本日三兩行，今日再行者，故知大便不久出。今爲小便數少，津液當還入胃中，故知必當大便也。

大下後發汗，其人小便不利，此亡津液，勿治之，其小便利必自愈。

病人脉數，數爲熱，當消穀引食，而反吐者，以醫發其汗，陽氣微，膈氣虚，脉則爲數，數爲客熱，不能消穀，胃中虚冷故吐也。

病者有寒，復發其汗，胃中冷，必吐蚘。

傷寒發其汗，身目爲黄。所以然者，寒濕相搏，在裏不解故也。

發汗後，重發其汗，亡陽讝語，其脉反和者不死。

---

［1］ 燥：本書第三篇、《傷寒論》第十七篇作"躁"，當從改。

［2］ 汗：本書第三篇、第二十二篇同條"汗"上有"以"字；《傷寒論》第六篇、第十七篇兩出，亦皆有"以"字。

傷寒發汗已解，半日許復煩，其脉浮數，可復發其汗，宜**桂枝湯**。1

傷寒大下後，復發其汗，心下痞，惡寒者，表未解也，不可攻其痞，當先解表，表解乃可攻其痞。解表宜**桂枝湯**，攻痞宜**大黄瀉心湯**。1/58

發其汗，反躁，無表證者，宜**大柴胡湯**。34

服桂枝湯大汗出，若脉但洪大者，與桂枝湯。若其形如瘧狀，一日再發，汗出便解，與**桂枝二麻黄一湯**。1/3

服桂枝湯，大汗出，大煩渴不解，若脉洪大，屬**白虎湯**證。1/66

太陽病，發其汗，遂漏不止，其人惡風，小便難，四肢微急，難以屈伸，屬**桂枝加附子湯**證。6

發汗不解，腹滿痛者，急下之，宜**承氣湯**[1]。一云**大柴胡湯**[2]。75/34

發汗後，身體疼痛，其脉沉遲，屬**桂枝加芍藥生薑人參湯**證。11

太陽病，發其汗而不解，其人發熱，心下悸，頭眩，身瞤而動，振振欲僻[3]地者，屬**真武湯**證。95

發汗後，其人臍下悸，欲作賁豚，屬**茯苓桂枝甘草大棗湯**證。37

發汗過多，以後其人叉手自冒心，心下悸而欲得按之，屬**桂枝甘草湯**證。16

發汗後，腹脹滿，屬**厚朴生姜半夏甘草人參湯**。45

發其汗不解，而反惡寒者，虚故也，屬**甘草附子湯**[4]證。70

不惡寒但熱者，實也，當和其胃氣，屬**小承氣湯**。76

太陽病，發汗後，大汗出，胃中乾燥，煩[5]不得眠，其人欲飲水，當稍飲之，令胃中和即愈。

太陽病，三日，發其汗不解，蒸蒸發熱者，屬**調胃承氣湯**。77

---

[1] 承氣湯：本書第五篇作“大承氣湯”，《傷寒論》第八篇、第十七篇同，當從。

[2] 一云大柴胡湯：原書爲大字。詳文意當爲後人注文，依例改作小字。

[3] 僻：本書第三篇作“擗”。并通“躄”，仆倒。

[4] 甘草附子湯：本書第三篇作“芍藥甘草附子湯”，《傷寒論》同，當從。

[5] 乾燥煩：本書第二十八篇同此，第三篇作“乾，煩躁”，後者義長。

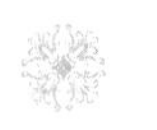

傷寒脉浮，自汗出，小便數，頗復微惡寒，而脚攣急，反與**桂枝湯**，欲攻其表，得之便厥，咽燥乾煩吐逆[1]，作**甘草乾薑湯**，以復其陽；厥愈足温，更作**芍藥甘草湯**與之，其脚即伸。而胃氣不和，讝語，可與**承氣湯**[2]；重發汗，復加燒針者，屬**四逆湯**。1/41/42/77/104

傷寒汗出解之後，胃中不和，心下痞堅，乾噫食臭，脅下有水氣，腹中雷鳴而利，屬**生姜瀉心湯**。62

傷寒五六日，其人已發汗，而復下之，胸脅滿，微結，小便不利，渴而不嘔，但頭汗出，往來寒熱而煩，此爲未解，**柴胡桂枝乾薑湯**證。31

陽明病汗出，若復發其汗，小便自利，此爲津液内竭，雖堅不可攻之，當須自欲大便，宜**蜜煎**導而通之。若土瓜根、猪膽汁皆可以導。80

凡病，若發汗，若吐、若下、若亡血，無津液，而陰陽自和者，必自愈。

傷寒大吐下之，極虛，復極汗者，其人外氣怫鬱，復與之水，以發其汗，因得噦。所以然者，胃中寒冷故也。

傷寒，吐下發汗後，心下逆滿，氣上撞胸，起則頭眩，其脉沉緊，發汗即動經，身爲振摇，屬**茯苓桂枝白朮甘草湯**證。38

發汗吐下以後，不解，煩躁，屬**茯苓四逆湯**證。107

發汗吐下後，虛煩不得眠，劇者反覆顛倒，心中懊憹，屬**梔子湯**[3]；若少氣，**梔子甘草湯**；若嘔者，**梔子生薑湯**證。46/47/48

傷寒下後，煩而腹滿，臥起不安，屬**梔子厚朴湯**。49

傷寒吐下發汗，虛煩，脉甚微，八九日，心下痞堅，脇下痛，氣上衝咽喉，眩冒，經脉動惕者，久而成痿。

傷寒發汗吐下解後，心下痞堅，噫氣不除者，屬**旋覆代赭湯**[4]證。64

太陽病，吐下發汗後，而微煩，小便數，大便因堅，可與**小承氣湯**和之，則愈。76

太陽病不解，轉入少陽，脅下堅滿，乾嘔不能食，往來寒熱，尚未吐下，其脉沉緊，可與**小柴胡湯**。若已吐、下、發汗、温針，柴胡湯證罷，此爲壞病。知犯何逆，以法治之。30

[1] 咽燥乾煩吐逆：本書第三篇作"咽乾煩躁吐逆"，義長，可從。

[2] 承氣湯：本書第三篇作"調胃承氣湯"，《傷寒論》第五、第十七篇同，當從。

[3] 梔子湯：本書第三篇作"梔子豉湯"，後兩方分别爲"梔子甘草豉湯""梔子生薑豉湯"，俱當從。

[4] 旋覆代赭湯：目録及方劑卷第六十四方作"旋覆代赭石湯"。

吐利發汗，其人脉平而小煩，此新虚不勝穀氣故也。

下已後，發其汗，必振寒，又其脉微細，所以然者，内外俱虚故也。

發汗，若下之，煩熱胸中塞者，屬**梔子湯**[1]證。46

下以後，復發其汗者，則晝日煩躁不眠，夜而安静，不嘔不渴，而無表證，其脉沉微，身無大熱，屬**附子乾薑湯**[2]證。72

大汗出，若大下利，厥者，屬**四逆湯**證。104

太陽病，先下而不愈，因復發其汗，表裏俱虚，其人因冒，冒家當汗出愈。所以然者，汗出表和故也，表和，故下之[3]。

太陽病，先發汗，不解，而下之，其脉浮，不愈。浮爲在外，而反下之，故不愈。今脉浮，故在外，當解其外則愈，宜**桂枝湯**。1

傷寒六七日，發熱微惡寒，支節煩疼，微嘔，心下支結，外證未去者，屬**柴胡桂枝湯**證。32

發汗多，亡陽狂語者，不可下，可與**柴胡桂枝湯**，和其營衛，以通津液，後自愈。32

太陽病，醫發其汗，遂發熱惡寒；復下之，則心下痞堅，表裏俱虚，陰陽氣并竭；無陽則陰獨，復加火針，因而煩，面色青黄，膚瞤，如此者爲難治。今色微黄，手足温者，易愈。

夫病陽多熱，下之則堅，汗出多，極發其汗，亦堅。

太陽病，重發汗，而復下之，不大便五六日，舌上燥而渴，日晡所小有潮熱，從心下至小腹堅滿而痛，不可近，屬**大陷胸湯**證。53

三陽合病，腹滿身重，難以轉側，口不仁，面垢，譫語遺溺，發汗則讝語[4]，下之則額上生汗，手足厥冷，自汗，屬**白虎湯**證。66

傷寒，服湯藥，而下利不止，心下痞，服瀉心湯已，復以他藥下之，利不止，醫以**理中**與之，利益甚。理中者，理中焦，此利在下焦，與**赤石脂禹餘糧湯**；若不止者，當利其小便。102/63

---

[1] 梔子湯：本書第三篇作“梔子豉湯”，《傷寒論》第六、第二十二篇同，當從。

[2] 附子乾薑湯：目録及方劑卷第七十二方作“乾薑附子湯”。

[3] 表和故下之：《傷寒論》第二十二篇作“得表和然後復下之”；本書第三篇作“裏未和，然後復下之”，《傷寒論》第六篇同此。當兩方補足，即“表和裏未和”者，“然後復下之”。

[4] 讝語：本書第五篇作“讝語甚”，義長。可據補“甚”字。

傷寒，醫以圓藥下之，身熱不去，微煩，屬**梔子乾薑湯**證。50

傷寒中風，柴胡湯證具，而以他藥下之，若柴胡證不罷，復與**柴胡湯**，必蒸蒸而振，却發汗出而解，此雖已下，不爲逆也。若心下滿而堅痛者，此爲結胸，屬**大陷胸湯**證。若但滿而不痛者，此爲痞，柴胡不復中與也，屬**半夏瀉心湯**證。30/53/60

得病六七日，脉遲浮弱，惡風寒，手足温，醫再三下之，不能多[1]，其人脅下滿，面目及身黄，頭項强，小便難，與**柴胡湯**，後必下重，渴飲水而嘔，柴胡不復中與也，食穀則噦。30

病者無表裏證，發熱七八日，脉雖浮數者，可下之。假令已下，脉數不解，而合熱，則消穀善飢，至六七日不大便者，有瘀血，屬**抵當湯**證。若脉數不解，而下不止，必挾熱便膿血。83

脉浮數，法當汗出而愈，而下之則體重心悸者，不可發其汗，當自汗出而解。所以然者，尺中脉微，此裏虚，須表裏實，津液和，自汗出愈。

陽明病，其脉浮緊，咽乾口苦，腹滿而喘，發熱汗出，而不惡寒，反偏惡熱，其身體重。發其汗即燥，心憒憒而反讝語；加温針，必怵惕煩躁不得眠；下之，即胃中空虚，客氣動膈，心中懊憹，舌上胎者，屬**梔子湯**[2]證。若渴欲飲水，口乾舌燥者，與白虎湯。若脉浮，發熱，渴欲飲水，小便不利，與**猪苓湯**。46/66/79

發汗已後，不可更與桂枝湯，汗出而喘，無大熱，屬**麻黄杏子石膏甘草湯**[3]證。1/22

病人脉微而濇者，此爲醫所病也，大發其汗，又數大下之，其人亡血，病當惡寒，而發熱無休止。時夏月盛熱，而欲着複衣；冬月盛寒，而欲裸其體。所以然者，陽微即惡寒，陰弱即發熱，此醫發其汗，使陽氣微，又大下之，令陰氣弱。五月之時，陽氣在表，胃中虚冷，陽氣内微，不能勝冷，故欲着複衣。十一月之時，陽氣在裏，胃中煩熱，陰氣内弱，不能勝熱，故欲裸其體。又陰脉遲澀，故知亡血也。

傷寒吐後，腹滿者，屬**承氣湯**[4]證。77

傷寒本自寒下，醫復吐下之，寒格更逆吐，食入即出，屬**乾薑黄芩黄連人參湯**證。97

傷寒吐下，七八日不解，熱結在裏，表裏俱熱，時時惡風，大渴，舌上乾燥而煩，欲飲水數升，屬**白虎湯**證。66

---

[1] 不能多：本書第三篇作“不能食”，義勝，當據改。

[2] 梔子湯：本書第五篇作“梔子豉湯”，《傷寒論》第八篇同，當從。

[3] 麻黄杏子石膏甘草湯：目録及方劑卷第二十二方作“麻黄杏子甘草石膏湯”。

[4] 承氣湯：本書第五篇作“調胃承氣湯”，《傷寒論》第八、第二十二篇同，當從。

傷寒吐下後，未解，不大便五六日，至十餘日，其人日晡所發潮熱，不惡寒，獨語如見鬼神之狀。若劇者，發則不識人，循衣妄撮[1]，怵惕不安，微喘直視，脉弦者生，濇者死。微者但發熱讝語，屬**承氣湯**[2]證，若下者勿復服。75

太陽病，過經十餘日，心下嗢嗢欲吐，而胸中痛，大便反溏，其腹微滿，鬱鬱微煩，先時自極吐下者，可與**承氣湯**[3]，不爾者不可與。欲嘔，胸中痛，微溏者，此非柴胡湯證，以嘔，故知極吐下也。77

太陽病，下之微喘者，表未解故也，屬**桂枝湯**證。一云**麻黄湯**證[4]。1/21

太陽病，脉浮而動數，浮則爲風，數則爲熱，動則爲痛，數則爲虚。頭痛發熱，微盜汗出，而反惡寒，其表未解，醫反下之，動數則遲，頭痛則眩，胃中空虚，客氣動膈，短氣躁煩，心中懊憹，陽氣内陷，心下因堅，則爲結胸，屬**大陷胸湯**證。若不結胸，但頭汗出，其餘無有，齊頸而還，小便不利，身必發黄。53

太陽病，下之脉促，不結胸者，此爲欲解；其脉浮者，必結胸；其脉緊者，必咽痛；其脉弦者，必兩脇拘急；其脉細而數者，頭痛未止；其脉沉而緊者，必欲嘔；脉沉而滑者，挾熱利；其脉浮而滑者，必下血。

太陽病，下之，其脉促胸滿者，屬**桂枝去芍藥湯**。若微惡寒，**桂枝去芍藥加附子湯**證。7/8

太陽病，桂枝證，醫反下之，遂利不止，其脉促，表未解，喘而汗出，屬**葛根黄芩黄連湯**證。20

太陽病，醫反下之，因腹滿時痛，爲屬太陰，屬**桂枝加芍藥湯**[5]證；其大實痛，屬**桂枝加大黄湯**證。12/13

太陽病，下之，其氣上衝，可與**桂枝湯**；不上衝者，不可與之也。1

太陽病二三日，終不能臥，但欲起者，心下必結。其脉微弱者，此本寒也，而反下之，利止者必結胸；未止者，四五日復重下之，此挾熱利也。

太陽病，外證未除，而數下之，遂挾熱利而止[6]，心下痞堅，表裏不解，屬**桂枝人參湯**證。14

大下以後，不可更行桂枝湯，汗出而喘，無大熱，屬**麻黄杏仁石膏甘草湯**證。22

---

[1] 循衣妄撮：謂神識不清狀態下手摸衣服或亂抓。循，通"揗"，撫摩。《傷寒論》第八篇作"循衣摸床"；許叔微《傷寒九十論》第八十六論引《金匱玉函經》作"循衣摸床妄撮"。

[2] 承氣湯：本書第五篇作"大承氣湯"，《傷寒論》第八、第二十二篇同。

[3] 承氣湯：本書第五篇作"調胃承氣湯"，《傷寒論》第六、第二十二篇同。

[4] 一云麻黄湯證：原書爲大字。詳文意當爲後人注文，依例改作小字。

[5] 桂枝加芍藥湯：方劑卷第十二方作"桂枝倍加芍藥湯"，義長。

[6] 遂挾熱利而止：《傷寒論》第二十二篇作"遂協熱而利，利下不止"，本書第四篇亦作"遂挾熱而利不止"。

太陽病五日，下之，六七日不大便而堅者，屬**柴胡湯**證[1]。

太陽病，過經十餘日，反再三下之，後四五日，柴胡湯證續在，先與**柴胡湯**。嘔止小安，其人鬱鬱微煩者，爲未解，屬**大柴胡湯**證。30/34

傷寒八九日，下之，胸滿煩驚，小便不利，譫語，一身不可轉側，屬**柴胡加龍骨牡蠣湯**證。33

傷寒十三日不解，胸脅滿而嘔，日晡所發潮熱而微利，此證當柴胡湯下之，不得利，今反利者，故知醫以圓藥下之，非其治也。潮熱者實也，先再服**小柴胡湯**以解其外，後屬**柴胡加芒硝湯**。30/35

傷寒十三日，過經而譫語，内有熱也，當以湯下之。小便利者，大便當堅，而反利，其脉調和者，故知醫以圓藥下之，非其治也。自利者，其脉當微厥，今反和者，此爲内實，屬**承氣湯**證。77

傷寒五六日，嘔而發熱，柴胡湯證具，而以他藥下之，心下滿而堅痛者，此爲結胸，屬**大陷胸湯**。53

陽明病，下之，其外有熱，手足温，不結胸，心中懊憹者，飢不能食，但頭汗出，屬**梔子湯**[2]證。46

陽明病，下之，心中懊憹而煩，胃中有燥屎者，可攻。其人腹微滿，頭堅後溏者，不可下之。有燥屎者，宜**承氣湯**[3]。75

陽明病，不能食，下之不解，其人不能食，攻其熱必噦。所以然者，胃中虚冷故也。

陽明病，脉遲，食難用飽，飽即發煩，頭眩者，必小便難。此欲作穀疸，雖下之，其腹滿即如故耳。所以然者，脉遲故也。

趺陽脉微弦，而如此，爲强下之。

下利，其脉浮大，此爲虚，以强下之故也。設脉浮革，故爾腸鳴，屬**當歸四逆湯**證。109

傷寒，醫下之，續得下利清穀不止，身體疼痛，急當救裏；後身體疼痛，清便自調，急當救表。救裏宜**四逆湯**，救表宜**桂枝湯**。103/1

大下後，五七日不大便，煩不解，腹痛而滿，有燥屎者，本有宿食故也。

---

[1] 本條：《傷寒論》無此條。本書第八、第二十一篇類似條文作："大下後六七日不大便，煩不解，腹滿痛者，此有燥屎也。所以然者，本有宿食故也，宜大承氣湯。"辨可下病篇亦類此。"柴胡湯"似當作"大承氣湯"。

[2] 梔子湯：《傷寒論》第八篇作"梔子豉湯"，當從。

[3] 承氣湯：本書第五篇作"大承氣湯"，《傷寒論》第八篇、第二十二篇同。

大下後，口燥者，裏虚故也[1]。

火逆下之，因燒針煩躁，屬**桂枝甘草龍骨牡蠣湯**。15

辨可温病形證治第二十

大法，冬宜服温熱藥及灸。

師曰：病發熱頭痛，脉反沉，若不差，身體更疼痛，當救其裏，宜温藥**四逆湯**。104

下利腹滿，身體疼痛，先温其裏，宜**四逆湯**。104

自利不渴者屬太陰，其藏有寒故也，當温之，宜四逆輩。

少陰病，其人飲食入則吐，心中嗢嗢欲吐，復不能吐，始得之手足寒，脉弦遲，若膈上有寒飲，乾嘔者，不可吐，當温之，宜**四逆湯**。104

少陰病，其脉沉者，急當温之，宜**四逆湯**。104

下利欲食者，就當温之。

下利，脉遲緊，爲痛未欲止者，當温之，得冷者滿而便腸垢。

下利，其脉浮大，此爲虚，以强下之故也。設脉浮革，因爾腸鳴，當温之，與水者噦，宜**當歸四逆湯**。109

少陰病下利，脉微澀者，即嘔，汗出，必數更衣，反少，當温之。

傷寒，醫下之，而續得下利清穀不止，身體疼痛，急當救裏，宜温之，以**四逆湯**。104

諸温之屬，可與**理中**、**四逆**、**附子湯**，熱藥治之。102/104/74

辨不可火病形證治第二十一

太陽中風，以火劫發其汗，邪風被火熱，血氣流溢，失其常度，兩陽相熏灼，其身發黄。陽盛即欲衄，陰虚小便難，陰陽俱虚竭，身體即枯燥，但頭汗出，齊頸而還，腹滿微喘，口乾咽爛，或不大便，久則讝語，甚者至噦，手足躁擾，循衣摸牀。小便利者，其人可治。

[1] 本條不見於《傷寒論》，但見於《千金翼方》卷十第五篇。

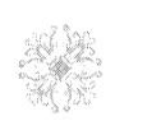

太陽病，醫發其汗，遂發熱惡寒；復下之，則心下痞，此表裏俱虚，陰陽氣并竭；無陽則陰獨，復加火針，因而煩，面色青黄膚瞤者，難治。今色微黄，手足温者，愈。

傷寒，加温鍼必驚。

陽脉浮，陰脉弱者，則血虚，血虚則筋惕。其脉沉者，營氣微也；其脉浮，而汗出如流珠者，衛氣衰也。營氣微者，加燒針，血留不行，更發熱而煩躁也。

傷寒脉浮，醫以火迫之，亡陽，驚狂，臥起不安，屬**桂枝去芍藥加蜀漆龍骨牡蠣救逆湯**。10

問曰：得病十五六日，身體黄，下利，狂欲走。師脉之，言當清血如豚肝乃愈，後如師言。何以知之？師曰：寸口脉，陽浮，陰濡而弱，陽浮則爲風，陰濡弱爲少血，浮虚受風，少血發熱，風則微寒灑淅，項强頭眩。醫加火熏，鬱令汗出，惡寒遂甚，客熱因火而發，怫鬱蒸肌膚，身目爲黄，小便微難，短氣，從鼻出血；而復下之，胃無津液，泄利遂不止，熱瘀在膀胱，畜結成積聚，狀如豚肝，當下未下，心亂迷憒[1]，狂走赴水，不能自制。畜血若去，目明心了。此皆醫爲，無他禍患，微難[2]得愈，劇者不治。

傷寒，其脉不弦緊而弱，弱者必渴，被火必讝語。

太陽病，以火熏之，不得汗，其人必躁，到經不解，必清血。

陽明病被火，額上微汗出，而小便不利，必發黄。

陽明病，其脉浮緊，咽乾口苦，腹滿而喘，發熱汗出，而不惡寒，反惡熱，其身體重，發其汗即躁，心憒憒而反讝語，加温針者必怵惕，又煩躁不得眠。

少陰病，欬而下利，讝語，是爲被火氣劫故也，小便必難，爲强責少陰汗也。

太陽病二日，而反燒瓦熨其背，大汗出，火熱入胃，胃中水竭燥煩，必發讝語，十餘日，振而反汗出者，此爲欲解。其汗從腰以下不得汗，其人欲小便不得，反嘔，欲失溲，足下惡風。大便堅者，小便當數，而反不數，及多便已，其頭必卓然[3]而痛，其人足心必熱，穀氣從下流故也。

風温爲病，脉陰陽俱浮，自汗出，身重多眠，鼻息必鼾，語言難出。若被火者，微[4]發黄色，劇則如驚癇，時瘛瘲。若火熏之，一逆尚引日[5]，再逆促命期。

---

［1］ 迷憒：昏亂。

［2］ 難：《脉經》卷七第十六篇作“輕”，義長。本句“微”與下句“劇”相對而言。又疑此“難”字或爲“雖”之誤。

［3］ 卓然：特别；很。

［4］ 微：似當作“微則”，“微”與下句“劇”相對。

［5］ 引日：謂拖延壽命。

火逆下之，因燒針煩躁者，**桂枝甘草龍骨牡蠣湯**主之。15

傷寒頭痛，翕翕發熱，形象中風，常微汗出，自嘔者，熏之則發黄，不得小便。

傷寒，發熱頭痛，微汗出，熏之則喘，加温鍼則必衄。

傷寒，脉陰陽俱緊，惡寒發熱，則脉欲厥。厥者，脉初來大，漸漸小，更來漸漸大，是其候也。若熏之則發黄，熨之則咽燥。小便利者可救，難者危殆。

辨可火病形證治第二十二

二陽并病，太陽初得病時，發其汗，汗先出不徹，因轉屬陽明，續自微汗出，不惡寒。若太陽證不罷者，不可下，可小發其汗。設面色緣緣正赤者，陽氣怫鬱在表不得越，當解之、熏之。當汗而不汗，其人躁煩，不知痛處，乍在腹中，乍在四肢，按之不可得，其人短氣但坐，以汗出不徹故也，更發其汗則愈。何以知汗出不徹？以脉濇故知之。

下利，穀道[1]中痛，當温之，以爲宜火熬末鹽[2]熨之。一方：灸枳實熨之。

辨不可灸病形證治第二十三

微數之脉，慎不可灸，因火爲邪，則爲煩逆，追虚逐實，血散脉中，火氣雖微，内攻有力，焦骨傷筋，血難復也。

脉浮，當以汗解，而反灸之，邪無從出，因火而盛，病從腰以下必重而痹，此爲火逆。若欲自解，當須汗出。

脉浮，熱甚，反灸之。此爲實，實以虚治，因火而盛，必咽燥唾血。

辨可灸病形證治第二十四

燒鍼令其汗，鍼處被寒核起而赤者，必發賁豚。氣從小腹上衝者，灸其核上各一壯，與**桂枝加桂湯**。5

少陰病，得之一二日，口中和，其背惡寒者，當灸之。

少陰病，其人吐利，手足不逆，反發熱者，不死。脉不至者，灸其少陰七壯。

---

[1] 穀道：後竅，肛門到直腸部分。
[2] 熬末鹽：謂炒製鹽末加熱脱水。《方言》卷七："熬，火乾也。"

少陰病，下利脉微澀者即嘔，汗出必數，更衣反少，當温其上，灸之。

諸下利，皆可灸足大都五壯，一云七壯。商丘、陰陵泉皆三壯。

下利，手足厥冷，無脉，灸之，主足厥陰是也。灸不温，反微喘者死。

傷寒五六日，脉微，手足厥冷，煩躁，灸厥陰，厥不還者死。

傷寒脉促，手足厥逆，可灸之，灸少陰、厥陰。

辨不可刺病形證治第二十五

大怒無刺，大，一作新，後同。已刺無怒。已，一作新，下同。

新内[1]無刺，已刺無内。

大勞無刺，已刺無勞。

大醉無刺，已刺無醉。

大飽無刺，已刺無飽。

大饑無刺，已刺無饑。

大渴無刺，已刺無渴。

大驚無刺。

無刺熇熇[2]之熱，無刺漉漉[3]之汗，無刺渾渾[4]之脉。身熱甚，陰陽皆争[5]者，勿刺也。其可刺者，急取之，不汗則洩。所謂勿刺者，有死徵也。

無刺病與脉相逆者，上工刺未生，其次刺未盛，其次刺已衰。麤工[6]逆此，謂之伐形。

[1] 内：此指性生活。
[2] 熇(hè)熇：熾熱貌。
[3] 漉漉：汗液濕漉貌。
[4] 渾渾：同“滚滚”，水流大貌。此喻脉形洪大。按：此義舊讀“gǔn gǔn”。
[5] 争：《靈樞·熱病》作“静”。可從。張介賓《類經》注：“陽證得陰脉也，故不宜刺。”
[6] 麤工：粗淺的醫工。麤，用同“粗”。

辨可刺病形證治第二十六

太陽病，頭痛，至七日自當愈，其經竟故也。若欲作再經者，當鍼足陽明，使經不傳則愈。

太陽病，初服桂枝湯，而反煩不解者，當先刺風池、風府，却再[1]與**桂枝湯**則愈。1

傷寒，腹滿而譫語，寸口脉浮而緊者，此爲肝乘脾，名曰縱，當刺期門。

傷寒，發熱，嗇嗇惡寒，其人大渴，欲飲酢漿者，其腹必滿而自汗出，小便利，其病欲解，此爲肝乘肺，名曰橫，當刺期門。

陽明病，下血而譫語，此爲熱入血室。但頭汗出者，刺期門，隨其實而瀉之，濈然汗出則愈。

婦人中風，發熱惡寒，經水適來，得之七八日，熱除，脉遲，身涼。胸脅下滿，如結胸狀，其人譫語，此爲熱入血室，當刺期門，隨其實[2]而取之。平病云[3]：熱入血室，無犯胃氣及上二焦。與此相反，豈謂藥不謂鍼。

太陽與少陽并病，心下痞堅，頸項强而眩，當刺大椎第一間、肺俞、肝俞，勿下之。

婦人傷寒，懷娠，腹滿，不得大便[4]，從腰以下重，如有水氣狀，懷娠七月，太陰當養不養，此心氣實，當刺瀉勞宮及關元，小便利則愈。

傷寒喉痹，刺手少陰。少陰在脘[5]當小指後動脉是也，鍼入三分補之。

少陰病，下利便膿血者，可刺。

辨不可水病形證治第二十七

發汗後，飲水多者，必喘；以水灌之，亦喘。

傷寒吐下之，極虚復極汗出者，其人外氣怫鬱。復與之水，以發其汗，因得噦者，胃中寒冷故也。

---

[1] 却再："却"有"再"義，"再"字當是後人旁批衍入。《傷寒論》第十六篇無"再"字。

[2] 實：本書第四篇，《脉經》卷七第十三篇、卷九第六篇并作"虚實"，當從。

[3] 平病云：以下引文見於本書第四篇："婦人傷寒，發熱，經水適來，晝日明了，暮則譫語，如見鬼狀者，此爲熱入血室。無犯胃氣及上二焦，必當自愈。"但"熱入血室，當刺期門"亦見於當篇前條。"平病云"以下25字原爲大字，據文義，當爲後人旁批衍入，故依例改作小字。

[4] 大便：《金匱要略》第二十篇作"小便"，與後文相應，可從。

[5] 脘：《千金翼方》卷十第四篇作"腕"，當從。

脉浮而遲，表熱裏寒，下利清穀，胃中虚冷，其人不能食，飲水即噦。

下利，其脉浮大，此爲虚，以强下之故也。設脉浮革，因爾腸鳴，當温之，與水者噦。

陽明病，潮熱，微堅，可與**承氣湯**[1]，不堅勿與之。若不大便六七日，恐有燥屎。欲知之法，可與**小承氣湯**；若腹中轉矢氣者，此爲但頭堅後溏，不可攻之，攻之必腹滿不能食；欲飲水者，即噦[2]。75/76

病在陽，當以汗解，而反以水潠之若灌之，其熱却[3]不得去，須臾益煩，皮上粟起，意欲飲水，反不渴，服**文蛤散**；不差，與**五苓散**。寒實結胸，無熱證者，與**三物小白散**[4]。56/40/57

身熱皮粟不解，欲引衣自覆，若以水灌之洗之，其熱被劫，益不得去，當汗而不汗，即煩。假令汗出已，腹中痛，與芍藥三兩，如上法。

寸口脉浮大，醫反下之，此爲大逆。浮即無血，大則爲寒，寒氣相搏，則爲腸鳴，醫乃不知，而反飲水，令汗大出，水得寒氣，冷必相搏，其人必䭇。

寸口脉濡而弱，濡即惡寒，弱則發熱，濡弱相搏，藏氣衰微，胸中苦煩。此非結熱，而反搏之，居水漬布，冷銚貼之，陽氣遂微，諸府無依，陰脉凝閉，結在心下，而不肯移，胃中虚冷，水穀不化，小便縱通，復不能多。微則可救，劇則寒在心下，當奈何！

辨可水病形證治第二十八

太陽病，發汗後，若大汗出，胃中乾燥，煩[5]不能眠，其人欲飲水，當稍飲之，令胃中和則愈。

厥陰病，渴欲飲水者，與水飲之即愈。

太陽病，寸口緩，關上小浮，尺中弱，其人發熱而汗出，復惡寒，欲嘔[6]，但苦心下痞者，此爲下之故也。若不下，其人復不惡寒而渴者，爲轉屬陽明病。小便數者，大便必堅，不更衣十日無所苦也。欲飲水者，與之，但當如法救之，宜**五苓散**。40

寸口脉洪而大，數而滑；洪大則營氣長，滑數則胃氣實；營長則陽盛，怫鬱不得出，胃實則堅難，大便則乾燥。三焦閉塞，津液不通，醫發其汗，陽盛不周，復重下之，胃燥熱蓄，大便遂擯[7]，小便不利，營衛

[1] 承氣湯：《傷寒論》第二十篇作“大承氣湯”，當從。
[2] 即噦：本書第五篇作“與水即噦”，當據補“與水”二字。
[3] 却：本書第四篇作“被劫”2字。義長。
[4] 三物小白散：方劑卷第五十七方方名“白散”。
[5] 乾燥煩：本書第十九篇同此，第三篇作“乾，煩躁”，後者義長。
[6] 欲嘔：本書第五篇同文作“不嘔”。
[7] 擯：似通“秘”，大便秘塞不通。

相搏，心煩發熱，兩眼如火，鼻乾面赤，舌燥齒黄焦，故大渴，過經成壞病，鍼藥所不能制。與水灌枯槁，陽氣微散，身寒，温衣覆汗出，表裏通利，其病即除。形脉多不同，此愈非法治，但醫所當慎，妄犯傷營衛。

霍亂而頭痛，發熱，身體疼痛，熱多，欲飲水，屬**五苓散**證。40

嘔吐，而病在膈上，後必思水者，急與**猪苓湯**飲之，水亦得也。79

論熱病陰陽交并生死證第二十九

問曰：温病汗出，輒復熱，而脉躁疾，不爲汗衰，狂言不能食，病名爲何？對曰：病名陰陽交，交者死。人所以汗出者，生於穀[1]，穀生於精[2]，今邪氣交争於骨肉之間，而得汗者，是邪却而精勝也。精勝，則當能食而不復熱。熱者[3]，邪氣也；汗者，精氣也。今汗出而輒復熱者，邪勝也。不能食者，精無俾[4]也。汗出而熱留者，壽可立而傾也。夫[5]汗出而脉尚躁盛者死；今脉不與汗相應，此不能勝其病也[6]；狂言者是失志，失志者死。此有三死[7]，不見一生，雖愈必死。

熱病已得汗，而脉尚躁盛，此陰脉之極也，死。其得汗而脉静者生。

熱病脉尚躁盛，而不得汗者，此陽脉之極也，死。脉躁盛得汗者生。

熱病已得汗，而脉尚躁喘，且復熱，勿膚刺，喘甚者死。熱病陰陽交者死[8]。

熱病陽進陰退，頭獨汗出死。陰進陽退，腰以下至足汗出，亦死。陰陽俱進，汗出已，熱如故亦死。陰陽俱退，汗出已，寒慄不止，鼻口氣冷，亦死。

熱病，所謂并陰者，熱病已得汗，因得泄，是謂并陰，故治。一作活。

熱病，所謂并陽者，熱病已得汗，脉尚躁盛，大熱汗出，雖不汗出，若衄，是謂并陽，故治。

金匱玉函經卷第六終

---

[1] 穀：此指胃氣。
[2] 精：此指腎氣。
[3] 熱者：《素問·評熱病論》作“復熱者”，義長，當據補。
[4] 俾：通“裨”，裨益；助益。“精無裨”，謂精氣不足以助益胃氣，故不能食。
[5] 夫：《素問·評熱病論》作“且夫熱論曰”，注明下文（第一條）引述《熱論》（今見《靈樞·熱病》）。《脉經》卷七第十八篇此下另爲一條。
[6] 也：此下《素問·評熱病論》有“其死明矣”4字。
[7] 三死：汗出而脉尚躁盛，一死；不勝其病，二死；狂言失志，三死。按：此三死，古注不一，此從王冰注。
[8] 熱病陰陽交者死：本句，《脉經》卷七第十八篇另爲一條。

金匱玉函經卷第七

方藥炮製

凡野葛，不入湯，入湯則殺人，不謂今葛根也。

凡半夏，不㕮咀[1]，以湯洗十數度，令水清滑盡，洗不熟有毒也。

茱萸、椒之類，不㕮咀。

生薑一觔[2]，出汁三合[3]半，生薑皆薄切之，乃擣絞取汁，湯成乃熟煮如升數。無生者，用乾者一兩當二兩。

附子、大黄之類，皆破解，不㕮咀。或炮或生，皆去黑皮，刀刲取裏白者，故曰中白[4]。

用木芍藥[5]刮去皮。

大棗，擘[6]去核。

厚朴，即斜削如脯法。

桂削去皮，用裏黑潤有味者爲佳。

細辛斬折[7]之，麻黄亦折之，皆先煮數沸，生則令人煩，汗出不可止，折節[8]益佳。

用桃核、杏核，皆須泡去皮乃熬[9]，勿取兩人[10]者，作湯不熬。

[1] 㕮咀：對中藥（主要是乾的植物根莖類藥）作破碎加工。漢魏時期的㕮咀主要是用鐵杵擣碎爲"如大豆"（見後文）。後南朝齊梁陶弘景提倡改爲用刀切成飲片。

[2] 觔："斤"的異體字。

[3] 合（gě）：量詞。一升的十分之一爲一合。

[4] 或炮或生……故曰中白：此語當專指附子（之類），不含大黄（之類）。刲（kuī），割取。

[5] 木芍藥：赤芍藥的别名。按：芍藥分赤白始於陶弘景《本草經集注》，故本條非張仲景著作舊貌。

[6] 擘（bò）：分開。今語亦音"bāi"，字形變作"掰"。

[7] 斬折：斬斷。

[8] 折節：此指折斷并去除麻黄之節。《傷寒論》中麻黄多"去節"，同此。

[9] 熬：加熱脱水。《方言》卷七："熬，火乾也。"

[10] 兩人：即雙核仁。人，後世作"仁"。

巴豆去皮心，復熬變色。

瞿麥、小草，斬折不㕮咀。

石葦手撲，速吹去毛盡，曝令燥，復撲之，不盡令人淋。

藜蘆去頭毛。

葶苈皆熬黄黑色。

巴豆、桃仁、杏仁，皆不可從[1]藥，別擣[2]令如膏，乃稍納藥末中，更下麤羅[3]。

凡㕮咀藥，欲如大豆[4]，麤則藥力不盡。

凡煎藥皆去沫，沫濁難飲，令人煩。

膠乃成下[5]，去滓，乃納之[6]，飴亦然。

凡圓藥，膠炙之乃可擣[7]。用膠，炙令盡沸。凡擣圓藥，欲各異擣[8]，藥有難易擣耳。

凡煮藥用遲火[9]，火駛[10]藥力不出盡。當以布絞之，綿不盡汁也。

凡篩藥，欲細篩，篩訖更合治之。

和調蜜圓者，益[11]杵數爲佳。

凡散石藥，以藥計分[12]之，下絹篩佳。散藥麤篩佳[13]。

---

[1] 從：當作"蓰"，"篩"的異體字。前述三藥皆多脂種仁，不能過篩。

[2] 别擣：分别擣作。

[3] 下麤羅：指用粗的篩羅過篩。羅，密篩。此作動詞，用篩羅類篩過。

[4] 凡㕮咀藥欲如大豆：將藥物（主要指乾、硬的植物藥）用杵擣如大豆大小。陶弘景《本草經集注·序録》："……㕮咀者，謂秤畢擣之如大豆者……"

[5] 成下：謂湯煎成最後下膠類藥。

[6] 去滓乃納之：指煎湯劑中，要先濾去藥渣，再加入膠類藥。

[7] 擣：謂以藥杵擣碎。

[8] 異擣：謂製作丸藥所用藥物要分别擣製。

[9] 遲火：慢火；文火。指小火慢燒。

[10] 駛：當作"駃"，"快"（快慢）的古字。駃火與遲火相對，指猛火，大火。

[11] 益：增加。謂多擣杵爲佳。

[12] 計分：疑當作"分計"，指以"分"（藥物重量比例）計量。

[13] 散藥麤篩佳：謂與石藥要用絹篩（密篩）相比，植物類散藥宜用粗篩。

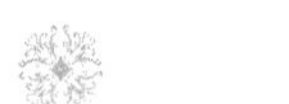

凡作膏欲生，熟則力少。

桂枝湯方第一：

桂枝三兩　芍藥三兩　甘草二兩，炙　生薑三兩，切　大棗十二枚，劈[1]

右五味，㕮咀三物，水七升，微火煮取三升，去滓。温服一升，須臾飲[2]熱粥一升餘，以助藥力，温覆令汗出，一時許益佳。若不汗，再服如前。又不汗，後服當小促其間，令半日許三服盡。病重者，一日一夜服，晬時觀之。服一劑盡，病證猶在，當復作服。若汗不出者，服之二三劑乃解。

桂枝麻黄各半湯方第二：

桂枝一兩十六銖[3]　芍藥　生薑　甘草炙　麻黄各一兩　大棗四枚　杏仁二十四枚

右七味，㕮咀，以水五升，先煮麻黄一二沸，去上沫，内諸藥，煮取一升八合，去滓，温服六合。本方[4]二湯各三合，并爲六合，頓服，今裁[5]爲一方。

桂枝二麻黄一湯方第三：

桂枝一兩十七銖　芍藥一兩六銖　麻黄十六銖　生薑一兩六銖　杏仁十六枚　甘草一兩二銖　大棗五枚

右七味，以水五升，先煮麻黄一二沸，去上沫，内諸藥，煮取二升，去滓，温服一升，本方桂枝湯二分，麻黄湯一分，合爲二升，分再服，今合爲一方。

桂枝二越婢一湯方第四：

桂枝　芍藥　甘草　麻黄各十八銖　生薑一兩三銖　大棗四枚　石膏二十四銖

右七味，㕮咀，以水五升，先煮麻黄一二沸，去上沫，内諸藥，煮取二升，去渣，温服一升。本方當裁爲越脾[6]湯桂枝湯合之，飲一升，今合爲一方，桂枝湯二分，越脾湯一分。

桂枝加桂湯方第五：

桂枝五兩　芍藥三兩　甘草二兩，炙　生薑二兩　大棗十二枚

右五味，以水七升煮取三升，去滓，温服一升。本方桂枝湯，今加桂。

桂枝加附子湯方第六：

桂枝　芍藥各三兩　甘草二兩，炙　生薑三兩　大棗十二枚　附子一枚，炮去皮，破八片

右六味，㕮咀三物，以水七升，煮取三升，去滓，温服一升。本方桂枝湯，今加附子。

---

[1] 劈：義同“擘”。《傷寒論》第五篇作“擘”，古醫書常例作“擘”，可從。參本篇前注。

[2] 飲：《傷寒論》第五篇桂枝湯節度作“歠(chuò)”。《説文》：“歠，飲也。”故二字義同。但後文引桂枝加葛根湯，及葛根湯、麻黄湯與桂枝湯節度語對比中作“啜”，“啜”同“歠”，故“歠”當爲原貌。

[3] 銖：古重量單位。二十四銖爲一兩。《傷寒論》第五篇本方下有林億等注。據林億注文，本方實爲桂枝湯、麻黄各取三分之一藥量。此桂枝之“一兩十六銖”，係取桂枝湯中桂枝三兩、麻黄湯中桂枝二兩的各1/3，前者得一兩，後者得十六銖(48/3)，合得一兩十六銖。全書有合方者藥量計算法與此相類。參見本書《傷寒論》校注第五篇。下二方同。

[4] 本方：原方，本始之方。下同。《傷寒論》第五篇作“本云”。二書全書皆如此對見。

[5] 裁：化裁。

[6] 越脾：本方方名作“越婢”，目録與第三篇同；《傷寒論》第五篇亦名“越婢”。《傷寒論》本方下宋臣注：“越婢湯方，見仲景雜方中，《外臺祕要》一云起脾湯。”本方方名記載不一，方名之義，衆説紛紜，難以確考。

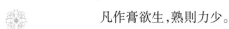

桂枝去芍藥湯方第七：

桂枝三兩　甘草二兩，炙　生薑三兩　大棗十二枚

右四味，㕮咀，以水七升，煮取三升，去渣，温服一升。本方桂枝湯，今去芍藥。

桂枝去芍藥加附子湯方第八：

桂枝三兩　甘草二兩，炙　生薑三兩　大棗十二枚　附子一枚，炮

右五味，㕮咀，以水七升，煮取三升，去滓，温服一升。本方桂枝湯，今去芍藥加附子。

桂枝去桂加茯苓白术湯方第九：

芍藥三兩　甘草二兩，炙　生薑三兩　大棗十二枚　茯苓　白术各三兩

右六味，㕮咀，以水七升，煮取三升，去滓，温服一升，小便利即愈。本方桂枝湯，今去桂加茯苓、术。

桂枝去芍藥加蜀漆龍骨牡蠣救逆湯方第十：

桂枝三兩　甘草二兩，炙　生薑三兩　蜀漆三兩，洗，去腥　大棗十二枚　牡蠣五兩，熬　龍骨四兩

右七味，㕮咀，以水八升，先煮蜀漆，減二升，納諸藥，取三升，去渣，温服一升。本方桂枝湯，今去芍藥，加蜀漆、龍骨、牡蠣。一法以水一斗二升，煮取五升。

桂枝加芍藥生薑人參湯方第十一：

桂枝三兩　芍藥　生薑各四兩　甘草二兩，炙　人參三兩　大棗十二枚

右六味，㕮咀四味，以水一斗一升，煮取三升，去滓，温服一升。本方桂枝湯，今加芍藥、生姜、人參。

桂枝倍加芍藥湯方第十二：

桂枝三兩　芍藥六兩　生薑三兩　甘草二兩，炙　大棗十二枚

右五味，㕮咀，以水七升，煮取三升，去滓，温服一升。本方桂枝湯，今加用芍藥。

桂枝加大黄湯方第十三：

桂枝三兩　芍藥六兩　生薑三兩　甘草二兩，炙　大棗十二枚　大黄三兩

右六味，㕮咀，以水七升，煮取三升，去滓，温服一升。

桂枝人參湯方第十四：

桂枝　甘草炙。各四兩　人參　白术　乾薑各三兩

右五味，以水九升煮四味，取五升，去滓，内桂更煮，取三升，去滓，温服一升，日再，夜一服。

桂枝甘草龍骨牡蠣湯方第十五：

桂枝一兩　甘草　龍骨　牡蠣熬。各三兩

右爲末，以水五升，煮取二升，去滓，温服八合，日三服。

桂枝甘草湯方第十六：

桂枝四兩　甘草二兩，炙

右二味，以水三升，煮取一升，去滓，頓服。

桂枝加葛根湯方第十七：

桂枝三兩　芍藥二兩　甘草二兩，炙　生薑三兩　大棗十二枚　葛根四兩

右六味，以水九升，先煮葛根，減二升，去上沫，内諸藥，煮取三升，去滓，温服一升，覆取微似汗，不須啜[1]粥，餘如桂枝法。

葛根湯方第十八：

葛根四兩　麻黄　生薑各三兩　桂枝　芍藥　甘草各二兩　大棗十二枚

右七味，㕮咀，以水一斗，先煮麻黄、葛根，減二升，去上沫，内諸藥，煮取一升，去滓，温服一升，取汗，不須啜粥。

葛根加半夏湯方第十九：

葛根四兩　麻黄　生薑　桂枝　芍藥　甘草各二兩　大棗十二枚　半夏半升，洗

右八味，以水一斗，先煮葛根、麻黄，減二升，去上沫，内諸藥，煮取三升，去滓，温服一升，取汗。

葛根黄芩黄連湯方第二十：

葛根半觔　甘草二兩，炙　黄芩　黄連各三兩

右四味，㕮咀，以水八升，先煮葛根，減二升，内諸藥，煮取二升，去滓，温分服。

麻黄湯方第二十一：

麻黄三兩　桂枝二兩　甘草一兩，炙　杏仁七十枚

右四味，㕮咀，以水九升，先煮麻黄，減二升，去上沫，内諸藥，煮取二升半，去滓，温服八合，温覆出汗，不須啜粥，餘如桂枝法。

麻黄杏子甘草石膏湯方第二十二：

麻黄四兩　杏子五十枚　石膏半觔，碎，綿裹　甘草一兩，炙

右四味，以水七升，先煮麻黄，減二升，去上沫，内諸藥，煮取二升，去滓，温服一升。

麻黄附子甘草湯方第二十三：

麻黄二兩　附子一枚，泡，去皮，破八片　甘草二兩，炙

右三味，以水七升，先煮麻黄一二沸，去上沫，内諸藥，煮取二升半，去滓，温服八合。

---

[1] 啜：同“歠”。参見本篇前文桂枝湯方下注文。

麻黄附子細辛湯方第二十四：

麻黄二兩　附子一枚，去皮，破作八片，炮　細辛二兩

右三味，以水一斗，先煮麻黄，減二升，去上沫，内諸藥，煮取三升，去滓，温服一升。

麻黄連軺赤小豆湯方第二十五：

麻黄　連軺　生薑各二兩　赤小豆一升　杏仁三十枚，去皮尖　甘草一兩，炙　大棗十二枚　生梓白皮一升

右八味，以潦水[1]一斗，先煮麻黄一二沸，去上沫，内諸藥，煮取三升，去渣，温服一升。

麻黄升麻湯方第二十六：

麻黄二兩半　升麻　當歸各一兩六銖　黄芩　萎蕤　知母各十八銖　石膏碎，綿裹　甘草炙　桂枝　芍藥　乾薑　白术　茯苓　麥門冬去心。各六銖

右十四味，㕮咀，以水一斗，先煮麻黄一二沸，去上沫，内諸藥，煮取三升，去渣，分温三服，一飯間，當出汗愈。

大青龍湯方第二十七：

麻黄六兩　桂枝二兩　甘草二兩，炙　石膏雞子大，碎，綿裹　杏仁四十枚　生薑三兩　大棗十二枚

右七味，以水九升，先煮麻黄，減二升，去上沫，内諸藥，煮取三升，去滓，温服一升，覆令汗出，多者温粉[2]撲之。一服汗者，停後服。若復服，汗多亡陽，遂虚，惡風，煩躁不得眠。

小青龍湯方第二十八：

麻黄　芍藥　細辛　桂枝　乾薑　甘草　五味子碎　半夏各半升

右八味，以水一斗，先煮麻黄，減二升，去上沫，内諸藥，煮取三升，去滓，温服一升。渴者，去半夏加栝樓根三兩；微利，去麻黄加蕘花如雞子，熬令赤色；噎者，去麻黄加附子一枚，炮；小便不利，少腹滿者，去麻黄加茯苓四兩；喘者，去麻黄加杏仁半升。蕘花[3]不治利，麻黄定喘，今反之者，疑非仲景意。

小建中湯方第二十九：

桂枝　甘草炙　生薑各三兩　芍藥六兩　大棗十二枚　膠飴一升

右六味，以水七升，煮取三升，去滓，内膠飴，更上火消解，温服一升。嘔家不可服，以甘故也。

小柴胡湯方第三十：

柴胡半觔　黄芩　人參　甘草　生薑各三兩　半夏半升　大棗十二枚

右七味，㕮咀，以水一斗二升，煮取六升，去滓，再煮取三升，温服一升，日三。若胸中煩，不嘔者，去半夏、人參，加栝蔞實一枚；若渴者，去半夏加人參，合前成四兩半，栝蔞根四兩；若腹中痛者，去黄芩加芍藥三兩；若脅下痞堅者，去大棗加牡蠣四兩；若心下悸，小便不利者，去黄芩加茯苓四兩；若不渴，外有微熱者，去人參加桂三兩，温覆微發其汗；若欬者，去人參、大棗、生薑，加五味子半升，乾薑二兩。

---

[1] 潦(lǎo)水：雨後的積水。

[2] 温粉：炒温之米粉。

[3] 蕘花：此下18字原爲大字正文。據文義，應爲注文。依例改作小字。《傷寒論》第六篇此注下附林億注，可參。

柴胡桂枝乾薑湯方第三十一:

柴胡半觔　桂枝三兩　乾薑二兩　甘草二兩,炙　牡蠣二兩,熬　栝蔞根四兩　黄芩三兩

右七味,以水一斗二升,煮取六升,去滓,再煎取三升,温服一升,初服微煩,復服汗出,愈。

柴胡桂枝湯方第三十二:

柴胡四兩　黄芩　人參各一兩半　半夏二合半　甘草一兩,炙　桂枝　芍藥　生薑各一兩半　大棗六枚

右九味,以水七升,煮取三升,去滓,温服一升。

柴胡加龍骨牡蠣湯方第三十三:

柴胡四兩　黄芩　生薑　龍骨　人參　桂枝　牡蠣熬　黄丹　茯苓各一兩半　半夏二合半　大棗六枚　大黄二兩

右十二味,以水八升,煮取四升,内大黄更煮,取二升,去滓,温服一升。本方柴胡湯内加龍骨、牡蠣、黄丹、桂、茯苓、大黄也,今分作半劑。

大柴胡湯方第三十四:

柴胡半觔　黄芩三兩　芍藥三兩　半夏半升　生薑三兩　枳實四枚,炙　大棗十二枚　大黄二兩

右八味,以水一斗二升,煮取六升,去滓,再煎取三升,温服一升。一方[1]無大黄,然不加不得名大柴胡湯也。

柴胡加芒硝湯方第三十五:

柴胡二兩十六銖　黄芩一兩　人參一兩　甘草一兩,炙　生薑一兩　半夏五枚　大棗四枚　芒硝二兩

右七味,以水四升,煮取二升,去滓,分二服,以解爲差,不解更作服。

柴胡加大黄芒硝桑螵蛸湯方第三十六:

柴胡二兩　黄芩　人參　甘草炙　生薑各十八銖　半夏五枚　大棗四枚　芒硝三合　大黄四兩　桑螵蛸五枚

右前七味,以水四升,煮取二升,去滓,下芒硝、大黄、桑螵蛸,煮取一升半,去滓,温服五合,微下即愈。本方柴胡湯,再服以解其外,餘一服加芒硝、大黄、桑螵蛸[2]。

茯苓桂枝甘草大棗湯方第三十七:

茯苓半觔　桂枝四兩　甘草二兩,炙　大棗十五枚

右四味,以甘瀾水[3]一斗,先煮茯苓,減二升,内諸藥,煮取三升,去滓,温服一升,日三。

茯苓桂枝白术甘草湯方第三十八:

茯苓四兩　桂枝　白术各三兩　甘草二兩

---

[1] 一方:此下16字原爲大字正文,其文義當爲注文,據改爲小字。

[2] 本方……螵蛸:此22字原作大字,據文意應爲後人注文,依例改作小字。按:此注與原方節度語不盡一致。原方節度語謂用水四升,先煎得二升,去滓加入芒硝等三味後,復煎得一升五合,分作三服;此注則謂前二服仍用小柴胡湯,惟後一服加進硝等三味。

[3] 甘瀾水:亦稱千揚水、勞水。將水反覆揚起所得。古人取以煎藥。《傷寒論》作"甘爛水"。《傷寒論》第六篇載:"作甘爛水法:取水二斗,置大盆内,以杓揚之,水上有珠子五六千顆相逐,取用之。"第十七篇同此。

右四味，以水六升，煮取三升，分温三服，小便即利。

茯苓甘草湯方第三十九：

茯苓三兩　甘草一兩，炙　桂枝二兩　生薑三兩

右四味，以水四升，煮取二升，去滓，分温三服。

五苓散方第四十：

豬苓十八銖　澤瀉一兩六銖　茯苓十八銖　桂半兩　白术十八銖

右五味，爲末，以白飲[1]和服方寸七[2]，日三服，多飲煖水，汗出愈。

甘草乾薑湯方第四十一：

甘草二兩，炙　乾薑二兩

右二味，㕮咀，以水三升，煮取一升五合，去滓，分温再服。

芍藥甘草湯方第四十二：

芍藥四兩　甘草四兩，炙

右二味，㕮咀，以水三升，煮取一升五合，去滓，分温再服。

炙甘草湯方第四十三：

甘草四兩，炙　生薑三兩　人參二兩　生地黄一觔　桂枝三兩　阿膠　麥門冬半升，去心　麻子仁半升　大棗三十枚

右九味，酒七升，水八升，煮取三升，去滓，内膠烊盡，温服一升，日三服。

甘草湯方第四十四：

甘草二兩

右一味，以水三升，煮取一升半，去滓，温服七合，日二服。

厚朴生薑半夏甘草人參湯方第四十五：

厚朴　生薑　半夏各半觔　甘草二兩　人參一兩

右五味，㕮咀，以水一斗，煮取三升，去滓，温服一升，日三服。

梔子豉湯方第四十六：

梔子十四枚，擘　香豉四合，綿裹

右二味，以水四升，先煮梔子得二升半，内豉，煮取一升半，去滓，分二服，温進一服。得快吐，止後服[3]。

[1] 白飲：即米湯。粥上的清汁。

[2] 方寸七：當作"方寸匕"。古代做成一寸見方的平勺，用以抄取藥末，以平取不掉落爲一方寸匕。

[3] 得快吐止後服：《傷寒論》第六篇作"得吐者，止後服"。按：本方無催吐之功，6字似後人不當沾注。後4方同此。

梔子甘草豉湯方第四十七：

梔子十四枚，擘　甘草二兩　香豉四合，綿裹

右三味，以水四升，先煮梔子、甘草得二升半，内豉，煮取一升半，去滓，分爲二服，温進一服。得快吐，止後服。

梔子生薑豉湯方第四十八：

梔子十四枚，擘　生薑五兩　香豉四合，綿裹

右三味，以水四升，先煮梔子、生薑得二升半，内豉，煮取一升半，去滓，分爲二服，温進一服。得快吐，止後服。

梔子厚朴湯方第四十九：

梔子十四枚，擘　厚朴四兩　枳實四枚，去穰，炒

右三味，以水三升，煮取一升半，去滓，分爲二服，温進一服。得吐，止後服。

梔子乾薑湯方第五十：

梔子十四枚，擘　乾薑二兩

右二味，以水三升，煮取一升，去滓，分爲三服，温進一服。得快吐，止後服。

梔子黄檗湯方第五十一：

梔子十四枚，擘　黄檗二兩十六銖[1]　甘草一兩，炙

右三味，㕮咀，以水四升，煮取一升半，去滓，分温再服。

金匱玉函經卷第七終

[1] 二兩十六銖：《傷寒論》第八篇、《注解傷寒論》第八篇并作“二兩”。

金匱玉函經卷第八

小陷胸湯方第五十二：

栝樓實一枚　黄連二兩　半夏半升

右三味，以水六升，先煮栝樓，取三升，去滓，内諸藥，煮取二升，去滓，分温三服。

大陷胸湯方第五十三：

大黄六兩，去皮　芒硝一升　甘遂一錢[1]

右三味，以水六升，先煮大黄，取二升，去滓，内芒硝煮一兩沸，内甘遂末，温服一升，得快利，止後服。

大陷胸圓方第五十四：

大黄半觔　葶藶　芒硝　杏仁各半升

右四味，搗和取如彈圓[2]一枚，甘遂末一錢七[3]，白蜜一兩，水二升，煮取一升，頓服，一宿乃下。

又大陷胸湯方第五十五：

桂枝四兩　甘遂四兩　大棗十二枚　栝樓實一枚，去皮　人參四兩

右五味，以水七升，煮取三升，去滓，温服一升，胸中無堅，勿服之。

文蛤散方第五十六：

文蛤五兩

右一味爲散，沸湯和服，一方寸七[4]。

白散方第五十七：

桔梗　貝母各十八銖　芭豆[5]六銖，去皮心，熬黑

右三味爲散，白飲和服，强人半錢，羸人減之。病在膈上必吐，在膈下必利。不利，進熱粥一杯；利過不止，進冷粥一盃。

大黄瀉心湯方第五十八：

大黄二兩　黄連一兩

右二味，㕮咀，以麻沸湯[6]二升漬[7]之，須臾絞去滓，分温再服。

---

[1] 一錢："一錢匕"的省稱。《傷寒論》第七篇正作"一錢匕"。古人以五銖錢抄取藥末，以平取不掉落爲一錢匕。

[2] 彈圓：即彈丸。古代用於彈弓的彈子。大小不一，一般略小於雞蛋黄。

[3] 錢七：當作"錢匕"。

[4] 方寸七：當作"方寸匕"。

[5] 芭豆：同"巴豆"。

[6] 麻沸湯：滚沸的水。按："麻"似通"糜"，糜沸，謂水沸如粥鍋之沸（水面翻大泡）。

[7] 漬：浸泡。

附子瀉心湯方第五十九：

大黃二兩　黃連　黄芩各一兩　附子一枚，炮，去皮，破，別煮，取汁

右四味，㕮咀三味，以麻沸湯二升漬之，須臾絞去滓，内附子汁，分温再服。

半夏瀉心湯方第六十：

半夏半升　黄芩　乾薑　甘草炙　人參各三兩　黃連一兩　大棗十六枚

右七味，以水一斗，煮取六升，去滓再煮，取三升，温服一升，日三服。

甘草瀉心湯方第六十一：

甘草四兩　黄芩三兩　乾薑三兩　半夏半升　黃連一兩　大棗十二枚

右六味，以水一斗，煮取六升，去滓再煎，取三升，温服一升，日三服。

生薑瀉心湯方第六十二：

生薑四兩　人參　甘草　黄芩各三兩　半夏半升　乾薑　黃連各一兩　大棗十二枚

右八味，以水一斗，煮取六升，去滓再煎，取三升，温服一升，日三服。

禹餘糧圓方：

闕。

赤石脂禹餘糧湯方第六十三：

赤石脂一觔，碎　禹餘糧一觔，碎

右二味，以水六升，煮二升，去滓，分温三服。

旋覆代赭石湯第六十四：

旋覆花三兩　代赭石一兩　人參二兩　大棗十二枚　生薑五兩　半夏半升　甘草二兩

右七味，以水一斗，煮取六升，去滓再煎，取三升，温服一升，日三服。

瓜蒂散方第六十五：

瓜蒂熬黄　赤小豆各六銖

右二味，各别擣，篩爲散，合治之，取一錢七[1]，以香豉一合，用熱湯七合煮，作稀糜[2]，去滓，取汁和散，温頓服之。不吐者，少少[3]加，得快吐乃止。諸亡血虚家，不可與瓜蒂散。

白虎湯方第六十六：

石膏一觔，碎　知母六兩　甘草二兩　粳米六合

右四味，以水一斗煮，米熟湯成，去滓，温服一升，日三服。

---

［1］錢七：當作“錢匕”。

［2］稀糜：稀粥。

［3］少少：同“稍稍”，謂漸漸加量。

白虎加人參湯方第六十七：

人參三兩　石膏一觔　知母六兩　甘草二兩　粳米六合

右五味，以水一斗煮，米熟湯成，去滓，温服一升，日三服。

桂枝附子湯方第六十八：

桂枝四兩　附子三枚，炮　甘草二兩，炙　大棗十五枚　生薑三兩

右五味，以水六升，煮取二升，去滓，分温三服。

术附湯方第六十九：

白术四兩　附子三枚，炮　甘草三兩，炙　生薑二兩　大棗十五枚

右五味，以水六升，煮取二升，去滓，分温三服。一服覺身痹半日許，再服如冒狀，勿怪也，即是附子與术并走皮中逐水氣，未得除，故使之耳。法當加桂四兩，其人大便堅，小便自利，故不加桂也。

甘草附子湯方第七十：

甘草三兩，炙　附子二枚，炮　白术三兩　桂枝四兩

右四味，以水六升，煮取三升，去滓，温服一升，日三服，汗出即解，能食，汗止復煩者，服五合。恐一升多者，宜服六七合爲始[1]。

芍藥甘草附子湯方第七十一：

芍藥　甘草各一兩　附子一枚，炮

右三味，㕮咀，以水三升，煮取一升三合，去滓，分温三服。

乾薑附子湯方第七十二：

乾薑一兩　附子一枚

右二味，以水三升，煮一升，頓服之。

十棗湯方第七十三：

芫花熬　甘遂　大戟

右三味，等分爲散，以水一升半，先煮棗十枚，取八合，去滓，内藥末，强人一錢[2]，羸人半錢。若下少，病不除，明日加半錢。

附子湯方第七十四：

附子二枚，炮　茯苓三兩　人參二兩　白术四兩　芍藥三兩

右五味，㕮咀，以水八升，煮取三升，去滓，温服一升，日三服。

---

[1] 始：《傷寒論》第七篇、吴遷本《金匱要略》第二篇同。《注解傷寒論》第七篇、鄧珍本《金匱要略》第二篇并作“妙”。

[2] 一錢：“一錢匕”的省稱。《傷寒論》第七、第二十一篇正作“一錢匕”。且本條後二處“半錢”亦爲“半錢匕”的省稱。

大承氣湯方第七十五：

大黄四兩，酒洗　厚朴半觔，炙，去皮　枳實五枚，炙　芒硝三合

右四味，以水一斗先煮二味，取五升，去滓，内大黄，煮取二升，去滓，内芒硝更上微火一兩沸，分温再服，得下，餘勿服。

小承氣湯方第七十六：

大黄四兩　厚朴二兩，炙，去皮　枳實三枚大者，炙

右三味，以水四升，煮取一升二合，去滓，分温三服。初服當更衣，不爾盡飲之。若更衣，勿復服。

調胃承氣湯方第七十七：

大黄四兩，清酒浸　甘草二兩，炙　芒硝半升

右三味，㕮咀，以水三升，煮取一升，去滓，内芒硝更上火，微煮令沸，少少温服。

桃仁承氣湯方第七十八：

桃仁五十枚，去皮尖　大黄四兩　桂枝二兩　甘草二兩，炙　芒硝二兩

右五味，以水七升，先煮四味，取二升半，去滓，内硝更煮微沸，温服五合，日三服，微利。

豬苓湯方第七十九：

豬苓　茯苓　阿膠　澤瀉　滑石碎。各一兩

右五味，以水四升，先煮四味，取二升，去滓，内膠消盡，温服七合，日三服。

蜜煎導方第八十：

蜜七合

右一味，内銅器中，微火煎如飴，勿令焦，俟可丸，捻作挺[1]如指許長二寸，當熱作，令頭鋭，内穀道中，以手急抱，欲大便時，乃去之。

又大豬膽一枚，瀉汁，和醋少許，以灌穀道中，如一食頃，當大便出宿食惡物。

麻子仁圓方第八十一：

麻子仁二升　芍藥半觔　大黄一觔　厚朴一觔[2]，炙　枳實半觔，炙　杏仁一觔

右六味爲末，煉蜜爲圓桐子大，飲服[3]十圓，日三服，漸加，以和[4]爲度。

抵當圓方第八十二：

水蛭二十箇，熬　虻蟲二十五箇　桃仁三十箇，去皮尖　大黄三兩

右四味，杵分爲四圓，以水一升煮一圓，取七合服之，晬時當下血，若不下，更服。

[1] 挺：同“梃”，小棒。此指栓劑。
[2] 一觔：《傷寒論》第八篇、《注解傷寒論》第八篇并作“一尺”，是。
[3] 飲服：用米飲（粥湯）送服。
[4] 和：《傷寒論》第八篇、《注解傷寒論》第八篇并作“知”。知，病愈。《方言》：“差、間、知，愈也。”

抵當湯方第八十三：

水蛭三十箇，熬　虻蟲三十箇，熬，去翅足　桃仁二十箇，去皮尖　大黄三兩，酒浸

右四味爲末，以水五升，煮取三升，去滓，温服一升，不下再服。

茵蔯蒿湯第八十四：

茵蔯蒿六兩　梔子十四枚，擘　大黄二兩，去皮

右三味以水一斗，先煮茵蔯，減六升，内二味，煮取三升，去滓，分温三服，小便當利，尿如皂角汁[1]狀，色正赤，一宿腹減，黄從小便去也。

黄連阿膠湯方第八十五：

黄連四兩　黄芩一兩　芍藥二兩　雞子黄二枚　阿膠三兩

右五味，以水五升，先煮三物，取二升，去滓，内膠烊盡，小冷，内雞子黄，攪令相得，温服七合，日三服。

黄連湯方第八十六：

黄連二兩　甘草炙，一兩　乾薑一兩　桂枝二兩　人參二兩　半夏五合　大棗十二枚

右七味，以水一斗，煮取六升，去滓，分五服，日三服，夜二服。

桃花湯方第八十七：

赤石脂一觔，一半全用，一半篩末　乾薑一兩　粳米一升

右三味[2]，以水七升，煮米令熟，去滓，温服七合，内赤石脂末方寸七[3]，日三服。若一服愈，餘勿服。

吴茱萸湯方第八十八：

吴茱萸一升，洗　人參三兩　生薑六兩　大棗十二枚

右四味，以水七升，煮取二升，去滓，温服七合，日三服。

豬膚湯方第八十九：

豬膚一觔

右以水一斗，煮取五升，去滓，加白蜜一升、白粉五合熬香，和相得，温分六服。

桔梗湯方第九十：

桔梗一兩　甘草二兩

右二味，以水三升，煮取一升，去滓，分温再服。

---

[1] 皂角汁：開水沖泡皂莢所得略呈黏稠狀的液體。

[2] 三味：此指赤石脂全用部分，加乾薑與粳米。

[3] 方寸七：當作“方寸匕”。

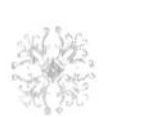

苦酒湯方第九十一：

雞子一枚，去黄，内苦酒於殼中　半夏洗，破如棗核大，十四枚，内苦酒中

右以雞子殼，置刀鐶中，安火上，三沸，去滓，細含嚥之，不差更作。

半夏散方第九十二：

半夏　桂枝　甘草炙。各等分

右三味，各别擣，篩合治之，白飲和服方寸七[1]，日三服。若不能散服，以水一升，煎七沸，内散一二方寸匕，更煎三沸，下火令小冷，少少嚥之。

白通湯方第九十三：

葱白四莖　乾薑一兩　附子一枚，生用，去皮，破

右三味，以水三升，煮取一升，去滓，分温再服。

白通加豬膽汁湯方第九十四：

葱白四莖　乾薑一兩　附子一枚，生　人尿五合　豬膽汁一合

右以水三升，煮一升，去滓，内人尿、膽汁，和相得，分温再服，無膽亦可。

真武湯方第九十五：

茯苓　芍藥　生薑各三兩　白术二兩　附子一枚，炮

右五味，以水八升，煮取三升，去滓，温服七合，日三服。若欬者，加五味子半升，細辛、乾薑各一兩；若小便利者，去茯苓；若下利者，去芍藥加乾薑二兩；若嘔者，去附子加生薑，足前成半觔。

烏梅圓方第九十六：

烏梅三百箇　細辛六兩　乾薑十兩　黄連一觔　當歸四兩　附子六兩，炮　蜀椒四兩，去子　桂枝六兩　人參六兩　黄檗六兩

右十味，異擣篩，合治之，以苦酒漬烏梅一宿，去核，蒸之五升米下，飯熟取擣成泥，和藥令相得，内臼中，與蜜杵二千圓，如梧桐子大，先食[2]飲服十圓，日三服，稍加至二十圓，禁生冷、滑物、食臭等。

乾薑黄芩黄連人參湯方第九十七：

乾薑　黄芩　黄連　人參各三兩

右四味，以水六升，煮取二升，去滓，分温再服。

白頭翁湯方第九十八：

白頭翁　黄連　黄檗　秦皮各三兩

右四味，以水七升，煮取二升，去滓，温服一升，不愈更服一升。

---

[1] 方寸七：當作“方寸匕”。本條後部即作“方寸匕”。

[2] 先食：猶言“先於食”，即在食前。

黄芩人參湯方九十九：

黄芩　人參　桂枝　乾薑各二兩　半夏半升　大棗十二枚

右六味，以水七升，煮取二升，去滓，分温再服。

黄芩湯方第一百：

芍藥二兩　黄芩　甘草二兩，炙　大棗十二枚

右四味，以水一斗，煮取三升，去滓，温服一升，日再服，夜一服。

黄芩加半夏生薑湯方第一百一：

黄芩三兩　芍藥　甘草炙。各二兩　大棗十二枚　半夏半升　生薑一兩半

右六味，以水一斗煮，取三升，去滓，温服一升，日再服，夜一服。

理中圓及湯方第一百二：

人參　甘草炙　白术　乾薑各三兩

右四味，擣篩爲末，蜜和圓，如雞黄大，以沸湯數合，和一圓，研碎温服之，日三服，夜二服。腹中未熱，益至三四圓，然不及湯。湯法：以四物依兩數，切，用水八升，煮取三升，去滓，温服一升，日三服。

加減法：

若臍上築者，腎氣動也，去术加桂四兩。

吐多者，去术加生薑三兩；下多者，還用术。

悸者，加茯苓二兩。

渴欲得水者，加术，足前成四兩半。

腹中痛者，加人參，足前成四兩半。

寒者，加乾薑，足前成四兩半。

腹滿者，去术加附子一枚。

服湯後如食頃，飲熱粥一升許，微自温，勿發揭衣被。

四逆散方第一百三：

甘草炙　柴胡　芍藥　枳實炙。各十分

右四味爲散，白飲服方寸匕，日三服。

欬者[1]，加五味子、乾薑各五分，并主久痢。

悸者，加桂枝五分。

小便不利者，加茯苓五分。

腹痛者，加附子一枚，炮。

泄利下重者，先以水五升煮薤白三升，取三升，去滓，以散三方寸匕，内湯中，煮取一升半，分温再服。

---

[1] 欬者：本條以下文字原書連行，但各短語之間空一格。援依上條之例分行書寫。本方以下各行同此。

四逆湯方第一百四:

甘草二兩,炙　乾薑一兩半　附子一枚,生,去皮,破

右三味,以水三升,煮取一升二合,去滓,分温再服,强人可大附子一枚,乾薑三兩。

通脉四逆湯方第一百五:

乾薑三兩,强人四兩　甘草二兩,炙　附子大者一枚,生用,破

右三味,以水三升,煮取一升二合,去滓,分温再服,其脉即出者愈。

面色[1]赤者,加葱九莖。

腹中痛者,加芍藥二兩。

嘔者,加生薑二兩。

咽痛者,加桔梗二兩。

利止脉不出者,加人參二兩。

人參四逆湯方第一百六:

人參一兩　甘草二兩,炙　乾薑一兩半　附子一枚,生

右四味,以水三升,煮取一升二合,去滓,分温再服。

茯苓四逆湯方第一百七:

茯苓四兩　甘草二兩,炙　乾薑一兩半　附子一枚,生　人參一兩

右五味,㕮咀,以水五升,煮取一升二合,去滓,分温再服。

通脉四逆加豬膽汁湯方一百八:

乾薑三兩　甘草二兩,炙　附子大者一枚,生　豬膽汁四合

右三味,以水三升,煮取一升二合,去滓,内豬膽汁,分温再服。

當歸四逆湯方一百九:

當歸　桂枝　芍藥各三兩　細辛一兩　大棗二十五枚　甘草炙　通草各二兩

右七味,㕮咀,以水八升,煮取三升,去滓,温服一升,日三服。

當歸四逆加吴茱萸生薑湯方第一百十:

當歸　桂枝　芍藥　細辛　甘草炙　通草各三兩　大棗二十五枚　吴茱萸二兩　生薑半觔

右九味,㕮咀,以水四升,清酒四升,煮取三升,去滓,温服一升,日三。

燒裩散方第一百十一:

右取婦人中裩近隱處,剪燒灰,以水和服方寸匕,日三服。小便即利,陰頭微腫則愈。婦人病,取男子裩當[2]燒灰。

---

[1] 面色:本條以下文字原書連行,但各短語之間空一格。援依前例分行書寫。本方以下各行同此。

[2] 裩當:即褌襠。

枳實梔子豉湯方第一百十二：

枳實三枚，炙　梔子十四枚，擘　豉一升，綿裹

右以清漿水七升，空煎，減三升，内枳實梔子，煮取二升，内豉更煮五六沸，去滓，分温再服，取汗出。若有宿食，加大黄，如博棊子[1]大五六枚。

牡蠣澤瀉散方第一百十三：

牡蠣熬　澤瀉　栝蔞根　蜀漆洗，去腥　葶藶熬　商陸根熬　海藻洗去鹹，各等分

右七味爲散，白飲和服方寸匕，小便利即止。

竹葉石膏湯方第一百十四：

竹葉二把　石膏一觔　半夏半升　人參三兩　甘草二兩，炙　粳米半升　麥門冬一升，去心

右七味，以水一斗，煮取六升，去滓，内粳米煮，米熟湯成，去米，温服一升，日三服。

麥門冬湯方第一百十五：

麥門冬七升　半夏一升　人參二兩　甘草二兩，炙　粳米三合　大棗十二枚

右六味，以水一斗六升，煮取六升，温服一升，日三，夜一服。

金匱玉函經卷第八終[2]

[1] 博棊子：古代六博戲的棋子。"棊"同"棋"。博棋子，方或長方形，大小約方寸（漢代1寸約合2.3厘米）。

[2] 金匱玉函經卷第八終：九字原在下文"附遺"之末，考"附遺"非原書内容，據例將此卷末結束提示語移至本卷末。

附　遺

調氣飲：

治赤白痢，小腹痛不可忍，下重，或面青手足俱變者，用黄蠟三錢，阿膠三錢，同溶化，入黄連末五錢，攪匀，分三次熱服，神妙。

猪肚黄連丸：

治消渴飲水，用雄猪肚一枚，入黄連末五兩，栝樓根、白粱米各四兩，知母三兩，麥門冬三兩，縫定蒸熟，搗丸如梧子大，每服三十丸，米飲下。

青木香丸：

主陽衰諸不足，用崑崙青木香、六路訶子皮各二十兩，擣篩，糖和丸，梧子大，每空腹酒下三十丸，日再，其效尤速。

治五噎吐逆，心膈氣滯，煩悶不下，用蘆根五兩，剉[1]，以水三大盞，煮取二盞，去渣，温服。

治小兒羸瘦，用甘草三兩，炙焦爲末，蜜丸緑豆大，每温水下五丸，日二服。

治小兒撮口發噤，用生甘草二錢半，水一盞，煎六分，温服，令吐痰涎，後以乳汁點兒口中。

治小兒中蠱欲死者，用甘草五錢，水二盞，煎五分服，當吐出。

[1] 剉：鍘切。主要指用鍘刀將乾的植物藥切成小段。

第五篇　《金匱要略方》校注

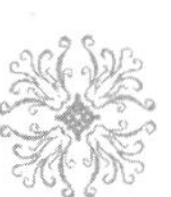

校注説明

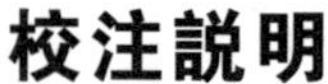

《金匱要略》，全稱爲《金匱要略方》，是一部主要論述雜病診治的古代醫書，由東漢張仲景述、西晉王叔和集、北宋林億等詮次而成，被衆多醫家奉爲中醫經典，對中醫藥學的發展産生了深遠的影響。“金匱”的本義是銅製的櫃子，可以用來盛放貴重的器物或文獻，用於此處是爲了表明本書珍貴。“要略”的意思是精要、節略，這表明本書并非忠實反映仲景醫籍的全貌，而是經過了後世編者的節選，是一種精簡本。《金匱要略》全書分爲上、中、下三卷，共有正文二十五篇，載方二百餘首，這些方子大多數都源於張仲景，但亦有少數顯然不屬於張仲景生活的時代，如訶黎勒丸等，應當是該書在晉唐時期流傳過程中逐漸混入的内容。《金匱要略》整理本衆多，但隨着吴遷本的發現及其價值的重新評定，有許多新發現與新問題需要説明，因此重行校注一部，説明如下。

（1）底本選擇：吴遷本是現存唯一的一部屬於官刻本系統的《金匱要略》傳本，在諸本之中最爲正宗和權威，同時該本抄寫精良、訛錯較少，完全可以稱得上是善本，因此選取吴遷本作爲本次校注的底本。鄧珍本是新編本系統諸本的祖本，具有較高的文獻價值，因此選作主校本。趙開美本、俞橋本、徐鎔本、無名氏本皆爲明代傳本，刊行年代較早，具有一定文獻價值，故選作參校本。本書被歷代醫書引用較多，故必要情況下會進行他校。

（2）文字標點：本次整理兼顧存真與便讀。全書文字録入主體上遵照底本，通假字、古字、訛誤字一般都不改動原文，但爲了便於閱讀使用，少數與他字無涉意義、顯明的俗字和異體字改用通行的正體字。全文均採用現代標點符號，因涉及人名較少，且地名通常僅見於藥物，故不加專名號。

（3）校勘注釋：本次整理採用不改原文出校法。凡底本有誤，校本正確，據校本提出校改意見。底本無誤，校本有誤，概不出校。底本疑似有誤，但無相關文獻作爲依據，則據理推測正誤或引用前人意見備參。底本與校本互異，難定是非優劣，兩存備參或提出傾向性的意見。疑難字詞，酌情加以注釋，一般不用書證。校勘與注釋均以脚注的形式混合編排。

（4）其他説明：本次整理雖採用横排，但未按中醫古籍整理慣例將方位詞“右”“左”改爲“上”“下”，閱讀時當知文中的“右”相當於“上”，“左”相當於“下”。吴遷本在抄寫過程中，增加了一些底本所無的文字，這些文字均使用仿宋體，以示區别。《國子監牒文》和《吴遷跋》二篇無題，爲方便查閲，由整理者添加。吴遷本貼有多枚朱筆附箋，内容皆爲校勘之語，疑出仁龢朱學勤子朱澂之手，這些校語水平一般，有正有誤，本次整理爲盡可能保存吴遷本的文獻原貌，以脚注形式予以保留。

（5）各篇題下宋臣記有當篇的論、證（脉證）、方的數目，對文獻研究有一定意義。但在古代流傳過程，文本有了一定變化（吴遷本和鄧珍本數目已經有不同），很難精確追溯，因而本書没有對此作深究。

校正《金匱要略方》敍

張仲景爲《傷寒卒病論》,合十六卷,今世但傳《傷寒論》十卷,襍[1]病未見其書,或於諸家方中載其一二矣。翰林學士王洙[2]在館閣[3]日,於蠹簡[4]中得仲景《金匱玉函要略方》三卷,上則辨傷寒,中則論襍病,下則載其方并療婦人,乃録而傳之士流,才數家耳。嘗以方證對病者,施之於人,其效若神。然而或有證而無方,或有方而無證,救疾治病,其有未備。國家詔儒臣校正醫書,臣奇先校定《傷寒論》,次校定《金匱玉函經》,今又校成此書,仍以逐[5]方次於證候之下,使倉卒之際,便於檢用也。又采散在諸家之方,附於逐篇之末,以廣其法。以其傷寒文多節略,故取自襍病以下,終於飲食禁忌,凡二十五篇,除重複,各[6]二百六十二方,勒[7]成上中下三卷,依舊名曰《金匱要略方》。臣奇嘗讀《魏志》,《華佗傳》云:"出書一卷曰'此書可以活人'。"每觀華佗,凡所療病,多尚奇怪,不合聖人之經。臣奇謂活人者,必仲景書也,大抵[8]炎農聖法。屬我盛旦,恭惟主上丕承大統,撫育元元[9],頒行方書,拯濟疾苦,使和氣盈溢,而萬物莫不盡和矣。太子右贊善大夫臣高保衡、尚書都官員外郎臣孫奇、尚書司封郎中充秘閣校理臣林億等謹上。

[1] 襍:同"雜"。"雜"字本爲衣部、集聲。

[2] 王洙:北宋官員、學者,曾參與過預修《崇文總目》。

[3] 館閣:宋代史館、昭文館、集賢院三館和秘閣、龍圖閣、天章閣的統稱。

[4] 蠹(dù)簡:本義爲被蟲蛀壞的書,泛指破舊書籍。

[5] 逐:依序一個一個地。

[6] 各:鄧珍本作"合",義勝。

[7] 勒:彙集。

[8] 大抵:大都,大概。

[9] 元元:指百姓。

《金匱要略方》敍

仲景《金匱》録岐黄《難》《素》之方，近將千卷。患其混襍煩重，有求難得，故周流華裔九州之内，收合奇異，捃[1]拾遺逸，撰而集之，揀選諸經筋髓，以爲《要略》一編，其諸救療暴病，使知其次第。凡此藥石者，是諸神仙之所造，服之將之，固無夭横，或治療不早，或被師[2]誤，幸具詳焉。

[1] 捃（jùn）：拾取。

[2] 師：指醫生。

金匱要略方卷上

漢張仲景述　晉王叔和集　臣林億等詮次

問曰[1]：上工[2]治未病，何也？師曰：夫治未病者，見肝之病，知肝傳脾，當先實脾。四季脾正[3]不受邪，即勿補之。中工不曉相傳，見肝之病，不解實脾，惟治肝也。夫肝之病，補用酸，助用焦苦，益用甘味之藥調之。酸入肝，焦苦入心，甘入脾。脾能傷腎，腎氣微弱則水不行，水不行則心火氣盛，火氣盛則傷肺[4]，肺被傷則金氣不行，金氣不行則肝氣盛，則肝自愈[5]。此治肝補[6]之要妙也。肝虚則用此法，實則不在用之。經[7]云："虚虚實實，補不足損有餘[8]。"是其義也。餘藏準此。夫人稟[9]五常[10]，因風氣而生長，風氣雖能生萬物，亦能害萬物，如水能浮舟，亦能覆舟。若五藏元真通暢，人即安和，客氣邪風，中人多死。千般疢[11]難，不越三條：一者，經絡受邪，入藏府，爲内所因也；二者，四肢九竅，血脉相傳，壅塞不通，爲外皮膚所中也；三者，房室、金刃、蟲獸所傷。以此詳之，病由都盡。若人[12]能養慎，莫令邪風干忤[13]經絡，適[14]中經絡，未流傳府藏，即醫治之；四肢[15]亦[16]覺重滯，即導引、吐納、針灸、膏摩，勿令九竅閉塞；更能[17]無犯王法、禽獸、災傷，房室勿令竭之[18]，服食[19]節其冷熱、苦酸辛甘，不遺[20]形體有衰，病則無由入其腠理。腠者，是三焦通會元真之處，爲血氣所注；理者，是皮膚藏府之文理也。

[1] 問曰：以下本篇，鄧珍本以下各版俱屬第一篇中。惟吴遷本置於諸篇之首，則屬全書總綱性質。

[2] 工：指醫生。

[3] 脾正：詞義不諧。鄧珍本作"脾王"，義勝。"王"，通"旺"，旺盛。"四季脾王"，指五藏配四季系統中，每季之末的十八天，爲脾土當令之時。

[4] 火氣盛則傷肺：附箋云"火"字上落一"心"字。今按，按頂針格例，當有"心"字。

[5] 則肝自愈：附箋云"則"字上落"肝氣盛"三字。今按，按頂針格例，當有"肝氣盛"三字。

[6] 治肝補：鄧珍本"補"字後有一"脾"字，附箋亦云"補"字下落一"脾"字，可從。

[7] 經：指醫書。

[8] 虚虚實實：《難經·八十一難》："經言：無實實虚虚，損不足而益有餘。"本經當據補作"無虚虚實實"。但續後的"補不足損有餘"，本經云當用之法，與《難經》後句同屬"無"者立意不同。

[9] 稟：承受。

[10] 五常：即五行。

[11] 疢(chèn)：疾病。

[12] "若人"句：本句與上文"一者"相對應，論述對"内所因"的防範。

[13] 干忤：侵襲，侵犯。

[14] 適：才，剛剛。

[15] "四肢"句：本句與上文"二者"相對應，論述對"外所因"的防範。

[16] 亦：通"一"，一經，一旦。鄧本作"才"，趙本作"纔"，義近。附箋云"亦"字誤，當作"才"，非是。

[17] "更能"句：本句與上文"三者"相對應，論述對"不内外因"的防範。

[18] 之：鄧珍本作"乏"。附箋亦云"之"字誤，當作"乏"。

[19] 服食：指穿衣吃飯。

[20] 遣：使，讓。

藏府經絡先後病脉證第一

問曰：病人有氣色[1]見於面部，願聞其說。師曰：鼻頭青色[2]，腹中痛，苦冷者死；一云：腹中冷，苦痛者死。鼻頭色微黑者，有水氣；色黄者，胸上有寒；色白者，亡血；色設微赤，非時者[3]死。其目正圓者，痓[4]，不治。

又色青爲痛，色黑爲勞，色赤爲風，色黄者便難，色鮮明者有留飲。

師曰：病人語聲寂寂然，喜驚呼者，骨節間病；語聲喑喑然不徹者，心膈間病；語聲啾啾[5]細而長者，頭中病。一作痛。

師曰：息摇肩者，心中堅[6]；息引胸中上氣者，欬；息張口短氣者，肺痿唾沫。

師曰：吸而微數，其病在中焦，實也，當下之即愈，虛者不治。在上焦者，其吸促；在下焦者，其吸遠[7]，此皆難治。呼吸動摇振振者，不治。

師曰：寸口脉動者，因其王時而動。假令肝王色青，四時各隨其色。肝色青而反色白，非其時色脉，皆當病。

問曰：有未至而至，有至而不至，有至而不去，有至而太過，何謂也？師曰：冬至之後，甲子夜半少陽起，少陰[8]之時陽始生，天得温和。以未得甲子，天因温和，此爲未至而至也；以得甲子，而天未温和，此爲至而不至也；以得甲子，而天大寒不解，此爲至而不去也；以得甲子，而天温如盛夏五六月時，此

[1] 氣色：面色。《説文·色部》："色，顔氣也。"
[2] 青色：鄧珍本作"色青"，可從。以下各句都作"色×"。《千金翼方》卷二十五："仲景曰，鼻頭色青者，腹中冷，苦痛者死。"
[3] 非時者：謂赤色出現在夏季以外的時候。下文"非其時色脉"類此。按，前4句都是某色主某病，本句句式與他句不同，疑有誤。
[4] 痓：當作"痙"，下同。《注解傷寒論》卷二成無己注曰："痓，當作痙，傳寫之誤也。"
[5] 語聲啾啾：鄧珍本"啾啾"後有一"然"字，附箋亦云"啾啾"下落一"然"字，據前二句之例，可從補。
[6] 堅：硬。《傷寒論》避隋文帝楊堅諱，"堅"普遍作"鞕"，"鞕"同"硬"。本書不避。
[7] 遠：長。與上句"促"相對。
[8] 少陰：俞橋本、徐鎔本作"少陽"，附箋亦云"陰"字誤，當作"陽"，可參。

爲至而太過也。

師曰：病人脉浮者在前，其病在表；浮者在後，其病在裏，腰痛背强[1]不能行，必短氣而極恐[2]。

問曰：經云厥陽獨行，何謂也？師曰：此爲有陽無陰，故稱厥陽。

問曰：寸脉沉大而滑，沉則爲實，滑則爲氣，實氣相摶[3]，血氣入藏即死，入府即愈，此爲卒厥，何謂也？師曰：脣口青，身冷，爲入藏，即死；如身和，汗自出，爲入府，即愈。

問曰：脉脱入藏即死，入府自愈，何謂也？師曰：非爲一病，百病皆然。譬如浸淫瘡，從口起流向四肢者，可治；從四肢流來入口者，不可治。諸病在外者可治，入裏者即死。

問曰：陽病十八[4]，何謂也？師曰：頭痛，項、腰、脊、臂、脚掣痛[5]。問曰：陰病十八[6]，何謂也？師曰：欬、上氣、喘、噦[7]、咽[8]、腸鳴、脹滿、心痛、拘急。五藏病各有十八，合爲九十病[9]；人又有六微，微有十八病，合爲一百八病。五勞、七傷、六極、婦人三十六病，不在其中。清邪居上，濁邪居下；大邪中表，小邪中裏；槃飪之邪[10]，從口入者，宿食也。五邪[11]中人，各有法度：風中於前，寒中於暮[12]；濕傷於下，霧傷於上；風令脉浮，寒令脉急；霧傷皮腠，濕流關節；食傷脾胃，極寒傷經，極熱傷絡[13]。

問曰：病有急當救裏、救表者，何謂也？師曰：病，醫下之，續得下利清穀[14]不止，身體疼痛者，急當救裏；後身體疼痛，清便自調者，急當救表也。

夫病痼疾[15]，加以卒病[16]，當先治其卒病，後乃治其痼疾也。

---

[1] 强(jiàng)：僵硬，僵直。

[2] 極恐：鄧珍本作“極也”，可從。極，疲憊，疲困。

[3] 摶：迫近，纏結。《説文》：“摶，索持也。”全書“××相摶”（“××”爲兩平行要素，如“風寒”）義皆同此。一説是“搏”的誤字。摶，“團”的動詞專用字，摶聚。今按：原書字形比“摶”少右上一點，比“摶”少中間一提一點。僅就字形看，認作二字之一皆爲正確。

[4] 陽病十八：日本後藤慕庵《金匱要略方析義》認爲是頭痛、項、腰、脊、臂、脚掣痛共六，三陽經皆有，而得十八之數。

[5] 掣痛：牽拉痛。掣，索引、牽曳。

[6] 陰病十八：《金匱要略方析義》認爲是上氣喘、噦、咽、腸鳴脹滿、心痛拘急共六，三陰經皆有，而得十八之數。

[7] 噦(yuě)：胃氣上逆，呃逆或乾嘔。

[8] 咽：通“噎”，噎塞。

[9] 五藏病各有十八合爲九十病：《金匱要略方析義》認爲是陰病十八“以五藏乘之復得九十病也”。但亦認爲此説勉强。按：本句與下文“六微”句、“五勞”各句并疑爲後人注文衍入。

[10] 槃(gǔ)飪之邪：指飲食之邪。即飲食原因所致病邪。槃，“穀”之俗字。

[11] 五邪：指前句清邪、濁邪、大邪、小邪、穀飪之邪。

[12] 風中於前寒中於暮：伊藤鳳山《金匱文解》引高宫貞《金匱要略存皮》語：“風中於前，‘前’當作‘俞’；寒中於暮，‘暮’當作‘募’。”可參（并上十八病、九十病，并見郭秀梅、岡田研吉《日本醫家金匱要略注解輯要》）。或謂“前”當作“朝”，與“暮”相對。

[13] 五邪……傷絡：此句群似原爲韻文，度、暮、下、腠、絡韻近通押。但古書傳抄中倒衍脱訛，已難確知。

[14] 清穀：圊穀。謂大便排出穀物。亦即“完穀不化”。清，通“圊”，此作動詞，排便。

[15] 痼疾：久患之病。

[16] 卒病：突发之病。“卒”，同“猝”。

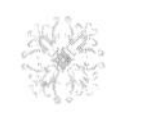

師曰：五藏病各有得[1]者愈，五藏病各有所惡[2]，各隨其所不喜[3]者爲病。病者素[4]不應[5]食，而反暴[6]思之，必發熱也。

夫諸病在藏，欲攻之，當隨其所得而攻之。如渴[7]者與猪苓湯，他皆倣[8]此。

痓濕暍病脉證并治第二

脉證一十六條 論一首 方一十一首

太陽病，發熱無汗，反惡寒者，名曰剛痓。一作痙，餘同。

太陽病，發熱汗出，而不惡寒，名曰柔痓。

太陽病，發熱，脉沉而細者，名曰痓，爲難治。

太陽病，發汗太多，因致痓。

病者身熱足寒，頸項强急，惡寒，時頭熱，面赤，目脉赤，獨頭動摇，卒口噤，背反張者，痓病也。

痓病，發其汗者，寒濕相得[9]，其表益[10]虚，即惡寒甚[11]。發其汗已[12]，其脉[13]如蛇，一云：其脉浛浛。暴腹脹大[14]者，爲欲解。脉如故，反伏弦者，痓。

夫風病，下之則痓，復發汗，必拘急。

夫痓脉，按之緊如弦，直上下行。

痓病，有灸瘡，難治。

---

[1] 各有得：據下句，當作"各有所得"。如《素問·藏氣法時論》曰："肝欲散""心欲耎""脾欲緩""肺欲收""腎欲堅。"滿足即"有所得"。

[2] 各有所惡：謂五藏得其所不欲。如《素問·宣明五氣論》："五藏所惡，心惡熱，肺惡寒，肝惡風，脾惡濕，腎惡燥，是謂五惡。"

[3] 各隨其所不喜：6字爲"各有所惡"的釋義，疑屬後人注文衍入。

[4] 素：向來，一向。

[5] 應：接受。

[6] 暴：突然。

[7] "如渴"句：本句當屬注文衍入。蓋本篇只作論述，并無他處涉及例舉之文。

[8] 倣：同"仿"。

[9] 得：《醫宗金鑒》卷十八作"搏"，附箋亦云"得"字誤，當作"搏"，可參。

[10] 益：更加。

[11] 發其……寒甚：此16字關係不順，《金匱玉函經》第一篇、《脉經》卷八第二無此16字，可參。

[12] 已：完畢，結束。

[13] 脉：此下《金匱玉函經》第一篇、《脉經》卷八第二有"浛浛"二字。浛(hàn)浛：謂脉象沉潛。與後句"伏弦"脉相似。

[14] 暴腹脹大：本句亦見於《金匱玉函經》，爲難解之句，歷代不同解釋甚多（包括衍文、錯簡等説）。今疑"腹"爲"復"之誤（也可能存在其他訛誤）。脉先沉潛、突然脹大，此爲欲解；後云"脉如故"（未脹大），"反伏弦"者（較沉潛更甚），"必痙"。

瘡家雖身疼痛，不可發汗，汗出則痓。

太陽病，其證備，身體强几几然[1]，脉反沉遲，此爲痓，**栝樓桂枝湯**主之。方：

栝樓根貳兩　桂枝叁兩，去皮　芍藥叁兩　甘草貳兩，炙　生薑叁兩，切　大棗拾貳枚，擘[2]

右六味，㕮咀[3]，以水九升，煮取三升，去滓，分温三服，取微汗。汗不出，食頃啜[4]熱粥發之。

太陽病，無汗而小便反少，氣上衝胸，口噤不得語，欲作剛痓，**葛根湯**主之。方：

葛根四兩　麻黄叁兩，去節　桂枝貳兩，去皮　生薑叁兩，切　甘草貳兩，炙　芍藥貳兩　大棗拾貳枚，擘

右七味，㕮咀，以水一斗，先煮麻黄、葛根一二沸，去上沫，内[5]諸藥，煮取三升，去滓，温服一升，取微似汗。

剛痓爲病，胸滿口噤，臥[6]不着席，脚攣急，其人必齘[7]齒，可與**大承氣湯**。方：

大黄四兩，去皮，酒洗　厚朴半斤，炙　枳實五枚，炙　芒消[8]叁合[9]

右四味，㕮咀，以水一斗，先煮二味，取五升，内大黄，更煮取二升，去滓，内芒消，更上微火一兩沸，分温再服。一服得下，餘勿服。

太陽病，關節疼痛而煩，脉沉而細一作緩。者，此名濕痹。《玉函》云：中濕。濕痹之候，其人小便不利，大便反快[10]，但當利其小便。

濕家之爲病，一身盡疼，發熱，身色如熏黄[11]也。

濕家，其人但頭汗出，背强，欲得被覆向火。若下之早則噦，胸滿，小便不利，舌上如胎[12]者，以丹田有熱，胸上有寒，渴欲得飲而不能飲，則口燥煩也。

濕家下之，額上汗出，微喘，小便利一云不利。者死，若下利不止者，亦死。

風濕相搏，一身盡疼痛，法[13]當汗出而解，值[14]天陰雨不止，醫云此可發汗，汗之病不愈者，何也?

---

[1] 几几然：拘迫不舒貌。
[2] 擘(bò)：分開。今語亦音"bāi"，字形變作"掰"。
[3] 㕮咀：對中藥(主要是乾的植物根莖類藥)作破碎加工。漢魏時期的㕮咀主要是用鐵杵搗碎"如大豆"，後南朝齊梁陶弘景提倡改爲用刀切成飲片。
[4] 啜(chuò)：同"歠"。飲，喝。
[5] 内：同"納"。納入。
[6] 臥：平躺，躺臥。與"眠"强調入眠有别。本書"臥"大多爲此用法。
[7] 齘(xiè)：牙齒相磨切。
[8] 芒消：即"芒硝"。
[9] 合(gě)：量詞，一升的十分之一爲一合。
[10] 快：暢快。
[11] 熏黄：雄黄的一種，又名黄金石。
[12] 如胎：舌上猶如苔生長。胎，後世作"苔"。森立之《傷寒論考注》："如胎，亦謂淡白滑潤也。"可參。
[13] 法：依照常規。名詞作狀語。
[14] 值：恰逢，遇到。

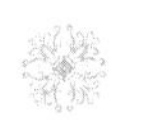

答曰：發其汗，汗大出者，但風氣去，濕氣在，是故不愈也。若治風濕者，發其汗，但微微似欲出汗者，風濕俱去也。

濕家病，身上疼痛，發熱，面黄而喘，頭痛鼻塞而煩，其脉大，自能飲食，腹中和，無病，病在頭中寒濕，故鼻塞，内藥鼻中則愈。

濕家身煩疼，可與**麻黄湯加术**四兩，發其汗爲宜，慎不可以火攻之。方：

麻黄叁兩，去節　桂枝貳兩，去皮　甘草壹兩，炙　杏人[1]柒拾个，去皮尖　白术四兩

右五味，㕮咀，以水九升，先煮麻黄一二沸，去上沫，内諸藥，煮取二升，去滓，温服八合，取微似汗。

病者一身盡疼，發熱，日晡[2]所劇者，此名風濕。此病傷於汗出當風，或久傷取冷所致也，可與**麻黄杏人薏苡人甘草湯**。方：

麻黄貳兩，去節　杏人叁拾个，去皮尖　薏苡人壹兩　甘草壹兩，炙

右四味，㕮咀，以水四升，先煮麻黄一二沸，去上沫，内諸藥，煮取二升，去滓，分温再服。

風濕脉浮，身重，汗出惡風者，**防己黄耆湯**主之。方：

防己四兩　黄耆五兩　甘草貳兩，炙　白术叁兩　生薑貳兩，切　大棗拾貳枚，擘

右六味，㕮咀，以水七升，煮取二升，去滓，分温三服。喘者加麻黄，胃中不和者加芍藥，氣上衝者加桂，下有陳寒者加細辛。服後當如蟲行皮中，從腰以上[3]如冰，後坐被上，又以一被繞腰以温下，令微汗，差[4]。腰以上，疑作腰以下。

傷寒八九日，風濕相搏，身體疼煩，不能自轉側，不嘔不渴，脉浮虚而濇[5]者，**桂枝附子湯**主之。若其人大便堅，小便自利者，**术附子湯**主之。

桂枝附子湯方：

桂枝四兩，去皮　附子叁枚，炮，去皮，破　生薑叁兩，切　大棗拾貳枚，擘　甘草貳兩，炙

右五味，㕮咀，以水六升，煮取二升，去滓，分温三服。

术附子湯方：

附子叁枚，炮，去皮，破　白术四兩　生薑叁兩，切　甘草貳兩，炙　大棗拾貳枚，擘

右五味，㕮咀，以水六升，煮取二升，去滓，分温三服。初一服，其人身如痹，半日許，復服之都盡，其人如冒[6]狀，勿怪，此以附子、术并走皮内，逐水氣未得除，故使之耳，法當加桂四兩。此本一方二法：以大便堅，小便自利，故去桂也；以大便不堅，小便不利，當加桂。附子三枚恐多也，虚弱家及産婦宜減服之。

---

[1] 杏人：即"杏仁"。諸種仁之"仁"字，唐以前皆寫作"人"，唐宋之時"人"與"仁"混用，宋以後漸統一爲"仁"。

[2] 晡：申時，約當下午3點到5點。

[3] 上：鄧珍本作"下"，與下文及舊注合。

[4] 差(chài)：病愈。後作"瘥"。

[5] 濇："澀(涩)"的異體字。

[6] 冒：蒙覆，引申爲頭目昏悶。

風濕相搏，骨節疼煩，掣痛不得屈伸，近之則痛劇，汗出短氣，小便不利，惡風不欲去衣，或身微腫者，**甘草附子湯**主之。方：

甘草貳兩，炙　附子貳枚，炮，去皮，破　白术叁兩　桂枝四兩，去皮

右四味，㕮咀，以水六升，煮取三升，去滓，温服一升，日三服。初服得微汗則解，能食，汗止復煩者，將服五合。恐一升多者，宜服六七合爲始[1]。《千金》云：身痹者，加防己四兩；悸氣小便不利，加伏苓三兩；既有附子，今加生薑三兩。

太陽中熱者，暍[2]是也，其人汗出惡寒，身熱而渴，**白虎加人參湯**主之。方：一方白虎湯主之。

知母陸兩　石膏壹升，碎，綿裹　粳米陸合　人參叁兩

右五味[3]，㕮咀，以水一斗，煮米熟，湯成去滓，温服一升，日三服。

太陽中暍，身熱疼重，而脉微弱，此以夏月傷冷水，水行皮中所致也，**瓜蔕湯**主之。方：

瓜蔕貳柒[4]枚

右一味，以水一升，煮取五合，去滓，頓服。

太陽中暍，發熱惡寒，身重而疼痛，其脉弦細芤遲，小便已，洒洒[5]然毛聳[6]，手足逆冷，小有勞，身即熱，口開，前板齒燥。若發其汗則惡寒甚，加温針則發熱甚，數下之則淋甚。

百合狐惑陰陽毒病脉證并治第三

論一首　證三條　方一十二首

論曰：百合病者，百脉一宗[7]，悉致其病也。意欲食復不能食，常默默[8]，欲得臥復不能臥，欲出行復不能行；飲食或有美時，或有不用聞食飲臭[9]時，如寒無寒，如熱無熱，口苦，小便赤，諸藥不能治，得藥則劇吐利，如有神靈者，身形如和，其脉微數。每溺時頭痛者，六十日乃愈；若溺頭不痛[10]淅然[11]者，四十日愈；若溺快然，但頭眩者，二十日愈。其證或未病而預見，或病四五日而出，或病二十日，或一月微見者，各隨證治之。

治百合病，發汗後者，**百合知母湯**方：

百合柒枚，擘　知母叁兩，切

[1] 始：附箋云"始"字誤，當作"妙"；鄧珍本亦作"妙"，非是。"服六七合爲始"，即先從六七合開始服。

[2] 暍（yē）：傷於暑熱之證。

[3] 右五味：組方僅石膏、知母、粳米、人參四味，恐有脱。鄧珍本多"甘草二兩"，可從。

[4] 貳柒：即十四。

[5] 洒（xiǎn）洒：惡寒貌。

[6] 毛聳：汗毛直立。

[7] 百脉一宗：《諸病源候論》卷八《傷寒百合候》、《千金要方》卷十第三本句前皆有"謂無經絡"一句，義長。日本丹波元堅《金匱玉函要略述義》云："蓋無經絡者，謂無經脉、絡脉之别。宗，猶同姓爲宗之宗。一宗，猶言一齊。"

[8] 常默默：前後3句排比，此3字不合例，應爲注文衍入。蓋《傷寒論》有"嘿嘿（同'默默'）不欲飲食"之語，後人因而注記。

[9] 臭（xiù）：氣味。

[10] 若溺頭不痛：鄧珍本"溺"字後有一"時"字，可據補。

[11] 淅然：惡寒貌。《千金要方》卷十第三作"淅淅然寒"，義足。

右二味，先以水洗百合，漬[1]一宿，當白沫出，去其水，更以泉水二升，煮取一升，去滓，别[2]以泉水二升，煮知母取一升，去滓，後合和，重煎取一升五合，分温再服。

治百合病，下之後者，**百合滑石代赭湯**方：

百合柒枚，擘　滑石叁兩，碎，綿裹　代赭如彈丸[3]，壹枚，碎，綿裹

右三味，先以水洗百合，漬一宿，當白沫出，去其水，更以泉水二升，煮取一升，去滓，别以泉水二升，煮滑石、代赭取一升，去滓，後合和，重煎取一升五合，分温再服。

治百合病，吐之後者，**百合雞子湯**方：

百合柒枚，擘　雞子黄壹枚

右二味，先以水洗百合，漬一宿，當白沫出，去其水，更以泉水二升，煮取一升，去滓，内雞子黄攪令調，分温再服。

治百合病，不[4]經吐、下、發汗，病形如初者，**百合地黄湯**方：

百合柒枚，擘　生地黄汁壹升

右二味，先以水洗百合，漬一宿，當白沫出，去其水，更以泉水二升，煮取一升，去滓，内地黄汁，煮取一升五合，分温再服。中病[5]勿更服，大便當如漆。

百合病，一月不解，變成渴者，**百合洗方**：

百合壹升

右一味，以水一斗，漬之一宿，以洗身，洗已食煮餅[6]，勿與鹽豉也。

渴不差，**栝樓牡蠣散**主之。方：

栝樓根　牡蠣熬[7]，等分[8]

右二味，杵爲散，飲服[9]方寸匕[10]，日三服。

治百合病，變發熱，一作發寒熱。**百合滑石散**方：

百合壹兩，炙　滑石叁兩

右二味，杵爲散，飲服方寸匕，日三服。當微利者，止，勿服之，熱則除。

---

[1] 漬：浸泡。
[2] 别：另。
[3] 彈丸：古代用於彈弓的彈子。大小不一，一般略小於雞蛋黄。
[4] 不：《聖濟總録》卷二十九作“已”，可參。
[5] 中(zhòng)病：切中疾病，即治療收效。
[6] 煮餅：指湯麵。
[7] 熬：加熱脱水。《方言》卷七：“熬，火乾也。”
[8] 等分：用相同的分量。
[9] 飲服：以米飲汁送服。
[10] 方寸匕：古代做成一寸見方的平勺，用以抄取藥末，以平取不掉落爲一方寸匕。

百合病，見於陰者，以陽法救之；見於陽者，以陰法救之。見陽攻陰，復發其汗，此爲逆；見陰攻陽，乃復下之，此亦爲逆。

狐惑之爲病，狀如傷寒，默默欲眠，目不得閉，臥起不安。蝕於喉爲惑，蝕於陰爲狐。不欲飲食，聞食臭，其面目乍赤、乍黑、乍白。

蝕於上部則聲喝[1]，一作嗄。**甘草瀉心湯**主之。方：

甘草四兩，炙　黄芩　人參　乾薑各叁兩　黄連壹兩　大棗拾貳枚，擘　半夏半升，洗

右七味，㕮咀，以水一斗，煮取六升，去滓再煎，温服一升，日三服。

蝕於下部則咽乾，**苦參湯**[2]洗之。

蝕於肛者，雄黄熏之。方：

雄黄一味爲末，瓪瓦[3]二枚合之燒，向肛熏之。

病者脉數，無熱微煩，默默但欲臥，汗出。初得之三四日，目赤如鳩眼，七八日，目四眥[4]黑，若能食者，膿已成也，**赤小豆當歸散**主之。方：

赤小豆叁升，浸令芽出，暴乾　當歸叁兩

右二味，杵爲散，漿水[5]服方寸匕，日三服。

陽毒之爲病，面赤斑斑如錦文[6]，喉咽痛，唾膿血，五日可治，七日不可治。陰毒之爲病，面目青，身痛，狀如被打，喉咽痛，死生與陽毒同[7]：**升麻鼈甲湯**并主之。方：

升麻貳兩　當歸壹兩　蜀椒壹兩，汗　鼈甲如手大，一片，炙　甘草貳兩，炙　雄黄半兩，研

右六味，㕮咀，以水四升，煮取一升，去滓，頓服之，老小再服，取汗。陰毒去雄黄、蜀椒。《肘後》《千金》陽毒用升麻湯，無鼈甲，有桂；陰毒用甘草湯，無雄黄。

瘧病脉證并治第四

證二條　方六首

師曰：瘧脉自弦，弦數者多熱，弦遲者多寒，弦小緊者下之差，弦遲者可温之，弦緊者可發汗、針、灸也，浮大者可吐之，弦數者風疾也，以飲食消息[8]止之。

[1] 喝(yè)：嘶啞。注文“嗄(shà)”義同。

[2] 苦參湯：吴遷本、鄧珍本、趙開美本、俞橋本、徐鎔本皆缺。徐彬、尤怡注本用苦參一升熏洗，恐非。北宋龐安時《傷寒總病論》卷三有苦參湯，方用苦參半斤、槐白皮四兩、狼牙根四兩熏洗，可參。

[3] 瓪瓦：半圓形的瓦。亦作“瓪瓦”。鄧珍本作“筒瓦”，亦同。

[4] 眥：眼角。

[5] 漿水：指醋漿，古代一種含有酸味的飲料。

[6] 錦文：一種有花紋圖案的絲織品，又名“織錦”。

[7] 死生與陽毒同：謂同爲“五日可治，七日不可治”。鄧珍本即作“五日可治，七日不可治”。

[8] 消息：休養，調養。

問曰：瘧以月一日發，當以十五日愈。設不差，當月盡[1]解也。如其不差，當云何？師曰：此結爲癥瘕，名曰瘧母，急治之，宜**鱉甲煎丸**。方：

鱉甲拾貳分[2]，炙　烏扇[3]叁分，燒　黄芩叁分　柴胡陸分　鼠婦叁分，熬　乾薑叁分　大黄叁分　芍藥五分　桂枝叁分，去皮　葶藶壹分，熬　石韋叁分，去毛　厚朴叁分　牡丹五分，去心　瞿麥貳分　紫威叁分　半夏壹分，洗　人參壹分　䗪蟲五分，熬　阿膠叁分，炙　蜂窠四分，熬　赤消[4]拾貳分　蜣蜋六分，熬　桃人貳分，去皮尖，熬焦

右二十三味，爲末，取煅[5]竈下灰一斗，清酒一斛五斗，浸灰，候酒盡一半，着鱉甲於中，煮令泛爛如膠漆，絞取汁，内諸藥，煎爲丸，如梧桐子大，空心服七丸，日三服。《千金》用鱉甲十二片，又有海藻三分、大戟一分、䗪蟲五分，無鼠婦、赤消二味，以鱉甲煎和諸藥爲丸。

師曰：陰氣孤絶，陽氣獨發，則熱而少氣煩滿[6]，手足熱而欲嘔，名曰癉瘧。若但熱不寒者，邪氣内藏於心，外舍分肉之間，令人消鑠脱肉[7]。

温瘧者，其脉如平，身無寒，但熱，骨節疼煩，時嘔，**白虎加桂枝湯**主之。方：

知母陸兩　甘草貳兩，炙　石膏壹斤，碎，綿裹　粳米陸合　桂枝叁兩，去皮

右五味，㕮咀，以水一斗二升，煮米熟，去滓，煎取三升，温服一升，日三服，汗出愈。

瘧多寒者，名曰牡瘧，**蜀漆散**主之。方：

蜀漆洗，去腥　雲母燒之三日三夜　龍骨等分

右三味，杵爲散，未發前[8]以漿水服半錢。温瘧，加蜀漆半分，臨發時服一錢匕[9]。一方雲母作雲實。

附方[10]

治牡瘧，**牡蠣湯**方[11]：

牡蠣四兩，熬　麻黄去節，四兩　甘草貳兩，炙　蜀漆洗，去腥，叁兩

右四味，㕮咀，以水八升，先煮蜀漆、麻黄，去上沫，得六升，内諸藥，煮取二升，去滓，温服一升，吐則勿更服。見《外臺》。

瘧病，發渴者，與**小柴胡去半夏加栝樓湯**方：

柴胡八兩　人參　黄芩　甘草炙，各叁兩　栝樓根四兩　生薑貳兩，切　大棗拾貳枚，擘

---

[1] 月盡：即晦日，指每月最後一天。

[2] 分（fèn）：在總量中所佔比例，非重量之“分”。以下各“分”字同此。

[3] 烏扇：射干的别稱。

[4] 赤消：即“赤硝”，赤色的硝石。

[5] 煅（duàn）：當作“煆”。古代此二字常混。

[6] 煩滿：同“煩懣”，後世作“煩悶”。鄧珍本作“煩寃”，亦同。

[7] 令人消鑠脱肉：附箋云“脱”字誤，當作“肌”。非是。《外臺秘要方》卷五：“熱氣内藏於心，外舍分肉之間，令人消鑠脱肉，故名曰癉瘧。”

[8] 未發前：《千金要方》卷十作“先未發一炊頃”。按，此方立意爲干擾瘧病發作週期，故需要適當提前服藥。

[9] 一錢匕：古人以五銖錢抄取藥末，以平取不掉落爲一錢匕。

[10] 附方：宋臣編《金匱要略方》時所附收散在諸家醫書中的仲景方。

[11] 治牡瘧牡蠣湯方：《外臺秘要》卷十作：“仲景《傷寒論》牝瘧，多寒者名牝瘧，牡蠣湯主之。”牡屬陽，牝屬陰，本條及上條“牡瘧”爲寒多之瘧，或當作“牝瘧”。

右七味，㕮咀，以水一斗二升，煮取六升，去滓，再煎取三升，温服一升，日三。見《外臺》，《經心録》[1]治勞瘧。

柴胡桂薑湯方：此方治寒多微有熱，或但寒不熱，服一劑如神，故録之。

柴胡八兩　桂枝叁兩，去皮　黄芩叁兩　栝樓根四兩　牡蠣熬　甘草炙　乾薑各貳兩

右七味，㕮咀，以水一斗二升，煮取六升，去滓，再煎取三升，温服一升，日三。初服微煩，汗出愈[2]。出《傷寒論》。

中風歷節病脉證并治第五

論一首　脉證三條　方一十一首　脚氣附[3]

夫風之爲病，當半身不遂，或但臂不遂者，此爲痹。脉微而數，中風使然。寸口脉浮而緊，緊則爲寒，浮則爲虚，寒虚相搏，邪在皮膚。浮者血虚，絡脉空虚，賊邪不瀉，或左或右。邪氣反緩，正氣即急，正氣引邪，喎僻不遂[4]。邪在於絡，肌膚不仁；邪在於經，即重不勝[5]；邪入於府，即不識人；邪入於藏，舌即難言，口吐於涎[6]。

大風四肢煩重[7]，心中惡寒不足者，**侯氏黑散**主之。方：《外臺》治風癲。

菊花肆拾分　白术拾分　細辛叁分　茯苓叁分　牡蠣叁分，熬　桔梗捌分　防風拾分　人參叁分　礬石叁分，熬　黄芩伍分　當歸叁分　乾薑叁分　芎藭叁分　桂枝叁分，去皮

右十四味，杵爲散，酒服方寸匕，日一服。初服二十日，温酒下之，禁一切魚、肉、大蒜，常宜冷食，六十日止，即藥積在腹中不下也，熱食即下矣，冷食自能助藥力。《外臺》有鐘乳、礜石各三分，無桔梗。

風引除熱主癱癇湯[8]方：

大黄　乾薑　龍骨各肆兩　桂枝叁兩，去皮　甘草炙　牡蠣熬，各貳兩　凝水石[9]　滑石　赤石脂　白石脂　石膏　紫石英各陸兩

右十二味，杵，麤篩，以韋囊盛之，取三指撮[10]，井華水[11]三升煮三沸，去滓，温服一升。《深師》云：治大人風引、少小驚癇瘈瘲[12]，日數十發，醫所不療，除熱方。《巢源》[13]：脚氣宜風引湯。

---

[1] 經心録：唐代醫書，已佚。

[2] 汗出愈：《傷寒論》第七篇作“復服汗出便愈”。

[3] 脚氣附：仲景之時尚無脚氣病名，諸脚氣方當爲後人所附。脚氣：古病名。亦稱“脚弱”。以腿脚水腫、軟弱無力、麻木疼痛，甚至侵犯心臟導致死亡爲主證。

[4] 喎（wāi）僻不遂：口眼歪斜，肢體運動困難。“喎僻”指口眼言，“不遂”指肢體言。

[5] 不勝（shēng）：不堪承受。

[6] 口吐於涎：郭靄春、王玉興《金匱要略方論校注語譯》謂“於”當從“療”解；按：似當爲“淤”。淤涎，即第七篇所指“濁唾涎沫”。

[7] 四肢煩重：四肢不舒適且沉重。

[8] 風引……癇湯：即“風引湯”。鄧珍本名“風引湯”單列，居行首。《外臺秘要方》卷十五名“紫石湯”，“療大人風引、少小驚癇瘈瘲”。

[9] 凝水石：寒水石的别稱。

[10] 三指撮（cuō）：古代的一種估量方法，指用三指并攏撮取少量藥物。

[11] 井華水：《證類本草》卷五云：“井華水……此水井中平旦第一汲者。”

[12] 瘈瘲（chì zòng）：筋脉不利之證。“瘈”同“瘛”。段玉裁《説文解字注》“瘛”：“瘛之言掣也，瘲之言縱也。”

[13] 巢源：即隋代巢元方《諸病源候論》。《諸病源候論》卷十三作“脉微而弱，宜服風引湯二三劑”。

病如狂狀，妄行獨語不休，無寒熱，其脉浮，**防己地黄湯**主之。方：

防己壹分　桂枝叁分，去皮　防風叁分　甘草貳分，炙

右四味，㕮咀，以酒一桮[1]，漬之一宿，絞取汁，取生地黄二斤，㕮咀，蒸之如斗米飯久，以銅器盛其汁，更絞地黄等汁，和分再服。

頭風摩散方：

大附子壹枚，炮，去皮　鹽等分

右二味爲散，沐[2]了，以方寸匕摩疢上，令藥力行。

寸口脉沉而弱，沉即主骨，弱即主筋，沉即爲腎，弱即爲肝。汗出入水中，如水傷心，歷節黄汗出[3]，故曰歷節。

趺陽脉浮而滑，滑則穀氣實，浮則汗自出。

少陰脉浮而滑[4]，弱則血不足，浮即爲風，風血相搏，即疼痛如掣[5]。盛人[6]脉濇小，短氣自汗出，歷節疼，不可屈伸，此皆飲酒汗出當風所致。

諸肢節疼痛，身體魁瘰[7]，脚腫如脱[8]，頭眩短氣，温温[9]欲吐，**桂枝芍藥知母湯**主之。方：

桂枝肆兩，去皮　芍藥叁兩　甘草貳兩，炙　麻黄貳兩，去節　生薑伍兩，切　白术伍兩　知母肆兩　防風肆兩　附子貳兩，炮，去皮，破

右九味，㕮咀，以水七升，煮取二升，去滓，温服七合，日三服。

病歷節，疼痛，不可屈伸，**烏頭湯**主之。方：

烏頭五枚，㕮咀，以蜜二升，煎取一升，即出烏頭　甘草炙　麻黄去節　芍藥　黄耆各叁兩

右五味，㕮咀四味，以水三升，煮取一升，去滓，内蜜煎中，更煎之，服七合。不知[10]，盡服之。

---

[1] 桮：同“杯”。

[2] 沐：洗頭髮。

[3] 歷節黄汗出：歷節與黄汗爲兩種病，本書第十四篇有黄汗專題。雖歷節病骨節間或有出黄汗者，但歷節病以關節痛爲主證。故清代有些注本（如徐彬本）改作“歷節痛，黄汗出”，可參。

[4] 滑：當作“弱”。吴遷本此字上劃有删字短綫，當是涉上行“趺陽脉浮而滑”誤抄“滑”字。鄧珍本該處作“弱”，與上行重“滑”字例合，義勝。

[5] 掣：牽引、牽曳。

[6] 盛人：肥胖的人。

[7] 魁瘰（luǒ）：該詞舊説甚多，詞形亦多變。如趙開美本作“魁羸”，俞橋本作“尫羸”，《醫宗金鑒》卷十九作“尫羸”，《脉經》卷八第五作“魁瘰”（影宋本）、“魁漯”（廣勤堂本）。多紀元堅《金匱玉函要略述義》云：“魁瘰，蓋《爾雅》之魁瘣，謂疼痛之處，盤結磈壘也。”即謂關節腫脹突出，可參。

[8] 脚腫如脱：本句舊説各異，蓋“腫”與“脱”意義對立，難以統一。《外臺秘要》卷十四引《古今録驗》防風湯與本方甚似（只少一味麻黄），其主治謂“主身體四肢節解疼痛如墮脱，腫，按之皮急（一作陷），頭眩短氣，温温悶亂如欲吐”，可參。日本森田鴇肅夫《金匱要略考》疑“腫”當爲“踵”。

[9] 温温：同“藴藴”“嗢嗢”，惡心欲吐貌。

[10] 知：病愈；好轉。

治脚氣衝心方：

礬石貳兩

右一味，以漿水一斗五升，煎三五沸，浸脚，良。

附方

續命湯，治中風痱[1]，身體不能自收，口不能言，冒昧不知痛處，或拘急不得轉側。姚云：與大續命同，兼治婦人産後去血者及老人小兒。方：

麻黄叁兩，去節　桂枝去皮　當歸　人參　石膏碎，綿裹　乾薑　甘草炙，各叁兩　芎藭壹兩　杏人肆拾枚，去皮尖

右九味，㕮咀，以水一斗，煮取四升，去滓，温服一升，當小汗，薄覆脊，憑几[2]坐，汗出則愈。不汗更服，無所禁，勿當風。并治但伏不得臥[3]，欬逆上氣，面目洪腫。見《古今録驗方》[4]。《范汪》[5]云：是仲景方，欠兩味[6]。

治中風手足拘急，百節疼痛，煩熱心亂，惡寒，經日[7]不欲飲食，**三黄湯**方：

麻黄去節，伍分　獨活肆分　細辛貳分　黄耆貳分　黄芩叁分

右五味，㕮咀，以水六升，煮取二升，去滓，分温三服。一服小汗，兩服大汗。心熱，加大黄二分；腹痛，加枳實一枚；氣逆，加人參三分；悸，加牡蠣三分；渴，加栝樓根三分；先有寒，加附子一枚。見《千金》。

治風虚，頭重眩，苦極，不知食味，暖肌，補中，益精氣，**术附子湯**。方見風濕中，見《近效》[8]。

治脚氣上入，少腹不仁，服**八味丸**方：

乾地黄捌兩　署預[9]　山茱萸各肆兩　澤瀉　茯苓　牡丹皮各叁兩　桂枝去皮　附子炮，去皮，各壹兩

右八味，末之，鍊[10]蜜和丸，如梧桐子大，酒下十五丸，日再服，加至二十五丸。見《崔氏》[11]。

治肉極熱，則身體津脱，腠理開，汗大泄，厲風氣，下焦脚弱[12]，**越婢加术湯**方：

麻黄陸兩，去節　石膏半斤　生薑叁兩，切　甘草貳兩，炙　大棗拾伍枚，擘　白术肆兩

右六味，㕮咀，以水六升，先煮麻黄再沸，去上沫，内諸藥，煮取三升，去滓，分温三服。惡風，加附子一枚，炮。見《千金》。

---

[1] 風痱：中風偏癱病。

[2] 憑几：此處指憑靠倚几。几，倚几，扶几，有時亦稱“憑几”，古人跪坐時依憑的器物。

[3] 但伏不得臥：憑几俯息爲“伏”，平躺爲“臥”。

[4] 古今録驗方：唐代方書，已佚。

[5] 范汪：即《范汪方》，東晉范汪撰，已佚。

[6] 欠兩味：謂本方原應有十一味，但未予説明。寇宗奭《本草衍義》序言述及“仲景小續命湯”加减，减用“人參芍藥黄芩三物”，則所欠兩味有可能是芍藥、黄芩。

[7] 經日：終日。

[8] 近效：即《近效方》，約成書於唐代，已佚。

[9] 署預：後世作“山藥”。

[10] 鍊：同“煉”，下同。

[11] 崔氏：即隋唐之際名醫崔知悌所撰《崔氏纂要方》，已佚。

[12] 脚弱：即脚氣。宋董汲《脚氣治法總要》卷上：“汲嘗考諸經，脚氣之疾其來久矣。在黄帝時名爲厥，兩漢之間名爲緩風，宋齊之後謂爲脚弱，至於大唐始名脚氣。”《太平聖惠方》卷四十五《脚氣論》云：“夫脚氣者，晉宋以前名曰緩風，《小品》謂之脚弱。”

血痹虚勞病脉證并治第六

論一首 脉證九條 方一十首

問曰：血痹病，從何得之？師曰：夫尊樂人[1]，骨弱，肌膚盛，重[2]因疲勞汗出，臥不時動搖，加被微風，遂得之。但以脉自微濇，在寸口關上小緊，宜針引陽氣，令脉和，緊去則愈。

血痹，陰陽俱微，寸口關上微，尺中小緊，外證身體不仁，如風狀，**黄耆桂枝五物湯**主之。方：

黄耆叁兩　芍藥叁兩　桂枝叁兩，去皮　生薑陸兩，切　大棗拾貳枚，擘

右五味，㕮咀，以水六升，煮取二升，去滓，温服七合，日三服。一方有人參。

夫男子平人，脉大爲勞，極虚亦爲勞。

男子面色薄者，主渴及亡血，卒喘悸，脉浮者，裏虚也。

男子脉虚沉弦，無寒熱，短氣裏急，小便不利，面色白，時目瞑，兼衄[3]，少腹滿，此爲勞使之然。勞之[4]爲病，其脉浮大，手足煩，春夏劇，秋冬差。陰寒[5]精自出，酸削[6]不能行。

男子脉微弱而濇，爲無子，精清泠。一作冷。

夫失精家，少腹弦急，陰頭寒，目眩。一作目眶痛。髮落。脉極虚芤遲，爲清穀，亡血失精。

脉得諸芤動微緊，男子失精，女子夢交通，**桂枝加龍骨牡蠣湯**主之。方：

桂枝去皮　芍藥　生薑切，各叁兩　甘草貳兩，炙　大棗拾貳枚，擘　龍骨　牡蠣熬，各貳兩

右七味，㕮咀，以水七升，煮取三升，去滓，分温三服。《小品》[7]云：虚羸浮熱汗出者，除桂，加白薇、附子各三分，故曰二加龍骨湯。

天雄散亦主之。方：

天雄叁兩，炮，去皮　白术捌兩　桂枝陸兩　龍骨叁兩

右四味，杵爲散，酒服半錢匕。不知，稍[8]增之。

男子[9]平人，脉虚弱細微者，善盗汗也。

---

[1] 尊樂人：尊貴享樂的人。此或指有漢魏名士風度、林下習氣的人群。《抱朴子外篇·逸民》："饘粥糊口，布褐緼袍，淡泊肆志，不憂不喜，斯爲尊樂。"或作"尊榮人"。

[2] 重：又，再。

[3] 衄(nǜ)：鼻出血。

[4] 勞之：鄧珍本此下另作一條，似是。不分則不足題記"脉證九條"之數。

[5] 陰寒：據後文，"陰寒"當指"陰頭寒"。

[6] 酸削：又作"酸消""酸痟""酸嘶"等，後世作"酸楚"。指酸痛。

[7] 小品：即陳延之所作《小品方》，已佚。

[8] 稍：漸漸。

[9] "男人"及以下4條：爲吴遷抄録時據鄧珍本校補。當是。題記云"脉證九條"，不補則不足此數。前2條下引《脉經》之注，當是吴遷所引校。凡吴遷校補文字，本書以仿宋體排印。

《脉經》云：盗汗出也。

人年五六十，其病脉大者，痹俠背行，苦腸鳴，馬刀俠癭[1]者，皆爲勞得之。

《脉經》云：人年五十、六十，其脉浮大者。

脉沉小遲，名脱氣，其人疾行則喘喝，手足逆寒，腹滿甚則溏泄，食不消化也。

脉弦而大，弦則爲減[2]，大則爲芤，減則爲寒，芤則爲虚，虚寒相搏，此名爲革。婦人則半産[3]漏下[4]，男子則亡血失精。

右四條，古本[5]并無，鄧氏所編《金匱方》[6]却有之，今依補入，并見《脉經》第八卷《虚勞脉證第六》。

虚勞裹急，悸，衄，腹中痛，夢失精，四肢酸疼，手足煩熱，咽乾口燥，**小建中湯**主之。方：

桂枝叁兩，去皮　芍藥陸兩　甘草貳兩，炙　生薑叁兩，切　大棗拾貳枚，擘　膠飴壹升

右六味，㕮咀，以水七升，先煮五味取三升，去滓，内膠飴，令消，温服一升，日三服。嘔家不可服此湯，以甜故也。《千金》：療男女因積冷氣滯，或大病不復，常苦四肢沉重，骨肉痠疼，吸吸少氣，行動喘乏，胸滿氣急，腰背强痛，心中虚悸，咽乾唇燥，面體少色，或飲食無味，脅肋腹脹，頭重不舉，多臥少起，甚者積年，輕者百日，漸致瘦弱，五藏氣竭，則難可復。常六脉俱不足，虚寒乏氣，少腹拘急，羸瘠百病，名曰黄耆建中湯，又有人參二兩。

虚勞裹急，諸不足，**黄耆建中湯**主之。方：

黄耆　桂枝去皮　生薑切，各叁兩　芍藥陸兩　甘草貳兩，炙　大棗拾貳枚，擘　膠飴壹升

右七味，㕮咀，以水七升，先煮六味，取三升，去滓，内膠飴，令消，温服一升，日三服。《集驗》[7]：嘔者加生薑，腹滿去棗加茯苓一兩半。及療肺虚損不足，補氣加半夏三兩[8]。

虚勞腰痛，少腹拘急，小便不利者，**八味腎氣丸**主之。方見脚氣中[9]。

虚勞諸不足，風氣百疾，**署預丸**主之。方：

署預叁拾分　當歸　桂枝去皮　麴　乾地黄　大豆黄卷各拾分　甘草貳拾捌分，炙　人參柒分　芎藭　芍藥　白术　麥門冬去心　杏仁去皮尖，熬，各陸分　柴胡　桔梗　茯苓各伍分　阿膠炙，各[10]柒分　乾薑叁

---

[1] 馬刀俠癭：瘰癧之類結核之證。生於腋下者爲馬刀（馬刀原指長形蜆蛤）、生於頸兩側爲俠癭（頸側之筋爲嬰筋，頸側之病則爲癭）。

[2] 減：敦煌卷子 S. 202 作"藏"。按對句爲"芤"，葱的别名，謂脉如葱管之中空。《集韻・唐韻》："藏，艸名，似薍。"藏（zāng）似薍，而"薍（luàn）子"爲小蒜之根，中實，與"芤"相對見，似可從。

[3] 半産：即流産。

[4] 漏下：謂有孕而下血。

[5] 古本：指祝均實所藏古本，吴遷本以此爲底本抄寫而成。

[6] 鄧氏所編《金匱方》：指《金匱》鄧珍本。該傳本在《金匱要略》原書的基礎上進行了全方位的修改，實際形成了新的系統，故吴遷稱"鄧氏所編"。

[7] 集驗：即姚僧垣所作《集驗方》，已佚。

[8] 及療肺虚損不足補氣加半夏三兩：《外臺秘要方》卷十六有"又建中湯，療肺虚損不足補氣方"，出《删繁》，組方較黄芪建中湯多一味半夏。故此注文非加減化裁之語，乃宋臣附列他書中的相近之方以備參，因省略"方"字而産生歧義，并非半夏具有補氣的功效。《醫壘元戎》卷一引此語作："《集驗》云……一方療肺虚損不足，痞氣加半夏五兩。"載明此屬另"一方"之用藥。

[9] 方見脚氣中：本方見於本書第五篇附方，該篇方名"八味丸"。本書後文引"腎氣丸"同此。

[10] 各：承前衍，當删。

分　白斂貳分　防風陸分　大棗百枚，爲膏

右二十一味，末之，錬蜜和丸，如彈子大，空腹酒服一丸，一百丸爲劑。

虛勞，虛煩不得眠，**酸棗湯**主之。方：

酸棗人[1]貳升　甘草壹兩，炙　知母貳兩　茯苓貳兩　芎藭貳兩

右五味，㕮咀，以水八升，煮酸棗人，得六升，内諸藥，煮取三升，去滓，分温三服。《深師》[2]有生薑貳兩。

五勞虛極，羸瘦腹滿，不能飲食，食傷，憂傷，飲傷，房室傷，飢傷，勞傷，經絡榮[3]衛氣傷，内有乾血，肌膚甲錯[4]，兩目黯黑，緩中補虛，**大黄䗪蟲丸**主之。方：

大黄拾分，蒸　黄芩貳兩　甘草叁兩，炙　桃人壹升，去皮尖，熬　杏人壹升，同上法　芍藥肆兩　乾地黄拾兩　乾漆壹兩，熬　蝱蟲壹升，去翅足，熬　水蛭壹百枚，熬　蠐螬壹升，熬　䗪蟲半升，熬

右十二味，末之，錬蜜和丸小豆大，酒飲服五丸，日三服。

附方

虛勞不足，汗出而悶，脉結，心悸，行動如常，不出百日，危急者一十一日死，**炙甘草湯**主之。方：一云：復脉湯。

甘草肆兩，炙　桂枝去皮　生薑切，各叁兩　麥門冬去心，半升　麻仁半升　人參貳兩　阿膠貳兩　大棗叁拾枚，擘　生地黄壹斤，切

右九味，㕮咀，以酒七升，水八升，先煮八味，取三升，去滓，内膠消盡，温服一升，日三服。見《千金翼》。

治冷勞，又主鬼疰一門相染，**獺肝散**方：

獺肝一具，炙乾，末之，水服方寸匕，日三服。見《肘後》，恐非仲景方。

肺痿肺癰欬嗽上氣病脉證并治第七

論一首　脉證四條　方一十八首

問曰：熱在上焦者，因欬爲肺痿。肺痿之病，何從得之？師曰：或從汗出；或從嘔吐；或從消渴，小便利數[5]；又被快藥[6]下利，重[7]亡津液，故得之。

問曰：寸口脉數，其人欬，口中反有濁唾涎沫[8]者何？師曰：此爲肺痿之病。若口中辟辟燥，欬即胸中隱隱痛，脉反滑數，此爲肺癰，欬唾膿血。肺[9]數虛者爲肺痿，數實者爲肺癰。

---

[1] 酸棗人：據考，唐以前以酸棗全果入藥，而不取果仁爲用（見包伯航等《金匱要略疑文考略》）。用酸棗之仁，可能爲宋人所改。

[2] 深師：即《深師方》，又名《僧深藥方》，已佚。

[3] 榮：人體的營養物質，後借作“營”，營血。

[4] 肌膚甲錯：肌膚粗糙乾澀枯皺，有如鱗甲交錯。

[5] 小便利數：鄧珍本“數”字後有“或從便難”四字，可參。補此四字後，“亡津液”的因素即爲四組：汗、嘔吐、消渴小便利數、便難快藥下利。

[6] 快藥：峻猛之藥。通常指大黄等峻瀉之藥。《脉經》卷八第十五作“駃藥”，“駃”是快慢之“快”的古專用字。

[7] 重（zhòng）：謂“亡津液”程度深重。

[8] 濁唾涎沫：即指痰涎一類。下文“濁沫”“涎沫”同此。

[9] 肺：鄧珍本作“脉”，義勝。

問曰：病欬逆，脉之，何以知此爲肺癰？當有膿血，吐之則死，其脉何類？師曰：寸口脉微而數，微則爲風，數則爲熱；微則汗出，數則惡寒。風中於衛，呼氣不入；熱過於榮，吸而不出。風傷皮毛，熱傷血脉。風舍於肺，其人則欬，口乾喘滿，咽燥不渴，唾而濁沫，時時振寒。熱之所過，血爲凝滯，畜[1]結癰膿，吐如米粥，始萌[2]可救，膿成則死。

上氣，面浮腫，肩息，其脉浮大，不治，又加利尤甚。

上氣，躁而喘者，屬肺脹，欲作風水，發汗則愈。

肺痿，吐涎沫而不能欬者，其人不渴，必遺溺，小便數。所以然者，以上虛不能制下故也。此爲肺中冷，必眩，**甘草乾薑湯**以温其病。方：

甘草肆兩，炙　乾薑貳兩

右二味，㕮咀，以水四升，煮取一升半，去滓，分温再服。服湯已，小温覆之。若渴者，屬消渴。

欬而上氣，喉中水雞聲[3]，**射干麻黄湯**主之。方：

射干拾叁枚。壹法叁兩　麻黄肆兩，去節　生薑肆兩，切　細辛叁兩　紫菀叁兩　款冬花叁兩　五味子半升　半夏大者捌枚，洗。一法半升　大棗柒枚，擘

右九味，㕮咀，以水一斗二升，先煮麻黄兩沸，去上沫，內諸藥，煮取三升，去滓，分温三服。

欬逆，氣上衝，唾濁，但坐[4]不得臥，**皂莢丸**主之。方：

皂莢壹挺[5]，刮去皮，炙焦，去子

右一味，末之，蜜丸梧桐子大，以棗膏和湯服三丸，日三夜一服。

上氣[6]，脉浮者，**厚朴麻黄湯**主之。方：

厚朴伍兩，炙　麻黄肆兩，去節　石膏如雞子大，碎　杏人半升，去皮尖　乾薑貳兩　細辛貳兩　小麥壹升　五味子半升　半夏半升，洗

右九味，㕮咀，以水一斗二升，先煮小麥熟，去滓，內諸藥，煮取三升，去滓，温服一升，日三服。

脉沉者，**澤漆湯**主之。方：

澤瀉[7]叁斤，以東流水五斗，煮取一斗五升　半夏半升，洗　紫參伍兩。一作紫菀　生薑伍兩，切　白前伍兩　甘草叁兩，炙　黄芩叁兩　人參叁兩　桂枝叁兩，去皮

右九味，㕮咀，內澤漆汁中，煮取五升，去滓，温服五合，至夜盡。

---

[1] 畜：同“蓄”。

[2] 萌：發。

[3] 水雞聲：即蛙聲。

[4] 但坐：净坐着，只是坐着。舊注多謂“坐”取“因”義，誤。

[5] 壹挺：一條。挺，量詞，通常用於條狀物。

[6] 上氣：《千金要方》卷十八第五作“欬而大逆上氣，胷滿，喉中不利如水鷄聲”，義足，可參。

[7] 澤瀉：方名與節度語作“澤漆”，鄧珍本同作“澤漆”，附箋亦云“瀉”字誤，當作“漆”，可從。

大逆上氣，喉咽不利，止逆下氣者，**麥門冬湯**主之。方：

麥門冬柒升，去心　半夏壹升，洗　人參貳兩　甘草貳兩，炙　粳米叁合　大棗拾貳枚，擘

右六味，㕮咀，以水一斗二升，煮取六升，去滓，温服一升，日三夜一服。

肺癰，喘不得臥，**葶藶大棗瀉肺湯**主之。方：

葶藶熬令黄色，擣[1]，丸如彈丸大　大棗貳拾枚，擘

右先以水三升，煮棗取二升，去棗，内葶藶，煮取一升，頓服之。

欬而胸滿，振寒脉數，咽乾不渴，時出濁唾腥臭，久久吐膿如米粥者，爲肺癰，**桔梗湯**主之。方：

桔梗壹兩　甘草貳兩，炙

右二味，㕮咀，以水三升，煮取一升，去滓，分温再服，則吐膿血也。亦治喉痹。

欬逆倚息，此爲肺脹，其人喘，目如脱狀，脉浮大者，**越婢加半夏湯**主之。方：

麻黄陸兩，去節　石膏半斤，碎　生薑叁兩，切　大棗拾伍枚，擘　甘草貳兩，炙　半夏半升，洗

右六味，㕮咀，以水六升，先煮麻黄再沸，去上沫，内諸藥，煮取三升，去滓，分温三服。

肺脹，欬而上氣，煩躁而喘，脉浮者，心下有水，**小青龍加石膏湯**主之。方：

麻黄去節　芍藥　桂枝　細辛　甘草炙　乾薑各叁兩　五味子　半夏洗，各半升　石膏貳兩，碎

右九味，㕮咀，以水一斗，先煮麻黄減二升，去上沫，内諸藥，取三升，去滓，强人服一升，羸者減之，日三服。小兒服四合。

附方

肺痿，涎唾多，心中温温液液[2]者，**炙甘草湯**主之。方見虚勞門中，見《外臺》。

又**甘草湯**方：

甘草炙，貳兩

右一味，㕮咀，以水三升，煮取一升半，去滓，分温三服。見《千金》。

肺痿，欬唾涎沫不止，咽燥而渴，**生薑甘草湯**主之。方：

生薑伍兩，切　人參貳兩　甘草肆兩，炙　大棗拾伍枚，擘

右四味，㕮咀，以水七升，煮取三升，去滓，分温三服。見《千金》。

肺痿，吐涎沫，**桂枝去芍藥加皂莢湯**主之。方：

桂枝叁兩，去皮　生薑叁兩，切　甘草貳兩，炙　大棗拾貳枚，擘　皂莢壹枚，去皮子，炙焦

右五味，㕮咀，以水七升，微微火煮，取三升，去滓，分温三服。見《千金》。

欬而胸滿，振寒脉數，咽乾不渴，時出濁唾腥臭，久久吐膿如米粥者，爲肺癰，**桔梗白散**主之。方：

[1] 擣：謂以藥杵擣碎。

[2] 温温液液：游走性的痛癢感，此指心口部鬱悶不舒。亦單言作“淫液”“淫奕”“游弈”等。

桔梗叁分　貝母叁分　巴豆壹分，去皮心，熬，研如脂

右三味爲散，强人飲服半錢匕，羸者減之。病在膈上者吐出，在膈下者瀉出，若下多不止，飲冷水一杯則定。見《外臺》。

治肺癰，**葦湯**[1]方：

葦葉[2]切，貳升　薏苡人半升　桃人伍拾枚，去皮尖　瓜瓣半升

右四味，以水一斗，先煮葦得五升，去滓，内諸藥，煮取二升，分温再服，當吐如膿。見《千金》。

肺癰，胸滿脹，一身面目浮腫，鼻塞，清涕出，不聞香臭酸辛，欬逆上氣，喘鳴迫塞，**葶藶大棗瀉肺湯**主之。用上方，三日一劑，可至三四劑。此先服小青龍湯一劑乃進之。**小青龍湯**方：

麻黄去節　桂枝　細辛　甘草炙　乾薑各叁兩　五味子　半夏洗，各半升　芍藥叁兩

右八味，㕮咀，以水一斗，先煮麻黄，減二升，去上沫，内諸藥，煮取三升，去滓，温服一升。渴者，去半夏，加栝樓根三兩；微利者，去麻黄，加蕘花一雞子大，熬；噎者，去麻黄，加附子一枚，炮；小便不利[3]者，去麻黄，加茯苓四兩；喘者，去麻黄，加杏人半升。

欬而上氣，肺脹，其脉浮，心下有水氣，脅下痛引缺盆，**小青龍加石膏湯**主之。方見上，并見《千金》。

奔肫氣病脉證并治第八

論二首　方三首

師曰：病有奔肫[4]，有吐膿，有驚怖，有火邪，此四部病[5]皆從驚發得之。

師曰：奔肫病者，從少腹起，上衝咽喉，發作欲死，復還止，皆從驚恐得之。

奔肫氣上衝胸，腹痛，往來寒熱，**奔肫湯**主之。方：

甘草炙　芎藭　當歸各貳兩　半夏肆兩，洗　黄芩貳兩　生葛伍兩　芍藥貳兩　生薑肆兩，切　甘李根白皮切，壹升

右九味，㕮咀，以水二斗，煮取五升，去滓，温服一升，日三夜一服。

燒針令其汗，針處被寒，核起而赤者，必發奔肫，氣從少腹上衝心者，灸其核上各一壯，與**桂枝加桂湯**。方：

桂枝伍兩，去皮　芍藥叁兩　生薑叁兩，切　甘草貳兩，炙　大棗拾伍枚，擘

右五味，㕮咀，以水七升，煮取三升，去滓，温服一升。本云桂枝湯，今加桂滿五兩。所以加桂者，以

---

[1] 葦湯：《外臺秘要方》方名同吴遷本，鄧珍本作"葦莖湯"。

[2] 葦葉：《外臺秘要方》此方組成無"葦葉"而用"剉葦"，但附注引《張仲景傷寒論》爲"葦葉"，且云"《千金》《范汪》同"。今本《傷寒論》未見此方，《備急千金要方》卷十七用"葦莖"，鄧珍本同。疑此方本爲莖、葉混用不拘，故方名亦作"葦湯"。

[3] 小便不利：《傷寒論》第六篇此下有"少腹滿"3字。

[4] 奔肫：古病名。言少腹有氣往上衝至胸及咽喉，如小猪踴動。肫，同"豘""豚"，小猪。

[5] 四部病：各本如此。按：本篇只涉及奔豚，吐膿、驚怖、火邪并非平行之病，吐膿、火邪亦非能起於驚，故疑該條有誤。

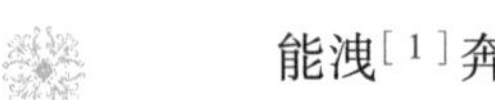

能洩[1]奔肫氣也。

發汗後，其人臍下悸者，欲作奔肫，**茯苓桂枝甘草大棗湯**主之。方：

茯苓半斤　桂枝肆兩，去皮　甘草壹兩[2]，炙　大棗拾伍枚，擘

右四味，㕮咀，以甘爛水[3]一斗，先煮茯苓減二升，內諸藥，煮取三升，去滓，温服一升，日三服。

作甘爛水法：

取水三斗，置大盆内，以杓揚之，水上有珠子五七千顆相逐，取用之。

胸痹心痛短氣病脉證并治第九

論一首　證一條　方一十首

師曰：夫脉當取太過與不及，陽微陰弦，即胸痹而痛，所以然者，責其極虚也。今陽虚，知在上焦，所以胸痹心痛者，以其陰弦故也。

平人無寒熱，短氣不足以息者，實也。

胸痹之病，喘息欬唾，胸苦痛[4]，短氣，寸口脉沉而遲，關上小緊數，**栝樓薤白白酒湯**主之。方：

栝樓實壹枚，擣　薤白切，半升　白酒柒升

右三味，同煮取二升，去滓，分温再服。

胸痹不得卧，心痛徹[5]背者，**栝樓薤白半夏湯**主之。方：

栝樓實壹枚，擣　薤白切，叁兩　半夏半升，洗，切　白酒壹斗

右四味，同煮取四升，去滓，温服一升，日三服。

胸痹，心中痞，留氣結在胸，胸滿，脅下逆搶[6]心，**枳實薤白桂枝湯**主之。方：

枳實炙，肆枚　厚朴炙，肆兩　薤白切，半斤　桂枝去皮，壹兩　栝樓實壹枚，擣

右五味，㕮咀，以水五升，先煮枳實、厚朴，取二升，去滓，内諸藥，煮三沸，去滓，分温三服。

理中湯[7]亦主之。方：

人參　甘草炙　乾薑　白术各叁兩

右四味，㕮咀，以水八升，煮取三升，去滓，温服一升，日三服。

胸痹，胸中氣塞，短氣，**茯苓杏人甘草湯**主之。方：

---

[1] 洩：同“泄”，唐時避太宗李世民諱，多改“泄”爲“洩”，後世沿用。

[2] 甘草壹兩：鄧珍本及《傷寒論》“壹兩”作“二兩”，可參。

[3] 甘爛水：亦稱千揚水、勞水。將水反復揚起所得。古人取以煎藥。《金匱玉函經》作“甘瀾水”。

[4] 胸苦痛：鄧珍本作“胸背痛”，可參。

[5] 徹：透，達。

[6] 搶(qiāng)：衝、撞。

[7] 理中湯：鄧珍本作“人參湯”。

茯苓叁兩　杏人伍拾個，去皮尖　甘草壹兩，炙

右三味，㕮咀，以水一斗，煮取五升，去滓，温服一升，日三服。不差，更合服。

橘皮枳實生薑湯亦主之。方：

橘皮壹斤　枳實貳兩，炙　生薑半斤，切

右三味，㕮咀，以水五升，煮取二升，去滓，分温再服。《肘後》《千金》云：治胸痹，胸中愊愊[1]如滿，噎塞習習[2]如痒，喉中澀，唾燥沫是也。

胸痹緩急[3]者，**薏苡人附子散**主之。方：

薏苡人拾伍兩　大附子拾枚，炮

右二味，杵爲散，服方寸匕，日三服。一云：服半錢匕。

心中痞，諸逆心懸痛，**桂枝生薑枳實湯**主之。方：

桂枝叁兩，去皮　枳實伍枚，炙　生薑叁兩，切

右三味，㕮咀，以水六升，煮取三升，去滓，分温三服。

心痛徹背，背痛徹心，**烏頭赤石脂丸**主之。方：

烏頭炮，去皮，壹分　附子炮，去皮，半兩。一法壹分　赤石脂壹兩。一法貳分　乾薑壹兩。一法貳分　蜀椒壹兩，汗。一法貳分

右五味，末之，蜜丸如梧子大，先食服一丸，日三服。不知，稍增之。

治九種心痛方：

附子炮，去皮，叁兩　巴豆去皮心，壹兩，熬，研如脂　生狼牙炙令香，壹兩　人參壹兩　乾薑壹兩　吴茱萸壹兩

右六味，末之，鍊蜜和丸，如梧子大，酒下，强人初服三丸，日一服，弱者二丸。兼治卒中惡，腹脹痛，口不能言；又治連年積冷，流注心胸痛，并冷腫上氣，落馬墜車血疾等，皆主之。禁口[4]如常法。

腹滿寒疝宿食病脉證并治第十

脉證一十八條　方一十三首

趺陽脉微弦，法當腹滿，不滿者必便難，兩胠[5]疼痛，此虚寒從下上也，當以温藥服之。

病者腹滿，按之不痛爲虚，痛者爲實，可下之。舌黄未下者，下之黄自去。

腹滿時減，復如故，此爲寒，當與温藥。

[1] 愊愊：飽滿貌，滿脹貌。
[2] 習習：亦言"淫淫"，游走様痛癢感。
[3] 緩急：偏義複合詞，此處義偏在急。
[4] 禁口：即忌口。鄧本、趙本作"忌口"。
[5] 胠：軀幹兩側腋下部位。

病者痿黄[1]，躁而不渴，胸中寒實，而利不止者死。

寸口脉弦者，即脅下拘急而痛，其人嗇嗇[2]惡寒也。

夫中寒家，喜欠，其人清涕出，發熱色和者，善嚏。

中寒，其人下利，以裏虚也，欲嚏不能，此人肚中寒。一云痛。

夫瘦人繞臍痛，必有風冷，穀氣不行，而反下之，其氣必衝。不衝者，心下則痞。

病腹滿，發熱十日，脉浮而數，飲食如故，**厚朴七物湯**主之。方：

厚朴半斤，炙　甘草叁兩，炙　大黄叁兩　大棗拾枚，擘　枳實五枚，炙　桂枝貳兩，去皮　生薑伍兩，切

右藥[3]，㕮咀，以水一斗，煮取四升，去滓，温服八合，日三服。嘔者，加半夏五合；下利者，去大黄；寒多者，加生薑至半斤。

腹中寒氣，雷鳴切痛，胸脅逆滿，嘔吐，**附子粳米湯**主之。方：

附子壹枚，炮，去皮，破八片　半夏半升，洗　甘草壹兩，炙　大棗拾枚，擘　粳米半升

右五味，㕮咀，以水八升，煮米熟，湯成去滓，温服一升，日三服。

腹滿脉數，**厚朴三物湯**主之。方：

厚朴半斤，炙　大黄肆兩　枳實伍枚，炙

右藥，㕮咀，以水一斗二升，先煮二味，取五升，内大黄，煮取三升，去滓，温服一升。腹中轉動更服，不動勿服。

病腹中滿痛者，此爲實也，當下之，宜**大柴胡湯**。方：

柴胡捌兩　黄芩叁兩　芍藥叁兩　半夏半升，洗　枳實肆枚，炙　大棗拾貳枚，擘　生薑伍兩，切

右七味，㕮咀，以水一斗二升，煮取六升，去滓，再煎取三升，温服一升。一方加大黄二兩，若不加，恐不名大柴胡也[4]。

腹滿不減，減不足言，當須下之，宜**大承氣湯**。方見痓病中。

心胸中大寒痛，嘔不能飲食，腹中寒，上衝皮起，出見有頭足，上下痛而不可觸近，**大建中湯**主之。方：

蜀椒貳合，汗　乾薑肆兩　人參貳兩

---

[1] 痿黄：萎黄，枯黄。“痿”同“萎”。

[2] 嗇嗇：恶寒貌。

[3] 右藥：吴遷本中，凡方名已表明藥物數量者，如“厚朴七物湯”“三物備急丸”等，方後服法均稱“右藥”，而不贅述爲“右几味”，當是宋臣整理該書的特定格式。

[4] 一方……柴胡也：原作大字。據文意改爲小字注文。按：大柴胡湯在《傷寒論》第六、第七、第十七、第二十一、第二十二凡五見，皆未用大黄，亦皆有相似之注。《金匱玉函經》卷七第三十四方有“大黄二兩”，注云：“一方無大黄，然不加不得名大柴胡湯也。”

右三味，㕮咀，以水四升，去滓[1]，内膠飴一升，微火煎取一升半，分温再服。如一炊頃，可飲粥二升許，更服。當一日食糜[2]，温覆之。

脅下偏痛，發熱，其脉弦緊，此寒也，以温藥下之，宜**大黄附子湯**。方：

大黄叁兩　附子叁枚，炮，去皮，破　細辛貳兩

右三味，㕮咀，以水五升，煮取二升，去滓，分温三服。若强人煮取二升半，分三服，服後如人行四五里，進一服。

寒氣厥[3]逆，**赤丸**主之。方：

茯苓肆兩　半夏肆兩，洗。一方用桂　細辛壹兩。《千金》作人参　烏頭貳兩，炮，去皮　附子貳兩，炮，去皮　射罔壹枚，如棗大

右六味，末之，内真朱[4]爲色，鍊蜜和丸如麻子大，先食酒飲服[5]一丸，日再夜一服。不知，二丸爲度。

寸口脉弦而緊，弦則衛氣不行，衛氣不行即惡寒，緊則不欲食，弦緊相搏，即爲寒疝。寒疝繞臍痛，若發則白汗[6]出，手足厥寒，其脉沉弦者，**大烏頭煎**主之。方：

烏頭拾伍枚，熬黑，不㕮咀

右一味，以水三升，煮取一升，去滓，内蜜二升，煎令水氣盡，取二升，强人服七合，弱人服五合。不差，明日更服，慎不可一日再服。

鄧氏："烏頭大者五枚。""十"字必誤[7]也。

寒疝腹中痛，及脅痛裹急者，**當歸生薑羊肉湯**主之。方：

當歸叁兩　生薑伍兩，切　羊肉壹斤

右三味，㕮咀，以水八升，煮取三升，去滓，温服七合，日三服。若寒多者，加生薑成一斤；痛多而嘔者，加橘皮二兩、术一兩；加生薑者，亦加水五升，煮取三升二合服之。

寒疝腹中痛，逆冷，手足不仁者，身疼痛[8]，灸刺諸藥不能治，**抵當烏頭桂枝湯**[9]主之。方：

烏頭伍枚，實者，去角

右一味，以蜜二斤，煎減半，去滓，以桂枝湯五合解之，令得一升許，初服二合，不知，即服三合，又不知，復更加至五合。其知者如醉狀，得吐者爲中病。

桂枝湯方：

---

[1] 去滓：諸藥未煮而言去滓，必誤。鄧珍本"去"字前有"煮取二升"四字，可從。

[2] 糜：即上文之"粥"。

[3] 厥：厥冷，即四肢逆冷。仲景醫籍中"厥"以此義爲主。

[4] 真朱：即朱砂。"真朱砂"之簡稱，與假朱砂相對而名。《名醫别録》：朱砂"作末名真朱"。

[5] 酒飲服：以酒或飲（米汁）送服。

[6] 白汗：非暑熱、發熱，而因緊張、惶恐、疼痛等原因所出大汗。附箋云"白"一作"自"，可参。

[7] 十字必誤：吴遷此校似涉下文"抵當烏頭桂枝湯"之"五枚"而誤。《備急千金要方》《外臺秘要方》同方烏頭皆用十五枚，可知吴遷本烏頭十五枚恰是宋本舊貌，"十"字不誤，鄧珍本用五枚，反是脱"十"字，或因用藥觀念不同而臆減。

[8] 手足不仁者身疼痛：鄧珍本"者"作"若"，附箋亦云"者"字誤，當作"苦"，可参。

[9] 抵當烏頭桂枝湯：本方實爲桂枝湯加烏頭，無抵當事，"抵當"二字應爲衍文，當删。《備急千金要方》卷十六同方名爲"烏頭桂枝湯"。

桂枝去皮　芍藥　生薑各叁兩　甘草貳兩，炙　大棗拾貳枚，擘

右五味，㕮咀，以水七升，煮取三升，去滓。

附方

烏頭湯：主寒疝腹中絞痛，賊風入腹攻五藏，拘急不得轉側，呌[1]呼，發作有時，使人陰縮，手足厥逆。用上方，見《外臺》。

夫脉浮而緊乃弦，狀如弓弦，按之不移。脉數弦者，當下其寒。

脉雙弦而遲者，必心下堅；脉大而緊者，陽中有陰，可下之。

寒疝腹中痛者，**柴胡桂枝湯**主之。方：

柴胡肆兩　黄芩　人參　芍藥　桂枝去皮　生薑切，各壹兩半　甘草壹兩，炙　半夏貳合，洗　大棗陸枚，擘

右九味，㕮咀，以水六升，煮取三升，去滓，温服一升，日三服。

卒疝，**走馬湯**主之。方：

巴豆貳枚，去皮心，熬　杏仁貳枚，去皮尖

右二味，取綿纏，槌令碎，熱湯二合，捻取白汁飲之，當下。老小量之，通治飛尸、鬼擊病。并見《外臺》。

問曰：人病有宿食，何以别之？師曰：寸口脉浮而大，按之反濇，尺中亦微而濇，故知有宿食，**大承氣湯**主之。方見痓病中。

脉緊者，如轉索無常[2]者，有宿食。

脉緊，頭痛風寒，腹中有宿食不化。一云寸口脉緊。

脉數而滑者，實也，此有宿食，下之愈，宜**大承氣湯**。方見痓病中。

下利不欲食者，有宿食故也，當下之，宜**大承氣湯**。用上方。

宿食在上管[3]，當吐之，可與**瓜蔕散**。方：

瓜蔕壹分，熬黄　赤小豆壹分，熬

右二味，杵爲散，取一錢匕，以香豉一合、熱湯七合煮取汁，和散，温服之。不吐者，少少加之，快吐乃止。亡血虚家不可與之。

---

[1] 呌："叫"的異體字。

[2] 轉索無常：謂脉來如轉動的繩索，緊急而有力。無常，謂轉動不定。

[3] 上管：上消化道部位。後世作"上脘"。

金匱要略方卷中

漢張仲景述　晉王叔和集　臣林億等詮次

五藏風寒積聚病脉證并治第十一

論一首　脉證二條　方三首

肺中風者，口燥而喘，身運而重，冒而腫脹[1]。

肺中寒者，吐濁涕[2]。

肺死藏[3]，浮[4]之虚，按之弱，如葱葉，下無根者死。

肝中風者，頭目瞤[5]，兩脅痛，行常傴[6]，令人嗜甘。

肝中寒者，兩脅不舉，舌本[7]燥，喜太息，胸中痛，不得轉側，食則吐而汗出也。《脉經》《千金》云：時盗汗，欬[8]食已，吐其汁。

[1] 身運而重冒而腫脹："運"中醫古籍中多通"暈"。《醫宗金鑒》卷三云："身運而重，當是'頭運而身重'，冒而腫脹，當是'冒風而腫脹'，始與文義相合，此必傳寫之訛可知。"又或釋"身運"爲"身體動摇，不能自主"。按：本句"身運"當指身體運動，"冒"當指悶冒，即頭目暈旋。

[2] 濁涕：此指痰涎。

[3] 死藏：又稱"真藏脉"。其脉空虚無根，爲無胃氣之脉。

[4] 浮：浮取，輕按。

[5] 瞤(shùn)：眼皮跳動，此指頭目處肌肉掣動。

[6] 傴(yǔ)：曲背。

[7] 舌本：舌根。

[8] 欬：鄧珍本及《脉經》卷六、《備急千金要方》卷十一作"欬"，與鄧珍本同，可從。

肝死藏，浮之弱，按之如索不來[1]，或曲如蛇行[2]者死。

肝着，其人常欲蹈[3]其胸上，先未苦時，但欲飲熱，**旋覆花湯**主之。臣億等校諸本，旋覆花湯方本闕。

心中風者，翕翕[4]發熱，不能起，心中飢而欲食，食即嘔吐。

心中寒者，其人苦病心如啖[5]蒜[6]狀，劇者心痛徹背、背痛徹心，譬如蠱注，其脉浮者，自吐乃愈。

心傷者，其人勞倦，即頭面赤而下重，心中痛而自煩發熱，當臍跳，其脉弦，此爲心藏傷所致也。

心死藏，浮之實，如豆麻[7]，按之益躁疾者死。

邪哭使魂魄不安者，血氣少也。血氣少者屬於心，心氣虛者，其人則畏，合目欲眠，夢遠行而精神離散，魂魄妄行。陰氣衰者爲癲，陽氣衰者爲狂。

脾中風者，翕翕發熱，形如醉人，腹中煩重，皮肉瞤瞤而短氣。

脾死藏，浮之大堅，按之如覆杯，潔潔[8]狀如摇者死。臣億等詳：五藏各有中風、中寒[9]，今脾只載中風，腎中風、中寒俱不載者，古文簡亂，亡失極多，去古既遠，無文可以補綴也。

趺陽脉[10]浮而濇，浮則胃氣强，濇則小便數，浮濇相搏，大便則堅，其脾爲約[11]，**麻子人丸**主之。方：

麻子人貳升　芍藥半斤　枳實壹斤，炙　大黄壹斤　厚朴壹尺，炙　杏人壹升，去皮尖，熬焦

右六味，末之，錬蜜和丸如梧子大，飲服十丸，日三服，漸加以知爲度。

腎着之病，其人身體重，腰中冷，如坐水中，形如水狀，反不渴，小便自利，食飲如故，病屬下焦，從身勞汗出，衣一作裹[12]。裏冷濕，久久得之，腰以下冷痛，腹重如帶五千錢，**甘草乾薑茯苓白术湯**主之。方：

---

[1] 不來：後世合音作"擺"。擺，謂脉象左右摇晃。

[2] 曲如蛇行：似蛇曲折扭動而前行。

[3] 蹈：踩踏。此指重壓。一説同"掐"，叩擊。

[4] 翕翕：發熱而不甚貌。

[5] 啖：同"啖（dàn）"，吃。

[6] 蒜：《千金要方》卷十三、《外臺秘要》卷四等皆作"蒜虀"，義長。如啖蒜虀，謂心中熱辣。虀，細切的菜末。本書第十五篇亦有"心下如啖蒜虀狀"句。

[7] 如豆麻：鄧珍本作"如麻豆"；《脉經》卷三、《千金要方》卷十三作"如豆麻擊手"。似當作"如麻豆擊手"。

[8] 潔潔：諸説不一。據下文"狀如摇"，疑通"瘵瘵"，即"瘛瘲"，熟語下字（"瘲"）用代字標記被誤解爲重文所致。

[9] 五藏各有中風中寒：本篇篇首列論五藏病證，從現存文字看，五藏當各有中風、中寒、傷者、死藏、着。今頗不齊，腎病二條又散落於後，正如宋臣所説，源於"古文簡亂"。

[10] 趺陽脉：位於脚面衝陽穴處的動脉，屬足陽明胃脉。

[11] 約：《脉經》卷六、《千金要方》卷十五此下皆有"脾約者，其人大便堅，小便利，而反不渴"十五字。

[12] 一作裹：下有"裹"字，此語不通。鄧珍本爲"一作表"，當是。

甘草貳兩,炙　乾薑肆兩　茯苓肆兩　白朮貳兩

右四味,㕮咀,以水五升,煮取三升,去滓,分温三服,腰中即温。

腎死藏,浮之堅,按之亂如轉丸,益下入尺中者死。

問曰:三焦竭部[1],上焦竭善噫[2],何謂也?師曰:上焦受中焦氣未和,不能消穀,故令噫耳。下焦竭即遺溺失便,其氣不和,不能自禁制,不須治,久自愈。

師曰:熱在上焦者,因欬爲肺痿;熱在中焦者,則爲堅;熱在下焦者則溺血,亦令淋閉不通。

大腸有寒者多鶩溏[3],有熱者便腸垢。

小腸有寒者,其人下重便血,有熱者必痔。

問曰:病有積,有聚,有槃氣[4],何謂也?師曰:積者,藏病也,終不移;聚者,府病也,發作有時,展轉痛移,爲可治;槃氣者,脅下痛,按之則愈,復發爲槃氣。諸積大法,脉來細而附骨者,乃積也。寸口,積在胸中;微出寸口,積在喉中;關上,積在臍傍;上關上,積在心下;微下關,積在少腹;尺[5],積在氣衝。脉出左,積在左;脉出右,積在右;脉兩出,積在中央。各以其部處之。

痰飲欬嗽病脉證并治第十二

論一首　脉證二十一條　方一十八首

問曰:夫飲有四,何謂也?師曰:有痰飲[6],有懸飲,有溢飲,有支飲。問曰:四飲何以爲異?師曰:其人素盛今瘦,水走腸間,瀝瀝有聲,謂之痰飲;飲後水流在脅下,欬唾引痛,謂之懸飲;飲水流行,歸於四肢,當汗出而不汗出,身體疼重,謂之溢飲;其人欬逆倚息,短氣不得臥,其形如腫,謂之支飲。

水在心,心下堅築築,短氣,惡水,不欲飲。

水在肺,吐涎沫,欲飲水。

水在脾,少氣身重。

[1] 三焦竭部:"部"字費解。古傳本或刪,或改作"者"。清曹穎甫認爲:"(四字)當是編書舊標目,傳抄者誤入正文耳。"可參。另按:此下論及上焦、下焦,中焦之文佚失。

[2] 噫(ài):《説文》:"噫,飽食息也。"胃氣上逆經口中排出有聲。後作"嗳"。

[3] 鶩溏:水便相雜如鴨糞。鶩,鴨子。

[4] 槃氣:即穀氣,亦即首篇所論之"槃飪"之氣。"槃","穀"之俗字。

[5] 尺:鄧珍本"尺"字後有一"中"字,附箋亦云"尺"字下落一"中"字,可參。

[6] 痰飲:《脉經》卷八作"淡飲"。"淡"爲"痰"的古字。《玄應音義·摩訶般若波羅蜜經》:"淡飲,徒甘反,下於禁反,謂匈上液也。"早期醫籍中"痰""飲"義近,與後世凝稠者爲痰有別。又,古"痰飲"與《諸病源候論》卷二十《流飲候》、《千金要方》卷十八第六等書所載"流飲"較爲相似。

水在肝，脅下支滿，嚏而痛。

水在腎，心下悸。

夫心下有留飲，其人背寒冷，大如手。

留飲者，脅下痛引缺盆，欬嗽則輒已。一作轉甚。

胸中有留飲，其人短氣而渴，四肢歷節痛，脉沉者有留飲。

膈上之病，滿喘欬唾，發則寒熱，背痛腰疼，目泣[1]自出，其人振振身瞤劇，必有伏飲。

夫病人卒飲水多，必暴喘滿。凡食少飲多，水停心下，甚者則悸，微者短氣。

脉雙弦者，寒也，皆大下後喜虚，脉偏弦者飲也。

肺飲不弦，但苦喘短氣。

支飲亦喘而不能臥，加短氣，其脉平也。

病痰飲者，當以温藥和之。

心下有痰飲，胸脅支滿，目眩，**茯苓桂枝术甘草湯**主之。方：
茯苓肆兩　桂枝叁兩，去皮　白术叁兩　甘草貳兩，炙
右四味，㕮咀，以水六升，煮取三升，去滓，分温三服，小便則利。

夫短氣，有微飲，當從小便去之，**茯苓桂枝术甘草湯**主之。用上方。腎氣丸亦主之。方見脚氣中。

病者脉伏，其人欲自利，利者反快，雖利，心下續堅滿，此爲留飲欲去故也，**甘遂半夏湯**主之。方：
甘遂大者，叁枚　半夏拾貳枚，洗，以水一升，煮取半升，去滓　芍藥伍枚　甘草如指大，壹枚，炙。一本無
右四味，㕮咀，以水二升，煮取半升，去滓，以蜜半升，和藥汁，煎取八合，頓服之。[2]

病懸飲者，**十棗湯**主之。方：
芫花熬　甘遂　大戟熬
右三味，擣篩，以水一升五合，煮大棗十枚，煮取八合，去滓，内藥，强人一錢匕，羸人服半錢[3]，平

[1] 目泣：眼淚。
[2] 頓服之：此下，鄧珍本多三條："脉浮而細滑，傷飲。""脉弦數有寒飲，冬夏難治。""脉沉而弦者，懸飲内痛。"
[3] 半錢：指半錢匕。承前省略"匕"字。下同。

旦温服之。不下者，明日更加半錢，下後糜粥[1]自養。

病溢飲，當發其汗，宜**大青龍湯**。方：

麻黄陸兩，去節　桂枝貳兩，去皮　甘草貳兩，炙　生薑叁兩　石膏如雞子大，碎　杏人肆拾枚，去皮尖　大棗拾枚，擘

右七味，㕮咀，以水九升，先煮麻黄減二升，去上沫，内諸藥，煮取三升，去滓，温服一升，温覆令汗出。汗出多者，温粉[2]粉之。一服汗者，勿再服。若復服，汗出多，亡陽，逆虚，惡風，煩躁不得眠也。

病溢飲者，當發其汗，宜**小青龍湯**。方見肺癰中。

膈間支飲，其人喘滿，心下痞堅，面色黧黑，其脉沉緊，得之數十日，醫吐下之不愈，**木防己湯**主之。方：

木防己叁兩　桂枝貳兩，去皮　石膏如雞子大，拾貳枚　人參肆兩

右四味，㕮咀，以水六升，煮取二升，去滓，分温再服。虚者即愈，實者三日復發，復與不愈者，宜**去石膏加茯苓芒消湯**[3]。方：

木防己貳兩　桂枝貳兩，去皮　人參　茯苓各肆兩　芒消叁合

右五味，㕮咀，以水六升，煮取二升，去滓，内芒消，再微煎，分温再服，微利則愈。

心下有支飲，其人苦冒眩，**澤瀉湯**主之。方：

澤瀉伍兩　白术貳兩

右二味，㕮咀，以水二升，煮取一升，去滓，分温再服。

支飲胸滿者，**厚朴大黄湯**主之。方：

厚朴壹尺，去皮，炙　大黄陸兩　枳實肆枚，炙

右三味，㕮咀，以水五升，煮取二升，去滓，分温再服。

支飲不得息，**葶藶大棗瀉肺湯**主之。方見肺癰中。

嘔家本渴，渴者爲欲解，今反不渴，心下有支飲故也，**小半夏湯**主之。方：

半夏壹升，洗　生薑半斤

右二味，切，以水七升，煮取一升半，去滓，分温再服。《千金》云：小半夏加茯苓湯。

腹滿，口舌乾燥，此腸間有水氣，**防己椒目葶藶大黄丸**主之。方：

防己　椒目　葶藶熬　大黄各壹兩

右四味，末之，蜜和丸如桐子大，先食飲服一丸，日三服。稍增，口中有津液止。渴者，加芒消半兩。

---

[1] 糜粥：煮爛的粥。

[2] 温粉：炒温之米粉。

[3] 去石膏加茯苓芒消湯：鄧珍本名“木防己加茯苓芒硝湯”。

卒嘔吐，心下痞，膈間有水，眩悸者，**小半夏加茯苓湯**主之。方：

半夏壹升，洗　生薑半斤　茯苓叁兩。一方肆兩

右三味，切，以水七升，煮取一升五合，去滓，分温再服。

假令瘦人，臍下有悸者，吐涎沫而癲眩，水也，**五苓散**主之。方：

猪苓去皮，拾捌銖[1]　茯苓拾捌銖　澤瀉壹兩陸銖　白朮拾捌銖　桂枝半兩，去皮

右五味，杵爲散，飲服方寸匕，日三服。多飲煖[2]水，汗出即愈。

附方

主心胸中有停痰宿水，自吐出水後，心胸間虚，氣滿不能食，消痰氣令能食，**茯苓飲**方：

茯苓叁兩　人參叁兩　白朮叁兩　生薑肆兩　枳實貳兩　橘皮壹兩半

右六味，㕮咀，以水六升，煮取一升八合，去滓，分温三服，如人行八九里進之。見《外臺》，出《延年》[3]。

欬家，其脉弦，爲有水，可與**十棗湯**。方見上。

夫有支飲家，欬煩，胸中痛者，不卒死，至一百日、一歲，與**十棗湯**。方見上。

久欬數歲，其脉弱者可治，實大數者死。其脉虚者必苦冒，其人本有支飲在胸中故也，治屬飲家。

欬逆倚息，**小青龍湯**主之。方見肺癰中。

青龍湯下已，多唾口燥，寸脉沉，尺脉微，手足厥逆，氣從少腹上衝胸咽，手足痹，其人面翕然如醉，因復下流陰股[4]，小便難，時復冒，可與**茯苓桂枝五味子甘草湯**[5]，治其氣衝。方：

茯苓肆兩　桂枝肆兩，去皮　五味子半升，碎　甘草叁兩，炙

右四味，㕮咀，以水八升，煮取三升，去滓，分温三服。

衝氣即低，而反更欬滿[6]者，因**茯苓五味子甘草去桂加乾薑細辛**[7]，以治其欬滿。方：

茯苓肆兩　五味子半升，碎　甘草壹兩，炙　乾薑壹兩　細辛壹兩

右五味，㕮咀，以水八升，煮取三升，去滓，分温三服。

欬滿則止，而復更渴，衝氣復發者，以細辛、乾薑爲熱藥[8]，此法不當逐渴，而渴反止者，爲支飲也。

---

[1] 銖：古重量單位。二十四銖爲一兩。

[2] 煖："暖"的俗字。

[3] 延年：即《延年秘録方》，已佚。

[4] 陰股：大腿内側。

[5] 茯苓桂枝五味子甘草湯：鄧珍本行文同。方前另擬名"桂苓五味甘草湯"。

[6] 滿：鄧珍本作"胸滿"。

[7] 茯苓五味子甘草去桂加乾薑細辛：鄧珍本擬名爲"苓甘五味薑辛湯"。

[8] 以細辛乾薑爲熱藥：附箋云"藥"字下落"故也"二字，可參。

支飲，法當冒，冒者必嘔，嘔者復內半夏，以去其水。方[1]：

茯苓肆兩　五味子半升，碎　甘草叁兩，炙　乾薑貳兩　細辛叁兩　半夏半升，洗

右六味，㕮咀，以水八升，煮取三升，去滓，分温三服。

水去嘔則止，其人形腫，可內麻黄；以其欲逐痹，故不內麻黄，乃內杏人也[2]。若逆而內麻黄者，其人必厥，所以然者，以其血虚，麻黄發其陽故也。方[3]：

茯苓肆兩　五味子半升，碎　甘草叁兩　乾薑叁兩　細辛叁兩　半夏半升，洗　杏人去皮尖，半升

右七味，㕮咀，以水一斗，煮取三升，去滓，分温三服。

若面熱如醉狀者，此爲胃中熱上熏其面令熱，加大黄湯和之[4]。方[5]：

茯苓肆兩　五味子半升，碎　甘草叁兩，炙　乾薑叁兩　細辛叁兩　半夏半升，洗　杏人去皮尖，半升　大黄叁兩

右八味，㕮咀，以水一斗，煮取三升，去滓，分温三服。并見《千金》。

先渴却[6]嘔，爲水停心下，此屬飲家，**小半夏加茯苓湯**主之。方見上。

消渴小便利淋病脉證并治第十三

脉證九條　方六首

厥陰之爲病，消渴，氣上衝心，心中疼熱，飢而不欲食，食即吐[7]，下之不肯止。

寸口脉浮而遲，浮即爲虚，遲即爲勞，虚則衛氣不足，勞則榮氣竭。趺陽脉浮而數，浮即爲氣，數即消穀而矢堅[8]，氣盛則溲[9]數，溲數即堅，堅數相搏，即爲消渴。

男子消渴，小便反多，以飲一斗[10]，**腎氣丸**主之。方見脚氣中。

脉浮，小便不利，微熱消渴者，宜利小便、發汗，**五苓散**主之。方見痰飲中。

渴欲飲水，水入即吐者，名曰水逆，**五苓散**主之。方見上。

---

[1] 方：本方，鄧珍本擬名爲“桂苓五味甘草去桂加乾薑細辛半夏湯方”。

[2] 可內……人也：鄧珍本作：“加杏仁主之。其證應內麻黄，以其人遂痹，故不內之。”語雖有别，大意相同。

[3] 方：本方，鄧珍本擬名爲“苓甘五味加薑辛半夏杏仁湯方”。

[4] 加大黄湯和之：“和”字恐誤，鄧珍本、《外臺秘要方》卷九皆作“利”，義勝。

[5] 方：本方，鄧珍本擬名爲“苓甘五味加薑辛半杏大黄湯方”。

[6] 却：再，又。

[7] 食即吐：附箋云“吐”字下落一“蚘”字。按：各本不一。《傷寒論》第十二篇、第二十篇，《金匱玉函經》第九篇“吐”下有“蚘”字；鄧珍本、《金匱玉函經》第十七篇、《脉經》卷七第六無“蚘”字。“蚘”同“蛔”。

[8] 矢堅：大便硬。“矢”後曾作“屎”，通行“屎”字。

[9] 溲：小便。

[10] 以飲一斗：鄧珍本及《脉經》後有“小便一斗”四字，可從。

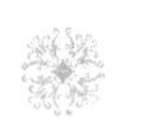

渴欲飲水不止者，**文蛤散**主之。方：

文蛤伍兩

右一味，杵爲散，以沸湯五合，和服方寸匕。

淋之爲病，小便如粟狀，小腹弦急，痛引臍中。

趺陽脉數，胃中有熱，即消穀引食，大便必堅，小便即數。

淋家不可發汗，發汗則必便血。

小便不利者，有水氣，其人若渴，**栝樓瞿麥丸**主之。方：

栝樓根貳兩　茯苓叁兩　署預叁兩　附子大者壹枚，炮，去皮　瞿麥壹兩

右五味，末之，鍊蜜和爲丸如桐子大，飢服三丸，日三服，不知，增至七八丸；以小便利、腹中温爲知。

小便不利，**蒲灰散**主之。方：

蒲灰柒分　滑石叁分

右二味，杵爲散，飲服方寸匕，日三服。

滑石白魚散亦主之。方：

滑石貳分　亂髪貳分，燒　白魚貳分

右三味，杵爲散，飲服半錢匕，日三服。

茯苓戎鹽湯亦主之。方：

茯苓半斤　白术貳兩　戎鹽彈丸大，壹枚

右三味，㕮咀，以水七升，煮取三升，去滓，分温三服。

渴欲飲水，口乾舌燥者，**白虎加人参湯**主之。方見暍病中。

脉浮，發熱，渴欲飲水，小便不利者，**猪苓湯**主之。方：

猪苓去皮　茯苓　澤瀉　阿膠微熬　滑石碎，各壹兩

右五味，㕮咀，以水四升，先煮四味，取二升，去滓，内阿膠烊消，温服七合，日三服。

水氣病脉證并治第十四

論七首　脉證五條　方八首

師曰：病有風水，有皮水，有正水，有石水，有黄汗。風水，其脉自浮，外證骨節疼痛，其人惡風；皮水，其脉亦浮，外證胕腫，按之没指，不惡風，其腹如鼓，不渴，當發其汗；正水，其脉沉遲，外證自喘；石水，其脉自沉，外證腹滿，不喘；黄汗，其脉沉遲，身體發熱，胸滿，四肢頭面腫，久不愈，必致癰膿。

脉浮而洪，浮則爲風，洪則爲氣[1]，風氣相擊，身體洪腫，汗出乃愈。惡風則虚，此爲風水；不惡風者，小便通利，上焦有寒，其人多涎，此爲黄汗[2]。

太陽病，脉浮而緊，法當骨節疼痛，而反不疼，身體反重而酸，其人不渴，汗出即愈，此爲風水。惡寒者，此爲極虚，發汗得之。渴而不惡寒者，此爲皮水。身腫而冷，狀如周痹[3]，胸中窒，不能食，反聚痛，暮躁不眠，此爲黄汗，痛在骨節。欬而喘，不渴者，此爲脾脹，其狀如腫，發汗即愈。然諸病此者，渴而下利，小便數者，皆不可發汗。裏水者，一身面目自洪腫，其脉沉，小便不利，故令病水。假如小便自利，亡津液，故令渴也。

趺陽脉當伏，今反緊，本自有寒，疝瘕，腹中痛，醫反下之，下之即胸滿短氣。

趺陽脉當伏，今反數，本自有熱，消穀，小便數，今反不利，此欲作水。

寸口脉浮而遲，浮脉則熱，遲脉則潜，熱潜相搏，名曰沉。趺陽脉浮而數，浮脉則熱，數脉即止，熱止相搏，名曰伏。沉伏相搏，名曰水。沉則絡脉虚，伏則小便難，虚難相搏，水走皮膚即爲水矣。

寸口脉弦而緊，弦則衛氣不行，衛氣不行即惡寒，水不沾[4]流，走在腸間。

少陰脉[5]緊而沉，緊則爲痛，沉則爲水，小便即難。脉得諸沉，當責有水，身體腫重，水病脉出者死。

夫水病人，目下有臥蠶，面目鮮澤，脉伏，其人消渴，病水腹大，小便不利，其脉沉絶者，有水，可下之。

問曰：病下利後，渴飲水，小便不利，腹滿因腫者[6]，何也？答曰：此法當病水，若小便自利，及汗出者，自當愈。

心水者，其身重而少氣不得臥，煩而燥，其人陰腫。肝水者，其腹大，不能自轉側，脅下腹痛，時時津液微生，小便續通。肺水者，其身腫，小便難，時時鴨溏[7]。脾水者，其腹大，四肢苦重，津液不生，但苦少氣小便難。腎水者，其腹大，臍腫，腰痛不得溺，陰下濕如牛鼻上汗，其足逆冷，面反瘦。

師曰：諸有水者，腰以下腫，當利小便，腰以上腫，當發汗乃愈。

---

[1] 洪則爲氣：鄧珍本"氣"字後有"風氣相搏，風强則爲隱疹，身体（體）爲痒（癢），痒（癢）爲泄風，久爲痂癩；氣强則爲水，難以俛仰"三十二字，可參。

[2] 黄汗：此下，鄧珍本多一條："寸口脉沉滑者，中有水氣，面目腫大，有熱，名曰風水。視人之目裹上微擁，如蠶新臥起狀，其頸脉動，時時欬，按其手足上，陷而不起者，風水。"

[3] 周痹：周身游走性痹痛。始見於《靈樞·周痹》。

[4] 沾：《醫壘元戎》卷十作"洽"。洽，周遍，遍徹。義長。

[5] 少陰脉：位於内脚踝太溪穴處的動脉，屬足少陰腎脉。

[6] 腹滿因腫者：《脉經》卷八"因"作"陰"，可參。

[7] 鴨溏：義同"鶩溏"，水便相雜如鴨糞。

師曰：寸口脉沉而遲，沉則爲水，遲則爲寒，寒水相搏，趺陽脉伏，水穀不化，脾氣衰則鶩溏，胃氣衰則身腫。少陰脉細，男子則小便不利，婦人則經水不通。經爲血，血不利則爲水，名曰血分。

問曰：病者若水[1]，面目身體四肢皆腫，小便不利，師脉之不言水，反言胸中痛，氣上衝咽，狀如炙肉，當微欬喘，審[2]如師言，其脉何類？師曰：寸口脉沉而緊，沉爲水，緊爲寒，沉緊相搏，結在關元，始時當微，年盛[3]不覺。陽衰之後，榮衛相干，陽損陰盛，結寒微動，緊氣上衝，喉咽塞噎，脅下急痛。醫以爲留飲，而大下之，氣擊不去，其病不除，後重吐之，胃家虚煩，咽燥欲飲水，小便不利，水穀不化，面目手足浮腫。又與葶藶丸下水，當時如小差，食飲過度，腫復如前，胸脅苦痛，象若奔肫，其水揚溢，則浮欬喘逆。當先攻擊衝氣令止，乃治欬，欬止其喘自差。先治新病，病當在後。

風水脉浮，身重汗出惡風者，**防己黄耆湯**主之，腹痛者加芍藥。方見風濕中。

風水惡風，一身悉腫，脉浮不渴，續自汗出，而無大熱者，**越婢湯**主之。方：

麻黄陸兩，去節　石膏半斤，碎　生薑叁兩，切　大棗拾伍枚，擘　甘草貳兩，炙

右五味，㕮咀，以水六升，先煮麻黄再沸，去上沫，内諸藥，煮取三升，去滓，分温三服。惡風者，加附子一枚，炮。《古今録驗》[4]云：風水加术四兩。

皮水爲病，四肢腫，水氣在皮膚中，四肢聶聶[5]動者，**防己茯苓湯**主之。方：

防己伍兩　黄耆叁兩　桂枝叁兩，去皮　茯苓陸兩　甘草貳兩，炙

右五味，㕮咀，以水六升，煮取二升，去滓，分温再服。

裏水，**越婢加术湯**主之。方見脚氣中。

又**甘草麻黄湯**亦主之。方：

甘草貳兩，炙　麻黄肆兩，去節

右二味，㕮咀，以水五升，先煮麻黄再沸，去上沫，内甘草，煮取三升，去滓，温服一升，重覆汗出。不汗再服，慎風寒。

水之爲病，其脉沉小，屬少陰，浮者爲風，無水虚脹者爲氣。水，發其汗即已，脉沉者，宜**附子麻黄湯**，浮者宜**杏子湯**。

附子壹枚，炮，去皮，破八片　麻黄貳兩，去節　甘草貳兩，炙

右三味，㕮咀，以水七升，先煮麻黄再沸，去上沫，内諸藥，煮取二升半，去滓，温服八分，日三服。

---

[1] 病者若水：鄧珍本作“苦”，附箋亦云“若”字誤，當作“苦”，可參。

[2] 審：果真。

[3] 年盛：指青壯年時期。

[4] 古今録驗：即《古今録驗方》，唐代方書，已佚。

[5] 聶聶：輕動貌。《集韻·葉韻》：“聶，木葉動皃（貌）。”又同“棄”。《廣韻·葉韻》：“棄，風動皃。”又“樹葉動皃”。又同“㩮”。《集韻·葉韻》：“㩮，㩮㩮，動皃。或从三耳。”“从三耳”者，即作“攝（㯓）”。

杏子湯方未見。恐是麻黄杏子甘草石膏湯。

厥而皮水者，**蒲灰散**主之。方見消渴中。

師曰：黄汗之爲病，身體腫，一作重。發熱汗出而渴，狀如風水，汗沾衣，色正黄如蘗[1]汁，脉自沉。問曰：何從得之？師曰：以汗出入水中浴，水從汗孔入得之。

黄汗，**黄耆芍藥桂枝苦酒**[2]**湯**主之。方：

黄耆伍兩　芍藥貳兩　桂枝叁兩，去皮

右三味，㕮咀，以苦酒一升、水七升相和，煮取三升，去滓，温服一升。當心煩，服至六七日乃解。若心煩不止者，以苦酒阻故也。一方用美清醯[3]代苦酒。

黄汗之病，兩脛[4]自冷，假令發熱，此屬歷節，食已汗出。又身常暮臥盗汗出者，此勞氣也。若汗出已，反發熱者，久久其身必甲錯。發熱不止者，必生惡瘡。若身重汗出已，輒輕者，久久必身瞤。瞤即胸中痛。又從腰以上必汗出，下無汗，腰髖弛痛[5]，如有物在皮中狀，劇者不能食，身疼重煩燥，小便不利，此爲黄汗，**桂枝加黄耆五兩**[6]**湯**主之。方：鄧氏本無五兩二字。

桂枝去皮　生薑　芍藥各叁兩　甘草貳兩，炙　大棗拾貳枚，擘　黄耆貳兩

右六味，㕮咀，以水八升，煮取三升，去滓，温服一升，須臾飲熱稀粥一升餘，以助藥力，温覆取微汗。若不汗者，更服。

師曰：寸口脉遲而濇，遲則爲寒，濇爲血不足。趺陽脉微而遲，微則爲氣，遲則爲寒，寒氣不足，則手足逆冷，手足逆冷，則榮衛不利，榮衛不利，則腹滿脅[7]鳴相逐，氣轉膀胱，榮衛俱勞。陽氣不通即身冷，陰氣不通即骨疼；陽前[8]通則惡寒，陰前通則痹不仁，陰陽相得，其氣乃行，大氣一轉，其氣乃散。實則失氣，虚則遺溺，名曰氣分。

氣分，心下堅，大如盤，邊如旋杯[9]，水飲所作，**桂枝去芍藥加麻黄細辛附子湯**主之。方：

桂枝去皮　生薑切，各叁兩　甘草貳兩，炙　大棗拾貳枚，擘　麻黄貳兩，去節　細辛貳兩　附子壹枚，炮，去皮，破八片

右七味，㕮咀，以水七升，先煮麻黄再沸，去上沫，内諸藥，煮取二升，去滓，分温三服，當汗出，如蟲行皮中即愈。

---

[1] 蘗：黄檗。今作"黄柏"。
[2] 苦酒：本指酸敗的酒，與醋相似。此指酸醋。
[3] 美清醯(xī)：優質的好醋。所在句原爲大字，據文意爲注文，依例改爲小字。
[4] 脛：小腿。
[5] 弛痛：緩痛，鈍痛。
[6] 五兩：鄧珍本無此二字，且方中黄耆用二兩，用量不合，故"五兩"二字當屬衍文，可刪。
[7] 脅：多種《金匱要略》傳本及古代引用書作"腸"，義長。
[8] 前：先。參見上卷關於 S. 202 避"陳霸先"諱的論述。
[9] 旋杯：圓的杯子。或疑"旋"當作"覆"，傾覆的杯子。

心下堅，大如盤，邊如旋盤，水飲所作，**枳實术湯**主之。方：

枳實柒枚　白术貳兩

右二味，㕮咀，以水五升，煮取三升，去滓，分温三服，腹中耎[1]，即當散也。

附方

夫風水脉浮，爲在表，其人或頭汗出，表無他病，病者但下重，故知從腰以上爲和，腰以下當腫及陰，難以屈伸，**防己黄耆湯**主之。方見風濕中，見《外臺》，出《深師》。

黄疸病脉證并治第十五

論二首　脉證一十四條　方七首

寸口脉浮而緩，浮則爲風，緩則爲痹，痹非中風，四肢苦煩，脾色必黄，瘀熱以行。

趺陽脉緊而數，數則爲熱，熱則消穀，緊則爲寒，食即爲滿，尺脉浮爲傷腎，趺陽脉緊爲傷脾。風寒相搏，食穀即眩，穀氣不消，胃中苦濁，濁氣下流，小便不通，陰被其寒，熱流膀胱，身體盡黄，名曰穀疸。額上黑，微汗出，手足中熱，薄暮[2]即發，膀胱急，小便自利，名曰女勞疸。腹如水狀，不治。心中懊憹[3]而熱，不能食，時欲吐，名曰酒疸。

陽明病脉遲者，食難用飽，飽則發煩，頭眩，必小便難，此欲作穀疸，雖下之，腹滿如故，所以然者，脉遲故也。

夫病酒黄疸，必小便不利，其候心中熱，足下熱，是其證也。

酒黄疸者，或無熱，靖言了了[4]，腹滿欲吐，鼻燥，其脉浮者，先吐之，沉弦者，先下之。

酒疸心中熱，欲嘔者，吐之即愈。

酒疸下之，久久爲黑疸，目青面黑，心下如噉蒜虀狀，大便正黑，皮膚爪[5]之不仁，其脉浮弱，雖黑微黄，故知之。

師曰：病黄疸，發熱煩喘，胸滿口燥者，以病發時，火劫其汗，兩熱所得。然黄家所得，從濕得之，一身盡發熱而黄，肚熱[6]，熱在裏，當下之。

[1] 耎：同“奕”，亦同“軟”。
[2] 薄暮：接近傍晚。薄，迫近。
[3] 懊憹(náo)：煩悶、煩惱。
[4] 靖言了了：言語安静而清晰，指病人神志清爽。靖，安静。附箋云“靖”字誤，當作“清”，誤。了了，同“瞭瞭”，清楚貌。
[5] 爪：“抓”的古字。
[6] 肚熱：古來無説，今人或注謂“腹中熱”，疑當爲“壯熱”。

脉浮[1]，渴欲飲水，小便不利者，皆發黄。

腹滿，舌痿黄燥[2]，不得睡，屬黄家。舌痿疑作身痿。

師曰：黄疸病，當以十八日爲期，治之十日以上爲差，反劇爲難治。又曰：疸而渴者，其疸難治。疸而不渴者，其疸可治。發于陰部，其人必嘔，發於陽部，其人振寒而發熱也。

穀疸之爲病，寒熱不食，食即頭眩，心胸不安，久久發黄，爲穀疸，**茵蔯蒿湯**主之。方：

茵蔯蒿陸兩　大黄叁兩　梔子拾肆枚，擘

右三味，㕮咀，以水一斗二升，煮茵蔯減半，内二味，煮取三升，去滓，分温三服。小便利，溺如皂莢汁狀，色正赤，一宿腹減，黄從小便去。

黄家，日晡所發熱，而反惡寒，此爲女勞得之。膀胱急，少腹滿，身盡黄，額上黑，足下熱，因作黑疸，其腹脹如水狀，大便必黑，時溏，此女勞之病，非水也，腹滿者難治，**消石礬石散**主之。方：

消石　礬石燒，各等分

右二味，爲散，以大麥粥汁和服方寸匕，日三服，病隨大小便去。小便正黄，大便正黑，是候也。

酒黄疸，心中懊憹，或熱痛，**梔子枳實豉大黄湯**主之。方：

梔子拾肆枚，擘　枳實伍枚，炙　豉壹升，綿裹　大黄壹兩

右四味，㕮咀，以水六升，煮取二升，去滓，分温三服。

師曰：諸病黄家，但利其小便，假令脉浮，當以汗解之，宜**桂枝加黄耆湯**主之。方見上水病中。

諸黄，**猪膏髮煎**主之。方：

猪膏半斤　亂髮如雞子大，叁枚

右二味，和膏中煎之，髮消藥成，分再服，病從小便去。

黄疸病，**茵蔯五苓散**主之。方：一本云：茵陳湯及五苓散并主之。

茵蔯蒿末，伍分　五苓散伍分

右二物和，先食飲服方寸匕，日三服。五苓散方見痰飲中。

黄疸腹滿，小便不利而赤，自汗出，此爲表和裏實，當下之，宜**大黄黄蘗梔子消石湯**。方：

大黄　黄蘗各肆兩　梔子拾伍枚，擘　消石肆兩

右四味，㕮咀，以水六升，煮取二升，去滓，内消，更煮取一升，頓服。

---

[1] 浮：鄧珍本及《脉經》卷八第九皆作"沉"，可參。

[2] 燥：《脉經》卷八第九同條"燥"作"躁"，屬下。

黄疸病，小便色不變，欲自利，腹滿而喘，不可除熱，熱除必噦，噦者，**小半夏湯**主之。方見消渴[1]中。

諸黄，腹痛而嘔者，宜**柴胡湯**。必小柴胡湯也，方見後嘔吐中。

男子黄，小便自利，當與虚勞**小建中湯**。方見虚勞中。

附方

諸黄，**瓜蒂湯**主之。方見暍病中，出《删繁》[2]。

黄疸，**麻黄淳酒湯**主之。方：

麻黄叁兩，去節，綿裹

右一味，以美清酒五升，煮取二升半，去滓，頓服盡。冬月用酒，春月用水煮之。方見《千金》。

驚悸衄吐下血胸滿瘀血病脉證并治第十六

脉證一十二條　方五首

寸口脉動而弱，動則爲驚，弱則爲悸。

師曰：尺脉浮，目睛暈黄，衄必未止。暈黄去，目睛慧了[3]，知衄今止。

又曰：從春至夏發衄者太陽，從秋至冬衄者陽明。

衄家不可發汗，汗出必額上促急緊[4]，直視不能眴[5]，不得眠。

病人面無色[6]，無寒熱，脉沉弦者衄，浮弱手按之絶者下血，煩欬者必吐血。

夫吐血欬逆上氣，其脉數而有熱，不得臥者死。

夫酒客欬者，必致吐血，此因極飲過度所致也。

---

[1] 消渴：消渴篇中無小半夏湯，應爲“痰飲”。

[2] 《删繁》：即《删繁方》，已佚。

[3] 慧了：指眼目清明。“了”同“瞭”。

[4] 額上促急緊：附箋云“促”字誤，當作“陷”，又云下句并落一“脉”字（即作“額上陷脉急緊”）。按：本句理解歷來有分歧，文本亦紛亂：《傷寒論》第六篇、第十五篇作“額上陷脉急緊”；《金匱》（鄧珍本）第十六篇作“額上陷脉緊急”；《金匱玉函經》第十三篇作“額陷脉上促急而緊”，《脉經》卷七第一篇同此；《金匱玉函經》第三篇作“額上促急而緊”，《脉經》卷八第十三篇同此；《千金翼》卷十作“額上促急”。後幾種皆無“陷”“脉”二字，似是。

[5] 眴（shùn）：同“瞬”。眨眼。

[6] 病人面無色：附箋云“色”字上落一“血”字。

寸口脉弦而大，弦則爲減[1]，大則爲芤，減則爲寒，芤則爲虚，寒虚相搏，此即名爲革，婦人則半産漏下，男子則亡血。

亡血不可攻其表，汗出即寒慄而振。

病人胸滿，唇痿[2]，舌青，口燥，其人但欲漱水，不欲嚥，無寒熱，脉微大來遲，腹不滿，其人言我滿，爲有瘀血。

病者如熱狀，煩滿，口乾燥而渴，其脉反無熱，此爲陰伏，是瘀血也，當下之。

火邪者，**桂枝去芍藥加蜀漆牡蠣龍骨救逆湯**主之。方：

桂枝去皮　生薑切　蜀漆洗去腥，各叁兩　甘草貳兩，炙　牡蠣伍兩，熬　龍骨肆兩　大棗拾貳枚，擘

右七味，吹咀，以水八升，先煮蜀漆減二升，内諸藥，煮取三升，去滓，温服一升。本云桂枝湯，今去芍藥，加蜀漆、牡蠣、龍骨。

心下悸者，**半夏麻黄丸**主之。方：

半夏洗　麻黄去節，等分

右二味，末之，鍊蜜和丸如小豆大，飲服三丸，日三服。

吐血不止者，**柏葉湯**主之。方：

柏葉叁兩　艾叁把　乾薑叁兩

右三味，吹咀，以水五升，取馬通汁[3]一升，合煮取一升，去滓，分温再服。

下血，先見血後見便，此近血也；先見便後見血，此遠血也。遠血，**黄土湯**主之。方：亦主吐血、衄血。

甘草炙　乾地黄　白朮　附子炮，去皮，破八片　阿膠　黄芩各叁兩　竈中黄土半斤

右七味，吹咀，以水八升，煮取三升，去滓，分温二服。

近血，**赤小豆當歸散**主之。方見狐惑中。

附方

治心氣不足，吐血衄血，**瀉心湯**[4]方：

大黄貳兩　黄連　黄芩各壹兩

[1] 減：敦煌卷子 S. 202 作“藏”。按對句爲“芤”，葱的别名，謂脉如葱管之中空；《集韻・唐韻》：“藏，艸名，似薍。”藏(zāng)似薍(luàn)，而“薍子”爲小蒜之根，中實，與“芤”對見，似可從。

[2] 痿：同“萎”。枯萎不華。

[3] 馬通汁：馬糞絞汁。

[4] 瀉心湯：《傷寒論》第七篇“大黄黄連瀉心湯”較本方少黄芩一味，附宋臣注推測該方當有黄芩，與本方意合。《普濟方》卷一三八本方名“三黄湯”。

右三味，㕮咀，以水三升，煮取一升，頓服。亦治霍亂。《傷寒論》以麻沸湯[1]漬服之，見《千金》[2]。

嘔吐噦下利病脉證并治第十七

論一首　脉證二十七條　方二十三首

夫嘔家有癰膿者，不可治嘔，膿盡自愈。

先嘔却渴者，此爲欲解；先渴却嘔者，爲水停心下，此屬飲家。

嘔家本渴，今反不渴者，以心下有支飲故也，此屬支飲。

問曰：病人脉數，數爲熱，當消穀引食，而反吐者，何也？師曰：以發其汗，令陽微，膈氣虚，脉乃數，數爲客熱，不能消穀，胃中虚冷，故吐也。脉弦者，虚也，胃氣無餘，朝食暮吐，變爲胃反。寒在於上，醫反下之，令脉反弦，故名曰虚。

寸口脉微而數[3]，微則無氣，無氣則榮虚，榮虚則血不足，血不足則胸中冷。

趺陽脉浮而濇，浮則爲虚，濇則傷脾，脾傷則不磨，朝食暮吐，暮食朝吐，宿穀不化，名曰胃反。脉緊而濇，其病難治[4]。

病人欲吐者，不可下之。

噦而腹滿，視其前後[5]，知何部不利，利之即愈。

嘔而胸滿者，**茱萸湯**主之。方：

吴茱萸壹升　人參叁兩　大棗拾貳枚，擘　生薑陸兩，切

右四味，㕮咀，以水五升，煮取三升，去滓，温服七合，日三服。

乾嘔吐涎沫，頭痛者，**吴茱萸湯**主之。方見上。

嘔而腸鳴，心下痞者，**半夏瀉心湯**主之。方：

半夏半升，洗　黄芩　人參　甘草炙　乾薑各貳兩　黄連壹兩　大棗拾貳枚，擘

右七味，㕮咀，以水一斗，煮取六升，去滓，再煎取三升，温服一升，日三服。

---

[1] 麻沸湯：滚沸的水。《傷寒論》本方服法爲："以麻沸湯二升漬之，須臾絞去滓，分温再服。"與原注相合。

[2] 見《千金》：本方見於《千金要方》卷十三第二，與本書相合。惟"頓服"作"服之"。

[3] 微而數：以下有"微"而無"數"，不合文例。"數"文應脱。

[4] 趺陽脉浮而濇……其病難治：本條底本連於上條，據鄧珍本分立。

[5] 前後：此指大小便。

乾嘔而利者，**黄芩加半夏生薑湯**主之。方：

黄芩叁兩　芍藥　甘草炙，各貳兩　大棗拾貳枚，擘　半夏半升，洗　生薑壹兩半，切

右六味，㕮咀，以水一斗，煮取三升，去滓，分温三服，日再夜一服。

諸嘔吐穀不得下者，**小半夏湯**主之。方見痰飲中。

嘔吐而病在膈上，後思水者解，急與之。思水者，**猪苓散**主之。方：

猪苓去皮　茯苓　白术各等分

右三味，杵爲散，飲服方寸匕，日三服。

嘔而脉弱，小便復利，身有微熱，見厥者，難治，**四逆湯**主之。方：

甘草炙，貳兩　乾薑壹兩半　附子壹枚，生用，去皮，破八片

右三味，㕮咀，以水三升，煮取一升二合，去滓，分温再服。强人可大附子一枚，乾薑三兩。

嘔而發熱者，**小柴胡湯**主之。方：

柴胡捌兩　人參　黄芩　甘草炙　生薑切，各貳兩　半夏半斤，洗　大棗拾貳枚，擘

右七味，㕮咀，以水一斗二升，煮取六升，去滓，再煎取三升，温服一升，日三服。

胃反嘔吐者，**大半夏湯**主之。方：

半夏叁升，洗，完用　人參叁兩，切　白蜜壹升

右三味，以泉水一斗二升，和蜜，揚之二百四十遍，煮藥取二升半，去滓，温服一升，餘分再服。《千金》云：治胃反不受食，食入口即吐。《外臺》云：治嘔，心下痞鞕[1]者。

食已即吐者，**大黄甘草湯**主之。方：

大黄肆兩　甘草壹兩，炙

右二味，㕮咀，以水三升，煮取一升，去滓，分温再服。《外臺》又治吐水。

胃反，吐而渴欲飲水者，**茯苓澤瀉湯**主之。方：

茯苓半斤　澤瀉肆兩　甘草貳兩，炙　桂枝貳兩，去皮　白术叁兩　生薑肆兩，切

右六味，㕮咀，以水一斗，煮取三升，内澤瀉，再煮取二升半，去滓，温服八合，日三服。《外臺》云：主消渴脉絶，胃反吐食，又有小麥一升。

吐後，渴欲得飲而貪水者，**文蛤湯**主之，兼主微風，脉緊頭痛方：

文蛤伍兩　麻黄叁兩，去節　甘草叁兩，炙　杏人伍拾枚，去皮尖　石膏伍兩，碎　大棗拾貳枚，擘　生薑叁兩，切

右七味，㕮咀，以水六升，煮取二升，去滓，温服一升，汗出愈。

---

[1]　鞕：同“硬”。《外臺秘要》卷六作“堅”。“鞕”爲“堅”避諱改字。

乾嘔吐逆，吐涎沫，**半夏乾薑散**主之。方：

半夏洗　乾薑各等分

右二味，杵爲散，取方寸匕，漿水一升半，煎取七合，頓服之。

病人胸中似喘不喘，似嘔不嘔，似噦不噦，徹心中憒憒然無柰者[1]，**生薑汁半夏湯**主之。方：

生薑汁壹升　半夏半升，洗，切

右二味，以水三升，煮半夏取二升，内生薑汁，煮取一升半，去滓，小冷，分四服，日三夜一服。止，停後服。

乾嘔噦，若手足厥冷者，**橘皮湯**主之。方：

橘皮肆兩　生薑半斤

右二味，切，以水七升，煮取三升，去滓，温服一升，下咽即愈。

噦逆者，**橘皮竹筎**[2]**湯**主之。方：

橘皮貳升　竹筎叁升　大棗叁拾枚，擘　生薑半斤，切　甘草伍兩，炙　人參壹兩

右六味，㕮咀，以水一斗，煮取三升，去滓，温服一升，日三服。

夫六府氣絶於外者，手足寒，上氣脚縮；五藏氣絶於内者，利不禁，下甚者手足不仁。

下利脉沉弦者，下重；脉大者，爲未止；脉微弱數者，爲欲自止，雖發熱，不死。

下利手足厥冷，無脉者，灸之不温；若脉不還，反微喘者死。少陰負[3]趺陽者，爲順也。

下利有微熱而渴，脉弱者，今自愈。

下利脉數，有微熱汗出，今自愈；設脉緊，爲未解。

下利脉數而渴者，今自愈；設不差，必清[4]膿血，以有熱故也。

下利，脉反弦，發熱身汗者，自愈。

下利氣者，當利其小便。

下利，寸脉反浮數，尺中自濇者，必清膿血。

---

[1] 徹心中憒憒然無柰者：憒憒，昏亂。柰，同"奈"。無奈，無可奈何。按，《外臺秘要》卷二本句作"心中憒憒然徹無聊賴者"，義長。徹，盡，全。無聊賴，亦作"無賴"，不可忍受。

[2] 竹筎：常例作"竹茹"，"茹"屬竹類，同化作"筎"。鄧珍本、趙開美本皆作"茹"。

[3] 負：小於。此謂少陰脉小於趺陽脉。

[4] 清：通"圊"，此作動詞，排便。

下利清穀，不可攻其表，汗出必脹滿。

下利脉沉而遲，其人面少赤，身有微熱。下利清穀者，必鬱冒[1]汗出而解，病人必微厥，所以然者，其面戴陽[2]，下虛故也。

下利後，脉絶，手足厥冷，晬時[3]脉還，手足温者生，脉不還者死。

下利，腹脹滿，身體疼痛者，先温其裏，乃攻其表，温裏宜四逆湯，攻表宜桂枝湯。四逆湯方見上。

桂枝湯方：

桂枝去皮　芍藥　生薑切，各三兩　甘草貳兩，炙　大棗拾貳枚，擘

右五味，㕮咀，以水七升，煮取三升，去滓，温服一升，須臾飲熱稀粥一升餘，以助藥力，取微似汗。

下利，脉三部皆平，按之心下堅者，急下之，宜**大承氣湯**。方見痓病中。

下利，脉遲而滑者，實也，利未欲止，急下之，宜**大承氣湯**。方見上。

下利，脉反滑，當有所去，下乃愈，宜**大承氣湯**。方見上。

下利差，至其年月日時復發者，以病不盡故也，當下之，宜**大承氣湯**。方見上。

下利讝語[4]者，有燥屎故也，**小承氣湯**主之。方：

大黄肆兩　枳實叁枚，炙　厚朴貳兩，炙

右三味，㕮咀，以水四升，煮取一升二合，去滓，分温再服。一服讝語止，若更衣[5]者，停後服。

下利便膿血者，**桃花湯**主之。方：

赤石脂壹斤，一半完用，一半末用　乾薑壹兩，切　粳米壹升

右二味[6]，以水七升，煮米熟，去滓，温取七合，赤石脂末一方寸匕和服。若一服愈，餘勿服。

熱利重下者，**白頭翁湯**主之。方：

白頭翁貳兩　黄連　黄蘗　秦皮各叁兩

右四味，㕮咀，以水七升，煮取二升，去滓，温服一升，不愈更服一升。

---

[1] 鬱冒：鬱悶。
[2] 戴陽：謂陽氣浮越，面有浮紅色。
[3] 晬(zuì)時：周時，一晝夜。
[4] 讝(zhān)語：病中神志不清胡言亂語。讝，亦作“譫”。
[5] 更衣：解大便之婉辭。古人如廁需更衣，故借“更衣”指大便。
[6] 右二味：附箋云“二”字誤，當作“三”，是。

下利後更煩，按之心下濡[1]者，爲虚煩也，**梔子豉湯**主之。方：

肥梔子拾肆枚，擘　香豉肆合，綿裹

右二味，以水四升，煮梔子取二升半，内豉煮取一升，去滓，分再服，温進一服，得快吐止後服。

下利清穀，裹寒外熱，汗出而厥者，**通脉四逆湯**主之。方：

甘草貳兩，炙　乾薑叁兩，强人可肆兩　附子大者壹枚，生用，去皮，破八片

右三味，㕮咀，以水三升，煮取一升二合，去滓，分温再服，其脉即出者愈。

下利肺痛，**紫參湯**主之。方：

紫參半斤　甘草叁兩，炙

右二味，㕮咀，以水五升，先煮紫參取二升，内甘草，煮取一升半，去滓，分温三服。疑非仲景方。

主氣利，**訶梨勒散**方：

訶梨勒拾枚，以麪裹，煻灰火[2]中煨[3]之，令麪熟，去核

右一味，細爲散，粥飲和，頓服之。疑非仲景方。

附方

治大便不通，噦，數譫語，**小承氣湯**主之。方見上，見《千金翼》。

乾嘔下利，**黄芩湯**主之。方：《玉函經》云，人參黄芩湯。

黄芩　人參　乾薑各叁兩　桂枝去皮，貳兩　大棗拾貳枚，擘　半夏半升，洗

右六味，㕮咀，以水七升，煮取三升，去滓，温分三服。見《外臺》。

瘡癰腸癰浸淫病脉證并治第十八

脉證三條　論一首　方五首

諸浮數脉，應當發熱，而反洒淅[4]惡寒，若有痛處，當發其癰。

師曰：諸癰腫，欲知有膿與無膿，以手掩腫上，熱者爲有膿，不熱者爲無膿。

腸癰之爲病，其身甲錯，腹皮急，按之濡，如腫狀，腹無積聚，身無熱，脉數，此爲腸内有膿[5]，**薏苡人附子敗醬散**主之。方：

薏苡人拾分　附子貳分，炮，去皮　敗醬伍分

[1] 濡：音義同"軟"。

[2] 煻灰火：灰燼餘火。

[3] 煨(wēi)：灰火中燒熟。

[4] 洒(xiǎn)淅：惡寒貌。

[5] 有膿：鄧珍本作"有癰膿"，附箋云"有"字下落一"癰"字。

右三味，杵爲末，取方寸匕，以水二升，煎取一升，頓服之，小便當下。

腸癰者，少腹腫痞，按之即痛，如淋，小便自調，時時發熱，自汗出，復惡寒，其脉遲緊者，膿未成，可下之，當有血。脉洪數者，膿已成，不可下也，**大黄牡丹湯**主之。方：

大黄肆兩　牡丹壹兩　桃人伍拾枚，去皮尖　瓜子半升　芒消叁合

右五味，㕮咀，以水六升，煮取一升，去滓，内芒消，再煎一沸，頓服之。有膿當下，如無當下血。

問曰：寸口脉浮微而濇，法當亡血若[1]汗出，設不汗者云何？答曰：苦[2]身有瘡，被刀器所傷，亡血故也。病金瘡，**王不留行散**主之。方：

王不留行拾分，八月八日采之　蒴藋細葉拾分，七月七日采之　桑東南根如指大，白皮，拾分，三月三日采　甘草拾捌分，炙　蜀椒叁分，去目及閉口者，汗　黄芩貳分　乾薑貳分　芍藥貳分　厚朴貳分，炙

右九味，桑東南根以上三味燒爲灰存性，勿令灰過，各别杵篩，合治[3]之爲散，病者與方寸匕服之，小瘡則粉之，中大瘡但服之，産後亦可服。如風寒，桑根勿取之，前三物皆陰乾百日。

排膿散方：

枳實拾陸枚，炙　芍藥六分　桔梗貳分

右三味，杵爲散，取雞子黄一枚，取散與雞黄等，揉和[4]令相得，飲和服之，日一服。

排膿湯方：

甘草貳兩，炙　桔梗叁兩　生薑壹兩，切　大棗拾枚，擘

右四味，㕮咀，以水三升，煮取一升，去滓，温服五合，日再服。

浸淫瘡，從口流向四肢者可治，從四肢流來入口者不可治，**黄連粉**主之。方未見。

趺蹶手指臂脛轉筋陰狐疝蚘蟲病脉證并治第十九

論一首　脉證二條　方四首

師曰：病者趺蹶[5]，其人但能前，不能却[6]，刺腨[7]入二寸，此太陽經傷也。

病人常以手指臂脛[8]動，此人身體瞤瞤者，**藜蘆甘草湯**主之。方未見。

[1] 若：或。
[2] 苦：鄧珍本作“若”，附箋云“苦”字誤，當作“若”。
[3] 治：古同“冶”，指加工。
[4] 揉和：同“糅和”，攪和。
[5] 趺蹶：足傷筋之證。趺，同“跗”，指足；蹶，跌仆，引申指脚踠傷筋。
[6] 却：後退。
[7] 腨：小腿肚子。
[8] 脛：鄧珍本及各傳世本作“腫”，篇題亦然，似以本書爲是。臂、脛相對爲文，未有言臂而不及脛之理。題中“手指臂脛轉筋”對應本篇第二條、第三條，同指一證。

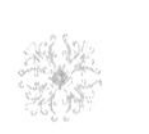

轉筋[1]之爲病,其人臂脚直,脉上下行,微弦。轉筋入腹者,**雞屎白散**主之。方:

雞屎白

右一味,爲散,取方寸匕,以水六合和,温服。

陰狐疝氣[2]者,偏有小大,時時上下,**蜘蛛散**主之。方:

蜘蛛拾肆枚,熬焦　桂枝半兩,去皮

右二味,爲散,取八分一匕[3],飲和服,日再服,蜜丸亦得。

問曰:病腹痛有蟲,其脉何以别之?師曰:腹中痛,其脉當沉若弦;反洪大,故有蚘蟲[4]。

蚘蟲之爲病,令人吐涎,心痛,發作有時,毒藥不止,**甘草粉蜜湯**主之。

甘草貳兩,炙　粉[5]壹兩　蜜肆兩

右三味,㕮咀,以水三升,先煮甘草取二升,去滓,内粉、蜜,攪令和,煎如薄粥,温服一升,差即止。

蚘厥者,其人當吐蚘。令[6]病者静而復時煩者,此爲藏寒,蚘上入其膈,故煩。須臾復止,得食而嘔又煩者,蚘聞食臭[7]出,其人常自吐蚘。蚘厥者,**烏梅丸**主之。方:又主久痢。

烏梅叁百枚　細辛陸兩　乾薑拾兩　黄連拾陸兩　當歸肆兩　附子陸枚,炮,去皮　蜀椒肆兩,去目及閉口者,汗　桂枝陸兩,去皮　人參陸兩　黄蘗陸兩

右一十味,各異擣篩,合治之,以苦酒漬烏梅一宿,去核,蒸之五斗[8]米下,飯熟,擣成泥,和藥相得,内臼中,與蜜杵三千下,丸如梧桐子大,先食飲服十丸,日三服,稍加二十丸。

褓療方第二十

證一條　方二十三首　論一首

宣通五藏虚熱,四時**加減柴胡飲子**方:

冬三月　柴胡捌分　白术捌分　陳橘皮伍分　大腹檳榔四枚,并皮子用　生薑伍分,切　桔梗柒分,以上并用大分

春三月　加枳實炙,叁分　減白术　共六味

夏三月　加生薑叁分,切　枳實伍分,炙　甘草叁分,炙　共八味

秋三月　加陳橘皮叁分　共六味

[1] 轉筋:即抽筋。筋脉抽掣疼痛之證。
[2] 陰狐疝氣:即疝氣,男子陰囊有物墜下之病。時大時小,故以"陰狐"狀之。
[3] 八分一匕:指一方寸匕的十分之八。"方寸匕",釋見第三篇。
[4] 蚘蟲:即蛔蟲。"蚘"同"蛔"。
[5] 粉:米粉。舊注或釋作鉛粉,誤。鉛粉無法"煎如薄粥",古代方書用米粉與藥同煎,多有此語。
[6] 令:假令,假如。《金匱玉函經》第十篇作"今",并通。
[7] 食臭(xiù):飲食氣味。
[8] 斗:鄧珍本、《金匱玉函經》卷八第九十六方、《注解傷寒論》第十二篇并作"升",可從。

右藥各㕮咀，分爲三貼[1]，一貼以水三升，煮取二升，去滓，分温三服，如人行三四里進一服。如四體壅[2]，添少許甘草，每一貼分作三小貼，一小貼以水一升，煮取七合，去滓，温服，再合滓爲一服，重煮，都[3]成四服。疑非仲景方。

長服**訶梨勒丸**方：

訶梨勒煨，去核　陳橘皮　厚朴去皮，各叁兩

右三味，末之，鍊蜜丸如梧桐子大，酒飲服二十丸，加至三十丸，日一二。疑非仲景方。

附方[4]

三物備急丸方：已下并附方。

大黄　乾薑　巴豆各壹兩，去皮心，熬，别研如脂

右藥各須精新，先擣大黄、乾薑爲末，研巴豆内中，合治一千杵，用爲散，蜜和爲丸亦佳，密器中貯之，莫令歇[5]。主心腹諸卒暴百病，若中惡客忤[6]，心腹脹滿，卒痛如錐刀刺痛，氣急口噤，停尸卒死者，以煖水若酒[7]，服大豆許三四丸，或不下，捧頭起，灌令下咽，須臾差。如未差，更與三丸，當腹中鳴，即吐下，便差。若口噤，亦須折齒灌之。見《千金》，云：司空裴秀爲散用，亦可先和成汁，乃傾口中，令從齒間得入，至食驗[8]。

備急散，治人卒上氣，呼吸氣不得下，喘逆，服半匕，差後已[9]爲常用。出《古今録驗》，并時後宫秦[10]用，方見上[11]。

紫石寒食散，治傷寒，令已愈不復方：

紫石英　白石英　赤石脂　鍾乳碓[12]鍊　栝樓根　防風　桔梗　文蛤　鬼臼　太一餘糧燒，各拾分　乾薑　附子炮，去皮　桂枝去皮，各肆分

右十三味，杵爲散，酒服三方匕[13]。見《千金翼》。

---

[1] 貼：同"帖"。原指一方爲一帖，轉指一次服用量爲一帖。

[2] 四體壅：四肢壅滯沉重。

[3] 都：總。

[4] 附方：此小標題原脱，但補注於下文第一方名下。據全書通例補標題。按：本篇附方主要出於《肘後備急方》。

[5] 莫令歇：附箋云"歇"字誤，當作"泄"。可從。《醫宗金鑒》卷二十三正引作"勿令泄氣"，明清他本《金匱》亦有校作"泄"者。"泄"音近誤作"歇"。

[6] 客忤：指小兒突然受外界異物、巨響、陌生人的驚嚇而發生的心神不寧、面色發青、口吐涎沫、喘息腹痛、肢体瘛瘲、狀如驚癇之證。

[7] 以煖水若酒：附箋云"若"字誤，當作"苦"。此説有誤。"若"，連詞，或者。

[8] 至食驗：鄧珍本"食"作"良"，義勝。《千金要方》卷十二第七作"至良"，無"驗"字。

[9] 已：通"以"。

[10] 時後宫秦：時後：當作《肘後》，"宫秦"，《外臺秘要方》卷十《因食飲水上氣方》作"宫泰"。宫泰爲晉代醫家。可參。但《外臺秘要方》本方語序不同。

[11] 方見上：即指上文"三物備急丸"。該方"用爲散，蜜和爲丸亦佳"，先爲散劑。

[12] 碓(duì)：舂米的工具。主要由石臼和木杵組成。此作動詞，指將石類藥杵細。

[13] 三方匕：鄧珍本作"方寸匕"，《千金翼方》卷十五第二作"三方寸匕"，似當從《千金翼方》。

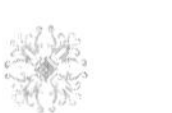

救卒死方：

擣薤汁，以灌鼻中。

又方：

割雄雞冠血，管吹内鼻中。

又方：

猪脂如雞子大，苦酒一升，煮沸，以灌喉中。

又方：

以雞肝及血，塗面上，灰圍四邊，立起。

又方：

大豆二七枚，以雞子白并酒和，盡以吞之。

救卒死而壯熱者方：

礬石半斤，水一斗半，煮消，以漬脚，令没踝。

救卒死而目閉者方：

騎牛臨面[1]，擣薤汁灌耳中，吹皂莢末鼻中，立效。

救卒死而張口反折者方：

灸手足兩爪[2]後十四壯了，飲以五毒諸膏散[3]，有巴豆者。

救卒死而四肢不收，失便者方：

馬屎一升，水三斗，煮取二斗，以洗之[4]。又取牛洞稀糞也。一升，温酒灌[5]口中。灸心下一寸，臍上三寸，臍下四寸，各一百壯，差。

救小兒卒死而吐利，不知是何病方：

馬屎一丸，絞取汁以灌之。無濕者，水煮乾者取汁。

---

[1] 臨面：猶言"俯面"。從高視下爲"臨"。

[2] 兩爪：《外臺秘要》卷二十八作"兩爪甲"，義足。

[3] 五毒諸膏散：此指一類膏散，以五毒膏爲代表。《千金要方》卷七第五載"裴公八毒膏"，用蜀椒、當歸、雄黄、丹砂、烏頭、巴豆、薤白、莽草凡八物。附注云："《肘後》不用巴豆、莽草，名五毒膏。"今《肘後備急方》第七十二篇存"裴氏五毒神膏"，用雄黄、朱砂、當歸、椒、烏頭，與《千金要方》注相合。但本條末後云"五毒諸膏散有巴豆者"，故或實指"裴公八毒膏"。

[4] 之：《外臺秘要》卷二十八作"足"。

[5] 灌：《外臺秘要》卷二十八作"和灌"。

尸蹷[1]，脉動而無氣，氣閉不通，故静而死也。方：

以昌蒲屑内鼻兩孔中，吹之令人，以桂屑着舌下。脉證在上卷第一篇中。

又方：

剔[2]取左角髪方寸，燒末，酒和，灌令入喉，立起。

救卒客忤死方：《千金方》云：主卒忤鬼擊飛尸，諸奄忽[3]氣絶無復覺，或已死，口噤，拗口不開，去齒下湯，湯入口活。不下者，分病人髪左右，提擒[4]肩引之。藥下，復增，取盡一升，須臾立蘇，名還魂湯。

麻黄叁兩，去節。一方四兩　杏人去皮尖，柒拾枚　甘草壹兩，炙

右三味，㕮咀，以水八升，煮取三升，去滓，分令咽之，通治諸感忤。《千金》用桂心貳兩。

又方：

桂枝壹兩，去皮　生薑叁兩，切　梔子拾肆枚，擘　豉半升，綿裹

右四味，㕮咀，以酒三升微煮之，味出，去滓，分服取差。

又方：

韭根壹把　烏梅貳柒枚　吴茱萸半升，炒

右三味，以水一斗煮之，以病人櫛[5]内中三沸，櫛浮者生，沉者死，煮取三升，去滓，分飲之。

救自縊死，旦至暮，雖已冷，必可治。暮至旦，小難也。恐此當言陰氣盛故也。然夏時夜短於晝，又熱，猶應可治[6]。又云：心下若微温者，一日以上，猶可治之。方：

徐徐抱解，不得截繩，上下安被臥之，一人以脚踏[7]其兩肩，手少挽其髪，常弦弦[8]，勿縱[9]之；一人以手按據胸上，數動之；一人摩捋臂脛，屈伸之。若已僵，但漸漸强屈之，并按其腹。如此一炊頃，氣從口出，呼吸眼開，而猶引按莫置[10]，亦勿苦勞之。須臾可少桂湯及粥清含與之，令濡[11]喉，漸漸能嚥，及[12]稍止耳。向[13]令兩人以管吹其兩耳彌[14]好。此法最善，無不活者。

凡中暍死，不可使得冷，得冷便死，療之方：

---

[1] 尸蹷：同“尸厥”。“蹷”通“厥”。因厥而生，其人突然昏悶如尸，即曰“尸厥”。

[2] 剔：同“鬄”，亦同“鬀”，後作“剃”。

[3] 奄忽：迅疾，忽然。

[4] 擒：同“拉”。

[5] 櫛(zhì)：梳篦。

[6] 恐此……可治：本句似爲古人旁注衍入正文。

[7] 踏：蹬踏。按：第一人係坐於病人頭頂方向，以脚蹬病人兩肩，手拉病人頭髮，以使病人嘴巴張開。

[8] 弦弦：拉緊。

[9] 縱：放松。

[10] 置：擱置，停下。

[11] 濡：濡濕。

[12] 及：《外臺秘要》卷二十八等多種文獻載此條作“乃”，當據改。

[13] 向：之前，先前。

[14] 彌：更加。

屈[1]革帶，繞暍人臍，使三兩人更溺其中令温，亦可用熱泥土屈草，亦可扣瓦椀底按及[2]車釭[3]，以着暍人臍上[4]，取令溺不得流去。此謂道路窮，卒無湯，當令人溺其中，欲使多人溺，取令温。若湯便可與之，不用泥及車釭，恐此物冷。暍既在夏月，得熱泥土暖車釭，亦可用也[5]。

溺死方：

取竈中灰石[6]餘，以埋人，從頭至足，水出七孔，即活。

凡療自縊溺暍之法，并出自張仲景爲之，其意理殊絶，殆非常情所及，《本草》所能關，實救人之大術矣。傷寒家别有暍病，非此遇熱之暍。見《外臺》、《肘後》同。

馬墜，及一切筋骨損方：

大黄壹兩，切，浸，湯成下　緋帛如手大，燒灰　久用炊單布用壹尺，燒灰　亂髪如雞子大，燒灰　桃人肆拾玖枚，去皮尖，熬　敗蒲壹握，長叁寸　甘草如中指節，炙，剉[7]

右七味，以童子小便量多少，煎湯成，内酒一大盞，次下大黄，去滓，分温三服。先剉敗蒲席半領[8]，煎湯浴，衣被密覆，服斯須，通利數行，痛楚立差。利及浴水赤，勿怪，即瘀血也。見《肘後》。

---

[1] 屈：使彎曲。

[2] 按及：二字疑倒，當作"及按"。"按車釭"與前文"扣瓦椀底"相對。《古今圖書集成·醫部全録》卷三二八二字正倒作"及按"。

[3] 釭：車轂内外口用以穿軸的鐵圈。

[4] 亦可扣……臍上：此二語當爲注文衍入。注文意謂熱的固體物亦可用以温暖腹部。下句"取令溺不得流去"云云當接前"亦可用熱泥土屈草"句。

[5] 若湯……用也：此數語似爲後人沾注。且爲二次沾注。

[6] 石（shí。今音又讀 dàn）：量詞，十斗爲一石。

[7] 剉（cuò）：鍘切。主要指用鍘刀將乾的植物藥切成小段。

[8] 領：量詞。用於席，猶言"張"。

金匱要略方卷下

漢張仲景述　晋王叔和集　臣林億等詮次

婦人姙娠病脉證并治第二十一

證三條　方八首

師曰：脉婦人得平脉[1]，陰脉小弱，其人渴不能食，無寒熱，名爲軀[2]，桂枝湯主之。法六十日當有娠，設有醫治逆[3]者，却一月加吐下者則絶之。方見下利中。

婦人姙娠，經斷三月，而得漏下，下血四十日不止。胎欲動，在於臍上，此爲姙娠。六月動者，前三月經水利時，胎也；下血者，後斷三月，衃也。所以下血不止者，其癥不去故也，當下其癥，宜**桂枝茯苓丸**方：

鄧本云[4]：婦人宿有癥病，經斷未及三月，而得漏下不止，胎動在臍上者，爲癥痼害。

桂枝去皮　茯苓　牡丹去心　桃仁去皮尖，熬　芍藥各等分

右五味，末之，鍊蜜和丸如兔屎大，每日一丸。不知，加至三丸。

婦人懷娠六月七月，脉弦發熱，其胎踰腹[5]，腹痛惡寒者，少腹如扇之狀，所以然者，子藏開故也，當以**附子湯**温其藏。方未見。

師曰：婦人有漏下者，有半産後因續下血都不絶者，有姙娠下血者，假令姙娠腹中痛，爲胞阻，**膠艾湯**主之。方：

阿膠　芎藭　甘草炙，各貳兩　艾葉　當歸各叁兩　芍藥　乾地黄各肆兩

右七味，㕮咀，以水五升，清酒三升，合煮取三升，去滓，内膠令消盡，温服一升，日三服，不差更作。一方加乾薑壹兩，胡洽治婦人胎動無乾薑。

---

[1] 脉婦人得平脉：附箋云上"脉"字衍，誤。"脉"，診脉。
[2] 軀：胎兒，懷胎。"爲軀"二字鄧珍本作"姙娠"，義同。
[3] 逆：此指姙娠反應一類胃氣上逆之證。
[4] 鄧本云：以下注文所録之句，係鄧珍本本條從開頭到本書"此爲"處（"姙"字之前）。諸本"姙娠"二字下接"六月動者"句，似當接在前句"害"字之下。
[5] 踰腹：形容胎大如欲出腹。"踰"，同"逾"，越過。鄧珍本作"愈脹"；附箋云"腹"字誤，當作"脹"。未妥。

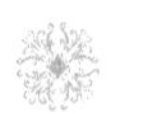

婦人懷娠，腹中㽲[1]痛，**當歸芍藥散**主之。方：

當歸肆兩　芍藥壹斤　茯苓肆兩　白朮肆兩　澤瀉半斤　芎藭半斤，一作叁兩

右六味，杵爲散，取方寸匕，酒和，日三服。

婦人妊娠嘔吐不止，**乾薑人參半夏丸**方：

乾薑　人參各壹兩　半夏半兩，洗

右三味，末之，以生薑汁和爲丸，如梧子大，飲服一丸，日三服。

婦人妊娠小便難，飲食故[2]，**當歸貝母苦參丸**主之。方：

當歸　貝母　苦參各肆兩

右三味，末之，鍊蜜和丸如小豆大，飲服三丸，加至十丸。男子加滑石半兩。

婦人妊娠有水氣，身重，小便不利，洒淅惡寒，起即頭眩，**葵子茯苓散**主之。方：

葵子壹斤　茯苓叁兩

右二味，杵爲散，飲服方寸匕，日三服，小便利則愈。

婦人妊娠，宜服**當歸散**方：

當歸　黄芩　芍藥　芎藭各壹斤　白朮半斤

右五味，杵爲散，酒飲服方寸匕，日再服。妊娠常服即易産胎無苦疾，産後百病悉主之。

附方

妊娠養胎，**白朮散**方：

白朮　芎藭各肆分　蜀椒叁分，汗[3]　牡蠣貳分，熬

右四味，杵爲散，酒服一錢匕，日三夜一服。但苦痛，加芍藥；心下毒痛，倍加芎藭；心煩吐痛，不能食飲，加細辛一兩、半夏錢大二十枚服之，後更以醋漿水服之；若嘔，亦以醋漿水服之；復不解者，小麥汁服之；已後若渴者，大麥粥服之；病雖愈，盡服之，勿置。見《外臺》，出《古今録驗》。

婦人傷寒[4]懷身，腹滿，不得小便，加從腰以下重如有水氣狀，懷身七月，太陰當養不養[5]，此心氣實，當刺瀉勞宫及關元，小便利則愈。見《玉函》。

---

[1] 㽲（jiǎo）：同"疝"，腹部絞痛。

[2] 飲食故：鄧珍本"故"字前有"如"字，附箋亦云"故"字上落一"如"字，可從。

[3] 汗：附箋云"汗"字上落一"去"字。去汗，炒製去除椒的水氣。

[4] 傷寒：鄧珍本作"傷胎"；附箋云"寒"字誤，當作"胎"，并誤。《金匱玉函經》第二十六篇、《脉經》卷七第十三等書皆作"傷寒"，是。參見本書上卷。

[5] 太陰當養不養：謂手太陰脉當養胎時而不得其養。古人認爲胎兒每月養一脉，七月份爲手太陰脉養。因心火上乘，肺氣不能降而養胎，謂"當養不養"。

婦人産後病脉證并治第二十二

論一首 證六條 方十七首

問曰：新産婦人有三病，一者病痓，二者病鬱冒，三者大便難，何謂也？師曰：新産血虚，多汗出，喜中風，故令病痓。何故鬱冒？師曰：亡血復汗，寒多，故令鬱冒。何故大便難？師曰：亡津液胃燥，故大便難。産婦鬱[1]，其脉微弱，不能食，大便反堅，但頭汗出。所以然者，血虚而厥，厥而必冒，冒家欲解，必大汗出，以血虚下厥，孤陽上出，故但頭汗出。所以産婦喜汗出者，亡陰血虚，陽氣獨盛，故當汗出，陰陽乃復。所以便堅者，嘔不能食也，**小柴胡湯**主之。方見嘔吐中。

病解能食，七八日而更發熱者，此爲胃熱氣實，**大承氣湯**主之。方見痓病中。

婦人産後腹中㽲痛，**當歸生薑羊肉湯**主之，并治腹中寒疝，虚勞不足。方見寒疝中。

婦人産後腹痛，煩滿不得臥，**枳實芍藥散**主之。方：

枳實燒令黑，勿令太過　芍藥等分

右二味，杵爲散，服方寸匕，日三服，并主癰膿，以麥屑粥下之。

師曰：産婦腹痛，法當與**枳實芍藥散**，假令不愈者，此爲腹中有乾血著臍下，與**下瘀血湯**服之，主經水不利若瘀血。方：

大黄貳兩　桃人叁拾枚，去皮尖　䗪蟲貳拾枚，熬，去足

右三味，末之，鍊蜜和爲四丸，以酒一升，煎一丸，取八合，頓服之，新血利下如豚肝。

婦人産後七八日，無太陽證，少腹堅痛，此惡露不盡，不大便四五日，趺陽脉微實，再倍其人發熱[2]，日晡所煩躁者[3]不食，食即讝語，利之即愈，宜**大承氣湯**。熱在裏，結在膀胱也。方見痓病中。

婦人産得風，續之數十日不解，頭微痛，惡寒，時時有熱，心下堅，乾嘔，汗出。雖久，陽旦證續在耳，可與**陽旦湯**，即桂枝湯是也。方見下利中。

鄧氏本"得"作"後"、"堅"作"悶"。

婦人産後中風，發熱面正赤，喘而頭痛，**竹葉湯**主之。方：

竹葉壹把　葛根叁兩　防風壹兩　桔梗　桂枝去皮　人參　甘草炙，各壹兩　附子壹枚，炮，去皮，破八片　大棗拾伍枚，擘　生薑伍兩，切

右十味，㕮咀，以水一斗，煮取二升半，去滓，分温三服，温覆使汗出。頸項强，用大附子一枚，破之如豆大，煎藥揚去沫。嘔者，加半夏半升，洗。

---

[1] 鬱：鄧珍本、《脉經》卷九第三并作"鬱冒"，當從補。

[2] 不大便……發熱：此處似語亂。鄧珍本作："不大便，煩躁發熱，切脉微實，再倍發熱。"據此，"其人"二字或當在"趺"字之前。

[3] 日晡所煩躁者：附箋云"所"字誤，當作"時"，誤。

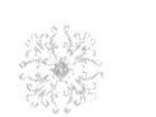

婦人乳中虚[1]，煩亂嘔逆，安中益氣，**竹皮大丸**主之。方：

生竹茹貳分　石膏貳分，研　桂枝壹分，去皮　甘草柒分，炙　白薇壹分

右五味，末之，棗肉和丸如彈丸大，以飲服一丸，日三夜二服。有熱者，倍白薇；煩喘者，加柏實一分。

婦人産後下利虚極，**白頭翁加甘草阿膠湯**主之。方：

白頭翁貳兩　黄連　蘗皮　秦皮各叁兩　甘草貳兩，炙　阿膠貳兩

右六味，㕮咀，以水七升，煮取二升半，去滓，内膠令消盡，分温三服。

附方

婦人多在草蓐[2]得風，四肢苦煩熱，皆自發露所爲。頭痛者，與**小柴胡湯**；頭不痛，但煩，與**三物黄芩湯**：小柴胡湯方見嘔吐中。

黄芩壹兩　苦參貳兩　乾地黄肆兩

右藥，㕮咀，以水八升，煮取二升，去滓，温服一升，多吐下蟲。見《千金》。

治婦人産後虚羸不足，腹中刺痛不止，吸吸[3]少氣，或苦少腹拘急，攣痛引腰背，不能食飲，産後一月日[4]，得服四五劑爲善，令人强壯，**内補當歸建中湯方**：

當歸肆兩　桂枝去皮，叁兩　芍藥陸兩　生薑叁兩，切　甘草貳兩，炙　大棗拾貳枚，擘

右六味，㕮咀，以水一斗，煮取三升，去滓，分温三服，一日令盡。若大虚，加飴糖六兩，湯成内之，於火上暖令飴糖消。若無生薑，則以乾薑代之。若其人去血過多，崩傷内衄不止，加地黄六兩、阿膠二兩，合八種，湯成去滓，内阿膠。若無當歸，以芎藭代之。見《千金》。

婦人襍病脉證并治第二十三

脉證合一十四條　論一首　方一十二首

婦人中風七八日，續得寒熱，發作有時，經水適斷，此爲熱入血室[5]，其血必結，故使如瘧狀，發作有時，**小柴胡湯**主之。方見嘔吐中。

婦人傷寒發熱，經水適來，晝日明了，暮則讝語，如見鬼狀者，此爲熱入血室，無犯胃氣及上二焦，必自愈。

婦人中風，發熱惡寒，經水適來，得七八日，熱除脉遲，身凉和，胸脅下滿，如結胸狀，讝語者，此爲熱入血室也，當刺期門，隨其實而取之。

[1] 乳中虚：即生産過程導致體虚。亦屬産後病之一。乳，生産。《脉經》卷九第三即作"産"。
[2] 草蓐：産褥。代指生産過程中。
[3] 吸吸：短氣貌。
[4] 一月日：三十天，一個月。多種整理本"日"字屬下，則服藥量相差三十倍之多。
[5] 血室：指子宫。

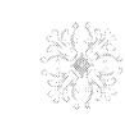

陽明病，下血讝語者，此爲熱入血室，但頭汗出，當刺期門，隨其實而瀉之，濈然[1]汗出愈。

婦人咽中如有炙臠[2]，**半夏厚朴湯**主之。方：

半夏壹升，洗　厚朴叁兩，炙　茯苓肆兩　生薑伍兩，切　乾蘇葉貳兩

右五味，㕮咀，以水七升，煮取四升，去滓，分溫四服，日三夜一服。一作治[3]胸滿，心下堅，咽中怗怗[4]如有炙肉，吐之不出，吞之不下。

婦人藏燥，喜悲傷欲哭，象如神靈所作，數欠伸，**甘草小麥大棗湯**主之。方：

甘草叁兩，炙　小麥壹升　大棗拾枚，擘

右三味，㕮咀，以水六升，煮取三升，去滓，溫分三服，亦補脾氣。

婦人吐涎沫，醫反下之，心下即痞，當先治其吐涎沫，宜**小青龍湯**。方見肺癰中。涎沫止，乃治痞，宜**瀉心湯**。方見驚悸中。

婦人之病，因虚稍入[5]結氣，爲諸經水斷絶，至有歷年，血寒積結胞門。寒傷經絡，凝堅在上，嘔吐涎唾，久成肺癰；形體損分，在中盤結，繞臍寒疝。或兩脅疼痛，與藏相連；或結熱在中，痛在關元；脉數無瘡，肌若魚鱗；時着男子，非止女身；在下未多，經候不勻，令陰掣痛，少腹惡寒；或引腰脊，下根氣街，氣衝急痛，膝脛疼煩；或奄忽眩冒[6]，狀如厥癲；或有憂慘，悲傷多嗔[7]。此皆帶下[8]，非有鬼神，久則羸瘦，脉虚多寒。三十六病，千變萬端；審脉陰陽，虚實緊弦；行其針藥，治危得安；其雖同病，脉各異源。子當辨記，勿謂不然。

問曰：婦人年五十所[9]，病下利，數十日不止，暮即發熱，少腹裏急痛，腹滿，手掌煩熱，脣口乾燥，何也？師曰：此病屬帶下。何以故？曾經半産，瘀血在少腹不去。何以知之？其證脣口乾燥，故知之，當以**溫經湯**主之。方：

吴茱萸叁兩　當歸　芎藭　芍藥各貳兩　麥門冬壹升，去心　人參　桂枝去皮　阿膠　牡丹去心　生薑　甘草炙，各貳兩

右十二味[10]，㕮咀，以水一斗，煮取三升，去滓，分溫三服。亦主婦人少腹寒，久不作軀[11]，兼主崩中去血，或月水來過多，及過期不來。

[1] 濈然：小汗密集貌。亦作"濈濈然"。
[2] 炙臠(luán)：烤肉。臠，切成小塊狀的肉。
[3] 一作治：鄧珍本作"千金作"。以下引文即出《千金要方》卷三第五。
[4] 怗怗：鄧珍本同。《備急千金要方》卷三第五作"帖帖"，義長。"帖帖"指咽部如有物黏附，"吐之不出，吞之不下"。
[5] 稍入：漸入。鄧珍本作"積冷"；附箋亦云"稍入"二字誤，當作"積冷"。按：本條後部爲韻文，前部亂例，疑後人沾注所致。
[6] 眩冒：眼花神暈。
[7] 嗔(chēn)：生氣。
[8] 帶下：泛指婦科疾病。
[9] 所：表約數，左右、上下。
[10] 右十二味：組方僅十一味，當有脱文。鄧珍本多"半夏半升"，可從。
[11] 作軀：懷孕。

婦人帶下，經水不利，少腹滿痛，經一月再見者，**土瓜根散**主之。方：

土瓜根　芍藥　桂枝去皮　䗪蟲熬，各叁分

右四味，杵爲散，酒服方寸匕，日三服。陰顛[1]腫亦主之。

寸口脉弦而大，弦則爲減，大則爲芤，減則爲寒，芤則爲虚，寒虚相搏，脉即名爲革，婦人則半産漏下，**旋覆花湯**主之。方：

旋覆花叁兩　葱拾肆莖　新絳少許

右三味，以水三升，煮取一升，去滓，頓服之。

婦人陷經漏下黑不解，**膠薑湯**主之。臣億等按：諸本無膠薑湯，恐是前妊娠中膠艾湯也。

婦人少腹滿如敦敦音堆。狀[2]，小便微難而不渴，生後[3]者，此爲水與血并結在血室也，**大黄甘遂湯**主之。方：

大黄肆兩　甘遂貳兩　阿膠貳兩

右三味，㕮咀，以水三升，煮取一升，去滓，頓服，其血當下。

婦人經水不利，**抵當湯**[4]主之。方：

水蛭叁拾枚，熬　蝱蟲叁拾枚，去足翅，熬　桃人貳柒枚，去皮尖，熬　大黄叁兩

右四味，㕮咀，以水五升，煮取三升，去滓，温服一升。當血下，不下再服。亦治男子膀胱滿急有瘀血者。

婦人經水閉不利，藏[5]堅癖不止，中有乾血，下白物，**礬石丸**主之。方：

礬石叁分，燒　杏人壹分，去皮尖，熬

右二味，末之，鍊蜜和丸如棗核大，内藏中，劇者再内之。

治婦人六十二種風，兼主腹中血氣刺痛，**紅藍花酒**方：

紅藍花壹大兩

右一味，以酒一大升，煎强半，頓服，不止再服。疑非仲景方。

婦人腹中諸疾痛，**當歸芍藥散**主之。方見妊娠中。

婦人腹中痛，**小建中湯**主之。方見勞中。

---

[1] 陰顛：陰頭。按：鄧珍本作“陰癩”，趙開美本作“陰癩”，趙本似是。陰癩腫（癩或作“頹”），陰囊腫脹偏墜之病，與女子陰病相應。

[2] 如敦敦狀：鄧珍本作“如敦（duì 隊）狀”，似是。敦，古器物名，蓋與器身呈半圓形，合成球形，此借指腹滿狀。

[3] 生後：産後。

[4] 抵當湯：猶言“水蛭湯”。本方君藥“水蛭”古異名“至掌”，古音讀若“抵當”。

[5] 藏：女陰，女子血室。

問曰：婦人病，食飲如故，煩熱不得臥，而反倚息者，何也？師曰：此病轉胞[1]，不得溺也，以胞系了戾[2]，故致此病，但利小便則愈，宜**腎氣丸**，以中有茯苓故也。方見脚氣中。

温陰中，坐藥，**蛇牀子散**方：

蛇牀子人

右一味，末之，以白粉少許，和令相得，如棗大，綿裹内之，自然温矣。

師曰：少陰脉滑而數者，陰中即生瘡。

婦人陰中蝕瘡爛，**狼牙湯**洗之。方：

狼牙叁兩

右一味，㕮咀，以水四升，煮取半升，以綿纏筯[3]大如繭，浸湯瀝陰中，日四遍。

師曰：胃氣下泄，陰吹而正喧[4]，此穀氣之實也，**膏髮煎**導之。見黄疸中。

小兒疳蟲蝕齒方：

雄黄　葶藶各少許

右二味，末之，取臘月猪脂和鎔，以槐枝綿裹頭四五枚，點藥烙之。疑非仲景方。

禽獸蟲魚禁忌并治第二十四

論辨二首　合九十法　方二十二首

凡飲食滋味，以養於生，食之有妨，反能爲害，自非[5]服藥鍊液，焉能不飲食乎？竊見時人，不閑[6]調攝，疾疢競起，莫不因食而生，苟全[7]其生，須知切忌者矣。所食之味，有與病相宜，有與身爲害；若得宜則益體，害則成災，以此致危，例皆難療也。凡煮藥飲汁以解毒者，雖云救急，不可熱飲，諸毒病得熱更甚，宜冷飲之。

肝病禁辛，心病禁鹹，脾病禁酸，肺病禁苦，腎病禁甘[8]。春不食肝，夏不食心，秋不食肺，冬不食

[1] 轉胞：亦稱“胞轉”。《諸病源候論》卷四十《胞轉候》：“張仲景云，婦人本肥盛，頭舉身重；今反羸瘦，頭舉空減，胞系了戾，亦致胞轉。”

[2] 不得溺也以胞系了戾：《脉經》卷九第七作：“不得溺也。何以故？師曰：此人故肌（按：當作‘肥’）盛，今反羸瘦，頭舉中空感（原注：一作減），胞系了戾。”了戾：纏繞繚亂。

[3] 筯（zhù）：同“箸”，即後世“筷子”。

[4] 陰吹而正喧：陰道排氣而有聲。

[5] 自非：若非。

[6] 不閑：不熟習。閑，後作“嫻”。嫻熟。

[7] 全：保全。

[8] 肝病……禁甘：謂忌食相克之味。如肝屬木，辛屬金，金可克木。後四句仿此。

腎，四季不食脾[1]。

辨曰：春不可食肝者，爲肝氣盛王，脾氣敗，若食肝則又補肝，脾氣敗尤甚，不可救。又肝王之時，不可以死氣入肝，恐傷魂也。若肝不是王時，有[2]虚，以肝補之佳。餘藏準此。

凡肝藏，自不可輕噉，自死者彌甚。

諸心皆爲神識所舍，勿食之，使人來生復其對報[3]矣。

凡肉及肝，落地不着塵土者，不可食之。

諸肉自動者，不可食之。

諸肉及魚，狗不喫，鳥不啄者，不可食之。

暴[4]肉不乾，火炙不動，見水自動者，不可食之。

肉中有如米點者[5]，不可食之。

六畜肉，熱血不斷者，不可食之。

父母及身本命[6]肉，食之令人神魂不安。

食肥肉及熱羹，不得飲冷水。

諸五藏及魚，投地塵土不污者，不可食之。

穢飯餒肉[7]臭魚，食之皆傷人。

自死肉口閉，不可食之。

---

[1] 春不……食脾：謂忌食本季當令之藏。如春屬木，肝亦屬木。後四句仿此。下條云，本季不食當令之藏，是慮過傷所克之藏。

[2] 有：通“又”。

[3] 使人來生復其對報：謂轉生之後遭其報復。“復其對報”，《外臺秘要方》卷三十一作“獲報對”。

[4] 暴：同“曝”，曝曬。

[5] 肉中如有米點者：即今俗稱之“米猪肉”。指病猪瘦肉中有黄豆様大小不等的乳白色水泡，實爲猪肉絛蟲囊尾蚴。本條是米猪肉的較早明確記載。

[6] 父母及身本命：指與父母及本人屬相生肖名相同的動物。

[7] 餒(něi)肉：腐敗的肉。“餒”本多用於魚敗，此引申指肉。

六畜自死皆疫死，則有毒，不可食之。

獸自死，北首及伏地者[1]，食之殺人。

食生肉，飽飲乳，變成白蟲。白蟲，一作血蠱。

丙午日，壬子日，勿食諸五藏。

疫死牛肉，食之令病洞下[2]，亦致堅積，宜利藥下之。

脯[3]藏米瓮中有毒，及經夏食之，發腎病。

治食自死六畜肉中毒方：

擣黄蘗屑，服方寸匕。

食鬱肉、漏脯中毒方：

燒犬屎，酒服方寸匕，多飲人乳汁亦良，飲生韭汁三升亦得。鬱肉，密器蓋之隔宿者是也；漏脯，茅屋漏下沾着者是也。

黍米中藏乾脯，食之中毒方：

大豆濃煮汁，飲數升即解。亦治貍肉漏脯等毒。

食生肉中毒方：

堀[4]地深三尺，取其下土三升，以水五升，煮五六沸，澄清汁，飲一升，立愈。

食六畜鳥獸肝中毒方：

水浸豉，絞取汁，服數升愈。

馬脚無夜眼[5]者，不可食之。

食駿馬肉不飲酒，殺人。

馬肉不可熱喫，傷人心。

---

[1] 北首及伏地者：清代程林《金匱要略直解》："首，頭向也。凡獸向殺方以自死，及死不僵直斜倒而伏地者，皆獸之有靈知，故食之殺人……獸豈無靈知者邪。"

[2] 洞下：即洞瀉，水瀉。《說文》："洞，疾流也。"

[3] 脯：乾肉。

[4] 堀：同"掘"，挖掘。

[5] 夜眼：亦稱"馬夜眼"，馬前腿内側一塊角質皮層，古人以爲此爲馬的夜眼，馬賴此夜行。

馬鞍下肉，食之殺人。

白馬黑頭者，不可食之。

白馬青蹄者，不可食之。

白馬黑蹄者，不可食之。

馬肉㹠肉共食，飽醉卧，大忌。

驢馬肉合猪肉食之，成霍亂。

馬汗及毛，不可人食中[1]，害人。

馬肝有毒，食之殺人，未死者方：

雄鼠屎叁柒枚，尖者是

右一味，末之，水和服之，日再服。

又方：

取人垢一方寸匕[2]，服之佳。

食馬肉中毒欲死方：

香豉叁兩　杏人貳兩，去皮尖

右二味，蒸一食頃，熟杵之服，日再，令盡。

又方：

煮蘆根汁飲之，良。

疫死牛，或目赤，或黄，食之大忌。

牛肉共猪肉食之，必作寸白蟲。

青牛腸不可合犬肉食之。

牛肺從三月至五月，其中有蟲如馬尾，割去之勿食，損人。

---

[1] 不可人食中：附箋云"人"字誤，當作"入"。可從。

[2] 人垢一方寸匕：《千金要方》卷二十四第一作"頭垢如棗核大"。

牛羊猪肉，皆不得以楮木、桑木蒸炙，食之令人腹内生蟲。

噉蛇牛肉殺人，何以知之？噉蛇者，毛髮向後順者是也，食之欲死方：
飲人乳汁一升，立愈。

又方：
以泔洗頭，飲一升愈。

又方：
牛肚細切，以水一斗，煮取一升，煖飲之，大汗出者愈。

食牛肉中毒方：
甘草煮汁，飲之即解。

羊肉，其有宿熱者，不可食之。

羊肉不可共生魚酪食之，害人。

羊蹄甲中有珠子白者，名羊懸筋，食之令人癲。

白羊黑頭，食其腦，作腸癰。

羊肝共生椒食之，破人五藏。

猪肉共羊肝和食之，令人心悶。

猪肉與生胡荽同食，爛人臍。

猪脂不可合梅子食之。

猪肉和葵食之，令人少氣。

鹿肉不可和蒲白作羹食之，發惡瘡。

麋脂及梅李子，若妊娠婦人食之，令子青盲，男子傷精。

麞[1]肉不可合蝦及生菜、梅李果實食之，皆病人。

[1] 麞：同“獐”。

痼疾人，不可食熊肉，令終身不愈。

白犬自死不出舌者，食之害人。

食狗鼠餘[1]，令人發瘻瘡。

食犬肉不消，心下堅，或腹脹口乾大渴，心急發熱，妄語如狂，或洞下方：

杏人壹升，合皮，熟研

右一味，以沸湯三升，和絞取汁，分三服，利下肉片，大驗。

婦人妊娠，不可食兔肉、山羊肉，又不得食鼈、雞、鴨，令子無音聲。

兔肉不可合白雞肉食之，令人面發黄。

兔肉着乾薑食之，成霍亂。

凡鳥自死，口不閉，翅不合者，不可食之。

諸禽畜肝青者，食之殺人。

雞有六翮四距者，不可食之。

烏雞白首者，不可食之。

雞不可共胡蒜食之，滯氣。一云雞子。

山雞不可合鳥獸肉食之。

雉[2]肉久食，令人瘦。

鴨卵不可合鼈肉食之。

婦人妊娠，食雀肉，令子淫亂無恥。

雀肉不可合李子食之。

[1] 狗鼠餘：狗、鼠啃食過的食物。
[2] 雉：野雞。

勿食燕肉，入水爲蛟龍所噉。

鳥獸有中毒箭死者，其肉有毒，解之方：
煮大豆及藍汁，服之解。

魚頭正白，如連珠，至脊上，食之殺人。

魚頭中無鰓者，不可食之，殺人。

魚無腸膽者，不可食之，三年陰[1]不起，女子絶生。

魚頭似有角者，不可食之。

魚目合者，不可食之。

六甲日，勿食鱗甲之肉。

魚不得合雞肉食之。

魚不得合鸕鷀肉食之。

鯉魚鮓[2]不可合小豆藿食之。其子合猪肝食之害人。

鯉魚不可合犬肉食之。

鯽魚不可合猴雉肉食之。一云：不可合猪肝。

鯷魚合鹿肉生食，令人筋甲縮。

青魚鮓不可合生胡荽及生葵并麥中食之。

鰌[3]、鱓[4]不可合白犬血食之。

龜肉不可合酒果子食之。

---

[1] 三年陰：《千金要方》卷二十六第五作"三年丈夫陰痿"，義足。
[2] 鮓(zhǎ)：腌製的魚。
[3] 鰌：同"鰍"，泥鰍、沙鰍等魚類。
[4] 鱓：同"鱔"。鄧珍本正作"鱔"。

鼈目凹陷者，及厭[1]下有王字形者，不可食之。其肉不得合雞鴨子食之。

龜鼈肉不可合莧菜食之。

蝦無須，及腹下通黑，煮之反白者，不可食之。

食鱠，喫乳酪，令人腹中生蟲爲瘕。

鱠食之，在胸中心間不化，吐復不出，速下除之，久成癥病方：

橘皮壹兩　朴消壹兩　大黄貳兩

右三味，切，以水一大升，煮至小升，去滓，頓服即消。

食鱠多不消，結爲癥病，治之方：

馬鞭草擣汁飲之，或以薑葉汁飲一升，亦消，又可服吐藥吐之。

食魚及食毒，兩種煩亂[2]，治之方：

橘皮濃煮汁，服之即解。

食鯸鮧魚[3]中毒方：

蘆根煮汁，服之即解。

蝌[4]目相向，足斑目赤者，不可食之。

食蝌中毒方：

紫蘇濃煮汁，飲之三升，紫蘇子擣汁飲之，亦良。

又方：

飲冬瓜汁二升，亦可食冬瓜。

凡蝌未遇霜多毒，其熟者，乃可食之。

蜘蛛落食中有毒，勿食之。

凡蜂蠅蟲蟻等，多集食上，喫之致瘻。

---

[1] 厭：附箋云“厭”字誤，當作“腹”。檢《千金要方》卷二十六第六正作“腹”，可從。

[2] 食魚及食毒兩種煩亂：《千金要方》卷二十四第一引《肘後方》作“食魚中毒面腫煩亂”，義長。

[3] 鯸鮧（hóu yí）魚：亦作“鯸鮐魚”，河魨魚的别稱。

[4] 蝌：同“蟹”。

果實菜穀禁忌并治第二十五

合八十法 方一十首

果子生食,生瘡。

果子落地經宿,蟲蟻食著,人喫大忌。

生果停留多日,有損處,喫之傷人。

桃多食,令人熱。仍不得入水浴,令人病淋瀝寒熱[1]病。

杏酪不熟,傷人。

梅多食,壞人齒。

柰[2]不可多食,令人臚脹[3]。

林檎[4]不可多食,令人百脉弱。

橘柚多食,令人口爽[5],不知五味。

梨不可多食,令人寒中,金瘡産婦,亦不宜食。

櫻桃、杏多食,傷筋骨。

安石榴不可多食,損人肺。

胡桃不可多食,令人動痰飲。

生棗多食,令人熱渴氣脹寒熱,羸瘦者彌不可食,傷人。

食諸果中毒,治之方:
猪骨燒過,末之,水服方寸匕,亦治馬汗漏脯等毒。

---

[1] 淋瀝寒熱:遷延難愈的寒熱。淋瀝,水滴瀝貌,引申指長時間遷延難愈的疾病。
[2] 柰:水果名,與"林檎"同類二種。鄧珍本作"李"。
[3] 臚脹:腹脹。臚,腹前部。
[4] 林檎:亦作"林禽",水果名,又名花紅、沙果。有時也指蘋果。
[5] 口爽:口味損傷。《廣雅·釋詁四》:"爽,傷也。"《老子》十二章:"五味令人口爽。"

木耳赤色，及仰生[1]者，勿食。

菌仰卷，及赤色者，不可食。

食諸菌遇毒，悶亂欲死方：
人糞汁一升，飲之即活，服諸吐利藥亦佳，服土漿一二升亦可，濃煮大豆汁飲之并解。

食楓樹菌而笑不止，亦以前方治之。

誤食野芋，煩毒欲死。其野芋根，生東人[2]名魁芋[3]，人種三年不收，亦成野芋，并殺人，亦用前方治之。

蜀椒閉口者有毒，誤食之，戟[4]人咽喉，氣欲便絶，或吐下白沫，人體痹冷者，急煮桂汁飲之，多飲冷水一二升，或食蒜，或服地漿，或濃煮豉汁解之。

正月勿食生葱，令人面上起游風。

二月勿食蓼，傷人腎。

三月勿食小蒜，傷人志性。

四月、八月，勿食胡荽，傷人神。

五月勿食韭，令人乏氣力。

六月、七月，勿食茱萸，傷神氣。

八月、九月，勿食薑，傷人神。

十月，勿食椒，損人心，傷血脉。

十一月、十二月，勿食薤，令人多涕唾。

四季勿食生葵，令人飲食不化，發宿病。非但食中，藥丸湯散中亦不可用，宜深慎之。

[1] 仰生：謂向蒂的另一面生長。此爲菌耳類長老將敗的階段。下條"仰卷"同此。
[2] 生東人："生"字誤，當作"山"。
[3] 魁芋：大芋頭。
[4] 戟：刺。

時病差未健,食生菜,手足必腫。

夜食生菜,不利人。

十月,勿食被霜生菜,令人面無光,目澀心痛腰疼,或發心瘧。瘧發時,手足十指爪皆青,困委[1]。

葱韭初生牙[2]者,食之傷人心氣。

飲白酒,食生韭,令人病增。

生葱不可共蜜食之,殺人,獨顆蒜彌忌。

棗合生葱食之,令人病。

生葱和雄雞雉白犬肉食之,令人七竅經年[3]血流。

食糖蜜後四日内食着生葱韭,令人心痛。

夜食諸薑蒜葱等,傷人心。

蕪菁根多食,令人氣脹。

薤不可共牛肉作羹食之,成瘕病。韭亦然。

蓴[4]多食,動痔疾。

野苣不可同蜜食,作内痔。

白苣不可共酪同食,作䘌[5]蟲。

黄瓜食之,發熱病。

葵心不可食,傷人,葉尤冷,黄背赤莖者,勿食之。

---

[1] 困委:即"委困",委頓困乏。

[2] 牙:同"芽"。鄧珍本即作"芽"。

[3] 七竅經年:《千金要方》卷二十六第五作"轂道終身"。

[4] 蓴:同"蒓",一種水生蔬菜,生長於南方水澤中。

[5] 䘌:亦作"䘌",古人所稱一種蝕人肌體致人疾病的隱匿之蟲。其蟲所致之病亦稱"䘌"。

胡荽久食之，令人多忘。

病人不可食胡荽及黄花菜。

芋不可多食，動病。

妊娠婦人食薑，令子餘指[1]。

蓼多食，發心痛。

蓼和生魚噉之，令人奪氣[2]，陰核[3]疼痛。

芥菜不可共兔肉食之，成惡邪病。

小蒜多食，傷人心力。

食蒜或躁方：
濃煮豉汁飲之。

鉤吻與芹菜相似，誤食殺人，解之方：《肘後方》云，與黄荚[4]食芥相似。
薺苨捌兩
右一味，以水六升，煮取二升，去滓，分爲二服。其鉤吻生地，傍無佗[5]草，其莖有毛，以此别之。

菜中有水茛菪，葉圓而光，有毒，誤食之，令人狂亂，狀如中風，或吐血，治之方：
甘草煮汁，服之即解。

凡春秋二時，龍帶精入芹菜中，人偶食之爲病，發時手青，腹滿痛不可忍，蛟龍病方：
服硬糖二三升，日兩度，吐出如蜥蜴三五枚，差。

食苦瓠中毒方：
黍穰煮汁，數服之解。

藊豆，寒熱者不可食之。

[1] 餘指：多指。指正常五指之外多生的贅指，也稱枝指。
[2] 奪氣：脱氣。“奪”爲“脱”古字。《千金要方》卷二十六第三正作“脱”。
[3] 陰核：睾丸。
[4] 黄荚：鄧珍本作“茱萸”，義勝。
[5] 佗：同“它”，亦通“他”。鄧珍本正作“它”。

久食小豆，令人枯燥。

食大豆屑，忌噉猪肉。

大麥久食，令人作癖[1]。

白黍米不可同飴、蜜食，亦不可合葵食之。

蕎麥麪多食之，令人髮落。

鹽多食，傷人肺。

食冷物，冰人齒。食熱物，勿飲冷水。

飲酒食生蒼耳，令人心痛。

夏月大醉汗流，不得冷水洗着身及使扇，即成病。

飲酒，勿灸腹背，大忌，令人腸結。

醉後勿飽食，發寒熱。

飲酒食猪肉，臥秫稻穰中，發黄。

食餳多飲酒，大忌。

凡酒及水，照見人影動者，不可飲之。

醋合酪食之，令人血瘕。

食白米粥，勿食生蒼耳，成走疰。

食甜粥已，食鹽即吐。

犀角筯攪飲食沫出，及澆地墳起者，食之殺人。

[1] 癖：鄧珍本作"⿸疒解"，"⿸疒解"爲"疥"異體。但此字過於冷僻，似以本書"癖"爲是。

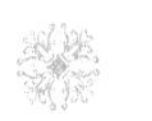

凡飲食中毒煩滿，治之方：

苦參叁兩，切　苦酒壹升半

右二味，煮三沸，三上三下，去滓，服之吐食出，即差，或以水煮亦得。

又方：

犀角湯亦佳。

治貪食，食多不消，心腹堅滿痛方：

鹽壹升　水叁升

右二味，煮令鹽消，分爲三，法當吐出食，便差。

礜石生入腹，破人心肝。當陸以水服[1]，殺人。礜石亦禁水。

葶藶子，傅頭瘡，藥氣入腦殺人。

水銀入人耳，及六畜等，皆死，以金銀著耳邊，水銀則出。

苦楝無子者，殺人。

凡諸毒，多是假[2]毒藥以投之[3]。知時[4]宜煮甘草薺苨汁飲之，通除諸毒藥。

---

[1] 當陸以水服：附箋云"當"字誤，當作"商"。其説不妥，"當陸"乃"商陸"之别名。

[2] 假：借。

[3] 之：鄧珍本作"元"，多本同；《醫宗金鑒》卷二十四作"無"。并屬下。有本將"投元"改作"損元"，但無文本依據。

[4] 知時：謂得知中毒時。若作"無知時"，則指毒物不明時。各有取意。

國子監牒文[1]

國子監

准　監關准　尚書禮部符[2]，准　紹聖[3]元年六月二十五日

勑[4]，中書省、尚書省送到禮部狀，據國子監狀，據翰林醫學本監三學看治任仲言狀。伏覩　本監先准

朝旨，開雕小字《圣惠方》等共五部出賣，并每節鎮各十部，餘州各五部，本處出賣。今有《千金翼方》《金匱要略方》《王氏脉經》《補注本草》[5]《圖經本草》等五件醫書，日用不可闕。本監雖見印賣，皆是大字，醫人往往無錢請買，兼外州軍尤不可得。欲乞開作小字，重行校對出賣，及降外州軍施行。本部看詳，欲依國子監申請事理施行，伏候指揮[6]。六月二十三日奉

聖旨，依奉

敕如右，牒到奉行。　都省前批，六月二十六日未時付禮部施行，仍關合屬去處主者，一依

敕命指揮施行。

紹聖三年六月　日雕。

集慶軍節度推官監國子監書庫向宗恕

承務郎監國子監書庫曾繰

延安府臨真縣令監國子監書庫鄧平

潁州萬壽縣令監國子監書庫郭直卿

宣義郎國子監主簿王仲薿

通直郎國子監丞武騎尉檀宗益

朝散郎守國子監司業上輕車都尉賜緋魚袋趙挺之

朝奉郎守國子監司業兼侍講雲騎尉龔原

治平[7]三年三月十九日

進呈，奉

聖旨鏤板施行。

朝奉郎守太子右贊善大夫同校正醫書騎都尉賜緋魚袋臣高保衡

[1] 國子監牒文：此題原無，係整理者所加。“牒文”即公文。此國子監牒文，爲國子監紹聖三年(1096)同意校正醫書局要求刊印小字本《金匱要略方》等書呈文的批復。以下録文除豎排改横排、行字數不同原本并增加標點外，挪擡(敬詞前空格)、平擡(敬詞换行頂格書寫)、退格(表示謙讓)等排版格式悉依吴遷抄本原式。

[2] 符：通知。上對下告知。

[3] 紹聖：宋哲宗趙煦的第二個年號，爲1094—1098年。

[4] 勑：同“敕”。上對下的指令。

[5] 《補注本草》：即《嘉祐本草》。

[6] 指揮：命令。

[7] 治平：宋英宗趙曙的年號，爲1064—1067年。

朝奉郎守尚書都官員外郎同校正醫書騎都尉臣孫奇

朝奉郎守尚書司封郎中充秘閣校理判登聞檢院上護軍賜緋魚袋臣林億

龍圖閣直學士朝散大夫守尚書工部侍郎兼侍講知審刑院事兼判少府監提舉醴泉觀兼提舉校正醫書上柱國彭城縣開國公食邑二千二百户食實封二百户賜紫金魚袋臣錢象先

吴遷跋[1]

《金匱要略》,誠醫家之要書也,然學者漫不之顧,少有蓄之者。今得祝先生均實所藏古本,老眼雖昏,勉强録之。洪武二十八年[2]歲次乙亥秋八月三日甲子寫,至二十五日丙戌而成,時年七十三。吴遷景長識。

九月十一日帙[3]

[1] 吴遷跋：此題原無,係整理者所加。跋,後序。

[2] 洪武二十八年：1395年。洪武,明太祖朱元璋年號,爲1368—1398年。

[3] 帙：書的函套。此作動詞,指裝訂成帙。

附一　敦煌脉書文獻殘卷 S. 202 校注

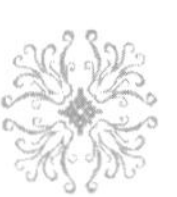

校注説明

S. 202,是敦煌藏經洞所出與醫經相關的中醫文獻殘卷。今藏英國大不列顛圖書館。該卷子是英籍匈牙利人斯坦因(Mare Aurel Stein,1862—1943)騙購去的敦煌珍貴文物之一。S. 202中的"S",即是斯坦因名字的首字母。S. 202爲卷子本,該卷子高27.7厘米,長193厘米,現存103行文字,每行22字到24字不等,烏絲欄,墨筆楷書抄寫,雖首尾皆殘缺,無書名和標題,但書式整飭,書寫端正清秀,應是中原抄成流傳至敦煌的文書,有可能是官方教本。其内容爲脉診文獻,相應内容可見於《傷寒論》卷一《辨脉法第一》,亦見於《金匱玉函經》卷二《辨脉第二》。

S. 202較早得以公佈。自20世紀50年代始,中國學者普遍將其視稱爲"傷寒論辨脉法"(或用含義相同、相似的其他稱名),日本學者三木榮、宫下三郎等考證認爲S. 202應是《金匱玉函經》殘卷。沈澍農考證確認該卷子當屬古本《金匱玉函經》殘卷,又據卷子中的隱在避諱,考訂該卷子抄成於唐代[1]。參見上卷。

該文獻與清康熙年間陳世傑刊本《金匱玉函經》相似度很高,是《金匱玉函經》陳世傑刊本之外最長篇幅的别本。二者可以相互印證,具有珍貴的歷史價值。因而將該綴合文獻做校注,附列於本書。

本文校録以英藏卷子高清本爲底本,國際絲路網站(IDP)公佈的英藏卷子與此一致。

以下校録,主體上尊重原件用字。原件中的通假字、訛誤字,隨文注明於"[ ]"中(但一些顯見的俗字,則徑改爲通行的繁體字),必要時另加校注;原件殘缺、可據傳世文獻補正的文字,補於"【】"中;原件中殘缺或難以辨識的字,以"□"代之,字數不明者,以"▨"標示之。

校本以《金匱玉函經》(簡稱"玉函")及趙開美本《傷寒論》(簡稱"趙本")、成無己《注解傷寒論》(簡稱"成本")爲主。校勘採用詳校式,即所有差異點皆予校出。

原卷抄寫時有分段,本校録按原分段,同時參考玉函、趙本的分段,重行分段與分條,不出校語説明。

原卷的行數以阿拉伯數字下角標標注於各行行首。

校注混合編碼,正文中用加"[ ]"的阿拉伯數上角標標注於被注内容的右上角,校注内容置於當頁的頁脚。

【校録】

$_1$其[2]脉自[3]【沉而遲】[4],不能食,身體重,大$_2$便反堅[5],名曰陰結[6],期十四日當劇。

---

[1] 參見本叢書上卷相關章節,以及沈澍農論文:S. 202:《金匱玉函經》的古傳本[J]. 敦煌研究,2018(4):89-99;敦煌卷子S. 202中兩個重要的隱在避諱[J]. 南京中醫藥大學學報(社會科學版),2019(3):175-180.

[2] 其:原文缺前面部分,玉函爲:"問曰,脉有陰陽,何謂也?答曰,脉大爲陽、浮爲陽、數爲陽、動爲陽、滑爲陽;沉爲陰、澀爲陰、弱爲陰、弦爲陰、微爲陰。陰病見陽脉者生,陽病見陰脉者死。問曰,脉有陽結、陰結者,何以别之?答曰,其脉自浮而數,能食,不大便,名曰陽結。期十七日當劇。"趙本、成本基本相同。

[3] 自:玉函有,趙本、成本無。按上缺部分"其脉自浮而數"句趙本、成本亦無"自"字。

[4] 沉而遲:原殘,據玉函、趙本、成本補。

[5] 堅:玉函同,趙本、成本作"鞕",趙本下有小字注:"音硬,下同。""鞕"爲"堅"避諱改字。

[6] 陰結:趙本、成本此二字後有"也"字。

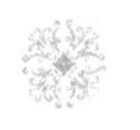

$_{3}$問曰：病有洗沂[淅][1]惡寒而後反發熱[2]者何[3]？答曰：陰脉不足，陽【往】[4]$_{4}$從之。陽脉不足，陰往乘之。何謂[5]陽不足？答曰：假令陽微[6]，【爲】[7]$_{5}$陽不足[8]，陰氣入則$^{\vee}$陽[陽則]惡寒[9]。何謂[10]陰不足？答曰：尺脉[11]弱爲[12]【陰】[13]$_{6}$不足。陽氣下流[14]入陰中，則發熱[15]。

$_{7}$脉陽浮，陰濡[濡→軟]而弱[16]，=[弱][17]則血=虛=[血虛，血虛]則傷筋[18]。

其脉沉[19]，營氣微[20]。【其】[21]$_{8}$脉浮，則汗出如流珠，衛氣衰[22]。營氣微[23]，加燒針，【血】留[24]【不行，更發】$_{9}$熱而躁煩[25]。

脉藹=[26][藹]如車之盖[27]，名曰陽結[28]。

累=[29][累]如順[30]長竿[31]，名曰陰$_{10}$結[32]。

---

[1] 洗沂：同"洗淅""洒淅"等，惡寒貌。沂，常例當作"泝"，古醫籍中同"淅"。玉函、成本作"灑淅"，趙本作"洒淅"。

[2] 而後反發熱：玉函、趙本、成本均作"而復發熱"。

[3] 何：玉函作"何也"。

[4] 往：原殘，據玉函、趙本、成本補。

[5] 何謂：趙本、成本此二字前多"曰"字。

[6] 陽微：玉函、趙本、成本作"寸口脉微"。按：後文以"尺脉弱"答"陰不足"，此處當以"寸口脉微(或'弱')"答"陽不足"；但脉法中寸口爲陽，尺脉爲陰，"陽"與"寸口"同義，故古本或錯綜行文。

[7] 爲：原殘，據玉函及下句對應句式補。趙本、成本作"名曰"。

[8] 爲陽不足：爲，原缺，據玉函本補。成本和趙本作"名曰陽不足"。

[9] 陰氣入陽則惡寒：玉函作"陰氣上入陽中則灑淅惡寒"，趙本、成本均作"陰氣上入陽中則洒淅惡寒也"。

[10] 何謂：趙本、成本此二字前多"曰"字。

[11] 尺脉：成本此二字上有"假令"二字。

[12] 爲：趙本、成本作"名曰"。

[13] 陰：原殘，據玉函、趙本、成本補。

[14] 流：玉函、趙本、成本作"陷"。義長。

[15] 發熱：趙本、成本此二字下有"也"字。

[16] 脉陽浮陰濡而弱：玉函、趙本、成本作"陽脉浮、陰脉弱者"。趙本"浮"下有小字"一作微"。

[17] =弱：玉函、趙本、成本作"者"，屬上。按下句頂針格例，作"弱"爲長。

[18] 傷筋：玉函作"筋急"，趙本、成本作"筋急也"。今本義勝。

[19] 其脉沉：玉函、趙本、成本"沉"下有"者"字。

[20] 營氣微：玉函作"營氣微也"，趙本、成本作"榮氣微也"。按：中醫營衛之"營"本當作"榮"，通作"營"。但后世多作"營"。

[21] 其：原殘，據玉函、趙本、成本補。

[22] 則汗出如流珠衛氣衰：玉函、趙本、成本作"而汗出如流珠者，衛氣衰也"。

[23] 營氣微：趙本、成本作"榮氣微者"。

[24] 血留：原脱"血"字，後蝕損四字。據玉函、趙本補足；趙本、成本"血"前有"則"字，成本"留"作"流"。"留"字義勝，指榮血留滯不行。

[25] 躁煩：趙本、成本作"躁煩也"，玉函作"燥煩也"，當作"躁"。

[26] 藹=：旺盛。《廣雅·釋訓》："藹藹，盛也。"

[27] 之盖：玉函、趙本、成本作"蓋者"。

[28] 陽結：玉函、趙本、成本"陽結"下有"也"，趙本此句後有小字注"一云秋脉"。

[29] 累=：連貫成串的樣子。玉函、趙本、成本"累="上有"脉"，以下共五句同此，句首皆有"脉"字。

[30] 順：玉函、趙本、成本作"循"，是。"循"通"揗"，《説文·手部》："揗，摩也。"古書"揗"每通作"循"。疑卷子本古抄者見"循"字，誤以爲是避梁太祖蕭順之之諱的改字，因而回改爲"順"。

[31] 長竿：玉函、趙本、成本此二字下有"者"字。

[32] 陰結：玉函、趙本、成本此二字下有"也"，趙本此句後有小字注"一云夏脉"。

囁=[囁]如吹榆莢，名曰數[1]。

瞥=[2][瞥]如羹上肥者，陽氣微[3]。

縈=[4][縈]如蜘$_{11}$蛛糸[5][絲]者，陽氣衰[6]。

綿=[7][綿]如洓[8][漆]之絶者，亡其血[9]。

$_{12}$脉來緩，時一止，復來[10]，名曰結。$_{13}$脉來時數[11][數，時]一止[12]，名曰促[13]。$_{14}$脉陽盛即[14]促，陰盛即緩[15]，病[16]。

陰陽相薄[搏][17]，名曰動。陽動即汗出，$_{15}$陰動即發熱。形冷而寒[18]，此爲進[19]。數[20]脉見於關上，無[21]頭尾，大$_{16}$如大豆[22]，厥=[厥]動摇[23]，名爲動[24]。

脉浮大濡[濡→輭]，陰浮與陽同等，故名$_{17}$之爲緩[25]。

夫脉浮緊，名爲弦[26]。$_{18}$脉緊者，如轉索無常[27]。$_{19}$脉弦[28]，狀如弓弦，案[按]之不移[29]。

---

[1] 囁=如吹榆莢名曰數：趙本、成本無此句。玉函作"聶聶如吹榆莢者，名曰散"。聶聶，輕動貌。《素問・平人氣象論》有"厭厭聶聶如落榆莢曰肺平"句，《難經・十五難》作"氣來厭厭聶聶如循榆葉曰平"。按：《集韻・葉韻》："聶，木葉動皃。"又："㯎，㯎㯎，動皃。或從三耳。"即作"㵨"。按當從木旁。《説文・木部》："枽，木葉搖白也。""囁"爲"聶"分化字，然本句中當作"枽"。又"數"字，當從玉函作"散"。脉輕動，當偏於"散"，而非"數"。

[2] 瞥=：同"潎潎"。漂浮不定貌。《廣韻・薛韻》："潎，漂潎。"

[3] 微：趙本、成本作"微也"，玉函作"脱也"。此句形容脉象飄浮不定之貌，是陽氣微弱之證，并非陽脱，卷子本義勝。

[4] 縈=：纏繞。

[5] 糸：同"絲"。玉函、趙本、成本即作"絲"。

[6] 陽氣衰：玉函、趙本、成本"陽氣衰"下有"也"。趙本此句下有小字注"一云陰氣"。

[7] 綿=：謂傾出之漆細長連綿不斷。成無己注："綿綿者，連綿而軟也。"

[8] 洓："漆"的俗字。玉函、趙本、成本作"瀉漆"。成無己注："如瀉漆之絶者，前大而後細也。"

[9] 亡其血：玉函、趙本、成本"亡其血"下有"也"字。

[10] 復來：趙本、成本作"復來者"。

[11] 時數：當據玉函、趙本、成本乙轉作"數，時"。

[12] 一止：玉函此句下有"復來"，趙本、成本下有"復來者"。

[13] 名曰促：趙本此句下有小字注"一作縱"。

[14] 即：玉函、趙本、成本作"則"，下同。

[15] 緩：玉函、趙本、成本作"結"。與上文合，可從。

[16] 病：玉函、趙本、成本作"此皆病脉"。

[17] 薄：迫近，引申指纏結。此義後世多作"搏"。玉函即作"搏"，趙本字形近之（右上從"亩"。古書"甫"聲之字多作此形）。成本作"摶"，"摶"爲"團"的動詞形，或以爲是。但"摶"通常用於有外力的捏聚成團，醫籍中語境多不相似。且成本他處亦多作"搏"（右上從"亩"）。故本書不取"摶"之釋。

[18] 而寒：玉函、趙本、成本作"惡寒者"，較優。

[19] 此爲進：玉函、趙本、成本作"此三焦傷也"。

[20] 數：玉函、趙本、成本此字上有"若"字。

[21] 無：玉函、趙本、成本此字上均有"上下"二字。

[22] 大如大豆：玉函、趙本、成本作"如豆大"。

[23] 動摇：玉函、趙本、成本此二字下有"者"字。

[24] 名爲動：玉函、趙本、成本作"名曰動也"。

[25] 脉浮……爲緩：玉函、趙本、成本作"陽脉浮大而濡，陰脉浮大而濡，陰脉與陽脉同等者，名曰緩也。"（第三句玉函作"陰與陽同等者"）張隱庵曰："緩者，和緩舒徐，不數不動，不結不足，非不及四至之謂也。"可參考。

[26] 夫脉浮緊名爲弦：玉函、趙本、成本作"脉浮而緊者，名曰弦也"。

[27] 脉緊者如轉索無常：玉函、趙本、成本此句在"脉弦狀如弓弦案（玉函作'按'，後文同）之不移"句之後。緊，趙本作"陰"。常，玉函、趙本、成本此下有"也"字。

[28] 脉弦：趙本、成本作"弦者"。

[29] 移：玉函、趙本、成本此句下有"也"字。

20脉弦而大，弦即[1]爲藏[2]，大即爲茎[3][芤]，藏[4][藏]即爲寒，茎[芤]即爲虛，寒茎[5][虛]21相薄[搏][6]，脉即爲革[7]，婦人即半産而[8]漏下，男子即亡血【失精】[9]。

問曰：病有22戰而汗出，囙[因][10]得解者何[11]？答曰：脉浮而緊[12]，案[按]之反茎[芤]，此爲本虛，23故當戰[13]而汗出[14]。其人本虛，是以發戰。其脉反浮[15]，故當汗出乃24解[16]。若脉浮數[17]，案[按]之不茎[芤]，此人本【不】虛[18]，若欲自解，但汗出耳，不25發戰[19]也。

26問曰：病有不戰溲[復]不汗出[20][而汗出]而[21]解者何[22]？答曰：其[23]脉大浮而數[24]，故27知汗出而解[25]。

28問曰：病有不戰溲[26][復]不汗出[27]而解者何[28]？答曰：其脉自微弦[29]，此曾29以[30]發汗、若[31]吐、若下、若亡血，無[32]津液，陰陽自和[33]，自愈[34]，故不戰不30汗出[35]而解[36]。

---

[1] 即：諸本作"則"，此段下同。

[2] 藏：玉函、趙本、成本作"減"，後同。按：《集韻・唐韻》："藏，艸名。似薍。"又《集韻・換韻》："薍，小蒜根曰薍子。"下句"茎"同"芤"，爲葱；本句"藏"屬蒜類，似可取。

[3] 茎：同"芤"。玉函、趙本、成本并作"芤"，從改。後同。

[4] 藏：玉函、趙本、成本作"減"。

[5] 寒茎：即"寒芤"。玉函、趙本、成本并作"寒虛"，合文例，可從。

[6] 薄：玉函、趙本、成本作"搏"（或"摶"。俗寫不分明）。從改爲"搏"。

[7] 脉即爲革：玉函同；趙本、成本并作"此名爲革"。據前文釋脉文例，"此名爲革"義勝。

[8] 而：玉函、趙本、成本無。

[9] 失精：二字原脱。據玉函、趙本、成本補。

[10] 囙：同"因"。玉函作"自"。作"自"義長，"自得解"者，謂自行消解。

[11] 何：玉函、趙本、成本作"何也"。按：此下問"何"，皆指脉象及相應機理。

[12] 脉浮而緊：玉函此句上有"其"字。

[13] 戰：寒戰。自覺寒冷，且軀體震顫。

[14] 汗出：玉函、趙本、成本"出"下有"也"字。

[15] 其脉反浮：玉函、趙本、成本并作"以脉浮"。二説皆提示尚屬表證，故能"戰而汗出"乃解。

[16] 乃解：玉函、趙本、成本作"而解也"。

[17] 浮數：玉函、趙本、成本并作"浮而數"。

[18] 本虛：玉函、趙本、成本并作"本不虛"（玉函無此上"人"字），據補"不"字。

[19] 不發戰：玉函"不發戰"上有"即"字。

[20] 溲不汗出而：此説與下句不合。玉函、趙本、成本作"而汗出"。按：上條主問戰而汗出，下條主問不戰又不汗出，本條則主問不戰而汗出，故當從傳世本。本條涉下條而誤。

[21] 而：玉函、趙本、成本無。

[22] 何：玉函、趙本、成本作"何也"。

[23] 其：趙本、成本無。

[24] 大浮而數：玉函、趙本、成本作"大而浮數"。

[25] 知汗出而解：趙本、成本作"知不戰汗出而解也"，玉函作"不戰汗出而解也"。

[26] 溲：趙本、成本無。

[27] 出：玉函本無此字。

[28] 何：玉函、趙本、成本作"何也"。

[29] 弦：玉函、趙本、成本無此字。

[30] 此曾以：玉函、趙本作"此以曾"。成本作"此以曾經"。

[31] 若：或。下同。

[32] 無：此字前玉函有"内"字；趙本、成本有"以内"二字。

[33] 陰陽自和：趙本、成本四字上有"此"字。

[34] 自愈：玉函、趙本、成本均作"必自愈"。可從。

[35] 出：玉函無。

[36] 解：玉函、趙本、成本此字下有"也"字。

問曰：傷寒三日，其[1]脉浮數而微，人涼身[身涼]和【者】何[2]?$_{31}$答曰：是爲欲解[3]，=[解]以夜半[4]。浮[5]而解者，濈然而汗出[6]。數[7]而解者，必$_{32}$能食[8]。微[9]而解者，而大汗出[10]。

問曰：脉病[11]欲知愈不[12]，何以别$_{33}$之？答曰：寸口、關上、尺中三處，大小、浮沉、遅[遲]疾[13]同等[等]。雖有寒熱不解【者】[14]，$_{34}$脉陰陽爲平，當劇今愈[15]。

問[師]曰[16]：立夏得浮[17][洪]大脉，是其位[18]，其人$_{35}$病身體苦瘀[疼]痛重[19]，發其汗者[20]，明[明]日身不疼不重痛[21]者，不湏[須]$_{36}$發其[22]汗；=[汗]馬=[帇帇→漐漐]自出[23]，明[明]日解矣[24]。

問[25]：病者何時發病[26]？假[27]令夜半$_{37}$得病者，旦日[28]=[日]中愈；日中發病[29]，夜半愈。何以言之？立夏脉浮，是$_{38}$其時脉，故使然，四時相救[30]。所以言[31]日中得[32]夜半愈者，陽得陰$_{39}$

---

[1] 其：趙本、成本無此字。

[2] 人涼身和者何：玉函作"病人身自涼和者何也"；趙本、成本作"病人身涼和者何也"。據將"涼身"倒作"身涼"，并補"者"字。

[3] 是爲欲解：玉函、趙本、成本作"此爲欲解也"。

[4] =以夜半：成無己注"陽生於子也"。

[5] 浮：玉函、趙本、成本此字前有"脉"字。

[6] 濈然而汗出：玉函作"濈然而汗出也"，趙本、成本作"濈然汗出也"。

[7] 數：玉函、趙本、成本此字前有"脉"字。

[8] 必能食：玉函、趙本、成本此句下有"也"字。

[9] 微：玉函、趙本、成本此字前有"脉"字。

[10] 而大汗出：玉函、趙本、成本作"必大汗出也"。

[11] 脉病：玉函和趙本同，成本作"病脉"。"脉病"即診病之意，"脉"用爲動詞。成本誤。

[12] 愈不：玉函作"愈未愈"，趙本、成本作"愈未愈者"。

[13] 疾：玉函、趙本、成本作"數"。

[14] 雖有寒熱不解：玉函、趙本、成本此句下有"者"，從補。

[15] 脉陰……今愈：玉函、趙本、成本作"此脉陰陽爲和平，雖劇當愈"。

[16] 問曰：本條非提問，玉函、趙本并作"師曰"，從改。成本無此二字。

[17] 浮：玉函、趙本、成本并作"洪"。趙本下注："一作浮。"

[18] 是其位：玉函、趙本、成本并作"是其本位"。

[19] 瘀痛重：玉函、趙本、成本并作"疼重者"。按：下句敦煌本作"不疼不重痛"，而玉函、趙本、成本皆作"不疼不重"。"瘀"非傷寒主證，"痛"與"疼"相重，綜此，當以傳世本"疼重"、對句作"不疼不重"爲佳。

[20] 發其汗者：玉函、趙本、成本并作"須發其汗"。

[21] 明日……痛者：玉函、趙本、成本作"若明日身不疼不重者"，無"痛"字。校語見上。

[22] 其：玉函、趙本、成本無。

[23] =馬=自出：玉函、趙本、成本作"若汗濈濈然自出者(趙本、成本無'然')"。馬=，爲"帇帇"形誤。"帇"同"縶"。此"帇帇"通"漐漐"。汗出貌。玉函、趙本、成本作"濈濈"。"漐"與"濈"同韻通用。

[24] 明日解矣：玉函、趙本、成本作"明日便解矣"。三本下接"何以言之……四時相救"一句，本書錯簡在下條(第37行)"夜半愈"之下。

[25] 問：玉函、成本作"問曰"。

[26] 病者何時發病：玉函、趙本、成本作"凡病欲知何時得，何時愈"。

[27] 假：玉函、趙本、成本此句前有"答曰"二字。

[28] 旦日：玉函無此二字；趙本、成本作"明日"。下"旦日"仿此。

[29] 發病：成本作"得病"。玉函、趙本作"得病者"。

[30] 何以言之……四時相救：玉函、趙本、成本在第36行"解矣"之後，可從。此句是對前文"立夏得浮大脉"句的答語。成本作"立夏得洪大脉"；玉函、趙本作"立夏脉洪大"，但玉函附小字注："一本作浮大。""故使然"，玉函、趙本、成本此句下有"也"。"四時相救"，玉函、趙本、成本作"四時倣此"。

[31] 所以言：玉函、趙本、成本作"何以言之"。

[32] 得：玉函、趙本、成本作"得病"。

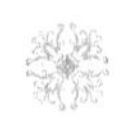

解[1]；夜半得，旦日＝[日]中愈者[2]，何以言之[3]？陰得陽則解矣[4]。

$_{40}$寸[5]口脉，浮[6]在表，沉在裏，數在府[腑]，遅[遲]在藏[臟]。今脉遅[7][遲]，此爲在藏[臟][8]。$_{41}$趺陽脉浮而澁[澀]，少陰如經，其病在脾，法當下利。何以知之？脉$_{42}$浮而大[9]，氣實血虚[10]。趺[11]陽脉浮而澁[澀]，故知脾氣不足，【胃】[12]氣虚也。$_{43}$少陰脉弦沉[13]，纔見，爲調[14]，故稱如經[15]。而反滑數者[16]，故知當溺[17]$_{44}$膿也。

寸口脉浮緊[18]，浮即[19]爲風，緊則爲寒；風即傷衛，寒$_{45}$即傷榮[20]；＝[榮]衛俱病，骨節疼煩[21]，當發其汗[22]。

趺陽脉遅[遲]而緩，$_{46}$胃氣如經[23]。趺陽脉浮而數，浮則傷胃，數則動脾。此非本病，$_{47}$醫將[24]下之所爲[25]。榮衛内陷，其數先微，脉反但浮，其人必堅[26]，氣噫$_{48}$而除[27]。何以言之？本數脉動脾[28]，其數先微，故知脾氣而[不]治[29]，大便而$_{49}$堅[30]，氣噫而除。浮脉反微數[31]，【邪】氣[32]獨留

[1] 陽得陰解：玉函、趙本、成本作“以陽得陰則解也”，與後句“陰得陽則解矣”相應。
[2] 夜半……愈者：趙本、成本均作“夜半得病明日日中愈者”，玉函作“夜半得病日中愈者”。
[3] 何以言之：玉函、趙本、成本均無。此四字語義不屬，當爲衍文。
[4] 陰得陽則解矣：玉函、趙本、成本作“以陰得陽則解也”。
[5] 寸：玉函此字上有“夫”字。
[6] 浮：趙本、成本此字後有“爲”。後“沉”“數”“遅”同此。
[7] 今脉遅：玉函、趙本、成本作“假令脉遲”。“今”義長。
[8] 藏：趙本、成本此下有“也”字。
[9] 脉浮而大：玉函作“脉浮而大者”，趙本、成本作“若脉浮大者”。
[10] 虚：玉函、趙本、成本此字下有“也”字，義長。
[11] 趺：玉函、趙本、成本此字前有“今”字，義長。
[12] 胃：原脱，據玉函、趙本、成本補。
[13] 少陰脉弦沉：玉函、趙本、成本作“以少陰脉弦而浮”，趙本此句下小字注“一作沉”。“弦沉”者，弦屬肝木，沉屬腎水，腎水涵肝木，故云“調脉”。“弦而浮”者，弦屬肝木，浮屬肺金，少陰脉見此，是肺金能生腎水，間接養肝，故云“調脉”。前者簡潔明瞭，似可從。
[14] 爲調：玉函、趙本、成本作“此爲調脉”。
[15] 故稱如經：趙本、成本此句下有“也”字。
[16] 而反滑數者：玉函同；趙本、成本作“若反滑而數者”。
[17] 溺：玉函同；趙本、成本作“屎”，趙本此句下有小字注“玉函作溺”。前者義勝。蓋腎與膀胱爲表裏，今少陰脉滑數者，是下焦膀胱濕熱，結合臨床實際理當尿膿。
[18] 浮緊：玉函、趙本、成本作“浮而緊”。
[19] 即：本句與下三句中的“即”，玉函皆同；趙本、成本皆作“則”。
[20] 榮：趙本、成本同，玉函作“營”，後同。此義本作“榮”，後世多借爲“營”。
[21] 疼煩：玉函、趙本、成本作“煩疼”。
[22] 汗：玉函、趙本、成本此字下有“也”字。
[23] 經：玉函、趙本、成本此字下有“也”字。
[24] 將：玉函、趙本、成本作“特”。特，義同“却”，義長。
[25] 爲：玉函、趙本、成本此字下有“也”字。
[26] 必堅：玉函作“必大便堅”；趙本、成本作“必大便鞕”。
[27] 氣噫而除：噯氣後覺得舒暢。噫（ǎi 矮），胃氣上逆。後世作“噯”。
[28] 本數脉動脾：玉函作“脾脉本緩，今數脉動脾”。趙本、成本作“本以數脉動脾”。
[29] 脾氣而治：玉函、趙本、成本作“脾氣不治”，義長。
[30] 大便而堅：玉函作“大便堅”；趙本、成本作“大便鞕”。
[31] 浮脉反微數：玉函、趙本、成本作“今脉反浮，其數改微”。
[32] 氣：玉函、趙本、成本作“邪氣”。從補。

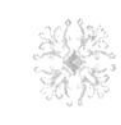

[留],心中則飢[1],耶[邪]熱煞[殺]穀[2],朝$_{50}$暮發温[3],數脉當遲[遲]緩,脉曰[因]前度數如前[4],病者則肥[飢][5],數脉$_{51}$不時,則生惡創[6][瘡]。

$_{52}$師曰:一日脉一病人,其脉微而澁[澀]者[7],此爲醫所病也。大發其汗,$_{53}$若[8]數大下之,若[9]其人亡血,病當惡寒而發熱[10],無休止時。五[11]月$_{54}$盛熱,欲着複衣[12];冬月盛寒,欲裸出身[13]。所以然者,陽微即[14]惡$_{55}$寒,陰弱即發熱。醫數發汗[15],使[16]陽氣微;又大下之,今[令][17]陰氣$_{56}$弱。五月之時,陽氣在表,胃中虚冷,陽微不能勝之[18],故欲着$_{57}$衣[19];十【一】月[20]之時,陽氣在裹,胃中煩熱,陰氣弱不能勝之[21],故$_{58}$欲裸身[22]。又陰脉溲[23][復]遅[遲]澁[澀],故知亡血[24]。

脉浮而大,心下反堅[25],有熱,$_{59}$属[屬]蔵[藏][26],攻之,不令微汗[27];屬[屬]府[28],溲[溲]數即堅[29]。汗多即愈[30],少汗溲[溲]難[31]。$_{60}$遅[遲],尚未可取[32]。

趺脉微澁[澀][33],少陰反堅,微即下逆,【澁】[34]則躁煩。少陰$_{61}$緊[35]者,溲[溲][36]即爲難。汗

---

[1] 飢:趙本同;玉函、成本作"饑"。飢爲腹餓,饑爲年荒,但是二字也常混用。

[2] 耶熱煞穀:即"邪熱殺穀"。"殺穀",玉函、趙本、成本作"不殺穀"。似當從敦煌本,邪熱殺穀乃飢。

[3] 朝暮發温:玉函、趙本、成本作"潮熱發渴"。"温"當作"渴","曷""昷"二旁俗書形近相亂。

[4] 脉曰前度數如前:玉函、趙本、成本作"脉因前後度數如法"。

[5] 肥:玉函、成本作"饑",趙本作"飢"。"肥"當是"肌"之訛,"肌"又當作"飢"。

[6] 創:"瘡"古字。玉函、趙本、成本均作"瘡",從改。玉函、趙本、成本此字下有"也"字。

[7] 一日……澁者:玉函、趙本、成本作"病人脉微而澁者(趙本、成本'澁'作'濇')"。

[8] 若:或。玉函、趙本、成本作"又"。

[9] 若:玉函、趙本、成本無。

[10] 而發熱:趙本、成本均作"後乃發熱"。

[11] 五:玉函、趙本、成本作"夏",與對句"冬月"相應。是。

[12] 欲着複衣:玉函作"而欲着複衣"。複衣,夾衣。

[13] 欲裸出身:玉函作"而欲裸其體";趙本、成本作"欲裸其身"。

[14] 即:玉函同,趙本、成本作"則",下同。

[15] 醫數發汗:玉函作"醫發其汗",趙本、成本作"此醫發其汗"。

[16] 使:玉函、趙本同,成本作"令"。字異義同。

[17] 今:玉函、趙本、成本作"令",是。

[18] 陽微不能勝之:玉函作"内以陽微不能勝冷",趙本、成本作"以陽氣内微不能勝冷"。

[19] 衣:玉函、趙本、成本作"複衣"。

[20] 十月:玉函、趙本、成本作"十一月",據補。按前以"五月"對應"夏月",則此當以"十一月"對應"冬月"。

[21] 陰氣弱不能勝之:玉函作"内以陰弱不能勝熱",趙本、成本作"以陰氣内弱不能勝熱"。

[22] 裸身:玉函作"裸其體";趙本、成本作"裸其身"。

[23] 溲:玉函、趙本、成本均無此字。

[24] 亡血:玉函、趙本作"亡血也";成本作"血亡也"。

[25] 堅:玉函同;趙本、成本作"鞕"。

[26] 屬蔵:玉函、趙本、成本作"屬藏者"。

[27] 微汗:玉函、趙本、成本作"發汗"。

[28] 屬府:玉函、趙本、成本作"屬府者"。

[29] 溲數即堅:玉函作"不令溲數,溲數則便堅";趙本、成本作"不令溲數,溲數則大便鞕"。"溲"當作"溲"。據上文"不令微(發)汗"文例,當有"不令溲數"句,而"溲數則"句反似旁注衍入正文。

[30] 即愈:玉函、趙本、成本作"則熱愈"。

[31] 少汗溲難:玉函作"汗少即便難";趙本、成本作"汗少則便難"。據前句例,"溲"當爲"溲","溲"與今本"便"義近。

[32] 遅尚未可取:玉函、趙本、成本作"脉遲尚未可攻"。"取"即指"攻"。

[33] 趺脉微澁:玉函作"趺陽脉數微濇",義長。

[34] 澁:原卷無,玉函此處有"濇"字,據補,復依敦煌本字例改爲"澁(澀)"。

[35] 緊:玉函作"堅"。前句云"少陰反堅",本句似當作"堅"。

[36] 溲:玉函作"便"。下"溲"字同。據上條例,本句與後句二"溲"字并當爲"溲"。

出在頭，穀氣爲下，溲[溲]難者愈[1]。微溏，不令$_{62}$汗出，甚者遂不得便，煩逆，鼻鳴，上竭下虚，不得溲[復]通[2]。

脉浮$_{63}$而洪，軀反如沾濡[濡]而不休[3]，水漿不下，形軆[4][體]不仁，乍理乍乱[亂][5]，此爲$_{64}$命絶[6]。

未知何蔵[藏]受寒[7]？汗[8]出髮潤，喘而不休[9]，此爲肺絶[10]。陽反$_{65}$獨留[留][11]，形體如咽[咽→烟]【熏】[12]，直視摇頭[13]，此爲心絶[14]。脣[唇]吻反青，四支縶[絷]習[15]，此$_{66}$爲肝絶[16]。還[環][17]口黎[黧][18]黑，柔汗[19]發黄[20]，此爲脾絶。溲[溲]便狂語[21]，目反直視[22]，$_{67}$此爲腎絶。

未知何蔵[藏]前絶[23]。陽[24]氣前絶[25]，【陰氣後竭】，其死必青[26]。陰氣前$_{68}$絶，陽氣後絶

[1] 愈：玉函作"令"，屬下。

[2] 通：玉函本作"還"。按：本條"趺微澀……不得溲通"，趙本、成本并無。

[3] 軀反……不休：玉函作"軀汗如油，喘而不休"；趙本、成本作"身汗如油，喘而不休"。"油""休"押韻，可從。"汗"音近而誤作"反"，"油"壞字誤作"沾"，"濡"爲"喘"字俗訛（後文即有"喘而不休"句），傳世本較優。

[4] 形軆：同"形體"。玉函、趙本同作"形體"，成本作"體形"。

[5] 乍理乍亂：玉函、趙本、成本并作"乍静乍亂"。按："亂"的反義詞通常是"治"，而"理""静"均和"治"構成近義關係，"理"和"静"都是避唐高宗之諱"治"而改。

[6] 命絶：趙本、成本此句下有"也"字。

[7] 未知何蔵受寒：玉函作"未知何藏先受其災"，趙本、成本同玉函，僅前多"又"字。

[8] 汗：玉函、趙本、成本此字前有"若"字。

[9] 喘而不休：玉函同，趙本、成本作"喘不休者"。

[10] 肺絶：玉函同；趙本、成本作"肺先絶也"。按：本段首句發問句，傳世三本皆有"先"字，S. 202 無；答句本條"肺絶"，玉函同，趙本、成本作"肺先絶"；以下四藏，S. 202、玉函、趙本、成本皆作"×絶"，無"先"字。而敦煌卷子 P. 3287 本段一問五答，皆有"先"字。有"先"字是本條古貌，S. 202 無"先"字，係避南朝陳高祖武皇帝陳霸先之諱；傳世三本中，玉函首句有"先"，趙本、成本首二句有"先"，當出於後人回改。參見本書敦煌卷子 ДX. 00613+P. 3287 校録。

按，卷子 P. 3278 相關段落爲："問曰，上脉狀如此，未知何藏先受其災？·答曰：若汗出髮潤，喘而不休者，肺先絶也。·身如烟薰、直視摇頭者，心先絶也。·唇吻反出色青、四支絷習者，肝先絶也。·還口梨黑、糅汗發黄者，脾先絶也。·溲便遺失、狂言、目皮反直視者，腎先絶也。"

[11] 陽反獨留：玉函、趙本、成本同。敦煌卷子 P. 3287 無此四字。按上下文通例，各藏皆爲兩句病證描述語，故此四字當爲衍文。

[12] 如咽：玉函、趙本、成本作"如煙熏"。義勝。據以校補。

[13] 直視摇頭：趙本、成本此句下有"者"字。

[14] 此爲心絶：趙本作"此爲心絶也"，成本作"此心絶也"。

[15] 縶習：同"絷習"。玉函、趙本、成本并作"絷習"；趙本、成本二字後有"者"字。絷（縶）習，手足顫摇振動之貌。

[16] 此爲肝絶：趙本、成本此句後有"也"，下"脾絶""腎絶"句同。

[17] 還：同"環"。玉函、趙本、成本作"環"。

[18] 黎：同"黧"。玉函、趙本、成本作"黧"。黧，黑色。

[19] 柔汗：成無己釋："柔汗，冷汗也。"

[20] 發黄：趙本、成本二字後有"者"字。

[21] 溲便狂語：玉函作"溲便遺失狂語"，趙本、成本作"溲便遺失狂言"。按，"失"當作"矢"，同"屎"。

[22] 目反直視：趙本、成本二字後有"者"字。

[23] 未知何蔵前絶：趙本、成本作"又未知何藏陰陽前絶"，玉函作"又未知何藏陰陽先絶"，敦煌卷子 P. 3287 亦作"先絶"。按：本當作"先"，作"前"者，避南朝陳高祖武皇帝陳霸先諱而改。後二處"前絶"同此。

[24] 陽：玉函、趙本、成本此字前均有"若"字。

[25] 前絶："絶"下玉函有"陰氣後竭"，趙本、成本有"陰氣後竭者"。據補。

[26] 其死必青：玉函作"其人死，身色必青，肉必冷"；趙本、成本作"其人死，身色必青"。

[竭][1],其死必赤[2]。腋下爲[3]温,~~心下温~~[4],心下必熱[5]。

$_{69}$寸口脉浮大,醫[6]反下之,此爲大逆。浮即[7]無血,大則[8]爲寒。=[寒]氣~~=[氣]~~[9]相$_{70}$薄[摶][10],即爲腸[腸]鳴。醫反[乃][11]不知,而反飲水[12],令汗大出。水得於寒,氣$_{71}$冷相薄[摶][13],其人即餲[噎]。趺陽脉浮,=[浮]即[14]爲虚,浮虚相薄[摶],故氣上餲[噎][15]。$_{72}$冒[言]胃氣【虚竭也,脉】滑者,其人即噦[16]。此爲醫【咎】[17],責虚取實,守空迫血。脉浮,$_{73}$鼻口[18]燥者,必衂[衄][19]。

$_{74}$諸浮數脉[20],當發熱而洗淅[21]惡寒,若有痛處,食飲如常[22],慉[畜][23]$_{75}$積有膿[24]。

$_{76}$脉浮遅[遲][25],其[26]面熱而赤,戴陽[27],六七日,當汗出而解;反發熱,【差[瘥]遲】[28]。遅[遲]$_{77}$爲無陽,不能作汗,其身必癢[29]。

$_{78}$脉虚而不[30]吐、下、發汗,其面反有熱今色[色,今]欲解[31],不能汗出,其身$_{79}$必癢[32]。

---

[1] 後絶:玉函作"後竭";趙本、成本作"後竭者"。當據改。

[2] 其死必赤:玉函、趙本、成本作"其人死,身色必赤"。

[3] 爲:玉函、趙本、成本均無此字。

[4] 心下温:玉函、趙本、成本并無此三字。又與下句語義重疊,當是衍文,删。

[5] 心下必熱:玉函、趙本、成本均作"心下熱也"。

按,卷子 P. 3278 相關段落爲:"又問,未知何者藏陰陽於先絶,其狀何似? 答曰,若陽氣先絶,陰氣後竭者,死必肉色青也;若陰氣先絶,陽氣後竭者,死必肉色赤,腋下暖,必下熱也。"

[6] 醫:趙本、成本此上有"而"字。

[7] 即:玉函同,趙本、成本作"則",此段下同。

[8] 則:趙本、成本同,玉函作"即"。

[9] 寒=氣=:原卷"寒氣"二字皆重文,於文不順。玉函、趙本、成本皆不重"氣"字。據删。

[10] 薄:玉函、趙本、成本作"摶"(右上多從"甫"。俗寫不分明),從改爲"摶"。後同。

[11] 反:玉函、趙本、成本作"乃"。可從。乃,竟也、却也。

[12] 飲水:玉函作"飲之水";趙本、成本作"飲冷水"。玉函義勝。

[13] 水得……相薄:玉函、趙本、成本作"水得寒氣,冷必相摶"。據改"摶"字。下"薄"字同。

[14] 即:玉函同;趙本、成本作"則"。

[15] 故氣上餲:玉函、趙本、成本作"故令氣餲",趙本此句下有小字注"音噎,下同"。餲、餲并同"噎",氣逆而噎塞之證。

[16] 冒胃……即噦:九字義不通。玉函、趙本、成本作"言胃氣虚竭也,脉滑則爲噦",據校。又疑"冒"或傳世本"言",皆是誤寫的"胃"字,當删而誤留。

[17] 醫:玉函、趙本、成本此字後有"咎"字,義順,當是。

[18] 口:玉函同;趙本、成本作"中"。作"中"義長。

[19] 必衂:趙本、成本此句下有"也"字。

[20] 浮數脉:玉函、趙本、成本作"脉浮數"。

[21] 洗淅:玉函、成本作"灑淅";趙本作"洒淅"。俱爲惡寒貌。常例作"洒淅"。

[22] 如常:玉函、趙本、成本作"如常者"。

[23] 慉:通"蓄"。積聚,蓄積。玉函、趙本、成本作"畜"。"畜"爲"蓄"古字。

[24] 有膿:玉函、趙本、成本作"有膿也"。

[25] 浮遅:玉函、趙本、成本作"浮而遲"。

[26] 其:趙本、成本無此字。

[27] 面熱而赤戴陽:玉函、趙本、成本作"面熱赤而戰惕者"。"而赤"宜乙作"赤而";既"面熱赤",則作"戴陽"爲是。戰惕義爲戰慄驚恐,與文意不符。"戰惕"係"戴陽"二字形近而訛。

[28] 反發熱:玉函、趙本、成本作"反發熱者,差遲",據補。"差遲"者,謂病愈延遲。

[29] 其身必癢:玉函作"其身必癢也",趙本、成本作"其身必痒也"。"痒"是"癢"俗字。

[30] 脉虚而不:玉函作"脉虚者,不可"。

[31] 其面……欲解:玉函作"其面反有熱色,爲欲解"。參此,原卷當作"其面反有熱色,今欲解"。

[32] 其身必癢:玉函此句下有"也"。按:脉虚而……其身必癢,趙本、成本無此段。

寸口脉弦[1]，陰陽俱緊[2]，【法當】清耶[邪]中上【焦】，濁耶[邪]中下【焦】[3]，清$_{80}$耶[邪]中上名曰渾[4]，濁耶[邪]中下名曰緊[5]，陰中耶[邪][6]名曰栗[慄][7]。表氣微$_{81}$虚，裏則不守[8]，故使耶[邪]中陽[陰][9]。=[陽]中耶[邪][10]，發熱[11]，項强，頸攣[12]，要[腰]痛，脛$_{82}$酸，所謂[13]陽中霧露[14]。故曰：清耶[邪]中上，濁耶[邪]中下。陰氣爲栗[栗→慄][15]，足$_{83}$逆而冷[16]，狂熱[17]妄出，表氣微虚，裏氣微急，三焦相溷[18]，内外不通[19]。$_{84}$上焦[20]怫欝[鬱][21]，蔵[藏]氣相動[勳→熏][22]，口爤[爛]食[蝕]断[斷→齦][23]。中焦不治[24]，胃氣上鼻[25]，脾氣$_{85}$不轉，胃中爲濁。榮衛不通，血凝不流，衛氣前通[26]，小便赤黄，$_{86}$與熱相薄[摶][27]，曰[因]熱作使，遊於經絡，出入蔵[藏]府[腑]，熱氣所過，則爲癕[癰]$_{87}$膿[28]。陰氣前通[29]，陽氣厥微，陰無所使，客氣内入，嚏[嚔]而出之，聲$_{88}$嗢[噎][30]便白[31]，寒厥相追[32]，爲熱所推[33]，血凝目[自]下[34]，狀如豚[豚]肝，陰陽俱

[1] 弦：玉函、趙本、成本均無此字。

[2] 陰陽俱緊：成本此句後有“者”。陰陽，成無己注：“浮爲陽，沉爲陰。”

[3] 清耶……中下：玉函作“法當清邪中上濁邪中下”，成本、趙本作“法當清邪中於上焦，濁邪中於下焦”。據補“法當”和二“焦”字。

[4] 渾：玉函作“潔”；趙本、成本作“潔也”。

[5] 緊：玉函作“渾”；趙本、成本作“渾也”。按以清邪、濁邪對觀，傳世三本作“潔”與“渾”較長。

[6] 陰中耶：玉函、趙本、成本作“陰中於邪”。

[7] 名曰栗：玉函作“必内栗”；趙本、成本作“必内慄也”。

[8] 裏則不守：玉函作“裏氣失守”，趙本、成本作“裏氣不守”。

[9] 耶中陽：玉函、趙本、成本作“邪中於陰也”。當是。前文曰“陰中耶名曰栗”，此句當爲解釋邪中於陰的原由。

[10] =中耶：玉函、趙本、成本作“陽中於邪”。

[11] 發熱：玉函、趙本、成本作“必發熱”。

[12] 項强頸攣：玉函作“頭痛項强”，趙本、成本作“頭痛項强頸攣”。當有“頭痛”二字。

[13] 謂：玉函、成本同，趙本作“爲”。

[14] 霧露：玉函、趙本、成本作“霧露之氣”。

[15] 栗：當作“栗”，同“慄”。玉函、趙本、成本作“慄”。

[16] 足逆而冷：玉函、趙本、成本作“足膝逆冷”。

[17] 狂熱：玉函作“溲便”；趙本、成本作“便溺”。

[18] 溷：《説文》：“亂也。一曰水濁。”

[19] 陰氣爲……不通：此下似應有“陽氣爲……”一句，與此“陰氣”句對應。

[20] 上焦：玉函作“若上焦”。

[21] 怫欝：即“怫鬱”，悒鬱貌。《説文·心部》：“怫，鬱也。”成本“怫”誤作“拂”。

[22] 動：玉函、趙本、成本作“熏”。義勝。據校。熏，通作“勳”，訛作“動”。

[23] 食断：當作“蝕斷”。食，同“蝕”；断，當作“齗”，又同“齦”，齒根肉。玉函、趙本、成本作“食齗”。成本後有“也”。

[24] 中焦不治：玉函作“若中焦不治”。

[25] 鼻：玉函、趙本、成本作“衝”。義勝。

[26] 衛氣前通：玉函同；趙本、成本作“若衛氣前通者”。按：本例及後文“陰氣前通”之“前”字，亦當是《金匱玉函經》與《傷寒論》經南朝陳代傳抄時避“先”所致。

[27] 薄：玉函、趙本、成本作“摶”。

[28] 則爲癕膿：玉函作“即爲癰膿”。“癕”同“癰”。按：以上言上焦、中焦，未及下焦，似有脱文。

[29] 陰氣前通：玉函同；趙本、成本作“若陰氣前通者”。

[30] 嗢：同“噎”。玉函、趙本、成本作“嗢”，趙本此字下有小字注“乙骨切”。嗢，《説文》：“嗢，咽也。”段玉裁謂當作“噎”。

[31] 便白：玉函、趙本、成本均作“咽塞”。義長。

[32] 追：玉函、趙本同，成本作“逐”。按：元代表章禁用凶惡字含“追”字，成本或受此影響改作“逐”。

[33] 推：玉函同；趙本、成本作“擁”。

[34] 目下：玉函、趙本、成本作“自下”。義長，據校。

厥,$_{89}$脾氣孤弱,五液[1]狂[2]下,=[下]焦不濇[3],清溲[4]下重;令便數難,齊[臍]築㵞[湫]$_{90}$痛[5],命將難全。

脉陰陽俱緊[6],口中氣出,脣[唇]口乾燥,捲[踡]卧[7]足恒[8]$_{91}$冷,鼻中涕出者[9],舌上胎[苔][10]滑,勿妄治[11]。到七日上[12],其人微熱[13]足温[14],此$_{92}$爲欲解。或到七八日上[15],及[反]發熱[16],此爲難治。設惡寒[17],必欲歐[嘔][18],腹中$_{93}$痛者利[19]。

$_{94}$陰[20]陽俱緊,至於吐利,其脉續[21]不解;緊去人[22]安,此爲欲解。脉[23]遅[遲],$_{95}$至六七日,不欲食,此爲晚發[24],水停故也,夫[25]爲未解;食自可者,$_{96}$爲欲解。

$_{97}$病六七日,手足三部脉皆至,大煩,口噤不能言,其人躁擾[26],此$_{98}$爲【欲】解[27]。脉和[28],其人大煩,目重[29],瞼除[30],此爲欲解[31]。

---

[1] 五液:成無己注:"上焦陽氣厥,下焦陰氣厥,二氣俱厥,不相順接,則脾氣獨弱,不能行化氣血,滋養五藏,致五藏俱虚,而五液注下。"指五液爲五藏之液。

[2] 狂:玉函、趙本、成本作"注"。義長。

[3] =焦不濇:玉函句前有"若"字。濇,玉函、成本作"闔",趙本作"盍",下有小字注"一作闔"。按:當作"闔",形近而誤。闔,閉合。

[4] 清溲:排便。"清"通"圊",用作動詞,排便;"溲",亦指排大便,與"清(圊)"同義連用。玉函、趙本、成本作"清便"。

[5] 齊築㵞痛:臍部堅實冷痛。齊,趙本同,玉函、成本作"臍"。築,《釋名·釋言語》:"築,堅實稱也。"㵞,同"湫",涼貌;玉函、趙本、成本作"湫"。按,"湫"疑通"絞",二字同韻。

[6] 脉陰陽俱緊:趙本、成本此句下有"也"字。

[7] 捲卧:同"踡卧"。玉函、趙本、成本并作"踡"。

[8] 恒:玉函、趙本、成本無此字。

[9] 者:玉函、成本無此字。

[10] 胎:同"苔"。舌苔義,古作"胎",後作"苔"。

[11] 治:玉函、趙本、成本此字下有"也"字。

[12] 七日上:玉函、趙本作"七日以來",成本作"七日已來"。"以來"古多作"已來",義同。

[13] 微熱:玉函、趙本、成本作"微發熱"。

[14] 足温:玉函作"手足温",趙本、成本作"手足温者"。

[15] 七八日上:玉函、趙本作"八日以上";成本作"八日已上"。似不當有"七"字。

[16] 及發熱:玉函作"反大發熱";趙本、成本作"反大發熱者"。據改"及"爲"反"。

[17] 設惡寒:玉函作"設惡寒者";趙本、成本作"設使惡寒者"。設、設使,都有假如義。

[18] 必欲歐:趙本、成本此句下有"也"字。

[19] 腹中痛者利:玉函作"腹痛者必欲利也";趙本、成本作"腹内痛者必欲利也"。

[20] 陰:玉函、趙本、成本此字前有"脉"字。

[21] 續:玉函、趙本、成本作"獨"。"獨"字義勝。

[22] 人:玉函同;趙本、成本作"入"。"人"字義勝。

[23] 脉:玉函、趙本、成本此字前均有"若"字。

[24] 晚發:成無己注曰:"所謂晚發者,後來之疾也。"

[25] 夫:玉函、趙本、成本無。

[26] 擾:趙本、成本此下有"者"字。

[27] 此爲解:玉函作"此爲欲解",趙本、成本作"必欲解也"。并據上下文補"欲"字。

[28] 脉和:玉函、趙本、成本作"若脉和"。

[29] 目重:言目胞微腫,自覺重墜。

[30] 瞼除:玉函作"臉内際黄";趙本、成本作"臉内際黄者"。"臉"當作"瞼","除"宜作"際",形近而誤。

[31] 此爲欲解:玉函作"亦爲欲解",趙本作"此欲解也",成本作"此爲欲解也"。

$_{99}$脉浮而數,浮即[1]爲風,數即爲虚,風即爲熱[2],數即惡寒[3]。虚$_{100}$風相薄[搏][4],則洗洪[洒淅]而惡寒[5]。

趺陽脉浮而微,浮則爲虚,微即$_{101}$汗出[6]。

脉浮而滑,浮則[7]爲陽,滑則爲實,陽實相薄[搏][8],其$_{102}$脉數疾,衛氣失度,發熱汗出[9]。$_{103}$浮滑之脉,其脉[10]數疾,熱汗出[11],此爲不治。

脉散,其人形損,傷【寒而欬,上氣者死】[12]。

附:S.202、《金匱玉函經》比傳世本《傷寒論》多出的4條條文(附表1-1)

附表1-1　S.202、《金匱玉函經》比傳世本《傷寒論》多出的4條條文

S.202 行號	S.202 語句	玉函相應語句	趙本/成本
10	囁=如吹榆莢,名曰數。	囁囁如吹榆莢,名曰散也。	(無)
60~62	趺脉微濇,少陰反堅,微即下逆,則躁煩。少陰緊者,復[溲]即爲難。汗出在頭,穀氣爲下。復[溲]難者愈。微溏,不令汗出,甚者遂不得便,煩逆,鼻鳴,上竭下虚,不得復[復]通。	趺陽脉數微濇,少陰反堅,微即下逆,濇則躁煩。少陰堅者,便即爲難。汗出在頭,穀氣爲下。便難者令微溏,不令汗出,甚者遂不得便,煩逆,鼻鳴,上竭下虚,不得復還。	(無)
78~79	脉虚而不吐、下、發汗,其面反有熱。今色欲解,不能汗出,其身必癢。	脉虚者,不可吐、下、發汗。其面反有熱色,爲欲解,不能汗出,其身必癢。	(無)
100~101	趺陽脉浮而微,浮則爲虚,微即汗出。	趺陽脉浮而微,浮即爲虚,微即汗出。	(無)

[1] 即:趙本、成本無,本段下同。

[2] 爲熱:玉函作"發熱",義勝。

[3] 數即惡寒:玉函作"虚即惡寒",是。趙本、成本作"虚爲寒"(前句相應爲"風爲熱")。

[4] 虚風相薄:玉函、趙本、成本作"風虚相搏"。

[5] 洗洪而惡寒:玉函作"灑淅惡寒而發熱也",趙本作"洒淅惡寒也",成本作"灑淅惡寒也"。洗洪,同"洒淅"。

[6] 趺陽……汗出:玉函同;趙本、成本無此句。

[7] 則:玉函作"即",下一"則"字同。趙本、成本無,此段下同。

[8] 薄:玉函、趙本、成本作"搏"。

[9] 發熱汗出:玉函、趙本、成本均無此四字。

[10] 其脉:玉函、趙本、成本無。

[11] 熱汗出:玉函、趙本、成本作"發熱汗出者"。

[12] 脉散其人形損傷:敦煌原卷此後殘。以下七字據玉函補。趙本、成本本條作"傷寒欬逆上氣,其脉散者死,謂其形損故也",且"辨脉法第一"至此結束;而玉函本此下還有"脉微而弱""寸口脉濡而弱"兩條。

附二　敦煌脉書文獻殘卷 ДX. 00613+P. 3287 校注

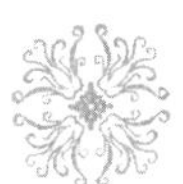

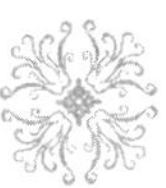

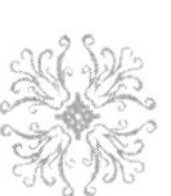

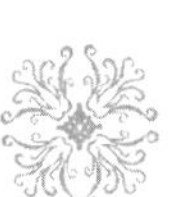

校注説明

ДX. 00613+P. 3287,是敦煌藏經洞所出兩種與醫經相關的中醫文獻殘卷。前者今藏俄羅斯科學院東方研究所聖彼得堡分所,"ДX"是"敦煌"二字俄文的首字母,相當於漢語拼音"DH";後者今藏法國國家圖書館,"P"爲法國探險家伯希和(Paul Pelliot, 1878—1945)名字的縮寫。

法藏卷子 P. 3287 較早得以公佈。學界研究發現,這是一個相對完整的卷子,有文字 149 行。首尾皆殘,前部 7 行下方殘,後部 6 行上方殘,但中間部分總體較完整,内容爲醫經醫論與脉學診法組合抄寫。其中,1~31 行可見於《素問・三部九候論》、32~50 行可見於《傷寒論・傷寒例》、51~60 行屬於無名氏《脉經》(與傳世本《脉經》内容多有相似處,但編排差異頗多)、61~67 行可見於《傷寒論・辨脉法》、67~149 行亦屬於無名氏《脉經》。

俄藏卷子 ДX. 00613 晚近公佈(上海古籍出版社影印之俄藏敦煌卷子 1992 年開始陸續刊佈)。該件是一個不長的殘卷,卷首、卷尾殘,各行下方皆殘,現存 28 行。其内容爲醫學經典文獻的摘抄。現存 28 行中,1~9 行可見於《靈樞經・衛氣行》、10~11 行可見於《靈樞・五營》、12~16 行可見於《難經・一難》、17~28 行可見於《素問・三部九候論》。

研究發現,ДX. 00613 與 P. 3287 可以綴合,是同一卷子分離開的兩個部分。ДX. 00613 的尾部與 P. 3287 的首部内容相連,紙頁殘破處的曲綫亦基本吻合。沈澍農確認了該二件卷子的綴合關係[1]。兩卷子綴合後,總行數爲 177 行(附圖 2－1)。

ДX. 00613+P. 3287 所載内容,如上文所述,分别對應於《靈樞》《難經》《素問》《傷寒論》等傳世醫籍。爲方便了解,列表如下(附表 2－1):

附表 2－1　ДX. 00613+P. 3287 内容與傳世文獻對照表

部　分	ДX. 00613+P. 3287	對應傳世文獻	備　注
第一部分	1~9 行	《靈樞・衛氣行》	
第二部分	9~11 行	《靈樞・五十營》	亦見於《難經》一難
第三部分	12~16 行	《難經・一難》	亦見於《靈樞・營衛生會》
第四部分	17~59 行	《素問・三部九候論》	亦見於《太素・死生診候》《針灸甲乙經・三部九候》
第五部分	60~78 行	《傷寒論・傷寒例》	
第六部分	79~88 行	失名脉書一	
第七部分	89~95 行	《傷寒論・辨脉法》	亦見於《金匱玉函經・辨脉法》,敦煌卷子 S. 202
第八部分	95~177 行	失名脉書二	

基本上是主體内容相似,但部分文字小有差别。例如全卷中文字最長的部分對應於《素問・三部九候論》,該部分的多數内容是卷子本比傳世本更詳細。

[1] 沈澍農. 俄法兩個敦煌卷子綴合與相關研究[J]. 中醫藥文化,2017(4):4－11.

P. 3287 部分避隋文帝楊堅之“堅”作“鞕”(按：此字書寫有誤,當作“鞕”,同“硬”)、唐太宗李世民之“世”(“世”缺筆類似“廿”;又“葉”作“苿”)、唐高宗李治之“治”(缺末筆),不避唐睿宗李旦之“旦”(另唐高祖李淵之“淵”用異體,疑有避諱之義)。綜合來看,P. 3287(及可綴合的 ДX. 00613 部分)當抄成於唐高宗(650—683)時代。

其後,經進一步研究,又發現該綴合敦煌醫藥文獻内容以脉學爲中心,特别是卷子後文與前文有明顯的呼應關係,因而推測該種文獻并非是傳世文獻的簡單摘抄,而是古人新編的一種脉學文獻[1]。同時還發現,附表 2－1 中的第二、第三部分,與敦煌另一種文獻《平脉略例》頗爲相似,因而認爲該二部分當引自《平脉略例》,或是與《平脉略例》同源的其他文獻。

該文獻中包含著兩段與《傷寒論》相對應的條文。因其形成於唐代,比宋代校正醫書局校定、又經趙開美翻刻而通行的傳世本早了數百年,具有珍貴的歷史價值。因而將該綴合文獻做校注,附列於本書。

本文校録以國際絲路網站(IDP)公佈的法藏卷子爲底本。其中的部分殘損行,中國國家圖書館所藏敦煌卷子舊照片[2]比今存本更完整,亦據以校補,并以“舊照片”之名出校説明。

此外,于業禮發現,俄藏敦煌文獻中,尚存留有 ДX. 09319、ДX. 16882 和 ДX. 18168 共三個關係十分密切的小殘片(附圖 2－2),與 ДX. 00613+P. 3287 有明確的對應關係,見附表 2－2。

其中,ДX. 09319 的前兩行,恰好與 ДX. 00613 的末行與 P. 3287 的首行各自相應(文字有所差别,但重要字面可對應),更進一步證明 ДX. 00613＋P. 3287 綴合是正確的。而三個殘片也包含着某些 ДX. 00613+P. 3287 中殘缺的文字[3],故也酌情據以出校。

以下校録,主體上尊重原件用字。原件中的通假字、訛誤字,隨文注明於“[ ]”中(但一些顯見的俗字,則徑改爲通行的繁體字),必要時另加校注;原件殘缺、可據傳世文獻補正的文字,補於“【】”中;原件

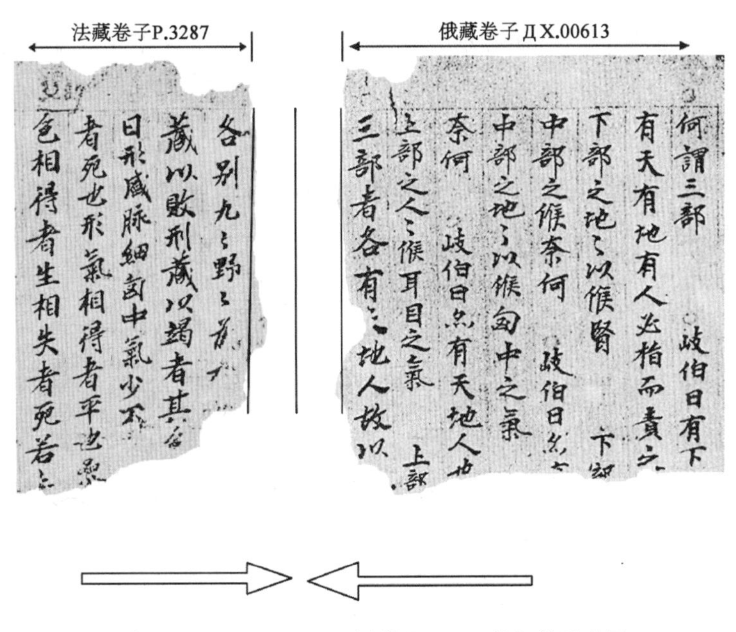

附圖 2－1　ДX. 00613 尾與 P. 3287 首相接示意圖

(P. 3287 原圖有變形,現略作左旋)

[1] 于業禮,沈澍農. 敦煌醫學卷子 ДX. 00613+P. 3287 再考證[M]//中醫典籍與文化(第四輯). 北京：社會科學文獻出版社,2023：208－228.

[2] 李德範. 敦煌西域文獻舊照片合集[M]. 北京：北京圖書館出版社,2011.

[3] 于業禮,張葦航. 俄藏敦煌 ДX. 09319 殘片研究[J]. 中華醫史雜志,2018(6)：359－363.

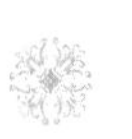

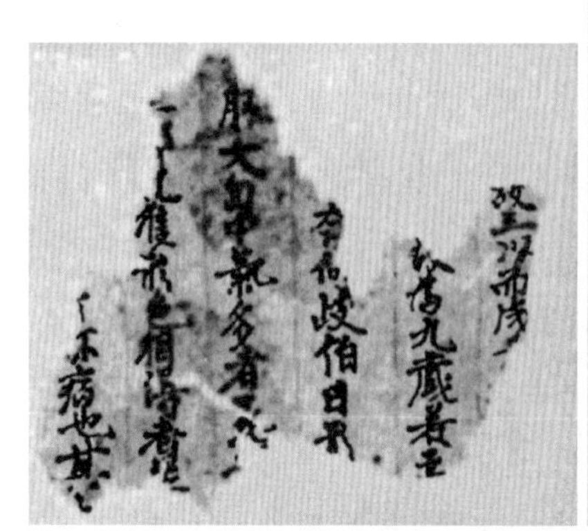
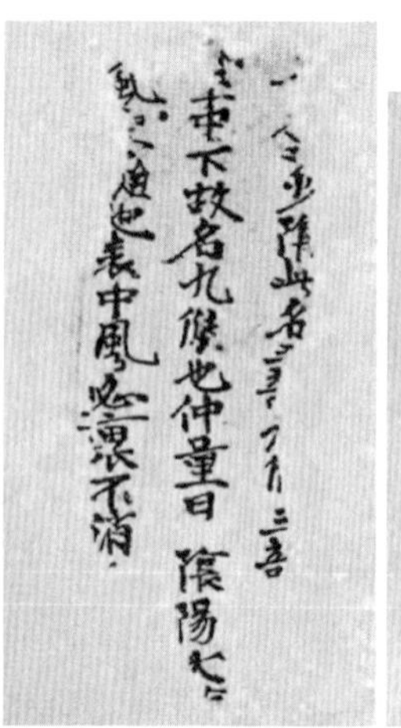
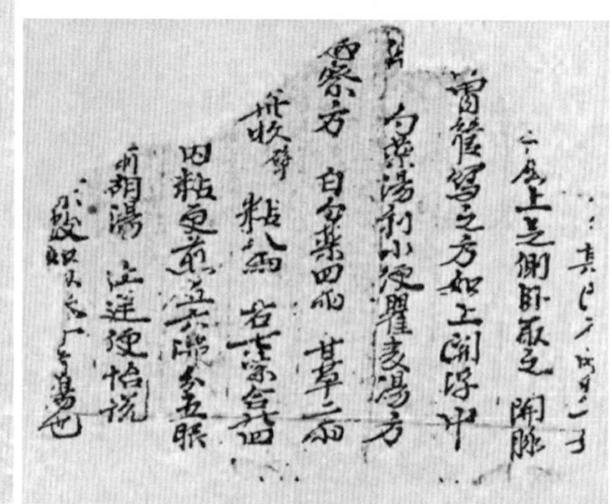

附圖 2－2　俄藏相關殘片 ДХ. 09319、ДХ. 16882 和 ДХ. 18168

附表 2－2　俄藏敦煌醫學殘片與 ДХ. 00613+P. 3287 對應表

俄藏殘片	ДХ. 00613+P. 3287
ДХ. 09319 第 1～第 6 行	第 28～第 34 行
ДХ. 18168 第 1～第 3 行	第 58～第 61 行
ДХ. 16882 第 1～第 9 行	第 169～第 177 行

中殘缺或難以辨識的字，以“□”代之，字數不明者，以“▨”標示之。此外，傳世文獻與敦煌文書相似的片段，以按語形式抄於録文之下，并將二者相同的文字以粗體標示，以便直觀地看出二者對比的細節情況。原件以“○”號標示分段，以“·”號標示分條，實際大多同行連抄。本校録按原提示、同時參照現在通行的分段規範，徑改爲分段與分條，分段處另加空行，分條處則分行另起，不出校語説明。

原卷的行數以阿拉伯數字下角標標注於各行行首。

校注混合編碼，正文中用加“[ ]”的阿拉伯數上角標標注於被注内容的右上角，校注内容置於當頁的頁脚。

【校録】

$_{1}$【水下十二刻，人氣在陰分；水下十三刻，人氣】在太陽；【水下十五刻，人氣在陽明；水下十六刻，】$_{2}$【人氣在陰分；水下十七刻，人】在太陽；【水下十八刻，人氣在少陽；水下十九刻，人氣在陽明；水下二十】$_{3}$【刻，人氣】在陰分；廿一尅[刻]，氣在太陽；廿【二刻，人氣在少陽；水下二十三刻，人氣在陽明；】$_{4}$廿四尅[刻]，氣在陰分；廿五尅[刻]，氣在太陽。

【今按】此段本自《靈樞·衛氣行》。以下引文中加粗黑體是原卷與《靈樞》相合的文字(下同)：

水下一刻，人氣在太陽……水下十二刻，人氣在陰分；水下十三刻，人氣**在太陽**；水下十四刻，人氣在少陽；水下十五刻，人氣在陽明；水下十六刻，人氣在陰分；水下十七刻，人氣**在太陽**；水下十八刻，人氣在少陽；水下十九刻，人氣在陽明；水下二十刻，人**氣在陰分；水下二十一刻，人氣在太陽；水下二十二刻，**人氣在少陽；水下二十三刻，人氣在陽明；**水下二十四刻，人氣在陰分；水下二十**

五刻,人氣在太陽。

據校脱字。但卷子古本與今傳本行文存在細節差異,不能律齊。下同。《太素》(《黄帝内經太素》)、《甲乙》(《針灸甲乙經》)有類似條文,有部分字詞不同。

$_{5}$○此半日之度也。從房至畢十四【舍,水下五十刻,日行半度,迴】$_{6}$行一舍,有水下三尅[刻]與十分【尅[刻]之四。大要曰:常以日之加於宿上也。】$_{7}$人氣在太陽,是故日行一宿,人氣在【三陽行與陰分,常如是無已,】$_{8}$則與天地同紀,紛紛【昐=[昐]】[1],終而復始也。$_{9}$○一日一夜,水下百尅[刻],而盡一【度】矣。

【今按】《靈樞·衛氣行》相應内容爲:

此半日之度也。從房至畢一十四舍,水下五十刻,日行半度,迴**行一舍;水下三刻與七分刻之四**。大要曰:常以日之加於宿上也,**人氣在太陽,是故日行一舍;人氣**行三陽行與陰分,常如是無已,**天與地同紀,紛紛昐昐,終而復始。一日一夜,水下百刻而盡矣。**

故【人一呼,脉再動,氣行三】$_{10}$寸也,一吸,脉亦再動,氣行三【寸】也。呼【吸定息,氣行】$_{11}$六寸,是其常也。[2]

【今按】此段《靈樞·五十營》相應内容作:

故人一呼,脉再動,氣行三**寸;一吸,脉亦再動,氣行三寸。呼**吸定息,氣行**六寸**;十息,氣行六尺……

$_{12}$○平人[3]一日一夜,一萬三千五百自[息][4],脉行五【十度,周於身。漏水下百】$_{13}$尅[刻],榮衛之氣,行陽廿五度[5],【行陰亦二十五度,爲一周也,故五十度復】$_{14}$端會手太陰[6],榮名[行]脉中[7]$_{15}$○手太陰者,寸口是也[8]。寸口者【五臟六腑之所終始,故法】$_{16}$生決於寸口[9],手太陰法水而行,以水【有】魚,手太陰亦有魚,而象▨[10]

【今按】此段《難經·一難》相應内容作:

[1] 紛紛昐=:“昐”字原殘,據《靈樞》并殘跡補。明馬蒔注:“紛紛然,昐昐然,氣雖似亂而有章。”“昐昐”,《太素》卷十二作“眅眅”,《説文·白部》“皅”下段注引《靈樞》作“皅皅”。各家解説因字形而互異。

[2] 故……常也:本條見於《靈樞·五十營》,據補闕字。但“人”字原卷殘字似“天”的上部,難以判斷爲何字。

[3] 平人:常人。《難經·一難》無“平”字。

[4] 自:《難經·一難》作“息”,據校。

[5] 榮衛……五度:《難經·一難》作“榮衛行陽二十五度”。

[6] 端會手太陰:《難經·一難》作“復會於手太陰”。卷子“端”字似衍。

[7] 榮名脉中:《難經·一難》無此句,疑似衍文。榮,“營”古字,有校録本徑改作“營”。名,當作“行”。

[8] 手太陰者寸口是也:《難經·一難》無此句。脱此句,則前後文不諧。當從卷子本補。

[9] 生決於寸口:“生”前上行末疑爲“死”字。本句《難經·一難》作“故法取於寸口也”。

[10] 手太……而象▨:此小字注文《難經·一難》無。敦煌卷子 P. 3477《玄感脉經》有類似文字:“夫脉[診]人常脉,寸口者,是▨手之行水者,有魚,手太陰有$^{\vee}$亦[亦有]魚,主於魂魄▨是故脉之决死生也。”

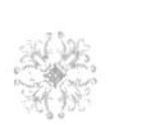

人一日一夜，凡**一萬三千五百息**，**脉行五**十度，周於身。漏水下百**刻**，**榮衛行陽二十五度**，行陰亦二十五度，爲一周也，故五十度復**會**於**手太陰**。**寸口者**，五臟六腑之所終始，故法**取於寸口**也。

又按：以上第9至第16行，與敦煌卷子《平脉略例》甚爲相似。《平脉略例》是敦煌藏經洞所出脉學文書之一。目前所見該種文獻有6個卷號，可綴合爲5個傳本[1]。其中S.5614最爲完整，P.2115尾部殘缺。但就所涉局部來説，後者比前者更完整。此外，P.3347《玄感脉經》及傳世文獻《脉經》卷一第四亦與此内容相近。此數者當有同源關係。

兹將以上5者列表如附表2-3：

附表2-3　ДХ.00613、P.2115、S.5614、P.3347、《脉經》卷一第四相關條文列表

ДХ.00613	P.2115	S.5614	P.3347	《脉經》卷一第四
故【人一呼，脉再動，氣行三】▨寸也，一吸，脉亦再動，氣行三【寸】也。呼【吸定息，氣行】▨六寸，是其常也。	人一呼脉再動，氣行三寸；一吸脉亦再動，氣行三寸；呼吸定息，并有五動，氣行六寸，是其常。	人【一】呼脉再動，氣行【三】寸，一吸[吸]脉亦再動，【氣】行三寸，呼吸[吸]定息并有五動，氣行三[六]寸，是其常。	人一呼，脉行三寸，一吸亦行三寸。呼吸定息，脉行六寸。	人一呼，脉行三寸；一吸，脉行三寸。呼吸定息，脉行六寸。
○平人一日一夜，一萬三千五百自[息]，脉行五【十度，周於身。漏水下百】▨尅[刻]，榮衛之氣，行陽廿五度，【行陰亦二十五度，爲一周也，故五十度復】▨端會手太陰，榮名[行]脉中▨	平人也，一日一夜一万[萬]三千五百息。脉并有行五十周於身，漏下百尅[刻]。榮衛之氣，行陽廿五度，行陰亦廿五度，周如[而]復始，會於手太陰。	平人一日一夜【一萬】三千五百息。脉并有行五十周於身，漏下百尅[刻]。榮衛之氣，行陽廿五度，行陽[陰]亦廿五度，周而復始，【會】於手【太陰。	人一日一夜【凡一萬】三千五百息。脉行五十度【周】於具[身]，漏下百刻。榮衛行陽廿五度，行【陰亦】廿五度，行爲一周，【故五十度】而復大會於【手太】陰寸口。	人一日一夜，凡一萬三千五百息，脉行五十度，周於身，漏水下百刻，榮衛行陽二十五度，行陰亦二十五度，爲一周。故五十度而復會於手太陰。
○手太陰者，寸口是也。寸口者【五臟六腑之所終始，故法】生決於寸口。手太陰法水而行，以水【有】魚，手太陰亦有魚，而象▨	【太陰】者，寸口是也。寸口者，五藏[臟]六府[腑]血氣之所終，故定死生決於寸口。	太陰】者，寸口是也。寸口者，五藏[臟]六府[腑]血氣之所終【始】，故定死生【決】於寸口。	寸口者，五藏[臟]六府[腑]【血氣】之所終始，故法於寸口也。	太陰者寸口也，即五藏六腑之所終始，故法取於寸口。

$_{17}$【上應】[2]天光星辰歷紀[3]，下副四時五【行。貴賤更互，冬陰夏陽，以人應之奈何？願】$_{18}$聞其方。

○岐伯曰：妙哉問[4]【也！此天地之至數。帝曰：願聞天地之至數，合於人形血氣，通決死生，爲之奈何？岐伯曰：天地之至數，始於一，終於】[5]$_{19}$九焉。一者天，二者地，三者人。三

[1]　見沈澍農《敦煌醫藥文書〈平脉略例〉文獻學研究》一文，《中醫藥文化》2019年第6期，44—54頁。

[2]　上應：原卷此上闕。當有脱文在上行下方，但所脱字數不詳。謹據《素問》及對句酌補"上應"二字。按：自此爲始，對應傳世醫書之《素問·三部九候論》。《素問》該篇開頭處爲："黄帝問曰：余聞九針於夫子，衆多博大，不可勝數。余願聞要道，以屬子孫，傳之後世，著之骨髓，藏之肝肺，歃血而受，不敢妄泄。令合天道，必有終始，上應……"

[3]　歷紀：經歷的世紀。此指時間。

[4]　岐伯曰妙哉問：《素問》作"岐伯對曰妙乎哉問"。

[5]　也……終於：本行補文字數超多。疑原卷殘缺部分兩處"天地之至數"之間跳脱了中間的文字。又：此補文據《素問》原文補入，未作修改。依原卷例，當無"帝曰""黄帝曰"字樣，即發問前無提示語。下同。

而[1]【三之，三三者九，以應九野。故人有】20 三部，各有[2]三候，以決死生，以處【百病，以調虚實而除邪疾。】

21 〇何謂三部？[3]

〇歧伯曰：有下【部，有中部，有上部。部各有三候。三候者，】22 有天，有地，有人。必指而責[4]之，【乃以爲真[5]。上部天，兩額之動脉；上部地，兩頰之動脉；上部人，耳前之動脉。中部天，手太陰也；中部地，手陽明也；中部人，手少陰也。下部天，足厥陰也；下部地，足少陰也；下部人，足太陰也[6]。故[7]下部之天以候肝。】

23 ·下部之地[8]，=[地]以候腎。·下【部之人以候脾胃之氣。】

24 〇中部之候奈何？[9]

〇歧伯曰：亦【有天，亦有地，亦有人。天以候肺，】25 中部之地[10]，=[地]以候匈[胸]中之氣，【人以候心。

帝曰：上部之候】26 奈何？[11]

〇岐伯曰：亦有天地人[12]【也。天以候頭角之氣，地以候口齒之氣[13]，】27 上部之人，=[人]【以】候耳目之氣。上部▨

28 〇三部者，各有【天】地人[14]，故以[15]【三而成天，三而成地，三而成人，三而三之[16]，合則爲九，】29 各别【爲】[17]九=野=[九野，九野]爲九[18]【藏，神藏五，形藏四，合爲九藏。五】30 藏以[已]敗，刑[形]藏以[已]竭[19]者，其【色必夭，夭必死也。[20]

---

[1] 三而：《素問》《太素》作"因而"。

[2] 各有：《素問》作"部有"，《太素》作"部各有"。

[3] 何謂三部：《素問》此句上有"帝曰"二字。本卷子依例無此提示語。

[4] 責：《素問》作"導"，《太素》作"道"，同"導"。責，責令督促；導，教導。兩者義近。意爲當受師之指授。

[5] 真：《素問》王冰注："《禮》曰，疑事無質。質，成也。""真"或當爲"質"。質，質驗，驗證。"必指……爲真(質)"，此9字似爲後人注文衍入。按：岐伯答語中，"三部"爲下部、中部、上部，各部又分天、地、人三候，是爲"三部九候"。

[6] 上部天……足太陰也：此66字記述"九候"具體位置。傳世本《素問》位于此。卷子本中見於後文(《太素》亦在後文，但具體位置小異)。據《素問》林億新校正稱，此段文字王冰本原在全篇之末，林億等據文義并"依皇甫謐《甲乙經》編次例"移至此處。可知卷子本合於王冰傳本與《太素》之唐代古本舊貌。

[7] 故：依下文例，卷子本或當作"下部之候奈何"。但《素問》後文亦有"中部之候奈何""上部以何候之"，本處"故"亦不與下文同例。

[8] 下部之地：《太素》《素問》無。蓋承前省略"下部之"三字。卷子本未省略，且重"地"字。下句"下部之"《素問》亦無，但卷子本當有。

[9] 中部之候奈何：《素問》同。《太素》"中部之候奈何"上有"黄帝曰"。

[10] 中部之地：《太素》無。

[11] 上部之候奈何：此據上文"中部"句例與《太素》補。《素問》作"上部以何候之"。

[12] 亦有天地人：《素問》《太素》分述："岐伯曰，亦有天，亦有地，亦有人。"

[13] 也……之氣：闕文據《素問》補。按卷子本通例，當中還應有"上部之天""上部之地"8字，補足後句子超長。下行末多出"上部"二字，可能表明卷子本此3句行文順序并非按天、地、人，比如下行末句或爲"上部之地，地以候口齒之氣"。

[14] 三部者各有【天】地人：《素問》《太素》分述爲："三部者，各有天，各有地，各有人。"

[15] 故以：《素問》《太素》無。

[16] 三而三之：《太素》無此句。按本行補足後字數偏多，無此句較爲合宜。

[17] 各别【爲】：《素問》《太素》《甲乙》皆作"九分爲"，據補"爲"字。按：自"各别"以下，屬卷子P. 3287。

[18] 爲九：今存卷子"九"下方殘，《敦煌西域文獻舊照片合校》"九"後尚存"藏神"二字，與《素問》相合，據《敦煌西域文獻舊照片合校》《素問》補。

[19] 藏以敗，刑藏以竭者：前文云"神藏五形藏四"，據此，"藏以"之前當補"神"字，"刑"當作"形"。又此句《素問》《太素》作"五藏已敗"，無"刑藏以竭者"五字。卷子本義長。

[20] 其【色必夭夭必死也】：原卷殘缺，《敦煌西域文獻舊照片合校》存"色必夭"三字，據《敦煌西域文獻舊照片合校》《素問》補。

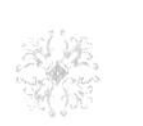

帝曰[1]：决死生奈何？岐伯】$_{31}$曰：形盛脉細，匈[胸]中氣少[2]不【足以息[3]者，病危。形瘦脉大，胸中多氣】$_{32}$者，死也。形氣相得者平[4]也，【參伍不調者病。凡三部九候形】$_{33}$色相得者生，相失者死[5]。若上【下左右之脉相應如參舂】$_{34}$者病也其[甚也]，上下左右相失不【可數者死[6]。

帝曰[7]：何以知病之所在？】

$_{35}$〇岐伯曰：察九候[8]，獨小者病，獨大【者病，獨疾者病，獨遲者】$_{36}$病，獨熱者病，獨寒者病，脉獨陷者病[9]。

今按：此段17～28行原出ДX. 00613，29～59行原出P. 3287（該卷的1～31行），對應於《素問·三部九候論》，其中17～36行内容殘缺較多。兹將《素問》中與上述内容相應的文字録入如下：

黄帝問曰：余聞九鍼於夫子，衆多博大，不可勝數。余願聞要道，以屬子孫，傳之後世，著之骨髓，藏之肝肺，歃血而受，不敢妄泄，令合天道，必有終始，上應天光星辰歷紀，下副四時五行。貴賤更互，冬陰夏陽，以人應之奈何？願聞其方。岐伯對曰：妙乎哉問也！此天地之至數。帝曰：願聞天地之至數，合於人形血氣，通决死生，爲之奈何？岐伯曰：天地之至數，始於一，終於九焉。一者天，二者地，三者人，因而三之，三三者九，以應九野。故人有三部，部有三候，以决死生，以處百病，以調虚實而除邪疾。帝曰：何謂三部？岐伯曰：有下部，有中部，有上部。部各有三候。三候者，有天有地有人也，必指而導之，乃以爲真。上部天，兩額之動脉；上部地，兩頰之動脉；上部人，耳前之動脉。中部天，手太陰也；中部地，手陽明也；中部人，手少陰也。下部天，足厥陰也；下部地，足少陰也；下部人，足太陰也。故下部之天以候肝，地以候腎，人以候脾胃之氣。帝曰：中部之候奈何？岐伯曰：亦有天，亦有地，亦有人。天以候肺，地以候胸中之氣，人以候心。帝曰：上部以何候之？岐伯曰：亦有天，亦有地，亦有人。天以候頭角之氣，地以候口齒之氣，人以候耳目之氣。三部者，各有天，各有地，各有人，三而成天，三而成地，三而成人，三而三之，合則爲九，九分爲九野，九野爲九藏。故神藏五，形藏四，合爲九藏。五藏已敗，其色必夭，夭必死矣。帝曰：以候奈何？岐伯曰：必先度其形之肥瘦，以調其氣之虚實。實則寫之，虚則補之。必先去其血脉而後調之。無問其病，以平爲期。帝曰：决死生奈何？岐伯曰：形盛脉細，少氣不足以息者危；形瘦脉大，胸中多氣者死，形氣相得者生，參伍不調者病。三部九候皆相失者死。上下左右之脉相應如參舂者，病甚。上下左右相失，不可數者死。中部之候雖獨調，與衆藏相失者死；中部之候相減者死，目内陷者死。帝曰：何以知病之所在？岐

[1] 帝曰：《素問》《太素》《甲乙》此下另有一條，《素問》作："帝曰，以候奈何？岐伯曰：必先度其形之肥瘦，以調其氣之虚實。實則寫之，虚則補之。必先去其血脉而後調之。無問其病，以平爲期。"殘卷無此條。

[2] 匈中氣少：《素問》《太素》《甲乙》皆作"少氣"二字。

[3] 足以息：原卷缺，《敦煌西域文獻舊照片合校》存此三字，并據《素問》補。

[4] 平：《素問》《太素》《甲乙》皆作"生"一字。卷子本作"平"義長。

[5] 【……】色相得者生相失者死：《素問》《甲乙》作"三部九候，皆相失者死"，《太素》近似，皆無"形色相得者生"6字（"形"字原卷亦無，據文義補）。卷子本義長。

[6] 若上【……】者病也其上下左右相失不【……】：《素問》《太素》作"上下左右之脉相應如參舂者病甚，上下左右相失不可數者死"，原卷殘缺，據《素問》《太素》補。《素問》《太素》皆無"若"和"其"二字。"其"字當是"甚"抄訛，抄者於此上更增"也"字。

[7] 帝曰："帝"字上《素問》《太素》《甲乙》有"中部之候雖獨調，與衆藏相失者死。中部之候相減者死，目内陷者死"一條。卷子本中應無此條。

[8] 察九候：《素問》同，《太素》"九候"上有"其"字。候，觸診所得曰"候"，多指脉候。

[9] 脉獨陷者病：《太素》同，《素問》《甲乙》作"獨陷下者病"。

伯曰：察九候，獨小者病，獨大者病，獨疾者病，獨遲者病，獨熱者病，獨寒者病，獨陷下者病。

按：下劃綫部分本卷子在所引《素問·三部九候論》之末處。

○以左手去足内$_{37}$踝上五寸，指微案［按］之[1]，以右手指當踝上微而彈之[2]，其脉中氣$_{38}$動[3]應過五寸已［以］上，需=［需］[4]然者，不病也；需=［需］者，來有力。其氣來疾[5]，中手$_{39}$惲=［渾渾］[6]然者，病也；惲=者，來無力也。其氣來徐=［徐］【者，病。其應】上不能至五寸[7]，彈之不$_{40}$應手者，死也[8]。徐=［徐］者，似有似無也。其肌肉身充，氣不去來者亦死[9]。不去來者，彈之全無。$_{41}$其中部脉乍疏乍數者經亂矣，亦死若［者］也[10]。其上部脉來代而勾［鈎］$_{42}$者，病在絡脉也[11]。

【今按】《素問·三部九候論》中與本段相應文字爲：

以左手足上，上去踝五寸按之，庶右手足當踝而彈之，其應過五寸以上蠕蠕然者不病，其應疾中手渾渾然者病，中手徐徐然者病。其應上不能至五寸，彈之不應者死。是以脱肉身不去者死。中部乍疏乍數者死。其脉代而鈎者，病在絡脉。九候之相應也，上下若一，不得相失。一候後則病，二候後則病甚，三候後則病危。所謂後者，應不俱也。察其腑藏，以知死生之期，必先知經脉，然後知病脉。真藏脉見者勝死。足太陽氣絶者，其足不可屈伸，死必戴眼。

·九候相應者，上下若一，不得相失也。一候$_{43}$後者則病矣，二候後者則病甚，三候後者則厄［危］[12]矣。所謂後$_{44}$者，上中下[13]應不俱也。察其病[14]藏而知死期[15]，必先知經脉，然後$_{45}$知病也

[1] 以左……按之：《素問》作"以左手足上去踝五寸按之"，《太素》作"以左手上去踝五寸而按之"，《甲乙》作"以左手於左足上去踝五寸而按之"。文異義通。

[2] 以右……彈之：《太素》作"右手當踝而彈之"，《甲乙》作"以右手當踝而彈之"，義近。《素問》作"庶右手足當踝而彈之"，"足"字承上句誤衍。

[3] 其脉中氣動：《素問》《太素》皆無。

[4] 需=：《太素》同；《素問》《甲乙》作"蠕蠕"。"需需"當作"蝡蝡"，"蝡蝡"爲"蠕蠕"的俗字。"蝡蝡""蠕蠕"，微動、蠕動貌。謂脉來和緩。《素問》王冰注："氣和故也。"卷子舊注"來有力"，不當。

[5] 其氣來疾：《素問》《太素》《甲乙》作"其應疾"。

[6] 惲=："惲=［惲］"，《素問》《太素》《甲乙》作"渾渾"。"惲"當作"渾"，俗書形近而淆亂。《素問》王冰注："渾渾，亂也。"與前文"其氣來疾"相應。卷子舊注"來無力也"，不當。

[7] 其氣來徐=【……】上不能至五寸：據原文語氣，本句當單獨成句。前言"不病""病也"，至此爲第三層次"死也"。如此，則不必據《素問》補入"者病其應"四字。《素問》作"中手徐徐然者病"，與"中手渾渾然者病也"并列。王冰注曰："渾渾，亂也；徐徐，緩也。"將兩句并聯注釋，似視兩句爲一整句。

[8] 彈之不應手者死也：《素問》《太素》《甲乙》皆作"彈之不應者死"，無"手"和"也"二字。

[9] 其肌……亦死：《素問》《太素》《甲乙》皆作"脱肉身不去者，死"。此句上下皆言脉候，傳世本言"脱肉身不去"，與上文不相接，卷子本較優。

[10] 其中部脉乍疏乍數者經亂矣亦死若也：《素問》《太素》作"中部脉乍疏乍數者死"。《素問》《太素》《甲乙》皆無"經亂矣"三字，似爲注文衍入。"亦死若也"義不通，擬改爲"亦死者也"。

[11] 其上部脉來代而勾者病在絡脉也：《素問》《太素》作"其脉代而鈎者，病在絡脉"。前句《甲乙》作"代脉而鈎者"。

[12] 厄：當作"危"。《素問》《太素》《甲乙》皆作"危"；敦煌卷子 P. 3477《玄感脉經》亦作"危"。

[13] 上中下：三字《素問》《太素》《甲乙》皆無。

[14] 病：《太素》同；《素問》《甲乙》作"府［腑］"。"病"與"府"二字草書形近，可能互訛，然二者義皆通。

[15] 死期：《素問》《太素》《甲乙》皆作"死生之期"。卷子本義長。

脉[脉也][1]。真藏脉見者亦死[2]。足太陽氣絶者，足不可屈申[伸][3]，$_{46}$死必戴眼[4]。

【今按】《素問·三部九候論》中與本段相應文字爲：

九候之相應也，上下若一，不得相失。一候後則病，二候後則病甚，三候後則病危。所謂後者，應不俱也。察其腑藏，以知死生之期，必先知經脉，然後知病脉。真藏脉見者勝死。足太陽氣絶者，其足不可屈伸，死必戴眼。

冬陰夏陽奈何？

○岐伯曰：九候之脉皆沉細懸$_{47}$絶者爲陰也[5]，主冬，夜半死[6]。

·脉皆盛躁耎[軟][7]數者爲陽也，$_{48}$主夏，日中死[8]。

·寒熱者，平旦死[9]。

·熱中及熱病者，日中死。

$_{49}$·病風者，日夕死。

·病水者，夜半死。

·脉乍疏乍數，乍遲乍疾$_{50}$者，日乘四季死。

·若形肉以[已]脱，九候雖調者，亦死。

○上七候[10]$_{51}$雖見，九候皆順[11]者，不死。所以言不死者[12]，風氣之病及經閒[13]之病，$_{52}$似七診之病而非七也[14]，故言不死。

·若有前七診之病[15]，其脉候$_{53}$亦敗者則死[16]，=[死]者[17]必發噦唉[噫][18]也。

[1] 也脉：《素問》《太素》《甲乙》無“也”。

[2] 者亦死：《素問》作“者勝死”，《太素》作“勝者死”；《甲乙》作“者邪勝死也”，附校曰：“《素問》無‘死’字”，與今傳《素問》不同。

[3] 足不可屈申：《素問》《太素》“足”上有“其”字，“申”作“伸”。

[4] 戴眼：亦稱“戴睛”，目睛上視而不轉。即俗語所謂“翻白眼”。

[5] 爲陰也：《素問》《太素》《甲乙》無“也”字。

[6] 夜半死：《素問》《太素》《甲乙》皆作“故以夜半死”字。

[7] 耎：《素問》《太素》《甲乙》皆作“喘”。當據改。《素問·五藏生成》云：“脉之至也，喘而堅。”王冰注：“喘，謂脉至如卒喘狀也。”本句作“喘”，即取脉來急速而堅之義。

[8] 日中死：《素問》《甲乙》作“故以日中死”；《太素》作“以日中死”。

[9] 寒熱者平旦死：《素問》作“是故寒熱病者以平旦死”；《甲乙》無“是故”，《太素》無“病”字。以下各句三書皆作“以××(時段)死”(末句爲“以日乘四季死”)。

[10] 上七候：《素問》《太素》《甲乙》作“七診”，據下文，“診”字義長。七診，謂前文“九候之脉”至“四季死”七條所指七種病狀。

[11] 順：《太素》《甲乙》同；《素問》避南梁追尊太祖文皇帝蕭順之之諱作“從”。

[12] 所以言不死者：《太素》《素問》《甲乙》無“以”字。“所以”與後文“故”合用以解釋“不死”之由，卷子本義長。

[13] 閒：《太素》同；《素問》《甲乙》皆作“月”。作“閒”義長。經閒，經脉閒。

[14] 非七：《素問》《太素》《甲乙》皆作“非”，無“七”字。

[15] 若有前七診之病：《素問》《太素》《甲乙》無“前”。

[16] 則死：《素問》《太素》《甲乙》作“死矣”。

[17] =者：《素問》《太素》《甲乙》無此二字。

[18] 唉：同“噫”，噫氣。《廣韻·哈韻》：“唉，飽聲。”《素問》《太素》《甲乙》皆作“噫”。

·必須審諦,問其所始【病】[1],若所始之$_{54}$病與今所痛異者[2],乃定吉凶[3]。〇循[揗]其脉[4],視其經[5]浮沉上下逆$_{55}$順[6]。循[揗]之其脉疾者不病也,其脉遲者病也,若脉不往來者$_{56}$死[7]。

今按:《素問·三部九候論》中與本段相應文字爲:

帝曰:**冬陰夏陽奈何?岐伯曰:九候之脉皆沈細懸絶者爲陰,主冬**,故以**夜半死。盛躁**喘**數者爲陽,主夏**,故以**日中死**。是故寒熱病者以平旦死。**熱中及熱病者**以**日中死。病風者**以**日夕死。病水者**以**夜半死**。其**脉乍疏乍數,乍遲乍疾者,日乘四季死。形肉**已**脱,九候雖調**猶**死。七**診**雖見,九候皆**從**者不死。所言不死者,風氣之病,及經**月**之病,似七診之病而非也,故言不死。若有七診之病,其脉候亦敗者死**矣。**必發噦**噫。**必審問其所始**病,**與今**之**所**方病,而後各切**循其脉,視其經絡浮沈**,以**上下逆**從循之。**其脉疾者不病,其脉遲者病;脉不往來者死,**皮膚著者死。

·上部天,兩額動脉;·上部地,兩頰動脉;·上部人,耳前動脉。$_{57}$·中部天,手太陰;·中部地,手陽明;·中部人,手少陰。少陰手心主脉同。$_{58}$·下部天,足厥陰;·下部地,足少陰;·下部人,足太陰[8]。·此名三部$_{59}$九候也。三部者,天地人也;九候者,部各有上中下,故名九也[9]。

【今按】《素問·三部九候論》中與本段相應文字爲:

上部天,兩額之動脉;上部地,兩頰之動脉;上部人,耳前之動脉。中部天,手太陰也;中部地,手陽明也;中部人,手少陰也。下部天,足厥陰也;下部地,足少陰也;下部人,足太陰也。

$_{60}$〇仲景曰:《陰陽大論》云[10]:凡傷寒之病,多從風寒始也[11]。表中風寒[12],$_{61}$必裹不消化

[1] 必須審諦問其所始:《素問》《甲乙》作"必審問其所始病",《太素》作"必審問其故所始所病"。據補"病"字。

[2] 與今所痛異者:《素問》《太素》《甲乙》作"與今之所方病"。"痛"當作"病"。

[3] 乃定吉凶:《素問》《太素》《甲乙》皆無此句。

[4] 循其脉:《素問》作"而後各切循其脉"(《太素》《甲乙》無"各"字。餘同)。"循"通"揗",撫摩,本處"切揗"同義連用,指切脉。

[5] 經:《素問》《甲乙》"經"下有"絡"字;《太素》有"胳"字,"胳"爲"絡"俗字。

[6] 上下逆順:《太素》同,《素問》《甲乙》作"上下逆從",避南梁追尊太祖文皇帝蕭順之諱。又三書"上"字前有"以"字,"以"同"與"。

[7] 死:《素問》《太素》《甲乙》此下皆有"皮膚着者死"五字,此上三句皆言脉象,五字意不諧,似爲後人注文衍入。

[8] 上部天……足太陰:此三部九候之文,《素問》《太素》《甲乙》基本相同。但本卷子與《太素》皆置於篇末,作爲總結之語;《素問》《甲乙》移至篇首,作爲開篇之語。參前22行校。

[9] 此名……九也:此二十餘字諸本無,特别是《太素》亦無。似爲古人批注衍入,批注意在總結"三部""九候"之概念。末句"故名九也",敦煌殘卷ДX. 18168作"故名九候也",多"候"字,義長。按:卷子本引《素問·三部九候論》至此爲止。

[10] 《陰陽大論》云:自此,本篇引録《傷寒論·傷寒例》内容。《傷寒論》中,"陰陽大論云"一句爲該篇開頭語。卷子本標於本段之首。

[11] 始也:《傷寒論》作"得之",下句"表"字前另有"始"字。

[12] 表中風寒:《傷寒論》作"始表中風寒"。ДX. 18168作"表中風",無"寒"字。

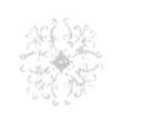

也[1]。未有温覆而當不消者也[2]。若病不存證[3]，疑[擬][4]欲$_{62}$攻之者，猶須先解其表，後乃下之[5]。若表以[已]解而内不消者[6]，自$_{63}$非大滿【，猶生寒熱，則病不除。若表已解，而内不消，大滿】大實腹鞕[硬]者，必内有燥屎也[7]，自可徐=[除]下之[8]。雖經四五$_{64}$日[9]，不能爲害[10]也。若病不宜下而强攻之者，内虚熱入，則爲惼[協]$_{65}$熱遂利[11]，煩躁，諸變不可【勝】數也。則輕者困篤，重者必死。

【今按】《傷寒論·傷寒例》中，與本條相應的文字爲：

凡傷寒之病，多從風寒得之。始**表中風寒**，入**裏**則**不消**矣，**未有温覆而當不消**散**者**。不在**證**治，擬**欲攻之，猶當先解表，乃**可**下之**。**若表**已**解，而内不消，非大滿**，猶生寒熱，則病不除。若表已解，而内不消，大滿**大實**，堅**有燥屎，自可**除**下之**。**雖四五日，不能爲**禍**也**。**若不宜下，而**使**攻之，内虚熱入，協熱遂利，煩躁，諸變不可**勝**數，輕者困篤，重者必死**矣。

$_{66}$○夫陽盛者府[腑]也，陰虚者藏[臟]也，此是兩感脉也[12]。【夫陽盛陰虚者】，汗出[13]即死[14]，$_{67}$下之即愈[15]。若陰盛陽虚者，汗出即愈，下之則死。

$_{68}$○如是者，神丹安可誤發、甘遂何可妄攻也！虚盛之治，相偕[背][16]千里。$_{69}$吉凶之機，應如影嚮[響][17]。然則[18]桂枝入咽，陽盛必亡[19]也；承氣入胃，陰$_{70}$盛必夭也[20]。死生之要，在於【須臾，瞬】息之間，尅於時限[21]。

---

[1] 必裹不消化也：ДX. 18168作"裹必不消▨"，《傷寒論》作"入裏則不消矣"。《傷寒論》爲長。

[2] 消者也：《傷寒論》作"消散者"。

[3] 若病不存證：《傷寒論》作"不在證治"。存、在，并審察義。

[4] 疑：《傷寒論》作"擬"。是。

[5] 猶須先解其表後乃下之：《傷寒論》"須"作"當"，"後乃"作"乃可"。

[6] 若表以解而内不消者：《傷寒論》"以"作"已"，無"者"字。

[7] 自非大滿大實腹鞕者必内有燥屎也：《傷寒論》此處作"非大滿，猶生寒熱，則病不除。若表已解，而内不消，大滿大實，堅有燥屎"。卷子抄録時涉後處"大滿"而跳漏了中間文字，據傳世本補。鞕，《傷寒論》作"堅"。按：《傷寒論》全書主體上避隋煬帝楊堅之"堅"字諱改爲"鞕"（"硬"的古異體），"鞕"的異體作"鞆"，卷子"鞕"爲"鞆"增撇之誤字。

[8] 徐=：據醫理，内有燥屎，不應緩下之，《傷寒論》作"除"一字，義長，據改。

[9] 雖經四五日：《傷寒論》無"經"字。

[10] 害：《傷寒論》作"禍"。

[11] 若病不宜下……惼熱遂利：《傷寒論》作"若不宜下而使攻之内虚熱入，協熱遂利"。傳世本無"病"字，"强"作"使"，敦煌本爲優。

[12] 夫陽……脉也：《傷寒論》無此句，似脱。在下句"汗出"之前，《傷寒論》有"夫陽盛陰虚"五字。據下文"若陰盛陽虚者"句，則本處宜有"若陽盛陰虚者"一句。并據文例補。

[13] 汗出：《傷寒論》作"汗之"。義長。下句"汗出"同此。

[14] 即死：《傷寒論》作"則死"。

[15] 即愈：《傷寒論》作"則愈"。

[16] 偕：當作"偝"，"偝"同"背"。《傷寒論》即作"背"。

[17] 影嚮：《傷寒論》後有"豈容易哉"四字。可據補。易，交換。

[18] 然則：《傷寒論》作"况"。

[19] 必亡：《傷寒論》作"即斃"。

[20] 必夭也：《傷寒論》作"以亡"。傳世本較優。

[21] 在於……時限：《傷寒論》作："在乎須臾，視身之盡，不暇計日。"二者義近。"須臾瞬"三字原蝕（"瞬"右半尚存），《敦煌西域文獻舊照片合校》存"須""瞬"二字，據殘跡并參《敦煌西域文獻舊照片合校》與《傷寒論》補。

·然[1]陰陽虛$_{71}$實交錯者,證候[2]至微也。發汗、吐、下相反者,禍福[3]至速也。醫術淺$_{72}$狹者,必不識不知也[4]。病人殞没[殁]者[5],謂爲其分也。致[6]令怨魂塞於$_{73}$逵路[7],夭死[8]盈於曠野。仁愛鑒兹[9],能不傷楚[10]?

今按:《傷寒論·傷寒例》中,與本條相應的文字爲:

夫陽盛陰虛,汗之則死,下之則愈;陽虛陰盛,汗之則愈,下之則死。夫如是,則神丹安可以誤發,甘遂何可以妄攻?虛盛之治,相背千里,吉凶之機,應若影響,豈容易哉!況桂枝下咽,陽盛即斃;承氣入胃,陰盛以亡。死生之要,在乎須臾,視身之盡,不暇計日。此陰陽虛實之交錯,其候至微,發汗吐下之相反,其禍至速,而醫術淺狹,懵然不知病源,爲治乃誤,使病者殞没,自謂其分,至令冤魂塞於冥路,死屍盈於曠野,仁者鑒此,豈不痛歟!

凡兩感俱病者,$_{74}$治則有其先後也[11]。發表攻裏者,歸本[12]不同也。

·然好存生意者[13],$_{75}$乃云神丹、甘遂,即可[14]合而服[15]之,且解其表,又除其裏。巧言[16]似是,$_{76}$其理實違。

·夫智人[17]之舉措[18]也,恒詳而慎之[19];·愚夫[20]之動作也,常果$_{77}$而速之[21]。安危之變,豈不詭[22]哉?世士唯知翕沓[習]之榮,不見傾危之敗[23],$_{78}$□達居[倨]然,誰見本真也[24]。近取諸身,

[1] 然:《傷寒論》作"此"。

[2] 證候:《傷寒論》作"其候"。其候,指脉候。

[3] 禍福:偏指"禍"。《傷寒論》作"其禍"。

[4] 必不識不知也:《傷寒論》作"懵然不知病源,爲治乃誤"。

[5] 病人殞没者謂爲其分也:《傷寒論》作"使病者殞没,自謂其分"。

[6] 致:《傷寒論》作"至"。卷子本義長。

[7] 怨魂塞於逵路:《傷寒論》作"冤魂塞於冥路"。"怨""冤"義近。《説文》:"逵,九達道也。""逵路"與"曠野"相對,指通達的大路。"塞於逵路",形容怨魂之多。故作"逵"可能是《傷寒論》原貌。又,卷子眉批作"達",與"逵"義近,當是注解"逵"字。

[8] 夭死:《傷寒論》做"死屍"。按:"怨魂塞於逵路"與"夭死盈於曠野"二句互文,皆謂冤死之人處處皆是。

[9] 仁愛鑒兹:《傷寒論》作"仁者鑒此"。二者義同。

[10] 能不傷楚:《傷寒論》作"豈不痛歟"。二者義近。

[11] 兩感俱病者治則有其先後也:《傷寒論》作"兩感病俱作,治有先後"。

[12] 歸本:猶言"根本"。《傷寒論》作"本自"。

[13] 然好存生意者:謂好發善心者。《傷寒論》作"而執迷用意者",謂迷妄臆想者。

[14] 即可:《傷寒論》無。

[15] 服:《傷寒論》作"飲",義近。

[16] 巧言:《傷寒論》作"言巧"。

[17] 智人:《傷寒論》作"智者"。

[18] 舉措:《傷寒論》作"舉錯"。"錯"通"措"。

[19] 恒詳而慎之:《傷寒論》作"常審以慎","常"字係避北宋真宗趙恒之諱改。

[20] 愚夫:《傷寒論》作"愚者"。

[21] 常果而速之:《傷寒論》作"必果而速"。

[22] 豈不詭:《傷寒論》作"豈可詭"。似以卷子本爲長。詭,詭譎,奇異。意謂安危的轉變,是很複雜的,因而不應像"愚夫"那樣"果而速"。

[23] 世士……之敗:《傷寒論》作:"世上之士,但務彼翕習之榮,而莫見此傾危之敗。"翕沓,應據《傷寒論》作"翕習",威盛貌。

[24] □達居然誰見本真也:"達"前一字蝕闕,或録作"明",似是。"居",疑同"倨","倨然",傲慢貌,謂"世士"貌似莊嚴,其實不通醫學與養生。《傷寒論》作"惟明者居然能護其本"。似不通。

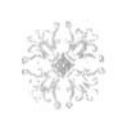

何遠之有[1]？

【今按】《傷寒論·傷寒例》中，與本條相應的文字爲：

凡兩感病俱作，**治有先後，發表攻裏**，本自**不同**。而執迷用意者，**乃云神丹甘遂，合而飲之，且解其表，又除其裏**。言巧**似是，其理實違**。**夫智**者之**舉**錯**也**，常審以**慎**；**愚**者之**動作也**，必**果而速**。**安危之變，豈**可**詭哉**！**世上**之士，但務彼**翕**習**之榮**，而莫**見**此**傾危之敗**，惟明者**居然**能護其本，**近取諸身**，夫**何遠之有**焉？

79〇黃帝問曰：凡診脉之法，常[2]以平旦。師以己息用候病人之氣脉也。80脉竟，還取病者氣息投數[3]，然後以决死生者何？

〇岐伯曰：所以常81用平旦者，以病人陰陽氣静，血脉常行，藏[臟]府[腑]調均，飲食未進，82聲色未亂，是故吉凶見矣[4]。

·又問：脉五十投一止者，吉；不滿五十83投一止者，凶。何也？·答曰：五十投一止者，平脉也。不滿五十投而止，又84過其常數者，死脉也。

故脉一息[5]二至，名曰平脉。

·一息三至，【曰】府[腑]離85經；以榮衛氣亂也。

·一息四至，【曰】藏[臟]奪精；=[臟奪精][6]者，謂藏[臟]中神也，以神逸不86守本藏[臟]也。

·一息五至，【曰】陽絶紀；=[陽絶紀][7]謂諸經脉中氣斷不行也。

·一息六至，87【曰】陰持滅；=[陰持滅][8]謂諸經絡中血枯竭也。

·一息七至，曰命盡；=[命盡][9]謂出入息88帝[希→稀][10]也。

·一息八至，曰無魄。

·一息九至，曰無魂；一息十至，必死矣[11]。

[1] 近取諸身何遠之有：謂本當最爲珍視的身體，爲何棄而遠之呢？按：《傷寒論·傷寒例》引文至此終。此下爲失名脉書一引文，抑或是本書編者自撰的部分。

[2] 常：通"當"。應當。下"常"字同。

[3] 投數：猶言"度數"。即脉動的次數。

[4] 所以常……見矣：《素問·脉要精微論》類似語作："診法常以平旦，陰氣未動，陽氣未散，飲食未進，經脉未盛，絡脉調勻，氣血未亂，故乃可診有過之脉。"《脉經》卷一第二大體同《素問》。聲色，今傳本作"氣血"，較優。

[5] 息：當作"呼"。一呼一吸謂之息。古人論脉多以一呼或一吸爲計數基准。《難經·十四難》："一呼再至曰平，三至曰離經，四至曰奪精……"

[6] =：原卷爲一個重文號，據文義當代表"臟奪精"三字。

[7] =：原卷爲一個重文號，據文義當代表"陽絶紀"三字。

[8] =：原卷爲一個重文號，據文義當代表"陰持滅"三字。《千金翼方》卷二十五作"將滅"。

[9] =：原卷爲一個重文號，據文義當代表"命盡"二字。

[10] 帝："希"俗字，"希"同"稀"。諸校録本辨作"殺"，誤。

[11] 一息……死矣：一呼一吸謂之息。古人論脉多以一呼或一吸爲計數基准。如《難經·十四難》："至之脉，一呼再至曰平，三至曰離經，四至曰奪精，五至曰死，六至曰命絶……一呼一至曰離經，二呼一至曰奪精，三呼一至曰死，四呼一至曰命絶。"人平穩呼吸時，脉一息再至似過緩。故宜從《難經》之説。但《千金翼方》卷二十五亦有與卷子相似的説法："凡脉，一息再至爲平，無病也。一息三至名離經，離，失也；經，常也。其人榮衛已虧，將欲病也。一息四至爲奪精，其人已病也。一息五至爲絶命，有大有小爲難治。一息六至爲將滅。一息七至爲命盡。一息八至爲無魂，一息九至爲無魄，一息十至爲今死。一息一至，其人雖行當着床，其人血脉已病，諸氣皆不足也。二息一至爲危。三息一至爲困。四息一至爲行尸將死。五息一至爲定死。"

$_{89}$〇問曰：上脉狀如此[1]，未知何藏[臟]先受其灾[2]？

・答曰：若汗出髮潤[3]，喘而$_{90}$不休者[4]，肺先絶也[5]。

・身如烟薰[6]、直視摇頭者[7]，心先絶也。

・脣吻$_{91}$反出色青[8]、四支[9][肢]絜習[10]者，肝先絶也。

・還[環]口梨[黧]黑[11]、糅[柔][12]汗發黄者，$_{92}$脾先絶也。

・溲[13]便遺失[14][屎]、狂言[15]、目皮[16]反直視者，腎先絶也。

〇又問[17]：未知何$_{93}$者藏[臟]陰陽於先絶[18]，其狀何似[19]？

・答曰[20]：若陽氣先絶[21]，陰氣後竭者[22]，死，$_{94}$必肉色青也[23]。若陰氣先絶[24]，陽氣竭√後[後竭]者[25]，死必肉色赤[26]，腋下暖，$_{95}$心下熱[27]也。

今按：《傷寒論・辨脉法》中，與本條相應的文字爲：

[1] 問曰上脉狀如此：此下引自《傷寒論・辨脉法》，亦見於《金匱玉函經・辨脉法》，二書無此七字。此外，以下引文亦與敦煌卷子S. 202部分相對應。

[2] 先受其災：《傷寒論》《玉函》同。敦煌卷子S. 202作“受寒”，《傷寒》上有“又”。

[3] 答曰若汗出髮潤：《傷寒論》無“答曰”，敦煌卷子S. 202無“答曰若”。

[4] 喘而不休者：《傷寒論》無“而”，《玉函》敦煌卷子S. 202無“者”。

[5] 肺先絶也：《傷寒論》作“此爲肺先絶也”，敦煌卷子S. 202、《玉函》作“此爲肺絶”。此句上有“此爲”二字，無“先”字。以下心、肝、脾、腎四藏同此。參見上卷及三件之注。

[6] 身如烟薰：《傷寒論》《玉函》、敦煌卷子S. 202此句上皆有“陽反獨留”。按：各藏下基本是兩句病證描述，“陽反獨留”一句疑衍。《傷寒論》“烟”作“煙”，敦煌卷子S. 202“烟”誤作“咽”，《傷寒論》《玉函》、敦煌卷子S. 202“身”皆作“形體”。

[7] 直視摇頭者：《傷寒論》同，《玉函》、敦煌卷子S. 202無“者”。

[8] 脣吻反出色青：敦煌卷子S. 202、《玉函》《傷寒論》皆作“脣吻反青”，似可從，蓋本組短語多爲四字句。又，“青”字下原卷有“者”字，但已點删。多種校録本保留此字，不妥。

[9] 四支：敦煌卷子S. 202同，《傷寒論》《玉函》作“肢”。

[10] 絜習者：敦煌卷子S. 202、《傷寒論》《玉函》無“者”；《玉函》《傷寒論》作“漐習”。“漐”“絜”二字俗書爲形近相亂。“漐(絜)習”又當爲“絜絜”的音變，指動風而筋肉抽搐瞤動之狀。

[11] 還口梨黑：《玉函》《傷寒論》作“環口黧黑”，據校。敦煌卷子S. 202作“還口黎黑”。

[12] 糅：敦煌卷子S. 202、《玉函》《傷寒論》并作“柔”。據校。柔汗，陰冷之汗。

[13] 溲：原卷作“[illegible]”，似“洩”字。《玉函》《傷寒論》作“溲”，敦煌卷子S. 202字形近似“溓[復]”。綜合看，兩敦煌卷子此字皆當爲“溲”。

[14] 遺失：《玉函》《傷寒論》同；“失”當作“矢”，同“屎”。敦煌卷子S. 202無此二字，據文例較似。

[15] 狂言：《傷寒論》同，《玉函》、敦煌卷子S. 202作“狂語”。

[16] 皮：敦煌卷子S. 202、《玉函》《傷寒論》并無此字，當係衍文。蓋傳抄者初誤抄作“皮”，改寫“反”字後漏删誤字。

[17] 又問：敦煌卷子S. 202無此二字，《傷寒論》《玉函》無“問”字。

[18] 未知何者藏陰陽於先絶：敦煌卷子S. 202、《玉函》《傷寒論》并無“者”“於”二字，當係衍文。敦煌卷子S. 202、《傷寒論》“先”作“前”。

[19] 其狀何似：四字敦煌卷子S. 202、《玉函》《傷寒論》皆無。

[20] 答曰：敦煌卷子S. 202、《玉函》《傷寒論》皆無。

[21] 若陽氣先絶：敦煌卷子S. 202無“若”字，敦煌卷子S. 202、《傷寒論》“先”作“前”。

[22] 陰氣後竭者：《傷寒論》同，《玉函》無“者”，敦煌卷子S. 202無此句。

[23] 死，必肉色青也：敦煌卷子S. 202作“其死必青”，《玉函》作“其人死身色必青肉必冷”，《傷寒論》作“其人死身色必青”。

[24] 若陰氣先絶：敦煌卷子S. 202《傷寒論》作“陰氣前絶”，《玉函》無“若”。

[25] 陽氣竭後者：原卷字旁有“√”，據乙“竭後”二字。《玉函》無“者”。

[26] 死必肉色赤：敦煌卷子S. 202作“其死必赤”，《玉函》《傷寒論》并作“其人死身色必赤”。

[27] 腋下暖，心下熱也：敦煌卷子S. 202作“腋下爲温，心下温，心下必熱”，《玉函》《傷寒論》并作“腋下温，心下熱也”。按：本卷子引《傷寒論・辨脉法》至此終。以下爲失名脉經文書二。

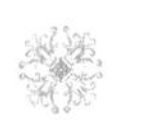

脉浮而洪，身汗如油，喘而不休，水漿不下，形體不仁，乍静乍亂，此爲命絶也。又未知何藏先受其災？若汗出髮潤，喘不休者，此爲肺先絶也。陽反獨留，形體如煙熏，直視摇頭者，此爲心絶也。唇吻反青，四肢漐習者，此爲肝絶也。環口黧黑，柔汗發黄者，此爲脾絶也。溲便遺失、狂言、目反直視者，此爲腎絶也。又未知何藏陰陽前絶？若陽氣前絶，陰氣後竭者，其人死，身色必青。陰氣前絶，陽氣後竭者，其人死，身色必赤，腋下温，心下熱也。

〇又問：凡脉，浮洪相類[1]，滑數相類，沉伏相類，遲$_{96}$緩相類，微濇相類，一云軟與遲相類，細與微相類。牢實相類[2]，弦緊相類。$_{97}$耎［軟］[3]弱相類，芤虚相類。・此相類之脉吾常疑之，況非良工，何以$_{98}$别也？

・答曰：相類之脉，以耶［邪］毒氣亂於正氣者，此皆是賊脉，凡有一十$_{99}$九種[4]。别有四種[5]與正脉本别，得此者死。・今并其脉狀反［及］以客病，針、$_{100}$藥、灸、熨，具條於下。

其四時正脉者，今别疏狀：

正月、二月、三月，春木王，$_{101}$肝氣當位，其脉弦細如［而］長，名曰平脉[6]。・微弦長者，膽之平脉。反$_{102}$此者是病脉也。

・四月、五月、六月，夏火王，心氣當位。其脉洪大如［而］散，$_{103}$名曰平脉[7]。微洪散者，小腸之平脉。反此者是病脉。

土無正位，寄王$_{104}$四季。三月得十八日，六月【得】[8]十八日，九月【得】十八日，十二月【得】十八日，脾氣當位，其脉大阿＝［阿］[9]然如［而］緩，名曰平脉[10]。$_{105}$微阿＝［阿］緩者，胃之平脉。反此是病脉也。

・七月、八月、九月，秋金王，$_{106}$肺氣當位，其脉浮濇如［而］短，名曰平脉[11]。微浮短者，大腸之平脉。$_{107}$反此者是病脉也。

・十月、十一月、十二月，冬水王，賢［腎］[12]氣當位，其脉$_{108}$沉耎［軟］[13]如［而］滑，名曰平

[1] 浮洪相類：《脉經》卷一、《千金翼方》卷二十五、《千金要方》卷二十八并作"浮與芤相類"。本書九組十八脉中的洪脉、虚脉未出現，因而上三書相類脉爲八組。《千金要方》該句附注云："又曰'浮與洪相類'。"

[2] 牢實相類：《千金翼方》卷二十五作"牢與實相類"；《脉經》卷一、《千金要方》卷二十八作"革與實相類"。"牢""革"義近。《千金要方》附注云："翼作'革與實相類'。"

[3] 耎：同"軟"。《千金要方》卷二十八同本卷子。《脉經》卷一即作"軟"。《千金翼方》卷二十五作"濡"，"濡"亦同"軟"。

[4] 凡有一十九種：以上九對相類脉共十八種，另一種可能指小字注文中見有而未在正文中出現的"細脉"。

[5] 别有四種：原書未表明四種之名目。考其他古籍與十九脉相比，《脉經》《千金要方》二十四脉，多出促、革、散、結、代、動脉，《千金翼方》二十二脉多出動、濡、促、結、代脉，P. 3477《玄感脉經》二十三脉多出促、結、代、革、濡、動脉。濡脉同軟脉，革脉同牢脉，减除重複脉，剩有促、結、代、散、動。由此，"四種"可能是促、結、代與散或動脉。但原文不存，難以確考。

[6] 正月、二月……平脉：《脉經》卷三有類似條文："春，肝木王，其脉弦細而長，名曰平脉也。"但無後半内容。以下"四時正脉"在《千金翼方》卷二十五，《千金要方》卷十一、十三、十五、十七、十九，《諸病源候論》卷十五均有類似條文，三書大體相同，僅有細節差異。卷子本較之更爲簡略。

[7] 四月、五月……平脉。《脉經》卷三有類似條文："夏心火王，其脉洪（《千金》作浮大而洪）大而散，名曰平脉。"

[8] 得：原卷承前省略，爲文義清晰起見，據前文補。後二句"得"字同。

[9] 阿＝：柔緩貌。

[10] 土無正位……平脉：《脉經》卷三有類似條文："六月季夏建未，坤未之間土之位，脾王之時。其脉大阿阿而緩，名曰平脉。"

[11] 七月、八月……平脉：《脉經》卷三有類似條文"金肺王。其脉浮（《千金》浮作微）濇而短，曰平脉"。

[12] 賢："腎"之誤。下有朱筆修點的痕跡，應是已用朱筆將"賢"訂正爲"腎"。下"賢"字同。

[13] 耎：同"軟"。《脉經》卷三、《千金翼方》卷二十五俱作"濡"。"濡"同"軟"。

脉[1]。·微沉滑者，旁光[膀胱]之平脉[2]。

右賢[腎]及手心$_{109}$主合三焦，=[三焦]氣[3]有名無形，在手名少陽，在足名巨陽，并伏行不見。[4]

寸$_{110}$關尺，如[始][5]終一寸九分也。

·三分屬太淵，以淵中有魚，故以三分上貫$_{111}$魚際，入於魚口也。從太淵上至手少商井有五寸，故淵井之中養五$_{112}$寸之魚，故名際$^{\vee}$魚[魚際]。

·三分屬經渠，何故名經渠？以能通水，$_{113}$注[6]太淵，故名經渠。何故名寸口[7]？以渠[8]上去太淵一寸，接$_{114}$於魚口，故名寸口。

·三分屬關，何故名關？=[關]者，陰陽之畔界也。鑒如陰$_{115}$陽上下出入，即以關前爲陽，關後爲陰，故名關也。

$_{116}$·一寸屬尺，何故名尺[9]？以寸氣下入澤中，澤能出水，流注太淵，以濟於$_{117}$魚，故上從魚際，下至於澤，相去一尺，故名尺澤。何故名尺？以分能成$_{118}$寸，以寸能成尺，故名尺也。

是故寸關尺始終共有一寸九分界也。

【今按】本段借助於手太陰肺經寸口部穴位説明寸關尺三者的定位以及命名的含義。

基本思路是：以經渠向太淵方向以迄魚口部爲寸，經渠向臂側爲關，關後的定位向後通於尺澤穴，診脉部位即稱爲尺。這一定位與通行的定位小有差别，可參考。

·經言：$_{119}$廿八脉[10]相隨上下，一脉亦[11]來，知病所在。故陽脉六息、七息，十五投，陰【脉】六$_{120}$息、七息，十三投也[12]。何故得知名陰陽也？以陽數七、陰數六得知也。是故陽$_{121}$行疾，得寸内九分；

---

[1] 十月、十一月……平脉：《脉經》卷三有類似條文"冬腎水王，其脉沈濡而滑，曰平脉"。

[2] 旁光之平脉：依前文例，"脉"字下當有"反此者是病脉也"一句。

[3] 三焦氣："氣"字無義，當爲衍文。

[4] 右賢……不見：《素問·金匱真言論》王冰注："《靈樞經》曰'三焦者，上合於手心主'。又曰'足三焦者，太陽之别名也'。《正理論》曰'三焦者有名無形，上合於手心主，下合右腎，主謁道諸氣，名爲使者也'。"本條主體與王注相合，當爲古代藏象認知之别説。

[5] 如：據118行之"始終"，當校作"始"，形近而誤。

[6] 注：此上原有"故名寸口故流"六字，與上下文義不連，且"故名寸口"四字下行重見，故當爲衍文。原卷已點删。但"流"字或係誤删。

[7] 寸口：下文言"何故名關""何故名尺"，故本處或當作"寸"。本條末"故名寸口"亦當言"故名寸也"。不過，《脉經》卷二第三中，亦以"寸口"與"關""尺"相對應。

[8] 渠：似當從上下文作"經渠"。

[9] 一寸屬尺何故名尺：據前"經渠"條文例及本條下文，二"尺"字似當爲"尺澤"。

[10] 廿八脉：所指欠詳。《靈樞·五十營》："人經脉上下左右前後二十八脉……以應二十八宿。"馬蒔、張介賓等謂指兩側各十二經脉，加以陰蹻、陽蹻、任脉、督脉合二十八脉。又《脉經》卷四亦有"二十八脉"。但都不合下句"一脉亦來，知病所在"。若指脉象，則文中未反映出有二十八種脉象之名。而在下一問答中表明，"一脉亦來，知病所在"一句涉及的，實際是下文將論述的十九種脉象。

[11] 亦：通"一"，一旦。

[12] 故陽……投也：按《脉經》卷四："故陽脉六息、七息，十三投，陰脉八息、七息，十五投，此其常也。二十八脉，相逐上下，一脉不來，知疾所苦。"與本卷三處不同：陽脉"十五"爲"十三"、陰脉"六息"爲"八息"、"十三"爲"十五"。但若據《脉經》校改，則與下句"陽數七、陰數六"（本句又見《傷寒論·辨太陽病脉證并治上第五》）不相一致。又"脉"字原脱，據前文例補。

陰行遲，得尺内一寸也。何故得知[1]病所在？上九候中 122 云[2]：一候後者，名之爲病；二候後者，名之爲困；三候後者，名之爲厄[3][危]：以此 123 知也。

〇又問：《脉决[訣]》[4]中云：一脉不來，知病所在。何故有二言[5]不同？124 ·答曰：知卒病者，名曰亦來，即下十九種脉是也；久病者，名脉不來也。125 何故言爾？彼《决[訣]》中云：三部脉俱不至者，何也？·答云：以冷氣結於匈[胸]中，故 126 令脉不通也。故知此法决久病也[6]。

·寸爲上部，主匈[胸]已[以]上至頭之病。

127 ·開[關]爲中部，主匈[胸]已[以]下至齊[臍]之病。

·尺爲下部，主齊[臍]已[以]下至【足之病】[7]。

128 ·但男子女人盛衰不等，老小虚實方治亦異。工臨病者，量宜用之，129 不得一概。

·一脉[8]，案[按]之無，舉有餘，又如按菍菜[蔥葉]狀，名曰浮，爲陽也。

130 〇寸脉浮，中風、發熱、頭痛，宜服桂枝湯、葛根湯，摩風膏[9]，覆令【微似】131 汗出。針風府、天柱，灸大杼。·風府在項後兩筋間，入髪際一寸。132 天柱在項後大筋外，近髪際宛＝[宛]中。·大杼在背第一[二]椙[椎]下兩旁，133 各一寸半是。

·桂枝湯方主熱盛。

桂心三兩去皮秤　白勺[芍]藥三兩生布拭去土　生薑 134 五兩去皮長切　甘草二兩忌無[蕪]夷[荑]，去【皮】[10]生用　大【棗】[11]肥者廿枚完用

五物，以水七升，煮取三升，135 去滓，分三服。若一服得微似汗者，餘不須服。＝[服]湯三服俱盡，如一食 136 頃不似汗者，吸歠帟[希→稀][12]熱白粥一椀[碗]，動令微汗。＝[汗]竟，滿七日，禁生冷、137 一切雜食。

·葛根湯方[13]主寒熱。

---

[1] 知：原卷下有重文號“＝”，與文義不貫，故删。

[2] 上九候中云：指前文 42~43 行引《素問·三部九候論》之文：“九候相應者，上下若一，不得相失也。一候後者則病矣，二候後者則病甚，三候後者則厄[危]矣。”按：此引用提示本段乃至全文爲時人整理編輯之文獻，并非簡單的條文摘抄。

[3] 厄：“危”字俗訛。當據《素問·三部九候論》校作“危”。

[4] 《脉决》：由《脉經》改編的歌訣類書籍，首創者爲南北朝高陽生。古代常與《脉經》相混。此處當即指《脉經》。以下引文即見於前《脉經》卷四引文。

[5] 二言：指前文“一脉亦來，知病所在”（119 行）與本處“一脉不來，知病所在”。後説本《脉經》（見 119 行“故陽……投也”校語引《脉經》）。

[6] 經言（118 行）……病也：此兩段，似爲本書編纂者自作批注衍入正文。其前部分爲寸口脉總述，其後部分爲續説，繼而分述十九脉之脉象、主病、方治。語義銜接緊密。

[7] 足之病：三字原蝕損。《敦煌西域文獻舊照片合校》存，據補。

[8] 一脉：“一”字原卷先刮削，又補於欄上。前云“下十九種脉”，本條浮脉，爲第一脉。卷子近末的 167 行有“二脉”，“二”字亦被朱筆點删。似因抄者不確定是否用序碼而體例不一。“一脉”以下分論寸脉浮、關脉浮、尺脉浮的主證、治法、方藥。

[9] 摩風膏：《脉經》卷二第三、《千金要方》卷二十八第六作“摩治風膏”。按：今傳本《脉經》存有與本條開頭到“灸大杼”的内容（但語序有異），但只載方名與刺、灸、摩法，而無具體的方劑内容。以下關脉浮、尺脉浮與此相仿。

[10] 皮：原脱，據下文類例補。

[11] 棗：原卷模糊，據《敦煌西域文獻舊照片合校》與上下文例補。

[12] 吸歠帟：“帟”右旁有“呬”字。按，“帟”字已見於前文第 88 行，考爲“希（稀）”字，本處同。《傷寒論》桂枝湯證原文相應部分作“歠熱稀粥一升餘”。“熱”“稀”共同修飾中心語“粥”，卷子該處二字易位爲“稀熱”而已。其旁“呬”（同“咽”）當係誤改或誤注。

[13] 葛根湯方：《外臺秘要方》卷一引《小品方》有類似方，比本方多龍膽草、升麻、石膏三味。

生葛根三兩去皮　黄芩二兩生布拭去土　白勺[芍]138藥二兩　桂[1]心一兩　麻黄二兩去節,綿裹　生畺[薑]五兩去皮切　甘草一兩半139　萎蕤一兩半生布拭去土　大青一兩炙香　大棗肥者廿枚【完用】[2]

140·十物切,以水一㪷[斗],先煮麻黄,去上白沫令盡,内[納]諸物,煮取【三升】[3],141分三服。=[服]别暖進,覆取微似【汗】[4]。將息法如桂枝湯。有麻黄者不142須服熱粥。

·摩風膏方主一切風。

丹参一斤折之内白者好,拭去土　蜀椒143三升去合口及内黑子,生用　穹[芎]窮[藭]二兩去皮　蜀大黄二兩去皮　八角蜀附子大者卅枚去皮生用144　巴豆卅枚去皮心生用　白止[芷]二兩去皮秤

·七物切,以三年酢[醋]於銅器中浸一宿,以成消[5]145猪膏四升,用葦薪煎三上三下,去滓,置新瓦瓮子中。好蓋頭,勿146令塵炲入。少=[少]取,向火灸[炙][6]痛處,摩之,日一[7]度。疾愈,止摩,禁如初法。

147〇關脉浮,不欲食,是虚滿。宜服前胡十一味湯、平胃丸,針胃管補之。148一名太倉,在當斉[齊→臍][8]上二寸是。

·前胡湯方主氣脹急。

前胡一兩去蒂149　生畺[薑]二兩去皮,長切　伏[茯]苓二兩去皮,秤　甘草一兩去皮生用　人參一兩生布拭去土　當歸一兩生布拭【去土】[9]150　黄芩一兩生布拭去土　白勺[芍]藥一兩　食茱萸五合去内黑子　半夏一兩湯洗,完用　大棗151肥者廿枚擘破

·十一物,以水八升,煮取三升,分爲三服,將息如桂152枝法。禁羊肉、飴糖

·平胃丸方主心懸飢不用食。

蜀大黄十分去皮　當歸五分153馬尾者,生布拭　䗪虫五分去足,熬香用　防風五分生布拭去土　蜀附子八角者三分清酒漬半日,炮坼[坼],去皮154及心稱[秤]之　乾畺[薑]五分　人參五分拭去土　槀[藁]本五分去皮秤　玄參五分去土　苦參五分去皮155　【桔】梗[10]五分去土

·十一物,下篩,白蜜和,未食前暖美清酒服如梧子156五丸,日二服。少=[少]加,以下氣微=[微]溏爲限。每服竟,急行六十步。157得食粳米、粟米飯、羊肉、章[獐]肉、苜蓿、藍菜、笋菜、豆醬、兔肉、158醬、椒、畺[薑],自外[11]并禁。藥後∨盡[盡後][12]滿十五日外,任人漸雜食,少近159房。若有半夏、昌[菖]蒲者,不得食羊肉、飴糖。

160〇尺脉浮,小便難,宜服瞿麥湯、滑石散,針横骨、關元寫[瀉]之。横骨,當161斉[齊→臍]下∨直

[1]　桂:此字上原有一分行朱點,當係誤點,依例删。

[2]　完用:原蝕,據上下文通例補。《敦煌西域文獻舊照片合校》二字皆存。

[3]　三升:原殘,據文義補。

[4]　汗:原殘,據上下文義補。

[5]　成消:猶言已經化開。"成+動詞"修飾名詞,表該名詞在動詞完成狀態,爲古方書常見構詞形式。

[6]　灸:原卷似作"灸",據文義校作"炙"。

[7]　一:原作"三",已用朱筆點删,旁改作"一",據改。

[8]　斉:"齊"俗字,此同"臍"。

[9]　去土:原缺,據上下文通例補。

[10]　桔梗:"桔"字原殘,據方義及下文"梗"字殘跡補。《敦煌西域文獻舊照片合校》二字皆存。但似有塗改,故又補寫於頁眉(今卷子眉批亦蝕)。

[11]　自外:猶言"此外"。

[12]　藥後盡:諸校録本照録。原卷"後"下有勾乙號,當作"藥盡後"。

［直下］，胞兩旁是；關元，斉［齊→臍］直下三寸。

・瞿麥湯方主小便血色，嗇［澀］痛。

162瞿麥一兩切　石韋［葦］二兩去黄毛令盡，切　滑石二兩碎之，綿裹　石膏二兩白色細理者，碎之，吹去末，綿裹

163・四物，以水五升，煮取二升，分四服，將息如初。

・滑石散方主小便竟，餘更來。

164滑石一兩　冬葵子一兩挼去上皮　鍾［鐘］乳一兩別研　王不流［留］行子半兩　通草165一兩去皮，細＝［細］切，先別擣熟，内［納］諸藥　石韋［葦］一兩去黄毛　桂心半兩

・七物，擣篩爲散，未[1]166食前暖美清酒，和方寸匕一匕服，日二服。少＝［少］加至二匕。將息如初。

167二[2]脉，按之浮大，指下滿、無力者，名曰洪，陽也。

168寸脉洪，胷脅滿[3]，宜服生薑［薑］湯。方如下[4]"寸遲"[5]中。亦可服紫湯[6]而下之，169方如"關滑"中。針上管、期門、章門。期門在乳下而斜，二勒［肋］間。上管在斉［齊→臍］上三寸。章門在兩脅下小勒［肋］頭，【側臥，】申［伸］下足、屈上足【舉臂】取之[7]。

170〇關脉洪，胃中滿。宜服平胃丸，亦可微下之，針胃管寫［瀉］之。方如[8]"關浮"中。

171尺脉洪，少腹滿引陰痛，宜服瞿麥【湯】、勺［芍］藥湯[9]。利小便瞿麥【湯】[10]，方如"尺【浮"中】[11]。

172▨湯方[12]主小便竟，惡寒。

勺［芍］藥四兩㕞[13]　甘草二兩去皮，生用[14]　當歸二▨173▨薑［薑］五兩去皮，長切　大棗卅枚[15]　粭［飴］八兩

・七物，【以】水九【升】[16]174▨【内飴，更】煎[17]五六沸，分爲五服，日三，夜二。

---

［1］未：原用墨筆寫作"末"，上有朱筆校改爲"未"，據校。

［2］二：原卷有朱筆點删。前文"一脉"處"一"字亦先删，復於欄上補寫；但本行欄上恰好蝕缺，無法確認是否應有"二"字，姑依"一脉"之例保留。

［3］胷脅滿：原卷圖版作"胷滿"，右旁注有"匈""脅"二字。據《脉經》卷二第三訂爲"胸脅滿"。

［4］如下：猶言"於下"。下文"如"下省"下"或"上"字。

［5］寸遲：指"寸脉遲"條。下"關滑"等仿此。但卷子只存留了浮、洪二脉及滑脉，以下不存，故不得見。

［6］紫湯：《脉經》卷二第三作"紫菀湯"。似是。

［7］申下……取之：《甲乙》卷三"章門……側卧屈上足，伸下足，舉臂取之"。據補闕字。ДХ. 16882殘片作"……屈上足，側臥取之"（爲大字），"側臥"在後，且無"舉臂"二字。

［8］如：ДХ. 16882作"如上"，本卷子省略"上"字。上下文"方如"亦略"上""下"字。

［9］瞿麥勺［芍］藥湯：原卷五字連寫。ДХ. 16882"勺藥湯"上有一空格，且上方的殘文又似"湯"字，故應是瞿麥湯與芍藥湯兩方。以下即分述瞿麥湯與芍藥湯。

［10］瞿麥：ДХ. 16882作"瞿麥湯方"，據補"湯"字。

［11］方如尺："尺"下闕文當爲"浮中"。瞿麥湯見於本卷第160行"尺脉浮"條。

［12］▨湯方：此方當爲"芍藥湯方"。以下首味藥即爲芍藥。

［13］勺藥四兩㕞：ДХ. 16882作"白芍藥四兩"。

［14］去皮生用：ДХ. 16882無此四字。

［15］大棗卅枚：ДХ. 16882作"▨卅枚擘"。

［16］七物【以】水九【升】："以""升"二字原蝕脱，據文義補。ДХ. 16882作"右七味合廿四▨"。

［17］煎："煎"上原殘，ДХ. 16882作"内粭［飴］，更煎五六沸"，據補"内飴更"三字。

175【陽脉】▨如有力，名曰滑[1]。又云：按之數，如似[2] 176▨如貫珠子也。朗=[朗]者，平人177 ▨有逆氣，宜服前[3]▨

[1] 如有力名曰滑：本條進入滑脉。本句與《脉經》卷一第一"滑脉……一曰浮中如有力"相合。據文例可補爲"三脉……陽也。一曰浮中如有力，名曰滑"。"名曰滑"及下文"服前【胡湯】"，亦與《脉經》卷二第三"寸口脉滑……宜服前胡湯"相合。按：從已經顯示的三個脉象爲"浮""洪""滑"來看，以下行文應是按第95行的相類脉順序排列的。

[2] 按之數如似：ДX. 16882末行有"▨案數，如似□□□湯也"，似與本句相應。

[3] 宜服前：據《脉經》卷二第三，三字當補爲"宜服前胡湯"。ДX. 16882此下有："前胡湯，止逆便怡悦。"亦相合。但ДX. 16882此語在上條注釋之前，兩件語序有所不同。按：本綴合卷子至此終了。

下卷

仲景三書重要傳本列表對比

第六篇　《金匱玉函經》《傷寒論》列表對比

《金匱玉函經》《傷寒論》卷篇對比

《金匱玉函經》《傷寒論》卷篇名對比見表6－1。

表6－1 《金匱玉函經》《傷寒論》卷篇名對比

《金匱玉函經》	《傷寒論》
金匱玉函經卷第一 證治總例	**傷寒論卷第一** 辨脉法第一　平脉法第二
金匱玉函經卷第二 辨痓濕暍第一	**傷寒論卷第二** 傷寒例第三　辨痓濕暍脉證第四
辨脉第二	
辨太陽病形證治上第三	辨太陽病脉證并治上第五 **傷寒論卷第三** 辨太陽病脉證并治中第六
金匱玉函經卷第三 辨太陽病形證治下第四	**傷寒論卷第四** 辨太陽病脉證并治下第七
辨陽明病形證治第五	**傷寒論卷第五** 辨陽明病脉證并治第八
辨少陽病形證治第六	辨少陽病脉證并治第九
金匱玉函經卷第四 辨太陰病形證治第七	**傷寒論卷第六** 辨太陰病脉證并治第十
辨少陰病形證治第八	辨少陰病脉證并治第十一
辨厥陰病形證治第九	辨厥陰病脉證并治第十二厥利嘔噦附
辨厥利嘔噦病形證治第十	
辨霍亂病形證治第十一	**傷寒論卷第七** 辨霍亂病脉證并治第十三
辨陰陽易差後勞復病形證治第十二	辨陰陽易差後勞復病脉證并治第十四
金匱玉函經卷第五 辨不可發汗病形證治第十三	辨不可發汗病脉證并治第十五
辨可發汗病形證治第十四	辨可發汗病脉證并治第十六
辨不可吐病形證治第十五	**傷寒論卷第八** 辨發汗后病脉證并治第十七 辨不可吐第十八
辨可吐病形證治第十六	辨可吐第十九
辨不可下病形證治第十七	**傷寒論卷第九** 辨不可下病脉證并治第二十
辨可下病形證治第十八	辨可下病脉證并治第二十一
金匱玉函經卷第六 辨發汗吐下后病形證治第十九	**傷寒論卷第十** 辨發汗吐下後病脉證并治第二十二
辨可温病形證治第二十	

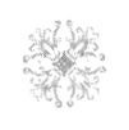

續 表

《金匱玉函經》	《傷寒論》
辨不可火病形證治第二十一	
辨可火病形證治第二十二	
辨不可灸病形證治第二十三	
辨可灸病形證治第二十四	
辨不可刺病形證治第二十五	
辨可刺病形證治第二十六	
辨不可水病形證治第二十七	
辨可水病形證治第二十八	
論熱病陰陽交併生死證第二十九	
金匱玉函經卷第七 方藥炮製	
金匱玉函經卷第八	
附遺	

金匱玉函經卷第一

《金匱玉函經》卷一内容對比,見表6－2。

證治總例

表6－2 《金匱玉函經》《傷寒論》證治總例對比

《金匱玉函經》
證治總例
(《傷寒論》無對應内容,故從略)

金匱玉函經卷第二

《金匱玉函經》卷二内容對比，見表6－3～表6－5。

辨痓濕暍第一

表6－3　《金匱玉函經》《傷寒論》辨痓濕暍内容對比

《金匱玉函經》	《傷寒論》
辨痓濕暍第一	辨痓濕暍脉證第四
太陽病，**痓**濕暍三種，宜應别論，以爲與傷寒相似，故此見之。	**傷寒所致**太陽病，**痓**濕暍**此**三種，宜應别論，以爲與傷寒相似，故此見之。
太陽病，發熱無汗，**而**反惡寒，**是爲**剛**痓**。	太陽病，發熱無汗，反惡寒**者**，**名曰**剛**痓**。
太陽病，發熱汗出，而不惡寒，**是爲**柔**痓**[1]。	太陽病，發熱汗出，而不惡寒，**《病源》云：惡寒。名曰**柔**痓**。
太陽病，發熱，**其**脉沉細，**是爲痓**。	太陽病，發熱，脉沈**而**細**者**，**名曰痓**。
太陽病，發**其**汗[2]，因致**痓**。	太陽病，發汗**太多**，因致**痓**。
病者身熱足寒，頭項强，惡寒，時頭熱面赤，目脉赤，獨頭**動**摇，卒口噤，背反張者，**爲痓**。	病身熱足寒，頸項强**急**，惡寒，時頭熱面赤，目脉赤，獨頭**面**摇，卒口噤，背反張者，**痓病也**。
脊强者，五痓之總名，其證卒口噤，背反張而瘛瘲，諸藥不已，可灸身柱、大椎、陶道。	（無）
（見下文。分兩條）	太陽病，關節疼痛而煩，脉沈而細一作緩者，此名濕痺。一云：中濕。濕痺之候，其人小便不利，大便反快，但當利其小便。濕家之爲病，一身盡疼，發熱，身色如似熏黄。濕家，其人但頭汗出，背强，欲得被覆向火，若下之早則噦，胷滿，小便不利，舌上如胎者，以丹田有熱，胷中有寒，渴欲得水，而不能飲，口燥煩也。
（見下文）	濕家下之，額上汗出，微喘，小便利一云：不利者死，若下利不止者，亦死。
太陽病，無汗，而小便反少，氣上衝胸，口噤不得語，欲作剛痓，葛根湯主之。	（無）
剛痓爲病，胸滿口噤，卧不着席，脚攣急，其人必齘齒，可與大承氣湯。	（無）
痓病，發其汗已。其脉浛浛如蛇，暴腹脹大者爲欲解；脉如故，反復[3]弦者，必痓。	（無）
痓脉來按之築築而弦[4]，直上下行。	（無）

［1］　柔痓：《脉經》卷八作"柔痓"，其下有"一云惡寒"四字注文。

［2］　發其汗：《金匱要略》第二篇作"發汗太多"，與《傷寒論》合，義勝。《脉經》卷八注文亦云："論云，發其汗太多，因致痓。"

［3］　復：《脉經》卷八、《金匱要略》第二篇作"伏"，義勝。

［4］　築築而弦：《金匱要略》第二篇作"緊如弦"。築築，如築杵擣物，上下跳動貌。

《金匱玉函經》	《傷寒論》
痓家，其脉伏堅，直上下。	（無）
夫風病，下之則痓，復發其汗，必拘急。	（無）
太陽病，其症備，身體强，几几然，脉沈遲，此爲痓，括樓桂枝湯主之。	（無）
痓病有灸瘡，難療。	（無）
瘡家，雖身疼痛，不可發其汗，汗出則痓。	（無）
太陽病，**而**關節疼煩，**其**脉**沉緩**[1]**，爲**中濕。	太陽病，關節疼**痛而**煩，脉**沈而細**一作緩。**者，此名濕痺**。一云：中濕。
病者一身盡疼**煩**，日晡**即**劇，此**爲**風濕，汗出當風所致也。	病者一身盡疼，**發熱**日晡**所**劇**者**，此**名**風濕。**此病傷於**汗出當風，**或久傷取冷**所致也。
濕家之爲病，一身盡疼，發熱，**而**身色似熏黄**也**。	濕家之爲病，一身盡疼，發熱，身色**如**似熏黄。
濕家**之爲病**，其人但頭汗出**而**背强，欲得被覆向火。若下之蚤[2]則噦，**或**胷滿，小便不利，舌上如胎，**此爲**丹田有熱，胸**上**有寒，渴欲**飲**而不能飲，**則**口燥煩也。	濕家，其人但頭汗出，背强，欲得被覆向火。若下之早則噦，胷滿，小便不利，舌上如胎者，**以**丹田有熱，胷**中**有寒，渴欲**得水**而不能飲，口燥煩也。
濕家下之，額上汗出，微喘，小便利**者**，死；若下利不止者，亦死。	濕家下之，額上汗出，微喘，小便利一云：不利者。死；若下利不止者，亦死。
問曰：**病**風濕相搏，**身體**疼痛，法當汗出而解，值天陰雨**溜**不止，**師**云此可發汗，汗之**而其**病不愈者，何**故**？ 答曰：發其汗，汗大出者，但風氣去，濕氣**仍**在，是故不愈。若治風濕者，發其汗，微微似欲出汗者，**則**風濕俱去也。	問曰：風濕相搏，**一身盡**疼痛，法當汗出而解。值天陰雨不止，**醫**云此可發汗，汗之病不愈者，何**也**？ 答曰：發其汗，汗大出者，但風氣去，濕氣在，是故不愈**也**。若治風濕者，發其汗，但微微似欲出汗者，風濕俱去也。
病身上疼痛，發熱面黄而喘，頭痛鼻塞而煩，其脉大，自能飲食，腹中和無病，病在頭中寒濕，故鼻塞，内藥鼻中**即**愈。	**濕家**病，身上疼痛，發熱面黄而喘，頭痛鼻塞而煩，其脉大，自能飲食，腹中和無病，病在頭中寒濕，故鼻塞，内藥鼻中**則**愈。
（見上文）	病者一身盡疼，發熱日晡所劇者，此名風濕。此病傷於汗出當風，或久傷取冷所致也。
濕家身煩疼，可與麻黄湯加朮四兩，發其汗爲宜，慎不可以火攻之。	（無）
風濕脉浮，身汗出，惡風者，防己湯[3]主之。	（無）
太陽中熱，暍是也。其人汗出惡寒，身熱而渴也。**白虎湯**[4]**主之**。	太陽中熱**者**，暍是也。其人汗出惡寒，身熱而渴也。
太陽中暍，身熱疼重，而脉微弱，此以夏月傷冷水，水行皮**膚**中所致也。**瓜蒂湯主之**。	太陽中暍**者**，身熱疼重，而脉微弱，此以夏月傷冷水，水行皮中所致也。
太陽中暍，發熱惡寒，身重而疼痛，其脉弦細芤遲，小便已，**灑灑**然毛聳，手足逆冷，小有勞，身即熱，口開，前板齒燥。若發**其**汗惡寒**則**甚，加温鍼發熱**益**甚，數下之則淋甚。	太陽中暍**者**，發熱惡寒，身重而疼痛，其脉弦細芤遲，小便已，**洒洒**然毛聳，手足逆冷，小有勞，身即熱，口開，前板齒燥。若發汗**則**惡寒甚，加温針**則**發熱甚，數下之則淋甚。

[1] 沉緩：《金匱要略》第二篇作"沉而細"。

[2] 蚤(zǎo)：通"早"。

[3] 防己湯：《金匱要略》第二篇作"防己黄芪湯主之"。

[4] 白虎湯：《金匱要略》第二篇作"白虎加人參湯主之"。

辨脉第二

表6-4 《金匱玉函經》、S. 202、《傷寒論》辨脉内容對比

《金匱玉函經》	S. 202	《傷寒論》
辨脉第二[1]	（前闕）	辨脉法第一
問曰：脉有陰陽，何謂也？ 答曰：**脉大爲陽，浮爲陽，數爲陽，動爲陽，滑爲陽；沉爲陰，澀爲陰，弱爲陰，弦爲陰，微爲陰**[2]。	（前闕）	問曰：脉有陰陽，何謂也？ 荅[3]曰：**凡脉大浮數動滑，此名陽也；脉沈濇弱弦微，此名陰也。**
陰病見陽脉者生，陽病見陰脉者死。	（前闕）	**凡**陰病見陽脉者生，陽病見陰脉者死。
問曰：脉有陽結、陰結者，何以别之？ 答曰：其脉**自**浮而數，能食不大便，名曰陽結，期十七日當劇。	**（前闕）**	問曰：脉有陽結陰結者，何以别之？ 荅曰：其脉浮而數，能食不大便**者，此爲實**，名曰陽結**也**，期十七日當劇。
其脉**自**沉而遲，不能食，身體重，大便反**堅**[4]，名曰陰結，期十四日當劇。	其脉**自**【沉而遲】，不能食，身體重，大便反**堅**，名曰陰結，期十四日當劇。	其脉沈而遲，不能食，身體重，大便反**鞕**，**音硬，下同。**名曰陰結**也**，期十四日當劇。
問曰：病有**灑淅**惡寒而**復**發熱者，何**也**？答曰：陰脉不足，陽往從之。陽脉不足，陰往乘之。 何謂陽不足？答曰：假令**寸口脉**微，**爲**陽不足。陰氣**上**入陽**中**，則**灑淅**惡寒。 何謂陰不足？答曰：尺脉弱，**爲**陰不足。陽氣下**陷**入陰中，則發熱。	問曰：病有**洗沂**惡寒而**後反**發熱者，何？答曰：陰脉不足，陽【往】從之。陽脉不足，陰往乘之。 何謂陽不足？答曰：假令**陽**微【爲】陽不足，陰氣入陽則惡寒。 何謂陰不足？荅[答]曰：尺脉弱，**爲**【陰】不足。陽氣下**流**入陰中，則發熱。	問曰：病有**洒淅**惡寒而**復**發熱者，何？答曰：陰脉不足，陽徃從之。陽脉不足，陰往乘之。 **曰：**何謂陽不足？荅曰：假令**寸口脉**微，**名曰**陽不足。陰氣**上**入陽**中**，則**洒淅**惡寒**也**。 **曰：**何謂陰不足？荅曰：尺脉弱，**名曰**陰不足。陽氣下**陷**入陰中，則發熱**也**。
陽脉浮，陰**脉**弱**者**，則血虚，血虚則筋**急**。	**脉陽**浮，陰**濡而**弱，**弱**則血虚，血虚則**傷**筋[筋]。	**陽脉**浮，**一作微。**陰**脉**弱**者**，則血虚，血虚則筋**急也**。
其脉沉**者**，**營**氣微**也**。 其脉浮**而**汗出如流珠**者**，衛氣衰**也**。 **營**氣微，加燒鍼，血留不行，更發熱而燥煩**也**。	其脉沉，**營**氣微。 【其】脉浮**則**汗出如流珠，衛氣衰。 **營**氣微，加燒**針**，【血】留【不行，更發】熱而躁煩。	其脉沈**者**，**榮**氣微**也**。 其脉浮而汗出如流珠者，衛氣衰也。 **榮**氣微**者**，加燒針，**則**血留不行，更發熱而躁煩**也**。
脉藹藹如車蓋**者**，名曰陽結**也**。	脉藹藹如車**之**蓋，名曰陽結。	脉藹藹如車蓋**者**，名曰陽結**也**。**一云：秋脉。**
脉纍纍如**循**長竿**者**，名曰陰結**也**。	累累如**順**長竿，名曰陰結。	**脉**累累如**循**長竿**者**，名曰陰結**也**。**一云：夏脉。**
脉聶聶如吹榆莢**者**，名曰散**也**。	囁囁如吹榆莢，名曰數。	**（無）**
脉瞥瞥如羹上肥者，陽氣**脱也**。	瞥瞥如羹上肥者，陽氣**微**。	**脉**瞥瞥如羹上肥者，陽氣**微**也。
脉縈縈如蜘蛛絲者，陽氣[5]衰**也**。	縈縈如蜘蛛糸[絲]者，陽氣衰。	**脉**縈縈如蜘蛛絲者，陽氣衰**也**。**一云：陰氣。**

[1] 第二：該篇《傷寒論》爲本卷第一篇。

[2] 脉大……爲陰：本條《金匱玉函經》分述，《傷寒論》合述。

[3] 荅：同"答"。

[4] 堅：《金匱玉函經》、S. 202 不避"堅"，《傷寒論》避作"鞕"。

[5] 陽氣：《千金要方》卷二十八、《太平聖惠方》卷八皆作"陰氣"，義勝。

《金匱玉函經》	S. 202	《傷寒論》
脉綿綿如**瀉**漆之絶者,亡其血**也**。	綿綿如淶[漆]之絶者,亡其血。	**脉**綿綿如**瀉**漆之絶者,亡其血**也**。
脉來緩,時一止,復來,名曰結。 脉來數,時一止,**復來**,名曰促。 脉陽盛**則**促,陰盛**則結**,**此皆**病**脉**。	脉來緩,時一止,復來,名曰結。 脉來時數[數,時]一止,名曰促。 脉陽盛**即**促,陰盛**即緩**[1],病。	脉來緩,時一止,復來**者**,名曰結。 脉來數,時一止,**復來者**,名曰促**一作縱**。 脉陽盛**則**促,陰盛**則結**,**此皆**病**脉**。
陰陽相**搏**,名曰動。 陽動**則**汗出,陰動**則**發熱,形冷**惡**寒**者**,**三焦傷也**。 **若**數脉見於關上,**上下**無頭尾,如**豆大**,厥厥動摇**者**,名**曰**動**也**。	陰陽相**薄**,名曰動。 陽動**即**汗出,陰動**即**發熱。形冷**而**寒,**此爲進**。 數脉見於關上,無頭尾,**大**如**大豆**,厥厥動摇,名**爲**動。	陰陽相**搏**,名曰動。 陽動**則**汗出,陰動**則**發熱,形冷**惡**寒**者**,**此三焦傷也**。 **若**數脉見於關上,**上下**無頭尾,如**豆大**,厥厥動摇**者**,名**曰**動**也**。
陽脉浮大**而**濡,**陰脉浮大而濡**,陰與陽同等**者**,名**曰**緩**也**。	脉浮大濡[2],陰**浮**與陽同等,**故**名**之爲**緩。	**陽**脉浮大**而**濡,**陰脉浮大而濡**,陰**脉**與陽**脉**同等**者**,名**曰**緩**也**。
脉浮**而**緊**者**,名**曰**弦**也**。 **弦者,狀如弓弦,按之不移也。**[3] 脉緊者,如轉索無常**也**。	**夫**脉浮緊,名**爲**弦。 脉緊者,如轉索無常。 **脉弦,狀如弓弦,案[按]之不移。**	脉浮**而**緊**者**,名**曰**弦**也**。 弦**者**,狀如弓弦,按之不移**也**。 脉緊者,如轉索無常**也**。
脉弦而大,弦**即**爲**減**,大**即**爲芤。**減即**爲寒,芤**即**爲虚。寒虚相**搏**,**脉即**爲革,婦人**即**半産漏下,男子**即**亡血失精。	脉弦而大,弦**即**爲**藏**,大**即**爲空[4],**藏即**爲寒,空**即**爲虚,寒空[虚]相**薄**,**脉即**爲革,婦人**即**半産**而**漏下,男子**即**亡血【失精】。	脉弦而大,弦**則**爲**減**,大**則**爲芤。**減則**爲寒,芤**則**爲虚,寒虚相**搏**,**此名**爲革,婦人**則**半産漏下,男子**則**亡血失精。
問曰:病有戰而汗出,**自**得解者,何**也**? 答曰:**其**脉浮而緊,按之反芤,此爲本虚,故當戰而汗出**也**。其人本虚,是以發戰。**以**脉浮,故當汗出**而**解。 若脉浮**而**數,按之不芤,此本不虚。若欲自解,但汗出耳,**即**不發戰也。	問曰:病有戰而汗出,**曰**[因]得解者,何? 答曰:脉浮而緊,案[按]之反空,此爲本虚,故當戰而汗出。其人本虚,是以發戰。**其**脉**反**浮,故當汗出**乃**解。 若脉浮數,案[按]之不空,此**人**本【**不**】虚。若欲自解,但汗出耳,不發戰也。	問曰:病有戰而汗出,**因**得解者,何**也**? 答曰:脉浮而緊,按之反芤,此爲本虚,故當戰而汗出**也**。其人本虚,是以發戰。**以**脉浮,故當汗出**而**解**也**。 若脉浮**而**數,按之不芤,此**人**本不虚,若欲自解,但汗出耳,不發戰也。
問曰:病有不戰**而**汗出解者,何**也**? 答曰:**其**脉大**而浮**數,故**不戰**汗出而解**也**。	問曰:病有不戰**復不**汗出[5]而解者,何? 答曰:**其**脉大**浮而**數,故**知**汗出而解。	問曰:病有不戰**而**汗出解者,何**也**? 答曰:脉大**而浮**數,故**知不戰**汗出而解**也**。
問曰:病有不戰**復**不汗而解者,何**也**? 答曰:其脉自微,此**以曾**發汗、若吐、若下、若亡血,**内**無津液,陰陽自和,**必**自愈,故不戰不汗而解**也**。	問曰:病有不戰**復**不汗出而解者何? 答曰:其脉自微**弦**,此**曾以**[6]發汗、若吐、若下、若亡血,無津液,陰陽自和,自愈,故不戰不汗出而解。	問曰:病有不戰不汗出而解者,何**也**? 答曰:其脉自微,此**以曾**發汗、若吐、若下、若亡血,**以内**無津液,**此**陰陽自和,**必**自愈,故不戰不汗出而解**也**。

[1] 緩:《金匱玉函經》《傷寒論》作"結",義長。

[2] 脉浮大濡:《金匱玉函經》《傷寒論》陰陽脉分述,S. 202 省略"陰""陽"二字而合述。

[3] 弦者……移也:本句似爲後人爲"弦"字所作補注。故《金匱玉函經》《傷寒論》緊接"弦也",S. 202 則續於全句末。《金匱要略》"脉弦"與"脉緊"分作兩條,各隨附對應病證。

[4] 空:同"芤"。

[5] 復不汗出:答文云"汗出",故二字似涉下問而誤。當據《金匱玉函經》《傷寒論》改作"而汗出"。

[6] 曾以:當據《金匱玉函經》《傷寒論》改作"以曾"。

續表

《金匱玉函經》	S. 202	《傷寒論》
問曰：傷寒三日，**其**脉浮數而微，**病**人身**自**涼和者，何**也**？ 答曰：**此**爲欲解**也**，解以夜半。**脉**浮而解者，濈然汗出**也**。**脉**數而解者，必能食**也**。**脉**微而解者，**必**大汗出**也**。	問曰：傷寒三日，**其**脉浮數而微，人涼身[身涼]和【者】何？ 答曰：**是**爲欲解，解以夜半。浮而解者，濈然**而**汗出。數而解者，必能食。微而解者，**而**大汗出。	問曰：傷寒三日，脉浮數而微，**病**人身涼和者，何**也**？ 荅曰：**此**爲欲解**也**，解以夜半。**脉**浮而解者，濈然汗出**也**。**脉**數而解者，必能食**也**。**脉**微而解者，**必**大汗出**也**。
問曰：脉病欲知愈**未愈**，何以別之？ 答曰：寸口、關上、尺中三處，大小、浮沉、遲**數**同等，雖有寒熱不解**者**，**此**脉陰陽爲**和**平，**雖**劇**當**愈。	問曰：脉病欲知愈**不**，何以別之？ 答曰：寸口、關上、尺中三處，大小、浮沉、遲**疾**同等，雖有寒熱不解【者】，脉陰陽爲平，**當劇今愈**。	問曰：脉病欲知愈**未愈者**，何以別之？ 荅曰：寸口、關上、尺中三處，大小、浮沈、遲**數**同等，雖有寒熱不鮮**者**，**此**脉陰陽爲**和**平，**雖**劇**當**愈。
師曰：立夏得**洪**大脉，是其**本**位。其人病身體苦**疼**重**者**，**須**[1]發其汗；**若**明日身不疼不重者，不須發汗；若汗濈濈**然**自出**者**，明日**便**解矣。 何以言之？立夏脉**洪大**一本作浮大，是其時脉，故使然**也**。四時**倣**[2]**此**。	問曰：立夏得**浮**大脉，是其位。其人病身體苦**瘀痛**重，發其汗**者**[3]；明日身不疼不重**痛**者，不須發**其**汗；汗馽=[4]自出，明日解矣。 何以言之？立夏脉**浮**[5]，是其時脉，故使然。四時**相救**[6]。	師曰：立夏得洪一作浮大脉，是其**本**位。其人病身體苦**疼**重**者**，**須**發其汗；**若**明日身不疼不重者，不須發汗；若汗濈濈自出**者**，明日**便**解矣。 何以言之？立夏脉**洪大**，是其時脉，故使然**也**。四時**倣此**。
問**曰**：**凡**病**欲知**何時**得**，**何時愈**？ **答曰**：假令夜半得病者，日中愈。日中**得**病**者**，夜半愈。 何以言之？ 日中得**病**夜半愈者，**以**陽得陰**則**解**也**；夜半得**病**日中愈者，**以**陰得陽則解**也**。	問：病**者**何時**發病**？ 假令夜半得病者，**旦日**日中愈。日中**發**病，夜半愈。 何以言之？**立夏脉浮，是其時脉，故使然，四時相救。所以言**日中得夜半愈者，陽得陰解。夜半得，**旦日**日中愈者，**何以言之**[7]？陰得陽則解**矣**。	問**曰**：**凡**病**欲知**何時**得**，**何時愈**？ **荅曰**：假令夜半得病者，**明日**日中愈。日中**得**病**者**，夜半愈。 何以言之？ 日中得病夜半愈者，**以**陽得陰**則**解**也**；夜半得**病明日**日中愈者，**以**陰得陽則解**也**。
夫寸口脉浮在表，沉在裏，數在府，遲在藏。**假令**脉遲，此爲在藏。	寸口脉浮在表，沉在裏，數在府，遲在藏。**今**脉遲，此爲在藏。	寸口脉浮**爲**在表，沈**爲**在裏，數**爲**在府，遲**爲**在藏。**假令**脉遲，此爲在藏**也**。
趺陽脉浮而濇，少陰**脉**如經，其病在脾，法當下利。何以知之？脉浮**而**大**者**，氣實血虚**也**。**今**趺陽脉浮而澀，故知脾氣不足，胃氣虚也。**以**少陰脉弦**而浮**[8]，纔見，**此**爲調**脉**，故稱如經。**而**反滑數者，故知當**溺**膿也。	趺陽脉浮而濇，少陰如經，其病在脾，法當下利。何以知之？脉浮**而**大，氣實血虚。趺陽脉浮而澀，故知脾氣不足，【胃】氣虚也。少陰脉弦**沉**，纔見，爲調，故稱如經。**而**反滑數者，故知當**溺**膿也。	趺陽脉浮而濇，少陰**脉**如經**者**，其病在脾，法當下利。何以知之？**若**脉浮大**者**，氣實血虚**也**。**今**趺陽脉浮而濇，故知脾氣不足，胃氣虚也。**以**少陰脉弦**而浮**，一作沉。纔見，**此**爲調**脉**，故稱如經**也**。**若**反滑**而**數者，故知當**屎**膿也。《玉函》作溺[9]。

[1] 須：《太平聖惠方》卷八下有“大”。

[2] 倣：同“仿”。

[3] 發其汗者：《金匱玉函經》《傷寒論》作“須發其汗”，義長。

[4] 馽=：爲“馽(zhí)馽”形誤。“馽”同“縶”。“馽馽(zhí)”同“縶縶”，又同“濈濈”，小汗出貌。

[5] 浮：《金匱玉函經》《傷寒論》作“洪”，義長。

[6] 何以……相救：原錯在下條問答中，據《金匱玉函經》《傷寒論》，當移此。

[7] 何以言之：《金匱玉函經》《傷寒論》無此四字，義勝。

[8] 浮：《太平聖惠方》卷八、S. 202 作“沉”，與《傷寒論》“一作沉”相合，義勝。

[9] 《玉函》作溺：此爲宋臣所批。S. 202 與傳世《金匱玉函經》皆作“溺”，可證二者本爲一源。

《金匱玉函經》	S. 202	《傷寒論》
寸口脉浮**而**緊,浮**即**爲風,緊**即**爲寒。風**即**傷衛,寒**即**傷**營**。**營**衛俱病,骨節**煩疼**,當發其汗**也**。	寸口脉浮緊,浮**即**爲風,緊**則**爲寒。風**即**傷衛,寒**即**傷**榮**。**榮**衛俱病,骨節**疼煩**,當發其汗。	寸口脉浮**而**緊,浮**則**爲風,緊**則**爲寒。風**則**傷衛,寒**則**傷**榮**。**榮**衛俱病,骨節**煩疼**,當發其汗**也**。
趺陽脉遲而緩,胃氣如經**也**。 趺陽脉浮而數,浮則傷胃,數則動脾。此非本病,醫**特**下之所爲**也**。**營**衛内陷,其數先微,脉反但浮,其人必**大便堅**,氣噫而除。 何以言之? **脾脉本緩**,**今**數脉動脾,其數先微,故知脾氣**不**治,大便**堅**,氣噫而除。**今脉反浮**,**其數改微**,邪氣獨留,心中則饑,**邪**熱**不**[1]殺穀,**潮熱**發**渴**,數脉當遲緩,脉因前**後**度數如**法**,病者則饑。數脉不時,則生惡**瘡也**。	趺陽脉遲而緩,胃氣如經。 趺陽脉浮而數,浮則傷胃,數則動脾。此非本病,醫**將**下之所爲。**榮**衛内陷,其數先微,脉反但浮,其人必**堅**,氣噫而除。 何以言之? **本**數脉動脾,其數先微,故知脾氣**而**[2]治,大便**而堅**,氣噫而除。**浮脉反微數**[3],【邪】氣獨留,心中則飢,**耶**熱煞[殺]穀,**朝暮**發**温**[4],數脉當遲緩,脉曰[因]前度數如**前**[5],病者則肥[饑]。數脉不時,則生惡**創**[6][瘡]。	趺陽脉遲而緩,胃氣如經**也**。 趺陽脉浮而數,浮則傷胃,數則動脾。此非本病,醫**特**下之所爲**也**。**榮**衛内陷,其數先微,脉反但浮,其人必**大便鞕**,氣噫而除。 何以言之? **本以**數脉動脾,其數先微,故知脾氣**不**治,大便**鞕**,氣噫而除。**今脉反浮**,**其數改微**,邪氣獨留,心中則飢,**邪**熱**不**殺穀,**潮熱**發**渴**,數脉當遲緩,脉因前**後**度數如**法**,病者則飢。數脉不時,則生惡**瘡也**。
師曰:病人脉微而澁[7]者,此爲醫所病也。大發其汗,**又**數大下之,其人亡血,病當惡寒**而**發熱無休止。時**夏**月盛熱,**而**欲着複衣;冬月盛寒,**而**欲裸**其體**。所以然者,陽微**即**惡寒,陰弱**即**發熱,醫發**其汗**,使陽氣微;又大下之,**令**陰氣弱。五月之時,陽氣在表,胃中虚冷,**内以陽微**不能勝**冷**,故欲着**複**衣。十一月之時,陽氣在裏,胃中煩熱,**内以陰弱**不能勝**熱**,故欲裸**其體**。又陰脉遲澀,故知亡血**也**。	師曰:**一日脉一**病人,**其**脉微而澀者,此爲醫所病也。大發其汗,**若**數大下之,**若**其人亡血,病當惡寒**而**發熱無休止。時**五**月[8]盛熱,欲着複衣;冬月盛寒,欲裸**出**[9]**身**。所以然者,陽微**即**惡寒,陰弱**即**發熱,醫**數**發,使陽氣微;又大下之,**今**[10]陰氣弱。五月之時,陽氣在表,胃中虚冷,**陽微**不能勝**之**,故欲着衣。十【一】月之時,陽氣在裏,胃中煩熱,**陰氣弱**不能勝**之**,故欲裸身。又陰脉**復**遲澀,故知亡血。	師曰:病人脉微而濇者,此爲醫所病也。大發其汗,**又**數大下之,其人亡血,病當惡寒,**後乃**發熱無休止。時**夏**月盛熱,欲著複衣;冬月盛寒,欲裸**其身**。所以然者,陽微**則**惡寒,陰弱**則**發熱,**此**醫發**其汗**,使陽氣微;又大下之,**令**陰氣弱。五月之時,陽氣在表,胃中虚冷,**以陽氣内微**不能勝**冷**,故欲著**複**衣。十一月之時,陽氣在裏,胃中煩熱,**以陰氣内弱**不能勝**熱**,故欲裸**其身**。又陰脉遲濇,故知亡血**也**。
脉浮而大,心下反**堅**,有熱。屬藏**者**,攻之,不令**發**汗;屬府**者**,**不令溲數**,溲數**則便堅**。汗多**則熱**愈,**汗少即便**難,**脉**遲尚未可**攻**。	脉浮而大,心下反**堅**,有熱。屬藏,攻之,不令**微**汗;屬府[腑],**溲**[11][溲]數**即堅**。汗多**即**愈,**少汗**溲[便]難。遲,尚未可**取**。	脉浮而大,心下反**鞕**,有熱。屬藏**者**,攻之,不令**發**汗;屬府**者**,**不令溲數**,溲數**則大便鞕**。汗多**則熱**愈,**汗少則便**難,**脉**遲尚未可**攻**。
趺**陽**脉**數**微濇,少陰反堅,微即下逆,濇**即**躁煩。少陰**堅**[12]者,便即爲難。汗出在頭,穀氣爲下,便難者**令**微溏,不令汗出。甚者遂不得便,煩逆,鼻鳴,上竭下虚,不得復**還**。	趺脉微澀,少陰反堅,微即下逆,【濇】**則**躁煩。少陰**緊**者,溲[便]即爲難。汗出在頭,穀氣爲下,溲[便]難者**愈**[13]微溏,不令汗出。甚者遂不得便,煩逆,鼻鳴,上竭下虚,不得復**通**。	(無)

[1] 不:S. 202 無此字,義長。

[2] 而:當據《金匱玉函經》《傷寒論》校作"不"。

[3] 浮脉反微數:《金匱玉函經》《傷寒論》皆作"今脉反浮,其數改微",義長,可從。

[4] 温:《金匱玉函經》《傷寒論》作"渴",義長。

[5] 前:《金匱玉函經》《傷寒論》作"法",義長。

[6] 創:"瘡"的古字。

[7] 澁:同"濇""澀"。

[8] 五月:《金匱玉函經》《傷寒論》作"夏月",農曆五月在夏月。但據下文用"五月"之例,此以"五月"爲宜。

[9] 出:疑爲"其"誤寫。

[10] 今:《金匱玉函經》《傷寒論》作"令",義長。

[11] 溲:據《金匱玉函經》《傷寒論》,當作"溲";此字上,還應有"不令溲數"四字。

[12] 堅:此言脉象,當據 S. 202 校作"緊"。

[13] 愈:據《金匱玉函經》,當作"令"。

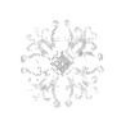

續　表

《金匱玉函經》	S. 202	《傷寒論》
脉浮而洪,**軀汗**如**油**,**喘**而不休,水漿不下,形體不仁,乍**静**乍亂,此爲命絶。	脉浮而洪,**軀反**如**沾濡**[1]而不休,水漿不下,形體不仁,乍**理**乍亂,此爲命絶。	脉浮而洪,**身汗**如**油**,**喘**而不休,水漿不下,形體不仁,乍**静**乍亂,此爲命絶**也**。
未知何藏**先**受**其災**? **若**汗出髮潤,喘**而**不休,此爲肺絶[2]。 陽反獨留,形體如**烟**熏,直視摇頭,此爲心絶。 唇吻反青,四肢漐習,此爲肝絶。 環口黧黑,柔汗發黄,此爲脾絶。 溲便**遺失**[3],狂**語**,目反直視,此爲腎絶。	未知何藏[臟]受**寒**? 汗出髮潤,喘**而**不休,此爲肺絶。 陽反獨留,形體如**咽**[4][咽→烟]【熏】,直視摇頭,此爲心絶。 脣吻反青,四支縶[漐]習,此爲肝絶。 還[環]口黎[黧]黑,柔汗發黄,此爲脾絶。 溲[溲]便,狂**語**,目反直視,此爲腎絶。	**又**未知何藏**先**受**其災**? **若**汗出髮潤,喘不休**者**,此爲肺**先**絶**也**。 陽反獨留,形體如**煙**熏,直視摇頭者,此爲心絶**也**。 唇吻反青,四肢漐習**者**,此爲肝絶**也**。 環口黧黑,柔汗發黄**者**,此爲脾絶**也**。 溲便**遺失**,狂**言**,目反直視**者**,此爲腎絶**也**。
又未知何藏**陰陽先**絶? **若**陽氣**先**絶,陰氣後竭,其**人**死,**身色**必青,**肉必冷**;陰氣**先**絶,陽氣後**竭**,其**人**死,**身色**必赤,腋下温,心下熱**也**。	未知何藏**前**[5]絶? 陽氣**前**絶,【陰氣後竭】,其死必青;陰氣**前**絶,陽氣後**絶**[6],**其死**必赤。腋下**爲**温,~~亡下温~~,心下**必**熱。	**又**未知何藏**陰陽前**絶? **若**陽氣**前**絶,陰氣後竭**者**,其**人**死,**身色**必青;陰氣**前**絶,陽氣後**竭者**,其**人**死,**身色**必赤,腋下温,心下熱**也**。
寸口脉浮大,醫反下之,此爲大逆。浮**即**無血,大**即**爲寒,寒氣相搏,**即**爲腸鳴。醫乃不知,而反飲**之**水,令汗大出,水得寒**氣**,**冷必**相搏,其人即餇。 趺陽脉浮,浮**即**爲虚,浮虚相搏,故**令**氣餇,言胃氣虚竭也。 脉滑**則爲**噦。此爲醫咎,責虚取實,守空迫血。脉浮,鼻**口**燥者,必衄。	寸口脉浮大,醫反下之,此爲大逆。浮**即**無血,大**則**爲寒。寒氣~~=[氣]~~相薄[搏],**即**爲膓[腸]鳴。醫反[乃]不知,而反飲水,令汗大出。水得**於**寒,**氣冷**相薄[搏],其人即餇[噎]。 趺陽脉浮,=[浮]**即**爲虚,浮虚相薄[搏],故氣**上**餇[噎],胃[言]胃氣【虚竭也。 脉】滑者,**其人即**噦。此爲醫【咎】,責虚取實,守空迫血。脉浮,鼻**口**燥者,必衄。	寸口脉浮大,**而**醫反下之,此爲大逆。浮**則**無血,大**則**爲寒,寒氣相搏,**則**爲腸鳴。醫乃不知,而反飲**冷**水,令汗大出,水得寒**氣**,**冷必**相搏,其人即**餇音噎,下同**。 趺陽脉浮,浮**則**爲虚,浮虚相搏,故**令**氣餇,言胃氣虚竭也。 脉滑**則爲**噦,此爲醫咎,責虚取實,守空迫血。脉浮,鼻**中**燥者,必衄**也**。
諸**脉浮數**,當發熱,而**灑**淅惡寒,若有痛處,**食飲**如常**者**,畜[7]積有膿**也**。	諸**浮數脉**,當䒹[發]熱,而**洗**沂[洒淅]悪[惡]寒,若有痛處,食飲如常,慉[畜]積有膿。	諸**脉浮數**,當發熱,而**洒**淅惡寒,若有痛處,**飲食**如常**者**,畜積有膿**也**。
脉浮**而**遲,面熱赤而**戰惕者**,六七日,當汗出而解。反發熱**者**,**差遲**。遲爲無陽,不能作汗,其身必癢**也**。	脉浮遅[遲],**其**面熱**而**赤,**戴陽**[8],六七日,當汗出而解,反䒹[發]熱。遅[遲]爲無陽,不能作汗,其身必癢。	脉浮**而**遲,面熱赤而**戰惕者**,六七日,當汗出而解。反發熱**者**,**差遲**。遲爲無陽,不能作汗,其身必痒**也**。

[1] 沾濡:《金匱玉函經》《傷寒論》作"油,喘",義長,下文即有"喘而不休"句,當從。

[2] 肺絶:按前句問"何藏先受其災",則"肺絶"當如《傷寒論》作"肺先絶"。且以下各藏皆應云"先絶"。但《傷寒論》以下四藏亦無"先"字,疑因祖本因避諱略"先"字,後人部分回改而增。參見本書上卷第三章敦煌出土仲景醫著。

[3] 溲便遺失:謂二便失禁,排尿排屎。"失"當作"矢","屎"古字。S. 202 脱"遺失"二字。

[4] 咽(咽):《金匱玉函經》作"烟",《傷寒論》作"煙",二字同,當從。

[5] 前:《傷寒論》亦作"前"。《金匱玉函經》作"先"語順。作"前"者,當因本書祖本經南朝陳代傳抄時避陳霸先之諱而改。參見本書上卷第三章敦煌出土仲景醫著。

[6] 絶:《金匱玉函經》《傷寒論》作"竭",義長。

[7] 畜:"蓄"的古字。

[8] 戴陽:《金匱玉函經》《傷寒論》作"戰惕","戴陽"與"戰惕"字形相近,面熱赤當爲戴陽證,從 S. 202。

續　表

《金匱玉函經》	S. 202	《傷寒論》
脉虚**者**，不可吐下發汗，其面反有熱色**爲**欲解，不能汗出，其身必癢。	脉虚**而**不吐下發［發］汗，其面反有熱今色［熱色，**今**］欲解，不能汗出，其身必癢。	（無）
寸口脉陰陽俱緊，**法當**清邪中上，濁邪中下。清邪中上，名曰**潔**；濁邪中下，名曰**渾**。陰中於邪，必内慄。表氣微虚，裏**氣失**守，故使邪中**於陰**也。陽中**於**邪，**必**發熱**頭痛**，項强，腰痛脛痠，所**謂**陽中霧露**之氣**。故曰：清邪中上，濁邪中下。陰氣爲慄，足**膝**逆冷，**溲便**妄出，表氣微虚，裏氣微急，三焦相溷，内外不通。	寸口脉**弦**，陰陽俱緊，清耶［邪］中上【焦】，濁耶［邪］中下【焦】。清耶［邪］中上，名曰**渾**；濁耶［邪］中下，名曰**緊**。陰中耶［邪］，名曰栗［慄］。表氣微虚，裏**則不**守，故使耶［邪］中**陽**。=［陽］中耶［邪］，蕟［發］熱，項强，**頸攣**，要［腰］痛脛酸，所謂陽中霧露。故曰：清耶［邪］中上，濁耶［邪］中下。陰氣爲粟［栗→慄］，足逆［逆］**而**冷，**狂熱**妄出，表氣微虚，裏氣微急，三焦相溷，内外不通。	寸口脉陰陽俱緊**者**，**法當**清邪中**於**上**焦**，濁邪中**於**下**焦**。清邪中上，名曰**潔也**；濁邪中下，名曰**渾也**。陰中於邪，必内慄**也**。表氣微虚，裏**氣不**守，故使邪中**於陰**也。陽中**於**邪，**必**發熱**頭痛**，項强**頸攣**，腰痛脛酸，所**爲**陽中霧露**之氣**。故曰：清邪中上，濁邪中下。陰氣爲慄，足**膝**逆冷，**便溺**妄出，表氣微虚，裏氣微急，三焦相溷，内外不通。
若上焦怫鬱，藏氣相熏，口爛食齗。	上焦佛欝［鬱］，藏［臟］氣相動［動→熏］，口爤［爛］食［蝕］断[1]［齗］。	上焦怫**音佛，下同**。鬱，藏氣相熏，口爛食齗**也**。
若中焦不治，胃氣上**衝**，脾氣不轉，胃中爲濁，**營**衛不通，血凝不流。	中焦不治，胃氣上**鼻**，脾氣不轉，胃中爲濁。**榮**衛不通，血凝不流。	中焦不治，胃氣上**衝**，脾氣不轉，胃中爲濁，**榮**衛不通，血凝不流。
衛氣前通，小便赤黄，與熱相摶，因熱作使，遊於經絡，出入藏府，熱氣所過，**即**爲癰膿；陰氣前通，陽氣厥微，陰無所使，客氣内入，嚏而出之，聲嗢**咽塞**。寒厥相追，爲熱所**擁**，血凝**自**下，狀如豚肝。陰陽俱厥，脾氣孤弱，五液**注**下。	衛氣前通，小便赤黄，與熱相薄［摶］，囙［因］熱作使，遊於經［經］絡，出入藏［臟］府［腑］，熱氣所過，**則**爲雍［癰］膿；陰氣前通，陽氣厥微，陰無所使，客氣内入，嚔［嚏］而出之，聲嘤［噎］**便白**。寒厥相追，爲熱所**推**，血凝**目**下，狀如豚肝，陰陽俱厥，脾氣孤弱，五液**狂**下。	**若**衛氣前通**者**，小便赤黄，與熱相摶，因熱作使，遊於經絡，出入藏府，熱氣所過，**則**爲癰膿；**若**陰氣前通**者**，陽氣厥微，陰無所使，客氣内入，嚏而出之，聲嗢**乙骨切咽塞**。寒厥相追，爲熱所**擁**，血凝**自**下，狀如豚肝。陰陽俱厥，脾氣孤弱，五液**注**下。
若下焦不**闔**，清**便**下重，令便數難，**臍**築湫痛，命將難全。	=［下］焦不**濇**，清**溲**下重，令便數難，齊［臍］築湫［湫］痛，命將難全。	下焦不**盍**，一作闔。清**便**下重，令便數難，**齊**築湫痛，命將難全。
脉陰陽俱緊，口中氣出，脣口乾燥，踡卧足冷，鼻中涕出，舌上胎滑，勿妄治**也**。到七日**以來**，其人微**發**熱，**手**足温，此爲欲解；或到八日**以**上，反**大**發熱，此爲難治。設惡寒**者**，必欲嘔；腹痛者，**必欲**利**也**。	脉陰陽俱緊，口中氣出，脣［唇］口乾燥，捲［踡］卧足**恒**冷，鼻中涕出**者**，舌上胎［苔］滑，勿妄治。到七日**上**，其人微熱足温，此爲欲解；或到**七**八日上，及［反］蕟［發］熱，此爲難治。設悪［惡］寒，必欲歐［嘔］，腹**中**痛者利。	脉陰陽俱緊**者**，口中氣出，脣口乾燥，踡卧足冷，鼻中涕出，舌上胎滑，勿妄治**也**。到七日**以來**，其人微**發**熱，**手**足温**者**，此爲欲解；或到八日**以**上，反**大**發熱**者**，此爲難治。設**使**惡寒**者**，必欲嘔**也**；腹**内**痛者，**必欲**利**也**。
脉陰陽俱緊，至於吐利，其脉**獨**不解；緊去**人**安，此爲欲解。**若**脉遲，至六七日不欲食，此爲晚發，水停故也，爲未解；食自可者，爲欲解。	陰陽俱緊，至於吐利，其脉**續**不解；緊去**人**安，此爲欲解。脉遅［遲］，至六七日不欲食，此爲晚蕟［發］，水停故也，**夫**爲未解；食自可者，爲欲解。	**脉**陰陽俱緊，至於吐利，其脉**獨**不解；緊去**入**安，此爲欲解。**若**脉遲至六七日不欲食，此爲晚發，水停故也，爲未解；食自可者，爲欲解。
病六七日，手足三部脉皆至，大煩，口噤不能言，其人躁擾，**此爲欲**解。	病六七日，手足三部脉皆至，大煩，口噤不能言，其人躁擾，此爲解。	病六七日，手足三部脉皆至，大煩**而**口噤不能言，其人躁擾**者**，**必欲**解**也**。
若脉和，其人大煩，目重，**瞼内際**黄，**亦爲**欲解。	脉和，其人大煩，目重，**瞼除**，此爲欲解。	**若**脉和，其人大煩，目重，**瞼内際黄者**，**此**欲解**也**。
脉浮而數，浮**即**爲風，數**即**爲虚，風**即發**熱，**虚即**惡寒，**風虚**相摶，則**灑**淅惡寒**而發熱也**。	脉浮而數，浮**即**爲風，數**即**爲虚，風即**爲**熱，**數**[2]即悪［惡］寒，**虚風**相薄［摶］，則**洗泋**［洒淅］**而**悪［惡］寒。	脉浮而數，浮爲風，數爲虚，風爲熱，**虚**爲寒，**風虚**相摶，則**洒**淅惡寒也。

［1］ 断：原文如此。爲"齗"俗字，後世作"齦"。

［2］ 數：據《傷寒論》《金匱玉函經》，當作"虚"。

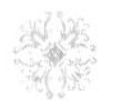

《金匱玉函經》	S. 202	《傷寒論》
趺陽脉浮而微，浮**即**爲虛，微即汗出。	趺陽脉浮而微，浮**則**爲虛，微即汗出。	（無）
脉浮而滑，浮**即**爲陽，滑**即**爲實，陽實相搏，其脉數疾，衛氣失度。**浮滑之脉數疾**，發熱汗出**者**，此爲不治。	脉浮而滑，浮**則**爲陽，滑**則**爲實，陽實相薄［搏］，其脉數疾，衛氣失度，蔱［發］熱汗出。浮滑之脉，**其脉**數疾，熱汗出，此爲不治。	脉浮而滑，浮爲陽，滑爲實，陽實相搏，其脉數疾，衛氣失度。**浮滑之脉數疾**，發熱汗出**者**，此爲不治。
脉散，其人形損，傷寒而欬上氣者死。	**脉散，其人形損，傷【寒而欬上氣者死】。**	**傷寒欬逆上氣，其脉散者死，謂其形損故也。**
脉微而弱，微即爲寒，弱即發熱，當骨節疼痛，煩而極出汗。	（無）	（無）
寸口脉濡而弱，濡即惡寒，弱即發熱，濡弱相搏，藏氣衰微，胷中苦煩，此非結熱，而反刧之，居水漬布，冷銚貼之，陽氣遂微。諸府無所依，陰脉凝聚，結在心下，而不肯移。胃中虛冷，水穀不化，小便縱通，復不能多。微則可救，聚寒在心下，當奈何。	（無）	（無）

辨太陽病形證治上第三

表6-5　《金匱玉函經》《傷寒論》辨太陽病形證治内容對比

《金匱玉函經》	《傷寒論》
辨太陽病形證治[1]第三	辨太陽病脉證并治上第五合一十六法，方一十四首
夫病有發熱**而**惡寒者，發於陽也。**不**熱**而**惡寒者，發於陰也。發於陽**者**七日愈，發於陰**者**六日愈，以陽數七，陰數六故也。	病有發熱惡寒者，發於陽也。**無**熱惡寒者，發於陰也。發於陽七日愈，發於陰六日愈，以陽數七，陰數六故也。
太陽之爲病，頭項强痛而惡寒。	太陽之爲病，**脉浮**，頭項强痛而惡寒[2]。
太陽病，其脉浮。	
太陽病，發熱汗出**而**惡風，**其**脉緩，爲中風。	太陽病，發熱汗出，惡風脉緩**者**，**名**爲中風。
太陽中風，發熱而惡寒。	（無）
太陽病，或已發熱，或未發熱，必惡寒，體痛嘔逆，**其**脉陰陽俱緊，爲傷寒。	太陽病，或已發熱，或未發熱，必惡寒，體痛嘔逆，脉陰陽俱緊**者**，**名**爲傷寒。
傷寒一日，太陽脉弱，至四日，太陰脉大。	（無）
傷寒　日，太陽受之，脉若静者，爲不傳；頗欲吐，躁煩脉數急者，**乃**爲傳。	傷寒一日，太陽受之，脉若静者，爲不傳；頗欲吐，**若**躁煩脉數急者，爲傳**也**。
傷寒，**其二陽**證不見，**此**爲不傳。	傷寒**二三日**，**陽明少陽**證不見**者**，爲不傳**也**。

［1］　證治：目録“治”下有“上”字，且後一篇爲“辨太陽病形證治下”，當據補“上”。

［2］　太陽之爲病脉浮頭項强痛而惡寒：本條《金匱玉函經》分作兩條表述。

《金匱玉函經》	《傷寒論》
傷寒三日，陽明脉大者，爲欲傳。	**（陽明病篇有“傷寒三日，陽明脉大”）**
傷寒三日，少陽脉小者，爲欲已。	**（少陽病篇有“傷寒三日，少陽脉小”）**
太陽病，發熱而渴，不惡寒，爲温病。若發汗已，身**體**灼熱者，**爲**風温。風温**之**爲病，脉陰陽俱浮，汗出**體**重，多眠，鼻息必鼾，語**聲**難出。若下**之**，小便不利，直視失溲。若被火，微發黄，劇則如驚癇，時掣縱[1]**發作；復以**火熏之，一逆尚引日，再逆促命期。	太陽病，發熱而渴，不惡寒**者**，爲温病。若發汗已，身灼熱者，**名**風温。風温爲病，脉陰陽俱浮，**自**汗出，**身**重，多眠**睡**，鼻息必鼾，語**言**難出。若**被**下**者**，小便不利，直視失溲。若被火**者**，微發黄**色**，劇則如驚癇，時瘛瘲；**若**火熏之，一逆尚引日，再逆促命期。
（見前文）	病有發熱惡寒者，發於陽也。無熱惡寒者，發於陰也。發於陽七日愈，發於陰六日愈，以陽數七，陰數六故也。
太陽病，三四日不吐下，見芤乃汗之。	**（無）**
太陽病，頭痛至七日**有當**愈者，其經**竟**故也。若欲作再經者，**當**鍼足陽明，使經不傳，則愈。	太陽病，頭痛至七日**以上自**愈者，**以行**其經**盡**故也。若欲作再經者，針足陽明，使經不傳，則愈。
太陽病欲解時，從巳**盡**未。	太陽病欲解時，從巳**至**未**上**。
風家表解而不了了者，十二日愈。	風家表解而不了了者，十二日愈。
夫病身**大**熱，反欲得衣者，**寒在骨髓，熱在皮膚**[2]；身大寒，反不欲近衣者，**熱在骨髓，寒在皮膚**也。	病**人**身**太**熱，反欲得衣者，**熱在皮膚，寒在骨髓也**；身大寒，反不欲近衣者，**寒在皮膚，熱在骨髓**也。
太陽中風，陽浮而陰**濡**弱，陽浮者熱自發，**濡**弱者汗自出，嗇嗇惡寒，淅淅惡風，翕翕發熱，鼻鳴乾嘔，桂枝湯主之。	太陽中風，陽浮而陰弱，陽浮者熱自發，**陰**弱者汗自出，嗇嗇惡寒，淅淅惡風，翕翕發熱，鼻鳴乾嘔**者**，桂枝湯主之，**方一**[3]。
太陽病，發熱汗出，此爲**營**弱衛强，故使汗出，欲**解**邪風，桂枝湯**主之**。	太陽病，發熱汗出**者**，此爲**榮**弱衛强，故使汗出，欲**救**邪風**者**，**宜**桂枝湯，**四十七。方用前法。**
太陽病，頭痛發熱，汗出惡風，桂枝湯主之。	太陽病，頭痛發熱，汗出惡風，桂枝湯主之，**方二。用前第一方。**
太陽病，項背强几几，**而**反汗出惡風，**桂枝湯主之**。**《論》云：桂枝加葛根湯主之。**	太陽病，項背强几几，反汗出惡風**者**，**桂枝加葛根湯主之，方三**。
太陽病，下之，其氣上衝者，可與桂枝湯；不衝者，**不可**與之。	太陽病，下之**後**，其氣上衝者，可與桂枝湯，**方用前法；若不上**衝者，**不得**與之，**四**。
太陽病三日，已發汗，若吐，若下，若温鍼**而**不解，此爲壞病，桂枝[4]**不復**中與也。觀其脉證，知犯何逆，隨證**而**治之。	太陽病三日，已發汗，若吐，若下，若温針，**仍**不解**者**，此爲壞病，桂枝不中與**之**也。觀其脉證，知犯何逆，隨證治之。
桂枝**湯**本爲解肌，其人脉浮緊，發熱**無**汗，不可與也。常須識此，勿令誤也。	桂枝[5]本爲解肌，**若**其人脉浮緊，發熱汗**不出者**，不可與**之**也。常須識此，勿令誤也，**五**。
酒客不可與桂枝湯，得之則嘔，酒客不喜甘故也。	**若**酒客**病**，不可與桂枝湯，得之則嘔，**以**酒客不喜甘故也。
喘家，作桂枝湯，加厚朴杏**仁**佳。	喘家，作桂枝湯，加厚朴杏**子**佳，**六**。
服桂枝湯吐者，其後必吐膿血。	**凡**服桂枝湯吐者，其後必吐膿血**也**。

[1] 掣縱：同“瘛瘲”。《説文·疒部》“瘛”字段注：“瘛之言掣也，瘲之言縱也。”《傷寒論》“瘛瘲”亦同此。

[2] 寒在骨髓熱在皮膚：《傷寒論》作“熱在皮膚，寒在骨髓也”，順序不同，不改變文意，下同。

[3] 方劑對比見後，下同。

[4] 桂枝：《千金翼方》卷九作“桂枝湯”，是。

[5] 桂枝：《金匱玉函經》作“桂枝湯”，當從。

續表

《金匱玉函經》	《傷寒論》
太陽病，發**其**汗，遂漏**而**不止，其人惡風[1]，小便難，四肢微[2]急，難以屈伸，桂枝加附子湯主之。	太陽病，發汗，遂漏不止，其人惡風，小便難，四肢微急，難以屈伸**者**，桂枝加附子湯主之**，方七**。
太陽病，下之，**其**脉促胸滿，桂枝去芍藥湯主之。若微**惡**寒者，桂枝去芍藥加附子湯主之[3]。	太陽病，下之**後**，脉促胷滿**者**，桂枝去芍藥湯主之**，方八。促一作縱。**
	若微寒者，桂枝去芍藥加附子湯主之**，方九。**
太陽病，得之八九日，如瘧狀，發熱**而**惡寒，熱多**而**寒少，其人不嘔，清便自**調**，日二三發，脉微緩者爲欲愈。脉微而惡寒，此陰陽俱虚，不可**復吐下**發汗也。面反有熱色者，**爲**未欲解，以其不能得小汗出，身必**當**癢，桂枝麻黄各半湯**主之**。	太陽病，得之八九日，如瘧狀，發熱惡寒，熱多寒少，其人不嘔，清便**欲**自**可**，**一**日二三**度**發，脉微緩者爲欲愈**也**。脉微而惡寒**者**，此陰陽俱虚，不可**更**發汗**，更下更吐**也。面**色**反有熱色者，未欲解**也**，以其不能得小汗出，身必痒，**宜**桂枝麻黄各半湯**，方十**。
太陽病，初服桂枝湯，反煩不解者，**當**先刺風池、風府，却與桂枝湯**即**愈。	太陽病，初服桂枝湯，反煩不解者，先刺風池、風府，却與桂枝湯**則**愈**，十一。用前第一方。**
服桂枝湯大汗出，**若**脉**但**洪大，與桂枝湯；若**其**形**如**瘧，一日再發，汗出**便**解，宜桂枝二麻黄一湯。	服桂枝湯大汗出，脉洪大**者**，與桂枝湯**如前法**；若形**似**瘧，一日再發**者**，汗出**必**解，宜桂枝二麻黄一湯**，方十二**。
服桂枝湯，大汗出後，大煩渴不解，**若**脉洪大者，白虎加人參湯主之。	服桂枝湯，大汗出後，大煩渴不解，脉洪大者，白虎加人參湯主之**，方十三**。
太陽病，發熱**而**惡寒，熱多寒少[4]，脉微弱者，此無陽也，不可**復**發**其**汗，宜桂枝二越婢一湯[5]。	太陽病，發熱惡寒，熱多寒少，脉微弱者，此無陽也，不可發汗，宜桂枝二越婢一湯**，方十四**。
服桂枝湯，或下之，仍頭項强痛，翕翕發熱，無汗，心下滿**而**微痛，小便不利者，桂枝去桂加茯苓白术湯主之。	服桂枝湯，或下之，仍頭項强痛，翕翕發熱，無汗，心下滿微痛，小便不利者，桂枝去桂加茯苓白术湯主之**，方十五**。
傷寒脉浮，自汗，小便數，**頗**微惡寒，**《論》曰：心煩，微惡寒。兩**脚攣急，反與桂枝**湯**，欲攻其表，得之便厥，咽乾，煩躁吐逆，**當**作甘草乾薑湯，以復其陽，厥愈足温，更作芍藥甘草湯與之，其脚即伸。若胃氣不和，讝語，少與調胃承氣湯。若重發汗，復加燒鍼者，四逆湯主之。	傷寒脉浮，自汗**出**，小便數，**心煩**，微惡寒，脚攣急，反與桂枝，欲攻其表，**此誤也**，得之便厥，咽**中**乾，煩躁吐逆**者**，作甘草乾薑湯**與之**，以復其陽，**若**厥愈足温**者**，更作芍藥甘草湯與之，其脚即伸。若胃氣不和，讝語**者**，少與調胃承氣湯。若重發汗，復加燒針者，四逆湯主之**，方十六**。
問曰：證象陽旦，按法治之而增劇，厥逆，咽中乾，兩脛拘急而讝語。師言夜半手足當温，兩脚當伸，後如師言，何以知**之**？答曰：寸口脉浮而大，浮**即**爲風，大**即**爲虚，風則生微熱，虚則兩脛攣，**其**形象桂枝，因加附子**於**其間，增桂令汗出，附子温經，亡陽故也。厥逆咽中乾，煩躁，陽明内結，讝語煩亂，更飲甘草乾薑湯，夜半陽氣還，兩足當熱，脛尚微拘急，與芍藥甘草湯，爾乃脛伸，**與**承氣湯，微溏，止其讝語，故知**其**病可愈。	問曰：證象陽旦，按法治之而增劇，厥逆，咽中乾，兩脛拘急而讝語。師**曰**：言夜半手足當温，兩脚當伸，後如師言，何以知**此**？答曰：寸口脉浮而大，浮爲風，大爲虚，風則生微熱，虚則兩脛攣，**病**形象桂枝，因加附子**參**其間，增桂令汗出，附子温經，亡陽故也。厥逆咽中乾，煩躁，陽明内結，讝語煩亂，更飲甘草乾薑湯，夜半陽氣還，兩足當熱，脛尚微拘急，**重**與芍藥甘草湯，爾乃脛伸，**以**承氣湯，微溏，**則**止其讝語，故知病可愈。
	辨太陽病脉證并治中第六合六十六法，方三十九首，并見太陽陽明合病法

[1] 惡風：《太平聖惠方》卷八作“必惡寒”。

[2] 微：《太平聖惠方》卷八作“拘”。

[3] 太陽病，下之……桂枝去芍藥加附子湯主之：本條《傷寒論》分爲兩條論述。按：可能因宋臣改前論後方的體例爲方證同條，此處有二方，故分開論述更清楚。下同。

[4] 熱多寒少：本書第十三篇作“寒多熱少”。

[5] 宜桂枝二越婢一湯：按文意，本句當在“熱多寒少”句下。章虚谷《傷寒論本旨》：“此條經文，宜作兩截看，‘宜桂枝二越婢一湯’句，是接‘熱多寒少’句來，今爲煞句，是漢文兜轉法也。若‘脉微弱’者，此無陽也，何得再行發汗？仲景所以禁示人曰‘不可發汗’，宜作煞句讀。經文了了，毫無紛論矣。”將條文内發生的主治方劑排在條文最後，是《傷寒論》的一般行文規律。

《金匱玉函經》	《傷寒論》
太陽病，項背强几几，無汗惡風**者**，葛根湯主之。	太陽病，項背强几几，無汗，惡風，葛根湯主之，**方一**。
太陽與陽明合病，必自利，葛根湯主之[1]；**不下利但嘔者，葛根加半夏湯主之**。	太陽與陽明合病**者**，必自**下**利，葛根湯主之，**方二**。**用前第一方，一云用後第四方。**
太陽病，桂枝證，醫反下之，**遂利**不止，**其**脉促，表未解，喘而汗出，葛根**黄連黄芩**湯主之。	太陽病，桂枝證，醫反下之，**利遂**不止，脉促**者**，表未解**也**，喘而汗出**者**，葛根**黄芩黄連**湯主之，**方四**。**促一作縱。**
太陽病，頭痛發熱，身**體**疼，腰痛，骨節疼痛，惡風[2]，無汗而喘，麻黄湯主之。	太陽病，頭痛發熱，身疼腰痛，骨節疼痛，惡風，無汗而喘**者**，麻黄湯主之，**方五**。
太陽與陽明合病，喘而胸滿者，不可下，宜麻黄湯**主之**。	太陽與陽明合病，喘而胷滿者，不可下，宜麻黄湯，**六**。**用前第五方。**
病十日**已**去，**其**脉浮細，嗜卧，**此爲**外解；設胸滿脅痛，與小柴胡湯；脉浮者，與麻黄湯。	**太陽**病十日**以**去，脉浮細**而**嗜卧**者**，外**已**解**也**；設胷滿脇痛**者**，與小柴胡湯；脉**但**浮者，與麻黄湯，**七**。**用前第五方。**
太陽中風，脉浮緊，發熱惡寒，身**體**疼痛，不汗出，而煩躁**頭痛**[3]，大青龍湯主之。若脉微弱，汗出惡風，不可服，服則厥，筋惕肉瞤，此爲逆也。	太陽中風，脉浮緊，發熱惡寒，身疼痛，不汗出而煩躁**者**，大青龍湯主之。若脉微弱，汗出惡風**者**，不可服**之**，服**之**則厥**逆**，筋惕肉瞤，此爲逆也。**大青龍湯，方八**。
傷寒脉浮緩，**其**身不疼，但重，乍有輕時，無少陰證者，**可與**大青龍湯發之。	傷寒脉浮緩，身不疼，但重，乍有輕時，無少陰證者，大青龍湯發之，**九**。**用前第八方。**
傷寒表不解，心下有水氣，**欬而發熱**，或渴，或利，或噎，或小便不利、**小**腹滿，或**微**喘[4]，小青龍湯主之。	傷寒表不解，心下有水氣，**乾嘔發熱而欬**，或渴，或利，或噎，或小便不利，**少**腹滿，或喘**者**，小青龍湯主之，**方十**。
傷寒心下有水氣，欬而微喘，發熱不渴，服湯已，**而**渴者，此**爲**寒去欲解，小青龍湯主之。	傷寒心下有水氣，欬而微喘，發熱不渴，服湯已，渴者，此寒去欲解**也**，小青龍湯主之，**十一**。**用前第十方。**
太陽病，外證未解，**其**脉浮弱，當以汗解，宜桂枝湯**主之**。	太陽病，外證未解，脉浮弱**者**，當以汗解，宜桂枝湯，**方十二**。
太陽病，下之微喘者，表未解故也。桂枝加厚朴杏**仁**湯主之[5]。	太陽病，下之微喘者，表未解故也，桂枝加厚朴杏**子**湯主之，**方十三**。
太陽病，外證未解**者**，不可下，下之爲逆，解外者，宜桂枝湯**主之**。	太陽病，外證未解，不可下**也**，下之爲逆，**欲**解外者，宜桂枝湯，**十四**。**用前第十二方。**
太陽病，先發汗不解，而下之，**其**脉浮不愈。浮爲在外，而反下之，故令不愈。今脉浮，故**知**在外，當解**其**外則愈，宜桂枝湯。	太陽病，先發汗不解，而**復**下之，脉浮**者**不愈。浮爲在外，而反下之，故令不愈。今脉浮，故在外，當**須**解外則愈，宜桂枝湯，**十五**。**用前第十二方。**
太陽病，脉浮緊，無汗**而**發熱，**其**身疼痛，八九日不解，**其**表**候**仍在，此當發其汗。服藥已微除，其人發煩目瞑，劇者必衄，衄乃解。所以然者，陽氣重故也。麻黄湯主之。	太陽病，脉浮緊，無汗，發熱，身疼痛，八九日不解，表**證**仍在，此當發其汗。服藥已微除，其人發煩目瞑，劇者必衂，衂乃解。所以然者，陽氣重故也，麻黄湯主之，**十六**。**用前第五方。**
太陽病，脉浮緊，發熱，**其**身無汗，自衂者愈。	太陽病，脉浮緊，發熱，身無汗，自衂者愈。

[1] 葛根湯主之：《千金翼方》卷九其下注云："用上方（按，即指葛根湯），一云用後葛根黄芩黄連湯。"

[2] 惡風：《千金翼方》卷九作"惡寒"。

[3] 煩躁頭痛：《千金翼方》卷九作"煩"。

[4] 或微喘：《千金翼方》卷九作"或喘者"，與《傷寒論》相合。

[5] 桂枝加厚朴杏仁湯主之：本書第十四篇重出條作"宜麻黄湯，又云桂枝加厚朴杏子湯"，第十九篇重出條作"屬桂枝湯證，一云麻黄湯證"。按：說明《金匱玉函經》的文獻來源是多源的。

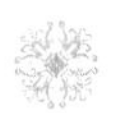

《金匱玉函經》	《傷寒論》
二陽併病，太陽初得病時，發其汗，汗先出不徹，因轉屬陽明，續自微汗出，不惡寒，若太陽病證不罷，不可下，下之爲逆，如此**者**可小發**其**汗。設面色緣緣正赤者，陽氣怫鬱**不得越**，當解之熏之。當汗**而**不汗，其人躁煩，不知痛處，乍在腹中，乍在四肢，按之不可得，其人短氣但坐，以汗出不徹故也，更發**其**汗**即**愈。何以知汗出不徹？以脉澀故知**之**。	二陽併病，太陽初得病時，發其汗，汗先出不徹，因轉屬陽明，續自微汗出，不惡寒，若太陽病證不罷**者**，不可下，下之爲逆，如此可小發汗。設面色緣緣正赤者，陽氣怫鬱**在表**，當解之熏之。**若發汗不徹，不足言，陽氣怫鬱，不得越**。當汗不汗，其人躁煩，不知痛處，乍在腹中，乍在四肢，按之不可得，其人短氣但坐，以汗出不徹故也，更發汗**則**愈。何以知汗出不徹？以脉濇故知**也**。
脉浮數，法當汗出而愈，若下之，身**體**重心悸者，不可發汗，當自汗出**而**解。所以然者，尺中脉微，此裏虚，須表裏實，津液自和，**即**自汗出愈。	脉浮數**者**，法當汗出而愈，若下之，身重心悸者，不可發汗，當自汗出**乃**解。所以然者，尺中脉微，此裏虚，須表裏實，津液自和，**便**自汗出愈。
脉浮**而**緊，法當身疼**頭**痛，宜以汗解之。假令尺中**脉**遲者，不可發**其**汗。何以**故**？**此爲營**氣不足，血**氣微**少故也。	脉浮緊**者**，法當身疼痛，宜以汗解之。假令尺中遲者，不可發汗。何以**知然**？**以榮**氣不足，血少故也。
脉浮者，病在表，可發汗，宜麻黄湯。**一云：**桂枝湯。	脉浮者，病在表，可發汗，宜麻黄湯，**十七**。**用前第五方，法用桂枝湯。**
脉浮而數者，可發汗，宜麻黄湯[1]。	脉浮而數者，可發汗，宜麻黄湯，**十八**。**用前第五方。**
病常自汗出者，此爲**營**氣和、**衛氣不和故也**[2]。**營**行脉中，**爲陰主内**；衛行脉外，**爲陽主外**。復發其汗，衛和則愈，宜桂枝湯。	病常自汗出者，此爲**榮**氣和、**榮氣和者外不諧，以衛氣不共榮氣諧和故爾。以榮**行脉中，衛行脉外。復發其汗，**榮**衛和則愈，宜桂枝湯，**十九**。**用前第十二方。**
病人藏無他病，時發熱，自汗出而不愈，此衛氣不和也。先其時發汗**即**愈，宜桂枝湯。	病人藏無他病，時發熱，自汗出而不愈**者**，此衛氣不和也，先其時發汗，**則**愈，宜桂枝湯，**二十**。**用前第十二方。**
傷寒，脉浮緊，不發汗，因致衄者，**宜**麻黄湯。	傷寒，脉浮緊，不發汗，因致衄者，麻黄湯**主之，二十一**。**用前第五方。**
傷寒，不大便六七日，頭痛有熱，**未可**與承氣湯[3]，其小便**反**清[4]，**此爲**不在裏**而**在表也。當發**其**汗，頭痛者必衄，宜桂枝湯。	傷寒，不大便六七日，頭痛有熱，與承氣湯，其小便清**者**，**一云：大便青。知**不在裏，**仍**在表也，當**須**發汗，**若**頭痛者，必衄，宜桂枝湯，**二十二**。**用前第十二方。**
傷寒，發汗已，解半日許，復煩，**其**脉浮數，可**與復**發汗，宜桂枝湯。	傷寒發汗已，解半日許，復煩，脉浮數**者**，可**更**發汗，宜桂枝湯，**二十三**。**用前第十二方。**
凡病若發汗、若吐、若下，若亡血**無**津液，**而**陰陽自和者[5]，必自愈。	凡病若發汗，若吐若下，若亡血，**亡**津液，陰陽自和者，必自愈。
大下後，發汗，**其人**小便不利，**此**亡津液，勿治之，**其**小便利必自愈。	大下**之**後，**復**發汗，小便不利**者**，亡津液**故也**，勿治之，**得**小便利必自愈。
下之後，發**其**汗，必振寒，脉微細，所以然者，内外俱虚故也。	下之後，**復**發汗，必振寒，脉微細，所以然者，**以**内外俱虚故也。
下之後，復發**其**汗，晝日煩躁不得眠，夜而安静，不嘔不渴，**而**無表證，脉沉微，身無大熱者，乾薑附子湯主之。	下之後，復發汗，晝日煩躁不得眠，夜而安静，不嘔不渴，無表證，脉沈微，身無大熱者，乾薑附子湯主之，**方二十四**。

[1] 宜麻黄湯：本書第十四篇作“宜桂枝湯，一云麻黄湯”。

[2] 此爲營氣和衛氣不和故也：本書第十四篇作“此爲營氣與衛氣不和也”。二者與《傷寒論》皆有參差。

[3] 未可與承氣湯：《脉經》卷七、《千金翼方》卷九作“與承氣湯”，與《傷寒論》相合。

[4] 其小便反清：《千金翼方》卷九作“大便反青”。

[5] 而陰陽自和者：《傷寒論》第二十二篇作“陰陽脉自和者”。

《金匱玉函經》	《傷寒論》
發汗後,身**體**疼痛,**其**脉沉遲,**桂枝加芍藥生薑人參湯**[1]**主之**。	發汗後,身疼痛,脉沈遲**者**,**桂枝加芍藥生薑各一兩,人參三兩,新加湯主之,方二十五**。
發汗後,不可更行桂枝湯。汗出而喘,無大熱者,可與麻黄杏**子**甘草石膏湯。	發汗後,不可更行桂枝湯。汗出而喘,無大熱者,可與麻黄杏**仁**甘草石膏湯,**方二十六**。
發汗過多,其人叉手自冒心,心下悸,欲得按者,桂枝甘草湯主之。	發汗過多,其人叉手自冒心,心下悸,欲得按者,桂枝甘草湯主之,**方二十七**。
發汗後,其人臍下悸者,欲作賁豚,茯苓桂枝甘草大棗湯主之。	發汗後,其人臍下悸者,欲作奔豚,茯苓桂枝甘草大棗湯主之,**方二十八**。
發汗後,腹脹滿,厚朴生薑**甘草半夏**人參湯主之。	發汗後,腹脹滿**者**,厚朴生薑**半夏甘草**人參湯主之,**方二十九**。
傷寒,若吐、若下、**若發汗**後[2],心下逆滿,氣上衝胷,起**即**頭眩,**其**脉沉緊,發汗**即**動經,身爲振振摇,茯苓桂枝白术甘草湯主之。	傷寒,若吐、若下後,心下逆滿,氣上衝胷,起**則**頭眩,脉沈緊,發汗**則**動經,身爲振振摇**者**,茯苓桂枝白术甘草湯主之,**方三十**。
發**其**汗不解,**而**反惡寒者,虚故也,芍藥甘草附子湯主之。不惡寒但熱者,實也,當和胃氣,**宜小**承氣湯。	發汗**病**不解,反惡寒者,虚故也,芍藥甘草附子湯主之,**方三十一**。 不惡寒但熱者,實也,當和胃氣,**與調胃**承氣湯,**方三十三**。
發汗,若下,病仍不解,煩躁,茯苓四逆湯主之。	發汗,若下**之**,病仍不解,煩躁**者**,茯苓四逆湯主之,**方三十二**。
(見此上第二條)	發汗後,惡寒者,虚故也。不惡寒但熱者,實也,當和胃氣,與調胃承氣湯,方三十三。《玉函》云:與小承氣湯。
太陽病,發汗後,大汗出,胃中乾,煩躁不得眠,**其人欲引水**,**當稍**飲之,令胃**中**和則愈。若脉浮,小便不利,微熱消渴者,**與**五苓散主之。	太陽病,發汗後,大汗出,胃中乾,煩躁不得眠,**欲得飲水者**,**少少與**飲之,令胃**氣**和則愈,若脉浮,小便不利,微熱消渴者,五苓散主之,**方三十四**。**即猪苓散是。**
發汗**後**,脉浮**而**數,煩渴者,五苓散主之。	發汗**已**,脉浮數,煩渴者,五苓散主之,**三十五**。**用前第三十四方。**
傷寒,汗出而渴者,五苓散主之;不渴者,茯苓甘草湯主之。	傷寒,汗出而渴者,五苓散主之;不渴者,茯苓甘草湯主之,**方三十六**。
中風發熱,六七日不解而煩,有表裏證,渴欲飲水,水入**即**吐,**此爲**水逆,五苓散主之。	中風發熱,六七日不解而煩,有表裏證,渴欲飲水,水入**則**吐**者**,**名曰**水逆,五苓散主之,**三十七**。**用前第三十四方。**
未持脉時,病人**叉手**自冒心,師因教試令欬,而不**即**欬者,此必兩耳聾無聞也。所以然者,以重發**其**汗,虚故**也**。 發汗後,飲水多**者**必喘,以水灌之亦喘。	未持脉時,病人**手叉**自冒心,師因教試令欬,而不欬者,此必兩耳聾無聞也,所以然者,以重發汗,虚故**如此**。 發汗後,飲水多必喘,以水灌之亦喘。
發汗後,水藥不得入口,爲逆。 發汗吐下後,虚煩不得眠,劇者反覆顛倒,心中懊憹,梔子豉湯主之;若少氣,梔子甘草豉湯主之;若嘔,梔子生薑豉湯主之。	發汗後,水藥不得入口,爲逆。**若更發汗,必吐下不止**。發汗吐下後,虚煩不得眠,**若**劇者,**必**反覆顛倒,**音到,下同**。心中懊憹,**上鳥浩下奴冬切,下同**。梔子豉湯主之;若少氣**者**,梔子甘草豉湯主之;若嘔**者**,梔子生薑豉湯主之,**三十八**。

[1] 桂枝加芍藥生薑人參湯:《千金翼方》卷十此方名同《金匱玉函經》。另,《金匱玉函經》目録中此方名"桂枝加芍藥生薑人參新加湯",疑爲宋臣所改。

[2] 若吐若下若發汗後:《千金翼方》卷十作"吐下,發汗後"。二者内容相近。而《傷寒論》未及"發汗"。

續　表

《金匱玉函經》	《傷寒論》
發汗，若下之，煩熱胸中窒者，梔子豉湯主之。	發汗，若下之**而**煩熱，胷中窒者，梔子豉湯主之，**三十九。用上初方。**
傷寒五六日，大下之後，身熱不去，心中結痛，**此爲**未解，梔子豉湯主之。	傷寒五六日，大下之後，身熱不去，心中結痛**者**，未**欲**解**也**，梔子豉湯主之，**四十。用上初方。**
傷寒下後，煩**而**腹滿，臥起不安，梔子厚朴湯主之。	傷寒下後，**心**煩腹滿，臥起不安**者**，梔子厚朴湯主之，**方四十一**。
傷寒，醫以**圓**[1]藥大下之，身熱不去，微煩，梔子乾薑湯主之。	傷寒，醫以**丸**藥大下之，身熱不去，微煩**者**，梔子乾薑湯主之，**方四十二**。
凡用梔子湯**證**[2]，**其**人微溏者，不可與服之。	凡用梔子湯，**病**人**舊**微溏者，不可與服之。
太陽病，發**其**汗**而**不解，其人仍發熱，心下悸，頭眩身瞤**而**動，振振欲擗地者，真武湯主之。	太陽病，發汗，**汗出**不解，其人仍發熱，心下悸，頭眩身瞤動，振振欲擗**一作僻。**地者，真武湯主之，**方四十三。**
咽喉乾燥者，不可發**其**汗。	咽喉乾燥者，不可發汗。
淋家不可發汗，發**其**汗必便血。	淋家不可發汗，發汗必便血。
瘡家雖身疼痛，不可**攻其表**[3]，汗出則**痓**。	瘡家雖身疼痛，不可**發汗**，汗出則**痓**。
衄家不可**攻其表**，汗出必額上**促急而緊**，直視不能眴[4]，不得眠。	衄家不可**發汗**，汗出必額上**陷**，**脉急緊**，直視不能眴，**音喚，又胡絹切，下同，一作瞬。**不得眠。
亡血家不可**攻其表**，**汗出**則寒慄而振。	亡血家不可**發汗**，**發汗**則寒慄而振。
汗家重發**其**汗，必恍惚心亂，小便已，陰疼，與禹餘糧**圓**。	汗家重發汗，必恍惚心亂，小便已，陰疼，與禹餘糧**丸**，**四十四。方本闕。**
病人有寒，復發**其**汗，胃中冷，必吐蚘[5]。	病人有寒，復發汗，胃中冷，必吐蚘。**一作逆。**
本發汗而復下之，爲逆；先發汗**者**，治不爲逆。本先下之，而反汗之，爲逆；先下之**者**，治不爲逆。	本發汗而復下之，**此**爲逆**也**；**若**先發汗，治不爲逆。本先下之，而反汗之，爲逆；**若**先下之，治不爲逆。
傷寒，醫下之，續得下利清穀不止，身**體**疼痛，急當救裏；後身疼痛，清便自調，急當救表。救裏宜四逆湯，救表宜桂枝湯。	傷寒，醫下之，續得下利清穀不止，身疼痛**者**，急當救裏；後身疼痛，清便自調**者**，急當救表。救裏宜四逆湯，救表宜桂枝湯，**四十五。用前第十二方。**
病發熱頭痛，脉反沉，若不瘥，身體**更**疼痛，當救其裏，**宜**四逆湯。	病發熱頭痛，脉反沈，若不差，身體疼痛，當救其裏，四逆湯**方**。
太陽病，先下**之**而不愈，因復發**其**汗，表裏俱虚，其人因致冒。冒家**當**汗出自愈，所以然者，汗出表和故也。裏未和，然後復下之。	太陽病，先下而不愈，因復發汗，**以此**表裏俱虚，其人因致冒。冒家汗出自愈，所以然者，汗出表和故也。裏未和，然後復下之。
太陽病未解，脉陰陽俱停[6]，必先振汗而解；但陽微者，先汗**之**而解；陰微者，**先**下之而解[7]。**汗之宜桂枝湯，下之宜承氣湯。**	太陽病未解，脉陰陽俱停，**一作微。**必先振**慄**汗**出**而解，但陽**脉**微者，先汗**出**而解；**但**陰**脉**微**一作尺脉實。**者，下之而解，**若欲下之，宜調胃承氣湯，四十六。用前第三十三方。一云：用大柴胡湯。**

[1] 圓：同"丸"。南宋避宋欽宗趙桓諱改"丸"爲"圓"。全書同此。

[2] 凡用梔子湯證：《傷寒論》《注解傷寒論》無"證"字，是。

[3] 攻其表：即解表，《傷寒論》作"發汗"，義同。下同。

[4] 眴：同"瞬"，眼球轉動，眨眼。

[5] 蚘：同"蛔"。《千金翼方》卷十其下有注云"一云吐逆"。

[6] 停：《傷寒論》其下有注云："一作微。"

[7] 陰微者先下之而解：《脉經》卷七注"陰微一作尺實"，下有"屬大柴胡湯證"。按："但陽微者"至"下之而解"一段，諸家解釋頗多牽强，疑有闕文。

《金匱玉函經》	《傷寒論》
（見上文）	太陽病，發熱汗出者，此爲榮弱衛强，故使汗出，欲救邪風者，宜桂枝湯，四十七。方用前法。
（見下文）	傷寒五六日，中風，往來寒熱，胷脅苦滿，嘿嘿不欲飲食，心煩喜嘔，或胷中煩而不嘔，或渴，或腹中痛，或脅下痞鞕，或心下悸，小便不利，或不渴，身有微熱，或欬者，小柴胡湯主之，方四十八。
血弱氣盡，腠理開，邪氣因入，與正氣相搏，結於脇下。正邪分争，往來寒熱，休作有時，嘿嘿不欲**食飲**。藏府相連，其痛必下，邪高痛下，故使嘔也。小柴胡湯主之。 服柴胡湯已，渴者，**此爲**屬陽明，以法治之。[1]	血弱氣盡，腠理開，邪氣因入，與正氣相搏，結於脅下。正邪分争，往來寒熱，休作有時，嘿嘿不欲**飲食**。藏府相連，其痛必下，邪高痛下，故使嘔也，**一云：藏府相違，其病必下，脅鬲中痛**。小柴胡湯主之。服柴胡湯已，渴者，屬陽明，以法治之，**四十九。用前方**。
得病六七日，脉遲浮弱，惡風寒，手足温，醫二三下之，不能食，**其人**脇下滿痛，面目及身黄，頸項强，小便難，與柴胡湯後，必下重。本渴飲水而嘔，柴胡湯不**復**中與也。食穀者噦。	得病六七日，脉遲浮弱，惡風寒，手足温，醫二三下之，不能食**而**脅下滿痛，面目及身黄，頸項强，小便難**者**，與柴胡湯後，必下重。本渴飲水而嘔**者**，柴胡湯不中與也。食穀者噦。
中風五六日，傷寒，往來寒熱，胸脇苦滿，嘿嘿不欲飲食，心煩喜嘔，或胷中煩而不嘔，或渴，或腹中痛，或脅下痞堅，或心中悸，小便不利，或不渴，外有微熱，或欬，小柴胡湯主之。	**傷寒**五六日，**中風**，往來寒熱，胷脅苦滿，嘿嘿不欲飲食，心煩喜嘔，或胷中煩而不嘔，或渴，或腹中痛，或脅下痞鞕，或心下悸，小便不利，或不渴，**身**有微熱，或欬**者**，小柴胡湯主之，**方四十八**。
傷寒四五日，身熱惡風，頸項强，脅下滿，手足温而渴，小柴胡湯主之。	傷寒四五日，身熱惡風，頸項强，脅下滿，手足温而渴**者**，小柴胡湯主之，**五十。用前方**。
傷寒，陽脉澀，陰脉弦，法當腹中急痛，先與小建中湯，不差，**即與**小柴胡湯主之。	傷寒，陽脉濇，陰脉弦，法當腹中急痛，先與小建中湯，不差**者**，小柴胡湯主之，**五十一。用前方**。
傷寒中風，有**小**柴胡證，但見一證便是，不必悉具。 凡柴胡湯證而下之，柴胡證不罷者，復與柴胡湯，必蒸蒸而振，却發熱汗出而解[2]。	傷寒中風，有柴胡證，但見一證便是，不必悉具。凡柴胡湯**病**證而下之，**若**柴胡證不罷者，復與柴胡湯，必蒸蒸而振，却**復**發熱汗出而解。
傷寒二三日，心中悸而煩，小建中湯主之。	傷寒二三日，心中悸而煩**者**，小建中湯主之，**五十二。用前第五十一方**。
太陽病，過經十餘日，**及**[3]二三下之，後四五日柴胡證仍在，先與小柴胡**湯**。嘔止**小安**，**其人**鬱鬱微煩者，爲未解，與大柴胡湯下之，愈。	太陽病，過經十餘日，**反**二三下之，後四五日柴胡證仍在**者**，先與小柴胡。嘔**不止**，**心下急一云：嘔止小安**，鬱鬱微煩者，爲未解**也**，與大柴胡湯下之，**則**愈，**方五十三**。
傷寒十三日不解，胸脇滿而嘔，日晡發潮熱而微利，此本柴胡證，下之不得利，今反利者，知醫以**圓**藥下之，非其治也。潮熱者實也，先**再**服小柴胡湯解**其**外，後以柴胡加芒硝湯主之。	傷寒十三日不解，胷脅滿而嘔，日晡**所**發潮熱，**已**而微利，此本柴胡證，下之，**以**不得利，今反利者，知醫以**丸**藥下之，**此**非其治也。潮熱者實也，先**宜**服小柴胡湯**以**解外，後以柴胡加芒消湯主之，**五十四**。
傷寒十三日，過經**而**讝語，**内**有熱也。當以湯下之。小便利者，大便當**堅**，而反下利，**其**脉調和者，知醫以**圓**藥下之，非其治也。自利者，**其**脉當微厥，今反和者，此爲内實也，調胃承氣湯主之。	傷寒十三日，過經讝語**者**，**以**有熱也，當以湯下之。**若**小便利者，大便當**鞕**，而反下利，脉調和者，知醫以**丸**藥下之，非其治也。**若**自**下**利者，脉當微厥，今反和者，此爲内實也，調胃承氣湯主之，**五十五。用前第三十三方**。
太陽病不解，熱結膀胱，其人如狂，血自下，下者**即**愈。其外不解，尚未可攻，當先解其外；外解**小**腹急結者，乃可攻之，宜桃核承氣湯。	太陽病不解，熱結膀胱，其人如狂，血自下，下者愈。其外不解**者**，尚未可攻，當先解其外；外解**已**，**但少**腹急結者，乃可攻之，宜桃核承氣湯，**方五十六。後云：解外宜桂枝湯**。

[1] 服柴胡湯已……以法治之：《傷寒論》本條與上條合并，爲一條。

[2] 凡柴胡湯證而下之……却發熱汗出而解：《傷寒論》本條與上條合并，爲一條。

[3] 及：《傷寒論》作"反"，義勝。"及"當爲"反"形近而誤。

《金匱玉函經》	《傷寒論》
傷寒八九日，下之，胸滿煩驚，小便不利，譫語，一身盡重，不可轉側，柴胡加龍骨牡蠣湯主之。	傷寒八九日，下之，胷滿煩驚，小便不利，譫語，一身盡重，不可轉側**者**，柴胡加龍骨牡蠣湯主之，**方五十七**。
傷寒，腹滿**而**譫語，寸口脉浮而緊**者**，此**爲**肝乘脾，名曰縱，**當**刺期門。	傷寒，腹滿譫語，寸口脉浮而緊，此肝乘脾**也**，名曰縱，刺期門，**五十八**。
傷寒發熱，嗇嗇惡寒，**其人**大渴欲飲**酢漿者**，其腹必滿；**而**自汗出，小便利，其病欲解。此**爲**肝乘肺，名曰横，**當**刺期門。[1]	傷寒發熱，嗇嗇惡寒，大渴欲飲**水**，其腹必滿，自汗出，小便利，其病欲解。此肝乘肺**也**，名曰横，刺期門，**五十九**。
太陽病二日，**而**反**燒瓦**熨其背，而大汗出，**火**熱入胃。胃中水竭，躁煩，必**當**譫語。十餘日，振**而反汗出**者，此爲欲解也。其汗從腰以下不得汗，欲小便不得，反嘔，欲失溲，足下惡風，大便**堅者**，小便當數，而反不數，及不多，大便已，頭卓然而痛，其人足心必熱，穀氣下流故也。[2]	太陽病二日，**反躁，凡**熨其背，而大汗出，**大**熱入胃。**一作二日内燒瓦熨背，大汗出，火氣入胃。**胃中水竭，躁煩，必**發**譫語。十餘日，振**慄自下利**者，此爲欲解也。**故**其汗從腰以下不得汗，欲小便不得，反嘔，欲失溲，足下惡風，大便**鞕**，小便當數，而反不數，及不多，大便已，頭卓然而痛，其人足心必熱，穀氣下流故也。
太陽中風，以火劫發**其**汗，邪風被火熱，血氣流溢，失其常度，兩陽相熏灼，其身發黄。陽盛**即**欲衄，陰虚小便難，陰陽俱虚竭，身體則枯燥，但頭汗出，劑頸而還，腹滿微喘，口乾咽爛，或不大便，久則譫語，甚者至噦，手足躁擾，**尋**衣摸牀。小便利者，其人可治。	太陽**病**中風，以火劫發汗，邪風被火熱，血氣流溢，失其常度，兩陽相熏灼，其身發黄。陽盛**則**欲衄，陰虚小便難，陰陽俱虚竭，身體則枯燥，但頭汗出，劑頸而還，腹滿微喘，口乾咽爛，或不大便，久則譫語，甚者至噦，手足躁擾，**捻**衣摸床。小便利者，其人可治。
傷寒脉浮，醫以火迫劫之，亡陽，驚狂，卧起不安，桂枝去芍藥加蜀漆牡蠣龍骨救逆湯主之。	傷寒脉浮，醫以火迫劫之，亡陽，**必**驚狂，卧起不安**者**，桂枝去芍藥加蜀漆牡蠣龍骨救逆湯主之，**方六十**。
傷寒，其脉不弦緊而弱**者**，必渴，被火必譫語。弱者發熱，脉浮，解之，當汗出愈。	**形作**傷寒，其脉不弦緊而弱，**弱者**必渴，被火必譫語。弱者發熱，脉浮，解之，當汗出愈。
太陽病，以火熏之，不得汗**者**，其人必**燥**，到經不解，必清血，名火邪。	太陽病，以火熏之，不得汗，其人必**躁**，到經不解，必清血，名**爲**火邪。
脉浮熱**盛**，而灸之，此爲實，實以虚治，因火而動，**咽燥，必**吐血。	脉浮熱**甚**，而**反**灸之，此爲實，實以虚治，因火而動，**必咽燥**吐血。
微數之脉，慎不可灸，因火爲邪，則爲煩逆，追虚逐實，血散脉中，火氣雖微，内攻有力，焦骨傷筋，血難復也。 脉浮，**當**以汗解，**而反**灸之，邪無從出，因火而盛，病從腰以下必重而痹，**此爲**火逆。 欲自解者，必當先煩，乃有汗，**隨汗**而解。何以知之？脉浮，故知汗出**而**解。[3]	微數之脉，慎不可灸，因火爲邪，則爲煩逆，追虚逐實，血散脉中，火氣雖微，内攻有力，焦骨傷筋，血難復也。脉浮，**宜**以汗解，**用火**灸之，邪無從出，因火而盛，病從腰以下必重而痺，**名**火逆**也**。欲自解者，必當先煩，**煩**乃有汗而解，何以知之？脉浮，故知汗出解。
燒鍼令其汗，鍼處被寒，核起而赤者，必發賁豚。氣從少腹上衝心者，灸其核上各一壯，與桂枝加桂湯。	燒針令其汗，針處被寒，核起而赤者，必發奔豚。氣從少腹上衝心者，灸其核上各一壯，與桂枝加桂湯，**更加桂二兩也，方六十一**。
火逆下之，因燒鍼煩躁者，桂枝甘草龍骨牡蠣湯主之。	火逆下之，因燒針煩躁者，桂枝甘草龍骨牡蠣湯主之，**方六十二**。
太陽傷寒，加温鍼必驚。	太陽傷寒**者**，加温針必驚**也**。

[1] 此爲……期門：張志聰《傷寒論集注》曰“此肝乘肺也，名曰横，刺期門”十一字，當在“其腹必滿”句下。

[2] 太陽病二日……故也：唐容川《傷寒論淺注補正》云：“此節文繁理奥，或有錯簡……義理難通，當闕疑以待考。”

[3] 微數之脉……汗出而解：以上三條，《傷寒論》合爲一條。

《金匱玉函經》	《傷寒論》
太陽病，當惡寒**而**發熱，今自汗出，反不惡寒**而**發熱，關上脉細**而**數，**此**醫吐之**故**也。一**日**、二日吐之者，腹中饑，口不能食；三**日**、四日吐之者，不喜糜粥，欲食冷食，朝食**夕**吐，以醫吐之所致也。此爲小逆。	太陽病，當惡寒發熱，今自汗出，反不惡寒發熱，關上脉細數**者**，**以**醫吐之**過**也。一二日吐之者，腹中饑，口不能食；三四日吐之者，不喜糜粥，欲食冷食，朝食**暮**吐，以醫吐之所致也。此爲小逆。
太陽病，吐之，但太陽病當惡寒，今反不惡寒，不欲近衣，此爲吐之内煩也。	太陽病吐之，但太陽病當惡寒，今反不惡寒，不欲近衣，此爲吐之内煩也。
病人脉數，數爲熱，當消穀引食，而反吐者，**以醫發其汗**，陽氣微，膈氣虚，脉**則爲**數，數爲客熱，不能消穀，胃中虚冷，故吐也。	病人脉數，數爲熱，當消穀引食，而反吐者，**此以發汗，令**陽氣微，膈氣虚，脉**乃**數**也**，數爲客熱，不能消穀，**以**胃中虚冷，故吐也。
太陽病，過經十餘日，心下嗢嗢欲吐，而**又**胸中痛，大便反溏，**其**腹微滿，鬱鬱微煩。先時自極吐下者，與調胃承氣湯，不爾者，不可與。**反**欲嘔，胸中痛，微溏，此非湯證，以嘔故知極吐下也。	太陽病，過經十餘日，心下温温欲吐，而胷中痛，大便反溏，腹微滿，鬱鬱微煩。先**此**時自極吐下者，與調胃承氣湯，**若**不爾者，不可與。**但**欲嘔，胷中痛，微溏**者**，此非**柴胡**湯證，以嘔故知極吐下也，**調胃承氣湯，六十三。用前第三十三方。**
太陽病**七八**日，表證仍在，**其**脉微沉，反不結胸，其人發狂，**此**熱在下焦，少腹當**堅而**滿，小便自利者，下血乃愈。所以然者，太陽隨經，瘀熱在裏故也。	太陽病**六七**日，表證仍在，脉微**而**沈，反不結胷，其人發狂**者**，**以**熱在下焦，少腹當**鞕**滿，小便自利者，下血乃愈。所以然者，**以**太陽隨經，瘀熱在裏故也，**抵當湯主之，方六十四。**
太陽病，身黄，**其**脉沉結，少腹**堅**，小便不利，爲無血也，小便自利，其人如狂者，血證諦也。	太陽病，身黄，脉沈結，少腹**鞕**，小便不利**者**，爲無血也，小便自利，其人如狂者，血證諦也，**抵當湯主之，六十五。用前方。**
傷寒有熱，**而**少腹滿，應小便不利，今反利者，爲有血也。當下之，不可餘藥，宜抵當**圓**。	傷寒有熱，少腹滿，應小便不利，今反利者，爲有血也。當下之，不可餘藥，宜抵當**丸，方六十六。**
太陽病，小便利者，**爲多**飲水，**心下必**悸；小便少者，必苦裏急也。	太陽病，小便利者，**以**飲水**多**，**必心下**悸；小便少者，必苦裏急也。

金匱玉函經卷第三

《金匱玉函經》卷三内容對比，見表6－6~表6－8。

辨太陽病形證治下第四

表6－6　《金匱玉函經》《傷寒論》辨太陽病形證治内容對比

《金匱玉函經》	《傷寒論》
辨太陽病形證治下第四	辨太陽病脉證并治下第七合三十九法，方三十首，并見太陽少陽合病法
問曰：病有結胸，有藏結，其狀何如？答曰：按之痛，**其脉寸口浮，關上自沉，爲**結胸。	問曰：病有結胷，有藏結，其狀何如？答曰：按之痛，**寸脉浮關脉沈，名曰**結胷**也**。
問曰：何謂藏結？答曰：如結胸狀，飲食如故，時**小便不利**[1]，**陽**脉浮[2]，關**上**細，沉**而**緊，**爲**藏結，舌上白胎滑者，**爲**難治。	何謂藏結？答曰：如結胷狀，飲食如故，時**時下利，寸**脉浮，關**脉小**細沈緊，**名曰**藏結，舌上白胎滑者難治。
藏結者無陽證，不往來寒熱，一云：寒而不熱[3]。其人反静，舌上胎滑者不可攻也。	藏結無陽證，不往來寒熱，一云：寒而不熱。其人反静，舌上胎滑者不可攻也。
夫病發於陽，而反下之，熱入因作結胸，發於陰而反下[4]之，因作痞。結胸者，下之早，**故令結胸**。	病發於陽，而反下之，熱入因作結胷，**病**發於陰而反下之一作汗出，因作痞**也**。**所以成**結胷者，**以**下之**太**早**故也**。結胷者，項亦强，如柔痓狀，下之**則**和，宜大陷胷**丸**，**方一**。
結胸者，**其**項亦强，如柔痓狀，下之**即**和，宜大陷胸**圓**[5]。	
結胸證，其脉浮大，不可下，下之**即**死。	結胷證，其脉浮大**者**，不可下，下之**則**死。
結胸證悉具，**而**躁者死。	結胷證悉具，**煩**躁者**亦**死。
太陽病，脉浮而動數，浮則爲風，數則爲熱，動則爲痛，數則爲虚。頭痛發熱，微盜汗出，而反惡寒者，**其**表未解也。醫反下之，動數變遲，**頭痛則眩**，胃中空虚，客氣[6]動膈，短氣**煩躁**，心中懊憹，陽氣内陷，心下因**堅**，則爲結胸，大陷胸湯主之。若不結胸，但頭汗出，**其**餘無汗，劑頸而還，小便不利，身必發黄。	太陽病，脉浮而動數，浮則爲風，數則爲熱，動則爲痛，數則爲虚。頭痛發熱，微盜汗出，而反惡寒者，表未解也。醫反下之，動數變遲，**膈内拒痛**，一云：**頭痛即眩**。胃中空虚，客氣動膈，短氣**躁煩**，心中懊憹，陽氣内陷，心下因**鞕**，則爲結胷，大陷胷湯主之。若不結胷，但頭汗出，餘**處**無汗，劑頸而還，小便不利，身必發黄。**大陷胷湯，方二**。
傷寒六七日，結胸熱實，**其脉浮緊**，心下痛，按之**如**石**堅**，大陷胸湯主之。	傷寒六七日，結胷熱實，**脉沈而緊**，心下痛，按之石**鞕者**，大陷胷湯主之，**三**。用前第二方。
傷寒十餘日，熱結在裏，復往來寒熱，**當**與大柴胡湯。但結胸，無大熱，此爲水結在胸脇，頭微汗出，大陷胸湯主之。	傷寒十餘日，熱結在裏，復往來寒熱**者**，與大柴胡湯。但結胷，無大熱**者**，此爲水結在胷脅**也**，**但**頭微汗出**者**，大陷胷湯主之，**四**。用前第二方。

[1] 時小便不利：《千金翼方》卷九作"時下利"。
[2] 陽脉浮：趙本《傷寒論》《注解傷寒論》作"寸脉浮"。義同。
[3] 一云寒而不熱：此語當爲校語，當同趙本《傷寒論》用小注形式標出。
[4] 下：《千金翼方》卷九作"汗"。
[5] 結胸者……宜大陷胸圓：本條趙本《傷寒論》并作一條。
[6] 客氣：《外臺秘要》卷二作"客熱"。

續　表

《金匱玉函經》	《傷寒論》
太陽病，重發**其**汗，而復下之，不大便五六日，舌上燥而渴，日晡小有潮熱，從心下至少腹堅滿而痛，不可近，大陷胸湯主之。	太陽病，重發汗而復下之，不大便五六日，舌上燥而渴，日晡**所**小有潮熱，**一云：日晡所發，心胷大煩**。從心下至少腹**鞕**滿而痛，不可近**者**，大陷胷湯主之，**五**。**用前第二方**。
小結胸**者**，正在心下，按之**即**痛，**其**脉浮滑，小陷胸湯主之。	小結胷**病**，正在心下，按之**則**痛，脉浮滑**者**，小陷胷湯主之，**方六**。
太陽病，二三日，不能臥，但欲起**者**，心下必結。**其**脉微弱者，此本寒也，**而**反下之，利止**者**必結胸；未止者，四**五**日復**重**下之，此**挾**熱利也。	太陽病，二三日，不能臥，但欲起，心下必結。脉微弱者，此本**有**寒**分**也，反下之，**若**利止，必**作**結胷；未止者，四日復下之，此**作協**熱利也。
太陽病，下之，其脉促，不結胸者，此爲欲解。**其**脉浮者，必結胸；**其**脉緊者，必咽痛；**其**脉弦者，必兩脅拘急；**其**脉細**而**數者，頭痛未止；**其**脉沉**而**緊者，必欲嘔；**其**脉沉**而**滑者，**挾**熱利；**其**脉浮**而**滑者，必下血。	太陽病，下之，其脉促，**一作縱**。不結胷者，此爲欲解**也**。脉浮者，必結胷；脉緊者，必咽痛；脉弦者，必兩脅拘急；脉細數者，頭痛未止；脉沈緊者，必欲嘔；脉沈滑者，**協**熱利；脉浮滑者，必下血。
病在陽，**當**以汗解，而反以水潠[1]之，若灌之，其熱被劫不得去，益煩，**皮上**粟起，意欲飲水，反不渴，服文蛤散。若不差，與五苓散。**若**寒實結胸，無熱證者，與三物小**白散**。	病在陽，**應**以汗解**之**，反以**冷**水潠之，若灌之，其熱被劫不得去，**彌更**益煩，**肉上**粟起，意欲飲水，反不渴**者**，服文蛤散。若不差**者**，與五苓散。寒實結胷，無熱證者，與三物小**陷胷湯**。**用前第六方**。**白散亦可服，七**。**一云：與三物小白散**。
太陽與少陽併病，頭項强痛，或眩，時如結胸，心下痞**而堅**，當刺大椎第一間，肺俞肝俞，慎不可發汗，發汗**即**譫語，**譫語則**脉弦。**譫語五六日不止**，當刺期門。	太陽與少陽併病，頭項强痛，或眩**冒**，時如結胷，心下痞**鞕者**，當刺大椎第一間、肺俞、肝俞，慎不可發汗，發汗**則**譫語，脉弦，**五日譫語不止**，當刺期門，**八**。
婦人中風，發熱惡寒，經水適來，得之七八日，熱除而脉遲，身凉，胸脅下滿，如結胸狀，**其人**譫語，此爲熱入血室，當刺期門，隨其**虚**實而取之[2]。	婦人中風，發熱惡寒，經水適來，得之七八日熱除而脉遲身凉，胷脅下滿如結胷狀，譫語**者**，此爲熱入血室**也**，當刺期門，隨其實而取之，九。
婦人中風，七八日續得寒熱，發作有時，經水適斷者，此爲熱入血室，其血必結，故使如瘧狀，發作有時，小柴胡湯主之。	婦人中風，七八日續得寒熱，發作有時，經水適斷者，此爲熱入血室，其血必結，故使如瘧狀，發作有時，小柴胡湯主之，**方十**。
婦人傷寒，發熱，經水適來，晝日明了，暮則譫語，如見鬼狀者，此爲熱入血室，無犯胃氣及上二焦，必**當**自愈。	婦人傷寒，發熱，經水適來，晝日明了，暮則譫語，如見鬼狀者，此爲熱入血室，無犯胃氣，及上二焦，必自愈，**十一**。
傷寒六七日，發熱，微惡寒，肢節煩疼，微嘔，心下支結，外證未去者，柴胡桂枝湯主之。	傷寒六七日，發熱，微惡寒，支節煩疼，微嘔，心下支結，外證未去者，柴胡桂枝湯主之，**方十二**。
傷寒五六日，已發汗，而復下之，胸脅滿微結，小便不利，渴而不嘔，但頭汗出，往來寒熱，心煩，此爲未解也，柴胡桂枝乾薑湯主之。	傷寒五六日，已發汗，而復下之，胷脅滿微結，小便不利，渴而不嘔，但頭汗出，往來寒熱，心煩**者**，此爲未解也，柴胡桂枝乾薑湯主之，**方十三**。
傷寒五六日，頭汗出，微惡寒，手足冷，心下滿，口不欲食，大便**堅**，**其**脉細，此爲陽微結，必有表，復有裏。沉亦**爲病在裏**。汗出爲陽微，假令純陰結，不得有外證，悉入在**於**裏，此爲半在**外**半在**裏**，脉雖沉緊，不得爲少陰。所以然者，陰不得有汗，今頭汗出，故知非少陰也，可與小柴胡湯。設不了了者，得屎而解。	傷寒五六日，頭汗出，微惡寒，手足冷，心下滿，口不欲食，大便**鞕**，脉細**者**，此爲陽微結，必有表，復有裏**也**，**脉**沈亦**在裏也**。汗出爲陽微，假令純陰結，不得**復**有外証，悉入在裏，此爲半在**裏**半在**外也**，脉雖沈緊，不得爲少陰病。所以然者，陰不得有汗，今頭汗出，故知非少陰也，可與小柴胡湯。設不了了者，得屎而解，**十四**。**用前第十方**。

[1] 潠（xùn）：同“噀”，含冷水噴灑。

[2] 隨其虛實而取之：《注解傷寒論》作“隨其實而寫之”。

續　表

《金匱玉函經》	《傷寒論》
傷寒五六日,嘔而發熱,柴胡湯證具,而以他藥下之,柴胡證仍在者,復與柴胡湯。此雖**以**下之,不爲逆,必蒸蒸而振,却發熱汗出而解[1]。若心下滿而**堅**痛者,此爲結胸,大陷胸湯主之。**若**但滿而不痛者,此爲痞,柴胡不**復**中與**也**,半夏瀉心湯**主之**。	傷寒五六日,嘔而發熱**者**,柴胡湯證具,而以他藥下之,柴胡證仍在者,復與柴胡湯。此雖**已**下之,不爲逆,必蒸蒸而振,却發熱汗出而解。若心下滿而**鞕**痛着,此爲結胷**也**,大陷胷湯主之。但滿而不痛者,此爲痞,柴胡不中與**之**,**宜**半夏瀉心湯,**方十五**。
太陽少陽併病,而反下之,結胸心下**堅**,**利復**不止,水漿不**肯**下,其人**必**心煩。	太陽少陽併病,而反下之,**成**結胷,心下**鞕**,**下利**不止,水漿不下,其人心煩。
脉浮而緊,而**反**下之,緊反入裏,則作痞,按之自濡,但氣痞耳。	脉浮而緊,而**復**下之,緊反入裏,則作痞,按之自濡,但氣痞耳。
太陽中風,下利嘔逆,表解乃可攻之。其人漐漐汗出,發作有時,頭痛,心下痞**堅**,滿引脅下痛,嘔**即短**氣[2],此爲表解裏未和,十棗湯主之。	太陽中風,下利嘔逆,表解**者**乃可攻之。其人漐漐汗出,發作有時,頭痛,心下痞**鞕**,滿引脅下痛,**乾**嘔短氣,**汗出不惡寒者**,此表解裏未和**也**。十棗湯主之,**方十六**。
太陽病,醫發**其**汗,遂發熱惡寒,復下之,**則**心下痞,表裏俱虚,陰陽氣併竭,無陽則陰獨,復加燒鍼,因胸煩,面色青黄,膚瞤,**如此者爲**難治。今色微黄,手足温者易愈。[3]	太陽病,醫發汗,遂發熱惡寒,**因**復下之,心下痞,表裏俱虚,陰陽氣并竭,無陽則陰獨,復加燒針,因胷煩,面色青黄,膚瞤**者**,難治。今色微黄,手足温者,易愈。
心下痞,按之濡,其脉關上**自**浮,大黄黄連瀉心湯主之。	心下痞,按之濡,其脉關上浮**者**,大黄黄連瀉心湯主之,**方十七**。
若心下痞,而復惡寒汗出者,附子瀉心湯主之。	心下痞,而復惡寒汗出者,附子瀉心湯主之,**方十八**。
本以下之,故心下痞,與瀉心湯痞不解,其人渴而口燥煩,小便不利者,五苓散主之。一方云:忍之一日乃愈。	本以下之,故心下痞,與瀉心湯痞不解,其人渴而口燥煩,小便不利者,五苓散主之,**十九**。一方云:忍之一日乃愈。**用前第七證方。**
傷寒汗出,解之後胃中不和,心下痞**堅**,乾噫食臭,脅下有水氣,腹中雷鳴**而利**,生姜瀉心湯主之。	傷寒汗出,解之後胃中不和,心下痞**鞕**,乾噫,食臭,脅下有水氣,腹中雷鳴**下利者**,生薑瀉心湯主之,**方二十**。
傷寒中風,醫反下之,其人下利,日數十行,穀不化,腹中雷鳴,心下痞**堅**而滿,乾嘔**而煩**,不得安。醫見心下痞,謂病不盡,復下之,其痞益甚。此非結熱,但胃中虚,客氣上逆,故使**之堅**,甘草瀉心湯主之。	傷寒中風,醫反下之,其人下利,日數十行,穀不化,腹中雷鳴,心下痞**鞕**而滿,乾嘔**心煩**,不得安。醫見心下痞,謂病不盡,復下之,其痞益甚。此非結熱,但**以**胃中虚,客氣上逆,故使**鞕也**,甘草瀉心湯主之,**方二十一**。
傷寒服湯藥,下利不止,心下痞**堅**,服瀉心湯已,復以他藥下之,利不止,醫以理中與之,利益甚。理中者,理中焦,此利在下焦,赤石脂禹餘糧湯主之[4]。**若**不止者,當利其小便。	傷寒服湯藥,下利不止,心下痞**鞕**,服瀉心湯已,復以他藥下之,利不止,醫以理中與之,利益甚。理中者,理中焦,此利在下焦,赤石脂禹餘糧湯主之。**復**不止者,當利其小便。**赤石脂禹餘糧湯,方二十二**。
傷寒吐下後,發汗,虚煩,脉甚微,八九日,心下痞**堅**,脅下痛,氣上衝咽喉,眩冒,經脉動惕者,久而成痿。	傷寒吐下後,發汗,虚煩,脉甚微,八九日,心下痞**鞕**,脅下痛,氣上衝咽喉,眩冒,經脉動惕者,久而成痿。
傷寒**汗出**,若吐若下,解後心下痞**堅**,噫氣不除者,旋覆代赭石湯主之。	傷寒**發汗**,若吐若下,解後心下痞**鞕**,噫氣不除者,旋覆代赭湯主之,**方二十三**。
(見下文)	下後不可更行桂枝湯,若汗出而喘,無大熱者,可與麻黄杏子甘草石膏湯,**方二十四**。

[1] 却發熱汗出而解:本書第十九篇無“熱”字。

[2] 嘔即短氣:《千金翼方》卷九同《玉函》。

[3] 太陽病……易愈:本條文意難明。柯琴、陸淵雷,日人山田氏、丹波氏皆疑其文有誤。

[4] 赤石脂禹餘糧湯主之:本書第十九篇作“與赤石脂禹餘糧湯,若不止者,當利其小便”。

《金匱玉函經》	《傷寒論》
太陽病，外證未除，而數下之，遂**挾**熱而利**不止**，心下痞**堅**，表裏不解者，桂枝人參湯主之。	太陽病，外證未除，而數下之，遂**協**熱而利，**利下不止，**心下痞**鞕**，表裏不解者，桂枝人參湯主之，**方二十五**。
大下**以**後，不可更行桂枝湯，若汗出而喘，無大熱者，可與麻黄杏**仁**甘草石膏湯。	下後，不可更行桂枝湯，若汗出而喘，無大熱者，可與麻黄杏**子**甘草石膏湯，**方二十四**。
傷寒大下後，復發**其**汗，心下痞，惡寒者，表未解也，不可攻痞，當先解表，解乃可攻**其**痞。解表宜桂枝湯，攻痞宜大黄黄連瀉心湯。	傷寒大下後，復發汗，心下痞，惡寒者，表未解也，不可攻痞，當先解表，**表**解，乃可攻痞。解表宜桂枝湯，攻痞宜大黄黄連瀉心湯，**二十六**。**瀉心湯用前第十七方。**
傷寒，發熱，汗出不解，心**下**痞**堅**，嘔吐下利者，大柴胡湯主之。	傷寒發熱汗出不解，心**中**痞**鞕**，嘔吐**而**下利者，大柴胡湯主之，**二十七。用前第四方。**
病如桂枝證，頭不痛，項不强，寸脉微浮，胸中痞**堅**，氣上衝咽喉，不得息者，此爲胸有寒也[1]，當吐之，宜瓜蒂散。	病如桂枝證，頭不痛，項不强，寸脉微浮，胷中痞**鞕**，氣上衝喉咽，不得息者，此爲胷有寒也，當吐之，宜瓜蔕散**方，二十八**。
病**者若**脅下素有痞，連在臍傍，痛引少腹，入陰**俠陰**筋者，此**爲**藏結，死。	病脅下素有痞，連在臍傍，痛引少腹，入陰筋者，此**名**藏結，死，**二十九**。
傷寒若吐若下後，七八日不解，熱結在裏，表裏俱熱，時時惡風，大渴，舌上乾燥而煩，欲飲水數升者，白虎加人參湯主之。	傷寒若吐若下後，七八日不解，熱結在裏，表裏俱熱，時時惡風，大渴，舌上乾燥而煩，欲飲水數升者，白虎加人參湯主之，**方三十**。
（對比在後）	傷寒無大熱，口燥渴，心煩，背微惡寒者，白虎加人參湯主之，三十一。用前方。
傷寒脉浮，發熱無汗，其表不解**者**，不可與白虎湯。渴欲飲水，無表證者，**白虎湯**[2]主之。	傷寒脉浮，發熱無汗，其表不解，不可與白虎湯。渴欲飲水，無表證者，**白虎加人參湯**主之，**三十二。用前方。**
凡用白虎湯，立夏後至立秋前得用之，立秋後不可服也。	**（《傷寒論》此三條在白虎湯節度語中）**
春三月病常苦裏冷，白虎湯亦不可與，與之則嘔利而腹痛。	
諸亡血虚家，亦不可與白虎湯，得之腹痛而利者，急當温之。	
太陽與少陽併病，心下**痞堅**，頭項强而眩，當刺大椎**第一間**、肺俞、肝俞，慎勿下之。	太陽少陽并病，心下**鞕**，頸項强而眩**者**，當刺大椎肺俞肝俞，慎勿下之，**三十三**。
傷寒無大熱，口燥渴**而**煩，其背微惡寒者，白虎加人參湯主之。	傷寒無大熱，口燥渴，**心**煩，背微惡寒者，白虎加人參湯主之，**三十一。用前方。**
太陽與少陽合病，自下利者，與黄芩湯，若嘔者，黄芩加半夏生薑湯主之。	太陽與少陽合病，自下利者，與黄芩湯，若嘔者，黄芩加半夏生薑湯主之，**三十四**。
傷寒胸中有熱，胃中有邪氣，腹中痛，欲嘔吐，黄連湯主之。	傷寒胷中有熱，胃中有邪氣，腹中痛，欲嘔吐**者**，黄連湯主之，**方三十五**。

[1]　此爲胸有寒也：《備急千金要方》卷九作“此以内有久痰”，“寒”字應爲“痰”字之誤。

[2]　白虎湯：《千金翼方》卷九同《玉函》，《傷寒論》作“白虎加人參湯”。

續 表

《金匱玉函經》	《傷寒論》
傷寒八九日，風濕相搏，身體疼煩，不能自轉側，不嘔不渴，脉浮虚而澀者[1]，桂枝附子湯主之。若其人大便**堅**，小便自利，**术附子湯**[2]**主之**。	傷寒八九日，風濕相搏，身體疼煩，不能自轉側，不嘔不渴，脉浮虚而濇者，桂枝附子湯主之。若其人大便**鞕**，**一云：臍下心下鞕**。小便自利**者**，**去桂加白术湯主之**，**三十六**。
風濕相搏，骨節疼煩，掣痛不得屈伸，近之則痛劇，汗出短氣，小便不利，惡風不欲去衣，或身微腫[3]，甘草附子湯主之。	風濕相搏，骨節疼煩，掣痛不得屈伸，近之則痛劇，汗出短氣，小便不利，惡風不欲去衣，或身微腫**者**，甘草附子湯主之，**方三十七**。
傷寒脉浮滑，而表熱裏寒**者**，白**通**湯主之。**舊云白通湯一云白虎者，恐非**。**"舊云"以下出叔和**。	傷寒脉浮滑，**此以**表**有**熱，裏**有**寒，白**虎**湯主之，**方三十八**。
傷寒脉結代，心**中驚**悸，炙甘草湯主之。	傷寒脉結代，心**動**悸，炙甘草湯主之，**方三十九**。
（無）	脉按之來緩，時一止復來者，名曰結，又脉來動而中止，更來小數，中有還者，反動，名曰結，陰也，脉來動而中止，不能自還，因而復動者，名曰代，陰也，得此脉者，必難治。

辨陽明病形證治第五

表6-7　《金匱玉函經》《傷寒論》辨陽明病形證治内容對比

《金匱玉函經》	《傷寒論》
辨陽明病形證治第五	辨陽明病脉證并治第八合四十四法，方一十首，一方附并見陽明少陽合病法
陽明之爲病，胃家實是也。	陽明之爲病，胃家實**一作寒**。是也。
問曰：病有太陽陽明，有正陽陽明，有**微**陽陽明，何謂也？答曰：太陽陽明者，脾約**一作脾結**。是也。正陽陽明者，胃家實是也。**微**陽陽明者，**發其汗**，**若利其小便**，胃中燥，大便難是也。	問曰：病有太陽陽明，有正陽陽明，有**少**陽陽明，何謂也？答曰：太陽陽明者，脾約**一云絡**。是也。正陽陽明者，胃家實是也。**少**陽陽明者，**發汗利小便已**，胃中燥**煩實**，大便難是也。
（見上文）	陽明之爲病，胃家實一作寒。是也。
問曰：何緣得陽明病？答曰：太陽病，發**其**汗，若下**之**，亡**其**津液，胃中乾燥，因轉屬陽明。不更衣，内實大便難者，**爲**陽明**病**也。	問曰：何緣得陽明病？答曰：太陽病，**若**發汗，若下，**若利小便**，**此**亡津液，胃中乾燥，因轉屬陽明。不更衣，内實大便難者，**此名**陽明也。
問曰：陽明病，外證云何？答曰：身熱汗出，**而**不惡寒，**但**反惡熱也。	問曰：陽明病，外證云何？答曰：身熱汗**自**出，不惡寒，反惡熱也。
問曰：病有得之一日，不**惡**熱而惡寒者，**云何**？答曰：**然雖**一日，惡寒自罷，即汗出惡熱也。	問曰：病有得之一日，不**發**熱[4]而惡寒者，**何也**？答曰：**雖得之**一日，惡寒**將**自罷，即**自**汗出**而**惡熱也。
問曰：惡寒何故自罷？答曰：陽明居中土也。萬物所歸，無所復傳，始雖惡寒，二日自止，此爲陽明病也。	問曰：惡寒何故自罷？答曰：陽明居中，**主**土也。萬物所歸，無所復傳，始雖惡寒，二日自止，此爲陽明病也。

[1] 脉浮虚而澀者：《千金翼方》卷九作"下已脉浮而緊"。
[2] 术附子湯：《注解傷寒論》作"去桂枝加白术湯"。
[3] 或身微腫：《千金要方》卷七作"或頭面手足時時浮腫"。
[4] 不發熱：《玉函》作"不惡熱"，據上文"不惡寒，反惡熱也"，知此處當爲"不惡熱"。

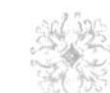

《金匱玉函經》	《傷寒論》
本太陽，初得病時，發其汗，汗先出不徹，因轉屬陽明也。	本太陽，初得病時，發其汗，汗先出不徹，因轉屬陽明也。**傷寒**發熱，無汗，嘔不能食，而反汗出濈濈然**者**，是轉屬陽明**也**。
病發熱無汗，嘔不能食，而反汗出濈濈然，是**爲**轉屬陽明。	
（見前文“太陽病”篇。）	傷寒三日，陽明脉大。
傷寒脉浮而緩，手足自温，是爲繫在太陰。太陰身當發黃，若小便自利者，不能發黃，至七八日便**堅**，爲**屬**陽明。	傷寒脉浮而緩，手足自温**者**，是爲繫在太陰。太陰**者**，身當發黃，若小便自利者，不能發黃，至七八日**大**便**鞕者**，爲陽明**病也**。
傷寒轉繫陽明者，其人**濈**濈然微汗出也。	傷寒轉繫陽明者，其人濈然微汗出也。
陽明中風，口苦咽乾，腹滿微喘，發熱惡寒，脉浮緊，若下之，則腹滿小便難也。	陽明中風，口苦咽乾，腹滿微喘，發熱惡寒，脉浮**而**緊，若下之，則腹滿小便難也。
陽明病，能食**爲**中風，不能食**爲**中寒。	陽明病，**若**能食**名**中風，不能食**名**中寒。
陽明病，中寒不能食，**而**小便不利，手足濈然汗出，此欲作**堅**瘕[1]，必大便初**堅**後溏。所以然者，胃中冷，水穀不別故也。	陽明病，**若**中寒**者**，不能食，小便不利，手足濈然汗出，**此**欲作**固**瘕，必大便初**鞕**後溏。所以然者，**以**胃中冷，水穀不別故也。
陽明病，初欲食，**食之**小便反不**數**，大便自調，其人骨節疼，翕翕如有熱狀，奄然發狂，濈然汗出而解，此**爲**水不勝穀氣，與汗共併，脉緊**即**愈。	陽明病，初欲食，小便反不**利**，大便自調，其人骨節疼，翕翕如有熱狀，奄然發狂，濈然汗出而解**者**，此水不勝穀氣，與汗共并，脉緊**則**愈。
陽明病欲解時，從申**盡**戌。	陽明病欲解時，從申**至**戌**上**。
陽明病，不能食[2]，攻其熱必噦，所以然者，胃中虛冷故也。其人本虛，**故**攻其熱必噦。	陽明病，不能食，攻其熱必噦，所以然者，胃中虛冷故也。以其人本虛，攻其熱必噦。
陽明病，脉遲，食難用飽，飽**即發**煩，頭眩，必小便難，此欲作穀疸，雖下之，腹滿如故，所以然者，脉遲故也。	陽明病，脉遲，食難用飽，飽**則微**煩，頭眩，必小便難，此欲作穀癉，雖下之，腹滿如故，所以然者，脉遲故也。
陽明病，**久久而堅者**，**陽明當**多汗，**而**反無汗，其身如蟲行皮中**之**狀，此以久虛故也。	陽明病，**法**多汗，反無汗，其身如蟲行皮中狀**者**，此以久虛故也。
各[3]陽明病，反無汗而**但**小便，二三日嘔而欬，手足**若**厥者，**其人頭必痛**；若**不嘔不欬**，手足不厥者，**其**頭不痛。	陽明病，反無汗而小便**利**，二三日嘔而欬，手足厥者，**必苦頭痛**；若**不欬不嘔**，手足不厥者，頭不痛。**一云：冬陽明。**
各陽明病，但頭眩，不惡寒，故能食而欬，其人咽必痛；若不欬者，**其**咽不痛。	陽明病，但頭眩，不惡寒，故能食而欬，其人咽必痛；若不欬者，咽不痛。**一云：冬陽明。**
陽明病，脉浮而緊，**其熱必潮**，發作有時。但浮者，必盜汗出。	陽明病，脉浮而緊**者**，**必潮熱**，發作有時。但浮者，必盜汗出。
陽明病，無汗，小便不利，心中懊憹者，必發黃。	陽明病，無汗，小便不利，心中懊憹者，**身**必發黃。
陽明病，被火，額上微汗出，小便不利者，必發黃。	陽明病，被火，額上微汗出，**而**小便不利者，必發黃。
（見上文）	陽明病，脉浮而緊者，必潮熱，發作有時。但浮者，必盜汗出。

[1] 堅瘕：亦稱“固瘕”，錢潢《傷寒溯源集》注：“大便初硬後溏，因成瘕泄。瘕泄即溏泄也，久而不止，則爲固瘕。”“堅”避諱改“固”。

[2] 不能食：本書第十九篇下有“下之不解，其人不能食”，《傷寒論》第二十二篇作“能食，下之不解者，其人不能食”。

[3] 各：《千金翼方》卷九作“冬”，下條“各”字同。森立之《傷寒論考注》訓“冬”爲“久久”之訛，可參。

《金匱玉函經》	《傷寒論》
陽明病，口燥，但欲漱水，不欲嚥者，必衄。	陽明病，口燥，但欲漱水，不欲嚥者，**此**必衄。
陽明病，本自汗出，醫**復**重發汗，病已瘥，**其人**微煩不了了者，此大便**堅**也。以亡**精**液[1]，胃中燥，故令**其堅**。當問其小便日幾行，若本日三四[2]行，今日再行**者**，知**必**大便不久出。今爲小便數少，津液當還入胃中，故知必**當**大便也。	陽明病，本自汗出，醫**更**重發汗，病已差，**尚**微煩不了了者，此**必**大便**鞕故**也。以亡**津**液，胃中**乾**燥，故令**大便鞕**。當問其小便日幾行，若本**小便**日三四行，今日再行，**故**知大便不久出。今爲小便數少，**以**津液當還入胃中，故知**不久**必大便也。
夫病陽多者熱，下之則堅，汗出多極，發其汗亦堅。	**（"辨發汗吐下後病脉證并治"篇有本條文）**
傷寒嘔多，雖有陽明證，不可攻之。	傷寒嘔多，雖有陽明證，不可攻之。
陽明病，心下**堅**滿，不可攻之。攻之**遂利**不止者死，止者愈。	陽明病，心下鞕滿**者**，不可攻之。攻之**利遂**不止者死，**利**止者愈。
陽明病，面合**赤色**，不可攻之，**攻之**必發熱色黄，小便不利也。	陽明病，面合**色赤**，不可攻之，必發熱，色黄**者**，小便不利也。
陽明病，不吐下**而**煩者，可與調胃承氣湯。	陽明病，不吐**不**下，**心**煩者，可與調胃承氣湯，**方一**。
陽明病，**其**脉遲，雖汗出不惡寒者，其身必重，短氣腹滿而喘，有潮熱，**如此者**，**其**外**爲**欲解，可攻**其**裏也。手足濈然汗出，此**爲已堅**，大承氣湯主之。若汗**出**多，微發熱惡寒者[3]，外**爲**未解，其熱不潮，未可與承氣湯。若腹大滿不通者，可與小承氣湯，微和**其**胃氣，勿令至大下。	陽明病，脉遲，雖汗出不惡寒者，其身必重，短氣腹滿而喘，有潮熱**者**，**此**外欲解，可攻裏也。手足濈然汗出**者**，此**大便**已**鞕也**，大承氣湯主之。若汗多，微發熱惡寒者，外未解**也一法與桂枝湯**，其熱不潮，未可與承氣湯。若腹大滿不通者，可與小承氣湯，微和胃氣，勿令至大**泄**下，**大承氣湯，方二**。
陽明病，潮熱，大便微**堅**者，可與大承氣湯，不**堅**者**勿**與之。若不大便六七日，恐有燥屎。欲知之法，**可**與小承氣湯，湯入腹中，轉**矢**氣者，**爲**有燥屎，乃可攻之；若不轉**矢**氣者，此但頭**堅**後溏，不可攻之，攻之必脹滿不能食也。欲飲水者，與水**即**噦，其後發**潮**熱，必復**堅**而少也，以小承氣湯和之。**若**不轉**矢**氣者，慎不可攻也。	陽明病，潮熱，大便微**鞕**者，可與大承氣湯，不**鞕**者**不可**與之。若不大便六七日，恐有燥屎。欲知之法，**少**與小承氣湯，湯入腹中，轉**失**氣者，**此**有燥屎**也**，乃可攻之；若不轉**失**氣者，此但**初**頭**鞕**，後**必**溏，不可攻之，攻之必脹滿不能食也。欲飲水者，與水**則**噦，其後發熱**者**，必**大便**復**鞕**而少也，以小承氣湯和之，不轉**失**氣者，慎不可攻也，**小承氣湯，三**。**用前第二方。**
夫實則讝語，虚則鄭聲，鄭聲者，重語**是**也。	夫實則讝語，虚則鄭聲，鄭聲者，重語也。
直視讝語喘滿者死，**若**下利者亦死。	直視讝語喘滿者死，下利者亦死。
發汗多，重發**其**汗，**若已下復發其汗**，亡其陽，讝語脉短者死，脉自和者不死。	發汗多，**若**重發汗**者**，亡其陽，讝語脉短者死，脉自和者不死。
傷寒，吐下後不解，不大便五六日，上至十餘日，日晡**時**發潮熱，不惡寒，獨語如見鬼狀。若劇者，發則不識人，循衣**撮空**，**怵**惕不安，微喘直視，脉弦者生，澀者死，微者，但發熱讝語者，大承氣湯主之。若一服利，止後服[4]。	傷寒，**若**吐**若**下，後不解，不大便五六日，上至十餘日，日晡**所**發潮熱，不惡寒，獨語如見鬼狀。若劇者，發則不識人，循衣**摸牀**，惕**而**不安**一云：順衣妄撮，怵惕不安**。微喘直視，脉弦者生，濇者死，微者，但發熱讝語者，大承氣湯主之。若一服利，**則**止後服，**四**。**用前第一方**。
陽明病，其人多汗，以津液外出，胃中燥，大便必**堅**，**堅**則讝語，小承氣湯主之，一服讝語止，莫復服。	陽明病，其人多汗，以津液外出，胃中燥，大便必**鞕**，**鞕**則讝語，小承氣湯主之，**若**一服讝語止**者**，**更**莫復服，**五**。**用前第二方**。

[1] 精液：趙本《傷寒論》《注解傷寒論》作"津液"，是。

[2] 三四：本書第十九篇作"三兩"。

[3] 微發熱惡寒者：《千金翼方》卷九作"而微惡寒"。

[4] 止後服：本書第十九篇作"若下者，勿復服"。

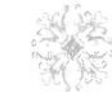

續 表

《金匱玉函經》	《傷寒論》
陽明病，譫語，發潮熱，**其**脉滑而疾者，小承氣湯主之。因與承氣湯一升，腹中轉**矢**氣者，**復與**一升；若不轉**矢**氣，勿更與之。明日不大便，脉反微澀者，裏虚也，爲難治，不可更與承氣湯也。	陽明病，譫語，發潮熱，脉滑而疾者，小承氣湯主之。因與承氣湯一升，腹中轉氣者，**更服**一升；若不轉氣**者**，勿更與之。明日**又**不大便，脉反微濇者，裏虚也，爲難治，不可更與承氣湯也，**六。用前第二方。**
陽明病，譫語有潮熱，**而**反不能食者，必有燥屎五六枚也；若能食者，但**堅**耳，大承氣湯**主**之。	陽明病，譫語有潮熱，反不能食者，**胃中**必有燥屎五六枚也；若能食者，但**鞕**耳，**宜**大承氣湯**下**之，**七。用前第二方。**
陽明病，下血譫語者，此爲熱入血室，但頭汗出者，**當**刺期門，隨其實而瀉之，濈然汗出則愈。	陽明病，下血譫語者，此爲熱入血室，但頭汗出者，刺期門，隨其實而寫之，濈然汗出則愈。
汗出譫語者，以有燥屎在胃中，此爲風也，須下**之**，過經乃可下之，下之若早，語言必亂，以表虚裏實[1]故也，下之**則**愈，宜大承氣湯[2]。	汗**汗一作臥。**出譫語者，以有燥屎在胃中，此爲風也，須下**者**，過經乃可下之，下之若早，語言必亂，以表虚裏實故也，下之愈，宜大承氣湯，**八。用前第二方，一云大柴胡湯。**
傷寒四五日，脉沉而喘滿，沉爲在裏，而反發其汗，津液越出，大便爲難，表虚裏實，久則譫語。	傷寒四五日，脉沈而喘滿，沈爲在裏，而反發其汗，津液越出，大便爲難，表虚裏實，久則譫語。
三陽合病，腹滿身重，難以轉側，口不仁**而**面垢，譫語遺**溺**，發汗則譫語**甚**，下之則額上生汗，手足**厥**冷，若自汗出者，白虎湯主之。	三陽合病，腹滿身重，難以轉側，口不仁，面垢，**又作枯，一云向經。**譫語遺**尿**，發汗則譫語，下之則額上生汗，手足**逆**冷，若自汗出者，白虎湯主之，**方九。**
二陽併病，太陽證罷，但發潮熱，手足漐漐汗出，大便難而譫語者，下之**即**愈，宜大承氣湯。	二陽併病，太陽證罷，但發潮熱，手足漐漐汗出，大便難而譫語者，下之**則**愈，宜大承氣湯，**十。用前第二方。**
陽明病，**其**脉浮緊，咽**乾**口苦，腹滿而喘，發熱汗出，不惡寒，反惡熱，身重，發**其**汗**即**躁，心憒憒反譫語，加温鍼必怵惕，煩躁不得眠，下之**即**胃中空虚，客氣動膈，心中懊憹，舌上胎者，梔子豉湯主之。若渴欲飲水，口乾舌燥者，白虎湯主之。若脉浮發熱，渴欲飲水，小便不利者，猪苓湯主之。[3]	陽明病，脉浮**而**緊，咽**燥**口苦，腹滿而喘，發熱汗出，不惡寒，反惡熱，身重，**若**發汗**則**躁，心憒憒**公對切。**反譫語，**若**加温針，必怵惕煩躁，不得眠，**若**下之，**則**胃中空虚，客氣動膈，心中懊憹，舌上胎者，梔子豉湯主之，**方十一。** 若渴欲飲水，口乾舌燥者，白虎**加人參**湯主之，**方十二。** 若脉浮發熱，渴欲飲水，小便不利者，猪苓湯主之，**方十三。**
陽明病，汗出多而渴者，不可與猪苓湯，以汗多胃中燥，猪苓湯復利其小便故也。	陽明病，汗出多而渴者，不可與猪苓湯，以汗多胃中燥，猪苓湯復利其小便故也。
脉浮而遲，表熱裏寒，下利清穀者，四逆湯主之。	脉浮而遲，表熱裏寒，下利清穀者，四逆湯主之，**方十四。**
若胃中虚冷，**其人**不能食，飲水**即**噦。	若胃中虚冷，不能食**者**，飲水**則**噦。
脉浮發熱，口乾鼻燥，能食者，**即**衄。	脉浮發熱，口乾鼻燥，能食者，**則**衄。
陽明病，下之，其外有熱，手足温，不結胸，心中懊憹，饑不能食，但頭汗出，梔子豉湯主之。	陽明病，下之，其外有熱，手足温，不結胷，心中懊憹，飢不能食，但頭汗出**者**，梔子豉湯主之，**十五。用前第十一方。**
陽明病，發潮熱，大便溏，小便自可，**而**胸脅滿不去者，小柴胡湯**主之**。	陽明病，發潮熱，大便溏，小便自可，胷脅滿不去者，**與**小柴胡湯**方，十六。**
陽明病，脅下**堅**滿，不大便而嘔，舌上白胎者[4]，可與小柴胡湯。上焦得通，津液得下，胃氣因和，身濈然汗出而解。	陽明病，脅下**鞕**滿，不大便而嘔，舌上白胎者，可與小柴胡湯。上焦得通，津液得下，胃氣因和，身濈然汗出而解，**十七。用上方。**

[1] 實：《注解傷寒論》作"熱"。

[2] 大承氣湯：本書第十八篇作"大柴胡湯、承氣湯"。

[3] 陽明病……猪苓湯主之：内含三方，《傷寒論》分作三條。

[4] 舌上白胎者：《千金翼方》卷九無"白"字。

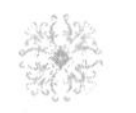

《金匱玉函經》	《傷寒論》
陽明中風，脉弦浮大，而短氣，腹都滿，脅下及心痛，久按之氣不通，鼻乾不得汗，**其人**嗜卧，一身及**面**目悉黄，小便難，有潮熱，時時噦，耳前後腫，刺之小差，**其**外不解，病過十日，脉續浮者，與小柴胡湯。但浮無餘證者，與麻黄湯。不**溺**腹滿，加**喘**者，不治[1]。	陽明中風，脉弦浮大，而短氣，腹都滿，脅下及心痛，久按之氣不通，鼻乾不得汗，嗜卧，一身及目悉黄，小便難，有潮熱，時時噦，耳前後腫，刺之小差，外不解，病過十日，脉續浮者，與小柴胡湯，**十八**。**用上方**。
	脉但浮，無餘證者，與麻黄湯。**若**不**尿**，腹滿加**噦**者，不治。**麻黄湯方，十九**。
陽明病，自汗出，若發**其**汗，小便自利，此爲津液内竭，雖**堅**不可攻之，當須自欲大便，宜蜜煎導而通之，若土瓜根、猪膽汁皆可爲導。	陽明病，自汗出，若發汗，小便自利**者**，此爲津液内竭，雖**鞕**不可攻之，當須自欲大便，宜蜜煎導而通之，若土瓜根，**及大**猪膽汁，皆可爲導，**二十**。
陽明病，**其**脉遲，汗出多**而**微惡寒者，表**爲**未解，可發**其**汗，宜桂枝湯。	陽明病，脉遲，汗出多，微惡寒者，表未解**也**，可發汗，宜桂枝湯，**二十一**。
陽明病，脉浮，無汗，**其人必**喘，發**其**汗**即**愈，宜麻黄湯**主之**。	陽明病，脉浮，無汗**而**喘**者**，發汗**則**愈，宜麻黄湯，**二十二**。**用前第十九方**。
陽明病，發熱**而**汗出，此爲熱越，不能發黄也，但頭汗出，身無汗，齊頸而還，小便不利，渴引水漿，此爲瘀熱在裏，身必發黄，茵蔯湯主之。	陽明病，發熱汗出**者**，此爲熱越，不能發黄也，但頭汗出，身無汗，劑頸而還，小便不利，渴引水漿**者**，此爲瘀熱在裏，身必發黄，茵蔯蒿湯主之，**方二十三**。
陽明證，其人喜忘者，必有畜血。所以然者，本有久瘀血，故令喜忘。屎雖**堅**，大便反易，其色必黑[2]，抵當湯**主**之。	陽明證，其人喜忘者，必有畜血，所以然者，本有久瘀血，故令喜忘，屎雖**鞕**，大便反易，其色必黑**者**，**宜**抵當湯**下之**，**方二十四**。
陽明病，下之，心中懊憹而煩，胃中有燥屎者，可攻。**其人**腹微滿，頭**堅**後溏**者**，不可攻之。若有燥屎者，宜大承氣湯。	陽明病，下之，心中懊憹而煩，胃中有燥屎者，可攻。腹微滿，**初**頭**鞕**，後**必**溏，不可攻之。若有燥屎者，宜大承氣湯，**二十五**。**用前第二方**。
病**者五六日不大便**，繞臍痛，**躁煩**，發作有時，此**爲**有燥屎，故使不大便也。	病**人不大便五六日**，繞臍痛，**煩躁**，發作有時**者**，此有燥屎，故使不大便也。
病人煩熱，汗出**即**解，**復**如瘧狀，日晡所發熱者，屬陽明也。脉實者，**當**下之，脉浮虚者，**當**發汗。下之**宜**大承氣湯[3]，發汗宜桂枝湯。	病人煩熱，汗出**則**解，**又**如瘧狀，日晡所發熱者，屬陽明也。脉實者，**宜**下之，脉浮虚者，**宜**發汗。下之**與**大承氣湯，發汗宜桂枝湯，**二十六**。**大承氣湯用前第二方，桂枝湯用前第二十一方**。
大下後，六七日不大便，煩不解，腹滿痛者，此有燥屎。所以然者，本有宿食故也。大承氣湯**主之**。	大下後，六七日不大便，煩不解，腹滿痛者，此有燥屎**也**。所以然者，本有宿食故也，**宜**大承氣湯，**二十七**。**用前第二方**。
病人小便不利，大便乍難乍易，時有微熱，喘冒[4]不能卧者，有燥屎**故**也，大承氣湯**主之**。	病人小便不利，大便乍難乍易，時有微熱，喘冒**一作怫鬱**不能卧者，有燥屎也，**宜**大承氣湯，**二十八**。**用前第二方**。
食穀欲嘔**者**，屬陽明，吴茱萸湯主之。得湯反劇者，屬上焦。	食穀欲嘔，屬陽明**也**，吴茱萸湯主之。得湯反劇者，屬上焦**也**。**吴茱萸湯，方二十九**。
太陽病，寸緩，關**小**浮，尺弱，其人發熱汗出，復惡寒，不嘔[5]，但心下痞者，此以醫下之也。**若**不下，**其人復**不惡寒而渴者，**爲**轉屬陽明。小便數者，大便**即堅**，不更衣十日無所苦也。渴欲飲水**者**，少少與之[6]，但以法救之。渴者，宜五苓散。	太陽病，寸緩，關浮，尺弱，其人發熱汗出，復惡寒，不嘔，但心下痞者，此以醫下之也。**如其**不下**者**，**病**人不惡寒而渴者，**此**轉屬陽明**也**。小便數者，大便**必鞕**，不更衣十日無所苦也。渴欲飲水，少少與之，但以法救之。渴者，宜五苓散，**方三十**。

[1] 陽明中風……加喘者不治：内含二方，《傷寒論》分作二條。

[2] 大便反易其色必黑：本書第十八篇作"大便必黑"。

[3] 大承氣湯：本書第十八篇作"大柴胡湯、承氣湯"。

[4] 喘冒：本書第十八篇作"怫鬱"，與《傷寒論》注文"一作怫鬱"相合。

[5] 不嘔：本書第二十八篇作"欲嘔"。

[6] 少少與之：本書第二十八篇作"與之"。

《金匱玉函經》	《傷寒論》
脉陽微而汗出少者，爲自和，汗出多者爲太過。陽脉實，因發其汗出多者，亦爲太過。太過者，陽絶於**内**，亡津液，大便因**堅**。	脉陽微而汗出少者，爲自和一作如**也**，汗出多者爲太過。陽脉實，因發其汗出多者，亦爲太過。太過者，**爲**陽絶於**裏**，亡津液，大便因**鞕**也。
脉浮而芤，浮**則**爲陽，芤**則**爲陰，浮芤相搏，胃氣生熱，其陽則絶。	脉浮而芤，浮爲陽，芤爲陰，浮芤相搏，胃氣生熱，其陽則絶。
趺陽脉浮而澀，浮則胃氣强，澀則小便數，浮澀相搏，大便則堅，其脾爲約，麻子仁**圓**主之。	趺陽脉浮而濇，浮則胃氣强，濇則小便數，浮濇相搏，大便則鞕，其脾爲約，麻子仁**丸**主之，**方三十一**。
太陽病，三日，發**其**汗不解，蒸蒸**然**發熱者，屬胃也，調胃承氣湯主之。	太陽病三日，發汗不解，蒸蒸發熱者，屬胃也，調胃承氣湯主之，**三十二**。**用前第一方**。
傷寒吐後，腹脹滿者，與調胃承氣湯。	傷寒吐後，腹脹滿者，與調胃承氣湯，**三十三**。**用前第一方**。
太陽病，吐下發汗後，微煩，小便數，大便**堅**，**可**與小承氣湯和之，愈。	太陽病，**若**吐**若**下**若**發汗後，微煩，小便數，大便**因鞕者**，與小承氣湯和之，愈，**三十四**。**用前第二方**。
得病二三日，脉弱，無太陽柴胡證，煩躁，心下**堅**。至四五日，雖能食，以小承氣湯少少與，微和之，令小安。至六日，與承氣湯一升。若不大便六七日，小便少者，雖不**能**食，但頭**堅**後溏，未定成**堅**，攻之必溏，須小便利，屎定**堅**，乃可攻之，宜大承氣湯[1]。	得病二三日，脉弱，無太陽柴胡證，煩躁，心下**鞕**。至四五日，雖能食，以小承氣湯少少與，微和之，令小安。至六日，與承氣湯一升。若不大便六七日，小便少者，雖不**受**食一云：不大便，但**初**頭**鞕**，後**必**溏，未定成**鞕**，攻之必溏，須小便利，屎定**鞕**，乃可攻之，宜大承氣湯，**三十五**。**用前第二方**。
傷寒六七日，目中不了了，睛不和，無表裏證，大便難，身微熱者，此爲實，急下之，宜大承氣湯[2]。	傷寒六七日，目中不了了，睛不和，無表裏證，大便難，身微熱者，此爲實**也**，急下之，宜大承氣湯，**三十六**。**用前第二方**。
陽明病，發熱汗多者，急下之，宜大承氣湯[3]。	陽明病，發熱汗多者，急下之，宜大承氣湯，**三十七**。**用前第二方，一云大柴胡湯**。
發汗不解，腹滿痛者，急下之，宜大承氣湯。	發汗不解，腹滿痛者，急下之，宜大承氣湯，**三十八**。**用前第二方**。
腹滿不減，減不足言，當下之，宜大承氣湯[4]。	腹滿不減，減不足言，當下之，宜大承氣湯，**三十九**。**用前第二方**。
傷寒腹滿，按之不痛者爲虚，痛者爲實，當下之。舌黄未下者，下之黄自去，宜大承氣湯。	（無）
陽明**與**少陽合病，必下利，其脉不負者爲順，負者**爲**失，互相剋賊，名爲負，**若**滑而數者，有宿食也，當下之，宜大承氣湯[5]。	陽明少陽合病，必下利，其脉不負者爲順**也**，負者失**也**，互相剋賊，名爲負**也**，**脉**滑而數者，有宿食也，當下之，宜大承氣湯，**四十**。**用前第二方**。
病人無表裏證，發熱七八日，**脉雖**浮數者，可下之。假令**下已**，脉數不解，合熱則消穀**善**饑，至六七日，不大便者，有瘀血，宜抵當湯。若脉數不解，而下不止，必挾熱便膿血。	病人無表裏證，發熱七八日，**雖脉**浮數者，可下之。假令**已下**，脉數不解，合熱則消穀**喜**飢，至六七日，不大便者，有瘀血，宜抵當湯，**四十一**。**用前第二十四方**。 若脉數不解，而下不止，必恊熱便膿血**也**。
（見下文）	傷寒發汗已，身目爲黄，所以然者，以寒濕一作温在裏不解故也，以爲不可下也，於寒濕中求之。

[1] 大承氣湯：本書第十八篇作"大柴胡湯、承氣湯"。

[2] 大承氣湯：本書第十八篇作"宜大柴胡湯、承氣湯"。

[3] 大承氣湯：本書第十八篇作"承氣湯"，其下注云"一云大柴胡湯"。

[4] 大承氣湯：本書第十八篇作"大柴胡湯、承氣湯"。

[5] 大承氣湯：本書第十八篇作"大柴胡湯、承氣湯"。

續　表

《金匱玉函經》	《傷寒論》
傷寒七八日，身黄如橘子色，小便不利，**少**腹微滿，茵蔯蒿湯主之。	傷寒七八日，身黄如橘子色，小便不利，腹微滿**者**，茵蔯蒿湯主之，**四十二。用前第二十三方。**
傷寒，身黄，發熱，梔子檗皮[1]湯主之。	傷寒身黄發熱，梔子蘗皮湯主之，**方四十三。**
傷寒，瘀熱在裏，身必**發**黄，**宜**麻黄連軺[2]赤小豆湯主之。	傷寒，瘀熱在裏，身必黄，麻黄連軺赤小豆湯主之，**方四十四。**
傷寒發**其**汗已，身目爲黄，所以然者，以寒濕**相搏**在裏，不解故也，以爲**非瘀熱而**不可下，**當**於寒濕中求之。	傷寒發汗已，身目爲黄，所以然者，以寒濕**一作温**在裏不解故也，以爲不可下**也**，於寒濕中求之。

辨少陽病形證治第六

表6-8　《金匱玉函經》《傷寒論》辨少陽病形證治内容對比

《金匱玉函經》	《傷寒論》
辨少陽病形證治第六	辨少陽病脉證并治第九方一首，并見三陽合病法
少陽之爲病，口苦咽乾目眩也。	少陽之爲病，口苦咽乾目眩也。
少陽中風，兩耳無聞，目赤，胸中滿而煩，不可吐下，吐下**即**悸而驚。	少陽中風，兩耳無**所**聞，目赤，胷中滿而煩**者**，不可吐下，吐下**則**悸而驚。
傷寒，脉弦細，頭痛發熱者，屬少陽。少陽不可發汗，發汗則譫語。此屬胃，胃和**即**愈，胃不和**則**煩而悸。	傷寒，脉弦細，頭痛發熱者，屬少陽。少陽不可發汗，發汗則譫語。此屬胃，胃和**則**愈，胃不和，煩而悸。**一云：躁。**
太陽病不解，轉入少陽者，脅下**堅**滿，乾嘔，不能食**飲**，往來寒熱，尚未吐下，**其**脉沉緊，與小柴胡湯。若已吐、下、發汗、温鍼，譫語，柴胡證罷，此爲壞病，知犯何逆，以法治之。	**本**太陽病，不解，轉入少陽者，脅下**鞕**滿，乾嘔不能食，往來寒熱，尚未吐下，脉沉緊**者**，與小柴胡湯，**方一。** 若已吐、下、發汗、温針，譫語，柴胡湯證罷，此爲壞病，知犯何逆，以法治之。
三陽合病，脉浮大，上關上，但欲**寐**，目合則汗。	三陽合病，脉浮大，上關上，但欲**眠睡**，目合則汗。
傷寒六七日，無大熱，其人躁煩，此爲陽去入陰也。	傷寒六七日，無大熱，其人躁煩**者**，此爲陽去入陰**故**也。
傷寒三日，三陽爲盡，三陰當受邪，其人反能食而不嘔，此爲三陰不受邪也。	傷寒三日，三陽爲盡，三陰當受邪，其人反能食而不嘔，此爲三陰不受邪也。
（見前文“太陽病”篇）	傷寒三日，少陽脉小者，欲已也。
少陽病欲解時，從寅**盡**辰。	少陽病欲解時，從寅**至**辰**上**。

[1] 檗皮：亦作“蘗皮”，後世作“柏皮”。

[2] 連軺：《傷寒論》原附注：“連翹根是。”

金匱玉函經卷第四

《金匱玉函經》卷四内容對比，見表6－9～表6－14。

辨太陰病形證治第七

表6－9 《金匱玉函經》《傷寒論》辨太陰病形證治内容對比

《金匱玉函經》	《傷寒論》
辨太陰病形證治第七	辨太陰病脉證并治第十合三法，方三首
太陰之爲病，腹滿而吐，食不下，自利益甚，時腹自痛，若下之，必胸下**痞堅**[1]。	太陰之爲病，腹滿而吐，食不下，自利益甚，時腹自痛，若下之，必胷下**結鞕**。
太陰病，脉浮者，可發**其**汗，宜桂枝湯。	太陰病，脉浮者，可發汗，宜桂枝湯，**方一**。
太陰中風，四肢煩疼，陽微陰澀而長者，爲欲愈。	太陰中風，四肢煩疼，陽微陰濇而長者，爲欲愈。
太陰病欲解時，從亥盡丑。	太陰病，欲解時，從亥**至**丑**上**。
(見上文)	太陰病，脉浮者，可發汗，宜桂枝湯，方一。
自利不渴者屬太陰，以其藏有寒故也，當温之，宜四逆輩。	自利不渴者屬太陰，以其藏有寒故也，當温之，宜**服**四逆輩，**二**。
傷寒脉浮而緩，手足自温者，繫在太陰，太陰當發身黄，若小便自利者，不能發黄，至七八日，雖暴煩，下利日十餘行，必自止，**所以然者，此**脾家實，腐穢當去也。	傷寒脉浮而緩，手足自温者，繫在太陰，太陰當發身黄，若小便自利者，不能發黄，至七八日，雖暴煩，下利日十餘行，必自止，**以**脾家實，腐穢當去**故**也。
太陽病，醫反下之，因爾腹滿時痛者，屬太陰也，桂枝加芍藥湯主之。大實痛者，桂枝加大黄湯主之。	**本**太陽病，醫反下之，因爾腹滿時痛者，屬太陰也，桂枝加芍藥湯主之。大實痛者，桂枝加大黄湯主之，**三**。
太陰爲病，脉弱，其人續自便利，設當行大黄芍藥者，宜減之，其人胃氣弱易動故也。下利，先煎芍藥三沸。	太陰爲病，脉弱，其人續自便利，設當行大黄芍藥者，宜減之，**以**其人胃氣弱易動故也。下利**者**，先煎芍藥三沸。

辨少陰病形證治第八

表6－10 《金匱玉函經》《傷寒論》辨少陰病形證治内容對比

《金匱玉函經》	《傷寒論》
辨少陰病形證治第八	辨少陰病脉證并治第十一合二十二法，方一十九首
少陰之爲病，脉微細，但欲寐。	少陰之爲病，脉微細，但欲寐**也**。
少陰病，欲吐不吐，心煩[2]，但欲寐，五六日自利而渴者，屬少陰也，虚故引水自救。若**其人**小便色白者，**爲**少陰病形悉具。**所以然**者，以下焦虚有寒，不能制**溲**，故白也。	少陰病，欲吐不吐，心煩，但欲寐，五六日自利而渴者，屬少陰也，虚故引水自救。若小便色白者，少陰病形悉具。**小便白**者，以下焦虚有寒，不能制**水**，故**令色**白也。

[1] 自利益甚……必胸下痞堅：本書第十七篇作："下之益甚，時腹自痛，胸下痞堅。"

[2] 欲吐不吐心煩：《千金翼方》卷十作"欲吐而不煩"。

續表

《金匱玉函經》	《傷寒論》
病人脉陰陽俱緊，**而**反汗出，**爲**亡陽，此屬少陰，法當咽痛，而復吐利。	病人脉陰陽俱緊，反汗出**者**，亡陽**也**，此屬少陰，法當咽痛，而復吐利。
少陰病，欬而下利，讝語者，被火氣劫故也，小便必難，**爲**强責少陰汗也。	少陰病，欬而下利，讝語者，被火氣劫故也，小便必難，**以**强責少陰汗也。
少陰病，脉細沉數，病爲在裏，不可發**其**汗。	少陰病，脉細沈數，病爲在裏，不可發汗。
少陰病，脉微，不可發汗，亡陽故也。陽已虚，尺**中**弱濇者，復不可下之。	少陰病，脉微，不可發汗，亡陽故也，陽已虚，尺**脉**弱濇者，復不可下之。
少陰病，脉緊，至七八日自下利，**其**脉暴微，手足反温，脉緊去，**此**爲欲解，雖煩下利，必自愈。	少陰病，脉緊，至七八日自下利，脉暴微，手足反温，脉緊**反**去**者**，爲欲解**也**，雖煩下利，必自愈。
少陰病下利，若利自止，惡寒而踡，手足温者，可治。	少陰病下利，若利自止，惡寒而踡**臥**，手足温者，可治。
少陰病，惡寒而踡，時自煩，欲去衣被者，可治。	少陰病，惡寒而踡，時自煩，欲去衣被者，可治。
少陰中風，脉陽微陰浮，爲欲愈。	少陰中風，脉陽微陰浮**者**，爲欲愈。
少陰病，欲解時，從子**盡**寅。	少陰病，欲解時，從子**至**寅**上**。
少陰病，八九日，一身手足盡熱者，以熱在膀胱，必便血也。	少陰病，八九日，一身手足盡熱者，以熱在膀胱，必便血也。
（見下文）	少陰病，吐利，手足不逆冷，反發熱者，不死，脉不至至一作足者，灸少陰七壯。
（見下文）	少陰病，八九日，一身手足盡熱者，以熱在膀胱，必便血也。
少陰病，吐利，手足不逆冷，反發熱者，不死，脉不至者，灸少陰七壯。	少陰病，吐利，手足不逆冷，反發熱者，不死，脉不至**至一作足**者，灸少陰七壯。
少陰病，但厥無汗，而强發之，必動其血，未知從何道出，或從口鼻，或從目出，是名下厥上竭，爲難治。	少陰病，但厥無汗，而强發之，必動其血，未知從何道出，或從口鼻，或從目出**者**，是名下厥上竭，爲難治。
少陰病，惡寒，身踡而利，手足逆冷者，不治。	少陰病，惡寒，身踡而利，手足逆冷者，不治。
（對比在後）	少陰病，吐利躁煩四逆者死。
少陰病，下利止，而頭眩，時時自冒者死。	少陰病，下利止，而頭眩，時時自冒者死。
少陰病，吐利，煩躁，四逆者死。	少陰病，吐利，躁煩，四逆者死。
少陰病，四逆，惡寒而身踡，脉不至，不煩而躁者死。	少陰病，四逆，惡寒而身踡，脉不至，不煩而躁者死。**一作吐利而躁逆者死。**
少陰病，六七日，息高者死。	少陰病，六七日，息高者死。
少陰病，脉微細沉，但欲臥，汗出不煩，自欲吐，五六日自利，復煩躁，不得臥寐者死。	少陰病，脉微細沈，但欲臥，汗出不煩，自欲吐，**至**五六日自利，復煩躁，不得臥寐者死。
少陰病，始得之，反發熱，脉沉者，麻黄附子細辛湯主之。	少陰病，始得之，反發熱，脉沈者，麻黄細辛附子湯主之，**方一**。
少陰病，得之二三日，麻黄附子甘草湯微發汗，以二三日無**裏**證，故微發汗。	少陰病，得之二三日，麻黄附子甘草湯，微發汗，以二三日無證，故微發汗**也**，**方二**。
少陰病，得之二三日**已**上，心中煩，不得臥，黄連阿膠湯主之。	少陰病，得之二三日**以**上，心中煩，不得臥，黄連阿膠湯主之，**方三**。

《金匱玉函經》	《傷寒論》
少陰病，得之一二日，口中和，其背惡寒者，當灸之，附子湯主之。	少陰病，得之一二日，口中和，其背惡寒者，當灸之，附子湯主之，**方四**。
少陰病，身體痛，手足寒，骨節痛，脉沉一作微者，附子湯主之。	少陰病，身體痛，手足寒，骨節痛，脉沈者，附子湯主之，**五**。**用前第四方**。
少陰病，下利便膿血，桃花湯主之。	少陰病，下利便膿血**者**，桃花湯主之，**方六**。
少陰病，二三日至四五日，腹痛，小便不利，下利不止**而**便膿血，桃花湯主之。	少陰病，二三日至四五日，腹痛，小便不利，下利不止，便膿血**者**，桃花湯主之，**七**。**用前第六方**。
少陰病，下利便膿血者，可刺。	少陰病，下利便膿血者，可刺。
少陰病，吐利，**而**手足逆冷，煩躁欲死者，吴茱萸湯主之。	少陰病，吐利，手足逆冷，煩躁欲死者，吴茱萸湯主之，**方八**。
少陰病，下利，咽痛，胸滿心煩，猪膚湯主之。	少陰病，下利咽痛，胷滿心煩，猪膚湯主之，**方九**。
少陰病，二三日，咽痛者，可與甘草湯。不差**者**，與桔梗湯。	少陰病，二三日，咽痛者，可與甘草湯。不差，與桔梗湯，**十**。
少陰病，咽中傷，生瘡，不能語言，聲不出者，苦酒湯主之。	少陰病，咽中傷，生瘡，不能語言，聲不出者，苦酒湯主之，**方十一**。
少陰病，咽中痛，半夏散及湯主之。	少陰病，咽中痛，半夏散及湯主之，**方十二**。
少陰病，下利，白通湯主之。	少陰病，下利，白通湯主之，**方十三**。
少陰病，下利脉微，**服**白通湯，利不止，厥逆無脉，乾嘔煩者，白通加猪膽汁湯主之。服湯脉暴出者死，微續者生。	少陰病，下利脉微**者**，**與**白通湯，利不止，厥逆無脉，乾嘔煩者，白通加猪膽汁湯主之。服湯脉暴出者死，微續者生，**白通加猪膽湯，方十四**。**白通湯用上方**。
少陰病，二三日不已，至四五日，腹痛，小便不利，四肢沉重，疼痛**而**利，此爲有水氣，其人或欬，或小便**自**利[1]，或下利，或嘔者，真武湯主之。	少陰病，二三日不已，至四五日，腹痛，小便不利，四肢沈重，疼痛，**自下利者**，此爲有水氣，其人或欬，或小便利，或下利，或嘔者，真武湯主之，**方十五**。
少陰病，下利清穀，裏寒外熱，手足厥逆，脉微欲絶，身反不惡寒，其人面**赤色**，或腹痛，或乾嘔，或咽痛，或利止而脉不出，通脉四逆湯主之。	少陰病，下利清穀，裏寒外熱，手足厥逆，脉微欲絶，身反不惡寒，其人面**色赤**，或腹痛，或乾嘔，或咽痛，或利止脉不出**者**，通脉四逆湯主之，**方十六**。
少陰病，四逆，其人或欬，或悸，或小便不利，或腹中痛，或泄利下重者，四逆散主之。	少陰病，四逆，其人或欬，或悸，或小便不利，或腹中痛，或泄利下重者，四逆散主之，**方十七**。
少陰病，下利[2]六七日，欬而嘔渴，心煩不得眠者，猪苓湯主之。	少陰病，下利六七日，欬而嘔渴，心煩不得眠者，豬苓湯主之，**方十八**。
少陰病，得之二三日，口燥咽乾者，急下之，宜大承氣湯。	少陰病，得之二三日，口燥咽乾者，急下之，宜大承氣湯，**方十九**。
少陰病，**下**利清水，色純青，心下必痛，口乾燥者，**急**下之，宜大承氣湯[3]。	少陰病，**自**利清水，色純青，心下必痛，口乾燥者，**可**下之，宜大承氣湯，**二十**。**用前第十九方，一法用大柴胡**。
少陰病，六七日，腹脹不大便者，急下之，宜大承氣湯。	少陰病，六七日，腹脹不大便者，急下之，宜大承氣湯，**二十一**。**用前第十九方**。
少陰病，脉沉者，急温之，宜四逆湯。	少陰病，脉沈者，急温之，宜四逆湯，**方二十二**。

[1] 或小便自利：《千金翼方》卷十作“小便不利”。

[2] 下利：《千金翼方》卷十作“不利”。

[3] 大承氣湯：本書第十八篇作“大柴胡湯、承氣湯”。

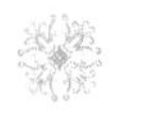

續 表

《金匱玉函經》	《傷寒論》
少陰病，飲食入口**即**吐，心下**嗢嗢**欲吐，復不能吐，始得之，手足寒，脉弦遲者，此胸中實，不可下也，當吐之。若膈上有寒飲，乾嘔者，不可吐，**急**温之，宜四逆湯。	少陰病，飲食入口**則**吐，心中**温温**欲吐，復不能吐，始得之，手足寒，脉弦遲者，此胷中實，不可下也，當吐之，若膈上有寒飲，乾嘔者，不可吐**也**，**當**温之，宜四逆湯，**二十三**。**方依上法。**
少陰病，下利，脉微澀，嘔而汗出，必數更衣，反少者，當温其上，灸之。《脉經》云：灸厥陰五十壯[1]。	少陰病，下利，脉微濇，嘔而汗出，必數更衣，反少者，當温其上，灸之。《脉經》云：灸厥陰，可五十壯。

辨厥陰病形證治第九

表 6－11　《金匱玉函經》《傷寒論》辨厥陰病形證治内容對比

《金匱玉函經》	《傷寒論》
辨厥陰病形證治第九	辨厥陰病脉證并治第十二厥利嘔噦附，合一十九法，方一十六首
厥陰之爲病，消渴，氣上撞心，心中疼熱，饑不欲食，**甚者**食則吐蚘[2]，下之不**肯**止。	厥陰之爲病，消渴，氣上撞心，心中疼熱，飢**而**不欲食，食則吐蚘，下之**利**不止。
厥陰中風，**其**脉微浮爲欲愈，不浮爲未愈。	厥陰中風，脉微浮爲欲愈，不浮爲未愈。
厥陰病欲解時，從丑**盡**卯。	厥陰病，欲解時，從丑**至**卯**上**。
厥陰病，渴欲飲水者，少少與之**即**愈[3]。	厥陰病，渴欲飲水者，少少與之愈。

辨厥利嘔噦病形證治第十

表 6－12　《金匱玉函經》《傷寒論》辨厥利嘔噦病形證治内容對比

《金匱玉函經》	《傷寒論》
辨厥利嘔噦病形證治第十[4]	
諸四逆厥者，不可下之，虚家亦然。	諸四逆厥者，不可下之，虚家亦然。
傷寒，先厥後發熱而利者，必自止，見厥復利。	傷寒，先厥後發熱而利者，必自止，見厥復利。
傷寒始發熱，六日厥反，九日而利。凡厥利者，當不能食，今反能食，恐爲除中，食以索餅[5]，不發熱者，知胃氣尚在，必愈，恐暴熱來出而復去也。後**三**日脉之，其熱續在，期之旦日夜半愈。後三日脉之而數，其熱不罷，此爲熱氣有餘，必發癰膿。	傷寒始發熱，六日厥反，九日而利。凡厥利者，當不能食，今反能食者，恐爲除中**一云：消中**，食以索餅，不發熱者，知胃氣尚在，必愈，恐暴熱來出而復去也。後日脉之，其熱續在**者**，期之旦日夜半愈。**所以然者，本發熱六日，厥反九日，復發熱三日，并前六日，亦爲九日，與厥相應，故期之旦日夜半愈**。後三日脉之而**脉**數，其熱不罷**者**，此爲熱氣有餘，必發癰膿**也**。

[1]　灸厥陰五十壯：《千金翼方》卷十爲原文後小字注文，其餘諸本無，查今本《脉經》亦無。

[2]　甚者食則吐蛔：本書第十七篇作"甚者則欲吐"。

[3]　少少與之即愈：本書第二十八篇作"與水飲之即愈"。

[4]　辨厥利嘔噦病形證治第十：趙本《傷寒論》《注解傷寒論》無此篇題，篇中内容連屬以上厥陰病篇。

[5]　食（sì）以索餅：《千金翼方》卷十作"食之黍餅"。食，給人以食物吃。索餅，即今之麵條。

《金匱玉函經》	《傷寒論》
傷寒脉遲，六七日，而反與黄芩湯徹其熱，脉遲爲寒，**而**與黄芩湯復除其熱，腹中應冷，當不能食，今反能食，此**爲**除中，必死。	傷寒脉遲，六七日，而反與黄芩湯徹其熱，脉遲爲寒，**今**與黄芩湯復除其熱，腹中應冷，當不能食，今反能食，此**名**除中，必死。
傷寒，先厥後發熱，下利必自止，而反汗出，咽中痛者[1]，其喉爲痺。發熱無汗，而利必自止，不止**者**必便膿血，便膿血者，其喉不痺。	傷寒，先厥後發熱，下利必自止，而反汗出，咽中痛者，其喉爲痺。發熱無汗，而利必自止，**若**不止，必便膿血，便膿血者，其喉不痺。
傷寒，一二日，至四五日**而**厥者，必發熱，前熱者後必厥[2]，厥深者熱亦深，厥微者熱亦微。厥應下之，而反發**其**汗，必口傷爛赤。	傷寒，一二日，至四五日厥者，必發熱，前熱者後必厥，厥深者熱亦深，厥微者熱亦微。厥應下之，而反發汗者，必口傷爛赤。
（見下文）	傷寒病厥五日，熱亦五日，設六日當復厥，不厥者自愈。厥終不過五日，以熱五日，故知自愈。
凡厥者，陰陽氣不相順接，便爲厥，厥者，手足逆冷是也。	凡厥者，陰陽氣不相順接，便爲厥，厥者，手足逆冷**者**是也。
傷寒病厥五日，熱亦五日，設六日當復厥，不厥者自愈。厥終不過五日，以熱五日，故知自愈。	傷寒病厥五日，熱亦五日，設六日當復厥，不厥者自愈。厥終不過五日，以熱五日，故知自愈。
傷寒，脉微而厥，至七八日膚冷，其人躁，無暫安時者，此爲藏厥[3]，非蚘厥也[4]。蚘厥者，其人當吐蚘，**今**病者静，而復時煩，此爲藏寒。蚘上入膈，故煩，須臾復止，得食而嘔，又煩者，蚘聞食臭出，其人**當**自吐蚘。蚘厥者，烏梅圓主之。	傷寒，脉微而厥，至七八日膚冷，其人躁，無暫安時者，此爲藏厥，非蚘厥也。蚘厥者，其人當吐蚘，**令**病者静，而復時煩**者**，此爲藏寒。蚘上入**其**膈，故煩，須臾復止，得食而嘔，又煩者，蚘聞食臭出，其人**常**自吐蚘，蚘厥者，烏梅丸主之，**又主久利，方一**。
傷寒，熱少厥微，指頭寒[5]，嘿嘿不欲食，煩躁數日，小便利，色白者，此熱除也。欲得食，其病爲愈。若厥而嘔，胷脅煩滿者，其後必便血。	傷寒，熱少微厥，指**一作稍**頭寒，嘿嘿不欲食，煩躁數日，小便利，色白者，此熱除也。欲得食，其病爲愈。若厥而嘔，胷脅煩滿者，其後必便血。
病者手足厥冷，言我不結胸，小腹滿，按之痛者，此冷結在膀胱關元也。	病者手足厥冷，言我不結胷，小腹滿，按之痛者，此冷結在膀胱關元也。
傷寒，發熱四日，厥反三日，復熱四日，厥少熱多，其病當愈。四日至七日熱不除，必清膿血。	傷寒，發熱四日，厥反三日，復熱四日，厥少熱多**者**，其病當愈。四日至七日熱不除者，必便膿血。
傷寒厥四日，熱反三日，復厥五日，其病爲進。寒多熱少，陽氣退，故爲進。	傷寒厥四日，熱反三日，復厥五日，其病爲進。寒多熱少，陽氣退，故爲進**也**。
傷寒六七日，**其**脉微[6]，手足厥冷，煩躁，灸厥陰，厥不還者死。	傷寒六七日，脉微，手足厥冷，煩躁，灸厥陰，厥不還者死。
傷寒，發熱[7]，下利，厥逆，躁不得卧者死。	傷寒，發熱，下利，厥逆，躁不得卧者死。
（無）	傷寒發熱，下利至甚，厥不止者死。
傷寒六七日，不**便利，忽**發熱而利，其人汗出不止者死，有陰無陽故也。	傷寒六七日不**利，便**發熱而利，其人汗出不止者死，有陰無陽故也。

[1] 咽中痛者：《千金翼方》卷十作“咽中强痛”。

[2] 前熱者後必厥：本書第十三篇作“前厥者後必熱”。下文“厥應下之”也相應作“熱應下之”。

[3] 藏厥：《千金翼方》卷十作“藏寒”。

[4] 非蚘厥也：《千金翼方》卷十作“蛔上入其膈”。

[5] 指頭寒：《千金翼方》卷十作“稍頭寒”。

[6] 微：《千金翼方》卷十作“數”。

[7] 發熱：《千金翼方》卷十無“發熱”二字。

續表

《金匱玉函經》	《傷寒論》
傷寒五六日,不結胸,腹濡,脉虚,復厥者,不可下,此**爲**亡血,下之死。	傷寒五六日,不結胷,腹濡,脉虚,復厥者,不可下,此亡血,下之死。
傷寒,發熱而厥,七日下利者,爲難治。	發熱而厥,七日下利者,爲難治。
傷寒脉促,手足厥逆**者**,可灸之。	傷寒脉促,手足厥逆,可灸之。**促一作縱。**
傷寒脉滑而厥者,裏有熱**也**,白虎湯主之。	傷寒脉滑而厥者,裏有熱,白虎湯主之,**方二。**
手足厥寒,脉**爲之細絶**,當歸四逆湯主之。若其人内有久寒,當歸四逆加吴茱萸生薑湯**主之**[1]。	手足厥寒,脉**細欲絶者**,當歸四逆湯主之,**方三。** 若其人内有久寒**者**,**宜**當歸四逆加吴茱萸生薑湯,**方四。**
大汗出,熱不去,内拘急[2],四肢疼,又下利,厥逆而惡寒者,四逆湯主之。	大汗出,熱不去,内拘急,四肢疼,又下利,厥逆而惡寒者,四逆湯主之,**方五。**
大汗**出**,若大下利而厥冷者,四逆湯主之。	大汗,若大下利而厥冷者,四逆湯主之,**六。用前第五方。**
表熱裏寒者,脉雖沉而遲,手足微厥,下利清穀,此裏寒也。所以陰證亦有發熱者,此表熱也。	(無)
表寒裏熱者,脉必滑,身厥舌乾也。所以少陰惡寒而倦,此表寒也;時時自煩,不欲厚衣,此裏熱也。	(無)
病**者**手足厥冷,脉乍緊者,邪結在胸中,心**中**滿而煩,**饑**不能食者,病在胸中,當吐之,宜瓜蒂散。	病**人**手足厥冷,脉乍緊者,邪結在胷中,心**下**滿而煩,**飢**不能食者,病在胷中,當**須**吐之,宜瓜蔕散,**方七。**
傷寒厥而心下悸**者**,宜先治水,當**與**茯苓甘草湯,却治其厥。不爾,水漬入胃,必作利也[3]。	傷寒厥而心下悸,宜先治水,當**服**茯苓甘草湯,却治其厥。不爾,水漬入胃,必作利也,**茯苓甘草湯,方八。**
傷寒六七日,大下後,寸脉沉遲,手足厥逆,下部脉不至,**咽喉**不利,唾膿血,**洩**利不止者,爲難治,麻黄升麻湯主之。	傷寒六七日,大下後,寸脉沈**而**遲,手足厥逆,下部脉不至,**喉咽**不利,唾膿血,**泄**利不止者,爲難治,麻黄升麻湯主之,**方九。**
傷寒四五日,腹中痛,若轉氣下趣[4]少腹者,**爲**欲自利也。	傷寒四五日,腹中痛,若轉氣下趣少腹者,**此**欲自利也。
傷寒本自寒下,醫復吐之,寒格更逆吐下,食入即出者,乾薑黄芩黄連湯主之。	傷寒本自寒下,醫復吐**下**之,寒格更逆吐下,**若**食入**口**即**吐**,乾薑黄芩黄連**人參**湯主之,**方十。**
下利,有微熱而渴,脉弱者自愈。	下利,有微熱而渴,脉弱者**今**自愈。
下利脉數,有微熱,汗出**者**自愈,設復緊爲未解。	下利脉數,有微熱,汗出**今**自愈,設復緊爲未解。**一云:設脉浮,復緊。**
下利,手足厥冷,無脉者,灸之不温,**而**脉不還,反微喘者死。 少陰負趺陽者,爲順也[5]。	下利手足厥冷,無脉者,灸之不温,**若**脉不還,反微喘者死。少陰負趺陽者,爲順也。
下利,寸脉反浮數,尺中自澀者,必清膿血。	下利,寸脉反浮數,尺中自濇者,必清膿血。
下利清穀,不可攻**其**表,汗出必脹滿。	下利清穀,不可攻表,汗出必脹滿。
下利,脉沉弦者,下重;脉大者,爲未止;脉微弱數者,爲欲自止,雖發熱不死。	下利,脉沈弦者,下重**也**;脉大者,爲未止;脉微弱數者,爲欲自止,雖發熱不死。

[1] 手足厥寒……加吴茱萸生薑湯主之:本條含二方,《傷寒論》分爲二條。

[2] 内拘急:《千金翼方》卷十作"拘急"。

[3] 水漬入胃必作利也:《千金翼方》卷十作"其水入胃必利,茯苓甘草湯主之"。

[4] 趣:通"趨",趨向。

[5] 下利手足厥冷……爲順也:《玉函》此二條,《傷寒論》合爲一條。

《金匱玉函經》	《傷寒論》
下利，脉沉而遲，其人面少赤，身有微熱，下利清穀，必鬱冒汗出而解，病人必微厥。所以然者，其面戴陽，下虚故也。	下利，脉沈而遲，其人面少赤，身有微熱，下利清穀**者**，必鬱冒汗出而解，病人必微厥。所以然者，其面戴陽，下虚故也。
下利，脉**反**數而渴者，今自愈。設不差，必清膿血，以有熱故也。	下利，脉數而渴者，今自愈。設不差，必清膿血，以有熱故也。
下利後，**其**脉絶，手足厥，晬時脉還，手足温者生，**不還不温**者死。	下利後，脉絶，手足厥**冷**，晬時脉還，手足温者生，**脉不還**[1]者死。
傷寒下利，日十餘行，脉反實者死。	傷寒下利，日十餘行，脉反實者死。
下利清穀，裏寒外熱，汗出而厥，通脉四逆湯主之。	下利清穀，裏寒外熱，汗出而厥**者**，通脉四逆湯主之，**方十一**。
熱利下重，白頭翁湯主之。	熱利下重**者**，白頭翁湯主之，**方十二**。
下利腹脹滿，身體疼痛，先温其裏，乃攻其表。温裏宜四逆湯，攻表宜桂枝湯。	下利腹脹滿，身體疼痛**者**，先温其裏，乃攻其表。温裏宜四逆湯，攻表宜桂枝湯，十三。**四逆湯用前第五方。**
下利欲飲水，**爲**有熱**也**。白頭翁湯主之。	下利欲飲水**者**，**以**有熱**故也**，白頭翁湯主之，**十四**。**用前第十二方。**
下利譫語者，有燥屎也。宜小承氣湯。	下利譫語者，有燥屎也，宜小承氣湯，**方十五**。
下利後更煩，按之心下濡者，爲虚煩也，梔子豉湯**主之**。	下利後更煩，按之心下濡者，爲虚煩也，**宜**梔子豉湯，**方十六**。
嘔家有癰膿，不可治嘔，膿盡自愈。	嘔家有癰膿**者**，不可治嘔，膿盡自愈。
嘔而發熱者，小柴胡湯主之。	嘔而發熱者，小柴胡湯主之，**方十九**。
嘔而脉弱，小便復利，身有微熱，見厥者難治，四逆湯主之。	嘔而脉弱，小便復利，身有微熱，見厥者難治，四逆湯主之，**十七**。用前第五方。
乾嘔吐涎沫，**而復**頭痛，吴茱萸湯主之。	乾嘔吐涎沫，頭痛**者**，吴茱萸湯主之，**方十八**。
（見上文）	嘔而發熱者，小柴胡湯主之，方十九。
傷寒，大吐大下之，極虚，復極汗**出**者，**以**其人外氣怫鬱，復與之水，以發其汗，因得噦。所以然者，胃中寒冷故也。	傷寒。大吐大下之，極虚，復極汗者，其人外氣怫鬱，復與之水，以發其汗，因得噦。所以然者，胃中寒冷故也。
傷寒噦而腹滿，**問**其前後，知何部不利，利之即愈。	傷寒噦而腹滿，**視**其前後，知何部不利，利之即愈。

辨霍亂病形證治第十一

表6－13　《金匱玉函經》《傷寒論》辨霍亂病形證治内容對比

《金匱玉函經》	《傷寒論》
辨霍亂病形證治第十一	辨霍亂病脉證并治第十三合六法，方六首
問曰：病有霍亂者何？答曰：嘔吐而利，**名曰**霍亂。	問曰：病有霍亂者何？答曰：嘔吐而利，**此名**霍亂。

[1]　脉不還：《玉函》作“不還不温”，義胜。

《金匱玉函經》	《傷寒論》
問曰：病發熱頭痛，身疼惡寒，**不復**吐利[1]，**當**屬何病？答曰：**當爲**霍亂。吐下利止，復更發熱也。	問曰：病發熱頭痛，身疼惡寒，吐利**者**，**此**屬何病？答曰：**此名**霍亂。**霍亂自**吐下，**又**利止，復更發熱也。
傷寒，其脉微澀，本是霍亂，今是傷寒，却四五日，至陰經上，轉入陰，**當**利，本**素**嘔下利者，不治。**若其人似欲**大便，**但**反失氣，**而**仍不利，**是爲**屬陽明，便必**堅**，十三日[2]愈，所以然者，經盡故也。 下利後，**便當堅**，**堅**則能食者愈。今反不能食，到後經中，頗能食，復過一經，能食，過之一日當愈。**若**不愈，不屬陽明也[3]。	傷寒，其脉微濇**者**，本是霍亂，今是傷寒，却四五日，至陰經上，轉入陰，**必**利，本嘔下利者，**不可**治**也**。**欲似**大便，**而**反失氣，仍不利**者**，**此**屬陽明**也**，便必**鞕**，十三日愈，所以然者，經盡故也。下利後，**當便鞕**，**鞕**則能食者愈。今反不能食，到後經中，頗能食，復過一經，能食，過之一日當愈。不愈**者**，不屬陽明也。
惡寒，脉微而復利，利止亡血也，四逆加人參湯主之。	惡寒，脉微**一作緩**而復利，利止亡血也，四逆加人參湯主之，**方一**。
霍亂，頭痛發熱，身疼痛，熱多欲飲水，五苓散主之。寒多不用水者，理中**湯**主之。	霍亂，頭痛發熱，身疼痛，熱多欲飲水**者**，五苓散主之。寒多不用水者，理中**丸**主之，**二**。
吐利止，而身痛不休者，當消息和解其外，宜桂枝湯小和之。	吐利止，而身痛不休者，當消息和解其外，宜桂枝湯小和之，**方三**。
吐利汗出，發熱惡寒，四肢拘急，手足厥冷者，四逆湯主之。	吐利汗出，發熱惡寒，四肢拘急，手足厥冷者，四逆湯主之，**方四**。
既吐且利，小便復利，而大汗出，下利清穀，**裏**寒外熱，脉微欲絶者，四逆湯主之。	既吐且利，小便復利，而大汗出，下利清穀，**内**寒外熱，脉微欲絶者，四逆湯主之，**五**。**用前第四方。**
吐已下斷，汗出而厥，四肢拘急不解，脉微欲絶者，通脉四逆加猪膽汁湯主之。	吐已下斷，汗出而厥，四肢拘急不解，脉微欲絶者，通脉四逆加猪膽湯主之，**方六**。
（《玉函》本條在下篇“辨陰陽易差後勞復病”中。）	吐利發汗，脉平，小煩者，以新虚不勝穀氣故也。

辨陰陽易差後勞復病形證治第十二

表6－14　《金匱玉函經》《傷寒論》辨陰陽易差後勞復病形證治内容對比

《金匱玉函經》	《傷寒論》
辨陰陽易差後勞復病形證治第十二	辨陰陽易差後勞復病脉證并治第十四合六法，方六首
傷寒陰**陽**易之爲病，其人身體重，少氣，少腹裏急，或引陰中拘攣，熱上衝胸，頭重不欲舉，眼中生花，**眼胞赤**[4]，膝脛拘急，燒裩散主之。	傷寒陰易之爲病，其人身體重，少氣，少腹裏急，或引陰中拘攣，熱上衝胷，頭重不欲舉，眼中生花，**花一作眵。**膝脛拘急**者**，燒褌散主之，**方一**。
大病差後勞復者，枳實梔子湯主之。**若有宿食者，加大黄，如博碁子大五六枚。**[5]	大病差後勞復者，枳實梔子湯主之，**方二**。

［1］　不復吐利：《千金翼方》卷十作“而復吐利”，與《傷寒論》“吐利者”義合。

［2］　十三日：《千金翼方》卷十作“十二日”。

［3］　傷寒其脉微澀……不屬陽明也：此二條，《傷寒論》并作一條。

［4］　眼胞赤：《千金翼方》卷十作“痂胞赤”。

［5］　若有宿食者……如博碁子大五六枚：《傷寒論》此句在枳實梔子湯節度語中。

《金匱玉函經》	《傷寒論》
傷寒差已後,更發熱**者**,小柴胡湯主之。脉浮者,以汗解之;脉沉實者,以下解之。	傷寒差以後,更發熱,小柴胡湯主之。脉浮者,以汗解之;脉沈實一作緊。者,以下解之,**方三**。
大病差後,從腰以下有水氣,牡蠣澤瀉散主之。	大病差後,從腰以下有水氣者,牡蠣澤瀉散主之,**方四**。
大病差後,**其人**喜唾,久不了了者,**胃**上有寒,當温之,宜理中**圓**。	大病差後,喜唾,久不了了,**胷**上有寒,當**以丸藥**温之,宜理中**丸**,**方五**。
傷寒解後,虛羸少氣,氣逆欲吐,竹葉石膏湯主之。	傷寒解後,虚羸少氣,氣逆欲吐,竹葉石膏湯主之,**方六**。
傷寒脉已解,而日暮微煩**者**,以病新差,人强與穀,脾胃氣尚弱,不能消穀,故令微煩,損穀**即**愈。	**病人**脉已解,而日暮微煩,以病新差,人强與穀,脾胃氣尚弱,不能消穀,故令微煩,損穀**則**愈。
吐**下**發汗**後,其人**脉平**而**小煩者,**此**新虛不勝穀氣故也。	吐**利**發汗,脉平,小煩者,**以**新虚不勝穀氣故也。[1]
病後勞復發熱者,麥門冬湯主之。	(無)

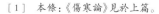

[1] 本條:《傷寒論》見於上篇。

金匱玉函經卷第五

《金匱玉函經》卷五内容對比，見表 6－15～表 6－20。

辨不可發汗病形證治第十三

表 6－15 《金匱玉函經》《傷寒論》辨不可發汗病形證治内容對比

《金匱玉函經》	《傷寒論》
辨不可發汗病形證治第十三	辨不可發汗病脉證并治第十五一法，方本闕
夫以爲疾病至急，倉猝尋按，要者難得，故重集諸可與不可方治，比之三陰三陽篇中，此易見也。又時有不止是三**陰**三**陽**，出在諸可與不可中也。	夫以爲疾病至急，倉卒尋按，要者難得，故重集諸可與不可方治，比之三陰三陽篇中，此易見也。又時有不止是三**陽**三**陰**，出在諸可與不可中也。
少陰病，脉細沉數，病爲在裏，不可發**其**汗。	少陰病，脉細沈數，病爲在裏，不可發汗。
脉浮**而**緊，法當身**體**疼痛，**當**以汗解，假令尺中**脉**遲者，不可發**其**汗。何以**故**？**此爲**榮氣不足，血**氣微**少故也。	脉浮緊**者**，法當身疼痛，**宜**以汗解**之**，假令尺中遲者，不可發汗。何以**知然**？**以**榮氣不足，血少故也。
少陰病，脉微，不可發**其**汗，亡陽故也。	少陰病，脉微，不可發汗，亡陽故也。
脉濡而弱，弱反在關，濡反在巔，微反在上，澀反在下。微則陽氣不足，濇則無血。陽氣反微，中風，汗出，而反躁煩；澀則無血，厥而且寒。陽微發汗，躁不得眠。	脉濡而弱，弱反在關，濡反在巔，微反在上，濇反在下。微則陽氣不足，濇則無血。陽氣反微，中風，汗出，而反躁煩；濇則無血，厥而且寒。陽微發汗，躁不得眠。
動氣在右，不可發汗，發汗則衄而渴，心苦煩，飲即吐水。	動氣在右，不可發汗，發汗則衄而渴，心苦煩，飲即吐水。
動氣在左，不可發汗，發汗則頭眩，汗不止，筋惕肉瞤。	動氣在左，不可發汗，發汗則頭眩，汗不止，筋惕肉瞤。
動氣在上，不可發汗，發汗則氣上衝心。	動氣在上，不可發汗，發汗則氣上衝，**正在**心**端**。
動氣在下，不可發汗，發汗則無汗，心中大煩，骨節苦疼，目運[1]惡寒，食則反吐，穀不得前。**一云：穀不消化。**	動氣在下，不可發汗，發汗則無汗，心中大煩，骨節苦疼，目運惡寒，食則反吐，穀不得前。
咽中閉塞，不可發汗，發汗則吐血，氣微絶[2]，手足逆冷，**雖**欲踡臥，不能自温。	咽中閉塞，不可發汗，發汗則吐血，氣微絶，手足厥冷，欲**得**踡臥，不能自温。
諸脉數動微弱，**并**不可發汗，發汗則**小**便**反**難，胞中**反**乾，胃燥而煩，其形相象，根本異源。	諸脉**得**數動微弱**者**，不可發汗，發汗則**大**便難，腹中乾，**一云：小便難，胞中乾。**胃躁而煩，其形相象，根本異源。
脉濡[3]而弱，弱反在關，濡反在巔，弦反在上，微反在下。弦爲陽運，微爲陰寒，上實下虚，意欲得温。微弦爲虚，不可發汗，發汗則寒慄，不能自還。	脉濡而弱，弱反在關，濡反在巔，弦反在上，微反在下。弦爲陽運，微爲陰寒，上實下虚，意欲得温。微弦爲虚，不可發汗，發汗則寒慄，不能自還。
欬者則劇，數吐涎沫，咽中必乾，小便不利，心中飢煩，晬時而發，其形似瘧，有寒無熱，虚而寒慄，欬而發汗，踡而苦滿，腹中復堅。	欬者則劇，數吐涎沫，咽中必乾，小便不利，心中飢煩，晬時而發，其形似瘧，有寒無熱，虚而寒慄，欬而發汗，踡而苦滿，腹中復堅。

[1] 目運：運，通“暈”。

[2] 微絶：《注解傷寒論》卷七作“欲絶”。

[3] 脉濡：《注解傷寒論》卷七作“脉微”。

《金匱玉函經》	《傷寒論》
厥**而**脉緊，不可發汗，發汗則聲亂，咽嘶舌萎，**其**聲不**能出**。	厥，脉緊，不可發汗，發汗則聲亂，咽嘶舌萎，聲不得**前**。
諸逆發汗，微者難**愈**，劇者言亂，**睛**眩者死，命將難**治**。	諸逆發汗，**病**微者難**差**，劇者言亂，目眩者死，**一云：讝言目眩睛亂者死。**命將難**全**。
太陽病，得之八九日，如瘧狀，發熱**而**惡寒，熱多寒少，其人不嘔，清便續自可，一日**再**三發，**其**脉微而惡寒者，此**爲**陰陽俱虚，不可**復**發**其**汗。	太陽病，得之八九日，如瘧狀，發熱惡寒，熱多寒少，其人不嘔，清便續自可，一日**二**三**度**發，脉微而惡寒者，此陰陽俱虚，不可**更**發汗**也**。
太陽病，發熱惡寒，**寒**多**熱**少，脉微弱，**則**無陽也，不可**復**發**其**汗。	太陽病，發熱惡寒，**熱**多**寒**少，脉微弱**者**，無陽也，不可發汗。
咽喉乾燥者，不可發**其**汗。	咽喉乾燥者，不可發汗。
亡血**家**不可**攻其表**，汗**出**則寒慄而振。	亡血不可**發汗**，**發**汗則寒慄而振。
衄家不可**攻其表**，汗出**則**額陷，脉**上促**急**而**緊，直視**而**不能眴，不得眠。	衄家不可**發汗**，汗出**必**額**上**陷，脉急緊，直視不能眴，不得眠。**音見上。**
汗家**重發其汗**，必恍惚心亂，小便已，陰疼，**可與**禹餘糧**圓**。	汗家**不可發汗**，**發汗**必恍惚心亂，小便已，陰疼，**宜**禹餘糧**丸，一。方本闕。**
淋家不可發汗，發汗必便血。	淋家不可發汗，發汗必便血。
瘡家雖身疼痛，不可**攻其表**，汗出則痓。	瘡家雖身疼痛，不可**發汗**，汗出則痓。
冬温[1]，發其汗，必吐利，口中爛，生瘡。	（無）
下利**清穀**，不可**攻其表**，汗出必脹滿。	下利，不可**發汗**，汗出必脹滿。
欬而小便利，若失小便者，不可**攻其表**，汗出則厥逆冷。	欬而小便利，若失小便者，不可**發汗**，汗出則**四肢**厥逆冷。
傷寒一二日，至四五日，厥者，必發熱，前厥者，後必熱，厥深熱亦深，厥微熱亦微，**熱**應下之，而**發其**汗者，必口傷爛赤。	傷寒一二日，至四五日，厥者，必發熱，前厥者，後必熱，厥深**者**熱亦深，厥微**者**熱亦微，**厥**應下之，而**反發**汗者，必口傷爛赤。
（見下文）	傷寒脉弦細，頭痛發熱者，屬少陽，少陽不可發汗。
傷寒頭痛，翕翕發熱，形象中風，常微汗出，又自嘔者，下之益煩，懊憹如飢；發汗即致痓，身强難以屈伸；熏之即發黄，不得小便，灸[2]即發欬唾。	傷寒頭痛，翕翕發熱，形象中風，常微汗出，自嘔者，下之益煩，心懊憹如飢，發汗則致痓，身强，難以伸屈，熏之則發黄，不得小便，久則發欬唾。
傷寒**其**脉弦細，頭痛發熱，**此爲**屬少陽，少陽不可發**其**汗。	傷寒脉弦細，頭痛發熱**者**，屬少陽，少陽不可發汗。
中風，往來寒熱，傷寒五六日**已**後，胸脇苦滿，嘿嘿不欲食飲，煩心喜嘔，或胸中煩而不嘔，或渴，或腹中痛，或脇下痞**堅**，或心中悸，小便不利，或不渴，外有微熱，或欬，屬小柴胡湯證。	中風，往來寒熱，傷寒五六日**以**後，胷脅苦滿，嘿嘿不欲飲食，煩心喜嘔，或胷中煩而不嘔，或渴，或腹中痛，或脅下痞**鞕**，或心下悸，小便不利，或不渴，身有微熱，或欬**者**，屬小柴胡湯證，**三十七。用前第三十二方。**[3]
傷寒四五日，身**體**熱，惡風，頸項强，脇下滿，手足温而渴，屬小柴胡湯。	傷寒四五日，身熱，惡風，頸項强，脅下滿，手足温而渴**者**，屬小柴胡湯**證**，**三十八。用前第三十二方。**
傷寒六七日，發熱，微惡**風**，支節煩疼，微嘔，心下支結，外證未去者，**屬**柴胡桂枝湯**證**。	傷寒六七日，發熱，微惡**寒**，支節煩疼，微嘔，心下支結，外證未去者，柴胡桂枝湯**主之**，**方三十九。**

[1] 冬温：《脉經》卷七作“冬時”。

[2] 灸：《傷寒論》作“久”，是。

[3] 本方：《傷寒論》見於下篇。下二條同此。

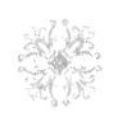

續　表

《金匱玉函經》	《傷寒論》
太陽病，發**其**汗，因致痓。	太陽病，發汗，因致痓。
太陽與少陽併病，頭項强痛，或眩，時如結胸，心下痞**而堅**，不可發**其**汗。	太陽與少陽併病，頭項强痛，或眩**冒**，時如結胷，心下痞**鞕者**，不可發汗。
（見上文）	太陽病，發汗，因致痓。
少陰病，欬而下利，讝語，**是爲**被火氣劫故也，小便必難，以强責少陰汗也。	少陰病，欬而下利，讝語**者**，**此**被火氣劫故也，小便必難，以强責少陰汗也。
少陰病，但厥無汗，而强發之，必動其血，未知從何道出，或從口鼻，或從**耳**目出，是**爲**下厥上竭，爲難治。	少陰病，但厥無汗，而强發之，必動其血，未知從何道出，或從口鼻，或從目出**者**，是**名**下厥上竭，爲難治。
傷寒有五，皆熱病之類也。同病異名，同脉異經，病雖俱傷於風，其人自有固疾，則不得同法。其人素傷風，因復傷於熱，風熱相薄，則發風温，四肢不收，頭痛身熱，常汗出不解，治在少陰、厥陰，不可發汗。汗出譫語、獨語，内煩燥[1]擾不得臥，善驚，目亂，無精，治之復發其汗，如此者，醫殺之也[2]。	（無）
傷寒濕温，其人常傷於濕，因而中暍，濕熱相薄，則發濕温病，若兩脛逆冷，腹滿叉胸，頭目痛苦，妄言，治在足太陰，不可發汗，汗出必不能言，耳聾，不知痛所在，身青面色變，名曰重暍，如此者，醫殺之也。	（無）

辨可發汗病形證治第十四

表6－16　《金匱玉函經》《傷寒論》辨可發汗病形證治内容對比

《金匱玉函經》	《傷寒論》
辨可發汗病形證治第十四	辨可發汗病脉證并治第十六合四十一法，方一十四首
（見下文）	大法，春夏宜發汗。
凡發汗，欲令手足俱周，漐漐然一時間許益佳，不可令如水流漓。若病不解，當重發汗，汗多必亡陽，陽虚不得重發汗也。	凡發汗，欲令手足俱周，**時出似**漐漐然，一時間許益佳，不可令如水流離。若病不解，當重發汗，汗多**者**必亡陽，陽虚不得重發汗也。
凡服湯**藥**發汗，中病便止，不必盡劑也。	凡服湯發汗，中病便止，不必盡劑也。
凡云可發汗，無湯者，**圓**散亦可，要以汗出爲解，然不如湯，隨證良驗。	凡云可發汗，無湯者，**丸**散亦可**用**，要以汗出爲解，然不如湯，隨證良驗。
大法，春夏宜發汗。	大法，春夏宜發汗。
太陽病，外證未解，脉浮弱者，當以汗解，宜桂枝湯。	太陽病，外證未解，脉浮弱者，當以汗解，宜桂枝湯，**方一**。
太陽病，脉浮而數者，可發汗，**宜**桂枝湯。一云麻黄湯。	脉浮而數者，可發汗，**屬**桂枝湯**證**，**二**。**用前第一方**，一法用麻黄湯。

[1]　燥：《脉經》卷七作“躁”，是。

[2]　傷寒有五……醫殺之也：《脉經》卷七在本條與下條後有注云：“右二者，出《醫律》。”可知非仲景原文，應係王叔和所加。

《金匱玉函經》	《傷寒論》
陽明病,**其**脉遲,汗出多**而**微惡寒,表**爲**未解,可發**其**汗,**宜**桂枝湯。	陽明病,脉遲,汗出多,微惡寒**者**,表未解**也**,可發汗,**屬**桂枝湯**證,三。用前第一方。**
夫病脉浮大,問病者言但**堅**耳,設利者爲**虚**,大逆,**堅**爲實,汗出而解。何以故?脉浮當以汗解。	夫病脉浮大,問病者言但**便鞕**耳,設利者,爲大逆,**鞕**爲實,汗出而解。何以故?脉浮當以汗解。
傷寒,其脉不弦緊而弱,弱者必渴,被火必譫語。弱者發熱,脉浮,解之當汗出愈。	傷寒,其脉不弦緊而弱,弱者必渴,被火必讝語。弱者發熱,脉浮,解之當汗出愈。
病**者**煩熱,汗出**則**解,**復**如瘧狀,日晡發熱者,屬陽明,脉浮虚者,當發**其**汗,**宜**桂枝湯。	病**人**煩熱,汗出**即**解,**又**如瘧狀,日晡**所**發熱者,屬陽明**也**,脉浮虚者,當發汗,**屬**桂枝湯**證,四。用前第一方。**
病常自汗出,此爲**營**氣**與衛氣不和也。營行脉中,爲陰主内,衛行脉外,爲陽主外**,復發其汗,衛和則愈,**宜**桂枝湯。	病常自汗出**者**,此爲**榮**氣**和,榮氣和者,外不諧,以衛氣不共榮氣諧和故爾,以榮行脉中,衛行脉外**,復發其汗,**榮**衛和則愈,**屬**桂枝湯**證,五。用前第一方。**
病人藏無他病,時發熱,自汗出,不愈,此衛氣不和也,先其時發汗則愈,**宜**桂枝湯。	病人藏無他病,時發熱,自汗出而不愈**者**,此衛氣不和也,先其時發汗則愈,**屬**桂枝湯**證,六。用前第一方。**
脉浮而緊,浮則爲風,緊則爲寒,風則傷衛,寒則傷**營**,**營**衛俱病,骨節煩疼,可發其汗,宜麻黄湯。	脉浮而緊,浮則爲風,緊則爲寒,風則傷衛,寒則傷**榮**,**榮**衛俱病,骨節煩疼,可發其汗,宜麻黄湯,**方七。**
太陽病不解,熱結膀胱,其人如狂,血**必**自下,下者**即**愈,其外未解,尚未可攻,當先解其外,**宜**桂枝湯。	太陽病不解,熱結膀胱,其人如狂,血自下,下者愈,其外未解**者**,尚未可攻,當先解其外,**屬**桂枝湯**證,八。用前第一方。**
太陽病,下之微喘者,表未解**故**也。宜**麻黄湯,又云**桂枝加厚朴杏子湯。	太陽病,下之微喘者,表未解也,宜桂枝加厚朴杏子湯,**方九。**
傷寒脉浮緊,不發**其**汗,因衄,**宜**麻黄湯。	傷寒脉浮緊,不發汗,因**致**衄**者**,**屬**麻黄湯**證,十。用前第七方。**
陽明病,脉浮,無汗,**其人必**喘,發**其**汗**即**愈,**宜**麻黄湯。	陽明病,脉浮,無汗**而**喘**者**,發汗**則**愈,**屬**麻黄湯**證,十一。用前第七方。**
太**陽**病,脉浮者,可發**其**汗,**宜**桂枝湯。	太**陰**病,脉浮者,可發汗,**屬**桂枝湯**證,十二。用前第一方。**
太陽脉浮緊,無汗**而**發熱,**其**身疼痛,八九日不解,**其**表**候續**在,**此**當發**其**汗。服湯**藥**微除,發煩目**眩**,劇者必衄,衄乃解。所以然者,陽氣重故也,**宜**麻黄湯。	太陽**病**脉浮緊,無汗,發熱,身疼痛,八九日不解,表**證仍**在,當**復**發汗。服湯**已**微除,**其人**發煩目**瞑**,劇者必衄,衄乃解。所以然者,陽氣重故也,**屬**麻黄湯**證,十三。用前第七方。**
("辨太陽病形證治上第三"篇有本條文)	脉浮者,病在表,可發汗,屬麻黄湯證,十四。用前第七方,一法用桂枝湯。
傷寒不大便六七日,頭痛有熱者,**不可**與承氣湯。其小便清者,**此爲**不在裏,**仍**在表也,當發**其**汗,頭痛者必衄,**宜**桂枝湯。	傷寒不大便六七日,頭痛有熱者,與承氣湯。其小便清者,**一云大便青。知**不在裏,**續**在表也,當**須**發汗,**若**頭痛者,必衄,**屬**桂枝湯**證,十五。用前第一方。**
下利腹脹滿,身體疼痛,先温其裏,乃攻其表,宜桂枝湯。	下利腹脹滿,身體疼痛**者**,先温其裏,乃攻其表,**温裏宜四逆湯,攻表**宜桂枝湯,**十六。用前第一方。**
下利後,身**體**疼痛,清便自調,急當救表,宜桂枝湯。	下利後,身疼痛,清便自調**者**,急當救表,宜桂枝湯**發汗,十七。用前第一方。**
太陽病,頭痛發熱,汗出惡風,屬桂枝湯證。	太陽病,頭痛發熱,汗出惡風**寒者**,屬桂枝湯證,**十八。用前第一方。**
太陽中風,**脉**陽浮而陰**濡**弱,浮者熱自發,**濡**弱者汗自出,嗇嗇惡寒,淅淅惡風,翕翕發熱,鼻鳴乾嘔,屬桂枝湯。	太陽中風,陽浮而陰弱,**陽**浮者熱自發,**陰**弱者汗自出,嗇嗇惡寒,淅淅惡風,翕翕發熱,鼻鳴乾嘔**者**,屬桂枝湯**證,十九。用前第一方。**

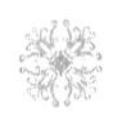

《金匱玉函經》	《傷寒論》
太陽病，發熱汗出，此爲**營**弱衛强，故使汗出，欲救邪風，屬桂枝湯證。	太陽病，發熱汗出**者**，此爲**榮**弱衛强，故使汗出，欲救邪風，屬桂枝湯證，**二十。用前第一方。**
太陽病，下之其氣上**撞**，屬桂枝湯證。	太陽病，下之**後**，其氣上**衝者**，屬桂枝湯證，**二十一。用前第一方。**
太陽病，初服桂枝湯，**而**反煩不解者，**當**先刺風池、風府，**乃**與桂枝湯則愈。	太陽病，初服桂枝湯，反煩不解者，先刺風池、風府，**却**與桂枝湯則愈，**二十二。用前第一方。**
燒針令其汗，針處被寒，核起而赤者，必發賁豚，氣從**小**腹上撞心者，灸其核上各一壯，**却**與桂枝加桂湯。	燒針令其汗，針處被寒，核起而赤者，必發奔豚，氣從**少**腹上撞心者，灸其核上各一壯，與桂枝加桂湯，**方二十三。**
太陽病，項背强几几，反汗出惡風者，**屬**桂枝加葛根湯。	太陽病，項背强几几，反汗出惡風者，**宜**桂枝加葛根湯，**方二十四。**
太陽病，項背强几几，無汗惡風，屬葛根湯。	太陽病，項背强几几，無汗惡風**者**，屬葛根湯**證，二十五。用前第二十四方。**
太陽與陽明合病**而**自利，**屬葛根湯證。不利但嘔者，屬**葛根加半夏湯**證**[1]。	太陽與陽明合病，**必**自**下**利，**不嘔者，屬葛根湯證，二十六。用前方，一云：用後第二十八方。**
	太陽與陽明合病，不下利，但嘔者，宜葛根加半夏湯，**方二十七。**
太陽病，桂枝證，**而**反下之，**遂利**不止，**其**脉促，表未解，喘而汗出，**屬**葛根黄芩黄連湯**證**。	太陽病，桂枝證，**醫**反下之，**利遂**不止，脉促**者**，表未解**也**，喘而汗出**者**，**宜**葛根黄芩黄連湯，**方二十八。促作縱。**
太陽病，頭痛發熱，身**體**疼，腰痛，骨節疼痛，惡風無汗而喘，屬麻黄湯證。	太陽病，頭痛發熱，身疼腰痛，骨節疼痛，惡風無汗而喘**者**，屬麻黄湯證，**二十九。用前第七方。**
太陽與陽明合病，喘而胸滿者，不可下也，屬麻黄湯證。	太陽與陽明合病，喘而胷滿者，不可下，屬麻黄湯證，**三十。用前第七方。**
太陽中風，脉浮緊，發熱惡寒，身**體**疼痛，不汗出而煩躁，**頭痛，屬**大青龍湯**證**。脉微弱，汗出惡風，不可服之，服之則厥，筋惕肉瞤，此爲逆也。	太陽中風，脉浮緊，發熱惡寒，身疼痛，不汗出而煩躁**者**，大青龍湯**主之**。**若**脉微弱，汗出惡風**者**，不可服之，服之則厥**逆**，筋惕肉瞤，此爲逆也，**大青龍湯方，三十一。**
陽明中風，脉弦浮大而短氣，腹滿，脇下及心痛，久按之氣不通，鼻乾不得汗，**其人**嗜卧，一身及目悉黄，小便難，有潮熱，時時噦，耳前後腫，刺之小差，**其**外不解，**病**過十日，脉續浮，與柴胡湯。但浮無餘證，與麻黄湯。不溺，腹滿，加噦者，不治。	陽明中風，脉弦浮大而短氣，腹**都**滿，脅下及心痛，久按之氣不通，鼻乾不得汗，嗜卧，一身及目悉黄，小便難，有潮熱，時時噦，耳前後腫，刺之小差，外不解，過十日，脉續浮**者**，與**小**柴胡湯。**脉**但浮，無餘證**者**，與麻黄湯。**用前第七方。**不溺，腹滿，加噦者，不治，**三十二。**
太陽病，十日**已**去，**其**脉浮細，嗜卧，**此爲**外解。設胸滿脇痛，與小柴胡湯，脉浮麻黄湯。	太陽病，十日**以**去，脉浮**而**細，嗜卧**者**，外**已**解**也**。設胷滿脅痛**者**，與小柴胡湯，脉**但**浮**者**，**與**麻黄湯，**三十三。并用前方。**
傷寒脉浮緩，**其**身不疼但重，乍有輕時，無少陰證者，可與大青龍湯發之。	傷寒脉浮緩，身不疼但重，乍有輕時，無少陰證者，可與大青龍湯發之，**三十四。用前第三十一方。**
（“辨太陽病形證治上第三”篇有本條文）	傷寒表不解，心下有水氣，乾嘔發熱而欬，或渴，或利，或噎，或小便不利，少腹滿，或喘者，宜小青龍湯，方三十五。
傷寒心下有水氣，欬而微喘，發熱不渴，服湯已**而**渴者，此**爲**寒去，**爲**欲解，屬小青龍湯證。	傷寒心下有水氣，欬而微喘，發熱不渴，服湯已渴者，此寒去欲解**也**，屬小青龍湯證，**三十六。用前方。**

[1] 太陽與陽明合病……葛根加半夏湯證：本條含二方，《傷寒論》分爲二條。

《金匱玉函經》	《傷寒論》
(對比見前篇)	中風,往來寒熱,傷寒五六日以後,胷脅苦滿,嘿嘿不欲飲食,煩心,喜嘔,或胷中煩而不嘔,或渴,或腹中痛,或脅下痞鞕,或心下悸,小便不利,或不渴,身有微熱,或欬者,屬小柴胡湯證,三十七。用前第三十二方。
(對比見前篇)	傷寒四五日,身熱惡風,頸項强,脅下滿,手足温而渴者,屬小柴胡湯證,三十八。用前第三十二方。
(對比見前篇)	傷寒六七日,發熱微惡寒,支節煩疼,微嘔,心下支結,外證未去者,柴胡桂枝湯主之,方三十九。
少陰病,得之二三日,麻黄附子甘草湯微發汗。	少陰病,得之二三日,麻黄附子甘草湯,微發汗,**以二三日無證,故微發汗也,四十。**
脉浮,小便不利,微熱,消渴,與五苓散利小便發汗。	脉浮,小便不利,微熱,消渴**者**,與五苓散利小便發汗,**四十一。**

辨不可吐病形證治第十五

表 6-17 《金匱玉函經》《傷寒論》辨不可吐病形證治内容對比

《金匱玉函經》	《傷寒論》
辨不可吐病形證治第十五	辨不可吐第十八合四證
太陽病,當惡寒**而**發熱,今自汗出,反不惡寒發熱,關上脉細**而**數者,**此**醫吐之**故**也。若得病一**日**、二日吐之者,腹中飢,口不能食;三**日**、四日吐之者,不喜糜粥,欲食冷食,朝食暮吐,此醫吐之所致也。此爲小逆。	太陽病,當惡寒發熱,今自汗出,反不惡寒發熱,關上脉細數者,**以**醫吐之**過**也。若得病一二日吐之者,腹中飢,口不能食;三四日吐之者,不喜糜粥,欲食冷食,朝食暮吐,以醫吐之所致也。此爲小逆。
太陽病,吐之,但太陽病當惡寒,今反不惡寒,不欲近衣,此爲吐之内煩也。	太陽病,吐之,但太陽病當惡寒,今反不惡寒,不欲近衣**者**,此爲吐之内煩也。
少陰病,**其人**飲食入口**即**吐,心中嗢嗢欲吐,復不能吐,始得之手足寒,脉弦遲者,此胸中實,不可下也。若膈上有寒飲,乾嘔者,不可吐,當温之。	少陰病,飲食入口**則**吐,心中温温欲吐,復不能吐,始得之手足寒,脉弦遲者,此胷中實,不可下也。若膈上有寒飲,乾嘔者,不可吐**也**,當温之。
諸四逆厥者,不可吐之,虚家亦然。	諸四逆厥者,不可吐之,虚家亦然。

辨可吐病形證治第十六

表 6-18 《金匱玉函經》《傷寒論》辨可吐病形證治内容對比

《金匱玉函經》	《傷寒論》
辨可吐病形證治第十六	辨可吐第十九合二法,五證
	大法,春宜吐。
凡**服湯吐**,中病便止,不必盡劑也。	凡**用吐湯**,中病便止,不必盡劑也。

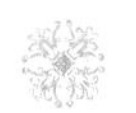

續 表

《金匱玉函經》	《傷寒論》
大法,春宜吐。	大法,春宜吐。
病如桂枝證,**其**頭不痛,項不强,寸**口**脉微浮,胸中痞**堅**,氣上撞咽喉,不得息,此爲**胸**有寒,當吐之。	病如桂枝證,頭不痛,項不强,寸脉微浮,胷中痞**鞕**,氣上撞咽喉,不得息**者**,此爲有寒,當吐之。**一云:此以内有久痰,宜吐之。**
病胷上諸實,胸中鬱鬱而痛,不能食,欲使人按之,而反有涎**沫**唾,下利日十餘行,其脉反遲,寸口微滑,此可吐之,吐之利則止。	病胷上諸實**一作寒**,胷中鬱鬱而痛,不能食,欲使人按之,而反有涎唾,下利日十餘行,其脉反遲,寸口**脉**微滑,此可吐之,吐之利則止。
少陰病,**其人**飲食入則吐,心中**嗢嗢**欲吐,復不能吐,**當遂**吐之。	少陰病,飲食入**口**則吐,心中**溫溫**欲吐,復不能吐**者**,**宜**吐之。
宿食在上**脘**,當吐之。	宿食在上**管者**,當吐之。
病**者**手足逆冷,脉乍**緊**,**邪結**在胸中,心下滿而煩,**飢**不能食,病在胸中,當吐之。	病手足逆冷,脉乍**結**,**以客氣**在胷中,心下滿而煩,**欲食**不能食**者**,病在胷中,當吐之。

辨不可下病形證治第十七

表6-19 《金匱玉函經》《傷寒論》辨不可下病形證治内容對比

《金匱玉函經》	《傷寒論》
辨不可下病形證治第十七	辨不可下病脉證并治第二十合四法,方六首
脉濡而弱,**濡**反在關,**弱**反在巔,微反在上,澀反在下。微則陽氣不足,澀則無血。陽氣反微,中風,汗出,而反躁煩;澀則無血,厥而且寒。陽微不可下,下之則心下痞**堅**。	脉濡而弱,**弱**反在關,**濡**反在巔,微反在上,濇反在下。微則陽氣不足,濇則無血。陽氣反微,中風,汗出,而反躁煩;濇則無血,厥而且寒。陽微**則**不可下,下之則心下痞**鞕**。
動氣在右,不可下,下之則津液内竭,咽燥鼻乾,頭眩心悸。	動氣在右,不可下,下之則津液内竭,咽燥鼻乾,頭眩心悸**也**。
動氣在左,不可下,下之則腹**裏**拘急,食不下,動氣**反**劇,**身雖有**熱,卧**反**欲踡。	動氣在左,不可下,下之則腹**内**拘急,食不下,動氣**更**劇,**雖有身**熱,卧**則**欲踡。
動氣在上,不可下,下之則掌握熱煩,身上浮冷,熱汗自泄,欲水自灌。	動氣在上,不可下,下之則掌握熱煩,身上浮冷,熱汗自泄,欲**得**水自灌。
動氣在下,不可下,下之則腹滿,卒起頭眩,食則下清穀,心下痞**堅**。	動氣在下,不可下,下之則腹**脹**滿,卒起頭眩,食則下清穀,心下痞**也**。
咽中閉塞,不可下,下之則上輕下重,水漿不下,卧則欲踡,身**體**急痛,**復**下利日數十行。	咽中閉**塞**,不可下,下之則上輕下重,水漿不下,卧則欲踡,身急痛,下利日數十行。
諸外實者,不可下,下之則發微熱,亡脉**則**厥,當臍握熱。	諸外實者,不可下,下之則發微熱,亡脉厥**者**,當齊握熱。
諸虚者,不可下,下之則渴,**引**水者易愈,惡水者劇。	諸虚者,不可下,下之則**大**渴,**求**水者易愈,惡水者劇。

《金匱玉函經》	《傷寒論》
脉濡而弱，弱反在關，濡反在巔，弦反在上，微反在下。弦爲陽運，微爲陰寒，上實下虚，意欲得温。微弦爲虚，虚者不可下。微則爲欬，欬則吐涎**沫**。下之欬則止，而利不休，胸中如蟲齧，粥入則出，小便不利，兩脇拘急，喘息爲難，脛[1]背相**牽**，臂則不仁。極寒反汗出，軀冷若氷，眼睛不慧，語言不休，穀氣多入**則**爲除中，口雖欲言，舌不得前。	脉濡而弱，弱反在關，濡反在巔，弦反在上，微反在下。弦爲陽運，微爲陰寒，上實下虚，意欲得温。微弦爲虚，虚者不可下**也**。微則爲欬，欬則吐涎。下之則欬止，而利**因**不休，**利不休，則**胷中如蟲齧，粥入則出，小便不利，兩脅拘急，喘息爲難，頸背相**引**，臂則不仁。極寒反汗出，身冷若氷，眼睛不慧，語言不休，**而**穀氣多入，**此**爲除中**亦云消中**，口雖欲言，舌不得前。
脉濡而弱，弱反在關，濡反在巔，浮反在上，數反在下。浮**則**爲陽虚，數**則**爲無血；浮**則**爲虚，數**則**生熱，浮**則**爲虚，自汗而惡寒；數**則**爲痛，振而寒慄。微弱在關，**心**下爲急，喘汗不得呼吸，呼吸之中，痛在於脇，振寒相搏，**其**形如瘧，醫反下之，令脉**急**數發熱，狂走見鬼，心下爲痞，小便淋漓，**小**腹甚**堅**，小便血也。	脉濡而弱，弱反在關，濡反在巔，浮反在上，數反在下。浮爲陽虚，數爲無血；浮爲虚，數生熱，浮爲虚，自汗出而惡寒，數爲痛，振而寒慄。微弱在關，**胷**下爲急，喘汗**而**不得呼吸，呼吸之中，痛在於脅，振寒相搏，形如瘧**狀**，醫反下之，**故**令脉數發熱，狂走見鬼，心下爲痞，小便淋漓，少腹甚**鞕**，小便**則尿**血也。
脉濡而緊，濡則**陽**氣微，緊則**營**中寒。陽微衛中風，發熱而惡寒。**營**緊胃氣冷，微嘔心内煩。醫**以爲**大熱，解肌發**其**汗。亡陽虚煩躁，心下苦痞堅。表裏俱虚竭，卒起而頭眩。客熱在皮膚，悵怏不得眠。不知胃氣冷，緊寒在關元。技巧無所施，汲水灌其身。客熱應時罷，慄慄而振寒。重被而覆之，汗出而冒巔。體惕而又振，小便爲微難。寒氣因水發，清穀不容間。嘔吐反腸出，顛倒不得安。手足爲微逆，身冷而内煩。遲欲從後救，安可復追還。	脉濡而緊，濡則**衛**氣微，緊則**榮**中寒。陽微衛中風，發熱而惡寒。**榮**緊胃氣冷，微嘔心内煩。醫**謂有**大熱，解肌**而**發汗。亡陽虚煩躁，心下苦痞堅。表裏俱虚竭，卒起而頭眩。客熱在皮膚，悵怏不得眠。不知胃氣冷，緊寒在關元。技巧無所施，汲水灌其身。客熱應時罷，慄慄而振寒。重被而覆之，汗出而冒巔。體惕而又振，小便爲微難。寒氣因水發，清穀不容間。嘔變反腸出，顛倒不得安。手足爲微逆，身冷而内煩。遲欲從後救，安可復追還。
脉浮而大，浮爲氣實，大爲血虚。血虚爲無陰，孤陽獨下陰部，小便難，胞中虚，今反小便利而大汗出，法應衛家當微，今反更實，津液四射，**營**竭血盡乾，煩不**得**眠，血薄肉消，而成暴液。醫復以毒藥攻其胃，此爲重虚，客陽去有期，必下如**污**泥而死。	脉浮而大，浮爲氣實，大爲血虚，血虚爲無陰，孤陽獨下陰部**者**，小便**當赤而**難，胞中**當**虚，今反小便利而大汗出，法應衛家當微，今反更實，津液四射，**榮**竭血盡乾，煩**而**不眠，血薄肉消，而成暴一云黑液，醫復以毒藥攻其胃，此爲重虚，客陽去有期，必下如**汗**泥而死。
（“辨脉第二”篇及“辨可發汗病形證治第十四”篇有此類似條文）	脉浮而緊，浮則爲風，緊則爲寒，風則傷衛，寒則傷榮，榮衛俱病，骨節煩疼，當發其汗，而不可下也。
趺陽脉遲而緩，胃氣如經也。趺陽脉浮而數，浮則傷胃，數則動脾，此非本病，醫特下之所爲也。**營**衛内陷，其數先微，脉反但浮，其人必大便**堅**，氣噫而除。何以言之？**脾脉本緩，今**數脉動脾，其數先微，故知脾氣不治，大便**堅**，氣噫而除。今脉反浮，其數改微，邪氣獨留，心中則飢，邪熱不殺穀，潮熱發渴，數脉當遲緩，脉因前後度數如法，病者則飢。數脉不時，則生惡瘡也。	趺陽脉遲而緩，胃氣如經也。趺陽脉浮而數，浮則傷胃，數則動脾，此非本病，醫特下之所爲也。**榮**衛内陷，其數先微，脉反但浮，其人必大便**鞕**，氣噫而除。何以言之？**本以**數脉動脾，其數先微，故知脾氣不治，大便**鞕**，氣噫而除。今脉反浮，其數改微，邪氣獨留，心中則飢，邪熱不殺穀，潮熱發渴，數脉當遲緩，脉因前後度數如法，病者則飢。數脉不時，則生惡瘡也。
脉數者，久數不止，止則邪結，**血**氣不能復，正氣却結於藏，故邪氣浮之，與皮毛相得，脉數者不可下，下之必煩，利不止。	脉數者，久數不止，止則邪結，**正**氣不能復，正氣却結於藏，故邪氣浮之，與皮毛相得，脉數者不可下，下之必煩，利不止。
少陰病，脉微，不可發**其**汗，**無**陽故也。陽已虚，尺中弱澀者，復不可下之。	少陰病，脉微，不可發汗，**亡**陽故也，陽已虚，尺中弱濇者，復不可下之。
脉浮大，**宜**發汗，醫反下之，此爲大逆。	脉浮大，**應**發汗，醫反下之，此爲大逆**也**。
脉浮而大，心下反**堅**，有熱，屬藏者攻之，不令發汗；屬府者，不令溲數，溲數則大便**堅**。汗多**即**熱愈，汗少則便難。脉遲尚未可攻。	脉浮而大，心下反**鞕**，有熱屬藏者，攻之不令發汗；屬府者，不令溲數，溲數則大便**鞕**。汗多**則**熱愈，汗少則便難。脉遲尚未可攻。

[1] 脛：趙本《傷寒論》《注解傷寒論》作“頸”，是。

《金匱玉函經》	《傷寒論》
二陽併病,太陽初得病時,發其汗,汗先出**復**不徹,因轉屬陽明,**欲**自汗,不惡寒。若太陽證不罷,不可下,下之爲逆。	二陽併病,太陽初得病時,**而**發其汗,汗先出不徹,因轉屬陽明,**續**自**微**汗**出**不惡寒。若太陽證不罷**者**,不可下,下之爲逆。
結胷證,**其**脉浮大,不可下,下之即死。	結胷證,脉浮大**者**,不可下,下之即死。
太陽與陽明合病,喘而胸滿,不可下,**下之即死**。	太陽與陽明合病,喘而胷滿**者**,不可下。
太陽與少陽合病,心下**痞堅**,**頭**項强而眩,**勿下之**。	太陽與少陽合病**者**,心下**鞕**,**頸**項强而眩**者**,**不可**下。
諸四逆厥者,不可下之,虚家亦然。	諸四逆厥者,不可下之,虗家亦然。
病欲吐者,不可下**之**。	病欲吐者,不可下。
太陽病,有外證未解,不可下,下之爲逆。	太陽病,有外證未解,不可下,下之爲逆。
夫病發於陽,而反下之,熱入因作結胸,發於陰,而反下之,因作痞。	病發於陽,而反下之,熱入因作結胷,**病**發於陰,而反下之,因作痞。
脉浮緊,而下之,緊反入裏,則作痞。	**病**脉浮**而**緊,而**復**下之,緊反入裏,則作痞。
夫病陽多者熱,下之則**堅**。	夫病陽多者熱,下之則**鞕**。
本虚,攻其熱,必噦。	本虗,攻其熱,必噦。
無陽陰强**而堅**,下之必清穀**而**腹滿。	無陽陰强,**大便鞕者**,下之必清穀腹滿。
太陰之爲病,腹滿而吐,食不下,**下之**益甚,**腹時**自痛,胸下痞**堅**。	太陰之爲病,腹滿而吐,食不下,**自利**益甚,**時腹**自痛,**下之必**胷下結**鞕**。
厥陰之爲病,消渴,氣上撞心,心中疼**痛**熱,飢而不欲食,**甚者**則**欲**吐,下之**不肯**止。	厥陰之爲病,消渴,氣上撞心,心中疼熱,飢而不欲食,**食**則吐**蚘**,下之**利**不止。
少陰病,**其人**飲食入則吐,心中**嗢嗢**欲吐復不能吐,始得之,手足寒,脉遲,此胸中實,不可下**之**。	少陰病,飲食入**口**則吐,心中**温温**,欲吐復不能吐,始得之,手足寒,脉**弦**遲**者**,此胷中實,不可下**也**。
傷寒五六日,不結胸,腹濡,脉虚,復厥者,不可下,下之**亡血**死。	傷寒五六日,不結胷,腹濡,脉虗,復厥者,不可下,**此亡血**,下之死。
傷寒發熱,**但**頭痛,微汗出,發**其**汗則不識人;熏之則喘,不得小便,心腹滿;下之短氣**而腹脹**,小便難,頭痛背强;加温針則**必**衄。	傷寒發熱,頭痛,微汗出,發汗則不識人;熏之則喘,不得小便,心腹滿;下之**則**短氣,小便難,頭痛背强;加温針則衄。
傷寒,**其**脉陰陽俱緊,惡寒發熱,則脉欲厥。厥者脉初來大,漸漸小,更來漸大,是其候也。惡寒甚者,翕翕汗出,喉中痛。熱多者,目赤睛不慧,醫復發之,咽中則傷。若復下之,則兩目閉。寒多清穀,熱多便膿血,熏之則發黄,熨之則咽燥。小便利者可救,難者危殆。	傷寒脉陰陽俱緊,惡寒發熱,則脉欲厥,厥者,脉初來大,漸漸小,更來漸大,是其候也。**如此者**,惡寒,甚者翕翕汗出,喉中痛。**若**熱多者,目赤**脉多**,睛不慧,醫復發之,咽中則傷。若復下之,則兩目閉。寒多**便**清穀,熱多便膿血,**若**熏之則**身**發黄,**若**熨之則咽燥。**若**小便利者,可救**之**,**若小便**難者,**爲**危殆。
傷寒發熱,口中勃勃氣出,頭痛目黄,衄不可制,貪水者必嘔,惡水者厥。下之咽中生瘡,假令手足温者,下重便膿血。頭痛目黄者,下之目閉。貪水者,下之其脉必厥,其聲嚶,咽喉塞,發**其**汗則戰慄,陰陽俱虚。惡水者,下之裏冷,不嗜食,大便完穀出,發**其**汗,口中傷,舌上胎**滑**,煩躁。脉數實,不大便,六七日後必便血,發**其**汗,小便**即**自利。	傷寒發熱,口中勃勃氣出,頭痛目黄,衄不可制,貪水者必嘔,惡水者厥。**若**下之,咽中生瘡,假令手足温者,**必**下重便膿血。頭痛目黄者,**若**下之,**則**目閉。貪水者,**若**下之,其脉必厥,其聲嚶,咽喉塞,**若**發汗,則戰慄,陰陽俱虗。惡水者,**若**下之,**則**裏冷不嗜食,大便完穀出,**若**發汗,**則**口中傷,舌上**白**胎,煩躁。脉數實,不大便六七日,後必便血,**若**發汗,**則**小便自利**也**。

《金匱玉函經》	《傷寒論》
得病六七日，小便少**者**，雖不大便，但頭**堅**後溏，未**必其**成**堅**，攻之必溏，**當**須小便利，定**堅**乃可攻之。	得病**二三日，脉弱，無太陽柴胡證，煩躁心下痞，至四日，雖能食，以承氣湯，少少與微和之，令小安，至六日，與承氣湯一升，若不大便**六七日，小便少，雖不大便，但頭鞕，後**必**溏，未**定**成**鞕**，攻之必溏，須小便利，**屎**定**鞕**，乃可攻之。
藏結**者**無陽證，不往來寒熱，其人反静，舌上胎滑者，不可攻也。	藏結無陽證，不往來寒熱，其人反静，舌上胎滑者，不可攻也。
傷寒嘔多，雖有陽明證，不可攻之。	傷寒嘔多，雖有陽明證，不可攻之。
陽明病，潮熱微**堅**，可與承氣湯，不**堅勿**與之。若不大便六七日，恐有燥屎。欲知之法，**可**與小承氣湯，**若**腹中轉矢氣者，**爲**有燥屎，乃可攻之。若不轉矢氣者，此**爲**但頭**堅**後溏，不可攻之，攻之必**腹**滿不能食，欲飲水者，**必**噦，其後發熱者，必復**堅**，**以**小承氣湯和之。**若**不轉矢氣者，慎不可攻**之**。	陽明病，潮熱，**大便**微**鞕者**，可與**大**承氣湯，不**鞕者，不可**與之。若不大便六七日，恐有燥屎。欲知之法，**少**與小承氣湯，**湯入**腹中，轉失氣者，**此**有燥屎**也**，乃可攻之。若不轉失氣者，此但**初**頭**鞕**後**必**溏，不可攻之，攻之必**脹**滿不能食**也**，欲飲水者，**與水則**噦，其後發熱者，**大便**必復**鞕而少也**，**宜**小承氣湯和之。不轉失氣者，慎不可攻**也，大承氣湯，方一**。
陽明病，**面**合赤色者，不可攻之，必發熱，色黄者，小便不利也。	陽明病，**身**合色赤，不可攻之，必發熱，色黄者，小便不利也。
陽明病，**當**心下**堅**滿，不可攻之，攻之利遂不止者死，止者**生**。	陽明病，心下**鞕**滿**者**，不可攻之，攻之利遂不止者死，**利**止者**愈**。
陽明病，自汗出，若發**其**汗，小便自利，此爲津液内竭，雖**堅**不可攻之，**當**須自欲大便，宜蜜煎導而通之，若土瓜根、猪膽汁皆可**以**導。	陽明病，自汗出，若發汗，小便自利**者**，此爲津液内竭，雖**鞕**不可攻之，須自欲大便，宜蜜煎導而通之。若土瓜根，**及**猪膽汁，皆可**爲**導，**方四**。
傷寒中風，醫反下之，其人下利日數十行，穀不化，腹中雷鳴，心下痞**堅**而滿，乾嘔**而**煩，不**能**得安。醫見心下痞，**爲**病不盡，復**重**下之，其痞益甚。此非結熱，但以胃中虚，客氣上逆，故使**之堅**，屬甘草瀉心湯**證**。	傷寒中風，醫反下之，其人下利日數十行，穀不化，腹中雷鳴，心下痞**鞕**而滿，乾嘔，**心**煩不得安。醫見心下痞，**謂**病不盡，復下之，其痞益甚，此非結熱，但以胃中虚，客氣上逆，故使**鞕也**，屬甘草瀉心湯，**方二**。
下利，**其**脉**浮**大，**此爲**虚，以强下之故也。設脉浮革，因爾腸鳴，屬當歸四逆湯**證**。	下利脉大**者**，虚**也**，以强下之故也。設脉浮革，因爾腸鳴**者**，屬當歸四逆湯，**方三**。
（見上文）	陽明病，身合色赤，不可攻之，必發熱，色黄者，小便不利也。
（見上文）	陽明病，心下鞕滿者，不可攻之，攻之，利遂不止者死，利止者愈。
（見上文）	陽明病，自汗出，若發汗，小便自利者，此爲津液内竭，雖鞕不可攻之，須自欲大便，宜蜜煎導而通之。若土瓜根，及猪膽汁，皆可爲導，方四。

辨可下病形證治第十八

表 6－20　《金匱玉函經》《傷寒論》辨可下病形證治內容對比

《金匱玉函經》	《傷寒論》
辨可下病形證治第十八	辨可下病脉證并治第二十一合四十四法，方一十一首
	大法，秋宜下。
凡**服下藥**，用湯勝**圓**，中病**即**止，不必盡劑。	凡**可下者**，用湯勝**丸散**，中病**便**止，不必盡劑**也**。
大法，秋宜下。	大法，秋宜下。
陽明病，發熱，汗多者，急下之，宜**承氣湯**。**一云：大柴胡湯。**	陽明病，發熱，汗多者，急下之，宜**大柴胡湯，方一**。**一法用小承氣湯。**
少陰病，得之二三日，口燥咽乾，急下之，宜承氣湯。	少陰病，得之二三日，口燥咽乾**者**，急下之，宜**大**承氣湯，**方二**。
少陰病，六七日，腹滿不大便者，急下之，宜承氣湯。	少陰病，六七日，腹滿不大便者，急下之，宜**大**承氣湯，三。**用前第二方。**
少陰病，下利清水，色青**者**，心下必痛，口乾燥者，可下之，宜大柴胡**湯**、承氣湯。	少陰病，下利清水，色**純**青，心下必痛，口乾燥者，可下之，宜大柴胡、**大**承氣湯，**四**。**用前第二方。**
下利，三部脉皆平。**一云：浮。**按**其**心下**堅**者，**可**下之，宜承氣湯。	下利，三部脉皆平，按**之**心下**鞕**者，**急**下之，宜**大**承氣湯，**五**。**用前第二方。**
下利，脉遲而滑者，內實也，利未欲止，當下之，宜承氣湯。	下利，脉遲而滑者，內實也，利未欲止，當下之，宜**大**承氣湯，**六**。**用第二方。**
陽明**與**少陽合病**而**利，不負者爲順，負者失也。互相剋賊爲負。	陽明少陽合病，**必下**利，**其脉**不負者，爲順**也**，負者失也。互相剋賊，**名**爲負**也**。脉滑而數者，有宿食，當下之，宜**大**承氣湯，**七**。**用前第二方。**
脉滑而數者，有宿食**也**，當下之，宜大**柴胡湯**、承氣湯。	
問曰：人病有宿食，何以別之？師曰：寸口脉浮大，按之反澀，尺中亦微而澀，故知有宿食，當下之，宜承氣湯。	問曰：人病有宿食，何以別之？師曰：寸口脉浮而大，按之反濇，尺中亦微而濇，故知有宿食，當下之，宜**大**承氣湯，**八**。**用前第二方。**
下利不欲食者，有宿食也，當下之，宜承氣湯。	下利不欲食者，**以**有宿食**故**也，當下之，宜**大**承氣湯，**九**。**用前第二方。**
下利**已瘥**，至其年月日時復發者，**此爲**病不盡故也，**復**當下之，宜承氣湯。	下利差，至其年月日時復發者，**以**病不盡故也，當下之，宜**大**承氣湯，**十**。**用前第二方。**
（見下文）	病腹中滿痛者，此爲實也，當下之，宜大承氣，大柴胡湯，十一。用前第一第二方。
下利脉反滑，當有所去，下**之**乃愈，宜承氣湯。	下利脉反滑，當有所去，下乃愈，宜**大**承氣湯，**十二**。**用前第二方。**
病腹中滿痛者爲實，當下之，宜大柴胡湯。	病腹中滿痛者，**此爲實也**，當下之，宜**大承氣**、大柴胡湯，**十一**。**用前第一、第二方。**
腹滿不減，減不足言，當下之，宜大柴胡**湯**、承氣湯。	腹滿不減，減不足言，當下之，宜大柴胡，**大**承氣湯，**十三**。**用前第一第二方。**
傷寒後脉沉**實**，沉**實**者，下之解，宜大柴胡湯。	傷寒後脉沈，沈者**內實也**，下之解，宜大柴胡湯，**十四**。**用前第一方。**

續表

《金匱玉函經》	《傷寒論》
傷寒六七日，目不了了，睛不和，無表裏證，大便難，微熱者，此爲實，急下之，宜大柴胡湯、承氣湯。	傷寒六七日，目中不了了，睛不和，無表裏證，大便難，身微熱者，此爲實也，急下之，宜大承氣、大柴胡湯，十五。用前第一第二方。
太陽病未解，其脉陰陽俱停，必先振汗出而解，但陽脉微者，先汗之而解，陰脉微者，先下之而解，宜承氣湯，一云大柴胡湯。	太陽病未解，脉陰陽俱停一作微，必先振慄汗出而解，但陰脉微一作尺脉實者，下之而解，宜大柴胡湯，十六。用前第一方，一法用調胃承氣湯。
脉雙弦而遲，心下堅，脉大而堅者，陽中有陰也，可下之，宜承氣湯。	脉雙弦而遲者，必心下鞕，脉大而緊者，陽中有陰也，可下之，宜大承氣湯，十七。用前第二方。
結胷者項亦强，如柔痓狀，下之即和，宜陷胸圓。	結胷者，項亦强，如柔痓狀，下之則和，十八。結胷門用大陷胷丸。
病者無表裏證，發熱七八日，脉雖浮數，可下之，宜大柴胡湯。	病人無表裏證，發熱七八日，雖脉浮數者，可下之，宜大柴胡湯，十九。用前第一方。
太陽病六七日，表證續在，其脉微沉，反不結胸，其人發狂，此熱在下焦，小腹當堅而滿，小便自利者，下血乃愈。所以然者，太陽隨經，瘀熱在裏故也，屬抵當湯證。	太陽病六七日，表證仍在，脉微而沈，反不結胷，其人發狂者，以熱在下焦，少腹當鞕滿，而小便自利者，下血乃愈。所以然者，以太陽隨經，瘀熱在裏故也，宜下之以抵當湯，方二十。
太陽病身黄，其脉沉結，小腹堅，小便不利，爲無血也；小便自利，其人如狂者，血證諦也。屬抵當湯。	太陽病，身黄脉沈結，少腹鞕滿，小便不利者，爲無血也，小便自利，其人如狂者，血證諦，屬抵當湯證，二十一。用前第二十方。
傷寒有熱，而小腹滿，應小便不利，今反利者，爲有血也，當下之，宜抵當圓。	傷寒有熱，少腹滿，應小便不利，今反利者，爲有血也，當下之，宜抵當丸，方二十二。
陽明病，發熱而汗出，此爲熱越，不能發黄也，但頭汗出，其身無有，齊頸而還，小便不利，渴飲水漿，此爲瘀熱在裏，身必發黄，屬茵蔯蒿湯證。	陽明病，發熱汗出者，此爲熱越，不能發黄也，但頭汗出，身無汗，劑頸而還，小便不利，渴引水漿者，以瘀熱在裏，身必發黄，宜下之以茵蔯蒿湯，方二十三。
陽明證，其人喜忘，必有畜血。所以然者，本有久瘀血，故令喜忘。屎雖堅，大便必黑，屬抵當證。	陽明證，其人喜忘者，必有畜血。所以然者，本有久瘀血，故令喜忘。屎雖鞕，大便反易，其色必黑，宜抵當湯下之，二十四。用前第二十方。
汗出而讝語者，有燥屎在胃中，此爲風也，過經乃可下之。下之若早，讝語而亂，以表虚裏實故也。下之則愈，宜大柴胡湯、承氣湯。	汗一作臥出讝語者，以有燥屎在胃中，此爲風也，須下者，過經乃可下之。下之若早者，語言必亂，以表虚裏實故也。下之愈，宜大柴胡、大承氣湯，二十五。用前第一第二方。
病者煩熱，得汗出即解，復如瘧狀，日晡所發熱者，屬陽明，脉實者當下之，宜大柴胡湯、承氣湯。	病人煩熱，汗出則解，又如瘧狀，日晡所發熱者，屬陽明也，脉實者可下之，宜大柴胡、大承氣湯，二十六。用前第一第二方。
陽明病讝語，有潮熱，而反不能食者，必有燥屎五六枚，若能食者，但堅耳。屬承氣湯。	陽明病，讝語有潮熱，反不能食者，胃中有燥屎五六枚也，若能食者，但鞕耳，屬大承氣湯證，二十七。用前第二方。
下利而譫語者，爲有燥屎也，屬承氣湯。	下利讝語者，有燥屎也，屬小承氣湯，方二十八。
得病二三日，脉弱，無太陽柴胡證而煩，心下堅；至四日雖能食，以承氣湯少與微和之，令小安；至六日，與承氣湯一升。不大便六七日，小便少者，雖不能食，但頭堅後溏，未定其成堅，攻之必溏，當須小便利，定堅，乃可攻之，宜大柴胡湯、承氣湯。	得病二三日，脉弱，無太陽柴胡證，煩躁，心下痞；至四五日，雖能食，以承氣湯少少與微和之，令小安；至六日，與承氣湯一升。若不大便六七日，小便少者，雖不大便，但初頭鞕，後必溏，此未定成鞕也，攻之必溏，須小便利，屎定鞕，乃可攻之，宜大承氣湯，二十九。用前第二方，一云大柴胡湯。
太陽中風，下利嘔逆，表解乃可攻之，其人漐漐汗出，發作有時，頭痛心下痞堅，滿引脇下痛，嘔即短氣，不惡寒，此爲表解裏未和，屬十棗湯證。	太陽病中風，下利嘔逆，表解者乃可攻之，其人漐漐汗出，發作有時，頭痛心下痞鞕，滿引脅下痛，乾嘔則短氣，汗出不惡寒者，此表解裏未和也，屬十棗湯，方三十。

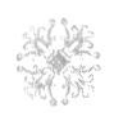

續　表

《金匱玉函經》	《傷寒論》
太陽病不解，熱結膀胱，其人如狂，血自下，下者**即**愈，其外**不**解，尚未可攻，當先解其外，外解**小**腹急結者，乃可攻之，宜桃**仁**承氣湯。	太陽病不解，熱結膀胱，其人如狂，血自下，下者愈，其外**未**解**者**，尚未可攻，當先解其外，外解**已**，**但少**腹急結者，乃可攻之，宜桃**核**承氣湯，**方三十一**。
傷寒七八日，身黄如橘子色，小便不利，**小**腹微滿，屬茵蔯湯證。	傷寒七八日，身黄如橘子色，小便不利，腹微滿**者**，屬茵蔯**蒿**湯證，**三十二**。**用前第二十三方。**
傷寒發熱，汗出不解，**後**心中痞**堅**，嘔而利者，屬大柴胡湯證。	傷寒發熱，汗出不解，心中痞**鞕**，嘔**吐**而**下**利者，屬大柴胡湯證，**三十三**。**用前第一方。**
傷寒十餘日，熱結在裏，復往來寒熱，屬大柴胡湯證。但結胸，無大熱，此**爲**水結在胸脇，頭微汗出，屬大陷胸湯**證**。[1]	傷寒十餘日，熱結在裏，復往來寒熱**者**，屬大柴胡湯證，**三十四**。**用前第一方。** 但結胷，無大熱**者**，以水結在胷脅**也**，**但**頭微汗出**者**，屬大陷胷湯，**方三十五**。
傷寒六七日，結胸熱實，**其**脉沉緊，心下痛，按之**如**石**堅**，屬大陷胸湯證。	傷寒六七日，結胷熱實，脉沈**而**緊，心下痛，按之石**鞕者**，屬大陷胷湯證，**三十六**。**用前第三十五方。**
陽明病，其人**汗多**，津液外出，胃中燥，大便必**堅**，**堅者**則讝語，屬承氣湯證。	陽明病，其人**多汗**，**以**津液外出，胃中燥，大便必**鞕**，**鞕**則讝語，屬**小**承氣湯證，**三十七**。**用前第二十八方。**
陽明病，不吐下**而**心煩者，屬承氣湯證。	陽明病，不吐**不**下，心煩者，屬**調胃**承氣湯，**方三十八**。
陽明病，**其**脉遲，雖汗出**而**不惡寒，其**體**必重，短氣腹滿而喘，有潮熱，**如此者**，**其**外**爲**解，可攻**其**裏。**若**手足濈然汗出，此大便已**堅**，承氣湯主之。其熱不潮，腹大滿**而**不**大便**者，**屬**小承氣湯，微和**其**胃氣，勿令至大下。	陽明病，脉遲，雖汗出，不惡寒**者**，其**身**必重，短氣腹滿而喘，有潮熱**者**，**此**外**欲**解，可攻裏**也**。手足濈然汗出**者**，此大便已**鞕也**，**大**承氣湯主之。**若汗出多，微發熱惡寒者，外未解也，桂枝湯主之**。其熱不潮，**未可與承氣湯**，**若**腹大滿不**通**者，**與**小承氣湯，微和胃氣，勿令至大泄下，**三十九**。**大承氣湯用前第二方，小承氣湯用前第二十八方。**
陽明病，潮熱**微堅**，可與承氣湯，不**堅**者**勿**與之。**言**不大便六七日，恐有燥屎，欲知之法，**可**與小承氣湯，**若**腹中轉矢氣者，**爲**有燥屎，乃可攻之。 **（后半在第五、第十七篇中有對比）**	陽明病，潮熱，**大便**微鞕**者**，可與**大**承氣湯，不**鞕**者，**不可**與之。**若**不大便六七日，恐有燥屎，欲知之法，**少**與小承氣湯，**湯入**腹中，轉失氣者，**此**有燥屎也，乃可攻之。**若不轉失氣者，此但初頭鞕，後必溏，不可攻之，攻之必脹滿不能食也，欲飲水者，與水則噦，其後發熱者，大便必復鞕而少也，宜以小承氣湯和之。不轉失氣者，慎不可攻也，四十**。**并用前方。**
陽明病，讝語**妄言**，發潮熱，**其**脉滑疾，**如此者**，承氣湯主之。因與承氣湯一升，腹中轉**矢**氣者，**復與**一升；**如**不轉**矢**氣者，勿與之。明日又不大便，脉反微濇，**此爲**裏虚，爲難治，不可**復**與承氣湯。	陽明病，讝語，發潮熱，脉滑**而**疾**者**，**小**承氣湯主之。因與承氣湯一升，腹中轉氣者，**更服一**升；**若**不轉氣者，勿**更**與之。明日又不大便，脉反微濇**者**，裏虚**也**，爲難治，不可**更**與承氣湯，**四十一**。**用前第二十八方。**
（見下文）	二陽併病，太陽證罷，但發潮熱，手足漐漐汗出，大便難而讝語者，下之則愈，宜大承氣湯，四十二。用前第二方。
（見下文）	病人小便不利，大便乍難乍易，時有微熱，喘冒不能臥者，有燥屎也，屬大承氣湯證，四十三。用前第二方。
大下後，六七日不大便，煩不解，腹滿痛，此有燥屎。所以然者，本有宿食故也，屬承氣湯證。	大下後，六七日不大便，煩不解，腹滿痛**者**，此有燥屎**也**。所以然者，本有宿食故也，屬**大**承氣湯證，**四十四**。**用前第二方。**
病**者**小便不利，大便乍難乍易，時有微熱，**怫鬱**不能臥，有燥屎**故**也，屬承氣湯證。	病**人**小便不利，大便乍難乍易，時有微熱，**喘冒**不能臥**者**，有燥屎也，屬**大**承氣湯證，**四十三**。**用前第二方。**
二陽併病，太陽證罷，但發潮熱，手足漐漐汗出，大便難而讝語者，下之**即**愈，宜承氣湯。	二陽併病，太陽證罷，但發潮熱，手足漐漐汗出，大便難而讝語者，下之**則**愈，宜**大**承氣湯，**四十二**。**用前第二方。**

[1] 傷寒十餘日……屬大陷胸湯證：本條含二方，《傷寒論》分爲二條。

金匱玉函經卷第六[1]

《金匱玉函經》卷六内容對比,見表6-21~表6-31。

辨發汗吐下後病形證治第十九

表6-21 《金匱玉函經》《傷寒論》辨發汗吐下後病形證治内容對比

《金匱玉函經》	《傷寒論(亂序)》
辨發汗吐下後病形證治第十九	(無)
發汗後,水藥不得入口,爲逆。	發汗後,水藥不得入口,爲逆。**若更發汗,必吐下不止。**
發汗後,飲水多**者**必喘,以水灌之,亦喘。	發汗後,飲水多必喘,以水懽之,亦喘。
未持脉時,病人叉手自冒心,師因教試令欬,而不即欬者,此必兩耳無**所**聞也。所以然者,重發汗虚故**也**。	未持脉時,病人叉手自冒心,師因教試令欬,而不即欬者,此必兩耳**聾**無聞也。所以然者,**以**重發汗虚,故**如此**。
發汗後身熱,又重發其汗,胸中虚冷,必反吐也。	(無)
二陽併病,太陽初得病時,發其汗,汗先出,**復**不徹,因轉屬陽明,續自微汗出,不惡寒。若太陽證不罷者,不可下**之**,下之爲逆,如此**者**,可小發**其**汗。設面色緣緣正赤者,陽氣怫欝在表,當解之熏之,若發汗不**大**徹,不足言。陽氣怫欝不得越,當汗**而**不汗,其人**燥煩**,不知痛處,乍在腹中,乍在四肢,按之不可得,其人短氣,但坐汗出而不徹故也。更發其汗**即**愈,何以知**其**汗出不徹?以脉澀故知之。	二陽併病,太陽初得病時,發其汗,汗先出不徹,因轉屬陽明,續自微汗出,不惡寒。若太陽**病**證不罷者,不可下,下之爲逆,如此可小發汗。設面色緣緣正赤者,陽氣怫鬱在表,當解之熏之,若發汗不徹,不足言。陽氣怫鬱不得越,當汗不汗,其人**煩躁**,不知痛處,乍在腹中,乍在四肢,按之不可得,其人短氣但坐,**以**汗出不徹故也。更發汗**則**愈,何以知汗出不徹?以脉濇故知也。
陽明病,本自汗出,醫**復**重發**其**汗,病已瘥,**其人**微煩,不了了,**此**大便**堅**也。以亡津液,胃中燥,故令**其堅**。當問小便日幾行,若本日三**兩**行,今日再行**者**,故知大便不久出。今爲小便數少,津液當還入胃中,故知必**當**大便也。	陽明病,本自汗出,醫**更**重發汗,病已差,**尚**微煩不了了**者**,**必**大便**鞕故**也。以亡津液,胃中**乾**燥,故令**大便鞕**。當問小便日幾行,若本**小便**日三**四**行,今日再行,故知大便不久出。今爲小便數少,**以**津液當還入胃中,故知**不久**必大便也。
大下後發汗,**其人**小便不利,**此**亡津液,勿治之,**其**小便利必自愈。	大下**之**後,**復**發汗,小便不利**者**,亡津液**故也**,勿治之,**得**小便利,必自愈。
病人脉數,數爲熱,當消穀引食,而反吐者,以**醫**發**其**汗,陽氣微,膈氣虚,脉**則爲**數,數爲客熱,不能消穀,胃中虚冷,故吐也。	病人脉數,數爲熱,當消穀引食,而反吐者,**此**以發汗,**令**陽氣微,膈氣虚,脉**乃**數**也**,數爲客熱,不能消穀,**以**胃中虚冷,故吐也。
病**者**有寒,復發**其**汗,胃中冷,必吐蚘。	病**人**有寒,復發汗,胃中冷,必吐蚘。
傷寒發**其**汗,身目爲黄。所以然者,寒濕**相搏**,在裏不解故也。	傷寒發汗**已**,身目爲黄。所以然者,**以**寒濕**一作温**在裏不解故也,**以爲不可下也,於寒濕中求之。**

[1] 自本卷起,即《金匱玉函經》卷六第十九篇和《傷寒論》卷十第二十二篇以下,《金匱玉函經》與《傷寒論》不再存在整體篇章基本對應的情况,用來與《金匱玉函經》條文對比的《傷寒論》條文往往出自不同篇章,爲避免雜亂,卷六、卷七、卷八不再使用仿宋字體提示順序變動問題。

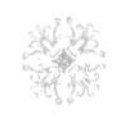

《金匱玉函經》	《傷寒論(亂序)》
發汗**後**,重發**其**汗,亡陽讝語,**其**脉**反**和者不死。	發汗**多**,**若**重發汗**者**,亡**其**陽,讝語,**脉短者死**,脉**自**和者,不死。
傷寒發汗已,解半日許,復煩,**其**脉浮數,可**復**發**其**汗,**宜**桂枝湯。	傷寒發汗已解,半日許,復煩,脉浮數**者**,可**更**發汗,**屬**桂枝湯**證**。**七**。**用前第二方**。
傷寒大下**後**,復發**其**汗,心下痞,惡寒者,表未解也。不可攻**其**痞,當先解表,表解乃**可**攻**其**痞。解表宜桂枝湯,攻痞宜大黄瀉心湯。	傷寒,大下**之**,復發汗,心下痞,惡寒者,表未解也。不可攻痞,當先解表,表解,乃攻痞。解表宜桂枝湯,**用前方**,攻痞宜大黄**黄連**瀉心湯。**方十三**。
發其汗,反躁,無表證者,宜大柴胡湯。	(無)
服桂枝湯大汗出,**若**脉**但**洪大者,與桂枝湯。若**其**形**如**瘧**狀**,一日再發,汗出**便**解,**與**桂枝二麻黄一湯。	服桂枝湯,大汗出,脉洪大者,與桂枝湯,**如前法**。若形**似**瘧,一日再發**者**,汗出**必**解,**屬**桂枝二麻黄一湯。**方三**。
服桂枝湯,大汗出,大煩渴不解,**若**脉洪大,屬白虎湯證。	服桂枝湯,大汗出**後**,大煩渴不解,脉洪大**者**,屬白虎**加人參**湯。**方四**。
太陽病,發**其**汗,遂漏不止,其人惡風,小便難,四肢微急,難以屈伸,屬桂枝加附子湯證。	太陽病,發汗,遂漏不止,其人惡風,小便難,四肢微急,難以屈伸**者**,屬桂枝加附子湯。**方一**。
發汗不解,腹滿痛者,急下之,宜承氣湯[1]。**一云:大柴胡湯。**	發汗**後**不解,腹滿痛者,急下之,宜**大**承氣湯方。**方二十四**。
發汗後,身**體**疼痛,**其**脉沉遲,屬桂枝加芍藥生薑**人參**湯**證**。	發汗後,身疼痛,脉沉遲**者**,屬桂枝加芍藥生薑**各一兩人參三兩新加湯**。**方八**。
太陽病,發**其**汗**而**不解,其人發熱,心下悸,頭眩身瞤**而**動,振振欲僻[2]地者,屬真武湯**證**。	太陽病發汗,汗**出**不解,其人**仍**發熱,心下悸,頭眩,身瞤動,振振欲擗**一作僻**地者,屬真武湯。**方十八**。
發汗後,其人臍下悸,欲作賁豚,屬茯苓桂枝甘草大棗湯證。	發汗後,其人臍下悸**者**,欲作奔豚,屬茯苓桂枝甘草大棗湯。**方十一**。
發汗過多,**以後**其人叉手自冒心,心下悸**而**欲得按**之**,屬桂枝甘草湯**證**。	發汗過多,其人叉手自冒心,心下悸,欲得按**者**,屬桂枝甘草湯。**方十**。
發汗後,腹脹滿,屬厚朴生姜半夏甘草人參湯。	發汗後,腹脹滿**者**,屬厚朴生薑半夏甘草人參湯。**方十二**。
發**其**汗不解,**而**反惡寒者,虛故也。屬甘草附子湯[3]**證**。	發汗**病**不解,反惡寒者,虛故也,屬**芍藥**甘草附子湯。**方十三**。
不惡寒但熱者,實也。當和**其**胃氣,屬**小承氣湯**。	**發汗後,惡寒者,虛故也**。不惡寒,但熱者,實也。當和胃氣,屬**調胃承氣湯證**。**十四**。**用前第五方,一法用小承氣湯**。
太陽病,發汗後,大汗出,胃中乾**燥**,**煩**不得眠,**其人**欲飲水,**當稍**飲之,令胃**中**和,**即**愈。	太陽病,發汗後,大汗出,胃中乾,**煩躁**不得眠,欲**得**飲水**者**,**少少與**飲之,令胃**氣**和**則**愈。**若脉浮,小便不利,微熱消渴者,屬五苓散**。**方十五**。
太陽病,二日,發**其**汗不解,蒸蒸發熱者,屬調胃承氣湯。	太陽病,三日發汗不解,蒸蒸發熱者,**屬胃也**,屬調胃承氣湯**證**。**二十二**。**用前第五方**

[1] 承氣湯:本書卷三作“大承氣湯”,與《傷寒論》合。

[2] 僻:本書卷二作“擗”。并通“躄”,仆倒。

[3] 甘草附子湯:本書卷二作“芍藥甘草附子湯”,與《傷寒論》合,當從。

《金匱玉函經》	《傷寒論(亂序)》
傷寒脉浮,自汗出,小便數,**頗復**微惡寒,**而**脚攣急,反與桂枝**湯**,欲攻其表,得之便厥,咽**燥**乾,煩吐逆,作甘草乾薑湯以復其陽;厥愈足温,更作芍藥甘草湯與之,其脚即伸;而胃氣不和,讝語,可與承氣湯[1];重發汗,復加燒針者,屬四逆湯。	傷寒脉浮自汗出,小便數,**心煩**,微惡寒,脚攣急,反與桂枝,欲攻其表,**此誤也**,得之便厥,咽**中**乾,煩**躁**吐逆**者**,作甘草乾薑湯**與之**,以復其陽;**若**厥愈足温**者**,更作芍藥甘草湯與之,其脚即伸;**若**胃氣不和,讝語**者**,**少**與**調胃**承氣湯;**若**重發汗,復加燒針者,**與**四逆湯。**五**。
傷寒汗出解之後,胃中不和,心下痞**堅**,乾噫食臭,脇下有水氣,腹中雷鳴**而**利,屬生薑瀉心湯。	傷寒汗出解之後,胃中不和,心下痞**鞕**,乾噫食臭,脅下有水氣,腹中雷鳴**下利者**,屬生薑瀉心湯。**方十九**。
傷寒五六日,**其人**已發汗,而復下之,胸脇滿,微結,小便不利,渴而不嘔,但頭汗出,往來寒熱**而**煩,此爲未解,柴胡桂枝乾薑湯**證**。	傷寒五六日,已發汗,而復下之,胷脅滿微結,小便不利,渴而不嘔,但頭汗出,往來寒熱,**心**煩**者**,此爲未解**也**,**屬**柴胡桂枝乾薑湯。**方十一**。
陽明病汗出,若**復**發**其**汗,小便自利,此爲津液内竭,雖**堅**不可攻之,**當**須自欲大便,宜蜜煎導而通之。若土瓜根、猪膽汁皆可**以**導。	陽明病,**自**汗出,若發汗,小便自利**者**,此爲津液内竭,雖**鞕**不可攻之,須自欲大便,宜蜜煎導而通之。若土瓜根,**及大**猪膽汁,皆可**爲**導。**二十一**。
凡病若發汗,若吐若下若亡血,無津液**而**陰陽自和者,必自愈。	凡病,若發汗,若吐,若下,若亡血,無津液,陰陽**脉**自和者,必自愈。
傷寒大吐下之,極虚,復極汗者,其人外氣怫鬱,復與之水,以發其汗,因得噦。所以然者,胃中寒冷故也。	傷寒大吐**大**下之,極虚,復極汗者,其人外氣怫鬱,復與之水,以發其汗,因得噦。所以然者,胃中寒冷故也。
傷寒,吐下**發汗**後,心下逆滿,氣上**撞**胸,起則頭眩,**其**脉沉緊,發汗**即**動經,身爲振摇,屬茯苓桂枝白术甘草湯**證**。	傷寒**若**吐**若**下後,心下逆滿,氣上**衝**胷,起則頭眩,脉沈緊,發汗**則**動經,身爲振振摇**者**,屬茯苓桂枝白术甘草湯。**方五**。
發汗**吐**下**以**後,不解煩躁,屬茯苓四逆湯**證**。	發汗**若**下**之**後,**病仍**不解,煩躁**者**,屬茯苓四逆湯。**方六**。
發汗吐下後,虚煩不得眠,劇者反覆顛倒,心中懊憹,屬梔子湯;若少氣,梔子甘草湯;若嘔者,梔子生薑湯**證**。	發汗吐下後,虚煩不得眠,**若**劇者,**必**反覆顛倒,心中懊憹,屬梔子**豉**湯;若少氣**者**,梔子甘草**豉**湯;若嘔者,梔子生薑**豉**湯。**七**。
傷寒下後,煩**而**腹滿,卧起不安,屬梔子厚朴湯。	傷寒下後,**心**煩腹滿,卧起不安**者**,屬梔子厚朴湯。**方二十八**。
傷寒吐下發汗,虚煩,脉甚微,八九日,心下痞**堅**,脇下痛,氣上衝咽喉,眩冒,經脉動惕者,久而成痿。	傷寒吐下發汗**後**,虚煩,脉甚微,八九日心下痞**鞕**,脅下痛,氣上衝咽喉,眩冒,經脉動惕者,久而成痿。
傷寒發汗吐下解後,心下痞**堅**,噫氣不除者,屬旋**覆**代赭湯**證**。	傷寒發汗,**若**吐**若**下,解後,心下痞**鞕**,噫氣不除者,屬旋**復**代赭湯。**方十二**。
太陽病,吐下發汗後,**而**微煩,小便數,大便因**堅**,**可**與小承氣湯和之,**則**愈。	太陽病,**若**吐**若**下,**若**發汗後,微煩,小便數,大便因**鞕者**,與小承氣湯和之愈。**方十九**。
太陽病不解,轉入少陽,脇下**堅**滿,乾嘔不能食,往來寒熱,尚未吐下,**其**脉沉緊,**可**與小柴胡湯。若已吐下發汗温針,柴胡湯證罷,此爲壞病,知犯何逆,以法治之。	**本**太陽病不解,轉入少陽者,脅下**鞕**滿,乾嘔不能食,往來寒熱,尚未吐下,脉沈緊者,與小柴胡湯,**方一**。 若已吐下發汗温針,**讝語**,柴胡湯證罷,此爲壞病,知犯何逆,以法治之。
吐利發汗,**其人**脉平**而**小煩,此新虚不勝穀氣故也。	吐利發汗**後**,脉平,小煩**者**,以新虚,不勝穀氣故也。

[1] 可與承氣湯:本書第三篇作"少與調胃承氣湯",與《傷寒論》相合。

《金匱玉函經》	《傷寒論(亂序)》
下已，後發其汗，必振寒，又其脉微細，所以然者，内外俱虚故也。	下之後，復發汗，必振寒，脉微細，所以然者，以内外俱虚故也。
發汗，若下之，煩熱胸中塞者，屬梔子湯證。	發汗，若下之，而煩熱胷中窒者，屬梔子豉湯證。八。用前初方。
下以後，復發其汗者，則晝日煩躁不眠，夜而安静，不嘔不渴，而無表證，其脉沉微，身無大熱，屬附子乾薑湯證。	下之後復發汗，晝日煩躁不得眠，夜而安静，不嘔不渴，無表證，脉沈微，身無大熱者，屬乾薑附子湯。方四。
大汗出，若大下利，厥者，屬四逆湯證。	大汗，若大下利而厥冷者，四逆湯主之，六。用前第五方。
太陽病，先下而不愈，因復發其汗，表裏俱虚，其人因冒，冒家當汗出愈。所以然者，汗出表和故也。表和故下之[1]。	太陽病，先下而不愈，因復發汗，以此表裏俱虚，其人因致冒，冒家汗出自愈。所以然者，汗出表和故也。得表和，然後復下之。
太陽病，先發汗，不解，而下之，其脉浮，不愈。浮爲在外，而反下之，故不愈。今脉浮，故在外，當解其外則愈，宜桂枝湯。	太陽病，先發汗不解，而下之，脉浮者不愈。浮爲在外，而反下之，故令不愈。今脉浮故在外，當須解外則愈，宜桂枝湯。方三。
傷寒六七日，發熱，微惡寒，支節煩疼，微嘔，心下支結，外證未去者，屬柴胡桂枝湯證。	傷寒六七日，發熱，微惡寒，支節煩疼，微嘔，心下支結，外證未去者，柴胡桂枝湯主之，方十二。
發汗多，亡陽狂語者，不可下，可與柴胡桂枝湯，和其營衛，以通津液，後自愈。	發汗多，亡陽讝語者，不可下，與柴胡桂枝湯，和其榮衛，以通津液，後自愈。方二十五。
太陽病，醫發其汗，遂發熱惡寒，復下之，則心下痞堅，表裏俱虚，陰陽氣併竭，無陽則陰獨。復加火針，因而煩，面色青黄，膚瞤，如此者爲難治。今色微黄，手足温者易愈。	太陽病，醫發汗，遂發熱惡寒，因復下之，心下痞，表裏俱虚，陰陽氣并竭，無陽則陰獨。復加燒針，因胷煩，面色青黄，膚瞤者，難治。今色微黄，手足温者，易愈。
夫病陽多熱，下之則堅，汗出多，極發其汗，亦堅。	夫病，陽多者熱，下之則鞕，汗多，極發其汗，亦鞕。
太陽病重發汗，而復下之，不大便五六日，舌上燥而渴，日晡所小有潮熱，從心下至小腹堅滿而痛，不可近，屬大陷胸湯證。	太陽病，重發汗而復下之，不大便，五六日，舌上燥而渴，日晡所小有潮熱一云：日晡所發，心胷大煩，從心下至少腹鞕滿，而痛不可近者，屬大陷胷湯。方十。
三陽合病，腹滿身重，難以轉側，口不仁，面垢，譫語，遺溺，發汗則讝語，下之則額上生汗，手足厥冷，自汗，屬白虎湯證。	三陽合病，腹滿身重，難以轉側，口不仁，面垢。又作枯，一云向經。 讝語，遺尿，發汗則讝語，下之，則額上生汗，若手足逆冷，自汗出者，屬白虎湯。[2]十六。
傷寒服湯藥，而下利不止，心下痞，服瀉心湯已，復以他藥下之，利不止，醫以理中與之，利益甚。理中者理中焦，此利在下焦，與赤石脂禹餘糧湯，若不止者，當利其小便。	傷寒服湯藥，下利不止，心下痞鞕，服瀉心湯已，復以他藥下之，利不止，醫以理中與之，利益甚。理中，理中焦，此利在下焦，屬赤石脂禹餘糧湯，復不止者，當利其小便。方四十。
傷寒，醫以圓藥下之，身熱不去，微煩，屬梔子乾姜湯證。	傷寒，醫以丸藥大下之，身熱不去，微煩者，屬梔子乾薑湯。方二十九。

[1] 表和故下之：此與《傷寒論》第二十二篇(即右列)文義相合；《金匱玉函經》第三篇、《傷寒論》第六篇作"裏未和，然後復下之"。當兩方互足。

[2] 讝語遺尿……屬白虎湯：本條與上條《玉函》并作一條，是。

《金匱玉函經》	《傷寒論(亂序)》
傷寒**中風**，柴胡湯證具，而以他藥下之，**若**柴胡證**不罷**，復與柴胡湯，**必蒸蒸而振，却發汗出**[1]**而解，此雖已下，不爲逆也**。若心下滿而**堅**痛者，此爲結胸，**屬**大陷胸湯**證**。**若**但滿而不痛者，此爲痞，柴胡不**復**中與**也**。屬半夏瀉心湯**證**。	傷寒**五六日，嘔而發熱者**，柴胡湯證具，而以他藥下之，柴胡證**仍在者**，復與柴胡湯，**此雖已下之不爲逆，必蒸蒸而振，却發熱汗出而解**。若心下滿而**鞕**痛者，此爲結胷**也**，大陷胷湯**主之，用前方**。但滿而不痛者，此爲痞，柴胡不中與**之**，屬半夏瀉心湯。**方三十七**。
得病六七日，脉遲浮弱，惡風寒，手足温。醫**再**三下之，不能**多**[2]，**其人脇**下滿，面目及身黄，**頭**項强，小便難，與柴胡湯。後必下重，渴飲水而嘔，柴胡不**復**中與也，食穀**則**噦。	得病六七日，脉遲浮弱，惡風寒，手足温。醫**二**三下之，不能**食**，**而**脅下滿**痛**，面目及身黄，**頸**項强，小便難**者**，與柴胡湯。後必下重，**本**渴飲水而**嘔者**，柴胡不中與也，食穀**者**噦。
病**者**無表裏證，發熱七八日，脉雖浮數者，可下之。假令已下，脉數不解，**而合**熱，則消穀**善**飢，至六七日不大便者，有瘀血，屬抵當湯**證**。**若脉數不解，而下不止，必挾熱便膿血**。	病**人**無表裏證，發熱七八日，脉雖浮數者，可下之。假令已下，脉數不解，**今**熱則消穀**喜**飢，至六七日，不大便者，有瘀血，屬抵當湯。**方四十五**。
脉浮數，法當汗出而愈，**而**下之**則體**重心悸者，不可發**其**汗，當自汗出而解。所以然者，尺中脉微，此裏虚，須表裏實，津液和，自汗出愈。	脉浮數**者**，法當汗出而愈，**若**下之，**身**重心悸者，不可發汗，當自汗出乃解。所以然者，尺中脉微，此裏虚，須表裏實，津液和，**便**自汗出愈。
陽明病，**其**脉浮緊，咽乾口苦，腹滿而喘，發熱汗出，**而**不惡寒，反**偏**惡熱，**其**身**體**重。發其汗**即**燥，心憒憒而反讝語；加温針，必怵惕煩躁不得眠；下之**即**胃中空虚，客氣動膈，心中懊憹，舌上胎者，屬梔子湯證。**若渴欲飲水，口乾舌燥者，與白虎湯。若脉浮，發熱，渴欲飲水，小便不利，與猪苓湯**。	陽明病，脉浮**而**緊，咽燥口苦，腹滿而喘，發熱汗出，不惡寒，反惡熱身重。**若**發汗**則**躁，心憒憒而反讝語；**若**加温針，必怵惕煩躁不得眠；**若**下之，**則**胃中空虚，客氣動膈，心中懊憹，舌上胎者，屬梔子**豉**湯證。**十七。用前第七方。**
發汗**已**後，不可更**與**桂枝湯，汗出而喘，無大熱，**屬**麻黄杏子**石膏甘草**湯**證**。	發汗後，不可更**行**桂枝湯，汗出而喘，無大熱**者**，**可與**麻黄杏子**甘草石膏**湯。**方九**。
病人脉微而濇者，此爲醫所病也。大發其汗，又數大下之，其人亡血，病當惡寒，**而**發熱無休止。時夏月盛熱，**而**欲着複衣；冬月盛寒，**而**欲裸其**體**。所以然者，陽微**即**惡寒，陰弱**即**發熱，此醫發其汗，使陽氣微，又大下之，令陰氣弱。五月之時，陽氣在表，胃中虚冷，陽氣内微，不能勝冷，故欲着複衣。十一月之時，陽氣在裏，胃中煩熱，陰氣内弱，不能勝熱，故欲裸其**體**。又陰脉遲澀，故知亡血也。	**師曰**：病人脉微而濇者，此爲醫所病也。大發其汗，又數大下之，其人亡血，病當惡寒，**後乃**發熱無休止。時夏月盛熱，欲著複衣；冬月盛寒，欲裸其**身**。所以然者，陽微**則**惡寒，陰弱**則**發熱，此醫發其汗，使陽氣微，又大下之，令陰氣弱。五月之時，陽氣在表，胃中虚冷，**以**陽氣内微，不能勝冷，故欲著複衣。十一月之時，陽氣在裏，胃中煩熱，**以**陰氣内弱，不能勝熱，故欲裸其**身**。又陰脉遲濇，故知亡血也。
傷寒吐後，腹滿者，屬承氣湯[3]證。	傷寒吐後，腹**脹**滿者，屬**調胃**承氣湯證。**四十四。用前第九方。**
傷寒本自寒下，醫復吐下之，寒格更逆吐，食入即出，屬乾薑黄芩黄連人參湯**證**。	傷寒本自寒下，醫復吐下之，寒格更逆吐**下**，**若**食入**口**即**吐**，屬乾薑黄芩黄連人參湯。**方四十八**。
傷寒吐下，七八日不解，熱結在裏，表裏俱熱，時時惡風，大渴，舌上乾燥而煩，欲飲水數升，屬白虎湯證。	傷寒**若**吐下**後**，七八日不解，熱結在裏，表裏俱熱，時時惡風，大渴，舌上乾燥而煩，欲飲水數升**者**，屬白虎**加人參湯。方十四**。
傷寒吐下後，**未**解，不大便五六日，至十餘日，**其人**日晡所發潮熱，不惡寒，獨語如見鬼**神之**狀。若劇者發則不識人，循衣**妄撮**，**怵**惕不安，微喘直視，脉弦者生，濇者死。微者但發熱讝語，屬承氣湯[4]**證，若下者，勿復服**。	傷寒**若**吐**若**下後，**不**解，不大便五六日，**上**至十餘日，日晡所發潮熱，不惡寒，獨語如見鬼狀。若劇者，發則不識人，循衣**摸牀**，惕**而**不安，**一云順衣妄撮，怵惕不安**。微喘直視，脉弦者生，濇者死。微者，但發熱讝語**者**，屬**大**承氣湯。**方十五**。

[1] 發汗出：本書第四篇作“發熱汗出”。

[2] 多：本書第三篇作“食”，是。

[3] 承氣湯：本書第五篇、《傷寒論》第八篇與第二十二篇皆作“調胃承氣湯”，可從。

[4] 承氣湯：本書第五篇、《傷寒論》第八篇與第二十二篇皆作“大承氣湯”，可從。

續表

《金匱玉函經》	《傷寒論(亂序)》
太陽病，過經十餘日，心下嗢嗢欲吐，而胸中痛，大便反溏，**其**腹微滿，鬱鬱微煩，先時**自**極吐下者，**可**與承氣湯[1]，不爾者不可與。欲嘔，胸中痛，微溏者，此非柴胡湯證，以嘔故知極吐下也。	太陽病，過經十餘日，心下温温欲吐，而胷中痛，大便反溏，腹微滿，鬱鬱微煩，先**此**時極吐下者，與**調胃**承氣湯，**若**不爾者，不可與。**但**欲嘔，胷中痛，微溏者，此非柴胡湯證，以嘔故知極吐下也。**調胃承氣湯，方九。**
太陽病，下之微喘者，表未解故也。屬桂枝湯證，一云：麻黄湯證。	太陽病，下之微喘者，表未解故也，屬**桂枝加厚朴杏子湯。方二十五。**
太陽病，脉浮而動數，浮則爲風，數則爲熱，動則爲痛，數則爲虚。頭痛發熱，微盗汗出，而反惡寒，**其**表未解，醫反下之，動數**則**遲，**頭痛則眩**，胃中空虚，客氣動膈，短氣躁煩，心中懊憹，陽氣内陷，心下因**堅**，則爲結胸，屬大陷胸湯證。若不結胸，但頭汗出，**其**餘無**有**，齊頸而還，小便不利，身必發黄。	太陽病，脉浮而動數，浮則爲風，數則爲熱，動則爲痛，數則爲虚。頭痛發熱，微盗汗出，而反惡寒**者**，表未解**也**，醫反下之，動數**變**遲，**膈内拒痛**，**一云頭痛即眩**。胃中空虚，客氣動膈，短氣躁煩，心中懊憹，陽氣内陷，心下因**鞕**，則爲結胷，屬大陷胷湯證。若不結胷，但頭汗出，餘**處**無**汗**，劑頸而還，小便不利，身必發黄。**三十六。用前第十方。**
太陽病，下之脉促，不結胸者，此爲欲解；**其**脉浮者，必結胸；**其**脉緊者，必咽痛；**其**脉絃者，必兩脇拘急；**其**脉細**而**數者，頭痛未止；**其**脉沉**而**緊者，必欲嘔；**其**脉沉**而**滑者，挾熱利；**其**脉浮**而**滑者，必下血。	太陽病，下之，**其**脉促，一作縱。不結胷者，此爲欲解**也**；脉浮者，必結胷；脉緊者，必咽痛；脉弦者，必兩脅拘急；脉細數者，頭痛未止；脉沈緊者，必欲嘔；脉沈滑者，**協**熱利；脉浮滑者，必下血。
太陽病，下之，**其**脉促胸滿者，屬桂枝去芍藥湯。若微惡寒，桂枝去芍藥加附子湯**證**。	太陽病，下之**後**，脉促胷滿者，屬桂枝去芍藥湯。**方二十二。促一作縱。** 若微寒者，屬桂枝去芍藥加附子湯，**方二十三。**
太陽病，桂枝證，醫反下之，**遂利**不止，**其**脉促，表未解，喘而汗出，屬葛根黄芩黄連湯**證**。	太陽病桂枝證，醫反下之，**利遂**不止，脉促**者**，表未解**也**，喘而汗出**者**，屬葛根黄芩黄連湯。**方二十四。促一作縱。**
太陽病，醫反下之，因腹滿時痛，**爲**屬太陰，屬桂枝加芍藥湯**證；其大實痛，屬桂枝加大黄湯證**。	**本**太陽病，醫反下之，因**爾**腹滿時痛**者**，屬太陰**也**，屬桂枝加芍藥湯。**方四十六。**
太陽病，下之，其氣上衝，可與桂枝湯；不上衝者，不**可**與之**也**。	太陽病，下之**後**，其氣上衝**者**，可與桂枝湯；**若**不上衝者，不**得**與之。**二十一。用前第三方。**
太陽病二三日，**終**不能臥，但欲起**者**，心下必結。**其**脉微弱者，此本寒也。**而**反下之，利止**者**必結胸；未止者，四**五**日復**重**下之，此挾熱利也。	太陽病，二三日，不能臥，但欲起，心下必結。脉微弱者，此本**有**寒**分**也。反下之，**若**利止，必**作**結胷；未止者，四日復下之，此**作**協熱利也。
太陽病，外證未除，而數下之，遂挾熱利而止[2]，心下痞堅，表裏不解，屬桂枝人參湯**證**。	太陽病，外證未除，而數下之，遂協熱**而**利，**利下不止**，心下痞**鞕**，表裏不解**者**，屬桂枝人參湯。**方四十一。**
大下**以**後，不可更行桂枝湯，汗出而喘，無大熱，屬麻黄杏**仁**甘草石膏湯**證**。	下後，不可更行桂枝湯，汗出而喘，無大熱**者**，屬麻黄杏**子**甘草石膏湯。**方四十二。**
太陽病五日，下之，六七日不大便而堅者，屬柴胡湯證。	**（無）**
太陽病，過經十餘日，反**再**三下之，後四五日，柴胡**湯**證**續**在，先與柴胡**湯**。嘔**止小安**，**其人**鬱鬱微煩者，爲未解，**屬**大柴胡湯**證**。	太陽病，過經十餘日，反**二**三下之，後四五日，柴胡證**仍**在**者**，先與**小**柴胡。嘔**不止，心下急**，一云嘔止小安。鬱鬱微煩者，爲未解**也**，**可與**大柴胡湯，**下之則愈。方三十一。**

［1］ 承氣湯：本書卷二作本書第五篇、《傷寒論》第八篇與第二十二篇皆作“調胃承氣湯”，可從。

［2］ 利而止：本書第四篇作“而利不止”，《傷寒論》第七、第二十二作“利下不止”，三者義合，可從。

《金匱玉函經》	《傷寒論(亂序)》
傷寒八九日,下之,胸滿煩驚,小便不利,譫語,一身不可轉側,屬柴胡加龍骨牡蠣湯**證**。	傷寒八九日,下之胷滿煩驚,小便不利,譫語,一身**盡重**,不可轉側**者**,屬柴胡加龍骨牡蠣湯。**方三十四**。
傷寒十三日不解,胸脇滿而嘔,日晡所發潮熱而微利,此**證當**柴胡**湯**下之,不得利,今反利者,**故**知醫以**圓**藥下之,非其治也。潮熱者實也。先**再**服小柴胡湯以解**其**外,後**屬**柴胡加芒硝湯。	傷寒十三日不解,胷脅滿而嘔,日晡所發潮熱,**已**而微利,此**本**柴胡,下之不得利,今反利者,知醫以**丸**藥下之,**此**非其治也。潮熱者,實也。先服小柴胡湯以解外,後**以**柴胡加芒消湯**主之**。**方三十二**。
傷寒十三日,過經**而**譫語,**内**有熱也。當以湯下之。小便利者,大便當**堅**,而反利,**其**脉調和者,**故**知醫以**圓**藥下之,非其治也。自利者,**其**脉當微厥,今反和者,此爲内實,屬承氣湯[1]證。	傷寒十三日,過經譫語**者**,**以**有熱也,當以湯下之。**若**小便利者,大便當**鞕**,而反**下**利,脉調和者,知醫以**丸**藥下之,非其治也。**若**自**下**利者,脉當微厥,今反和者,此爲内實**也**,屬**調胃**承氣湯證。**三十三**。**用前第九方**。
傷寒五六日,嘔而發熱,柴胡湯證具,而以他藥下之,心下滿而堅痛者,此爲結胸,屬大陷胸湯。	**(與前第57條條文類似)**
陽明病,下之,其外有熱,手足温,不結胸,心中懊憹**者**,飢不能食,但頭汗出,屬梔子湯證。	陽明病,下之,其外有熱,手足温,不結胷,心中懊憹,飢不能食,但頭汗出**者**,屬梔子**豉**湯證。**四十三**。**用前第七初方**。
陽明病,下之,心中懊憹而煩,胃中有燥屎者,可攻。**其人**腹微滿,頭**堅**後溏**者**,不可**下**之。有燥屎者,宜承氣湯[2]。	陽明病,下之,心中懊憹而煩,胃中有燥屎者,可攻,腹微滿,**初**頭**鞕**,後**必**溏,不可**攻**之。**若**有燥屎者,宜**大**承氣湯。**第十八**。**用前第十五方**。
陽明病,**不**能食,下之不解,其人不能食,攻其熱必噦。所以然者,胃中虚冷故也。	陽明病,能食,下之不解**者**,其人不能食,**若**攻其熱必噦。所以然者,胃中虚冷故也,**以其人本虚,攻其熱必噦**。
陽明病,脉遲,食難用飽,飽**即**發煩,頭眩**者**,必小便難。此欲作穀疸,雖下之,**其**腹滿**即**如故**耳**。所以然者,脉遲故也。	陽明病,脉遲,食難用飽,飽**則**發煩頭眩,必小便難。此欲作穀疸,雖下之,腹滿如故,所以然者,脉遲故也。
趺陽脉微弦,而如此,爲强下之。	(無)
下利,其脉浮大,此爲虚,以强下之故也。設脉浮革,故爾腸鳴,屬當歸四逆湯證。	(無)
傷寒,醫下之,續得下利清穀不止,身**體**疼痛,急當救裏,後身**體**疼痛,清便自調,急當救表。救裏宜四逆湯,表宜桂枝湯。	傷寒醫下之,續得下利,清穀不止,身疼痛**者**,急當救裏,後身疼痛,清便自調**者**,急當救表。救裏宜四逆湯,**救**表宜桂枝湯。**三十**。**并用前方**。
大下後,五七日不大便,煩不解,腹痛而滿,有燥屎者,本有宿食故也。	(無)
大下後,口燥者,裏虚故也。	(無)
火逆下之,因燒針煩躁,屬桂枝甘草龍骨牡蠣湯。	火逆下之,因燒針煩躁**者**,屬桂枝甘草龍骨牡蠣湯。**方三十五**。

[1] 承氣湯:本書第三篇作"調胃承氣湯",與《傷寒論》第六、第二十二篇相合,可從。

[2] 承氣湯:本書第五篇作"大承氣湯",與《傷寒論》第八、第二十二篇相合,可從。

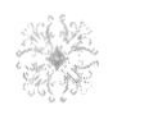

辨可温病形證治第二十

表 6-22 《金匱玉函經》辨可温病形證治

《金匱玉函經》
辨可温病形證治第二十
(具體内容省略[1])

辨不可火病形證治第二十一

表 6-23 《金匱玉函經》辨不可火病形證治

《金匱玉函經》
辨不可火病形證治第二十一
(具體内容省略)

辨可火病形證治第二十二

表 6-24 《金匱玉函經》辨可火病形證治

《金匱玉函經》
辨可火病形證治第二十二
(具體内容省略)

辨不可灸病形證治第二十三

表 6-25 《金匱玉函經》辨不可灸病形證治

《金匱玉函經》
辨不可灸病形證治第二十三
(具體内容省略)

[1] 本篇至第二十九篇,《傷寒論》無對應内容,故此十篇内容從略。

辨可灸病形證治第二十四

表 6－26 《金匱玉函經》辨可灸病形證治

《金匱玉函經》
辨可灸病形證治第二十四
（具體内容省略）

辨不可刺病形證治第二十五

表 6－27 《金匱玉函經》辨不可刺病形證治

《金匱玉函經》
辨不可刺病形證治第二十五
（具體内容省略）

辨可刺病形證治第二十六

表 6－28 《金匱玉函經》辨可刺病形證治

《金匱玉函經》
辨可刺病形證治第二十六
（具體内容省略）

辨不可水病形證治第二十七

表 6－29 《金匱玉函經》辨不可水病形證治

《金匱玉函經》
辨不可水病形證治第二十七
（具體内容省略）

辨可水病形證治第二十八

表6－30 《金匱玉函經》辨可水病形證治

《金匱玉函經》
辨可水病形證治第二十八
（具體内容省略）

論熱病陰陽交并生死證第二十九

表6－31 《金匱玉函經》論熱病陰陽交并生死證

《金匱玉函經》
論熱病陰陽交併生死證第二十九
（具體内容省略）

金匱玉函經卷第七

《金匱玉函經》卷七内容對比，見表6－32。

方藥炮製

表6－32　《金匱玉函經》《傷寒論》方藥炮製内容對比（一）

《金匱玉函經》	《傷寒論（亂序）》
方藥炮製	
桂枝湯方第一： 桂枝三兩　芍藥三兩　甘草二兩，炙　生薑三兩，切　大棗十二枚，**劈** 右五味，㕮咀三**物**，水七升，微火煮取三升，去滓。温服一升，須臾**飲**熱粥一升餘，以助藥力，温覆令**汗出**，一時許益佳。若不汗，**再**服**如前**。又不汗，後服**當**小促其間，**令半日許**三服盡。病重者，一日一夜服，**晬**時觀之。服一劑盡，病證猶在，**當復**作服。若汗不出**者**，服**之**二三劑，**乃解**。	桂枝湯： 桂枝三兩，**去皮**　芍藥三兩　甘草二兩，炙　生薑三兩，切　大棗十二枚，**擘** 右五味，㕮咀三**味**，**以**水七升，微火煮，取三升，去滓。**適寒**温，服一升，**服已**，須臾**歠**熱**稀**粥一升餘，以助藥力，温覆令一時許，**遍身漐漐**，**微似有汗者**益佳。**不可令如水流漓，病必不除，若一服汗出病差，停後服，不必盡劑**[1]。若不汗，**更**服**依前法**。又不汗，後服小促其間，**半日許令**三服盡。**若**病重者，一日一夜服，**周**時觀之。服一劑盡，病證猶在**者**，**更**作服。若汗不出，**乃**服**至**二三劑，**禁生冷、粘滑、肉麪、五辛、酒酪、臭惡等物**。
桂枝麻黄各半湯方第二： 桂枝一兩十六銖　芍藥　生薑　甘草炙　麻黄各一兩　大棗四枚　杏仁二十四枚 右七味，**㕮咀**，以水五升，先煮麻黄一二沸，去上沫，内諸藥，煮取一升八合，去滓，温服六合。本**方二湯各**三合，併爲六合，頓服，**今裁爲一方**。	桂枝麻黄各半湯： 桂枝一兩十六銖，**去皮**　芍藥　生薑**切**　甘草炙　麻黄各一兩，**去節**　大棗四枚，**擘**　杏仁二十四枚，**湯浸去皮尖及兩仁者** 右七味，以水五升，先煑麻黄一二沸，去上沫，内諸藥，煑取一升八合，去滓，温服六合，本**云桂枝湯**三合，**麻黄湯**三合，并爲六合，頓服，**將息如上法**。**臣億等謹按：桂枝湯方，桂枝、芍藥、生薑各三兩，甘草二兩，大棗十二枚；麻黄湯，方麻黄三兩，桂枝二兩，甘草一兩，杏仁七十箇。今以算法約之，二湯各取三分之一，即得桂枝一兩十六銖，芍藥、生薑、甘草各一兩，大棗四枚，杏仁二十三箇，零三分枚之一。收之得二十四箇，合方。詳此方乃三分之一，非各半也，宜云合半湯。**
桂枝二麻黄一湯方第三： 桂枝一兩十七銖　芍藥一兩六銖　麻黄十六銖　生薑一兩六銖　杏仁十六**枚**　甘草一兩二銖　大棗五枚 右七味，以水五升，先煮麻黄一二沸，去上沫，内諸藥，煮取二升，去滓，温服一升，本**方**桂枝湯二分，麻黄湯一分，合爲二升，分再服，今合爲一方。	桂枝二麻黄一湯： 桂枝一兩十七銖，**去皮**　芍藥一兩六銖　麻黄十六銖，**去節**　生薑一兩六銖，**切**　杏仁十六**箇**，**去皮尖**　甘草一兩二銖，**炙**　大棗五枚，**擘** 右七味，以水五升，先煮麻黄一二沸，去上沫，内諸藥，煮取二升，去滓，温服一升，日再服，本**云**桂枝湯二分，麻黄湯一分，合爲二升，分再服，今合爲一方，**將息如前法**。**臣億等謹按：桂枝湯方，桂枝、芍藥、生薑各三兩，甘草二兩，大棗十二枚；麻黄湯方，麻黄三兩，桂枝二兩，甘草一兩，杏仁七十箇。今以算法約之，桂枝湯取十二分之五，即得桂枝、芍藥、生薑各一兩六銖，甘草二十銖，大棗五枚，麻黄湯取九分之二，即得麻黄十六銖，桂枝十銖三分銖之二，收之得十一銖，甘草五銖三分銖之一，收之得六銖，杏仁十五箇九分枚之四，收之得十六箇，二湯所取相合，即共得桂枝一兩十七銖，麻黄十六銖，生薑、芍藥各一兩六銖，甘草一兩二銖，大棗五枚，杏仁十六箇，合方。**

[1]　不可令如水流漓……不必盡劑：此處《玉函》無此内容，前文辨可發汗篇有相似内容。按，此内容疑爲宋臣從辨可發汗篇移至此方之下，蓋因桂枝湯爲"傷寒第一方"，其服藥節度爲服藥法基礎，故置此有提綱挈領之用。

《金匱玉函經》	《傷寒論(亂序)》
桂枝二越婢一湯方第四： 桂枝　芍藥　甘草　麻黄各十八銖　生薑一兩**三銖**　大棗四枚　石膏二十四銖 右七味，**㕮咀**，以水五升，**先**煮麻黄一二沸，去上沫，内諸藥煮，取二升，去**渣**，温服一升。本**方**當裁爲越**脾**湯、桂枝湯合之，飲一升，今合爲一方，桂枝湯二分，越**脾**湯一分。	桂枝二越婢一湯： 桂枝**去皮**　芍藥　麻黄　甘草各十八銖，**炙**　大棗四枚，**擘**　生薑一兩**二銖**[1]，切　石膏二十四銖，**碎，綿裹** 右七味，以水五升，煑麻黄一二沸，去上沫，内諸藥煮，取二升，去**滓**，温服一升。本**云**當裁爲越**婢**湯桂枝湯，合之飲一升，今合爲一方，桂枝湯二分，越**婢**湯一分。**臣億等謹按：桂枝湯方，桂枝、芍藥、生薑各三兩，甘草二兩，大棗十二枚；越婢湯方，麻黄二兩，生薑三兩，甘草二兩，石膏半斤，大棗十五枚。今以算法約之，桂枝湯取四分之一，即得桂枝、芍藥、生薑各十八銖，甘草十二銖，大棗三枚，越婢湯取八分之一，即得麻黄十八銖，生薑九銖，甘草六銖，石膏二十四銖，大棗一枚八分之七，棄之。二湯所取相合，即共得桂枝、芍藥、甘草、麻黄各十八銖，生薑一兩三銖，石膏二十四銖，大棗四枚，合方。舊云桂枝三，今取四分之一，即當云桂枝二也，越婢湯方，見仲景雜方中，《外臺祕要》一云起脾湯。**
桂枝加桂湯方第五： 桂枝五兩　芍藥三兩　甘草二兩，炙　生薑**二兩**　大棗十二枚 右五味，以水七升煮取三升，去滓，温服一升。本**方**桂枝湯，今加桂。	桂枝加桂湯： 桂枝五兩，**去皮**　芍藥三兩　生薑**三兩，切**　甘草二兩，炙　大棗十二枚，**擘** 右五味，以水七升，煑取三升，去滓，温服一升。本**云**桂枝湯，今加桂**滿五兩所以加桂者，以能泄奔豚氣也。**
桂枝加附子湯方第六： 桂枝　芍藥各三兩　甘草**二兩**，炙　生薑三兩　大棗十二枚　附子一枚，炮去皮，破八片 右六味，**㕮咀三物**，以水七升，煮取三升，去滓，温服一升。本**方**桂枝湯，今加附子。	桂枝加附子湯： 桂枝三兩，**去皮**　芍藥三兩　甘草**三兩**，炙　生薑三兩，**切**　大棗十二枚，**擘**　附子一枚，炮，去皮，破八片 右六味，以水七升，煑取三升，去滓，温服一升。本**云**桂枝湯，今加附子，**將息如前法。**
桂枝去芍藥湯方第七： 桂枝三兩　甘草二兩，炙　生薑三兩　大棗十二枚 右四味，**㕮咀**，以水七升，煮取三升，去**渣**，温服一升。本**方**桂枝湯，今去芍藥。	桂枝去芍藥湯： 桂枝三兩，**去皮**　甘草二兩，炙　生薑三兩，**切**　大棗十二枚，**擘** 右四味，以水七升，煑取三升，去**滓**，温服一升。本**云**桂枝湯，今去芍藥，**將息如前法。**
桂枝去芍藥加附子湯方第八： 桂枝三兩　甘草二兩，炙　生薑三兩　大棗十二枚　附子一枚，炮 右五味，**㕮咀**，以水七升，煮取三升，去滓，温服一升。本**方**桂枝湯，今去芍藥加附子。	桂枝去芍藥加附子湯： 桂枝三兩，**去皮**　甘草二兩，炙　生薑三兩，**切**　大棗十二枚，**擘**　附子一枚，炮，**去皮，破八片** 右五味，以水七升，煑取三升，去滓，温服一升。本**云**桂枝湯，今去芍藥加附子，**將息如前法。**
桂枝去桂加茯苓白术湯方第九： 芍藥三兩　甘草二兩，炙　生薑三兩　大棗十二枚　茯苓　白术各三兩 右六味，**㕮咀**，以水**七升**，煮取三升，去滓，温服一升，小便利**即**愈。本**方**桂枝湯，今去桂加茯苓、术。	桂枝去桂加茯苓白术湯： 芍藥三兩　甘草二兩，炙　生薑**切**　白术　茯苓各三兩　大棗十二枚，**擘** 右六味，以水**八升**，煑取三升，去滓，温服一升，小便利**則**愈，本**云**桂枝湯，今去桂**枝**加茯苓、**白**术。
桂枝去芍藥加蜀漆**龍骨牡蠣**救逆湯方第十： 桂枝三兩　甘草二兩，炙　生薑三兩　蜀漆三兩，洗，去腥　大棗十二枚　牡蠣五兩，熬　龍骨四兩 右七味，**㕮咀**，以水**八升**，先煮蜀漆，減二升，納諸藥，取三升，去渣，温服一升。本**方**桂枝湯，今去芍藥，加蜀漆、龍骨、牡蠣。**一法以水一斗二升，煮取五升。**	桂枝去芍藥加蜀漆**牡蠣龍骨**救逆湯： 桂枝三兩，**去皮**　甘草二兩，炙　生薑三兩，**切**　大棗十二枚，**擘**　牡蠣五兩，熬　蜀漆三兩，洗，去腥　龍骨四兩 右七味，以水**一斗二升**，先煑蜀漆，減二升，内諸藥。**煑**取三升，去滓，温服一升，本**云**桂枝湯，今去芍藥加蜀漆、牡蠣、龍骨。

[1] 一兩二銖：《金匱玉函經》作“一兩三銖”。按：《傷寒論》此方下宋臣計法，生薑用量爲十八銖加九銖，故當爲“一兩三銖”爲正。

《金匱玉函經》	《傷寒論(亂序)》
桂枝加芍藥生薑人參湯方第十一: 桂枝三兩　芍藥　生薑各四兩　甘草二兩,炙　人參三兩　大棗十二枚 右六味,**㕮咀四味**,以水**一斗一升**煮,取三升,去滓,温服一升。本**方**桂枝湯,今加芍藥、生姜、人參。	桂枝加芍藥生薑**各一兩**人參**三兩新加**湯: 桂枝三兩,**去皮**　芍藥四兩　甘草二兩,**炙**　人參三兩　大棗十二枚,**擘**　生薑四兩 右六味,以水**一斗二升**。煑取三升,去滓,温服一升,本**云**桂枝湯,今加芍藥、生薑、人參。
桂枝**倍**加芍藥湯方第十二: 桂枝三兩　芍藥六兩　生薑三兩　甘草二兩,炙　大棗十二枚 右五味,**㕮咀**,以水七升煮,取三升,去滓,温**服一升**。本**方**桂枝湯,今加**用**芍藥。	桂枝加芍藥湯: 桂枝三兩,**去皮**　芍藥六兩　甘草二兩,炙　大棗十二枚,**擘**　生薑三兩,**切** 右五味,以水七升,煑取三升,去滓,温**分三服**,本**云**桂枝湯,今加芍藥。
桂枝加大黄湯方第十三: 桂枝三兩　芍藥六兩　生薑三兩　甘草二兩,炙　大棗十二枚　大黄**三兩** 右六味,**㕮咀**,以水七升煮,取三升,去滓,温服一升。	桂枝加大黄湯: 桂枝三兩,**去皮**　大黄**二兩**　芍藥六兩　生薑三兩,**切**　甘草二兩,炙　大棗十二枚,**擘** 右六味,以水七升,煑取三升,去滓,温服一升,**日三服**。
桂枝人參湯方第十四: 桂枝　甘草炙,各四兩　人參　白术　乾薑各三兩 右五味,以水九升煮四味,取五升,**去滓**,内桂更煮,取三升,去滓,温服一升,日再,夜一服。	桂枝人參湯: 桂枝四兩,**别切**　甘草四兩,炙　白术三兩　人參三兩　乾薑三兩 右五味,以水九升,**先**煑四味,取五升,内桂,更煑取三升,去滓,温服一升,日再夜一服。
桂枝甘草龍骨牡蠣湯方第十五: 桂枝一兩　甘草　龍骨　牡蠣熬,各三兩 右**爲末**,以水五升,煮取**二升**[1],去滓,温服八合,日三服。	桂枝甘草龍骨牡蠣湯: 桂枝一兩,**去皮**　甘草**二兩**,**炙**　牡蠣**二兩**,熬　龍骨**二兩** 右**四味**,以水五升,煑取**二升半**,去滓,温服八合,日三服。
桂枝甘草湯方第十六: 桂枝四兩　甘草二兩,炙 右二味,以水三升煮,取一升,去滓,頓服。	桂枝甘草湯: 桂枝四兩,**去皮**　甘草二兩,炙 右二味,以水三升,煑取一升,去滓,頓服。
桂枝加葛根湯方第十七: 桂枝**三兩**　芍藥二兩　甘草二兩,炙　生薑三兩　大棗十二枚　葛根四兩 右六味,以水**九升**,先煮葛根,減二升,去上沫,内諸藥煮,取三升,去滓,温服一升,覆取微似汗,不須啜粥,餘如桂枝法。	桂枝加葛根湯: 葛根四兩　**麻黄**[2]**三兩,去節**　芍藥二兩　生薑三兩,**切**　甘草二兩,炙　大棗十二枚,**擘**　桂枝**二兩,去皮** 右七味,以水**一斗**,先煮**麻黄**、葛根,減二升,去上沫,内諸藥煑,取三升,去滓,温服一升,覆取微似汗,不須啜粥,餘如桂枝法,**將息及禁忌。臣億等謹按:仲景本論,太陽中風自汗用桂枝,傷寒無汗用麻黄,今證云汗出惡風而方中有麻黄,恐非本意也,第三卷有葛根湯證,云無汗惡風,正與此方同,是合用麻黄也,此云桂枝加葛根湯,恐是桂枝中但加葛根耳。**
葛根湯方第十八: 葛根四兩　麻黄　生薑各三兩　桂枝　芍藥　甘草各二兩　大棗十二枚 右七味,**㕮咀**,以水一斗,先煮麻黄、葛根,減二升,去**上**沫,内諸藥煮,取**一升**,去滓,温服一升,取汗,**不須啜粥**。	葛根湯: 葛根四兩　麻黄三兩,**去節**　桂枝二兩,**去皮**　生薑三兩,**切**　甘草二兩,炙　芍藥二兩　大棗十二枚,**擘** 右七味,以水一斗,先煑麻黄、葛根,減二升,去**白**沫,内諸藥,煑取**三升**,去滓,温服一升,**覆取微似汗,餘如桂枝法,將息及禁忌,諸湯皆倣此。**

[1] 二升:趙本《傷寒論》作"二升半",是。按,下有温服八合,日三服,《玉函》煮取二升誤。

[2] 麻黄:《玉函》桂枝加葛根湯無"麻黄",是。參宋臣注。

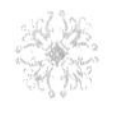

《金匱玉函經》	《傷寒論(亂序)》
葛根加半夏湯方第十九： 葛根四兩　麻黄　生薑　桂枝　芍藥　甘草各二兩　大棗十二枚　半夏半升，洗 右八味，以水一斗，先煮葛根、麻黄，減二升，去**上**沫，内諸藥煮，取三升、去滓，温服一升，取汗。	葛根加半夏湯： 葛根四兩　麻黄**三兩，去節**　甘草二兩，**炙**　芍藥二兩　桂枝二兩，去皮　生薑二兩，切　半夏半升，洗　大棗十二枚，**擘** 右八味，以水一斗，先煮葛根、麻黄，減二升，去**白**沫，内諸藥，煑取三升，去滓，温服一升，**覆**取**微似**汗。
葛根黄芩黄連湯方第二十： 葛根半觔　甘草二兩，炙　黄芩　黄連各三兩 右四味，**㕮咀**，以水八升，先煮葛根，減二升，内諸藥煮，取二升，去滓，温分服。	葛根黄芩黄連湯： 葛根半斤　甘草二兩，炙　黄芩三兩　黄連三兩 右四味，以水八升，先煑葛根，減二升，内諸藥，煑取二升，去滓，分温**再**服。
麻黄湯方第二十一： 麻黄三兩　桂枝二兩　甘草一兩，炙　杏仁七十枚 右四味，**㕮咀**，以水九升，先煮麻黄，減二升，去上沫，内諸藥煮，取二升半，去滓，温服八合，**温覆出汗，**不須啜粥，餘如桂枝法。	麻黄湯： 麻黄三兩，**去節**　桂枝二兩，去皮　甘草一兩，炙　杏仁七十箇，去皮尖 右四味，以水九升，先煑麻黄，減二升，去上沫，内諸藥，煑取二升半，去滓，温服八合，**覆取微似汗**，不須啜粥，餘如桂枝法**將息**。
麻黄杏**子**甘草石膏湯方第二十二： 麻黄四兩　杏子五十**枚**　石膏半觔，碎，綿裹　甘草**一兩**，炙 右四味，以水七升，**先**煮麻黄，減二升，去上沫，内諸藥煮，取二升，去滓，温服一升。	麻黄杏仁甘草石膏湯： 麻黄四兩，**去節**　杏仁五十**箇，去皮尖**　甘草**二兩**，炙　石膏半斤，碎，綿裹 右四味，以水七升，煑麻黄，減二升，去上沫，内諸藥，煑取二升，去滓，温服一升，**本云黄耳杯**。
麻黄附子甘草湯方第二十三： 麻黄二兩　附子一枚，炮，去皮，破八片　甘草二兩，炙 右三味，以水七升，先煮麻黄一**二**沸，去上沫，内諸藥煮，取**二升半**，去滓，温服**八合**。	麻黄附子甘草湯： 麻黄二兩，去節　甘草二兩，炙　附子一枚，炮，去皮，破八片 右三味，以水七升，先煑麻黄一**兩**沸，去上沫，内諸藥，煑取**三升**，去滓，温服**一升**，日三服。
麻黄附子細辛湯方第二十四： 麻黄二兩　附子一枚，去皮，破作八片，炮　細辛二兩 右三味，以水一斗，先煮麻黄，減二升，去上沫，内諸藥煮，取三升，去滓，温服一升。	麻黄細辛附子湯： 麻黄二兩，去節　細辛二兩　附子一枚，炮，去皮，破八片 右三味，以水一斗，先煑麻黄，減二升，去上沫，内諸藥，煑取三升，去滓，温服一升，**日三服**。
麻黄連軺赤小豆湯方第二十五： 麻黄　連軺　生薑各二兩　赤小豆一升　杏仁**三十枚**，去皮尖　甘草**一兩**，炙　大棗十二枚　生梓白皮一升 右八味，以潦水一斗，先煮麻黄**一二**沸，去上沫，内諸藥煮，取三升，去**渣**，**温服一升**。	麻黄連軺赤小豆湯： 麻黄二兩，**去節**　連軺二兩，**連翹根是**　杏仁**四十箇**，去皮尖　赤小豆一升　大棗十二枚，**擘**　生梓白皮**切**，一升　生薑二兩，**切**　甘草**二兩**，炙 右八味，以潦水一斗，先煑麻黄**再**沸，去上沫，内諸藥，煑取三升，去**滓**，**分温三服，半日服盡**。
麻黄升麻湯方第二十六： 麻黄二兩半　升麻　當歸各**一兩六銖**　黄芩　萎蕤　知母各十八銖　石膏碎，綿裹　甘草炙　桂枝　芍藥　乾薑　白术　茯苓　麥門冬去心，各六銖 右十四味，**㕮咀**，以水一斗，先煮麻黄一**二**沸，去上沫，内諸藥煮，取三升，去**渣**，分温三服，**一飯間，當出汗**愈。	麻黄升麻湯： 麻黄二兩半，去節　升麻**一兩一分**　當歸**一兩一分**　知母十八銖　黄芩十八銖　萎蕤十八銖，**一作菖蒲**　芍藥六銖　天門冬六銖，去心　桂枝六銖，**去皮**　茯苓六銖　甘草六銖，炙　石膏六銖，碎，綿裹　白术六銖　乾薑六銖 右十四味，以水一斗，先煑麻黄一**兩**沸，去上沫，内諸藥，煑取三升，去**滓**，分温三服，**相去如炊三斗米頃令盡，汗出**愈。
大青龍湯方第二十七： 麻黄六兩　桂枝二兩　甘草二兩，炙　石膏雞子大，碎，**綿裹**　杏仁四十枚　生薑三兩　大棗**十二枚** 右七味，以水九升，先煮麻黄，減二升，去上沫，内諸藥煮，取三升，去滓，温服一升，**覆令**汗出，多者温粉**撲**之。一服汗者，停後服。若復服，汗多亡陽，遂虚，惡風煩躁，不得眠。	大青龍湯： 麻黄六兩，**去節**　桂枝二兩，**去皮**　甘草二兩，炙　杏仁四十枚，**去皮尖**　生薑三兩，**切**　大棗**十枚，擘**　石膏如雞子大，碎 右七味，以水九升，先煑麻黄，減二升，去上沫，内諸藥，煑取三升，去滓，温服一升，**取微似汗**，汗出多者，温粉**粉**之，一服汗者，停後服，若復服，汗多亡陽，遂一作逆虚，惡風煩躁，不得眠**也**。

《金匱玉函經》	《傷寒論(亂序)》
小青龍湯方第二十八: 麻黄 芍藥 細辛 桂枝 乾薑 甘草 五味子碎 半夏各半升 右八味,以水一斗,先煮麻黄,减二升,去上沫,内諸藥煮,取三升,去滓,温服一升。渴**者**去半夏加栝樓根三兩。微利去麻黄加蕘花如雞子,熬令赤色。噎者去麻黄,加附子一枚炮。小便不利,少腹滿者,去麻黄加茯苓四兩。喘**者**去麻黄加杏仁半升。蕘花不治利,麻黄**定**喘,今反之者,疑非仲景意。	小青龍湯: 麻黄**去節** 芍藥 細辛 乾薑 甘草**炙** 桂枝**各三兩,去皮** 五味子半升 半夏半升,**洗** 右八味,以水一斗,先煮麻黄,减二升,去上沫,内諸藥**煑**,取三升,去滓,温服一升。**若**渴,去半夏加栝樓根三兩。**若**微利,去麻黄加蕘花如**一**雞子,熬令赤色。**若**噎者,去麻黄加附子一枚炮。**若**小便不利,少腹滿者,去麻黄加茯苓四兩。**若**喘,去麻黄加杏仁半升,**去皮尖,且**蕘花不治利,麻黄**主**喘,今**此語**反之,疑非仲景意。**臣億等謹按:小青龍湯,大要治水,又按本草蕘花下十二水,若水去,利則止也,又按《千金》,形腫者應内麻黄,乃内杏仁者,以麻黄發其陽故也,以此證之,豈非仲景意也。**
小建中湯方第二十九: 桂枝 甘草炙 生薑各三兩 芍藥六兩 大棗十二枚 膠飴一升 右六味,以水七升煮,取三升,去滓,内**膠**飴,更上火消解,温服一升。嘔家不可**服**,以**甘**故也。	小建中湯: 桂枝三兩,**去皮** 甘草**二兩**,炙 大棗十二枚 芍藥六兩 生薑三兩,切 膠飴一升 右六味,以水七升,**煑**取三升,去滓,内飴,更上**微**火消解,温服一升,**日三服**,嘔家不可**用建中湯**,以**甜**故也。
小柴胡湯方第三十: 柴胡半觔 黄芩 人參 甘草 生薑各三兩 半夏半升 大棗十二枚 右七味,**㕮咀**,以水一斗二升,煮取六升,去滓,再**煮**取三升,温服一升,日三。若胸中煩,不嘔者,去半夏、人參,加栝蔞實一枚。若渴**者**,去半夏加人參,合前成四兩半,栝蔞根四兩。若腹中痛者,去黄芩加芍藥三兩。若脅下痞**堅者**,去大棗加牡蠣四兩。若心下悸,小便不利者,去黄芩加茯苓四兩。若不渴,外有微熱者,去人參加桂三兩,温覆微**發其**汗。若欬者,去人參、大棗、生薑,加五味子半升,乾薑二兩。	小柴胡湯: 柴胡半斤 黄芩三兩 人參三兩 半夏半升,**洗** 甘草**炙** 生薑各三兩,**切** 大棗十二枚,**擘** 右七味,以水一斗二升,**煑**取六升,去滓,再**煎**取三升,温服一升,日三**服**。若胷中煩**而**不嘔者,去半夏、人參,加栝樓實一枚。若渴,去半夏,加人參,合前成四兩半,栝樓根四兩。若腹中痛者,去黄芩,加芍藥三兩。若脅下痞**鞕**,去大棗加牡蠣四兩。若心下悸,小便不利者,去黄芩,加茯苓四兩。若不渴,外有微熱者,去人參,加桂**枝**三兩,温覆微汗**愈**。若欬者,去人參、大棗、生薑,加五味子半升,乾薑二兩。
柴胡桂枝乾薑湯方第三十一: 柴胡半觔 桂枝三兩 乾薑二兩 甘草二兩,炙 牡蠣二兩[1],熬 栝蔞根四兩 黄芩三兩 右七味,以水一斗二升煮,取六升,去滓,再煎取三升,温服一升,初服微煩,復服汗出愈。	柴胡桂枝乾薑湯: 柴胡半斤 桂枝三兩,**去皮** 乾薑二兩 栝樓根四兩 黄芩三兩 牡蠣二兩,熬 甘草二兩,炙 右七味,以水一斗二升,**煑**取六升,去滓,再煎取三升,温服一升,**日三服**,初服微煩,復服汗出**便**愈。
柴胡桂枝湯方第三十二: 柴胡四兩 黄芩 人參各一兩半 半夏二合半 甘草一兩,炙 桂枝 芍藥 生薑各一兩半 大棗六枚 右九味,以水七升煮,取三升,去滓,温服一升。	柴胡桂枝湯: 桂枝**去皮** 黄芩一兩半 人參一兩半 甘草一兩,炙 半夏二合半,**洗** 芍藥一兩半 大棗六枚,**擘** 生薑一兩半,**切** 柴胡四兩 右九味,以水七升,煮取三升,去滓,温服一升,**本云人參湯作如桂枝法,加半夏、柴胡、黄芩,復如柴胡法,今用人參作半劑。**
柴胡加龍骨牡蠣湯方第三十三: 柴胡四兩 黄芩 生薑 龍骨 人參 桂枝 牡蠣熬 黄丹 茯苓各一兩半 半夏二合半 大棗六枚 大黄二兩 右十二味,以水八升煮,取四升,内大黄更煮,**取二升**,去滓,温服一升。本**方**柴胡湯**内加龍骨、牡蠣、黄丹、桂、茯苓、大黄也。今分作半劑。**	柴胡加龍骨牡蠣湯: 柴胡四兩 龍骨 黄芩 生薑切 鈆丹 人參 桂枝**去皮** 茯苓各一兩半 半夏二合半,**洗** 大黄二兩 牡蠣一兩半,熬 大棗六枚,**擘** 右十二味,以水八升,煮取四升,内大黄,**切如碁子**,更**煑一兩沸**,去滓,温服一升。本云柴胡湯,**今加龍骨等。**

[1] 二兩:《注解傷寒論》作"三兩"。

續　表

《金匱玉函經》	《傷寒論(亂序)》
大柴胡湯方第三十四： 柴胡半觔　黄芩三兩　芍藥三兩　半夏半升　生薑三兩　枳實四枚，炙　大棗十二枚　**大黄二兩** 右**八味**，以水一斗二升，煮取六升，去滓，再煎**取三升**，温服一升。一方**無大黄**，**然**不加不得名大柴胡湯也。	大柴胡湯： 柴胡半斤　黄芩三兩　芍藥三兩　半夏半升，洗　生薑五兩，切　枳實四枚，炙　大棗十二枚，**擘** 右**七味**，以水一斗二升，煑取六升，去滓，再煎，温服一升，**日三服**，一方**加大黄二兩**，**若**不加，**恐不爲**大柴胡湯。
柴胡加芒硝湯方第三十五： 柴胡二兩十六銖　黄芩一兩　人參一兩　甘草一兩，炙　生薑一兩　半夏**五枚**　大棗四枚　芒硝二兩 右**七**味，以水四升，煮取二升，去滓，分**二**服，**以解爲差**，不解更作**服**。	柴胡加芒硝湯： 柴胡二兩十六銖　黄芩一兩　人參一兩　甘草一兩，炙　生薑一兩，**切**　半夏**二十銖，本云五枚，洗**　大棗四枚，**擘**　芒消二兩 右**八**味，以水四升，煑取二升，去滓，**内芒消，更煑微沸**，分**温再**服，不解更作。**臣億等謹按：《金匱玉函》方中無芒消，别一方云以水七升，下芒消二合，大黄四兩，桑螵蛸五枚，煑取一升半，服五合，微下即愈，本云柴胡，再服以解其外，餘二升加芒消、大黄、桑螵蛸也。**
柴胡加大黄芒硝桑螵蛸湯方第三十六： 柴胡二兩　黄芩　人參　甘草炙　生薑各十八銖　半夏五枚　大棗四枚　芒硝三合　大黄四兩　桑螵蛸五枚 右前七味，以水四升，煮取二升，去滓，下芒硝、大黄、桑螵蛸，煮取一升半，去滓，温服五合，微下即愈。本方柴胡湯再服以解外，餘一服加芒硝、大黄、桑螵蛸。	（無）
茯苓桂枝甘草大棗湯方第三十七： 茯苓半觔　桂枝四兩　甘草二兩，炙　大棗十五枚 右四味，以甘瀾水一斗，先煮茯苓，減二升，内諸藥，煮取三升，去滓，温服一升，日三。	茯苓桂枝甘草大棗湯： 茯苓半斤　桂枝四兩，**去皮**　甘草二兩，炙　大棗十五枚，**擘** 右四味，以甘爛水一斗，先煑茯苓，減二升，内諸藥，煑取三升，去滓，温服一升，日三**服**。
茯苓桂枝白术甘草湯方第三十八： 茯苓四兩　桂枝　白术各三兩　甘草二兩 右四味，以水六升，煮取三升，分温三服，小便即利。	茯苓桂枝白术甘草湯： 茯苓四兩　桂枝三兩，**去皮**　白术　甘草各二兩，炙 右四味，以水六升，煑取三升，去滓，分温三服。
茯苓甘草湯方第三十九： 茯苓三兩　甘草一兩，炙　桂枝二兩　生薑三兩 右四味，以水四升煮，取二升，去滓，分温三服。	茯苓甘草湯： 茯苓二兩　桂枝二兩，**去皮**　甘草一兩，炙　生薑三兩，**切** 右四味，以水四升，煑取二升，去滓，分温三服。
五苓散方第四十： 猪苓十八銖　澤瀉一兩六銖　茯苓十八銖　桂半兩　白术十八銖 右五味，**爲末**，以白飲和服方寸匕，日三服，多飲煖水，汗出愈。	五苓散： 猪苓十八銖，**去皮**　澤瀉一兩六銖　白术十八銖　茯苓十八銖　桂**枝**半兩，去皮 右五味，**擣爲散**，以白飲和服方寸匕，日三服，多飲煖水，汗出愈，**如法將息**。
甘草乾薑湯方第四十一： 甘草**二**兩，炙　乾薑二兩 右二味，**㕮咀**，以水三升煮，取一升五合，去滓，分温再服。	甘草乾薑湯： 甘草**四**兩，炙　乾薑二兩 右二味，以水三升，煑取一升五合，去滓，分温再服。
芍藥甘草湯方第四十二： 芍藥四兩　甘草四兩，炙 右二味，**㕮咀**，以水三升煮，取一升五合，去滓，分温再服。	芍藥甘草湯： **白**芍藥　甘草各四兩，炙 右二味，以水三升，煑取一升五合，去滓，分温再服。
炙甘草湯方第四十三： 甘草四兩，炙　生薑三兩　人參二兩　生地黄一觔　桂枝三兩　阿膠　麥門冬半升去心　麻子仁半升　大棗三十枚 右九味，酒七升，水八升煮，取三升，去滓，内膠烊盡，温服一升，日三服。	炙甘草湯： 甘草四兩，炙　生薑三兩，**切**　人參二兩　生地黄一斤　桂枝三兩，**去皮**　阿膠**二兩**　麥門冬半升，去心　麻仁半升　大棗三十枚，**擘** 右九味，**以清**酒七升，水八升，**先煑八味**，取三升，去滓，内膠烊**消**盡，温服一升，日三服，**一名復脉湯**。

《金匱玉函經》	《傷寒論(亂序)》
甘草湯方第四十四: 甘草二兩 右一味,以水三升煮,取一升半,去滓,温服七合,日二服。	甘草湯: 甘草二兩 右一味,以水三升,煑取一升半,去滓,温服七合,日二服。
厚朴生薑半夏甘草人參湯方第四十五: 厚朴 生薑 半夏各半觔[1] 甘草二兩 人參一兩 右五味,**哎咀**,以水一斗,煮取三升,去滓,温服一升,日三服。	厚朴生薑半夏甘草人參湯: 厚朴半斤,**炙,去皮** 生薑半斤,**切** 半夏半升,**洗** 甘草二兩 人參一兩 右五味,以水一斗,煑取三升,去滓,温服一升,日三服。
梔子豉湯方第四十六: 梔子十四**枚**,擘 香豉四合,綿裹 右二味,以水四升,先煮梔子得二升半,内豉煮,取一升半,去滓,分二服,温進一服,得**快**吐,止後服。	梔子豉湯: 梔子十四**箇**,擘 香豉四合,綿裹 右二味,以水四升,先煑梔子得二升半,内豉煑,取一升半,去滓,分**爲**二服,温進一服,得吐者止後服。
梔子甘草豉湯方第四十七: 梔子十四**枚**,擘 甘草二兩 香豉四合,綿裹 右三味,以水四升,先煮梔子、甘草**得**二升半,内豉煮,取一升半,去滓,分**爲**二服,温進一服,得**快**吐,止後服。	梔子甘草豉湯: 梔子十四**箇**,擘 甘草二兩,**炙** 香豉四合,綿裹 右三味,以水四升,先煑梔子、甘草,**取**二升半,内豉,煑取一升半,去滓,分二服,温進一服,得吐**者**止後服。
梔子生薑豉湯方第四十八: 梔子十四**枚**,擘 生薑五兩 香豉四合,綿裹 右三味,以水四升,先煮梔子、生薑**得**二升半,内豉,煮取一升半,去滓,分**爲**二服,温進一服,得**快**吐,止後服。	梔子生薑豉湯: 梔子十四**箇**,擘 生薑五兩 香豉四合,綿裹 右三味,以水四升,先煑梔子、生薑**取**二升半,内豉,煑取一升半,去滓,分二服,温進一服,得吐**者**止後服。
梔子厚朴湯方第四十九: 梔子十四**枚**,擘 厚朴四兩 枳實四枚,**去穰,炒** 右三味,以水**三升**,煮取一升半,去滓,分**爲**二服,温進一服,得吐,止後服。	梔子厚朴湯: 梔子十四**箇**,擘 厚朴四兩,**炙,去皮** 枳實四枚,**水浸,炙令黄** 右三味,以水**三升半**,煑取一升半,去滓,分二服,温進一服,得吐**者**止後服。
梔子乾薑湯方第五十: 梔子十四**枚**,擘 乾薑二兩 右二味,以水**三升**,煮取**一升**,去滓,分**爲三**服,温進一服,得**快**吐,止後服。	梔子乾薑湯: 梔子十四**箇**,擘 乾薑二兩 右二味,以水**三升半**,煑取**一升半**,去滓,分**二**服,温進一服,得吐**者**止後服。
梔子**黄檗**湯方第五十一: 梔子**十四枚**,擘 黄檗**二兩十六銖** 甘草一兩,炙 右三味,**哎咀,**以水四升,煮取一升半,去滓,分温再服。	梔子**蘗皮**湯: 肥梔子**十五箇**,擘 甘草一兩,炙 黄蘗**二兩** 右三味,以水四升,煑取一升半,去滓,分温再服。

[1] 厚朴生薑半夏各半觔:趙本《傷寒論》作"厚朴、生薑各半斤,半夏半升",是。

金匱玉函經卷第八

《金匱玉函經》卷八内容對比,見表6－33。

表6－33 《金匱玉函經》《傷寒論》方藥炮製内容對比(二)

《金匱玉函經》	《傷寒論(亂序)》
小陷胸湯方第五十二: 栝樓實一枚　黄連二兩　半夏半升 右三味,以水六升,先煮栝樓,取三升,去渣,内諸藥煮,取二升,去滓,分温三服。	小陷胷湯: 黄連一兩　半夏半升,洗　栝樓實大者一枚 右三味,以水六升,先煑栝樓,取三升,去滓,内諸藥,煑取二升,去滓,分温三服。
大陷胸湯方第五十三: 大黄六兩,去皮　芒硝一升　甘遂一錢[1] 右三味,以水六升,先煮大黄,取二升,去滓,内芒硝煮一兩沸,内甘遂末,温服一升,得快利,止後服。	大陷胷湯: 大黄六兩,去皮　芒消一升　甘遂一錢匕 右三味,以水六升,先煮大黄取二升,去滓,内芒消,煑一兩沸,内甘遂末,温服一升,得快利止後服。
大陷胸圓方第五十四: 大黄半觔　葶藶　芒硝　杏仁各半升 右四味,搗和取如彈圓一枚,甘遂末一錢匕,白蜜一兩,水二升煮,取一升,頓服,一宿乃下。	大陷胷丸: 大黄半斤　葶藶子半升,熬　芒消半升　杏仁半升,去皮尖,熬黑 右四味,擣篩二味,内杏仁、芒消,合研如脂,和散。取如彈丸一枚,别擣甘遂末一錢匕,白蜜二合。水二升,煑取一升,温頓服之,一宿乃下,如不下更服,取下爲效,禁如藥法。
又大陷胸湯方第五十五: 桂枝四兩　甘遂四兩　大棗十二枚　栝樓實一枚,去皮　人參四兩 右五味,以水七升煮,取三升,去滓,温服一升,胸中無堅,勿服之。	(無)
文蛤散方第五十六: 文蛤五兩 右一味爲散,沸湯和服,一方寸匕。	文蛤散: 文蛤五兩 右一味爲散,以沸湯和一方寸匕服,湯用五合。
白散方第五十七: 桔梗　貝母各十八銖　芭豆[2]六銖,去皮心,熬黑 右三味[3]爲散,白飲和服,强人半錢,羸人減之,病在膈上必吐,在膈下必利,不利進熱粥一杯,利過不止,進冷粥一盃[4]。	白散方: 桔梗三分　巴豆一分,去皮心,熬黑,研如脂　貝母三分 右三味爲散,内巴豆,更於臼中杵之,以白飲和服,强人半錢匕,羸者減之,病在膈上,必吐,在膈下必利,不利,進熱粥一杯,利過不止,進冷粥一杯,身熱皮粟不解,欲引衣自覆,若以水潠之,洗之,益令熱却不得出,當汗而不汗則煩,假令汗出已,腹中痛,與芍藥三兩如上法。
大黄瀉心湯方第五十八: 大黄二兩　黄連一兩 右二味㕮咀,以麻沸湯二升漬之,須臾絞去滓,分温再服。	大黄黄連瀉心湯: 大黄二兩　黄連一兩 右二味,以麻沸湯二升,漬之,須臾絞去滓,分温再服。 臣億等看詳大黄黄連瀉心湯,諸本皆二味,又後附子瀉心湯,用大黄、黄連、黄芩、附子,恐是前方中亦有黄芩,後但加附子也,故後云附子瀉心湯,本云加附子也。

[1] 一錢:當依趙本《傷寒論》作"一錢匕"。錢匕,古代量取藥末的器具。《千金要方》卷一:"錢匕者,以大錢上全抄之;若云半錢匕者,則是一錢抄取一邊爾,并用五銖錢也。"

[2] 芭豆:同"巴豆"。

[3] 右三味:《千金翼方》卷九下其有"搗"。

[4] 冷粥一盃:《千金翼方》卷九其下注云"一云冷水一杯"。

續　表

《金匱玉函經》	《傷寒論(亂序)》
附子瀉心湯方第五十九： 大黄二兩　黄連　黄芩各一兩　附子一枚，炮，去皮，破，別煮，取汁 右四味，**㕮咀**，三味以麻沸湯二升漬之，須臾絞去滓，內附子汁，分温再服。	附子瀉心湯： 大黄二兩　黄連一兩　黄芩一兩　附子一枚，炮，去皮破，別煮取汁 右四味，**切**三味，以麻沸湯二升漬之，須臾絞去滓，內附子汁，分温再服。
半夏瀉心湯方第六十： 半夏半升　黄芩　乾薑　甘草炙　人參各三兩　黄連一兩　大棗**十六枚** 右七味，以水一斗煮，取六升，去滓再**煮**，取三升，温服一升，日三服。	半夏瀉心湯： 半夏半升，洗　黄芩三兩　乾薑三兩　人參三兩　甘草三兩，炙　黄連一兩　大棗**十二枚，擘** 右七味，以水一斗，煮取六升，去滓，再**煎**取三升。温服一升，日三服。
甘草瀉心湯方第六十一： 甘草四兩　黄芩三兩　乾薑三兩　半夏半升　黄連一兩　大棗十二枚 右六味，以水一斗煮，取六升，去滓再煎，取三升，温服一升，日三服。	甘草瀉心湯： 甘草四兩，**炙**　黄芩三兩　乾薑三兩　半夏半升**洗**　大棗十二枚，**擘**　黄連一兩 右六味，以水一斗，煮取六升，去滓，再煎取三升。温服一升，日三服。**臣億等謹按：上生薑瀉心湯法，本云理中人參黄芩湯，今詳瀉心以療痞，痞氣因發陰而生，是半夏、生薑、甘草瀉心三方，皆本於理中也。其方必各有人參。今甘草瀉心中無者，脱落之也。又按：《千金》并《外臺秘要》，治傷寒、䘌食用此方皆有人參，知脱落無疑。**
生薑瀉心湯方第六十二： 生薑四兩　人參　甘草　黄芩各三兩　半夏半升　乾薑　黄連各一兩　大棗十二枚 右八味，以水一斗煮，取六升，去滓再煎，取三升，温服一升，日三服。	生薑瀉心湯： 生薑四兩，**切**　甘草三兩，炙　人參三兩　乾薑一兩　黄芩三兩　半夏半升，**洗**　黄連一兩　大棗十二枚，**擘** 右八味，以水一斗，煑取六升，去滓，再煎取三升。温服一升，日三服。**附子瀉心湯，本云加附子半夏瀉心湯，甘草瀉心湯，同體別名耳，生薑瀉心湯，本云理中人參黄芩湯，去桂枝、术，加黄連，并瀉肝法。**
禹餘糧**圓**方： 闕	禹餘糧**丸**： 闕
赤石脂禹餘糧湯方第六十三： 赤石脂**一觔**，碎　禹餘糧一觔，碎 右二味，以水六升煮二升，去滓，分温三服。	赤石脂禹餘糧湯： 赤石脂**一斤**，碎　**太一**禹餘糧一斤，碎 右二味，以水六升，煑取二升，去滓，分温三服。
旋**覆**代赭石湯第六十四： 旋**覆**花三兩　代赭**石**一兩　人參二兩　大棗十二枚　生薑五兩　半夏半升　甘草**二兩** 右七味，以水一斗煮，取六升，去滓再煎，取三升，温服一升，日三服。	旋**復**代赭湯： 旋**復**花三兩　人參二兩　生薑五兩　代赭一兩　甘草**三兩，炙**　半夏半升，**洗**　大棗十二枚，**擘** 右七味，以水一斗，煑取六升，去滓，再煎取三升。温服一升，日三服。
瓜蒂散方第六十五： 瓜蒂熬黄　赤小豆**各六銖** 右二味，各別搗，篩爲散，合治之，取一錢匕[1]，以香豉一合，用熱湯七合煮，作稀糜，去滓，取汁和散，温頓服之。不吐者少少加，得快吐乃止。諸亡血虚家，不可與瓜蒂散。	瓜蔕散： 瓜蔕**一分**，熬黄　赤小豆**一分** 右二味，各別擣篩，爲散，**已**合治之，取一錢匕，以香豉一合，用熱湯七合，煑作稀糜，去滓，取汁和散，温頓服之，不吐者，少少加，得快吐乃止。諸亡血虚家，不可與瓜蔕散。
白虎湯方第六十六： 石膏一觔，碎　知母六兩　甘草二兩　粳米六合 右四味，以水一斗煮，米熟湯成，去滓，温服一升，日三服。	白虎湯： 知母六兩　石膏一斤，碎　甘草二兩，**炙**　粳米六合 右四味，以水一斗，煑米熟，湯成去滓，温服一升。日三服。

[1] 一錢匕：《千金翼方》卷九作“半錢匕”。

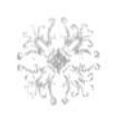

《金匱玉函經》	《傷寒論(亂序)》
白虎加人参湯方第六十七： 人參三兩　石膏一觔　知母六兩　甘草二兩　粳米六合 右五味，以水一斗煮，米熟湯成，去滓，温服一升，日三服。	白虎加人參湯： 知母六兩　石膏一斤，**碎，綿裹**　甘草**炙**，二兩　粳米六合 人參三兩 右五味，以水一斗，煑米熟湯成，去滓，温服一升，日三服。
桂枝附子湯方第六十八： 桂枝四兩　附子三枚，炮　甘草二兩，炙　大棗**十五枚**　生薑三兩 右五味，以水六升煮，取二升，去滓，分温三服。	桂枝附子湯： 桂枝四兩，**去皮**　附子三枚，炮，**去皮破**　生薑三兩，**切**　大棗**十二枚，擘**　甘草二兩，炙 右五味，以水六升，煑取二升，去滓，分温三服。
术附湯方第六十九： 白术四兩　附子三枚，炮　甘草**三兩**，炙　生薑**二兩**　大棗**十五枚** 右五味，以水六升煮，取二升，去滓，分温三服。一服**覺**身痺半日許，**再**服如冒狀，勿怪也。**即是**附子**與**术，并走皮**中**逐水氣，未得除，故使之耳。法當加桂四兩，其人大便堅，小便自利，**故不加桂也**。	**去桂加白术**湯： 附子三枚，炮，**去皮破**　白术四兩　生薑**三兩，切**　甘草二兩，炙　大棗**十二枚，擘** 右五味，以水六升，煑取二升，去滓，分温三服，**初一服，其人身如**痺，半日許**復**服**之，三服都盡，其人**如冒狀，勿怪，**此以**附子、术，并走皮**內**，逐水氣未得除，故使之耳，法當加桂四兩，**此本一方二法**，以大便鞕，小便自利，**去桂也，以大便不鞕，小便不利，當加桂，附子三枚恐多也，虛弱家，及產婦，宜減服之。**
甘草附子湯方第七十： 甘草**三兩**，炙　附子二枚，炮　白术**三兩**　桂枝四兩 右四味，以水六升，煮取三升，去滓，温服一升，日三服，汗**出即**解，能食。汗止[1]復煩者，服五合。恐一升多者，宜服六七合爲始[2]。	甘草附子湯： 甘草**二兩**，炙　附子二枚，炮，**去皮破**　白术**二兩**　桂枝四兩，**去皮** 右四味，以水六升，煑取三升，去滓，温服一升，日三服，**初服得微**汗**則**解，能食汗止復煩者，**將**服五合，恐一升多者，宜服六七合爲始。
芍藥甘草附子湯方第七十一： 芍藥　甘草各**一兩**　附子一枚，炮 右三味，**㕮咀**，以水**三升**，煮取一升**三**合，去滓，分温三服。	芍藥甘草附子湯： 芍藥　甘草各**三兩，炙**　附子一枚，炮，**去皮，破八片** 右三味，以水**五升**，煑取一升**五**合，去滓，分温三服，**疑非仲景方**。
乾薑附子湯方第七十二： 乾薑一兩　附子一枚 右二味，以水三升煮一升，頓服**之**。	乾薑附子湯： 乾薑一兩　附子一枚，**生用，去皮，切八片** 右二味，以水三升，煑取一升，**去滓**，頓服。
十棗湯方第七十三： 芫花熬　甘遂　大戟 右三味，等分爲散，以水一升半，先煮棗十枚，取八合，去滓，内藥末，强人一錢，羸人半錢。若下少病不除，明日加半錢。	十棗湯： 芫花熬　甘遂　大戟 右三味等分，**各别擣**爲散，以水一升半，先煮**大棗肥者**十枚，取八合，去滓，内藥末，强人**服**一錢**匕**，羸人**服**半錢，**温服之，平旦服**，若下少，病不除**者**，明日**更服**，加半錢，**得快下利後，糜粥自養。**
附子湯方第七十四： 附子二枚，炮　茯苓三兩　人參二兩　白术四兩　芍藥三兩 右五味，**㕮咀**，以水八升煮，取三升，去滓，温服一升，日三服。	附子湯： 附子二枚，炮，**去皮，破八片**　茯苓三兩　人參二兩　白术四兩　芍藥三兩 右五味，以水八升，煑取三升，去滓，温服一升，日三服。

[1] 汗止：《金匱要略》第二篇吴遷本同，鄧珍本、趙開美本作“汗出”。

[2] 始：《金匱要略》第二篇吴遷本同，鄧珍本、趙開美本作“妙”。

《金匱玉函經》	《傷寒論(亂序)》
大承氣湯方第七十五： 大黄四兩,酒洗　厚朴半**觔**,炙,去皮　枳實五枚,炙　芒硝三合 右四味,以水一斗先煮二**味**,取五升,去滓,内大黄煮,取二升,去滓,内芒硝更上微火一兩沸,分温再服,得下,餘勿服。	大承氣湯： 大黄四兩,酒洗　厚朴半**斤**,炙,去皮　枳實五枚,炙　芒消三合 右四味,以水一斗,先煑二**物**,取五升,去滓,内大黄,**更**煑取二升,去滓,内芒消,更上微火一兩沸,分温再服,得下,餘勿服。
小承氣湯方第七十六： 大黄四兩　厚朴二兩,炙,去皮　枳實三枚大者,炙 右三味,以水四升煮,取一升二合,去滓,分温**三服**。初服當更衣,不爾盡飲之。若更衣,勿復服。	小承氣湯： 大黄四兩　厚朴二兩,炙,去皮　枳實三枚,大者,炙 右三味,以水四升,煑取一升二合,去滓,分温**二服**,初服湯,當更衣,不爾**者**盡飲之,若更衣**者**,勿服之。
調胃承氣湯方第七十七： 大黄四兩,清酒**浸**　甘草二兩,炙　芒硝半升 右三味,**㕮咀**,以水三升煮,**取**一升,去滓,内芒硝更上火,**微煮令**沸,**少少温服**。	調胃承氣湯： 甘草二兩,炙　芒消半升　大黄四兩,清酒**洗** 右三味,**切**,以水三升,煑**二物至**一升,去滓,内芒消,更上**微火一二**沸,**温頓服之,以調胃氣**。
桃仁承氣湯方第七十八： 桃仁五十**枚**,去皮尖　大黄四兩　桂枝二兩　甘草二兩,炙　芒硝二兩 右五味,以水七升,**先煮四味**,取二升半,去滓,内硝**更煮微沸**,温服五合,日三服,微利。	桃仁承氣湯： 桃仁五十**箇**,去皮尖　大黄四兩　桂枝二兩,**去皮**　甘草二兩,炙　芒消二兩 右五味,以水七升,煑取二升半,去滓,内芒消,**更上火微沸下火,先食**,温服五合,日三服,**當**微利。
豬苓湯方第七十九： 豬苓　茯苓　阿膠　澤瀉　滑石碎,各一兩 右五味,以水四升,先煮四味,取二升,去滓,内膠**消盡**,温服七合,日三服。	猪苓湯： 猪苓**去皮**　茯苓　澤瀉　阿膠　滑石碎,各一兩 右五味,以水四升,先煑四味,取二升,去滓,内**阿**膠**烊消**,温服七合,日三服。
蜜煎導方第八十： 蜜七合 右一味**内**銅器**中**,微火煎如飴,勿令焦,**俟**可丸,捻作挺[1]如指許長二寸,當熱作,令頭鋭,内穀道中,以手急抱,欲大便時,乃去之。 又大豬膽一枚,瀉汁,和**醋少許**,以灌穀道中,如一食頃,當大便出宿食惡物。	蜜煎方： **食**蜜七合 右一味,**於**銅器**内**,微火煎,**當須凝**如飴**狀,攪之**勿令焦**着,欲**可丸,**併手**捻作挺,令頭鋭,大如指,長二寸許,當熱時,**急作,冷則鞕**,以内穀道中,以手急抱,欲大便時,乃去之,**疑非仲景意,已試甚良**。 又大猪膽一枚,瀉汁,和**少許法醋**,以灌穀道内,如一食頃,當大便,出宿食惡物,**甚效**。
麻子仁**圓**方第八十一： 麻子仁二升　芍藥半**觔**　大黄一**觔**　厚朴一**觔**[2],炙　枳實半觔,炙　杏仁一觔 右六味**爲末,煉**蜜**爲圓**桐子大,飲服十**圓**,日三服。漸加,以**和**爲度。	麻子仁**丸**： 麻子仁二升　芍藥半**斤**　枳實半斤,炙　大黄一**斤,去皮**　厚朴一**尺**,炙,**去皮**　杏仁一**升,去皮尖,熬,别作脂** 右六味,蜜**和,丸如梧**桐子大,飲服十**丸**,日三服。漸加,以**知**爲度。
抵當**圓**方第八十二： 水蛭二十箇,熬　**䖟蟲二十五箇**　桃仁**三十箇**,去皮尖　大黄三兩 右四味,**杵**分**爲**四**圓**,以水一升煮一**圓**,取七合服之,晬時當下血,若不下,更服。	抵當**丸**： 水蛭二十箇,熬　虻蟲**二十箇,去翅足,熬**　桃仁**二十五箇**,去皮尖　大黄三兩 右四味,**擣**分四**丸**,以水一升煑一**丸**,取七合服之,晬時當下血,若不下**者**,更服。

[1] 挺：當作“梃”,棍棒。此指做成手指粗細的蜜棒條。

[2] 一觔：趙本《傷寒論》《注解傷寒論》作“一尺”,是。

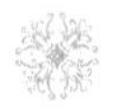

續　表

《金匱玉函經》	《傷寒論（亂序）》
抵當湯方第八十三： 水蛭三十箇，熬　蝱蟲三十箇，熬，去翅足　桃仁二十箇，去皮尖　大黄三兩，酒**浸** 右四味**爲末**，以水五升煮，取三升，去滓，温服一升，不下再服。	抵當湯： 水蛭熬　虻蟲各三十箇，去翅足，熬　桃仁二十箇，去皮尖　大黄三兩，酒**洗** 右四味，以水五升，煑取三升，去滓，温服一升，不下更服。
茵蔯蒿湯方第八十四： 茵蔯蒿六兩　梔子十四枚，擘　大黄二兩，去皮 右三味以水**一斗**，先煮茵蔯，減六升，内二味煮，取三升，去滓，分温三服，小便當利，尿如皂角汁狀，色正赤，一宿腹減，黄從小便去也。	茵蔯蒿湯： 茵蔯蒿六兩　梔子十四枚，擘　大黄二兩，去皮 右三味，以水**一斗二升**，先煮茵蔯，減六升，内二味，煮取三升，去滓，分三服，小便當利，尿如皂莢汁狀，色正赤，一宿腹減，黄從小便去也。
黄連阿膠湯方第八十五： 黄連四兩　黄芩**一兩**　芍藥二兩　雞子黄二枚　阿膠三兩 右五味，以水**五升**，先煮三物，取二升，去滓，内膠烊盡，小冷，内雞子黄，攪令相得，温服七合，日三服。	黄連阿膠湯： 黄連四兩　黄芩**二兩**　芍藥二兩　雞子黄二枚　阿膠三兩**，一云三挺** 右五味，以水**六升**，先煮三物，取二升，去滓，内膠烊盡，小冷，内雞子黄，攪令相得，温服七合，日三服。
黄連湯方第八十六： 黄連**二兩**　甘草炙，**一兩**　乾薑**一兩**　桂枝二兩　人參二兩　半夏**五合**　大棗十二枚 右七味，以水一斗煮，取六升，去滓，**分五服，日三服，夜二服**。	黄連湯： 黄連**三兩**　甘草**三兩**，炙　乾薑**三兩**　桂枝**三兩，去皮**　人參二兩　半夏**半升，洗**　大棗十二枚，**擘** 右七味，以水一斗，煑取六升，去滓，**温服，晝三夜二，疑非仲景方**。
桃花湯方第八十七： 赤石脂一**觔**，一半全用，一半篩末　乾薑一兩　粳米一升 右三味，以水七升煮，米令熟，去滓，温服[1]七合，内赤石脂末方寸匕，日三服。若一服愈，餘勿服。	桃花湯： 赤石脂一**斤**，一半全用，一半篩末　乾薑一兩　粳米一升 右三味，以水七升，煑米令熟，去滓，温服七合，内赤石脂末方寸匕，日三服，若一服愈，餘勿服。
吴茱萸湯方第八十八： 吴茱萸一升，洗　人參三兩　生薑六兩　大棗十二枚 右四味，以水七升煮，取二升，去滓，温服七合，日三服。	吴茱萸湯： 吴茱萸一升，**湯洗七遍**　人參三兩　大棗十二枚，**擘**　生薑六兩，**切** 右四味，以水七升，煑取二升，去滓，温服七合，日三服。
豬膚湯方第八十九： 豬膚一**觔** 右以水一斗煮，取五升，去滓，加白蜜一升、白粉五合熬香，和相得，温分六服。	猪膚湯： 猪膚一**斤** 右**一味**，以水一斗，煑取五升，去滓，加白蜜一升。白粉五合，熬香，和**令**相得，温分六服。
桔梗湯方第九十： 桔梗一兩　甘草二兩 右二味，以水三升煮，取一升，去滓，**分温**再服。	桔梗湯： 桔梗一兩　甘草二兩 右二味，以水三升，煑取一升，去滓，**温分**再服。
苦酒湯方第九十一： 雞子一枚，去黄，内苦酒**於殼中**　半夏洗，破如棗核**大**，十四枚，**内苦酒中** 右以雞子殼，置刀鐶中，安火上，三沸，去滓，**細**含嚥之，不差更作。	苦酒湯： 半夏洗，破如棗核，十四枚　雞子一枚，去黄，内**上**苦酒，**着雞子殼中** 右**二味，内半夏，着苦酒中**，以雞子殼，置刀環中，安火上，**令**三沸，去滓，**少少**含嚥之，不差，更作**三劑**。

[1] 温服：《千金翼方》卷十作“温取”，《金匱要略》第十七篇吴遷本同；鄧珍本、趙開美本無“服”字。

《金匱玉函經》	《傷寒論(亂序)》
半夏散方第九十二： 半夏　桂枝　甘草炙，**各等分** 右三味，各別搗，篩合治之，白飲和服方寸匕，日三服。若不能散服，以水一升，煎七沸，內散**一二**方寸匕，更**煎**三沸，下火令小冷，少少嚥之。	半夏散**及湯**： 半夏**洗**　桂枝**去皮**　甘草炙 右三味，**等分**，各別擣篩**已**，合治之，白飲和，服方寸匕，日三服，若不能散服**者**，以水一升，煎七沸，內散**兩**方寸匕，更**煑**三沸，下火令小冷，少少嚥之。**半夏有毒，不當散服**[1]。
白通湯方第九十三： 蔥白四莖　乾薑一兩　附子一枚，生**用**，去皮，破 右三味，以水三升煮，取一升，去滓，分溫再服。	白通湯： 葱白四莖　乾薑一兩　附子一枚，生，去皮，破**八片** 右三味，以水三升，煑取一升，去滓，分溫再服。
白通加豬膽汁湯方第九十四： 蔥白四莖　乾薑一兩　附子一枚，生**用**，去皮，破　人尿五合　豬膽汁一合 右以水三升，煮一升，去滓，內**人尿膽汁**，和相得，分溫再服，無膽亦可。	白通加猪膽湯： 葱白四莖　乾薑一兩　附子一枚，生，去皮，破**八片**　人尿五合　猪膽汁一合 右**五味**，以水三升，煑**取**一升，去滓，內**膽汁人尿**，和**令**相得，分溫再服，**若**無膽亦可**用**。
真武湯方第九十五： 茯苓　芍藥　生薑各三兩　白朮二兩　附子一枚，炮 右五味，以水八升煮，取三升，去滓，溫服七合，日三服。若欬者，加五味子半升，**細辛、乾薑各一兩**。若小便利者，去茯苓。若下利者，去芍藥加乾薑二兩。若嘔者，去附子加生薑，足前**成**半觔。	真武湯： 茯苓三兩　芍藥三兩　白朮二兩　生薑三兩，切　附子一枚，炮，去皮，破八片 右五味，以水八升，煑取三升，去滓，溫服七合，日三服，若欬者，加五味子半升，**細辛一兩，乾薑一兩**，若小便利者，去茯苓，若下利者，去芍藥，加乾薑二兩，若嘔者，去附子，加生薑，足前爲**半**斤。
烏梅**圓**方第九十六： 烏梅三百**箇**　細辛六兩　乾薑十兩　黃連**一觔**　當歸四兩　附子六兩，炮　蜀椒四兩，**去子**　桂枝六兩　人參六兩　黃蘗六兩 右十味，異搗篩，合治之，以苦酒漬烏梅一宿，去核，蒸之五**升**[2]米下，飯熟**取**擣成泥，和藥令相得，內臼中，與蜜杵二千**圓**，如梧桐子大，先食飲服十**圓**，日三服，稍加至二十**圓**，禁生冷、滑物、**食臭**等。	烏梅**丸**： 烏梅三百**枚**　細辛六兩　乾薑十兩　黃連**十六兩**　當歸四兩　附子六兩，炮，**去皮**　蜀椒四兩，**出汗**　桂枝**去皮**，六兩　人參六兩　黃蘗六兩 右十味，異擣篩，合治之，以苦酒漬烏梅一宿，去核，蒸之五**斗**米下，飯熟，擣成泥，和藥令相得，內臼中，與蜜杵二千**下**，**丸**如梧桐子大，先食飲服十**丸**，日三服，稍加至二十**丸**，禁生冷、滑物、**臭食**等。
乾薑黃芩黃連人參湯方第九十七： 乾薑　黃芩　黃連　人參各三兩 右四味，以水六升煮，取二升，去滓，分溫再服。	乾薑黃芩黃連人參湯： 乾薑　黃芩　黃連　人參各三兩 右四味，以水六升，煑取二升，去滓，分溫再服。
白頭翁湯方第九十八： 白頭翁　黃連　黃蘗　秦皮各三兩 右四味，以水七升煮，取二升，去滓，溫服一升，不愈更服一升。	白頭翁湯： 白頭翁**二兩**　黃蘗三兩　黃連三兩　秦皮三兩 右四味，以水七升，煑取二升，去滓，溫服一升，不愈，更服一升。
黃芩人參湯方第九十九： 黃芩　人參　桂枝　乾薑各二兩　半夏半升　大棗十二枚 右六味，以水七升煮，取二升，去滓，分溫再服。	（無）
黃芩湯方第一百： 芍藥二兩　黃芩　甘草二兩，炙　大棗十二枚 右四味，以水一斗煮，取三升，去滓，溫服一升，日再**服**，夜一服。	黃芩湯： 黃芩三兩　芍藥二兩　甘草二兩，炙　大棗十二枚，**擘** 右四味，以水一斗，煑取三升，去滓，溫服一升，日再夜一服。

[1]　半夏有毒不當散服：此內容《玉函》無，當爲後人沾注。

[2]　五升：趙本《傷寒論》作“五斗”。按，此處“五斗米”相對於藥物的用量過大，應當爲“五升米”。

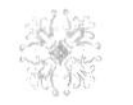

續　表

《金匱玉函經》	《傷寒論(亂序)》
黄芩加半夏生薑湯方第一百一： 黄芩三兩　芍藥　甘草炙,各二兩　大棗十二枚　半夏半升　生薑一兩半 右六味,以水一斗煮,取三升,去滓,温服一升,日再服,夜一服。	黄芩加半夏生薑湯： 黄芩三兩　芍藥二兩　甘草二兩,炙　大棗十二枚,**擘**　半夏半升,**洗**　生薑一兩半,**一方,三兩,切** 右六味,以水一斗,煑取三升,去滓,温服一升,日再夜一服。
理中**圓及湯**方第一百二： 人參　甘草炙　白术　乾薑各三兩 右四味,搗篩**爲末**,蜜和圓,如雞黄大,以沸湯數合,和一**圓**,研碎温服之,日三服,夜二服。腹中未熱,益至三四圓,然不及湯。湯法以四物依兩數切,用水八升,煮取三升,去滓,温服一升,日三服。 加減法： 若臍上築者,腎氣動也,去术加桂四兩。吐多者,去术加生薑三兩。下多者,還用术。悸者,加茯苓二兩。渴欲得水者加术,足前成四兩半。腹中痛者加人參,足前成四兩半。寒者加乾薑,足前成四兩半。腹滿者去术加附子一枚。 服湯後如食頃,飲熱粥一升許,微自温,勿發揭衣被。	理中**丸**方**下有作湯加減法**： 人參　乾薑　甘草炙　白术各三兩 右四味,擣篩,蜜和**爲**丸,如雞**子**黄**許**大,以沸湯數合,和一**丸**,研碎,温服之,日三四,夜二服,腹中未熱,益至三四丸,然不及湯,湯法以四物,依兩數切,用水八升,煑取三升,去滓,温服一升,日三服。 若臍上築者,腎氣動也,去术加桂四兩。吐多者,去术加生薑三兩。下多者,還用术。悸者,加茯苓二兩。渴欲得水者加术,足前成四兩半。腹中痛者加人參,足前成四兩半。寒者加乾薑,足前成四兩半。腹滿者去术,加附子一枚。 服湯後如食頃,飲熱粥一升許,微自温,勿發揭衣被。
四逆散方第一百三： 甘草炙　柴胡　芍藥　枳實**炙,各十分** 右四味**爲散**,白飲服方寸匕,日三服。欬者加五味子、乾薑各五分,并主**久痢**,悸者加桂枝五分,小便不利者加茯苓五分,腹痛者加附子一枚炮,泄利下重者,先以水五升,煮薤白三升,取三升,去滓,以散三方寸匕,内湯中,煮取一升半,分温再服。	四逆散： 甘草炙　枳實**破,水漬,炙乾**　柴胡　芍藥 右四味,**各十分擣篩**,白飲**和**服方寸匕,日三服。欬者,加五味子、乾薑各五分,并主**下**利,悸者加桂枝五分,小便不利者加茯苓五分,腹**中**痛者加附子一枚,炮**令坼**,泄利下重者,先以水五升,煑薤白三升,**煑**取三升,去滓,以散三方寸匕,内湯中,煑取一升半,分温再服。
四逆湯方第一百四： 甘草二兩,炙　乾薑一兩半　附子一枚,生,去皮,破 右三味,以水三升煮,取一升二合,去滓,分温再服,强人可大附子一枚,乾薑三兩。	四逆湯： 甘草二兩,炙　乾薑一兩半　附子一枚,生**用**,去皮,破**八片** 右三味,以水三升,煑取一升二合,去滓,分温再服,强人可大附子一枚,乾薑三兩。
通脉四逆湯方第一百五： 乾薑三兩,强人四兩　甘草二兩,炙　附子大者一枚,生用,破 右三味,以水三升煮,取一升二合,去滓,分温再服,其脉即出者愈。 面色赤者加蔥九莖,腹中痛者加芍藥二兩,嘔者加生薑二兩,咽痛者加桔梗**二**兩,利止脉不出者加人參二兩。	通脉四逆湯： 甘草二兩,炙　附子大者一枚,生用,**去皮**,破**八片**　乾薑三兩,强人**可**四兩 右三味,以水三升,煑取一升二合,去滓,分温再服,其脉即出者愈。 面色赤者加葱九莖,腹中痛者**去葱**加芍藥二兩,嘔者加生薑二兩,咽痛者**去芍藥**加桔梗**一**兩,利止脉不出者**去桔梗**加人參二兩。**病皆與方相應者,乃服之。**
人參四逆湯方第一百六： 人參一兩　甘草二兩,炙　乾薑一兩半　附子一枚,生 右四味,以水三升煮,取一升二合,去滓,分温再服。	**四逆加人參湯**： 甘草二兩,炙　附子一枚,生,**去皮,破八片**　乾薑一兩半　人參一兩 右四味,以水三升,煑取一升二合,去滓,分温再服。
茯苓四逆湯方第一百七： 茯苓四兩　甘草二兩,炙　乾薑一兩半　附子一枚,生　人參一兩 右五味,**㕮咀**,以水五升煮,取**一升二合**,去滓,**分温再服**。	茯苓四逆湯： 茯苓四兩　人參一兩　附子一枚,生**用,去皮,破八片**　甘草二兩,炙　乾薑一兩半 右五味,以水五升,煑取**三升**,去滓,**温服七合,日二服**。

《金匱玉函經》	《傷寒論(亂序)》
通脉四逆加豬膽汁湯方第一百八： 乾薑三兩　甘草二兩,炙　附子大者一枚,生　豬膽汁**四合**[1] 右三味,以水三升煮,取一升二合,去滓,内豬膽汁,分温再服。	通脉四逆加猪膽湯： 甘草二兩,炙　乾薑三兩,**强人可四兩**　附子大者一枚,生,**去皮,破八片**　猪膽汁**半合** 右四味,以水三升,煮取一升二合,去滓,内猪膽汁,分温再服。**其脉即來,無猪膽,以羊膽代之。**
當歸四逆湯方第一百九： 當歸　桂枝　芍藥各三兩　細辛**一兩**　大棗二十五枚　甘草炙　通草各二兩 右七味,**㕮咀**,以水八升煮,取三升,去滓,温服一升,日三服。	當歸四逆湯： 當歸三兩　桂枝三兩,**去皮**　芍藥三兩　細辛**三兩**　甘草二兩,炙　通草二兩　大棗二十五枚,**擘,一法,十二枚** 右七味,以水八升,煑取三升,去滓,温服一升,日三服。
當歸四逆加吴茱萸生薑湯方第一百十： 當歸　桂枝　芍藥　細辛　甘草炙　通草各三兩　大棗二十五枚　吴茱萸二**兩**　生薑半**觔** 右九味,**㕮咀**,以水**四升**,清酒**四升**煮,取**三升**,去滓,**温服一升,日三**。	當歸四逆加吴茱萸生薑湯： 當歸三兩　芍藥三兩　甘草**二兩**,炙　通草**二兩**　桂枝三兩,去皮　細辛三兩　生薑半**斤,切**　吴茱萸二**升**　大棗二十五枚,**擘** 右九味,以水**六升**,清酒**六升和**,煑取**五升**,去滓,**温分五服**。**一方水酒各四升。**
燒裩散方第一百十一： **右取**婦人中裩近隱處,**剪**燒灰,**以水和**服方寸匕,日三服。小便即利,陰頭微腫**則**愈。婦人病,取男子裩**當**[2]燒**灰**。	燒褌散： 婦人中褌近隱處,**取**燒**作**灰。 **右一味**,水服方寸匕,日三服。小便即利,陰頭微腫,**此爲愈矣**,婦人病取男子褌燒**服**。
枳實梔子豉湯方第一百十二： 枳實三枚,炙　梔子十四**枚**,擘　豉一升,綿裹 右以清漿水[3]七升,空**煎**,**減三升**,内枳實梔子煮,取二升,**内**豉更煮五六沸,去滓,分温再服,**取汗出**。若有宿食,加大黄,如博棊子大五六枚。	枳實梔子湯： 枳實三枚,炙　梔子十四**箇**,擘　豉一升,綿裹 右**三味**,以清漿水七升,空**煑取四升**,内枳實、梔子,煑取二升,**下**豉,更煑五六沸,去滓,温分再服,**覆令微似汗**。若有宿食**者**,**内**大黄,如博碁子五六枚,**服之愈**。
牡蠣澤瀉散方第一百十三： 牡蠣熬　澤瀉　栝蔞根　蜀漆洗,去腥　葶藶熬　商陸根熬　海藻洗去鹹,各等分 右七味爲散,白飲和服方寸匕,小便利即止。	牡蠣澤瀉散： 牡蠣熬　澤瀉　蜀漆**煖水**洗,去腥　葶藶**子**熬　商陸根熬　海藻洗去鹹　栝樓根各等分 右七味,**異擣,下篩**爲散,**更於臼中治之**,白飲和服方寸匕,**日三服**,小便利,**止後服**。
竹葉石膏湯方第一百十四： 竹葉二把　石膏一**觔**　半夏半升　人參**三兩**　甘草二兩,炙　粳米半升　麥門冬一升,去心 右七味,以水一斗煮,取六升,去滓,内粳米煮,米熟湯成,去米,温服一升,日三服。	竹葉石膏湯： 竹葉二把　石膏一**斤**　半夏半升,**洗**　麥門冬一升,去心　人參**二兩**　甘草二兩,炙　粳米半升 右七味,以水一斗,煑取六升,去滓,内粳米,煑米熟湯成,去米,温服一升,日三服。
麥門冬湯方第一百十五 麥門冬七升　半夏一升　人參二兩　甘草二兩,炙　粳米三合　大棗十二枚 右六味,以水一斗六升煮,取六升,温服一升,日三,夜一服。	(無)

［1］　四合：趙本《傷寒論》《注解傷寒論》作"半合",是。

［2］　裩當：即褌襠。"裩",同"褌"。

［3］　清漿水：《千金翼方》卷十作"酢漿"。清代吴儀洛《傷寒分經》云："清漿水,一名酸漿水。炊粟米熟,投冷水中浸五六日,味酢生白花,色類漿,故名。若浸至敗者害人。其性凉善走,能調中氣,通關開胃,解煩渴,化滯物。"

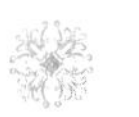

附 遺

《金匱玉函經》附遺内容對比,見表6-34。

表6-34 《金匱玉函經》附遺

《金匱玉函經》
附遺
調氣飲: 治赤白痢,小腹痛不可忍,下重,或面青手足俱變者,用黄蠟三錢,阿膠三錢,同溶化,入黄連末五錢,攪勻,分三次熱服,神妙。
猪肚黄連丸: 治消渴飲水,用雄猪肚一枚,入黄連末五兩,栝樓根、白粱米各四兩,知母三兩,麥門冬三兩,縫定蒸熟,搗丸如梧子大,每服三十丸,米飲下。
青木香丸: 主陽衰諸不足,用崑崙青木香,六路訶子皮,各二十兩,擣篩,糖和丸,梧子大,每空腹酒下三十丸,日再,其效尤速。
治五噎吐逆,心膈氣滯,煩悶不下,用蘆根五兩,剉,以水三大盞,煮取二盞,去渣,温服。
治小兒羸瘦,用甘草三兩,炙焦爲末,蜜丸緑豆大,每温水下五丸,日二服。
治小兒撮口發噤,用生甘草二錢半,水一盞,煎六分,温服,令吐痰涎,後以乳汁點兒口中。
治小兒中蠱欲死者,用甘草五錢,水二盞,煎五分服,當吐出。

第七篇　《金匱要略》三種傳本列表對比

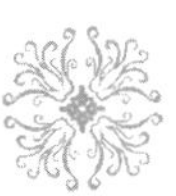

《金匱要略》三種傳本卷篇對比

《金匱要略》三種傳本卷篇名對比見表7－1。

表7－1 《金匱要略》三種傳本卷篇名對比

吴遷本	鄧珍本	趙開美本
金匱要略方卷上 藏府經絡先後病脉證第一	**新編金匱方論卷上** 臟腑經絡先後病脉證第一	**金匱要略方論卷上** 臟腑經絡先後病脉證第一
痓濕暍病脉證并治第二	痓濕暍病脉證治第二	痓濕暍病脉證第二
百合狐惑陰陽毒病脉證并治第三	百合狐惑陰陽毒病證治第三	百合狐惑陰陽毒病證治第三
瘧病脉證并治第四	瘧病脉證并治第四	瘧病脉證并治第四
中風歷節病脉證并治第五	中風歷節病脉證并治第五	中風歷節病脉證并治第五
血痺虚勞病脉證并治第六	血痺虚勞病脉證并治第六	血痺虚勞病脉證并治第六
肺痿肺癰欬嗽上氣病脉證并治第七	肺痿肺癰欬嗽上氣病脉證治第七	肺痿肺癰欬嗽上氣病脉證治第七
奔肫氣病脉證并治第八	奔㹠氣病脉證治第八	奔㹠氣病脉證治第八
胸痺心痛短氣病脉證并治第九	胸痺心痛短氣病脉證治第九	胸痺心痛短氣病脉證治第九
腹滿寒疝宿食病脉證并治第十	腹滿寒疝宿食病脉證治第十	腹滿寒疝宿食病脉證治第十
金匱要略方卷中 五藏風寒積聚病脉證并治第十一	**新編金匱方論卷中** 五藏風寒積聚病脉證并治第十一	**金匱要略方論卷中** 五臟風寒積聚病脉證并治第十一
痰飲欬嗽病脉證并治第十二	痰飲欬嗽病脉證并治第十二	痰飲欬嗽病脉證并治第十二
消渴小便利淋病脉證并治第十三	消渴小便利淋病脉證并治第十三	消渴小便利淋病脉證并治第十三
水氣病脉證并治第十四	水氣病脉證并治第十四	水氣病脉證并治第十四
黄疸病脉證并治第十五	黄疸病脉證并治第十五	黄疸病脉證并治第十五
驚悸衄吐下血胷滿瘀血病脉證并治第十六	驚悸吐衄下血胸滿瘀血病脉證治第十六	驚悸吐衄下血胸滿瘀血病脉證治第十六
嘔吐噦下利病脉證并治第十七	嘔吐噦下利病脉證治第十七	嘔吐噦下利病脉證治第十七
瘡癰腸癰浸淫病脉證并治第十八	瘡癰腸癰浸淫病脉證并治第十八	瘡癰腸癰浸淫病脉證并治第十八
趺蹷手指臂脛轉筋陰狐疝蚘蟲病脉證并治第十九	趺蹷手指臂腫轉筋陰狐疝蚘蟲病脉證治第十九	趺蹶手指臂腫轉筋陰狐疝蚘蟲病脉證治第十九
褋療方第二十		
金匱要略方卷下 婦人姙娠病脉證并治第二十一	**新編金匱方論卷下** 婦人妊娠病脉證并治第二十	**金匱要略方論卷下** 婦人妊娠病脉證并治第二十
婦人産後病脉證并治第二十二	婦人産後病脉證治第二十一	婦人産後病脉證治第二十一
婦人褋病脉證并治第二十三	婦人雜病脉證并治第二丨二	婦人雜病脉證并治第二十二
	雜療方第二十三	雜療方第二十三
禽獸蟲魚禁忌并治第二十四	禽獸魚虫禁忌并治第二十四	禽獸魚蟲禁忌并治第二十四
果實菜穀禁忌并治第二十五	菓實菜穀禁忌并治第二十五	果實菜穀禁忌并治第二十五

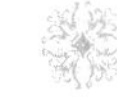

金匱要略方卷上

《金匱要略方》卷上内容對比,見表7－2~表7－12。

表7－2　吴遷本、鄧珍本、趙開美本卷上開篇内容對比

吴遷本	鄧珍本	趙開美本
金匱**要略**方卷上	**新編**金匱方**論**卷上	金匱**要略**方**論**卷上
問曰:上工治未病,何也?師曰:夫治未病者,見肝之病,知肝傳脾,當先實脾。四季脾**正**[1]不受邪,即勿補之。中工不曉相傳,見肝之病,不解實脾,惟治肝也。夫肝之病,補用**酸**,助用焦苦,益用甘味之藥調之。酸入肝,焦苦入心,甘入脾。脾能傷腎,腎氣微弱則水不行,水不行則心火氣盛,**火氣盛**則傷肺,肺被傷則金氣不行,金氣不行則肝氣盛,則肝自愈。此治肝補[2]之要妙也。肝虛則用此法,實則不在用之。經**云**:"虛虛實實,補不足損有餘。"是其義也。餘藏準此。	問曰:上工治未病,何也?師曰:夫治未病者,見肝之病,知肝傳脾,當先實脾。四季脾**王**不受邪,即勿補之。中工不曉相傳,見肝之病,不解實脾,惟治肝也。夫肝之病,補用**醋**[3],助用焦苦,益用甘味之藥調之。酸入肝,焦苦入心,甘入脾。脾能傷腎,腎氣微弱則水不行,水不行則心火氣盛,則傷肺,肺被傷則金氣不行,金氣不行則肝氣盛,則肝自愈。此治肝補**脾**之要妙也。肝虛則用此法,實則不在用之。經**曰**:"虛虛實實,補不足損有餘。"是其義也。餘藏準此。	問曰:上工治未病,何也?師曰:夫治未病者,見肝之病,知肝傳脾,當先實脾。四季脾**王**不受邪,即勿補之。中工不曉相傳,見肝之病,不解實脾,惟治肝也。夫肝之病,補用**酸**,助用焦苦,益用甘味之藥調之。酸入肝,焦苦入心,甘入脾。脾能傷腎,腎氣微弱則水不行,水不行則心火氣盛,則傷肺,肺被傷則金氣不行,金氣不行則肝氣盛,則肝自愈。此治肝補**脾**之要妙也。肝虛則用此法,實則不在用之。經**曰**:"虛虛實實,補不足損有餘。"是其義也。餘藏準此。
夫人禀五常,因風氣而生長,風氣雖餘[4]生萬物,亦能害萬物,如水能浮舟,亦能覆舟。若五**藏**元真通暢,人即安和,客氣邪風,中人多死。千般疢難,不越三條:一者,經絡受邪,入**藏府**,爲内所因也;二者,四肢九竅,血脉相傳,壅塞不通,爲外皮膚所中也;三者,房室、金刃、蟲獸所傷。以此詳之,病由都盡。若人能養慎,**莫**令邪風干忤經絡,適中經絡,未流傳**府藏**,即醫治之;四肢**亦**[5]覺重滯,即導引、吐納、針灸、膏摩,勿令九竅閉塞;更能無犯王法、禽獸、災傷,房室勿令竭**之**,服食節其冷熱、苦酸辛甘,不遣形體有衰,病則無由入其腠理。腠者,是三焦通會[6]元真之處,爲血氣所注;理者,是皮膚**藏府**之文理也。	夫人禀五常,因風氣而生長,風氣雖能生萬物,亦能害萬物,如水能浮舟,亦能覆舟。若五**臟**元真通暢,人即安和,客氣邪風,中人多死。千般疢難,不越三條:一者,經絡受邪,入**臟腑**,爲内所因也;二者,四肢九竅,血脉相傳,壅塞不通,爲外皮膚所中也;三者,房室、金刃、蟲獸所傷。以此詳之,病由都盡。若人能養慎,**不**令邪風干忤經絡,適中經絡,未流傳**腑臟**,即醫治之;四肢**才**覺重滯,即導引、吐納、鍼灸、膏摩,勿令九竅閉塞;更能無犯王法、禽獸、災傷,房室勿令竭**乏**,服食節其冷熱、苦酸辛甘,不遣形體有衰,病則無由入其腠理。腠者,是三焦通會元真之處,爲血氣所注;理者,是皮膚**臟腑**之文理也。	夫人禀五常,因風氣而生長,風氣雖能生萬物,亦能害萬物,如水能浮舟,亦能覆舟。若五臟元真通暢,人即安和,客氣邪風,中人多死。千般疢難,不越三條:一者,經絡受邪,入**臟腑**,爲内所因也;二者,四肢九竅,血脉相傳,壅塞不通,爲外皮膚所中也;三者,房室、金刃、蟲獸所傷。以此詳之,病由都盡。若人能養慎,**不**令邪風干忤經絡,適中經絡,未流傳**腑臟**,即醫治之;四肢**纔**覺重滯,即導引、吐納、鍼灸、膏摩,勿令九竅閉塞;更能無犯王法、禽獸、災傷,房室勿令竭**乏**,服食節其冷熱、苦酸辛甘,不遣形體有衰,病則無由入其腠理。腠者,是三焦通會元真之處,爲血氣所注;理者,是皮膚**臟腑**之文理也。

[1] 脾正:"正"字誤,當作"王",通"旺",旺盛。

[2] 治肝補:"補"字下脱一"脾"字。

[3] 補用醋:"醋"字誤,當作"酸"。

[4] 餘:同"能"。

[5] 亦:通"一",一旦,一經。鄧本作"才",趙本作"纔",義近。

[6] 會:同"會"。

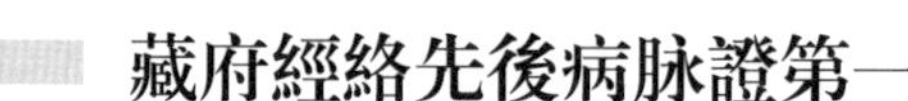

藏府經絡先後病脉證第一

表7-3 吴遷本、鄧珍本、趙開美本藏府經絡先後病脉證内容對比

吴遷本	鄧珍本	趙開美本
藏府經絡先後病脉證第一	臟腑經絡先後病脉證第一	臟腑經絡先後病脉證第一
（無）	論十三首　脉證二條	論十三首　脉證二條
（見表7-2）	問曰：上工治未病，何也？師曰：夫治未病者，見肝之病，知肝傳脾，當先實脾。四季脾王不受邪，即勿補之。中工不曉相傳，見肝之病，不解實脾，惟治肝也。夫肝之病，補用醋，助用隻苦，益用甘味之藥調之。酸入肝，焦苦入心，甘入脾。脾能傷腎，腎氣微弱則水不行，水不行則心火氣盛，則傷肺，肺被傷則金氣不行，金氣不行則肝氣盛，則肝自愈。此治肝補脾之要妙也。肝虚則用此法，實則不在用之。《經》曰："虚虚實實，補不足損有餘。"是其義也。餘藏準此。	問曰：上工治未病，何也？師曰：夫治未病者，見肝之病，知肝傳脾，當先實脾。四季脾王不受邪，即勿補之。中工不曉相傳，見肝之病，不解實脾，惟治肝也。夫肝之病，補用酸，助用焦苦，益用甘味之藥調之。酸入肝，焦苦入心，甘入脾。脾能傷腎，腎氣微弱則水不行，水不行則心火氣盛，則傷肺，肺被傷則金氣不行，金氣不行則肝氣盛，則肝自愈。此治肝補脾之要妙也。肝虚則用此法，實則不在用之。《經》曰："虚虚實實，補不足損有餘。"是其義也。餘藏準此。
（見表7-2）	夫人稟五常，因風氣而生長，風氣雖能生萬物，亦能害萬物，如水能浮舟，亦能覆舟。若五臟元真通暢，人即安和。客氣邪風，中人多死。千般疢難，不越三條：一者，經絡受邪，入臟腑，爲内所因也；二者，四肢九竅，血脉相傳，壅塞不通，爲外皮膚所中也；三者，房室、金刃、蟲獸所傷。以此詳之，病由都盡。若人能養慎，不令邪風干忤經絡，適中經絡，未流傳腑臟，即醫治之；四肢才覺重滯，即導引、吐納、鍼灸、膏摩，勿令九竅閉塞；更能無犯王法、禽獸、災傷，房室勿令竭乏，服食節其冷熱、苦酸辛甘，不遣形體有衰，病則無由入其腠理。腠者，是三焦通會元真之處，爲血氣所注；理者，是皮膚臟腑之文理也。	夫人稟五常，因風氣而生長，風氣雖能生萬物，亦能害萬物，如水能浮舟，亦能覆舟。若五臟元真通暢，人即安和。客氣邪風，中人多死。千般疢難，不越三條：一者，經絡受邪，入臟腑，爲内所因也；二者，四肢九竅，血脉相傳，壅塞不通，爲外皮膚所中也；三者，房室、金刃、蟲獸所傷。以此詳之，病由都盡。若人能養慎，不令邪風干忤經絡，適中經絡，未流傳腑臟，即醫治之；四肢纔覺重滯，即導引、吐納、鍼灸、膏摩，勿令九竅閉塞；更能無犯王法、禽獸、災傷，房室勿令竭乏，服食節其冷熱、苦酸辛甘，不遣形體有衰，病則無由入其腠理。腠者，是三焦通會元真之處，爲血氣所注；理者，是皮膚臟腑之文理也。
問曰：病人有氣色見扵面部，願聞其説。師曰：鼻頭**青色**[1]，腹中痛，苦冷者死一云：腹中冷，苦痛者死；鼻頭色微黑者，有水氣；色黄者，胷[2]上有寒；色白者，亡血；**色**設微赤，非時者死。其目正圓者，痓[3]，不治。	問曰：病人有氣色見於面部，願聞其説。師曰：鼻頭**色青**，腹中痛，苦冷者死；一云：腹中冷，苦痛者死。鼻頭色微黑者，有水氣；色黄者，胸上有寒；色白者，亡血**也**[4]；設微赤，非時者死。其目正圓者，痓，不治。	問曰：病人有氣色見於面部，願聞其説。師曰：鼻頭**色青**，腹中痛，苦冷者死；一云：腹中冷，苦痛者死。鼻頭色微黑者，有水氣；色黄者，胸上有寒；色白者，亡血**也**；設微赤，非時者死。其目正圓者，痓，不治。

[1] 青色：據鄧本與後文，當作"色青"。《千金翼方》卷二十五："仲景曰，鼻頭色青者，腹中冷，苦痛者死。"

[2] 胷：同"胸"。

[3] 痓：當作"痙"，下同。《注解傷寒論》卷二成無己注曰："痓，當作痙，傳寫之誤也。"

[4] 也：據前文，當爲"色"字之誤，屬下。當據吴遷本改。

吴遷本	鄧珍本	趙開美本
又色青爲痛,色黑爲勞,色赤爲風,色黄者便難,色鮮明者有畱[1]飲。	又色青爲痛,色黑爲勞,色赤爲風,色黄者便難,色鮮明者有留飲。	又色青爲痛,色黑爲勞,色赤爲風,色黄者便難,色鮮明者有留飲。
師曰:病人語聲寂**寂**然,喜驚呼者,骨節間病;語聲喑喑然不徹者,心膈間病;語聲啾啾細而長者,頭中病。一作痛。	師曰:病人語聲寂然,喜驚呼者,骨節間病;語聲喑喑然不徹者,心膈間病;語聲啾啾**然**細而長者,頭中病。一作痛。	師曰:病人語聲寂然,喜驚呼者,骨節間病;語聲喑喑然不徹者,心膈間病;語聲啾啾**然**細而長者,頭中病。一作痛。
師曰:息摇肩者,心中堅;息引胷中上氣者,欬;息張口短氣者,肺痿唾沫。	師曰:息摇肩者,心中堅;息引胸中上氣者,欬;息張口短氣者,肺痿唾沫。	師曰:息摇肩者,心中堅;息引胸中上氣者,欬;息張口短氣者,肺痿唾沫。
師曰:吸而微數,其病在中焦,實也,當下之即愈,虚者不治。在上焦者,其吸促;在下焦者,其吸遠,此皆難治。呼吸動摇振振者,不治。	師曰:吸而微數,其病在中焦,實也,當下之即愈,虚者不治。在上焦者,其吸促;在下焦者,其吸遠,此皆難治。呼吸動摇振振者,不治。	師曰:吸而微數,其病在中焦,實也,當下之即愈,虚者不治。在上焦者,其吸促;在下焦者,其吸遠,此皆難治。呼吸動摇振振者,不治。
師曰:寸口脉動者,因其王時而動。假令肝王色青,四時各隨其色。肝色青而反色白,非其時色脉,皆當病。	師曰:寸口脉動者,因其王時而動。假令肝王色青,四時各隨其色。肝色青而反色白,非其時色脉,皆當病。	師曰:寸口脉動者,因其王時而動。假令肝王色青,四時各隨其色。肝色青而反色白,非其時色脉,皆當病。
問曰:有未至而至,有至而不至,有至而不去,有至而太過,何謂也?師曰:冬至之後,甲子夜半少陽起,少陰[2]之時陽始生,天得温和。以未得甲子,天因温和,此爲未至而至也;以得甲子,而天未温和,**此**爲至而不至也;以得甲子,而天大寒不解,此爲至而不去也;以得甲子,而天温如盛夏五六月時,此爲至而太過也。	問曰:有未至而至,有至而不至,有至而不去,有至而太過,何謂也?師曰:冬至之後,甲子夜半少陽起,少陰之時陽始生,天得温和。以未得甲子,天因温和,此爲未至而至也;以得甲子,而天未温和,**此**爲至而不至也;以得甲子,而天大寒不解,此爲至而不去也;以得甲子,而天温如盛夏五六月時,此爲至而太過也。	問曰:有未至而至,有至而不至,有至而不去,有至而太過,何謂也?師曰:冬至之後,甲子夜半少陽起,少陰之時陽始生,天得温和。以未得甲子,天因温和,此爲未至而至也;以得甲子,而天未温和,爲至[3]而不至也;以得甲子,而天大寒不解,此爲至而不去也;以得甲子,而天温如盛夏五六月時,此爲至而太過也。
師曰:病人脉浮者在前,其病在表;浮者在後,其病在裏,腰痛背强不能行,必短氣而極**恐**[4]。	師曰:病人脉浮者在前,其病在表;浮者在後,其病在裏,腰痛背强不能行,必短氣而極**也**。	師曰:病人脉浮者在前,其病在表;浮者在後,其病在裏,腰痛背强不能行,必短氣而極**也**。
問曰:《經》云"厥陽獨行",何謂也?師曰:此爲有陽無陰,故稱厥陽。	問曰:《經》云"厥陽獨行",何謂也?師曰:此爲有陽無陰,故稱厥陽。	問曰:《經》云"厥陽獨行",何謂也?師曰:此爲有陽無陰,故稱厥陽。
問曰:寸脉沈大而滑,沈則爲實,滑則爲氣,實氣相搏[5],血氣入**藏**即死,入府即愈,此爲卒厥,何謂也?師曰:脣口青,身冷,爲入**藏**,即死;**如**身和,汗自出,爲入**府**,即愈。	問曰:寸脉沉大而滑,沉則爲實,滑則爲氣,實氣相搏,血氣入**臟**即死,入腑即愈,此爲卒厥,何謂也?師曰:脣口青,身冷,爲入**臟**,即死;**知**[6]身和,汗自出,爲入**腑**,即愈。	問曰:寸脉沈大而滑,沈則爲實,滑則爲氣,實氣相搏,血氣入**臟**即死,入腑即愈,此爲卒厥,何謂也?師曰:唇口青,身冷,爲入**臟**,即死;**如**身和,汗自出,爲入**腑**,即愈。

[1] 畱:同"留"。

[2] 少陰:俞橋本、徐鎔本作"少陽",可參。

[3] 爲至:《注解傷寒論》卷二成無己注引文"爲"字上有一"此"字,與吴遷本、鄧珍本合。

[4] 極恐:當作"極也"。極,疲困。

[5] 搏:迫近,纏結。《説文》:"搏,索持也。"全書"××相搏"("××"爲兩平行要素,如"風寒")義皆同此。一説是"摶"的誤字。摶,"團"的動詞專用字,摶聚。

[6] 知:當作"如"。《脉經》卷八:"如身温和,汗自出,爲入腑,而復自愈。"

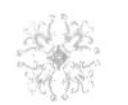

續 表

吴遷本	鄧珍本	趙開美本
問曰：脉脱入藏即死，入府**自**愈，何謂也？師曰：非爲一病，百病皆然。譬如浸滛[1]瘡，從口起流向四肢者，可治；從四肢流來入口者，不可治。**諸**病在外者可治，入裏者即死。	問曰：脉脱入臟即死，入腑**即**愈，何謂也？師曰：非爲一病，百病皆然。譬如浸淫瘡，從口起流向四肢者，可治；從四肢流來入口者，不可治。病[2]在外者可治，入裏者即死。	問曰：脉脱入臟即死，入腑**即**愈，何謂也？師曰：非爲一病，百病皆然。譬如浸淫瘡，從口起流向四肢者，可治；從四肢流來入口者，不可治。病在外者可治，入裏者即死。
問曰：陽病十八，何謂也？師曰：頭痛，項、腰、脊、髀[3]、脚掣痛。**問曰**：陰病十八，何謂也？師曰：欬、上氣、喘、噦、咽、腸鳴、脹滿、心痛、拘急。五**藏**病各有十八，合爲九十病；人又有六微，微有十八病，合爲一百八病。五勞、七傷、六極、婦人三十六病，不在其中。清邪居上，濁邪居下，大邪中表，小邪中裏，槃[4]飪之邪，從口入者，宿食也。五邪中人，各有法度：風中扵前，寒中扵暮，濕傷扵下，霧傷扵上，風令脉浮，寒令脉急，霧傷皮腠，濕流關節，食傷脾胃，極寒傷經，極熱傷絡。	問曰：陽病十八，何謂也？師曰：頭痛，項、腰、脊、臂、脚掣痛。陰病十八，何謂也？師曰：欬、上氣、喘、噦、咽、腸鳴、脹滿、心痛、拘急。五**臟**病各有十八，合爲九十病；人又有六微，微有十八病，合爲一百八病。五勞、七傷、六極、婦人三十六病，不在其中。清邪居上，濁邪居下，大邪中表，小邪中裏，槃飪之邪，從口入者，宿食也。五邪中人，各有法度：風中於前，寒中於暮，濕傷於下，霧傷於上，風令脉浮，寒令脉急，霧傷皮腠，濕流關節，食傷脾胃，極寒傷經，極熱傷絡。	問曰：陽病十八，何謂也？師曰：頭痛，項、腰、脊、臂、脚掣痛。陰病十八，何謂也？師曰：欬、上氣、喘、噦、咽、腸鳴、脹滿、心痛、拘急。五**臟**病各有十八，合爲九十病；人又有六微，微有十八病，合爲一百八病。五勞、七傷、六極、婦人三十六病，不在其中。清邪居上，濁邪居下，大邪中表，小邪中裏，槃飪之邪，從口入者，宿食也。五邪中人，各有法度：風中於前，寒中於暮，濕傷於下，霧傷於上，風令脉浮，寒令脉急，霧傷皮腠，濕流關節，食傷脾胃，極寒傷經，極熱傷絡。
問曰：病有急當救裏、救表者，何謂也？師曰：病，醫下之，續得下利清穀不止，身**體**疼痛者，急當救裏；後身**體**疼痛，清便自調者，急當救表也。	問曰：病有急當救裏、救表者，何謂也？師曰：病，醫下之，續得下利清穀不止，身**体**疼痛者，急當救裏；後身**体**疼痛，清便自調者，急當救表也。	問曰：病有急當救裏、救表者，何謂也？師曰：病，醫下之，續得下利清穀不止，身**體**疼痛者，急當救裏；後身**體**疼痛，清便自調者，急當救表也。
夫病痼疾，加以卒病，當先治其卒病，後乃治其痼疾也。	夫病痼疾，加以卒病，當先治其卒病，後乃治其痼疾也。	夫病痼疾，加以卒病，當先治其卒病，後乃治其痼疾也。
師曰：五**藏**病各有得者愈，五藏病各有所惡，各隨其所不喜者爲病。病者素不應食，而反暴思之，必發熱也。	師曰：五**藏**病各有得者愈，五藏病各有所惡，各隨其所不喜者爲病。病者素不應食，而反暴思之，必發熱也。	師曰：五**臟**病各有得者愈，五藏病各有所惡，各隨其所不喜者爲病。病者素不應食，而反暴思之，必發熱也。
夫諸病在藏，欲攻之，當隨其所得而攻之，如渴者與猪苓湯，**他**皆倣此。	夫諸病在藏，欲攻之，當隨其所得而攻之，如渴者與猪苓湯，**餘**[5]皆倣此。	夫諸病在藏，欲攻之，當隨其所得而攻之，如渴者與猪苓湯，**餘**皆倣此。

痓濕暍病脉證并治第二

表7-4　吴遷本、鄧珍本、趙開美本痓濕暍病脉證并治内容對比

吴遷本	鄧珍本	趙開美本
痓濕暍病脉證**并治**第二	痓濕暍病脉證**治**第二**暍音謁**	痓濕暍病脉證第二
脉證**一十六**條　論一首　方**一十一**首	論一首　脉證十**二**條　方十一首	論一首　脉證十**二**條　方十一首

[1] 滛：同"淫"。

[2] 病：《注解傷寒論》卷一成無己注引文"病"字上有一"諸"字，與吴遷本合。

[3] 髀：同"臂"。

[4] 槃(gǔ)：同"穀"。

[5] 餘：《傷寒論》卷一作"他"，與吴遷本合。

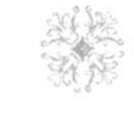

吴遷本	鄧珍本	趙開美本
太陽病,發熱無汗,反惡寒者,名曰剛痙。一作**痓**,餘同。	太陽病,發熱無汗,反惡寒者,名曰剛痓。一作**痙**,餘同。	太陽病,發熱無汗,反惡寒者,名曰剛痓。一作**痙**,餘同。
太陽病,發熱汗出,而不惡寒,名曰柔痙。	太陽病,發熱汗出,而不惡寒,名曰柔痓。	太陽病,發熱汗出,而不惡寒,名曰柔痓。
太陽病,發熱,脉沈而細者,名曰痙,爲難治。	太陽病,發熱,脉沉而細者,名曰痓,爲難治。	太陽病,發熱,脉沈而細者,名曰痓,爲難治。
太陽病,發汗太多,因致痙。	太陽病,發汗太多,因致痓。	太陽病,發汗太多,因致痓。
(見下文)	夫風病,下之則痓,復發汗,必拘急。	夫風病,下之則痓,復發汗,必拘急。
(見下文)	瘡家雖身疼痛,不可發汗,汗出則痓。	瘡家雖身疼痛,不可發汗,汗出則痓。
病者身熱足寒,頸項强急,惡寒,時頭熱,面赤,目**脉**赤,獨頭動摇,卒口噤,背反張者,痙病也。	病者身熱足寒,頸項强急,惡寒,時頭熱,面赤,目赤[1],獨頭動摇,卒口噤,背反張者,痓病也。	病者身熱足寒,頸項强急,惡寒,時頭熱,面赤,目赤,獨頭動摇,卒口噤,背反張者,痓病也。
痙病,發其汗者,寒濕相得[2],其表益虚,即惡寒甚。發其汗已,其脉如蛇,一云:其脉浛**浛**。暴腹脹大者,爲欲解。脉如故,反伏弦者,痙。	**若**發其汗者,寒濕相得,其表益虚,即惡寒甚。發其汗已,其脉如蛇,一云:其脉浛**浛**。暴腹脹大者,爲欲解。脉如故,反伏弦者,痓。	**若**發其汗者,寒濕相得,其表益虚,即惡寒甚。發其汗已,其脉如蛇,一云:其脉浛。暴腹脹大者,爲欲解。脉如故,反伏弦者,痓。
夫風病,下之則痙,復發汗,必拘急。	夫風病,下之則痓,復發汗,必拘急。	夫風病,下之則痓,復發汗,必拘急。
夫痙脉,按之緊如弦,直上下行。	夫痓脉,按之緊如弦,直上下行。**一作築築而弦。《脉經》云:痓家其脉伏堅,直上下。**	夫痓脉,按之緊如弦,直上下行。**一作築築而弦。《脉經》云:痓家其脉伏堅,直上下。**
痙病,有灸瘡,難治。	痓病,有灸瘡,難治。	痓病,有灸瘡,難治。
(無)	《脉經》云:痓家其脉伏堅,直上下。	《脉經》云:痓家其脉伏堅,直上下。
瘡家雖身疼痛,不可發汗,汗出則痙。	瘡家雖身疼痛,不可發汗,汗出則痓。	瘡家雖身疼痛,不可發汗,汗出則痓。
太陽病,其證備,身體强几几[3]然,脉反沈遲,此爲痙,**栝**樓桂枝湯主之。**方:** **栝**樓根弍[4]兩　桂枝叁兩,**去皮**　芍藥叁兩　甘草弍兩,**炙**　生薑叁兩,**切**　大棗拾弍枚,**擘** 右六味,**㕮咀**,以水九升,煮取三升,**去滓**,分温三服,取微汗。汗不出,食頃啜熱粥發之。	太陽病,其證備,身躰[5]强几几然,脉反沉遲,此爲痓,**括**蔞桂枝湯主之。 **括蔞桂枝湯方:** **括**蔞根二兩　桂枝三兩　芍藥三兩　甘草二兩　生姜三兩　大棗十二枚 右六味,以水九升,煑取三升,分温三服,取微汗。汗不出,食頃啜熱粥發之。	太陽病,其證備,身體强几几然,脉反沈遲,此爲痓,**括**蔞桂枝湯主之。 **括蔞桂枝湯方:** **括**蔞根二兩　桂枝三兩　芍藥三兩　甘草二兩　生姜三兩　大棗十二枚 右六味,以水九升,煑取三升,分温三服,取微汗。汗不出,食頃啜熱粥發之。

[1] 目赤:《脉經》卷八"目"字後有一"脉"字,與吴遷本合。

[2] 寒濕相得:《醫宗金鑒》卷十八"得"作"搏",可參。

[3] 几几:拘緊牽掣貌。成無己《注解傷寒論》卷二注云:"几几者,伸頸之貌也。動則伸頸摇身而行。項背强者,動則如之。"又注:"几几,音殊,短羽鳥飛几几也。"後注本自《説文》"几"(右下無鉤)字注。亦有不同意見。如錢超塵認爲字形與讀音與几案之"几"同。

[4] 弍:同"貳"。

[5] 躰:同"體"。

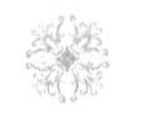

續表

吴遷本	鄧珍本	趙開美本
太陽病,無汗而小便反少,氣上衝胷,口噤不得語,欲作剛痓,葛根湯主之。**方:** 葛根四兩　麻黄叁兩,去節　桂**枝**弍兩,去皮　生薑叁兩,**切**　甘草弍兩,炙　芍藥弍兩　大棗拾弍枚,**擘** 右七味,㕮咀,以水**一斗**,先煮麻黄、葛根**一二沸**,去**上**沫,内諸藥,煮取三升,去滓,温服一升,取微似汗。	太陽病,無汗而小便反少,氣上衝胸,口噤不得語,欲作剛痓,葛根湯主之。 **葛根湯方:** 葛根四兩　麻黄三兩,去節　桂二兩,去皮　芍藥二兩　甘草二兩,炙　生姜三兩　大棗十二枚 右七味,㕮咀,以水**乙升**[1],先煑麻黄、葛根**減二升**,去沫,内諸藥,煑取三升,去滓,温服乙升,**覆**取微似汗,**不須啜粥,餘如桂枝湯法將息及禁忌。**	太陽病,無汗而小便反少,氣上衝胸,口噤不得語,欲作剛痓,葛根湯主之。 **葛根湯方:** 葛根四兩　麻黄三兩,去節　桂二兩,去皮　芍藥二兩　甘草二兩,炙　生姜三兩　大棗十二枚 右七味,㕮咀,以水**七升**,先煑麻黄、葛根**減二升**,去沫,内諸藥,煑取三升,去滓,温服一升,**覆**取微似汗,**不須啜粥,餘如桂枝湯法將息及禁忌。**
剛痓爲病,胷滿口噤,卧不着席,脚攣急,**其人**必齘齒,可與大承氣湯。**方:** 大黄四兩,**去皮**,酒洗　厚朴半斤,炙　枳實**五**枚,炙　芒消叁合 右四味,**㕮咀**,以水一斗,先煮二**味**,取五升,内大黄,**更**煮取二升,去滓,内芒消,更上**微火**一兩沸,分温再服。**一服**得下,**餘勿**服。	痓爲病**一本痓字上有剛字**,胸滿口噤,卧不着席,脚攣急,必齘齒,可與大承氣湯。 **大承氣湯方:** 大黄四兩,酒洗　厚朴半斤,炙,**去皮**　枳實**王**枚[2],炙　芒硝三合 右四味,以水乙斗,先煑二**物**,取五升,**去滓**,内大黄,煑取二升,去滓,内芒硝,更上**火微**[3]一二弗[4],分温再服,得下**止**服。	痓爲病**一本痓字上有剛字**,胸滿口噤,卧不着席,脚攣急,必齘齒,可與大承氣湯。 **大承氣湯方:** 大黄四兩,酒洗　厚朴半斤,炙,**去皮**　枳實**五**枚,炙　芒消三合 右四味,以水一斗,先煑二**物**,取五升,**去滓**,内大黄,煑取二升,去滓,内芒硝,更上**火微**一二沸,分温再服,得下**止**服。
太陽病,關節疼痛而煩,脉沈而細一作緩者,此名濕痺。《玉函》云:中濕。濕痺之候,**其人**小便不利,大便反快,但當利其小便。	太陽病,關節疼痛而煩,脉沉而細一作緩者,此名濕痺。《玉函》云:中濕。濕痺之候,小便不利,大便反快,但當利其小便。	太陽病,關節疼痛而煩,脉沈而細一作緩者,此名濕痺。《玉函》云:中濕。濕痺之候,小便不利,大便反快,但當利其小便。
濕家之爲病,一身盡疼,發熱,身色如熏黄也。	濕家之爲病,一身盡疼**一云:疼煩**,發熱,身色如熏黄也。	濕家之爲病,一身盡疼**一云:疼煩**,發熱,身色如熏黄也。
濕家,其人但頭汗出,背强,欲得被覆向火。若下之早則噦,胷滿,小便不利,舌上如胎者,以丹田有熱,胷上有寒,渴欲得飲而不能飲,則口燥煩也。	濕家,其人但頭汗出,背强,欲得被覆向火。若下之早則噦,**或**胸滿,小便不利**一云:利**,舌上如胎者,以丹田有熱,胸上有寒,渴欲得飲而不能飲,則口燥煩也。	濕家,其人但頭汗出,背强,欲得被覆向火。若下之早則噦,**或**胸滿,小便不利**一云:利**,舌上如胎者,以丹田有熱,胸上有寒,渴欲得飲而不能飲,則口燥煩也。
濕家下之,額上汗出,微喘,小便利一云:不利。者死,若下利不止者,亦死。	濕家下之,額上汗出,微喘,小便利一云:不利。者死,若下利不止者,亦死。	濕家下之,額上汗出,微喘,小便利一云:不利。者死,若下利不止者,亦死。
風濕相摶,一身盡疼痛,法當汗出而解,值天陰雨不止,醫云此可發汗,汗之病不愈者,何也?**荅曰:**發其汗,汗大出者,但風氣去,濕氣在,是故不愈也。若治風濕者,發其汗,但微微似欲出汗者,風濕俱去也。	風濕相摶,一身盡疼痛,法當汗出而解,值天陰雨不止,醫云此可發汗,汗之病不愈者,何也?**蓋**發其汗,汗大出者,但風氣去,濕氣在,是故不愈也。若治風濕者,發其汗,但微微似欲出汗者,風濕俱去也。	風濕相摶,一身盡疼痛,法當汗出而解,值天陰雨不止,醫云此可發汗,汗之病不愈者,何也?**蓋**發其汗,汗大出者,但風氣去,濕氣在,是故不愈也。若治風濕者,發其汗,但微微似欲出汗者,風濕俱去也。

[1] 乙升:即一升。以一升水煎煮,無法減二升、取三升,必誤。"斗"與"升"手寫體相似,恐爲形近而誤,當據吴遷本改作"乙斗"。趙開美本據字形徑改爲"七升",亦誤。

[2] 枳實王枚:"王"字誤,當作"五"。

[3] 更上火微:義不諧。《傷寒論》卷五"火微"作"微火",與吴遷本合,可從。

[4] 弗:通"沸"。

吴遷本	鄧珍本	趙開美本
濕家病,身**上**疼**痛**,發熱,面黄而喘,頭痛鼻塞而煩,其脉大,自能飲食,腹中和,無病,病在頭中寒濕,故鼻塞,内藥鼻中則愈。	濕家病,身疼,發熱,面黄而喘,頭痛鼻塞而煩,其脉大,自能飲食,腹中和,無病,病在頭中寒濕,故鼻塞,内藥鼻中則愈。**《脉經》云"病人喘",而无"濕家病"以下至"而喘"十三字**[1]**。**	濕家病,身疼,發熱,面黄而喘,頭痛鼻塞而煩,其脉大,自能飲食,腹中和,無病,病在頭中寒濕,故鼻塞,内藥鼻中則愈。**《脉經》云"病人喘",而無"濕家病"以下至"而喘"十一字。**
濕家身煩疼,可與麻黄湯加术**四兩**,發其汗爲宜,慎不可以火攻之。**方:** 麻黄叁兩,去節　桂枝弍兩,去皮　甘草**壹**兩,炙　杏人[2]柒拾个,去皮尖　白术四兩 右五味,**吹咀**,以水九升,先煮麻黄**一二沸**,去上沫,内諸藥,煮取二升,去滓,温服八合,取微似汗。	濕家身煩疼,可與麻黄加术湯,發其汗爲宜,慎不可以火攻之。 **麻黄加术湯方:** 麻黄三兩,去節　桂枝二兩,去皮　甘草**一**兩,炙　杏仁七十个,去皮尖　白术四兩 右五味,以水九升,先煑麻黄**減二升**,去上沫,内諸藥,煑取二升**半**,去滓,温服八合,**覆**取微似汗。	濕家身煩疼,可與麻黄加术湯,發其汗爲宜,慎不可以火攻之。 **麻黄加术湯方:** 麻黄三兩,去節　桂枝二兩,去皮　甘草**二**兩[3],炙　杏仁七十箇,去皮尖　白术四兩 右五味,以水九升,先煑麻黄**減二升**,去上沫,内諸藥,煑取二升**半**,去滓,温服八合,**覆**取微似汗。
病者一身盡疼,發熱,日晡所劇者,**此**名風濕。此病傷扵汗出當風,或久傷取冷所致也,可與麻黄杏人薏苡**人**甘草湯。**方:** 麻黄**弍**兩,去節　杏人**叁**拾个,去皮尖　薏苡人**壹**兩　甘草壹兩,炙 右**四味,吹咀,以水四升,先煮麻黄一二沸,去上沫,内諸藥,**煮**取二升**,去滓,**分**温**再**服。	病者一身盡疼,發熱,日晡所劇者,名風濕。此病傷於汗出當風,或久傷取冷所致也,可與麻黄杏仁薏苡甘草湯[4]。 **麻黄杏仁薏苡甘草湯方:** 麻黄去節,**半**兩,**湯泡**　甘草一兩,炙　薏苡仁**半**兩　杏仁十个,去皮尖,**炒** 右**剉麻豆大,每服四錢匕,水盞半,**煑**八分,去滓**,温服,**有微汗避風**。	病者一身盡疼,發熱,日晡所劇者,名風濕。此病傷於汗出當風,或久傷取冷所致也,可與麻黄杏仁薏苡甘草湯。 **麻黄杏仁薏苡甘草湯方:** 麻黄去節,**半**兩,**湯泡**　甘草一兩,炙　薏苡仁**半**兩　杏仁十箇,去皮尖,**炒** 右**剉麻豆大,每服四錢匕,水盞半,**煑**八分**,去滓,温服,**有微汗避風**。
風濕脉浮,身重,汗出惡風者,防己[5]黄耆湯主之。**方:** 防己**四**兩　黄耆**五**兩　甘草**弍**兩,**炙**　白术**叁兩**　**生薑弍兩,切**　**大棗拾貳枚,擘** 右**六味,吹咀,以水七升,煮取二升**,去滓,**分**温**三**服。喘者加麻黄,胃中不和者加芍藥,氣上衝者加桂,下有陳寒者加細辛。服後當如蟲行皮中,從腰**以上**如冰,後坐被上,又以一被繞腰以**温下**,令微汗,差。**腰以上疑作腰以下。**	風濕脉浮,身重,汗出惡風者,防己黄耆湯主之。 **防己黄耆湯方:** 防己**一**兩　甘草**半**兩,**炒**　白术**七錢半**　黄耆**一**兩**一分,去芦** 右**剉麻豆大,每抄五錢匕,生姜四片,大棗一枚,水盞半,煎八分**,去滓,温服,**良久再服**。喘者加麻黄**半兩**,胃中不和者加芍藥**三分**,氣上衝者加桂**枝三分**,下有陳寒者加細辛**三分**。服後當如虫[6]行皮中,從腰**下**如氷[7],後坐被上,又以一被繞腰以**下,温**令微汗,差。	風濕脉浮,身重,汗出惡風者,防己黄耆湯主之。 **防己黄耆湯方:** 防己**一**兩　甘草**半**兩,**炒**　白术**七錢半**　黄耆**一**兩**一分,去蘆** 右**剉麻豆大,每抄五錢匕,生姜四片,大棗一枚,水盞半,煎八分**,去滓,温服,**良久再服**。喘者加麻黄**半兩**,胃中不和者加芍藥**三分**。氣上衝者加桂**枝三分**。下有陳寒者加細辛**三分**。服後當如蟲行皮中,從腰**下**如氷,後坐被上,又以一被繞腰以**下,温**令微汗,差。

[1] 十三字:鄧珍本"濕家病"至"而喘"共十一字,非十三字,恐是鄧氏删原書之"身上疼痛"爲"身疼",故少二字。趙開美徑改"十三"爲"十一",雖使字數相符,然非經典原貌,亦誤。参本書上卷。

[2] 杏人:即"杏仁"。諸種仁之"仁"字,唐以前皆寫作"人",唐宋之時"人"與"仁"混用,宋以後漸統一爲"仁"。

[3] 二兩:本方麻黄湯加白术,甘草當爲"一兩"。

[4] 麻黄杏仁薏苡甘草湯:鄧珍本等此方爲標準的煮散劑,而吴遷本則爲傳統煎劑。煮散之法起於唐,盛於宋元,仲景之書不應有此類煎煮方法,恐是鄧氏新編《金匱》時所改。参本書上卷。

[5] 防己:中藥名。原作"防已",且表列三書該藥幾乎皆作"防已"(包括簡稱的單名"已"亦作"已"),本表統改爲"防己"(己)。除此字外,表中其他文字盡量保留原貌。

[6] 虫:同"蟲"。

[7] 氷:同"冰"。

第七篇／《金匱要略》三種傳本列表對比

續　表

吴遷本	鄧珍本	趙開美本
傷寒八九日，風濕相搏，身**體**疼煩，不能自轉側，不嘔不渴，脉浮虚而濇者，桂枝附子湯主之。若**其人**大便堅，小便自利者，**术附子**湯主之。 桂枝附子湯方： 桂枝四兩，去皮　附子叁枚，炮，去皮，破　生薑叁兩，切　大棗拾弍枚，擘　甘草弍兩，炙 右五味，**㕮咀**，以水六升，煮取二升，去滓，分温三服。	傷寒八九日，風濕相搏，身**体**疼煩，不能自轉側，不嘔不渴，脉浮虚而濇者，桂枝附子湯主之。若大便堅，小便自利者，**去桂加白术**湯主之。 桂枝附子湯方： 桂枝四兩，去皮　生姜三兩，切　附子三枚，炮，去皮，破**八片**　甘草二兩，炙　大棗十二枚，擘 右五味，以水六升，煑取二升，去滓，分温三服。	傷寒八九日，風濕相搏，身**體**疼煩，不能自轉側，不嘔不渴，脉浮虚而濇者，桂枝附子湯主之。若大便堅，小便自利者，**去桂加白术**湯主之。 桂枝附子湯方： 桂枝四兩，去皮　生姜三兩，切　附子三枚，炮，去皮，破**八片**　甘草二兩，炙　大棗十二枚，擘 右五味，以水六升，煑取二升，去滓，分温三服。
术附子湯方： 附子**叁**枚，炮，去皮，**破**　白术**四**兩　生薑**叁**兩，切　甘草**弍**兩，炙　大棗**拾弍**枚，**擘** 右五味，**㕮咀**，以水**六**升，煮取**二**升，去滓，分温三服。**初一服，其人**身**如**痹，半日許，**復服之**都盡，其人如冒狀，勿怪，**此以附子、术**併走皮**内**，逐水氣未得除，故**使之**耳，**法當加桂四兩。此本一方二法：以大便堅，小便自利，故去桂也；以大便不堅，小便不利，當加桂。附子三枚恐多也，虚弱家及産婦宜減服之。**	**白**术附子湯方： 白术**二**兩　附子**一**枚**半**，炮，去皮　甘草**一**兩，炙　生姜**一**兩**半**，切　大棗**六**枚 右五味，以水**三**升，煑取**一**升，去滓，分温三服。一服**竟**[1]身痹，半日許**再服，三服**都盡，其人如冒狀，勿怪，**即是术、附**並走皮**中**，逐水氣未得除故耳。	**白**术附子湯方： 白术**二**兩　附子**一**枚**半**，炮，去皮　甘草**一**兩，炙　生姜**一**兩**半**，切　大棗**六**枚 右五味，以水**三**升，煑取**一**升，去滓，分温三服。一服**覺**身痹，半日許**再服，三服**都盡，其人如冒狀，勿怪，**即是术、附**並走皮**中**，逐水氣未得除故耳。
風濕相搏，骨節疼煩，掣痛不得屈伸，近之則痛劇，汗出短氣，小便不利，惡風不欲去衣，或身微腫者，甘草附子湯主之。**方：** 甘草弍兩，炙　附子弍枚，炮，去皮，**破**　白术**叁**兩　桂枝四兩，去皮 右四味，**㕮咀**，以水六升，煮取三升，去滓，温服一升，日三服。初服得微汗則解，能食，汗**止**復煩者，**將**服五合。恐一升多者，**宜**服六七合爲**始**。**《千金》云：身痹者加防己四兩，悸氣小便不利加伏苓三兩，既有附子，今加生薑三兩。**	風濕相搏，骨節疼煩，掣痛不得屈伸，近之則痛劇，汗出短氣，小便不利，惡風不欲去衣，或身微腫者，甘草附子湯主之： **甘草附子湯方：** 甘草二兩，炙　附子二枚，炮，去皮　白术**二**兩　桂枝四兩，去皮 右四味，以水六升，煑取三升，去滓，温服一升，日三服。初服得微汗則解，能食，汗**出**復煩者，服五合。恐一升多者，服六七合爲**妙**[2]。	風濕相搏，骨節疼煩，掣痛不得屈伸，近之則痛劇，汗出短氣，小便不利，惡風不欲去衣，或身微腫者，甘草附子湯主之： **甘草附子湯方：** 甘草二兩，炙　白术**二**兩　附子二枚，炮，去皮　桂枝四兩，去皮 右四味，以水六升，煑取三升，去滓，温服一升，日三服。初服得微汗則解，能食，汗**出**復煩者，服五合。恐一升多者，服六七合爲**妙**。
（見下文）	太陽中暍，發熱惡寒，身重而疼痛，其脉弦細芤遲，小便已，洒【洒】然毛聳，手足逆冷，小有勞，身即熱，口前開，板齒燥。若發其汗，則其惡寒甚，加温針則發熱甚，數下之則淋甚。	太陽中暍，發熱惡寒，身重而疼痛，其脉弦細芤遲，小便已，洒洒然毛聳，手足逆冷，小有勞，身即熱，口前開，板齒燥。若發其汗，則其惡寒甚，加温鍼則發熱甚，數下之則淋甚。

[1] 竟：同"覺"。

[2] 妙：《金匱玉函經》卷八"妙"作"始"，與吴遷本同，可從。"服六七合爲始"，即先從六七合開始服。

吴遷本	鄧珍本	趙開美本
太陽中熱者,暍是也,**其人**汗出惡寒,身熱而渴,白虎加人參湯主之。**方:一方白虎湯主之。** 知母陸兩　石膏壹**升**,碎,**綿裹**　粳米陸合　人參叁兩 右五味[1],**㕮咀**,以水一斗,煮米熟,湯成去滓,温服一升,日三服。	太陽中熱者,暍是也,汗出惡寒,身熱而渴,白虎加人參湯主之。 **白虎人參湯方:** 知母六兩　石膏一**斤**,碎　**甘草二兩**　粳米六合　人參三兩 右五味,以水一斗,煑米熟,湯成去滓,温服一升,日三服。	太陽中熱者,暍是也,汗出惡寒,身熱而渴,白虎加人參湯主之。 **白虎人參湯方:** 知母六兩　石膏一**斤**,碎　**甘草二兩**　粳米六合　人參三兩 右五味,以水一斗,煑米熟,湯成去滓,温服一升,日三服。
太陽中暍,身熱疼重,而脉微弱,此以夏月傷冷水,水行皮中所致也,瓜蔕湯主之。**方:** 瓜蔕弍**柒枚** 右**一味**,以水一升,煮取五合,去滓,頓服。	太陽中暍,身熱疼重,而脉微弱,此以夏月傷冷水,水行皮中所致也,**一物**苽[2]蒂湯主之。 **一物苽蒂湯方:** 苽蒂二**七个** 右**剉**,以水一升,煑取五合,去滓,頓服。	太陽中暍,身熱疼重,而脉微弱,此以夏月傷冷水,水行皮中所致也,**一物**苽蔕湯主之。 **一物瓜蔕湯方:** 瓜蔕二**十**[3]**箇** 右**剉**,以水一升,煑取五合,去滓,頓服。
太陽中暍,發熱惡寒,身重而疼痛,其脉弦細芤遲,小便已,洒洒然毛聳,手足逆冷,小有勞,身即熱,口**開**,**前**板齒燥。若發其汗則惡寒甚,加温針則發熱甚,數下之則淋甚。	太陽中暍,發熱惡寒,身重而疼痛,其脉弦細芤遲,小便已,洒【洒】然毛聳,手足逆冷,小有勞,身即熱,口**前開**,板齒燥[4]。若發其汗則**其**惡寒甚,加温針則發熱甚,數下之則淋甚。	太陽中暍,發熱惡寒,身重而疼痛,其脉弦細芤遲,小便已,洒洒然毛聳,手足逆冷,小有勞,身即熱,口**前開**,板齒燥。若發其汗則**其**惡寒甚,加温鍼則發熱甚,數下之則淋甚。

百合狐惑陰陽毒病脉證并治第三

表7-5　吴遷本、鄧珍本、趙開美本百合狐惑陰陽毒病脉證并治内容對比

吴遷本	鄧珍本	趙開美本
百合狐惑陰陽毒病**脉**證**并**治第三	百合狐惑陰陽毒病證治第三	百合狐惑陰陽毒病證治第三
論一首　證三條　方**一**十二首	論一首　證三條　方十二首	論一首　證三條　方十二首
論曰:百合病者,百脉一宗,悉致其病也。意欲食復不能食,常默默,欲**得**臥**復**不能臥,欲**出**行**復**不能行,飲食或有美時,或有不用聞食**飲**臭時,如寒無寒,如熱無熱,口苦,小便赤,諸藥不能治,得藥則劇吐利,如有神靈者,身形如和,其脉微數。每溺時頭痛者,六十日乃愈;若溺頭不痛淅然者,四十日愈;若溺快然,但頭眩者,二十日愈。其證或未病而預見,或病四五日而出,或病二十日,或一月微見者,各隨證治之。	論曰:百合病者,百脉一宗,悉致其病也。意欲食復不能食,常默默,欲卧不能卧,欲行不能行,飲食或有美時,或有不用聞食臭時,如寒無寒,如熱無熱,口苦,小便赤,諸藥不能治,得藥則劇吐利,如有神靈者,身形如和,其脉微數。每溺時頭痛者,六十日乃愈;若溺**時**頭不痛淅然者,四十日愈;若溺快然,但頭眩者,二十日愈。其證或未病而預見,或病四五日而出,或病二十日,或一月微見者,各隨證治之。	論曰:百合病者,百脉一宗,悉致其病也。意欲食復不能食,常默默,欲臥不能臥,欲行不能行,**欲**[5]飲食或有美時,或有不用聞食臭時,如寒無寒,如熱無熱,口苦,小便赤,諸藥不能治,得藥則劇吐利,如有神靈者,身形如和,其脉微數。每溺時頭痛者,六十日乃愈;若溺**時**頭不痛淅然者,四十日愈;若溺快然,但頭眩者,二十日愈。其證或未病而預見,或病四五日而出,或病二十日,或一月微見者,各隨證治之。

[1] 右五味:知母、石膏、粳米、人參僅四味,據鄧珍本,吴遷本脱一味甘草,當補。

[2] 苽:"瓜"的俗字。

[3] 二十:當爲"二七"。

[4] 口前開板齒燥:口無前開、後開之分。《傷寒論》卷二作"口開,前板齒燥",與吴遷本同,可從。

[5] 欲:承前衍,當删。

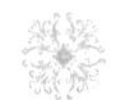

續表

吴遷本	鄧珍本	趙開美本
治百合病，發汗後者，百合知母湯**方**： 百合柒枚，擘　知母叁兩，切 右**二味**，先以水洗百合，**漬**一宿，當白沫出，去其水，更以泉水二升，**煮**取一升，去滓，別以泉水二升，**煮**知母取一升，去滓，後合和，**重**煎取一升五合，分温再服。	百合病，發汗後者，百合知母湯**主之**。 **百合知母湯方：** 百合七枚，擘　知母三兩，切 右先以水洗百合，**漬**[1]一宿，當白沫出，去其水，更以泉水二升，**煎**取一升，去滓，別以泉水二升，**煎**知母取一升，去滓，後合和，煎取一升五合，分温再服。	百合病，發汗後者，百合知母湯**主之**。 **百合知母湯方：** 百合七枚，擘　知母三兩，切 右先以水洗百合，**漬**一宿，當白沫出，去其水，更以泉水二升，**煎**取一升，去滓，別以泉水二升，**煎**知母取一升，去滓，後合和，煎取一升五合，分温再服。
治百合病，下之後者，**百合**滑石代赭湯**方**： 百合柒枚，擘　滑石叁兩，碎，綿裹　代赭如彈丸，壹枚，碎，綿裹 右**三味**，先以水洗百合，漬一宿，當白沫出，去其水，更以泉水二升，**煮**取一升，去滓，別以泉水二升，**煮**滑石、代赭取一升，去滓，後合和，重煎取一升五合，分温**再**服。	百合病，下之後者，滑石代赭湯[2]**主之**。 **滑石代赭湯方：** 百合七枚，擘　滑石三兩，碎，綿裹　代赭**石**如彈丸**大**，乙枚，碎，綿裹 右先以水洗百合，漬一宿，當白沫出，去其水，更以泉水二升，**煎**取一升，去滓，別以泉水二升，**煎**滑石、代赭取一升，去滓，後合和，重煎取一升五合，分温服。	百合病，下之後者，滑石代赭湯**主之**。 **滑石代赭湯方：** 百合七枚，擘　滑石三兩，碎，綿裹　代赭**石**如彈丸**大**，一枚，碎，綿裹 右先以水洗百合，漬一宿，當白沫出，去其水，更以泉水二升，**煎**取一升，去滓，別以泉水二升，**煎**滑石、代赭取一升，去滓，後合和，重煎取一升五合，分温服。
治百合病，吐之後者，**百合雞子湯方**： 百合柒枚，擘　雞子黄壹枚 右**二味**，先以水洗百合，漬一宿，當白沫出，去其水，更以泉水二升，**煮**取一升，去滓，内雞子黄攪**令調**，分温**再**服。	百合病，吐之後者，**百合雞子湯主之**。 **百合雞子湯方：** 百合七枚，擘　雞子黄一枚 右先以水洗百合，漬一宿，當白沫出，去其水，更以泉水二升，**煎**取一升，去滓，内雞子黄攪**匀**，**煎五**分，温服。	百合病，吐之後者，**用後方主之**。 **百合雞子湯方：** 百合七枚，擘　雞子黄一枚 右先以水洗百合，漬一宿，當白沫出，去其水，更以泉水二升，**煎**取一升，去滓，内雞子黄攪**匀**，**煎五**分，温服。
治百合病，不經吐、下、發汗，病形如初者，百合地黄湯**方**： 百合柒枚，擘　生地黄汁壹升 右**二味**，**先**以水洗百合，漬一宿，當白沫出，去其水，更以泉水二升，**煮**取一升，去滓，内地黄汁，**煮**取一升五合，分温再服。中病勿更服，大便當如漆。	百合病，不經吐、下、發汗，病形如初者，百合地黄湯**主之**。 **百合地黄湯方：** 百合七枚，擘　生地黄汁一升 右以水洗百合，漬一宿，當白沫出，去其水，更以泉水二升，**煎**取一升，去滓，内地黄汁，**煎**取一升五合，分温再服。中病勿更服，大便當如漆。	百合病，不經吐、下、發汗，病形如初者，百合地黄湯**主之**。 **百合地黄湯方：** 百合七枚，擘　生地黄汁一升 右以水洗百合，漬一宿，當白沫出，去其水，更以泉水二升，**煎**取一升，去滓，内地黄汁，**煎**取一升五合，分温再服。中病勿更服，大便當如漆。
百合病，一月不解，變成渴者，百合洗方： **百合**壹升 右**一味**，以水一斗，漬之一宿，以洗身。洗已食煮餅，勿**與**鹽豉也。	百合病，一月不解，變成渴者，百合洗方**主之**。 **百合洗方：** 右**以百合一升**，以水一斗，漬之一宿，以洗身。洗已食煮餅，勿**以**塩豉也[3]。	百合病，一月不解，變成渴者，百合洗方**主之**。 **百合洗方：** 右**以百合一升**，以水一斗，漬之一宿，以洗身。洗已食煑餅，勿**以**鹽豉也。
渴不差，**栝樓牡蠣散**主之。**方**： 栝樓根　牡蠣熬，等分 右**二味**，**杵**爲**散**，飲服方寸匕，日三服。	**百合病**，渴不差**者**，**括蔞牡蠣散**主之。 **括蔞牡蠣散方：** 括蔞根　牡蠣熬，等分 右爲**細末**，飲服方寸匕，日三服。	**百合病**，渴不差**者**，**用後方**主之。 **括蔞牡蠣散方：** 括蔞根　牡蠣熬，等分 右爲**細末**，飲服方寸匕，日三服。

[1] 漬：當作"漬"，浸泡。

[2] 滑石代赭湯：《外臺秘要方》卷二同方名爲"百合滑石代赭湯"，多"百合"二字，與吴遷本合，當補。

[3] 勿以塩豉也："以"字誤，當作"與"。"塩"，同"鹽"。

續表

吴遷本	鄧珍本	趙開美本
治百合病，變發熱一作發寒熱，百合滑石散**方**： 百合壹兩，炙　滑石叁兩 右**二味**，**杵**爲散，飲服方寸匕，日三服。當微利者，止，**勿**服**之**，熱則除。	百【合】病，變發熱**者**一作發寒熱，百合滑石散**主之**。 **百合滑石散方：** 百合一兩，炙　滑石三兩 右爲散，飲服方寸匕，日三服。當微利者，止服[1]，熱則除。	百合病，變發熱**者**一作發寒熱，百合滑石散**主之**。 **百合滑石散方：** 百合一兩，炙　滑石三兩 右爲散，飲服方寸匕，日三服。當微利者，止服，熱則除。
百合病，見扵陰者，以陽法救之；見扵陽者，以陰法救之。見陽攻陰，復發其汗，此爲逆；見陰攻陽，乃復下之，此亦爲逆。	百合病，見于陰者，以陽法救之；見于陽者，以陰法救之。見陽攻陰，復發其汗，此爲逆；見陰攻陽，乃復下之，此亦爲逆。	百合病，見於陰者，以陽法救之；見於陽者，以陰法救之。見陽攻陰，復發其汗，此爲逆；見陰攻陽，乃復下之，此亦爲逆。
狐惑之爲病，狀如傷寒，默默欲眠，目不得閉，臥起不安。蝕扵喉爲惑，蝕扵陰爲狐。不欲飲食，聞食臭，其面目乍赤、乍黑、乍白。	狐惑之爲病，狀如傷寒，默默欲眠，目不得閉，卧起不安。蝕於喉爲惑，蝕於陰爲狐。不欲飲食，**惡**聞食臭[2]，其面目乍赤、乍黑、乍白。	狐惑之爲病，狀如傷寒，默默欲眠，目不得閉，臥起不安。蝕於喉[3]爲惑，蝕於陰爲狐。不欲飲食，**惡**聞食臭，其面目乍赤、乍黑、乍白。
蝕扵上部則聲喝，一作嗄。甘草瀉心湯主之。**方：** 甘草四兩，**炙**　黄芩　人参　乾薑各叁兩　黄連壹兩　大棗拾弍枚，**擘**　半夏半升，**洗** 右七味，**㕮咀，以**水一斗，煮取六升，去滓再煎，温服一升，日三服。	蝕於上部則聲喝，一作嗄。甘草瀉心湯主之。 **甘草瀉心湯方：** 甘草四兩　黄芩　人參　乾姜各三兩　黄連乙兩　大棗十二枚　半夏半**升** 右七味，水一斗，煮取六升，去滓再煎，温服一升，日三服。	蝕於上部則聲喝，一作嗄。甘草瀉心湯主之。 **甘草瀉心湯方：** 甘草四兩　黄芩三兩　人參三兩　乾姜三兩　黄連一兩　大棗十二枚　半夏半**斤**[4] 右七味，水一斗，煮取六升，去滓再煎，温服一升，日三服。
蝕扵下部則咽乾，苦参湯洗之。	蝕於下部則咽乾，苦參湯洗之。	蝕於下部則咽乾，苦參湯洗之。
蝕扵肛者，雄黄熏之。**方：** **雄黄**一味爲末，瓳瓦二枚合之燒，向肛熏之。	蝕於肛者，雄黄熏之。 **雄黄** **右**一味爲末，筒瓦二枚合之燒，向肛熏之。**《脉經》云：病人或從呼吸上蝕其咽，或從下焦蝕其肛陰。蝕上爲惑，蝕下爲狐。狐惑病者，猪苓散主之。**	蝕於肛者，雄黄熏之。 **雄黄** **右**一味爲末，筒瓦二枚合之燒，向肛熏之。**《脉經》云：病人或從呼吸上蝕其咽，或從下焦蝕其肛陰。蝕上爲惑，蝕下爲狐。狐惑病者，猪苓散主之。**
病者脉數，無熱微煩，默默但欲臥，汗出。初得之三四日，目赤如鳩眼，七八日，目四眥黑，若能食者，膿已成也，赤**小**豆當歸散主之。**方：** 赤小豆叁升，浸令芽出，暴乾　當歸**叁兩** 右二味，杵爲散，漿水服方寸匕，日三服。	病者脉數，無熱微煩，默默但欲卧，汗出。初得之三四日，目赤如鳩眼，七八日，目四眥**一本此有黄字**黑，若能食者，膿已成也，赤豆當歸散主之。 **赤豆當歸散方：** 赤小豆三升，浸令芽出，曝乾　當歸[5] 右二味，杵爲散，漿水服方寸匕，日三服。	病者脉數，無熱微煩，默默但欲臥，汗出。初得之三四日，目赤如鳩眼，七八日，目四眥**一本此有黄字**黑，若能食者，膿已成也，赤豆當歸散主之。 **赤豆當歸散方：** 赤小豆三升，浸令芽出，曝乾　當歸 右二味，杵爲散，漿水服方寸匕，日三服。

[1] 止服：《南陽活人書》卷十八作"止，勿服之"，與吴遷本合。

[2] 惡聞食臭："惡"爲衍文，當删。《脉經》卷八："狐惑之病，并不欲飲食，聞食臭，其面目乍赤、乍白、乍黑。"

[3] 喉：同"喉"。

[4] 半斤："斤"字誤，當作"升"。

[5] 當歸：脱藥量，當據吴遷本補。

續表

吴遷本	鄧珍本	趙開美本
陽毒之爲病，面赤斑斑如錦文，**喉咽**痛，唾膿血，五日可治，七日不可治。陰毒之爲病，面目青，身痛，**狀**如被**打**，**喉咽**痛，**死生與陽毒同**，升麻鼈甲湯**并**主之。**方：**	陽毒之爲病，靣[1]赤斑斑如錦文，**咽喉**痛，唾膿血，五日可治，七日不可治，**升麻鱉甲湯主之**。陰毒之爲病，面目青，身痛，如被**杖**[2]，**咽喉**痛，**五日可治，七日不可治**，升麻鱉甲湯**去雄黄、蜀椒**主之。 **升麻鱉甲湯方：**	陽毒之爲病，面赤斑斑如錦文，**咽喉**痛，唾膿血，五日可治，七日不可治，**升麻鱉甲湯主之**。陰毒之爲病，面目青，身痛，如被**杖**，**咽喉**痛，**五日可治，七日不可治**，升麻鱉甲湯去**雄黄、蜀椒**主之。 **升麻鱉甲湯方：**
升麻弍兩　當歸壹兩　蜀椒壹兩，汗　鼈甲**如**手大，一片，炙　甘草弍兩，**炙**　雄黄半兩，研	升麻二兩　當歸一兩　蜀椒**炒，去**汗，乙兩　甘草二兩　鱉甲手**指**大，一片，炙　雄黄半兩，研	升麻二兩　當歸一兩　蜀椒**炒，去**汗，一兩　甘草二兩　雄黄半兩，研　鱉甲手**指**大，一片，炙
右六味，**㕮咀**，以水四升，煮取一升，**去滓**，頓服之，老小再服，取汗。**陰毒去雄黄、蜀椒**。《肘後》《千金》陽毒用升麻湯，無鼈甲，有桂；陰毒用甘草湯，無雄黄。	右六味，以水四升，煮取一升，頓服之，老小再服，取汗。《肘後》《千金**方**》陽毒用升麻湯，无鱉甲，有桂；陰毒用甘草湯，无雄黄。	右六味，以水四升，煑取一升，頓服之，老小再服，取汗。《肘後》《千金**方**》陽毒用升麻湯，無鱉甲，有桂；陰毒用甘草湯，無雄黄。

瘧病脉證并治第四

表7-6　吴遷本、鄧珍本、趙開美本瘧病脉證并治内容對比

吴遷本	鄧珍本	趙開美本
瘧病脉證并治第四	瘧病脉證并治第四	瘧病脉證并治第四
證二條　方六首	證二條　方六首	證二條　方六首
師曰：瘧脉自弦，弦數者多熱，弦遲者多寒，弦小緊者下之差，弦遲者可温之，弦緊者可發汗、針、灸也，浮大者可吐之，弦數者風**疾**也，以飲食消息止之。	師曰：瘧脉自弦，弦数者多熱，弦遲者多寒，弦小緊者下之差，弦遲者可温之，弦緊者可發汗、針、灸也，浮大者可吐之，弦数者風**發**[3]也，以飲食消息止之。	師曰：瘧脉自弦，弦數者多熱，弦遲者多寒，弦小緊者下之差，弦遲者可温之，弦緊者可發汗、針、灸也，浮大者可吐之，弦數者風**發**也，以飲食消息止之。
問曰：瘧以月一日發，當以十五日愈。設不差，當月盡解**也**。如其不差，當**云**何？師曰：此結爲癥瘕，名曰瘧母，急治之，宜鼈甲煎丸。**方：**	**病**瘧，以月一日發，當以十五日愈。設不差，當月盡解。如其不差，當**如**何？師曰：此結爲癥瘕，名曰瘧母，急治之，宜鱉甲煎丸。 **鱉甲煎丸方：**	**病**瘧，以月一日發，當以十五日愈。設不差，當月盡解。如其不差，當**云**何？師曰：此結爲癥瘕，名曰瘧母，急治之，宜鱉甲煎丸。 **鱉甲煎丸方：**
鼈甲拾弍分，炙　烏扇叁分，燒　黄芩叁分　柴胡陸分　鼠婦叁分，熬　乾薑叁分　大黄叁分　芍藥五分　桂枝叁分，**去皮**　葶藶壹分，熬　石韋叁分，去毛　厚朴叁分　牡丹五分，去心　瞿麥弍分　紫威叁分　半夏壹分，**洗**　人參壹分　䗪蟲五分，㷅[4]　**阿**膠叁分，炙　蜂窠四分，**熬**　赤消拾弍分　蜣蜋六分，㷅　桃人弍分，**去皮尖，熬焦**	鱉甲十二分，炙　烏扇三分，燒　黄芩三分　柴胡六分　鼠婦三分，㷅　乾姜三分　大黄三分　芍藥五分　桂枝三分　葶藶乙分，㷅　石韋三分，去毛　厚朴三分　牡丹五分，去心　瞿麥二分　紫威三分　半夏一分　人參一分　䗪蟲五分，㷅　**附**膠[5]三分，炙　蜂窠四分，**㷅**　赤消十二分　蜣蜋六分，㷅　桃仁二分	鱉甲十二分，炙　烏扇三分，燒　黄芩三分　柴胡六分　鼠婦三分，熬　乾姜三分　大黄三分　芍藥五分　桂枝三分　葶藶一分，熬　石韋三分，去毛　厚朴三分　牡丹五分，去心　瞿麥二分　紫威三分　半夏一分　人參一分　䗪蟲五分，熬　**阿**膠三分，炙　蜂窠四分，**炙**　赤消十二分　蜣蜋六分，熬　桃仁二分

[1] 靣：同"面"。

[2] 身痛如被杖：《外臺秘要方》卷一"杖"作"打"，與吴遷本合。

[3] 風發：《外臺秘要方》卷五"發"作"疾"，與吴遷本合。

[4] 㷅：同"熬"。

[5] 附膠："附"字誤，當作"阿"。

吳遷本	鄧珍本	趙開美本
右二十三味，爲末，取煆[1]竈下灰一斗，清酒一斛五斗，浸灰，候酒盡一半，着鼈甲扵中，煮令泛爛如膠漆，絞取汁，内諸藥，煎爲丸，如梧**桐**子大，空心服七丸，日三服。《千金》用鼈甲十二片，又有海藻三分、大戟一分、䗪蟲五分，無鼠婦、赤消二味，以鼈甲煎和諸藥爲丸。	右二十三味，爲末，取鍛竈下灰一斗，清酒一斛五斗，浸灰，候酒盡一半，着鱉甲於中，煑令泛爛如膠漆，絞取汁，内諸藥，煎爲丸，如梧子大，空心服七丸，日三服。《千金**方**》用鱉甲十二片，又有海藻三分、大戟一分、䗪虫五分，无鼠婦、赤消二味，以鱉甲煎和諸藥爲丸。	右二十三味，爲末，取鍛竈下灰一斗，清酒一斛五斗，浸灰，候酒盡一半，着鱉甲於中，煑令泛爛如膠漆，絞取汁，内諸藥，煎爲丸，如梧子大，空心服七丸，日三服。《千金**方**》用鱉甲十二片，又有海藻三分、大戟一分、䗪蟲五分，無鼠婦、赤消二味，以鱉甲煎和諸藥爲丸。
師曰：隂氣孤絶，陽氣獨發，則熱而少氣煩滿，手足熱而欲嘔，名曰癉瘧。若但熱不寒者，邪氣内藏扵心，外舍分肉之間，令人消鑠脱肉。	師曰：陰氣孤絶，陽氣獨發，則熱而少氣煩寃[2]，手足熱而欲嘔，名【曰癉瘧。若】但熱不寒者，邪氣内藏於心，外舍分肉之間，令人消【鑠】脱肉。	師曰：陰氣孤絶，陽氣獨發，則熱而少氣煩寃，手足熱而欲嘔，名曰癉瘧。若但熱不寒者，邪氣内藏於心，外舍分肉之間，令人消鑠脱肉。
温瘧者，其脉如平，身無寒，但熱，骨節疼煩，時嘔，白虎加桂枝湯主之。**方：** 知母陸兩　甘草弍兩，炙　石膏壹斤，**碎，綿裹**　粳米陸合　桂**枝**叁兩，去皮 右**五味，㕮咀，以水一斗二升，煮米熟**，去滓，**煎取三升**，温服**一升，日三服**，汗出愈。	温瘧者，其脉如平，身无寒，但熱，骨節疼煩，時嘔，白虎加桂枝湯主之。 **白虎加桂枝湯方：** 知母六兩　甘草二兩，炙　石膏乙斤　粳米二合　桂去皮，三兩 右**剉，每五錢**，水一**盞半，煎至八分**，去滓，温服，汗出愈。	温瘧者，其脉如平，身無寒，但熱，骨節疼煩，時嘔，白虎加桂枝湯主之。 **白虎加桂枝湯方：** 知母六兩　甘草二兩，炙　石膏一斤　粳米二合　桂去皮，三兩 右**剉，每五錢**，水一**盞半，煎至八分**，去滓，温服，汗出愈。
瘧多寒者，名曰牡瘧，蜀漆散主之。**方：** 蜀漆**洗**，去腥　雲母**燒之三**日**三**夜　龍骨等分 右三味，杵爲散，未發前以漿水服半錢。温瘧，加蜀漆半分，臨發時服一錢匕。一方雲母作雲實。	瘧多寒者，名曰牡瘧，蜀漆散主之。 **蜀漆散方：** 蜀漆**燒**[3]，去腥　雲母燒**三**日夜　龍骨等分 右三味，杵爲散，未發前以漿水服半錢。温瘧，加蜀漆半分，臨發時服一錢匕。一方雲母作雲實。	瘧多寒者，名曰牡瘧，蜀漆散主之。 **蜀漆散方：** 蜀漆**洗**，去腥　雲母燒**二**日夜　龍骨等分 右三味，杵爲散，未發前以漿水服半錢。温瘧，加蜀漆半分，臨發時服一錢匕。一方雲母作雲實。
附方： 治牡瘧，**牡蠣湯方：** 牡蠣四兩，熬　麻黄去節，四兩　甘草弍兩，**炙**　蜀漆**洗，去腥**，叁兩 右四味，**㕮咀**，以水八升，先煮蜀漆、麻黄，去上沫，得六升，内諸藥，煮取二升，**去滓**，温服一升，吐則勿更服。**見《外臺》。**	附《**外臺秘要**》方： **牡蠣湯**：治牡瘧。 牡蠣四兩，㸑　麻黄去節，四兩　甘草二兩　蜀漆三兩 右四味，以水八升，先煑蜀漆、麻黄，去上沫，得六升，内諸藥，煑取二升，温服一升，**若**吐則勿更服。	附《**外臺秘要**》方： **牡蠣湯**：治牡瘧。 牡蠣四兩，熬　麻黄四兩，去節　甘草二兩　蜀漆三兩 右四味，以水八升，先煑蜀漆、麻黄，去上沫，得六升，内諸藥，煑取二升，温服一升，**若**吐則勿更服。
瘧病，發渴者，**與小柴胡去半夏加栝樓湯方：** 柴胡八兩　人参　黄芩　甘草**炙**，各叁兩　栝樓根四兩　生薑弍兩，**切**　大棗拾弍枚，**擘** 右七味，**㕮咀**，以水一斗二升，煮取六升，去滓，再煎取三升，温服一升，日**三。見《外臺》，《經心録》治勞瘧。**	**柴胡去半夏加括蔞湯：治**瘧病發渴者，**亦治勞瘧。** 柴胡八兩　人参　黄芩　甘草各三兩　括蔞根四兩　生姜二兩　大棗十二枚 右七味，以水一斗二升，煑取六升，去滓，再煎取三升，温服一升，日**二服。**	**柴胡去半夏加括蔞湯：治**瘧病發渴者，**亦治勞瘧。** 柴胡八兩　人参三兩　黄芩三兩　甘草三兩　括蔞根四兩　生姜二兩　大棗十二枚 右七味，以水一斗二升，煑取六升，去滓，再煎取三升，温服一升，日**二服。**

[1] 煆(duàn)：同"鍛"，俗字。

[2] 煩寃(mèn)：同"煩滿"，即"煩悶"。"寃"，同"悶"。舊注多作"寃(yuān)"解，誤。

[3] 燒：當從吳遷本作"洗"。

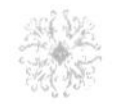

續表

吴遷本	鄧珍本	趙開美本
柴胡桂薑湯**方：此方**治寒多微有熱，或但寒不熱，服一劑如神，**故録之**。 柴胡**八兩**　桂枝叁兩，去皮　黄芩叁兩　栝樓根四兩　牡蠣熬　甘草炙　乾薑各**弍**兩 右七味，**㕮咀**，以水一斗二升，煮取六升，去滓，再煎取三升，温服一升，日三。初服微煩，汗出愈。**出《傷寒論》。**	柴胡桂姜湯：治**瘧**寒多微有熱，或但寒不熱。服一劑如神。 柴胡**半斤**　桂枝三兩，去皮　乾姜二兩　括蔞根四兩　黄芩三兩　牡蠣**二**兩，熬　甘草二兩，炙 右七味，以水一斗二升，煑取六升，去滓，再煎取三升，温服一升，日三**服**。初服微煩，**復服**汗出**便**愈。	柴胡姜桂湯：治**瘧**寒多微有熱，或但寒不熱。服一劑如神。 柴胡**半斤**　桂枝三兩，去皮　乾姜二兩　黄芩三兩　括蔞根四兩　牡蠣三[1]兩，熬　甘草二兩，炙 右七味，以水一斗二升，煑取六升，去滓，再煎取三升，温服一升，日三**服**。初服微煩，**復服**汗出**便**愈。

中風歷節病脉證并治第五

表7-7　吴遷本、鄧珍本、趙開美本中風歷節病脉證并治内容對比

吴遷本	鄧珍本	趙開美本
中風歷節病脉證并治第五	中風歷節病脉證并治第五	中風歷節病脉證并治第五
論一首　脉證三條　方**一**十一首　**脚氣附**	論一首　脉證三條　方十一首	論一首　脉證三條　方十一首
夫風之爲病，當半身不遂，或但辟不遂者，此爲痺。脉微而數，中風使然。寸口脉浮而緊，緊則爲寒，浮則爲虚，寒虚相搏，邪在皮膚。浮者血虚，絡脉空虚，賊邪不瀉，或左或右。邪氣反緩，正氣即急，正氣引邪，喎僻不遂。邪在扵絡，肌膚不仁；邪在扵經，即重不勝；邪入扵府，即不識人；邪入扵藏，舌即難言，口吐**扵**涎。	夫風之爲病，當半身不遂，或但臂不遂者，此爲痺。脉微而數，中風使然。寸口脉浮而緊，緊則爲寒，浮則爲虚，寒虚相搏，邪在皮膚。浮者血虚，絡脉空虚，賊邪不瀉，或左或右。邪氣反緩，正氣即急，正氣引邪，喎僻不遂。邪在於絡，肌膚不仁；邪在於經，即重不勝；邪入於府，即不識人；邪入於藏，舌即難言，口吐涎[2]。	夫風之爲病，當半身不遂，或但臂不遂者，此爲痺。脉微而數，中風使然。寸口脉浮而緊，緊則爲寒，浮則爲虚，寒虚相搏，邪在皮膚。浮者血虚，絡脉空虚，賊邪不瀉，或左或右。邪氣反緩，正氣即急，正氣引邪，喎僻不遂。邪在於絡，肌膚不仁；邪在於經，即重不勝；邪入於府，即不識人；邪入於藏，舌即難言，口吐涎。
大風四肢煩重，心中惡寒不足者，**侯氏黑散主之。方：**《外臺》治風癲。 菊花肆拾分　白术拾分　細辛叁分　茯苓叁分　牡蠣叁分，**熬**　桔梗捌分　防風拾分　人參叁分　礬石叁分，**熬**　黄芩伍分　當歸叁分　乾薑叁分　芎藭叁分　桂枝叁分，**去皮** 右十四味，杵爲散，酒服方寸匕，日一服。初服二十日，温酒**下之**，禁一切魚、肉、大蒜，常宜冷食，**六十日止，即藥積**在腹中不下也，熱食即下矣，冷食自能助藥力。**《外臺》有鐘乳、礜石各三分，無桔梗。**	**侯氏黑散：治**大風四肢煩重，心中惡寒不足者。《外臺》治風癲。 菊花四十分　白术十分　細辛三分　茯苓三分　牡蠣三分　桔梗八分　防風十分　人參三分　礬石三分　黄苓[3]五分　當歸三分　乾姜三分　芎藭三分　桂枝三分 右十四味，杵爲散，酒服方寸匕，日一服。初服二十日，温酒**調服**，禁一切魚、肉、大蒜，常宜冷食，**六十日止，即藥積**在腹中不下也，熱食即下矣，冷食自能助藥力。	**侯氏黑散：治**大風四肢煩重，心中惡寒不足者。《外臺》治風癲。 菊花四十分　白术十分　細辛三分　茯苓三分　牡蠣三分　桔梗八分　防風十分　人參三分　礬石三分　黄芩五分　當歸三分　乾姜三分　芎藭三分　桂枝三分 右十四味，杵爲散，酒服方寸匕，日一服。初服二十日，温酒**調服**，禁一切魚、肉、大蒜，常宜冷食，**自能助藥力**在腹中不下也，熱食即下矣，冷食自能助藥力。

[1] 三：字誤，據吴遷本、鄧珍本，當作"二"。

[2] 口吐涎：《脉經》卷八"涎"字前有"於"字，與吴遷本同，可從。郭靄春、王玉興《金匱要略方論校注語譯》謂"於"當從"瘀"解；按：似當爲"淤"。淤涎，即第七篇所指"濁唾涎沫"。

[3] 苓：字誤，當作"芩"。

吴遷本	鄧珍本	趙開美本
（無）	寸口脉遲而緩，遲則爲寒，緩則爲虚。榮緩則爲亡血，衛緩則爲中風。邪氣中經，則身痒而癮疹，心氣不足，邪氣入中，則胸滿而短氣。	寸口脉遲而緩，遲則爲寒，緩則爲虚。榮緩則爲亡血，衛緩則爲中風。邪氣中經，則身痒而癮疹，心氣不足，邪氣入中，則胸滿而短氣。
風引除熱**主**癱癇**湯方：** 大黄　乾薑　龍骨各肆兩　桂枝叁兩，**去皮**　甘草**炙**　牡蠣**熬**，各弍兩　**凝**水石　滑石　赤石脂　白石脂　石膏　紫石英各陸兩 右十二味，杵，麤篩，以韋囊盛之，取三指撮，井華[1]水三升煮三沸，**去滓**，温服一升。**《深師》云**：治大人風引、少小驚癇瘈瘲，日數十**發**，醫所不療，除熱方。《巢**源**》：脚氣宜風引湯。	風引**湯**：除熱癱癇。 大黄　乾姜　龍骨各四兩　桂枝三兩　甘草　牡蠣各二兩　**寒**水石　滑石　赤石脂　白石脂　紫石英　石膏各六兩 右十二味，杵，麄篩，以韋囊盛之，取三指撮，井花水三升煮三沸，温服一升。治大人風引、少小驚癇瘈瘲，日數十**發**，醫所不療，除熱方。《巢□[2]》：脚氣宜風引【湯】。	風引**湯**：除熱癱癇。 大黄　乾姜　龍骨各四兩　桂枝三兩　甘草　牡蠣各二兩　**寒**水石　滑石　赤石脂　白石脂　紫石英　石膏各六兩 右十二味，杵，麤篩，以韋囊盛之，取三指撮，井花水三升煮三沸，温服一升。治大人風引、少小驚癇瘈瘲，日數十**後**[3]，醫所不療，除熱方。《巢》：脚氣宜風引。
病如狂狀，妄行獨語不休，無寒熱，其脉浮，**防己地黄湯主之。方：** 防己壹分　桂枝叁分，**去皮**　防風叁分　甘草二分，**炙** 右四味，**㕮咀**，以酒一杯，**漬**之一宿，絞取汁，**取**生地黄二斤，㕮咀，蒸之如斗米飯久，以銅器盛其汁，更絞地黄**等**汁，和分再服。	**防己地黄湯：治**病如狂狀，【妄行獨語不休，無寒熱，其脉浮。】 防己一分　桂枝【三】分　防風【三分】　甘草【二分】 右四味，以酒一杯，**漬**之一宿，絞取汁，生地黄二斤，㕮咀，蒸之如斗米飯久，以銅器盛其汁，更絞地黄汁，和分再服。	**防己地黄湯：治**病如狂狀，妄行獨語不休，無寒熱，其脉浮。 防己一**錢**　桂枝三**錢**　防風三**錢**　甘草二**錢** 右四味，以酒一盃[4]，**浸**之一宿，絞取汁，生地黄二斤，㕮咀，蒸之如斗米飯久，以銅器盛其汁，更絞地黄汁，和分再服。
頭風摩散方： 大附子壹枚，炮，**去皮**　鹽等分 右二味爲散，沐了，以方寸匕摩**疢**上，令藥力行。	頭風摩散方： 大附子一枚，炮　鹽等分 右二味爲散，沐了，以方寸匕**已**[5]摩**疢**上，令藥力行。	頭風摩散方： 大附子一枚，炮　鹽等分 右二味爲散，沐了，以方寸匕**已**摩**疾**[6]上，令藥力行。
寸口脉沈而弱，沈即主骨，弱即主筋，沈即爲腎，弱即爲肝。汗出入水中，如水傷心，歷節黄汗出，故曰歷節。	寸口脉沉而弱，沉即主骨，弱即主筋，沉即爲腎，弱即爲肝。汗出入水中，如水傷心，歷節黄汗出，故曰歷節。	寸口脉沉而弱，沉即主骨，弱即主筋，沉即爲腎，弱即爲肝。汗出入水中，如水傷心，歷節黄汗出，故曰歷節。
趺陽脉浮而滑，滑則穀氣實，浮則汗自出。	趺陽脉浮而滑，滑則穀氣實，浮則汗自出。	趺陽脉浮而滑，滑則穀氣實，浮則汗自出。
少陰脉浮而**滑**[7]，弱則血不足，浮**即**爲風，風血相搏，即疼痛如掣。盛人脉濇小，短氣自汗出，歷節疼，不可屈伸，此皆飲酒汗出當風所致。	少陰脉浮而**弱**，弱則血不足，浮**則**爲風，風血相搏，即疼痛如掣。盛人脉濇小，短氣自汗出，歷節疼，不可屈伸，此皆飲酒汗出當風所致。	少陰脉浮而**弱**，弱則血不足，浮**則**爲風，風血相搏，即疼痛如掣。盛人脉濇小，短氣自汗出，歷節疼，不可屈伸，此皆飲酒汗出當風所致。

[1] 華：同"華"。

[2] □：鄧珍本原缺，當據吴遷本補爲"源"。

[3] 後：字誤，當據吴遷本作"發"。

[4] 盃：同"杯"。

[5] 已：恐爲前"匕"字之誤字衍文，當删。

[6] 疾：當作"疢"。

[7] 脉浮而滑："滑"字上有删字符，當涉前行"趺陽脉浮而滑"的"滑"字誤寫，應校爲"弱"，與下"弱"字重文。

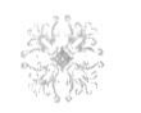

吴遷本	鄧珍本	趙開美本
諸肢節疼痛，身**體**魁**瘰**，脚腫如脱，頭眩短氣，温温欲吐，桂枝芍藥知母湯主之。**方：** 桂枝肆兩，**去皮**　芍藥叁兩　甘草弍兩，**炙**　麻黄弍兩，**去節**　生薑伍兩，**切**　白术伍兩　知母肆兩　防風肆兩　附子弍**兩**，炮，**去皮，破** 右九味，**㕮咀**，以水七升，煮取二升，**去滓**，温服七合，日三服。	諸肢節疼痛，身**体**魁**瘰**，脚腫如脱，頭眩短氣，温温欲吐，桂枝芍藥知母湯主之。 **桂枝芍藥知母湯方：** 桂枝四兩　芍藥三兩　甘草二兩　麻黄二兩　生姜五兩　白术五兩　知母四兩　防風四兩　附子二**兩**，炮 右九味，以水七升，煑取二升，温服七合，日三服。	諸肢節疼痛，身**體**魁**羸**[1]，脚腫如脱，頭眩短氣，温温欲吐，桂枝芍藥知母湯主之。 **桂枝芍藥知母湯方：** 桂枝四兩　芍藥三兩　甘草二兩　麻黄二兩　生薑五兩　白术五兩　知母四兩　防風四兩　附子二**枚**，炮 右九味，以水七升，煑取二升，温服七合，日三服。
（無）	味酸則傷筋，筋傷則緩，名曰泄；鹹則傷骨，骨傷則痿，名曰枯。枯泄相搏，名曰斷泄。榮氣不通，衛不獨行，榮衛俱微，三焦無所御，四屬斷絶，身**体**羸瘦，獨足腫大，黄汗出，脛冷，假令發熱，便爲歷節也。	味酸則傷筋，筋傷則緩，名曰泄；鹹則傷骨，骨傷則痿，名曰枯。枯泄相搏，名曰斷泄。榮氣不通，衛不獨行，榮衛俱微，三焦無所御，四屬斷絶，身**體**羸瘦，獨足腫大，黄汗出，脛冷，假令發熱，便爲歷節也。
病歷節，**疼痛，不可屈伸**，烏頭湯主之。**方：** 烏**頭**五枚，㕮咀，以蜜二升，煎取一升，即出烏**頭**　甘草炙　麻黄**去節**　芍藥　黄耆各叁兩 右五味，㕮咀四味，以水三升，煮取一升，去滓，内蜜煎中，更煎之，服七合。不知，盡服之。	病歷節，**不可屈伸，疼痛**，烏頭湯主之。 **烏頭湯方：治脚氣疼痛，不可屈伸。** 麻黄　芍藥　黄耆各三兩　甘草炙　**川**烏[2]五枚，㕮咀，以蜜二升，煎取一升，即出烏**頭** 右五味，㕮咀四味，以水三升，煑取一升，去滓，内蜜煎中，更煎之，服七合。不知，盡服之。	病歷節，**不可屈伸，疼痛**，烏頭湯主之。 **烏頭湯方：治脚氣疼痛，不可屈伸。** 麻黄　芍藥　黄芪各三兩　甘草炙　**川**烏五枚，㕮咀，以蜜二升，煎取一升，即出烏**豆**[3] 右五味，㕮咀四味，以水三升，煑取一升，去滓，内蜜煎中，更煎之，服七合。不知，盡服之。
治脚氣衝心**方：** 礬石弍兩 右一味，以漿水一斗五升，煎三五沸，浸脚，良。	**礬石湯**：治脚氣衝心。 礬石二兩 右一味，以漿水一斗五升，煎三五沸，浸脚，良。	**礬石湯**：治脚氣冲心。 礬石二兩 右一味，以漿水一斗五升，煎三五沸，浸脚，良。
附方： 續命湯，治中風痱，身體不能自收[4]，口不能言，冒昧不知痛處，或拘急不得轉側。姚云：與大續命同，兼治婦人産後去血者及老人小兒。**方：** 麻黄叁兩，**去節**　桂枝**去皮**　當歸　人參　石膏**碎，綿裹**　乾薑　甘草**炙**，各叁兩　芎藭**壹兩**　杏人肆拾枚，**去皮尖** 右九味，**㕮咀**，以水一斗，煮取四升，**去滓**，温服一升，當小汗，薄覆脊，憑几坐，汗出則愈。不汗更服，無所禁，勿當風。并治但伏不得臥，欬逆上氣，面目**洪**腫。**見《古今録驗方》，《范汪》云：是仲景方，欠兩味。**	**《古今録驗》**續命湯：治中風痱，身體不能自收，口不能言，冒昧不知痛處，或拘急不得轉側。姚云：與大續命同，兼治婦人産後去血者，及老人小兒。 麻黄　桂枝　當歸　人參　石膏　乾姜　甘草各三兩　芎藭[5]　杏仁四十枚 右九味，以水一斗，煑取四升，温服一升，當小汗，薄覆脊，憑几坐，汗出則愈。不汗更服，無所禁，勿當風。并治但伏不得卧，欬逆上氣，面目浮腫。	**《古今録驗》**續命湯：治中風痱，身體不能自収，口不能言，冒昧不知痛處，或拘急不得轉側。姚云：與大續命同，兼治婦人産後去血者，及老人小兒。 麻黄　桂枝　當歸　人參　石膏　乾姜　甘草各三兩　芎藭　杏仁四十枚 右九味，以水一斗，煑取四升，温服一升，當小汗，薄覆脊，憑几坐，汗出則愈。不汗更服，無所禁，勿當風。并治但伏不得臥，欬逆上氣，面目浮腫。

[1] 魁羸："羸"字誤，當作"瘰"。

[2] 川烏：今四川一帶漢時稱"蜀"，唐代偶有藥名前冠"川"字，廣泛使用應始於元代以後。故"川烏"恐是鄧珍新編時所改。吴遷本諸藥皆不稱"川"，當是原貌。參本書上卷。

[3] 豆："豆"字誤，當作"頭"。

[4] 収：同"收"。

[5] 芎藭：脱藥量，當據吴遷本補。

吴遷本	鄧珍本	趙開美本
治中風手足拘急，百節疼痛，煩熱心亂，惡寒，經日不欲飲食，**三黄湯方：** 麻黄**去節**，伍分　獨活肆分　細辛弍分　黄耆弍分　黄芩叁分 右五味，**㕮咀**，以水六升，煮取二升，**去滓**，分温三服。一服小汗，兩服大汗。心熱，加大黄二分；腹**痛**，加枳實一枚；氣逆，加人参三分；悸，加牡蠣三分；渴，加栝樓根三分；先有寒，加附子一枚。**見《千金》**。	**《千金》三黄湯**：治中風手足拘急，百節疼痛，煩熱心亂，惡寒，經日不欲飲食。 麻黄五分　獨活四分　細辛二分　黄耆二分　黄芩三分 右五味，以水六升，煑取二升，分温三服。一服小汗，二服大汗。心熱，加大黄二分；腹**滿**[1]，加枳實一枚；氣逆，加人参三分；悸，加牡蠣三分；渴，加括蔞根三分；先有寒，加附子一枚。	**《千金》三黄湯**：治中風手足拘急，百節疼痛，煩熱心亂，惡寒，經日不欲飲食。 麻黄五分　獨活四分　細辛二分　黄芪二分　黄芩三分 右五味，以水六升，煑取二升，分温三服。一服小汗，二服大汗。心熱，加大黄二分；腹**滿**，加枳實一枚；氣逆，加人参三分；悸，加牡蠣三分；渴，加括蔞根三分；先有寒，加附子一枚。
治風虚，頭重眩，苦極，不知食味，暖肌，補中，益精氣，**术附子湯。方見風濕[2]中，見《近効》。**	**《近效方》术附湯**：治風虚，頭重眩，苦極，不知食味，暖肌，補中，益精氣。 **白术二兩　附子一枚半，炮，去皮　甘草一兩，炙** **右三味，剉，每五錢匕，姜五片，棗一枚，水盞半，煎七分，去滓，温服。**	**《近効方》术附湯**：治風虚，頭重眩，苦極，不知食味，煖[3]肌，補中，益精氣。 **白术二兩　甘草一兩，炙　附子一枚半，炮，去皮** **右三味，剉，每五錢匕，姜五片，棗一枚，水盞半，煎七分，去滓，温服。**
治脚氣上入，少腹不仁，**服八味丸方：** 乾地黄捌兩　署預　山茱萸各肆兩　澤瀉　茯苓　牡丹皮各叁兩　桂枝**去皮**　附子炮，**去皮**，各壹兩 右八味，末之，錬蜜和丸，**如**梧**桐**子大，酒下十五丸，日再服，**加至二十五丸。見《崔氏》。**	**《崔氏》八味丸**：治脚氣上入，少腹不仁。 乾地黄八兩　山茱萸　署蕷各四兩　澤瀉　茯苓　牡丹皮各三兩　桂枝　附子炮，各乙兩 右八味，末之，煉蜜和丸，梧子大，酒下十五丸，日再服。	**《崔氏》八味丸**：治脚氣上入，少腹不仁。 乾地黄八兩　山茱萸　薯蕷各四兩　澤瀉　茯苓　牡丹皮各三兩　桂枝　附子炮，各一兩 右八味，末之，煉蜜和丸梧子大，酒下十五丸，日再服。
治肉極熱，則身**體**津脱，腠理開，汗大泄，厲風氣，下焦脚弱，**越婢加术湯方：** 麻黄陸兩，**去節**　石膏半斤　生薑叁兩，**切**　甘草弍兩，**炙**　大棗拾伍枚，**擘**　白术肆兩 右六味，**㕮咀**，以水六升，先煮麻黄**再沸**，去**上**沫，内諸藥，煮取三升，**去滓**，分温三服。惡風，加附子一枚，炮。**見《千金》**。	**《千金方》越婢加术湯**：治肉極熱，則身**体**津脱，腠理開，汗大泄，厲風氣，下焦脚弱。 麻黄六兩　石膏半斤　生姜三兩　甘草二兩　白术四兩　大棗十五枚 右六味，以水六升，先煑麻黄，去**上**沫，内諸藥，煑取三升，分温三服。惡風，加附子一枚，炮。	**《千金方》越婢加术湯**：治肉極熱，則身**體**津脱，腠理開，汗大泄，厲風氣，下焦脚弱。 麻黄六兩　石膏半斤　生姜三兩　甘草二兩　白术四兩　大棗十五枚 右六味，以水六升，先煑麻黄，去沫，内諸藥，煑取三升，分温三服。惡風，加附子一枚，炮。

血痹虚勞病脉證并治第六

表7－8　吴遷本、鄧珍本、趙開美本血痹虚勞病脉證并治内容對比

吴遷本	鄧珍本	趙開美本
血痺虚勞病脉證并治第六	血痺虚勞病脉證并治第六	血痺虚勞病脉證并治第六
論一首　脉證九條　方**一十**首	論一首　脉證九條　方**九**首	論一首　脉證九條　方**九**首

［1］ 腹滿：《醫壘元戎》卷十一"滿"作"痛"，與吴遷本同，可從。
［2］ 風濕：此指前文"痓濕暍"篇。
［3］ 煖：同"暖"，俗字。

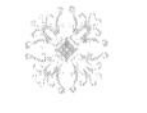

續表

吳遷本	鄧珍本	趙開美本
問曰：血痺病，從何得之？師曰：夫尊**樂**人，骨弱，肌膚盛，重**因**疲勞汗出，臥不時動揺，加被微風，遂得之。但以脉自微濇，在寸口關上小緊，宜針引陽氣，令脉和，緊去則愈。	問曰：血痺病，從何得之？師曰：夫尊**榮**[1]人，骨弱，肌膚盛，重**因**疲勞汗出，卧不時動揺，加被微風，遂得之。但以脉自微濇，在寸口關上小緊，宜鍼引陽氣，令脉和，緊去則愈。	問曰：血痺病，從何得之？師曰：夫尊**榮**人，骨弱，肌膚盛，重**困**疲勞汗出[2]，臥不時動揺，加被微風，遂得之。但以脉自微濇，在寸口關上小緊，宜鍼引陽氣，令脉和，緊去則愈。
血痺，陰陽俱微，寸口關上微，尺中小緊，外證身**體**不仁，如風狀，黄耆桂枝五物湯主之。**方：** 黄耆叁兩　芍藥叁兩　桂枝叁兩，**去皮**　生薑陸兩，**切**　大棗拾弍枚，**擘** 右五味，**㕮咀**，以水六升，煮取二升，**去滓**，温服七合，日三服。一方有人參。	血痺，陰陽俱微，寸口關上微，尺中小緊，外證身**体**不仁，如風**痺**[3]狀，黄耆桂枝五物湯主之。 **黄耆桂枝五物湯方：** 黄耆三兩　芍藥三兩　桂枝三兩　生姜六兩　大棗十二枚 右五味，以水六升，煑取二升，温服七合，日三服。一方有人參。	血痺，陰陽俱微，寸口關上微，尺中小緊，外證身**體**不仁，如風**痺**狀，黄耆桂枝五物湯主之。 **黄耆桂枝五物湯方：** 黄耆三兩　芍藥三兩　桂枝三兩　生姜六兩　大棗十二枚 右五味，以水六升，煑取二升，温服七合，日三服。一方有人參。
夫男子平人，脉大爲勞，極虗亦爲勞。	夫男子平人，脉大爲勞，極虚亦爲勞。	夫男子平人，脉大爲勞，極虗亦爲勞。
男子面色薄者，主渴及亡血，卒喘悸，脉浮者，裏虚也。	男子面色薄者，主渴及亡血，卒喘悸，脉浮者，裏虚也。	男子面色薄者，主渴及亡血，卒喘悸，脉浮者，裏虚也。
男子脉虗沈弦，無寒熱，短氣裏急，小便不利，面色白，時目瞑，兼衄[4]，少腹滿，此爲勞使之然。勞之爲病，其脉浮大，手足煩，春夏劇，秋冬差。陰寒精自出，酸削不能行。	男子脉虚沉弦，無寒熱，短氣裏【急】，小便不利，面色白，時目瞑，兼衄，少腹滿，此爲勞使之然。勞之爲病，其脉浮大，手足煩，春夏劇，秋冬瘥。陰寒精自出，酸削不能行。	男子脉虗沉弦，無寒熱，短氣裏急，小便不利，面色白，時目瞑，兼衄，少腹滿，此爲勞使之然。勞之爲病，其脉浮大，手足煩，春夏劇，秋冬瘥。陰寒精自出，酸削不能行。
男子脉**微**弱而濇，爲無子，精清**冷**。一作冷。	男子脉**浮**弱而濇[5]，爲無子，精氣清**冷**。一作冷。	男子脉**浮**弱而濇，爲無子，精氣清**冷**。一作冷。
夫失精家，少腹弦急，陰頭寒，目眩一作目眶痛，髮落，脉極虗芤遲，爲清穀，亡血失精。	夫失精家，少腹弦急，陰頭寒，目眩一作目眶痛，髮落，脉極虚芤遅，爲清穀，亡血失精。	夫失精家，少腹弦急，陰頭寒，目眩一作目眶痛，髮落，脉極虗芤遅，爲清穀，亡血失精。
脉得諸芤動微緊，男子失精，女子夢交**通**，桂枝**加**龍骨牡蠣湯主之。**方：** 桂枝**去皮**　芍藥　生薑**切**，各叁兩　甘草弍兩，**炙**　大棗拾弍枚，**擘**　龍骨　牡蠣**熬，各弍兩** 右七味，**㕮咀**，以水七升，煮取三升，**去滓**，分温三服。《小品》云：**虗羸浮熱汗出者，除桂，加白薇、附子各三分，故曰二加龍骨湯。**	脉得諸芤動微緊，男子失精，女子夢交，桂枝龍骨牡蠣湯[6]主之。 **桂枝加龍骨牡蠣湯方：《小品》云，虚羸浮熱汗出者，除桂，加白薇、附子各三分，故曰二加龍骨湯。** 桂枝　芍藥　生姜各三兩　甘草二兩　大棗十二枚　龍骨　牡蠣[7] 右七味，以水七升，煑取三升，分温三服。	脉得諸芤，動微緊，男子失精，女子夢交，桂枝龍骨牡蠣湯主之。 **桂枝加龍骨牡蠣湯方：《小品》云，虗弱浮熱汗出者，除桂，加白薇、附子各三分，故曰二加龍骨湯。** 桂枝　芍藥　生姜各三兩　甘草二兩　大棗十二枚　龍骨　牡蠣 右七味，以水七升，煑取三升，分温三服。

[1] 尊榮：當作“尊樂”，本義是尊貴享樂的人，但不排除這裏專指有漢魏名士風度、林下習氣之人。《抱朴子外篇·逸民》：“遊神典文，吐故納新，求飽乎耒耜之端，索縕乎杼軸之間，腹仰河而已滿，身集一枝而餘安，萬物芸芸，化爲埃塵矣。饘粥糊口，布褐縕袍，淡泊肆志，不憂不喜，斯爲尊樂。”

[2] 囷疲勞汗出：“囷”字誤，當作“困”。

[3] 風痺：《金匱要略》中無風痺之證，“痺”字恐爲衍文，當删。《備急千金要方》卷八：“治血痺，陰陽俱微，寸口關上微，尺中小緊，身體不仁，如風狀。”

[4] 衂：同“衄”。

[5] 脉浮弱而濇：《脉經》卷八“浮”作“微”，與吴遷本同，可從。

[6] 桂枝龍骨牡蠣湯：據後文方名可知，“桂枝”後當脱一“加”字。

[7] 牡蠣：脱藥量，當據吴遷本補。

吴遷本	鄧珍本	趙開美本
天雄散**亦主之**。方： 天雄叁兩，炮，**去皮**　白朮捌兩　桂枝陸兩　龍骨叁兩 右四味，杵爲散，酒服半錢匕。不知，稍增之。	天雄散方： 天雄三兩，炮　白朮八兩　桂枝六兩　龍骨三兩 右四味，杵爲散，酒服半錢匕，**日三服**。不知，稍增之。	天雄散方： 天雄三兩，炮　白朮八兩　桂枝六兩　龍骨三兩 右四味，杵爲散，酒服半錢匕，**日三服**。不知，稍增之。
男子平人，脉虚弱細微者，善盗汗也。[1] ***《脉經》云：盗汗出也。***	男子平人，脉虚弱細微者，善盗汗也。	男子平人，脉虚弱細微者，善盗汗也。
人年五六十，其病脉大者，痺俠背行，苦腸鳴，馬刀俠瘿者，皆爲勞得之。 ***《脉經》云：人年五十、六十，其脉浮大者。***	人年五六十，其病脉大者，痺俠背行，苦腸鳴，馬刀俠瘿者，皆爲勞得之。	人年五六十，其病脉大者，痺俠背行，苦腸鳴，馬刀俠瘿者，皆爲勞得之。
脉沈小遲，名脱氣，其人疾行則喘喝，手足逆寒，腹滿甚則溏泄，食不消化也。	脉沉小遲，名脱氣，其人疾行則喘喝，手足逆寒，腹滿甚則溏泄，食不消化也。	脉沈小遲，名脱氣，其人疾行則喘喝，手足逆寒，腹滿甚則溏泄，食不消化也。
脉弦而大，弦則爲減，大則爲芤，減則爲寒，芤則爲虚，虚寒相搏，此名爲革。婦人則半産漏下，男子則亡血失精。 *右四條，古本*[2]*并無，鄧氏所編《金匱方》却有之，今依補入，并見《脉經》第八卷《虚勞脉證第六》。*	脉弦而大，弦則爲減，大則爲芤，減則爲寒，芤則爲虚，虚寒相搏，此名爲革。婦人則半産漏下，男子則亡血失精。	脉弦而大，弦則爲減，大則爲芤，減則爲寒，芤則爲虚，虚寒相搏，此名爲革。婦人則半産漏下，男子則亡血失精。
虚勞裏急，悸，衄，腹中痛，夢失精，四肢酸疼，手足煩熱，咽乾口燥，小建中湯主之。**方：** 桂枝叁兩，去皮　芍藥陸兩　甘草**弍**兩，炙　生**薑叁**兩，**切**　大棗拾弍枚，**擘**　膠飴壹升 右六味，**㕮咀**，以水七升，**先**煮**五味**取三升，去滓，内膠飴，**令**消，温服一升，日三服。嘔家不可服此湯，以甜故也。《千金》：療男女因積冷氣滯，或大病不復，常苦四肢沈重，骨肉痠疼，吸吸少氣，行動喘乏，胸滿氣急，腰背强痛，心中虚悸，咽乾唇燥，面**體**少色，或飲食無味，脇肋腹脹，頭重不舉，多卧少起，甚者積年，輕者百日，漸致瘦弱，五藏氣竭，則難可復。常六脉俱不足，虚寒乏氣，少腹拘急，羸瘠百病，名曰黄耆建中湯，又有人參二兩。	虚勞裏急，悸，衄，腹中痛，夢失精，四肢痠[3]疼，手足煩熱，咽乾口燥，小建中湯主之。 **小建中湯方：** 桂枝三兩，去皮　甘草**三**兩，炙　大棗十二枚　芍藥六兩　生姜**二**兩　膠飴一升 右六味，以水七升，煑取三升，去滓，内膠飴，**更上微火**消**解**，温服一升，日三服。嘔家不可用建中湯，以甜故也。《千金》：療男女因積冷氣滯，或大病**後**不復，常苦四肢沉重，骨肉痠疼，吸吸少氣，行動喘乏，胸滿氣急，腰背强痛，心中虚悸，咽乾唇燥，面**体**少色，或飲食无味，脇肋腹脹，頭重不夆[4]，多卧少起，甚者積年，輕者百日，漸致瘦弱，五藏氣竭，則難可復。常六脉俱不足，虚寒乏氣，少腹拘急，羸瘠百病，名曰黄耆建中湯，又有人參二兩。	虚勞裏急，悸，衄，腹中痛，夢失精，四肢酸疼，手足煩熱，咽乾口燥，小建中湯主之。 **小建中湯方：** 桂枝三兩，去皮　甘草**三**兩，炙　大棗十二枚　芍藥六兩　生姜**二**兩　膠飴一升 右六味，以水七升，煑取三升，去滓，内膠飴，**更上微火**消**解**，温服一升，日三服。嘔家不可用建中湯，以甜故也。《千金》：療男女因積冷氣滯，或大病**後**不復，常若四肢沉重，骨肉痠疼，吸吸少氣，行動喘乏，胸滿氣急，腰背强痛，心中虚悸，咽乾唇燥，面**體**少色，或飲食無味，脇肋腹脹，頭重不舉，多卧少起，甚者積年，輕者百日，漸至瘦弱，五藏氣竭，則難可復。常六脉俱不足，虚寒乏氣，少腹拘急，羸瘠百病，名曰黄耆建中湯，又有人參二兩。

[1] 凡表中斜體字，均爲吴遷抄寫時增加的文字（多爲據鄧珍本補入），非古本原書内容，後同。

[2] 古本：指祝均實所藏古本，吴遷本即以此爲底本抄寫而成。

[3] 痠：同“酸”。

[4] 夆：同“舉”。

續　表

吴遷本	鄧珍本	趙開美本
虚勞裏急，諸不足，黄耆建中湯主之。**方：** **黄耆　桂枝去皮　生薑切，各叁兩　芍藥陸兩　甘草弍兩，炙　大棗拾弍枚，擘　膠飴壹升** **右七味，㕮咀，以水七升，先煮六味，取三升，去滓，内膠飴，令消，温服一升，日三服。《集驗》：嘔**者加生薑，腹滿去棗加茯苓一兩半。及療肺虚損不足，補氣加半夏三兩[1]。	虚勞裏急，諸不足，黄耆建中湯主之。**於小建中湯内加黄耆一兩半，餘依上法。氣短胸滿**者加生姜，腹滿者去棗加茯苓一兩【半】，及療肺虚損不足，補氣加半夏三兩。	虚勞裏急，諸不足，黄耆建中湯主之。**於小建中湯内加黄耆一兩半，餘依上法。氣短胸滿**者加生姜，腹滿者去棗加茯苓一兩半，及療肺虚損不足，補氣加半夏三兩。
虚勞腰痛，少腹拘急，小便不利者，八味腎氣丸主之。方見脚氣中。	虚勞腰痛，少腹拘急，小便不利者，八味腎氣丸主之。方見脚氣中。	虚勞腰痛，少腹拘急，小便不利者，八味腎氣丸主之。方見脚氣中。
虚勞諸不足，風氣百疾，署預丸主之。**方：** 署預叁拾分　當歸　桂枝**去皮**　麴　乾地黄　**大**豆黄卷各拾分　甘草弍拾捌分，**炙**　人參柒分　芎藭　芍藥　白术　麥門冬**去心**　杏仁**去皮尖，熬**，各陸分　柴胡　桔梗　茯苓各伍分　阿膠**炙，各**[2]柒分　乾薑叁分　白斂弍分　防風陸分　大棗百枚，爲膏 右二十一味，末之，鍊蜜和丸，如彈子大，空腹酒服一丸，一百丸爲劑。	虚勞諸不足，風氣百疾，薯蕷丸主之。 **薯蕷丸方：** 署蕷三十分　當歸　桂枝　麴　乾地黄　豆黄卷各十分　甘草二十八分　人參七分　芎藭　芍藥　白术　麥門冬　杏仁各六分　柴胡　桔梗　茯苓各五分　阿膠七分　乾姜三分　白斂二分　防風六分　大棗百枚，爲膏 右二十一味，末之，煉蜜和丸，如彈子大，空腹酒服一丸，一百丸爲劑。	虚勞諸不足，風氣百疾，薯蕷丸主之。 **薯蕷丸方：** 薯蕷三十分　當歸　桂枝　乾地黄　麴　豆黄卷各十分　甘草二十八分　芎藭　麥門冬　芍藥　白术　杏仁各六分　人參七分　柴胡　桔梗　茯苓各五分　阿膠七分　乾姜三分　白斂二分　防風六分　大棗百枚，爲膏 右二十一味，末之，煉蜜和丸，如彈子大，空腹酒服一丸，一百丸爲劑。
虚勞，虚煩不得眠，酸棗湯主之。**方：** 酸棗人弍升　甘草壹兩，**炙**　知母弍兩　茯苓弍兩　芎藭弍兩 右五味，**㕮咀**，以水八升，煮酸棗人，得六升，内諸藥，煮取三升，**去滓**，分温三服。**《深師》有生薑弍兩。**	虚勞，虚煩不得眠，酸棗湯主之。 **酸棗湯方：** 酸棗仁二升　甘草一兩　知母二兩　茯苓二兩　芎藭二兩 **《深師》有生姜二兩。** 右五味，以水八升，煑酸棗仁，得六升，内諸藥，煑取三升，分温三服。	虚勞，虚煩不得眠，酸棗湯主之。 **酸棗湯方：** 酸棗仁二升　甘草一兩　知母二兩　茯苓二兩　芎藭二兩 **《深師》有生姜二兩。** 右五味，以水八升，煑酸棗仁，得六升，内諸藥，煑取三升，分温三服。
五勞虚極，羸瘦腹滿，不能飲食，食傷，憂傷，飲傷，房室傷，飢傷，勞傷，經絡榮衛氣傷，内有乾血，肌膚甲錯，兩目黯黑，緩中補虚，大黄䗪蟲丸主之。**方：** 大黄拾分，蒸　黄芩弍兩　甘草叁兩，**炙**　桃人壹升，**去皮尖，熬**　杏人壹升，**同上法**　芍藥肆兩　乾地黄拾兩　乾漆壹兩，**熬**　䖟蟲壹升，**去翅足，熬**　水蛭**壹**百枚，**熬**　蠐螬壹升，**熬**　䗪蟲半升，**熬** 右十二味，末之，鍊蜜和丸小豆大，酒飲服五丸，日三服。	五勞虚極，羸瘦腹滿，不能飲食，食傷，憂傷，飲傷，房室傷，飢傷，勞傷，經絡榮衛氣傷，内有乾血，肌膚甲錯，兩目黯黑，緩中補虚，大黄䗪虫丸主之。 **大黄䗪虫丸方：** 大黄十分，蒸　黄芩二兩　甘草三兩　桃仁一升　杏仁一升　芍藥四兩　乾地黄十兩　乾漆一兩　䖟蟲一升　水蛭百枚　蠐螬一升　蟅蟲半升 右十二味，末之，煉蜜和丸小豆大，酒飲服五丸，日三服。	五勞虚極，羸瘦腹滿，不能飲食，食傷，憂傷，飲傷，房室傷，飢傷，勞傷，經絡榮衛氣傷，内有乾血，肌膚甲錯，兩目黯黑，緩中補虚，大黄䗪蟲丸主之。 **大黄䗪蟲丸方：** 大黄十分，烝　黄芩二兩　甘草三兩　桃仁一升　杏仁一升　芍藥四兩　乾地黄十兩　乾漆一兩　䖟蟲一升　水蛭百枚　蠐螬一升　䗪蟲半升 右十二味，末之，煉蜜和丸小豆大，酒飲服五丸，日三服。

[1] 及療肺虚損不足，補氣加半夏三兩：《外臺秘要方》卷十六有"又建中湯，療肺虚損不足補氣方"，出《删繁》，組方較黄芪建中湯多一味半夏。由此可知，這段注文不是加減化裁之語，而是宋臣附列他書中的相近之方以備參，因脱漏"方"字而産生歧義，并非半夏具有補氣的功效。參見本書附録相關文章。

[2] 各：承前衍，當删。

吴遷本	鄧珍本	趙開美本
附**方**： 虚勞不足，汗出而悶，脉結，**心**悸，行動如常，不出百日，危急者**一**十一日死，**炙甘草湯主之。方：一云，復脉湯。** 甘草肆兩，炙　桂枝**去皮**　生薑**切**，各叁兩　麥門冬**去心**，半升　麻仁半升　人參弍兩　阿膠弍兩　大棗叁拾枚，**擘**　生地黄壹斤，**切** 右九味，**㕮咀**，以酒七升，水八升，先煮八味，取三升，去滓，内膠消盡，温服一升，日三服。**見《千金翼》。**	附[1]： **《千金翼》炙甘草湯一云：復脉湯，治**虚勞不足，汗出而悶，脉結，悸，行動如常，不出百日，危急者十一日死。 甘草四兩，炙　桂枝　生姜各三兩　麥門冬半升　麻仁半升　人參　阿膠各二兩　大棗三十枚　生地黄一斤 右九味，以酒七升，水八升，先煑八味，取三升，去滓，内膠消盡，温服一升，日三服。	附**方**： **《千金翼》炙甘草湯一云：復脉湯，治**虚勞不足，汗出而悶，脉結，悸，行動如常，不出百日，危急者十一日死。 甘草四兩，炙　桂枝　生姜各三兩　麥門冬半升　麻仁半升　人參　阿膠各二兩　大棗三十枚　生地黄一斤 右九味，以酒七升，水八升，先煑八味，取三升，去滓，内膠消盡，温服一升，日三服。
治冷勞，又主鬼疰一門相染，**獺肝散方：** 獺肝一具，炙乾，末之，水服方寸匕，日三服。**見《肘後》，恐非仲景方。**	**《肘後》獺肝散：**治冷勞，又主鬼疰一門相染。 獺肝一具，炙乾，末之，水服方寸匕，日三服。	**《肘後》獺肝散：**治冷勞，又主鬼疰一門相染。 獺肝一具，炙乾，末之，水服方寸匕，日三服。

肺痿肺癰欬嗽上氣病脉證并治第七

表7－9　吴遷本、鄧珍本、趙開美本肺痿肺癰咳嗽上氣脉證并治内容對比

吴遷本	鄧珍本	趙開美本
肺痿肺癰欬嗽上氣病脉證**并**治第七	肺痿肺癰欬嗽上氣病脉證治第七	肺痿肺癰欬嗽上氣病脉證治第七
論**一**首　脉證四條　方**一**十**八**首	論**三**首　脉證四條　方十**六**首	論**三**首　脉證四條　方十**六**首
問曰：熱在上焦者，因欬爲肺痿。肺痿之病，何從得之？師曰：或從汗出，或從嘔吐，或從消渴，小便利數，又被快藥下利，重亡津液，故得之。	問曰：熱在上焦者，因欬爲肺痿。肺痿之病，何從得之？師曰：或從汗出，或從嘔吐，或從消渴，小便利數，**或從便難**，又被快藥下利，重亡津液，故得之。	問曰：熱在上焦者，因欬爲肺痿。肺痿之病，何從得之？師曰：或從汗出，或從嘔吐，或從消渴，小便利數，**或從便難**，又被快藥下利，重亡津液，故得之。
問曰：寸口脉數，其人欬，口中反有濁唾涎沫者何？師曰：**此**爲肺痿之病。若口中辟辟燥，欬即胸中隱隱痛，脉反滑數，此爲肺癰，欬唾膿血。**肺**[2]數虚者爲肺痿，數實者爲肺癰。	曰：寸口脉數，其人欬，口中反有濁唾涎沫者何？師曰：爲肺痿之病。若口中辟辟燥，欬即胸中隱隱痛，脉反滑数，此爲肺癰，欬唾膿血。**脉**数虚者爲肺痿，數實者爲肺癰。	曰：寸口脉數，其人欬，口中反有濁唾涎沫者何？師曰：爲肺痿之病。若口中辟辟燥，欬即胸中隱隱痛，脉反滑數，此爲肺癰，欬唾膿血。**脉**數虚者爲肺痿，數實者爲肺癰。

[1]　附：下落一"方"字，當補。

[2]　肺：字誤，當據鄧珍本作"脉"。

續　表

吳遷本	鄧珍本	趙開美本
問曰：病欬逆，脉之，何以知此爲肺癰？當有膿血，吐之則死，其脉何類？師曰：寸口脉微而數，微則爲風，數則爲熱；微則汗出，數則惡寒。風中扵衛，呼氣不入；熱過扵榮，吸而不出。風傷皮毛，熱傷血**脉**。風**舍**扵肺，其人則欬，口乾喘滿，咽燥不渴，唾**而**濁沫，時時振寒。熱之所過，血爲凝滯，畜結癰膿，吐如米粥，始萌可救，膿成則死。	問曰：病欬逆，脉之，何以知此爲肺癰？當有膿血，吐之則死，其脉何類？師曰，寸口脉微而數，微則爲風，数則爲熱；微則汗出，数則惡寒。風中於衛，呼氣不入；熱過於榮，吸而不出。風傷皮毛，熱傷血**肺**[1]。風**含**[2]於肺，其人則欬，口乾喘滿，咽燥不渴，**時**唾濁沫，時時振寒。熱之所過，血爲**之**凝滯，畜結癰膿，吐如米粥，始萌可捄[3]，膿成則死。	問曰：病欬逆，脉之，何以知此爲肺癰？當有膿血，吐之則死，其脉何類？師曰，寸口脉微而數，微則爲風，數則爲熱；微則汗出，數則惡寒。風中於衛，呼氣不入；熱過於榮，吸而不出。風傷皮毛，熱傷血**肺**。風**舍**於肺，其人則欬，口乾喘滿，咽燥不渴，**時**唾濁沫，時時振寒。熱之所所過，血爲**之**凝滯，畜結癰膿，吐如米粥，始萌可捄，膿成則死。
上氣，面浮腫，肩息，其脉浮大，不治，又加利尤甚。	上氣，面浮腫，肩息，其脉浮大，不治，又加利尤甚。	上氣，面浮腫，肩息，其脉浮大，不治，又加利尤甚。
上氣，**躁**而**喘**者，屬肺脹，欲作風水，發汗則愈。	上氣，**喘**而**躁**[4]者，屬肺脹，欲作風水，發汗則愈。	上氣，**喘**而**躁**者，屬肺脹，欲作風水，發汗則愈。
肺痿，吐涎沫而不**能**欬者，其人不渴，必遺溺，小便數。所以然者，以上虚不能制下故也。此爲肺中冷，必眩，甘草乾薑湯以温**其病**。**方：** 甘草肆兩，炙　乾薑弍兩 右**二味**，㕮咀，以水**四**升，煮取一升**半**，去滓，分温再服。**服湯已，小温覆之。若渴者，屬消渴。**	肺痿，吐涎沫而不咳者，其人不渴，必遺尿，小便數。所以然者，以上虚不能制下故也。此爲肺中冷，必眩，**多涎唾**，甘草乾姜湯以温**之**。**若服湯已渴者，屬消渴。** **甘草乾姜湯方：** 甘草四兩，炙　乾姜二兩，**炮** 右㕮咀，以水**三**升，煑取一升**伍合**，去滓，分温再服。	肺痿，吐涎沫而不咳者，其人不渴，必遺尿，小便數。所以然者，以上虚不能制下故也。此爲肺中冷，必眩，**多涎唾**，甘草乾姜湯以温**之**。**若服湯已渴者，屬消渴。** **甘草乾姜湯方：** 甘草四兩，炙　乾姜二兩，**炮** 右㕮咀，以水**三**升，煑取一升**五合**，去滓，分温再服。
欬而上氣，喉中水雞聲，射干麻黄湯主之。**方：** 射干拾叁枚，壹**法**叁兩　麻黄肆兩，**去節**　生薑肆兩，**切**　細辛叁兩　紫菀叁兩　款[5]冬花叁兩　五味子半升　半夏大者捌枚，洗，一法半升　大棗柒枚，**擘** 右九味，**㕮咀**，以水一斗二升，先煮麻黄兩沸，去上沫，内諸藥，煮取三升，**去滓**，分温三服。	欬而上氣，喉中水雞聲，射干麻黄湯主之。 **射干麻黄湯方：** 射干十三枚，一**法**三兩　麻黄四兩　生姜四兩　細辛　紫苑　欵冬花各三兩　五味子半升　大棗七枚　半夏大者洗，八枚，一法半升 右九味，以水一斗二升，先煑麻黄兩沸，去上沫，内諸藥，煑取三升，分温三服。	欬而上氣，喉中水雞聲，射干麻黄湯主之。 **射干麻黄湯方：** 射干十三枚，一**云**三兩　麻黄四兩　生姜四兩　細辛三兩　紫苑三兩　欵冬花三兩　五味子半升　大棗七枚　半夏大者八枚，洗，一法半升 右九味，以水一斗二升，先煑麻黄兩沸，去上沫，内諸藥，煑取三升，分温三服。
欬逆，**氣上衝**，**唾**濁，但坐不得**臥**，皂莢丸主之。**方：** 皂莢**壹挺**，刮去皮，炙**焦**，**去子** 右一味，末之，蜜丸梧**桐**子大，以棗膏和湯服三丸，日三夜一服。	欬逆，**上氣**，**時時唾**濁，但坐不得**眠**[6]，皂莢丸主之。 **皂莢丸方：** 皂莢**八兩**，刮去皮，**用酥**炙 右一味，末之，蜜丸梧子大，以棗膏和湯服三丸，日三夜一服。	欬逆，**上氣**，**時時吐**濁，但坐不得**眠**，皂莢丸主之。 **皂莢丸方：** 皂莢**八兩**，刮去皮，**用酥**炙 右一味，末之，蜜丸梧子大，以棗膏和湯服三丸，日三夜一服。

[1] 肺：字誤，當據吴遷本作“脉”。

[2] 含：字誤，當據吴遷本作“舍”。

[3] 捄：同“救”。

[4] 喘而躁：《備急千金要方》卷十七作“躁而喘”，與吴遷本合。

[5] 款：同“款”。

[6] 眠：吴遷本作“臥”，《備急千金要方》卷十八亦作“臥”，“臥”指躺下，“眠”指睡着，此處作“臥”義長。

吴遷本	鄧珍本	趙開美本
上氣，脉浮者，厚朴麻黄湯主之。**方：** 厚朴伍兩，**炙**　麻黄肆兩，**去節**　石膏如雞子大，**碎**　杏人半升，**去皮尖**　乾薑弍兩　細辛弍兩　小麥壹升　五味子半升　半夏半升，**洗** 右九味，**㕮咀**，以水一斗二升，先煮小麥熟，去滓，内諸藥，煮取三升，**去滓**，温服一升，日三服。	**欬而**脉浮者，厚朴麻黄湯主之。 **厚朴麻黄湯方：** 厚朴五兩　麻黄四兩　石膏如雞子大　杏仁半升　半夏半升　乾姜二兩　細辛二兩　小麥一升　五味子半升 右九味，以水一斗二升，先煑小麥熟，去滓，内諸藥，煑取三升，温服一升，日三服。	**欬而**脉浮者，厚朴麻黄湯主之。 **厚朴麻黄湯方：** 厚朴五兩　麻黄四兩　石膏如雞子大　杏仁半升　半夏半升　乾姜二兩　細辛二兩　小麥一升　五味子半升 右九味，以水一斗二升，先煑小麥熟，去滓，内諸藥，煑取三升，温服一升，日三服。
脉沈者，澤漆湯主之。**方：** 澤瀉[1]叁斤，以東流水五斗，煮取一斗五升　半夏半升，**洗**　紫參伍兩，一作紫**菀**　生薑伍兩，**切**　白前伍兩　甘草叁兩，**炙**　黄芩叁兩　人參叁兩　桂枝叁兩，**去皮** 右九味，㕮咀，内澤漆汁中，煮取五升，**去滓**，温服五合，至夜盡。	脉沉者，澤漆湯主之。 **澤漆湯方：** 半夏半升　紫參五兩，一作紫**苑**　澤漆三斤，以東流水五斗，煮取一斗五升　生姜五兩　白前五兩　甘草　黄芩　人參　桂枝各三兩 右九味，㕮咀，内澤漆汁中，煑取五升，温服五合，至夜尽。	脉沈者，澤漆湯主之。 **澤漆湯方：** 半夏半升　紫參五兩，一作紫**苑**　澤漆三斤，以東流水五斗，煮取一斗五升　生姜五兩　白前五兩　甘草　黄芩　人參　桂枝各三兩 右九味，㕮咀，内澤漆汁中，煑取五升，温服五合，至夜盡。
大逆上氣，**喉咽**不利，止逆下氣者，麥門冬湯主之。**方：** 麥門冬柒升，**去心**　半夏壹升，**洗**　人參弍兩　甘草弍兩，**炙**　粳米叁合　大棗拾弍枚，**擘** 右六味，**㕮咀**，以水一斗二升，煮取六升，**去滓**，温服一升，日三夜一服。	大逆上氣，**咽喉**不利，止逆下氣者，麥門冬湯主之。 **麥門冬湯方：** 麥門冬七升　半夏一升　人參二兩　甘草二兩　粳米三合　大棗十二枚 右六味，以水一斗二升，煑取六升，温服一升，日三夜一服。	大逆上氣，**咽喉**不利，止逆下氣者，麥門冬湯主之。 **麥門冬湯方：** 麥門冬七升　半夏一升　人參三兩　甘草二兩　粳米三合　大棗十二枚 右六味，以水一斗二升，煑取六升，温服一升，日三夜一服。
肺癰，喘不得臥，葶藶大棗瀉肺湯主之。**方：** 葶藶熬令黄色，擣[2]丸如彈丸大　大棗**弍拾**枚，**擘** 右先以水三升，煮棗取二升，去棗，内葶藶，煮取一升，頓服**之**。	肺癰，喘不得卧，葶藶大棗瀉肺湯主之。 **葶藶大棗瀉肺湯方：** 葶藶熬令黄色，擣丸如彈丸大　大棗十二枚 右先以水三升，煑棗取二升，去棗，内葶藶，煑取一升，頓服。	肺癰，喘不得臥，葶藶大棗瀉肺湯主之。 **葶藶大棗瀉肺湯方：** 葶藶熬令黄色，擣丸如彈丸大　大棗十二枚 右先以水三升，煑棗取二升，去棗，内葶藶，煑取一升，頓服。
欬而胸滿，振寒脉數，咽乾不渴，時出濁唾腥臭，久久吐膿如米粥者，爲肺癰，桔梗湯主之。**方：** 桔梗壹兩　甘草弍兩，**炙** 右二味，**㕮咀**，以水三升，煮取一升，**去滓**，分温再服，則吐膿血也。**亦治喉痹。**	欬而胸滿，振寒脉數，咽乾不渴，時出濁唾腥臭，久久吐膿如米粥者，爲肺癰，桔梗湯主之。 **桔梗湯方：**亦治血痺[3]。 桔梗一兩　甘草二兩 右二味，以水三升，煑取一升，分温再服，則吐膿血也。	欬而胸滿，振寒脉數，咽乾不渴，時出濁唾腥臭，久久吐膿如米粥者，爲肺癰，桔梗湯主之。 **桔梗湯方：**亦治血痺。 桔梗一兩　甘草二兩 右二味，以水三升，煑取一升，分温再服，則吐膿血也。

[1] 澤瀉："瀉"字誤，據上下文，當作"漆"。

[2] 擣：同"搗"。

[3] 血痺：當作"喉痺"。《證治準繩》卷二桔梗湯謂"亦治喉痺"，與吴遷本同。

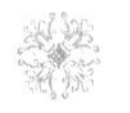

續表

吴遷本	鄧珍本	趙開美本
欬**逆倚息**，此爲肺脹，其人喘，目如脱狀，脉浮大者，越婢加半夏湯主之。**方：** 麻黄陸兩，**去節**　石膏半斤，**碎**　生薑叁兩，**切**　大棗拾伍枚，**擘**　甘草弍兩，**炙**　半夏半升，**洗** 右六味，**吺咀**，以水六升，先煮麻黄**再沸**，去上沫，内諸藥，煮取三升，**去滓**，分温三服。	欬**而上氣**，此爲肺脹，其人喘，目如脱狀，脉浮大者，越婢加半夏湯主之。 **越婢加半夏湯方：** 麻黄六兩　石膏半斤　生姜三兩　大棗十五枚　甘草二兩　半夏半升 右六味，以水六升，先煑麻黄，去上沫，内諸藥，煑取三升，分温三服。	欬**而上氣**，此爲肺脹，其人喘，目如脱狀，脉浮大者，越婢加半夏湯主之。 **越婢加半夏湯方：** 麻黄六兩　石膏半斤　生姜三兩　大棗十五枚　甘草二兩　半夏半升 右六味，以水六升，先煑麻黄，去上沫，内諸藥，煑取三升，分温三服。
肺脹，欬而上氣，煩**躁**而喘，脉浮者，心下有水，小青龍加石膏**湯**主之。**方：** 麻黄**去節**　芍藥　桂枝　細辛　甘草**炙**　乾薑各叁兩　五味子　半夏**洗**，各半升　石膏弍兩，**碎** 右九味，**吺咀**，以水一斗，先煮麻黄，**減二升**，去**上**沫，内諸藥，取三升，**去滓**，强人服一升，羸者減之，日三服，小兒服四合。	肺脹，欬而上氣，煩**燥**[1]而喘，脉浮者，心下有水，小青龍加石膏[2]主之。 **小青龍加石膏湯方：《千金》證治同，《外臺》加脇下痛引缺盆。** 麻黄　芍藥　桂枝　細辛　甘草　乾姜各三兩　五味子　半夏各半升　石膏二兩 右九味，以水一斗，先煑麻黄，去**上**沫，内諸藥，**煑**取三升，强人服一升，羸者減之，日三服，小兒服四合。	肺脹，欬而上氣，煩**燥**而喘，脉浮者，心下有水，小青龍加石膏**湯**主之。 **小青龍加石膏湯方：《千金》證治同，外更[3]加脅[4]下痛引缺盆。** 麻黄　芍藥　桂枝　細辛　甘草　乾姜各三兩　五味子　半夏各半升　石膏二兩 右九味，以水一斗，先煑麻黄，去沫，内諸藥，**煑**取三升，强人服一升，羸者減之，日三服，小兒服四合。
附**方：** 肺痿，涎唾多，心中温温液液者，**炙甘草湯主之**。方見虚勞**門中，見《外臺》**。	附： **《外臺》炙甘草湯**：治肺痿，涎唾多，心中温温液液者。方見虚勞。	附**方：** **《外臺》炙甘草湯**：治肺痿，涎唾多，心中温温液液者。方見虚勞。
又甘草湯**方：** 甘草**炙，弍兩** 右一味，**吺咀**，以水三升，煮**取一升半**，**去滓**，分温三服。**見《千金》**。	《千金》甘草湯： 甘草[5] 右一味，以水三升，煑**減**半，分温三服。	《千金》甘草湯： 甘草 右一味，以水三升，煑**減**半，分温三服。
肺痿，欬唾涎沫不止，咽燥而渴，**生薑甘草湯主之。方：** 生薑伍兩，**切**　人參**弍**兩　甘草肆兩，**炙**　大棗拾伍枚，**擘** 右四味，**吺咀**，以水七升，煮取三升，**去滓**，分温三服。**見《千金》**。	**《千金》生姜甘草湯：治**肺痿，欬唾涎沫不止，咽燥而渴。 生姜五兩　人參**三**兩　甘草四兩　大棗十五枚 右四味，以水七升，煑取三升，分温三服。	**《千金》生姜甘草湯：治**肺痿，欬唾涎沫不止，咽燥而渴。 生姜五兩　人參**三**兩　甘草四兩　大棗十五枚 右四味，以水七升，煑取三升，分温三服。
肺痿，吐涎沫，**桂枝去芍藥加皂莢湯主之。方：** 桂枝叁兩，**去皮**　生薑叁兩，**切**　甘草弍兩，**炙**　大棗**拾弍**枚，**擘**　皂莢**壹**枚，去皮子，炙焦 右五味，**吺咀**，以水七升，微微火煮，取三升，**去滓**，分温三服。**見《千金》**。	**《千金》桂枝去芍藥加皂莢湯：治**肺痿，吐涎沫。 桂枝　生姜各三兩　甘草二兩　大棗十枚　皂莢**一**枚，去皮子，炙焦 右五味，以水七升，微微火煑，取三升，分温三服。	**《千金》桂枝去芍藥加皂莢湯：治**肺痿，吐涎沫。 桂枝三兩　生姜三兩　甘草二兩　大棗十枚　皂莢**二**枚，去皮子，炙焦 右五味，以水七升，微微火煑，取三升，分温三服。

[1] 煩燥："燥"當作"躁"，蓋因前字類化誤作"火"旁。

[2] 小青龍加石膏："膏"字後當脱一"湯"字。

[3] 外更："更"字誤，當作"臺"。

[4] 脅：同"脇"。

[5] 甘草：脱藥量，當據吴遷本補。

吴遷本	鄧珍本	趙開美本
欬而胸滿，振寒脉數，咽乾不渴，時出濁唾腥臭，久久吐膿如米粥者，爲肺癰，**桔梗白散主之。方：** 桔梗叁分　貝母叁分　巴豆壹分，去皮**心**，熬，研如脂 右三味爲散，强人飲服半錢匕，羸者減之。病在膈上者吐**出，在**膈下者瀉出，若下多不止，飲冷水一杯則定。**見《外臺》。**	**《外臺》桔梗白散：治**欬而胸滿，振寒脉數，咽乾不渴，時出濁唾腥臭，久久吐膿如米粥者，爲肺癰。 桔梗　貝母各三分　巴豆一分，去皮，熬，研如脂 右三味爲散，强人飲服半錢匕，羸者減之。病在膈上者吐**膿血**，膈下者瀉出，若下多不止，飲冷水一杯則定。	**《外臺》桔梗白散：治**欬而胸滿，振寒脉數，咽乾不渴，時出濁唾腥臭，久久吐膿如米粥者，爲肺癰。 桔梗　貝母各三分　巴豆一分，去皮，熬，研如脂 右三味爲散，强人飲服半錢匕，羸者減之。病在膈上者吐**膿血**，膈下者瀉出，若下多不止，飲冷水一杯則定。
治肺癰，**葦湯**[1]**方：** 葦**葉切**，式升　薏苡人半升　桃人伍拾枚，**去皮尖**　瓜瓣半升 右四味，以水一斗，先煮葦，得五升，去滓，内諸藥，煮取二升，**分温**再服，當吐如膿。**見《千金》。**	**《千金》葦莖湯：治欬有微熱，煩滿，胸中甲錯，是爲**肺癰[2]。 葦**莖**二升　薏苡仁半升　桃仁五十枚　瓜瓣半升 右四味，以水一斗，先煮葦**莖**，得五升，去滓，内諸藥，煮取二升，**服一升，**再服，當吐如膿。	**《千金》韋莖湯：治欬有微熱，煩滿，胸中甲錯，是爲**肺癰。 葦**莖**二升　薏苡仁半升　桃仁五十枚　瓜瓣半升 右四味，以水一斗，先煑葦**莖**，得五升，去滓，内諸藥，煑取二升，**服一升，**再服，當吐如膿。
肺癰，胸滿脹，一身面目浮腫，鼻塞，清涕出，不聞香臭酸辛，欬逆上氣，喘鳴迫塞，葶藶大棗瀉肺湯主之。**用上方，**三日一劑，可至三四劑，此先服小青龍湯一劑，乃進**之**。小青龍湯方： **麻黄去節　桂枝　細辛　甘草炙　乾薑各叁兩　五味子　半夏洗，各半升　芍藥叁兩** **右八味，㕮咀，以水一斗，先煮麻黄，減二升，去上沫，内諸藥，煮取三升，去滓，温服一升。渴者去半夏，加栝樓根三兩；微利者去麻黄，加蕘花一雞子大，熬；噎者去麻黄，加附子一枚，炮；小便不利者去麻黄，加茯苓四兩；喘者去麻黄，加杏人半升。**	肺癰，胸滿脹，一身面目浮腫，鼻塞，清涕出，不聞香臭酸辛，欬逆上氣，喘鳴迫塞，亭歷大棗瀉肺湯主之。**方見上，**三日一劑，可至三四劑，此先服小青龍湯一劑，乃進，小青龍方**見欬嗽門中。**	肺癰，胸滿脹，一身面目浮腫，鼻塞，清涕出，不聞香臭酸辛，欬逆上氣，喘鳴迫塞，葶藶大棗瀉肺湯主之。**方見上，**三日一劑，可至三四劑，此先服小青龍湯一劑，乃進，小青龍方**見欬嗽門中。**
欬而上氣，肺脹，其脉浮，心下有水氣，脅下痛引缺盆，小青龍加石膏湯主之。方見上，并見《千金》。	—	—

奔肫[3]氣病脉證并治第八

表7-10　吴遷本、鄧珍本、趙開美本奔肫氣病脉證并治内容對比

吴遷本	鄧珍本	趙開美本
奔肫氣病脉證**并**治第八	奔㹠[4]氣病脉證治第八	奔㹠氣病脉證治第八

[1]　葦湯：《外臺秘要方》卷十有此方，名同爲"葦湯"，用藥爲"剉葦"，附注引《張仲景傷寒論》爲"葦葉"，且云"《千金》《范汪》同"。今本《傷寒論》未見此方，吴遷本與《外臺秘要方》引文同，而《備急千金要方》卷十七則用"葦莖"。疑此方本爲莖、葉混用不拘，故方名爲"葦湯"。

[2]　治欬有……爲肺癰：本條所記爲《備急千金要方》卷十七黄昏湯主證，本方爲其下"又方"，原無方名與主證。本書附方上條主肺癰，故宋臣輯録時本方簡單記作"治肺癰"。後人補進黄昏湯主證，不甚妥當。

[3]　肫：同"豚"，小猪。

[4]　㹠：同"豚"，小猪。

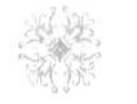

續　表

吴遷本	鄧珍本	趙開美本
論二首　方三首	論二首　方三首	論二首　方三首
師曰：病有奔肫，有吐膿，有驚怖，有火邪，此四部病皆從驚發得之。	師曰：病有奔豚，有吐膿，有驚怖，有火邪，此四部病皆從驚發得之。	師曰：病有奔豚，有吐膿，有驚怖，有火邪，此四部病皆從驚發得之。
師曰：奔肫病**者**，從少腹起，上衝咽喉，發作欲死，復還止，皆從驚恐得之。	師曰：奔豚病，從少腹起，上衝咽喉，發作欲死，復還止，皆從驚恐得之。	師曰：奔豚病，從少腹起，上衝咽喉，發作欲死，復還止，皆從驚恐得之。
奔肫氣上衝胸，腹痛，徃[1]來寒熱，奔肫湯主之。**方：** 甘草**炙**　芎藭　當歸各弍兩　半夏肆兩，**洗**　黄芩弍兩　生葛伍兩　芍藥弍兩　生薑肆兩，**切**　甘李根白皮**切**，壹升 右九味，**㕮咀**，以水二斗，煮取五升，**去滓**，温服一升，日三夜一服。	奔豚氣上衝胸，腹痛，往來寒熱，奔豚湯主之。 **奔豚湯方：** 甘草　芎藭　當歸各二兩　半夏四兩　黄芩二兩　生葛五兩　芍藥二兩　生姜四兩　甘李根白皮一升 右九味，以水二斗，煑取五升，温服一升，日三夜一服。	奔豚氣上衝胸腹痛，往來寒熱，奔豚湯主之。 **奔豚湯方：** 甘草　芎藭　當歸各二兩　半夏四兩　黄芩二兩　生葛五兩　芍藥二兩　生姜四兩　甘李根白皮一升 右九味，以水二斗，煑取五升，温服一升，日三夜一服。
燒鍼令其汗，鍼處被寒，核起而赤者，必發奔肫，氣從**少**腹上**衝**心**者**，灸其核上各一壯，與桂枝加桂湯。**方：** 桂枝伍兩，**去皮**　芍藥叁兩　生薑叁兩，**切**　甘草弍兩，炙　大棗拾**伍**枚，**擘** 右五味，**㕮咀**，以水七升，煮取三升，去滓，温服一升。**本云桂枝湯，今加桂滿五兩。所以加桂者，以能泄奔肫氣也。**	**發汗後**[2]，燒針令其汗，針處被寒，核起而赤者，必發賁[3]豚，氣從**小**腹上**至**心[4]，灸其核上各一壯，與桂枝加桂湯**主之**。 **桂枝加桂湯方：** 桂枝五兩　芍藥三兩　甘草二兩，炙　生姜三兩　大棗十**二**枚 右五味，以水七升，**微火**煑取三升，去滓，温服一升。	**發汗後**，燒針令其汗，針處被寒，核起而赤者，必發賁豚，氣從**小**腹上**至**心，灸其核上各一壯，與桂枝加桂湯**主之**。 **桂枝加桂湯方：** 桂枝五兩　芍藥三兩　甘草二兩，炙　生姜三兩　大棗十**二**枚 右五味，以水七升，**微火**煑取三升，去滓，温服一升。
發汗後，**其人**臍下悸者，欲作奔肫，茯苓桂枝甘草大棗湯主之。**方：** 茯苓半斤　桂枝肆兩，**去皮**　甘草**壹**兩，炙　大棗拾伍枚，**擘** 右四味，**㕮咀**，以甘爛水一斗，先煮茯苓，減二升，内諸藥，煮取三升，去滓，温服一升，日三服。	發汗後，臍下悸者[5]，欲作賁豚，茯苓桂枝甘草大棗湯主之。 **茯苓桂枝甘草大棗湯方：** 茯苓半斤　甘草**二**兩，炙　大棗十五枚　桂枝四兩 右四味，以甘爛水一斗，先煑茯苓，減二升，内諸藥，煑取三升，去滓，温服一升，日三服。	發汗後，臍下悸者，欲作賁豚，茯苓桂枝甘草大棗湯主之。 **茯苓桂枝甘草大棗湯**方： 茯苓半斤　甘草**二**兩，炙　大棗十五枚　桂枝四兩 右四味，以甘爛水一斗，先煑茯苓，減二升，内諸藥，煑取三升，去滓，温服一升，日三服。
作甘爛水法： 取水**三**斗，置大盆内，以杓揚之，水上有珠子五**七**千顆相逐，取用之。	甘爛水法： 取水**二**斗，置大盆内，以杓揚之，水上有珠子五**六**千顆相逐，取用之。	甘爛水法： 取水**二**斗，置大盆内，以杓揚之，水上有珠子五**六**千顆相逐，取用之。

[1] 徃：同“往”。

[2] 發汗後：《千金翼方》卷九、《脉經》卷七等皆無此三字，恐因後條茯苓桂枝甘草大棗湯方方首語而衍，當删。

[3] 賁：同“奔”。

[4] 上至心：據前文，當爲“上衝心”。《傷寒論》卷三作“氣從少腹上衝心者”，與吴遷本合。

[5] 臍下悸者：《傷寒論》卷三“臍”字前有“其人”二字。

胸痹心痛短氣病脉證并治第九

表7－11　吴遷本、鄧珍本、趙開美本胸痹心痛短氣病脉證并治内容對比

吴遷本	鄧珍本	趙開美本
胸痹心痛短氣病脉證**并**治第九	胸痺心痛短氣病脉證治第九	胸痺心痛短氣病脉證治第九
論一首　證一**條**　方**一**十首	論一首　證一**首**[1]　方十首	論一首　證一**首**　方十首
師曰：夫脉當取太過**與**不及，陽微陰弦，即胸痹而痛，所以然者，責其極虚也。今陽虚，知在上焦，所以胸痹心痛者，以其陰弦故也。	師曰：夫脉當取太過[2]不及，陽微陰弦，即胸痺而痛，所以然者，責其極虚也。今陽虚，知在上焦，所以胸痺心痛者，以其陰弦故也。	師曰：夫脉當取太過不及，陽微陰弦，即胸痺而痛，所以然者，責其極虚也。今陽虚，知在上焦，所以胸痺，心痛者，以其陰弦故也。
平人無寒熱，短氣不足以息者，實也。	平人無寒熱，短氣不足以息者，實也。	平人無寒熱，短氣不足以息者，實也。
胸痹之病，喘息欬唾，胸**苦**痛，短氣，寸口脉沈而遲，關上小緊數，栝樓薤白白酒湯主之。**方：** 栝樓實壹枚，擣　薤白**切**，半升　白酒柒升 右三味，同煮取二升，**去滓**，分温再服。	胸痺之病，喘息欬唾，胸**背**痛，短氣，寸口脉沉而遲，關上小緊數，括蔞薤白白酒湯主之。 **括蔞薤白白酒湯方：** 括蔞實一枚，搗　薤白半升　白酒七升 右三味，同煑取二升，分温再服。	胸痺之病，喘息欬唾，胸**背**痛，短氣，寸口脉沈而遲，關上小緊數，括蔞薤白白酒湯主之。 **括蔞薤白白酒湯方：** 括蔞實一枚，搗　薤白半升　白酒七升 右三味，同煑取二升，分温再服。
胸痹不得卧，心痛徹背者，栝樓薤白半夏湯主之。方： 栝樓實壹枚，**擣**　薤白切，叁兩　半夏半**升，洗，切**　白酒壹斗 右四味，同煮取四升，**去滓**，温服一升，日三服。	胸痺不得卧，心痛徹背者，括蔞薤白半夏湯主之。 **括蔞薤白半夏湯方：** 括蔞實一枚　薤白三兩　半夏半**斤**[3]白酒一斗 右四味，同煑取四升，温服一升，日三服。	胸痺不得卧，心痛徹背者，括蔞薤白半夏湯主之。 **括蔞薤白半夏湯方：** 括蔞實一枚　薤白三兩　半夏半**升**　白酒一斗 右四味，同煑取四升，温服一升，日三服。
胸痹，心中痞，留氣結在胸，胸滿，脇下逆搶心，枳實薤白桂枝湯主之。**方：** 枳實**炙**，肆枚　厚朴**炙**，肆兩　薤白**切**，半斤　桂枝**去皮**，壹兩　栝樓**實**壹枚，擣 右五味，**㕮咀**，以水五升，先煮枳實、厚朴，取二升，去滓，内諸藥，煮**三**沸，**去滓**，分温三服。	胸痺，心中痞，留氣結在胸，胸滿，脇下逆搶心，枳實薤白桂枝湯主之，**人參湯**[4]**亦主之。** **枳實薤白桂枝湯方：** 枳實四枚　厚朴四兩　薤白半斤　桂枝一兩　括蔞[5]一枚，搗 右五味，以水五升，先煑枳實、厚朴，取二升，去滓，内諸藥，煑**數**沸，分温三服。	胸痺，心中痞，留氣結在胸，胸滿，脇下逆搶心，枳實薤白桂枝湯主之，**人參湯亦主之。** **枳實薤白桂枝湯方：** 枳實四枚　厚朴四兩　薤白半斤　桂枝一兩　括蔞一枚，搗 右五味，以水五升，先煑枳實、厚朴，取二升，去滓，内諸藥，煑**數**沸，分温三服。

[1] 證一首："首"字誤，當作"條"。

[2] 太過：《備急千金要方》卷十三、《脉經》卷八等"過"字下有"與"字，與吴遷本合。

[3] 半夏半斤："斤"字誤，當作"升"。

[4] 人參湯：恐當作"理中湯"。《傷寒論》第十三、第十四篇同方名"理中丸"，與吴遷本"理中湯"皆用"理中"二字。《備急千金要方》卷二十同方名"治中湯"，"治中"與"理中"同，唐時避諱高宗李治，多改"治"爲"理"。

[5] 括蔞："蔞"字後當脱一"實"字。

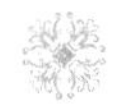

續　表

吴遷本	鄧珍本	趙開美本
理中湯亦主之。方： 人参　甘草炙　乾薑　白术各叁兩 右四味，㕮咀，以水八升，煮取三升，去滓，温服一升，日三服。	**人參湯方：** 人參　甘草　乾姜　白术各三兩 右四味，以水八升，煑取三升，温服一升，日三服。	**人參湯方：** 人參　甘草　乾姜　白术各三兩 右四味，以水八升，煑取三升，温服一升，日三服。
胸痺，胸中氣塞，短氣，茯苓杏人甘草湯主之。**方：** 茯苓叁兩　杏人伍拾个，去皮尖　甘草壹兩，炙 右三味，㕮咀，以水一斗，煮取五升，去滓，温服一升，日三服。不差，更合服。	胸痺，胸中氣塞，短氣，茯苓杏仁甘草湯主之，**橘枳姜湯亦主之。** **茯苓杏仁甘草湯**方： 茯苓三兩　杏仁五十个　甘草一兩 右三味，以水一斗，煑取五升，温服一升，日三服。不差，更服。	胸痺，胸中氣塞，短氣，茯苓杏仁甘草湯主之，**橘枳姜湯亦主之。** **茯苓杏仁甘草湯方：** 茯苓三兩　杏仁五十箇　甘草一兩 右三味，以水一斗，煑取五升，温服一升，日三服。不差，更服。
橘**皮**枳**實生**薑湯**亦主之**。方： 橘皮壹斤　枳實弍兩，炙　生薑半斤，切 右三味，㕮咀，以水五升，煮取二升，去滓，分温再服。《肘後》《千金》云：治胸痺，胸中愊愊如滿，噎塞習習如痒，喉中澀，唾燥沫是也。	橘枳姜湯方： 橘皮一斤　枳實三兩　生姜半斤 右三味，以水五升，煑取二升，分温再服。《肘後》《千金》云：治胸痺，胸中福福[1]如滿，噎塞習習如痒，喉中澀，唾燥沫。	橘枳姜湯方： 橘皮一斤　枳實三兩　生姜半斤 右三味，以水五升，煑取二升，分温再服。《肘後》《千金》云：治胸痺，胸中愊愊如滿，噎塞習習如癢，喉中澀，唾燥沫。
胸痺緩急者，薏苡**人**附子散主之。**方：** 薏苡人拾伍兩　大附子拾枚，炮 右二味，杵爲散，服方寸匕，日三服。一云：服半錢匕。	胸痺緩急者，薏苡**仁**附子散主之。 **薏苡附子散方：** 薏苡仁十五兩　大附子十枚，炮 右二味，杵爲散，服方寸匕，日三服。	胸痺緩急者，薏苡附子散主之。 **薏苡附子散方：** 薏苡仁十五兩　大附子十枚，炮 右二味，杵爲散，服方寸匕，日三服。
心中痞，諸逆心懸痛，桂枝生薑枳實湯主之。**方：** 桂枝叁兩，去皮　枳實伍枚，炙　生薑叁兩，切 右三味，㕮咀，以水六升，煮取三升，去滓，分温三服。	心中痞，諸逆心懸痛，桂枝生姜枳實湯主之。 **桂姜枳實湯方：** 桂枝　生姜各三兩　枳實五枚 右三味，以水六升，煑取三升，分温三服。	心中痞，諸逆心懸痛，桂枝生姜枳實湯主之。 **桂枝枳實湯方**[2]**：** 桂枝三兩　生姜三兩　枳實五枚 右三味，以水六升，煑取三升，分温三服。
心痛徹背，背痛徹心，烏頭赤石脂丸主之。**方：** 烏頭炮，去皮，壹分　附子炮，去皮，半兩，一法壹分　赤石脂壹兩，一法弍分　乾薑壹兩，一法弍分　蜀椒壹兩，汗，一法弍分 右五味，末之，蜜丸如梧子大，先食服一丸，日三服。不知，稍**增之**。	心痛徹背，背痛徹心，烏頭赤石脂丸主之。 **赤石脂丸方：** 蜀椒一兩，一法二分　烏頭一分，炮　附子半兩，炮，一法一分　乾姜一兩，一法一分　赤石脂一兩，一法二分 右五味，末之，蜜丸如梧子大，先食服一丸，日三服。不知，稍**加服**。	心痛徹背，背痛徹心，烏頭赤石脂丸主之。 **赤石脂丸方：** 蜀椒一兩，一法二分　烏頭一分，炮　附子半兩，炮，一法一分　乾姜一兩，一法一分　赤石脂一兩，一法二分 右五味，末之，蜜丸如**桐**子大，先食服一丸，日三服。不知，稍**加服**。

[1]　福福：當作“愊愊”，滿脹貌。

[2]　桂枝枳實湯：疑誤。原方名爲“桂枝生姜枳實湯”，縱省寫亦當如鄧珍本作“桂姜枳實湯”。

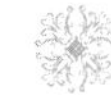

續 表

吴遷本	鄧珍本	趙開美本
治九種心**痛方**： 附子炮，**去皮**，叁兩　巴豆去皮心，壹兩，熬，研如脂　生狼牙炙**令**香，壹兩　人參壹兩　乾薑壹兩　吴茱萸壹兩 右六味，末之，錬蜜**和**丸，如**梧**子大，酒下，强人初服三丸，日**一**服，弱者二丸。兼治卒中惡，腹脹痛，口不能言；又治連年積冷，流注心胸痛，并冷腫上氣，落馬墜車血疾等，皆主之。**禁**口如常法。	**九痛丸**：治九種心**痛**。 附子三兩，炮　生狼牙一兩，炙香　巴豆一兩，去皮心，熬，研如脂　人參　乾姜　吴茱萸各一兩 右六味，末之，煉蜜丸，如**梧**子大，酒下，强人初服三丸，日**三**服，弱者二丸。兼治卒中惡，腹脹痛，口不能言；又治連年積冷，流注心胸痛，并冷腫上氣，落馬墜車血疾等，皆主之。**忌**口如常法。	**九痛丸**：治九種心[1]。 附子三兩，炮　生狼牙一兩，炙香　巴豆一兩，去皮心，熬，研如脂　人參　乾姜　吴茱萸各一兩 右六味，末之，煉蜜丸，如**桐**子大，酒下，强人初服三丸，日**三**服，弱者二丸。兼治卒中惡，腹脹痛，口不能言；又治連年積冷，流注心胸痛，并冷腫上氣，落馬墜車血疾等，皆主之。**忌**口如常法。

腹滿寒疝宿食病脉證并治第十

表7-12　吴遷本、鄧珍本、趙開美本腹滿寒疝宿食病脉證并治内容對比

吴遷本	鄧珍本	趙開美本
腹滿寒疝宿食病脉證**并**治第十	腹滿寒疝宿食病脉證治第十	腹滿寒疝宿食病脉證治第十
脉證**一**十**八**條　方**一**十**三**首	**論一首**　脉證十**六**條　方十**四**首	**論一首**　脉證十**六**條　方十**四**首
趺陽脉微弦，法當腹滿，不滿者必便難，兩胠疼痛，此虚寒從下上也，**當**以温藥服之。	趺陽脉微弦，法當腹滿，不滿者必便難，兩胠疼痛，此虚寒從下上也，**當**以温藥服之。	趺陽脉微弦，法當腹滿，不滿者必便難，兩胠疼痛，此虚寒從下上也，以温藥服之[2]。
病者腹滿，按之不痛爲虚，**痛**者爲實，可下之。舌黄未下者，下之黄自去。	病者腹滿，按之不痛爲虚，**實**者爲實[3]，可下之。舌黄未下者，下之黄自去。	病者腹滿，按之不痛爲虚，**痛**者爲實，可下之。舌黄未下者，下之黄自去。
腹滿時减，復如故，此爲寒，當與温藥。	腹滿時减，復如故，此爲寒，當與温藥。	腹滿時减，復如故，此爲寒，當與温藥。
病者痿黄，躁而不渴，胸中寒實，而利不止者死。	病者痿黄，躁而不渴，胸中寒實，而利不止者死。	病者痿黄，躁而不渴，胸中寒實，而利不止者死。
寸口脉弦者，即脇下拘急而痛，其人嗇嗇惡寒也。	寸口脉弦者，即脇下拘急而痛，其人嗇嗇惡寒也。	寸口脉弦者，即脇下拘急而痛，其人嗇嗇惡寒也。
夫中寒家，喜欠，其人清涕出，發熱色和者，善嚏。	夫中寒家，喜欠，其人清涕出，發熱色和者，善嚏。	夫中寒家，喜欠，其人清涕出，發熱色和者，善嚏。
中寒，其人下利，以裏虚也，欲嚏不能，此人肚中寒。一云：痛。	中寒，其人下利，以裏虚也，欲嚏不能，此人肚中寒。一云：痛。	中寒，其人下利，以裏虚也，欲嚏不能，此人肚中寒。一云：痛。
夫瘦人繞臍痛，必有風冷，穀氣不行，而反下之，其氣必衝，不衝者，心下則痞。	夫瘦人繞臍痛，必有風冷，穀氣不行，而反下之，其氣必衝，不衝者，心下則痞。	夫瘦人繞臍痛，必有風冷，穀氣不行，而反下之，其氣必衝，不衝者，心下則痞**也**。

[1] 治九種心："心"字後脱一"痛"字，當補爲"治九種心痛"。

[2] 以温藥服之："以"字前當脱一"當"字。

[3] 實者爲實：義不諧，據前文及吴遷本，當作"痛者爲實"。

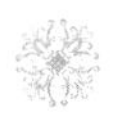

續表

吴遷本	鄧珍本	趙開美本
病腹滿,發熱十日,脉浮而數,飲食如故,厚朴七物湯主之。**方:** 厚朴半斤,**炙**　甘草叁兩,**炙**　大黄叁兩　大棗拾枚,**擘**　枳實五枚,**炙**　桂枝式兩,**去皮**　生薑伍兩,**切** 右**藥**[1],**吹咀**,以水一斗,煮取四升,**去滓**,温服八合,日三服。嘔者加半夏五合,下利**者**去大黄,寒多者加生薑至半斤。	病腹滿,發熱十日,脉浮而數,飲食如故,厚朴七物湯主之。 **厚朴七物湯方:** 厚朴半斤　甘草　大黄各三兩　大棗十枚　枳實五枚　桂枝二兩　生姜五兩 右**七味**,以水一斗,煑取四升,温服八合,日三服。嘔者加半夏五合,下利去大黄,寒多者加生姜至半斤。	病腹滿,發熱十日,脉浮而數,飲食如故,厚朴七物湯主之。 **厚朴七物湯方:** 厚朴半斤　甘草三兩　大黄三兩　大棗十枚　枳實五枚　桂枝二兩　生姜五兩 右**七味**,以水一斗,煑取四升,温服八合,日三服。嘔者加半夏五合,下利去大黄,寒多者加生姜至半斤。
腹中寒氣,雷鳴切痛,胸脇逆滿,嘔吐,附子粳米湯主之。**方:** 附子壹枚,炮,**去皮,破八片**　半夏半升,**洗**　甘草壹兩,**炙**　大棗拾枚,**擘**　粳米半升 右五味,**吹咀**,以水八升,煮米熟,湯成去滓,温服一升,日三服。	腹中寒氣,雷鳴切痛,胸脇逆滿,嘔吐,附子粳米湯主之。 **附子粳米湯方:** 附子一枚,炮　半夏半升　甘草一兩　大棗十枚　粳米半升 右五味,以水八升,煑米熟,湯成去滓,温服一升,日三服。	腹中寒氣,雷鳴切痛,胸脇逆滿,嘔吐,附子粳米湯主之。 **附子粳米湯方:** 附子一枚,炮　半夏半升　甘草一兩　大棗十枚　粳米半升 右五味,以水八升,煑米熟,湯成去滓,温服一升,日三服。
腹滿脉數,厚朴三物湯主之。**方:** 厚朴**半斤,炙**　大黄肆兩　枳實伍枚,**炙** 右**藥,吹咀**,以水一斗二升,先煮二味,取五升,内大黄煮取三升,**去滓**,温服一升,**腹中轉動更服,不動勿服**。	**痛而閉者**[2],厚朴三物湯主之。 **厚朴三物湯方:** 厚朴**八兩**　大黄四兩　枳實五枚 右**三味**,以水一斗二升,先煑二味,取五升,内大黄煑取三升,温**分**[3]一升,**以利爲度**。	**痛而閉者**,厚朴三物湯主之。 **厚朴三物湯方:** 厚朴**八兩**　大黄四兩　枳實五枚 右**三味**,以水一斗二升,先煑二味,取五升,内大黄,煑取三升,温**服**一升,**以利爲度**。
病腹中滿痛者,此爲實也,當下之,宜大柴胡湯。**方:** 柴胡**捌兩**　黄芩叁兩　芍藥叁兩　半夏半升,洗　枳實肆枚,炙　大棗拾式枚,**擘**　生薑伍兩,**切** 右**七**味,**吹咀**,以水一斗二升,煮取六升,去滓,再煎**取三升**,温服一升。**一方加大黄二兩,若不加恐不名大柴胡也。**	**按之心下**[4]滿痛者,此爲實也,當下之,宜大柴胡湯。 **大柴胡湯方:** 柴胡**半斤**　黄芩三兩　芍藥三兩　半夏半升,洗　枳實四枚,炙　**大黄二兩**　大棗十二枚　生姜五兩 右**八**味,以水乙斗二升,煑取六升,去滓,再煎,温服一升,**日三服**。	**按之心下**滿痛者,此爲實也,當下之,宜大柴胡湯。 **大柴胡湯方:** 柴胡**半斤**　黄芩三兩　芍藥三兩　半夏半升,洗　枳實四枚,炙　**大黄二兩**　大棗十二枚　生姜五兩 右**八**味,以水一斗二升,煑取六升,去滓,再煎,温服一升,**日三服**。
腹滿不減,減不足言,當須下之,宜大承氣湯。**方見痓病中。**	腹滿不減,減不足言,當須下之,宜大承氣湯。 **大承氣湯方:** **大黄**四兩,**酒洗**　**厚朴**半斤,**去皮,炙**　**枳實**五枚,**炙**　**芒硝**三合 **右四味,以水一斗,先煑二物,取五升,去滓,内大黄,煮取二升,内芒硝,更上火微一二沸,分温再服,得下,餘勿服。**	腹滿不減,減不足言,當須下之,宜大承氣湯。 **大承氣湯方:** **大黄**四兩,**酒洗**　**厚朴**半斤,**去皮,炙**　**枳實**五枚,**炙**　**芒硝**三合 **右四味,以水一斗,先煑二物,取五升,去滓,内大黄,煮取二升,内芒硝,更上火微一二沸,分温再服,得下,餘勿服。**

[1] 右藥:吴遷本凡方名已表明藥物數量者,如"厚朴七物湯""三物備急丸"等,方後服法皆改稱"右藥",不再贅述爲"右幾味"。

[2] 痛而閉者:《備急千金要方》卷十六作"腹滿脉數"。

[3] 温分:當爲"温服"。

[4] 按之心下:《脉經》卷八作"病腹中"。

吴遷本	鄧珍本	趙開美本
心胸中大寒痛，嘔不能飲食，腹中寒，上衝皮起，出見有頭足，上下痛而不可觸近，大建中湯主之。**方：** 蜀椒弍合，汗　乾薑肆兩　人參弍兩 右三味，**㕮咀**，以水四升，去滓[1]，内膠飴一升，微火煎取一升半，分温再服。如一炊頃，可飲粥二升**許**。更服，當一日食糜，温覆之。	心胸中大寒痛，嘔不能飲食，腹中寒，上衝皮起，出見有頭足，上下痛而不可觸近，大建中湯主之。 **大建中湯方：** 蜀椒二合，汗　乾姜四兩　人參二兩 右三味，以水四升，**煑取二升**，去滓，内膠飴壹升，微火煎取一升半，分温再服。如一炊頃，可飲粥二升，**後**[2]更服，當一日食糜，温覆之。	心胸中大寒痛，嘔不能飲食，腹中寒，上衝皮起，出見有頭足，上下痛而不可觸近，大建中湯主之。 **大建中湯方：** 蜀椒二合，**去**汗　乾姜四兩　人參二兩 右三味，以水四升，**煑取二升**，去滓，内膠飴一升，微火煎取一升半，分温再服。如一炊頃，可飲粥二升，**後**更服，當一日食糜，温覆之。
脇下偏痛，發熱，其脉**弦緊**，此寒也，以温藥下之，宜大黄附子湯。**方：** 大黄叁兩　附子叁枚，炮，**去皮，破**　細辛弍兩 右三味，**㕮咀**，以水五升，煮取二升，**去滓**，分温三服。若强人煮取二升半，分三服，服後如人行四五里，進一服。	脇下偏痛，發熱，其脉**緊弦**，此寒也，以温藥下之，宜大黄附子湯。 **大黄附子湯方：** 大黄三兩　附子三枚，炮　細辛二兩 右三味，以水五升，煮取二升，分温三服。若强人煑取二升半，分**温**三服，服後如人行四五里，進一服。	脇下偏痛，發熱，其脉**緊弦**，此寒也，以温藥下之，宜大黄附子湯。 **大黄附子湯方：** 大黄三兩　附子三枚，炮　細辛二兩 右三味，以水五升，煮取二升，分温三服。若强人煑取二升半，分**温**三服，服後如人行四五里，進一服。
寒氣厥逆，赤丸主之。**方：** 茯苓肆兩　半夏肆兩，洗，一方用**桂**　細辛壹兩，《千金》作人參　烏頭弍兩，炮，**去皮**　**附子弍兩，炮，去皮**　**射罔壹枚，如棗大** 右**六**味，末之，内真朱爲色，錬蜜**和**丸如麻子大，先食酒飲**服一**丸，日再夜一服。不知，**二丸**爲度。	寒氣厥逆，赤丸主之。 **赤丸方：** 茯苓四兩　半夏四兩，洗，一方用**佳**[3]　烏頭二兩，炮　細辛一兩，《千金》作人參 右**六**味[4]，末之，内真朱爲色，煉蜜丸如麻子大，先食酒飲**下三**丸，日再夜一服。不知**稍增之，以知**爲度。	寒氣厥逆，赤丸主之。 **赤丸方：** 茯苓四兩　烏頭二兩，炮　半夏四兩，洗，一方用**桂**　細辛一兩，《千金》作人參 右**四**味，末之，内真朱爲色，煉蜜丸如麻子大，先食酒飲**下三**丸，日再夜一服。不知**稍增之，以知**爲度。
寸口脉弦而緊，弦則衛氣不行，**衛氣不行**即惡寒，緊則不欲食，弦緊相搏，即爲寒疝。**寒疝**繞臍痛，若發則白汗出，手足厥**寒**，其脉沈弦者，大烏頭煎主之。**方：** 烏頭**拾**伍枚，熬**黑**，不㕮咀 右**一味**，以水三升，煮取一升，去滓，内蜜二升，煎令水氣盡，取二升，强人服七合，弱人服五合。不差，明日更服，**慎**不可**一**日再服。 ***鄧氏："烏頭大者五枚。""十"字必誤也。***	**腹痛**，脉弦而緊，弦則衛氣不行，即惡寒，緊則不欲食，邪正相搏，即爲寒疝。**寒疝**遶[5]臍痛，若發則白汗出，手足厥**冷**，其脉沉弦者，大烏頭煎主之。 **烏頭煎方：** 烏頭**大者**五枚[6]，熬，**去皮**，不㕮咀 右以水三升，煑取一升，去滓，内蜜二升，煎令水氣尽，取二升，强人服七合，弱人服五合。不差，明日更服，不可**一**日再服。	**腹痛**，脉弦而緊，弦則衛氣不行，即惡寒，緊則不欲食，邪正相搏，即爲寒疝，遶臍痛，若發則白汗出，手足厥**冷**，其脉沈弦者，大烏頭煎主之。 **烏頭煎方：** 烏頭**大者**五枚，熬，**去皮**，不㕮咀 右以水三升，煑取一升，去滓，内蜜二升，煎令水氣盡，取二升，强人服七合，弱人服五合。不差，明日更服，不可日再服。

[1] 以水四升去滓：諸藥未煮而言去滓，必誤，"去"字前當脱"煮取二升"四字。

[2] 後：《備急千金要方》卷十六作"許"，屬上，與吴遷本合，義勝。

[3] 一方用佳："佳"字誤，當作"桂"。

[4] 右六味：鄧珍本赤丸組成僅四味，服法却言"右六味"，知必有脱，當據吴遷本補附子、射罔二藥。但鄧珍本赤丸服法較吴遷本亦大大增加，故疑此方是鄧氏新編時所作的主觀調整，删去附子、射罔二味有毒藥，同時提高赤丸的服用量。趙開美本改"六"作"四"，雖然與組方數字相符，但亦失原方面貌。

[5] 遶：同"繞"。

[6] 烏頭大者五枚：《備急千金要方》卷十六、《外臺秘要方》卷七皆作"十五枚"，可知吴遷本"拾伍枚"是宋本舊貌，鄧珍本當脱"十"字。

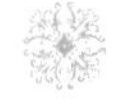

吴遷本	鄧珍本	趙開美本
寒疝腹中痛，及脇痛裏急者，當歸生薑羊肉湯主之。**方：** 當歸叁兩　生薑伍兩，**切**　羊肉壹斤 右三味，**㕮咀**，以水八升，煮取三升，**去滓**，温服七合，日三服。若寒多者，加生薑成一斤；痛多而嘔者，加橘皮二兩、术一兩；加生薑者，亦加水五升，煮取三升二合服之。	寒疝腹中痛，及脇痛裏急者，當歸生姜羊肉湯主之。 **當歸生姜羊肉湯方：** 當歸三兩　生姜五兩　羊肉一斤 右三味，以水八升，煑取三升，温服七合，日三服。若寒多者，加生姜成一斤；痛多而嘔者，加橘皮二兩、白术一兩；加生姜者，亦加水五升，煑取三升二合服之。	寒疝腹中痛，及脇痛裏急者，當歸生姜羊肉湯主之。 **當歸生姜羊肉湯方：** 當歸三兩　生姜五兩　羊肉一斤 右三味，以水八升，煑取三升，温服七合，日三服。若寒多者，加生姜成一斤；痛多而嘔者，加橘皮二兩、白术一兩；加生姜者，亦加水五升，煑取三升二合，服之。
寒疝腹中痛，逆冷，手足不仁**者**，身疼痛，灸刺諸藥不能治，抵當烏頭桂枝湯[1]主之。**方：** 烏頭**伍枚，實者，去角** 右一味，以蜜二斤，煎減半，去滓，以桂枝湯五合解之，**令**得一升**許**，初服二合，不知，即服三合，又不知，復更加至五合。其知者如醉狀，得吐者爲中病。	寒疝腹中痛，逆冷，手足不仁，**若**身疼痛，灸刺諸藥不能治，抵當烏頭桂枝湯主之。 **烏頭桂枝湯方：** 烏頭 右一味，以蜜二斤，煎減半，去滓，以桂枝湯五合解之，**令**得一升**後**[2]，初服二合，不知，即服三合，又不知復加至【五】合。其知者如醉狀，得吐者爲中病。	寒疝腹中痛，逆冷，手足不仁，**若**身疼痛，灸刺諸藥不能治，抵當烏頭桂枝湯主之。 **烏頭桂枝湯方：** 烏頭 右一味，以蜜二斤，煎減半，去滓，以桂枝湯五合解之，得一升**後**，初服二合，不知，即服三合，又不知，復加至五合。其知者如醉狀，得吐者爲中病。
桂枝湯方： 桂枝去皮　芍藥　生薑各叁兩　甘草弍兩，炙　大棗拾弍枚，**擘** 右五味，**㕮咀**，以水七升，煮取三升，去滓。	桂枝湯方： 桂枝三兩，去皮　芍藥三兩　甘草二兩，炙　生姜三兩　大棗十二枚 右五味，**剉**，以水七升，**微火**煑取三升，去滓。	桂枝湯方： 桂枝三兩，去皮　芍藥三兩　甘草二兩，炙　生姜三兩　大棗十二枚 右五味，**剉**，以水七升，**微火**煑取三升，去滓。
（見下文）	其脉数而緊乃弦，狀如弓弦，按之不移。脉数弦者，當下其寒。脉緊大而遲者，必心下堅；脉大而緊者，陽中有陰，可下之。	其脉數而緊乃弦，狀如弓弦，按之不移。脉數弦者，當下其寒。脉緊大而遲者，必心下堅；脉大而緊者，陽中有陰，可下之。
附**方：** 烏頭湯：**主**寒疝腹中絞痛，賊風入**腹**攻五藏，拘急不得轉側，**吽**[3]**呼**，發作有時，使人陰縮，手足厥逆。**用上**方，見**《外臺》**。	附[4]： **《外臺》**烏頭湯：**治**寒疝腹中絞痛，賊風入攻五臟，拘急不得轉側，發作有時，使人陰縮，手足厥逆。方見**上**。	附**方：** **《外臺》**烏頭湯：**治**寒疝腹中絞痛，賊風入攻五臟，拘急不得轉側，發作有時，使人陰縮，手足厥逆。方見**上**。
夫脉**浮**而緊乃弦，狀如弓弦，按之不移。脉數弦者，當下其寒。	**其**脉**数**而緊乃弦，狀如弓弦，按之不移。脉数弦者，當下其寒。	**其**脉**數**而緊乃弦，狀如弓弦，按之不移。脉數弦者，當下其寒。
脉**雙弦**而遲者，必心下堅；脉大而緊者，陽中有陰，可下之。	脉**緊大**而遲者[5]，必心下堅；脉大而緊者，陽中有陰，可下之。	脉**緊大**而遲者，必心下堅；脉大而緊者，陽中有陰，可下之。

[1] 抵當烏頭桂枝湯："抵當"二字義不諧，恐爲衍文。《備急千金要方》卷十六同方即名"烏頭桂枝湯"。且鄧珍本依例重出方名時亦無"抵當"二字。

[2] 令得一升後："後"字誤，當作"許"。

[3] 吽：同"叫"。

[4] 附：當作"附方"。

[5] 脉緊大而遲者：《傷寒論》卷九"緊大"作"雙弦"。

吴遷本	鄧珍本	趙開美本
寒疝腹中痛者，**柴胡桂枝湯主之。方：** 柴胡肆兩　黄芩　人参　芍藥　桂枝**去皮**　生薑**切**，各壹兩半　甘草壹兩，**炙**　半夏弎合，**洗**　大棗陸枚，**擘** 右九味，**㕮咀**，以水六升，煮取三升，**去滓**，温服一升，日三服。	《外臺》**柴胡桂枝湯方：治心**腹卒中痛者[1]。 柴胡四兩　黄芩　人参　芍藥　桂枝　生姜各一兩半　甘草一兩　半夏二合**半**　大棗六枚 右九味，以水六升，煑取三升，温服一升，日三服。	《外臺》**柴胡桂枝湯方：治心**腹卒中痛者。 柴胡四兩　黄芩　人参　芍藥　桂枝　生姜各一兩半　甘草一兩　半夏二合**半**　大棗六枚 右九味，以水六升，煑取三升，温服一升，日三服。
卒疝，走馬湯**主之。方：** 巴豆弎枚，去皮心，熬　杏人弎枚，**去皮尖** 右二味，**取**綿纏，槌令碎，熱湯二合，捻取白汁飲之，當下。老小量之，通治飛尸鬼擊病。**并見《外臺》。**	《外臺》走馬湯：**治中惡，心痛腹脹，大便不通。** 巴豆二枚，去皮心，熬　杏仁二枚 右二味，**以**綿纏，搥令碎，熱湯二合，捻取白汁飲之，當下。老小量之，通治飛尸鬼擊病。	《外臺》走馬湯：**治中惡，心痛腹脹，大便不通。** 杏仁二枚　巴豆二枚，去皮心，熬 右二味，**以**綿纏，搥令碎，熱湯二合，捻取白汁飲之，當下。老小量之，通治飛尸鬼擊病。
問曰：人病有宿食，何以别之？師曰：寸口脉浮而大，按之反濇，尺中亦微而濇，故知有宿食，大承氣湯主之。**方見痓病中。**	問曰：人病有宿食，何以别之？師曰：寸口脉浮而大，按之反濇，尺中亦微而濇，故知有宿食，大承氣湯主之。	問曰：人病有宿食，何以别之？師曰：寸口脉浮而大，按之反濇，尺中亦微而濇，故知有宿食，大承氣湯主之。
脉緊**者**，如轉索無常者，有宿食。	脉緊如轉索無常者，有宿食**也**。	脉緊如轉索無常者，有宿食**也**。
脉緊，頭痛風寒，腹中有宿食不化。一云：寸口脉緊。	脉緊，頭痛風寒，腹中有宿食不化**也**。一云：寸口脉緊。	脉緊，頭痛風寒，腹中有宿食不化**也**。一云：寸口脉緊。
脉數而滑者，實也，此有宿食，下之愈，宜大承氣湯。**方見痓病中。**	脉数而滑者，實也，此有宿食，下之愈，宜大承氣湯。	脉數而滑者，實也，此有宿食，下之愈，宜大承氣湯。
下利不**欲**食者，有宿食**故**也，當下之，宜大承氣湯。**用上方。**	下利不**飲**食者，有宿食也，當下之，宜大承氣湯。 **大承氣湯方：見前病痓中。**	下利不**飲**食者，有宿食也，當下之，宜大承氣湯。 **大承氣湯方：見前痓病中。**
宿食在上**管**，當吐之，**可與**瓜蔕散。**方：** 瓜蔕壹分，熬黄　赤小豆壹分，**熬** 右二味，杵爲散，**取一錢匕**，以香豉**一合、熱湯七合**煮取汁，和散，温服之。不吐者，少**少**加之，快吐**乃**止。亡血虚**家**不可與之。	宿食在上**脘**[2]，當吐之，**宜**瓜蒂散。 **瓜蒂散方：** 瓜蒂一分，熬黄　赤小豆一分，**煮** 右二味，杵爲散，以香豉**七**合煮取汁，和散**一錢匕**，温服之。不吐者，少加之，**以**快吐**爲度而**止。亡血**及**虚**者**不可與之。	宿食在上**脘**，當吐之，**宜**瓜蒂散。 **瓜蒂散方：** 瓜蒂一分，熬黄　赤小豆一分，**煮** 右二味，杵爲散，以香豉**七**合，煮取汁，和散**一錢匕**，温服之，不吐者，少加之，**以**快吐**爲度而**止。亡血**及**虚**者**不可與之。
（見上文）	脉緊如轉索無常者，有宿食也。脉緊，頭痛風寒，腹中有宿食不化也。一云：寸口脉緊。	脉緊如轉索無常者，有宿食也。脉緊，頭痛風寒，腹中有宿食不化也。一云：寸口脉緊。

[1] 心腹卒中痛者：《外臺秘要方》卷七作“寒疝腹中痛者”，與吴遷本合。

[2] 脘（guǎn）：通“管”（舊讀同“管”）。後世習作“脘”，且讀作“wǎn”。

金匱要略方卷中

《金匱要略方》卷中内容對比,見表 7 - 13~表 7 - 22。

五藏風寒積聚病脉證并治第十一

表 7 - 13　吴遷本、鄧珍本、趙開美本五藏風寒積聚病脉證并治内容對比

吴遷本	鄧珍本	趙開美本
金匱**要略**方卷中	**新編**金匱方**論**卷中	金匱**要略**方**論**卷中
五藏風寒積聚病脉證并治第十一	五藏風寒積聚病脉證并治第十一	五臟風寒積聚病脉證并治第十一
論**一**首　脉證**二**條　方**三**首	論**二**首　脉證**十七**條　方**二**首	論**二**首　脉證**十七**條　方**二**首
肺中風者,口燥而喘,身運而重,冒而腫脹。	肺中風者,口燥而喘,身運而重,冒而腫脹。	肺中風者,口燥而喘,身運而重,冒而腫脹。
肺中寒**者**,吐濁涕。	肺中寒,吐濁涕。	肺中寒,吐濁涕。
肺死藏,浮之虚,按之弱,如葱葉,下無根者死。	肺死藏,浮之虚,按之弱,如葱葉,下無根者死。	肺死藏,浮之虚,按之弱,如蔥葉,下無根者死。
肝中風者,頭目瞤,兩脇痛,行常傴,令人嗜甘。	肝中風者,頭目瞤,兩脇痛,行常傴,令人嗜甘。	肝中風者,頭目瞤,兩脇痛,行常傴,令人嗜甘。
肝中寒者,兩**脇**不舉,舌本燥,喜太息,胸中痛,不得轉側,食則吐而汗出也。《脉經》《千金》云:時盜汗,**飲**[1]食已,吐其汁。	肝中寒者,兩**臂**不舉[2],舌本燥,喜太息,胸中痛,不得轉側,食則吐而汗出也。《脉經》《千金》云:時盜汗,**欬**,食已吐其汁。	肝中寒者,兩**臂**不舉,舌本燥,喜太息,胸中痛,不得轉側,食則吐而汗出也。《脉經》《千金》云:時盜汗,**欬**,食已吐其汁。
肝死藏,浮之弱,按之如索不來,或曲如蛇行者死。	肝死藏,浮之弱,按之如索不來,或曲如蛇行者死。	肝死藏,浮之弱,按之如索不來,或曲如蛇行者死。
肝著,其人常欲蹈其胸上,先未苦時,但欲飲熱,旋覆花湯主之。臣億等校諸本,旋覆花湯方**本闕**。	肝着,其人常欲蹈其胸上,先未苦時,但欲飲熱,旋復花湯主之。臣億等校諸本,旋復花湯方**皆問**[3]。	肝着,其人常欲蹈其胸上,先未苦時,但欲飲熱,旋復花湯主之。臣億等校諸本,旋復花湯方**皆同**。
心中風者,翕翕發熱,不能起,心中飢**而欲食**,食即嘔吐。	心中風者,翕翕發熱,不能起,心中飢[4],食即嘔吐。	心中風者,翕翕發熱,不能起,心中飢,食即嘔吐。
心中寒者,其人苦病心如噉蒜狀,劇者心痛徹背、背痛徹心,譬如蠱注,其脉浮者,自吐乃愈。	心中寒者,其人苦病心如噉蒜狀,劇者心痛徹背、背痛徹心,譬如蠱注,其脉浮者,自吐乃愈。	心中寒者,其人苦病心如噉蒜狀,劇者心痛徹背、背痛徹心,譬如蠱注,其脉浮者,自吐乃愈。
心傷者,其人勞倦,即頭面赤而下重,心中痛而自煩發熱,當臍跳,其脉弦,此爲心藏傷所致也。	心傷者,其人勞倦,即頭面赤而下重,心中痛而自煩,發熱,當臍跳,其脉弦,此爲心藏傷所致也。	心傷者,其人勞倦,即頭面赤而下重,心中痛而自煩,發熱,當臍跳,其脉弦,此爲心藏傷所致也。

[1] 飲:《脉經》卷六、《備急千金要方》卷十一作"欬",與鄧珍本同,可從。

[2] 兩臂不舉:依前文及肝經,"兩臂"恐當作"兩脇"。《針灸甲乙經》卷一:"肝氣悲哀動中則傷魂,魂傷則狂妄,其精不守,令人陰縮而筋攣,兩脇肋骨不舉,毛悴色夭,死於秋。"《脉經》卷三作"兩脇骨不舉",亦近同。

[3] 皆問:義不諧,當從吴遷本作"本闕"。趙開美本作"皆同",應爲臆改,亦當從吴遷本。原本或作"本皆闕"。

[4] 心中飢:《脉經》卷六"飢"字下有"而欲食"三字,與吴遷本合。

吴遷本	鄧珍本	趙開美本
心死藏,浮之實,如**豆麻**,按之益躁疾者死。	心死藏,浮之實,如**麻豆**[1],按之益躁疾者死。	心死藏,浮之實,如**麻豆**,按之益躁疾者死。
邪哭使魂魄不安者,血氣少也,血氣少者屬扵心,心氣虚者,其人則畏,合目欲眠,夢遠行而精神離散,魂魄妄行。陰氣衰者爲癲,陽氣衰者爲狂。	邪哭使魂魄不安者,血氣少也,血氣少者屬於心,心氣虚者,其人則畏,合目欲眠,夢遠行而精神離散,魂魄妄行。陰氣衰者爲癲,陽氣衰者爲狂。	邪哭,使魂魄不安者,血氣少也,血氣少者屬於心,心氣虚者,其人則畏,合目欲眠,夢遠行而精神離散,魂魄妄行。陰氣衰者爲癲,陽氣衰者爲狂。
脾中風者,翕翕發熱,形如醉人,腹中煩重,皮**肉**瞤瞤而短氣。	脾中風者,翕翕發熱,形如醉人,腹中煩重,皮**目**瞤瞤[2]而短氣。	脾中風者,翕翕發熱,形如醉人,腹中煩重,皮**目**瞤瞤而短氣。
脾死藏,浮之大堅,按之如覆杯,潔潔狀如摇者死。臣億等詳:五藏各有中風、中寒,今脾只載中風,腎中風、中寒俱不載者,古文簡亂,**亡失**極多,去古既遠,無文可以補綴也。	脾死藏,浮之大堅,按之如覆盃,潔潔狀如摇者死。臣億等詳:五藏各有中風、中寒,今脾只載中風,腎中風、中寒俱不載者,**以**古文簡亂極多,去古既遠,无文可以補綴也。	脾死藏,浮之大堅,按之如覆盃,潔潔狀如摇者死。臣億等詳:五藏各有中風、中寒,今脾只載中風,腎中風、中寒俱不載者,**以**古文簡亂極多,去古既遠,無文可以補綴也。
趺陽脉浮而濇,浮則胃氣强,濇則小便數,浮濇相搏,大便則堅,其脾爲約,麻子人丸主之。**方:** 麻子人式升　芍藥半斤　枳實壹斤,**炙**　大黄壹斤　厚朴壹尺,**炙**　杏人壹升,**去皮尖,熬焦** 右六味,末之,錬蜜和丸**如**梧子大,飲服十丸,日三**服,漸加**以知爲度。	趺陽脉浮而濇,浮則胃氣强,濇則小便數,浮濇相搏,大便則堅,其脾爲約,麻子仁丸主之。 **麻子仁丸方:** 麻子仁貳升　芍藥半斤　枳實乙斤　大黄乙斤　厚朴乙尺　杏仁乙升 右六味,末之,煉蜜和丸[3]梧子大,飲服十丸,日三[4],以知爲度。	趺陽脉浮而濇,浮則胃氣强,濇則小便數,浮濇相搏,大便則堅,其脾爲約,麻子人丸主之。 **麻子人丸方:** 麻子人二升　芍藥半斤　枳實一斤　大黄一斤　厚朴一尺　杏仁一升 右六味,末之,煉蜜和丸梧子大,飲服十丸,日三,以知爲度。
腎着之病,其人身**體**重,腰[5]中冷,如坐水中,形如水狀,反不渴,小便自利,**食飲**如故,病屬下焦,**從**身勞汗出,衣一作**裹**裏冷濕,久久得之,腰以下冷痛,腹重如帶五千錢,甘**草乾薑茯**苓**白**术湯主之。**方:** 甘草式兩,**炙**　乾薑肆兩　茯苓肆兩　白术式兩 右四味,**㕮咀**,以水五升,煮取三升,**去滓**,分温三服,腰中即温。	腎着之病,其人身**体**重,腰中冷,如坐水中,形如水狀,反不渴,小便自利,**飲食**[6]如故,病屬下焦,身勞汗出[7],衣一作**表**裏冷濕,久久得之,腰以下冷痛,腹重如帶五千錢,甘姜苓术湯主之。 **甘草乾姜茯苓白术湯方:** 甘草　白术各貳兩　乾姜　茯苓各四兩 右四味,以水五升,煮取三升,分温三服,腰中即温。	腎著之病,其人身**體**重,腰中冷,如坐水中,形如水狀,反不渴,小便自利,**飲食**如故,病屬下焦,身勞汗出,衣一作**表**裏冷濕,久久得之,腰以下冷痛,腹重如帶五千錢,甘姜苓术湯主之。 **甘草乾薑茯苓白术湯方:** 甘草二兩　白术二兩　乾薑四兩　茯苓四兩 右四味,以水五升,煮取三升,分温三服,腰中即温。
腎死藏,浮之堅,按之亂如轉丸,益下入尺中者死。	腎死藏,浮之堅,按之亂如轉丸,益下入尺中者死。	腎死藏,浮之堅,按之亂如轉丸,益下入尺中者死。
問曰:三焦竭部,上焦竭善噫,何謂也?師曰:上焦受中焦氣未和,不能消穀,故**令**噫耳。下焦竭即遺溺失便,其氣不和,不能自禁制,不須治,久**自**愈。	問曰:三焦竭部,上焦竭善噫,何謂也?師曰:上焦受中焦氣未和,不能消穀,故**能**噫耳[8]。下焦竭即遺溺失便,其氣不和,不能自禁制,不須治,久**則**愈。	問曰:三焦竭部,上焦竭善噫,何謂也?師曰:上焦受中焦氣未和,不能消穀,故**能**噫耳。下焦竭即遺溺失便,其氣不和,不能自禁制,不須治,久**則**愈。

[1] 麻豆:《脉經》卷三作“豆麻”,與吴遷本合。

[2] 皮目瞤瞤:“皮目”義不諧,當從吴遷本作“皮肉”。

[3] 煉蜜和丸:《傷寒論》卷五“丸”字下有一“如”字。

[4] 日三:《傷寒論》卷五“三”字下有“服漸加”三字。

[5] 腰:同“腰”。

[6] 飲食:《備急千金要方》卷十九作“食飲”。

[7] 身勞汗出:《備急千金要方》卷十九“身”字上有一“從”字。

[8] 故能噫耳:《注解傷寒論》卷一成注引《金匱要略》作:“故令噫耳。”與吴遷本合。

續 表

吴遷本	鄧珍本	趙開美本
師曰：熱在上焦者，因欬爲肺痿；熱在中焦者，則爲堅；熱在下焦者則溺血，亦令淋**閉**不通。	師曰：熱在上焦者，因欬爲肺痿；熱在中焦者，則爲堅；熱在下焦者則尿血，亦令淋**秘**[1]不通。	師曰：熱在上焦者，因欬爲肺痿；熱在中焦者，則爲堅；熱在下焦者則尿血，亦令淋**秘**不通。
大腸有寒者多鶩溏，有熱者便腸垢。	大腸有寒者多鶩溏，有熱者便腸垢。	大腸有寒者多鶩溏，有熱者便腸垢。
小腸有寒者，其人下重便血，有熱者必痔。	小腸有寒者，其人下重便血，有熱者必痔。	小腸有寒者，其人下重便血，有熱者必痔。
問曰：病有積，有聚，有槃氣，何謂也？師曰：積者，藏病也，終不移；聚者，府病也，發作有時，展轉痛移，爲可治；槃氣者，脇下痛，按之則愈，復發爲槃氣。諸積大法，脉來細而附骨者，乃積也。寸口，積在胸中；微出寸口，積在喉中；關上，積在臍傍；上關上，積在心下；微下關，積在少腹；尺，積在氣衝。脉出左，積在左；脉出右，積在右；脉兩出，積在中央。各以其部處之。	問曰：病有積，有聚，有槃氣，何謂也？師曰：積者，藏病也，終不移；聚者，府病也，發作有時，展轉痛移，爲可治；槃氣者，脇下痛，按之則愈，復發爲槃氣。諸積大法，脉來細而附骨者，乃積也。寸口，積在胸中；微出寸口，積在喉中；關上，積在臍傍；上關上，積在心下；微下關，積在少腹；尺**中**，積在氣衝。脉出左，積在左；脉出右，積在右；脉兩出，積在中央。各以其部處之。	問曰：病有積，有聚，有槃氣，何謂也？師曰：積者，藏病也，終不移；聚者，府病也，發作有時，展轉痛移，爲可治；槃氣者，脇下痛，按之則愈，復發爲槃氣。諸積大法，脉來細而附骨者，乃積也。寸口，積在胸中；微出寸口，積在喉中；關上，積在臍傍；上關上，積在心下；微下關，積在少腹；尺**中**，積在氣衝。脉出左，積在左；脉在右，積在右；脉兩出，積在中央。各以其部處之。

痰飲欬嗽病脉證并治第十二

表7－14　吴遷本、鄧珍本、趙開美本痰飲欬嗽病脉證并治内容對比

吴遷本	鄧珍本	趙開美本
痰飲欬嗽病脉證并治第十二	痰飲欬嗽病脉證并治第十二	痰飲欬嗽病脉證并治第十二
論一首　脉證二十一條　方**一**十八首	論一首　脉證二十一條　方十八首	論一首　脉證二十一條　方十八首
問曰：夫飲有四，何謂也？師曰：有痰飲，有懸飲，有溢飲，有支飲。問曰：四飲何以爲異？師曰：其人素盛今瘦，水走腸間，瀝瀝有聲，謂之痰飲；飲後水流在脇下，欬唾引痛，謂之懸飲；飲水流行，歸於四肢，當汗出而不汗出，身**體**疼重，謂之溢飲；**其人**欬逆倚息，短氣不得臥，其形如腫，謂之支飲。	問曰：夫飲有四，何謂也？師曰：有痰飲，有懸飲，有溢飲，有支飲。問曰：四飲何以爲異？師曰：其人素盛今瘦，水走腸間，瀝瀝有聲，謂之痰飲；飲後水流在脇下，欬唾引痛，謂之懸飲；飲水流行，歸於四肢，當汗出而不汗出，身**体**疼重，謂之溢飲；欬逆倚息，短氣不得卧，其形如腫，謂之支飲。	問曰：夫飲有四，何謂也？師曰：有痰飲，有懸飲，有溢飲，有支飲。問曰：四飲何以爲異？師曰：其人素盛今瘦，水走腸間，瀝瀝有聲，謂之痰飲；飲後水流在脇下，欬唾引痛，謂之懸飲；飲水流行，歸於四肢，當汗出而不汗出，身**體**疼重，謂之溢飲；欬逆倚息，短氣不得臥，其形如腫，謂之支飲。
水在心，心下堅築**築**，短氣，惡水，不欲飲。	水在心，心下堅築[2]，短氣，惡水，不欲飲。	水在心，心下堅築，短氣，惡水不欲飲。
水在肺，吐涎沫，欲飲水。	水在肺，吐涎沫，欲飲水。	水在肺，吐涎沫，欲飲水。
水在脾，少氣身重。	水在脾，少氣身重。	水在脾，少氣身重。

[1]　秘：通"閉"。

[2]　心下堅築：《醫壘元戎》卷八引《金匱要略》作"心下堅築築"，與吴遷本合。

吴遷本	鄧珍本	趙開美本
水在肝,脇下支滿,嚔而痛。	水在肝,脇下支滿,嚔而痛。	水在肝,脇下支滿,嚔而痛。
水在腎,心下悸。	水在腎,心下悸。	水在腎,心下悸。
夫心下有留飲,其人背寒冷,**大如手。**	夫心下有留飲,其人背寒冷,**如水大**[1]。	夫心下有留飲,其人背寒冷,**如手大。**
留飲者,脇下痛引缺盆,欬嗽則輒已。一作轉甚。	留飲者,脇下痛引缺盆,欬嗽則輙已。一作轉甚。	留飲者,脇下痛引缺盆,欬嗽則輒已。一作轉甚。
胸中有留飲,其人短氣而渴,四肢歷節痛,脉沈者有留飲。	胸中有留飲,其人短氣而渴,四肢歷節痛,脉沉者有留飲。	胸中有留飲,其人短氣而渴,四肢歷節痛,脉沈者有留飲。
膈上**之病**,滿喘欬**唾**,發則寒熱,背痛腰疼,目泣自出,其人振振身瞤劇,必有伏飲。	膈上**病痰**,滿喘欬**吐**,發則寒熱,背痛腰疼,目泣自出,其人振振身瞤劇,必有伏飲。	膈上**病痰**,滿喘欬**吐**,發則寒熱,背痛腰疼,目泣自出,其人振振身瞤劇,必有伏飲。
夫病人**卒**飲水多,必暴喘滿。凡食少飲多,水停心下,甚者則悸,微者短氣。	夫病人飲水多,必暴喘滿。凡食少飲多,水停心下,甚者則悸,微者短氣,	夫病人飲水多,必暴喘滿。凡食少飲多,水停心下,甚者則悸,微者短氣,
脉雙弦者,寒也,皆大下後**喜**虚,脉偏弦者飲也。	脉雙弦者,寒也,皆大下後**【善】**虚,脉偏弦者飲也。	脉雙弦者,寒也,皆大下後**善**虚,脉偏弦者飲也。
肺飲不弦,但苦喘短氣。	肺飲不弦,但苦喘短氣。	肺飲不弦,但苦喘短氣。
支飲亦喘而不能臥,加短氣,其脉平也。	支飲亦喘而不能卧,加短氣,其脉平也。	支飲亦喘而不能臥,加短氣,其脉平也。
病痰飲者,當以温藥和之。	病痰飲者,當以温藥和之。	病痰飲者,當以温藥和之。
心下有痰飲,胸脇支滿,目眩,**茯**苓桂**枝**术甘**草**湯主之。**方:** 茯苓肆兩　桂枝叁兩,**去皮**　白术叁兩　甘草弍兩,**炙** 右四味,**㕮咀**,以水六升,煮取三升,**去滓**,分温三服,小便則利。	心下有痰飲,胸脇支滿,目眩,苓桂术甘湯主之。 **茯苓桂枝白术甘草湯方:** 茯苓四兩　桂枝　白术各叁兩　甘草貳兩 右四味,以水六升,煑取三升,分温三服,小便則利。	心下有痰飲,胸脇支滿,目眩,苓桂术甘湯主之。 **苓桂术甘湯方:** 茯苓四兩　桂枝三兩　白术三兩　甘草二兩 右四味,以水六升,煑取三升,分温三服,小便則利。
夫短氣,有微飲,當從小便去之,**茯**苓桂**枝**术甘**草**湯主之用上方,腎氣丸亦主之。方見脚氣中。	夫短氣,有微飲,當從小便去之,苓桂术甘湯主之方見上,腎氣丸亦主之。方見脚氣中。	夫短氣,有微飲,當從小便去之,苓桂术甘湯主之方見上,腎氣丸亦主之。方見脚氣中。
病者脉伏,其人欲自利,利**者**反快,雖利,心下續堅滿,此爲留飲欲去故也,甘遂半夏湯主之。**方:** 甘遂大者叁枚　半夏拾弍枚,**洗**,以水一升,煮取半升,去滓　芍藥伍枚　甘草如指大,壹枚,炙,一本無 右四味,**㕮咀**,以水二升,煮取半升,去滓,以蜜半升,和藥汁,煎取八合,頓服之。	病者脉伏,其人欲自利,利反快,雖利,心下續堅滿,此爲留飲欲去故也,甘遂半夏湯主之。 **甘遂半夏湯方:** 甘遂大者叁枚　半夏拾貳枚,以水乙升,煮取半升,去滓　芍藥伍枚　甘草如指大乙枚,炙,一本**作**无[2] 右四味,以水二升,煑取半升,去滓,以蜜半升,和藥汁,煎取八合,頓服之。	病者脉伏,其人欲自利,利反快,雖利,心下續堅滿,此爲留飲欲去故也,甘遂半夏湯主之。 **甘遂半夏湯方:** 甘遂大者三枚　半夏十二枚,以水一升,煮取半升,去滓　芍藥五枚　甘草如指大一枚,炙,一本**作**無 右四味,以水二升,煑取半升,去滓,以蜜半升,和藥汁,煎取八合,頓服之。
(無)	脉浮而細滑,傷飲。	脉浮而細滑,傷飲。

[1] 如水大:"水"字誤,當作"手"。

[2] 一本作无:"作"字衍,當删。

吴遷本	鄧珍本	趙開美本
(無)	脉弦數有寒飲,冬夏難治。	脉弦數有寒飲,冬夏難治。
(無)	脉沉而弦者,懸飲内痛。	脉沈而弦者,懸飲内痛。
病懸飲者,十棗湯主之。**方:** 芫花熬　甘遂　大戟**熬** 右三味,擣篩,以水一升五合,煮大棗十枚,**煮**取**八**合,去滓,内藥,强人一錢匕,羸人服半錢,平旦温服之。不下者,明日更加半錢,下後糜粥自養。	病懸飲者,十棗湯主之。 **十棗湯方:** 芫花熬　甘遂　大戟**各等分** 右三味,搗篩,以水一升五合,**先**煑**肥**大棗十枚,取**八**合,去滓,内藥**末**,强人**服**一錢匕,羸人服半錢,平旦温服之。不下者,明日更加半錢,**得快**下後,糜粥自養。	病懸飲者,十棗湯主之。 **十棗湯方:** 芫花熬　甘遂　大戟**各等分** 右三味,搗篩,以水一升五合,**先**煮**肥**大棗十枚,取**九**合,去滓,内藥**末**,强人**服**一錢匕,羸人服半錢,平旦温服之。不下者,明日更加半錢,**得快**下後,糜粥自養。
病溢飲,當發其汗,**宜**大青龍湯。**方:** 麻黄陸兩,去節　桂枝弍兩,去皮　甘草弍兩,炙　生薑叁兩　石膏如雞子大,碎　杏人肆拾**枚**,去皮尖　大棗拾枚,**擘** 右七味,**㕮咀**,以水九升,先煮麻黄減二升,去上沫,内諸藥,煮取三升,去滓,温服一升,**温覆令**汗**出**。汗**出**多者,温粉粉之。**一服汗者,勿再服。若復服,汗出多,亡陽,逆虚,惡風,煩躁不得眠也。**	病溢飲**者**,當發其汗,大青龍湯**主之,小青龍湯亦主之。** **大青龍湯方:** 麻黄六兩,去節　桂枝貳兩,去皮　甘草貳兩,炙　杏仁四十**个**,去皮尖　生姜叁兩　大棗拾貳枚　石膏如雞子大,碎 右七味,以水九升,先煑麻黄減二升,去上沫,内諸藥,煑取三升,去滓,温服壹升,**取微似**汗。**汗**多者,温粉粉之。	病溢飲**者**,當發其汗,大青龍湯**主之,小青龍湯亦主之。** **大青龍湯方:** 麻黄六兩,去節　桂枝二兩,去皮　甘草二兩,炙　杏仁四十**箇**,去皮尖　生姜三兩,**切**　大棗十二枚　石膏如雞子大,碎 右七味,以水九升,先煑麻黄減二升,去上沫,内諸藥,煮取三升,去滓,温服一升,**取微似**汗。**汗**多者,温粉粉之。
病溢飲者,當發其汗,宜小青龍湯。**方見肺癰中。**	小青龍湯**方:** **麻黄去節,叁兩　芍藥叁兩　五味子半升　乾姜叁兩　甘草叁兩,炙　細辛叁兩　桂枝叁兩,去皮　半夏半升,湯洗** **右八味,以水一斗,先煑麻黄減二升,去上沫,内諸藥,煑取三升,去滓,温服一升。**	小青龍湯**方:** **麻黄三兩,去節　芍藥三兩　五味子半升　乾姜三兩　甘草三兩,炙　細辛三兩　桂枝三兩,去皮　半夏半升,洗** **右八味,以水一斗,先煑麻黄減二升,去上沫,内諸藥,煑取三升,去滓,温服一升。**
膈間支飲,其人喘滿,心下痞堅,面色黧[1]黑,其脉沈緊,得之數十日,醫吐下之不愈,木防己湯主之。**方:** **木**防己叁兩　桂枝弍兩,**去皮**　石膏如雞子大,拾弍枚　人參肆兩 右四味,**㕮咀**,以水六升,煮取二升,**去滓**,分温再服。**虚者即愈,實者三日復發,復與不愈者,宜去石膏加茯苓芒消湯。方:** **木**防己弍兩　桂枝弍兩,**去皮**　人參　茯苓各肆兩　芒消叁合 右五味,**㕮咀**,以水六升,煮取二升,去滓,内芒消,再微煎,分温再服,微利則愈。	膈間支飲,其人喘滿,心下痞堅,面色黧黑,其脉沉緊,得之數十日,醫吐下之不愈,木防己湯主之。**虚者則愈,實者三日復發,復與不愈者,宜木防己湯去石膏加茯苓芒消湯主之。** **木防己湯方:** **木**防己叁兩　石膏拾貳枚,**如**雞子大　桂枝貳兩　人參四兩 右四味,以水六升,煑取二升,分温再服。 **木防己加茯苓芒硝湯方:** **木**防己　桂枝各貳兩　人參　芒硝叁合　茯苓各四兩 右五味,以水六升,煑取二升,去滓,内芒硝,再微煎,分温再服,微利則愈。	膈間支飲,其人喘滿,心下痞堅,面色黧黑,其脉沈緊,得之數十日,醫吐下之不愈,木防己湯主之。**虚者即愈,實者三日復發,復與不愈者,宜木防己湯去石膏加茯苓芒硝湯主之。** **术防己湯方:** **术**防己三兩　石膏十二枚,雞子大　桂枝二兩　人參四兩 右四味,以水六升,煑取二升,分温再服。 **术防己加茯苓芒硝湯方:** **术**防己二兩　桂枝二兩　人參四兩　芒硝三合　茯苓四兩 右五味,以水六升,煑取二升,去滓,内芒硝,再微煎,分温再服,微利則愈。

[1] 黧:同"黧"。黧,黑黄色。

吴遷本	鄧珍本	趙開美本
心下有支飲,其人苦冒眩,澤瀉湯主之。**方:** 澤瀉伍兩　白术弍兩 右二味,**㕮咀**,以水二升,煮取一升,**去滓**,分温再服。	心下有支飲,其人苦冒眩,澤瀉湯主之。 **澤瀉湯方:** 澤瀉伍兩　白术貳兩 右二味,以水二升,煑取一升,分温再服。	心下有支飲,其人苦冒眩,澤瀉湯主之。 **澤瀉湯方:** 澤瀉五兩　白术二兩 右二味,以水二升,煑取一升,分温再服。
支飲胸滿者,厚朴大黄湯主之。**方:** 厚朴壹尺,**去皮,炙**　大黄陸兩　枳實肆枚,**炙** 右三味,**㕮咀**,以水五升,煮取二升,**去滓**,分温再服。	支飲胸滿者,厚朴大黄湯主之。 **厚朴大黄湯方:** 厚朴乙尺　大黄陸兩　枳實四枚 右三味,以水五升,煑取二升,分温再服。	支飲胸滿者,厚朴大黄湯主之。 **厚朴大黄湯方:** 厚朴一尺　大黄六兩　枳實四枚 右三味,以水五升,煑取二升,分温再服。
支飲不得息,葶藶大棗瀉肺湯主之。方見肺癰中。	支飲不得息,葶藶大棗瀉肺湯主之。方見肺癰中。	支飲不得息,葶歷大棗瀉肺湯主之。方見肺癰中。
嘔家本渴,渴者爲欲解,今反不渴,心下有支飲故也,小半夏湯主之。**方:** 半夏壹升,**洗**　生薑半斤 右二味,**切**,以水七升,煮取一升半,**去滓**,分温再服。**《千金》云:小半夏加茯苓湯。**	嘔家本渴,渴者爲欲解,今反不渴,心下有支飲故也,小半夏湯主之。**《千金》云:小半夏加茯苓湯。** **小半夏湯方:** 半夏乙升　生姜半斤 右二味,以水七升,煑取一升半,分温再服。	嘔家本渴,渴者爲欲解,今反不渴,心下有支飲故也,小半夏湯主之。**《千金》云:小半夏加茯苓湯。** **小半夏湯方:** 半夏一升　生姜半斤 右二味,以水七升,煑取一升半,分温再服。
腹滿,口舌乾燥,此腸間有水氣,**防**己椒**目葶**藶**大**黄丸主之。**方:** 防己　椒目　葶藶熬　大黄各壹兩 右四味,末之,蜜**和**丸如**桐**子大,先食飲服一丸,日三服。稍增,口中有津液**止**。渴者,加芒消半兩。	腹滿,口舌乾燥,此腸間有水氣,己椒藶黄丸主之。 **防己椒目葶藶大黄丸方:** 防己　椒目　葶藶熬　大黄各乙兩 右四味,末之,蜜丸如**梧**子大,先食飲服一丸,日三服。稍增,口中有津液[1]。渴者,加芒硝半兩。	腹滿,口舌乾燥,此腸間有水氣,己椒歷黄丸主之。 **己椒歷黄丸:** 防己　椒目　亭歷熬　大黄各一兩 右四味,末之,蜜丸如**梧**子大,先食飲服一丸,日三服。稍增,口中有津液。渴者,加芒硝半兩。
卒嘔吐,心下痞,膈間有水,眩悸者,**小**半夏加茯苓湯主之。**方:** 半夏壹升,**洗**　生薑半斤　茯苓叁兩,**一方**肆兩 右三味,**切**,以**水**七升,煮取一升五合,**去滓**,分温再服。	卒嘔吐,心下痞,膈間有水,眩悸者,半夏加茯苓湯主之。 **小半夏加茯苓湯方:** 半夏乙升　生姜半斤　茯苓叁兩,一**法**四兩 右三味,以七升,【煑取】一升五【合】,分温再服。	卒嘔吐,心下痞,膈間有水,眩悸者,半夏加茯苓湯主之。 **小半夏加茯苓湯方:** 半夏一升　生姜半斤　茯苓三兩,一**法**四兩 右三味,以**水**七升,煑取一升五合,分温再服。
假令瘦人,臍下有悸**者**,吐涎沫而癲眩,水也,五苓散主之。**方:** 猪苓去皮,**拾捌銖**　茯苓**拾捌銖**　澤瀉壹兩**陸銖**　白术**拾捌銖**　桂枝**半兩**,去皮 右五味,**杵**爲**散**,飲服方寸匕,日三服。多飲煖水,汗出即愈。	假令瘦人,臍下有悸,【吐】涎沫而【癲眩】,**此**水也,五苓散主之。 **五苓散方:** 澤瀉乙兩**乙分**　猪苓**叁分**,去皮　茯苓**叁分**　白术**叁分**　桂枝**貳分**,去皮 右五味,爲**末,白**飲服方寸匕,日三服。多飲暖水,汗出愈。	假令瘦人,臍下有悸,吐涎沫而癲眩,**此**水也,五苓散主之。 **五苓散方:** 澤瀉一兩**一分**　猪苓**三分**,去皮　茯苓**三分**　白术**三分**　桂枝**二分**,去皮 右五味,爲**末,白**飲服方寸匕,日三服。多飲煖水,汗出愈。

[1] 口中有津液:《備急千金要方》卷十八"液"字後有一"止"字。

吴遷本	鄧珍本	趙開美本
附方： **主**心胸中有停痰宿水，自吐出水後，心胸間虚，氣滿不能食，消痰氣令能食，**茯苓飲方：** 茯苓叁兩　人參叁兩　白术叁兩　生薑肆兩　枳實弍兩　橘皮壹兩半 右六味，**㕮咀，以**水六升，煮取一升八合，**去滓**，分温三服，如人行八九里進之。**見《外臺》，出《延年》。**	附方： **《外臺》茯苓飲：治**心胸中有停痰宿水，自吐出水後，心胸間虚，氣滿不能食，消痰氣令能食。 茯苓　人參　白术各叁兩　枳實貳兩　橘皮**貳**兩半[1]　生姜四兩 右六味，水六升，煑取一升八合，分温三服，如人行八九里進之。	附方： **《外臺》茯苓飲：治**心胸中有停痰宿水，自吐出水後，心胸間虚，氣滿不能食，消痰氣令能食。 茯苓　人參　白术各三兩　枳實二兩　橘皮**二**兩半　生姜四兩 右六味，水六升，煑取一升八合，分温三服，如人行八九里進之。
欬家，其脉弦，爲有水，**可與**十棗湯。方見上。	欬家，其脉弦，爲有水，十棗湯**主之**。方見上。	欬家，其脉弦，爲有水，十棗湯**主之**。方見上。
夫有支飲家，欬煩，胸中痛者，不卒死，至一百日、一歲，**與**十棗湯。方見上。	夫有支飲家，欬煩，胸中痛者，不卒死，至一百日、一歲，**宜**十棗湯。方見上。	夫有支飲家，欬煩，胸中痛者，不卒死，至一百日、一歲，**宜**十棗湯。方見上。
久欬數歲，其脉弱者可治，實大數者死。其脉虚者必苦冒，其人本有支飲在胸中故也，治屬飲家。	久欬數歲，其脉弱者可治，實大數者死。其脉虚者必苦冒，其人本有支飲在胸中故也，治屬飲家。	久欬數歲，其脉弱者，可治，實大數者死。其脉虚者必苦冒，其人本有支飲在胸中故也，治屬飲家。
欬逆倚息，小青龍湯主之。方見肺癰中。	欬逆倚息**不得卧**，小青龍湯主之。方見**上及**肺癰中。	欬逆倚息**不得臥**，小青龍湯主之。方見**上文**肺癰中。
青龍湯下已，多唾口燥，寸脉沈，尺脉微，手足厥逆，氣從**少**腹上衝胸咽，手足痺，其**人**面翕**然**如醉，因復下流陰股，小便難，時復冒，**可**與茯苓桂枝五味**子**甘草湯，治其氣衝。**方：** 茯苓肆兩　桂枝肆兩，去皮　五味子半升，**碎**　甘草叁兩，炙 右四味，**㕮咀**，以水八升，煮取三升，去滓，分**温三**服。	青龍湯下已，多唾口燥，寸脉沉，尺脉微，手足厥逆，氣從**小**腹上衝胸咽，手足痺，其面翕**熱**如醉**狀**，因復下流陰股，小便難，時復冒**者**，與茯苓桂枝五味**子**甘草湯，治其氣衝。 **桂苓五味甘草湯方：** 茯苓四兩　桂枝四兩，去皮　甘草炙，叁兩　五味子半升 右四味，以水八升，煑取三升，去滓，分**三温**服。	青龍湯下已，多唾口燥，寸脉沈，尺脉微，手足厥逆，氣從**小**腹上衝胸咽，手足痺，其面翕**熱**如醉**狀**，因復下流陰股，小便難，時復冒**者**，與茯苓桂枝五味甘草湯，治其氣衝。 **桂苓五味甘草湯方：** 茯苓四兩　桂枝四兩，去皮　甘草三兩，炙　五味子半升 右四味，以水八升，煑取三升，去滓，分**三温**服。
衝氣即低，而反更欬滿者，**因**[2]**茯**苓五味**子**甘草去桂加乾薑、細辛，以治其欬滿。**方：** 茯苓肆兩　五味**子**半升，**碎**　甘草**壹**兩，**炙**　乾薑**壹**兩　細辛**壹**兩 右五味，**㕮咀**，以水八升，煮取三升，去滓，**分温三服。**	衝氣即低，而反更欬，**胸**滿者，**用**桂苓五味甘草湯，去桂加乾姜、細辛，以治其欬滿。 **苓甘五味姜辛湯方：** 茯苓四兩　甘草　乾姜　細辛各**叁**兩　五味**子**半升 右五味，以水八升，煑取三升，去滓，**温服半升，日三。**	衝氣即低，而反更欬，**胸**滿者，**用**桂苓五味甘草湯，去桂加乾姜、細辛，以治其欬滿。 **苓甘五味姜辛湯：** 茯苓四兩　甘草三兩　乾姜三兩　細辛三兩　五味[3]半升 右五味，以水八升，煑取三升，去滓，**温服半升，日三。**

[1] 橘皮貳兩半：《外臺秘要方》卷八引《延年》茯苓飲作"一兩半"，與吴遷本同，可從。

[2] 因：疑當作"用"。《醫壘元戎》卷八引《金匱要略》本方無此字。

[3] 五味：當補作"五味子"，下同。

續 表

吴遷本	鄧珍本	趙開美本
欬滿則止，而**復更**渴，衝氣復發者，以細辛、乾薑爲熱藥，**此法不當逐**渴，而渴反止者，爲支飲也。支飲，法當冒，冒者必嘔，嘔者復內半夏，以去其水。**方：**	欬滿即止，而**更復**渴，衝氣復發者，以細辛乾姜爲熱藥**也，服之當遂**渴[1]，而渴反止者，爲支飲也。支飲**者**，法當冒，冒者必嘔，嘔者復內半夏，以去其水。 **桂苓五味甘草去桂加乾姜細辛半夏湯方：**	欬滿即止，而**更復**渴，衝氣復發者，以細辛、乾姜爲熱藥**也，服之**當**遂**渴，而渴反止者，爲支飲也。支飲**者**，法當冒，冒者必嘔，嘔者復內半夏，以去其水。 **茯苓五味甘草去桂加姜辛夏湯方：**
茯苓肆兩　五味子半升，**碎**　甘草叁兩，**炙**　乾薑弍兩　細辛叁兩　半夏半升，**洗** 右六味，**㕮咀**，以水八升，煮取三升，去滓，**分温三服**。	茯苓四兩　甘草　細辛　乾姜各貳兩　五味子　半夏各半升 右六味，以水八升，煮取三升，去滓，**温服半升，日三**。	茯苓四兩　甘草二兩　細辛二兩　乾姜二兩　五味子　半夏各半升 右六味，以水八升，煮取三升，去滓，**温服半升，日三**。
水去嘔**則**止，其人形腫，**可內麻黃，以其欲逐痹，故不內麻黃，乃內杏人也**。若逆而內**麻黃**者，**其人**必厥，所以然者，以其血虚，麻黄發其陽故也。**方：** 茯苓肆兩　五味**子**半升，**碎**　甘草叁兩　乾薑叁兩　細辛叁兩　半夏半升，**洗**　杏人去皮尖，半升 右七味，**㕮咀**，以水一斗，煮取三升，去滓，**分温三服**。	水去嘔止，其人形腫**者，加杏仁主之，其證應內麻黃，以其人遂痹，故不內之**。若逆而內**之**者，必厥，所以然者，以其**人**血虚，麻黄發其陽故也。 **苓甘五味加姜辛半夏杏仁湯方：** 茯苓四兩　甘草叁兩　五味**子**半升　乾姜叁兩　細辛叁兩　半夏半升　杏仁半升，去皮尖 右七味，以水一斗，煮取三升，去滓，**温服半升，日三**。	水去嘔止，其人形腫**者，加杏仁主之，其證應內麻黃，以其人遂痹，故不內之**。若逆而內**之**者，必厥，所以然者，以其**人**血虚，麻黄發其陽故也。 **茯苓甘草五味姜辛湯方：** 茯苓四兩　甘草三兩　五味半升　乾姜三兩　細辛三兩　半夏半升　杏仁半升，去皮尖 右七味，以水一斗，煮取三升，去滓，**温服半升，日三**。
若面熱如醉**狀者**，此爲胃**中**熱上熏其面**令熱**，加大黄**湯和**之[2]。**方：** 茯苓肆兩　五味**子**半升，**碎**　甘草叁兩，**炙**　乾薑叁兩　細辛叁兩　半夏半升，**洗**　杏人去皮尖，半升　大黄叁兩 右八味，**㕮咀**，以水一斗，煮取三升，去滓，**分温三服**。**并見《千金》。**	若面熱如醉，此爲胃熱上**衝**熏其面，加大黄**以利**之。 **苓甘五味加姜辛半杏大黄湯方：** 茯苓四兩　甘草叁兩　五味**子**半升　乾姜叁兩　細辛叁兩　半夏半升　杏仁半升　大黄叁兩 右八味，以水一斗，煮取三升，去滓，**温服半升，日三**。	若面熱如醉，此爲胃熱上**衝**熏其面，加大黄**以利**之。 **茯甘姜味辛夏仁黄湯方：** 茯苓四兩　甘草三兩　五味半升　乾姜三兩　細辛三兩　半夏半升　杏仁半升　大黄三兩 右八味，以水一斗，煮取三升，去滓，**温服半升，日三**。
先渴**却**嘔，爲水停心下，此屬飲家，小半夏**加**茯苓湯主之。方見上。	先渴**後**嘔，爲水停心下，此屬飲家，小半夏茯苓湯主之。方見上。	先渴**後**嘔，爲水停心下，此屬飲家，小半夏茯苓湯主之。方見上。

消渴小便利淋病脉證并治第十三

表7-15　吴遷本、鄧珍本、趙開美本消渴小便利淋病脉證并治内容對比

吴遷本	鄧珍本	趙開美本
消渴小便利淋病脉證并治第十三	消渴小便利淋病脉證并治第十三	消渴小便利淋病脉證并治第十三
脉證九條　方六首	脉證九條　方六首	脉證九條　方六首

[1] 服之當遂渴：《外臺秘要方》卷九、《三因極一病證方論》卷十三并作"此法不當逐渴"，皆同吴遷本，可從。

[2] 和之：《外臺秘要方》卷九"和"作"利"，與鄧珍本同，可從。

續表

吴遷本	鄧珍本	趙開美本
厥陰之爲病，消渴，氣上衝心，心中疼熱，飢而不欲食，食即吐，下之不肯止。	厥陰之爲病，消渴，氣上衝心，心中疼熱，飢而不欲食，食即吐，下之不肯止。	厥陰之爲病，消渴，氣上衝心，心中疼熱，飢而不欲食，食即吐，下之不肯止。
寸口脉浮而遲，浮即爲虚，遲即爲勞，虚則衛氣不足，勞則榮氣竭。趺陽脉浮而數，浮即爲氣，數即消穀而**矢**堅，氣盛則溲數，溲數即堅，堅數相搏，即爲消渴。	寸口脉浮而遲，浮即爲虚，遲即爲勞，虚則衛氣不足，勞則榮氣竭。趺陽脉浮而【數】，浮即爲氣，數即消穀而**大**堅[1]**一作緊**，氣盛則溲數，溲數即堅，堅數相搏，即爲消渴。	寸口脉浮而遲，浮即爲虚，遲即爲勞，虚則衛氣不足，勞則榮氣竭。趺陽脉浮而數，浮即爲氣，數即**爲**消穀而**大**堅**一作緊**，氣盛則溲數，溲數即堅，堅數相搏，即爲消渴。
男子消渴，小便反多，以飲一斗[2]，腎氣丸主之。方見脚氣中。	男子消渴，小便反多，以飲一斗，**小便一斗**，腎氣丸主之。方見脚氣中。	男子消渴，小便反多，以飲一斗，**小便一斗**，腎氣丸主之。方見脚氣中。
脉浮，小便不利，微熱消渴者，宜利小便、發汗，五苓散主之。**方見痰飲中。**	脉浮，小便不利，微熱消渴者，宜利小便、發汗，五苓散主之。	脉浮，小便不利，微熱消渴者，宜利小便、發汗，五苓散主之。**方見上。**
渴欲飲水，水入即吐者，名曰水逆，五苓散主之。方見上。	渴欲飲水，水入則吐者，名曰水逆，五苓散主之。方見上。	渴欲飲水，水入則吐者，名曰水逆，五苓散主之。方見上。
渴欲飲水不止者，文蛤散主之。**方：** 文蛤伍兩 右一味，杵爲散，以沸湯五合，和服方寸匕。	渴欲飲水不止者，文蛤散主之。 **文蛤散方：** 文蛤伍兩 右一味，杵爲散，以沸湯五合，和服方寸匕。	渴欲飲水不止者，文蛤散主之。 **文蛤散方：** 文蛤五兩 右一味，杵爲散，以沸湯五合，和服方寸匕。
淋之爲病，小便如粟状，小腹弦急，痛引臍中。	淋之爲病，小便如粟状，小腹弦急，痛引臍中。	淋之爲病，小便如粟状，小腹弦急，痛引臍中。
趺陽脉數，胃中有熱，即消穀引食，大便必堅，小便即數。	趺陽脉數，胃中有熱，即消穀引食，大便必堅，小便即數。	趺陽脉數，胃中有熱，即消穀引食，大便必堅，小便即數。
淋家不可發汗，發汗則必便血。	淋家不可發汗，發汗則必便血。	淋家不可發汗，發汗則必便血。
小便不利者，有水氣，其人若渴，栝樓瞿麥丸主**之**。**方：** 栝樓根弍兩　茯苓叁兩　署預叁兩　附子**大者**壹枚，炮，**去皮**　瞿麥壹兩 右五味，末之，鍊蜜**和爲**丸**如桐**子大，飢服三丸，日三服，不知增至七八丸，以小便利、腹中温爲知。	小便不利者，有水氣，其人若渴，括蔞瞿麥丸主**人**[3]。 **括蔞瞿麥丸方：** 括蔞根貳兩　茯苓　署預各叁兩　附子乙枚，炮　瞿麥乙兩 右五味，末之，煉蜜丸**梧**子大，飲服三丸，日三服，不知增至七八丸，以小便利、腹中温爲知。	小便不利者，有水氣，其人若渴，用括蔞瞿麥丸主**之**。 **括蔞瞿麥丸方：** 括蔞根二兩　茯苓三兩　薯蕷三兩　附子一枚，炮　瞿麥一兩 右五味，末之，煉蜜丸**梧**子大，飲服三丸，日三服，不知增至七八丸，以小便利、腹中温爲知。
小便不利，蒲灰散主之。**方：** 蒲灰柒分　滑石叁分 右二味，杵爲散，飲服方寸匕，日三服。	小便不利，蒲灰散主之，**滑石白魚散、茯苓戎鹽湯并主之。** **蒲灰散方：** 蒲灰七分　滑石叁分 右二味，杵爲散，飲服方寸匕，日三服。	小便不利，蒲灰散主之，**滑石白魚散、茯苓戎鹽湯并主之。** **蒲灰散方：** 蒲灰七分　滑石三分 右二味，杵爲散，飲服方寸匕，日三服。

[1] 大堅："大"字誤，當從吴遷本作"矢"。"矢"通"屎"。

[2] 以飲一斗：《脉經》卷八"斗"字後有"小便一斗"四字，與鄧珍本合，可從。

[3] 主人："人"字誤，當從吴遷本作"之"。

吴遷本	鄧珍本	趙開美本
滑石白魚散**亦主之**。方： 滑石弍分　亂髪弍分,燒　白魚弍分 右三味,杵爲散,飲服半錢匕,日三服。	滑石白魚散方： 滑石弍分　亂髪弍分,燒　白魚弍分 右三味,杵爲散,飲服半錢匕,日三服。	滑石白魚散方： 滑石二分　亂髪二分,燒　白魚二分 右三味,杵爲散,飲服半錢匕,日三服。
茯苓戎鹽湯**亦主之**。方： 茯苓半斤　白术弍兩　戎鹽彈丸大,壹枚 右三味,**㕮咀,以水七升,煮取三升,去滓,分温三服。**	茯苓戎鹽湯方： 茯苓半斤　白术弍兩　戎鹽彈丸大,乙枚 右三味[1]。	茯苓戎鹽湯方： 茯苓半斤　白术二兩　戎鹽彈丸大,一枚 右三味。
渴欲飲水,口乾舌燥者,白虎加人參湯主之。方見暍**病**中。	渴欲飲水,口乾舌燥者,白虎加人參湯主之。方見**中**暍中。	渴欲飲水,口乾舌燥者,白虎加人參湯主之。方見**中**暍中。
脉浮,發熱,渴欲飲水,小便不利者,猪苓湯主之。**方：** 猪苓去皮　茯苓　澤瀉　阿膠**微熬**　滑石**碎**,各壹兩 右五味,**㕮咀**,以水四升,先煮四味,取二升,去滓,内**阿**膠烊消,温服七合,日三服。	脉浮,發熱,渴欲飲水,小便不利者,猪苓湯主之。 **猪苓湯方：** 猪苓去皮　茯苓　阿膠　滑石　澤瀉各乙兩 右五味,以水四升,先煑四味,取二升,去滓,内膠烊消,温服七合,日三服。	脉浮,發熱,渴欲飲水,小便不利者,猪苓湯主之。 **猪苓湯方：** 猪苓去皮　茯苓　阿膠　滑石　澤瀉各一兩 右五味,以水四升,先煑四味,取二升,去滓,内膠烊消,温服七合,日三服。

水氣病脉證并治第十四

表7-16　吴遷本、鄧珍本、趙開美本水氣病脉證并治内容對比

吴遷本	鄧珍本	趙開美本
水氣病脉證并治第十四	水氣病脉證并治第十四	水氣病脉證并治第十四
論七首　脉證五條　方八首	論七首　脉證五條　方八首	論七首　脉證五條　方八首
師曰：病有風水,有皮水,有正水,有石水,有黄汗。風水,其脉自浮,外證骨節疼痛,**其人**惡風;皮水,其脉亦浮,外證胕腫,按之没指,不惡風,其腹如鼓,不渴,當發其汗;正水,其脉沈遲,外證自喘;石水,其脉自沈,外證腹滿,不喘;黄汗,其脉沈遲,身**體**發熱,胸滿,四肢頭面腫,久不愈,必致癰膿。	師曰：病有風水,有皮水,有正水,有石水,有黄汗。風水,其脉自浮,外證骨節疼痛,惡風;皮水,其脉亦浮,外證胕腫,按之没指,不惡風,其腹如鼓,不渴,當發其汗;正水,其脉沉遲,外證自喘;石水,其脉自沉,外證腹滿,不喘;黄汗,其脉沉遲,身發熱,胸滿,四肢頭面腫,久不愈,必致癰膿。	師曰：病有風水,有皮水,有正水,有石水,有黄汗。風水,其脉自浮,外證骨節疼痛,惡風;皮水,其脉亦浮,外證胕腫,按之没指,不惡風,其腹如鼓,不渴,當發其汗;正水,其脉沈遲,外證自喘;石水,其脉自沈,外證腹滿,不喘;黄汗,其脉沈遲,身發熱,胸滿,四肢頭面腫,久不愈,必致癰膿。
脉浮而洪,浮則爲風,洪則爲氣,風氣相擊,身**體**洪腫,汗出乃愈。惡風則虚,此爲風水;不惡風者,小便通利,上焦有寒,其**人**多涎,此爲黄汗。	脉浮而洪,浮則爲風,洪則爲氣,**風氣相搏,風强則爲隱疹,身体爲痒,痒爲泄風,久爲痂癩,氣强則爲水,難以俛仰**,風氣相擊,身**体**洪腫,汗出乃愈。惡風則虚,此爲風水;不惡風者,小便通利,上焦有寒,其**口**多涎,此爲黄汗。	脉浮而洪,浮則爲風,洪則爲氣,**風氣相搏,風强則爲隱疹,身體爲癢,癢爲泄風,久爲痂癩,氣强則爲水,難以俛仰**,風氣相擊,身**體**洪腫,汗出乃愈。惡風則虚,此爲風水;不惡風者,小便通利,上焦有寒,其**口**多涎,此爲黄汗。

[1]　右三味：後脱服法,當據吴遷本補。

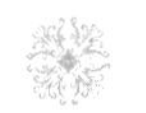

續 表

吴遷本	鄧珍本	趙開美本
（無）	寸口脉沈滑者，中有水氣，面目腫大，有熱，名曰風水。視人之目裹上微擁，如蚕新卧起狀，其頸脉動，時時欬，按其手足上，陷而不起者，風水。	寸口脉沈滑者，中有水氣，面目腫大，有熱，名曰風水。視人之目裹上微擁，如蚕新臥起狀，其頸脉動，時時欬，按其手足上，陷而不起者，風水。
太陽病，脉浮而緊，法當骨節疼痛，**而**反不疼，身**體**反重而酸，其人不渴，汗出即愈，此爲風水。惡寒者，此爲極虚，發汗得之。渴而不惡寒者，此爲皮水。身腫而冷，狀如周痺，胸中窒不能食，反聚痛，暮躁不眠，此爲黄汗，痛在骨節。欬而喘，不渴者，此爲脾脹，其狀如腫，發汗即愈。然諸病此者，渴而下利，小便數者，皆不可發汗。裹水者，一身面目**自洪**腫，其脉沈，小便不利，故令病水。假如小便自利，亡津液，故令渴也。	太陽病，脉浮而緊，法當骨節疼痛，反不疼，身**体**反重而酸，其人不渴，汗出即愈，此爲風水。惡寒者，此爲極虚，發汗得之。渴而不惡寒者，此爲皮水。身腫而冷，狀如周痺，胸中窒不能食，反聚痛，暮躁不**得**眠，此爲黄汗，痛在骨節。欬而喘，不渴者，此爲脾脹，其狀如腫，發汗即愈。然諸病此者，渴而下利，小便數者，皆不可發汗。裹水者，一身面目**黄**腫[1]，其脉沉，小便不利，故令病水。假如小便自利，**此**亡津液，故令渴也，**越婢加术湯主之。方見下。**	太陽病，脉浮而緊，法當骨節疼痛，反不疼，身**體**反重而酸，其人不渴，汗出即愈，此爲風水。惡寒者，此爲極虚，發汗得之。渴而不惡寒者，此爲皮水。身腫而冷，狀如周痺，胸中窒不能食，反聚痛，暮躁不**得**眠，此爲黄汗，痛在骨節。欬而喘，不渴者，此爲脾脹，其狀如腫，發汗即愈。然諸病此者，渴而下利，小便數者，皆不可發汗。裹水者，一身面目**黄**腫，其脉沈，小便不利，故令病水。假如小便自利，**此**亡津液，故令渴也，**越婢加术湯主之。方見下。**
趺陽脉當伏，今反緊，本自有寒，疝瘕，腹中痛，醫反下之，下之即胸滿短氣。	趺陽脉當伏，今反緊，本自有寒，疝瘕，腹中痛，醫反下之，下之即胸滿短氣。	趺陽脉當伏，今反緊，本自有寒，疝瘕，腹中痛，醫反下之，下之即胸滿短氣。
趺陽脉當伏，今反數，本自有熱，消穀，小便數，今反不利，此欲作水。	趺陽脉當伏，今反數，本自有熱，消穀，小便數，今反不利，此欲作水。	趺陽脉當伏，今反數，本自有熱，消穀，小便數，今反不利，此欲作水。
寸口脉浮而遲，浮脉則熱，遲脉則潛，熱潛相搏，名曰沈。趺陽脉浮而數，浮脉則熱，數脉即止，熱止相搏，名曰伏。沈伏相搏，名曰水。沈則絡脉虚，伏則小便難，虚難相搏，水走皮膚即爲水矣。	寸口脉浮而遲，浮脉則熱，遲脉則潛，熱潛相搏，名曰沈。趺陽脉浮而數，浮脉即熱，數脉即止，熱止相搏，名曰伏。沈伏相搏，名曰水。沈則絡脉虚，伏則小便難，虚難相搏，水走皮膚即爲水矣。	寸口脉浮而遲，浮脉則熱，遲脉則潛，熱潛相搏，名曰沈。趺陽脉浮而數，浮脉即熱，數脉即止，熱止相搏，名曰伏。沈伏相搏，名曰水。沈則絡脉虚，伏則小便難，虚難相搏，水走皮膚即爲水矣。
寸口脉弦而緊，弦則衛氣不行，**衛氣不行**即惡寒，水不沾流，走**在**腸間。	寸口脉弦而緊，弦則衛氣不行，即惡寒[2]，水不沾流，走**於**腸間。	寸口脉弦而緊，弦則衛氣不行，即惡寒，水不沾流，走**於**腸間。
少陰脉緊而沈，緊則爲痛，沈則爲水，小便即難。脉得諸沈，當責有水，身**體**腫重，水病脉出者死。	少陰脉緊而沈，緊則爲痛，沈則爲水，小便即難。脉得諸沈，當責有水，身**体**腫重，水病脉出者死。	少陰脉緊而沈，緊則爲痛，沈則爲水，小便即難。脉得諸沈，當責有水，身**體**腫重，水病脉出者死。
夫水病人，目下有臥蠶，面目鮮澤，脉伏，其人消渴，病水腹大，小便不利，其脉沈絶者，有水，可下之。	夫水病人，目下有卧蚕，面目鮮澤，脉伏，其人消渴，病水腹大，小便不利，其脉沉絶者，有水，可下之。	夫水病人，目下有臥蚕，面目鮮澤，脉伏，其人消渴，病水腹大，小便不利，其脉沈絶者，有水，可下之。
問曰：病下利後，渴飲水，小便不利，腹滿因腫者，何也？答曰：此法當病水，若小便自利，及汗出者，自當愈。	問曰：病下利後，渴飲水，小便不利，腹滿因腫者，何也？答曰：此法當病水，若小便自利，及汗出者，自當愈。	問曰：病下利後，渴飲水，小便不利，腹滿因腫者，何也？答曰：此法當病水，若小便自利，及汗出者，自當愈。

[1] 一身面目黄腫：《脉經》卷八"黄"作"洪"，與吴遷本同，義勝。

[2] 弦則衛氣不行即惡寒：《脉經》卷八"衛氣不行"四字重文，與吴遷本合，可從。

續表

吴遷本	鄧珍本	趙開美本
心水者,其身重而少氣不得臥,煩而燥,其人陰腫。肝水者,其腹大,不能自轉側,脇下腹痛,時時津液微生,小便續通。肺水者,其身腫,小便難,時時鴨溏。脾水者,其腹大,四肢苦重,津液不生,但苦少氣小便難。腎水者,其腹大,臍腫,腰痛不得溺,陰下濕如牛鼻上汗,其足逆冷,面反瘦。	心水者,其身重而少氣不得卧,煩而燥,其人陰腫。肝水者,其腹大,不能自轉側,脇下腹痛,時時津液微生,小便續通。肺水者,其身腫,小便難,時時鴨溏。脾水者,其腹大,四肢苦重,津液不生,但苦少氣小便難。腎水者,其腹大,臍腫,腰痛不得溺,陰下濕如牛鼻上汗,其足逆冷,面反瘦。	心水者,其身重而少氣,不得臥,煩而燥,其人陰腫。肝水者,其腹大,不能自轉側,脇下腹痛,時時津液微生,小便續通。肺水者,其身腫,小便難,時時鴨溏。脾水者,其腹大,四肢苦重,津液不生,但苦少氣小便難。腎水者,其腹大,臍腫腰痛,不得溺,陰下濕如牛鼻上汗,其足逆冷,面反瘦。
師曰:諸有水者,腰以下腫,當利小便,腰以上腫,當發汗乃愈。	師曰:諸有水者,腰以下腫,當利小便,腰以上腫,當發汗乃愈。	師曰:諸有水者,腰以下腫,當利小便,腰以上腫,當發汗乃愈。
師曰:寸口脉沈而遲,沈則爲水,遲則爲寒,寒水相搏,趺陽脉伏,水穀不化,脾氣衰則鶩溏,胃氣衰則身腫。少陰脉細,男子則小便不利,婦人則經水不通。經爲血,血不利則爲水,名曰血分。	師曰:寸口脉沈而遲,沈則爲水,遲則爲寒,寒水相搏,趺陽脉伏,水穀不化,脾氣衰則鶩溏,胃氣衰則身腫。**少陽脉卑**[1],少陰脉細,男子則小便不利,婦人則經水不通。經爲血,血不利則爲水,名曰血分。	師曰:寸口脉沈而遲,沈則爲水,遲則爲寒,寒水相搏,趺陽脉伏,水穀不化,脾氣衰則鶩溏,胃氣衰則身腫。**少陽脉甲**,少陰脉細,男子則小便不利,婦人則經水不通。經爲血,血不利則爲水,名曰血分。
問曰:病者若水,面目身**體**四肢皆腫,小便不利,**師**脉之不言水,反言胸中痛,氣上衝咽,狀如炙肉,當微欬喘,審如師言,其脉何類?師曰:寸口脉沈而緊,沈爲水,緊爲寒,沈緊相搏,結在關元,始時當微,年盛不覺。陽衰之後,榮衛相干,陽損陰盛,結寒微動,緊氣上衝,喉咽塞噎,脇下急痛。醫以爲留飲,而大下之,氣擊不去,其病不除,後重吐之,胃家虚煩,咽燥欲飲水,小便不利,水穀不化,面目手足浮腫。又與葶藶丸下水,當時如小差,食飲過度,腫復如前,胸脇苦痛,象若奔豚,其水揚溢,則浮欬喘逆。當先攻擊衝氣令止,乃治欬,欬止其喘自差。先治新病,病當在後。	問曰:病者苦水,面目身**体**四肢皆腫,小便不利,脉之不言水,反言胸中痛,氣上衝咽,狀如炙肉,當微欬喘,審如師言,其脉何類?師曰:寸口脉沈而緊,沈爲水,緊爲寒,沈緊相搏,結在關元,始時當微,年盛不覺。陽衰之後,榮衛相干,陽損陰盛,結寒微動,腎氣上衝,喉咽塞噎,脇下急痛。醫以爲留飲,而大下之,氣擊不去,其病不除,後重吐之,胃家虚煩,咽燥欲飲水,小便不利,水穀不化,面目手足浮腫。又與葶藶丸下水,當時如小差,食飲過度,腫復如前,胸脇苦痛,象若奔豘,其水揚溢,則浮欬喘逆。當先攻擊衝氣令止,乃治欬,欬止其喘自差。先治新病,病當在後。	問曰:病者苦水,面目身**體**四肢皆腫,小便不利,脉之不言水,反言胸中痛,氣上衝咽,狀如炙肉,當微欬喘,審如師言,其脉何類?師曰:寸口脉沈而緊,沈爲水,緊爲寒,沈緊相搏,結在關元,始時當微,年盛不覺。陽衰之後,榮衛相干,陽損陰盛,結寒微動,腎氣上衝,喉咽塞噎,脇下急痛。醫以爲留飲,而大下之,氣擊不去,其病不除,後重吐之,胃家虚煩,咽燥欲飲水,小便不利,水穀不化,面目手足浮腫。又與葶藶丸下水,當時如小差,食飲過度,腫復如前,胸脇苦痛,象若奔豘,其水揚溢,則浮欬喘逆。當先攻擊衝氣令止,乃治欬,欬止其喘自差。先治新病,病當在後。
風水脉浮,身重汗出惡風者,防己黃耆湯主之,腹痛**者**加芍藥。**方見風濕中。**	風水脉浮,身重汗出惡風者,防己黃耆湯主之,腹痛加芍藥。 **防己黃耆湯方:** **防己**乙兩　**黃耆**乙兩乙分　**白术**叁分　**甘草**半兩,炙 **右剉,每服五錢匕,生姜四片,棗一枚,水盞半,煎取八分,去滓,温服,良久再服。**	風水脉浮,身重汗出惡風者,防己黃耆湯主之,腹痛加芍藥。 **防己黃耆湯方:** **防己**一兩　**黃耆**一兩一分　**白术**三分　**甘草**半兩,炙 **右剉,每服五錢匕,生姜四片,棗一枚,水盞半,煎取八分,去滓,温服,良久再服。**

[1] 少陽脉卑:《醫壘元戎》卷十引《金匱要略》、《赤水玄珠》卷五引仲景治水法皆無此四字,與吴遷本合。

吳遷本	鄧珍本	趙開美本
風水惡風，一身悉腫，脉浮不渴，續自汗出，**而**無大熱**者**，越婢湯主之。**方：** 麻黄陸兩，**去節**　石膏半斤，**碎**　生薑叁兩，**切**　大棗拾伍枚，**擘**　甘草弍兩，**炙** 右五味，**㕮咀**，以水六升，先煮麻黄**再沸**，去上沫，内諸藥，煮取三升，**去滓**，分温三服，惡風者，加附子一枚炮。《古今録驗》云：風水加术四兩。	風水惡風，一身悉腫，脉浮不渴，續自汗出，無大熱，越婢湯主之。 **越婢湯方：** 麻黄六兩　石膏半斤　生姜叁兩　大棗十五枚　甘草弍兩 右五味，以水六升，先煑麻黄，去上沫，内諸藥，煮取三升，分温三服，惡風者，加附子一枚炮，**風水加术四兩**。《古今録驗》。	風水惡風，一身悉腫，脉浮不渴，續自汗出，無大熱，越婢湯主之。 **越婢湯方：** 麻黄六兩　石膏半斤　生姜三兩　大棗十五枚　甘草二兩 右五味，以水六升，先煑麻黄，去上沫，内諸藥，煮取三升，分温三服，惡風者，加附子一枚炮，**風水加术四兩**。《古今録驗》。
皮水爲病，四肢腫，水氣在皮膚中，四肢聶聶動者，防己茯苓湯主之。**方：** 防己**伍**兩　黄耆叁兩　桂枝叁兩，**去皮**　茯苓陸兩　甘草弍兩，**炙** 右五味，**㕮咀**，以水六升，煮取二升，**去滓**，分温再服。	皮水爲病，四肢腫，水氣在皮膚中，四肢聶聶動者，防己茯苓湯主之。 **防己茯苓湯方：** 防己**叁**兩　黄耆叁兩　桂枝叁兩　茯苓六兩　甘草弍兩 右五味，以水六升，煑取二升，分温三服。	皮水爲病，四肢腫，水氣在皮膚中，四肢聶聶動者，防己茯苓湯主之。 **防己茯苓湯方：** 防己三兩　黄耆三兩　桂枝三兩　茯苓六兩　甘草二兩 右五味，以水六升，煑取二升，分温三服。
裏水，越婢加术湯主之。方見脚氣中。	裏水，越婢加术湯主之，**甘草麻黄湯亦主之。** **越婢加术湯方：**見上，於内加白术四兩，又見脚氣中。	裏水，越婢加术湯主之，**甘草麻黄湯亦主之。** **越婢加术湯方：**見上，於内加白术四兩，又見脚氣中。
又甘草麻黄湯**亦主之**。方： 甘草弍兩，**炙**　麻黄肆兩，**去節** 右二味，**㕮咀**，以水五升，先煮麻黄**再沸**，去上沫，内甘草，煮取三升，**去滓**，温服一升，重覆汗出。不汗再服，慎風寒。	甘草麻黄湯方： 甘草弍兩　麻黄四兩 右二味，以水五升，先煑麻黄，去上沫，内甘草，煮取【三】升，温服一升，重覆汗出。不汗再服，慎風寒。	甘草麻黄湯方： 甘草二兩　麻黄四兩 右二味，以水五升，先煑麻黄，去上沫，内甘草，煑取三升，温服一升，重覆汗出。不汗再服，慎風寒。
水之爲病，其脉沈小，屬少陰。浮者爲風；無水，虚脹者爲氣。水，發其汗即已。脉沈者，宜**附子麻黄**湯，浮者宜杏子湯。 附子壹枚，炮，**去皮，破八片**　麻黄**弍**兩，**去節**　甘草弍兩，**炙** 右三味，**㕮咀**，以水七升，先煮麻黄再沸，去上沫，内諸藥，煮取二升半，**去滓**，温服八分，日三服。	水之爲病，其脉沉小，屬少陰。浮者爲風；無水，虚脹者爲氣。水，發其汗即已。脉沉者，宜**麻黄附子**湯[1]，浮者宜杏子湯。 **麻黄附子湯方：** 麻黄**叁**兩　甘草弍兩　附子乙枚，炮 右三味，以水七升，先煑麻黄，去上沫，内諸藥，煮取二升半，温服八分，日三服。	水之爲病，其脉沈小，屬少陰。浮者爲風；無水，虚脹者爲氣。水，發其汗即已。脉沈者，宜**麻黄附子**湯，浮者宜杏子湯。 **麻黄附子湯方：** 麻黄三兩　甘草二兩　附子一枚，炮 右三味，以水七升，先煑麻黄，去上沫，内諸藥，煑取二升半，温服八分，日三服。
杏子湯方未見。恐是麻黄杏**子**甘草石膏湯。	杏子湯方：未見，恐是麻黄杏**仁**甘草石膏湯。	杏子湯方：未見，恐是麻黄杏**仁**甘草石膏湯。
厥而皮水者，蒲灰散主之。方見消渴中。	厥而皮水者，蒲灰散主之。方見消渴中。	厥而皮水者，蒲灰散主之。方見消渴中。
師曰：黄汗之爲病，身**體**腫一作重，發熱汗出而渴，狀如風水，汗沾衣，色正黄如蘗汁，脉自沈。**問曰**：何從得之？師曰：以汗出入水中浴，水從汗孔入得之。	**問**曰：黄汗之爲病，身**体**腫一作重，發熱汗出而渴，狀如風水，汗沾衣，色正黄如蘗汁，脉自沉。何從得之？師曰：以汗出入水中浴，水從汗孔入得之，**宜耆芍桂酒湯主之。**	**問**曰：黄汗之爲病，身**體**腫一作重，發熱汗出而渴，狀如風水，汗沾衣，色正黄如蘗汁，脉自沈。何從得之？師曰：以汗出入水中浴，水從汗孔入得之，**宜耆芍桂酒湯主之。**

[1]　麻黄附子湯：《赤水玄珠》卷五引仲景治水法作“附子麻黄湯”，與吳遷本合。

吴遷本	鄧珍本	趙開美本
黄汗,黄耆芍**藥**桂枝苦酒湯**主之**。方: 黄耆伍兩　芍藥**式**兩　桂枝叁兩,**去皮** 右三味,**㕮咀**,以苦酒一升、水七升相和,煮取三升,**去滓**,温服一升。當心煩,服至六七日乃解。若心煩不止者,以苦酒阻故也。一方用美**清**醯代苦酒。	黄耆芍**藥**桂枝苦酒湯方: 黄耆五兩　芍藥**叁**兩　桂枝叁兩 右三味,以苦酒一升、水七升相和,煑取三升,温服一升。當心煩,服至六七日乃解。若心煩不止者,以苦酒阻故也。一方用美**酒**醯[1]代苦酒。	黄耆芍桂苦酒湯方: 黄耆五兩　芍藥**三**兩　桂枝三兩 右三味,以苦酒一升、水七升相和,煮取三升,温服一升。當心煩,服至六七日,乃解,若心煩不止者,以苦酒阻故也。一方用美**酒**醯代苦酒。
黄汗之病,兩脛自冷,假令發熱,此屬歷節,食已汗出,又身常暮**卧**盜汗出者,此勞氣也,若汗出已,反發熱者,久久其身必甲錯,發熱不止者,必生惡瘡,若身重汗出已,輒輕者,久久必身瞤,瞤即胸中痛,又從腰以上必汗出,下無汗,腰髖弛痛,如有物在皮中狀,劇者不能食,身疼重煩燥,小便不利,此爲黄汗,桂枝加黄耆**五兩**湯主之。**方:** **鄧氏本無五兩二字。** 桂枝**去皮**　生薑　芍藥各叁兩　甘草式兩,**炙**　大棗拾式枚,**擘**　黄耆式兩[2] 右六味,**㕮咀**,以水八升,煮取三升,**去滓**,温服一升,須臾飲熱稀粥一升餘,以助藥力,温**覆**取微汗。若不汗**者**,更服。	黄汗之病,兩脛自冷,假令發熱,此屬歷節,食已汗出,又身常暮盜汗出者,此勞氣也。若汗出已,反發熱者,久久其身必甲錯,發熱不止者,必生惡瘡,若身重汗出已,輒輕者,久久必身瞤,瞤即胸中痛,又從腰以上必汗出,下無汗,腰髖弛痛,如有物在皮中狀,劇者不能食,身疼重煩燥,小便不利,此爲黄汗,桂枝加黄耆湯主之。 **桂枝加黄耆湯方:** 桂枝　芍藥各三兩　甘草式兩　生姜三兩　大棗十二枚　黄耆式兩 右六味,以水八升,煑取三升,温服一升,須臾飲熱稀粥一升餘,以助藥力,温**服**[3]取微汗。若不汗,更服。	黄汗之病,兩脛自冷,假令發熱,此屬歷節,食已汗出,又身常暮盜汗出者,此勞氣也。若汗出已,反發熱者,久久其身必甲錯,發熱不止者,必生惡瘡,若身重汗出已,輙輕者,久久必身瞤,瞤即胸中痛,又從腰以上必汗出,下無汗,腰髖弛痛,如有物在皮中狀,劇者不能食,身疼重煩燥,小便不利,此爲黄汗,桂枝加黄耆湯主之。 **桂枝加黄耆湯方:** 桂枝三兩　芍藥三兩　甘草二兩　生姜三兩　大棗十二枚　黄耆二兩 右六味,以水八升,煑取三升,温服一升,須臾飲熱稀粥一升餘,以助藥力,温**服**取微汗。若不汗,更服。
師曰:寸口脉遲而濇,遲則爲寒,濇爲血不足。趺陽脉微而遲,微則爲氣,遲則爲寒,寒氣不足,則手足逆冷,手足逆冷,則榮衛不利,榮衛不利,則腹滿脇鳴相逐,氣轉膀胱,榮衛俱勞。陽氣不通即身冷,陰氣不通即骨疼,陽前通則惡寒,陰前通則痺不仁,陰陽相得,其氣乃行,大氣一轉,其氣乃散,實則失氣,虚則遺溺,名曰氣分。	師曰:寸口脉遲而濇,遲則爲寒,濇爲血不足。趺陽脉微而遲,微則爲氣,遲則爲寒,寒氣不足,則手足逆冷,手足逆冷,則榮衛不利,榮衛不利,則腹滿脇鳴相逐,氣轉膀胱,榮衛俱勞。陽氣不通即身冷,陰氣不通即骨疼,陽前通則惡寒,陰前通則痺不仁,陰陽相得,其氣乃行,大氣一轉,其氣乃散,實則失氣,虚則遺尿,名曰氣分。	師曰:寸口脉遲而濇,遲則爲寒,濇爲血不足。趺陽脉微而遲,微則爲氣,遲則爲寒,寒氣不足,則手足逆冷,手足逆冷,則榮衛不利,榮衛不利,則腹滿脇鳴相逐,氣轉膀胱,榮衛俱勞。陽氣不通即身冷,陰氣不通即骨疼,陽前通則惡寒,陰前通則痺不仁,陰陽相得,其氣乃行,大氣一轉,其氣乃散,實則失氣,虚則遺尿,名曰氣分。
氣分,心下堅,大如盤,邊如旋柸,水飲所作,桂枝去芍**藥**加麻**黄細**辛附子湯主之。**方:** 桂枝**去皮**　生薑**切,各**叁兩　甘草式兩,**炙**　大棗拾式枚,**擘**　麻黄式兩,**去節**　細辛式兩　附子壹枚,炮,**去皮,破八片** 右七味,**㕮咀**,以水七升,先煮麻黄**再沸**,去上沫,内諸藥,煮取二升,**去滓**,分温三服,當汗出,如蟲行皮中即愈。	氣分,心下堅,大如盤,邊如旋杯,水飲所作,桂枝去芍加麻辛附子湯主之。 **桂枝去芍藥加麻黄細辛附子湯方:** 桂枝[4]　生姜叁兩　甘草二兩　大棗十二枚　麻黄　細辛各二兩　附子乙枚,炮 右七味,以水七升,煑麻黄,去上沫,内諸藥,煑取二升,分温三服,當汗出,如虫行皮中即愈。	氣分,心下堅,大如盤,邊如旋杯,水飲所作,桂枝去芍**藥**加麻辛附子湯主之。 **桂姜草棗黄辛附子湯方:** 桂枝**三兩**　生姜三兩　甘草二兩　大棗十二枚　麻黄二兩　細辛二兩　附子一枚,炮 右七味,以水七升,煑麻黄,去上沫,内諸藥,煑取二升,分温三服,當汗出,如蟲行皮中即愈。

[1] 酒醯:“酒”字誤,當據吴遷本作“清”。

[2] 式兩:吴遷所記方名爲“五兩”,此恐當作“五兩”。

[3] 温服:“服”字恐誤,當據吴遷本作“覆”。

[4] 桂枝:後脱劑量,據吴遷本,當爲“叁兩”。

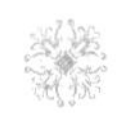

續表

吴遷本	鄧珍本	趙開美本
心下堅，大如盤，邊如旋盤，水飲所作，枳**實**朮湯主之。**方：** 枳實柒枚　白朮弍兩 右二味，**㕮咀**，以水五升，煮取三升，**去滓**，分温三服，腹中耎[1]，即當散也。	心下堅，大如盤，邊如旋盤，水飲所作，枳朮湯主之。 **枳朮湯方：** 枳實七枚　白朮二兩 右二味，以水五升，煑取三升，分温三服，腹中耎，即當散也。	心下堅，大如盤，邊如旋盤，水飲所作，枳朮湯主之。 **枳朮湯方：** 枳實七枚　白朮二兩 右二味，以水五升，煑取三升，分温三服，腹中耎，即當散也。
附方： **夫**風水脉浮，爲在表，其人或頭汗出，表無他病，病者但下重，**故知**從腰以上爲和，腰以下當腫及陰，難以屈伸，防己黄耆湯**主之**。方見風濕中，**見《外臺》，出《深師》**。	附方： **《外臺》**防己黄耆湯：**治**風水脉浮，爲在表，其人或頭汗出，表無他病，病者但下重，從腰以上爲和，腰以下當腫及陰，難以屈伸。方見風濕中。	附方： **《外臺》**防己黄耆湯：**治**風水，脉浮爲在表，其人或頭汗出，表無他病，病者但下重，從腰以上爲和，腰以下當腫及陰，難以屈伸。方見風濕中。

黄疸病脉證并治第十五

表7－17　吴遷本、鄧珍本、趙開美本黄疸病脉證并治内容對比

吴遷本	鄧珍本	趙開美本
黄疸病脉證并治第十五	黄疸病脉證并治第十五	黄疸病脉證并治第十五
論二首　脉證**一**十四條　方七首	論二首　脉證十四條　方七首	論二首　脉證十四條　方七首
寸口脉浮而緩，浮則爲風，緩則爲痺，痺非中風，四肢苦煩，脾色必黄，瘀熱以行。	寸口脉浮而緩，浮則爲風，緩則爲痺，痺非中風，四肢苦煩，脾色必黄，瘀熱以行。	寸口脉浮而緩，浮則爲風，緩則爲痺，痺非中風，四肢苦煩，脾色必黄，瘀熱以行。
趺陽脉緊而數，數則爲熱，熱則消穀，緊則爲寒，食即爲滿，尺脉浮爲傷腎，趺陽脉緊爲傷脾。風寒相搏，食穀即眩，穀氣不消，胃中苦濁，濁氣下流，小便不通，陰被其寒，熱流膀胱，身**體**盡黄，名曰穀疸。額上黑，微汗出，手足中熱，薄暮即發，膀胱急，小便自利，名曰女勞疸，腹如水状，不治。心中懊憹而熱，不能食，時欲吐，名曰酒疸。	趺陽脉緊而數，數則爲熱，熱則消穀，緊則爲寒，食即爲滿，尺脉浮爲傷腎，趺陽脉緊爲傷脾。風寒相搏，食穀即眩，穀氣不消，胃中苦濁，濁氣下流，小便不通，陰被其寒，熱流膀胱，身**体**尽黄，名曰穀疸。額上黑，微汗出，手足中熱，薄暮即發，膀胱急，小便自利，名曰女勞疸，腹如水狀，不治。心中懊憹而熱，不能食，時欲吐，名曰酒疸。	趺陽脉緊而數，數則爲熱，熱則消穀，緊則爲寒，食即爲滿，尺脉浮爲傷腎，趺陽脉緊爲傷脾。風寒相搏，食穀即眩，穀氣不消，胃中苦濁，濁氣下流，小便不通，陰被其寒，熱流膀胱，身**體**盡黄，名曰穀疸。額上黑，微汗出，手足中熱，薄暮即發，膀胱急，小便自利，名曰女勞疸，腹如水状，不治。心中懊憹而熱，不能食，時欲吐，名曰酒疸。
陽明病脉遲者，食難用飽，飽則發煩，頭眩，**必小便**難，此欲作穀疸，雖下之，腹滿如故，所以然者，脉遲故也。	陽明病脉遲者，食難用飽，飽則發煩，頭眩，**小便必**難，此欲作穀疸，雖下之，腹滿如故，所以然者，脉遲故也。	陽明病脉遲者，食難用飽，飽則發煩，頭眩，**小便必**難，此欲作穀疸，雖下之，腹滿如故，所以然者，脉遲故也。
夫病酒黄疸，必小便不利，其候心中熱，足下熱，是其證也。	夫病酒黄疸，必小便不利，其候心中熱，足下熱，是其證也。	夫病酒黄疸，必小便不利，其候心中熱，足下熱，是其證也。
酒黄疸者，或無熱，**靖**言**了了**，腹滿欲吐，鼻燥，其脉浮者，先吐之，沈弦者，先下之。	酒黄疸者，或無熱，**請**[2]言**了**，腹滿欲吐，鼻燥，其脉浮者，先吐之，沉弦者，先下之。	酒黄疸者，或無熱，**請**言，**小**[3]腹滿欲吐，鼻燥，其脉浮者，先吐之，沉弦者，先下之。

[1] 耎(ruǎn)：同“㼱”，後作“輭”，今作“軟”。

[2] 請：當從吴遷本作“靖”，安静。

[3] 小：似趙開美因鄧珍本“了”字難解而改，當據吴遷本作“了了”，清楚貌。

吴遷本	鄧珍本	趙開美本
酒疸心中熱,欲嘔者,吐之**即**愈。	酒疸心中熱,欲嘔者,吐之愈。	酒疸,心中熱,欲嘔者,吐之愈。
酒疸下之,久久爲黑疸,目青面黑,心下如噉蒜虀状,大便正黑,皮膚爪之不仁,其脉浮弱,雖黑微黄,故知之。	酒疸下之,久久爲黑疸,目青面黑,心中如噉蒜虀狀,大便正黑,皮膚爪之不仁,其脉浮弱,雖黑微黄,故知之。	酒疸下之,久久爲黑疸,目青面黑,心中如噉蒜虀状,大便正黑,皮膚爪之不仁,其脉浮弱,雖黑微黄,故知之。
師曰:病黄疸,發熱煩喘,胸滿口燥者,以病發時,火劫其汗,兩熱所得。然黄家所得,從濕得之,一身盡發熱而黄,肚熱,熱在裏,當下之。	師曰:病黄疸,發熱煩喘,胸滿口燥者,以病發時,火劫其汗,兩熱所得。然黄家所得,從濕得之,一身尽發熱而黄,肚熱,熱在裏,當下之。	師曰:病黄疸,發熱煩喘,胸滿口燥者,以病發時,火劫其汗,兩熱所得。然黄家所得,從濕得之,一身盡發熱而黄,肚熱,熱在裏,當下之。
脉**浮**[1],渴欲飲水,小便不利者,皆發黄。	脉**沈**,渴欲飲水,小便不利者,皆發黄。	脉**沈**,渴欲飲水,小便不利者,皆發黄。
腹滿,舌痿黄燥[2],不得睡,屬黄家。舌痿疑作身痿。	腹滿,舌痿黄燥,不得睡,屬黄家。舌痿疑作身痿。	腹滿,舌痿黄燥,不得睡,屬黄家。舌痿疑作身痿。
師曰:黄疸病,當以十八日爲期,治之十日以上**爲**差,反**劇**爲難治。**又曰**:疸而渴者,其疸難治。疸而不渴者,其疸可治。發扵陰部,其人必嘔,**發扵**陽部,其人振寒而發熱也。	黄疸**之**病,當以十八日爲期,治之十日以上瘥,反**極**爲難治,疸而渴者,其疸難治。疸而不渴者,其疸可治。發於陰部,其人必嘔,陽部,其人振寒而發熱也。	黄疸**之**病,當以十八日爲期,治之十日以上瘥,反**極**爲難治,疸而渴者,其疸難治。疸而不渴者,其疸可治。發於陰部,其人必嘔,陽部,其人振寒而發熱也。
穀疸之爲病,寒熱不食,食即頭眩,心胷不安,久久發黄,爲穀疸,茵蔯**蒿**湯主之。**方:** 茵蔯蒿陸兩　大黄**叁**兩　梔子拾肆枚,**擘** 右三味,**㕮咀**,以水一斗**二升**,煮茵蔯減**半**,内二味,煮取三升,去滓,分温三服。小便利,溺如皂**莢**汁狀,色正赤,一宿腹減,黄從小便去。	穀疸之爲病,寒熱不食,食即頭眩,心胸不安,久久發黄,爲穀疸,茵蔯**蒿**湯主之。 **茵蔯蒿湯方:** 茵蔯蒿六兩　梔子十四枚　大黄**二**兩 右三味,以水一斗,**先**煑茵蔯減**六升**,内二味,煮取三升,去滓,分温三服。小便**當**利,尿如皂**角**汁狀,色正赤,一宿腹減,黄從小便去**也**。	穀疸之爲病,寒熱不食,食即頭眩,心胸不安,久久發黄,爲穀疸,茵蔯湯主之。 **茵蔯湯方:** 茵蔯蒿六兩　梔子十四枚　大黄**二**兩 右三味,以水一斗,**先**煮茵蔯減**六升**,内二味,煮取三升,去滓,分温三服。小便**當**利,尿如皂**角**汁狀,色正赤,一宿腹減,黄從小便去**也**。
黄家,日晡所發熱,而反惡寒,此爲女勞得之。膀胱急,少腹滿,身盡黄,額上黑,足下熱,因作黑疸,其腹脹如水状,大便必黑,時溏,此女勞之病,非水也,腹滿者難治,消石礬石散主之。**方:** 消石　礬石燒,**各**等分 右二味,爲散,以大麥粥汁,和服方寸匕,日三服,病隨大小便去,小便正黄,大便正黑,是候也。	黄家,日晡所發熱,而反惡寒,此爲女勞得之。膀胱急,少腹滿,身尽黄,額上黑,足下熱,因作黑疸,其腹脹如水狀,大便必黑,時溏,此女勞之病,非水也,腹滿者難治,消石礬石散主之。 **消石礬石散方:** 消石　礬石燒,等分 右二味,爲散,以大麥粥汁,和服方寸匕,日三服,病隨大小便去,小便正黄,大便正黑,是候也。	黄家,日晡所發熱而反惡寒,此爲女勞得之。膀胱急,少腹滿,身盡黄,額上黑,足下熱,因作黑疸,其腹脹如水状,大便必黑,時溏,此女勞之病,非水也,腹滿者難治,用消礬散主之。 **消石礬石散方:** 消石　礬石燒,等分 右二味,爲散,以大麥粥汁,和服方寸匕,日三服,病隨大小便去,小便正黄,大便正黑,是候也。

[1] 脉浮:"浮"字恐當作"沉"。《脉經》卷八第九:"脉沈,渴欲飲水,小便不利者,皆發黄。"與鄧珍本合。

[2] 燥:《脉經》卷八第九同條"燥"作"躁",屬下。

吳遷本	鄧珍本	趙開美本
酒黄疸，心中懊憹，或熱痛，梔子**枳實豉**大黄湯主之。**方：** 梔子拾肆枚，**擘**　枳實伍枚，**炙**　豉壹升，**綿裹**　大黄壹兩 右四味，**㕮咀**，以水六升，煮取二升，**去滓**，分温三服。	酒黄疸，心中懊憹，或熱痛，梔子大黄湯主之。 **梔子大黄湯方：** 梔子十四枚　大黄乙兩　枳實五枚　豉乙升 右四味，以水六升，煑取二升，分温三服。	酒黄疸，心中懊憹，或熱痛，梔子大黄湯主之。 **梔子大黄湯方：** 梔子十四枚　大黄一兩　枳實五枚　豉一升 右四味，以水六升，煑取二升，分温三服。
師曰：諸病黄家，但利其小便，假令脉浮，當以汗解之，宜桂枝加黄耆湯主之。方見**上**，水病中。	諸病黄家，但利其小便，假令脉浮，當以汗解之，宜桂枝加黄耆湯主之。方見水病中。	諸病黄家，但利其小便，假令脉浮，當以汗解之，宜桂枝加黄耆湯主之。方見水病中。
諸黄，猪膏髮煎主之。**方：** 猪膏半斤　亂髮如雞子大，叁枚 右二味，和膏中煎之，髮消藥成，分再服，病從小便去。	諸黄，猪膏髮煎主之。 **猪膏髮煎方：** 猪膏半斤　亂髮如雞子大，三枚 右二味，和膏中煎之，髮消藥成，分再服，病從小便出。	諸黄，猪膏髮煎主之。 **猪膏髮煎方：** 猪膏半斤　亂髮如雞子大，三枚 右二味，和膏中煎之，髮消藥成，分再服，病從小便出。
黄疸病，茵蔯五苓散主之。**方：**一本云：茵陳湯及五苓散并主之。 茵蔯蒿末**伍**分　五苓散伍分 右二物和，先食飲服方寸匕，日三服。**五苓散方見痰飲中。**	黄疸病，茵蔯五苓散主之。一本云：茵陳湯及五苓散并主之。 **茵蔯五苓散方：** 茵蔯蒿末**十**分　五苓散五分，**方見痰飲中** 右二物和，先食飲方寸匕，日三服。	黄疸病，茵蔯五苓散主之。一本云：茵陳湯及五苓散并主之。 **茵蔯五苓散方：** 茵蔯蒿末**十**分　五苓散五分，**方見痰飲中** 右二物和，先食飲方寸匕，日三服。
黄疸腹滿，小便不利而赤，自汗出，此爲表和裏實，當下之，宜大黄**黄蘗梔子**消石湯。**方：** 大黄　黄蘗各肆兩　梔子拾伍枚，**擘**　消石肆兩 右四味，**㕮咀**，以水六升，煮取二升，去滓，内消，更煮取一升，頓服。	黄疸腹滿，小便不利而赤，自汗出，此爲表和裏實，當下之，宜大黄消石湯。 **大黄消石湯方：** 大黄　黄蘗　消石各四兩　梔子十五枚 右四味，以水六升，煑取二升，去滓，内消，更煑取一升，頓服。	黄疸腹滿，小便不利而赤，自汗出，此爲表和裏實，當下之，宜大黄消石湯。 **大黄消石湯方：** 大黄　黄蘗　消石各四兩　梔子十五枚 右四味，以水六升，煑取二升，去滓，内消，更煑取一升，頓服。
黄疸病，小便色不變，欲自利，腹滿而喘，不可除熱，熱除必噦，噦者，小半夏湯主之。方見消渴[1]中。	黄疸病，小便色不變，欲自利，腹滿而喘，不可除熱，熱除必噦，噦者，小半夏湯主之。方見消渴中。	黄疸病，小便色不變，欲自利，腹滿而喘，不可除熱，熱除必噦，噦者，小半夏湯主之。方見消渴中。
諸黄，腹痛而嘔者，宜柴胡湯。必小柴胡湯**也**，方見**後**，嘔吐中。	諸黄，腹痛而嘔者，宜柴胡湯。必小柴胡湯，方見嘔吐中。	諸黄，腹痛而嘔者，宜柴胡湯。必小柴胡湯，方見嘔吐中。
男子黄，小便自利，當與虚勞小建中湯。方見虚勞中。	男子黄，小便自利，當與虚勞小建中湯。方見虚勞中。	男子黄，小便自利，當與虚勞小建中湯。方見虚勞中。
附方： 諸黄，瓜蔕湯**主之**。方見暍病中，**出《删繁》**。	附方： 苽蒂湯，**治**諸黄。方見暍病中。	附方： 苽蒂湯，**治**諸黄。方見暍病中。
黄疸，麻黄淳酒湯**主之**。**方：** 麻黄叁兩，**去節，綿裹** 右一味，以美清酒五升，煮取二升半，**去滓**，頓服盡。冬月用酒，春月用水煮之。**方見《千金》。**	**《千金》**麻黄醇酒湯：**治黄疸。** 麻黄三兩 右一味，以美清酒五升，煑取二升半，頓服尽。冬月用酒，春月用水煮之。	**《千金》**麻黄醇酒湯：**治黄疸。** 麻黄三兩 右一味，以美清酒五升，煑取二升半，頓服盡。冬月用酒，春月用水煮之。

[1] 消渴：當作“痰飲”。小半夏湯出於第十二篇“痰飲”中。

驚悸衄吐下血胸滿瘀血病脉證并治第十六

表7－18　吴遷本、鄧珍本、趙開美本驚悸衄吐下血胸滿瘀血病脉證并治内容對比

吴遷本	鄧珍本	趙開美本
驚悸**衄吐**下血胷滿瘀血病脉證**并**治第十六	驚悸**吐衄**下血胸滿瘀血病脉證治第十六	驚悸**吐衄**下血胸滿瘀血病脉證治第十六
脉證**一**十二條　方五首	脉證十二條　方五首	脉證十二條　方五首
寸口脉動而弱，動則爲驚，弱則爲悸。	寸口脉動而弱，動即爲驚，弱則爲悸。	寸口脉動而弱，動即爲驚，弱則爲悸。
師曰：尺脉浮，目睛暈黄，衄**必**未止，暈黄去，目睛慧了，知衄今止。	師曰：尺脉浮，目睛暈黄，衄未止[1]，暈黄去，目睛慧了，知衄今止。	師曰：**夫**脉浮[2]，目睛暈黄，衄未止，暈黄去，目睛慧了，知衄今止。
又曰：從春至夏**發**衄者太陽，從秋至冬衄者陽明。	又曰：從春至夏衄者太陽，從秋至冬衄者陽明。	又曰：從春至夏衄者太陽，從秋至冬衄者陽明。
衄家不可**發**汗，汗出必額上**促急緊**，直視不能眴，不得眠。	衄家不可汗，汗出必額上**陷，脉緊急**[3]，直視不能眴，不得眠。	衄家不可汗，汗出必額上**陥**[4]，**脉緊急**，直視不能眴，不得眠。
病人面無色，無寒熱，脉沈弦者衄，浮弱手按之絶者下血，煩欬者必吐血。	病人面無色，無寒熱，脉沉弦者衄，浮弱手按之絶者下血，煩欬者必吐血。	病人面無色，無寒熱，脉沈弦者衄，浮弱手按之絶者，下血，煩欬者必吐血。
夫吐血欬逆上氣，其脉數而有熱，不得卧者死。	夫吐血欬逆上氣，其脉數而有熱，不得卧者死。	夫吐血欬逆上氣，其脉數而有熱，不得卧者死。
夫酒客欬者，必致吐血，此因極飲過度所致也。	夫酒客欬者，必致吐血，此因極飲過度所致也。	夫酒客欬者，必致吐血，此因極飲過度所致也。
寸口脉弦而大，弦則爲減，大則爲芤，減則爲寒，芤則爲虚，寒虚相搏，此**即**名**爲**革，婦人則半産漏下，男子則亡血。	寸口脉弦而大，弦則爲減，大則爲芤，減則爲寒，芤則爲虚，寒虚相擊，此名**曰**革，婦人則半産漏下，男子則亡血。	寸口脉弦而大，弦則爲減，大則爲芤，減則爲寒，芤則爲虚，寒虚相擊，此名**曰**革，婦人則半産漏下，男子則亡血。
亡血不可**攻**其表，汗出即寒慄而振。	亡血不可**發**其表，汗出即寒慄而振。	亡血不可**發**其表，汗出則寒慄而振。
病人胷滿，唇痿，舌青，口燥，**其人**但欲漱水，不欲嚥，無寒熱，脉微大來遲，腹不滿，其人言我滿，爲有瘀血。	病人胸滿，唇痿，舌青，口燥，但欲嗽水，不欲嚥，無寒熱，脉微大來遲，腹不滿，其人言我滿，爲有瘀血。	病人胸滿，唇痿，舌青，口燥，但欲嗽水，不欲嚥，無寒熱，脉微大來遲，腹不滿，其人言我滿，爲有瘀血。

[1]　未止：《脉經》卷八、《諸病源候論》卷二十九作“必未止”，與吴遷本合，可從。

[2]　夫脉浮：“夫”字誤，當從吴遷本、鄧珍本作“尺”。

[3]　額上陷脉緊急：此語文本紛亂。參見本書《傷寒論》校注第六篇同條校語。

[4]　陥：同“陷”。

吴遷本	鄧珍本	趙開美本
病者如熱狀，煩滿，口乾燥而渴，其脉反無熱，此爲陰**伏**，是瘀血也，當下之。	病者如熱狀，煩滿，口乾燥而渴，其脉反無熱，此爲陰**狀**，是瘀血也，當下之。	病者如熱狀，煩滿，口乾燥而渴，其脉反無熱，此爲陰**伏**，是瘀血也，當下之。
火邪者，桂枝去芍藥加蜀漆牡蠣龍骨救逆湯主之。**方：** 桂枝去皮　生薑**切**　蜀漆洗去腥，各叁兩　甘草弍兩，炙　牡蠣伍兩，熬　龍骨肆兩　大棗拾弍枚，**擘** 右**七味，㕮咀**，以水**八**升，先煮蜀漆減二升，内諸藥，煮取三升，去滓，温服一升。**本云桂枝湯，今去芍藥，加蜀漆、牡蠣、龍骨。**	火邪者，桂枝去芍藥加蜀漆牡蠣龍骨捄逆湯主之。 **桂枝捄逆湯方：** 桂枝三兩，去皮　甘草二兩，炙　生姜三兩　牡蠣五兩，熬　龍骨四兩　大棗十二枚　蜀漆三兩，洗去腥 右**爲末**，以水**一斗二**升，先煑蜀漆減二升，内諸藥，煑取三升，去滓，温服一升。	火邪者，桂枝去芍藥加蜀漆牡蠣龍骨捄逆湯主之。 **桂枝捄逆湯方：** 桂枝三兩，去皮　甘草二兩，炙　生姜三兩　牡蠣五兩，熬　龍骨四兩　大棗十二枚　蜀漆三兩洗，去腥 右**爲末**，以水**一斗二**升，先煑蜀漆減二升，内諸藥，煑取三升，去滓，温服一升。
心下悸者，半夏麻黄丸主之。**方：** 半夏**洗**　麻黄**去節**，等分 右二味，末之，錬蜜和丸**如**小豆大，飲服三丸，日三服。	心下悸者，半夏麻黄丸主之。 **半夏麻黄丸方：** 半夏　麻黄等分 右二味，末之，煉蜜和丸小豆大，飲服三丸，日三服。	心下悸者，半夏麻黄丸主之。 **半夏麻黄丸方：** 半夏　麻黄等分 右二味，末之，煉蜜和丸小豆大，飲服三丸，日三服。
吐血不止者，柏葉湯主之。**方：** 柏葉叁兩　艾叁把　乾薑叁兩 右三味，**㕮咀**，以水五升，取馬通汁一升，合煮取一升，**去滓**，分温再服。	吐血不止者，柏葉湯主之。 **柏葉湯方：** 柏葉　乾姜各三兩　艾三把 右三味，以水五升，取馬通汁一升，合煑取一升，分温再服。	吐血不止者，柏葉湯主之。 **柏葉湯方：** 柏葉　乾姜各三兩　艾三把 右三味，以水五升，取馬通汁一升，合煑取一升，分温再服。
下血，**先見血後見便，此近血也**；先**見**便後**見**血，此遠血也。**遠血**，黄土湯主之。**方：**亦主吐血、衄血。 甘草**炙**　乾地黄　白朮　附子炮，**去皮，破八片**　阿膠　黄芩各叁兩　竈中黄土半斤 右七味，**㕮咀**，以水八升，煮取三升，**去滓**，分温二服。	下血，先便後血，此遠血也，黄土湯主之。 **黄土湯方：**亦主吐血、衄血。 甘草　乾地黄　白朮　附子炮　阿膠　黄芩各三兩　竈中黄土半斤 右七味，以水八升，煑取三升，分温二服。	下血，先便後血，此遠血也，黄土湯主之。 **黄土湯方：**亦主吐血、衄血。 甘草　乾地黄　白朮　附子炮　阿膠　黄芩各三兩　竈中黄土半斤 右七味，以水八升，煑取三升，分温二服。
近血，赤小豆當歸散主之。方見狐惑中。	**下血，先血後便，此**近血**也**，赤小豆當歸散主之。方見狐惑中。	**下血，先血後便，此**近血**也**，赤小豆當歸散主之。方見狐惑中。
附方： **治**心氣不足，吐血衄血，瀉心湯**方：** 大黄弍兩　黄連　黄芩各壹兩 右三味，**㕮咀**，以水三升，煮取一升，頓服。**亦治霍亂。《傷寒論》以麻沸湯漬服之，見《千金》。**	心氣不足，吐血衄血，瀉心湯**主之。** **瀉心湯方：亦治霍亂** 大黄二兩　黄連　黄芩各乙兩 右三味，以水三升，煑取一升，頓服**之。**	心氣不足，吐血衄血，瀉心湯**主之。** **瀉心湯方：亦治霍亂** 大黄二兩　黄連　兩　黄芩　兩 右三味，以水三升，煑取一升，頓服**之。**

嘔吐噦下利病脉證并治第十七

表7－19 吴遷本、鄧珍本、趙開美本嘔吐噦下利病脉證并治内容對比

吴遷本	鄧珍本	趙開美本
嘔吐噦下利病脉證**并**治第十七	嘔吐噦下利病脉證治第十七	嘔吐噦下利病脉證治第十七
論一首　脉證二十七條　方二十三首	論一首　脉證二十七條　方二十三首	論一首　脉證二十七條　方二十三首
夫嘔家有癰膿者,不可治嘔,膿盡自愈。	夫嘔家有癰膿,不可治嘔,膿盡自愈。	夫嘔家有癰膿,不可治嘔,膿盡自愈。
先嘔却渴者,此爲欲解;先渴却嘔者,爲水停心下,此屬飲家。	先嘔却渴者,此爲欲解;先渴却嘔者,爲水停心下,此屬飲家。	先嘔却渴者,此爲欲解;先渴却嘔者,爲水停心下,此屬飲家。
嘔家本渴,今反不渴者,以心下有支飲故也,此屬支飲。	嘔家本渴,今反不渴者,以心下有支飲故也,此屬支飲。	嘔家本渴,今反不渴者,以心下有支飲故也,此屬支飲。
問曰:病人脉數,數爲熱,當消穀引食,而反吐者,何也?師曰:以發其汗,令陽微,膈氣虚,脉乃數,數爲客熱,不能消穀,胃中虚冷故**吐**也。脉弦者虚也,胃氣無餘,朝食暮吐,變爲胃反,寒在於上,醫反下之,令脉反弦,故名曰虚。	問曰:病人脉數,數爲熱,當消穀引食,而反吐者,何也?師曰:以發其汗,令陽微,膈氣虚,脉乃數,數爲客熱,不能消穀,胃中虚冷故也[1]。脉弦者虚也,胃氣無餘,朝食暮吐,变爲胃反,寒在於上,醫反下之,今脉反弦,故名曰虚。	問曰:病人脉數,數爲熱,當消穀引食,而反吐者,何也?師曰:以發其汗,令陽微,膈氣虚脉乃數,數爲客熱,不能消穀,胃中虚冷故也。脉弦者虚也,胃氣無餘,朝食暮吐,變爲胃反,寒在於上,醫反下之,今脉反弦,故名曰虚。
寸口脉微而數,微則無氣,無氣則榮虚,榮虚則血不足,血不足則胷中冷。趺陽脉浮而濇,浮則爲虚,濇則傷脾,脾傷則不磨,朝食暮吐,暮食朝吐,宿穀不化,名曰胃反,脉緊而濇,其病難治。	寸口脉微而數,微則無氣,無氣則榮虚,榮虚則血不足,血不足則胸中冷。趺陽脉浮而濇,浮則爲虚,濇則傷脾,脾傷則不磨,朝食暮吐,暮食朝吐,宿穀不化,名曰胃反,脉緊而濇,其病難治。	寸口脉微而數,微則無氣,無氣則榮虚,榮虚則血不足,血不足則胸中冷。趺陽脉浮而濇,浮則爲虚,濇則傷脾,脾傷則不磨,朝食暮吐,暮食朝吐,宿穀不化,名曰胃反,脉緊而濇,其病難治。
病人欲吐者,不可下之。	病人欲吐者,不可下之。	病人欲吐者,不可下之。
噦而腹滿,視其前後,知何部不利,利之即愈。	噦而腹滿,視其前後,知何部不利,利之即愈。	噦而腹滿,視其前後,知何部不利,利之即愈。
嘔而胷滿者,茱萸湯主之。**方:** 吴茱萸壹升　人參叁兩　大棗拾式枚,**擘**　生薑陸兩,**切** 右四味,**㕮咀**,以水五升,煮取三升,**去滓**,温服七合,日三服。	嘔而胸滿者,茱萸湯主之。 **茱萸湯方:** 吴茱萸乙升　人参三兩　生姜六兩　大棗十二枚 右四味,以水五升,煑取三升,温服七合,日三服。	嘔而胸滿者,茱萸湯主之。 **茱萸湯方:** 吴茱萸一升　人参三兩　生姜六兩　大棗十二枚 右四味,以水五升,煑取三升,温服七合,日三服。
乾嘔吐涎沫,頭痛者,**吴**茱萸湯主之。方見上。	乾嘔吐涎沫,頭痛者,茱萸湯主之。方見上。	乾嘔吐涎沫,頭痛者,茱萸湯主之。方見上。

[1] 故也:《傷寒論》第六篇、《脉經》卷八第十四篇、《諸病源候論》卷七"故"字後有一"吐"字,與吴遷本合。

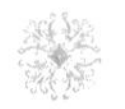

續　表

吴遷本	鄧珍本	趙開美本
嘔而腸鳴，心下痞者，半夏瀉心湯主之。**方：** 半夏半升，洗　黄芩　人參　甘草炙　乾薑**各弍兩**　黄連壹兩　大棗拾弍枚，**擘** 右七味，**㕮咀**，以水一斗，煮取六升，去滓，再**煎**取三升，温服一升，日三服。	嘔而腸鳴，心下痞者，半夏瀉心湯主之。 **半夏瀉心湯方：** 半夏半升，洗　黄芩　乾姜　人參**各三兩**　黄連乙兩　大棗十二枚　甘草**三兩**，炙 右七味，以水一斗，煑取六升，去滓，再煑取三升，温服一升，日三服。	嘔而腸鳴，心下痞者，半夏瀉心湯主之。 **半夏瀉心湯方：** 半夏半升，洗　黄芩**三兩**　乾姜**三兩**　人參**三兩**　黄連一兩　大棗十二枚　甘草**三兩**，炙 右七味，以水一斗，煑取六升，去滓，再煑取三升，温服一升，日三服。
乾嘔而利者，黄芩加半夏生薑湯主之。**方：** 黄芩叁兩　芍藥　甘草炙，各弍兩　大棗**拾弍枚，擘**　半夏半升，**洗**　生薑**壹兩半，切** 右六味，**㕮咀**，以水一斗，煮取三升，去滓，**分温三服**，日再夜一服。	乾嘔而利者，黄芩加半夏生姜湯主之。 **黄芩加半夏生姜湯方：** 黄芩三兩　甘草二兩，炙　芍藥二兩　半夏半升　生姜**三兩**　大棗**二十**枚 右六味，以水一斗，煑取三升，去滓，温**服一升**，日再夜一服。	乾嘔而利者，黄芩加半夏生姜湯主之。 **黄芩加半夏生姜湯方：** 黄芩三兩　甘草二兩，炙　芍藥二兩　半夏半升　生姜**三兩**　大棗**二十**枚 右六味，以水一斗，煑取三升，去滓，温**服一升**，日再夜一服。
諸嘔吐穀不得下者，小半夏湯主之。方見痰飲中。	諸嘔吐穀不得下者，小半夏湯主之。方見痰飲中。	諸嘔吐穀不得下者，小半夏湯主之。方見痰飲中。
嘔吐而病在膈上，後思水者解，急與之，思水者，猪苓散主之。**方：** 猪苓**去皮**　茯苓　白术各等分 右三味，杵爲散，飲服方寸匕，日三服。	嘔吐而病在膈上，後思水者解，急與之，思水者，猪苓散主之。 **猪苓散方：** 猪苓　茯苓　白术各等分 右三味，杵爲散，飲服方寸匕，日三服。	嘔吐而病在膈上，後思水者解，急與之，思水者，猪苓散主之。 **猪苓散方：** 猪苓　茯苓　白术各等分 右三味，杵爲散，飲服方寸匕，日三服。
嘔而脉弱，小便復利，身有微熱，見厥者，難治，四逆湯主之。**方：** 甘草炙，弍兩　乾薑壹兩半　附子壹枚，生用，**去皮，破八片** 右三味，**㕮咀**，以水三升，煮取一升二合，去滓，分温再服，强人可大附子一枚，乾薑三兩。	嘔而脉弱，小便復利，身有微熱，見厥者，難治，四逆湯主之。 **四逆湯方：** 附子乙枚，生用　乾姜乙兩半　甘草二兩，炙 右三味，以水三升，煑取一升二合，去滓，分温再服，强人可大附子一枚，乾姜三兩。	嘔而脉弱，小便復利，身有微熱，見厥者，難治，四逆湯主之。 **四逆湯方：** 附子一枚，生用　乾姜一兩半　甘草二兩，炙 右三味，以水三升，煑取一升二合，去滓，分温再服，强人可大附子一枚，乾姜三兩。
嘔而發熱者，小柴胡湯主之。**方：** 柴胡**捌兩**　人參　黄芩　甘草**炙**　生薑**切，各弍**兩　半夏半斤，**洗**　大棗拾弍枚，**擘** 右七味，**㕮咀**，以水一斗二升，煮取六升，去滓，再煎取三升，温服一升，日三服。	嘔而發熱者，小柴胡湯主之。 **小柴胡湯方：** 柴胡**半斤**　黄芩**三兩**　人參**三兩**　甘草**三兩**　半夏半斤　生姜**三兩**　大棗十二枚 右七味，以水一斗二升，煑取六升，去滓，再煎取三升，温服一升，日三服。	嘔而發熱者，小柴胡湯主之。 **小柴胡湯方：** 柴胡**半斤**　黄芩**三兩**　人參**三兩**　甘草**三兩**　半夏半斤　生姜**三兩**　大棗十二枚 右七味，以水一斗二升，煑取六升，去滓，再煎取三升，温服一升，日三服。
胃反嘔吐者，大半夏湯主之。**方：** 半夏**叁**升，洗，完用　人參叁兩，**切**　白蜜壹升 右三味，以**泉**水一斗二升，和蜜，揚之二百四十遍，煮**藥**取**二**升半，**去滓**，温服一升，餘分再服。**《千金》云：治胃反不受食，食入口即吐。《外臺》云：治嘔，心下痞鞕者。**	胃反嘔吐者，大半夏湯主之。**《千金》云：治胃反不受食，食入即吐。《外臺》云：治嘔，心下痞鞕者。** 半夏**二**升，洗，完用　人參二兩　白蜜乙升 右三味，以水一斗二升，和蜜，揚之二百四十遍，煑**藥**取升半，温服一升，餘分再服。	胃反嘔吐者，大半夏湯主之。**《千金》云：治胃反不受食，食入即吐。《外臺》云：治嘔，心下痞鞕者。** **大半夏湯方：** 半夏二升，洗，完用　人參三兩　白蜜一升 右三味，以水一斗二升，和蜜，揚之二百四十遍，煑取二升半，温服一升，餘分再服。

吴遷本	鄧珍本	趙開美本
食已即吐者，大黄甘草湯主之。**方：** 大黄肆兩 甘草壹兩，炙 右二味，**㕮咀**，以水三升，煮取一升，**去滓**，分温再服。《外臺》：又治吐水。	食已即吐者，大黄甘草湯主之。《外臺》方，又治吐水。 **大黄甘草湯方：** 大黄四兩 甘草乙兩 右二味，以水三升，煑取一升，分温再服。	食已即吐者，大黄甘草湯主之。《外臺》方，又治吐水。 **大黄甘草湯方：** 大黄四兩 甘草一兩 右二味，以水三升，煑取一升，分温再服。
胃反，吐而渴欲飲水者，茯苓澤瀉湯主之。**方：** 茯苓半斤 澤瀉肆兩 甘草弍兩，炙 桂枝弍兩，去皮 白术叁兩 生薑肆兩，切 右六味，**㕮咀**，以水一斗，煮取三升，内澤瀉，再煮取二升半，**去滓**，温服八合，日三服。《外臺》云：主消渴脉絶胃反吐食，又有小麥一升。	胃反，吐而渴欲飲水者，茯苓澤瀉湯主之。 **茯苓澤瀉湯方：**《外臺》云，治消渴脉絶胃反吐食之，有小麥乙升。 茯苓半斤 澤瀉四兩 甘草二兩 桂枝二兩 白术三兩 生姜四兩 右六味，以水一斗，煑取三升，内澤瀉，再煑取二升半，温服八合，日三服。	胃反，吐而渴欲飲水者，茯苓澤瀉湯主之。 **茯苓澤瀉湯方：**《外臺》云，治消渴脉絶胃反吐食之，有小麥一升。 茯苓半斤 澤瀉四兩 甘草二兩 桂枝二兩 白术三兩 生姜四兩 右六味，以水一斗，煑取三升，内澤瀉，再煑取二升半，温服八合，日三服。
吐後，渴欲得**飲**而貪**水**者，文蛤湯主之，兼主微風，脉緊頭痛方： 文蛤伍兩 麻黄叁兩，去節 甘草叁兩，炙 杏人伍拾枚，去皮尖 石膏伍兩，碎 大棗拾弍枚，擘 生薑叁兩，切 右七味，**㕮咀**，以水六升，煮取二升，**去滓**，温服一升，汗出愈。	吐後，渴欲得**水**而貪**飲**者，文蛤湯主之，兼主微風，脉緊頭痛。 **文蛤湯方：** 文蛤五兩 麻黄 甘草 生姜各三兩 石膏五兩 杏仁五十枚 大棗十二枚 右七味，以水六升，煑取二升，温服一升，汗出愈。	吐後，渴欲得**水**而貪**飲**者，文蛤湯主之，兼主微風，脉緊頭痛。 **文蛤湯方：** 文蛤五兩 麻黄三兩 甘草三兩 生姜三兩 石膏五兩 杏仁五十枚 大棗十二枚 右七味，以水六升，煑取二升，温服一升，汗出即愈。
乾嘔吐逆，吐涎沫，半夏乾薑散主之。**方：** 半夏洗 乾薑各等分 右二味，杵爲散，取方寸匕，漿水一升半，煎取七合，頓服之。	乾嘔，吐逆，吐涎沫，半夏乾姜散主之。 **半夏乾姜散方：** 半夏 乾姜各等分 右二味，杵爲散，取方寸匕，漿水一升半，煎取七合，頓服之。	乾嘔，吐逆，吐涎沫，半夏乾姜散主之。 **半夏乾姜散方：** 半夏 乾姜等分 右二味，杵爲散，取方寸匕，漿水一升半，煎取七合，頓服之。
病人胷中似喘不喘，似嘔不嘔，似噦不噦，徹心中憒憒然無柰者，生薑**汁**半夏湯主之。**方：** 生薑汁壹升 半夏半升，洗，切 右二味，以水三升，煮半夏取二升，内生薑汁，煮取一升半，**去滓**，小冷，分四服，日三夜一服。止，停後服。	病人胸中似喘不喘，似嘔不嘔，似噦不噦，徹心中憒憒然無柰者，生姜半夏湯主之。 半夏半斤[1] 生姜汁乙升 右二味，以水三升，煑半夏取二升，内生姜汁，煑取一升半，小冷，分四服，日三夜一服。止，停後服。	病人胸中似喘不喘，似嘔不嘔，似噦不噦，徹心中憒憒然無奈者，生姜半夏湯主之。 **生姜半夏湯方：** 半夏半斤 生姜汁一升 右二味，以水三升，煑半夏取二升，内生姜汁，煑取一升半，小冷，分四服，日三夜一服。止，停後服。
乾嘔噦，若手足厥**冷**者，橘皮湯主之。**方：** 橘皮肆兩 生薑半斤 右二味，**切**，以水七升，煮取三升，**去滓**，温服一升，下咽即愈。	乾嘔噦，若手足厥者，橘皮湯主之。 **橘皮湯方：** 橘皮四兩 生姜半斤 右二味，以水七升，煑取三升，温服一升，下咽即愈。	乾嘔噦，若手足厥者，橘皮湯主之。 **橘皮湯方：** 橘皮四兩 生姜半斤 右二味，以水七升，煑取三升，温服一升，下咽即愈。

[1] 半斤：《醫壘元戎》卷八引《金匱要略》作"半升"，與吴遷本合，可從。

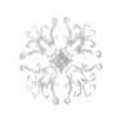

續　表

吴遷本	鄧珍本	趙開美本
噦逆者,橘皮竹筎湯主之。**方:** 橘皮弍升　竹筎**叁**升　大棗叁拾**枚,擘**　生薑半斤,**切**　甘草伍兩,**炙**　人參壹兩 右六味,**㕮咀**,以水一斗,煮取三升,**去滓**,温服一升,日三服。	噦逆者,橘皮竹茹湯主之。 **橘皮竹茹湯方:** 橘皮二升　竹茹**二**升　大棗三十**个**　生姜半斤　甘草五兩　人參乙兩 右六味,以水一斗,煑取三升,温服一升,日三服。	噦逆者,橘皮竹茹湯主之。 **橘皮竹茹湯方:** 橘皮二升　竹茹**二**升　大棗三十**枚**　生姜半斤　甘草五兩　人參一兩 右六味,以水一斗,煑取三升,温服一升,日三服。
夫六府氣絶拎外者,手足寒,上氣脚縮,五藏氣絶拎内者,利不禁,下甚者,手足不仁。	夫六府氣絶於外者,手足寒,上氣脚縮,五藏氣絶於内者,利不禁,下甚者,手足不仁。	夫六府氣絶於外者,手足寒,上氣脚縮,五藏氣絶於内者,利不禁,下甚者,手足不仁。
下利脉沈弦者,下重;脉大者,爲未止;脉微弱數者,爲欲自止,雖發熱,不死。	下利脉沉弦者,下重;脉大者,爲未止;脉微弱數者,爲欲自止,雖發熱,不死。	下利脉沈弦者,下重;脉大者,爲未止;脉微弱數者,爲欲自止,雖發熱,不死。
下利手足厥冷,無脉者,灸之不温,若脉不還,反微喘者死。少陰負趺陽者,爲順也。	下利手足厥冷,无脉者,灸之不温,若脉不還,反微喘者死。少陰負趺陽者,爲順也。	下利手足厥冷,無脉者,灸之不温,若脉不還,反微喘者死。少陰負趺陽者,爲順也。
下利有微熱而渴,脉弱者,今自愈。	下利有微熱而渴,脉弱者,今自愈。	下利有微熱而渴,脉弱者,今自愈。
下利脉數,有微熱汗出,今自愈,設脉緊爲未解。	下利脉數,有微熱汗出,今自愈,設脉緊爲未鮮。	下利脉數,有微熱汗出,今自愈,設脉緊爲未鮮。
下利脉數而渴者,今自愈,設不差,必清膿血,以有熱故也。	下利脉數而渴者,今自愈,設不差,必清膿血,以有熱故也。	下利脉數而渴者,今自愈,設不差,必清膿血,以有熱故也。
下利,脉反弦,發熱身汗者,自愈。	下利,脉反弦,發熱身汗者,自愈。	下利,脉反弦,發熱身汗者,自愈。
下利氣者,當利其小便。	下利氣者,當利其小便。	下利氣者,當利其小便。
下利,寸脉反浮數,尺中自濇者,必清膿血。	下利,寸脉反浮數,尺中自濇者,必清膿血。	下利,寸脉反浮數,尺中自濇者,必清膿血。
下利清穀,不可攻其表,汗出必脹滿。	下利清穀,不可攻其表,汗出必脹滿。	下利清穀,不可攻其表,汗出必脹滿。
下利脉沈而遲,其人面少赤,身有微熱。下利清穀者,必鬱冒汗出而解,病人必微厥,所以然者,其面戴陽,下虛故也。	下利脉沉而遲,其人面少赤,身有微熱。下利清穀者,必鬱冒汗出而鮮,病人必微熱,所以然者,其面戴陽,下虚故也。	下利脉沈而遲,其人面少赤,身有微熱。下利清穀者,必鬱冒汗出而鮮,病人必微熱,所以然者,其面戴陽,下虚故也。
下利後,脉絶,手足厥冷,晬時脉還,手足温者生,脉不還者死。	下利後,脉絶,手足厥冷,晬時脉還,手足温者生,脉不還者死。	下利後,脉絶,手足厥冷,晬時脉還,手足温者生,脉不還者死。
下利,腹脹滿,身**體**疼痛者,先温其裏,乃攻其表,温裏宜四逆湯,攻表宜桂枝湯。**四逆湯方見上。**	下利,腹脹滿,身**体**疼痛者,先温其裏,乃攻其表,温裏宜四逆湯,攻表宜桂枝湯。 **四逆湯方:方見上。**	下利,腹脹滿,身**體**疼痛者,先温其裏,乃攻其表,温裏宜四逆湯,攻表宜桂枝湯。 **四逆湯方:見上。**

吴遷本	鄧珍本	趙開美本
桂枝湯方： 桂枝去皮　芍藥　生薑**切**,各三兩　甘草弍兩,炙　大棗拾弍枚,**擘** 右五味,㕮咀,以水七升,煮取三升,去滓,温服一升,須臾**飲熱**稀粥一升**餘**,以助藥力,**取微似汗**。	桂枝湯方： 桂枝三兩,去皮　芍藥三兩　甘草二兩,炙　生姜三兩　大棗十二枚 右五味,㕮咀,以水七升,**微火**煑取三升,去滓,**適寒**温,服一升,**服已**,須臾**啜**稀粥一升,以助藥力,**温覆令一時許。遍身漐漐微似有汗者益佳,不可令如水淋漓,若一服汗出病差,停後服。**	桂枝湯方： 桂枝三兩,去皮　芍藥三兩　甘草二兩,炙　生姜三兩　大棗十二枚 右五味,㕮咀,以水七升,**微火**煑取三升,去滓,**適寒**温,服一升,**服已**,須臾**啜**稀粥一升,以助藥力,**温覆令一時許。遍身漐漐微似有汗者益佳,不可令如水淋漓,若一服汗出病差,停後服。**
下利,**脉三部**皆平,按之心下堅者,急下之,宜大承**氣**湯。**方見痓病中。**	下利,**三部脉**皆平,按之心下堅者,急下之,宜大承湯。	下利,**三部脉**皆平,按之心下堅者,急下之,宜大承**氣**湯。
下利,脉遲而滑者,實也,利未欲止,急下之,宜大承氣湯。**方見上。**	下利,脉遲而滑者,實也,利未欲止,急下之,宜大承氣湯。	下利,脉遲而滑者,實也,利未欲止,急下之,宜大承氣湯。
下利,脉反滑,當有所去,下乃愈,宜大承氣湯。**方見上。**	下利,脉反滑**者**,當有所去,下乃愈,宜大承氣湯。	下利,脉反滑**者**,當有所去,下乃愈,宜大承氣湯。
下利差,至其年月日時復發者,以病不盡故也,當下之,宜大承氣湯。**方見上。**	下利**已**差,至其年月日時復發者,以病不尽故也,當下之,宜大承氣湯。 **大承氣湯方：見痓病中。**	下利已差,至其年月日時復發者,以病不盡故也,當下之,宜大承氣湯。 **大承氣湯方：見痓病中。**
下利讝語者,有燥屎**故**也,小承氣湯主之。**方：** 大黄肆兩　枳實叁枚,炙　厚朴弍兩,炙 右三味,**㕮咀**,以水四升,煮取一升二合,去滓,分温**再**服。**一服讝語止,若更衣者,停後服。**	下利讝語者,有燥屎也,小承氣湯主之。 **小承氣湯方：** 大黄四兩　厚朴二兩,炙　枳實**大者**三枚,炙 右三味,以水四升,煑取一升二合,去滓,分温**二**服。**得利則止。**	下利讝語者,有燥屎也,小承氣湯主之。 **小承氣湯方：** 大黄四兩　厚朴二兩,炙　枳實**大者**三枚,炙 右三味,以水四升,煑取一升二合,去滓,分温**二**服。**得利則止。**
下利便膿血者,桃花湯主之。**方：** 赤石脂壹斤,一半**完用**,一半末**用**　乾薑壹兩,**切**　粳米壹升 右二味,以水七升,煮米熟,去滓,温**取**七合,赤石脂末**一**方寸匕**和**服。若一服愈,餘勿服。	下利便膿血者,桃花湯主之。 **桃花湯方：** 赤石脂乙斤,乙半**剉**,乙半**篩**末　乾姜乙兩　粳米乙升 右三味,以水七升,煑米**令**熟,去滓,温七合,**内**赤石脂末方寸匕,**日三**服。若一服愈,餘勿服。	下利便膿血者,桃花湯主之。 **桃花湯方：** 赤石脂一斤,一半**剉**,一半**篩**末　乾姜一兩　粳米一升 右三味,以水七升,煑米**令**熟,去滓,温七合,**内**赤石脂末方寸匕,**日三**服。若一服愈,餘勿服。
熱利重下者,白頭翁湯主之。**方：** 白頭翁弍兩　黄連　黄蘗　秦皮各叁兩 右四味,㕮咀,以水七升,煮取二升,去滓,温服一升,不愈更服一升。	熱利重下者,白頭翁湯主之。 **白頭翁湯方：** 白頭翁二兩　黄連　黄柏　秦皮各三兩 右四味,以水七升,煑取二升,去滓,温服一升,不愈,更服。	熱利下重者,白頭翁湯主之。 **白頭翁湯方：** 白頭翁二兩　黄連三兩　黄柏三兩　秦皮三兩 右四味,以水七升,煑取二升,去滓,温服一升,不愈,更服。
下利後更煩,按之心下濡者,爲虚煩也,梔子豉湯主之。**方：** **肥**梔子拾肆枚,**擘**　香豉肆合,綿裹 右二味,以水四升,煮梔子**取**二升半,内豉煮取一升,去滓,分**再**服,温進一服,得**快**吐止**後服**。	下利後更煩,按之心下濡者,爲虚煩也,梔子豉湯主之。 **梔子豉湯方：** 梔子十四枚　香豉四合,絹裹 右二味,以水四升,**先**煑梔子**得**二升半,内豉煑取一升**半**,去滓,分**二**服,温進一服,得吐**則**止。	下利後更煩,按之心下濡者,爲虚煩也,梔子豉湯主之。 **梔子豉湯方：** 梔子十四枚　香豉四合,絹裹 右二味,以水四升,**先**煑梔子**得**二升半,内豉煑取一升**半**,去滓,分**二**服,温進一服,得吐**則**止。

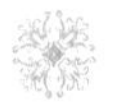

吴遷本	鄧珍本	趙開美本
下利清穀，裏寒外熱，汗出而厥者，通脉四逆湯主之。**方：** 甘草弍兩，炙　乾薑叁兩，强人可肆兩　附子大者壹枚，生用，**去皮，破八片** 右三味，**㕮咀**，以水三升，煮取一升二合，去滓，分温再服，**其脉即出者愈。**	下利清穀，裏寒外熱，汗出而厥者，通脉四逆湯主之。 **通脉四逆湯方：** 附子大者一枚，生用　乾姜三兩，强人可四兩　甘草二兩，炙 右三味，以水三升，煮取一升二合，去滓，分温再服。	下利清穀，裏寒外熱，汗出而厥者，通脉四逆湯主之。 **通脉四逆湯方：** 附子大者一枚，生用　乾姜三兩，强人可四兩　甘草二兩，炙 右三味，以水三升，煮取一升二合，去滓，分温再服。
下利肺痛，紫參湯主之。**方：** 紫參半斤　甘草叁兩，**炙** 右二味，**㕮咀**，以水五升，先煮紫參取二升，内甘草，煮取一升半，**去滓**，分温三服。疑非仲景方。	下利肺痛，紫參湯主之。 **紫參湯方：** 紫參半斤　甘草三兩 右二味，以水五升，先煑紫參取二升，内甘草，煑取一升半，分温三服。疑非仲景方。	下利肺痛，紫參湯主之。 **紫參湯方：** 紫參半斤　甘草三兩 右二味，以水五升，先煮紫參取二升，内甘草，煮取一升半，分温三服。疑非仲景方。
主氣利，訶梨勒散方： 訶梨勒拾枚，**以麪裹，煻灰火中**煨之，**令麪熟，去核** 右一味，**細**爲散，粥飲和，頓服**之**。疑非仲景方。	氣利，訶梨勒散**主之**。 **訶梨勒散方：** 訶梨勒十枚，煨 右一味，爲散，粥飲和，頓服。疑非仲景方。	氣利，訶梨勒散**主之**。 **訶梨勒散方：** 訶梨勒十枚，煨 右一味，爲散，粥飲和，頓服。疑非仲景方。
附方： 治大便不通，噦，數譫語，**小承氣湯主之**。方見上，**見《千金翼》**。	附方： **《千金翼》小承氣湯：**治大便不通，噦，數譫語。方見上。	附方： **《千金翼》小承氣湯：**治大便不通，噦，數譫語。方見上。
乾嘔下利，黄芩湯**主之。方：《玉函經》云，人參黄芩湯。** 黄芩　人參　乾薑各叁兩　桂枝**去皮**，弍兩　大棗拾弍枚，**擘**　半夏半升，**洗** 右六味，**㕮咀**，以水七升，煮取三升，**去滓**，温分三服。**見《外臺》**。	《外臺》黄芩湯：**治乾嘔下利**。 黄芩　人參　乾姜各三兩　桂枝乙兩　大棗十二枚　半夏半升 右六味，以七升，煑取三升，温分三服。	《外臺》黄芩湯：**治乾嘔下利**。 黄芩三兩　人參三兩　乾姜三兩　桂枝一兩　大棗十二枚　半夏半升 右六味，以水七升，煑取三升，温分三服。

瘡癰腸癰浸淫病脉證并治第十八

表7－20　吴遷本、鄧珍本、趙開美本瘡癰腸癰浸淫病脉證并治内容對比

吴遷本	鄧珍本	趙開美本
瘡癰腸癰浸淫病脉證并治第十八	瘡癰腸癰浸淫病脉證并治第十八	瘡癰腸癰浸淫病脉證并治第十八
脉證三條　論一首　方五首	論一首　脉證三條　方五首	論一首　脉證三條　方五首
諸浮數脉，應當發熱，而反洒淅惡寒，若有痛處，當發其癰。	諸浮數脉，應當發熱，而反洒淅惡寒，若有痛處，當發其癰。	諸浮數脉，應當發熱，而反洒淅惡寒，若有痛處，當發其癰。
師曰：諸癰腫，欲知有膿**與**無膿，以手掩腫上，熱者爲有膿，不熱者爲無膿。	師曰：諸癰腫，欲知有膿無膿，以手掩腫上，熱者爲有膿，不熱者爲无膿。	師曰：諸癰腫，欲知有膿無膿，以手掩腫上，熱者爲有膿，不熱者爲無膿。

吴遷本	鄧珍本	趙開美本
腸癰之爲病，其身甲錯，腹皮急，按之濡，如腫狀，腹無積聚，身無熱，脉數，此爲腸内有膿，薏苡**人**附子敗醬散主之。**方：** 薏苡人拾分　附子弍分，**炮，去皮**　敗醬伍分 右三味，杵爲末，取方寸匕，以水二升，煎**取一升**，頓服**之**，小便當下。	腸癰之爲病，其身甲錯，腹皮急，按之濡，如腫狀，腹无積聚，身无熱，脉數，此爲腹内有**癰**膿，薏苡附子敗醬散主之。 **薏苡附子敗醬散方：** 薏苡仁十分　附子二分　敗醬五分 右三味，杵爲末，取方寸匕，以水二升，煎**減半**，頓服[1]。小便當下。	腸癰之爲病，其身甲錯，腹皮急，按之濡，如腫狀，腹無積聚，身無熱，脉數，此爲腹内有**癰**膿，薏苡附子敗醬散主之。 **薏苡附子敗醬散方：** 薏苡仁十分　附子二分　敗醬五分 右三味，杵爲末，取方寸匕，以水二升，煎**減半**，頓服。小便當下。
腸癰者，少腹腫痞，按之即痛，如淋，小便自調，時時發熱，自汗出，復惡寒，其脉遲緊者，膿未成，可下之，當有血，脉洪數者，膿已成，不可下也，大黄牡丹湯主之。**方：** 大黄肆兩　牡丹壹兩　桃人伍拾**枚，去皮尖**　瓜子半升　芒消叁合 右五味，**㕮咀**，以水六升，煮取一升，去滓，内芒消，再煎**一**沸，頓服之。有膿當下，如無當下血。	腸癰者，少腹腫痞，按之即痛，如淋，小便自調，時時發熱，自汗出，復惡寒，其脉遲緊者，膿未成，可下之，當有血，脉洪數者，膿已成，不可下也，大黄牡丹湯主之。 **大黄牡丹湯方：** 大黄四兩　牡丹乙兩　桃仁五十**个**　瓜子半升　芒消三合 右五味，以水六升，煮取一升，去滓，内芒消，再煎沸，頓服之。有膿當下，如無**膿**當下血。	腸癰者，少腹腫痞，按之即痛，如淋，小便自調，時時發熱，自汗出，復惡寒，其脉遲緊者，膿未成，可下之，當有血，脉洪數者，膿已成，不可下也，大黄牡丹湯主之。 **大黄牡丹湯方：** 大黄四兩　牡丹一兩　桃仁五十**枚**　瓜子半升　芒消三合 右五味，以水六升，煮取一升，去滓，内芒消，再煎沸，頓服之。有膿當下，如無**膿**當下血。
問曰：寸口脉浮微而濇，**法**當亡血，若汗出，設不汗者云何？荅曰：**苦**身有瘡，被刀器所傷，亡血故也。病金瘡，王不留行散主之。**方：** 王不留行拾分，八月八日采**之**　蒴藋細葉拾分，七月七日采**之**　桑東南根**如指大**，白皮，拾分，三月三日采　甘草拾捌分，**炙**　**蜀**椒叁分，**去**目及閉口者，汗　黄芩弍分　乾薑弍分　芍藥弍分　厚朴弍分，**炙** 右九味，桑**東南**根以上三味燒**爲**灰存性，勿令灰過，各别杵篩，合治之爲散，**病者與**方寸匕**服之**，小瘡**則**粉之，**中**大瘡但服之，産後亦可服。如風寒，桑根勿取之，前三物皆陰乾百日。	問曰：寸口脉浮微而澀，**然**當亡血[2]，若汗出，設不汗者云何？荅曰：**若**身有瘡，被刀斧所傷，亡血故也。病金瘡，王不留行散主之。 王不留行十分，八月八日採　蒴藋細葉十分，七月七日採　桑東南根白皮，十分，三月三日採　甘草十八分　**川**椒三分，**除**目及閉口者，汗　黄芩二分　乾姜二分　芍藥二分　厚朴二分 右九味，桑根**皮**以上三味燒灰存性，勿令【灰】過，各别杵篩，合治之爲散，**服**方寸匕，小瘡**即**粉之，大瘡但服之，産後亦可服。如風寒，桑**東**根勿取之，前三物皆陰乾百日。	問曰：寸口脉浮微而澀，**然**當亡血，若汗出，設不汗者云何？荅曰：**若**身有瘡，被刀斧所傷，亡血故也。病金瘡，王不留行散主之。 王不留行十分，八月八日採　蒴藋細葉十分，七月七日採　桑東南根白皮，十分，三月三日採　甘草十八分　**川**椒三分，**除**目及閉口者，汗　黄芩二分　乾姜二分　芍藥　厚朴各二分 右九味，桑根**皮**以上三味燒灰存性，勿令灰過，各别杵篩，合治之爲散，**服**方寸匕，小瘡**即**粉之，大瘡但服之，産後亦可服。如風寒，桑**東**根勿取之，前三物皆陰乾百日。
排膿散方： 枳實拾陸枚，**炙**　芍藥六分　桔梗弍分 右三味，杵爲散，取雞子黄一枚，**取**散與雞黄等，揉和令相得，飲和服之，日一服。	排膿散方： 枳實十六枚　芍藥六分　桔梗二分 右三味，杵爲散，取雞子黄一枚，**以藥**散與雞黄**相**等，揉和令相得，飲和服之，日一服。	排膿散方： 枳實十六枚　芍藥六分　桔梗二分 右三味，杵爲散，取雞子黄一枚，**以藥**散與雞黄**相**等，揉和令相得，飲和服之，日一服。
排膿湯方： 甘草弍兩，**炙**　桔梗叁兩　生薑壹兩，**切**　大棗拾枚，**擘** 右四味，**㕮咀**，以水三升，煮取一升，**去滓**，温服五合，日再服。	排膿湯方： 甘草二兩　桔梗三兩　生姜乙兩　大棗十枚 右四味，以水三升，煑取一升，温服五合，日再服。	排膿湯方： 甘草二兩　桔梗三兩　生姜一兩　大棗十枚 右四味，以水三升，煑取一升，温服五合，日再服。

[1] 煎減半頓服：《湯液本草》卷中引仲景薏苡仁附子敗醬湯作"煎取一升，頓服之"，與吴遷本合。

[2] 然當亡血："然"字誤，當從吴遷本作"法"。

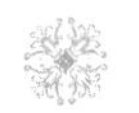

吴遷本	鄧珍本	趙開美本
浸淫瘡,從口流向四肢者可治,從四肢流來入口者不可治。黄連粉主之。方未見。	浸淫瘡,從口流向四肢者可治,從四肢流來入口者不可治。**浸淫瘡**,黄連粉主之。方未見。	浸淫瘡,從口流向四肢者可治,從四肢流來入口者不可治。**浸淫瘡**,黄連粉主之。方未見。

趺蹷手指臂脛轉筋陰狐疝蚘蟲病脉證并治第十九

表7-21 吴遷本、鄧珍本、趙開美本趺蹷手指臂脛轉筋陰狐疝蚘蟲病脉證并治内容對比

吴遷本	鄧珍本	趙開美本
趺蹷手指臂**脛**轉筋陰狐疝蚘蟲病脉證**并**治第十九	趺蹷手指臂**腫**[1]轉筋陰狐疝蚘蟲病脉證治第十九	趺蹶手指臂**腫**轉筋陰狐疝蚘蟲病脉證治第十九
論一首　脉證**二**條　方四首	論一首　脉證**一**條　方四首	論一首　脉證**二**條　方四首
師曰:病**者**趺蹷,其人但能前,不能却,刺腨入二寸,此太陽經傷也。	師曰:病趺蹷,其人但能前,不能却,刺腨入二寸,此太陽經傷也。	師曰:病趺蹶,其人但能前,不能却,刺腨入二寸,此太陽經傷也。
病人常以手指髀**脛**動,此人身**體**瞤瞤者,藜蘆甘草湯主之。**方未見。**	病人常以手指臂**腫**動,此人身**体**瞤瞤者,藜蘆甘草湯主之。 **藜蘆甘草湯方:**未見。	病人常以手指臂**腫**動,此人身**體**瞤瞤者,藜蘆甘草湯主之。 **藜蘆甘草湯方:**未見。
轉筋之爲病,其人髀脚直,脉上下行,微弦,轉筋入腹者,雞屎白散主之。**方:** 雞屎白 右一味,爲散,取方寸匕,以水六合和,温服。	轉筋之爲病,其人臂脚直,脉上下行,微弦,轉筋入腹者,雞屎白散主之。 **雞屎白散方:** 雞屎白 右一味,爲散,取方寸匕,以水六合和,温服。	轉筋之爲病,其人臂脚直,脉上下行,微弦,轉筋入腹者,雞屎白散主之。 **雞屎白散方:** 雞屎白 右一味,爲散,取方寸匕,以水六合和,温服。
陰狐疝氣者,偏有小大,時時上下,蜘蛛散主之。**方:** 蜘蛛拾肆枚,熬焦　桂枝半兩,**去皮** 右二味,爲散,取八分一匕,飲和服,日再服,蜜丸亦**得**。	陰狐疝氣者,偏有小大,時時上下,蜘蛛散主之。 蜘蛛十四枚,熬焦　桂枝半兩 右二味,爲散,取八分一匕,飲和服,日再服,蜜丸亦**可**。	陰狐疝氣者,偏有小大,時時上下,蜘蛛散主之。 **蜘蛛散方:** 蜘蛛十四枚,熬焦　桂枝半兩 右二味,爲散,取八分一匕,飲和服,日再服,蜜丸亦**可**。
問曰:病腹痛有蟲,其脉何以别之?師曰:腹中痛,其脉當沈若弦,反洪大,故有蚘蟲。	問曰:病腹痛有虫,其脉何以别之?師曰:腹中痛,其脉當沉若弦,反洪大,故有蚘虫。	問曰:病腹痛有蟲,其脉何以别之?師曰:腹中痛,其脉當沈若弦,反洪大,故有蚘蟲。
蚘蟲之爲病,令人吐涎,心痛,發作有時,毒藥不止,甘草粉蜜湯主之。 甘草弍兩,**炙**　粉壹兩　蜜肆兩 右三味,**㕮咀**,以水三升,先煮甘草取二升,去滓,内粉、蜜,攪令和,煎如薄粥,温服一升,差即止。	蚘虫之爲病,令人吐涎,心痛,發作有時,毒藥不止,甘草粉蜜湯主之。 **甘草粉蜜湯方:** 甘草二兩　粉乙兩**重**　蜜四兩 右三味,以水三升,先煑甘草取二升,去滓,内粉、蜜,攪令和,煎如薄粥,温服一升,差即止。	蚘蟲之爲病,令人吐涎心痛,發作有時,毒藥不止,甘草粉蜜湯主之。 **甘草粉蜜湯方:** 甘草二兩　粉一兩　蜜四兩 右三味,以水三升,先煑甘草取二升,去滓,内粉、蜜,攪令和,煎如薄粥,温服一升,差即止。

[1] 臂腫:"腫"字誤,當從吴遷本作"脛",下同。

吴遷本	鄧珍本	趙開美本
蚘厥者,**其人**當吐蚘,令病者静而復時煩**者**,此爲藏寒,蚘上入**其**膈,故煩,須臾復止,得食而嘔,又煩者,蚘聞食臭出,其人常自吐蚘。蚘厥者,烏梅丸主之。**方:又主久痢。**	蚘厥者,當吐蚘,令病者静而復時煩,此爲藏寒,蚘上入膈,故煩,須臾復止,得食而嘔,又煩者,蚘聞食臭出,其人常自吐蚘。蚘厥者,烏梅丸主之。**烏梅丸方:**	蚘厥者,當吐蚘,令病者静而復時煩,此爲藏寒,蚘上入膈,故煩,須臾復止,得食而嘔,又煩者,蚘聞食臭出,其人常自吐蚘。蚘厥者,烏梅丸主之。**烏梅丸方:**
烏梅叁百**枚** 細辛陸兩 乾薑拾兩 黄連**拾陸兩** 當歸肆兩 附子陸**枚**,炮,**去皮** **蜀**椒肆兩,去**目及閉口者**,汗 桂枝陸兩,**去皮** 人参陸兩 黄蘗陸兩 右**一**十味,**各**異擣篩,合治之,以苦酒漬烏梅一宿,去核蒸之,五斗米下,飯熟,擣成泥,和藥相得,内臼中,與蜜杵**三**千下,丸如梧**桐**子大,先食飲服十丸,**日**三服,稍加二十丸。	烏梅三百**个** 細辛六兩 乾姜十兩 黄連**乙斤** 當歸四兩 附子六**兩**,炮 **川**椒[1]四兩,去汗 桂枝六兩 人参 黄蘗各六兩 右十味,異搗篩,合治之,以苦酒漬烏梅一宿,去核蒸之,五升米下,飯熟,擣成泥,和藥**令**相得,内臼中,與蜜杵**二**千下,丸如梧子大,先食飲服十丸,三服,稍加**至**二十丸。**禁生冷、滑臭等食。**	烏梅三百**枚** 細辛六兩 乾姜十兩 黄連**一斤** 當歸四兩 附子六**兩**,炮 **川**椒四兩,去汗 桂枝六兩 人参六兩 黄蘗六兩 右十味,異搗篩,合治之,以苦酒漬烏梅一宿,去核蒸之,五升米下,飯熟,擣成泥,和藥**令**相得,内臼中,與蜜杵二千下,丸如梧子大,先食飲服十丸,三服,稍加**至**二十丸。**禁生冷、滑臭等食。**

褋療方第二十

表7－22 吴遷本、鄧珍本、趙開美本褋療方内容對比

吴遷本	鄧珍本	趙開美本
褋療方第二十	雜療方第二十三	雜療方第二十三
證一條 方二十三首 論一首	論一首 證一條 方二十三首	論一首 證一條 方二十三首
宣通五藏虚熱,四時加减柴胡飲子方: 冬三月:柴胡捌分 白术捌分 陳**橘**皮伍分 大腹楦榔四枚,并皮子用 生薑伍分,**切** 桔梗柒分,**以上并用大分** 春三月:加枳實**炙,叁分** 减白术 共六味 夏三月:加生薑叁分,**切** 枳實伍分,**炙** 甘草叁分,**炙** 共八味 秋三月:加陳**橘**皮叁分 共六味 右**藥**各㕮咀,分爲三貼,一貼以水三升,煮取二升,**去滓**,分温三服,如人行三四里進一服。如四**體**壅,添**少許甘草**。每**一**貼分作三小貼,**一**小貼以水一升,煮取七合,**去滓**,温服,再合滓爲一服,重煮,都成四服。疑非仲景方。	**退**五藏虚熱,四時加減柴胡飲子方: 冬三月:**加**柴胡八分 白术八分 大腹賓郎四枚,并皮子用 陳皮五分 生姜五分 桔梗七分 春三月:加枳實 减白术共六味 夏三月:加生姜三分 枳實五分 甘草三分,共八味 秋三月:加陳皮三分,共六味 右各㕮咀,分爲三貼,一貼以水三升,煮取二升,分温三服,如人行四五里進一服。如四**体**壅,添**甘草少許**。每貼分作三小貼,**每**小貼以水一升,煑取七合,温服,再合滓爲一服,重煑,都成四服。疑非仲景方。	**退**五藏虚熱,四時加減柴胡飲子方: 冬三月:**加**柴胡八分 白术八分 陳皮五分 大腹檳榔四枚,并皮子用 生姜五分 桔梗七分 春三月:加枳實 减白术共六味 夏三月:加生姜三分 枳實五分 甘草三分,共八味 秋三月:加陳皮三分,共六味 右各㕮咀,分爲三貼,一貼以水三升,煮取二升,分温三服,如人行四五里進一服。如四**體**壅,添**甘草少許**。每貼分作三小貼,每小貼以水一升,煑取七合,温服,再合滓爲一服,重煑,都成四服。疑非仲景方。

[1] 川椒:《傷寒論》第十二篇作"蜀椒",與吴遷本合。

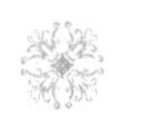

續表

吴遷本	鄧珍本	趙開美本
長服訶梨勒丸方： 訶梨勒煨，**去核**　陳**橘**皮　厚朴**去皮**，各叁兩 右三味，末之，錬蜜丸如梧**桐**子大，酒飲服二十丸，加至三十丸，**日一二**。**疑非仲景方。**	長服訶梨勒丸方：**疑非仲景方。** 訶梨勒煨　陳皮　厚朴各三兩 右三味，末之，煉蜜丸如梧子大，酒飲服二十丸，加至三十丸。	長服訶梨勒丸方：**疑非仲景方。** 訶梨勒煨　陳皮　厚朴各三兩 右三味，末之，煉蜜丸如梧子大，酒飲服二十丸，加至三十丸。
三物備急丸方：**已下并附方。** 大黄　乾薑　巴豆**各壹**兩，去皮心，熬，**別**研如脂 右藥各須精新，先擣大黄、乾薑爲末，研巴豆内中，合治一千杵，用爲散，蜜和**爲**丸亦佳，密器中貯之，莫令歇。主心腹諸卒暴百病，若中惡客忤，心腹脹滿，卒痛如錐**刀**刺**痛**，氣急口噤，停尸卒死者，以**煖**水若酒，服大豆許三四丸，或不下，捧頭起，灌令下咽，須臾差。如未差，更與三丸，當腹中鳴，即吐下便差。若口噤，亦須折齒灌之。**見《千金》，云司空裴秀爲散用，亦可先和成汁，乃傾口中，令從齒間得入，至食驗。**	三物備急丸方：**見《千金》，司空裴秀爲散用，亦可先和成汁，乃傾口中，令從齒間得入，至良驗。** 大黄**乙兩**　乾姜**乙兩**　巴豆乙兩，去皮心，熬，**外**研如脂[1] 右藥各須精新，先擣大黄、乾姜爲末，研巴豆内中，合治一千杵，用爲散，蜜和丸亦佳，密器中貯之，莫令歇。主心腹諸卒暴百病，若中惡客忤，心腹脹滿，卒痛如錐刺，氣急口噤，停尸卒死者，以**緩**水[2]若酒，服大豆許三四丸，或不下，捧頭起，灌令下咽，須臾**當**差。如未差，更與三丸，當腹中鳴，即吐下便差。若口噤，亦須折齒灌之。	三物備急丸方：**見《千金》，司空裴秀爲散用，亦可先和成汁，乃傾口中，令從齒間得入，至良驗。** 大黄**一兩**　乾姜**一兩**　巴豆一兩，去皮心，熬，**外**研如脂 右藥各須精新，先擣大黄、乾姜爲末，研巴豆内中，合治一千杵，用爲散，蜜和丸亦佳，密器中貯之，莫令歇。主心腹諸卒暴百病，若中惡客忤，心腹脹滿，卒痛如錐刺，氣急口禁，停尸卒死者，以**緩**水若酒，服大豆許三四丸，或不下，捧頭起灌，令下咽，須臾**當**差。如未差，更與三丸，當腹中鳴，即吐下便差。若口噤，亦須折齒灌之。
備急散，治人卒上氣，呼吸氣不得下，喘逆，服半匕，差後已爲常用。出《古今録驗》，并時後宫秦用[3]，方見上。	（無）	（無）
紫石寒食散，治傷寒，令**已**愈不復方： 紫石英　白石英　赤石脂　鍾乳碓錬　栝樓根　防**風**　桔梗　文蛤　鬼臼　太一餘糧燒，各拾分　乾薑　附子炮，去皮　桂枝去皮，各肆分 右十三味，杵爲散，酒服三方匕。**見《千金翼》。**	治傷寒，令愈不復，**紫石寒食散**方：**見《千金翼》。** 紫石英　白石英　赤石脂　鍾乳碓錬　括蔞根　防**丰**[4]　桔梗　文蛤　鬼臼各十分　太一餘糧十分，燒　乾姜　附子炮，去皮　桂枝去皮，各四分 右十三味，杵爲散，酒服方寸匕。	治傷寒，令愈不復，**紫石寒食散**方：**見《千金翼》。** 紫石英　白石英　赤石脂　鍾乳碓錬　括蔞根　防**風**　桔梗　文蛤　鬼臼各十分　太一餘糧十分，燒　乾姜　附子炮，去皮　桂枝去皮，各四分 右十三味，杵爲散，酒服方寸匕。
救卒死方： **擣薤**汁，**以**灌鼻中。 又方，**割**雄雞冠血，管吹内鼻中。 **又方**，猪脂如雞子大，苦酒一升，煮沸，**以**灌喉中。 **又方**，**以**雞肝及血，塗面上，灰圍四邊，立起。 **又方**，大豆二七**枚**，以雞子白并酒和，盡以吞之。	救卒死方： **薤擣**汁，灌鼻中。 又方，雄雞冠**割取**血，管吹内鼻中。 猪脂如雞子大，苦酒一升，煑沸，灌喉中。 雞肝及血，塗面上，**以**灰圍四旁，立起。 大豆二七**粒**，以雞子白并酒和，尽以吞之。	救卒死方： **薤擣**汁，灌鼻中。 又方，雄雞冠**割取**血，管吹内鼻中。 猪脂如雞子大，苦酒一升，煑沸，灌喉中。 雞肝及血塗面上，**以**灰圍四旁，立起。 大豆二七**粒**，以雞子白，并酒和，盡以吞之。

［1］ 外研如脂："外"字誤，當從吴遷本作"别"。

［2］ 緩水："緩"字誤，當從吴遷本作"煖"。

［3］ 時後宫秦用：時後，當作"肘後"。宫秦，《外臺秘要方》卷十《因食飲水上氣方》作"宫泰"。宫泰爲晋代醫家。可參。但《外臺秘要方》本方語序不同。

［4］ 防丰："丰"當從吴遷本作"風"。

吴遷本	鄧珍本	趙開美本
救卒死而壯熱者方： 礬石半斤，水一斗半，煮消，以漬脚，令没踝。	救卒死而壯熱者方： 礬石半斤，**以**水一斗半，煑消，以漬脚，令没踝。	救卒死而壯熱者方： 礬石半斤，**以**水一斗半，煑消，以漬脚，令没踝。
救卒死而目閉者方： 騎牛臨面，擣薤汁灌耳中，吹皂莢末鼻中，立劾。	救卒死而目閉者方： 騎牛臨面，搗薤汁灌耳中，吹皂莢末鼻中，立效。	救卒死而目閉者方： 騎牛臨面，搗薤汁灌耳中，吹皂莢末鼻中，立效。
救卒死而張口反折者方： 灸手足兩爪後，十四壯了，飲以五毒諸膏散，有巴豆者。	救卒死而張口反折者方： 灸手足兩爪後，十四壯了，飲以五毒諸膏散。有巴豆者。	救卒死而張口反折者方： 灸手足兩爪後，十四壯了，飲以五毒諸膏散。有巴豆者。
救卒死而四肢不收，失便者方： 馬屎一升，水三斗，煮取二斗，以洗之，又取牛洞稀糞也一升，温酒灌口中，灸心下一寸，臍上三寸，臍下四寸，各一百壯，差。	救卒死而四肢不收，失便者方： 馬屎一升，水三斗，煮取二斗，以洗之，又取牛洞稀糞也一升，温酒灌口中，灸心下一寸，臍上三寸，臍下四寸，各一百壯，差。	救卒死而四肢不収，失便者方： 馬屎一升，水三斗，煮取二斗以洗之，又取牛洞稀糞也一升，温酒灌口中，灸心下一寸，臍上三寸，臍下四寸，各一百壯，差。
救小兒卒死而吐利，不知是何病方： **馬**屎一丸，絞取汁以灌之。無濕者，水煮乾者取汁。	救小兒卒死而吐利，不知是何病方： **狗**屎[1]一丸，絞取汁以灌之。無濕者，水煮乾者取汁。	救小兒卒死而吐利，不知是何病方： **狗**屎一丸，絞取汁，以灌之。無濕者，水煮乾者取汁。
尸蹷，脉動而無氣，氣閉不通，故静而死也方： **以**昌蒲屑内鼻兩孔中，吹之令**入**，以桂屑着舌下。**脉證在上卷第一篇中。** 又方，剔取左角髪方寸，燒末，酒和，灌令入喉，立起。	尸蹶，脉動而無氣，氣閉不通，故静而死也，**治**方：**脉證見上卷。** 菖蒲屑内鼻兩孔中，吹之，令**人**以桂屑着舌下。 又方，剔取左角髪方寸，燒末，酒和，灌令入喉，立起。	尸蹷，脉動而無氣，氣閉不通，故静而死也，**治**方：**脉證見上卷。** 菖蒲屑内鼻兩孔中，吹之，令**人**以桂屑着舌下。 又方，剔取左㑒髪方寸，燒末，酒和，灌令入喉，立起。
救卒客忤死方：《千金方》云，主卒忤鬼擊飛尸，諸奄忽氣絶無復覺，或已**死**，口噤，拗**口**不開，去齒下湯，湯入口**活**。不下者，分病人髮左右，**提**擒肩引之。藥下，復增取，**盡**一升，須臾立蘇，**名還魂湯。** 麻黄叁兩，去節，一方四兩　杏人去皮尖，柒拾**枚**　甘草壹兩，炙 右三味，**㕮咀**，以水八升，煮取三升，去滓，分令咽之，通治諸感忤。**《千金》用桂心式兩。** **又方：** **桂枝壹兩，去皮　生薑叁兩，切　梔子拾肆枚，擘　豉半升，綿裹** **右四味，㕮咀，以酒三升微煮之，味出，去滓，分服取差。** 又方： 韭根壹把　烏梅弍柒枚　吴茱萸半升，炒 右三味，以水一斗煮之，以病人櫛内中三沸，櫛浮者生，沈者死，煮取三升，去滓，分飲之。	救卒**死**客忤死，**還魂湯主之**方：《千金方》云：主卒忤鬼擊飛尸，諸奄忽氣絶无復竟，或已**無脉**，口噤，拗不開，去齒下湯，湯下口，不下者，分病人髮左右，**捉**擒肩引之，**藥下復增取**一升，須臾立甦。 麻黄三兩，去節，一方四兩　杏仁去皮尖，七十**个**　甘草乙兩，炙。**《千金》用桂心二兩** 右三味，以水八升，煑取三升，去滓，分令咽之，通治諸感忤。 又方： 韭根一把　烏梅二**十个**　吴茱萸半升，炒 右三味，以水一斗煑之，以病人櫛内中三沸，櫛浮者生，沉者死，煑取三升，去滓，分飲之。	救卒**死**客忤死，**還魂湯主之**方：《千金方》云：主卒忤鬼擊飛尸，諸奄忽氣絶無復覺，或已**無脉**，口噤，拗不開，去齒下湯，湯下口，不下者，分病如髮左右，**捉**擒肩引之，**藥下復增取**一升，須臾立甦。 麻黄三兩，去節，一方四兩　杏仁七十**箇**，去皮尖　甘草一兩，炙。**《千金》用桂心二兩** 右三味，以水八升，煑取三升，去滓，分令咽之，通治諸感忤。 又方： 韭根一把　烏梅二**十枚**　吴茱萸半升，炒 右三味，以水一斗煑之，以病人櫛内中三沸，櫛浮者生，沈者死，煑取三升，去滓，分飲之。

［1］狗屎：當從吴遷本作"馬屎"。

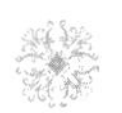

續表

吴遷本	鄧珍本	趙開美本
救自縊死,旦至暮,雖已冷,必可治,暮至旦,小難也。恐此當言陰氣盛故也,然夏時夜短扵晝,又熱,猶應可治。又云:心下若微温者,一日以上,猶可治之。方: 徐徐抱解,不得截繩,上下安被臥之,一人以脚踏其兩肩,手少挽其髮,常弦弦,勿縱之,一人以手按據胷上,數動之,一人摩捋髀脛,屈伸之。若已僵,但漸漸强屈之,并按其腹,如此一炊頃,氣從口出,呼吸眼開,而猶引按莫置,亦勿苦勞之。須臾可少桂湯及粥清含與之,令濡喉,漸漸能嚥,及稍止**耳**。向令兩人以管吹其兩耳**彌**好。此法最善,無不活**者**。	救自縊死,旦至暮,雖已冷,必可治,暮至旦,小難也。恐此當言陰氣盛故也,然夏時夜短於晝,又熱,猶應可治。又云:心下若微温者,一日以上,猶可治之。方: 徐徐抱解,不得截繩,上下安被卧之,一人以脚踏其兩肩,手少挽其髮,常弦弦,勿縱之,一人以手按據胸上,數動之,一人摩捋臂脛,屈伸之。若已殭,但漸漸强屈之,并按其腹,如此一炊頃,氣從口出,呼吸眼開,而猶引按莫置,亦勿苦勞之。須臾可少桂湯及粥清含與之,令濡喉,漸漸能嚥,及稍止,**若**向令兩人以管吹其兩耳**罙**好[1]。此法㝡善,無不活**者**。	救自縊死,旦至暮,雖已冷,必可治,暮至旦,小難也。恐此當言陰氣盛故也,然夏時夜短於晝,又熱,猶應可治。又云:心下若微温者,一日以上,猶可治之。方: 徐徐抱解,不得截繩,上下安被臥之,一人以脚踏其兩肩,手少挽其髮,常弦弦,勿縱之,一人以手按據胸上,數動之,一人摩捋臂脛,屈伸之。若已殭,但漸漸强屈之,并按其腹,如此一炊頃,氣從口出,呼吸眼開,而猶引按莫置,亦勿苦勞之。須臾,可少桂湯及粥清含與之,令濡喉,漸漸能嚥,及稍止,**若**向令兩人以管吹其兩耳**罙**好。此法最善,無不活**也**。
凡中暍死,不可使得冷,得冷便死,療之方: 屈**革**帶,繞暍人臍,使三兩人**更**溺其中令温,亦可用熱泥土屈草,亦可扣瓦椀底按及車**釭**,以着暍人**臍上**,取令溺,**不**得流去。此謂道路窮卒無湯,當令人溺其中,欲使多人溺,取令温。若湯便可與之,不**用**泥及車**釭**,恐此物冷。暍既在夏月,得熱泥土暖車**釭**,亦可用也。	九中暍死,不可使得冷,得冷便死,療之方: 屈**草**帶,繞暍人臍,使三兩人溺其中令温,亦可用熱尼和屈草,亦可扣瓦椀底按及車**缸**,以着暍人,取令溺,**須**得流去[2]。此謂道路窮卒無湯,當令溺其中,欲使多人溺,取令温。若湯便可與之,不**可**泥及車**缸**,恐此物冷。暍既在夏月,得熱泥土暖車**缸**,亦可用也。	凡中暍死,不可使得冷,得冷便死,療之方: 屈**草**帶,繞暍人臍,使三兩人溺其中令温,亦可用熱泥和屈草,亦可扣瓦椀底按及車**缸**,以着暍人,取令溺,**須**得流去。此謂道路窮卒無湯,當令溺其中,欲使多人溺,取令温。若湯便可與之,不**可**泥及車**缸**,恐此物冷。暍既在夏月,得熱泥土,煖車**缸**,亦可用也。
溺死方: 取竈中灰石餘,以埋人,從頭至足,水出七孔,即活。	**救**溺死方: 取竈中灰**兩**石餘,以埋人,從頭至足,水出七孔,即活。	**救**溺死方: 取竈中灰**兩**石餘,以埋人,從頭至足,水出七孔,即活。
凡療自縊溺暍之法,并出自張仲景爲之,其意**理**殊絶,殆非常情所及,《本草》所能關,實救人之大術矣。傷寒家**别**有暍病,非此遇熱之暍。見《外臺》,《肘後》同。	**右**療自縊溺暍之法,并出自張仲景爲之,其意殊絶,殆非常情所及,《本草》所能關,實捄人之大術矣。傷寒家**数**有暍病,非此遇熱之暍。見《外臺》,《肘後》月[3]。	**右**療自縊溺暍之法,并出自張仲景爲之,其意殊絶,殆非常情所及,《本草》所能關,實救人之大術矣。傷寒家**數**有暍病,非此遇熱之暍。見《外臺》,《肘後》目。
馬墜,及一切筋骨損方:	**治**馬墜,及一切筋骨損方:**見《肘後方》**。	**治**馬墜,及一切筋骨損方。**見《肘後方》**。
大黃壹兩,切,浸,湯成下　緋帛如手大,燒灰　久用炊單布**用**壹尺,燒灰　亂髮如雞子大,燒灰　桃人肆拾玖**枚**,去皮尖,**熬**　敗蒲壹握,**長**叁寸　甘草如中指節,炙,剉	大黄乙兩,切,浸,湯成下　緋帛如手大,燒灰　亂髮如雞子大,燒灰**用**　久用炊單布乙尺,燒灰　敗蒲一握,三寸　桃仁四十九个,去皮尖,**契**　甘草如中指節,炙,剉	大黄一兩,切,浸,湯成下　緋帛如手大,燒灰　亂髮如雞子大,燒灰**用**　久用炊單布一尺,燒灰　敗蒲一握,三寸　桃仁四十九枚,去皮尖,**㓞**　甘草如中指節,炙,剉
右七味,以童子小便量多少,煎湯成,内酒一大盞,次下大黄,去滓,分温三服。先剉敗蒲席半領,煎湯浴,衣被**密**覆,**服**斯須通利數行,痛楚立差。利及浴水赤,勿怪,即瘀血也。**見《肘後》**。	右七味,以童子小便量多少,煎湯成,内酒一大盞,次下大黄,去滓,分温三服。先剉敗蒲席半領,煎湯浴,衣被覆,**復**[4]斯須通利数行,痛楚立差。利及浴水赤,勿怪,即瘀血也。	右七味,以童子小便量多少,煎湯成,内酒一大盞,次下大黄,去滓,分温三服。先剉敗蒲席半領,煎湯浴,衣被**蓋**,**復**斯須通利数行,痛楚立差。利及浴水赤,勿恠,即瘀血也。

[1] 罙好:"罙"當從吴遷本作"彌"。

[2] 須得流去:《醫心方》卷十四、《外臺秘要方》卷二十八"須"皆作"不",與吴遷本合,義勝。

[3] 月:原書似此,缺下方一横,趙開美本作"目",當從吴遷本作"同"。

[4] 復:當從吴遷本作"服"。

金匱要略方卷下

《金匱要略方》卷下内容對比，見表7－23～表7－27。

婦人姙娠病脉證并治第二十一

表7－23　吴遷本、鄧珍本、趙開美本婦人姙娠病脉證并治内容對比

吴遷本	鄧珍本	趙開美本
金匱**要略**方卷下	**新編**金匱方**論**卷下	金匱**要略**方**論**卷下
婦人姙娠病脉證并治第二十**一**	婦人妊娠病脉證并治第二十	婦人妊娠病脉證并治第二十
證三條　方八首	證三條　方八首	證三條　方八首
師曰：**脉**婦人得平脉，陰脉小弱，其人渴不能食，無寒熱，名**爲軀**，桂枝湯主之。法六十日當有**娠**，設有醫治逆者，却一月，加吐下者則絶之。**方見下利中。**	師曰：婦人得平脉，陰脉小弱，其人渴不能食，無寒熱，名**妊娠**[1]，桂枝湯主之**方見利中**[2]。**於**法六十日當有**此證**，設有醫治逆者，却一月，加吐下者則絶之。	師曰：婦人得平脉，陰脉小弱，其人渴，不能食，無寒熱，名**妊娠**，桂枝湯主之**方見利中**。**於**法六十日當有**此證**，設有醫治逆者，却一月，加吐下者則絶之。
婦人**姙娠**，經斷三月，而得漏下，**下血四十日**不止。胎**欲**動，在**扵**臍上，**此**爲姙娠。六月動者，前三月經水利時，胎**也**；下血者，後斷三月，**衃**也。所以**下**血不止者，其癥不去故也，當下其癥，**宜**桂枝茯苓丸**方**：***鄧本云，婦人宿有癥病，經斷未及三月，而得漏下不止，胎動在臍上者，爲癥痼害。***	婦人**宿有癥病**[3]，經斷**未及**三月，而得漏下不止，胎動在臍上**者**，爲**癥痼害**妊娠[4]。六月動者，前三月經水利時，胎下血者，後斷三月，**衃**也，所以血不止者，其癥不去故也，當下其癥，桂枝茯苓丸**主之**。	婦人宿有癥病，經斷**未及**三月，而得漏下不止，胎動在臍上者，爲**癥痼害**妊娠。六月動者，前三月，經水利時，胎下血者，後斷三月，**不血**[5]也，所以血不止者，其癥不去故也，當下其癥，桂枝茯苓丸**主之**。
桂枝**去皮**　茯苓　牡丹去心　桃仁去皮尖，熬　芍藥各等分 右五味，末之，鍊蜜和丸如兔屎大，每日一丸，不知，加至三丸。	**桂枝茯苓丸方：** 桂枝　茯苓　牡丹去心　桃仁去皮尖，熬　芍藥各等分 右五味，末之，煉蜜和丸如兔屎大，每日**食前服**一丸，不知，加至三丸。	**桂枝茯苓丸方：** 桂枝　茯苓　牡丹去心　桃仁去皮尖，熬　芍藥各等分 右五味，末之，煉蜜和丸如兔屎大，每日**食前服**一丸，不知，加至三丸。
婦人懷娠六月七月，脉弦發熱，其胎**踰腹**，腹痛惡寒者，少腹如扇之狀，所以然者，子藏開故也，當以附子湯温其藏。方未見。	婦人懷娠六七月，脉弦發熱，其胎**愈脹**，腹痛惡寒者，少腹如扇，所以然者，子藏開故也，當以附子湯温其藏。方未見。	婦人懷娠六七月，脉弦，發熱，其胎**愈脹**，腹痛惡寒者，少腹如扇，所以然者，子藏開故也，當以附子湯温其藏。方未見。

[1] 名妊娠：《脉經》卷九作“名爲軀”，與吴遷本同，可從。用“軀”表達懷孕之義，主要集中在東漢魏晉時期，吴遷本此處之“名爲軀”及後文“作軀”，當是保留下來的仲景醫書之古貌。

[2] 利中：“利”字前當據吴遷本補“下”字。

[3] 婦人宿有癥病：《脉經》卷九作“婦人妊娠”，與吴遷本合。

[4] 爲癥痼害妊娠：《脉經》卷九作“此爲妊娠”，與吴遷本合。

[5] 不血：當據吴遷本、鄧珍本改作“衃”。“衃”異體作上“不”下“血”，誤拆成“不血”。

吴遷本	鄧珍本	趙開美本
師曰：婦人有漏下者，有半産後，因續下血都不絶者，有姙娠下血者，假令姙娠腹中痛，爲胞阻，膠艾湯主之。**方：** 阿膠　芎藭　甘草**炙**，各弍兩　艾葉　當歸各叁兩　芍藥　乾地黄各肆兩 右七味，**㕮咀**，以水五升，清酒三升，合煮取三升，去滓，内膠令消盡，温服一升，日三服，不差更作。**一方加乾薑壹兩，胡洽治婦人胎動無乾薑。**	師曰：婦人有漏下者，有半産後，因續下血都不絶者，有妊娠下血者，假令妊娠腹中痛，爲胞阻，膠艾湯主之。 **芎歸膠艾湯方：一方加乾姜乙兩，胡洽治婦人胞動無乾姜。** 芎藭　阿膠　甘草各二兩　艾葉　當帰各三兩　芍藥四兩　乾地黄[1] 右七味，以水五升，清酒三升，合煮取三升，去滓，内膠令消盡，温服一升，日三服，不差更作。	師曰：婦人有漏下者，有半産後，因續下血都不絶者，有妊娠下血者，假令妊娠腹中痛，爲胞阻，膠艾湯主之。 **芎歸膠艾湯方：一方加乾姜一兩，胡氏治婦人胞動無乾姜。** 芎藭二兩　阿膠二兩　甘草二兩　艾葉三兩　當歸三兩　芍藥四兩　乾地黄 右七味，以水五升，清酒三升，合煮取三升，去滓，内膠令消盡，温服一升，日三服，不差更作。
婦人懷娠，腹中㽲痛，當歸芍藥散主之。**方：** 當歸**肆**兩　芍藥壹斤　茯苓肆兩　白术肆兩　澤瀉半斤　芎藭半斤，一作叁兩 右六味，杵爲散，取方寸匕，酒和，日三服。	婦人懷娠，腹中㽲痛，當歸芍藥散主之。 **當歸芍藥散方：** 當歸**三**兩　芍藥乙斤　茯苓四兩　白术四兩　澤瀉半斤　芎藭半斤，一作三兩 右六味，杵爲散，取方寸匕，酒和，日三服。	婦人懷妊，腹中㽲痛，當歸芍藥散主之。 **當歸芍藥散方：** 當歸**三**兩　芍藥一斤　茯苓四兩　白术四兩　澤瀉半斤　芎藭半斤，一作三兩 右六味，杵爲散，取方寸匕，酒和，日三服。
婦人姙娠嘔吐不止，乾薑人參半夏丸**方：** 乾薑　人參各壹兩　半夏**半兩，洗** 右三味，末之，以生薑汁**和**爲丸，如梧子大，飲服**一**丸，日三服。	妊娠嘔吐不止，乾姜人參半夏丸**主之。** **乾姜人參半夏丸方：** 乾姜　人參各乙兩　半夏**二**兩 右三味，末之，以生姜汁**糊**爲丸，如梧子大，飲服**十**丸，日三服。	妊娠嘔吐不止，乾姜人參半夏丸**主之。** **乾姜人參半夏丸方：** 乾姜一兩　人參一兩　半夏**二**兩 右三味，末之，以生姜汁**糊**爲丸，如梧子大，飲服**十**丸，日三服。
婦人姙娠小便難，飲食故，**當歸貝**母苦參丸主之。**方：** 當歸　貝母　苦參各肆兩 右三味，末之，錬蜜和丸如小豆大，飲服三丸，加至十丸。**男子加滑石半兩。**	妊娠小便難，飲食**如**故，歸母苦參丸主之。 **當歸貝母苦參丸方：男子加滑石半兩。** 當歸　貝母　苦參各四兩 右三味，末之，煉蜜丸如小豆大，飲服三丸，加至十丸。	妊娠小便難，飲食**如**故，歸母苦參丸主之。 **當歸貝母苦參丸方：男子加滑石半兩。** 當歸　貝母　苦參各四兩 右三味，末之，煉蜜丸如小豆大，飲服三丸，加至十丸。
婦人姙娠有水氣，身重，小便不利，洒淅惡寒，起即頭眩，葵子茯苓散主之。**方：** 葵子壹斤　茯苓叁兩 右二味，杵爲散，飲服方寸匕，日三服，小便利則愈。	妊娠有水氣，身重，小便不利，洒淅惡寒，起即頭眩，葵子茯苓散主之。 **葵子茯苓散方：** 葵子乙斤　茯苓三兩 右二味，杵爲散，飲服方寸匕，日三服，小便利則愈。	妊娠有水氣，身重小便不利，洒淅惡寒，起即頭眩，葵子茯苓散主之。 **葵子茯苓散方：** 葵子一斤　茯苓三兩 右二味，杵爲散，飲服方寸匕，日三服，小便利則愈。
婦人姙娠，宜服當歸散**方：** 當歸　黄芩　芍藥　芎藭各壹斤　白术半斤 右五味，杵爲散，酒飲服方寸匕，日再服。姙娠常服即易産胎無苦疾，産後百病悉主之。	婦人妊娠，宜**常**服，當歸散**主之。** **當歸散方：** 當歸　黄芩　芍藥　芎藭各乙斤　白术半斤 右五味，杵爲散，酒飲服方寸匕，日再服。妊娠常服即易産胎無苦疾，産後百病悉主之。	婦人妊娠，宜常服，當歸散**主之。** **當歸散方：** 當歸　黄芩　芍藥　芎藭各一斤　白术半斤 右五味，杵爲散，酒飲服方寸匕，日再服。妊娠常服即易産胎無苦疾，産後百病悉主之。

[1] 乾地黄：後脱藥量，當據吴遷本補。

續表

吴遷本	鄧珍本	趙開美本
附方： 妊娠養胎，白术散**方**： 白术　芎藭**各肆分**　蜀椒叁分，汗　牡蠣**弍分，熬** 右四味，杵爲散，酒服一錢匕，日三夜一服。但苦痛，加芍藥；心下毒痛，倍加芎藭；心煩吐痛，不能食飲，加細辛一兩、半夏**錢**大二十枚服之，後更以醋漿水服之；若嘔，**亦**以醋漿水服之；復不解者，小麥汁服之；已後**若**渴者，大麥粥服之；病雖愈，盡服之勿置。見《外臺》，出《古今録驗》。	妊娠養胎，白术散**主之**。 **白术散**[1]**方**：見《外臺》。 白术　芎藭　蜀椒三分，汗　牡蠣 右四味，杵爲散，酒服一錢匕，日三**服**，夜一服。但苦痛，加芍藥；心下毒痛，倍加芎藭；心煩吐痛，不能食飲，加細辛一兩、半夏大**者**二十枚服之，後更以醋漿水服之；若嘔，以醋漿水服之；復不解者，小麥汁服之；已後渴者，大麥粥服之；病雖愈，服之勿置。	妊娠養胎，白术散**主之**。 **白术散方**：見《外臺》。 白术　芎藭　蜀椒三分，汗　牡蠣 右四味，杵爲散，酒服一錢匕，日三**服**，夜一服。但苦痛，加芍藥；心下毒痛，倍加芎藭；心煩吐痛，不能食飲，加細辛一兩、半夏大**者**二十枚服之，後更以醋漿水服之；若嘔，以醋漿水服之；復不鮮者，小麥汁服之；已後渴者，大麥粥服之；病雖愈，服之勿置。
婦人傷**寒**懷身，腹滿，不得小便，**加**從腰以下重如有水氣狀，懷身七月，太陰當養不養，此心氣實，當刺瀉勞宫及關元，小便利則愈。見《玉函》。	婦人傷**胎**[2]懷身，腹滿，不得小便，從腰以下重如有水氣狀，懷身七月，太陰當養不養，此心氣實，當刺瀉勞宫及關元，小便**微**利則愈。見《玉函》。	婦人傷**胎**懷身，腹滿，不得小便，從腰以下重如有水氣狀，懷身七月，太陰當養不養，此心氣實，當刺瀉勞宫及關元，小便**微**利則愈。見《玉函》。

婦人産後病脉證并治第二十二

表7－24　吴遷本、鄧珍本、趙開美本婦人産後病脉證并治内容對比

吴遷本	鄧珍本	趙開美本
婦人産後病脉證**并**治第二十**二**	婦人産後病脉證治第二十一	婦人産後病脉證治第二十一
論一首　證六條　方**十**七首	論一首　證六條　方七首	論一首　證六條　方七首
問曰：新産婦人有三病，一者病痓，二者病鬱冒，三者大便難，何謂也？師曰：新産血虚，多汗出，喜中風，故令病痓。**何故鬱冒？師曰**：亡血復汗，寒多，故令鬱冒。**何故大便難？師曰**：亡津液胃燥，故大便難。産婦鬱，其脉微弱，不能食，大便反堅，但頭汗出，所以然者，血虚而厥，厥而必冒，冒家欲解，必大汗出，以血虚下厥，孤陽上出，故**但**頭汗出，所以産婦喜汗出者，亡陰血虚，陽氣獨盛，故當汗出，陰陽乃復，所**以**便堅**者**，嘔不能食**也**，小柴胡湯主之。方見嘔吐中。	問曰：新産婦人有三病，一者病痓，二者病鬱冒，三者大便難，何謂也？師曰：新産血虚，多汗出，喜中風，故令病痓；亡血復汗，寒多，故令鬱冒；亡津液胃燥，故大便難。産婦鬱**冒**，其脉微弱，不能食，大便反堅，但頭汗出，所以然者，血虚而厥，厥而必冒，冒家欲解，必大汗出，以血虚下厥，孤陽上出，故頭汗出，所以産婦喜汗出者，亡陰血虚，陽氣獨盛，故當汗出，陰陽乃復，**大**便堅，嘔不能食，小柴胡湯主之。方見嘔吐中。	問曰：新産婦人有三病，一者病痓，二者病鬱冒，三者大便難，何謂也？師曰：新産血虚，多汗出，喜中風，故令病痓；亡血復汗，寒多，故令鬱冒；亡津液胃燥，故大便難。産婦鬱**冒**，其脉微弱，不能食，大便反堅，但頭汗出，所以然者，血虚而厥，厥而必冒，冒家欲鮮，必大汗出，以血虚下厥，孤陽上出，故頭汗出，所以産婦喜汗出者，亡陰血虚，陽氣獨盛，故當汗出，陰陽乃復，**大**便堅，嘔不能食，小柴胡湯主之。方見嘔吐中。
病解能食，七八日**而**更發熱者，此爲胃**熱氣**實，大承氣湯主之。方見痓**病**中。	病解能食，七八日更發熱者，此爲胃實，大承氣湯主之。方見痓中。	病解能食，七八日更發熱者，此爲胃實，大承氣湯主之。方見痓中。

[1]　白术散：白术、芎藭、牡蠣脱劑量，當據吴遷本補。
[2]　傷胎懷身："胎"字誤。《千金翼方》卷十、《金匱玉函經》第二十六篇、《脉經》卷七第十三等"胎"皆作"寒"，與吴遷本同，義勝。

續　表

吴遷本	鄧珍本	趙開美本
婦人産後腹中疞痛，當歸生薑羊肉湯主之，并治腹中寒疝，虚勞不足。**方見寒疝中。**	産後腹中疞痛，當歸生姜羊肉湯主之，并治腹中寒疝，虚勞不足。 **當歸生姜羊肉湯方：**見寒疝中。	産後腹中疞痛，當歸生姜羊肉湯主之，并治腹中寒疝，虚勞不足。 **當歸生姜羊肉湯方：**見寒疝中。
婦人産後腹痛，煩滿不得臥，枳實芍藥散主之。**方：** 枳實燒令黑，勿**令**太過　芍藥等分 右二味，杵爲散，服方寸匕，日三服，并主癰膿，以麥**屑**粥下之。	産後腹痛，煩滿不得卧，枳實芍藥散主之。 **枳實芍藥散方：** 枳實燒令黑，勿太過　芍藥等分 右二味，杵爲散，服方寸匕，日三服，并主癰膿，以麥粥下之。	産後腹痛，煩滿不得臥，枳實芍藥散主之。 **枳實芍藥散方：** 枳實燒令黑，勿太過　芍藥等分 右二味，杵爲散，服方寸匕，日三服，并主癰膿，以麥粥下之。
師曰：産婦腹痛，法當與枳實芍藥散，假令不愈者，此爲腹中有乾血着臍下，**與**下瘀血湯**服**之，主經水不利**若瘀血方：** 大黄弎兩　桃人**叁**拾枚，**去皮尖**　䗪蟲弎拾枚，熬，去足 右三味，末之，鍊蜜和爲四丸，以酒一升，煎一丸，取八合，頓服之，新血**利**下如豚肝。	師曰：産婦腹痛，法當以枳實芍藥散，假令不愈者，此爲腹中有乾血着臍下，**宜**下瘀血湯**主**之。**亦**主經水不利。 **下瘀血湯方：** 大黄二兩　桃仁二十枚　䗪蟲二十枚，熬，去足 右三味，末之，煉蜜和爲四丸，以酒一升，煎一丸，取八合，頓服之，新血下如豚肝。	師曰：産婦腹痛，法當以枳實芍藥散，假令不愈者，此爲腹中有乾血着臍下，**宜**下瘀血湯**主**之，**亦**主經水不利。 **下瘀血湯方：** 大黄二兩　桃仁二十枚　䗪蟲二十枚，熬，去足 右三味，末之，煉蜜和爲四丸，以酒一升，煎一丸，取八合，頓服之，新血下如豚肝。
婦人産後七八日，無太陽證，少腹堅痛，此惡露不盡，不大便**四五日**，**趺陽**脉微實，再倍**其人**發熱，日晡**所**煩躁者不食，食**即**讝語，**利之**即愈，宜大承氣湯。熱在裏，結在膀胱也。方見痓病中。	産後七八日，無太陽證，少腹堅痛，此惡露不尽，不大便，**煩躁發熱**，**切**脉微實[1]，再倍發熱[2]，日晡**時**[3]煩躁者不食，食**則**讝語，**至夜**即愈[4]，宜大承氣湯**主之**。熱在裏，結在膀胱也。方見痓病中。	産後七八日，無太陽證，少腹堅痛，此惡露不盡，不大便，**煩躁發熱**，**切**脉微實，再倍發熱，日晡**時**煩躁者不食，食**則**讝語，**至夜**即愈，宜大承氣湯主之。熱在裏，結在膀胱也。方見痓病中。
婦人産**得**風，續之數十日不解，頭微痛，惡寒，時時有熱，心下**堅**，乾嘔汗出，雖久陽旦證續在耳，可與陽旦湯，即桂枝湯**是也**。方見下利中。 **鄧氏本“得”作“後”、“堅”作“悶”。**	産**後**風，續之數十日不解，頭微痛，惡寒，時時有熱，心下**悶**，乾嘔汗出，雖久陽旦證續在耳，可與陽旦湯。即桂枝湯，方見下利中。	産**後**風，續之數十日不解，頭微痛，惡寒，時時有熱，心下**悶**，乾嘔汗出，雖久陽旦證續在耳，可與陽旦湯。即桂枝湯，方見下利中。
婦人産後中風，發熱面正赤，喘而頭痛，竹葉湯主之。**方：** 竹葉壹把　葛根叁兩　防**風**壹兩　桔梗　桂枝**去皮**　人参　甘草**炙**，各壹兩　附子壹枚，炮，**去皮**，**破八片**　大棗拾伍枚，**擘**　生薑伍兩，**切** 右十味，**㕮咀**，以水一斗，煮取二升半，**去滓**，分温三服，温覆使汗出。頸項强，用大附子一枚，破之如豆大，煎藥揚去沫。嘔者，加半夏半升，洗。	産後中風，發熱面正赤，喘而頭痛，竹葉湯主之。 **竹葉湯方：** 竹葉乙把　葛根三兩　防**丰**乙兩　桔梗　桂枝　人参　甘草各乙兩　附子一枚，炮　大棗十五枚　生姜五兩 右十味，以水一斗，煑取二升半，分温三服，温覆使汗出。頸項强，用大附子一枚，破之如豆大，煎藥揚去沫。嘔者，加半夏半升，洗。	産後中風，發熱面正赤，喘而頭痛，竹葉湯主之。 **竹葉湯方：** 竹葉一把　葛根三兩　防**風**　桔梗　桂枝　人参　甘草各一兩　附子一枚，炮　大棗十五枚　生姜五兩 右十味，以水一斗，煑取二升半，分温三服，温覆使汗出。頸項强，用大附子一枚，破之如豆大，煎藥揚去沫。嘔者，加半夏半升，洗。

[1] 不大便煩躁發熱切脉微實：《脉經》卷九作：“不大便四五日，趺陽脉微實。”與吴遷本合。

[2] 再倍發熱：《脉經》卷九“發”字前有“其人”二字，與吴遷本合。

[3] 日晡時：《脉經》卷九“時”作“所”，與吴遷本合。所，左右，表約數。

[4] 至夜即愈：《脉經》卷九作“利之則愈”，與吴遷本合。

吴遷本	鄧珍本	趙開美本
婦人乳中虛，煩亂嘔逆，安中益氣，竹皮大丸主之。**方：** 生竹茹弍分 石膏弍分，**研** 桂枝壹分，**去皮** 甘草柒分，**炙** 白薇壹分 右五味，末之，棗肉和丸**如**彈**丸**大，以飲服一丸，日三夜二服。有熱者，倍白薇，煩喘者，加柏實一分。	婦人乳中虛，煩亂嘔逆，安中益氣，竹皮大丸主之。 **竹皮大丸方：** 生竹茹二分 石膏二分 桂枝乙分 甘草七分 白薇乙分 右五味，末之，棗肉和丸彈子大，以飲服一丸，日三夜二服。有熱者，倍白薇，煩喘者，加柏實一分。	婦人乳中虛，煩亂嘔逆，安中益氣，竹皮大丸主之。 **竹皮大丸方：** 生竹茹二分 石膏二分 桂枝一分 甘草七分 白薇一分 右五味，末之，棗肉和丸彈子大，以飲服一丸，日三夜二服。有熱者，倍白薇，煩喘者，加柏實一分。
婦人産後下利虛極，白頭翁加甘草阿膠湯主之。**方：** 白頭翁弍兩 黄連 蘗皮 秦皮各叁兩 甘草弍兩，**炙** 阿膠弍兩 右六味，**㕮咀**，以水七升，煮取二升半，**去滓**，内膠令消盡，分温三服。	産後下利虛極，白頭翁加甘草阿膠湯主之。 **白頭翁加甘草阿膠湯方：** 白頭翁二兩 黄連 蘗皮 秦皮各三兩 甘草二兩 阿膠二兩 右六味，以水七升，煑取二升半，内膠令消尽，分温三服。	産後下利虛極，白頭翁加甘草阿膠湯主之。 **白頭翁加甘草阿膠湯方：** 白頭翁 甘草 阿膠各二兩 秦皮 黄連 蘗皮各三兩 右六味，以水七升，煑取二升半，内膠令消盡，分温三服。
附方： 婦人**多**在草蓐得風，四肢苦煩熱，**皆自發露所爲**。頭痛者，與小柴胡湯；頭不痛，但煩，**與三物黄芩湯：小柴胡湯方見嘔吐中。** 黄芩壹兩 苦參弍兩 乾地黄肆兩 右**藥，㕮咀**，以水八升，煮取二升，**去滓**，温服一升，多吐下蟲。**見《千金》。**	附方： **《千金》三物黄芩湯：治**婦人在草蓐，**自發露**得風，四肢苦煩熱。頭痛者，與小柴胡湯；頭不痛，但煩**者，此湯主之。** 黄芩乙兩 苦參二兩 乾地黄四兩 右**三味**，以水八升，煑取二升，温服一升，多吐下虫。	附方： **《千金》三物黄芩湯：治**婦人在草蓐，**自發露**得風，四肢苦煩熱。頭痛者，與小柴胡湯；頭不痛，但煩**者，此湯主之。** 黄芩一兩 苦參二兩 乾地黄四兩 右**三味**，以水八升，煑取二升，温服一升，多吐下蟲。
治婦人産後虛羸不足，腹中刺痛不止，吸吸少氣，或苦少腹**拘**急**攣**痛引腰背，不能食飲，産後一月日得服四五劑爲善，令人强壯，**内補當歸建中湯方：** 當歸肆兩 桂枝**去皮**，叁兩 芍藥陸兩 生薑叁兩，**切** 甘草弍兩，**炙** 大棗拾弍枚，**擘** 右六味，**㕮咀**，以水一斗，煮取三升，**去滓**，分温三服，一日令盡。若大虛，加飴糖六兩，湯成内之，於火上暖令飴**糖**消。**若無生薑，則以乾薑代之**。若**其人**去血過多，崩傷内衄不止，加地黄六兩、阿膠二兩，合八**種**，湯成**去滓**，内阿膠。若無當歸，以芎藭代之。**見《千金》。**	**《千金》内補當歸建中湯：**治婦人産後虛羸不足，腹中刺痛不止，吸吸少氣，或苦少腹**中**急，**摩**痛引腰背，不能食飲，産後一月日得服四五劑爲善，令人强壯**宜**。 當歸四兩 桂枝三兩 芍藥六兩 生姜三兩 甘草二兩 大棗十二枚 右六味，以水一斗，煮取三升，分温三服，一日令尽。若大虛，加飴糖六兩，湯成内之，於火上煖令飴消。若去血過多，崩傷内衄不止，加地黄六兩、阿膠二兩，合八**味**，湯成，内阿膠。若無當歸，以芎藭代之。**若无生姜，以乾姜代之。**	**《千金》内補當歸建中湯：**治婦人産後虛羸不足，腹中刺痛不止，吸吸少氣，或苦少腹中急，**摩**痛引腰背，不能食飲，産後一月日得服四五劑爲善，令人强壯**宜**。 當歸四兩 桂枝三兩 芍藥六兩 生姜三兩 甘草二兩 大棗十二枚 右六味，以水一斗，煮取三升，分温三服，一日令盡。若大虛，加飴糖六兩，湯成，内之，於火上煖令飴消。若去血過多，崩傷内衄不止，加地黄六兩、阿膠二兩，合八**味**，湯成，内阿膠。若無當歸，以芎藭代之。**若無生姜，以乾姜代之。**

婦人雜病脉證并治第二十三

表 7－25 吴遷本、鄧珍本、趙開美本婦人雜病脉證并治内容對比

吴遷本	鄧珍本	趙開美本
婦人襍病脉證并治第二十三	婦人雜病脉證并治第二十二	婦人雜病脉證并治第二十二
脉證合一十四條 論一首 方一十二首	論一首 脉證合十四條 方十六首	論一首 脉證合十四條 方十六首

續表

吴遷本	鄧珍本	趙開美本
婦人中風七八日，續**得**寒熱，發作有時，經水適斷，此爲熱入血室，其血必結，故使如瘧狀，發作有時，小柴胡湯主之。方見**嘔**吐中。	婦人中風七八日，續**來**寒熱[1]，發作有時，經水適斷，此爲熱入血室，其血必結，故使如瘧狀，發作有時，小柴胡湯主之。方見吐中。	婦人中風七八日，續**來**寒熱，發作有時，經水適斷，此爲熱入血室，其血必結，故使如瘧狀，發作有時，小柴胡湯主之。方見**嘔**吐中。
婦人傷寒發熱，經水適來，晝日明了，暮則讝語，如見鬼狀者，此爲熱入血室，無犯胃氣及上二焦，必自愈。	婦人傷寒發熱，經水適來，晝日明了，暮則讝語，如見鬼狀者，此爲熱入血室，**治之**無犯胃氣及上二焦，必自愈。	婦人傷寒發熱，經水適來，晝日明了，暮則讝語，如見鬼狀者，此爲熱入血室，**治之**無犯胃氣及上二焦，必自愈。
婦人中風，發熱惡寒，經水適來，得七八日，熱除脉遲，身凉和，胸脇**下**滿，如結胸狀，讝語者，此爲熱入血室也，當刺期門，隨其實而取之。	婦人中風，發熱惡寒，經水適來，得七八日，熱除脉遲，身凉和，胸脇滿，如結胸狀，讝語者，此爲熱入血室也，當刺期門，隨其實而取之。	婦人中風，發熱惡寒，經水適來，得七八日，熱除脉遲，身凉和，胸脇滿，如結胸狀，讝語者，此爲熱入血室也，當刺期門，隨其實而取之。
陽明病，下血讝語者，此爲熱入血室，但頭汗出，當刺期門，隨其實而瀉之，濈然汗出愈。	陽明病，下血讝語者，此爲熱入血室，但頭汗出，當刺期門，隨其實而瀉之，濈然汗出**者**愈。	陽明病，下血讝語者，此爲熱入血室，但頭汗出，當刺期門，隨其實而瀉之，濈然汗出**者**愈。
婦人咽中如有炙臠，半夏厚朴湯主之。**方：** 半夏壹升，**洗**　厚朴叁兩，**炙**　茯苓肆兩　生薑伍兩，**切**　乾蘇葉弍兩 右五味，**㕮咀**，以水七升，煮取四升，**去滓**，分温四服，日三夜一服。**一作治胸滿，心下堅，咽中怗怗如有炙肉，吐之不出，吞之不下。**	婦人咽中如有炙臠，半夏厚朴湯主之。 **半夏厚朴湯方：《千金》作胸滿，心下堅，咽中怗怗如有炙肉，吐之不出，吞之不下。** 半夏乙升　厚朴三兩　茯苓四兩　生姜五兩　乾蘇葉二兩 右五味，以水七升，煮取四升，分温四服，日三夜一服。	婦人咽中如有炙臠，半夏厚朴湯主之。 **半夏厚朴湯方：《千金》作胸滿，心下堅，咽中怗怗如有炙肉，吐之不出，吞之不下。** 半夏一升　厚朴三兩　茯苓四兩　生姜五兩　乾蘇葉二兩 右五味，以水七升，煮取四升，分温四服，日三夜一服。
婦人藏**燥**，喜悲傷欲哭，象如神靈所作，數欠伸，甘**草小**麥大棗湯主之。**方：** 甘草叁兩，**炙**　小麥壹升　大棗拾枚，**擘** 右三味，**㕮咀**，以水六升，煮取三升，**去滓**，温分三服，亦補脾氣。	婦人藏**躁**，喜悲傷欲哭，象如神靈所作，數欠伸，甘麥大棗湯主之。 **甘草小麥大棗湯方：** 甘草三兩　小麥乙升　大棗十枚 右三味，以水六升，煮取三升，温分三服，亦補脾氣。	婦人藏**躁**，喜悲傷欲哭，象如神靈所作，數欠伸，甘麥大棗湯主之。 **甘草小麥大棗湯方：** 甘草三兩　小麥一升　大棗十枚 右三味，以水六升，煮取三升，温分三服，亦補脾氣。
婦人吐涎沫，醫反下之，心下即痞，當先治其吐涎沫，**宜**小青龍湯；**方見肺癰中。**涎沫止，乃治痞，**宜**瀉心湯。**方見驚悸中。**	婦人吐涎沫，醫反下之，心下即痞，當先治其吐涎沫，小青龍湯**主之**；涎沫止，乃治痞，瀉心湯**主之**。 **小青龍湯方：見肺癰中。** **瀉心湯方：見驚悸中。**	婦人吐涎沫，醫反下之，心下即痞，當先治其吐涎沫，小青龍湯**主之**；涎沫止，乃治痞，瀉心湯**主之**。 **小青龍湯方：見肺癰中。** **瀉心湯方：見驚悸中。**

[1] 續來寒熱：《傷寒論》第七篇作“續得寒熱”，與吴遷本合，義長。

吴遷本	鄧珍本	趙開美本
婦人之病，因虚**稍**入結氣，爲諸經水斷絶，至有歷年，血寒積結胞門。寒傷經絡，凝堅在上，嘔吐涎唾，久成肺癰，形體損分；在中盤結，繞臍寒疝，或兩脇疼痛，與藏相連，或結熱**在**中，痛在關元，脉數無瘡，肌若魚鱗，時着男子，非止女身；在下未多，經候不勻，**令**陰掣痛，少腹惡寒，或引腰脊，下根氣街，氣衝急痛，膝[1]脛疼煩，**或**奄忽眩冒，狀如厥癲，或有憂慘[2]，悲傷多嗔，此皆帶下，非有鬼神，久則羸瘦，脉虚多寒。三十六病，千變萬端，審脉陰陽，虚實緊弦，行其針藥，治危得安，其雖同病，脉各異源，子當**辨**記，勿謂不然。	婦人之病，因虚**積冷**結氣，爲諸經水斷絶，至有歷年，血寒積結胞門。寒傷經絡，凝堅在上，嘔吐涎唾，久成肺癰，形體損分；在中盤結，繞臍寒疝，或兩脇疼痛，與藏相連，或結熱中，痛在關元，脉数无瘡，肌若魚鱗，時着男子，非止女身；在下未多，經候不勻，**令**陰掣痛，少腹惡寒，或引腰脊，下根氣街，氣衝急痛，膝脛疼煩，奄忽眩冒，狀如厥癲，或有憂慘，悲傷多嗔，此皆帶下，非有鬼神，久則羸瘦，脉虚多寒。三十六病，千變万端，審脉陰陽，虚實緊弦，行其針藥，治危得安，其雖同病，脉各異源，子當**辨**記，勿謂不然。	婦人之病，因虚**積冷**結氣，爲諸經水斷絶，至有歷年，血寒積結胞門。寒傷經絡，凝堅在上，嘔吐涎唾，久成肺癰，形體損分；在中盤結，繞臍寒疝，或兩脇疼痛，與藏相連，或結熱中，痛在關元，脉數無瘡，肌若魚鱗，時着男子，非止女身；在下未多，經候不勻，**冷**[3]陰掣痛，少腹惡寒，或引腰脊下，根氣街氣衝急痛，膝脛疼煩，奄忽眩冒，狀如厥癲，或有憂慘，悲傷多嗔，此皆帶下，非有鬼神，久則羸瘦，脉虚多寒。三十六病，千變萬端，審脉陰陽，虚實緊弦，行其針藥，治危得安，其雖同病，脉各異源，子當**辯**[4]記，勿謂不然。
問曰：婦人年五十所，病下利，數十日不止，暮即發熱，少腹裏急**痛**，腹滿，手掌煩熱，脣口乾燥，何也？師曰：此病屬帶下。何以故？曾經半産，瘀血在少腹不去。何以知之？其證脣口乾燥，故知之，當以温經湯主之。**方：** 吴茱萸叁兩　當歸　芎藭　芍藥各弍兩　麥門冬壹升，去心　人參　桂枝**去皮**　阿膠　牡丹去心　生薑　甘草**炙**，各弍兩 右十二味[5]，**㕮咀**，以水一斗，煮取三升，**去滓**，分温三服。亦主婦人少腹寒，久不**作軀**，兼**主**崩中去血，或月水來過多，及**過**期不來。	問曰：婦人年五十所，病下利，数十日不止，暮即發熱，少腹裏急，腹滿，手掌煩熱，唇口乾燥，何也？師曰：此病屬帶下。何以故？曾經半産，瘀血在少腹不去。何以知之？其證唇口乾燥，故知之，當以温經湯主之。 **温經湯方：** 吴茱萸三兩　當歸　芎藭　芍藥各二兩　人參　桂枝　阿膠　牡丹去心　生姜　甘草各二兩　**半夏**半升　麥門冬乙升，去心 右十二味，以水一斗，煑取三升，分温三服。亦主婦人少腹寒，久不**受胎**，兼**取**崩中去血，或月水來過多，及**至**期不來。	問曰：婦人年五十所，病下利，數十日不止，暮即發熱，少腹裏急，腹滿，手掌煩熱，唇口乾燥，何也？師曰：此病屬帶下。何以故？曾經半産，瘀血在少腹不去。何以知之？其證唇口乾燥，故知之，當以温經湯主之。 **温經湯方：** 吴茱萸三兩　當歸二兩　芎藭二兩　芍藥二兩　人參二兩　桂枝二兩　阿膠二兩　生姜二兩　牡丹**皮**二兩，去心　甘草二兩　**半夏**半升　麥門冬一升，去心 右十二味，以水一斗，煑取三升，分温三服。亦主婦人少腹寒，久不**受胎**，兼**取**崩中去血，或月水來過多，及**至**期不來。
婦人帶下，經水不利，少腹滿痛，經一月再見者，土瓜根散主之。**方：** 土瓜根　芍藥　桂枝**去皮**　䗪蟲**熬**，各叁**分** 右四味，杵爲散，酒服方寸匕，日三服。**陰頽腫亦主之。**	帶下，經水不利，少腹滿痛，經一月再見者，土瓜根散主之。 **土瓜根散方：陰癩腫亦主之。** 土瓜根　芍藥　桂枝　䗪虫各三**分** 右四味，杵爲散，酒服方寸匕，日三服。	帶下，經水不利，少腹滿痛，經一月再見者，土瓜根散主之。 **土瓜根散方：陰癩腫亦主之。** 土瓜根　芍藥　桂枝　䗪蟲各三**兩** 右四味，杵爲散，酒服方寸匕，日三服。
寸口脉弦而大，弦則爲减，大則爲芤，减則爲寒，芤則爲虚，寒虚相摶，**脉即**名**爲**革，婦人則半産漏下，旋復花湯主之。**方：** 旋復花叁兩　葱拾肆莖　新絳少許 右三味，以水三升，煮取一升，去滓，頓服之。	寸口脉弦而大，弦則爲减，大則爲芤，减則爲寒，芤則爲虚，寒虚相摶，**此**名**曰**革，婦人則半産漏下，旋覆花湯主之。 **旋復花湯方：** 旋復花三兩　葱十四莖　新絳少許 右三味，以水三升，煑取一升，頓服之。	寸口脉弦而大，弦則爲减，大則爲芤，减則爲寒，芤則爲虚，寒虚相摶，**此**名**曰**革，婦人則半産漏下，旋覆花湯主之。 **旋覆花湯方：** 旋覆花三兩　蔥十四莖　新絳少許 右三味，以水三升，煑取一升，頓服之。

[1] 膝：同"膝"。

[2] 慘：同"惨"。

[3] 冷：當據吴遷本、鄧珍本作"令"。

[4] 辯：當據吴遷本、鄧珍本作"辨"。

[5] 右十二味：吴遷本温經湯組方僅十一味，鄧珍本多"半夏半升"，可從。

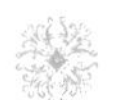

續　表

吴遷本	鄧珍本	趙開美本
婦人陷經漏下黑不解，膠薑湯主之。臣億等**按**：諸本無膠薑湯，**恐**是前妊娠中膠艾湯**也**。	婦人陷經漏下黑不解，膠姜湯主之。臣億等**校**諸本無膠姜湯**方**，**想**是前妊娠中膠艾湯。	婦人陷經漏下黑不解，膠姜湯主之。臣億等**校**諸本無膠姜湯**方**，**想**是前妊娠中膠艾湯。
婦人少腹滿如敦**敦音堆**狀，小便微難而不渴，生後者，此爲水與血并結在血室也，大黄甘遂湯主之。**方：** 大黄肆兩　甘遂弍兩　阿膠弍兩 右三味，**㕮咀**，以水三升，煮取一升，**去滓**，頓服，其血當下。	婦人少腹滿如敦狀，小便微難而不渴，生後者，此爲水與血并結在血室也，大黄甘遂湯主之。 **大黄甘遂湯方：** 大黄四兩　甘遂二兩　阿膠二兩 右三味，以水三升，煑取一升，頓服**之**，其血當下。	婦人少腹滿，如敦狀，小便微難而不渴，生後者，此爲水與血俱結在血室也，大黄甘遂湯主之。 **大黄甘遂湯方：** 大黄四兩　甘遂二兩　阿膠二兩 右三味，以水三升，煑取一升，頓服**之**，其血當下。
婦人經水不利，抵當湯主之。**方：** 水蛭叁拾**枚**，熬　蝱蟲叁拾**枚**，去足**翅**，熬　桃人**弍柒枚**，去皮尖，**熬**　大黄叁兩 右四味，**㕮咀**，以水五升，煮取三升，去滓，温服一升。**當血下，不下再服。亦治男子膀胱滿急有瘀血者。**	婦人經水不利**下**，抵党湯主之。**亦治男子膀胱滿急有瘀血者。** **抵党湯方：** 水蛭三十**个**，熬　蝱虫三十，熬，去**翅足**　桃仁**廿个**，去皮尖　大黄三兩，**酒浸** 右四味，**爲末**，以水五升，煑取三升，去滓，温服一升。	婦人經水不利下，抵當湯主之。**亦治男子膀胱滿急有瘀血者。** **抵當湯方：** 水蛭三十**箇**，熬　蝱蟲三十**枚**，熬，去**翅足**　桃仁**二十箇**，去皮尖　大黄三兩，**酒浸** 右四味，**爲末**，以水五升，煑取三升，去滓，温服一升。
婦人經水閉不利，藏堅癖不止，中有乾血，下白物，礬石丸主之。**方：** 礬石叁分，燒　杏人壹分，**去皮尖，熬** 右二味，末之，鍊蜜和丸**如**棗核大，内藏中，劇者再内之。	婦人經水閉不利，藏堅癖不止，中有乾血，下白物，礬石丸主之。 **礬石丸方：** 礬石三分，燒　杏仁乙分 右二味，末之，煉蜜和丸棗核大，内臟中，劇者再内之。	婦人經水閉不利，藏堅癖不止，中有乾血，下白物，礬石丸主之。 **礬石丸方：** 礬石三分，燒　杏仁一分 右二味，末之，煉蜜和丸棗核大，内藏中，劇者再内之。
治婦人六十二種風，**兼主**腹中血氣刺痛，紅藍花酒**方：** 紅藍花壹**大**兩 右一味，以酒一大升，煎**强**半，頓服，**不**止再服。**疑非仲景方。**	婦人六十二種風，**及**腹中血氣刺痛，紅藍花酒主之。 **紅藍花酒方：疑非仲景方。** 紅藍花乙兩 右一味，以酒一大升，煎**減**半，頓服**一半**，**未**止再服。	婦人六十二種風，**及**腹中血氣刺痛，紅藍花酒主之。 **紅藍花酒方：疑非仲景方。** 紅藍花一兩 右一味，以酒一大升，煎**減**半，頓服**一半**，**未**止再服。
婦人腹中諸疾痛，當歸芍藥散主之。**方見妊娠中。**	婦人腹中諸疾痛，當歸芍藥散主之。 **當歸芍藥散方：見前妊娠中。**	婦人腹中諸疾痛，當歸芍藥散主之。 **當歸芍藥散方：見前妊娠中。**
婦人腹中痛，小建中湯主之。**方見勞中**[1]。	婦人腹中痛，小建中湯主之。 **小建中湯方：見前虚勞中。**	婦人腹中痛，小建中湯主之。 **小建中湯方：見前虚勞中。**
問曰：婦人病，**食飲**如故，煩熱不得臥，而反倚息者，何也？師曰：此**病**轉胞，不得溺也，以胞系了戾，故致此病，但利小便則愈，宜腎氣丸，**以中有茯苓故也。方見脚氣中。**	問曰：婦人病，**飲食**如故，煩熱不得卧，而反倚息者，何也？師曰：此**名**轉胞[2]，不得溺也，以胞系了戾，故致此病，但利小便則愈，宜腎氣丸主之。 **腎氣丸方：** **乾地黄八兩　薯蕷四兩　山茱萸四兩　澤瀉　茯苓三兩　牡丹皮三兩　桂枝　附子炮，各乙兩** **右八味，末之，煉蜜和丸梧了大，酒下十五丸，加至二十五丸，日再服。**	問曰：婦人病，**飲食**如故，煩熱不得臥，而反倚息者，何也？師曰：此**名**轉胞，不得溺也，以胞系了戾，故致此病，但利小便則愈，宜腎氣丸**主之**。 **腎氣丸方：** **乾地黄八兩　薯蕷四兩　山茱萸四兩　澤瀉三兩　茯苓三兩　牡丹皮三兩　桂枝一兩　附子炮，一兩** **右八味，末之，煉蜜和丸梧子大，酒下十五丸，加至二十五丸，日再服。**

[1]　方見勞中："勞"字前當脱一"虚"字，當據鄧珍本補。
[2]　此名轉胞：《脉經》卷九"名"作"病"，與吴遷本同，義勝。

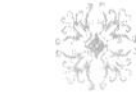

吴遷本	鄧珍本	趙開美本
温陰中,坐藥,**蛇牀子散方:** 蛇牀子人 右一味,末之,以白粉少許,和令相得,如棗大,綿裹内之,自然温**矣**。	**蛇床子散方:**温陰中,坐藥。 蛇床子仁 右一味,末之,以白粉少許,和令相得,如棗大,綿裹内之,自然温。	**蛇床子散方:**温陰中,坐藥。 蛇床子仁 右一味,末之,以白粉少許,和令相得,如棗大,綿裹内之,自然温。
師曰:少陰脉滑而數者,陰中即生瘡。	少陰脉滑而數者,陰中即生瘡。	少陰脉滑而數者,陰中即生瘡。
婦人陰中蝕瘡爛,狼牙湯洗之。**方:** 狼牙叁兩 右一味,**㕮咀**,以水四升,煮取半升,以綿纏筯**大**如繭,浸湯瀝陰中,日四遍。	陰中蝕瘡爛**者**,狼牙湯洗之。 **狼牙湯方:** 狼牙三兩 右一味,以水四升,煑取半升,以綿纏筯如繭,浸湯瀝陰中,日四遍。	陰中蝕瘡爛**者**,狼牙湯洗之。 **狼牙湯方:** 狼牙三兩 右一味,以水四升,煑取半升,以綿纏筯如繭,浸湯瀝陰中,日四遍。
師曰:胃氣下泄,陰吹而正喧,此穀氣之實也,膏髮煎導之。**見黄疸中。**	胃氣下泄,陰吹而正喧,此穀氣之實也,膏髮煎導之。 **膏髮煎方:見黄疸中。**	胃氣下泄,陰吹而正喧,此穀氣之實也,膏髮煎導之。 **膏髮煎方:見黄疸中。**
小兒疳蟲蝕齒方: 雄黄　葶藶**各少許** 右二味,末之,取臘月豬脂**和**鎔,以槐枝綿裹頭四五枚,點藥烙之。**疑非仲景方。**	小兒疳虫蝕齒方:**疑非仲景方。** 雄黄　葶藶 右二味,末之,取臘月猪脂鎔,以槐枝綿裹頭四五枚,點藥烙之。	小兒疳蟲蝕齒方:**疑非仲景方。** 雄黄　葶藶 右二味,末之,取臘日猪脂鎔,以槐枝綿裹頭四五枚,點藥烙之。

禽獸蟲魚禁忌并治第二十四

表7-26　吴遷本、鄧珍本、趙開美本禽獸蟲魚禁忌并治内容對比

吴遷本	鄧珍本	趙開美本
禽獸**蟲魚**禁忌并治第二十四	禽獸**魚虫**禁忌并治第二十四	禽獸**魚蟲**禁忌并治第二十四
論辨二首　合九十法　方二十二首	論辨二首　合九十法　方二十二首	論辯二首　合九十法　方二十二首
凡飲食滋味,以養於生,食之有妨,反能爲害,自非服藥鍊液,焉能不飲食乎?竊見時人,不閑調攝,疾疢競起,**莫**不因食而生,苟全其生,須知切忌者矣。所食之味,有與病相宜,有與身爲害,若得宜則益**體**,害則成**災**,以此致危,例皆難療**也**。凡煮藥飲汁,以解毒者,雖云救急,不可熱飲,諸毒病得熱更甚,宜冷飲之。	凢飲食滋味,以養於生,食之有妨,反能爲害,自非服藥煉液,焉能不飲食乎?切見時人,不閑調攝,疾疢競起,**若**[1]不因食而生,苟全其生,須知切忌者矣。所食之味,有與病相宜,有與身爲害,若得宜則益**体**,害則成**疾**,以此致危,例皆難療。凢煮藥飲汁,以解毒者,雖云救急,不可熱飲,諸毒病得熱更甚,宜冷飲之。	凡飲食滋味,以養于生,食之有妨,反能爲害,自非服藥煉液,焉能不飲食乎?切見時人,不閑調攝,疾疢競起,**若**不因食而生,苟全其生,須知切忌者矣。所食之味,有與病相宜,有與身爲害,若得宜則益**體**,害則成**疾**,以此致危,例皆難療。凡煮藥飲汁,以解毒者,雖云救急,不可熱飲,諸毒病得熱更甚,宜冷飲之。
肝病禁辛,心病禁鹹,脾病禁酸,肺病禁苦,腎病禁甘。春不食肝,夏不食心,秋不食肺,冬不食腎,四季不食脾。	肝病禁辛,心病禁鹹,脾病禁酸,肺病禁苦,腎病禁甘。春不食肝,夏不食心,秋不食肺,冬不食腎,四季不食脾。	肝病禁辛,心病禁鹹,脾病禁酸,肺病禁苦,腎病禁甘。春不食肝,夏不食心,秋不食肺,冬不食腎,四季不食脾。

[1] 若:吴遷本作"莫",據前後文,當從改。

續　表

吴遷本	鄧珍本	趙開美本
辨曰：春不**可**食肝者，爲肝氣**盛**王，脾氣敗，若食肝則又補肝，脾氣敗尤甚，不可救。又肝王之時，不可以死氣入肝，恐傷魂也。若**肝不是**王時**有**虚，以肝補之佳，餘藏準此。	辨曰：春不食肝者，爲肝【氣】[1]王，脾氣敗，若食肝則又補肝，脾氣敗尤甚，不可救。又肝王之【時，不】可以死氣入肝，恐傷魂也。若**非**王時**即**虚，以肝補之佳，余【藏準】此。	辯曰：春不食肝者，爲肝氣王，脾氣敗，若食肝則又補肝，脾氣敗尤甚，不可救。又肝王之時，不可以死氣入肝，恐傷魂也。若非王時**即**虚，以肝補之佳，余藏準此。
凡肝藏，自不可輕噉，自死者彌甚。	凡肝臟，自不可輕噉，自死者弥甚。	凡肝臟，自不可輕噉，自死者彌甚。
諸心皆爲神識所舍，勿食之，使人來生復其對報矣。	凡心皆爲神識所舍，勿食之，使人來生復其報對矣。	凡心皆爲神識所舍，勿食之，使人來生復其報對矣。
凡肉及肝，落地不着塵土者，不可食之。	凡肉及肝，落地不着塵土者，不可食之。	凡肉及肝，落地不著塵土者，不可食之。
（無）	猪肉落水浮者，不可食。	猪肉落水浮者，不可食。
諸肉自動者，不可食之。	（無）	（無）
諸肉及魚，狗不**喫**，鳥不啄者，不可食**之**。	諸肉及魚，**若**狗不**食**，鳥不啄者，不可食。	諸肉及魚，若狗不**食**，鳥不啄者，不可食。
暴肉不乾，火炙不動，見水自動者，不可食之。	**諸**肉不乾，火炙不動，見水自動者，不可食之。	**諸**肉不乾，火炙不動，見水自動者，不可食之。
肉中有如**米**點者，不可食之。	肉中有如**朱**點[2]者，不可食之。	肉中有如**朱**點者，不可食之。
六畜肉，熱血不斷者，不可食之。	六畜肉，熱血不斷者，不可食之。	六畜肉，熱血不斷者，不可食之。
父母及身本命肉，食之令人神魂不安。	父母及身本命肉，食之令人神魂不安。	父母及身本命肉，食之令人神魂不安。
食肥肉及熱羹，不得飲冷水。	食肥肉及熱羹，不得飲冷水。	食肥肉及熱羹，不得飲冷水。
諸五藏及魚，投地塵土不汚者，不可食之。	諸五藏及魚，投地塵土不汚者，不可食之。	諸五臟及魚，投地塵土不汚者，不可食之。
穢飯餒肉臭魚，食之皆傷人。	穢飯餒肉臭魚，食之皆傷人。	穢飯餒肉臭魚，食之皆傷人。
自死肉口閉，不可食之。	自死肉口閉**者**，不可食之。	自死肉口閉**者**，不可食之。
六畜自死皆疫死，則有毒，不可食之。	六畜自死皆疫死，則有毒，不可食之。	六畜自死皆疫死，則有毒，不可食之。
獸自死，北首，及伏地者，食之殺人。	獸自死，北首，及伏地者，食之殺人。	獸自死，北首，及伏地者，食之殺人。
食生肉，飽飲乳，變成白蟲。**白蟲**一作血蠱。	食生肉，飽飲乳，變成白虫。一作血蠱。	食生肉，飽飲乳，變成白蟲。一作血蠱。
丙午日，壬子日，勿食諸五藏。	（無）	（無）
疫死牛肉，食之令病洞下，亦致堅積，宜利藥下之。	疫死牛肉，食之令病洞下，亦致堅積，宜利藥下之。	疫死牛肉，食之令病洞下，亦致堅積，宜利藥下之。
脯藏**米**瓮中有毒，及經夏食之，發腎病。	脯臟**朱**甕中[3]有毒，及經夏食之，發腎病。	脯藏米甕中有毒，及經夏食之，發腎病。

[1] 氣：原書紙殘缺失，據吴遷本、趙開美本補。以下方頭括號中字同此例。

[2] 朱點：當據吴遷本作"米點"，形近而誤。

[3] 脯臟朱甕中："臟"字誤，當作"藏"，貯藏。"朱"字亦誤，當作"米"。

吴遷本	鄧珍本	趙開美本
治**食**自死六畜肉中毒方： **擣黄蘗屑**，服方寸匕。	治自死六畜肉中毒方： **黄蘗屑擣**，服方寸匕。	治自死六畜肉中毒方： **黄蘗屑擣**，服方寸匕。
食鬱肉漏脯中毒方： 燒犬屎，酒服方寸匕，**多飲**人乳汁亦良，飲生韭汁三升亦得。**鬱肉，密器蓋之隔宿者是也；漏脯，茅屋漏下沾着者是也。**	**治**食鬱肉漏脯中毒方：**鬱肉，密器蓋之隔宿者是也；漏脯，茅屋漏下沾着者是也。** 燒犬屎，酒服方寸匕，**每服**人乳汁亦良，飲生韭汁三升亦得。	**治**食鬱肉漏脯中毒方：**鬱肉，密器蓋之隔宿者是也；漏脯，茅屋漏下沾着者是也。** 燒犬屎，酒服方寸匕，**每服**人乳汁亦良，飲生韮汁三升亦得。
黍米中藏乾脯，食之中毒方： 大豆濃煮汁，飲數升即解，亦治貍肉漏脯等毒。	**治**黍米中藏乾脯，食之中毒方： 大豆濃煮汁，飲数升即解，亦治貍肉漏脯等毒。	**治**黍米中藏乾脯，食之中毒方： 大豆濃煮汁，飲數升即解，亦治貍肉漏脯等毒。
食生肉中毒方： 堀地深三尺，取其下土三升，以水五升，煮**五六**沸，澄清汁，飲一升，**立**愈。	**治**食生肉中毒方： 堀地深三尺，取其下土三升，以水五升，煮**数**沸，澄清汁，飲一升，**即**愈。	**治**食生肉中毒方： 掘地深三尺，取其下土三升，以水五升，煮**數**沸，澄清汁，飲一升，**即**愈。
食六畜鳥獸肝中毒方： 水浸豉，絞取汁，服數升愈。	**治**六畜鳥獸肝中毒方： 水浸**豆**豉，絞取汁，服数升愈。	**治**六畜鳥獸肝中毒方： 水浸**豆**豉，絞取汁，服數升愈。
馬脚無夜眼者，不可食之。	【馬脚無】夜眼者，不可食之。	馬脚無夜眼者，不可食之。
食駿馬肉，不飲酒殺人。	食酸馬肉，不飲酒**則**殺人。	食酸馬肉，不飲酒**則**殺人。
馬肉不可熱**喫**，傷人心。	馬肉【不可】熱**食**，傷人心。	馬肉不可熱**食**，傷人心。
馬鞍下肉，食之殺人。	馬鞍下肉，食之殺人。	馬鞍下肉，食之殺人。
白馬黑頭者，不可食之。	白馬黑頭者，不可食之。	白馬黑頭者，不可食之。
白馬青蹄者，不可食之。	白馬青蹄者，不可食之。	白馬青蹄者，不可食之。
白馬黑蹄者，不可食之。	（無）	（無）
馬肉㹠肉共食，飽醉臥，大忌。	馬肉㹠肉共食，飽醉卧，大忌。	馬肉㹠肉共食，飽醉臥，大忌。
驢馬肉合豬肉食之，成霍亂。	驴馬肉合猪肉食之，成霍亂。	驢馬肉合猪肉食之，成霍亂。
馬汗及毛，不可**人**[1]食中，害人。	馬肝[2]及毛，不可**妄**食，中**毒**害人。	馬肝及毛，不可**妄**食，中**毒**害人。
馬肝**有**毒，**食之殺**人，未死**者**方： **雄鼠屎叁柒枚，尖者是** **右一味**，末之，水和服**之**，日再服。 又方，**取人垢一**方寸匕，服之佳。	**治**馬肝毒**中**人未死方： **雄鼠屎二七粒**，末之，水和服，日再服。**屎尖者是。** 又方，**人垢取**方寸匕，服之佳。	治馬肝毒中人未死方： **雄鼠屎二七粒**，末之，水和服，日再服。**屎尖者是。** 又方，**人垢取**方寸匕，服之佳。
食馬肉中毒欲死方： 香豉**叁**兩　杏人**式**兩，**去皮尖** 右二味，蒸一食頃，熟杵之服，日再，**令盡**。 又方，煮蘆根汁飲之，良。	**治**食馬肉中毒欲死方： 香豉**二**兩　杏仁**三**兩 右二味，蒸一食頃，熟杵之服，日再**服**。 又方，煮蘆根汁飲之，良。	**治**食馬肉中毒欲死方： 香豉**二**兩　杏仁**三**兩 右二味，蒸一食頃，熟杵之服，日再**服**。 又方，煮蘆根汁，飲之良。
疫死牛，或目赤，或黄，食之大忌。	疫死牛，或目赤，或黄，食之大忌。	疫死牛，或目赤，或黄，食之大忌。

[1] 人：當作“入”。

[2] 馬肝：當從吴遷本作“馬汗”，古人認爲馬毛有毒，可使瘡腫加重或引發小兒驚忤。且其後與“毛”并列，續云“不可妄食”，而“毛”非可食之物。

續 表

吴遷本	鄧珍本	趙開美本
牛肉共猪肉食之，必作寸白蟲。	牛肉共猪肉食之，必作寸白虫。	牛肉共猪肉食之，必作寸白蟲。
青牛腸不可合犬肉食之。	青牛腸不可合犬肉食之。	青牛腸不可合犬肉食之。
牛肺從三月至五月，其中有蟲如馬尾，割去**之**勿食，損人。	牛肺從三月至五月，其中有虫如馬尾，割去勿食，**食則**損人。	牛肺從三月至五月，其中有蟲如馬尾，割去勿食，**食則**損人。
牛羊猪肉，皆不得以楮木、桑木蒸炙，食之令人腹内生蟲。	牛羊猪肉，皆不得以楮木、桑木蒸炙，食之令人腹内生虫。	牛羊猪肉，皆不得以楮木、桑木蒸炙，食之令人腹内生蟲。
噉蛇牛肉殺人，何以知之？噉蛇者，毛髮向後順者是也，食之欲死方： 飲人乳汁一升，立愈。 又方，以泔洗頭，飲一升愈。 又方，牛肚細切，以水一斗，煮取一升，煖飲之，大汗出者愈。	噉蛇牛肉殺人，何以知之？噉蛇者，毛髮向後順者是也，**治噉蛇牛肉**食之欲死方： 飲人乳汁一升，立愈。 又方，以泔洗頭，飲一升愈。 牛肚細切，以水一斗，煮取一升，煖飲之，大汗出者愈。	噉蛇牛肉殺人，何以知之？噉蛇者，毛髮向後順者是也，**治噉蛇牛肉**食之欲死方： 飲人乳汁一升，立愈。 又方，以泔洗頭，飲一升愈。 牛肚細切，以水一斗，煮取一升，煖飲之，大汗出者愈。
食牛肉中毒方： 甘草煮汁，飲之即解。	**治**食牛肉中毒： 甘草煮汁，飲之即解。	治食牛肉中毒方： 甘草煮汁，飲之即觧。
羊肉，其有宿熱者，不可食之。	【羊肉，其】有宿熱者，不可食之。	羊肉，其有宿熱者，不可食之。
羊肉不可共生魚酪食之，害人。	羊肉不可共生魚酪食之，害人。	羊肉，不可共生魚酪食之，害人。
羊蹄甲中有珠子白者，名羊懸筋，食之令人癲。	【羊】蹄甲中有珠子白者，名羊懸筋，食之令人癲。	羊蹄甲中有珠子白者，名羊懸筋，食之令人癲。
白羊黑頭，食其腦，作腸癰。	白羊黑頭，食其腦，作腸癰。	白羊黑頭，食其腦，作腸癰。
羊肝共生椒食之，破人五藏。	羊肝共生椒食之，破人五藏。	羊肝共生椒食之，破人五藏。
猪肉共羊肝和食之，令人心悶。	猪肉共羊肝和食之，令人心悶。	猪肉共羊肝和食之，令人心悶。
猪肉**與**生**胡**荽同食，爛人臍。	猪肉**以**生葫荽同食，爛人臍。	猪肉**以**生葫荽同食，爛人臍。
猪脂不可合梅子食之。	猪脂不可合梅子食之	猪脂不可合梅子食之。
猪肉和葵食之，**令人**少氣。	猪肉和葵食之，少氣。	猪肉和葵食之，少氣。
鹿**肉**不可和蒲白作羹食之，發惡瘡。	鹿**人**[1]不可和蒲白作羹食之，發惡瘡。	鹿**人**不可和蒲白作羹食之，發惡瘡。
麋脂及梅李子，若妊**娠**婦**人**食之，令子青盲，男子傷精。	麋脂及梅李子，若妊婦食之，令子青盲，男子傷精。	麋脂及梅李子，若妊婦食之，令子青盲，男子傷精。
麞肉不可合蝦及生菜、梅李果實食之，皆病人。	麞肉不可合蝦及生菜、梅李菓食之，皆病人。	麞肉不可合蝦及生菜、梅李果食之，皆病人。
痼疾人，不可食熊肉，令終身不愈。	痼疾人，不可食熊肉，令終身不愈。	痼疾人，不可食熊肉，令終身不愈。
白犬自死不出舌者，食之害人。	白犬自死不出舌者，食之害人。	白犬自死不出舌者，食之害人。

[1] 鹿人："人"字誤，當作"肉"。《備急千金要方》卷二十六："白鹿肉不可和蒲白作羹食，發惡瘡。"

吴遷本	鄧珍本	趙開美本
食狗鼠餘,令人發瘻瘡。	食狗鼠餘,令人發瘻瘡。	食狗鼠餘,令人發瘻瘡。
食犬肉不消,心下堅,或腹脹口乾大渴,心急發熱,妄語如狂,或洞下方: 杏人壹升,合皮,熟研 **右一味**,以沸湯三升,和**絞**取汁,分三服,利下肉片,大驗。	**治**食犬肉不消,心下堅,或腹脹口乾大渴,心急發熱,妄語如狂,或洞下方: 杏仁乙升,合皮,熟研**用** 以沸湯三升[1],和取汁,分三服,利下肉片,大驗。	**治**食犬肉不消,心下堅,或腹脹口乾大渴,心急發熱,妄語如狂,或洞下方: 杏仁一升,合皮,熟研**用** **右一味**,以沸湯三升,和取汁,分三服,利下肉片,大驗。
婦人姙娠,不可食兔肉山羊肉,**又不得食**鼈雞鴨,令子無**音聲**。	婦人妊娠,不可食兔肉、山羊肉,**及**鱉雞鴨,令子無**聲音**。	婦人妊娠,不可食兔肉、山羊肉,**及**鱉雞鴨,令子無**聲音**。
兔肉不可合白雞肉食之,令人面發黄。	兔肉不可合白雞肉食之,令人面發黄。	兔肉不可合白雞肉食之,令人面發黄。
兔肉着乾薑食之,成霍亂。	兔肉着乾姜食之,成霍亂。	兔肉着乾姜食之,成霍亂。
凡鳥自死,口不閉,翅不合者,不可食之。	凡鳥自死,口不閉,翅不合者,不可食之。	凡鳥自死,口不閉,翅不合者,不可食之。
諸禽畜肝青者,食之殺人。	諸禽肉肝青者,食之殺人。	諸禽肉肝青者,食之殺人。
雞有六翮四距者,不可食之。	雞有六翮四距者,不可食之。	雞有六翮四距者,不可食之。
烏雞白首者,不可食之。	烏雞白首者,不可食之。	烏雞白首者,不可食之。
雞不可共胡蒜食之,滯氣。一云:雞子。	雞不可共葫蒜食之,滯氣。一云:雞子。	雞不可共葫蒜食之,滯氣。一云:雞子。
山雞不可合鳥獸肉食之。	山雞不可合鳥獸肉食之。	山雞不可合鳥獸肉食之。
雉肉久食,令人瘦。	雉肉久食**之**,令人瘦。	雉肉久食**之**,令人瘦。
鴨卵不可合鼈肉食之。	鴨卵不可合鱉肉食之。	鴨卵不可合鱉肉食之。
婦人姙娠,食雀肉,令子淫亂無恥。	婦人妊娠,食雀肉,令子淫亂無耻。	婦人妊娠,食雀肉,令子淫亂無耻。
雀肉不可合李子食之。	雀肉不可合李子食之。	雀肉,不可合李子食之。
勿食燕肉,入水爲蛟龍所噉。	**燕肉勿食**,入水爲蛟龍所噉。	**燕肉勿食**,入水爲蛟龍所噉。
鳥獸有中毒箭死者,其肉有毒,解之方: **煮大豆**及**藍**汁,服之解。	鳥獸有中毒箭死者,其肉有毒,解之方: **大豆煮汁**及**塩**汁[2],服之解。	鳥獸有中毒箭死者,其肉有毒,鮮之方: **大豆煮汁**及**鹽**汁,服之鮮。
魚頭正白,如連珠,至脊上,食之殺人。	魚頭正白,如連珠,至脊上,食之殺人。	魚頭正白,如連珠,至脊上,食之殺人。
魚頭中無鰓者,不可食之,殺人。	魚頭中無腮者,不可食【之,殺人。】	魚頭中無腮者,不可食之,殺人。
魚無腸膽者,不可食之,三年陰不起,女子絶生。	魚無腸膽者,不可食之,三年陰不起,女子絶生。	魚無腸膽者,不可食之,三年陰不起,女子絶生。

[1] 以沸湯三升:“以”字前脱“右一味”三字。

[2] 塩汁:《外臺秘要》卷三十一、《證治準繩》卷三十八引作“藍汁”,與吴遷本合。

續表

吴遷本	鄧珍本	趙開美本
魚頭似有角者，不可食之。	魚【頭似有角者】，不可食之。	魚頭似有角者，不可食之。
魚目合者，不可食之。	魚目合者，不可食之。	魚目合者，不可食之。
六甲日，勿食鱗甲之肉。	六甲日，勿食【鱗甲之物。】	六甲日，勿食鱗甲之物。
魚不**得**合雞肉食之。	魚不可合雞肉食之。	魚不可合雞肉食之。
魚不得合鸕鷀肉食之。	魚不得合鸕鷀肉食之。	魚不得合鸕鷀肉食之。
鯉魚鮓不可合小豆藿食之，其子合猪肝食之，害人。	【鯉魚鮓不可】合小豆藿食之，其子**不可**合猪肝食之，害人。	鯉魚鮓不可合小豆藿食之，其子**不可**合猪肝食之，害人。
鯉魚不可合犬肉食之。	鯉【魚不可合犬】肉食之。	鯉魚，不可合犬肉食之。
鯽魚不可合猴雉肉食之。一云：不可合猪肝。	鯽魚不可合猴雉肉食之。一云：不可合猪【肝**食**。】	鯽魚，不可合猴雉肉食之，一云：不可合豬肝**食**。
鯷魚合鹿肉生食，令人筋甲縮。	鯷魚合鹿肉生食，令人筋甲縮。	鯷魚合鹿肉生食，令人筋甲縮。
青魚鮓不可合生胡荽及生葵并麥中食之。	青魚鮓不可合生葫荽及生葵并麥中食之。	青魚鮓不可合生葫荽及生葵并麥中食之。
鰌鱓不可合白犬血食之。	鰌鱔不可合白犬血食之。	鰌鱔不可合白犬血食之。
龜肉不可合酒果子食之。	龜肉不可合酒菓子食之。	龜肉不可合酒果子食之。
鼈目凹陷者，及厭下有王字形者，不可食之。其肉不得合雞鴨子食之。	鱉目凹陷者，及厭下有王字形者，不可食之。其肉不得合雞鴨子食之。	鱉目凹陷者，及厭下有王字形者，不可食之。**又**其肉不得合雞鴨子食之。
龜鼈肉不可合莧菜食之。	龜鱉肉不可合莧菜食之。	龜鱉肉不可合莧菜食之。
蝦無須，及腹下通黑，煮之反白者，不可食之。	鰕無須，及腹下通黑，煮之反白者，不可食之。	鰕無鬚，及腹下通黑，煮之反白者，不可食之。
食鱠，**喫**乳酪，令人腹中生蟲爲瘕。	食膾，**飲**乳酪，令人腹中生蛊爲瘕。	食膾，**飲**乳酪，令人腹中生蟲爲瘕。
鱠食之，在**胷中心間**不化，吐復不出，速下除之，久成癥病方： 橘皮壹兩　朴消壹兩　大黄弍兩 右三味，**切**，以水一大升，煮至小升，**去滓**，頓服即消。	鱠食之，在**心胸間**不化，吐復不出，速下除之，久成癥病，**治之**方： 橘皮乙兩　大黄二兩　朴消二兩 右三味，以水一大升，煮至小升，頓服即消。	鱠食之，在**心胸間**不化，吐復不出，速下除之，久成癥病，治之方： 橘皮一兩　大黄二兩　朴硝二兩 右三味，以水一大升，煮至小升，頓服即消。
食鱠多不消，結爲癥病，治之方： **馬鞭草**擣汁飲之，或以薑葉汁，飲一升，亦消，又可服吐藥吐之。	食鱠多不消，結爲癥病，治之方： **馬鞭草** **右一味**，搗汁飲之，或以姜葉汁，飲**之**一升，亦消，又可服吐藥吐之。	食鱠多不消，結爲癥病，治之方： **馬鞭草** **右一味**，搗汁飲之，或以姜葉汁，飲**之**一升，亦消，又可服吐藥吐之。
食魚**及**食毒，兩種煩亂，治之方： **橘皮**濃**煮**汁，服之即解。	食魚**後**食毒，兩種煩亂，治之方： **橘皮** 濃**煎**汁，服之即解。	食魚**後**食毒，兩種煩亂，治之方： **橘皮**濃**煎**汁，服之即解。
食鯸鮧魚中毒方： **蘆根**煮汁，服之即解。	食鯸鮧魚中毒方： **蘆根**煮汁，服之即解。	食鯸鮧魚中毒方： **蘆根**煮汁，服之即解。
蟹目相向，足斑目赤者，不可食之。	【蟹目】相向，足班目赤者，不可食之。	蟹目相向，足班目赤者，不可食之。

吴遷本	鄧珍本	趙開美本
食蟹中毒方: **紫蘇濃**煮汁,飲之三升,紫蘇子擣汁飲之,亦良。 又方: **飲**冬瓜汁二升,**亦可**食冬瓜。	【食蟹中】毒,**治之**方: 【**紫蘇**煮汁,飲】之三升,紫蘇子搗汁飲之,亦良。 【又方:】 【冬瓜汁】,**飲**二升,食冬瓜**亦可**。	食蟹中毒,**治之**方: **紫蘇**煮汁,飲之三升,紫蘇子搗汁飲之,亦良。 又方: **冬瓜汁,飲**二升,食冬瓜**亦可**。
凡蟹未遇霜多毒,其熟者,乃可食之。	九蟹未遇霜多毒,其熟者,乃可食之。	凡蟹未遇霜多毒,其熟者,乃可食之。
蜘蛛落食中有毒,勿食之。	蜘蛛落食中有毒,勿食之。	蜘蛛落食中有毒,勿食之。
凡蜂蠅蟲蟻等,多集食上,**喫**之致瘻。	九蜂蠅虫蟻等,多集食上,**食**之致瘻。	凡蜂蠅蟲蟻等,多集食上,**食**之致瘻。

果實菜穀禁忌并治第二十五

表7-27 吴遷本、鄧珍本、趙開美本果實菜穀禁忌并治内容對比

吴遷本	鄧珍本	趙開美本
果實菜穀禁忌并治第二十五	菓實菜穀禁忌并治第二十五	果實菜穀禁忌并治第二十五
合八十法 方一十首	(無)	(無)
果子生食,生瘡。	果子生食,生瘡。	果子生食,生瘡
果子落地經宿,蟲蟻食**著**,人**喫**大忌。	果子落地經宿,虫蟻食**之者**,人大忌**食之**。	果子落地經宿,蟲蟻食之者,人大忌**食之**。
生**果**停留多日,有損處,**喫**之傷人。	生**米**[1]停留多日,有損処,**食**之傷人。	生**米**停留多日,有損處,**食**之傷人。
桃多食,令人熱,仍不得入水浴,令人病淋瀝寒熱病。	桃**子**多食,令人熱,仍不得入水浴,令人病淋瀝寒熱病。	桃**子**多食,令人熱,仍不得入水浴,令人病淋瀝寒熱病。
杏酪不熟,傷人。	杏酪不熟,傷人。	杏酪不熟,傷人。
梅多食,壞人齒。	梅多食,壞人齒。	梅多食,壞人齒。
柰不可多食,令人臚脹。	**李**不可多食,令人臚脹。	**李**不可多食,令人臚脹。
林檎不可多食,令人百脉弱。	林檎不可多食,令人百脉弱。	林檎不可多食,令人百脉弱。
橘柚多食,令人口爽,不知五味。	橘柚多食,令人口爽,不知五味。	橘柚多食,令人口爽,不知五味。
梨不可多食,令人寒中,金瘡産婦,亦不宜食。	梨不可多食,令人寒中,金瘡産婦,亦不宜食。	梨不可多食,令人寒中,金瘡産婦,亦不宜食。
櫻桃杏多食,傷筋骨。	櫻桃杏多食,傷筋骨。	櫻桃杏多食,傷筋骨。
安石橊不可多食,損人肺。	安石榴不可多食,損人肺。	安石榴不可多食,損人肺。

[1] 米:當作"果",方與上下文相一致。

吴遷本	鄧珍本	趙開美本
胡桃不可多食，令人動痰飲。	胡桃不可多食，令人動痰飲。	胡桃不可多食，令人動痰飲。
生棗多食，令人熱渴氣脹寒熱，羸瘦者，彌不可食，傷人。	生棗多食，令人熱渴氣脹寒熱，羸瘦者，弥不可食，傷人。	生棗多食，令人熱渴氣脹寒熱，羸瘦者，彌不可食，傷人。
食諸果中毒，治之方： **猪骨燒過**，末之，水服方寸匕，亦治馬汗漏脯等毒。	食諸果中毒，治之方： **猪骨燒過** **右一味**，末之，水服方寸匕，亦治馬肝漏脯等毒。	食諸果中毒，治之方： **猪骨燒灰** **右一味**，末之，水服方寸匕，亦治馬肝漏脯等毒。
木耳赤色，及仰生者，勿食。	木耳赤色，及仰生者，勿食。	木耳赤色，及仰生者，勿食。
菌仰卷，及赤色者，不可食。	菌仰卷，及赤色者，不可食。	菌仰卷，及赤色者，不可食。
食諸菌遇毒，悶亂欲死方： **人糞汁一升，飲之即活，服諸吐利藥亦佳，服土漿一二升亦可，濃煮大**豆汁飲之，并解。	食諸菌中毒，悶亂欲死，**治之**方： **人糞汁飲一升　土漿飲一二升** **大豆濃煮**汁飲之，**服諸吐利藥**，并解。	食諸菌中毒，悶亂欲死，**治之**方： **人糞汁飲一升　土漿飲一二升** **大豆濃煮**汁，飲之，**服諸吐利藥**，并解。
食楓**樹**菌，而**笑**不止，**亦**以前方**治之**。	食楓**柱**[1]菌，而**哭**[2]不止，**治之**以前方。	食楓**柱**菌，而**哭**不止，**治之**以前方。
誤食野芋，煩毒欲死。其野芋根**生**[3]，東人名魁芋。人種三年不収，亦成野芋，并殺人，**亦用前方治之**。	誤食野芋，煩毒欲死，**治之方。以前方**。其野芋根，**山**東人名魁芋。人種芋三年不收，亦成野芋，并殺人。	誤食野芋，煩毒欲死，**治之以前方**。其野芋根，**山**東人名魁芋。人種芋三年不収，亦成野芋，并殺人。
蜀椒閉口者有毒，誤食之，戟人咽喉，氣欲便絶，或吐下白沫，**人體痺冷者**，**急煮桂**汁飲之，**多**飲冷水一二升，或食蒜，或**服**地漿，或濃煮豉汁**解之**。	蜀椒閉口者有毒，誤食之，戟人咽喉，氣病欲絶，或吐下白沫，**身体**痺冷，急**治之方**： **肉桂煎**汁飲之，**多**飲冷水一二升，或食蒜，或**飲**地漿，或濃煮豉汁**飲之**，**并解**。	蜀椒閉口者有毒，誤食之，戟人咽喉，氣病欲絶，或吐下白沫，**身體**痺冷，急**治之方**： **肉桂煎**汁飲之，飲冷水一二升，或食蒜，或**飲**地漿，或濃煮豉汁**飲之**，**并解**。
正月勿食生葱，令人面**上起**游風。	正月勿食生葱，令人面**生**游風。	正月勿食生葱，令人面**生**游風。
二月勿食蓼，傷人腎。	二月勿食蓼，傷人腎。	二月勿食蓼，傷人腎。
三月勿食小蒜，傷人志性。	三月勿食小蒜，傷人志性。	三月勿食小蒜，傷人志性。
四月、八月，勿食胡荽，傷人神。	四月、八月，勿食胡荽，傷人神。	四月、八月，勿食胡荽，傷人神。
五月勿食韭，令人乏氣力。	五月勿食韮，令人乏氣力。**五月五日，勿食一切生菜，發百病。**	五月勿食韮，令人乏氣力。**五月五日，勿食一切生菜，發百病。**
六月、七月，勿食茱萸，傷神氣。	六月、七月，勿食茱萸，傷神氣。	六月、七月，勿食茱萸，傷神氣。
八月、九月，勿食薑，傷人神。	八月、九月，勿食姜，傷人神。	八月、九月，勿食姜，傷人神。
十月，勿食椒，損人心，傷**血**脉。	十月，勿食椒，損人心，傷**心**脉。	十月，勿食椒，損人心，傷**心**脉。
十一月、十二月，勿食薤，令人多涕唾。	十一月、十二月，勿食薤，令人多涕唾。	十一月、十二月，勿食薤，令人多涕唾。
四季勿食生葵，令人飲食不化，發**宿**病，非但食中，藥**丸湯散**中**亦**不可用，**宜深**慎之。	四季勿食生葵，令人飲食不化，發**百**病[4]，非但食中，藥中**皆**不可用，**深宜**慎之。	四季勿食生葵，令人飲食不化，發**百**病，非但食中，藥中皆不可用，**深宜**慎之。

[1] 楓柱：當從吴遷本作“楓樹”。

[2] 哭：當從吴遷本作“笑”。

[3] 生：鄧珍本作“山”，屬下，義長。

[4] 發百病：《備急千金要方》卷二十六“百”作“宿”，與吴遷本合。

吴遷本	鄧珍本	趙開美本
時病差未健，食生菜，手足必腫。	時病差未健，食生菜，手足必腫。	時病差未健，食生菜，手足必腫。
夜食生菜，不利人。	夜食生菜，不利人。	夜食生菜，不利人。
十月，勿食被霜生菜，令人面無光，目澀心痛腰疼，或發心瘧，瘧發時，手足十指爪皆青，困委。	十月，勿食被霜生菜，令人面無光，目澀心痛腰疼，或發心瘧，瘧發時，手足十指爪皆青，困委。	十月，勿食被霜生菜，令人面無光，目澀心痛腰疼，或發心瘧，瘧發時，手足十指爪皆青，困委。
葱韭初生牙者，食之傷人心氣。	葱韮初生芽者，食之傷人心氣。	葱韮初生芽者，食之傷人心氣。
飲白酒，食生韭，令人病增。	飲白酒，食生韮，令人病增。	飲白酒，食生韮，令人病增。
生葱不可共蜜食之，殺人，獨顆蒜彌忌。	生葱不可共蜜食之，殺人，獨顆蒜弥忌。	生葱不可共蜜食之，殺人，獨顆蒜彌忌。
棗合生葱食之，令人病。	棗合生葱食之，令人病。	棗合生葱食之，令人病。
生葱和雄雞雉、白**犬**肉食之，令人七竅經年血流。	生葱和雄雞雉白**大**[1]肉食之，令人七竅經年流血。	生葱和雄雞雉、白**犬**肉食之，令人七竅經年流血。
食糖蜜後，四日内食**著**生葱韭，令人心痛。	食糖蜜後，四日内食生葱韭，令人心痛。	食糖蜜後，四日内食生葱蒜，令人心痛。
夜食諸薑蒜葱等，傷人心。	夜食諸姜蒜葱等，傷人心。	夜食諸姜蒜葱等，傷人心。
蕪菁根多食，令人氣脹。	蕪菁根多食，令人氣脹。	蕪菁根多食，令人氣脹。
薤不可共牛肉作羹食之，成瘕病，韭亦然。	薤不可共牛肉作羹食之，成瘕病，韭亦然。	薤不可共牛肉作羹食之，成瘕病，韮亦然。
蓴多**食**，動痔疾。	蓴多**病**，動痔疾。	蓴多**病**，動痔疾。
野苣不可同蜜食，作内痔。	野苣不可同蜜食**之**，作内痔。	野苣不可同蜜食**之**，作内痔。
白苣不可共酪同食，作䘌蟲。	白苣不可共酪同食，作䘌虫。	白苣不可共酪同食，作䘌蟲。
黄瓜食之，發熱病。	黄瓜食之，發熱病。	黄瓜食之，發熱病。
葵心不可食，傷人，葉尤冷，黄背赤莖者，勿食之。	葵心不可食，傷人，葉尤冷，黄背赤莖者，勿食之。	葵心不可食，傷人，葉尤冷，黄背赤莖者，勿食之。
胡荽久食之，令人多忘。	胡荽久食之，令人多忘。	胡荽久食之，令人多忘。
病人不可食胡荽及黄花**菜**。	病人不可食胡荽及黄花**茱**。	病人不可食胡荽及黄花**茱**。
芋不可多食，動病。	芋不可多食，動病。	芋不可多食，動病。
妊**娠**婦**人**食薑，令子餘指。	妊婦食姜，令子餘指。	妊婦食姜，令子餘指。
蓼多食，發心痛。	蓼多食，發心痛。	蓼多食，發心痛。
蓼和生魚**噉**之，令人奪氣，陰**核**疼痛。	蓼和生魚**食**之，令人奪氣，陰**欬**[2]疼痛。	蓼和生魚**食**之，令人奪氣，陰**欬**疼痛。
芥**菜**不可共兔肉食之，成惡邪病。	芥**茱**[3]不可共兔肉食之，成惡邪病。	芥**菜**不可共兔肉食之，成惡邪病。
小蒜多食，傷人心力。	小蒜多食，傷人心力。	小蒜多食，傷人心力。

[1] 大：當從吴遷本作“犬”。

[2] 欬：《備急千金要方》卷二十六“欬”作“核”，與吴遷本同，義勝。

[3] 芥茱：當從吴遷本作“芥菜”。

吴遷本	鄧珍本	趙開美本
食蒜或躁方： **濃煮豉**汁飲之。	食躁式躁方： **豉** **膿煮**汁飲之。	食躁式躁方： **豉濃煮**汁飲之。
鉤吻與芹菜相似，誤食殺人，解之方：《肘後**方**》云，與**萸**萸[1]食芥相似。 薺苨捌兩 右一味，**以**水六升，煮取二升，**去滓**，分**爲**二服，**其**鉤吻生地傍無佗草，其莖有毛，以此別之。	【鉤吻與芹菜】相佀，誤食**之**殺人，解之方：《肘後》云，與**茱**萸食芥相佀。 【薺苨】八兩 【右一味，水六升，煮取】二升，分温二服。鉤吻生地傍無它草，其莖有毛，以此【別之。】	鉤吻與芹菜相似，誤食**之**殺人，解之方：《肘後》云，與**茱**萸食芥相似。 薺苨八兩 右一味，水六升，煮取二升，分温二服。鉤吻生地仿屋草，其莖有毛者，以此別之。
菜中有水莨菪，葉圓而光，有毒，誤食之，令人狂亂，狀如中風，或吐血，治之方： **甘草**煮汁，服之即解。	【菜中】有水莨菪，葉圓而光，有毒，誤食之，令人狂亂，狀如中風，或吐血，治之方： **甘草** 煑汁，服之即解。	菜中有水莨菪，葉圓而光，有毒，誤食之，令人狂亂，狀如中風，或吐血，治之方： **甘草**煑汁，服之即解。
凡春秋二時，龍帶精入芹菜中，人偶食之爲病，發時手青，腹滿痛不可忍，蛟龍病方： **服硬糖二三升**，日兩度，吐出如蜥蜴三五枚，差。	春秋二時，龍帶精入芹菜中，人偶食之爲病，發時手青，腹滿痛不可忍，**名**蛟龍病，**治之**方： **硬糖**二三升 **右一味**，日兩度**服之**，吐出如蜥蜴三五枚，差。	春秋二時，龍帶精入芹菜中，人偶食之爲病，發時手青，腹滿痛不可忍，名蛟龍病，**治之**方： **硬糖**二三升 **右一味**，日兩度**服之**，吐出如蜥蜴三五枚，差。
食苦瓠中毒方： **黍穰**煮汁，數服之解。	食苦瓠中毒，**治之**方： **黍**[2]**穰** 煮汁，數服之解	食苦瓠中毒，治之方： **黎穰**煮汁，數服之解。
藊豆，寒熱者不可食之。	扁豆，寒熱者不可食之。	扁豆，寒熱者不可食之。
久食小豆，令人枯燥。	久食小豆，令人枯燥。	久食小豆，令人枯燥。
食大豆屑，忌噉猪肉。	食大豆屑，忌噉猪肉。	食大豆等，忌噉猪肉。
大麥久食，令人作**癖**。	大麥久食，令人作**癬**。	大麥久食，令人作**癬**。
白黍米不可同飴蜜食，亦不可合葵食之。	白黍米不可同飴蜜食，亦不可合葵食之。	白黍米不可同飴蜜食，亦不可合葵食之。
蕎麥麪多食之，令人髮落。	荍麥麪多食之，令人髮落。	荍麥麵多食之，令人髮落。
鹽多食，傷人肺。	鹽多食，傷人肺。	鹽多食，傷人肺。
食冷物，冰人齒。食熱物，勿飲冷水。	食冷物，氷人齒。食熱物，勿飲冷水。	食冷物，氷人齒。食熱物，勿飲冷水。
飲酒食生蒼耳，令人心痛。	飲酒食生蒼耳，令人心痛。	飲酒食生蒼耳，令人心痛。
夏月大醉汗流，不得冷水洗着身及使扇，即成病。	夏月大醉汗流，不得冷水洗着身及使扇，即成病。	夏月大醉汗流，不得冷水洗着身及使扇，即成病。
飲酒，**勿**灸腹背，**大忌**，令人腸結。	飲酒，**大忌**灸腹背，令人腸結。	飲酒，**大忌**灸腹背，令人腸結。
醉後勿飽食，發寒熱。	醉後勿飽食，發寒熱。	醉後勿飽食，發寒熱。
飲酒食猪肉，臥秫稻穰中，發黄。	飲酒食猪肉，卧秫稻穰中**則**發黄。	飲酒食猪肉，臥秫稻穰中**則**發黄。
食**餳**多飲酒，大忌。	食**飴**多飲酒，大忌。	食**飴**多飲酒，大忌。

[1] 萸萸：當從鄧珍本作"茱萸"。

[2] 黍：此字上半殘損，較似"黍"字。

吴遷本	鄧珍本	趙開美本
凡**酒**及**水**,照見人影動者,不可飲之。	凡**水**及**酒**,照見人影動者,不可飲之。	凡**水**及**酒**,照見人影動者,不可飲之。
醋合酪食之,令人血瘕。	醋合酪食之,令人血瘕。	醋合酪食之,令人血瘕。
食白米粥,勿食生蒼耳,成走疰。	食白米粥,勿食生蒼耳,成走疰。	食白米粥,勿食生蒼耳,成走疰。
食甜粥已,食鹽即吐。	食甜粥已,食鹽即吐。	食甜粥已,食鹽即吐。
犀角**筯**攪飲食沫出,及澆地墳起者,食之殺人。	犀角**筋**[1]攪飲食沫出,及澆地墳起者,食之殺人。	犀肉**筯**攪飲食沫出,及澆地墳起者,食之殺人。
凡飲食中毒煩滿,治之方: 苦參叁兩,**切**　苦酒壹升半 右二味,煮三沸,三上三下,**去滓**,服之吐食出,即差,或以水煮亦得。 又方,犀角湯亦佳。	【飲食中毒】煩滿,治之方: 【苦參三兩】　苦酒乙升半 【右二味,煮三沸,三上三】下,服之吐食出,即差,或以水煮亦得。 又方,犀角湯亦佳。	飲食中毒煩滿,治之方: 苦參三兩　苦酒一升半 右二味,煮三沸,三上三下,服之吐食出,即差,或以水煮亦得。 又方,犀肉湯亦佳。
治貪食,食多不消,心腹堅滿痛方: 鹽壹升　水叁升 右二味,煮令鹽消,分**爲**三,**法**當吐出食,便差。	貪食,食多不消,心腹堅滿痛,**治之**方: 鹽乙升　水三升 右二味,煑令鹽消,分三**服**,當吐出食,便差。	貪食,食多不消,心腹堅滿痛,治之方: 鹽一升　水三升 右二味,煑令鹽消,分三**服**,當吐出食,便差。
礜石生入腹,破人心肝,**當**陸以水服,殺人。**礜石亦禁水。**	**礜**石生入腹,破人心肝,**亦禁水。商**陸以水服,殺人。	**礬**石[2]生入腹,破人心肝,**亦禁水。商**陸以水服,殺人。
葶藶子,傅頭瘡,藥**氣**入腦殺人。	葶藶子,傅頭瘡,藥**成**入腦殺人。	葶藶子,傅頭瘡,藥**成**入腦殺人。
水銀入人耳,及六畜等,皆死,以金銀著耳邊,水銀則**出**。	水銀入人耳,及六畜等,皆死,以金銀着耳邊,水銀則**吐**。	水銀入人耳,及六畜等,皆死,以金銀着耳邊,水銀則**吐**。
苦楝無子者,殺人。	苦練無子者,殺人。	苦練無子者,殺人。
凡諸毒,多是假毒**藥**以投**之**。知時宜煮甘草薺苨汁飲之,通除諸毒藥。	凡諸毒,多是假毒以投。**元**知時,宜煮甘草薺苨汁飲之,通除諸毒藥。	凡諸毒,多是假毒以投。**元**知時,宜煮甘草薺苨汁飲之,通除諸毒藥。

[1] 筋:當從吴遷本作“筯(zhù)”,同“箸”,筷子。

[2] 礬石:“礬”字誤,當從吴遷本、鄧珍本作“礜”。

附録

本附録收録了本課題團隊在本方向所發論文。

多年來,本課題團隊在張仲景醫著方面、文獻研究方面積累了一定的成果。其中對於“仲景三書”的宏觀文獻學研究(以文獻傳承考察爲主),大多寫在了本書的上卷中,但也有一些相關内容未能寫入。特别是上卷未全面展開“仲景三書”的微觀文獻學研究(即語言文字、校勘訓詁方面的研究),只是在宏觀文獻研究時有所連及。

在此,將本團隊對“仲景三書”的其他研究(未寫入上卷者)特别是語言文字方面的研究論文予以附發。其中有些文章有所改動,個别文章爲重寫或新寫。

文章排序大體按内容所涉,從大到小,從寬到窄,從面到點編排。

文章主要内容已經寫入本書上卷者(按:也有一些内容并未全部寫入上卷),文章略,但予以“存目”。即注明原發表報刊與寫入本書上卷的位置,以備查考。

附録一：相關論文選編

"證候"與"證""候"的溯源與詮證

沈澍農

"證候"及"證""候"，是中醫診斷學的基本概念、核心概念。但現代中醫界對"證候"的解釋不甚一致，總體偏向於根據現代用法加以現代解釋。而未能從這一概念的源起與其演變作動態的、立體的梳理，特別是對"候"的認識偏差較大。本文梳理重要古醫籍用例并與"證""候"二字字義變化情況相互印證，從動態演化的視角探求二者的初始用法和引申變化，從而得出"證候"的基本意義："證"爲病證，指個別證狀或證狀群；"候"指人的體表對健康或疾病狀態有提示意義的細微特徵以及醫者利用這些特徵對身體、病情做出的評判。"證候"一詞是此二者的綜合。

"證候"及"證""候"，是中醫診斷學的基本概念、核心概念，爲中醫常用詞。但現代中醫對"證候"的解釋頗不一致。分析所讀到的相關文獻，筆者認爲，現代對"證候"的研究還比較膚淺，大體是根據歷史積澱下來的印象加以現代規定與現代表達，而未能從這一概念的源起與其演變作動態的、立體的梳理，特別是對"候"的認識偏差較大，因而不够準確和全面。本文通過對早期重要古醫籍"證""候"二字用例和後世變化情況的梳理，并與字義溯源相互印證，來探求二者初始的用法和引申變化，最終確定"證""候""證候"應該如何正確理解或定義。

一、"證候"及"證""候"的現代一般看法

"證候"連用，大約起於東漢末，但是早先的文獻中，該詞使用并不多。大約宋代以後，其用例纔明顯增多，又到近現代纔被廣泛使用。而試圖對其做規範釋義或定義，則更是近幾十年中的事。

據鄧鐵濤等《中醫證候規範》一書介紹，在1984年和1986年，曾經組織過兩次全國性的"中醫證候規範"專題會議。在第一次會議上，規定了："證代表證候，症代表症狀，病代表疾病。"第二次會議規定了"證候"的概念是："證候是疾病發生和演變過程中某階段本質的反映。它以某些相關的脉症，不同程度地提示病因、病機、病位、病性、病勢等，爲論治提供依據。"[1]（以下釋"疾病"與"症狀"略）該書又説："在中醫診斷學上，三者之間有着有機的聯繫，假如把疾病看作是中醫診斷模式的經綫，證候便是這一模式的緯綫，而症狀則是構成這些經、緯綫無數的點。"[2]

趙金鐸等《中醫證候鑒別診斷學》一書也介紹："1984年4月衛生部在京召開的中醫證候規範學術討論會議上起草的初步定義：證候是疾病本質的反映，在疾病發生發展的過程中，它以一組相關的脉症

[1] 鄧鐵濤，等. 中醫證候規範[M]. 廣州：廣東科技出版社，1990：5.
[2] 鄧鐵濤，等. 中醫證候規範[M]. 廣州：廣東科技出版社，1990：6.

表現出來,能够不同程度地揭示病位、病性、病因、病機,爲治療提供依據,并指明方向。"[1]與鄧鐵濤傳述的文字相比,雖然二者小有差别,但顯然是同一來歷;不過這個記述出自第一次會議(1984)還是第二次會議(1986),二書説法却是不同的。

《中醫證候鑒别診斷學》釋謂:"證候,又稱病證……通常簡括地總稱之爲'證'。它既不是症狀,也不是病名。按古漢語字義及構詞法:證字繁體作證,《説文》段注云'證者諫也'[2];候亦作倏,'伺望也'……證候一詞大體上可説是經過醫生全面仔細的診察和思考之後,用以説明疾病情狀的一種憑據或術語。"[3]此説側重於將"證候"理解爲醫生一方對"疾病情狀"的"説明"。

程紹恩、夏洪生《中醫證候治療學》則説:"'證',即我們平時所説的'證候'。'證',指'證明證據';'候',是'表現',比如風、寒、暑、濕、燥、火各有其表現,爲之'候';人體正常的生理現象和病理變化均有其表現亦即爲'候'。根據不同的表現,纔能確定爲何種證候。"[4]此説似乎着重解釋了"候","證""候""證候"三者關係未得融通。

王慶其《中醫證候病理學》釋義:"證候,又簡稱證。它既不是症狀,亦不是病名,是中醫診斷學中一個具有特定含義的重要概念……我們認爲,證候是在致病因素作用下,機體内外環境、各系統之間相互關係發生紊亂所産生的綜合反應。它是反映疾病處於某一階段的病因、病性、病位、病勢等病理要素的綜合性診斷概念。'證'是生命物質在疾病過程中具有時相性的本質性的反映;'候'原意是説明事物變化的情狀,在醫學範疇是指病變的臨床表現。"[5]"證"是"反映","候"是"表現",似乎是以"内""外"分"證""候"。

以上釋義有簡有繁,比較一致的方面是,認爲"證候"就是"證",是疾病特定階段病因、病性、病位、病勢等各方面因素的綜合表現,王書特别强調了"時相性"。而關於"候",趙書引用了《説文》對"候"的解釋,但没有進一步説明;程書説"候"是"表現",包括病邪的表現和人體的生理、病理反應;王書説"候"是"事物變化的情狀",也是"病變的臨床表現",後二者較爲接近。

《中醫大辭典》"證候"條釋義爲:"辨證名詞。即證的外候,是疾病過程中一定階段的病位、病因、病性、病勢及機體抗病能力的强弱等本質有機聯繫的反映狀態,表現爲臨床可被觀察到的症狀和體徵。因此,從證候的意義上反映出中醫學對疾病的認識論和方法論特點。參見證、辨證各條。"[6]

《中醫大辭典》"證"條釋義謂:"① 是對疾病過程中一定階段的病位、病因、病性、病勢及機體抗病能力的强弱等本質的概括。② 古人用同'症',即症狀之意。如《傷寒論·少陽病篇》:'但見一證便是,不必悉具。'隨着中醫名詞術語日趨規範,現在逐漸在淡化這種用法。③ 憑據。《醫方集解·序》:'凡病必有證,證者,證也。'"[7]

按,中醫界對"證"與"症"的文字關係往往理不清,因而導致表述混亂。上條釋義第二義項説"(證)古人用同'症'",王慶其《中醫證候病理學》一書説:"古代'證'與'症'通用"。[8]"同"和"通"

---

[1] 趙金鐸,張鏡人,張震.中醫證候鑒别診斷學[M].北京:人民衛生出版社,1987:8.

[2] 按:此處引文原爲簡體排版,但引用有誤。"證"與"証"是兩個不同的字。段注"証,諫也"是解釋"証"而非"證"的。詳後文。本文在需要强調區分字形時用原字,不需要區分時,都寫作"證"。

[3] 趙金鐸,張鏡人,張震.中醫證候鑒别診斷學[M].北京:人民衛生出版社,1987:1.

[4] 程紹恩,夏洪生.中醫證候治療學[M].北京:北京科學技術出版社,1993:9.

[5] 王慶其.中醫證候病理學[M].上海:上海科學普及出版社,1995:1-2.

[6] 李經緯,等.中醫大辭典[M].2版.北京:人民衛生出版社,1995:931.

[7] 李經緯,等.中醫大辭典[M].2版.北京:人民衛生出版社,1995:931.

[8] 王慶其.中醫證候病理學[M].上海:上海科學普及出版社,1995:10.

不是一回事。較爲準確的説法應是:"'證'後作'症','症'是'證'的後起字。"(後文詳説)另外,上引"證"釋義的第三義項引《醫方集解·序》"凡病必有證,證者,證也"一句,《醫方集解》最早本康熙刻本作:"凡病必有症,症者,證也。"較爲合理。《中醫大辭典》所引當爲清中期以後刻本。

上引《中醫大辭典》對"證"的釋義與前數家大體相似,但連及"候"時,將"證候"解釋爲"證的外候",這裏的關係有些不順。

《中醫大辭典》"辨證論治"條釋義謂:"又稱辨證施治。是理、法、方、藥運用於臨床的過程,爲中醫學術的基本特點。即通過四診八綱、臟腑、病因、病機等中醫基礎理論對患者表現的症狀、體徵進行綜合分析,辨别爲何種證候,稱辨證;在辨證基礎上,撰寫出治療措施,稱論治。"[1]

又,《中醫大辭典》"候"條釋義謂:"① 氣候、時節(例略)。② 證候、徵兆。《素問病機氣宜保命集》:'凡覺中風,必先審六經之候。'③ 診脉的部位。《素問·三部九候論》:'故人有三部,部有三候……三候者,有天有地有人也。'④ 診察、推測。《素問·四時刺逆從論》:'刺傷人五臟必死,其動則依其臟之所變,候知其死也。'"[2]

將此數條連接起來,"證候"之"證"當取"證"的第一條義項,即是疾病一定情況下的概括認識;而"候"則應取"候"第二條義項,即爲"證"的外在表現。那麽,"辨證"="辨(爲何種)證候"=辨"證的外候"=辨"疾病過程中一定階段……的反映狀態"。勾連起來,存在一些邏輯問題:"證候"之"候"是"(證的)外候",而"候"又等同於"證候",因而形成了關係難以厘清的情況。

對於"證"與"候"的内部結構,鄧鐵濤、趙金鐸是作爲一個完整概念,未作該詞的内部結構的分析;而在《中醫大辭典》的釋義中,"證候"是定語中心詞結構;程紹恩、夏洪生書中釋"候"是"表現",王慶其書中釋"候"是"情狀",基本上也是把"證候"看成定語中心詞結構。

另有李洪成等《中醫證候學》一書,則完全按自己的理解重新定義"證候"。其書説:"證,作爲中醫學臨床診斷的特殊的表述形式,是有其一定的内容的,但是歷來的傳統概念證、候不分,未能具體規範其内容,造成證、候混稱。"因而主張"重新定義'證''候'"。其表述較長,摘要如下:"仍按傳統慣例,以病因、病位、病機爲基本内容,即'病因+病位=證,病機+病變層次=候'。""以證象、候、證三級爲組合形式。先以臨床現象,包括症象、舌象、脉象,按病機形態單位,進行組合稱爲證象,以反映單位病機爲目的。再由幾個單位病機即證象,組合成'候',以反映複合的病機形態。不同的'候',組合成一個'證'。'證象'是'證''候'組成的最基本的單位,而'候'又是'證'的基本單位。""證候組合形式:症象+脉象+舌象→證象→候→證"。"證象是證候的外在表象……包括症象、脉象、舌象三個要素,其中症象不同傳統的症狀,包含西醫學的症狀、體徵,以及理化檢測結果。""'候'是複合的病機狀態在臨床上的具體組合形式,是由多個證象所組成的,即三個及三個以上的單位病機所構成。""'證',是致病因素在病變部位上的矛盾反映。"[3]

不難看出,該書是站在現代實用的立場,重新定義傳統概念(并增加了新的概念"症象"與"證象")。這樣的定義與古人所用原義實際上若即若離。其實,前舉諸書也有這樣的傾向,只是没有説得這樣明白。

但是,"證候"是一個歷史概念,不論我們現在出於何種考慮、如何爲其重新定義,我們總是要先把

[1] 李經緯,等.中醫大辭典[M].2版.北京:人民衛生出版社,1995:1958.

[2] 李經緯,等.中醫大辭典[M].2版.北京:人民衛生出版社,1995:1437.

[3] 李洪成,李新平,李新暉.中醫證候學[M].北京:中國醫藥科技出版社,2013:1-2.

它的歷史定位理清楚,對歷史上這個詞的含義、用法及其演化有了清晰的、動態的、立體的認知,然後纔可望給出正確的定義。

二、重要古醫籍“證”“候”用例與相關概念

“證候”一詞,是從“證”與“候”的本義基礎上引申再連用而成。在此之前,“證”與“候”已經分别先行用於中醫領域,見載於各種中醫古籍。因此,要説清楚“證候”之義,可以先分析“證”與“候”的各自用例。

出土秦漢時期簡帛醫籍中無“證”字;“候”除了通“猴”“喉”外,只用於等候之義,没有與診病相關的用法。馬王堆漢墓中有“陰陽脉死候”篇,但此標題爲現代所擬加,此“候”字不屬古例。早期涉醫歷史文獻《史記·扁鵲倉公列傳》中,也未出現“證”“候”。

因此,以下主要從早期經典醫籍中“證”“候”的用例,以觀察二者在早期醫籍時代的基本用法,幫助我們正確理解“證”“候”“證候”。

(一)《素問》《靈樞》

此二書中只有《素問》[1]一處提到“證”,出於《至真要大論》篇:“岐伯曰,氣有高下,病有遠近,證有中外,治有輕重,適其至所爲故也。”此“證”字指病位。但《至真要大論》屬“七篇大論”,爲唐代王冰補入的内容,因而可以認爲《内經》時代中醫學中還没有引入“證”的概念。

“候”則出現較多,用法也多樣,一般意義有氣候、節候、判斷氣候、判斷運氣變化、等候等。在中醫範圍,“候”多和診斷有關。

“候”用於望診診測體内情况與疾病之例如:

《靈樞·師傳》:“黄帝曰,本藏以身形支節䐃肉,**候**五藏六府之小大焉,今夫王公大人,臨朝即位之君而問焉,誰可捫循之而後答乎?岐伯曰,身形支節者,藏府之蓋也,非面部之閲也。黄帝曰,五藏之氣,閲於面者,余已知之矣,以支節知而閲之奈何?岐伯曰,五藏六府者,肺爲之蓋,巨肩陷咽,**候**見其外。”

“黄帝曰:善。願聞六府之**候**。岐伯曰:六府者,胃爲之海,廣骸大頸張胸,五穀乃容;鼻隧以長,以**候**大腸;唇厚人中長,以**候**小腸;目下果大,其膽乃横;鼻孔在外,膀胱漏泄;鼻柱中央起,三焦乃約。此所以**候**六府者也,上下三等,藏安且良矣。”

《靈樞·五閲五使》:“黄帝曰,以官何**候**?岐伯曰,以**候**五藏。故肺病者,喘息鼻張;肝病者,眦青;脾病者,唇黄;心病者,舌卷短顴赤;腎病者,顴與顏黑。”

《靈樞·五變》:“黄帝曰,人之善病風厥漉汗者,何以**候**之?少俞答曰,肉不堅,腠理疏,則善病風。”

後篇之下有平行的若干問:“何以**候**肉之不堅也?”“人之善病消癉者,何以**候**之?”“何以知五藏之柔弱也?”“何以**候**柔弱之與剛强?”“人之善病寒熱者,何以**候**之?”“何以**候**骨之小大,肉之堅脆,色之不一

[1] 本文引用早期中醫古籍較多,爲免繁冗標引,將所用底本統述於此。《黄帝内經素問》:人民衛生出版社影印顧從德本(1956);《靈樞經》:人民衛生出版社影印趙府居敬堂本(1956);《難經集注》:人民衛生出版社影印佚存叢書本(1956);《傷寒論》:中醫古籍出版社影印《仲景全書》本(2004);《金匱玉函經》:中醫古籍出版社珍本古醫籍影印叢書本(2010);《金匱要略方》:國家圖書館出版社中華再造善本影印本明清編(2014);《脉經》:人民衛生出版社影印本(1956)。

也?”“何以候人之善病痹者?”“人之善病腸中積聚者,何以候之?”不難看出,各例“候”都是借體表徵象診測、判斷體内疾病或性狀特徵。各例“候”多爲動詞,個别爲名詞,如“六府之候”。

“候”用於脉診診測體内情况與疾病之例如:

《素問·脉要精微論》:“尺内兩旁,則季脅也,尺外以**候**腎,尺裏以**候**腹中。附上,左外以**候**肝,内以**候**膈;右外以**候**胃,内以**候**脾。上附上,右外以**候**肺,内以**候**胸中;左外以**候**心,内以**候**膻中。前以**候**前,後以**候**後。”

《素問·病能論》:“黄帝問曰,人病胃脘癰者,診當何如?岐伯對曰:診此者,當**候**胃脉,其脉當沉細,沉細者氣逆,逆者人迎甚盛,甚盛則熱。”

《靈樞·四時氣》:“‘一其形,聽其動静’者,持氣口人迎,以視其脉。堅且盛且滑者,病日進;脉軟者,病將下;諸經實者,病三日已。氣口**候**陰,人迎**候**陽也。”

《靈樞·逆順》:“黄帝問於伯高曰,余聞氣有逆順,脉有盛衰,刺有大約,可得聞乎?伯高曰,氣之逆順者,所以應天地陰陽四時五行也。脉之盛衰者,所以**候**血氣之虚實有餘不足。”

《素問·四時刺逆從論》:“刺傷人五臟必死,其動,則根據其臟之所變,**候**知其死也。”

諸“候”字都指用脉象、脉位診察體内的疾病乃至判斷生死。如第一例,以脉位對應内臟。第二例“候胃脉”,動作爲“候”,所候爲“脉”。末例引申爲對“死”的預判。

從診斷方法角度,“候”主要可分兩類,一類是望診,一類是切診。《素問·舉痛論》開篇就介紹,疾病可以“言而可知,視而可見,捫而可得”,接着以寒氣、熱氣所致諸痛,論述了“言而可知”,可據知“言而可知”者指病痛、病證;其後該篇釋曰:

《素問·舉痛論》:“帝曰……視而可見奈何?岐伯曰,五藏六府,固盡有部,視其五色,黄赤爲熱,白爲寒,青黑爲痛,此所謂視而可見者也。帝曰,捫而可得奈何?岐伯曰,視其主病之脉,堅而血,及陷下者,皆可捫而得也。”。

本條中,“視而可識”指五色診病,“捫而可得”指診“主病之脉”,二者皆屬於由表及裏的“候”。《素問·五藏生成論》亦曰:

夫脉之小大滑濇浮沉,可以指别……五色微診,可以目察。能合脉色,可以萬全。

在不少情况下,“候”又特别偏重後者。

再引申,又指用以診察的位置、脉象,轉爲名詞。典型之例即如:

《素問·三部九候論》:“故人有三部,部有**三候**,以决死生,以處百病,以調虚實而除邪疾。帝曰,何謂三部。岐伯曰,有下部,有中部,有上部,部各有**三候**,**三候**者,有天有地有人也,必指而導之,乃以爲真。”“**九候**之脉,皆沉細懸絶者,爲陰主冬,故以夜半死。盛躁喘數者,爲陽主夏,故以日中死……形肉已脱,**九候**雖調,猶死。七診雖見,九候皆從者,不死。”

《素問·至真要大論》:“帝曰,**尺候**何如。岐伯曰,北政之歲,三陰在下,則寸不應;三陰在上,

則尺不應。南政之歲，三陰在天，則寸不應；三陰在泉，則尺不應。左右同。”

《素問·三部九候論》之“九候”，指人頭、手、足三部各三處診脉部位，即例條中的“三部”各“三候”，合稱“九候”。在《素問》以及多種中醫古籍中，“九候”概念被廣泛使用。同篇後條兩處“九候”，當指前文所稱之“九候之脉”，因而已經略等於“九脉”。下例“尺候”指診脉時尺部的脉候，即脉象。

但基於望診將體表官竅直稱作“候”的用例，直到《難經》《脉經》纔出現。見後文。

“候”還可與“脉”連言成“脉候”。

《素問·三部九候論》：“七診雖見，九候皆從者，不死……若有七診之病，其**脉候**亦敗者，死矣。”

“脉候”即指脉、脉象。後世醫書中不乏“脉候”連言的用例。《脉經》卷一第三標題爲《分別三關境界**脉候**所主第三》。該篇分兩層，前部述三部脉的定位，即所謂“境界”；後部述三部“脉候”所主，即：

寸主射上焦，出頭及皮毛竟手；關主射中焦，腹及腰；尺主射下焦，少腹至足。

宋《史載之方》卷上《傷寒論》：“余今輒以病證、**脉候**陳其一二，庶幾世人緣此之傳也。”其下分六日各述一條，如第五日爲：“五日，少陰受之，其脉直行者，從腎上肝鬲，入肺中，循喉嚨，夾舌本//故口燥舌乾而渴//其脉最爲洪大，六七至以上，心脉隱隱應指，來去如一。”[1]其基本格式爲：先陳述經脉循行(對應以下病證情况)，次述所發“病證”，最後即爲脉象(例中以雙斜杠區分層次)。本條中，鮮明地將“脉候”與“病證”作爲并列關係。

明張介賓《景岳全書·小兒總論》：“故必内察其**脉候**，外觀其形氣，中審其病情，參此數者而精察之，又何虛實之難辨哉？”[2]本條將小兒診病分爲三條：在内爲脉候(切診所得)，在外爲形氣(望診所得)，在中爲病情(最終診斷)。此“中”不是與前二句“内”“外”相對，而是指診出的身體之病。

清魏之琇《柳州醫話》：“凡治小兒，不論諸證，宜先揣虛裏穴。”王士雄注：“大人亦然。小兒則**脉候**難憑，揣此尤爲可據。”[3]本條“脉候”亦顯然指脉搏、脉象。

清代《羅氏會約醫鏡》，全書多個病證下專列“脉候”一項，其項專論該病證所見脉象。如卷十《論瘧疾》之《脉候》條：“瘧脉自弦。弦數者多熱，弦遲者多寒。微者爲虛，代散則死。”[4]但類似内容其他病證門下也有其他名目。如卷七《論腰痛》下稱爲“脉息”；卷八《論反胃噎膈》下稱爲“論脉”，卷九《論喘促哮三證》下稱爲“脉論”。諸名義同，“脉候”説的就是脉象。

《中醫大辭典》無“脉候”條，《漢語大詞典》有收，其釋義曰：“謂脉搏變化的情況。《周書·姚僧垣傳》：‘内史柳昂私問曰，至尊貶膳日久，**脉候**何如？’宋范仲淹《奏乞在京并諸道醫學教授生徒》：‘召京城習醫生徒聽學，并教**脉候**及修合藥餌。’宋邵伯温《聞見前録》卷十：‘殊不知**脉候**有虛實，陰陽有順逆。’”此釋“脉候”爲“脉搏變化的情況”，其義與“脉象”略同。但“脉象”是“脉之象”，定語中心語關

[1] 史載之. 史載之方[M]. 長沙：湖南科學技術出版社，2014：74－76.

[2] 張景岳. 景岳全書[M]. 上海中醫藥大學圖書館藏清乾隆五十年(1711年)刻本，卷四十《小兒則》第二葉。

[3] 魏之琇，王士雄. 柳洲醫話[M]//曹炳章. 中國醫學大成：第39册. 上海：上海科學技術出版社，1990：12.

[4] 羅國綱. 羅氏會約醫鏡[M]. 北京：中國中醫藥出版社，2015：233.

係，而"脉候"，據筆者考察，多數情況下爲同義詞素連用，"脉候"其實就是"脉"，"脉"的復音化。《漢語大詞典》所舉後二例，"教脉候"，當然不是教"脉的情况"；"脉候有虚實""脉候"與"陰陽"相對，顯然就是只指"脉"。只有第一例，可以理解成"脉象"，但也可以簡化地理解爲"脉""脉搏"。因此，雖然古漢語的"脉"現代翻譯成"脉象"不能説錯，但細品，則還是有差異的。

"候"既然也是判斷疾病的"證據"，因而，廣義的"候"也可虚化爲診病的依據，甚至也引申指一般的病象乃至症狀。

《素問·玉機真臟論》："帝曰，其時有生者何也？岐伯曰，漿粥入胃，泄注止，則虚者活；身汗得後利，則實者活。此其**候**也。"

《靈樞·邪氣藏府病形》："小腸病者，小腹痛，腰脊控睾而痛，時窘之後，當耳前熱，若寒甚，若獨肩上熱甚，及手小指次指之間熱，若脉陷者，此其**候**也。"

《靈樞·决氣》："黄帝曰，六氣者，有餘不足，氣之多少，腦髓之虚實，血脉之清濁，何以知之。岐伯曰……液脱者，骨屬屈伸不利，色夭，腦髓消，脛酸，耳數鳴；血脱者，色白夭然不澤，其脉空虚，此其**候**也。"

《靈樞·癰疽》："疽者，上之皮夭以堅，上如牛領之皮；癰者，其皮上薄以澤。此其**候**也。"

《素問·至真要大論》："歲少陽在泉，火淫所勝，則焰明郊野，寒熱更至。民病注泄赤白，少腹痛，溺赤，甚則血便，少陰同**候**。""少陽在泉，客勝則腰腹痛，而反惡寒，甚則下白溺白。主勝則熱反上行而客於心，心痛發熱，格中而嘔，少陰同**候**。"

《靈樞·水脹》："水始起也，目窠上微腫，如新卧起之狀，其頸脉動，時咳，陰股間寒，足脛瘇，腹乃大，其水已成矣，以手按其腹，隨手而起，如裹水之狀，此其**候**也……鼓脹……腹脹，身皆大，大與膚脹等也，色蒼黄，腹筋起，此其**候**也。腸覃……寒氣客於腸外，與衛氣相搏，氣不得榮，因有所繫，癖而内着，惡氣乃起，瘜肉乃生，其始生也，大如鷄卵，稍以益大，至其成，如懷子之狀，久者離歲，按之則堅，推之則移，月事以時下，此其**候**也。"

（二）《難經》

《難經》全書篇幅較小，"證""候"二字使用都不多。

"證"的用例集中在《十六難》。這一篇的開頭提到了"九候"。該篇特别之處，是全篇以"内證""外證"和"病"展開。該篇不長，全録於下。

脉有三部**九候**，有陰陽，有輕重，有六十首，一脉變爲四時，離聖久遠，各自是其法，何以别之。

然。是其病有**内外證**。

其**病**爲之奈何。

然。

假令得肝脉。

其**外證**：善潔，面青善怒。

其**内證**：齊左有動氣，按之牢若痛。

其**病**：四肢滿，閉癃溲便難，轉筋。

有是者肝也，無是者非也。

假令得心脉。

其外證：面赤，口乾，喜笑。

其内證：齊上有動氣，按之牢若痛。

其病：煩心，心痛，掌中熱而啘。

有是者心也，無是者非也。

假令得脾脉。

其外證：面黄，善噫，善思，善味。

其内證：當齊有動氣，按之牢若痛。

其病：腹脹滿，食不消，體重節痛，怠墮嗜卧，四肢不收。

有是者脾也，無是者非也。

假令得肺脉。

其外證：面白善嚏，悲愁不樂，欲哭。

其内證：齊右有動氣，按之牢若痛。

其病：喘咳，灑淅寒熱。

有是者肺也，無是者非也。

假令得腎脉。

其外證：面黑，喜恐，欠。

其内證：齊下有動氣，按之牢若痛。

其病：逆氣，少腹急痛，泄如下重，足脛寒而逆。

有是者腎也，無是非者也。

與《素問》《靈樞》只出現1處"證"且在晚出之篇不同，《難經》本篇出現了多例"證"字，但也僅見於本篇。仔細辨讀一下可知，本篇的"證"用法比較鮮明，將"證"以"外""内"修飾，賦予了"證"不同於一般文獻中的意義(參見下題)。其"外證"，主要是面部的氣色和表情，爲望診所得；其"内證"，是臍周腹部的改變，爲切診所得。也就是説，二者都屬於《素問》《靈樞》中的"候"。而各條下句的"其病"，纔是通常所説的"證"。至於"脉"，則在各臟之病的首句，爲五臟之脉。

《難經》中其他的"候"，第一義還是"九候"。

《十八難》："脉有三部**九候**，各何所主之。然。三部者，寸關尺也。九候者，浮中沉也。"

此釋"九候"與《素問》"九候"不同，定義爲寸關尺三部各以浮、中、沉取，而得"九候"。

二是診測疾病的依據，主要是基於望診所作判斷。

《二十四難》："手足三陰三陽氣已絶，何以爲**候**。可知其吉凶不。

然。足少陰氣絶，即骨枯。少陰者，冬脉也。伏行而温於骨髓。

故骨髓不温，即肉不着骨。

骨肉不相親，即肉濡而却。

肉濡而却，故齒長而枯。

發無潤澤者,骨先死。

戊日篤,己日死。"

本條爲足少陰(腎)的望診,以外部迹象判斷體内變化乃至預判死證和死期。以下還排比有足太陰(脾)、足厥陰(肝)、手太陰(肺)、手少陰(心)的望診。

《五十八難》:"寒熱之病,**候**之如何也?

然。皮寒熱者,皮不可近席,毛髮焦,鼻槁,不得汗;肌寒熱者,皮膚痛,脣舌槁,無汗;骨寒熱者,病無所安,汗注不休,齒本槁痛。"

本條"候"義近"診",而所診内容則約似前文之"外證"。

三是五藏對應的外竅,也可以認爲是内藏在體表的功能反映區。共出現兩條。

《四十難》:"經言,肝主色,心主臭,脾主味,肺主聲,腎主液。鼻者肺之**候**,而反知香臭;耳者腎之**候**,而反聞聲,其意何也。"

(三)《傷寒論》《金匱要略方》《金匱玉函經》

張仲景著作中,廣泛使用了"證"。與《難經》"證"只見於一篇且意義特别相比,仲景著作中的"證"有多種不同層面的意義。

一是個别的證,即指症狀。《金匱玉函經》第三篇:"傷寒中風,有小柴胡證,但見一**證**便是,不必悉具。"

二是以方爲名的證候群。如桂枝湯證、葛根湯證。

三是以經命名的證候群。如太陽證、少陰證。

四是以病證命名的證候群。如血證、結胸證。

五是以内外命名的病證。常見者如表證、外證、裏證、表裏證。

六是以屬性命名的病證。如熱證、寒證、陽證、陰證。以上各義都與"證"的"證驗"之義有關,是從"證驗"引申爲一般的現象。

七是泛指的病證,證狀或證狀群。如桂枝湯節度語:"服一劑盡,**病證**猶在者,更作服。"《傷寒論》第八篇:"脉但浮,無餘**證**者,與麻黄湯。"

與此相對,"候"仲景書中用例較少。

《傷寒論》中,一例"候"指向脉診:

《傷寒論·辨不可下病脉證并治第二十》:"傷寒脉陰陽俱緊,惡寒發熱,則脉欲厥,厥者,脉初來大,漸漸小,更來漸大,是其**候**也。"

此"候"指脉象變化無疑,但全書典型用例只出現這一處。

另一處是指疾病表現,病證。

《傷寒論·痓濕暍》:"濕痹之**候**,其人小便不利,大便反快,但當利其小便。"

《傷寒論》一書中,若不算前三篇,則"候"字只出現了以上兩例。後條亦見於《金匱要略方》《金匱玉函經》。《金匱》中除"濕痹之候"這一例之外,另有兩條:

《金匱要略方·黄疸病脉證并治第十五》:"夫病酒黄疸,必小便不利,其**候**心中熱,足下熱,是其**證**也。"

《金匱要略方·黄疸病脉證并治第十五》:"右二味,爲散,以大麥粥汁,和服方寸匕,日三服,病隨大小便去,小便正黄,大便正黑,是**候**也。"

此二例之"候",較偏於證狀,又有"證明""證驗"之義。

張仲景是横空出世的醫聖,他將之前較爲粗糙的"辨病論治"改造成爲"辨證論治",被尊奉爲醫界之聖。他的著作中怎麽會疏於論"候"呢?當然不會是疏漏。仲景著作中較少説"候",應是因爲,當時"候"已經常用於後起義,即與"證"有混同,因而張仲景把"候"具體化地用脉、舌(舌苔)來記述。

張仲景辨治體系中,以證、脉、苔三方綜合辨證,"舌苔"診爲張仲景首倡,"證"與"脉"診尤爲張仲景所重視。可證於《傷寒論》與《金匱要略方》的諸證治篇的標題:《傷寒論》中如"辨太陽病**脉證**并治上第五""辨不可發汗病**脉證**并治第十五",《金匱要略方》中如"腹滿寒疝宿食病**脉證**并治第十""婦人妊娠病**脉證**并治第二十一",各篇皆以"**脉**""**證**"二者標目。《傷寒論》中還有"脉證"連寫在行文中的。《傷寒論·辨太陽病脉證并治上第五》:"觀其**脉證**,知犯何逆,隨證治之。"因爲突出了"脉"(舌、苔診出現總數較少,又專門寫在了行文中),所以,張仲景著作中也就較少提及"候"了。

在具體行文中也是這樣體現的。如:

《金匱要略方》第六篇:"血痹,//陰陽俱微,寸口關上微,尺中小緊//**外證**身體不仁,如風痹狀,黄耆桂枝五物湯主之。"

"血痹"是病,其下三句爲脉,亦即候,但未以"候"指稱;其下冠以"外證"二字,此"外證"與《難經》中的"外證"有所不同,指一般意義上的"病證"或"外表病證"。

另外,《金匱玉函經》也很少論"候",共見6處。其中兩處與前述《傷寒論》論脉條文同條,兩處爲混用(詳後文),兩處見於首篇《金匱玉函經·證治總例》篇(該篇一般認爲是後人摻入,但具體的摻入時間尚存不同看法),其中出現了兩處"候"。

《金匱玉函經·證治總例》:"古者上醫相色,中醫聽聲,下醫**診脉**。**診候**之法,固是不易。又云:問而知之,别病深淺,命曰巧焉。上醫相色知病……中醫聽聲知病……下醫**診脉**知病……"

同篇:"若**主候**常存,形色未病,未入腠理,針藥及時,服將調節,委以良醫,病無不愈,咸共思之。"

前例首先説到望(相色)、聞(聽聲)、切(診脉)三診,跳接後句"問而知之",則合爲中醫四診。其中"診候"的"候"字即前句之"脉"。從語感看,"診候之法,固是不易"一句,應是後人旁批混入正文。批語意謂：雖然説“下醫診脉”，但診脉也不是容易的事。然則批語作者確實是把“脉”指爲“候”的。後例“主候”即主脉、常脉。“候”即指“脉”。

《傷寒》《金匱》標題中的“脉證”，《金匱玉函經》篇題中略去了“脉”，諸篇標題表述如：“辨太陽病**形證**治上第三”“辨不可發汗病**形證**治第十三”，以“形證”標目，應出於後世傳抄中的改動。《傷寒論·平脉法》：“問曰，脉有灾怪，何謂也？師曰，假令人病，**脉**得太陽，與**形證**相應，因爲作湯，比還送湯，如食頃，病人乃大吐，若下利，腹中痛。師曰：我前來不見此**證**，今乃變異，是名灾怪。”“脉”與“形證”相對，“形證”後文又簡稱爲“證”，可見，“形證”是“證”的複音化的一種表達。但《金匱玉函經》中的這一改動，在一定意義上説明改動者對張仲景的辨治體系未能深入理解，因而把關鍵概念“脉”給删去了。

總之，張仲景醫著中“候”出現得很少，但用法與《内經》中主要用法相合，而與“證”相對。

此外，《備急千金要方》卷一《大醫精誠》中，也用到了“診候”，用法與上例相近但不全同。

張湛曰：“夫經方之難精，由來尚矣。”今病有内同而外異，亦有内異而外同，故五藏六腑之盈虚，血脉榮衛之通塞，固非耳目之所察，必先**診候**以審之。而寸口關尺，有浮沉弦緊之亂；俞穴流注，有高下淺深之差；肌膚筋骨，有厚薄剛柔之異。唯用心精微者，始可與言於此矣。今以至精至微之事，求之於至粗至淺之思，其不殆哉！[1]

本條指出：體内的“五藏六腑之盈虚，血脉榮衛之通塞”，“非耳目之所察”“必先**診候**以審之”。排除了“耳目”之用，這就把“候”限定爲手診即“切診”（切脉與其他觸診）了。且其下三句，説到了“寸口關尺”“俞穴流注”“肌膚筋骨”的差别，是在前句“診候”的意義上生發開來的，更表明“診候”就是指用手的診斷（比上引《金匱玉函經》之“診候”範圍更寬）。

（四）《脉經》

《脉經》是脉學文獻的匯編，源文獻有不同來歷，因而書中“證”“候”乃至一些相關概念都有用法不一致的情况。

前已述及，《傷寒論》主體各篇皆以“脉證”標目，包括卷七之後的諸“可”與“不可”篇皆同，如“辨可發汗病**脉證**并治第十六”，而《脉經》卷七（與《傷寒論》諸“可”與“不可”内容對應）則作“病可發汗**證**第二”，用“證”而無“脉”。《金匱要略方》諸篇亦以“脉證”標目，《脉經》卷八（與《金匱要略方》内容對應）却與之相同，如《金匱要略方》“痓濕暍病**脉證**并治第二”，《脉經》作“平痓濕暍**脉證**第二”；《金匱要略方》“血痹虚勞病**脉證**并治第六”，《脉經》作“平血痹虚勞**脉證**第六”。呈現出不同的變化情况。

此外，《脉經》卷四有《診四時相反**脉證**第四》這一篇題，該篇只出現肝脉、春肝脉、心脉、夏心脉之類籠統的説法，并未言及“證”。考《脉經》卷四的卷目録下該題無“證”字，《千金要方》卷二十八引該篇標題中亦無“證”字[2]，“證”當爲衍文。

《脉經》中“候”的用例亦較多。

《脉經》卷五《扁鵲脉法第三》：

相病之法，視色聽聲，觀病之所在，**候脉**要訣，豈不微乎？脉浮如數，無熱者，風也；若浮如數，而

[1] 孫思邈.備急千金要方[M].北京：人民衛生出版社，1955：1.

[2] 孫思邈.備急千金要方[M].北京：人民衛生出版社，1955：503.

有熱者，氣也……

此謂“候脉”，顯然是對脉象的診察。

“候”還用於指臟腑的外候，也就是所謂“竅”。《脉經》卷三即有這方面內容：（肝）“其**候**目【肝候出目故肝實則目赤】”，（心）“其**候**舌”，（脾）“其**候**口”（肺），“其**候**鼻”（腎），“其**候**耳”。

《脉經》卷二《平三關**病候**并治宜第三》共有寸脉17條，關脉18條，尺脉16條，各條格式相同，如下舉寸脉之例：

寸口脉浮//中風發熱頭痛//宜服桂枝湯葛根湯針風池風府向火灸身摩治風膏覆令汗出

寸口脉緊//苦頭痛骨肉疼是傷寒//宜服麻黄湯發汗針眉冲顳顬摩治傷寒膏

寸口脉微//苦寒爲衄//宜服五味子湯摩茱萸膏令汗出……

各條體例統一爲：先記脉位與脉象，再記對應之病與治法，即爲篇題所稱“病”“候”（行文中的順序是先候後病）與“治宜”。三部的後標題分别爲“右上部寸口**脉**十七條……右中部關**脉**十八條……右下部尺**脉**十六條”。其中的“病”就是通常所稱之“證”，文中的“脉”就是標題中的“候”。

《脉經》卷四有《診五藏六腑氣絶**證候**第三》一篇篇題，留待後文叙説。

（五）證、候的趨同

由於“證”“候”都是疾病的表現，體表的部分表現也不一定能够確分屬“證”還是“候”，因而使用中二者也會漸漸相混。前述，《素問》《靈樞》中有“候”實際指“證”的，《傷寒》《金匱》中也有“候”指一般病證的用例，《難經》中則又把“候”分成了“外證”“内證”。這裏再另舉數例觀察之：

《金匱玉函經·辨太陽病形證治上第三》：“太陽病，脉浮緊，無汗而發熱，其身疼痛，八九日不解，其**表候**仍在，此當發其汗。”

“表候”，同書《辨可發汗病形證治第十四》同此，但“仍在”作“續在”，《脉經》卷七第二同條亦作“表候續在”；《傷寒論》亦兩見，但“表候”皆作“表證”，當從。在表可見者爲“證”，不爲“候”。《金匱玉函經》發生錯用，正因爲傳抄者已不能確分，因而錯抄。

《脉經》卷九《平鬱冒五崩漏下經閉不利腹中諸病證第五》：“問曰，婦人病如癲疾，鬱冒，一日二十餘發。師脉之，反言帶下，皆如師言。其脉何類，何以别之？師曰：寸口脉濡而緊，濡則陽氣微，緊則榮中寒……疾【**疾一作候**】起年少時，經水來以合房室，移時過度，精感命門開，經下血虚，百脉皆張……”

病人“病如癲疾鬱冒”，追溯病因時稱“疾起”順理成章；但却有傳本作“候起”，顯然是古代流傳中被改成了“候”，改動的背景自然是“候”與“疾”字義趨同了，而“疾”在此亦與“證”同義。

後世，用“候”泛指證狀，就更常見了。隋代巢元方所撰《諸病源候論》，論諸病之“源”與“候”。全書以“病”作一級分類，以“候”作二級分類，各候條文除“源”之外，以述“證”爲主，少數涉及“脉”，因而，此“候”字應是通常意義上的“證”。

《小品方》卷第一《述增損舊方用藥犯禁决》:"凡病自有**外候**危急而反易差者,服一方即差,亦有不治自若差者。"[1]

此"外候"亦一般地指病象、證狀,已非其診病之用的"候"。

可見,"證""候"趨同的主要變化表現是,人們不經意地中漸漸忽略了"候"的特定含義,用"證"概"候",或以"候"稱"證"。

但是,即使是"證""候"趨同後,按二者原義使用的例子仍有不少。可以認爲,二者演化成爲"渾言不别,析言有異"的關係。

三、證、候的連用

前述,"證""候"在出土醫藥簡帛中都還未出現,"證"在《素問》《靈樞》中也只見有惟一一例,且出於後補篇章;其他書籍中較廣使用則起於東漢末的《傷寒論》。故"證候"連用,也只能起於東漢或更後。現今可見早期用例可舉出以下各例:

(一) 張仲景《傷寒論・傷寒例》2見

《傷寒論・傷寒例》篇兩次論及"證候":

《傷寒論・傷寒例》:"今搜採仲景舊論,録其**證候**診脉聲色,對病真方,有神驗者,擬防世急也……脉陰陽俱盛,大汗出不解者死。脉陰陽俱虚,熱不止者死。脉至乍數乍疏者死,脉至如轉索,其日死。讝言妄語,身微熱,脉浮大,手足温者生,逆冷脉沉細者,不過一日死矣。此以前是傷寒熱病**證候**也。"

本條省略號省去的文字,主體上都是論述熱病症狀與脉象的,與省略號後面保留下的4條文字意旨和表達格式相同,都是説某脉、某證,某結果。察其文,研判病情判斷生死,主要靠的就是證與脉,而段末總括爲"證候",説明"脉"就是"候"。段首謂"録其證候診脉聲色",頗疑"診脉聲色"是旁批混入正文,因爲"診脉聲色"恰恰就是"候"的具體内容。由於這兩處"證候"分别見於該篇開頭的概述段和結束句,因而從語感看,當是前人用以概括《傷寒論》中診病依據的,實際指向的也就是篇中的證與脉(或包含舌、苔診)。《傷寒例》一篇成爲"例"的,有十條"凡"(以"凡"字起頭的句子,凡如何則如何),其中3條"凡"下又有分述,故"傷寒例"共有20多條。陶弘景《本草經集注・序》謂"傷寒證候亦有二十餘條"(詳見下文),二説相合,陶弘景所説的"傷寒證候",應當就是《傷寒例》篇中的二十餘條。《傷寒例》篇開頭就説"搜採仲景舊論",因而當然不是仲景原文,但其内容應該是有比較早的來歷的,有人推測爲王叔和所撰。陶弘景之語與此篇相合,可爲此説增加一個旁證。

《傷寒論・傷寒例》中可能還應有一處"證候"。

《傷寒論・傷寒例》:"死生之要,在乎須臾,視身之盡,不暇計日。此陰陽虚實之交錯,**其候**至微;發汗吐下之相反,**其禍**至速。"

敦煌本《傷寒論》P. 3287:"死生之要,在於【須臾,瞬】息之間,克於時限,然陰陽虚實交錯者,

[1] 日本北里研究所附屬東洋醫學總合研究所醫史文獻研究室刊. 小品方・黄帝内經明堂・古鈔本殘卷[M]. 1992: 9.

> **證候**至微也。發汗、吐、下相反者,**禍福**至速也。"[1]

傳世本作"其候",敦煌本作"證候",本條以"證候"并提爲長。敦煌本中,與"證候"對見的是"禍福","禍福"實際偏指"禍",這是偏義復詞。可能在宋臣整理時,未理解此爲偏指的用法,因而改作"其禍",相應地也就將"證候"改爲"其候",但本處當爲"證候"并舉。本例全句當以敦煌本爲長。

由於敦煌本(該例條之前的文字明確標示出自"仲景曰")的存在,同樣證明,《傷寒例》篇雖然不一定是張仲景原文,但至少是唐以前已經形成,也被前人視同爲張氏系統的文獻。因而可證張仲景著作對"候"也是有所論及的。

(二)晉王叔和《脉經》卷四1例

《脉經》卷四有《診五藏六腑氣絶**證候**第三》一篇,該篇述各種"氣絶"下可以視見之表現,如:"病人肝絶,八日死。何以知之?面青,但欲伏眠,目視而不見,人汗【一作泣】出如水不止【一日二日死】。"標題中籠統地稱爲"證候"。分析各條文,多數包含着望診的内容,如"肝絶"之"面青","膽絶"之"眉爲之傾","筋絶"之"手足爪甲青"等,雖然也有幾條望診所指不是很常規的望診對象。如:"病人胃絶,五日死,何以知之?脊痛,腰中重,不可反復。""病人大腸絶,不治,何以知之?泄利無度,利絶則死。"但總體上看,本篇的"候"是望診之候,有的平行句中没有典型的望診内容,或是有脱文。

(三)南朝梁陶弘景著作中2例

> 陶弘景《本草經集注·序》:"右本説如此。按今藥之所主,説病之一名。假令中風,乃有數十種;傷寒**證候**,亦有二十餘條。更復就中求其例類,大體歸其始終,以本性爲根宗,然後配合證以合藥爾。病之變狀,不可一概言之。"[2]

本條在《證類本草》中篇題爲《梁陶弘景序》,爲陶弘景對《神農本草經·序》多條解説中的一條。敦煌卷子MS.530中亦有此篇,彼文作"診候",應同"證候"。就本條來説,也不能提示"證候"是什麽。但本條可和前文所引《傷寒論·傷寒例》篇互參。彼篇述及"傷寒例"共有二十餘條,而本條陶注恰恰説傷寒證候有"二十餘條",兩方一致,可以互證。

> 《肘後備急方》陶弘景《華陽隱居〈補闕肘後百一方〉序》:"余又别撰《效驗方》五卷,具論諸病**證候**,因藥變通,而并是大治,非窮居所資,若華軒鼎室,亦宜修省耳……故備論**證候**,使曉然不滯,一披條領,無使過差也。"

二條"證候"所在語境,對其詞義或詞素義没有足够提示,但從當時的通行用法看,"證候"應指"證"與"候"兩方面。

回溯"證""候"二字各自用法以及從"證候"早期用例看,"證候"一詞原本分指二事,是明確的。

(四)"證候"一詞用法的變化

由於"證""候"二字字義有趨同的走向,因而"證候"連詞在後世有可能籠統地表示病證。例如:

---

[1] 沈澍農.敦煌吐魯番醫藥文獻新輯校[M].北京:高等教育出版社,2016:95.

[2] 唐慎微.重修證和經史證類備用本草[M].北京:人民衛生出版社,1956:33.

隋巢元方《諸病源候論》卷十三《脚氣緩弱候》:"病既入藏,其脉有三品,**内外證候相似,但脉異**耳。若病患脉得浮大及緩,宜服續命湯兩劑;若風盛,宜作越婢湯加术四兩。"[1]

宋朱肱《活人書》卷九《問自汗者何也》:"假令傷風自汗,若脉浮而弱,設當行桂枝湯,服後無**桂枝脉息**、**證候**而煩者,即不可再服也。"[2]

明王肯堂《證治準繩》卷四十一《傷寒·太陽病》:"至於中風脉浮緊、傷寒脉浮緩,仲景皆以青龍對之,何也?予嘗深究三旨,若**證候與脉相對**,無不應手而愈。"[3]

前例中,"證候"與"脉"對見,則"證候"不包括脉而只是"證";中例中,"證候"與"脉息"對見,則"候"不指脉息而只是"證";後例中稱"證候與脉相對",此"證候"更明顯是不包含"脉"的,則此"證候"就是"證"。可見,當時的醫家對"候"的本義已經不太明瞭,把"證候"視爲"證"。

當然,肯定還會有醫家理解"候"的本義,按本來用法來表述,但就普遍情况看,已經多將"證候"等同於"證"了。

四、結合字義討論

(一)"證""候"的源流

在觀察了較早時期幾部重要的中醫典籍中"證""候"的用例後,再從古代字書所釋字義來驗證與分析。"證""候"二字都是多義字,這裏只説與中醫學有關的引申狀况。

《説文·言部》:"證,告也。"即指告發、證明。段玉裁注:"今人爲證驗字。"[4]醫書之用以此爲起點,引申指病人之"告"(主訴)與其他的確定病象的依據,即病的表現、病的證狀(晚近作"症狀")、病的證驗。在此基礎上,古人觀察到了各别疾病有不同證狀集群出現的現象,再將其概括爲"證"(亦即現代人常説的"證候")。明代《正字通》:"證,《説文》'告也'。又驗也,候也,質也。古通作'徵'。"這一釋義與中醫古籍中的"證"的用法基本相合。

這一引申系列概括起來就是:證,告訴—證驗—證(症)狀—證狀群—證(辨證之"證")—證候(現代用法)。

《説文·人部》:"候,伺望也。"段玉裁改爲"司望"。注云:"凡覷伺皆曰候。"[5]引申指窺視、偵察。《廣雅·釋詁三》:"候,覗也。"[6]按:《方言》卷十"凡相竊視……自江而北謂之貼,或謂之覗"[7]。"竊視",即"窺視"。又由此引申指醫療中的"診察"、診察的部位、診察的結論。

這一引申系列可概括爲:伺望—偵察—對疾病的偵察—偵察疾病的部位—所偵察的内證—疾病之證(後二者也可以是平行關係)。

其中,"證"由"告訴"起,最後將"候"納入,一起歸爲"證"——即中醫最重要的特色概念的"證"。

"候"由"伺望"起,引申指對疾病的偵測,亦指偵測的部位、偵測疾病的結果,最終也趨向於指病的表現,即與"證"相近的意思。

[1] 巢元方. 諸病源候論[M]. 北京: 人民衛生出版社,1955: 79.
[2] 朱肱. 重校證活人書: 卷九[M]. 日本静嘉堂文庫藏政和八年刊本: 第四葉.
[3] 王肯堂. 證治準繩[M]//文淵閣四庫全書: 第0769册. 臺北: 臺灣商務印書館,1986: 64.
[4] 許慎. 説文解字[M]段玉裁,注. 北京: 中華書局,2013: 101.
[5] 許慎. 説文解字[M]段玉裁,注. 北京: 中華書局,2013: 378.
[6] 廣雅疏證[M]. 上海: 上海古籍出版社,1987: 439.
[7] 方言箋疏[M]. 上海: 上海古籍出版社,1987: 928.

動態地看,“證”“候”二字中,“候”更早地(在《内經》時代,大約是西漢中後期)進入了中醫領域,指各種由表及裏、由微知著的“技術性”診斷方法(動詞、名詞用法皆有),包括望診、切診。望診又包括望體、望舌,切診又包括切腹、切脉。“候”有時稱“脉”“脉候”,“内證”和“外證”。但這些名稱往往只是“候”的屬概念,即只反映了“候”的一部分内容。但需要注意的是,“候”常特指“脉”診方法與對脉診印象即脉象的描述。此外亦指這樣用“候”診斷得到的印象、判斷。

而“證”則較後地(在《傷寒》《金匱》時代,大約是東漢末期;《難經》在這之前已經用“證”,但爲特殊用法,與《内經》之“候”較近)進入中醫領域,《傷寒》《金匱》中的“證”偏指病者自我感知、主訴的或外觀較爲直觀易見的病象。歷史上,“證”原本偏於現象的描述,最早指具體的病狀,後用指各種集合概念的“證”。但近代特别是現代中醫,有意將其規定爲對疾病綜合地、本質地認知,這樣有利於現代對“辨證論治”概念的表述,却并非古代原有之意。“證”有時以“疾”“病”“病證”相稱,有時也混稱“候”“表候”“外證”“形證”,各稱名内涵變化不多。

因而,從“證”“候”二字字義引申的源流來看,二者原本是有差别的。從“證”與“候”各自的字義和使用特點看,大致可做如下概括:

大體的爲“證”,細微的爲“候”;外顯的爲“證”,内觀的爲“候”;患者自覺的(主訴的)爲“證”,醫者偵得的爲“候”;患者客觀之病證爲“證”,醫者主觀之判斷爲“候”。“證”以自覺爲主(包含部分他覺),“候”則主要是他覺。

用現代醫學上的常用術語比照,大體上,“證”與“症狀”相近,“候”與“體征”相近。

鄧鐵濤等《中醫證候規範》一書在介紹“證”“候”二字常見義項後,有這樣一段表述:“從中醫學角度領會其含義,‘證’是病人患病時自我感覺的各種異常變化,并足以證明自身患有疾病的證據——症狀,引申於廣義時代表病人全部的臨床資料;‘候’是醫者運用各種診察手段,經過一定時間對病人進行診察檢查而獲得的形體上的各種異常徵候——體徵,引申於廣義時亦代表病人全部的臨床資料。故前人或單稱‘證’,或單稱‘候’,或‘證候’合稱。”[1]這段話,是筆者所見相關文獻中最接近真相的表述,但仍有些簡單化,不够系統、深入和精準。

(二)“證候”的源流

“候”與“證”這兩個用法結合在一起表達時,就是“證候”。

“證候”一名,約起於東漢末至魏晋南北朝。從該詞的發生和使用情況看,“證候”一詞早期的用法明顯是由兩個并列的詞素構成(而不是定語中心詞結構):一是“證”,一是“候”。如上所説,“證”主要指證狀、病象,也就是偏表的疾病表現,外在可見或病人主訴的病痛;“候”則指能够反映體内病變的體表細微變化,“候”往往不能被病人簡單感知,而需要醫者通過特殊的觀測來了解、觀察這些細微變化,并借助專業知識和技能去估量、評判體内變化。如望診中通過體表望診之“部”對體内疾病的判斷,切診中通過手的捫循(通“揗”)對腹部病的診察,又常特别指通過脉診對全身疾病的診斷。

“證候”古代亦稱“病候”“脉證”。“脉證”一詞的存在,以及歷史文獻中的相關論述,也清晰地告訴我們:“候”雖然是多方面的,但以“脉”爲中心。前述,鄧鐵濤、趙金鐸二書中介紹“中醫證候規範學術討論會”對“證候”的初步定義强調了證候是以“相關的脉症”表現出來(“症”同“證”),這一基點是很有意義的。但後來的研究者忽略了這一點,是個失誤。

之後,“證候”之“候”原義淡化,“證候”成了“證”的雙音化表達,這樣的用法早在隋唐已經開始出

[1] 鄧鐵濤,等.中醫證候規範[M].廣州:廣東科技出版社,1990:11.

現,宋以後更爲流行。這時候,“證候”等同於“證”,因而其内部結構當是偏義復詞,即“證”單獨地表達了整個詞義,“候”只是音節的陪襯,并不表達意義。現代規定“證候”等同於“證”,反之“證”即是“證候”,站在現代立場,可以接受。但是,這與該詞在古籍中的原有用法不是一回事,不能以今律古,忽略、忘却其本來意義;也不能强解“候”的詞素義,把“證候”視爲偏正結構。

(三)附説:証、症

“証”和“症”都曾經是“證”的替代寫法。

《説文》:“證,告也。”段注:“今人爲證驗字。”《説文》“証,諫也。”段注:“《吕覽》,士尉以証静郭君。高曰,証,諫也。今俗以證爲証驗字,遂改《吕覽》之証爲證。”《説文》中“證”“証”本爲兩個不同的字,後世雖然在“證驗”義上混用,繼而在證明、證狀等詞義上亦寫作“証”。但引用《説文》時不能交錯。

對於二字混用的情況,王力先生有論述。《王力古漢語字典》説:“宋代以前‘証’‘證’本不同音,也不同義。‘証’在耕部,‘證’在蒸部。‘證’是證驗,‘証’是勸諫。直言糾正長上的過失就是‘証’,這是‘正’的使動用法的結果。《吕氏春秋》往往作‘正諫’,例如《慎大》‘爲天下戮,不可正諫’。《恃君達鬱》:‘是故天子聽政,使公卿列士正諫。’元代以後兩字變成同音,明代開始以‘証’通‘證’。《正字通》:‘証,與證通。’”[1]按,“證”混寫爲“証”,可能比王力先生所説稍早,至少要提前到元代。

筆者手邊有湖南科學技術出版社影印北京大學藏元版《世醫得效方》,翻檢其書,已有“証”用同“證”之例。如卷六:“小三黄圓治熱**証**大便秘結,每服三十圓,温水下。”“導氣圓,治諸痞塞,關格不通,腹脹如鼓,大便結秘等**証**。”[2]明代醫書中,“証”的用例就漸漸多了些。如明代藍格抄本《甲乙經》中就有數處“証”字。

《四庫全書》本宋佚名《小兒衛生總微論方》、宋陳言《三因極一病証方論》等書,“證”也絶大多數作“証”,未詳《四庫全書》所用底本,因而不知道這是宋本舊貌,還是清人翻刻時改過(二書中也偶見“症”字,當是清代傳抄時因習慣而改),所以,無法判定宋代是否已經發生“証”混爲“證”。

在醫藥範圍中,大約在明代,人們新造“症”以代替“證(証)”,字從“疒”,强調與疾病有關。在指向病證這一意義上,原本二字同義。現代規定“症”表症狀,“證”表證候,意在便於區别使用。“症”在古代字典中全無踪迹,最早收進此字的字典是民國期間的《中華大字典》,釋義爲“俗證字”。“症”的産生年代,《王力古漢語字典》指爲元雜劇《倩女離魂》,《簡化字源》更指爲宋李昴英《文溪集》[3],筆者懷疑他們所用的版本并非元、宋當時古本。先有“證”混寫爲“証”,纔能進一步變化爲“症”,“症”字當在“証”字基礎上發生。前引王力説:“明代開始以‘証’通‘證’。”則“症”不應發生在此之前。當然,筆者上文已經將“証”“證”混用時間提前到元代,但“症”字的出現需要有個時間差,依然較大可能在明代始見。

明吴有性《温疫論》下卷有《正名》一篇,論云:“《傷寒論》曰,發熱而渴不惡寒者爲温病,後人省氵加疒爲瘟,即温也。如病證之證,後人省文作証,嗣後省言加疒爲症。又如滯下,古人爲下利膿血,蓋以瀉爲下利,後人加疒爲痢。要之,古無瘟、痢、症三字,蓋後人之自爲變易耳,不可因易其文,以温瘟爲兩病,各指受病之原。”[4]其論主要指向“温”與“瘟”,旁及“症”“痢”二字用以佐證。而其對此三字演化路徑和字義的解釋,是完全正確的。三字演變從“疒”的新字形,原本與原字形是完全同義的。

在古醫籍,筆者所見“症”的最早用例出於《金匱玉函經》。《金匱玉函經》卷二《辨痓濕暍第一》:

[1] 王力.王力古漢語字典[M].北京:中華書局,2000:1267.

[2] 危亦林.世醫得效方[M].長沙:湖南科學技術出版社,2014:740,757.

[3] 李樂毅.簡化字源[M].北京:華語教學出版社,1996:302-303.

[4] 吴有性.温疫論[M].上海:上海科學技術出版社,1990:65.

"太陽病,其症備,身體强,几几然,脉沉遲,此爲痓,栝樓桂枝湯主之。"該書係清康熙年間上海醫家陳世杰校刻,筆者考,其底本主體爲南宋抄本,但經陳世杰校勘整理而刊刻傳世。此"症"字在該書也只是僅見之例,很有可能是陳世杰校刻時改入,只是無從確考了。而明代醫著中,"証"和"症"就都不少見了。如明代大型方書《普濟方》中二字都有不少用例,明醫統本《針灸甲乙經》,亦既有"証"又有"症"(用例都不多,明藍格抄本皆作"証")。

現代定義"證"爲證候,"症"爲症狀,但古代原無此區分。

此外,《簡化字方案》將"癥"簡化爲"症",這是當年擬定方案時根據音近原則所做的規定,此字的處理略顯輕率。從古代用例看,"癥"指癥結、癥瘕,與"症"全無干涉,故中醫界使用"癥"字時,很少有人按"方案"規定簡化使用。

五、重擬釋義

基於以上討論,筆者嘗試爲一些相關概念重新擬寫釋義,希望能提供一個重新認識的基礎,以便進一步研究與完善;同時也作爲本文的結語。

1. 證 ① 指具體症狀。《傷寒論·辨太陽病脉證并治中第六》:"傷寒中風,有柴胡證,但見一證便是,不必悉具。"② 概指病證。即人生病後外觀可見或自我感知的各種病象的綜合,常常用以代稱證候群。如少陽證、桂枝湯證。③ 現代定義:"證"爲醫者對疾病過程中一定階段的病位、病性、病勢、病因及機體抗病能力的强弱等本質情況的綜合認識。相對於歷史概念,"證"包括了證、候兩個方面。參見"候""證候"。

2. 候 ① 身體的特異反映。指人體健康或生病狀態在體表細微的反映,醫者可藉以了解對象的身體狀況。《備急千金要方》卷一《大醫精誠》:"故五藏六腑之盈虚,血脉榮衛之通塞,固非耳目之所察,必先診候以審之。"② 猶言診斷。醫者借助專業知識,通過望診、切診對人體健康或生病狀態由表及裹、由微知著的感知。《靈樞·師傳》:"鼻隧以長,以候大腸;脣厚人中長,以候小腸。"《脉經》卷五《扁鵲脉法第三》:"相病之法,視色聽聲,觀病之所在,候脉要訣,豈不微乎?"③ 診候部位名。醫者從體表感知他人身體狀況的點、位,如五官、面色、脉搏。《脉經》卷三:(肝)"其候目(肝候出目,故肝實則目赤)。"④ 特指脉象。《傷寒論·辨不可下病脉證并治第二十》:"傷寒脉陰陽俱緊,惡寒發熱,則脉欲厥,厥者,脉初來大,漸漸小,更來漸大,是其候也。"《金匱玉函經·證治總例》:"若主候常存,形色未病,未入腠理,針藥及時,服將調節,委以良醫,病無不愈,咸共思之。"⑤ 泛指病證,或診斷依據,與"證"混用。《金匱玉函經·辨太陽病形證治上第三》:"太陽病,脉浮緊,無汗而發熱,其身疼痛,八九日不解,其表候仍在,此當發其汗。"《傷寒論》同條作"表證"。《金匱要略方·黄疸病脉證并治第十五》:"夫病酒黄疸,必小便不利,其候心中熱,足下熱,是其證也。"(氣候等意義略)

3. 證候 ① 疾病的綜合反映。指病人生病後外觀可見或自我感知的各種病象(證)與醫者通過望診、切診對人體健康或生病狀態由表及裹、由微知著的感知(候)兩方面的整體描述。《傷寒論·傷寒例》:"……讝言妄語,身微熱,脉浮大,手足温者生,逆冷脉沉細者,不過一日死矣。此以前是傷寒熱病證候也。"《本草經集注·序》:"傷寒證候,亦有二十餘條。"很多情況下,"證候"指"證"與"脉"。參見"脉證"。② 偏指"證",是"證"的複音化。《諸病源候論》卷十三《脚氣緩弱候》:"病既入藏,其脉有三品,内外證候相似,但脉異耳。"③ 同"證"③。現代定義:"證候"爲醫者對疾病過程中一定階段的病位、病性、病勢、病因及機體抗病能力的强弱等本質情況的綜合認識。是對病者證象、舌象、脉象等體徵和病機、預後等情況的總體判斷。

4. 症　① “證”的分化字,約起於元明之際,因“證”混用爲“証”,再由“証”字分化而來,爲强調疾病類而改從“疒”部。可用於“證”的各個義項。② 現代規定,“症”專用於具體症狀。

5. 症候　同“證候”②,指疾病的狀況。《普濟方》卷一百二十一:“然則桂枝下咽,表和則愈;承氣入胃,裏平則痊。明當消息病之症候,不可亂投湯藥,虚其胃氣也。”

6. 診候　① 猶言“診脉”。《金匱玉函經・證治總例》:“古者上醫相色,中醫聽聲,下醫診脉。診候之法,固是不易。”② 泛指切診。《備急千金要方》卷一《大醫精誠》:“今病有内同而外異,亦有内異而外同,故五藏六腑之盈虚,血脉榮衛之通塞,固非耳目之所察,必先診候以審之。”③ 同“證候”。陶弘景《華陽隱居〈補闕肘後百一方〉序》:“其傷寒中風,診候最難分别,皆應取之於脉,豈凡庸能究?”敦煌卷子 MS.00530:“案今藥之所主,各止説病之一名,假令中風,中風乃數十種,傷寒診候亦廿餘條。更復就中求其例類,大歸終以本性爲根宗,然後配合諸證,以命藥耳。”《證類本草》載陶弘景《本草經集注・序》作“證候”。

7. 脉證　猶“證候”。“脉”是主要的“候”。《傷寒論・辨太陽病脉證并治上第五》:“觀其脉證,知犯何逆,隨證治之。”參見“證候”。

8. 脉候　即“脉”,“脉”的複音化。《素問・三部九候論》:“七診雖見,九候皆從者,不死……若有七診之病,其脉候亦敗者,死矣。”宋《史載之方》卷上《傷寒論》:“余今輒以病證、脉候陳其一二,庶幾世人緣此之傳也。”

9. 病候　猶“證候”。指“病證”與“脉候”兩方面。《脉經》卷二篇題:“平三關病候并治宜第三。”

10. 形證　猶“證”,“證”的複音化,指病證。《傷寒論・平脉法》:“問曰,脉有灾怪,何謂也? 師曰,假令人病,脉得太陽,與形證相應,因爲作湯,比還送湯,如食頃,病人乃大吐,若下利,腹中痛。師曰,我前來不見此證,今乃變異,是名灾怪。”

(本文原發表於《南京中醫藥大學學報(社科版)》,2022 年第 4 期)

中醫術語“方”的形成與演化

沈澍農　温雯婷

從簡帛醫書來看,中國早期的“方”包括用藥和不用藥兩大類型,細分又有内服、外用、祝由等多種施用形式。“方”在醫書中的内涵即爲“治療的方法”,這一名稱在後世醫書中還有“法”“術”之變,涉及内服藥時多稱“方”,稱“法”“術”者多帶有宗教色彩,但三者仍可混稱。一個“方”一般要解决 3 個問題:用於什麽、用什麽、怎麽用。與此對應,“方”的結構一般包括三個部分:① 述證。② 組成。③ 節度。

“方”,是中醫學的重要概念。在中醫初起的古代,“方”的概念是怎樣成立的,古代的“方”與當今的方劑有何不同? 這方面問題,曾經見有當代中醫界學者做過論述,但論述未得要領,不能真正揭示古代“方”之爲方的道理。考察簡帛方書的内容構成,并延及後世方書的演變,可以讓我們較爲清晰地看到“方”在古代如何興起、之後如何演變。

一、“方”的起始

古代的“方”可以分爲用藥方和不用藥方兩類。用藥的“方”如[1]：

(1) 令金傷毋(無)痛**方**,取鼢鼠,乾而冶;取彘(䖳)魚,燔而冶;長石、薪(辛)夷、甘草各與【鼢】鼠等,皆合撓,取三指冣(最〔撮〕)一,入温酒一音(桮〔杯〕)中而歙(飲)之。不可,財益藥,至不瘴(痛)而止。(馬王堆醫書《五十二病方》23/23~24/24)

(2) 犬所齧,令毋(無)痛及易瘳**方**,令齧者臥,而令人以酒財沃其傷。已(已)沃而【□】越之。嘗試。毋(無)禁。(馬王堆醫書《五十二病方》64/64~65/65)

(3) 已(已)鼠**方**:取大白礜,大如母(拇)指,置晉(煎)斧(釜)中,涂而燔之,毋下九日,冶之,以〼(周家台秦簡《病方》372)

前方爲“令金傷無痛方”,以五種藥物加工爲碎末,以酒和服。是爲服散法。屬典型的内服藥方。

中方治“犬所齧”,治法主要是用酒澆淋傷口,屬典型的外治法。

後方名“已鼠方”,是用礜石治瘰鼠(鼠瘻)的方子,但因條文後殘,難知其進一步的用法是内服還是外治。但顯然與前二方同屬用藥的方。

還有很多不用藥的方。如:

尤(疣):取敝蒲席若籍(藉)之弱(蒻),繩之,即燔其末,以久(灸)尤(疣)末,熱,即拔尤(疣)去之。(馬王堆醫書《五十二病方》102/102)

本條係去疣之方,條文中雖未出“方”字,其實也是“方”。“籍”讀“藉”,墊也。敝蒲席若(或也)藉之蒻指粗或細的草席,將其綁在一起點着燒疣。本方不用藥,但用火灸焫病竈,猶有物作用於人體。

牡痔居竅旁,大者如棗,小者如棗覈(核)者**方**:以小角₌(角)之,如孰(熟)二斗米頃,而張角,絜以小繩,剖以刀。其中有如兔髕,若有堅血如拈〈指〉末而出者,即已(已)。令。(馬王堆醫書《五十二病方》257/244~258/245)

此爲割除痔瘡之法。以法將肛周痔部痔瘡引出,以小繩繫縛,再以刀割除之。本方亦不用藥,且不施加水沃火燔,只是用刀具割除贅餘組織。

(1) 已(已)齲**方**:見車,禹步三步,曰“輔車₌(車)輔,某病齒齲,笱(苟)能【令某】齲已(已),令若毋見風雨”。即取車舝(轄),毋令人見之及毋與人言。操歸,匿屋中,令毋見₌(見)復發。(周

[1] 本文引馬王堆漢墓帛書文字皆據裘錫圭主編的《長沙馬王堆漢墓簡牘集成》(文物出版社,2014年),引周家臺秦簡醫方據湖北省荆州市周梁玉橋遺址博物館主編的《關沮秦漢墓簡牘》(中華書局,2001),引張家山漢墓醫簡據張家山二四七號漢墓竹簡整理小組主編的《張家山漢墓竹簡〔二四七號墓〕》(文物出版社,2001),引武威漢代醫簡據甘肅省博物館、武威縣文化館主編的《武威漢代醫簡》(文物出版社,1975)。以上資料的引文均只在引文後注出篇名及行號或簡號。

家臺秦簡《病方》332~334）

（2）病瘳（？）瘧，·引之之方，右手把丈（杖），鄉（嚮）壁，毋息，左足踱（蹠）壁，卷（倦）而休；亦左手把丈（杖），右足踱（蹠）壁，亦卷（倦）而休；頭氣下流，足不痿□〈痹〉，首不蹱（腫）鼽，毋事恒服之。（張家山漢簡《引書》36~37）

前方是治齲齒的方子，方名"已齲方"，而内容是，面對車子，行一些儀式，念幾句咒語，并取回車輂暗藏起來，齲病即不復發。而這個方子不但完全不用藥（類似情況偶有用藥者，但用藥意圖并不在治病，而在於驅逐鬼魅），而且全部"治病"的活動中，没有任何一物作用於人體。這類方在古代很常見。有的偏於用咒語，咒語往往用一些話語威嚇鬼邪，比如請來太上老君、五道大神之類作威嚇，有的用畫符驅除鬼邪；還有的則重在施行某些程式化的動作，也意在驅除或避讓鬼邪。這類方術大體可歸於巫術，可能有心理治療之功固不用言，有時仍可能有真實的治病效果。如《千金要方》卷十《温瘧第六》："禳瘧法。未發前，抱大雄鷄一頭着懷中，時時驚動，令鷄作大聲，立差。"[1]本方原即題爲"禳"法，但對於寒熱間作的非典型瘧疾，在發作前施行此法，可令病人因用力而發汗，從而破解寒熱間作的周期，亦可能有治病之功。至少古人是這樣設想的。後世因具體方式不同，稱爲禁方（術）、巫術、巫醫方、方術、符咒、禁咒方、祝由方等。"祝"和"咒"音近義通。本文以下一般稱"祝由方"。

後方則是"引之之方"即導引方。導引，是中國古代的一種活動軀體的體操類養生、療疾之法，當然是不用藥的。

以上二例，前例屬祝由方，在動作之外還用咒語；後例則屬導引術，純用動作。相當程度上，古代先民可能并未確分二者的内在不同。

又如馬王堆醫書《養生方》中，雖然也有治病方，但也有不少并非指向疾病。例如有方用於"走""疾行""行欲毋足痛"等，這些"方"偏於能力的提升，可算强身健體範圍，又不是純粹的治病方。

從以上諸條古"方"可以看出，内外用藥者固然屬"方"，非典型用藥（只取水沃火燔）的，也是方；全不用藥，只用器械切除的，也是方；甚至完全没有物體直接作用於人的，還是方。

二、"方"的名義

那麼，什麼是"方"？"方"的共性何在？

醫病之"方"稱爲"方"的命名理據，是取"方"字的"方法"之義。

《史記·扁鵲倉公列傳》中載，扁鵲過虢，欲救虢太子。先在虢國宫門外與中庶子有一番對話。扁鵲向中庶子了解了虢太子的病情，然後表示："臣能生之。"中庶子因爲粗曉醫術，對扁鵲之語表示高度懷疑。他説：

臣聞上古之時，醫有俞跗，治病不以湯液醴灑（釃），鑱石撟引，案扤毒熨，一撥見病之應；因五藏之輸，乃割皮解肌，訣（决）脉結筋，搦髓腦，揲荒（肓）爪（抓）幕（膜），湔浣腸胃，漱滌五藏，練精易形。

以此證明了自己對高妙醫術的了解。接着又對扁鵲説：

[1] 孫思邈.備急千金要方[M].北京：人民衛生出版社，1955：203.

先生之**方**能若是，則太子可生也；不能若是，而欲生之，曾不可以告孩嬰之兒。[1]

中庶子要拿扁鵲的醫術與俞跗相比，來論證其水準是否足够高。中庶子要求的是"方能若是"，"是"當然指的是俞跗的醫術。但我們可以看到，俞跗的醫術被概括爲12字、6點，大致分别對應於湯藥、藥酒、針石、導引、按摩、熱敷。此6點幾乎是中醫的主要醫術，都被中庶子所排除；中庶子認爲俞跗所擅長的醫術是"割皮解肌，訣脉結筋，搦髓腦，揲荒爪幕，湔浣腸胃，漱滌五藏，練精易形"，而這些被中庶子認爲是俞跗擅長的"方"，基本上是不包含用"藥"的。

由此可見，如我們在簡帛醫方中見到的那樣，"方"這一概念在早先涵蓋較廣，并不只限於用藥治療，亦即後世稱爲"方劑"的方面。實際在此後的傳世醫書中，不用藥的"方"也不少見。

例如《金匱要略方・雜療方》（吴遷抄本）中有連續3方：

（1）救自縊死——旦至暮，雖已冷，必可治；暮至旦，少難也（恐此當言陰氣盛故也）；然夏時夜短於晝，又熱，猶應可治；又云，心下若微温者，一日以上，猶可治之。**方**：

徐徐抱解，不得截繩，上下安被臥之。一人以脚踏其兩肩，手少挽其髮，常弦弦勿縱之；一人以手按據胸上，數動之；一人摩捋臂脛，屈伸之，若已殭，但漸漸强屈之，并按其腹。如此一炊頃，氣從口出，呼吸眼開，而猶引按莫置，亦勿苦勞之。須臾，可少桂湯及粥清含與之，令濡喉，漸漸能嚥，及（乃）稍止。耳（若）向令兩人以管吹其兩耳，彌好。此法最善，無不活者。

（2）凡中暍死，不可使得冷，得冷便死，療之**方**：

屈草帶，繞暍人臍，使三兩人更溺其中令温，亦可用熱泥土屈草，亦可扣瓦椀底按，及車缸，以着暍人臍上，取令溺，不得流去，此謂道路窮卒無湯，當令人溺其中，欲使多人溺，取令温，若湯便可與之，不用泥及車缸，恐此物冷。暍既在夏月，得熱泥土暖車缸，亦可用也。

（3）溺死**方**：

取竈中灰石餘，以埋人，從頭至足，水出七孔，即活。

以上出自《金匱要略方》的三方，都是救突發昏死的方子。其中，救自縊死，運用了古代的人工呼吸法，其法與現代的人工呼吸法極爲相似；中暍死方，是設法在腹部升温的治法；溺死方，則是用竈中灰埋人以壓迫腹部排水的治法。三方都完全不用藥。所以，三方之後有一古人的附注：

（4）凡療自縊溺暍之**法**，并出自張仲景爲之，其意理殊絶，殆非常情所及，本草所能關，實救人之大**術**矣。[2]

附注中指明，此類疾病"非……本草所能關"，所以我們看到，方治所用，前方以手法爲主，後二方借助了外物，但也不是用藥。且文中也以"法""術"指稱。

再如稍晚至晋朝的《肘後備急方》，首篇開篇即是：

[1] 司馬遷.史記[M].北京：中華書局，1959：2788.

[2] 張仲景.金匱要略方[M]//中華再造善本明清編.北京：國家圖書館出版社，2014：卷中第三十葉.

(1) 救卒死，或先病痛，或常居寢臥，奄忽而絶，皆是中死，救之**方**。

(2) **一方**：取蔥黄心刺其鼻，男左女右，入七八寸。若使目中血出，佳。扁鵲法同，是後吹耳條中。葛當言此云吹鼻，故别爲一法。

(3) **又方**：令二人以衣壅口，吹其兩耳，極則易，又可以筒吹之；并捧其肩上，側身遠之，莫臨死人上。

(4) **又方**：以蔥葉刺耳。耳中、鼻中血出者莫怪，無血難治，有血是候。時當捧兩手忽放之，須臾死人自當舉手捞人，言痛乃止。男刺左鼻，女刺右鼻中，令入七八寸餘，大效。亦治自縊死，與此扁鵲方同。

(5) **又方**：以綿漬好酒中，須臾，置死人鼻中，手按令汁入鼻中，并持其手足，莫令驚。

(6) **又方**：視其上唇裏弦弦者，有白如黍米大，以針決去之。

(7) **又方**：以小便灌其面，數回即能語。此扁鵲方法。

(8) **又方**：取皂莢如大豆，吹其兩鼻中，嚏則氣通矣。[1]

以上是一組連續的條文，用於昏迷病人的急救治法，各方全都不用内服藥，只有部分治法中借助了酒、皂莢一類刺激物或用刀具局部刺療，還有一些是借助手法治療的。

可見，在古代先民的意識中，凡被認爲可以治病者（包括有强身健體功效者）皆是“方”。秦漢以至於晋，“方”的概念是比較寬泛的，不用藥的“方”也很多。甚至更後期的方書中，也有不少不用藥的“方”，如針灸方。因此，用藥，不是“方”構成的必要條件。

如此，古代的“方”是指向疾病的各種治法（以及相關功效）的通稱。可粗分爲兩大類：一類是用藥物治療内外疾病的醫方；一類是不用藥物治療疾病或提升生理功能的醫方，包括使用工具或不使用工具的外治方，也包含用咒語和一定程式來治病的祝由方。由此不難看出，“方”之爲“方”，其最基本的得名之義，就是“方法”；具體到醫療領域，就是指治病方法——各種治療疾病的手段都可以稱“方”。明代繆希雍《神農本草經疏》云：“方者，法也。法乃所以制物者也。”[2]方，指治療的方法、法度。此爲“方”得名之正解。

由此看，古代“方”的概念，兼有現代中醫術語“理法方藥”中的“法”和“方”的含義，且更偏向於“法”。

此外，“方”的另一意義是，治療方法的記録及其載體也稱爲“方”，莊子《逍遥游》中講了一個故事，有一個宋人擅長做不龜手之藥，“客聞之，請買其**方**百金”[3]；《史記·扁鵲倉公列傳》中長桑君將記録了秘方的書傳授給扁鵲時也説：“我有禁**方**，年老，欲傳與公，公毋泄。”[4]二例之“方”，都偏指方書。

三、“方”的演化

“方”在形成之後，漸漸發生了不同層面的演化：一是“方”這一概念趨於純粹化，即由各類古人曾經認爲有治病作用的方法，縮小爲主要表述用藥治病的方法；二是“方”漸次發生了不同形態（劑型），這些不同形態的發生有其相關的背景；最後考察“方”在何時演化成了“方劑”。

[1] 葛洪，肘後備急方[M]. 陶弘景，增補. 北京：人民衛生出版社，1956：13.
[2] 繆希雍. 神農本草經疏[M]. 夏魁周，趙瑗，校注. 北京：中國中醫藥出版社，1997：2.
[3] 郭慶藩. 莊子集釋[M]. 王孝魚，點校. 北京：中華書局，2006：37.
[4] 司馬遷. 史記[M]. 北京：中華書局，1959：2785.

（一）“方”趨向於純粹化的藥方

在人們與疾病作鬥争的過程中，逐漸意識到實質性疾病應該以藥物爲主來治療。因而用藥的醫方就逐漸占了主導位置。《史記·扁鵲倉公列傳》有著名的“六不治”，其中就把“信巫不信醫”排斥在一邊了，而祝由方與巫本質上近乎同一。

漢代、特别是魏晋以後，“方”的用法有了變化，主要變化傾向是，“方”漸漸地變爲專指用藥治病的方子，而不用藥的方或非典型治病的方子漸漸地部分改稱“法”和“術”。

稱爲“方”的藥方很多，毋庸多論。以下關注一下“法”和“術”。

被稱爲“法”和“術”的醫方有以下特點：

1. 稱爲“法”“術”者多不用藥　以日本漢方著作《醫心方》爲例：

（1）卷九《治賁豚方第六》：灸奔豚**法**，宜灸氣海、丹田、關元，皆當其穴灸之。穴在齊下一寸、二寸、三寸是也。隨年壯灸之。[1]

（2）卷九《治淡飲方第七》：灸留飲冷澼**法**，灸通谷穴五十壯。[2]

（3）卷九《治嘔吐方第十六》：灸歐吐**法**，灸心俞百壯。[3]

（4）卷十《治諸痃方第二》：《范汪方》治心痃灸**法**，兩足大指甲本，甲肉之際、甲内各半主（炷），隨年壯。[4]

（5）卷十一《治霍亂欲死方第十三》：治霍亂神秘起死灸**法**，以物横度病人口，中屈之，從心鳩尾度以下，灸度下頭五壯，横度左右，復灸五壯。此三處，先灸中央。又**方**：灸脊上，以物圍，令正當心厭。[5]

（6）卷十二《治消渴方第一》：灸消渴**法**，灸關元一處，又俠兩旁各二寸二處，各灸卅壯，五日一報，至百五十壯。[6]

以上各例爲艾灸法，不用藥，故改稱“法”。不過也不是全不用“方”，如（5）後續“又方”，即稱“方”（正條稱“法”，續云“又方”者，似乎是遵循着方書附列方稱“又方”的通例，但若稱“又法”也是可以的）。

（7）卷八《脚氣腫痛方第六》：《唐（唐臨）》，熏脚氣**法**，右，以籠兩具，以石灰摩搗泥裹，安二寸灰，灰上着炭火，火上着二寸灰，灰上着好鹽，以脚踏上。[7]

（8）卷八《治代指方第廿三》：《小品方》治代指**法**，單煮甘草溻之。若無甘草，内芒消汁漬之。但唯得一種冷藥——藥草、菜汁溻漬之。[8]

此二例皆爲外治法。（7）熏脚氣，用到了鹽等近於藥物的東西，但直接作用於脚氣病的主要是烟

[1] 丹波康賴. 醫心方[M]. 北京：人民衛生出版社，1955：203.
[2] 丹波康賴. 醫心方[M]. 北京：人民衛生出版社，1955：204.
[3] 丹波康賴. 醫心方[M]. 北京：人民衛生出版社，1955：211.
[4] 丹波康賴. 醫心方[M]. 北京：人民衛生出版社，1955：217.
[5] 丹波康賴. 醫心方[M]. 北京：人民衛生出版社，1955：244.
[6] 丹波康賴. 醫心方[M]. 北京：人民衛生出版社，1955：262.
[7] 丹波康賴. 醫心方[M]. 北京：人民衛生出版社，1955：185.
[8] 丹波康賴. 醫心方[M]. 北京：人民衛生出版社，1955：195.

火,故爲"法"。但後例確實是用藥物外治("溻"亦作"搨",厚敷類,與"漬"同屬外治法),却仍稱"法",可能因爲所用藥物只需要是冷藥,而且不是確指具體藥,因而仍偏於"法"。

2. 稱爲"法""術"的方常常不指向常規的疾病 《外臺秘要》中稱爲"法"的條文也很多。有禁咒類的,如辟虎**法**、禁蛇**法**等。還有完全無關醫藥的生活方,也稱爲"法"。如卷四十有《油衣粘及松脂着人衣蟲蝕氈韉**法**五首》一目,該目下皆爲生活方。例如其中有:"又氈被蟲蝕**法**。刈取黄蒿有子者,曝乾,鋪氈中卷之令遍,置閣上,十年不蝕。""又松脂着人手足及衣氈褥洗不去**法**。以嚼杏仁洗之立去,除采色衣物等着車脂及油膩等;米研煮作飲洗之,即不損緋紫碧緑。"[1]當然有些還是典型的藥方,被稱爲"某某湯法""某某飲法"等;這些方名綴加"法"只是表示"做某湯(飲)的方法",并没有其他特殊含義。

敦煌醫藥文獻中也有不少條文用到"法"。大概因爲是原始的民間傳抄文獻,所載之"法"内容更雜。如:仙人治病**法**(P. 2662V。治外感病?),斷伏連解**法**(S. 1467V。斷疫病祝由法),煮石**法**(P. 3885。辟谷超能方),伏翼服氣**法**(P. 3749。辟谷修煉方),射中**法**(P. 3749。射箭必中術),去相念種瓜**法**(P. 3749。察女人外遇的祝由法),熏**法**(S. 3347。醋蒸氣熏治産後中風),染髭及髮**方法**(P. 2882。美容方),神仙定年**法**(P. 4038。美容方),胡齏**法**(P. 2882。腌菜法。多種校録本將"齏"識作"散止",再補"痢"字,而識成"胡散止【痢】法",非是),婦人欲得多子**法**、治無子**法**、多女不男**法**、欲得男**法**、妊娠欲得男**法**(S. 4433。一組産子祝由方)……這些"法",少數指向疾病,多數非常規醫療對象,且主旨以及做法都偏於祝由方。

"法"在多種醫書中可見,而稱"術"者則主要見於《醫心方》中,也有數十條,大部分引自《如意方》,如治隱疹**術**、長髮**術**、軟髮**術**、欲得美色細腰**術**、令人相愛**術**、令人相憎**術**等;少部分引自《靈奇方》,如練質**術**、芳氣**術**、達知**術**等。這些稱爲"術"者與上面的"法"相似:① 少數指向疾病,多數指向一些醫藥邊緣或與醫藥無關的對象(治皮膚類疾病的多可視爲美容的追求)。② 治法又大多不是用藥(如《如意方》治卒腹痛術:書紙作兩蜈蚣相交,吞之)。③ 用藥者又大多不是内服藥,以外用爲主。

引自此二書之外,《醫心方》引爲"術"的還有一條出自《千金要方》:

> 《醫心方》卷五《治雀盲方第十五》:《千金方》治雀目**術**,至黄昏時看雀宿處打驚之,雀起飛乃咒曰:"紫公紫公,我還汝盲,汝還我明。"如此,三日暝三過爲之,眼明也。[2]

本方方源《千金要方》中原文亦作"術",此爲用咒語治病,確屬"術"也。

敦煌卷子中有兩首用到典型中藥的"術":

> 法藏敦煌卷子 P. 4837(以下序碼爲行號):
> 1【雄黄　雌黄　礬石 各】二兩　焭(螢)火　鬼箭　蒺藜各一兩
> 2 鐵鎚(錘)柄焦黑者　鍜(煅)竈中灰　羖(羖)羊角各一分半
> 3 并末之。雞子黄丸并雞冠血丸如杏子大,作三角絳

[1] 王燾. 外臺秘要[M]. 北京:人民衛生出版社,1955:1142.
[2] 丹波康賴. 醫心方[M]. 北京:人民衛生出版社,1955:126.

4 囊,盛五丸於左臂,從軍繫腰間□□。

5 辟兵數(術):雄鯉魚膽 青羊肝 白犬腦(腦)(一方用膽)

6 丹砂 雄黄 欵(款)冬花 遠志 雞子黄 八物,各三分

7 異冶,以七月七日百花末二升,攪和之。若三年多

8 □□□服半錢,禁薰菜、六畜肉。若有兵賊[1]

這是一個敦煌殘片,原卷存8行文字,包含着兩個使用了中藥的方子。其中前4行爲一方,該方前缺,尾欠清;後4行爲另一方,該方前部完整,而缺尾部。

先看後一方,方中雖然用到了一些常用中藥,但方首有方名,爲"辟兵數(術)",因而該方顯然不是治病的藥方,而是一種禁咒術。方末已殘,但最後4字"若有兵賊……"恰與方名呼應,表明這是防避兵灾的方術。

再看前方,因方首殘缺,故主治未寫出,但其用法則明寫着,既非口服亦非外用,而是"作三角絳囊,盛五丸於左臂,從軍繫腰間……"表明這主要是從軍使用。

據殘文查考,該方還作爲"雜方"附收於傳世醫書《千金翼方》卷十《陰易病已後勞復第七》。在《千金翼方》中,該方名爲《務成子螢火丸》,書中記述主治功效後,還記述了一段相關的傳奇:

務成子螢火丸,主辟疾病惡氣,百鬼虎狼,蛇虺蜂蠆諸毒,五兵白刃,盜賊凶害。昔冠軍將軍武威太守劉子南從尹公受得此方,以永平十二年,於北界與虜戰敗績,士卒略盡,子南被圍,矢下如雨,未至子南馬數尺,矢輒墮地,虜以爲神人,乃解圍而去,子南以方教子及諸兄弟爲將者,皆未嘗被傷,累世秘之。漢末青牛道士得之,以傳安定皇甫隆,隆以傳魏武帝,乃稍有人得之。故一名冠軍丸,一名武威丸。

《千金翼方》該方後的節度語也較敦煌殘片完整:

右玖味,搗篩爲散,以雞子黄并丹雄雞冠壹具和之如杏仁大,作三角絳囊盛伍丸,帶左臂,若從軍繫腰中勿離身,若家掛户上,甚辟盜賊絶止也。[2]

該方還見於《太平廣記》卷十四,篇名就爲《劉子南》(敦煌原卷行草書兼行,前方中字迹不清者較多,以上録文即據《千金翼方》并參《太平廣記》校補)。該方的功用是在戰場上可防避箭矢,亦可懸掛宅門以避開盜賊。所以從其内容可知,此殘卷并非治病的醫方,而是祝由方。與後方"辟兵數(術)"屬同類記載。因此,此二方雖然都用了中藥,但并不指向疾病,本質上屬於"術"。

古人想象用祝由術或藥方避兵的例子一直有流傳,網絡上甚至可以看到古人傳抄的《避兵方》之書。據報導,尚未完全公佈的秦漢簡中亦有相近内容。北大秦簡中有相關内容,報導者就將其擬名爲"避兵方"[3,4];又湖北荆州市場胡家草場西漢墓M12出土簡牘中亦有題爲"辟兵""威方"的内容,報導

[1] 沈澍農.敦煌吐魯番醫藥文獻新輯校[M].北京:高等教育出版社,2017:30-31.

[2] 孫思邈.千金翼方[M].北京:人民衛生出版社,1955:122.

[3] 田天.北大藏秦簡《醫方雜抄》初識[J].北京大學學報(哲學社會科學版),2017,54(5):52-57.

[4] 陳侃理.北大秦簡中的方術書[J].文物,2012(6):90-94,96.

者推测可能和《漢書·藝文志》陰陽家中之“辟兵威勝方七十篇”相關[1,2]。就“辟(避)兵”這一關鍵字看,敦煌文獻與《千金翼方》中的避兵術很有可能直承上述秦漢簡牘中的内容,至少是同一路想法的産物。

3. 稱爲“法”“術”的内容多近祝由方或有道、佛色彩 仍舉《醫心方》卷十四《避傷寒病方第廿五》條文爲例:

(1)《靈奇方》避時氣疫病**法**:正月未日夜,以蘆炬火照井及廁臼中,百鬼走不入。

(2)又**法**:正月朔日寅時,用黄土塗門扉方二寸。

(3)又**法**:用牛矢塗門户方員二寸。

(4)又**法**:正月旦若十五日,投麻子小豆各二七枚入於井中,避一年温病。

(5)又**法**:正月旦呑麻子、小豆各二七枚,辟却温鬼。

(6)又**法**:庚辰日取雞犬毛於門外微燒煙之,避温疫。

(7)又**法**:五月十五日日中,取井花水沐浴,避邪鬼。

(8)又**法**:五月戊己日,沐浴避病。

(9)又云:使温病不相易**法**,以繩度所住户,中屈繩燒斷。

(10)《醫門方》避温疫**法**:赤小豆五合,以新布五寸裹内井中,不至底少許,三日漬之,平晨東向,男呑二七,女呑一七,病者同床不相染。[3]

以上是一組指向疫病的連續條文,可以看到,除(5)和(10)外,各條皆不用藥,而重在某時、行某種特殊儀式來防、避疫病[(7)、(8)雖然用水沐浴,但關鍵還是特定時間];而(5)、(10),雖然發生了口服特定物,但這些口服物并不是一般意義上的藥物,不直接發生治病作用,而是被認爲有防疫作用的儀式的一部分,因而此二條仍是“法”。

《千金要方》中亦有一些稱爲“法”的方子,如咒客忤**法**、治目中眯**法**、治病後頭亂不可理通頭**法**、禳瘧**法**、治嗽熏**法**、腰臀痛導引**法**、治金瘡血不止令唾之**法**……這些醫方大多採用禁咒或偏於某些程式,因而不稱“方”而稱“法”。

方、法、術,在語義層面上基本相通,但也存在着一定程度與色彩的差别。在漢語中,“法”“術”往往比“方”多一些神秘性。因而,道教、佛教的一些活動方式也往往被稱爲“法”“術”或聯稱“法術”。

如敦煌文獻中,源自道教文獻的有:六字**法**(P. 3043)、六一逕(泥)**法**(P. 3093)、長生涌泉汞**法**(P. 3093)等;源自佛教文獻的有:觀音卄(菩薩)最勝妙香丸**法**(P. 2703)、五神通妙香丸**法**(P. 2703)、愛樂藥**法**(P. 2799)等。

上舉的“避兵術”,以及《如意方》中的各種“術”也多有明顯的道家色彩。

4. “法”“術”與“方”仍可混稱 “法”“術”與“方”語義基本面上相似,因而盡管大趨勢上是分工使用了,但在些情況下仍可混稱。

首先,涉及内服藥時多稱“方”,這是主體情況。

---

[1] 李志芳,蔣魯敬. 湖北荆州市胡家草場西漢墓 M12 出土簡牘概述[J]. 考古,2020(2): 21-33,2.

[2] 紀婷婷,李志芳. 胡家草場漢簡 1039 號簡所記辟兵術考[J]. 文物,2020(8): 65-69.

[3] 丹波康賴. 醫心方[M]. 北京: 人民衛生出版社,1955: 316-317.

例如前文《醫心方》卷十四《避傷寒病方第廿五》引《醫門方》避温疫法(前引第10例)續後的一條:

(1) 又云:療温病轉相注易,乃至滅門,傍至外人,無有看服,此藥必不相易。**方**:
鬼箭羽二兩　鬼臼二兩　赤小豆二兩　丹参二兩　雄黄二兩(雞冠色者,研)
搗篩蜜丸,丸如梧子,服一丸,日二三,與病人同床、傳衣不相染,神驗。[1]

本例不是治病方,但方子的功效是可以防感染,又是内服藥方,所以,本條前的10條都是"法",而本條稱爲"方"。

但也有少數確實使用了内服藥的方被稱爲"法"的:

(2)《醫心方》卷二十《治服石頭痛方第三》:《外臺方》云,或頭痛如刺,眼睛欲脱者,宜以香湯浴。須虚静大屋内,適寒温,先以湯淋大椎及囟上三五十碗,然後乃浴。勿令見風。浴訖,覆被安臥取汗,仍須喫蔥根葛豉粥。**法**:葛根三大握,乾薑六兩豉三合,蔥白一大握,生薑少許,椒十五顆。先以水五大升,煮蔥根,減半去滓,下葛及豉,煮取二升,去滓,細研少許米作稀粥,并着蔥白等煮熟蒸熱啜服之,訖,依前覆被取汗,訖,令婦人以粉遍身揩摩,候孔合,半日許始可出外,其病亦差。[2]

本條係《醫心方》引自《外臺秘要》卷三十七,《外臺秘要》原書中同此引文,亦不稱"方"而稱"法"。該治法所用的"葱根葛豉粥"雖然用了幾味藥,但整體上却是"粥",而非湯藥。撰文者可能計及這一點,心目中把這個方子視爲一個生活中的食療之法,因而不看作藥方,故仍稱"法"。

《醫心方》全書中,也有個别明確的内服藥方被稱爲"法":

(3)《醫心方》卷二十九《治誤吞石方第五十一》:《拯要方》云,下石**法**,取肥猪脂成煎者一升,細切蔥白一大升,和煮於微火上,看蔥白色黄,以生布絞去滓,安瓷器中密蓋,旦起空腹含咽之。可三合許,即止。若一服未得利,明日更服,取利爲度。[3]

本方被稱爲"法",可能還是撰著者在撰着時,認爲該方所用并非典型的藥物,心目中偏於介紹該方的"法"式,而不特别强調"方"的内容。

反之,不用藥的"法子"有時也可以稱"方"。如:

(4)《醫心方》卷六《治卒腰痛方第七》:《小品方》云灸腰痛**法**,令病人正踦(倚)立,以竹杖注(拄)地,度至齊(臍),以度注地度背,正灸脊骨上,隨年壯。灸竟藏竹,勿令人得之。[4]

(5) 同上篇:《葛氏方》治卒腰痛不得俯仰,**方**,正倚立,以竹度其人足下,至齊(臍)斷竹,反以

[1] 丹波康賴. 醫心方[M]. 北京:人民衛生出版社,1955:317.
[2] 丹波康賴. 醫心方[M]. 北京:人民衛生出版社,1955:456.
[3] 丹波康賴. 醫心方[M]. 北京:人民衛生出版社,1955:684.
[4] 丹波康賴. 醫心方[M]. 北京:人民衛生出版社,1955:156.

度背後，當脊中炙竹上頭處，隨年壯。畢，藏竹，勿令人得之。[1]

此二方同爲艾灸治腰痛之方，爲同篇中的前後條，引自《葛氏方》的稱“方”，引自《小品方》的改稱“法”。一定程度上反映了先後的用語變化。

還有在同條中，“方”“法”（“術”）混同使用的。前舉《金匱》在三首急救“**方**”後論道：“凡療自縊溺暍之**法**……實救人之大**術**矣。”方、法、術通用。再如：

(6)《千金要方》卷九《辟温第二》：治疫病**方**，藥子二枚，末，水服之。又**方**，白蜜和上色朱砂粉一兩，常以太歲日平旦，大小勿食向東方立，吞服三七丸如麻子大，勿令齒近之，并吞赤小豆七枚投井泉中，終身勿忘此**法**。[2]

同一對象，前稱“方”，後稱“法”。從條文内容看，本方“法術”的味道很濃。

(7)《醫心方》卷十七《治王爛瘡方第八》：《小品方》有洪燭瘡，身上忽生瘭漿，如沸湯灑。劇者竟頭面，亦有胸脅腰腹通如火湯爍，瘭漿起者是也。治之**法**：急宜服漏蘆湯下之，外宜以升麻湯浴，但倍分多煮之，以浴搨之。其間傅升麻膏佳。若窮地無藥者，但依治丹**法**，用單行草菜（藥）**方**也（《千金方》同之）。[3]

本例雖然有涉内服藥，但因爲并不只是列出一個方，而是綜合性地給出了一系列治法，因而概括地稱“法”。但末後綜合地概括這類治法時，依然概稱爲“方”。

類似的情況還有：敦煌醫方 P. 2703“涌湶（泉）**方**，此藥濟急饑虚渴**法**”；S. 2438“絶穀仙**方**，胡麻之**法**”；P. 4506“諸問治病醫**方**秘**法**”（亦見於 S. 180）等。

此外，甚至有些典型的内服藥方被稱爲“術”。前引《如意方》中之“方”多作“術”。但下一首方：

(8)《醫心方》卷十一《治赤利方第廿二》：《如意方》治下赤利**術**，金色黄連一升去毛、黄蘗一斤、犀角二兩。凡三物，切，以水五升，煮取三升，去滓，内白蜜一升，又煎三升，平旦服，至日中令盡，勿間食也。[4]

本方與《如意方》中的其他方不同，是確定無疑的内服藥治病方，但仍被稱作“術”。再如《醫心方》卷二十九《治食噎不下方第廿七》中，并列的方就有：“《枕中方》治人噎欲死**方**……《耆婆方》治食噎**方**……《如意方》治噎**術**……《千金方》治卒噎**方**……《廣利方》理卒食噎不下**方**……”，除引自《如意方》一條稱“術”外，其他都稱“方”。可見，稱“術”，也有《如意方》作者個人的習慣用語因素。

這樣看來，漢以後的“方”有專用指用於治病的藥方的趨向，但這并没有形成完全的改變，一些雖不

[1] 丹波康賴. 醫心方[M]. 北京：人民衛生出版社，1955：156.
[2] 孫思邈. 備急千金要方[M]. 北京：人民衛生出版社，1955：177.
[3] 丹波康賴. 醫心方[M]. 北京：人民衛生出版社，1955：388.
[4] 丹波康賴. 醫心方[M]. 北京：人民衛生出版社，1955：250.

用藥但亦屬治病方法的手段依舊稱“方”。反之,也有用藥之方稱爲“法”的。

(二)“方”的劑型演化

説到中醫方劑劑型,現代人最容易想到的是湯劑,接着還能想到丸藥、膏藥……傳統的説法經常并稱“丸散膏丹”,這主要是内服藥(但膏藥、丹藥也有外用的)。爲什麽最常見的湯劑没有和其他劑型并稱呢?因爲其他幾種都是制備好的成藥,而湯劑是臨時煎煮的,情况頗不相同。另外外科體表用藥情况更爲複雜,有預先制備的,也有臨時加工的。

站在後人角度,各種劑型都是平行的;但歷史上,各種劑型是先後出現的。從常理看,越簡單、越方便的劑型,會越容易發生,也會更早地發生。根據簡帛醫方中所見方劑可以看到,秦漢時期所用劑型以散劑最爲多見,散劑是將原料打成散末,然後直接用水、醋、酒等液體作爲送服物内服,最爲簡單,所以先出現;其次有丸劑,將藥物散末加上輔料制成藥丸,雖然工藝上要複雜一些,但可以一次性制備,分次利用,總體上仍是方便的;還有不少醫方是用水、酪、酒、醋等溶劑浸泡或煎煮出藥物汁液來外用或内服的。以上這類醫方劑型共同特點是冷服(或外用),工序簡易,不需要用火,與先秦古人的生活狀態較爲相應,反映了早期藥物劑型的樣態。

從藥用的有效性來看,大多數藥物冷服時并不能充分析出其有效成分而湯劑等火熟之劑更能充分地發揮藥效,但從出土簡帛文獻的記載看,内服湯劑的出現遠晚於各種冷作之劑。在《五十二病方》中,只有少數較爲原始的内服湯劑,但都不稱爲“湯”;到《武威漢代醫簡》,也只出現了一則典型的稱爲“湯”的内服湯劑。爲什麽會這樣呢?主要原因應是:東漢初或更早時期,古人還不能隨意地、方便地用火加熱來做“湯”。

古人從茹毛飲血,到學會生火炊食,經歷了漫長的歷史時期。雖然人類利用火的歷史已有幾十萬年,但在相當長的歷史時期内,人們用火還是很難的。如何保留火種或臨時取火,就不是容易的事;即使有了火,可以把食材直接架在或掛在火上燒熟(如烤炙肉食),但也不是所有食材都適合這樣加工,很多食材適合於水煮。

距今數千年前,古人發明了可供煮制的陶器。馬王堆漢墓醫書出於西漢,西漢之時,應該已經出現了如陶鬲、陶釜之類炊具,在貴族階層,還可以用上銅鼎等青銅炊具。但由於條件限制,能用這些炊具煮炊食物已屬不易,通常情况下,人們不會把這些炊具用於煮藥,所以,在治病用藥上,會優先“冷處理”,因而也更熟悉“冷處理”。畢竟湯劑每次應用時需要臨時制備,這對於古人來説頗有不便。同時,在冷服藥盛行的年代,人們對於熱服藥在療效上的優勢,要通過一定時期的醫療實踐纔能領悟到。因而,在較長時間内,人們并未形成煮食内服藥的習慣。

後世湯劑得到廣泛使用,主觀上出於人們對藥物煮制的意義有了深入的了解,客觀上得益於人們用火能力的提高和鍋具的完善,二者缺一不可。《武威漢代醫簡》已經出現成熟的湯劑,説明湯劑在東漢時已經得到較多使用。更晚時期的張仲景醫著中,湯劑已佔有較大比例,説明在張仲景生活的東漢末年,煮藥條件已經有了較好的改善(不過也有可能因爲張仲景行醫面向的是生活條件較好的階層,因而可以隨時煮藥)。《傷寒論·傷寒例》云:“凡作湯藥,不可避晨夜,覺病須臾,即宜便治,不等早晚,則易愈矣。”[1]《傷寒例》篇雖然爲後人所集,但也是有文獻的源頭依據的。此語隱約寫出了當時人們用湯藥的難處,因此纔會要求發現病患後,要克服困難隨時“作湯藥”。

此外,膏藥多用動物脂肪煎熬中藥制成,不但要用火,且要對火候有較好的調控,因而出現也較晚。

[1] 張仲景.傷寒論[M]//仲景全書:第一册.北京:中醫古籍出版社,2011:六葉.

《五十二病方》中有不少外用藥膏，到《武威漢代醫簡》中就有了典型的内服藥膏如“婦人膏藥方”；稍後形成的《金匱要略方》中，亦出現了内服膏方，但未名“膏”，而名“煎”，如“大烏頭煎”“膏髮煎”（本方口服與外用兩見）。總之，膏方大致上與湯劑同步發展。

綜上，方藥劑型的變化，基本上遵循着由簡到繁、由易到難的規律，較大程度上受到了客觀條件的影響。

（三）“方劑”的得名

隨着單音詞的複音化，“方”又稱爲“藥單”“藥方”“方子”“醫方”“處方”等，較後時又多稱“方劑”，并成爲當今主要稱名。

如前所述，“方”漢代以後漸趨於集中指藥方、醫方。《史記・扁鵲倉公列傳》：“臣意對曰，自意少時喜醫藥，醫藥方試之多不驗者。”[1]明確限定了其所學爲“醫藥方”（此處描述其先前所學未精，後得公乘陽慶所授“禁方書”，方有所成）。《論衡・定賢》云：“譬醫之治病也，有方，篤劇猶治；無方，纔微不愈。”[2]而“劑”字本作“齊”，“齊”分化爲“劑”，二字爲古今字關係。“劑（齊）”本指調配、調和，《漢書・藝文志・方技略》：“醫經者，原人血脉經落（絡）骨髓陰陽表裏，以起百病之本，死生之分，而用度箴石湯火所施，調百藥齊和之所宜。”[3]《後漢書・劉梁傳》云：“和如羹焉，酸苦以劑其味。”[4]也派生用作名詞。上引《漢書・藝文志・方技略》續云：“至齊之得，猶慈石取鐵，以物相使。”

“方劑”連言，當然取名詞之用，是根據患者的病證，選取相應的藥物，按一定的劑量調和而成的藥劑。由於“方劑”連詞符合漢語雙音化的趨勢，因而在不少場合逐漸替代了“方”。

一般認爲，“方劑”一詞起於《梁書》卷二十七《列傳第二十一・陸襄傳》。其文云：

> 襄母嘗卒患心痛，醫方須三升粟漿，是時冬月，日又逼暮，求索無所，忽有老人詣門貨漿，量如**方劑**，始欲酬直，無何失之。時以襄孝感所致也。[5]

但這個看法可能不正確。“量如方劑”，意思應爲量取方中所需要的劑量，此中的“方劑”當視爲詞組而非詞。

《新唐書》卷二百四《列傳第一百二十九》：

> 武德初，累進散騎侍郎。關中多骨蒸疾，轉相染，得者皆死，胤宗療視必愈。或勸其著書貽後世者，答曰：“脉之妙處不可傳，虚著**方劑**，終無益於世，此吾所以不著書也。”[6]

這裏的“方劑”指方劑之書，其内容當然就是“方劑”。《新唐書》中該篇篇首有云：“若李淳風諫太宗不濫誅，許胤宗不著**方劑**書，嚴撰諫不合乾陵，乃卓然有益於時者，茲可珍也。”概論本篇中所載諸人之特點，其中明指許氏“不著”者爲“方劑書”，但其中的“方劑”二字明確已經是連詞，可能是“方劑”一

[1] 司馬遷. 史記[M]. 北京：中華書局，1959：2796.
[2] 王充. 論衡校注[M]. 張宗祥，校注. 上海：上海古籍出版社，2010：535.
[3] 班固. 漢書[M]. 北京：中華書局，1962：1776.
[4] 范曄. 後漢書[M]. 北京：中華書局，1965：2636.
[5] 姚思廉. 梁書[M]. 北京：中華書局，1973：409.
[6] 歐陽修，宋祁. 新唐書[M]. 北京：中華書局，1975：5799－5800.

詞在文獻中的首見之例。

通過對不同時期的出土簡帛以及後代相關文獻進行對比,可以明顯看出早期方劑形成和發展的大致軌迹,對於仲景方和後世方的知識來源也能有所管窺,從而豐富醫學史和文獻史的內容。

四、"方"的結構

"方"在形成、發展過程中,因爲有其常規的需要解決的問題及解決問題的做法,故逐漸形成并固化了自身的結構特徵。

一個"方",一般要解決3個問題：用於什麼(針對的病證)、用什麼、怎麽用。對應的就是"方"的結構的三部：① 述證。② 組成。③ 節度。

節度,基本含義爲規則、法則、調整。在醫方中,指方中藥物的使用規則與相關要求,包括預製、煎煮、服用、禁忌、療效判斷、調理與養護、預後與調整等多種事項。最早的相關用例見於《三國志·華佗傳》:"(華佗)又精方藥,其療疾,合湯不過數種,心解分劑,不復稱量,煮熟便飲,語其節度,舍去輒愈。"[1]其他用例甚多。《證類本草·玉泉》引陶弘景《本草經集注》:"金玉既天地重寶,不比餘石,若未深解節度,勿輕用之。"[2]《證類本草·紫芝》引陶弘景《本草經集注》:"凡得芝草,便正爾食之,無餘節度,故皆不云服法也。"[3]《千金翼方》卷二十二《服諸石藥及寒食散已違失節度發病療之法合四十五條第三》:"前所列凡四十五條,元是服石丸散違失節度發病由狀,亦有消息得差者。"[4]如:

> 治久欬上氣,喉中如百虫(蟲)鳴狀,卅歲以上**方**://茈(柴)胡、桔梗、蜀椒各二分,桂、烏喙、薑各一分。//凡六物,冶,合和,丸以白密(蜜),大如嬰(櫻)桃,晝夜唅(含)三丸,消(稍)咽其汁,甚良。(《武威漢代醫簡》3~5)

本方,在第一處雙斜綫之前的,是述證,説明此方用於久咳喉中鳴,甚至達到三十年以上的病證;在第一處雙斜綫和第二處雙斜綫之間的,是藥物組成的記述,包括了所用藥物和藥物用量,藥凡六味,用量則用了比例法,前三味藥使用雙倍量,後三味藥所用爲前三味的一半量;第二處雙斜綫之後即是節度語,説明該方的用法是諸藥破碎後以蜜爲丸,服法爲含服,慢慢咽藥汁來治癒。

> 一,令金傷毋(無)痛。//取薺孰(熟)乾實,燗(熬)令焦黑,冶一。林(朮)根去皮,冶二。//凡二物并和,取三指冣(最〔撮〕)到節一,醇酒盈一衷(中)桮(杯),入藥中,撓歓(飲)。不耆(嗜)酒,半桮(杯)。巳(已)歓(飲),有頃不痛。復痛,歓(飲)藥如數。不痛,毋歓(飲)藥₌(藥。藥)先食後食次(恣)。治病時,毋食魚、彘肉、馬肉、飛蟲、葷、麻○洣采(菜),毋近内,病巳(已)如故。治病毋(無)時。壹治藥,足治病。藥巳(已)治,裹以繒臧(藏)。冶林(朮),暴(曝)若有所燥,冶。●令。(馬王堆醫書《五十二病方》25/25~29/29)

與上方相同,第一處雙斜杠前爲主治,第一處雙斜綫和第二處雙斜綫之間是藥物組成,第二處雙斜

[1] 陳壽.三國志[M].文强,譯注.北京：中華書局,2007：172.
[2] 唐慎微.重修政和經史證類備用本草[M].北京：人民衛生出版社,1957：82.
[3] 唐慎微.重修政和經史證類備用本草[M].北京：人民衛生出版社,1957：168.
[4] 孫思邈.千金翼方[M].北京：人民衛生出版社,1955：262.

綫之後爲節度語,本方爲服散方,係以酒拌和散末服用。節度語稍微複雜,涉及服酒量、以不痛爲病愈標準、未愈時的續藥、食前食後不限、禁忌、藥物加工與收藏等。

傳世名方如《傷寒論》中的桂枝湯:

> 太陽中風,陽浮而陰弱,陽浮者,熱自發,陰弱者,汗自出,嗇嗇惡寒,淅淅惡風,翕翕發熱,鼻鳴乾嘔者,桂枝湯主之。方一。桂枝湯方:
>
> 桂枝三兩,去皮　芍藥三兩　甘草二兩,炙　生薑三兩,切　大棗十二枚,擘
>
> 右五味,㕮咀三味,以水七升,微火煮取三升,去滓,適寒温,服一升。服已須臾,歠熱稀粥一升餘,以助藥力。温覆令一時許,遍身漐漐,微似有汗者益佳,不可令如水流離,病必不除。若一服汗出病差,停後服,不必盡劑。若不汗,更服依前法。又不汗,後服小促其間,半日許令三服盡。若病重者,一日一夜服,周時觀之。服一劑盡,病證猶在者,更作服。若汗不出,乃服至二三劑。禁生冷粘滑肉麵五辛酒酪臭惡等物。[1]

本方爲張仲景著作中的名方,本條按慣例分排成三個小節。前面的部分包含述證、方名、藥物組成,方中四味藥下的附注和全方"右五味"以下部分都屬於節度。該方節度語包括以下内容:

(1) 預製:包括桂枝、甘草、生薑、大棗,都有各藥的針對性要求。

(2) 㕮咀:㕮咀即破碎,早先指劈剁或杵搗,之後改細切。本方中,生薑、大棗另有要求,所以㕮咀者爲桂枝、芍藥、甘草三味乾藥。

(3) 煎煮:包括水量七升,用微火煎,煎成的標準爲剩取三升。

(4) 服法:包括調適寒温服用;每次服用一升(即爲總煎成量的三分之一);再次服藥間隔時間爲一個時辰多,若需要第三服則間隔時間縮短,若病重難愈則須再製再服。

(5) 輔治:服藥後可服熱稀粥幫助藥力,還可温覆一時許促進發汗。

(6) 療效判斷:以發汗爲病愈標準。但要求"微似有汗",而不能"如水流離"。

(7) 預後與調整:按前述要求服藥後,若能達到上述發汗要求則爲病愈,否則就需要進二服、三服乃至更多。因爲一劑藥只够三服,所以可能需要"更作服"。

(8) 禁忌:本方禁忌爲多數中藥服用時的基本禁忌,主要禁的是不易消化和葷辛重味的食品。在其他醫方節度語中,也有少數因具體情况而提出的禁忌物。如《醫心方》卷一第四篇篇名爲《服藥禁忌第四》,其中就列出了多種特殊的禁忌要求。

當然,以上是"方"構成的一般順序,有時也會在此基礎上發生一些變化。比如有的方方名和組成、節度在先,述證在後。

不用藥的方,包括艾灸、針刺、按摩、點穴、手法救治以及多種禁咒祝由方,以及一些單方或不典型藥物的醫方,則第二部分闕如或是二、三部分混合,由兩部分構成。如:

> (1) 去黑子方:取稾(藁)本小弱者,齊約大如小指。取東(冬)灰一升,漬之。染稾(藁)本東(冬)灰中,以靡(摩)之,令血欲出。因多食葱,令汗出。桓(恒)多取櫌〈榎〉桑木,燔以爲炭火,而取牛肉剥之,小大如黑子,而炙之炭火,令温勿令焦,即以傅黑子,寒輒更之。(周家臺秦簡《病方》

[1] 張仲景.傷寒論[M]//仲景全書.北京:中醫古籍出版社,2011:13-14.

315~318)

(2) 尤(疣)：……以月晦日之丘井有水者，以敝帚騷(掃)尤(疣)二七，祝曰“今日月晦，騷(掃)尤(疣)北”。入帚井中。(馬王堆醫書《五十二病方》104/104)

(3) 犬所齧，令毋(無)痛及易瘳**方**：令齧者臥，而令人以酒財沃其傷。已(已)沃而【□】越之。嘗試。毋(無)禁。(馬王堆醫書《五十二病方》64/64~65/65)

(4) 傷痙=(痙：痙)者，傷，風入傷，身倍〈信(伸)〉而不能詘(屈)。**治之**：燭(熬)鹽令黄，取一斗，裹以布，卒(淬)醇酒中，入即出，蔽以市(韍)，以尉(熨)頭。熱則舉，適下。爲□裹，更以尉=(熨=〔熨。熨〕)寒，更燭(熬)鹽以尉=(熨〔熨〕。熨〔熨〕)勿絶。一尉(熨)寒汗=出=(汗出，汗出)多能詘(屈)倍〈信(伸)〉，止。尉(熨)時及已(已)尉(熨)四日内，【□□】衣，毋見風，過【四】日自適。尉(熨)先食後食次(恣)。毋(無)禁，毋(無)時。●令。(馬王堆醫書《五十二病方》30/30~33/33)

(5) 救卒死而壯熱者**方**：礬石半斤，以水一斗半，煮消，以漬脚，令没踝。

(6) 救卒死而目閉者**方**：騎牛臨面，搗薤汁灌耳中，吹皂荚末鼻中，立效。

(7) 救卒死而張口反折者**方**：灸手足兩爪後，十四壯了，飲以五毒諸膏散。[1]

第一條治黑子，可能包含着兩個方子。前一方核心是用嫩的藁本摩黑子；後一方的核心是用牛肉破成小片敷治黑子。二方中確實用到了一些外治的藥物，但治法比較簡單，因而組成與節度混爲一體來描述。

第二方則是典型的祝由方，以帚掃的程式除疣。由於主治物件也簡單，所以全方幾乎完全混爲一個整體表達。

第三方治犬咬傷，治法爲以酒澆傷口，“酒”可歸於“藥”類，但用法不很典型，所以與節度法結合表達。

第四方爲“治痙”之方，其治法主要是將炒制過的鹽入淳酒中淬過降温，然後隔着遮蔽物在病竈部熱敷。再下則是叙述操作要領和護養節度。治法部分是分層次表述的，但基本上混成了一個整體。

簡帛醫書中的“方”，大體述證、組成簡單，而節度相對複雜。這反映了“方”形成階段的特點。

第五方至第七方是《金匱要略》中的 3 個雜療方，屬簡治方，所以表達上組方和節度是混合在一起的。

“方”由三個要素組合而成，這也是由“方”爲“方法”這一原本的起點所決定的。方法，反映的是一個全過程，用於什麽，用什麽，怎麽用。因此，古代的“方”，是由三個部分構成的整體，應當全面、整體地把握每一個“方”的具體内容。

但對於醫方來説，由於醫方中最隱秘的内容是藥物組成，因而近代以來，人們在學習中醫醫方時，往往特别關注藥物組成部分，幾乎將藥物組成當成了“方”的全部。對於古代的“方”來説，這樣的認識是不準確、不完整的，不過也事出有因。

宋代校正醫書局的官員在整理《傷寒論》時，爲其中第五篇以下各篇編寫了“子目”(即各篇條文的詳目，是將當篇部分條文壓縮而編目)。子目將篇中所有條文分成兩類，一類是只論證不附方的“證”

[1] 張仲景.金匱要略方[M]//中華再造善本明清編.北京：國家圖書館出版社，2014：卷中二十八至二十九葉.

條，另一類是既論證又附方的“法”條，而“法”條中又可析出新出方條文和用前方條文。如附録圖 1－1 所示：

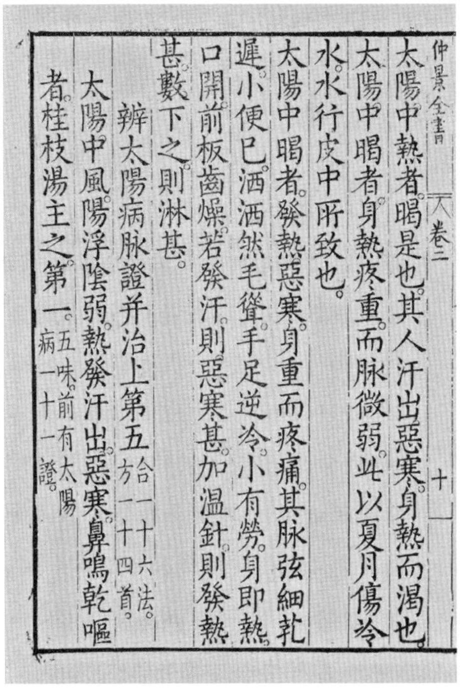

仲景全書　卷三　十

太陽中熱者暍是也其人汗出惡寒身熱而渴也
太陽中暍者身熱疼重而脉微弱此以夏月傷冷
水水行皮中所致也
太陽中暍者發熱惡寒身重而疼痛其脉弦細芤
遲小便已洒洒然毛聳手足逆冷小有勞身即熱
口開前板齒燥若發汗則惡寒甚加温針則發熱
甚數下之則淋甚
辨太陽病脉證并治上第五 合一十六法 方一十四首
太陽中風陽浮陰弱熱發汗出惡寒鼻鳴乾嘔
者桂枝湯主之第一 五味 前有太陽病一十一證

附録圖 1－1　《仲景全書》卷三第十頁

子目，排版上比正文退下一格。子目各條都對應着當篇的用方條文。如附録圖 1－1 後二行的一條子目，對應着當篇桂枝湯方的條文：“太陽中風，陽浮而陰弱。陽浮者，熱自發；陰弱者，汗自出。嗇嗇惡寒，淅淅惡風，翕翕發熱，鼻鳴乾嘔者，桂枝湯主之。方一。”文字方面子目較簡、正文完整。子目的“第一”和正文中的“方一”，都指這是當篇出現的排序第一的方（首次出現的方要完整呈示，重複用方就可指向前出之方。如子目第二條仍用桂枝湯，就注明“用前第一方”）。這一條文被統計在篇題下的“合一十六法”中，而桂枝湯則被統計在篇題下的“方一十四首”中。又該子目下還標示着“前有太陽病十一證”，即指桂枝湯條文之前，還有不用方純述證的條文 11 條，是爲“證條”。用法條、方條、證條分計，就可以完整地反映當篇條文的基本情況。

可見，宋臣已經將“法”和“方”分爲兩個層次，“法”從方法着眼，“方”從用藥着眼，這爲後來的“理法方藥”理論做了鋪墊。

五、結論

（1）古代的“方”原指方法，具體到醫療領域，就是指治病方法。大類包括藥方、祝由方、操作方等。古代的“方”包含着後世“法”的意義。

（2）遠古時“醫藥”的分野還不是十分清晰，因而“方”（治療方法）既包含用藥物治療内外疾病的醫藥方，也包含用咒語來治病的祝由方或一定程式的操作方；甚至還能用指生活中各方面的“妙招”。後世用藥之方成爲主流，“方”漸漸收縮爲專指用藥的方，而祝由方乃至一些艾灸方、外科操作方漸變爲以“法”“術”相稱，但仍有混稱的情況。

（3）簡帛醫書中内服藥物的應用以冷服的散藥爲主，丸藥爲次；將藥物作熱加工、煮成湯劑的做法較少。這較大程度上是因爲古代冷服的藥物備置和服用方便，而炊食則頗不方便；同時也因爲醫療實踐中對熱作湯藥療效的認知相對滯後，因而也就不容易發生熱作湯藥。武威醫簡中出現了第一例稱爲“湯”的内服湯劑，標志着湯方在彼時已經得以流行。

（4）中醫方劑的結構按功能要素可分三部：① 述證。② 組成。③ 節度。三者組合，纔是古代的“方”。

本文發表於西南大學漢語言文獻研究所《出土文獻綜合研究集刊》第 16 輯，2022 年 12 月。本次重發略有改動

【附記】　本文説到了“‘方’的劑型演化”一事。文章完稿待發時，讀到顧漫先生一篇文章[1]，有相關

[1]　顧漫. 隱匿的範式之爭：華佗與張仲景學術體系的爭鳴與消長[M]//中醫典籍與文化. 北京：社會科學文獻出版社，2021.

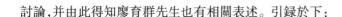

討論,并由此得知廖育群先生也有相關表述。引録於下:

> 值得注意的是,如果細究一下《千金要方》卷九"傷寒上"的體例,就會發現華佗論傷寒所提到的方劑均收載於"傷寒膏第三""發汗散第四""發汗丸第六"各篇之中;而仲景之傷寒方及醫論則被收入"發汗湯第五"篇中。兩家醫方以劑型爲分野,竟秩然不紊,這一現象頗爲耐人尋味。廖育群先生已注意到漢代前後中醫内服藥主流劑型的演變——現在漢代以前的醫方大部分採用的是冶末吞服之法,而東漢末年成書的張仲景《傷寒雜病論》大部分藥物已採用煎煮服用法[1]。這一轉變顯得如此突兀,在目前史料闕如的狀況下,亦難以做出圓滿解釋。但這確實提示同類醫方中劑型不同的方劑,先前可能來源於不同的學術傳承:華佗習用的丸散劑承襲自秦漢經方的主流,即扁鵲-倉公一脉;仲景的湯劑則可能源自東漢時期一個創新的經方傳統[2]。范行準先生在1962年發表的論文中,即提出張仲景是一個新學派的創始人,而華佗屬於更古老的扁鵲學派[3],誠爲卓見。丸散劑的優點在於可以事先制備,便於應急使用;而湯劑可以臨時調整(如藥物的配比和劑量),便於隨證加減,在靈活性上更占優勢。對不同劑型的偏好,代表了兩家研究範式的迥異。
>
> 《千金要方》"傷寒例第一"首引南北朝醫家陳延之《小品方》之論,顯然是對叔和論調的響應:"傷寒之病,逐日深淺,以施方治。今世人得傷寒,或始不早治,或治不主病,或日數久淹,困乃告師。師苟依方次第而療,則不中病,皆宜臨時消息制方,乃有效耳。"可見到了陳延之的時代,"醫學共同體"内可能已達成了傷寒治療"宜臨時消息制方"的新共識,揚棄了"依方次第而療"的舊慣例,從華佗傷寒學體系到仲景體系的"範式轉變"已然發生。

在顧漫文章提示下,筆者也閱讀了廖育群先生書中相關表述。廖先生書中説到了相關的觀察與思考。他説:

> 最後還有一個需要考慮的問題,即内服藥劑型轉變的原因是什麽?固然煎煮藥用植物可以很容易獲得具有藥味的液體,爲何漢及漢以前很少採用這種方法?而《傷寒雜病論》却突然大量使用這種劑型?對此可以有種種推測:是否可以考慮在東漢時期,藥用劑型有一個漸變的過程,只不過這一階段的醫學著作未能流傳下來……從任何一本具有代表性的醫學著作都不可能孤立成書這一基本觀點出發,《傷寒雜病論》這部具有劃時代意義的醫學著作,同樣是在繼承吸收前人經驗之基礎上纔有可能完成……其次,東漢時期煉丹術已相當流行,無論從褒貶任何一種立場出發看待"丹"和"丹藥",均應與一般治療藥物有所區别。因此之故,一種藥物的劑型轉换,也可能是爲與丹藥有所區别而被動地改變。再有一個更爲大膽的設想:即因東漢時期外來醫藥文化的影響而導致了這一轉變。

以上二者,都是對仲景醫方劑型突變提出的一些推測。廖説,仲景醫方劑型應該有所傳承,或是舊傳之書失傳因而後人難知,或是爲了和丹藥類形成區别,要不就是外來文化影響所致。顧説則重在從

[1] 原注:廖育群.重構秦漢醫學圖像[M].上海:上海交通大學出版社,2012,376-377。

[2] 原注:此傳統是否即皇甫謐所説的"伊尹《湯液經》"體系,本文限於主題和篇幅不做討論。

[3] 原注:范行準.張仲景《傷寒雜病論》成書探討[M]//科學史集刊.第4期.北京:科學出版社,1962,59-65。

學派歸屬方面解釋仲景醫方劑型的變化，華佗醫術符合舊一派（扁鵲-倉公一脉）特點，張仲景醫術前無傳承，故屬新創之派。但舊一派爲何要那樣做，新一派緣何能這樣做，深層的問題依然未能得到解答。本文立足於從用藥條件變化特别是用火條件考慮此種變化的客觀成因，筆者自認爲是更爲合理的解答。

古方書量詞“盞”的用法變化

——兼論《金匱要略》煮散方與版本問題

沈澍農

煮散法是將藥物打成散末，以較少水量煎煮服用的一種藥物製作與服用方法。該法始於晋代，發展於唐，盛行於兩宋。隨着宋代煮散法的盛行，日用器物“盞”在中醫古籍中由計量服藥量轉變爲計量用水量。這一變化對於確定具體古籍形成年代具有標志性意義，從而成爲我們考察相關中醫文獻形成時代的一個參考尺度。《金匱要略》的兩種主要傳本，就可以利用這一尺度比出其間的關係。

古代中醫藥劑劑型，最早是散劑，最常見是湯劑，在二者之間又發展起了煮散劑。煮散法始於晋代，發展於唐，盛行於兩宋。以《傷寒論》爲代表的經方湯劑作服法（加工、服用等方法）爲用若干升乃至一斗多水，煎取三二升藥液，分三服或再服，計水量和藥液量都以“升”爲主。盞，是古代常用器物，晋唐之時，“盞”進入醫方用語，多用作量詞。早先用以約計服藥的量，常見爲“每服一盞”；宋代煮散興盛後，煎煮藥物用水量大減，因而“盞”改變爲記述煎煮藥物的用水量。“盞”由計藥量轉變爲計水量，這一用法的變化先前未受中醫學界的關注，但實際上“盞”的用法變化，對於判斷具體醫藥文獻的形成時代有很大的幫助。《金匱要略》兩種主要傳本中有3首方，鄧珍本以“盞”計煎藥水量，而吴遷本相應方用“升”計水量，利用上述參考尺度，可以進一步判明吴遷本保留了宋本舊貌，鄧珍本在北宋定本之後經過了再度改易。

一、中醫古方書中作服法的演變

中醫古籍中方書數量最多，方書中記載着很多不同給藥方式。古代内服藥劑型最常見的是湯劑和散劑，在兩宋及之後，又曾一度盛行過介於二者之間的煮散法。3種劑型的作服法各不相同，通常會在古代方書各别方劑中特别載明。

例如，《傷寒論》中的桂枝湯服法爲：

> 右五味，㕮咀三味，以水七升，微火煮取三升，去滓，適寒温，服一升。服已須臾，歠熱稀粥一升餘，以助藥力。温覆令一時許，遍身漐漐，微似有汗者益佳。不可令如水流離，病必不除。若一服汗出病差，停後服，不必盡劑；若不汗，更服依前法；又不汗，後服小促其間，半日許令三服盡。若病重者，一日一夜服，周時觀之。服一劑盡，病證猶在者，更作服。若汗不出，乃服至二三劑，禁生冷、粘滑、肉麵、五辛、酒酪、臭惡等物。[1]

[1] 張仲景．影印趙開美《仲景全書》本：傷寒論[M]．北京：中醫古籍出版社，2004.

其中基本的煎服方面内容爲：以水七升、煮取三升、每服一升；其他爲服藥後節度法。經方中湯劑的典型服法就是這樣——以較多水量煎煮藥物，得到濃縮的藥液，分次服用。通常煎取三升至兩升半時分爲三服，煎取二升至一升半時分爲兩服。

《傷寒論》五苓散方服法爲："右五味，擣爲散，以白飲和服方寸匕，日三服。多飲暖水，汗出愈。如法將息。"《金匱要略》赤小豆當歸散方服法爲："右二味，杵爲散，漿水服方寸匕，日三服。"[1]將藥材擣杵爲散，然後用某種液體（水漿酒飲等）和服或送服一定量的散藥。這是散劑的一般服法。

按常理推論，最容易的加工方法最先發生。若從加工的簡捷程度看，可能是最先有散劑，其次有湯劑，再後纔有其他劑型。但湯劑更易於藥物析出與吸收，奏效快捷，所以後世發展更快，成了中醫給藥的主要劑型。

晋代的《肘後備急方》中，開始出現了一種介於湯劑與散劑之間的"煮散劑"（有的研究者提出，煮散起源於先秦兩漢，這種看法太不可信，先秦兩漢最多有煮散的苗頭。筆者另有關於煮散發生發展歷史的專文作詳細討論，本文後部也將專門討論張仲景《金匱要略》中的煮散問題）。唐代的《備急千金要方》《千金翼方》《外臺秘要方》等書中，就正式地出現了"煮散"之名。兩宋遼金之時，煮散曾經非常盛行。

煮散的做法是，將原藥加工成粗散（顆粒大小在上述二法之間，但有時也可以不計較顆粒大小，直接利用散劑藥）并予混合，取此混合物的一部分包於絹袋中（也有不包者）煎水服用。因爲藥物總量少，所以煎藥用水也少，而由唐至宋，煮散用水量更呈大幅減少。因而煮散的基本特點是：較少藥量（一方寸匕或幾錢匕）、較少水量、較短時間煎服，大多是每次煎煮出一次服用量，因而常常記明爲"頓服"。

湯劑、散劑與煮散三法比較如下（附録表1－1）。

附録表1－1　湯劑、散劑與煮散的比較

項　目	湯　劑	散　劑	煮散劑
藥材加工	粗粒、大片	細散末	粗散末
用藥量	用量較多	用量較少	用量較少
處方與用藥關係	一劑處方藥全部用於煎煮服用	處方藥加工成散末分次服用	處方藥加工爲粗散後分次用於煎煮
煎煮	多水、久煮	不煮	少水、快煮（部分包煮）
服用	常一煮多服	用酒飲等送服或調服	多爲一煎一服（頓服）

確定一個方爲煮散，應該基本符合表中第四列的要求：所用藥物要先加工成散末，取其中一部分用於煎煮，煎煮時用較少水量、短時煎煮，耗損二三成或近半後完成煎煮，所得藥液一次性服完。與湯劑相比，煮散所用原藥需加工爲散末、煎煮時只從中取部分藥末、用少量水煎取藥液，通常煎取一次頓服藥量；與散劑相比，散劑直接服用，煮散需要煎煮。

不過，湯劑和散劑與煮散的界限并不是絶對分明，而是可以互相轉化的。如《肘後備急方》中的"老

[1] 張仲景. 影印趙開美《仲景全書》本：金匱要略[M]. 北京：中醫古籍出版社，2004.

君神明白散”，本爲散劑，以水送服，但方後附注云“病已四五日，以水三升煮散，服一升，覆取汗出也”[1]。加上了用水煎煮的環節，散劑就成了煮散劑，雖然用水量比後世煮散慣常用水量爲多，且忽略了散末大小的差別。而《備急千金要方》卷十四第五之五邪湯：“右十七味㕮咀，以水二斗，煮取四升，分四服。亦可如煮散法服之。”[2]提示可將湯劑改如煮散劑使用。湯劑改爲煮散，主要改變應是藥物搗碎、減少用藥量、用水量，煎汁頓服。

在宋代的《蘇沈良方》中，更詳細地記述了宋代將小柴胡湯改爲煮散的做法：

小柴胡湯，解傷寒。//柴胡二兩　黄芩　人参　甘草炙　生薑各三錢案：程本云“各三分”，似誤　半夏湯洗一兩半　大棗十二枚，破//右剉如麻豆大，以水三升，煮取一升半，去滓，再煎取九合，温服三合，日三服。案：館本云“取九温服，日三服”，似誤。//此古法也。今可作粗散，每服三錢，棗三枚，薑五片，館刻三片。水一盞半，煎至八分，温服。氣實疾勢盛者，加至四五錢不妨，并去滓。//此張仲景方。予以今秤量改其分劑。[3]

本方和《傷寒論》所載同名方藥味相同，分量有異，煎藥用水量和取藥量亦不相同。原文表明，這些變化是在古方分量基礎上“以今秤量改其分劑”所致，但仍屬“古法”；而按當時時行的煮散做法，則可做成粗散，每用三錢，薑棗另加，用水一盞半，煎至八分（十分之八）服用。這樣，清晰地記述了“古今”用方的差别。

二、煮散法帶來量詞“盞”的用法變化

中醫古籍特别是古方書作服法中，早前的容積計量一般是用斗、升、合。“盞”作爲量詞出現相對較晚，但唐代開始漸爲多見。

（一）由名詞到量詞的“盞”

“盞”，首見於《説文·新附》：“琖，玉爵也。從玉，戔聲。或從皿。”[4]從皿者，即“盞”字。《廣雅·釋器》：“盞，杯也。”[5]《集韵·産韵》：“琖……玉爵也。夏曰琖，殷曰斝，周曰爵。或從角、從皿，亦作湔、錢。”[6]

《集韵》續後又云：“棧，《爾雅》鍾小者謂之棧，東晋元興中剡縣民井中得一鍾，長三寸，口徑四寸，銘曰棧。一曰淺也。”按《爾雅·釋樂》：“大鐘謂之鏞，其中謂之剽，小者謂之棧。”[7]此云樂器之“鐘”，《集韵》引作“鍾”似誤。但小鐘命名爲“棧”，亦應與小杯稱“琖”“盞”得名之義相同。《廣雅·釋器》云：“斝、醆，爵也。”王念孫《疏證》即曰：“棧、盞并音側限反，其義同。”《説文》：“戔，賊也。”段玉裁注：“此與殘音義皆同，故殘用以會意。”[8]由此義派生，“戔”聲之義多有小義，琖、醆、棧、盞等各字的不同形符只是造字時因器物用材或用途不同發生的差别。沈括《夢溪筆談》卷十四亦説：“王聖美治字學，演

[1] 沈澍農.肘後備急方校注[M].北京：人民衛生出版社，2016：82.
[2] 孫思邈.中醫古籍珍本集成（方書卷）：備急千金要方[M].沈澍農，錢婷婷，校注.長沙：湖南科學技術出版社，2014：1199.
[3] 蘇軾，沈括.蘇沈良方[M].沈澍農，温雯婷，校注.北京：中國醫藥科技出版社，2018：43.
[4] 鄭珍記.説文新附考[M].北京：中華書局，1985：5.
[5] 爾雅、廣雅、方言、釋名清疏四種合刊[M].上海：上海古籍出版社，1988：558.
[6] 丁度.集韵：下[M].上海：上海古籍出版社，1983：374.
[7] 爾雅、廣雅、方言、釋名清疏四種合刊[M].上海：上海古籍出版社，1989：183.
[8] 段玉裁.説文解字注[M].2版.上海：上海古籍出版社，1988：632.

其義以爲右文。古之字書,皆從左文。凡字,其類在左,其義在右。如木類,其左皆從木。所謂右文者,如戔,小也。水之小者曰淺,金之小者曰錢,歹而小者曰殘,貝之小者曰賤。如此之類,皆以戔爲義也。”[1]因而總體來看,“盞”爲一種杯類的小型器物。《方言》卷五:“自關而東趙魏之間曰椷,或曰盞。”郭璞注:“盞,最小杯也。”[2]

“盞”基本屬性爲小的盛器。雖然具體看,古代的盞大小、外形并不統一,但不管器形與大小如何變化,盞都是可以盛物的。在晋代以後,盞就是普通民衆家中常用器物。因而,也就成了民衆飲酒喝水和喫飯的常用器物。

北魏賈思勰《齊民要術》中就有多條“盞”的用例。基本用法是作爲器物名詞。如卷五《種紅藍花及梔子第五十二》:“……温酒浸丁香、藿香二種(浸法如煎澤方),煎法一同合澤,亦着青蒿以發色。綿濾着瓷、漆盞中令凝。”[3]卷八《作醬法第七十》:“又法,直煮鹽蓼湯,瓮盛,詣河所,得蟹則内鹽汁裏,滿便泥封。雖不及前,味亦好。慎風如前法。食時下薑末調黄,盞盛薑酢。”也可用於比況大小。卷九《炙法第八十》:“作餅炙法……作餅如升盞大,厚五分。”

既然是可以盛物的日常器物,自然也可以用以計盞中之物,因而就進一步成爲一個臨時量詞。一件盞中所盛之量,就稱爲“一盞”。《齊民要術》卷八《作醬法第七十》:“乞人醬時,以新汲水一盞和而與之,令醬不壞。”卷八《作酢第七十一》:“若苦者,更炊三二升粟米投之,以意斟量。二七日可食,三七日好熟。香美淳釅,一盞醋,和水一碗,乃可食之。”更早之時,王羲之《雜帖》亦有:“鷹嘴爪炙,入麝香,煎酥酒一盞服之,治痔瘻有驗。十七日羲之頓首。”[4]

(二)量詞“盞”與“升”容積相似易於替代

在晋唐之際,“盞”漸次進入了醫藥領域,并逐漸替代了“升”。

“盞”和“升”的容積都是在動態變化着。

《肘後備急方》之鹿鳴山續古序稱:“觀夫古方藥品分兩、灸穴分寸不類者……以盞當升可也。”(此序作者不詳,可能出於唐人)《備急千金要方》卷十二第七中芫花散服法則稱:“初覺三服,一服一盞,年久服一升。”英藏敦煌醫藥文書S. 3347:“療霍亂方……桂皮三兩,以水半升,煎取一盞,頓服,神驗。”[5]此諸説或有小别,依前説,二者相當;依後二説,盞較升爲小。盞本爲“最小杯”,但形制大小和器物的容積會因時間、地域不同而發生變化,故體積并不恒定,很難一概而論。

當然,器物容積畢竟是有個大概的範圍的,留傳至今的宋盞也不少,作爲生活器物的“盞”在唐宋時期實際演變爲淺碗,雖然實物的器型和容量相差也很大,常見的盞容積大約在300毫升,容量比原本“最小杯”的概念加大。

但與此同時,宋代的度量衡制度也在變大。《中國科學技術史·度量衡卷》指出:“宋代的容量值趨向是大於唐代,南宋大於北宋。”[6]宋臣編定的《新校備急千金要方例》更具體地説:“今之用藥,定以三兩爲今一兩;三升爲今一升。”顯而易見,宋人的升發生了重大變化,不再是漢制傳下的小升。一般認爲,《傷寒論》中的“升”約爲今制200毫升,則北宋的升約合今制600毫升,南宋的升約在今制700

[1] 沈括.夢溪筆談:卷十四[M]//張元濟.四部叢刊續編:第343册.上海:商務印書館,1934:3-4.

[2] 爾雅、廣雅、方言、釋名清疏四種合刊[M].上海:上海古籍出版社,1989:852.

[3] 賈思勰.齊民要術[M].北京:中華書局,2015:596-597.(以下各條見927、1067、913、941頁)

[4] 嚴可均.全晋文:上[M].北京:商務印書館,1999:256.

[5] 沈澍農.敦煌吐魯番醫藥文獻新輯校[M].北京:高等教育出版社,2016:432.

[6] 丘光明,邱隆,楊平.中國科學技術史:度量衡卷[M].北京:科學出版社,2001:378.

毫升以上。但宋代的“盞”作爲實用器皿，却不會有太大的變化，此時，常用“盞”的容積已經明顯小於“升”。

《太平聖惠方》卷二《論合和》篇有云：“凡煮湯，云用水一大盞者，約一升也；一中盞者，約五合也；一小盞者，約三合也。”[1]《太平聖惠方》宋代官修的第一部方書，在相當程度上代表着官方的意旨，故此論中的“升”不可能是舊的升制。一來，宋代當用宋制，明確區分大、中、小盞本就起於宋代方書（唐代方書雖然偶有“大盞”之説，但只是一個模糊的概念）；二來，若按舊制計，則一中盞水（五合）約爲100毫升，很難實際地煎煮藥物，故此，《論合和》篇之“升”當爲宋代度量衡中的“升”。“盞”在方書中的使用，雖然必定起源於民間日用，本是一個不精確的量值；但在宋代方書中的“盞”，也可算是一個相對明確的量，大盞是600~700毫升，與“升”容積仍較近，但中盞、小盞則小很多。

當然，古代飲藥量本不是、也不必要很精確，故可以認爲，在宋代前後，盞（大盞）與升所受水量大致相當。因而，在描述一次服用的藥液量時，原本大約一升的藥量，改以“一盞”“一大盞”稱之，可能更生活化，便於理解和盛取。至於量取不需要再加工的液體如酒、醋等液體來直接服用時，以“盞”來約計，就是很正常的了。

（三）“盞”進入醫籍早期用於計量飲藥量

經方中以“升（及斗、合）”計量，具有一定的“專業色彩”。在日常生活中，可能并不是每個人都清晰了解“升”是多大的量，也不是每家都配置着“升”，因而使用時并不是很方便。隨着生活中“盞”的使用日益廣泛，“盞”進入醫療活動乃至載入醫方書是必然的。所以在醫療實踐中，“盞”慢慢地部分取代了“升”的地位。

晋唐之時，“盞”就漸漸進入醫籍的記載。但這個時期“盞”只用於記述或計量服用的藥液，也基本上未與煮散呈對應的關聯。

下面是晋唐兩部重要方書中“盞”出現的情況。

（1）晋代葛洪《肘後備急方》，出現一些用例。如：

1）“治卒心痛方第八：敗布裹鹽如彈丸，燒令赤，末，以酒一**盞**服之。”

2）“治癌癬疥漆瘡諸惡瘡方第三十九：醋泔澱一碗，大麻子一**盞**，白沙、鹽末各一抄，和掩以傅瘡，乾更傅。先温泔浄洗，拭乾，傅一二度，即差。孔如針穴，皆蟲食，大驗。”

全書中僅此2例屬正文部分，前例裝盛送服藥物所用的酒，後例裝盛待加工的固體藥，不能説有什麼規律性。書中另有50多處“盞”的用例，都出於金代楊用道據《證類本草》增進的附方，不能算成《肘後備急方》成書的晋代之時的用例。

（2）其次是初唐時期孫思邈《千金要方》（約成於650年），出現“盞”21例，其中用作計量的有19例（另兩例爲名詞用法，卷二十五有“燈盞”，卷二十三用於比況“苦瓠四枚，大如盞者”），按用途分類有如下。

1）卷三第五：“蒲黄湯……右六味，㕮咀，以水五升，煮取一升，清朝服至日中下，若不止，進冷粥半**盞**即止，若不下，與少熱飲自下，人羸者半之。”

2）卷二十一第二：“以新炊熱飯一**盞**，寫尿床處拌之，收與食之，勿令知，良。”

此2例中，盞裝盛了粥、飯這兩種食物。

3）卷六第九：右八味㕮咀，以水三斗煎猪蹄及藥，取一斗，去滓，温一**盞**，洗手面，大佳。令人面白

[1] 王懷隱.太平聖惠方：上[M].北京：人民衛生出版社，1958：29.

净悦澤方。

4）卷六第九："右三味爲末，以酢一盞，漬之三日，夜净洗面，傅之，莫見風日，三七日慎之，白如雪。"

此2例中，盞裝盛了洗滌用藥水。

5）卷二十二第一："以面圍瘡如前法，以針亂刺瘡，銅器煮醋令沸，瀉着面圍中，令容一盞，冷則易之，三度即拔根出。"

本例"盞"用作比況容受量。

6）卷十二第七："芫花散，治一切風冷、痰飲、癥癖、瘖瘧，萬醫所不治者皆治之。一名登仙酒，一名三建散……筋節拘急，八兩和酒二斗，重病後汗不流，初覺三服，一服一盞，年久服一升……因瘡得風，口强脊脉急者，五服即定一服一盞……卒中惡注忤，心腹脹氣急欲死者，三服定，一服一盞；大吐出鮮血瘴氣，三服定，一服一盞；蠱毒，五服定，一服一盞；温瘧，五服定，一服一盞；瘖瘧，五服永差，一服一盞。"

7）卷十四第五："天門冬酒，通治五藏六腑大風洞泄虚弱，五勞七傷，癥結滯氣……酒熟，取清服一盞，常令酒氣相接，勿至醉吐。"

8）卷二十二第五："治風瘙隱軫方，大豆三升，酒六升，煮四五沸，每服一盞，日三。"

此3條9個"盞"字例，都是用以計量所服藥液或藥酒的。

9）卷四第二："右八味㕮咀，以清酒三斗，絹袋盛藥浸五宿，以一盞下前丸藥甚良，或單服之亦好。"

10）卷二十二第一："疑有瘡者，以水半盞，刮取藥如桐子大五枚和服之，日夜三度服，即自消也……若犯諸忌而發動者，取枸杞根合皮骨切三升，以水五升，煎取二升，去滓，研藥末一錢匕，和枸杞汁一盞服之，日二三服，并單飲枸杞汁兩盞彌佳。"

11）卷二十五第一："鷄屎白如棗大，酒半盞和，灌口及鼻中佳。"

此3條5個"盞"字，都是記述用以送服藥物的酒、水。

以上11條，出現量詞"盞"19例。其中6）之後的6條14例，都是裝盛酒（藥酒）、酢（醋）、水、藥液等可以直接飲用的液體（或本身爲加工成的藥液，或是不需要再加工而用於送服散末藥的酒、醋等液體）。

相近時期成書的如《千金翼方》（約成於680年）有"盞"的用例14條，用法相似；《外臺秘要方》（成於752年）大體也是如此。日本漢方書《醫心方》（成於984年），較多引用了中唐之後的方書，但"盞"的用例仍與《備急千金要方》相似。未經宋改的《新雕孫真人千金方》中"盞"作量詞時，也都用於表述服藥的量。敦煌吐魯番所出醫藥卷子中，有爲數不多的"盞"的用例，情况也差不多。其中記述煎得藥液之例如英藏敦煌文書S.76《食療本草》殘卷："魚骨在腹中，痛，（吴茱萸）煮汁一盞，服之即止。"法藏敦煌文書P.2666："人蠱水遍身洪腫，取馬［烏］牛尿，每日服一盞，即差［瘥］。"德藏吐魯番文書Ch1036V（TⅡT）："【桑】枝煎，療一切風及偏風……右以水一大斗，煮取二大升。夏月井中沉，恐壞。每日空腹服一盞，盡。"

可以想見，古人服湯藥原先每服一升或稍少，由於唐以後人們生活中"盞"被廣泛使用，飲藥時會將藥液直接裝盛在盞中，而"盞"又與原先用於計量的單位"升"容積相似，故漸漸舍去"升"而直接改以"盞"來指稱。因而，古醫書中"盞"取代"升"，是在盛取煎得的藥液或盛置其他服用物（如酒）上先行發生的。

（四）煮散興盛時"盞"用於計量煎藥的水量

如前所述，在以《傷寒論》爲代表的經方方書以及重要方書（《備急千金要方》《千金翼方》《外臺秘要方》等)中,湯劑煎煮通常以“斗”“升”計量。由幾升或一斗幾升,煎取一半或更少的藥液來服用。

煮散初興時,煎藥用水量還是相對多的,通常會用二三升水,因而早期的煮散用水量依然沿用“升”“合”(因爲煮散用水量少,故一般已用不到“斗”)計量。

如《備急千金要方》的煮散中,“丹參煮散”是“以井花水二升煮……煮取一升”;“丹參牛膝煮散”是“以水一升半,煮取七合”;“防風煮散”是“以井花水二升煮……煎取一升”;“遠志煮散”是“以水二升五合煮竹葉一升,取汁用煮藥壹匕半,煎取捌合爲壹服”。此種情況還有很多,由湯劑煎煮用水量的七八升乃至一斗以上,下降到兩升左右。

在此基礎上繼續演變,當煮散普及時,水量進一步减少,則用“升”計水量已不是必須;另一方面,人們生活實際中用升取水可能本來就不普及。這時,用生活中隨處可見的“盞”來約計水量,就順理成章地發生了。

宋代最先問世的大型方書《太平聖惠方》達100卷。《太平聖惠方》中有大量湯劑,但這些湯劑中有不少與早前古方的作服方法相比有了明顯變化。這裏選取幾首《太平聖惠方》第八至第十四卷所載《傷寒論》方與傳世本《傷寒論》同名且藥味基本相同的方子的作服方法進行對比(附録表1-2)。

附録表1-2 《傷寒論》與《太平聖惠方》同名方作服法對比

方名	《傷寒論》作服法	《太平聖惠方》作服法
桂枝人參湯方	右五味,以水**九升**,先煮四味,取五升,内桂,更煮取三升,去滓,温服一升,日再夜一服	右件藥,搗篩爲散,每服三錢,以水**一中盞**,入生薑半分,棗三枚,煎至五分,去滓,不計時候温服
小柴胡湯	右七味,以水**一斗二升**,煮取六升,去滓,再煎取三升,温服一升,日三服	右件藥,搗羅爲散,每服四錢,以水**一中盞**,入生薑半分,棗三枚,煎至五分,去滓,不計時候熱服
大青龍湯方	右七味,以水**九升**,先煮麻黄,减二升,去上沫,内諸藥,煮取三升,温服一升	右件藥,搗篩爲散,每服四錢,以水**一中盞**,入生薑半分,棗三枚,煎至五分,去滓,不計時候温服
白虎湯方	右四味,以水**一斗**,煮米熟,湯成去滓,温服一升,日三服	右件藥,搗篩爲散,每服五錢,以水**一大盞**,入粳米五十粒,煎至五分,去滓温服
桂枝附子湯方	右五味,以水**六升**,煮取二升,去滓,分温三服	右件藥,搗篩爲散,每服三錢,以水**一中盞**,入生薑半分,棗三枚,煎至六分,去滓,不計時候稍熱頻服,汗出即愈
麻黄湯方	右四味,以水**九升**,先煮麻黄,减二升,去上沫,内諸藥,煮取二升半,去滓,温服八合。覆取微似汗,不須啜粥,餘如桂枝法將息	右件藥,搗粗羅爲散,每服四錢,以水**一中盞**,煎至六分,去滓,温温頻服之,汗出爲度
大承氣湯方	右四味,以水**一斗**,先煮二物,取五升,去滓,内大黄,更煮取二升,去滓,内芒消,更上微火一兩沸,分温再服,得下餘勿服	右件藥,粗搗羅爲散,每服四錢,以水**一中盞**,煎至六分,去滓,不計時候温服,以利爲度。如人行十里未利,再服

表中可見,在《傷寒論》中,湯方的作服通常是用較多量的水(表中最多者一斗二升,最少者六升),煎耗至較少藥液(二升至三升),然後分次服用(再服或三服);而《太平聖惠方》中,則是將藥物加工成散末,從中取三至五錢,然後取較少水量(多數是“一中盞”,少數爲“一大盞”)煎煮,耗取一次服用量服下。另一方面,散劑的服法,宋以前方書一般是用酒飲送服或和服,而《太平聖惠方》中也大多改用煮服。故《太平聖惠方》傷寒病數卷(卷八至卷十四)中的很多方子,雖然方名標示爲湯劑或散劑,但具體

加工法大多如附録表1－2第三列所示，實爲煮散之法。

據湯曉蓉、朱向東統計，《太平聖惠方》4 680首煮散方中，用水量“一中盞”者有3 073首（65.7%），其次是“一大盞”者有803首（17.2%），而“二盞”及以上者總共纔有207條[1]，可知宋以後方書用“盞”通常不累算，“二盞”及以上者少見，“一中盞”“一大盞”較爲常見，正體現了用“盞”是爲了求“便”。

出土於内蒙古的黑水城文書也有類同的用例。如俄藏TK.187：“【治】口中瘡不可者，野薔薇根剉碎，【水】**一二盞**煮煎濃，熱嗽冷吐，妙……”同文又有：“□咽腫痛噎【塞不】出聲［聲］生津液方，□□□、甘草。右停生爲末，水**一大盞**，藥末一大錢，煎至六【分】，放冷服。”TK.187出於黑水城，爲宋金寫本。二例中，“盞”都用於計煎藥的水量。内蒙古藏元代文書F20：W10：“……生薑三兩、甘草二兩、大棗十二枚。四錢，水**二盞**，煮，去滓，温服。小便難，發汗，遂瀉漏不止，惡風，四體微急，難以屈伸。”本方前殘，從方後主治看，應爲《傷寒論·辨太陽病脉證并治上第五》之“桂枝加附子湯”（參見後附《黑水城〈傷寒論〉抄本殘片考證》一文》）。但全方改爲煮散法，用水爲“二盞”，亦以“盞”計水量。

由此可見，宋代煮散盛行時，帶來了與“盞”有關的兩個變化。其一，計量方法的改變：由於用水量的減少，因而改變了《傷寒論》爲代表的經方以斗、升、合計量用水量和煎取量的計量方式，改爲以“盞”計量煎藥用水量，而煎取量則只以“煎至×分”（表煎取量與用水量的比例）來表示，不用計量單位。其二，“盞”的用途改變：“盞”在晋唐時代醫書中，基本上只用於計量煎取藥量（或其他可服物的計量），筆者搜索唐代醫藥文獻，未見有“盞”計量煎藥水量的用例；而宋代煮散盛行時，“盞”普遍改用於計量煎藥的水量。

後者，即“盞”的用法變化由計量煎取量轉變爲計量煎藥用水量，具有標志性意義。一方面，“盞”由計藥量改爲計水量，標志着煮散法的完全獨立，成爲定型的煮散方的典型用語；另一方面，這一標志可以成爲判定相關文獻産生年代的一個參考指標。

不過需要指出，“盞”的用法發生這樣的轉變即用於煎藥的水量後，先前的用法即“盞”用於計量煎出藥液量的用法依然可以延續。《太平聖惠方》普遍以“盞”約計煎藥的水量，而成書於其後的龐安時《傷寒總病論》，却是大部分藥方中以“盞”計煎取藥量，而少部分爲“盞”約計煎藥的水量。

三、《金匱要略》煮散法分析

東漢張仲景傳世有3部書：《傷寒論》《金匱要略方》《金匱玉函經》。後者古人不太能見到，清康熙年間纔復出，醫界傳讀亦少，故一般説張仲景書就是前二部。但此二書中煮散出現的情况有較大差别。

《傷寒論》中，有人認爲“半夏散及湯”“四逆散”“大陷胸丸”3個方屬煮散法，但第一條可能是後人補加，第二條不很典型，第三條實爲丸劑。因而，《傷寒論》中没有肯定的煮散方。而《金匱要略》中確實是有煮散的，只是情况又稍有複雜。

《金匱要略》有兩種主要傳本：一是刊刻於元代後至元六年（1340）的鄧珍本，該本書名爲《新編金匱方論》（明清兩代的趙開美《仲景全書》本《金匱要略方論》等多種《金匱要略》傳本皆爲其衍生本）；二是明洪武二十八年（1395）的吴遷抄本，該本書名爲《金匱要略方》。二本都只存孤本，分别藏於北京大學圖書館和上海圖書館。二書早年未被中國中醫界關注，於1983年和2007年由日本真柳

[1] 汪曉蓉，朱向東.《太平聖惠方》煮散方初探[J].亞太傳統醫藥，2017，13(24)：77－80.

誠教授等學者發掘公佈。早先學界的看法，認爲鄧珍本應爲宋刊大字本系列，而吴遷本則記明抄自宋刊小字本。在初步研究後，學者們發現，該二本文本上有較大差異，超出了大字本與小字本合理的差異範圍，但二者究竟是何關係？一時難以判明，引發了不同看法。筆者和團隊的研究生經過研究，曾經在報刊發表文章，從書名、用語等方面進行對比，提出多個證據，對二本關係提出了我們的看法[1,2]。本文所揭"盞"的用法變化，就可以作爲比較其間關係的一個重要的尺度，因而也是探討二本關係的一個力證。

以下所要探討的《金匱要略》中的煮散法即與上述兩個傳本有關。有兩種情況：一是二本一致的煮散法，二是只見於鄧珍本的煮散法。筆者分述如下。

（一）二本一致的煮散法

二本一致的煮散方主要是3首：

> 風引除熱主癱癇湯方……右十二味，杵，粗篩，以韋囊盛之，取三指撮，井華水三升煮三沸，去滓，温服一升。
>
> 半夏乾薑散方：//半夏、乾薑等分//右二味，杵爲散，取方寸匕，漿水一升半，煎取七合，頓服之。
>
> 薏苡人附子敗醬散主之方：//薏苡人拾分、附子弍分（炮，去皮）、敗醬伍分//右三味，杵爲末，取方寸匕，以水二升，煎取一升，頓服之，小便當下。[3]

以上三個方引自吴遷本，但鄧珍本記載皆相似（第三方鄧珍本煎取量爲"煎減半"，意義相同，但表述爲煎煮耗減比例，更具後世煮散風格）。各方皆爲原藥加工爲散末，從中取少量，再以較少水量煮取約一半以頓服（風引湯的表述欠明，但較大可能爲頓服）。三方用水仍以"升"計，較後期煮散用水量仍稍多，但做法方面基本上可認爲屬於煮散法。

有的研究者還提出《金匱要略》中有别的煮散方。

"甘草乾薑湯方：//甘草四兩，炙、乾薑二兩，炮//右㕮咀，以水三升，煮取一升伍合，去滓，分温再服。"本方類似煮散法，但用藥不是在總量中取一部分，用水量也偏多（此引鄧珍本，吴遷本"以水肆升"，水量更多），又是"再服"，因而尚不典型。

"桂枝救逆湯方：//右爲末，以水一斗二升，先煮蜀漆，減二升，内諸藥，煮取三升，去滓，温服一升。"本方雖"爲末"（此引鄧珍本，吴遷本"㕮咀"），但整體的煎藥方式都是湯劑式（水量多達一斗二升，分次入煮，煮取三升，分三服）的，不能算煮散，若勉强要算，也只能算鄧珍本獨有。

討論歷史文獻問題，一定要有明確的學術界定，不能失於過寬。界限過於放寬，就會使研究對象不能落實，研究結果也容易走偏。

（二）只見於鄧珍本的煮散法

只見於鄧珍本的煮散法共有3個方，其中防己黄芪湯鄧珍本中重複出現，故見4次。將其與吴遷本同名方相對比，表列如下（附録表1-3）。

---

[1] 沈澍農，張承坤.《金匱要略》正名是什麽[N].中國中醫藥報，2019-02-15(8).

[2] 張承坤，趙雅琛，沈澍農.《金匱要略》吴遷本與鄧珍本對比研究[J].中醫藥文化，2019，14(1)：88-96.

[3] 本文引《金匱》吴遷本和鄧珍本出自原書照片，採用漢字數字標示的是原書筒子葉葉數。

附録表 1－3　鄧珍本獨有的煮散方與吴遷本同方對比

鄧珍本	吴遷本
麻黄杏仁薏苡甘草湯方：右剉麻豆大，每服四錢匕，水**盞半**，煮八分，去滓，温服，有微汗避風	麻黄杏人薏苡人甘草湯。方：右四味，㕮咀，以水**四升**，先煮麻黄一二沸，去上沫，内諸藥，煮取二升，去滓，分温再服
防己黄耆湯方：右剉麻豆大，每抄五錢匕，生薑四片，大棗一枚，水**盞半**，煎八分，去滓，温服，良久再服	防己黄耆湯主之。方：右六味，㕮咀，以水**七升**，煮取二升，去滓，分温三服
白虎加桂枝湯方：右剉，每五錢，水一**盞半**，煎至八分，去滓，温服，汗出愈	白虎加桂枝湯主之。方：右五味，㕮咀，以水**一斗二升**，煮米熟，去滓，煎取三升，温服一升，日三服，汗出愈
防己黄耆湯方：右剉，每服五錢匕，生薑四片，棗一枚，水**盞半**，煎取八分，去滓，温服，良久再服	防己黄耆湯。方見風濕中

可見，3 首方在鄧珍本都是剉後取少許藥用少量水煮服，使用了煮散法，而吴遷本相對地都是以多量水煮取少量藥液分服，爲經方湯劑作服法。

特别需要注意的是，與上一組二書共有煮散法不同，鄧珍本以上幾方不但使用了煮散法，而且，其中煮散法記述用語是宋代煮散法盛行以後新起的用語，即，以“盞”計煎藥水量，以“煎取×分”（4 首方都是“水盞半煎八分”，煎時可加薑棗）計煎取藥液量的方式。《金匱要略》傳本中，只有鄧珍本（或其衍生本）在這 3 首方使用了這樣的宋代煮散新用語，而吴遷本相應方都還保留着古湯方作服法舊貌。

（三）《金匱要略》出現煮散法的分析

前文揭示，真正的煮散法應在晋代以後逐漸形成，唐代開始普及，宋代方得盛行。因而，張仲景著作中不應出現煮散法，鄧珍本《金匱要略》中出現宋代模式的典型煮散法更是完全不合理。

首先有 3 首煮散方共見於吴遷本和鄧珍本中。因爲二本相同，故可以相信這是在宋臣校定《金匱要略方》時的舊貌，而非出於後人的改動。但這些方子的作服法與《傷寒論》經方湯劑煎服法有明顯差别，因而首先可以認爲，這些煮散方反映的不是張仲景著作的漢代舊貌；另一方面，此 3 首方雖用煎煮法，但其煎煮法的表述恰恰與唐代其他方書中的煮散法相似，而與宋代的典型煮散法有異。因而，此 3 首方應是唐代以後、宋代校定之前改動過的情況（或爲宋臣整理時從其他傳世文獻中吸納）。

另一種情況，即有 3 首煮散方僅見於鄧珍本（共見 4 次），而此 3 首方出現在吴遷本中都是傳統的湯方，且鄧珍本中的這三方都是典型的宋代煮散法，都有“水盞半，煮八分”的相同的用水和煎煮記述。前述，“盞”用法改變具有標志性意義，而鄧珍本獨有的 3 首煮散方恰恰使用了“盞”來計煎藥的水量，因而比起吴遷本和鄧珍本共見的 3 首煮散方來説，無疑是更後發生的改動。在没有吴遷本對照之前（吴遷本 2007 年纔被真柳誠等學者從上海圖書館挖掘出來，爲學界所知），我們尚難確認這幾首方改易於何時，但因爲吴遷本保留着古湯方作服法舊貌，故鄧珍本中以量詞“盞”爲明顯標志的煮散煎服法，反映的必定是宋代校正醫書局定本之後經後人改易的狀貌。因而，也就提示着鄧珍本不是宋代校正醫書書定本舊貌。

章太炎曾注意到《金匱》中有宋代風格的煮散，分析其原因是：“蓋《金匱要略》爲不全之書，分劑偶缺，而宋人補苴之耳。”[1] 章氏未見吴遷本，不知數方之改實出宋臣校定之後，較大可能改於南宋甚至元代。

[1]　章太炎. 章太炎先生論傷寒[M]. 北京：學苑出版社，2009：133.

但是,爲什麽唯獨是這3首方改成了宋代的煮散法呢?筆者猜想,可能是在北宋定本之後的某個時候,《金匱要略》的傳本中該幾方所在頁面有了污損殘破,後人在重刊時,不得不從宋代流行的方書中找出同名方予以補入,因而混進了後世煮散法的記載。

宋代朱肱宗仲景之學,博採衆家之長,所著《南陽活人書》(初成於大觀二年,1108年;修訂於政和八年,1118年)在北宋一度盛行,甚至有"至知有活人書,而不知有長沙之書也"之美談。該3首方在《南陽活人書》中被收載,并又收於宋代大型方書《聖濟總録》。試將3首方的鄧珍本煎煮法與《南陽活人書》《聖濟總録》同方的煎煮法做個對比(附録表1-4):

附録表1-4　鄧珍本獨有的煮散方與《南陽活人書》《聖濟總録》同方對比

鄧珍本	《南陽活人書》本	《聖濟總録》本
麻黄杏仁薏苡甘草湯方:右剉麻豆大,**每服四錢匕,水盞半,煮八分,去滓,温服**,有微汗避風	麻黄杏子薏苡甘草湯方:右剉**如**麻豆大,**每服四錢匕,水一盞半,煎至八分,去滓,分温二服**,有微汗避風	麻黄杏人薏苡人甘草湯方:右四味㕮咀,**每服五錢匕,水一盞半,煎取八分,去滓,温服**
防已黄耆湯方:右剉**麻豆大,每抄五錢匕**,生薑四片,大棗一枚,**水盞半,煎八分,去滓,温服**,良久再服	防已黄耆湯主之方:右剉如**麻豆大,每服抄五錢匕**,生薑四片,大棗一枚,**水一盞半,煎至八分,去滓,温服**,良久再服	防已黄耆湯主之方:右四味㕮咀如**麻豆大,每服五錢匕,以水一盞半**,入生薑半分拍碎,大棗二枚擘破,**同煎取七分,去滓,温服**,日三
白虎加桂枝湯方:右剉,每五錢,水一盞半,煎至八分,**去滓**,温服,汗出愈	白虎加桂湯方:右剉如麻豆大,每服五錢,水一盞半,煎八分,**去滓**服	白虎加桂方:右四味,除粳米外,㕮咀拌匀,以水一升,煮藥五錢匕,以米爛爲度,**去滓**加桂末三錢匕,**煎取**四合,作一服,復令汗,先寒發熱**汗出者愈**
防已黄耆湯方:右剉,每服五錢匕,生薑四片,棗一枚,**水盞半,煎取八分,去滓,温服**,良久再服	—	—

表中黑體字,是三書相同或相似的用語;下劃綫部分,是鄧珍本與《南陽活人書》二本相似的用語。通過表列比較可見,鄧珍本與《南陽活人書》本此3方都高度相似。鄧珍本與《聖濟總録》本比較亦較爲相近,尤其前二方,二書煎煮法相似度很高,用藥、用水量都相同或相近。二書中防已黄耆湯用薑棗的記述其實也很相像,只是表達順序上,一置於用水之前,一置於用水之後。整體相似度低於《南陽活人書》。

還應補充的是,防已黄耆湯方節度語的第一句,吴遷本是"右六味"(見附録表1-3),而《聖濟總録》是"右四味",這是因爲,在傳統湯方中,薑棗是屬於藥方組成的;而煮散法中,薑棗通常移在節度語中表達,所以就有了藥味總數的差别。這裏同時又須注意的是,《聖濟總録》各方下都有"右四味"這樣的藥味數的表述,而鄧珍本與《南陽活人書》都没有這樣的藥味計數,又提示了鄧珍本與《南陽活人書》關係更近。而白虎加桂(枝湯),《聖濟總録》未用"盞"與"×分",而是用了"升""合",但依然是一次性服用的煮散法。這種相似與不甚相似并見,説明二者之間的關係與《南陽活人書》相比,是略微疏遠的。

總體看來,鄧珍本與《南陽活人書》的行文相似度頗高,雖然不能由此説鄧珍本此3方必定取自《南陽活人書》,但取自與《南陽活人書》相近時期的某種方書文獻,是可以基本肯定的。

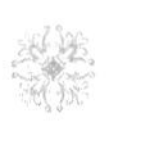

至於説是何時、何人改易了此3首方，這一點目前難以確論。當然存在這樣的可能——鄧珍本人得到了《金匱要略方》的殘缺本，通過搜尋當時的文獻補足了殘方殘文，又根據自己的理解做了某些文本改動，然後書名改稱"新編金匱方論"并刊刻。因爲利用了宋代方書來校補，於是書中就出現了典型的宋代煮散法。不過也不排除是鄧珍之前的何人已經做了這樣的改編，則鄧珍只是翻刻。

四、小結

中醫用語源於社會生活用語，也會因社會生活狀態和社會語言的變化而變化。"盞"的用法變化就是這一機制的生動體現。

（1）以《傷寒論》爲代表的經方湯劑煎煮法，是用若干升乃至一斗多水，煎取三二升藥液，分三服或再服，計水量和藥液量都以"升"爲主。

（2）"盞"是古代常用器物，晋唐時進入醫方書，亦用作量詞。早先用以約計服藥的量，常見爲"每服一盞"；宋代煮散興盛後，煎煮藥物用水量大減，因而改用"盞"取水煎藥，即，"盞"由約計藥液量改變爲記述煎煮藥物的用水量（煎取藥液量改用"×分"即"十分之×"表示）。方書中"盞"的用法的這一改變具有判斷文獻時代的標志性意義。

（3）《金匱要略》2種主要傳本中，鄧珍本有3方以"盞"計煎藥水量的煮散方，而吴遷本相應方用"升"計水量，利用上述參考尺度，可以進一步判明吴遷本保留了宋本舊貌，鄧珍本在北宋定本之後經過了再度改易。

（本文原發表於《中華醫史雜志》2022年第1期）

兩則中醫古籍疑難詞與漢譯佛經的關聯研究

沈澍農

在中醫古籍及一些涉醫文獻中，存在着某些特殊的詞語——其意義可解，但使用上却比較生硬、別扭或與人們熟知的意義有别。本文論及的2個詞語，經考查，皆與漢譯佛經有密切關聯。其中前1例很可能是源於佛經漢譯中的硬譯，後1例或是基於特别傳承。

筆者的本職工作是研究中醫古籍。在研究工作中，發現某些詞語可能産生於佛經漢譯。佛經譯者大多是來自西域（天竺、月氏、安息、龜兹、康居、于闐等國）的高僧，他們在翻譯時可能并不是很精通漢語的口語，而是以漢語言文字的工具書爲依據，因而可能出現誤用冷僻字詞、生造詞語的現象，同時也可能有較爲特殊的傳承。

一、軀

軀，《漢語大字典》中的第一義項爲："身體。《説文・身部》'軀，體也'。徐鍇繫傳'泛言曰身，舉四體曰軀，軀猶區域也'。段玉裁注'體者十二屬之總名也。可區而别之，故曰軀'。"第二義項爲："身孕。

《三國志·魏志·華佗傳》‘其母懷軀,陽氣内養’。晉王叔和《脉經》卷九‘陰陽俱盛,故成雙軀’。又‘婦人經自斷而有軀,其脉反弦,恐其後必大下,不成軀也’。”[1]

第二義“身孕”,出現得頗爲奇怪。正如《漢語大字典》所舉,在《三國志·魏志·華佗傳》中出現一處,謂:“其母懷軀,陽氣内養,乳中虛冷,兒得母寒,故令不時愈。”[2]其他用例基本都見於中醫古籍中。

(一)中醫古籍中“軀”的用例

中醫古籍中“軀”表示身孕的用法也并不多見。傳世重要醫著中,主要出於《脉經》卷九第二和第四兩篇中,凡24見。列如下:

卷九第二中:

1. 師曰:乳後三月有所見,後三月來脉無所見,此便是**軀**。有兒者護之,恐病利也。何以故?懷妊陽氣内養,乳中虛冷,故令兒利。

2. 婦人懷**軀**六月七月,暴下斗餘水,其胎必倚而墮,此非時孤漿預下故也。

3. 問曰:婦人妊娠病,師脉之,何以知此婦人雙胎?其一獨死,其一獨生,而爲下其死者,其病即愈,然後竟免**軀**,其脉何類,何以别之?

4. 師曰:寸口脉衛氣平調,榮氣緩舒,陽施陰化,精盛有餘,陰陽俱盛,故知雙**軀**。

5. 問曰:婦人病經水斷一二月而反經來,今脉反微澀,何也?師曰:此前月中若當下利,故令妨經;利止,月經當自下。此非**軀**也。

6. 婦人經自斷而有**軀**,其脉反弦,恐其後必大下,不成**軀**也。

7. 婦人懷**軀**七月而不可知,時時衄血而轉筋者,此爲**軀**也。衄時嚏而動者,非**軀**也。

8. 脉來近去遠,故曰反。以爲有**軀**而反斷,此爲有陽無陰故也。

9. 婦人經月下,但爲微少。師脉之,反言有**軀**,其後審然。其脉何類,何以别之?

10. 師曰:有一婦人來診(原注:一作脉),自道經斷不來。師言:一月爲衃,二月爲血,三月爲居經,是定作**軀**也,或爲血積。譬如鷄乳子,熱者爲禄,寒者多濁,且當須後月復來經,當入月幾日來?假令以七日所來,因言:且須後月十日所來。相間設其主復來者,因脉之,脉反沈而濇,因問:曾經半生若漏下亡血者,定爲有**軀**。其人言實有是,宜當護之。今經微弱,恐復不安,設言當奈何?當爲合藥以治之。

11. 師曰:有一婦人來診,自道經斷即去。師曰:一月血爲閉,二月若有若無,三月爲血積。譬如鷄伏子,中寒即濁,中熱即禄,欲令胎壽,當治其母。俠寒懷子,命則不壽也。譬如鷄伏子,試取鷄一毛拔去,覆子不遍,中寒者濁。今夫人有**軀**,少腹寒,手掌反逆,奈何得有**軀**?婦人因言:當奈何?師曰:當與温經湯。

12. 設與夫家俱來者,有**軀**;與父母家俱來者,當言寒多,久不作**軀**。

13. 師曰:有一婦人來診,因言:陰陽俱和調,陽氣長,陰氣短,但出不入,去近來遠,故曰反,以爲有**軀**,偏反血斷,斷來幾日。假令審實者,因言急當治,恐經復下。

14. 師曰:脉婦人得平脉,陰脉小弱,其人渴,不能食,無寒熱,名爲**軀**,桂枝湯主之,法六十日當有娠。

[1] 徐中舒. 漢語大字典[M]. 武漢:湖北辭書出版社,成都:四川辭書出版社,1986-1990:4065.
[2] 陳壽. 三國志[M]. 北京:中華書局,2006:477.

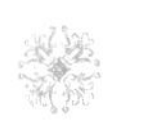

15. 脉濡而弱，弱反在關，濡反在巔，遲在上，緊在下。遲則爲寒，名曰渾陽；濁則濕，名曰霧；緊則陰氣栗，脉反濡弱，濡則中濕，弱則中寒；寒濕相搏，名曰痹。腰脊骨節苦煩，肌爲不仁，此當爲痹，而反懷軀，遲歸經，體重，以下脚爲附腫，按之没指，腰冷不仁，此爲水懷，喘則倚息小便不通。緊脉爲嘔血，氣無餘，此爲水分榮衛乖亡，此爲非軀。[1]

卷九第四中：

16. 問曰：婦人妊娠三月，師脉之言，此婦人非軀，今月經當下。其脉何類，何以别之？師曰，寸口脉衛浮而大，榮反而弱，浮大則氣强，反弱則少血，孤陽獨呼，陰不能吸，二氣不停，衛降榮竭，陰爲積寒，陽爲聚熱，陽盛不潤，經絡不足，陰虚陽往（一作實），故令少血。時發灑淅、咽燥、汗出，或溲稠數、多唾涎沫，此令重虚，津液漏泄，故知非軀。[1]

計 24 例，與前文分别組成如下詞語：懷軀（3）、是軀（1）、免（娩）軀（1）、雙軀（1）、非軀（5）、有軀（8）、成軀（1）、爲（名爲）軀（2）、作軀（2）。

諸例“軀”顯然爲胎孕之義。如例 1 中“是軀”與“懷妊”對見，例 2 中“懷軀”與“胎”對見，例 3 中“免軀”與“雙胎”對見等，皆是明證。

其他書籍中則極爲罕見。但吴洪武年間吴遷抄宋小字本《金匱要略方》[2]中有兩例：

17. 吴遷抄本《金匱要略方·婦人姙娠病脉證并治第二十一》：師曰，脉婦人得平脉，陰脉小弱，其人渴不能食，無寒熱，名爲軀，桂枝湯主之。

18. 吴遷抄本《金匱要略方·婦人雜病脉證并治第二十三》温經湯方節度語：亦主婦人少腹寒，久不作軀……

《金匱要略》明代以來有多種傳本，1983 年日本學者真柳誠從北京大學圖書館發掘出了該書元刻本——鄧珍所刻《新編金匱方論》，證實了明清各種傳本都是源自鄧珍本。至 2007 年，真柳誠等又在上海圖書館發掘出了吴洪武年間吴遷抄宋小字本《金匱要略方》，該本後記注明，是抄自北宋官修小字本。該二本内容存在諸多差異，學界對二本關係有不同猜測。我和團隊研究認爲，吴遷本最大程度地保留了北宋官刻本舊貌，鄧珍本則是民間改動過的俗本。上舉涉及“軀”的用例，亦是二本一個明顯的差異點。

前例“爲軀”，鄧珍本作“妊娠”；後例“作軀”，鄧珍本作“受胎”：鄧珍本顯係後人不熟悉，或傳抄者擔心後人不熟悉“軀”之義而改。

其他醫書如隋代的《諸病源候論》、宋代的太醫局考試題集《太醫局諸科程文格》中也有“軀”字出現，但都出於對《脉經》的引用。如《諸病源候論》卷四十一：“診其妊娠七月脉，實大牢强者生，沉細者死。懷軀七月而不可知，時時衄而轉筋者，此爲軀；衄時嚔而動者，非軀也。懷軀七月，暴下斗餘水，其胎必倚而墮，此非時孤漿預下故也。”[3]此條本於上引《脉經》例 7 與例 2；又如宋太醫局考試題集《太醫

[1] 王叔和. 脉經[M]. 北京：人民衛生出版社，1956：79－82.

[2] 張仲景. 金匱要略方[M]//中華再造善本續編. 北京：國家圖書館出版社，2014.

[3] 巢元方. 諸病源候論[M]. 高文柱，沈澍農，校注. 北京：華夏出版社，2008：263.

局諸科程文格》卷八:"問,欲令胎壽,當治其母?對,當胚胎已肇之初,欲令子以全壽,即血氣既凝之際,當治母以平調;方其爲母也,冲任通盛,而爲妊子之期;逮其懷軀也,血氣温充,而爲壽胎之本。譬如鷄伏子,試取鷄一毛拔去,覆子不遍,中寒者濁。今夫人有軀,少腹寒,手掌反逆,奈何有軀?婦人因言:當奈何?師曰:當與温經湯。"[1]本條本於《脉經》例11。而後世的中醫古籍中,未檢出含"軀"的新出語例。

(二)中醫古籍以外的"軀"

雖然"軀"的此種用法在中醫書中的使用範圍很局限,但在漢譯佛經中却有不少用例。筆者檢索《大藏經》,見有以下用例:

1."懷軀"14例

1. 東晋西域沙門竺曇無蘭譯《佛説寂志果經》卷一:沙門梵志,受信施食,所行非法,以斷饍口説嫁娶事,其(某)有居跱,某館某舍某堂懷軀,某堂嬿處,某有宫殿,爲精進行;某有堂館,無精進行。説王者雜事,如是之像,畜生之業;沙門道人,已遠離此。(T1-0273c)

2. 吴天竺沙門竺律炎譯《佛説三摩竭經》卷一:爾時,佛有一羅漢名賓頭盧,時坐山上忽忘至難國,賓頭盧坐來久,適欲以針縫縷衣,以針刺地,縷與衣相連。是時佛已應難國王宫中坐已,賓頭盧即以神足飛行至難國,山便隨賓頭盧後。爾時,國中有一女人懷軀,見山來政黑,恐墮其上,便大惶怖即墮軀。(T02-845a)

3. 西晋三藏竺法護譯《生經》卷五:烏王有婦,名曰舊梨尼,於時懷軀,有阻惡食,心念如是,欲得鹿王肉食。(T3-102a)

4. 西晋月氏國三藏竺法護譯《正法華經》卷八:若有女人,隨其喜樂,假使童子,及童女衆,若有懷軀,身體疲極,以香分别,腹中男女。復自識知,身所從來,又亦曉了,誼法科律。(T9-120b)

5. 西晋月氏三藏竺法護譯《佛説阿惟越致遮經》卷三:於時世尊贊長者妻言,善哉,善哉!是女人等今於佛前大師子吼,此言甚佳被無極鎧。如人所志不察他顔、不負重擔十月懷軀、亦不加遺而入胞胎。所生佛國清净佛土,無女人處,莫有瑕疵。(T9-0224a)

6. 後漢月支國三藏支婁迦讖譯《佛説遺日摩尼寶經》卷一:譬如遮迦越羅夫人懷軀七日,會當成遮迦越羅相也。(T12-191b)

7. 後漢安息國三藏安世高譯《佛説長者子懊惱三處經》卷一:時,長者婦歸命三寶,奉受五戒,晨夜精進,不敢懈怠,便得懷軀。婦人黠者有五事應知:一者,知夫婿意;二者,知夫婿念不念;三者,知所因懷軀;四者,别知男女;五者,别善惡。是長者婦,報長者言:"我已懷軀。"長者歡喜,日日供養衣被飲食,極使精細,十月已滿,便生得男。(T14-800a)

8. 西晋居士聶承遠譯《佛説越難經》卷一:彼時,國中有四姓長者,名曰越難……難有一子,名曰栴檀,亦復慳貪。難後壽盡,還生其國中,爲盲乞婦作子。其夫言:"汝身有重病,今復懷軀,我貧窮無以衣食,汝便自去。"(T14-820b)

9. 乞伏秦沙門聖堅譯《佛説婦人遇辜經》卷一:時有一人無婦,往詣舍衛國,娶婦本國,自有兩子,大子七歲,次子孩抱,母復懷軀,欲向在産。(T14-944a)

10. 西晋三藏竺法護譯《修行道地經》卷五:此諸罪囚在刑獄中,各各談説國王盗賊……或言王崩當有新立,而出大赦;夫人懷軀如是在産,獄囚得脱;若城失火多所焚燒,獄門得開我等則

[1] 何大任.太醫局諸科程文格[M].北京:中國中醫藥出版社,2015:216.

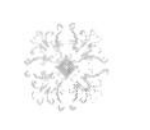

脱……(T15－213c)

11. 西晋三藏竺法護譯《修行道地經》卷六：預知五穀旱潦貴賤，識其星宿進止舉動，别其水旱衰耗多少，佔有大水若所破壞；見日月蝕出入之變，若有**懷軀**别其男女；曉知軍法戰鬥之事，深知古今……(T15－220c)

12. 姚秦凉州沙門竺佛念譯《鼻奈耶》卷二：汝等莫詣調達所受供養，莫興起羡意。何以故？如飲毒藥，豈有不死者耶？既自飲毒，復飲他人。譬如，比丘！建(達)陀利樹果生枝折，竹葦子生則死，如騾**懷軀**二命俱死。(T24－859b13)

諸例“懷軀”皆指懷胎。雖前11例用於人，例12用於“騾”，但意義相同。

《經律異相》《法苑珠林》等後世經卷編集舊經的重複用例忽略不計，如此共有“懷軀”一語不重複用例14例(例7中3見)。

2. “有軀”2例

13. 後漢安息國三藏安世高譯《佛説㮈女只域因緣經》卷一：我昔於金柱殿中晝卧，忽有物來厭我上者，我時恍惚，若夢若覺，狀如魘夢，遂與通情。忽然而寤，見有大蟒，長三丈餘，從我上去，則覺**有軀**。王實是蟒子也，我羞耻此，未曾出口。童子今乃覺之，何若神妙！(T14－899c)

14. 失譯人名附後漢録《分别功德論》卷五：昔有長者名曰善施，居富無量。家有未出門女，在家向火，暖氣入身遂便**有軀**。父母驚怪，詰其由狀。其女實對：“不知所以爾。”(T25－50b)

《經律異相》等轉載上文者不重複計，共得不重複者兩例。

3. “成軀”1例

15. 大唐西明寺沙門釋道宣撰《續高僧傳》卷二十三：上至天子下至庶人，莫不資色心以**成軀**，禀陰陽而化體。不可以色心是等，而便混以智愚；陰陽義齊，則同之於貴賤。(T50－628a)

“成軀”，即謂“形成胎兒”。本條後世佛典亦有引述，兹不贅述。

4. “挽軀”1例

16. 西晋月氏國三藏竺法護譯《佛説鴦掘摩經》：佛告指鬘“汝便速往謂女人曰‘如指鬘言至誠不虚，從生已來未嘗殺生，審如是者，姊當尋生安隱無患’”……即奉聖旨往到女所，如佛言曰：“如我至誠所言不虚，從生以來未曾殺生，審如是者，當令大姊安隱在産。”所言未竟，女尋**挽軀**，兒亦獲安。(T02－509c)

“挽”同“娩”，分娩。同《脉經》例3之“免軀”。又“安隱”，當作“安穩”。

5. “害軀”1例

17. 三藏法師義净奉制譯《根本説一切有部毗奈耶》卷十四：如芭蕉着子，如竹葦生實，如騾懷

妊,皆自害軀。(T23－701a)

本條是對例前文 12 的演繹,更加詳明。例 12 説的是"如騾懷軀",本條則作"如騾懷妊",二者義近。

6. "墮軀"1 例

18. 吴天竺沙門竺律炎譯《佛説三摩竭經》卷一:爾時,國中有一女人懷軀,見山來政黑,恐墮其上,便大惶怖即**墮軀**。(T02－845a)

本條即上文已引之例 2《佛説三摩竭經》,謂孕婦因恐慌而流産。

以上所列譯經用"軀"之例,包含有"懷軀"14 例,"有軀"2 例,"成軀"1 例,"娩軀"1 例,"墮軀"1 例,"害軀"1 例,以上不含轉引的重複用例,共有"軀"的用例 20 例。

(三)"軀"指胎孕的語源揣測

《説文・身部》:"身,船(躬)也。象人之身。"《説文・身部》:"軀,體也。"《説文・骨部》:"體,總十二屬也。"故身、軀、體三字,在身體這個意義上是基本一致的。

《詩・大雅・大明》:"大任有身,生此文王。"毛傳:"身,重也。"鄭玄箋:"重,謂懷孕也。"孔穎達疏:"以身中復有一身,故言重。"[1]《廣雅・釋詁四》"孕""身"同訓"傷也"[2],而《玉篇・人部》:"傷,妊身也。"[3]《正字通》則明言:"又女懷妊曰身。"[4]有人認爲,《説文》所釋的"象人之身"指的就是胎孕之"身"。而這一意義,"軀""體"二字本不具備。

《説文・身部》隸"軀"篆,且身部只有身、軀二字。這給"身""軀"二字多了一絲關聯的條件。

《一切經音義》卷五十三:"軀體,上曲迂反。《尚書大傳》云:'**軀,身也**。'《説文》:'體也。從身,區聲。'"[5]雖然不能説所引《尚書大傳》"軀,身也"之釋一定是譯經者用詞的起點(同樣的注文也出現在其他古籍,如《昭明文選》中就有數條相同注文),但類似的訓釋,極大可能給西域譯經的僧人帶來一種誤導。因爲譯經的高僧們較多從書本中學習漢語,很可能對古人單音詞釋義的特點没有把握好,誤以爲如《尚書大傳》"軀,身也"這樣的釋義,用的是"身"的胎孕、妊娠之義,因而"軀"也就能代指胎孕。他們根據自己的理解,基於遞訓,生生地賦予"軀"有胎孕之義,并在一個不太寬廣的範圍中影響了某些中醫古籍的撰著者。如上所示,主要是影響了《脉經》的撰者王叔和(不過,《脉經》相關内容是否另有傳承,尚不可知),此外見於《華佗傳》一例出於史書《三國志》,但其原始資料看來也很可能源自古代佚本醫籍。

當然,漢語中更爲常用的"懷孕""懷胎""懷娠",在漢譯佛經中也是常見的,在 CBETA 電子文庫中檢索,分别達到了 200+、700+、30+,此外也有個别的"懷身"用例,説明用"軀"指稱胎孕在譯者方面也并非很普及。

特别需要指出的是,CBETA 電子文庫在上引例 13"有軀"一語下有校語:"軀＝身【宋】,＝娠【元】

[1] 毛公傳,鄭玄箋,孔穎達,等.毛詩正義[M].上海:上海古籍出版社,1990:540.
[2] 爾雅・廣雅・方言・釋名清疏四種合刊[M].上海:上海古籍出版社,1989:465.
[3] 顧野王.大廣益會玉篇[M].北京:中華書局,1987:12.
[4] 張自烈.正字通[M].廖文英,編,董琨,整理.北京:中國工人出版社,1996:1128.
[5] 正續一切經音義:卷五三[M].影印獅谷白蓮社本.上海:上海古籍出版社,1986:12.

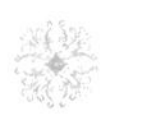

【明】。”是説,該例“軀”字,在宋本作“身”,元、明本作“娠”。此異文的存在,説明有一些古代的佛典工作者可能是確知“軀”的用法可以“身”或“娠”來表示的。

二、㕮咀

與以上所討論的“軀”不同,“㕮咀”是中醫藥古籍中的常用詞,應是漢語原生詞語,并非出於譯經者生造錯用。漢佛經中,“㕮咀”一詞出現得亦不多,但對該詞的用法,譯經者却表現出與中國中醫藥界很不相同的理解。

(一)“㕮咀”的一般理解

傳世文獻中最早出處爲《靈樞·夭壽剛柔》:“黄帝曰‘藥熨奈何’? 伯高答曰‘用淳酒二十斤、蜀椒一升、乾薑一斤、桂心一斤,凡四種,皆**㕮咀**,漬酒中’。”[1]其次見於《傷寒論·辨太陽病脉證并治上第五》桂枝湯所附節度語中:“右五味,**㕮咀**三味。”[2]另外《金匱要略》中也有數處。而後世醫藥書籍中,“㕮咀”一詞就很多見了。

關於“㕮咀”,現代中醫界流行的説法可稱爲“咀嚼”説。例如一種高校《傷寒論》教材解釋説:“**㕮咀**,古代製劑法,古代無鐵器,將藥用口咬細。在此指將藥物碎成小塊。”[3]多種同類教材解釋也都差不多。《漢語大字典》“㕮”字下亦釋:“[**㕮咀**],中醫用語。在無鐵器時代,用口將藥物咬碎,如豆粒大,以便煎服。後來改爲將中藥切片、搗碎或銼(作者按: 宜作剉,二字古有别)末,但仍用此名。”[4]沿用了古人的説法,還把“剉末”也加爲“㕮咀”所指。《漢語大詞典》亦與此口徑相仿:“[㕮咀],中醫藥學用語。將藥料切細、搗碎、銼(按: 宜作剉)末,如經咀嚼,謂之㕮咀。”[5]但《漢語大字典》説的是“用口將藥物咬碎”,《漢語大詞典》則指“㕮咀”爲“如經咀嚼”而得名,二者仍有一定差别。

咀嚼説大約是元代易水學派倡説的。如李東垣《珍珠囊補遺藥性賦》(或謂張元素原著,李東垣補遺)卷二《用藥丸散》中説:“夫㕮咀者,古之制也。古無鐵刃,以口咬細,令如麻豆,爲粗藥,煎之使藥水清,飲於腹中,則易升易散也,此所謂**㕮咀**也。”[6](王好古《湯液本草》引《東垣先生用藥心法》亦載此語)後世此説漸爲盛行。如明張介賓《類經》卷二十一也説:“古人以口嚼藥,碎如豆粒而用之。後世雖用刀切,而猶稱㕮咀者,其義本此。”[7]當今中醫界大多信奉此説。所以也進入了中醫經典的教材,且寫進了當代辭書。

古代還有其他説法。

蘇敬等在注《新修本草》時説:“㕮咀,正謂商量斟酌之。余解皆理外生情爾。”[8]但這個解釋和藥物破碎加工實在聯不到一起,所以後人多不從。至北宋寇宗奭《本草衍義》除否定蘇敬説外,又提出自己的看法:“又説‘㕮咀’兩字,唐本注謂爲商量斟酌,非也。《嘉祐》復符陶隱居説爲細切,亦非也。儒家以謂有含味之意,如人以口齒咀嚙,雖破而不塵,但使含味耳。張仲景方多言㕮咀,其義如此。”[9]但其

[1] 靈樞經[M]. 北京: 中國中醫藥出版社,2006: 36.
[2] 張仲景. 傷寒論[M]. 北京: 中醫古籍出版社,1997: 19.
[3] 熊曼琪. 傷寒學[M]. 北京: 中國中醫藥出版社,2007: 22.
[4] 羅竹風. 漢語大詞典: 第四册[M]. 上海: 上海辭書出版社,1993: 640.
[5] 徐中舒. 漢語大字典[M]. 武漢: 湖北辭書出版社,成都: 四川辭書出版社,1986-1990: 218.
[6] 李東垣,李士材. 珍珠囊補遺藥性賦[M]. 上海: 上海科學技術出版社,1958: 32.
[7] 張介賓. 類經[M]. 北京: 人民衛生出版社,1965: 715.
[8] 重修政和經史證類備用本草[M]. 北京: 人民衛生出版社,1957: 35.
[9] 重修政和經史證類備用本草[M]. 北京: 人民衛生出版社,1957: 47.

説也很含糊,“如人以口齒咀嚙”,不知道究竟用還是不用“口齒咀嚙”。

還有一個費解的事。“㕮咀”在《靈樞》中已經出現,《傷寒》《金匱》中已見多例,後世醫書普遍使用,可是《説文》中却没有“㕮”字。而另一方面,《説文・口部》“哺”字釋義謂:“哺,哺咀也。”“哺咀”和“㕮咀”音相合,而且《集韵・噳九》有云:“㕮,咀嚼也。或從甫。”視“哺”和“㕮”爲異體字,强化了“哺咀”和“㕮咀”的關聯。所以也有人認爲“㕮”其實就是《説文・口部》裏的“哺”。但《説文》裏的“哺咀”意思并不清晰。段玉裁注云:“哺咀蓋叠韵字。釋玄應引許淮南注曰:‘哺,口中嚼食也。’又引《字林》:‘哺咀,食也。凡含物以飼曰哺。’《爾雅》:‘生哺鷇。’”據《集韵》、段注等,許慎之義“哺咀”偏於嚼食義,這或許也是金元醫家釋“㕮咀”爲口嚼的重要原因。

(二)出土簡帛“父且”引出“㕮咀”新解

出土醫藥文獻給“㕮咀”的釋義一個新的契機。在出土簡帛醫書中,此詞出現多例,但是,寫法上幾乎一致地寫成“父且”。已經公佈的簡帛文獻中,馬王堆醫書《養生方》有1例,武威漢代醫簡中有“父且”8例(其中1例即下引例5只作“父”,可理校補爲“父且”);天回漢墓醫書《六十病方》亦有“父且”8例(其中2例寫作“父沮”)。如:

1. 馬王堆醫書《房内記》:“内加及約:取空壘二斗,**父且**,段之,□□成汁,若美醯二斗漬之。□□□□$_4$去其莩(滓)。取桃毛二升,入□中撓。取善布二尺,漬□中,陰乾,□□□□□$_5$□布。即用$_=$(用,用)布抳(揗)揗中身及前,舉而去之$_6$。”[1]

2.《武威漢代醫簡》:“治伏梁裹膿在胃腸之外方:大黄、黄芩、勺(芍)藥各一兩,消石二兩,桂一尺$_{46}$,桑卑(螵)肖(蛸)十四枚,䗪蟲三枚,凡七物,皆**父且**,漬以淳酒五升,卒(晬)時,煮之三$_{47}$。”[2]

3.《武威漢代醫簡》:“藥用利(藜)廬(蘆)一本,亭磨〈磿(歷)〉二分,付(附)子一分,早(皂)莢(莢)一分,皆并**父且**,合和,以醇醯漬,卒(晬)時,去宰(滓),以汁灌其鼻中$_{71}$。”[3]

4.《武威漢代醫簡》:“治加(痂)及久(灸)創(瘡)及馬脊方,取陳駱(酪)蘇(酥)一[升],付(附)子廿枚,蜀椒一升,乾當歸二兩,皆**父且**之;以駱(酪)蘇(酥)煎之,三沸$_{87}$。”[4]

5.《武威漢代醫簡》:“治百病膏藥方,蜀椒一升,付(附)子廿果(顆),皆**父【且】**。猪肪三斤,煎之,五沸,浚去宰(滓)$_{17}$。”[5]

6. 天回醫簡醫書《六十病方》:“治上氣。美酒二斗半,梓(卒)飴半斗,棗半斗,茈(紫)莬(菀)五并(幵—葉),圭(桂)二尺,薑五果(顆),彘煎脂半升。**父且**,段亓(其)圭(桂)、$_{318}$薑、莬(菀),壁〈擘〉亓(其)棗,合,分以爲三分,置一分,炊令沸止火,入一分,凡三分,濟取亓(其)汁畬(飲)之$_{315}$。”[6]

7. 天回醫簡《六十病方》:“治痹寒。淳酒二斗,則(前)二百果(顆),**父且**壽〔擣〕漬淳酒中,卒(晬)其時,孰(熟)捉令宰(滓)乾。取美棗一斗,漬$_{30}$……$_{142}$”[7]

[1] 裘錫圭.長沙馬王堆漢墓簡帛集成[M].北京:中華書局,2014:(第六册)74.
[2] 田河.武威漢簡[M].蘭州:甘肅文化出版社,2014:425.
[3] 田河.武威漢簡[M].蘭州:甘肅文化出版社,2014:430.
[4] 田河.武威漢簡[M].蘭州:甘肅文化出版社,2014:438.
[5] 田河.武威漢簡[M].蘭州:甘肅文化出版社,2014:418.
[6] 天回醫簡整理組.天回醫簡[M].北京:文物出版社,2022:105.
[7] 天回醫簡整理組.天回醫簡[M].北京:文物出版社,2022:96.

武威漢代醫簡出土後，今人田樹仁、何茂活、鄭金生及湯一笑（湯文見於網上，湯一笑爲其網名）等，都曾據此寫法作出考證，結論大體相似。根據郭沫若《甲骨文字研究》釋"父"爲"斧"古字（郭沫若云："父乃斧之初字。石器時代，男子持石斧以事操作，故孳乳爲父母之父。"按：《説文》謂"父"字像"從又舉杖"，郭沫若認爲所持爲斧），林義光《文源》釋"且"爲"俎"古字（按：王筠《説文釋例》亦稱"且蓋古俎字"），認爲"父且"即"斧俎"，合指"用斧去砍斫敲打藥材令細小，底下墊以砧俎，應該就是'父且'（後世加上口旁成了'㕮咀'）的本義……後人將這兩個字加上'口'旁，更讓人疑惑，結果就憑想象去猜測。若無出土醫書的原始面貌，恐怕至今誰也不敢想象'㕮咀'原來就是'父且'（斧俎）。"[1]

上述認識應該是比較接近歷史真實的。由於《養生方》《六十病方》和武威漢代醫簡都是出土文獻，較能反映兩漢用字的實際狀況。雖然傳世文獻《靈樞》《傷寒論》《金匱要略》整體上可認爲是漢代以前的文獻，但是，我們現在能够看到的文本却是宋代以後的刊本，具體用字上或經過了宋臣或之前傳抄人的改動；東漢成書的《説文》中没有"㕮"字，故上述書籍中的"㕮咀"，很有可能是後人改成的。只是何時、何故加上"口"旁，我們難以確切説明（敦煌醫藥卷子 S. 4433 中出現了"父咀"[2]，是我們見到的唯一的過渡形式）。

（三）佛經中"㕮咀"用法的佐證

值得注意的是佛典中有另外幾條關聯文獻——在《大正藏》中，有幾例"㕮咀"：

1. 西晋竺法護譯《正法華經》卷三：於時良醫愍傷病人，爲設方便即入雪山，採四品藥**㕮咀**擣合，以療其盲，目便見明。又加針灸消息補寫，斯人目睛内外通徹，睹日月光、五色、十方，爾乃取信。（T09－85a29）

2. 西晋月氏國三藏竺法護譯《正法華經》卷三：譬如人生盲，不見日月光，五色及十方，謂天下無此。良醫探本端，見四病陰蓋，慈哀憐愍之，入山爲求藥。所採藥奇妙，名顯良明安，**㕮咀**而擣合，以療生盲者，消息加針灸，病愈目睹明，見日月五色，乃知本淳愚。（T09－85c19）

3. 東晋罽賓三藏瞿曇僧伽提婆譯《增壹阿含經》卷四十七：提婆達兜報曰"以熱鐵輪轢我身壞，復以鐵杵**㕮咀**我形，有黑暴象蹋蹈我身，復有火（大）山來鎮我面，昔日袈裟化爲銅鍱，極爲熾然來着我體，苦痛之原，其狀如斯。"（T02－805b29）

4. 東晋罽賓三藏瞿曇僧伽提婆譯《增壹阿含經》卷四十八：提婆達兜罪人者，以熱鐵輪轢壞其身，又以鐵杵**㕮咀**其體，群暴惡象蹹蹈其身，又復大熱鐵山鎮押面上，舉身爲熱銅葉所裹。（T02－810c9）

這是西晋和東晋兩位譯經者所譯兩種佛經中的各兩條譯文（除此 4 例外，《石磎心月禪師語録》中亦有"攢簇不得底病，㕮咀不及之藥"一語，因不能提示如何"㕮咀"，故不在上文引出）。竺法護，又稱曇摩羅刹（梵 Dharmaraksa，意爲法護），月氏國人，世居敦煌郡，拜印度高僧爲師，隨師姓"竺"；瞿曇僧伽提婆，姓瞿曇，名僧伽提婆（梵 Gautama Samghadeva）。譯名衆天，罽賓國人，與慧遠竺佛念等共譯諸論。

需要注意的是，雖然各條义語境有别，但二人的漢譯都選擇了"㕮咀"一詞。

前二條述同一事，用語上都是"㕮咀"與"擣合"連言，并且二者都指向藥物，較大可能是二者同義。

[1] 鄭金生. 藥林外史[M]. 桂林：廣西師範大學出版社，2007：162－163.

[2] 沈澍農，等. 敦煌吐魯番醫藥文獻新輯校[M]. 北京：高等教育出版社，2016：318.

雖然也有一些證據表明該處“㕮咀”可能指咀嚼[1]，但因所涉譯本和梵文本時代皆偏後，很有可能後代譯者已經被後來中國的習慣理解所誤導，故不能完全依從。

後二條述同一事，云“以鐵杵㕮咀”，則“鐵杵”是“㕮咀”的工具，雖然此二條指向的是人身，但與擣藥的方法是一致的。而且，例 3 後續的目連釋説謂：“爾時，目連便説此偈‘汝本最勝所，壞亂比丘僧，今以熱鐵杵，㕮擣汝形體。然彼之大衆，第一聲聞者，鬥亂比丘僧，今以熱輪轢’。”還將“㕮擣”連詞。雖然此種連文很少見，但更表明，譯者心目中，“㕮”“擣”就是同義詞。因此，譯者所理解的“㕮咀”，是以鐵杵將生藥擣杵成碎粒。

《説文・木部》：“杵，舂杵也。”段注：“舂，擣粟也，其器曰杵。繫辭曰：斷木爲杵，掘地爲臼。臼杵之利，萬民以濟。”杵是棒狀的舂擣之器，作動詞即爲用杵擣擊。在簡帛醫書中，對於藥物用杵臼破碎之法，稱舂、稱擣，都是很常見的。因此，譯經中將“㕮咀”理解爲“擣”，與簡帛中常見的破碎法是一致的。

此外，因爲有電子書將以上譯經中的“㕮咀”寫成了“哺咀”，我們特意查證了《中華大藏經》（中華書局 1985 年影印本第十五册、1987 年影印本第三十二册）、《高麗大藏經》（西南師範大學出版社、人民出版社 2012 年聯合出版影印本第九册、第三十册）、《乾隆大藏經》（中國文史出版社影印本第五十一册）等文獻，確認各本都作“㕮”，而没有作“哺”者。有電子書作“哺”，或是因爲《集韵・九噳》如是説：“[㕮、哺]㕮咀，嚼也。或從甫。”故有人視此二者爲同字，而以常見的“哺”代替了少見的“㕮”。

再查佛經辭書《一切經音義》，上引例 1 釋於該書的卷二十八《正法花（華）經》，玄應釋云：“㕮咀，方父反，又音撫；下側吕反。謂以物拍碎也。”[2]上引例 3 釋於該本的卷五十二《增壹阿含經》，玄應釋云：“㕮咀，方父、側吕反。㕮咀，拍碎也。”[3]二例“㕮咀”，釋文皆曰“拍碎”，可見，《一切經音義》的編寫者認爲“㕮咀”的意義是用鐵杵之類擣擊物“拍碎”。考《莊子・天下》：“椎拍輐斷，與物宛轉。”王先謙集解：“凡物稍未合，以椎重拍之，無不合。”[4]《一切經音義》釋文之“拍”應非指手拍打，而應如《莊子》集解之釋，指以器物擊拍，且前例明文“以物拍碎”。故釋文之“拍”與譯經中的“㕮咀”爲“擣”的釋義一致。

（四）古代學者亦曾釋“㕮咀”爲“擣”

值得注意的是，中國古代學者原有釋“㕮咀”爲“擣”的。

其一，梁代著名藥學家陶弘景在其《本草經集注・序録》中云：

> 凡湯酒膏藥，舊方皆云**㕮咀**者，謂秤畢擣之如大豆者，又使吹去細末，此於事殊不允【當】。藥有易碎難碎、多末少末，秤兩則不復均。今皆細切之，較略令如**㕮咀**者，差得無末，而粒片調，於藥力同出，無生熟也。

按：此取敦煌本[5]，《證類本草》傳本略有差異。本條是現今可見最早對“㕮咀”的正面解釋。有

[1] 常蕾、劉藝俠、劉英華合作論文《漢譯佛典“㕮咀”音義考——基於梵本、漢、藏譯本和實地考察》一文云，隋天竺三藏闍那崛多共笈多譯《添品〈妙法蓮華經〉》（卷三，藥草喻品第五）中，“㕮咀”對應地被譯作“以齒等咀嚼”，且今可見梵文本（係唐以後傳存）中，該處意思確爲“用牙齒嚼碎”。見 2021 年“敦煌醫學與絲路文化學術論壇暨《中醫藥文化》工作坊會議交流論文集”1~15 頁。

[2] 正續一切經音義：卷五三[M]. 影印獅谷白蓮社本. 上海：上海古籍出版社，1986：1114.

[3] 正續一切經音義：卷五三[M]. 影印獅谷白蓮社本. 上海：上海古籍出版社，1986：2086.

[4] 陳志堅. 諸子集成[M]. 北京：北京燕山出版社，2008：467.

[5] 沈澍農，等. 敦煌吐魯番醫藥文獻新輯校[M]. 北京：高等教育出版社，2016：540－541.

人據本條以爲陶弘景就認爲㕮咀是“細切”，其實本條中，陶弘景先説了“舊方”的做法是“秤畢擣之如大豆者”，這就是説，“擣”，是“㕮咀”的原有做法；陶氏只是從使用效果出發主張改爲細切，并非認爲“細切”是“㕮咀”原有之義。

其二，《金匱玉函經》卷七《方藥炮製》中説：“凡㕮咀藥，欲如大豆。粗則藥力不盡。”[1]此“欲如大豆”之語，與陶氏所説舊例相合，恰好證明了在陶氏提出的“細切”之前，“㕮咀”流行的做法是“欲如大豆”，而這恰恰應該就是“擣”碎的效果（碎粒大小要求“欲如大豆”，而有此要求，説明還有人加工時達不到這一標準）。到宋代，宋臣校理《備急千金要方》時，在書前整理了一篇《新校備急千金要方例》，其中説道：“按湯法㕮咀（爲各切如麻豆），散法治篩（爲治擇擣篩）。”[2]其中對於“㕮咀”的釋義雖加工方法已改爲“各切”，但破碎標準依然是“如麻豆”。可見“㕮咀”的具體標準在此之前變化并不大。

其三：《醫心方》卷一《合藥料理法第六》“本草云，凡湯酒膏藥，舊方皆云㕮咀者，謂秤畢擣之如大豆，又使吹去細末……”本篇基本上是轉引了陶弘景《本草經集注・序録》，本條即上引陶氏之語。《醫心方》在此引文下附有小字注文：“今案，《新注》云‘㕮咀者，粗擣之義’。《葛氏方》‘㕮咀者，皆應細切也’。”[3]注文取了兩種意見，其中第一種意見出於《新注》。“新注”一名在《醫心方》同篇中出現9次，都是對《本草經集注》的補注，傳世醫書中這種補注只有唐《新修本草》，可是這9條“新注”不屬於《新修本草》，故注者不詳[4]。但其以“粗擣”解釋“㕮咀”，恰恰與陶氏所説舊例以及《金匱玉函經》的要求相一致，也與佛經所稱“擣合”相合，而且是目前可見的對“㕮咀”最早的釋義，有很高的可信度。不過所引《葛氏方》，是採納了陶弘景所作《補闕肘後百一方序》中説法，屬陶氏之見，并非葛氏原書之文意。

由陶弘景以及部分醫書相關解説可知，“㕮咀”本義是用鐵杵粗擣，這與譯經中的用法相似。擣碎的標準是“如大豆”，這應該是植物藥用於煎煮的適宜的尺度。只是在擣碎的過程中，粗細不均是難免的，因而在有了合適的刀具後，陶氏提出改成“細切”爲“粒片”，也就是順理成章的事了。

前文述及，由出土簡帛“父且”這一詞形推導，得出了其詞義應爲“用斧去砍斫敲打”。而在晉至南北朝文獻中，“㕮咀”又呈現出鐵杵粗擣之義。

斫打與杵擣有同有異，同在都是以重器擊打生藥使之破碎，異則在所用的工具和破碎的具體方法上有所不同。這個不同很可能反映了同一詞語的内涵在不同時代的變化。在出土秦漢早期醫藥簡帛中，“父且”用例較少，《六十病方》至武威醫簡時代明顯增多，且其時又呈現出“父且”多用於乾藥、“舂擣”多見於鮮品的特點；而梁代陶弘景等所論與兩晉的譯經用語，指“㕮咀”爲“擣”，這在相當程度上表明，東漢之後，“父且（㕮咀）”漸漸演化爲“舂擣”，即“擣”法的對象由鮮品爲主演變爲乾品爲主。舂擣比劈剁更爲方便，但可能對杵臼所用工具的堅硬度有更高的要求。

因而可以認爲，在東漢及之後一段時期形成傳世的醫藥典籍《靈樞經》《傷寒論》《金匱要略》中的“㕮咀”，其真義就是“粗擣”。

---

[1] 金匱玉函經[M].北京：人民衛生出版社，1955：86.

[2] 孫思邈.備急千金要方[M].北京：人民衛生出版社，1955：4.

[3] 丹波康賴.醫心方[M].北京：人民衛生出版社，1955：16.

[4] 筆者與日本真柳誠教授商討過該書問題，真柳誠提出，“《醫心方》以前來日本的只有《日本國見在書目録》所著録的楊玄操《本草注音》1卷”，所以，“新注”很可能爲唐代楊玄操所作《本草注音》。《宋史・藝文志》記載有楊玄操作《素問釋音》一卷，《日本國見在書目録》記載楊玄操另有6部書，其中一部是“本草注音一【卷】”，署名“楊玄”；另一部是《本草音》一【卷】，署名“楊玄操”，二者可能是同人同書。大約成於621—630年（真柳誠《黄帝醫籍研究》有楊玄操的介紹，見郭秀梅漢譯本，人民衛生出版社，2020：430－432.）。筆者贊同真柳誠教授的意見。

（五）關於“㕮咀”的餘論

1.“㕮咀”不全同於“細切” 前論，陶弘景《本草經集注·序録》提議將“㕮咀”者改爲“皆細切”，但從早期文獻的實際用法看，“㕮咀”不全同於“細切”，適用範圍不盡相同，實際上“㕮咀”專用於乾植物藥的破碎加工。如《傷寒論》桂枝湯五味藥中，“㕮咀三味”，應是桂枝、芍藥、甘草；另二味中，大棗“擘”，而生薑“切”。可見，區分着説，㕮咀是乾藥的破碎，而生鮮藥纔“切”。需要注意的是，古代方劑節度語中往往不都像上條《傷寒論》桂枝湯這樣區分着表述，有時會籠統説“父且”或“㕮咀”，但又實際不是每味藥都用㕮咀法加工。如桂枝湯見於《金匱要略·嘔吐噦下利病脉證治第十七》中時，節度法籠統地説成“右五味，㕮咀”。另外桂枝湯見於《金匱要略·腹滿寒疝宿食病脉證并治第十》時，節度語的開頭，吴遷本作“右五味，㕮咀”，鄧珍本、趙開美本作“右五味，剉”，此所謂“右五味”如何，其實仍然只指向桂枝、芍藥、甘草三味；另一方面，二本異文説明，“㕮咀”和“剉”是比較相似的，都是對乾藥的粗破碎。又如武威醫簡治久欬逆上氣湯（湯）方，共10味藥：“茈（紫）菀七束，門冬一升，款東（冬）一升，橐吾一升，石膏半升，白□一束，桂一尺，密（蜜）半升，棗卅枚，半夏十枚。”方後節度語稱：“凡十物，皆父且，半夏毋父且$_{80乙}$。”[1]半夏明指“毋父且”，可能因其爲小的塊莖，因而不要父且，而石膏也在父且之列，顯見當時的“父且”不是切，而是搗（當然，方中的蜜、棗按常規也應是“毋父且”的，可能因爲是常規認知，因而未予特意説明）。

2.“㕮咀”偶用於咀嚼義 金元醫家把“㕮咀”一般性地解釋爲“咀嚼”是不對的。但是，“㕮咀”確實偶有用於咀嚼義的。葛洪《抱朴子·登涉》：“又有沙虱，水陸皆有，與躬（射）工相似，皆煞人，若己爲所中者，㕮咀赤莧汁飲之。涂之亦愈。”[2]《外臺秘要方·積年久咳方》：“七星散方……以一臠肉炙令熟，以轉展藥聚上，令藥悉在炙肉中。仰卧，㕮咀炙肉汁，令藥力歆歆，皆毒螫咽中。藥力盡，吞肉。”[3]只是這種用例很少見，且并不指一般意義上的藥物破碎加工。

另一方面，古代中藥破碎使用中確實有時可能用咀嚼。如馬王堆醫書《五十二病方》中就已經出現“咀薤以封之”的記載。但這只能主要是一些鮮嫩草藥的嚼爛使用，嚴格講不同於前文所説的一般意義上堅硬藥物的破碎，并且咀嚼法主要是用於體表敷藥的臨時加工。

“㕮咀”在古方書中主要用於乾的根莖藥的破碎，對於這類乾的植物藥，咀嚼法不可能成爲基本的加工方法。很多乾藥嚼不動（堅硬），很多藥物嚼不得（辛辣、刺激甚至有毒），再者，藥物嚼後誰願意吃？誰會願意把别人口嚼過的東西煎來服用？因此，自古以來，口嚼就不可能是内服煎藥藥材的普遍的加工方法。元代醫家“古者無鐵刃，以口咬細”來破碎藥物的説法，只是望“口旁”而臆生之義，實不可從。

與前文“軀”例不同，“㕮咀”一詞被後世中國中醫界普遍誤解，兩晉的譯經者却給出了較爲正確的解釋。譯者的知識傳自何處？推想可能有二：

其一，早期來自西域的譯經者很可能在與當時中國學者接觸中，接受了關於“㕮咀”一詞的正確理解，陶弘景《本草經集注·序録》中稱“㕮咀”舊例爲“搗之如大豆”，以及《金匱玉函經》和《新注》相似説法，恰恰表明了當時中國醫藥界有此傳承。

其二，譯經者手中或曾持有記載着此詞解釋的某種特殊書籍，只是後代看不到這一資料了。

---

[1] 田河.武威漢簡集釋[M].蘭州：甘肅文化出版社，2020：600.

[2] 葛洪.抱朴子[M]//中醫古籍珍本集成.蔣力生，葉明花，章德林，等，校注.長沙：湖南科學技術出版社，2014：430.

[3] 王燾.外臺秘要方[M].高文柱，校注.北京：華夏出版社，1993：164－165.

三、小結

佛經漢譯大約始於東漢明帝永平年間,經過兩晋的摸索逐漸得到發展,譯經水平也隨之逐漸提高。

不同語種之間的準確翻譯,有賴於譯者對兩種語言的精確理解。早期的佛經翻譯者都是來自西域的僧人。爲了高水平地漢譯佛經,他們當然首先會深入學習漢語。西域譯經者的漢語水準無疑是達到一定高度的,但畢竟是外國人學漢語,總可能存在某些理解運用的不當。一方面,語言在一定時空範圍中的應用,有其自身的規律,僅憑工具書的檢索,有可能雖然意義可通,但却不合語言運用的常規;另一方面,由於中國古代字書每以單字釋義,當被釋字和解釋字本身各有多義時,運用中就存在着誤解誤用的可能性,對於來自外邦的譯經者來説,出現這類誤解的可能性會更大。本文所述之"軀",極可能就生成於對古訓的誤解,是由於譯經者對漢語詞的誤解或生硬理解産生的硬譯。但後世中國本土的譯者也承襲使用,更擴展到佛典以外特别是中醫藥古籍的著述者,從而成爲漢語的新成分,得到一定規模的流傳。而"㕮咀"一詞的情况則有所不同,這是一個漢語原有詞語,譯經者可能當時有所傳承,因而正確理解和運用了這個漢語詞,但此後中國中醫界却失去了傳承,并因爲字形的演變誤解了此詞。幸有簡帛醫書的重新問世,我們纔能够窺測"㕮咀"一詞初始的真義;再回顧陶弘景及一些中國醫籍相關表述,將其與佛典中"㕮咀"的用例互參,則又得出了漢末之後的真實用法。

這提示我們:要注意譯經者對漢語的把握,有準確傳承和非準確傳承甚至生硬使用的不同情況。但即使在後者情况下,某些生造、誤用的詞,也有可能伴隨着佛經而流傳,對漢語産生一定範圍的影響。

本文原爲會議論文,發表於《第二屆敦煌與絲路文明專題論壇暨敦煌學視域下的東北西北對話論文集》,敦煌研究院主辦(2019 年 10 月 9—13 日)。本次重發有修改。
(本文原論三則,第一則爲本書以外的詞例,從略;第二、第三則屬本書所涉詞例)

人面部位名與古代宫殿建築

沈澍農

中醫古籍中有一組面部望診部位名如"明堂闕庭"之類,歷來没有其得名之義的解釋。經考,這些詞語是模仿古代宫廷建築之名而命名。

《傷寒論·序》是醫古文名篇,爲學中醫者必學之文。其中有語云:"明堂闕庭,盡不見察。"教材注云:明堂,鼻;闕,兩眉間;庭,額。按此注是,然而關於這幾個詞的來歷,筆者查閱多種《傷寒論》研究專著和醫古文教參,未見有詳細説明者。特借本文以揭櫫。

考以上這些詞語以及相關的其他詞語,還可見於《靈樞》數篇。

《靈樞·五色》:"雷公問於黄帝曰,五色獨决於明堂乎?小子未知其所謂也。黄帝曰,明堂者,鼻也;闕者,眉間也;庭者,顔也;蕃者,頰側也;蔽者,耳門也。其間欲方大,去之十步,皆見於外,如是者,壽必中百歲。雷公曰,五官之辨奈何?黄帝曰,明堂骨高以起,平以直,五臟次於中央,六腑挾其兩側,首面上於闕庭，王宫在於下極……黄帝曰，庭者，首面也；闕上者，咽喉也；闕中者，肺也；下極者，心也……方上者，胃也。"

《靈樞·五閲五使》："黄帝曰，善，五色獨决於明堂乎？岐伯曰：五官以辨，闕庭必張，乃立明堂。明堂廣大，蕃蔽見外，方壁高基，引垂居外。五色乃治。平博廣大。壽中百歲……黄帝曰，五脉安出，五色安見，其常色殆者如何？岐伯曰，五官不辨，闕庭不張，小其明堂。蕃蔽不見，又埤其墻。墻下無基，垂角去外。如是者，雖平常殆，况加疾哉？"

此外《素問》某些篇章如《疏五過論》對這類詞語也有所涉及。前人的《素問》《靈樞》研究專著中對這些詞語雖然解釋了它們代表的部位，但對其來源却只見到零星的説明（例如張介賓《類經》云"蕃蔽者，屏蔽四方，即藩籬之義"）。

以上所列段落都是討論望診的文字。望診，即由面部特定區域的變化來診察相應臟器病變的方法。因此，其中涉及了不少面部的名稱。極富特色的是，這些部位名不是通常人們熟知的專用名，而是替换成了一些特殊的名稱。筆者考證，這些名稱實際上是古代建築用名，因而這些名稱的使用就是以人面部器官和古代宫殿建築位置相對照，以相應部位的宫殿建築名稱來指稱人的面部器官。以下作一對比。

《廣韵·青韵》："庭，門庭。"《玉篇·广部》："庭，堂堦前也。"古住宅建築，垣墻之内，最前開闊之院落爲庭；人面廓中，最上爲額部。寬闊的額部正可比作庭院，故額稱作庭。相家又稱天庭，《説文》："天，顛也。"顛即是頭頂，故天庭即是頭部之庭。

比較講究的宅院中還有第二道門，其外稱外庭，其内稱内庭。天子周城有五道門之多，内外庭（亦作廷，或稱内、外朝）之分在第三道門——庫門（諸侯軒城有三道門，庫門爲第二道門）。庫門外建有兩座高臺，稱爲闕，本意指左右有臺夾峙，中央闕然有路，而轉指路旁高臺爲闕（諸侯僅一闕，設在雉門）。《説文》："闕，門觀也。"徐鍇繫傳："以其闕然爲道謂之闕，以其上可遠觀謂之觀。"《史記·扁鵲傳》："虢君聞之大驚，出見扁鵲於中闕。"所謂"中闕"，指的正是中門處。人眉骨在面部居高，兩眉相對，中央闕然，故眉間亦稱闕，這比建築中高臺稱"闕"更合"闕"的原義。

闕内爲内門，在人則雙目當之，醫書稱目爲命門。《靈樞·根結》云："太陽根於至陰，結於命門，命門者，目也。"中醫學中又有"右腎爲命門"等説。稱"命門"者，言其在人生理中的地位之重要。目雖重要，但尚不至於影響性命，故稱爲"命門"似不相當。疑本稱"明門"，明亮之門。漢時因音近而混稱爲另有所指的"命門"。

其下則鼻稱爲"明堂"。據阮元《明堂論》所述，明堂是"天子所居之初名"，天子寢食理政均在於此。《孟子·梁惠王下》："夫明堂者，王者之堂也。"《素問·五運行大論》："黄帝坐明堂，始正天綱，臨觀八極，考建五常。"張介賓云："天子布政之所。對人向明而治，故曰明堂。"後宫室漸漸周備，唯路寢仿明堂古制而建，其地處門闕之内，因承"明堂"之名；而鼻居眉心之下，面部正中，故宜乎鼻稱"明堂"。

堂建於土臺之上，堂前有臺階數級。鼻梁之斜勢似之，故鼻根稱爲"下極"，寓臺階下盡之意。下極候心，故曰"王宫在於下極"。"相家謂之山根"（張介賓《類經》語），"山根"與"下極"義同。

"方上者，胃也。"胃的望診區在鼻翼外，稱爲"方上"，"方上"應即是"房上"。古制堂後爲室，室旁爲房。王國維《觀堂集林·明堂廟寢通考》："故室者，宫室之始也。後世彌文，而擴其外而爲堂，擴其旁而爲房。"面部的"室"和"房"應同在口吻或上唇，則鼻翼外宜爲"房上"。

"蕃者，頰側也；蔽者，耳門也。""明堂廣大，蕃蔽見外，方壁高基，引垂居外……蕃蔽不見，又埤其墻。墻下無基，垂角去外。"這些句子中的蕃、蔽、方壁（房之壁）、高基、基墻等名，指的是耳、面廓下方及

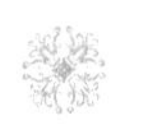

兩側，統爲仿照古建築外垣墻之擬名。

“蕃”，通“藩”。籬落；屏障。《説文》：“藩，屏也。”《玉篇》：“藩，籬也。”《詩·大雅·崧高》：“四國於蕃，四方於宣。”鄭玄箋：“四國有難則往扞御之，爲之蕃屏。”《國語·晋語八》：“是行也，以蕃爲軍。”蕃，一本作“藩”。韋昭注：“蕃，籬落也。”“頰側”與籬落位置相當，故以稱之。

蔽，屏障；障礙。《左傳·昭公十八年》：“葉在楚國，方城外之蔽也。”杜預注：“爲方城外之蔽障。”“耳門”位於人面兩側，故名之爲“蔽”。

“蕃”與“蔽”可連用，仍指屏障。漢桓寬《鹽鐵論·擊之》：“撫從方國，以爲蕃蔽。”《後漢書·南匈奴傳》：“於是款五原塞，願永爲蕃蔽，扞御北虜。”用於人面則泛指耳側。

“基”，本義爲建築物的根脚。《詩·周頌·絲衣》：“自堂徂基，自羊徂牛。”鄭玄箋：“基，門塾之基。”在人面，則指下頜部。正如馬蒔所云：“面之地部爲基。”

建築與醫學恐怕最難發生關係了，然而由以上分析可見，由於特定的文化心態，先人們却顯然有意識地借古建築格局名用於醫學，這也許是“人爲小天地”這一觀念的曲折反映吧。據説，北京故宫建築格局俯瞰酷似人面形，這中間是否有什麽必然聯繫呢？

古代建築與人面對照圖見附録圖 1－2。

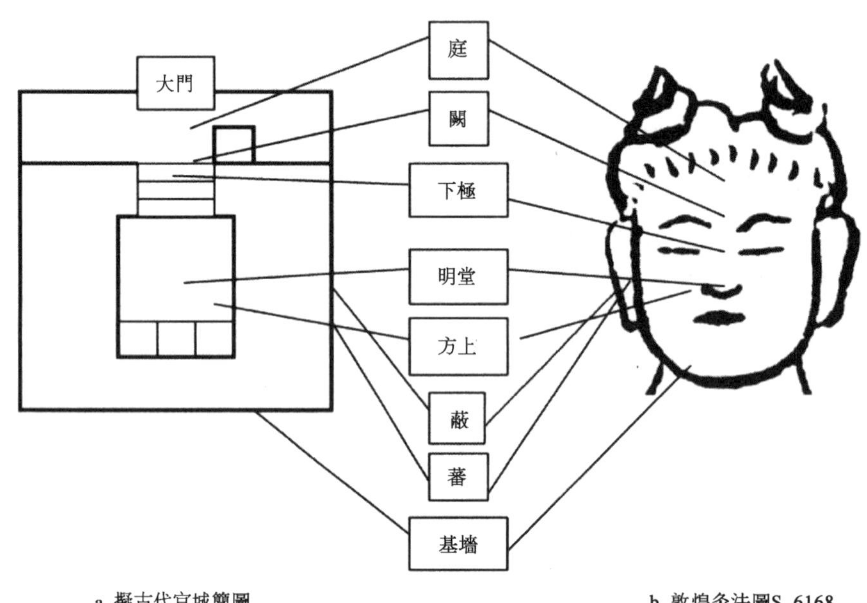

附録圖 1－2　古代建築與人面對照圖

（本文發表於《中醫藥文化》2007 年第 3 期）

黑水城《傷寒論》抄本殘片考證

沈澍農

黑水城編號爲 F20：W10 的殘抄本的抄録格式爲先方後證，與各種傳世本《傷寒論》不相同；抄本内容是源於《傷寒論》的3個條證與方劑,3條分別對應趙開美本中的第7方"桂枝加附子湯"、第37方"甘草附子湯"與第38方"白虎湯",殘抄本與趙本存在同源關係;抄本内容形成可能偏早,而抄寫時間則可能在南宋或之後。

在中國内蒙古收藏的黑水城文物中,F20:W10是一件《傷寒論》方藥抄本。内蒙古文物考古研究所聯合阿拉善盟文物工作站共同出版的發掘報告《黑城出土文書》(漢文文書卷)[1],只稱其"是治療内科疾病的服用湯劑。這是抄寫的某種醫書殘本"。馬繼興《出土亡佚古醫籍研究》[2]一書,將該抄本命名爲《傷寒雜病論·丁本》。并對該抄本作了如下解説:"殘卷(原書16卷)。原脱書名及篇目。今據宋本《傷寒論》與該書'辨太陽病脉證并治下第七'的一部分(即桂枝附子湯[原脱湯名]、甘草附子湯及白虎湯文)相近,其排列順序全同。應屬該書之異本殘文。"[3]馬先生之説較爲簡單,有些介紹不盡妥當。因而本文對其作進一步研究。

一、原件形制

出土於黑水城的該抄本殘片大小爲18.3厘米×14.5厘米,存有10行可見文字,以行書抄寫(附録圖1-3)。10行文字中,第一行僅存一個殘字和其前一字的殘筆,因而有意義的文字爲後9行。該9行文字包含着一個完整方(第二方)和兩個殘方(第一方前殘後全、第三方前全後殘)。

從殘存的3方看,和各種通行的《傷寒論》傳本相比,抄本形式上很有特點——先載方藥,後述主證。歷來各種《傷寒論》皆無此體例,甚至也與大多數古代方書的體例不相一致。此本格式别具特色,是傳抄者自出機杼,始創其例,以爲便讀之制;還是古代有一種别傳之本(當然這也應是更有"自出機杼"於先者)?尚難判斷。當然還存在着另一種可能性——此抄本出於某本他書(即爲其他書的一部分),而該書統一體制爲先列方名與藥物,後述主治,所抄入的《傷寒論》條文也受此體例約束而被修改,因而形成了該抄本現在的特殊狀貌。不過因爲殘片現存内容均與《傷寒論》條文對應,因此後一種可能性暫且不列入考慮。

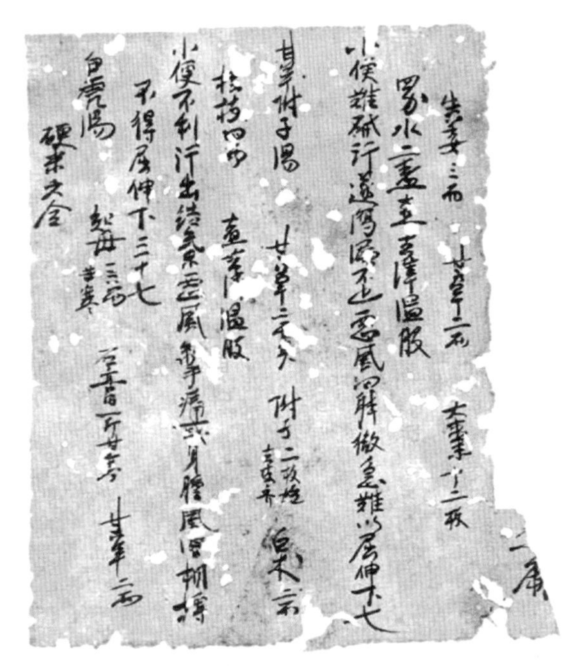

附録圖1-3　F20:W10《傷寒論》方藥抄本殘片

二、原件録文

抄本以行書抄寫,有些字使用了草書、俗字,這類情況以下録寫中徑改爲繁體系統正字;有些字爲古字和借字,則在字後的方括號中寫出相應的今字和本字。

[1] 李逸友.黑城出土文書(漢文文書卷)[M].北京:科學出版社,1991:208.
[2] 馬繼興.出土亡佚古醫籍研究[M].北京:中醫古籍出版社,2005:95.
[3] 馬繼興.出土亡佚古醫籍研究[M].北京:中醫古籍出版社,2005:95.

1　□【厥】

2　生姜[薑]三兩　甘草二兩　大棗十二枚

3　四錢，水二盞，煮，去滓，温服。

4　小便難，發汗遂瀉漏不止，惡風，四體微急，難以屈伸。下七

5　甘草附子湯：甘草二兩炙　附子二枚炮，去皮齐[臍]　白术二兩

6　桂枝四兩　煮，去滓，温服。

7　小便不利，汗出結氣，惡風，掣痛或身腫，風濕相摶，

8　不得屈伸。下三十七

9　白虎湯：知母三兩苦寒　石膏一斤甘寒　甘草二兩

10　硬[粳]米六合

三、方源考證

本殘卷現存文字10行，第一行只存殘字，此外的2~10行，共存3方：第一方爲原卷2~4行，方首闕；第三方爲原卷9~10行，首全後闕；第二方爲原卷5~8行，該方比較完整，故先從第二方説起。

（一）關於5~8行

該部分前2行（5~6行）先出方名“甘草附子湯”，然後列出方中藥物，計4種；後2行（7~8行）則爲本方主治。

後2行的主治條文爲（條文中括號裏的數字爲證候的序號數。下同）：

> 小便不利（1），汗出結氣（2），惡風（3），掣痛（4）或身腫（5），風濕相摶（6），不得屈伸（7）。下三十七

趙開美本《傷寒論·辨太陽病脉證并治下第七》相應該方條文（括號中的數字爲抄本相同或相近證候對應的證候序號。下同）爲：

> 風濕相搏（6），骨節疼煩，掣痛（4）不得屈伸（7），近之則痛劇，汗出短氣（2），小便不利（1），惡風（3）不欲去衣，或身微腫（5）者，甘草附子湯主之。方三十七。

對比之下很容易看到，抄本所列主證在《傷寒論》中都出現了。相比來看，雖然語序有别，但總體是一致的，缺少的只有“骨節疼煩”“近之則痛劇”“不欲去衣”這3個短語。大約抄本抄録者認爲，前二者都與“掣痛”義近，因而可以不特别列出；而“不欲近衣”也可視爲“惡風”的補充（抄本“結氣”當據趙本校作“短氣”，此不贅）。

更重要的是，本條主證之後趙開美本《傷寒論》標注有“方三十七”，這是趙開美本的特點，而抄本也注有“下三十七”，兩個數字相合。這提示了抄本與趙開美本的淵源。

至於方藥部分，趙本“齊”作“破”，“桂枝四兩”下有“去皮”二字，餘皆相同。故二者近乎全同，只是服法部分抄本相對簡化。

綜上，二者的相似度極高。

（二）關於 9~10 行

趙開美本《傷寒論·辨太陽病脉證并治下第七》中，與該二行相應的條文爲：

傷寒脉浮滑，此以表有熱，裏有寒，白虎湯主之。方三十八。

●白虎湯方

知母六兩　石膏一斤碎　甘草二兩炙　粳米六合

右四味，以水一斗，煮米熟，湯成去滓，温服一升，日三服。

本方在抄本中只存 2 行，即只有方名和藥物内容，後面還應有述證部分殘缺了。方名和藥名部分，抄本和趙本高度一致。只是在藥量方面，“知母”的藥量有明顯差别。另有不同的是，抄本“知母”下標注有“苦寒”，“石膏”下標注有“甘寒”，這是趙開美本所無而成無己《注解傷寒論》中有的内容。因此，抄本可能參考過成本。不過，成無己本在其他藥物下也都有藥性的標注，抄本并未吸收，是抄本書寫者只對他認爲有必要標示的藥物參考成本作了標示？筆者認爲，其實也還存在着另一種可能性：在成無己注解《傷寒論》之前，社會上已經流傳着一種部分藥物加注性味的傳本，而抄本正屬於此種傳本；至成無己注本則完善了這種做法，更加全面地加注性味。如果是這樣，則殘抄本未必參考過成本。

（三）關於 2~4 行

抄本中第 2~第 3 行所載前方的部分藥物爲：

生姜[薑]三兩　甘草二兩　大棗十二枚

抄本中第 4 行的主證部分爲：

小便難(1)，發汗遂瀉漏不止(2)，惡風(3)，四體微急(4)，難以屈伸(5)。

由於該主治條文之後是甘草附子湯，因而自然會在《傷寒論》中尋找甘草附子湯之前的條文。在《傷寒論·辨太陽病脉證并治下第七》中，甘草附子湯之前的主證和方藥條文爲：

傷寒八九日，風濕相搏，身體疼煩，不能自轉側，不嘔不渴，脉浮虚而濇者，桂枝附子湯主之。其人大便鞕，小便自利者，去桂加白术湯主之。三十六。

●桂枝附子湯方

桂枝四兩去皮　附子三枚炮去皮破　生薑三兩切　大棗十二枚擘　甘草二兩炙

右五味，以水六升，煮取二升，去滓，分温三服。

●去桂加白术湯方

附子三枚炮去皮破　白术四兩　生薑三兩切　甘草二兩炙　大棗十二枚擘

右五味，以水六升，煮取二升，去滓，分温三服，初一服，其人身如痺，半日許復服之，三服都盡。其人如冒狀，勿怪。此以附子术并走皮内，逐水氣未得除，故使之耳。法當加桂四兩，此本一方二法，以大便鞕，小便自利，去桂也；以大便不鞕，小便不利，當加桂。附子三枚恐多也，虚弱家及産婦，宜減服之。

對比抄本第四行所列主證,《傷寒論》中的"桂枝附子湯方"或是"去桂加白术湯方",與抄本的差異都很明顯。而抄本本方中現存三個藥物生薑、甘草、大棗,在"桂枝附子湯""去桂加白术湯"中却都出現了。特别是與"去桂加白术湯"中後三藥的順序和用量都相同,二者相似度很高;但馬繼興先生判斷該方是"桂枝附子湯",大概因爲該方在《傷寒論》中正好位於下方"甘草附子湯"之前,并且方中也用着生薑、甘草、大棗這三味藥。可是,這三個藥都是佐使藥,在多個方子中均出現,因而不具有太大的證明力。而且,抄本中標明,這個方是"下七",而《傷寒論》中"桂枝附子湯""去桂加白术湯"爲"三十六"方,二者不相合。抄本既然注着"下七",根據前述"下三十七"與趙本"方三十七"存在着的關係,第一方或有可能是《傷寒論·辨太陽病脉證并治上第五》中的第七方。

因此,再把《傷寒論·辨太陽病脉證并治上第五》中的第七方録於此:

太陽病,發汗遂漏不止(2),其人惡風(3),小便難(1),四肢微急(4),難以屈伸(5)者,桂枝加附子湯主之。方七。

●桂枝加附子湯方

桂枝三兩去皮　芍藥三兩　甘草三兩炙　生薑三兩切　大棗十二枚擘　附子一枚炮去皮破八片

右六味,以水七升,煮取三升,去滓,温服一升。本云桂枝湯,今加附子,將息如前法。

已知抄件中第四行的主證部分爲:

小便難(1),發汗遂瀉漏不止(2),惡風(3),四體微急(4),難以屈伸(5)。下七。

對比之下可以看到,二者主證用語高度接近,各主證表達只有個别字小别;順序方面,除"小便難"一證跳前,其他也都完全一致;用藥方面,抄本中現存的3味藥連同用量也基本一致。特别是因"下七"與"方七"之間數字的吻合,可以看出,該抄本的第一方應是"桂枝加附子湯",而非"桂枝附子湯"或"去桂加白术湯"。[1]

值得注意的是,本方主證中,只是"小便難"一證由通行本的第三證移爲第一證;而抄本第二方甘草附子湯中的病證排列順序與通行本相比有些混亂,但同樣是把"小便不利"移在第一位。這樣的順序調整,是否提示着抄録者所在的北方地區,當時小便不利的病證偏多,因而被特别重視?

另外在藥物順序方面,趙本《傷寒論》中遵循的是"桂枝加附子湯"爲"桂枝湯中加入附子"這樣的思路記寫,因而前面是桂枝湯全方,最後寫入"附子"加炮製内容;而抄本中現存第二行中載着生薑、甘草、大棗三味,殘片中看不到的前行則應是該方的另三味藥桂枝、附子、芍藥,這或許是抄寫者所據本認爲附子更爲重要,因而將其前移了。成無己本没有寫出該方組成,而是在卷十中列出方名,其下成無己注文謂:"於桂枝湯方内加附子壹枚。炮去皮,破捌片,餘依前法。""附子"若加在最後,則與趙本相似;而若加在前面,則與抄本近同。

[1] 本稿初成後,筆者在網上搜索到《長春中醫藥大學學報》2007年第3期發表的崔爲、王姝琛合寫的《黑城出土的〈傷寒論〉抄頁》一文和《中華醫史雜志》1998年第2期劉海波《〈黑城出土文書〉醫藥殘文考略》一文,此二文考證雖較爲簡略,但也都認爲該抄本第一方是"桂枝加附子湯"。

四、文獻考證

（一）從方序數看抄本與《仲景全書》本《傷寒論》同源

以上探討方源時，主要用趙開美《仲景全書》本《傷寒論》作對比。其實，也曾將抄本與《千金翼方》中的傷寒論條文相比，看到二者間的差異情况和前述與趙本間的差異基本相同，但在細節（主要是方序數）上，抄本依然是與趙本更爲接近。加上趙本《傷寒論》與宋本的淵源，因此選擇主要與趙本相互比較是理所當然的。

傳世《傷寒論》定本爲宋代校正醫書局勘定，於北宋治平二年（1065）刊刻頒行大字本，於北宋元祐三年（1088）刊刻頒行小字本。但當時所刊宋本後世已經失傳。明萬曆年間，趙開美先合刻《注解傷寒論》與《金匱要略》二書，作爲張仲景著作的合集，并命名爲《仲景全書》。此後偶得北宋小字本，趙氏認爲此本明顯優於成無己《注解傷寒論》，故以此爲底本，重刻并補充在其已初步完成的《仲景全書》中。正如趙開美萬曆己亥（1599）在《仲景全書》自序中所説："既合刻，則名何？從先大夫曰，可哉。命之名'仲景全書'。既刻已，復得宋板《傷寒論》……因復并刻之。"在這之後趙開美又加進了《傷寒類證》三卷，而成全璧。

在《仲景全書》的總目録中，其中的《傷寒論》部分標明是"翻刻宋板傷寒論"。"翻刻"二字，文獻界一般認識是影摹之後上板重刻，也就是和原板近乎一致；但也有人説是版式一致，而字體可以不同。如李致忠《古書版本鑒定》（修訂本）説："翻刻本是照底本的原樣翻雕。它除了可以改變底本的字體以外，他如行款字數、版框大小、邊欄界行、版口魚尾等，都不能改變。"反觀《仲景全書》，所含四部書版式完全一致，都是每頁10行，每行19字；又據上引趙開美自序，已知其中的《注解傷寒論》《金匱要略》先刊成，這時，《仲景全書》的版式當然已經確定（這個版式應該是趙開美自己設計或挑選的）。這之後纔得到宋板《傷寒論》，確定將其補入《仲景全書》。《仲景全書》中《傷寒論》的版式與另外三部書相同，這就説明，趙開美在刊刻新得《傷寒論》時，是以該本文字内容爲底本，版式則一依已經刊成的兩部書另行雕版重印，而不是以影摹的方式刊刻的。再者，《仲景全書》中的每部書乃至每卷的首頁都標示着"趙開美校刻（校正）"，而且這個提示語都單獨佔行；《傷寒論》部分還更多一行"沈琳仝校"，古本中不可能留白該行等待後人填寫，所以《傷寒論》部分插入的這兩行就意味着對底本版式的改變，這更是與"影摹"的概念格格不入。因此，雖然趙開美《仲景全書》本《傷寒論》自稱是"翻刻宋板"，但趙氏使用"翻刻"二字時用法應有别於一般認識。《漢語大詞典》釋："翻刻，本指依原刻本影寫而後上板重刻，後亦泛指翻印。"趙氏之"翻刻"權且可以視爲後者吧。學界有將趙開美《仲景全書》版《傷寒論》説成"摹刻""影刻"宋板的，强化了趙板約等於宋板的感覺，以致很多人進一步尊稱該本爲"宋本"，應該説與歷史事實不符。日本茨城大學真柳誠教授2015年於日本醫史學年會發表論文《趙開美"翻刻宋板傷寒論"的問題》[1]，對此有更加詳細的討論，可參（附録圖1－4）。

真柳誠先生還認爲，從《仲景全書》本《傷寒論》杏人、桃人寫作"杏仁""桃仁"的文字狀况以及一些其他證據看，趙開美當年所獲"宋本"《傷寒論》很可能是元初翻刻南宋初再刻小字本。因此，"宋本"之説也還是有待商榷的。

趙開美翻刻本《傷寒論》與此前的《傷寒論》其他傳本一大不同，就是該本在各方（於每篇中）首出時依序注明了該方的編號，這樣的編序，可以在該方名再次出現時便於稱引告知所用之方所在序位，而

[1] 真柳誠.趙開美"翻刻宋本傷寒論"的問題[J].日本醫史學雜志，2015，61（1）：49.

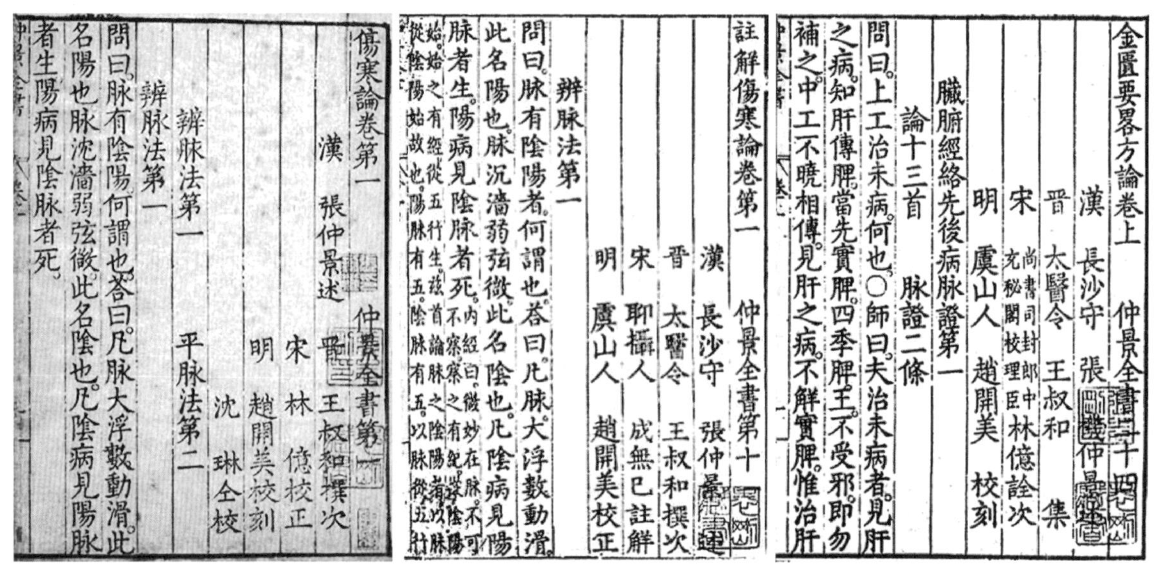

附録圖 1-4 《傷寒論》與另二書每頁行數、每行字數都相同

不必重複出現方劑内容(《千金翼方》傳本《傷寒論》將同方條文合并在一起,故不需要編號)。如上文所述,黑水城編號爲 F20:W10 的殘抄本《傷寒論》前 2 方亦有方序編號見存,且 2 條中的編序分别對應着趙開美本中的第七方"桂枝加附子湯"、第三十七方"甘草附子湯",二者完全一致;抄本第三方又與《傷寒論》中同序的第三十八方對應。因此,基本可以確認,抄本也源自宋本。

另外,在趙氏《仲景全書》本《傷寒論》問世之前,社會上通行着成無己《注解傷寒論》。該本的特點是各藥附有性味記載。這一點在抄本中也有部分反映。但抄本中只有兩味藥附有性味,不能確證仿自成本,倒是可以逆推,成無己加注性味可能已是當時一種民間逐漸形成的習慣,而成氏則在《注解傷寒論》中將其普遍化了。

通行的成無己《注解傷寒論》没有方劑編號,《仲景全書》本《注解傷寒論》在各方之後却也是有方劑編號的,不過和《仲景全書》本《傷寒論》相比又小有差别——二書的方序數有所不同。抄本中的第二方記寫的方序數爲"下三十七",恰好與趙開美本的"方三十七"相合,但成無己本中與該條文對應的則是"三十八"方。趙本和成本這個數字差别形成的原因可見附録表 1-5:

附録表 1-5 趙本方與成本方名序數差别

方　　名	趙本方序數	成本方序數
桂枝附子湯	三十六	三十六
去桂(成本"桂枝")加白术湯		三十七
甘草附子湯	方三十七	三十八
白虎湯	方三十八	三十九

可知,由於桂枝附子湯與去桂加白术湯同在一個條文,趙本中就兩方共用了一個方序數。這樣的共用方序數在使用中有所不便,不盡合理,因而成本改成了分别編序。抄本中"甘草附子湯"方序數與趙本一致,而與成本有别,這在一定程度上提示了抄本與趙本存在着親緣或同源關係,與成本則未必有此關係。因而,抄本中知母、石膏兩藥下的性味就很可能不出自成本,而是出自一種其他的具有此特點

的古本。

（二）從煮藥方法看抄本時代特徵

抄本雖然所存内容不多，但還是反映了一些有特點的内容。這主要反映在抄本第一方和第二方的服法方面。

抄本第三行爲：

四錢，水二盞，煮，去滓，温服。

前述，抄本第二行是第一方的後三味藥，最後一味藥是“大棗十二枚”，那麽次行前二字“四錢”顯然不是哪一味藥的分量。而後一短語爲“水二盞”，這種煮藥用水量以“盞”計是北宋以後的一種煮藥方式。二者合觀，應該是煮散法的記載。

煮散，目前已知最早記載是《肘後備急方》卷二第十五篇之老君神明白散（同方又見於卷八第七十二）的服用法。唐代方書中稍見增多，在唐代的《千金要方》《千金翼方》《外臺秘要》這三本重要方書中，就已經出現了數十例。宋臣《新校備急千金要方例》中曾指出：“又昔人長將藥者，多作煮散法，蓋取其積日之功，故每用一方寸匕爲一服，多不過三方寸匕，然而須以帛裹，煮時微微振動，是古人之意豈須欲多服藥哉？”可知，煮散，原是作爲慢性病人“求積日之功”的一種服用法。但客觀上，煮散將藥物破碎成藥末，可以適當减少藥物的耗用，在藥物資源不足時不失爲一種應對之法。宋代名醫龐安時就曾指出：“唐遭安史之亂，藩鎮跋扈，迨及五代，四方藥石鮮有交通，故醫家少用湯液，多行煮散。”這種做法延續到宋代。

《太平聖惠方》成書於淳化三年（992）。其書大量使用煮散之法。有些方子標名爲“湯”，但實際用法也改爲煮散。即使是《傷寒論》中的湯劑類的經典名方，在該書中收録時也成了煮散。如桂枝湯服法爲：“右件藥，擣篩爲散，每服四錢。以水一中盞，入生薑半分、棗三枚，煎至六分，去滓，不計時候，熱服。”白虎湯服法爲：“右件藥，擣篩爲散，每服五錢。以水一大盞，入粳米五十粒，煎至五分，去滓，温服。”小柴胡湯服法爲：“右件藥，擣羅爲散，每服四錢。以水一中盞，入生薑半分、棗三枚，煎至五分，去滓，不計時候，熱服。”

《太平惠民和劑局方》始編於宋徽宗崇寧間（1102—1106），後曾在大觀、紹興、寶慶、淳祐年間多次修補，最後的定本爲十卷，共 14 門，788 方。該書以成方便用爲其特點，故書中丸散藥占絶大多數，煮散法使用更爲普遍。如麻黄湯服法爲：“右爲粗末，入杏仁膏令匀，每服叁錢，水壹盞半，煎至捌分，去滓温服，以汗出爲度。”大青龍湯服法爲：“右將柒味爲粗末，入半夏令匀，每服叁錢，水壹盞半，煎至壹盞，去滓温服，食後。”小柴胡湯服法爲：“右爲粗末，每服叁大錢，水壹盞半，生薑伍片，棗壹個擘破，同煎至柒分，去滓，稍熱温服不拘時。”

宋代這種煮散都是將藥物加工成藥末，然後取少量（三五錢）藥末，用較少量水煎服，這與通行本《傷寒論》每每以一斗左右的水量煎藥的慣例形成明顯差别。例如前文引《傷寒論》白虎湯“以水一斗”煎藥，而《太平聖惠方》白虎湯的煎藥則只“以水一大盞”。

抄本中的“四錢”，依上述句例應爲“右爲粗末，每服四錢”，只説“四錢”，正是宋代煮散法用語的簡略表達。而抄本第二方“甘草附子湯”的服法，連每服幾錢都不寫出，進一步再簡化爲“煮，去滓，温服”，但可以看出應該也屬於煮散法。抄本中這樣的高度簡略，恰恰説明抄本形成時這種煮散法已經成爲習慣，具體方法大體相似，不具體寫也没有關係。因而，從煮藥方式看，抄本的形成應該是在兩宋之間。

還要注意的是,如以上舉例,《太平聖惠方》與《太平惠民和劑局方》在言及煮散時,都是用"煎"(《太平惠民和劑局方》中方名中標明爲"煮散"的只有"人参煮散"和"丁香煮散"兩例,其下的煎煮法却也是"煎"),而唐代方書湯劑通常用"煮",一般只有涉及一些特别的輔料如有肉類、魚類、蜜飴類時纔用"煎"。抄本前兩方却都用了"煮",這在一定程度上表明抄本所據底本或是内容形成的年代應該更偏早一些。

此外,抄本第二行寫着"生姜",古代正字通例應是"生薑",南宋以後的俗方書始有寫作"姜"的。抄本作"姜",這又提示抄本應是南宋以後抄成的。

五、其他考證

關於抄本,還有幾個問題需要進一步探討。

(一) 關於第一行的殘字與可能存在闕行

抄本的第一行只剩一殘文,馬繼興先生《中國出土古醫書考釋與研究》一書將其識爲"麻",并連屬下行將下行首藥寫作"麻生姜",似不成文。從殘迹看,此字應爲"厥"字。已知第一方爲"桂枝加附子湯",根據抄本先方後證的録寫慣例,後一行殘留着該方中的三味藥,那麽之前的一行應有内容大約爲:

桂枝加附子湯　桂枝三兩去皮　附子一枚炮去皮破　芍藥三兩

即方名和桂枝、附子、芍藥三個藥名以及相應用量(附子下的"炮去皮破"或當作"炮去皮破捌片")。比照第五行的文字量,這些文字應該占滿一行,而其中不應該包含這個"厥"字。再從行間距看,"厥"字所在行與下面的三個藥物所在第二行之間空檔較大,或許有可能還有一行字,桂枝、附子、芍藥三個藥名以及相應用量寫在這一行,只是因爲抄本該行上部的殘損而看不到了。如果這樣,抄本實際上是應該有 11 行文字的。但是,"厥"字所在行後面的間距也不是足够寬,因此,若存在這一闕行,該行文字應較小,且與"厥"字所在行十分靠近,不過這又與圖中各行間距的實際情况不甚相合。因此,"厥"字極有可能還是"桂枝加附子湯"方内的某個字的誤字。從這個思路去看,或許是附子爲第三味藥,位於行末,"厥"是其下炮製語中"破"字之誤。

(二) 爲什麽第一方不與後方同序

抄本第二方"甘草附子湯"爲《傷寒論》中的"方三十七";其後的第三方"白虎湯"雖然方序數未出現,但"白虎湯"在趙本中恰恰就是合於順序的"方三十八"。則其前理應是"方三十六"(《傷寒論》中該條處闕"方"字,不合全書體例),馬繼興先生就"猜想"第一方應是"桂枝附子湯"。但如上文所揭,抄本實際上抄了第七方"桂枝加附子湯"。

爲什麽會這樣呢?

由於抄本内容太少,回答這個問題,不免要"猜想"。

筆者注意到,三十六方"桂枝附子湯"和七方"桂枝加附子湯"這兩個方名甚爲相似(内容上主要也只是後者比前者多一味芍藥),因而筆者認爲,抄本中原本依序應該是抄第三十六方的"桂枝附子湯",但由於抄寫人"一不小心",注意到《傷寒論》前面還出現過"桂枝加附子湯",於是弄混了兩個相近方名的方,改而抄寫了前面的"桂枝加附子湯"條文、方證,并連帶抄成了該條文所在的方序數。

(三) "下七"與"下三十七"

前面已經説到,從相關内容的對比看,抄本"下七""下三十七"二條與《傷寒論》中的"方七"與"方三十七"從序數看是對應的。但傳世本中的"方"字意思明確,抄本中的"下"字意思却不怎麽分明,應該怎麽理解呢?

首先,"方"字與"下"字字形不相近,不太會形近誤寫,况且這樣簡單的字也不大會連續兩處誤寫。

根據具體情况,筆者認爲:

"下"可能是提示篇序的。"方三十七"出於《傷寒論・辨太陽病脉證并治下第七》,因而抄本"下三十七"中的"下",似乎是指"下篇"。即位於太陽病下篇的第三十七方。

但如果照此類推,"方七"出於《傷寒論・辨太陽病脉證并治上第五》,位於太陽病上篇,那抄本就應該記爲"上七",爲什麽抄本不是"上",却也是"下"呢?我認爲,這很有可能源於抄録者并不十分明白這個方序的含義。若按常規順序抄録,原本該方應該抄寫"桂枝附子湯",相應地其方序數應是"下三十六";但後來抄成了"桂枝加附子湯",方序數就應是"上七"。可是因爲先前的印象,在方名改變之後,抄寫者雖然相應地將方序數寫了"七",但表明篇序的提示字却下意識地保留了原本要寫的"下三十六"中的"下"。這樣,就寫成了"下七"。

——姑且一猜,或許如此。

六、小結

(1) 黑水城編號爲 F20:W10 的殘抄本,現存 10 行文字,其抄録格式爲先方後證,與各種傳世本《傷寒論》不相同。

(2) 抄本内容是源於《傷寒論》的 3 個條證與方劑。3 條分别對應着趙開美本中的第七方"桂枝加附子湯"、第三十七方"甘草附子湯"與第三十八方"白虎湯"。抄本有方序編號,并且與趙開美本相一致,因此,殘抄本與趙本存在同源關係。殘抄本與成本的關係則不能確定。

(3) 抄本中煎煮法爲煮散法,且行文簡略,這提示着抄本成於煮散法盛行的兩宋年間:内容形成可能偏早,而抄寫時間則可能在南宋。

[本文發表於《醫療社會史研究》第二輯,2016(12):213－227]

《金匱要略》北宋官刻原貌探究

付陽　張承坤　沈澍農　顧培杏

《金匱要略》各種傳世版本中,吴遷抄本最大程度保留了北宋官刻原貌。從書名、篇名、篇章順序、方藥名、藥物炮製方法、用藥劑量、參考醫書、宋臣注文等角度,對比分析和研究吴遷本與鄧珍刊本及其衍生的各傳本,對北宋官刻《金匱要略》的面貌進行一定程度的還原。北宋官刻《金匱要略》的正式書名是《金匱要略方》,全書篇名完整,篇章順序與當今通行本有異,方名更呈古貌,方藥用量有所差别,藥物炮製方法記載更爲詳盡,參考較多中古醫書。

《金匱要略》爲東漢張仲景述、西晋王叔和集、北宋林億等詮次之書,其前身爲翰林學士王洙在館閣中發現的三卷蠹簡,名爲《金匱玉函要略方》。北宋政府召集儒臣校訂醫書,孫奇、林億等人對《金匱玉

函要略方》進行了大規模的詮次整理,删除該書傷寒部分,將單獨成卷的諸方分列在相應條文之下,又把散落在其他醫書中的張仲景方增補進來,最終形成定本流傳至今。

所謂定本,徐光星認爲在經北宋林億等人校正之後,《金匱要略》的内容和體例基本歸於統一,因而可以稱作是定本[1]。傳世的《金匱要略》皆屬於定本,但諸本之間仍有差别,由於其北宋官刻分爲治平三年(1066)大字本和紹聖三年(1096)小字本,因此既往研究常以大、小字本兩個系統來區分《金匱要略》的版本[2],小字本系統現僅存明洪武二十八年(1395)吴遷抄本(以下簡稱吴遷本),而除吴遷本外則都屬於大字本系統,并以元後至元六年(1340)鄧珍刊本(以下簡稱鄧珍本)爲祖本[3]。最新研究證明了鄧珍本對《金匱要略》官刻做了全方位修改,屬於元代民間重編本,因此鄧珍本及其衍生的各傳本都已失去宋版原貌,不應繼續稱之爲大字本系統;而吴遷本最大程度保留《金匱要略》北宋官刻原貌,它是《金匱要略》現存最正宗、最權威的傳本[4]。由於吴遷本具有這樣的特點,所以能通過分析研究吴遷本來對《金匱要略》北宋官刻進行一定程度的還原。

一、書名

《金匱要略》傳世各本存在多種書名,如《新編金匱方論》《新編金匱要略方論》《金匱要略方論》《金匱玉函要略方論》《金匱要略方》等[5],其中吴遷本的書名《金匱要略方》比較符合歷史記載,應當是北宋官刻原書名。元代官修《宋史・藝文六》記載:"《金匱要略方》三卷,張仲景撰,王叔和集。"[6]書名與吴遷本完全一致。南宋尤袤《遂初堂書目》記有"金匱要略"[7],南宋陳振孫《直齋書録解題》載"《金匱要略》三卷"[8],皆與吴遷本書名相近,僅少了一個"方"字。而宋元時期省寫醫書最後一個"方"字的現象并不少見,如《遂初堂書目》便將《外臺秘要方》記爲"外臺秘要",此可爲例證。

既往研究受到鄧珍本書名及宋臣序言"依舊名曰《金匱方論》"的影響,多認爲北宋大字本書名本是《金匱方論》或《金匱要略方論》,至刊行小字本時方纔改爲《金匱要略方》,然而在元代以前《金匱方論》之名却不見任何記載[9]。現已確定鄧珍本非大字本,而是一種民間修改重編的俗本,因此《金匱方論》應當是改編後的書名。吴遷本書末附有北宋國子監牒文:"今有《千金翼方》《金匱要略方》《王氏脉經》《補注本草》《圖經本草》五件醫書,日用而不可闕,本監雖見印賣,皆是大字。"這段文字亦可見於傳世《脉經》所附牒文[10],二者皆明確記載大字本之名是《金匱要略方》。由此可見,北宋官刻《金匱要略》的書名正是《金匱要略方》,先後刊行的大、小字本的書名并無差别。

二、篇名及篇章順序

《金匱要略》共25篇,各有篇名。當今通行的鄧珍本系統諸本篇名參差,有的寫成某病"脉證治",

[1] 徐光星.定本《金匱要略》文獻研究[D].杭州:杭州大學,1998:2.
[2] 真柳誠,梁永宣,段逸山,等.《金匱要略》的成書與現存版本問題[J].中華醫史雜志,2009,39(6):357-363.
[3] 馬繼興.經典醫籍版本考[M].北京:中醫古籍出版社,1987:76.
[4] 張承坤,趙雅琛,沈澍農.《金匱要略》吴遷本與鄧珍本對比研究[J].中醫藥文化,2019,14(1):88-96.
[5] 真柳誠,小曾户洋.《金匱要略》的文獻學研究(一)——關於元・鄧珍本《新編金匱方論》[J].日本醫史學雜志,1988,34(3):414-430.
[6] 脱脱.宋史[M].長春:吉林人民出版社,1995:3367.
[7] 尤袤.遂初堂書目[M].北京:中華書局,1985:25.
[8] 陳振孫.四庫家藏 直齋書録解題[M].濟南:山東畫報出版社,2004:234.
[9] 岡西爲人.宋以前醫籍考[M].北京:學苑出版社,2010:335-345.
[10] 王叔和.景宋本脉經[M].北京:學苑出版社,2010:249.

如“痓濕暍病脉證治第二”“百合狐惑陰陽毒病證治第三”，這樣的情况還有第七、第八、第九、第十、第十六、第十七、第二十一共9篇；有的寫成某病“脉證并治”，如“瘧病脉證并治第四”“中風歷節病脉證并治第五”，這樣的情况還有第六、第十一、第十二、第十三、第十四、第十五、第十八、第十九、第二十、第二十二共12篇。對比同爲宋臣整理的仲景醫書，《傷寒論》病證諸篇統一爲某病“脉證并治”，《金匱》吴遷本，除了未列治法的第一篇、雜療、飲食禁忌等四篇之外，其餘諸篇皆作某病“脉證并治”，格式齊整且與《傷寒論》相同。《金匱玉函經》雖與二書小有差别，病證諸篇爲某病“形證治”，但本書内部一致，也没有出現混用的情况。由此可知，北宋官刻《金匱要略》之篇名應當是統一的，政府官修醫書不應連篇名格式都未得一律，參差錯亂的篇名應是後世鄧珍本重編修改的結果。

此外，北宋官刻《金匱要略》的篇章順序也與現今通行的鄧珍本有所區别，這主要體現在“雜療方”上。吴遷本的“雜療方”屬於卷中第二十篇，而在鄧珍本系統諸本中“雜療方”則在卷下，且位於“婦人”三篇之後，“飲食禁忌”二篇之前。

目前没有直接證據可以明確宋版“雜療方”的位置，但我們梳理一下宋臣整理的過程，可以得到一個傾向性的看法。宋臣整理該書的序言説：“翰林學士王洙在館閣日，於蠹簡中得仲景《金匱玉函要略方》三卷，上則辨傷寒，中則論雜病，下則載其方并療婦人……”而後“以其傷寒文多節略，故所自雜病以下，終於飲食禁忌”，所以我們現在看到的《金匱要略》全書除首篇具有綜論性質外，次後第二（痓濕暍病）至第十九（趺蹶手指臂腫轉筋陰狐疝蚘蟲病）篇都是治療某種類雜病的專篇，按吴遷本，第二十篇爲指向較爲紛雜的各種應急之方，統稱爲“雜療方”，具有在各類雜病基礎上的補遺的性質。在體例上井然有序：截至第二十篇“雜療方”，是舊本中卷分拆爲兩卷，而後再列“婦人病”三篇，在位置上，是對舊本“下則……療婦人”的延續。鄧珍本將“雜療方”後移，可能出於兩個考慮：一是該篇在中卷時，下卷的篇幅偏小；二是“雜療方”篇與最末兩篇（禽獸蟲魚禁忌、果實菜穀禁忌）内容上都具有偏“雜”的特點。但“雜療方”篇本質上是治病篇，與末二篇内容差别很大，因而并不具備并列的基礎。由於吴遷本是公認忠實抄録北宋小字本的[1]，因此北宋官刻《金匱要略》的“雜療方”位於卷中第二十篇的可能性大。

還有，鄧珍本的目録中，各篇名多採用簡稱，而吴遷本目録採用了完整篇名，證明了其具有官方莊重的格式。

三、方名及藥名

鄧珍本屬於民間俗本，其刊行應當屬於商業行爲，因此常見壓縮版面的行爲，如在吴遷本中條文都是分列的，一個條文寫完，則另起一列繼續新的條文；鄧珍本則將多個條文連續在一起，不同條文間以“〇”隔開。北宋官刻《金匱要略》乃奉聖旨開雕，刊行數量極少，顯然不會考慮壓縮版面的問題，因此條文分列的可能性較大。在鄧珍本系統諸本中，許多方劑的名稱都爲簡寫，如“橘枳姜湯”“甘姜苓术湯”“苓桂术甘湯”等，這樣的方名省寫約是南宋纔開始流行起來的，而吴遷本中這些方劑則都完整寫作“橘皮枳實生姜湯”“甘草乾姜茯苓白术湯”“茯苓桂枝白术甘草湯”。苓桂术甘湯方亦見於宋臣整理的仲景醫書《傷寒論》，亦完整寫作“茯苓桂枝白术甘草湯”，并未省寫，這些都可以證明北宋官刻《金匱要略》的方劑名稱并未出現省寫的情况。

吴遷本的一些藥物名稱也與鄧珍本系統諸本不同，例如鄧珍本多次出現“川椒”“川烏”等藥名，吴遷本中則作“蜀椒”“烏頭”且全書無“川”字。“蜀”爲今四川地區古稱，“川”這個簡稱原則上不早於北

[1] 梁永宣.《金匱要略方》最古本、最善本的發現與流傳[J].中華醫史雜志，2011，41(3)：183－188.

宋,《傷寒論》中亦不用“川”字,這反映出,北宋官刻《金匱要略》的藥物名稱應該沿用着古名。除“川椒”“川烏”外,鄧珍本中的“陳皮”在吴遷本中皆寫作“陳橘皮”,應當也是北宋官刻保留下來的古貌,這些更加古老的藥名對於追溯仲景醫籍原貌具有重要意義。

四、藥物炮製與藥量書寫特點

相較於鄧珍本系統諸本,吴遷本中藥物的炮製方法也更加記載詳細,如治療支飲胸滿的厚朴大黄湯,鄧珍本其方爲:“厚朴乙尺,大黄陸兩,枳實四枚。右三味,以水五升,煮取二升,分温再服。”吴遷本則作:“厚朴壹尺去皮炙,大黄陸兩,枳實肆枚炙。右三味,㕮咀,以水五升,煮取二升,去滓,分温再服。”比鄧珍本多了“去皮炙”“炙”“㕮咀”“去滓”等文字。類似這樣的例子,在全書中還有很多(附録表1-6)。

附録表1-6 吴遷本與鄧珍本藥物炮製對比舉例

方名	吴遷本	鄧珍本
栝樓桂枝湯	栝樓根弍兩,桂枝叁兩**去皮**,芍藥叁兩,甘草弍兩**炙**,生薑叁兩切,大棗拾弍枚**擘**。 右六味,**㕮咀**,以水九升,煮取三升,**去滓**,分温三服,取微汗。汗不出,食頃啜熱粥發之	括蔞根二兩,桂枝三兩,芍藥三兩,甘草二兩,生姜三兩,大棗十二枚。 右六味,以水九升,煮取三升,分温三服,取微汗。汗不出,食頃啜熱粥發之
甘草瀉心湯	甘草肆兩**炙**,黄芩,人參,乾薑各叁兩,黄連壹兩,大棗拾弍枚**擘**,半夏半升**洗**。 右七味,**㕮咀**,**以**水一斗,煮取六升,去滓再煎,温服一升,日三服	甘草四兩,黄芩,人參,乾姜各三兩,黄連乙兩,大棗十二枚,半夏半升。 右七味,水一斗,煮取六升,去滓再煎,温服一升,日三服
桂枝芍藥知母湯	桂枝肆兩**去皮**,芍藥叁兩,甘草弍兩**炙**,麻黄弍兩**去節**,生薑伍兩**切**,白术伍兩,知母肆兩,防風肆兩,附子弍兩炮**去皮破**。 右九味,**㕮咀**,以水七升,煮取二升,**去滓**,温服七合,日三服	桂枝四兩,芍藥三兩,甘草二兩,麻黄二兩,生姜五兩,白术五兩,知母四兩,防風四兩,附子二兩炮。 右九味,以水七升,煮取二升,温服七合,日三服

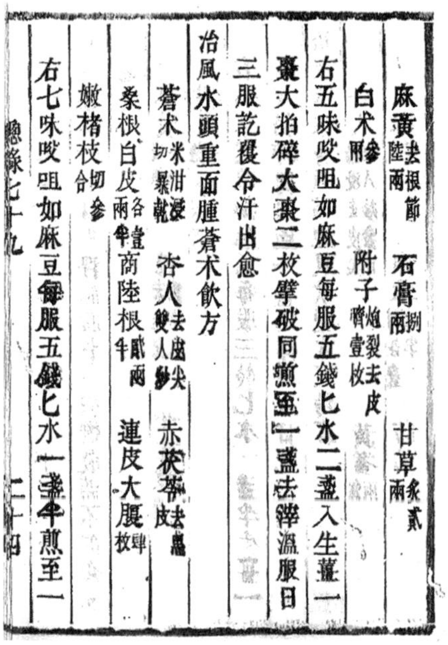

附録圖1-5 《聖濟總録》卷七十九

通過這些例子可以看出,吴遷本的藥物炮製明顯詳於鄧珍本,這種詳細記載藥物炮製方法是中古時期方書的特點,所以很有可能是北宋官刻《金匱要略》的原貌。鄧珍本省略了許多文字,一方面可能出於上文提到的壓縮版面考慮,另一方面也可能是受到宋元時期藥材飲片市場逐漸走向成熟的影響,病人可以直接購買炮製好的飲片,無需到用之時再臨時加工,因此不再贅言炮製加工方法。

此外,通過上表還可以發現吴遷本藥物的用量是使用大寫數字的,如“壹兩”“叁兩”“拾弍枚”等,考察其全書,凡方中的藥量數字都是使用大寫,而其他位置的數字依然使用小寫。這種藥量用大寫數字的習慣與北宋官修《聖濟總録》完全一致(附録圖1-5),二者可以共同佐證北宋官刻《金匱要略》藥量書寫的特點。

五、參考醫書及注文

林億等宋臣編次整理《金匱要略》時參考了大量其他醫書,可知其中有一部分以所附注文的形式寫在了書中。吴遷本中所附參考醫書如下:《金匱玉函經》《千金要方》《肘後救卒方》《外臺秘要方》《經心録》《傷寒論》《深師方》《諸病源候論》《古今録驗方》《近效方》《崔氏方》《小品方》《集驗方》《千金翼方》《脉經》《刪繁方》,共十六部,較鄧珍本所載多出了《傷寒論》《經心録》《集驗方》《刪繁方》四部。這十六部醫書有些在今天已經失傳,但通過吴遷本可以推測在北宋政府召集儒臣整理《金匱要略》時,這些醫書有比較大的可能還存在,并且能够被宋臣查閲。

《金匱要略》中的注文除了附列醫書外,還有多種功能。吴遷本卷中《雜療方第二十》三物備急丸方後附注"已下并附方",附方是林億等人從其他醫書中搜集來的張仲景方,目的是"附於逐篇之末,以廣其法"。因此,在雜療方這一篇章中,除柴胡飲子和訶黎勒丸出於《金匱要略》的前身《金匱玉函要略方》,其餘二十二首方劑皆爲附方,是宋臣從其他醫書中搜集來的[1]。這條僅見於吴遷本的注文對於我們更加深入認識北宋官刻《金匱要略》具有重要意義。

六、其他

值得注意的是,吴遷本中還反映出北宋官刻《金匱要略》存在一種特殊格式,即一般情況下,各方用藥×味,其方後就會寫道"右×味……"但當方名已經體現藥物數量時,如"厚朴七物湯""厚朴三物湯""三物備急丸"等,方後直接寫"右藥",而不再贅言具體幾味。鄧珍本中這種特殊格式只見三物備急丸方一例,恐是對北宋官刻《金匱要略》進行重編修改時遺留下來的痕迹。

吴遷本中還有一些有毒藥物的使用也值得注意,如大烏頭煎中用烏頭十五枚,而鄧珍本則只用五枚;吴遷本赤丸方用茯苓、半夏、細辛、烏頭、附子、射罔六味藥,鄧珍本則刪去了附子、射罔二味。烏頭、附子、射罔等藥物皆是有毒之品,吴遷本中所反映出來的,或許就是北宋官刻《金匱要略》繼承自張仲景的對有毒藥物的認識及使用方法。

綜上所述,可以初步建立起北宋官刻《金匱要略》的面貌:它的正式書名爲《金匱要略方》;全書分爲三卷,共二十五篇,各篇篇名較爲整齊統一;書中所列方劑名稱書寫完整,一些藥物也保留了較爲古貌的名稱;藥物炮製方法記載詳盡,藥物用量全部使用大寫數字;該書編撰時參考了北宋時可能尚存的包括《經心録》《集驗方》《刪繁方》等在内的多種醫書,它們都通過注文的形式附列;在方名已經能够展示藥物數量時,該書方後不會再贅言數量爲幾味。

由於北宋官刻《金匱要略》原書未能流傳至今,現在已經無法一睹其真正面貌,通過分析和研究吴遷本,也只能在一定程度上還原北宋官刻《金匱要略》的面貌,不過這樣的還原研究仍具有重要的意義:第一,可以通過吴遷本來構建《金匱要略》北宋官刻原本狀貌相對準確的認知,爲將來尋找更接近宋版原書的文獻提供幫助;第二,可以更加接近仲景醫書之古貌,完善仲景學術流傳發展情況,啓發當今中醫科研與臨床思路;第三,可以根據林億等儒臣校訂《金匱要略》的特點,如編寫格式、參考醫書等,來管窺校正醫書局整理其他醫書的情况,豐富這一時期的醫史文獻研究資料。

此外,刊行於元代的鄧珍本爲何會對北宋官刻進行大幅度重編修改?這些改動是否,或多大程度上受到當時醫學知識發展或者社會經濟文化變遷的影響?重編修改後的《金匱要略》爲何比北宋官刻

[1] 趙懷舟,梁永宣.重審《金匱要略·雜療方》的篇章結構[J].中華醫史雜志,2012,42(3):165－169.

流傳更加廣泛？而它的改動又在後世對醫家診療疾病産生了哪些影響？這些都是需要思考的問題，值得進一步研究討論。

（本文發表於《中醫學報》2022年第1期）

從舌診發展源流看舌“胎”到舌“苔”的轉變

朱石兵　沈澍農

舌診起步於《黄帝内經》，此時理論主要爲經絡的生理病理與舌體之間的關係，未涉及苔質。張仲景首提“胎”字，注意到“舌”與“胎”的區别，將“舌上胎”的概念運用於判斷疾病病機與遣方用藥中。之後有巢元方觀舌辨病，孫思邈舌與臟腑病變關係等理論補充。第一部舌診專著《敖氏傷寒金鏡録》的問世，標志着舌診理論開始走向系統化。温病學家的出現使得舌診的發展達到了成熟。在文字上，明代以前的文獻中，都寫作“胎”，吴鞠通之後纔普遍改作“苔”。“舌胎”到“舌苔”的轉變并不只是單純的字體變化，還反映了舌診運用於疾病診斷和轉歸的發展歷史。因此在校理古籍時，不宜將“胎”徑改爲“苔”。

舌診作爲中醫診斷的特色診法之一，對診斷疾病及疾病轉歸有重要意義。舌診在發展過程中出現了術語的改變，在中醫古籍裏曾出現過與舌診有關的詞彙有舌、舌本、舌本强、舌上胎、舌胎、舌苔等。這些詞語的豐富與變化與舌診理論的發展息息相關，而“胎”演變爲“苔”則有其特殊的文化内涵。在現今古籍整理過程中，整理者大多將古籍中“舌胎”直接校讀爲“舌苔”，這對學習者梳理舌診源流及準確理解舌胎與舌苔的含義造成了一定的困擾。本文從舌診術語的變化來梳理舌診源流，探索舌診理論發展，因古醫籍數量衆多，在此只能選取有代表性的醫籍中關於舌診的論述加以説明。

一、舌診萌芽

在《黄帝内經》成書之前，已經有部分醫學文獻中出現有關舌的論述。如馬王堆漢墓中出土的帛書《足臂十一脉灸經》“足少陰……舌本”提到關於舌本的論述，這是講經絡循行到舌。

《黄帝内經》中有關舌診的内容相當豐富，但没有對舌的專門論述，與其相關的内容散見在各篇大論中。總結《黄帝内經》中有關舌的詞彙有舌本、舌本强、舌卷、舌萎、舌縱、舌本爛、舌燥、心主舌等。可以看出，《黄帝内經》中幾乎所有關於舌的描述都是與舌態、舌體本身相關。如《靈樞・脉度》：“心氣通於舌，心和則舌能知五穀味矣。”[1]只有一處，《素問・刺熱》：“肺熱病者，先淅然厥，起毫毛，惡風寒，舌上黄，身熱。”[2]經文是描述外感熱病，表現出來的是“舌上黄”。這與現在意義上的“舌苔黄”意義是相同的。這説明當時醫家雖然觀察到熱病舌頭上面會發黄，但并没有脱離舌本體，没有明確的“舌苔”的概念，而未對其作明確的表達。《黄帝内經》爲後世舌診的發展積累了豐富的經驗，奠定了一定的理論基礎。

[1] 張隱庵. 黄帝内經靈樞集注[M]. 太原：山西科學技術出版社，2012：112.
[2] 郭靄春. 黄帝内經素問語譯[M]. 北京：人民衛生出版社，2013：187.

《難經》以問答形式闡釋《黄帝内經》經義，因而其理論没有超出《黄帝内經》。其中提到舌的相關内容有舌卷、舌的重量、心氣通於舌等。如《難經・二十四難》："足厥陰氣絶，即筋縮，引卵與舌卷……"[1]此處論述了經脉與舌的生理病理相關，記載亦不是很多，仍處於舌診的經驗積累階段。

《神農本草經》是我國現存最早的中藥學專書。其中在一些中藥主治的條文下關於舌的論述有口乾舌焦、吐舌、弄舌等。如《神農本草經》："味苦平，主治風濕痹，歷節痛，驚癇吐舌。"[2]這些内容雖未涉及舌診，僅僅觀察到舌的病理狀態。但爲後世舌診以及辨證用藥積累了經驗。

二、舌診奠基

漢唐時期的醫學繼承和發展了《黄帝内經》的理論，舌診也得到了進一步的發展和運用。張仲景《傷寒論》和《金匱要略》中論述了許多舌診的内容，并將舌運用於辨證論治中，舌診得到了較大的發展。

（一）首提"胎"字

張仲景開創了舌"苔"診，他注意到在舌體表面還覆蓋了一層物質，與《黄帝内經》中直接論述整個舌體不同，他用"胎"字描述這一物質層。自此，將"舌胎"從"舌"的整體概念中分出。張仲景認爲外邪侵襲病位表淺時，正氣能與邪氣抗争，故舌面上易搏聚爲胎。隨着病程日久，邪氣深入，會發生舌質的改變。《傷寒論・辨陽明病脉證并治》："陽明病，脅下硬滿，不大便而嘔，舌上白胎者，可與小柴胡湯。"[3]此處很明顯不是舌質本身的顔色，應是"舌苔"。舌上白胎，表示燥屎未結，未出現陽明腑實證的舌象。再者，《金匱要略・腹滿寒疝宿食病脉證并治》："病者腹滿，按之不痛爲虚，痛者爲實，可下之。舌黄未下者，下之黄自去。"[4]此處張仲景通過觀察"舌苔"黄與不黄以及按之痛與不痛來决定是否運用下法治療，若是邪熱壅實之證，則可用下法達到"黄自去"。總結《傷寒論》和《金匱要略》，張仲景在辨證用藥中很好地運用了"舌胎"的有無。出現了舌上胎滑、舌青、舌萎黄、口乾舌燥、舌本燥等對於"舌"的不同描述，大大豐富了舌診理論的内容。

西晋王叔和著有《脉經》，其中大部分内容承前人之理論，保存有《黄帝内經》《難經》《傷寒雜病論》等書的内容，在舌診方面大量引用了張仲景的舌診理論。王叔和在前人舌診的基礎上稍有發揮，主要體現在對熱性病證的認識上。如《脉經》卷七《熱病陰陽交并少陰厥逆陰陽竭盡生死證第十八》："熱病在腎，令人渴，口乾，舌焦黄赤，晝夜欲飲不止……"[5]熱邪壅盛於下焦，傷肝腎之陰，則會導致舌乾、舌卷等。熱結於中焦，舌胎燥黄甚至焦黑。這些用舌診在熱病中的論述較之前内容更加豐富，與病證結合更緊密。

（二）舌"胎"辨病

隋代巢元方《諸病源候論》重視辨舌以"觀察諸病之源，論九候之要"。總結全書内容，他提出舌腫、舌爛、舌不收、舌脹、舌上生瘡、舌出血等描述，除此之外對舌質和"苔"質的描述則有舌上白、舌上黄、舌焦黑、舌赤等。《諸病源候論》卷七《傷寒結胸候》中提到"舌上白胎滑"與"舌上不胎"類似於仲景《傷寒論》中的内容，可作爲攻與不攻的標志。可見巢氏在總結前人舌診的基礎上進一步豐富理論，并且將舌診作爲體察病情的衡量指標之一。

---

[1] 沈澍農，武丹丹．難經導讀[M]．北京：人民軍醫出版社，2008：67.

[2] 顧觀光．神農本草經[M]．北京：人民衛生出版社，1956：62.

[3] 四庫全書・傷寒論[M]．陳仁壽，點校．南京：江蘇科學技術出版社，2008：133.

[4] 四庫全書・金匱要略[M]．陳仁壽，點校．南京：江蘇科學技術出版社，2008：97.

[5] 王叔和．脉經[M]．北京：學苑出版社，2014，3：225.

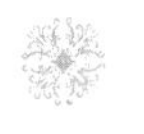

唐代孫思邈《備急千金要方》再次發展了舌診理論,孫思邈首次明確將舌診理論與臟腑結合。雖然前人已經提及經脉與舌之間生理病理的聯繫,但論述較少,并未涉及具體内容。孫思邈認爲舌象變化屬臟腑内在病變的表現,爲後世的察舌辨臟腑理論提供了理論依據。如他認爲口舌生瘡與心和小腸的鬱熱有關。他在書中專設《舌論》和《舌病》各一篇,雖然内容簡短,但足以説明孫思邈對舌診的重視。《備急千金要方》中在論述六淫病邪時,通過觀察"胎"色來確定病邪的性質,如"胎"白滑爲寒,黄、燥、焦、黑爲熱,這些都是前人在論述舌"胎"中有提及的。孫思邈將其總結并發現"黑胎"質地乾焦者屬熱,舌青黑潤者爲寒。如《備急千金要方·癖結脹滿第七》:"治小兒胎寒啼,腹中痛,舌上黑,青涎下。"[1]孫思邈在舌診方面的創見較之前可謂有質的飛躍,大大促進了舌診理論的成熟。

綜上所述,漢唐舌診在繼承《黄帝内經》等理論後,一直處於發展狀態,實踐與理論上都有了一定的進步。但較之於脉診,舌診仍處於相對輔助的位置,并未出現舌診專著,可見漢唐醫家仍没有給舌診以足够的重視。

三、舌診興盛

宋金元時期是中醫發展的興盛時期,中醫學全面發展,新理論層出不窮,學術氛圍濃厚,思想碰撞較多,歷史上稱爲"新學肇興",代表人物有"金元四大家"等。宋代印刷術的發展以及"理學"的興盛給中醫學的發展創造了客觀條件,大量的醫書整理和出版,涌現出一大批研究《傷寒論》的醫家。

特别值得注意的是,成無己在其《傷寒明理論》中,將張仲景的傷寒舌診作了一次較全面的總結,并設《舌上胎》一篇舌診專論。如篇中有云:"邪氣在表者,舌上即無胎。及邪氣傳裏,津液結搏,則舌上生胎也。"[2]此篇主要内容介紹了正常舌象、病理舌象以及病因病機、疾病轉歸等,將舌診進行了較爲系統的歸納分析。成氏指出病理情况下舌上胎的顔色有白、黄、黑三種,并指出舌上胎生成的原理爲邪氣傳裏,津液結搏,故舌上生胎。寒邪初傳,未完全傳裏化熱,邪氣在半表半裏,舌上胎白而滑。若熱聚於胃,則舌黄,是熱已深也;若舌上色黑者,又爲熱之極也。雖篇幅簡短,却將舌上胎的生成病機、顔色變化與疾病的關係描述得很清晰。這是對仲景傷寒舌診理論的歸納與發明。

宋金元時期臨床分科精細,涌現出一批專科醫生以及各科專著。舌診的應用也日益廣泛,如錢乙《小兒藥證直訣·弄舌》:"脾臟微熱,令舌絡微緊……大病未已,弄舌者兇。"[3]論述小兒弄舌主要與熱鬱於脾、陰虚火旺、脾胃衰敗相關,并運用相應的方藥治療。施發《察病指南》卷下《産難外候》:"寒熱頻作,舌下脉青而黑,舌卷上冷,子母俱死。"[4]通過論述懷胎婦人舌象的變化來判斷母子性命存活與否。金元四大家之一劉完素的《素問玄機原病式·火類》:"口苦,舌乾,咽腫……皆是熱證。"[5]論述了出現口苦、舌乾、舌强等證多屬於熱病。

元代我國第一部整理研究舌診的專書《敖氏傷寒金鏡録》問世,標志着舌診走向成熟。《敖氏傷寒金鏡録》原書只有12個舌胎圖,後經杜清碧增加到36圖,又稱《傷寒金鏡録》。他提倡外感熱病應該以舌診和脉診相參來辨證施治,重視以舌象爲主,確立了察舌辨證、辨舌用藥的診斷方法,在舌診史上屬一大創新。全書介紹了36種病理舌象,其中舌質圖4種、舌胎圖24種、舌質兼舌胎圖8種。在此書中,

[1] 孫思邈.備急千金要方[M].北京:華夏出版社,2008:109.
[2] 成無己.傷寒明理論[M].北京:中華書局,1985:19.
[3] 錢乙.小兒藥證直訣[M].南寧:廣西科學技術出版社,2015:20.
[4] 施發.察病指南[M].北京:中國中醫藥出版社,2015:45.
[5] 劉完素.素問玄機原病式[M].沈陽:遼寧科學技術出版社,1997:10.

杜清碧不再稱"舌上胎"而直接用"舌胎"一詞,其中包括白胎舌、黄胎舌、黑胎舌等,此外還有其他之前醫家未提及的舌象。

此階段是舌診發展的興盛階段,在經歷最初的萌芽和奠基之後,宋元朝代爲舌診提供了一個相對平穩的外環境,舌診理論厚積薄發,出現了第一部舌診專著。同時,舌診理論在外感熱病中得到運用,醫家也開始重視察舌用藥。不僅如此,"舌胎"一詞的出現將舌質與舌胎的辯證分開,使"舌胎"概念得到確立,舌診理論已成系統。

四、舌診成熟

明清兩代,論舌專著變得更加豐富,出現了圖譜式、論述式等形式的論舌專著。尤其是温病學説的出現,更將舌診的發展推向一個新的高潮。

申斗垣在《敖氏傷寒金鏡録》的基礎上發展著成《傷寒觀舌心法》,其中已經論述有137種舌,當屬舌診的集大成者。張登《傷寒舌鑒》載有120種舌胎圖,將舌質和舌胎分開立論,一改前人舌胎和舌質不分的舌診記述。

張介賓《景岳全書》選取《黄帝内經》《難經》《傷寒論》《金匱要略》等理論,廣泛採納各醫家精義,結合自己的臨證經驗編纂而成。其中對舌診也有論述,但主要是論傷寒類舌象。他在《景岳全書》中提出從舌的有神與無神判斷疾病的轉歸的理論,對黑胎舌的論述較之前有新的觀點。《景岳全書・傷寒典點・舌色辨》曰:"第當察其根本何如也。如黑色連地,而灰黯無神,此其本原已敗,死無疑矣。若舌心焦黑,而質地紅活,未必皆爲死證。"[1]認爲凡出現黑胎舌,黑色連地,灰闇無神則死,有神未必皆爲死證。

吴又可開創了"温病察舌"的先河,後經衆多温病大家的發展,温病察舌的理論日趨完善。吴又可、余師愚等人總結了温病察舌的方法,葉天士、吴鞠通二人創立了一套適用於整個温病系統的察舌規律,將舌診與衛氣營血、三焦辨證聯繫在一起,奠定了温病察舌辨證施治原則。

吴又可《温疫論・急證急攻》:"温疫發熱一二日,舌上白胎如積粉。"[2]論述到温熱疫邪會出現白胎如積粉,是邪伏膜原證的標志,并創制了名方達原飲對症治療。他在診病過程中隨時運用舌診辨證施治,通過觀察舌胎在疾病中的前後變化,辨證後對證施治;余師愚發現了暑熱病的舌胎特點并創制清瘟敗毒飲治療暑熱病。薛雪對濕熱病的證治有突出貢獻,發現了濕熱病的舌胎特點,對濕熱病的分辨有重要價值。

葉天士對舌診的發展創新較大,他把舌象與其衛氣營血的理論緊密結合,形成温熱病辨證論治的體系。他認爲:"辨衛與氣,詳於驗胎;察營與血,重在辨舌。"葉天士察舌極其仔細,所著《温熱論》曰:"舌色必紫而暗,捫之潮濕。"[3]除觀察舌外,還輔助以"捫""擦""問"等法。葉氏通過觀察胎色的深淺和胎質的厚薄來區别邪氣的輕重;還重視舌上有無津液,以確定用藥治療是否要顧護津液;提出"有地"與"無地"之説,即舌胎的有根與無根。

吴鞠通《温病條辨》一書以三焦辨證爲綱領,獨創了利用舌診作爲分辨三焦的證據之一,將舌診運用在三焦辨位上,温熱病熱在上焦,多苔黄、口渴;熱在中焦,苔必乾黄,甚至黑刺;熱在下焦,主要出現

[1] 張介賓.景岳全書[M].上海:上海科學技術出版社,1959:123.
[2] 吴有性.温疫論[M].天津:天津科學技術出版社,2003:5.
[3] 葉桂.温熱論[M].北京:人民衛生出版社,2007:29.

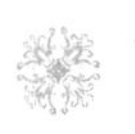

舌質的變化。濕熱在上焦時,以白苔居多;濕熱在中焦時,苔多黄滑,濕熱偏重時還會出現白滑、灰滑;濕熱在下焦時,舌多灰白、白腐。

明清時期舌診理論發展日趨成熟,舌診在温病學中的運用使辨證系統越發完備。從"舌胎"到"舌苔",舌苔和舌質也分開立論,理論更加精細。清朝之後,越來越多的人研究舌診,隨着科技的發展,也有人利用現代科技分析舌象與疾病動態變化關係。

五、從"胎"返"苔"

人的舌苔與苔蘚相似,這是顯而易見的。張仲景創立舌苔診之時,却記寫爲"胎"。究其立名之義,應當是借鑒了"苔"之音義;但不直接用"苔"字,當是以"苔"字屬"草",而張仲景視舌苔爲人體之部分,故改其形符而寫作從"月(肉)"之"胎"。從這個角度看,張仲景記舌苔寫作"胎",并非借用"胎"字,只是其新造字恰好與胞胎之"胎"同形而已。清代醫家張璐《傷寒緒論》中解釋:"舌胎之名,始於長沙,以其邪氣結裹,若有所懷,故謂之胎。"[1]張璐的解釋顯屬望文生義。

查古今多種工具書,只有《漢語大字典》和《漢字源流字典》講及"胎"有"舌上的垢膩"這一義項。另外,幾種中醫專業小字典也有相關釋義,但有"通苔""同苔""苔的假借字"等不同説法。前一處理即直接指"胎"有"舌上的垢膩"這一義項,此種釋義相對可取;而"通苔""同苔"等釋義,都不太合宜。因爲明以前的古籍中并没有寫成"苔"的,所以"苔"不能視爲此義的本字或古字;又因爲記寫爲"胎"并非簡單的無字可用的借寫,所以説"假借"也不能反映真實情况。

"舌胎"的寫法相沿一千多年,至明末,纔開始有了變化。

明清之際的盧之頤(約1598—1664)所著《痎瘧論疏》中出現"舌苔"一詞(見四庫本),這在此前醫學書籍中未曾出現。但"舌苔"這一新寫法一開始應用并不廣,在其他醫學著作中很少見到,在其本人的其他著作中還是寫作"舌胎"。此後一段時間"舌胎"與"舌苔"處於混用狀態。之後,"舌苔"一詞被一些醫家發現,并就兩種寫法展開相關討論。

清代吴鞠通認爲,舌苔之字當從草字頭而不從肉,因此倡導使用"舌苔"。《温病條辨·原病篇》:"按,苔字,方書悉作胎。胎乃胎包之胎,特以苔生舌上,故從肉旁。不知古人借用之字甚多。蓋濕熱蒸而生苔,或黄,或白,或青,或黑。皆因病之深淺,或寒,或熱,或燥,或濕而然,如春夏間石上土之陰面生苔者然。故本論苔字,悉從草不從肉。"[2]

可以看出,明清時代,人們對先前把舌苔寫作"胎"有了疑惑。《説文解字》云:"胎,孕婦三月也。從肉,臺聲。"[3]可見"胎"字本與孕育、受胎有關。"胎"本係常用字,其胚胎之本義是深入人心的。而舌苔之得名顯然因其似苔,而其質屬肉,故古人以"胎"記之。只是寫作"胎",又不免容易與胞胎之義産生衝突。因而,比較之下,還是用"苔"更合理。在吴鞠通倡導之後,"舌苔"這一新的寫法就得到廣泛認同,很少再有人寫成"舌胎",甚至看到"舌胎"的寫法,還會被人排斥。

其實,用增加或改换形符的方法造新字,在古代是很常見的。中醫古籍中,爲强調病類而加"疒"部,爲强調人體類而加"月(肉)"部,爲强調動作而加"手"部……這類例子是很多的。如《醫心方·針禁法》:"刺足下布胳中脉,血不出爲腫——布胳,是足少陰脉皮部也。"[4]胳,同"絡"。書寫者認爲人

[1] 張璐.傷寒緒論[M].長沙:湖南科學技術出版社,2014:297.
[2] 吴鞠通.温病條辨[M].北京:中國醫藥科技出版社,2011:8-9.
[3] 段玉裁.説文解字注[M].上海:上海古籍出版社,1981:107.
[4] 丹波康賴.醫心方[M].北京:學苑出版社,2001:238.

之絡乃人體組織,不當從“糸”,因而改從“肉”。但所改之字形恰與胳膊之“胳”同形,故每有人識之爲錯字、通假字,事實并非如此,此爲俗體分化字。沈澍農在《中醫古籍用字研究》[1]中認爲俗字的偏旁級變化主要表現爲形符的增加與變换。形符的增加、變换,與使用者的心理意識活動有密切關係。主要反映爲人們在使用漢字過程中所表現出的隨意性和確定性兩大特徵。“胎”與“苔”的轉變類似於偏旁級俗體字的變化,背後所藴含的便是舌診理論日趨成熟,醫者對“苔”看法不斷轉變的心理變化。

六、總結

從《黄帝内經》中論舌開始,舌診開始起步,此時大多講經絡的生理病理與舌態、舌體本身之間的關係,未涉及苔質。到張仲景首提“胎”字,注意到“舌”與“胎”的區别。將“舌上胎”的概念運用於判斷疾病病機與遣方用藥中,此時舌診理論開始豐富。之後又涌現出一大批醫家對“舌胎”理論進行討論補充。如巢元方觀舌辨病、孫思邈關於舌與臟腑病變等理論的補充。再發展到第一部舌診專著《敖氏傷寒金鏡録》的問世,舌診理論開始走向系統化。温病學家的出現,使得舌診的發展達到了成熟。温病學家尤其注重舌苔在温病中的應用,可用來判别病位的深淺、病邪的性質、病勢的進退等。葉天士等醫家舌診“地津”之説,舌苔“有根”“無根”之説等。在文字上,在明代以前的文獻中,都寫作“胎”,吴鞠通之後纔普遍改作“苔”。筆者認爲,“舌胎”到“舌苔”的轉變并不只是單純的字形變化,它還反映了舌診運用於疾病診斷和轉歸的發展歷史。因此我們在校理古籍時,不宜將“胎”徑改爲“苔”。

(本文原發表於《中醫學報》2021年第1期)

桂類藥物在敦煌醫藥文獻中應用情況考察

——兼補真柳誠先生《林億等將張仲景醫書的桂類藥名改爲桂枝》一文

薛文軒　王雅平　沈澍農

本文詳細考察了桂類藥物在敦煌醫藥文獻中的應用情況,對各種桂類藥名在文獻中出現的頻次、特殊寫法進行了統計。對涉及桂類藥名的敦煌醫藥卷子按擬抄成年代的先後進行分析,認爲從唐初開始,作爲藥名,桂心已經成爲主流,這種情況很可能至少持續到北宋初年。對桂枝湯的起源問題展開探討,認爲出現在敦煌醫藥文獻法藏卷子 P. 3287 中的“桂枝湯”極可能是現存古代文獻中桂枝湯的最早出處。在敦煌醫藥文獻中找到了“菌桂”入方的實例,但這是同一物種名稱的錯用還是不同物種藥物的通用,還無法確定。

桂類藥名稱與實物之間的對應關係,自古以來多有争議,現代很多學者從不同角度進行了考證,有

[1] 沈澍農. 中醫古籍用字研究[M]. 北京：學苑出版社,2007：110－115.

些問題得到了解決,有些意見仍然難以統一[1]。在衆多學者中,日本學者真柳誠先生的研究解決了部分疑難問題。1995年,真柳誠先生在第八屆中醫文獻及醫古文學術研討會上作了一場精彩演講,題爲《林億等將張仲景醫書的桂類藥名改爲桂枝》[2]。在文中,真柳誠先生從考古學、植物學、文獻學等方面,對張仲景醫書中的桂類藥物進行了詳考,基本結論是北宋校正醫書局林億等將《傷寒論》中的所有桂類藥物,包括桂、桂心、桂皮等通改爲桂枝。但是,當年真柳誠先生撰寫此文時,雖然提及桂類藥物在敦煌醫藥文獻中有使用情況,却没有對這部分文獻作具體的探討,或許是因爲當年敦煌文獻還未全面發表吧。但這也就構成了真柳誠先生論文的一點缺憾。而且,包括其他探討同類課題的論文,也都未涉及敦煌文獻中的桂類藥物的使用問題。時至今日,敦煌醫藥文獻已經全面公佈,本文在上述研究的基礎之上,對敦煌醫藥文獻中桂類藥物應用的情況作全面考察,希望進一步探討桂類藥物的歷史演化情況。同時,也可對真柳誠先生的文章作出有意義的補充。

一、真柳誠先生論文中與本文關係密切的結論及觀點

真柳誠先生《林億等將張仲景醫書的桂類藥名改爲桂枝》一文有多方面的相關考察。與本文關係密切的結論及觀點有:

(1) 直至漢代,作爲藥名,一般稱桂,或菌桂。六朝時有稱桂肉的,六朝至隋唐桂心成了普遍的稱呼。這種現象與仲景醫方相同。

(2) 桂枝湯的方名,至少在310年以前就産生了。但是,唐和唐以前的醫方書,幾乎没有配用桂枝的方劑,包括桂枝湯在内。

(3) 爲了解決方名與藥名不統一的矛盾,北宋初年的淳化本《傷寒論》中,把方名中存在"桂"樣的方中桂類藥名通改成桂枝。最後,北宋校正醫書局林億等將《傷寒論》中的所有桂類藥物,包括桂、桂心、桂皮等通改爲桂枝。

(4) 菌桂爲增進健康的食品,與藥用桂在使用範圍上有明顯的區别。考察古代醫書,發現馬王堆以後的醫書中,未見與菌桂配伍的處方。

二、桂類藥物在敦煌醫藥文獻中出現情況的考察

教育部課題"敦煌吐魯番醫藥文獻新輯校"的研究對象恰好是真柳誠先生論文中未曾展開的部分。我們在我們認定的敦煌醫藥文獻中作了"桂"類藥物的通檢,作爲本篇論文的研究基礎。

(一) 藥物頻次統計

敦煌醫藥文獻抄成年代跨越較大,上至唐前,下至北宋初。正因爲如此,我們可以嘗試從中研究桂

[1] 可參見以下8篇論文:彭懷仁.張仲景所用桂枝之我見[J].南京中醫學院學報,1984(3):35-38;禹志領,嚴永清.肉桂基原的本草考證[J].時珍國藥研究,1992(2):49-51;張廷模.牡桂的名稱和藥材來源的本草考證[J].中國醫藥學報,1996(4):22-24+64;宋立人.桂的考證[J].南京中醫藥大學學報(自然科學版),2001(2):73-75;湯小虎,鄧中甲.肉桂、桂枝藥材分化的年代考證[J].中藥材,2008(1):156-158;楊金萍,王振國.《神農本草經》與宋本《傷寒論》藥名差異考辨——以《神農本草經》中的术、芍藥、桂、枳實爲例[C]//甘肅省衛生廳、慶陽市人民政府.中國慶陽2011岐黄文化暨中華中醫藥學會醫史文獻分會學術會論文集,2011.256-271;曾鳳,羅輝,董立業,等.宋人改動《千金要方》桂類藥名考證[J].北京中醫藥大學學報,2012(11):732-734;周冠武,李春高,狄桂英,等.菌桂與牡桂原植物考辨[J].北京中醫藥大學學報,2014(7):476-480, 489.

[2] 真柳誠.林億等將張仲景醫書的桂類藥名改爲桂枝——仲景醫方的桂枝當是桂皮(肉桂)[R].中國西安第八屆中醫文獻及醫古文學術研討會特别講演,1995.

類藥物藥名在這一較長歷史時期的演變過程。在這些文獻中，一共有 30 種敦煌醫藥卷子（有綴合關係的卷子合并歸於一種）出現了 9 種桂類藥名，分别是：桂、桂心、桂心末、桂皮、桂肉、桂子、桂汁、牡桂、菌桂。現將以上藥名出現頻次按擬抄寫年代先後列表如附録表 1－7（桂枝作爲方名出現於其中時，也一并統計在内）：

附録表 1－7　9 種桂類藥名不同抄寫年代出現頻次

卷　號	擬抄寫年代	桂	牡桂	桂肉	桂心	桂心末	桂枝	桂皮	菌桂	桂子	桂汁
Φ. 356V	隋唐以前	1									
龍 530	開元六年(718)	8	3		1				3		2
P. 2378	唐初				1						
P. 2755	唐初				1						
P. 3201	唐初				2						
S. 1467R	唐初				5						
S. 4329	唐初				1						
S. 9987C+S. 9987A+S. 3395+S. 3347	唐初	1			4			1			1
P. 2662V	武周之前				1						
P. 3287	唐高宗				3		5				
P. 2565	武周時期				4				2		
P. 3731	武周時期				2						
P. 4038	睿宗以後				3						
羅藏療服石方	睿宗以後			1	1						
P. 2882	唐末五代				3						
P. 3378	唐末五代				3						
P. 3144	唐以後				1						
P. 3596	五代				10						1
P. 2115	五代				1						
P. 3877P1+P. 3885	五代				2						
P. 3930+P. 5549	五代				6	3					
P. 3230	五代							1			
P. 3749	五代	4							1		
S. 6107	五代							1			
S. 4433	五代				8						
S. 5614	五代				1						
S. 5435	五代後唐之後	1?			2						
S. 1467V	五代至宋初				1						
羽 042R	五代至宋初				1						
S. 5968	年代不詳								1	1	
總計		14	3	1	68	3	5	3	7	1	4

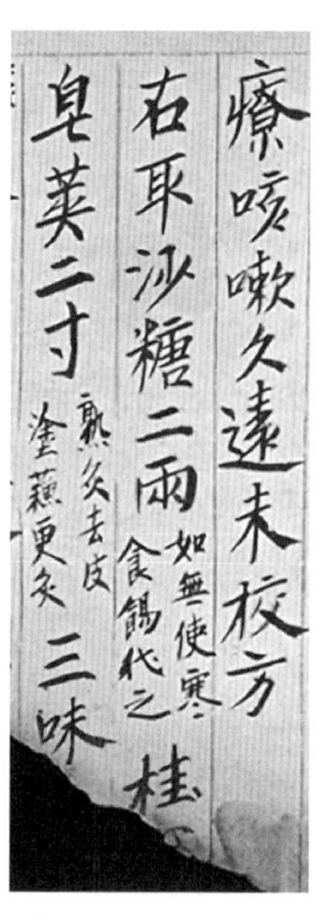

附録圖 1－6　S. 5435 殘卷中的"桂"字

表格説明：

（1）P 爲法藏標志，S 爲英藏標志，R 代表卷子正面，V 代表卷子反面。Φ. 356V 爲俄藏，龍 530、羽 042R 爲日藏，羅藏療服石方爲羅振玉舊藏，現下落不明。

（2）S. 1467R 與 S. 1467V 是同一個卷子的正反兩面，因屬兩個文獻，且抄寫年代不同，分作兩種統計。

（3）龍 530 第 591 行"佳"訛作"桂"，羅藏療服石方"牡丹皮"訛作"桂丹皮"，不予統計。

（4）龍 530 出現 8 次桂，此外還有兩處爲"桂得葱而軟，樹得桂而枯"，爲樹名之義。未列於表中。

（5）P. 3749 出現 4 次桂，此外還有兩處爲"取桂作人""桂人"，與一般藥用意義不同。未列於表中。

（6）S. 5435 出現兩次桂心，1 次桂，但後者"桂"字下方原卷殘損，有殘迹似"心"字（附録圖 1－6），故本作桂心可能性更大（如此則"桂心"一列總數爲 69），不能作爲桂來看待。

（7）本表中卷子形成年代的判定取沈澍農主編之《敦煌吐魯番醫藥文獻新輯校》一書的研究成果。

（二）藥名的特殊書寫

英藏卷 S. 4433 有 3 處桂心寫作"圭心"，1 處寫作"**卦**心"。羅藏療服石方中 1 處桂肉寫作"桂宍"。

尚未公佈的成都老官山醫簡中有多處寫作"圭"的例子[1]，而 S. 4433 也呈現這樣的傾向，這在一定意義上提示 S. 4433 的祖本應是較早的文獻。考該卷子内容前一部分與陶弘景《本草經集注・序録》相似，而後面的方劑内容屬於簡單驗方，也支持這種看法。

三、討論

（一）從敦煌醫藥文獻看桂類藥名的歷史演變

1. 唐以前　卷子 Φ. 356V 爲其中唯一判定抄寫於隋唐以前的卷子，該卷爲 8 行殘片，在所存殘方中，出現了 1 處"桂"。

除此之外，卷子龍 530 也反映了唐代以前文獻的舊貌。爲了説明此事，有必要對該卷的内容、抄寫年代做詳細介紹。龍 530 爲《本草經集注》殘卷，幾乎保存了《本草經集注》卷一的全部内容，是彌足珍貴的文獻資料。關於此卷抄成年代，存有争議。原卷末記有"開元六年（718）九月十一日尉遲盧麟於都寫本草一卷，辰時寫了記"字樣。馬繼興先生以卷中不避"治"字諱的理由斷定爲南北朝抄本。梁茂新先生《本草經集注寫本年代考異》[2]指出：太宗令"今其官號人名及公私文籍，有世及民兩字不連續者，并不須避"。高宗詔："比見抄寫古典，至於朕名，或缺其點畫，或隨便改换，恐六籍雅言，會意多爽，九流通義，指事全違，誠非立書之本。自今以後，繕寫舊典文字，并宜使成，不須隨意改易。"日本學者多認同此見，且認爲此二十五字與正文字迹一致，故原署可從。

［1］　編者按：2022 年，《天回醫簡》一書已出版。查閲證實，天回醫簡中寫作"圭"而同"桂"的字例約 30 例，而寫作"桂"的只有不多的數例。另外，本文後文另有引用老官山醫簡條文，據此書新補索引。

［2］　梁茂新. 本草經集注寫本年代考異［J］. 中華醫史雜志，1983，13（3）：181－182.

所以，此卷雖抄寫於開元六年(718)，仍然保存了唐以前的古貌。爲了忠於經典原貌而放棄避諱的抄寫，理應不會任意改動其他内容。作爲藥名之義，該卷桂出現了8次，而桂心只出現了1次。從真柳誠先生的考證可知，桂類藥物前期名稱演變的主要趨向是從桂演變到桂心，這一點是可信的。所以，《本草經集注》傳世本中由桂改爲桂心的可能性是存在的，而本來爲桂心而後被改成桂的可能性是極小的。這裏出現的1次桂心，是《集注》原貌如此，還是卷子傳抄者不小心誤改，不易判定。不過，可以肯定的是，《本草經集注》卷一的原貌以桂爲主，進一步可以推斷整個《本草經集注》的原貌桂類藥名以桂爲主的可能性極大。

所以，在陶隱居編著的《本草經集注》(約成書於480—498年)中，作爲藥名仍然當以桂爲主，但是桂心作爲藥名可能已經出現。而《證類本草》中所引的《集注》内容，則以桂心爲主，桂類藥名的演變，可見一斑。

2. 唐初 從表格中可以看出，抄寫於唐初的6個卷子有5個卷子的桂類藥名只出現了桂心。

另一件由四個卷子(S. 9987C+S. 9987A+S. 3395+S. 3347)綴合的長卷也出現了4次桂心，但另外出現了1次桂，1次桂皮。

所以，作爲藥名，唐初時桂心就已經漸成主流，不過桂仍然可以看到。

3. 唐初以後至唐末五代 如附録表1-7所示，除去已經討論的卷子和兩個抄寫年代不好鑒定的卷子P. 2662V(大致爲武周之前)、S. 5968，從P. 3287一直到羽042R這20種卷子中，至少有16種卷子(計算S. 5435則爲17種)使用了桂心而没有用桂，另外3種卷子皆抄寫於五代，分别爲P. 3230、S. 6107、P. 3749。其中P. 3230和S. 6107内容相同，前部爲佛經，後部爲醫方，各出現桂皮1次。P. 3749爲各種雜方與祝由方，此卷不但出現了4處桂，而且1次桂心也没有看到。但很明顯，絶大部分卷子都只使用了桂心這一藥名。而且桂心出現的頻次也不是桂、桂皮所能比的。

4. 小結 從以上討論可知，在唐以前的某個時段，作爲藥名，桂是常見的。從初唐以來，桂心便已經成爲主流。可以看到，整個唐朝，乃至五代時期，桂心這一藥名的運用頻率遠遠高於其他桂類藥名。桂心運用之普遍，甚至可以在唐代的詩歌中找到例證。如唐代詩人皮日休所作《奉和魯望藥名離合夏日即事三首》[1]云："季春人病抛芳杜，仲夏溪波繞壞垣。衣典濁醪身依桂，心中無事到雲昏……"這種叫作"藥名離合"的特殊體裁，是把中藥名分拆在上下句來聯句的。本詩中第一、第二句暗含杜仲，第二、第三句暗含垣衣，第三、第四句暗含桂心，可見桂心作爲藥名，當時已經深入人心。

(二) 敦煌醫藥文獻使用桂枝湯方名的情況

1. 真柳誠先生對桂枝湯方名起源的考證 其一，現存的《肘後百一方》，被認爲未經北宋校訂。真柳誠先生認爲其中部分内容可以確定出自葛洪，如："凡治傷寒方甚多，其有諸麻黄、葛根、桂枝、柴胡、青龍、白虎、四順、四逆二十餘方，并是至要者。"這裏的桂枝，當爲方名義，葛洪的《肘後救卒方》編撰於310年左右。真柳誠先生由此推斷，至少在310年以前，桂枝湯的方名就出現了。真柳誠先生所説的《肘後百一方》就是通常説的《肘後備急方》，而《肘後備急方》一書曾歷經梁陶弘景、唐人(史志無明載)、金楊用道等多次增訂，很難確認現存本保留了最初的原貌。因而我們認爲，不能確定那條引文中的"桂枝"必定是葛洪舊寫。另外，真柳誠先生考察了《肘後百一方》中方劑，包括仲景3方，桂類藥使用次數爲：桂58次，桂心20次，肉桂4次，牡桂和桂肉各1次。没有出現桂枝作爲藥名的現象。

其二，藏於前田家尊經閣文庫的古卷子本《小品方》卷一，出現了桂支(枝)湯加烏頭湯，相當於現通

[1] 郭樹芹. 唐代涉醫文學與醫藥文化[M]. 北京：人民出版社，2012.

行《金匱要略方論》中的烏頭桂枝湯,但方中配伍的是桂肉而非桂枝(另有厚朴湯,相當於《金匱》的厚朴七物湯,也配用了桂肉)。另外,該《小品方》殘卷中亦没有桂枝作爲藥名的例子。真柳誠先生認爲這本《小品方》不避唐太宗李世民(649年没)的諱,從而推測是649年以前的寫本傳入了日本。

對於殘卷中出現的"桂支",真柳誠先生認爲有一種可能是皮與支字形相近,桂皮訛作桂支。但是,因爲没有在漢代文獻中發現桂皮的用例,而且隋唐以前的古音,支在第二部,皮在第六部,所以真柳誠先生認爲還是解釋爲"桂枝"比較穩妥。其實,真柳誠先生在更早發表的論文《桂枝湯中是桂枝,還是桂皮?》[1]中就已經提出了類似觀點:很可能原爲桂皮,後訛作桂支,後被寫成桂枝。可惜這種猜想,現在找不到有力的文獻支撑,只能存疑了。

從古醫書用字常例看,"枝"寫作"支"還是有例可循的。如梔子古抄本醫書常作"支子",亦作"枝子"。故桂支當爲"桂枝"。但是,這個方名中有"桂支(枝)"的抄本究竟什麽時候抄成,還不是很清楚。所以也不能認定這是"桂枝湯"方名的最早記載。

2. 法藏卷子 P. 3287 可能是桂枝湯方名傳世的最早記載 法藏卷子 P. 3287 避"世""治"諱,不避"順""旦""淵"諱,當抄寫於唐高宗(650—683)時代,該卷中存有《傷寒論》的部分内容,以及與傷寒論中類似的醫方。其中出現了完整的"桂枝湯"方名,對比通行趙本《傷寒論》中所載"桂枝湯",除生薑、大棗劑量稍有區别以外,包括服藥方法都基本一致。這個卷子因爲是出土的古抄本,時間的判定比上述二本更爲可信。因此,這處"桂枝湯"極可能是現存古代文獻中桂枝湯的最早出處。不過其中所配伍者也還是"桂心"而不是桂枝。

另外,該卷子所載葛根湯爲現在通行趙開美本《傷寒論》之葛根湯加黄芩、葳蕤、大青而成,也可以説大同小異,不過配伍的也是"桂心"。此卷一共出現了2次"桂枝湯"、3次"桂枝",都是方名義,作爲藥名,也未見使用"桂枝"。這和真柳誠先生"唐和唐以前的醫方書,幾乎没有配用桂枝的方劑,包括桂枝湯在内"的考證結果是一致的。

可以看出,今天仲景醫方里的桂枝,其古代的本義就是桂、桂心;而桂、桂心,是樹皮製品。把仲景醫方中的桂枝解釋爲嫩枝全體是錯誤的。但這并不是説嫩枝全體不能入藥,通過臨床家的檢驗,嫩枝全體也是很有效的藥物。至於其功效是否可以和古代的桂、桂心等同,甚至更加優越,是值得進一步研究的事情。

還要指出的是,桂、牡桂、菌桂的名實問題,多有争議。雖然《新修本草》牡桂條下注云:"……然大枝皮肉理粗虚如木,肉少味薄,不及小枝皮肉多半卷,中必皺起,味辛美。一名肉桂,一名桂枝,一名桂心。"但是桂和牡桂是否等同仍有争議。從這個角度看,最早的桂到底指何物,還不能完全説清楚。

(三)從敦煌醫藥文獻看菌桂的入方問題

真柳誠先生考察古代醫書,發現馬王堆以後的醫書中,未見與菌桂配伍的處方。因而提出:"菌桂《本經》僅作爲一般榮養藥記載'主百病、養精神、和顔色、爲諸藥先聘通使,久服輕身不老、面生光華、媚好常如童子'……就是説,菌桂不是用來治療的,而是作爲增進健康的食品或香料被使用……如《本經》中的上品秦椒可食用,而下品中的蜀椒可作藥用。馬王堆以後的醫書中,未見與菌桂配伍的處方,大概就是這個原因。"

但是從敦煌醫藥文獻看,其中有3個醫方配伍了菌桂。分别是:P. 3749中1個,P. 2565中2個。P. 3749所載爲雜方與祝由方,其中配伍菌桂的醫方也具有神秘色彩。P. 2565中的兩個醫方標注爲張

[1] 真柳誠,宇都真理子. 桂枝湯中是桂枝,還是桂皮?[J]. 中醫藥文化,1992(2):30.

文仲所傳,都是寫有主治的醫方,如其中一方名爲石龍芮丸(與石龍芮、萎蕤等相配),爲十味藥配伍而成的蜜丸,"主上熱下冷,脾胃氣不足,不多銷[消]食,縱食無味,不長肌膚。此方宣通榮衛,調中,兼理石氣,平胃能食,充實陪[倍]力。"因而,菌桂入藥用也是可能的。但這是同一物種名稱的錯用還是不同物種的藥物混同,還無法確定。

順便還要指出,成都老官山醫藥文獻還未公佈,但據我們了解的資料,這批文獻中也有菌桂入藥的記載。該方爲:"治血暴發者。屑土瓜二,牡蒙、菌圭[桂]各一,取一龠[龠],温美酒半升,莫[暮]毋食,旦酓[飲]之,日一,五日已。禁186。"[1]這很顯然是在藥方中的應用。不過,還是存在着上條所説的名實問題。

四、結論

本文通過考察桂類藥物在敦煌醫藥文獻中應用情況,可以得出以下結論:

(1) 從唐初開始,作爲藥名,桂心已經成爲主流,這種情況很可能至少持續到北宋初年。

(2) 在現存文獻中,"桂枝湯"方名最早用例最能確定的是抄寫於唐高宗(650—683)時代敦煌文獻法藏卷子 P. 3287。不過,與《小品方》桂支湯加烏頭湯(方中用桂肉)的情況相似,此桂枝湯方中所用藥物爲桂心。既然如此,爲何方名爲"桂枝湯"? 這一問題依然難以解釋。

(3) 敦煌醫藥文獻中存在與菌桂配伍的處方,菌桂可能也有治療作用,不過名實問題比較複雜。

(本文原發表於《時珍國醫國藥》2016 年第 6 期)

《金匱要略》"補氣加半夏"考

張承坤　趙雅琛　沈澍農

《金匱要略·血痹虛勞病脈證并治第六》的黄芪建中湯方後附有小字注文"及療肺虛損不足,補氣加半夏三兩",對於"補氣加半夏"中醫界歷來爭議很多。通過對比《金匱要略》不同傳本以及《外臺秘要》,可知這 14 字小字注文應當是引自《删繁方》"又建中湯,療肺虛損不足,補氣方",宋臣詮次整理《金匱要略》時在黄芪建中湯後補充了這個用半夏三兩的建中湯,但由於改易了部分原文,所以產生了歧義,應當是此建中湯方有補氣之功,而非半夏這味藥可以補氣。

《金匱要略方論·血痹虛勞病脉證并治第六》:"虛勞裏急,諸不足,黄芪建中湯主之。於小建中湯内加黄芪一兩半,餘依上法。氣短胸滿者,加生薑;腹滿者,去棗加茯苓一兩半,及療肺虛損不足,補氣加半夏三兩。"半夏爲温化寒痰藥,《神農本草經》記載其"主治傷寒寒熱,心下堅,下氣,喉咽腫痛,頭眩,胸脹,咳逆,腸鳴,止汗"[2],未見補氣之功,歷代本草書也未見半夏補氣的記載。因此,古今注家對黄芪建中湯"補氣加半夏"多有質疑,如陳修園《金匱要略淺注》便謂:"補氣加半夏,更爲匪夷所思,今之醫

[1] 天回醫簡整理組.天回醫簡[M].北京:文物出版社,2022:124.
[2] 尚志鈞.神農本草經校注[M].北京:學苑出版社,2008:215.

師,請各陳其所見。”[1]由此産生的争論也很多。

一、不同觀點

(一) 間接補氣説

對於“補氣加半夏”,部分注家嘗試從醫理的角度進行闡述,如曹穎甫《金匱發微》謂:“補氣所以加半夏者,肺爲主氣之藏,水濕在隔上,則氣虚而喘促,故納半夏以去其水,水濕下降則肺氣自調。”[2]徐中可《金匱要略論注》稱:“氣不順加半夏,去逆即所以補正也。”[3]

這類注家的觀點看似論證半夏具有補氣的作用,但細究其説,則都是言半夏於治療肺虚損不足時,通過某些機制而間接促成補氣,并不足以證明半夏自身具有補氣的功效。因此,這些觀點用來解釋黄芪建中湯中的“補氣加半夏”有些牽强。晚清醫家高學山《高注金匱要略》謂:“加半夏,非以半夏功能補氣之謂也。蓋肺虚不足,下氣必乘虚而上逆。不加降逆之半夏,則藥氣與所冲之客氣,互争胸分,而脹喘促之候見矣。”[4]主張半夏在此方中非補氣藥,但有協同作用,其説較爲公允,但解釋不了“補氣用半夏”的文本問題。

(二) 非仲景語説

反對半夏補氣的部分注家認爲“及療肺虚損不足,補氣加半夏三兩”14字注文非仲景語,主張予以删除。陸淵雷《金匱要略今釋》稱此注文“係後人據《删繁》建中湯的主治補入”[5],譚日强《金匱要略淺述》亦謂其“乃後人據《删繁》增入”[6],二人都認爲此注文出自《删繁方》,爲後人增補之語,并非醫聖原意,因此也就不再深入探討“補氣加半夏”的原因。

《金匱要略》中的附注多引《千金要方》《外臺秘要》《古今録驗》等書,這些書籍都是東漢以後纔成書的,顯然引用這些書籍的注文是後人增補的,然而這些注文的内容未必不是源自仲景之方,若因其爲後人的增補之語便棄之不談,那麽對於研究仲景學説將是一種損失。

二、“補氣加半夏”係誤讀

(一) 來源

客觀地説,前人因爲文獻的限制,要解决這一問題是比較困難的。近代以前,醫家看到的《金匱要略》傳本都是以鄧珍本爲代表的大字系統諸本,而大字系統諸本在本條附注(即“氣短胸滿……半夏三兩”)前都没有注明出處。雖然有醫家從《外臺秘要》中讀出《删繁方》的關聯,猜想注文係“後人”補入,但也無法清晰説出爲何時的“後人”。

近年來,由於小字系統的吴遷抄本被披露,給了我們解題的更可靠綫索。吴遷是明代洪武年間人,他抄成的《金匱要略》現藏上海圖書館。該本爲小字系統惟一傳本,與大字本有較多的文字出入,在本條也是這樣。

吴遷本《金匱要略》行文較詳,特别是組方的正文,鄧珍本僅記爲“於小建中湯内加黄芪一兩半,餘

[1] 陳修園.金匱要略淺注[M].福州:福建科學技術出版社,1988:73.
[2] 曹穎甫.金匱發微[M].北京:學苑出版社,2008:61.
[3] 徐中可.金匱要略論注[M].北京:人民衛生出版社,1993:96.
[4] 高學山.高注金匱要略[M].上海:上海衛生出版社,1956:81.
[5] 陸淵雷.金匱要略今釋[M].北京:人民衛生出版社,1958:104.
[6] 譚日强.金匱要略淺述[M].北京:人民衛生出版社,1981:104.

依上法”（附録圖 1－7），吴遷本則詳列了組方的全部藥物和加工煎煮法。與此相應，吴遷本本方附記亦略詳於鄧珍本，有引書名冠於句首：“《集驗》，嘔者加生薑，腹滿去棗加茯苓一兩半，及療肺虚損不足，補氣加半夏三兩。”[1]（附録圖 1－8）表明引文的來源是《集驗方》。《集驗方》是南北朝時期姚僧垣所作，原書已佚，部分内容可見於《醫心方》《外臺秘要》等書中。

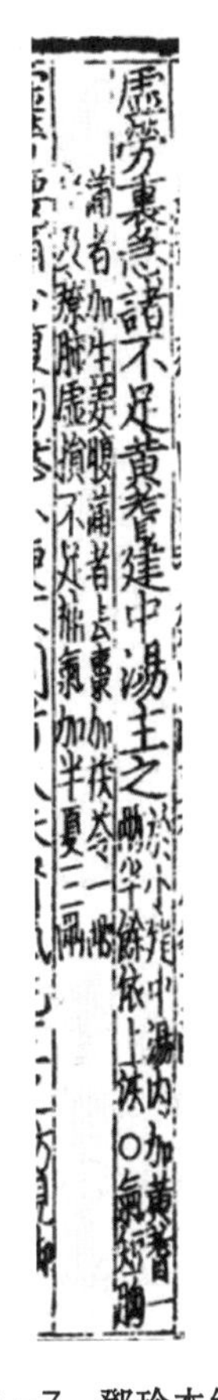

附録圖 1－7　鄧珍本組方正文

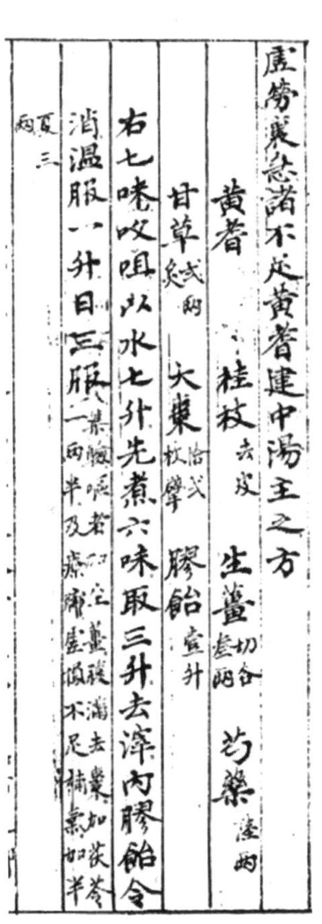

附録圖 1－8　吴遷本組方正文

查考《外臺秘要》，以上附注的前一半即“嘔者加生薑，腹滿去棗加茯苓一兩半”，可見於《外臺秘要》卷十七《虚勞裏急方》，出處標爲《集驗方》；但附注的後一半即“及療肺虚損不足，補氣加半夏三兩”，見於《外臺秘要》卷十六《肺虚勞損方》，出處却標爲《删繁方》。《删繁方》成書於南北朝時期，作者爲謝士泰，古代目録書始見於《隋書・經籍志》，該書載：“謝士泰《删繁方》十三卷。”[2]原書久佚，其部分内容見於《千金要方》《外臺秘要》《醫心方》等書中。

考慮到王燾在編集《外臺秘要》時，同時可見《集驗方》和《删繁方》，若一段文字同見於兩書，一般會注明某某本同，而此方於《外臺秘要》中不見注明“《集驗》同”，因而可以確定“及療……三兩”語源自《删繁方》。

（二）分析

將《金匱要略》黄芪建中湯附注與《外臺秘要》相關文字對比（附録表 1－8），可以看到：

前半部分即出自《集驗方》的部分，關於加用生薑，鄧珍本用於“氣短胸滿者”，吴遷本和《外臺秘

[1] 段逸山，鄒西禮. 明洪武鈔本金匱要略方[M]. 上海：上海科學技術文獻出版社，2011：47.

[2] 長孫無忌. 隋書經籍志[M]. 北京：中華書局，1985：96.

要》本用於“嘔者”。《名醫别録》謂生薑:“去痰,下氣,止嘔吐,除風邪寒熱。”[1]從生薑的功效看,後者更合中醫方劑加減的常規。《傷寒論》真武湯節度語云:“若嘔者,去附子,加生薑,足前爲半斤。”通脉四逆湯方節度語云:“嘔者加生薑二兩。”理中丸節度語云:“吐多者,去术,加生薑三兩。”都是對嘔吐者加用生薑。至於吴遷本和《外臺秘要》本的差别,只在於“加生薑”和“倍生薑”。吴遷本較虚,給醫者自由裁量的權力;《外臺秘要》本較實,明指是“倍用”。但在“嘔者”用生薑這一基本點上,二者却是一致的。

附録表1-8 《金匱要略》黄芪建中湯附注與《外臺秘要》相關文字對比

傳　本	鄧珍本	吴遷本	《外臺》卷十七	《外臺》卷十六
文本對比	虚勞裏急,諸不足,黄芪建中湯主之。於小建中湯内加黄芪一兩半,餘依上法。○氣短胸滿者,加生姜;腹滿者,去棗加茯苓一兩半。及療肺虚損不足,補氣,加半夏三兩	虚勞裏急,諸不足,黄芪建中湯主之。方:黄芪,桂心去皮,生薑切,各叁兩,芍藥陸兩,甘草貳兩,炙,大棗拾貳枚,擘,膠飴壹升。右七味,㕮咀,以水七升,先煮六味,取三升,去滓,内膠飴,令消,温服一升,日三服。《集驗》:嘔者,加生薑;腹滿,去棗加茯苓一兩半。及療肺虚損不足,補氣,加半夏三兩	《集驗》療虚勞裏急諸不足,黄芪建中湯方:黄芪三兩,桂心三兩,甘草三兩,炙,芍藥二兩,生薑四兩,大棗十二枚,擘,飴糖一斤。右七味,切,以水一斗二升,煮取六升,去滓,納飴糖令消,適寒温,服一升,間日可作。嘔者,倍生薑;腹滿者,去棗加茯苓四兩;忌生葱、海藻、菘菜	《删繁》……又建中湯,療肺虚損不足,補氣方:黄芪,芍藥各三兩,甘草炙,二兩,桂心三兩,生薑六兩,半夏五兩,洗,大棗十二枚,擘,飴糖十兩。右八味,切,以水八升,煮取三升,分爲三服。服忌羊肉、餳、海藻、菘菜、生葱

後半部分即出自《删繁方》的部分,《外臺秘要》名“建中湯”,爲“療肺虚損不足,補氣方”,組方比《金匱要略》黄芪建中湯多一味半夏,而大字本和小字本《金匱要略》都作“及療肺虚損不足,補氣加半夏三兩”。從行文語氣看,該句顯然是前部分校語的附記。這很可能是宋臣整理《金匱要略》本條時,先附記了《集驗方》多出的加減法;繼而發現出自《删繁方》而組成上較黄芪建中湯多一味半夏的建中湯,於是亦引用於方後指出差别以備參。

聯想到大字本和小字本在本條附注中都有一“及”字,提示附注確實原本就是來源於不同出處。由此推測:附注的前半語出《集驗方》,吴遷本小字注開頭就標明了這一校文出處。其後半“及療……三兩”語出於《删繁方》,可能是補注者漏記其出處,或因繫連及而引,故而未鄭重引録。但在引用内容時又不經意地漏掉了“補氣方”的“方”字,故導致“補氣”與“加半夏三兩”相連,致使後人産生了“補氣加半夏三兩”的誤讀。也就是説,該方下的按語如果按可見的資料全引,應該在吴遷本基礎上補足幾個字,爲:“《集驗》,嘔者,加生薑;腹滿,去棗加茯苓一兩半。及【删繁】療肺虚損不足補氣【方】,加半夏三兩。”

因此,《金匱要略》“及療肺虚損不足,補氣加半夏三兩”應該理解爲:至於治療肺虚損不足的補氣方,它的組成藥物多了半夏三兩。一般而言,《金匱要略》的小字附注是宋代校正醫書局採諸家方書補入的,補注多爲列舉同方於不同方書中記載之異同,意在備參,并非是仲景自述的加減化裁之法。讀者誤“補氣加半夏”爲加減化裁,除了引文存在歧義之外,對《金匱要略》體例不熟悉也是一個比較重要的原因。在某些不規範的《金匱要略》出版物中,正文與注文用相同字體和字號印刷,使讀者無法將二者區分,更在一定程度上加重了這種誤解。

[1] 尚志均.名醫别録[M].北京:中國中醫藥出版社,2013:130.

三、結論

綜上所述,《金匱要略》"補氣加半夏"實爲引文歧義而引起的誤讀,半夏并不具有補氣的功效。這種誤讀對歷代醫家産生了許多不利影響,時至今日仍不斷有研究者試圖從中醫理論或者實驗及臨床角度來闡述半夏的補氣作用,這是十分遺憾的。今後《金匱要略》再作整理時,應指明所謂"補氣加半夏"係基於錯誤文本的誤讀,不要讓這一誤解繼續誤導讀者。

(本文發表於《中國中醫基礎醫學雜志》2020年第1期)

仲景醫著中的"眠"與"卧"

沈澍農

睡眠異常,是常見的疾病表現。張仲景傳世的《傷寒論》《金匱要略》《金匱玉函經》三書的病證描述中,對睡眠異常的描述較多。主要用到了"眠""卧"以及"寐""睡"4個詞。分析其使用方法,"眠"以及"寐""睡"用於記述入睡、睡着(zháo),而"卧"用於記述平躺、睡下,也有時籠統地表示睡覺。傳世仲景著作中偶有與此不相合處,可能存在訛誤。

睡眠,是人最常見的生理活動狀態;反之,睡眠異常,也是常見的疾病表現。張仲景傳世的《傷寒論》《金匱要略》《金匱玉函經》三書的病證記載中,對睡眠異常的描述較多。主要用到了"卧""眠""寐""睡"4個詞,前二者多見,後二者較爲少見。

"眠"爲後起字。古作"瞑"。《説文·目部》:"瞑,翕目也。"即指閉眼。引申指睡眠、睡着(zháo)。《玉篇·目部》:"瞑,寐也。""眠,同上。"《文選·嵇康〈養生論〉》:"内懷殷憂,則達旦不瞑。"李善注:"(瞑)古眠字。"[1]《説文·臣部》:"卧,休也。從人、臣,取其伏也。"楊樹達《積微居小學述林·釋卧》:"余謂古文臣與目同形,卧當從人從目。蓋人當寢卧,身體官骸與覺時皆無別異,所異者獨目爾;覺時目張,卧時則目合也。"[2]《王力古漢語字典》"寐"條對睡眠類的一組詞有辨析:"在床睡覺叫'寢'(包括睡着、睡不着);入睡叫'寐'……隱几(趴在几上)叫'卧',後來躺下也叫'卧'。合目叫'眠';坐寐叫'睡'(打瞌睡);不脱冠帶而眠叫'假寐'。'睡'與'假寐'同義。"[3]王力此釋對睡眠義的幾個近義詞做了異同分析,其中"卧"的解釋很全面和正確,但"眠"的解釋則只説到本義,未説到後起義。從後起義看,析言之,"眠"則本指合眼,引申指入睡、睡着(zháo),即與"寐"同義;"卧"本指伏几休息,引申指躺下、睡下。但二者在有些語境中未曾區分或不能確分,則統言之,皆指睡覺、睡着(zhe)。此外"睡"後指躺卧在床上睡眠,王力釋義中亦未提及。

張仲景醫著三書中,"眠"與"卧"的用法基本上符合上述認知。

[1] 蕭統編,李善注. 文選[M]. 北京: 中華書局,1977: 727.
[2] 楊樹達. 積微居小學述林全編[M]. 上海: 上海古籍出版社,2013: 143.
[3] 王力. 王力古漢語字典[M]. 北京: 中華書局,2000: 225.

一、眠

如上所説,"眠"表睡眠,偏指入睡,睡着(zháo)。在仲景醫著中,主要見於兩種語境中。

(一) 表嗜睡或欲睡

《傷寒論》第五篇:"風温爲病,脉陰陽俱浮,自汗出,身重,**多眠睡**,鼻息必鼾,語言難出。"(《金匱玉函經》第三篇作"多眠")

《金匱玉函經》第二十一篇:"風温爲病,脉陰陽俱浮,自汗出,身重**多眠**,鼻息必鼾,語言難出。"

《金匱要略》第三篇:"狐惑之爲病,狀如傷寒,**默默欲眠**,目不得閉,卧起不安。"

《金匱要略》第十一篇:"邪哭使魂魄不安者,血氣少也,血氣少者屬於心,心氣虚者,其人則畏,**合目欲眠**,夢遠行而精神離散,魂魄妄行。陰氣衰者爲癲,陽氣衰者爲狂。"

"眠"偏指入睡,睡着。多眠睡、欲眠,通常就是想睡着(zháo),因而用"眠"記述。

(二) 表心煩難以入睡

"眠"爲入睡,心煩難以入睡,則"眠"前會冠以"不得""不能",在"不得(能)眠"之前,又往往會冠有"煩躁"或其同義、近義的詞語(偶然表述在後)。仲景著作中此種用例出現較多。

《傷寒論》第五篇:"下之後,復發汗,晝日**煩躁不得眠**,夜而安静,不嘔不渴,無表證,脉沉微,身無大熱者,乾薑附子湯主之。"

《傷寒論》第五篇:"太陽病,發汗後,大汗出,胃中乾,**煩躁不得眠**,欲得飲水者,少少與飲之,令胃氣和則愈。"

《傷寒論》第六篇:"若復服,汗多亡陽,遂一作逆虚,惡風,**煩躁不得眠**也。"

《傷寒論》第八篇:"若加温針,必怵惕**煩躁不得眠**。"

《傷寒論》第十一篇:"少陰病,下利六七日,咳而嘔渴,**心煩不得眠**者,猪苓湯主之。"

《傷寒論》第十五篇:"陽微發汗,**躁不得眠**。"

《傷寒論》第二十篇:"客熱在皮膚,**悵怏不得眠**。"

《傷寒論》第二十篇:"今反小便利,而大汗出,法應衛家當微,今反更實,津液四射,榮竭血盡**乾,煩而不眠**,血薄肉消,而成暴一云黑。液。"

《金匱玉函經》第三篇:"發汗吐下後,**虚煩不得眠**,劇者反復顛倒,心中懊憹,梔子豉湯主之。"

《金匱玉函經》第三篇:"太陽病,發汗後,大汗出,胃中乾,**煩躁不得眠**,其人欲引水,當稍飲之,令胃中和則愈。"

《金匱玉函經》第二十八篇:"太陽病,發汗後,若大汗出,胃中乾燥,**煩不能眠**,其人欲飲水,當稍飲之,令胃中和則愈。"(本條與上條同源,"胃中乾"下數字有異)

《金匱要略》第六篇:"虚勞,**虚煩不得眠**,酸棗湯主之。"

《金匱要略》第十二篇:"一服汗者,勿再服。若復服,汗出多,亡陽,逆虚,惡風,**煩躁不得眠**也。"(大青龍湯節度語。本條引文鄧、趙本無)

《金匱要略》第十四篇:"身腫而冷,狀如周痹,胸中窒不能食,反聚痛,**暮躁不眠**,此爲黄汗,痛在骨節。"(鄧、趙本作"**暮躁不得眠**")

《金匱玉函經》第三篇:"衄家不可攻其表,汗出必額上促急而緊,直視不能眴,**不得眠**。"

以上各例,都是患者心情煩躁而不能入睡的證情。最後一例没有明確説"煩躁",但頭額筋肉急緊不適,基本情况應相似。

二、卧

與"眠"的用法不同,不强調睡着(zháo)而强調指躺下時,一般用"卧"而不用"眠"。如:

《金匱要略》第二十篇:"徐徐抱解,不得截繩,上下安被**卧之**……"

本例是自縊者的人工呼吸搶救之術,"卧之"即使受術者平躺。

在更多情况下,仲景醫書中出現的是"不得卧""不能卧",即不能平躺、躺卧。

(一) 病咳逆氣喘時,病人"不得卧""不能卧"

《傷寒論》第八篇:"病人小便不利,大便乍難乍易,時有微熱,**喘冒**一作怫鬱。**不能卧**者,有燥屎也,宜大承氣湯,二十八。"

本條,《傷寒論》第二十一篇、《金匱玉函經》第五篇同,《金匱玉函經》第十八篇作"怫鬱不能卧",與本條附注相合。作"怫鬱"偏於心情狀態,意義不同,但亦可通。

《傷寒論》此種用法只見有一條,《金匱要略》則有多條。

《金匱要略》第五篇:"并治**但伏不得卧**,**咳逆上氣**,面目洪腫。"

《金匱要略》第七篇:"肺癰,**喘不得卧**,葶藶大棗瀉肺湯主之。"

《金匱要略》第十二篇:"其人**欬逆倚息**,**短氣不得卧**,其形如腫,謂之支飲。"

《金匱要略》第十二篇:"支飲,亦**喘而不能卧**,加短氣,其脉平也。"

《金匱要略》第十二篇:"**欬逆倚息不得卧**,小青龍湯主之。"(本條見於鄧珍本與趙開美本,吴遷本脱"不得卧"三字)

《金匱要略》第十六篇:"夫吐血**咳逆上氣**,其脉數而有熱,**不得卧**者,死。"

《金匱要略》第五篇之"伏",可以指趴下,面向下俯卧;亦引申指頭身前傾倚物。本條當用後義,"但伏不得卧",謂病人可倚息但不能躺卧,這是典型的倚坐呼吸,多見於肺氣腫病人或躺倒即劇咳的病人。元代曾世榮《活幼心書》卷中《咳嗽》篇論其道理云:"肺爲諸臟華蓋,卧開而坐合,所以卧則氣促,坐則稍寬。"[1]其他各例都涉及"喘""短氣""倚息""咳逆""上氣"而"不得(能)卧",皆類同此用。

《金匱》吴遷本和鄧珍本在一個用例中出現了"卧"與"眠"的異文:

> 吴遷本《金匱要略方·肺痿肺癰咳嗽上氣病脉證并治第七》:"咳逆,氣上冲,唾濁,**但坐不得卧**,皂莢丸主之。"
>
> 鄧珍本《新編金匱方論·肺痿肺癰咳嗽上氣病脉證治第七》:"咳逆,上氣,時時唾濁,**但坐不得眠**,皂莢丸主之。"

吴、鄧(趙開美本同鄧珍本)二本,一作"卧",一作"眠",二字看似語義相近。但如前所述,從古語來説,二者其實是有差别的。"但坐"者,是端坐呼吸,因而不能躺下(卧),并非不能入睡(眠)。本條方用皂莢丸,當痰濁較甚,故須取端坐呼吸。《備急千金要方》卷十八同條正作"卧"而不作"眠",可知當以吴遷本爲正。

順便還要指出的是,本條中的"坐",往往有人釋作連詞,表"因爲"之義,這是不對的。本條"坐"就

[1] 曾世榮.活幼心書[M].北京:中國中醫藥出版社,2016:34.

是普通的動詞,用其基本義,"但坐",净坐着,只是坐着,描述了病人躺下就會呼吸困難,需要坐姿纔能正常呼吸。還有一個與此相似的例子:《傷寒論》第六篇"其人短氣但坐,以汗出不徹故也,更發汗則愈"。多種整理本將"但坐"屬下,釋"坐"爲"因爲",也是犯了同樣的錯誤。

我們曾多次論證《金匱》吴遷本爲宋代校正醫書局整理本的直傳本,而鄧珍本是後世淺人改過的坊本[1],這一用例"卧"與"眠"的對比,也同樣證明了這一點。

(二)不與咳喘相關而"不得(能)卧"

具體看,主要有幾種情況。

1. 因疼痛等不適而不能卧 《傷寒論》第七篇:"太陽病,二三日,**不能卧,但欲起,心下必結**。"

《金匱要略》第九篇:"胸痹**不得卧,心痛徹背**者,栝樓薤白半夏湯主之。"

《金匱要略》第二篇:"剛痓(痙)爲病,胸滿口噤,**卧不着席**,脚攣急,其人必齘齒,可與大承氣湯。"

此三條,前二條是心胸痞結痹痛而不能卧,後條是筋肉强急導致不能躺卧。都符合"卧"爲平卧的基本用法。

2. 因心情煩躁而不得卧 《傷寒論》第十二篇:"傷寒發熱,下利厥逆,**躁不得卧**者,死。"

《金匱玉函經》第十三篇:"汗出譫語、獨語,**内煩燥擾不得卧**,善驚,目亂,無精,治之復發其汗,如此者,醫殺之也。"(按:本例"燥",《脉經》卷七作"躁",是。又,"傷寒有五……醫殺之也"本條和以下相鄰一條,《傷寒論》未見,《脉經》卷七在下條後有注云:"右二者,出《醫律》。"可知本條非仲景原文,應係王叔和所加)

《金匱要略》第三篇:"狐惑之爲病,狀如傷寒,**默默欲眠**,目不得閉,**卧起不安**。"

《金匱要略》第十四篇:"心水者,其身重而**少氣不得卧,煩而燥**,其人陰腫。"

《金匱要略》第二十二篇:"婦人産後腹痛,**煩滿不得卧**,枳實芍藥散主之。"

《金匱要略》第二十三篇:"婦人病,食飲如故,**煩熱不得卧**,而**反倚息**者,何也?"

前文述及,心情"煩躁"可導致"不得眠";同樣是心情"煩躁",也有其後接述"不得(能)卧"的。"不得(能)卧"仍應指不能躺卧,則煩躁之情較"不得眠"更重。《金匱要略》第三篇"狐惑之爲病"條,前云"默默欲眠",是欲睡;後云"卧起不安",是心煩不能平卧,前後文對應。末例"煩熱不得卧",續云"而反倚息",雖非喘逆,而表現相似,亦爲倚坐呼吸,不能躺卧。顯示出與"不得(能)眠"的不同。

(三)"卧"有時泛指睡覺

"卧"後世又引申擴展指一般的睡眠,在仲景醫著中也已有所出現。

《傷寒論》第五篇:"太陽病十日以去,**脉浮細而嗜卧**者,外已解也。"

《傷寒論》第八篇:"陽明中風,脉弦浮大而短氣,腹都滿,脅下及心痛,久按之氣不通,鼻乾不得汗,**嗜卧**,一身及目悉黄,小便難,有潮熱,時時噦,耳前後腫,刺之小差。"

《金匱要略》第三篇:"病者脉數,無熱微煩,**默默但欲卧**,汗出。初得之三四日,目赤如鳩眼,七八日,目四眦黑,若能食者,膿已成也,赤小豆當歸散主之。"

《金匱要略》第三篇:"意欲食復不能食,**常默默,欲得卧復不能卧**,欲出行復不能行,飲食或有美時,或有不用聞食飲臭時……"("卧""行"二句,鄧珍本簡作"欲卧不能卧,欲行不能行"。)

[1] 參見:沈澍農,張承坤.《金匱要略》正名是什麼[N].北京:中國中醫藥報,2019-02-15:第8版;張承坤,趙雅琛,沈澍農.《金匱要略》吴遷本與鄧珍本對比研究[J].中醫藥文化,2019,14(1):88-96;張承坤,趙雅琛,沈澍農.《金匱要略》"補氣加半夏"考[J].中國中醫基礎醫學雜志,2020,26(1):99-100,118;付陽,張承坤,沈澍農,等.《金匱要略》北宋官刻原貌探究[J].中醫學報,2021,36(3):671-675.等文章。

此四例“嗜卧”“欲卧”，與前文“欲眠”的用例很是相似。特别是上組有“默默欲眠”“合目欲眠”，本組即有“默默但欲卧”“默默欲得卧”，“欲眠”與“欲卧”主要點相同，都是想睡覺。但依二字的常義，則二者還有一定的語感差别。用“眠”時更强調入睡，用“卧”時則只表示想睡下，不區分是否入睡，换言之，睡不睡着（zháo）都可以。也就是説，“卧”有時泛指睡覺。

以下幾例更爲明顯：

《金匱要略》第六篇：“問曰，血痹病，從何得之？師曰：夫尊樂人，骨弱，肌膚盛，重因疲勞汗出，**卧不時動摇**，加被微風，遂得之。”

《金匱要略》第二十四篇：“馬肉㹠肉共食，飽醉**卧**，大忌。”

《金匱要略》第二十五篇：“飲酒食猪肉，**卧**秫稻穰中，發黄。”

前例“卧”當泛指“睡覺時”，謂人在睡覺時因翻動而受風，并不區分只是躺卧着還是已經入睡；後二例也泛指“睡覺”，同樣不區分入睡或躺卧。當然，這是“卧”進一步的引申用法了。

《傷寒論》第一篇：“脉陰陽俱緊者，口中氣出，脣口乾燥，**踡卧**足冷，鼻中涕出，舌上胎滑，勿妄治也。”

《傷寒論》第十一篇：“少陰病，下利，若利自止，惡寒而**踡卧**，手足温者，可治。”

《傷寒論》第二十篇：“咽中閉塞，不可下。下之則上輕下重，水漿不下，**卧則欲踡**，身急痛，下利日數十行。”

《傷寒論》第二篇：“師曰，病家人來請云，病人發熱煩極。明日師到，病人**向壁卧**，此熱已去也。”

此數例中，“踡卧”“卧則欲踡”與“向壁卧”，都只是一種睡姿，因而也是泛指的“卧”。

《金匱玉函經·證治總例》：“凡點灸法，皆取平正身體，不得傾側寬縱縮狹也。若坐點則坐灸之，**卧**點則**卧**灸之，立點則立灸之。反此者，不得其穴。”

本例“卧”與“坐”“立”對見，當然也指睡姿，且不一定是仰睡，也可以是側睡或俯睡。

前舉《金匱要略》第三篇狐惑病條：“狐惑之爲病，狀如傷寒，**默默欲眠**，目不得閉，**卧起不安**。”本條語意上原可成立。但《外臺秘要》中，本條却存在異文：

《外臺秘要》卷第二《傷寒狐惑病方四首》：“仲景《傷寒論》，狐惑之病，其氣如傷寒，**嘿嘿但欲卧**，**目瞑不得眠**，**起卧**不安。”[1]

《外臺秘要》中，前句爲“欲卧”（而非“欲眠”）——想睡；後句强調了“目瞑不得眠”——雖合眼却睡不着（zháo），再後説“起卧不安”——睡不着（zháo）而頻動。相比之下，《外臺秘要》的用詞更符合語言的常理。

此外，《傷寒論》中還有一例“但欲卧”，疑有誤，見下文“寐”字下。

三、寐、睡

在張仲景著作中，睡眠詞以“眠”“卧”爲主，但偶然也見有其他用語。

1.“睡” 《傷寒論》第五篇：“風温爲病，脉陰陽俱浮，自汗出，身重，**多眠睡**，鼻息必鼾，語言難出。”（《金匱玉函經》第三篇作“多眠”，無“睡”字。）

《傷寒論》第九篇：“三陽合病，脉浮大，上關上，但**欲眠睡**，目合則汗。”

《金匱要略》第十五篇：“腹滿，舌痿黄，**燥不得睡**，屬黄家。舌痿疑作身痿。”

[1] 王焘.外臺秘要方[M].北京：人民衛生出版社，1955：103.

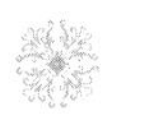

“睡”的本義是打瞌睡，但後來的主要用法是睡覺、入睡，與“眠”的後起義相同。前二例都連言“眠睡”，其義顯明；且《傷寒論》第九篇“但欲眠睡”例，《金匱玉函經》第六篇作“但欲寐”，“眠睡”與“寐”義同。後例“燥”，《脉經》卷八第九同條作“躁”，義長；則“燥（躁）不得睡”，當與“煩躁不得眠”諸例相同。

2. “寐” 《傷寒論》第十一篇：“少陰之爲病，脉微細，**但欲寐**也。”

《傷寒論》第十一篇：“少陰病，欲吐不吐，心煩，**但欲寐**，五六日自利而渴者，屬少陰也。”

《金匱要略》第六篇：“三陽合病，脉浮大，上關上，**但欲寐**，目合則汗。”

“寐”指睡覺、入睡，與“眠”的後起義相同。3 例“但欲寐”顯然指想睡着（zháo）。

《傷寒論》第十一篇：“少陰病，脉微細沉，但欲**卧**，汗出不煩，自欲吐，至五六日，自利，復煩躁，**不得卧寐**者，死。”

本例爲“但欲卧”，但接於“脉微細沉”下，與同篇另二條同屬少陰病，故當與“但欲寐”（特别是前例少陰病“脉微細”條）相同，指想睡着（zháo）；但將“卧”字明確用指睡着（zháo）義，在仲景著作中僅此一見，頗疑傳抄有誤，“卧”當作“寐”。續云“不得卧寐”，“卧”與“寐”連言，也指睡覺。明王肯堂《證治準繩》卷四十七《煩躁》[1]下，所引條文則與本條相同；但《證治準繩》卷四十二《不得卧》下，與本條相似條文作：“少陰病，**但欲寐**，脉沉細，不煩，欲吐，至五六日自利，復**煩躁不得寐**者，死。”[2]前後兩處都作“寐”，於字理較相合；又《證治準繩》卷四十四《少陰病》下引本條作：“少陰病，脉微細沉，但欲卧，汗出不煩，自欲吐，至五六日，自利，復**煩燥不得寤寐**者，死。”[3]所引條文與本條大致相同，但“卧寐”作“**寤寐**”，這在一定意義上可以證明本條確有可能存在差誤。

總體來看，仲景醫著中，“眠”一般指睡着、入睡，“寐”“睡”與之義近；“卧”一般指躺卧、平躺，在少數情況下泛指睡覺。

（本文原發表於《中醫文獻雜志》2022 年第 6 期）

仲景醫著中的“坐”

沈澍農

仲景醫著中，“坐”主要有三種詞性：作動詞，表坐姿；作連詞，表原因；作副詞，表自然發生。

“但坐”之“坐”應爲動詞。

“坐藥”是一專有名詞，又稱導藥、坐導藥，係將藥物塞入陰道的用藥方式。

“坐”，是仲景醫著中較多用的字，有多個不同含義，本文予以梳理分析。

[1] 王肯堂. 證治準繩[M]. 文淵閣四庫全書：第 0769 册，臺北：臺灣商務印書館，1986：0274.

[2] 王肯堂. 證治準繩[M]. 文淵閣四庫全書：第 0769 册，臺北：臺灣商務印書館，1986：0113.

[3] 王肯堂. 證治準繩[M]. 文淵閣四庫全書：第 0769 册，臺北：臺灣商務印書館，1986：0190.

一、作動詞：表坐姿

“坐”的基本義是動詞，記述病人坐下、坐着，是其最常見用法，仲景醫著中用例亦較多。

《傷寒論》第二篇：“假令病人云腹内卒痛，病人自**坐**。師到脉之，浮而大者，知其差也。”

古人的坐姿是席地而坐，兩膝着地，脚底朝上，臀部壓在脚跟上。《正字通·足部》：“跪，屈膝也……朱子謂古人只是跪坐，著《跪坐拜説》云，兩膝着地，以尻着膝[踵]而稍安者爲坐，伸腰及股而勢危者爲跪，因跪而益致其恭以頭着地爲拜。”[1]東漢末年，漢靈帝引進“胡床”（類似現代的摺叠凳），然後漸次改進，纔有了凳、椅等各種坐具，纔有了垂足而坐的坐姿。

《金匱玉函經·證治總例》：“凡點灸法，皆取平正身體，不得傾側寬縱縮狹也。若**坐**點則**坐**灸之，卧點則卧灸之，立點則立灸之。反此者，不得其穴。”

本例“坐”亦應是跪坐之姿。

《傷寒論》第二篇：“師持脉，病人欠者，無病也。脉之呻者，病也。言遲者，風也。摇頭言者，裏痛也。行遲者，表强也。**坐**而伏者，短氣也。**坐**而下一脚者，腰痛也。裏實護腹，如懷卵物者，心痛也。”

“坐而伏”“坐而下一脚”，都是跪坐的變形。

“坐而伏”，即非正坐，而是身體前傾，倚物（通常是“几”）而坐，在上條中，這是因爲“短氣”，呼吸無力，難以正坐，故倚物而坐。《金匱要略》第二十三篇：“婦人病，食飲如故，煩熱不得卧，而反**倚息**者，何也？”“倚息”，就是倚坐呼吸，與此“坐而伏”情況相似（參見下例，又參第四題引森立之注）。

“坐而下一脚”，即在跪坐基礎上，一脚前伸，表明病人腰腹部不適，需要伸一脚來緩解，故醫者可以望而知之。

《金匱要略》第五篇續命湯節度語：“……右九味，㕮咀，以水一斗，煮取四升，去滓，温服一升，當小汗，薄覆脊，憑几**坐**，汗出則愈。不汗更服，無所禁，勿當風。并治但伏不得卧，咳逆上氣，面目洪腫。”

“憑几”，謂憑靠倚几。几，倚几，扶几，有時亦稱“憑几”，古人跪坐時依憑的器物。“憑几坐”與前例“坐而伏”相似，也是坐姿的變形，不同處只在於未與“短氣”相關；但後文云：“并治但伏不得卧，咳逆上氣……”“但伏不得卧”亦是倚坐呼吸，基本點與“坐而伏”相似，加上强調“不得卧”（不能躺卧）、“咳逆上氣”，因而證情更重。

《金匱要略方》第二篇：“……服後當如蟲行皮中，從腰以上如冰，後**坐**被上，又以一被繞腰以温下，令微汗，差。腰以上疑作腰以下。”（此引吴遷抄本，下同。“腰以上”鄧珍本作“腰以下”，與舊注合，是）

《金匱要略方》第十一篇：“腎着之病，其人身體重，腰中冷，如**坐**水中，形如水狀，反不渴，小便自利，食飲如故，病屬下焦……”

此二例之“坐”，則相對寬泛，不一定指嚴格的跪坐，也可以是其他坐法，如伸兩腿而坐之類。要之，上半身正直、下肢彎曲，就是坐。

二、作連詞：表因爲

《傷寒論》第二篇：“問曰，曾爲人所難，緊脉從何而來？師曰：假令亡汗，若吐，以肺裏寒，故令脉緊也；假令咳者，**坐**飲冷水，故令脉緊也；假令下利，以胃虚冷，故令脉緊也。”

“坐”表原因，翻譯作“因爲”，這是“坐”的常義之一。例中指“咳者”因爲“飲冷水”而致發生了

[1] 張自烈，廖文英. 正字通[M]. 北京：中國工人出版社，1996：1119.

"緊脉"。

三、作副詞：表自然發生

《傷寒論》第二篇："趺陽脉滑而緊，滑者胃氣實，緊者脾氣强，持實擊强，痛還自傷，以手把刃，**坐**作瘡也。"

"以手把刃，坐作瘡也"，比喻胃、脾邪實之氣兩强相争，自會造成自身傷害（"瘡"是"創"俗字，創傷）。本例的"坐"往往也被理解爲"因""因此"。實際上這裏的邏輯關係并非因果關係，而是表示一種自然而然、理所當然（發生）的邏輯關聯。因此，"坐"相當於"自"，自然（會）。

四、疑難辨析：但坐

《傷寒論》第六篇："二陽并病……陽氣怫鬱不得越，當汗不汗，其人躁煩，不知痛處，乍在腹中，乍在四肢，按之不可得，其人短氣**但坐**以汗出不徹故也，更發汗則愈。"

本條，又見於《傷寒論》第十七篇，又見於《金匱玉函經》第三篇、第十九篇、第二十二篇，各處大同小異。這裏要討論的是其中的"其人短氣**但坐**以汗出不徹故也"一句。就該句來説，《金匱玉函經》第十九篇無"但坐以汗出"的"以"字，其他四處皆有"以"，有"以"字當爲原本之貌。

本句的存在問題是關於"但坐"二字意義與隨之而來的斷句。目前可見主要有兩種斷法：一是"但坐"屬上，"其人短氣但坐"爲句；二是"但坐"屬下，"但坐以汗出不徹故也"爲句。前者是將"坐"理解爲動詞，後者是將"坐"理解爲連詞，解作"因"。如清尤怡《傷寒貫珠集》卷三注："坐，猶緣也。言躁煩短氣等證，但緣汗出不徹所致。"[1]明指"坐猶緣"。金成無己《注解傷寒論》卷三注："但責以汗出不徹，更發汗則愈。"[2]將"坐"引申爲"責"。清吴謙《醫宗金鑒》卷九《辨合病并病脉證并治篇》注："……是皆邪氣壅甚於經，漫無出路，但坐以汗出不徹之故耳。"[3]清黄元御《傷寒懸解》卷六："凡此諸證，皆坐以汗出不徹故也，更發其汗則愈。"[4]此類著述雖未注字詞，但講解用語表明了他們將"坐"理解爲連詞。現代亦有較多的《傷寒論》版本將本句斷作："其人短氣，但坐以汗出不徹故也。"但這種斷法很牽强，經不住推敲。原句後已有"以"字表原因，再加"坐"字就形成語義重複，如此則"但坐"二字就直可删去。在電子文庫中用"但坐以"+"故也"來搜索，得到的惟有本句（但被多種書引用），這恰恰説明這種讀法是不成立的。正確的讀法當是前者，即"但坐"二字屬上，"坐"爲動詞。"但坐"者，净坐着，只是坐着。嚴重咳喘以及肺氣腫病人，往往需要坐姿呼吸，不能平卧。《金匱要略方》第七篇："欬逆，氣上冲，唾濁，**但坐不得卧**，皂荚丸主之。"（此引吴遷抄本。鄧珍本、趙開美本《金匱》作"但坐不得眠"，"眠"偏指入睡，非是）"但坐不能卧"，正記述了病人的此種體徵。由此佐證，"但坐"二字當屬上。宋朱肱《活人書》卷一引本句作："其人短氣但坐，蓋以汗出不徹故也。"[5]"以"前多一"蓋"字，則"但坐""以"三字斷不能連屬。清代汪琥《傷寒論辨證廣注》卷四："短氣者，邪熱壅而氣促急也。但坐者，不得卧也。"[6]更是把"但坐"與"不得卧"畫上了等號。日本江户醫家中，山田業廣持尤怡説，森立之則傾向

[1] 尤怡．傷寒貫珠集[M]．張慧芳，校注．北京：中醫古籍出版社，1998：94.
[2] 成無己．注解傷寒論[M]．北京：人民衛生出版社，1956：50.
[3] 吴謙．醫宗金鑒[M]．鄭金生，整理．北京：人民衛生出版社，2006：239.
[4] 黄元御．傷寒懸解[M]．張大明，周鴻飛，校注．長沙：湖南科學技術出版社，2013：277.
[5] 朱肱．活人書[M]．日本静嘉堂文庫藏宋政和八年重校刊本：九.
[6] 汪琥．傷寒論辨證廣注[M]．王振亮，王曉艷，李亞紅，校注．北京：中國中醫藥出版社，2016：88.

於動詞之解。森立之《傷寒論考注》對前引“坐而伏者，短氣也”一句考辨時，結合“但坐不能卧”（疑是《金匱》“但坐不得卧”或《傷寒》“喘冒不能卧”之誤記）句對比説：“但坐不能卧者，咳逆倚息之證也。此人必仰依，有痰喘也。若無痰喘之短氣，則因中氣不足也，其人必伏，驗之病人皆然。”[1]認爲咳逆痰喘之“但坐不得卧”則“必仰依”，中氣不足必“坐而伏”。然則，“但坐”之“坐”，必是動詞之“坐”，而非連詞之“因”。

此外還有將“但坐”單獨成句的，當然也不算錯，但還是屬上爲宜。偶然還有“但坐”二字的上下文完全不讀斷（即如上列例句一樣），那是不敢確認如何讀斷的藏拙做法，仍是不完善的。

若是用“但坐”+“故也”來搜索，則還可見到另一相關文句。

《脉經》卷八第十五：“寸口脉不出而反發汗，陽脉早索，陰脉不澀，三焦踟蹰，入而不出，陰脉不澀，身體反冷，其内反煩，多唾脣燥，小便反難，此爲肺痿。傷於津液，便如爛瓜，亦如豚腦，**但坐**發汗**故也**。”[2]本條亦見引於《千金要方》卷十七《肺痿第六》，《外臺秘要》卷十《肺痿方》（標示引自《千金方》）等。

“但坐發汗故也”，無“以”字，“但坐”可譯作“只因”，關係相對合理，或可成立，但仍存在後人誤改的可能。《千金要方》在“但坐發汗故也”句下就接續有：“其病欲咳不得咳，咳出乾沫，久久小便不利，其脉平弱。”[3]前後文聯繫起來看，“但坐……欲咳不得咳”關聯密切，因而不排除“發汗故也”是旁批衍入正文。按：《脉經》續後也有該句，但開頭處多“肺痿”二字，另起爲獨立一段，或許就是衍入了“發汗故也”四字而造成的誤改（此外《脉經》末句作“甚則脉浮弱”，《外臺》引文本句同此，義長）。

五、專有名詞：坐藥

《金匱要略方》第二十三篇：“温陰中，**坐藥**，蛇床子散方，//蛇床子人//右一味，末之，以白粉少許，和令相得，如棗大，綿裹内之，自然温矣。”

本條述證部分，《脉經》卷九第七作：“婦人陰寒，温中**坐藥**，蛇床子散主之。”義足。《脉經》該條下另有一條：“婦人着**坐藥**，强下其經，目眶爲痛，足跟難以踐地，心中狀如懸。”[4]亦提及“坐藥”。但《脉經》有論無方。

“坐藥”是一專有名詞，除《金匱》蛇床子散外，出於《千金要方》中的一條“坐藥”用例可能是《金匱》之後的最早用例。

《千金要方》卷二第一：“論曰，凡人無子，當爲夫妻俱有五勞七傷，虚羸百病所致，故有絶嗣之殃，夫治之法，男服七子散，女服紫石門冬丸，及**坐藥**、蕩胞湯，無不有子也。”其下分别叙述七子散、朴硝蕩胞湯。朴硝蕩胞湯方的節度語末句云：“一日後仍着**導藥**。”接續載録其方：“治全不産及斷緒，服前朴消湯後，着**坐導藥**方……右十味末之，以絹袋盛，大如指，長三寸，盛藥令滿，内婦人陰中，坐卧任意，勿行走急，小便時去之，更安新者。一日一度，必下青黄冷汁，汁盡止即可幸御，自有子，若未見病出，亦可至十日安之。一本别有葶藶、砒霜各半兩。此藥爲服朴消湯恐去冷惡物出不盡，以**導藥**下之。值天陰冷不

[1] 森立之. 傷寒論考注[M]. 郭秀梅，岡田研吉，加藤久幸，校點. 北京：學苑出版社，2001：104.
[2] 王叔和. 脉經[M]. 北京：人民衛生出版社，1956：76.
[3] 孫思邈. 備急千金要方[M]. 北京：人民衛生出版社，1955：315.
[4] 王叔和. 脉經[M]. 北京：人民衛生出版社，1956：84.

疼,不須着**導藥**。亦有着鹽爲**導藥**者,然不如此藥。其服朴消湯後,即安**導藥**,經一日外,服紫石門冬丸。”[1]

據此,坐藥,又稱導藥、坐導藥,係將藥物(藥丸或散藥綿裹、袋裝)塞入陰道的用藥方式。“導”者通導,用藥以導出“冷惡物”,仲景醫著另有“蜜煎導方”,將蜜熬制成小梃即栓劑,施於後陰,用以通導大便,與此“導”法命名同義;“坐”則當取駐留之義,謂藥留置於陰中。

(本文原發表於《中國中醫藥報》2022年3月28日第4版。發表時有删减,此次重發使用底稿,與發表稿略有不同)

無奈

沈澍農

《金匱要略》第十七篇有“徹心中憒憒然無奈”之語。其中“無奈”,往往有人簡單意會爲“無可奈何”。考“無奈”同“無賴”,亦作“無聊賴”,爲“不可忍耐”之義。

《金匱要略·嘔吐噦下利病脉證治第十七》:“病人胸中似喘不喘,似嘔不嘔,似噦不噦,徹心中憒憒然無奈者,生薑半夏湯主之。”(此引趙開美本,鄧珍本、吴遷本“奈”并作“柰”,“柰”同“奈”)

某種高校《金匱講義》釋云:“徹心中憒憒然無奈……自覺胸中煩悶已極,有無可奈何之感。”明代李梴《醫學入門·外集》直接將本句綴“何”字演繹成“憒憒無奈何”。

按本條《外臺秘要》卷二引《仲景傷寒論》作:“療胸内似喘不喘,似嘔不嘔,似噦不噦,心中憒憒然徹無聊賴者,生薑半夏湯。”“無奈”作“無聊賴”。

按“無聊賴”,亦作“無聊”“無賴”。古有“不可忍耐”之義。如:

《千金要方》卷三第四:“治産後腹中如弦,當堅痛無聊賴方。”本條,《外臺秘要》卷三十四《産後腹中絞刺痛方九首》作:“又療新産後腹中加弦,常堅絞痛無聊方。”一作“無聊賴”,一作“無聊”。

《千金要方》卷廿二第二:“王不留行散,治癰腫不能潰,困苦無聊賴方。”本條,《外臺秘要》卷二十四《癰疽方》作:“王不留行散主癰疽,及諸雜腫潰皆服之,亦療癰腫不潰苦困無賴方。”一作“無聊賴”,一作“無賴”。

《千金翼方》卷廿四第一:“諸癰腫無聊賴,發背及癰節(癤)已疼痛方。”《醫心方》卷五第五十七引《范汪方》:“治風齒痛、根空腫痛引耳頰,晝呼夜啼無聊賴方。”《全晋文》卷廿四王羲之法帖:“直疾不除,晝夜無復聊賴。”“無復聊賴”同“無聊賴”。

此義亦作“無賴”。“聊”“賴”爲同義復用。

《三國志·華佗傳》:“彭城夫人夜之厠,蠆螫其手,呻呼無賴。”《全晋文》卷二十三:“得書,知足下患癤,念卿無賴,思見足下。”上舉《千金要方》“王不留行”例中之“無聊賴”,《外臺秘要》卷二十四即引

[1] 孫思邈.備急千金要方[M].北京:人民衛生出版社,1955:16.

作“無賴”,明證“無賴”與“無聊賴”義同。

“無奈”“無奈何”,都是無可奈何、没有辦法之義;“無聊”亦有此義。但如上舉諸例,用於描述疾病痛苦時,則“無聊”“無賴”“無聊賴”所指向的程度則高得多,當釋作“不可忍受”“不可忍耐”。

（本文原發表於《南京中醫學院學報》,1989年第2期,
本次重新發表作了改寫）

濡和濡脉

沈澍農

濡,常用義爲“濕”,古今皆同。但在古代,“濡”還是軟硬之“軟”的異體字,與水濕義無關。古醫書中,此種用法頗爲常見。此外,“濡”還被用於描摹脉象,并成爲一種脉象的專名,濡脉就是軟脉。

濡,古代和現代都是常用字。它的常用義項是“濕”。如《史記·扁鵲倉公列傳》齊中御府長信病案:“馬驚即墮,信身入水中,幾死。吏即來救信,出之水中,衣盡濡。”《素問·風論》:“漏風之狀,或多汗,常不可單衣。食則汗出,甚則身汗喘息惡風,衣常濡,口乾善渴,不能勞事。”又如《素問·陰陽應象大論》:“風勝則動,熱勝則腫,燥勝則乾,寒勝則浮,濕勝則濡寫(瀉)。”再如《素問·痿論》:“有漸於濕,以水爲事,若有所留,居處相濕,肌肉濡漬,痹而不仁,發爲肉痿。”《素問·至真要大論》:“寒者熱之,熱者寒之,微者逆之,甚者從之,堅者削之,客者除之,勞者温之,結者散之,留者攻之,燥者濡之。”《金匱要略·雜療方》:“須臾可少桂湯及粥清含與之,令濡喉,漸漸能咽,及稍止耳。”這幾例中的“濡”都是“濕”“沾濕”“使濕”之義。另外,“濡”還引申指浸染,如《靈樞·經脉》:“足少陰氣絶,則骨枯。少陰者,冬脉也,伏行而濡骨髓者也。故骨不濡,則肉不能着也。”潤養,如《靈樞·脉度》:“其流溢之氣,内溉藏府,外濡腠理。”《難經·二十二難》:“氣主呴之,血主濡之。”遲滯,如《素問·五常政大論》“其發濡滯”等義。

但是,“濡”還有另一音義,在中醫古籍中也屬常用,却是很多中醫界人士不了解的。記得我年輕時學習《傷寒論》,就跟着老師這樣念:“心下痞,按之濡(rú),其脉關上浮者,大黄黄連瀉心湯主之。”(《傷寒論·辨太陽病脉證并治第七》)讀“濡”爲“rú”,聽起來和“浮”合轍押韵,因而對這一條文印象很深。可是這樣讀恰恰誤解了原意。

《集韵·獮韵》:“輭,柔也。或從欠,亦作濡。”“輭(ruǎn)”是“軟”的異體字,所謂“或從欠”的,就是“軟”字。因此,“濡”的另一音義同“軟”,柔軟;柔弱。如《莊子·天下》:“以濡弱謙下爲表,以空虛不毁萬物爲實。”

中醫藥文獻中這個用法也不少見。如:

《素問·五常政大論》:“其谷豆,其果栗,其實濡,其應冬。”

《靈樞·本藏》:“肝應爪。爪厚色黄者,膽厚;爪薄色紅者,膽薄。爪堅色青者,膽急;爪濡色赤者,膽緩。”

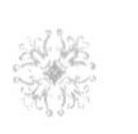

《難經・二十四難》:"骨髓不温即肉不着骨,骨肉不相親即肉濡而却,肉濡而却故齒長而枯。"

《傷寒論・辨太陽病脉證并治第七》:"脉浮而緊,而復下之,緊反入裏,則作痞,按之自濡,但氣痞耳。"

又同書《辨厥陰病脉證治第十二》:"傷寒五六日,不結胸,腹濡,脉虚復厥者,不可下,此亡血,下之死。"

《金匱要略・瘡癰腸癰浸淫病脉證并治第十八》:"腸癰之爲病,其身甲錯,腹皮急,按之濡,如腫狀,腹無積聚,身無熱,脉數,此爲腹内有癰膿,薏苡附子敗醬散主之。"

以上各例"濡"都應讀作"軟"。指腹部或物品等呈柔軟、軟弱之狀。有的例子裏有明顯的内證性提示。如《靈樞》例"堅"與"濡"相對,《金匱要略》例"急"與"濡"相對。

在另外一些例子中,"濡"被用來描摹脉象。

《難經・四難》:"牢而長者,肝也。按之濡,舉指來實者,腎也。"

《難經・十五難》:"春脉弦者,肝東方木也。萬物始生,未有枝葉,故其脉之來,濡弱而長,故曰弦。"

《難經・四十八難》:"脉之虚實者,濡者爲虚,緊牢者爲實……診之虚實者,濡者爲虚,牢者爲實。"又《七十九難》:"所謂實之與虚者,牢濡之意也。"

《傷寒論・辨脉法》:"師曰,肝者木也,名厥陰。其脉微弦,濡弱而長,是肝脉也。肝病自得濡弱者,愈也。"

《傷寒論・平脉法》:"師曰,二月之時,脉當濡弱,反得毛浮者,故知至秋死。二月肝用事,肝屬木,脉應濡弱。反得毛浮脉者,是肺脉也。"

《傷寒論・平脉法》:"寸口諸微亡陽,諸濡亡血,諸弱發熱,諸緊爲寒。"

在這些條文中,或"濡""弱"連文,或"濡""牢"("牢"義同"堅")對見,足見"濡"就是"軟"。不過,這些條文中的"濡"是作爲描摹詞用的,還未成爲一種脉象的專名。

"濡"成爲脉象專名,《脉經》注文中有明確記載。

《脉經》卷一第一:"軟脉,極軟而浮細(原注:一曰按之無有,舉之有餘。一曰細小而軟。軟一作濡,曰濡,如帛衣在水中,輕手相得)。"

敦煌醫書 P. 3477 中,甚至將濡脉和軟脉并列。二脉條文分别是:

"濡,陰。按之無有,舉之有餘。或【如】帛衣在水,與肌肉故知得軟[相得而軟]。【一曰:】按之【無】有,舉之有餘,名曰濡。"

"軟,陰。按之浮而隨,名曰軟也。"

《脉經》注文雖是宋臣之補,但應該都有所本,是他們所實見。敦煌本條用語上恰恰與宋臣之注有密切關聯。但敦煌條文"濡脉"只在釋文中涉及"軟",并不以"軟脉"爲名,且另有軟脉;而《脉經》注文則明指軟脉别寫作"濡"。只是二者釋文中都用到了"如帛衣在水"這樣的描述,這就容易引導讀者得到不準確的看法,以爲"濡脉"就得名於"帛衣在水",是基於"濡"的本義而得名。P. 3477 將濡脉與軟脉并列,表明撰著或抄寫者就是這樣看的。

但《脉經》宋臣注明確指"軟一作濡",表明了"濡脉"本是"軟脉"的異寫,因而他們對於二名關係還是有清楚認識的。同是敦煌文獻,S. 6245 中,就只出現軟脉而没有濡脉(P 是法國人伯希和藏品的簡稱,S 是英國人斯坦因藏品的簡稱)。不過,後世俗字"濡"更爲流行,導致人們多已不知其脉原名爲軟脉,看到"濡脉"之名,就望文生義地以爲此脉名讀"rú",與水濕有關,而不知此脉真名當作"軟",與水濕并無關聯。

由於"濡"同"軟"這一用法自古就知者不多,因而古代明者著書時就不得不注明甚或力辯。如宋代施發《察病指南》卷中:

> 濡脉,按之似有,舉之全無……一云按之不見,輕手乃得,不能隱指,故名曰濡也(即黄帝所謂軟脉。《集韻》濡、軟二字同呼同用。主惡寒)。

李時珍《瀕湖脉學》在列述各種脉象時,"濡脉"條標題"濡"下亦特予標明:"即耎字。""耎"亦是"軟"的異體字。

總之,"濡"在中醫古籍中很多地方都當"軟"用,在解讀中應注意區别。

(本文原發表於《中國中醫藥報》2016-01-29,
本次發表有改寫)

如索不來

沈澍農

《金匱要略》第十一篇論"肝死藏"之脉"按之所索不來"。"不來"二字,現代注者往往就字面義注作"去而不復來"。筆者考:"不來",是北方方言詞,"擺"的原形,謂擺動也。

《金匱要略·五藏風寒積聚病脉并治第十一》:"肝死藏,浮之弱,按之如索不來,或曲如蛇行者死。"

"如索不來"四字,歷來《金匱》注家或闕如不釋,或勉作强解。例如:劉渡舟《金匱要略詮解》"沉取脉象如繩索,鬱阻堅勁,有伏而不起,動而不柔之象"。李克光主編 1985 年版高校教材《金匱要略講義》:"肝象如繩索之懸空,輕飄浮移,應手即去,不能復來。"都解爲脉象伏而不起,去而不來。中國中醫藥出版社 9 版《金匱要略》教材把"輕飄浮移"改成"漂浮游移",其餘相同。可見多年來的教材一直延續着此種解釋。然而原文中并未言"伏"、言"去",因而這類解釋都有增字爲訓之嫌。

今人李思敬在其所著《音韵》一書中説:"山西晋中有的地方把'擺(擺動)'説成'薄來'[plɛ],河北南部有的方言也有發成[pəlai]的。"[1]這段話提示了一條重要的求解綫索。他只説到了河北南部,那

[1] 見李思敬《音韵》,漢語知識叢書之一,商務印書館,1985 年 6 月第 1 版。

麽,《金匱要略》作者張仲景的家鄉河南南陽地區如何呢？筆者曾走訪了南陽籍的語言學工作者,得知在南陽地區,至今仍有[pulɛ](讀如“不來”)一詞,意爲物件來回擺動,如“～一下頭”“～～頭”,即擺擺頭、摇摇頭之意。由此可以推想,在古代的南陽很可能也有這個詞,但只出現在口語中,没有記寫這個詞的專用字。到後來,這個詞合音爲單音節,纔被記寫作“擺”。因此,所謂“不來”,實爲“擺”的原形。據《漢語大字典》所列義項和書證,“擺”字最早見於張衡《西京賦》和《釋名》,爲擺放義;其次爲《晋書》用例,義爲擊打,同“捭”字。而將擺動之義寫爲“擺”則是起於唐代。張仲景在撰著《傷寒雜病論》(《金匱要略》前身)時,據口語實際發音記寫,自應寫爲“不來”二字。筆者在唐以前中醫古籍中未見過“擺”字,若要描述左右摇晃之脉象,則一般寫作“左右彈”。如《素問・五藏生成論》:“青脉之至也,長而左右彈。”《脉經》卷十:“前部左右彈者,陽蹺也;中部左右彈者,帶脉也;後部左右彈者,陰蹺也。”又《脉經》卷五第五夾注:“魚翔者,似魚不行而但掉尾動頭,身摇而久住者是也。”此言“掉”言“摇”,亦不用“擺”字。因此,《金匱》所謂“如索不來”,與下句“曲如蛇行”相類,亦爲“左右彈”“掉摇”之義。《素問・玉機真藏論》謂真肝脉“如按琴瑟弦”,言手下有弦之振動感,索之擺動與其雖有輕重之别,本質上却相似,故“不來”釋爲“擺”於音於義俱可立。王叔和是張仲景的弟子(一説係與仲景弟子衛汛交好),整理《傷寒雜病論》爲《傷寒論》和《金匱要略》兩部,他又是山西高平人,因此他應該也是懂得“不來”的真義的。在他所著《脉經》中,也有本條,見於卷三第一:“肝死藏,浮之脉弱,按之中如索不來,或曲如蛇行者死。”條文基本相同。可惜以後其古義漸昧,人們泥於“不來”的字面義作解,自然有乖經義了。

另外,有的《金匱要略》教材還釋後句“曲行蛇行”曰:“脉象如蛇行之狀,曲折逶迤而不能暢達無柔和感。”釋文的後半也不免隨意敷衍之感。其實,“如索不來”,説的是脉左右擺晃;而“曲如蛇行”,説的是在左右擺晃的同時有前行感。“如索不來”是寸關尺三部同步擺晃,而“曲如蛇行”則是寸關尺三部錯位、變化着擺晃。

筆者的以上看法提出後,已經得到河南、河北、山東、山西等地不少同行的贊同,認爲應該是“不來”一語的正解。

(本文主要論點原見於沈澍農碩士論文《千金要方詞語研究》[1985],
後改寫發表於《中國中醫藥報》2016年3月3日,
本次重新發表略有改動。參見沈澍農《中醫古籍用字研究》一書)

一月日

沈澍農

《金匱要略》婦人産後病篇載有當歸建中湯,方云:“産後一月日,得服四五劑爲善”“月日”二字,幾乎所有現代整理書都分斷屬上下句,則此方要求每天服四五劑。但正確的讀法,當以“一月日”爲句,屬上。“一月日”就是一個月。原方是一月之中共服四五劑。

《金匱要略・婦人産後病脉證并治第二十二》:“治婦人産後虚羸不足,腹中刺痛不止,吸吸少氣,或苦少腹拘急攣痛引腰背，不能食飲，産後**一月日**，得服四五劑爲善，令人强壯，内補當歸建中湯方。”

以上爲《金匱要略》吴遷抄本引文，本條出於該篇的附方，方後附注“見《千金》”。《金匱》鄧珍本、趙開美本本條在第二十一篇，此二本方名在條文前，標示爲“《千金》内補當歸建中湯”。按原方出於《千金要方》卷三第四：“内補當歸建中湯，治産後虚羸不足，腹中疞痛不止，吸吸少氣，或苦小腹拘急，痛引腰背，不能飲食，産後一月日，得服四五劑爲善，令人丁壯方。”三方條文存在個别字的差異，主體基本相同。

本條中的“一月日”，筆者查閲了多種《金匱要略》整理本（其中不乏名家整理本），幾乎無一例外地將此三字斷開，將“日”字連屬下句，即爲：“産後一月，日得服四五劑爲善。”這是不對的（還見有一種整理本斷成“産後一月日得，服四五劑爲善”，譯“得”爲得病，亦屬誤斷誤譯）。

“×月日”是古代記月份的表示法，“幾月日”即幾個月。文史古籍中其用例頗爲常見，而古醫書中，此種表述也不少。

《千金要方》卷二第二：“其人月水尚來，顔色肌膚如常，但苦沉重憒悶，不欲食飲，又不知其患所在，脉理順時平和，則是欲有娠也，如此經**二月日**後，便覺不通，則結胎也。阻病者，患心中憒憒，頭重眼眩，四肢沉重，懈墮不欲執作，惡聞食氣，欲啖鹹酸果實，多卧少起，世謂惡食，其至**三四月日**已上，皆大劇吐逆不能自勝舉也。”

《千金要方》卷六第一：“治眼暗赤冷泪方，蕤人、波斯鹽。右二味等分，治下篩，以驢生脂和，每夜傅目四角以一粟大，密室中將息**一月日**差。忌五辛，失明者三十日傅之。”

《千金要方》卷十五第七：“又大須慎口味，重者差後百日，次者**一月日**。”

《千金要方》卷廿第七：“右十八味末之，白蜜丸如梧子大，酒服四丸，日再服，七日知，**一月日**百病愈，加至二十丸。”

《千金要方》卷廿一第四：“治十十差，神驗，并一切氣病，服者皆差。凡作**一月日**服之，麻子熟時多收新貮貯，擬施人也。”

《千金翼方》卷十九第七：“或連日不差者，燒地令熱，以席布上，厚覆取汗，便愈，其地沃水去大熱，又坐卧於上，**一月日**永差。”

《外臺秘要》卷三《天行差後禁忌方》：“深師説……天行病損未滿**三月日**，食鰡魚且肉則復下血，食鹽豉令人四肢不舉。”

《外臺秘要》卷十五《風邪方》：“又别離散，療男子女人風邪，男夢見女，女夢見男，交歡日久成勞慫悲憂恚，怒喜無常，日漸羸瘦，連年歲月深久難療，或半月，或**數月日**復發者方。”

《外臺秘要》卷三十三《妊娠隨月數服藥及將息法》：“《小品》療妊娠**五月日**舉動驚愕，動胎不安，下在小腹，痛引腰胳，小便疼，下血安胎，當歸湯方。”

《外臺秘要》卷三十三《妊娠漏胞方》：“《小品》療妊娠**數月日**猶經水時時來者，名曰漏胞。若因房室勞有所去，名曰傷胎。視説要知如此。小豆散療數傷胎將用之方：赤小豆五升濕地種之令生牙乾之。右一物，下篩，懷身**數月日**，經水尚來，以温酒服方寸匕，日三，得效便停。”

敦煌醫藥文書 P.4038：鈆[鉛]梳子方，須[鬚]髮已白，從根變黑。//折搓紫草一斤，細擣爲末　乳頭香一大兩，擣爲末　鈆[鉛]沙半斤，鐺中鎔鈆[鉛]成水了，以少石流[硫]黄末投鈆[鉛]水中，鈆[鉛]當時成乾沙。//乾柞木梳子二枚。//右以臘月生油一大升，乾淨瓷器中盛之，以前三味投油中，浸卌日訖，以梳二枚安藥中，浸**一月日**了，取梳出，拭却藥，以梳=[梳]頭并須[鬚]了。依前藥中浸，用即更互使，其功無比（附録圖 1－9）。

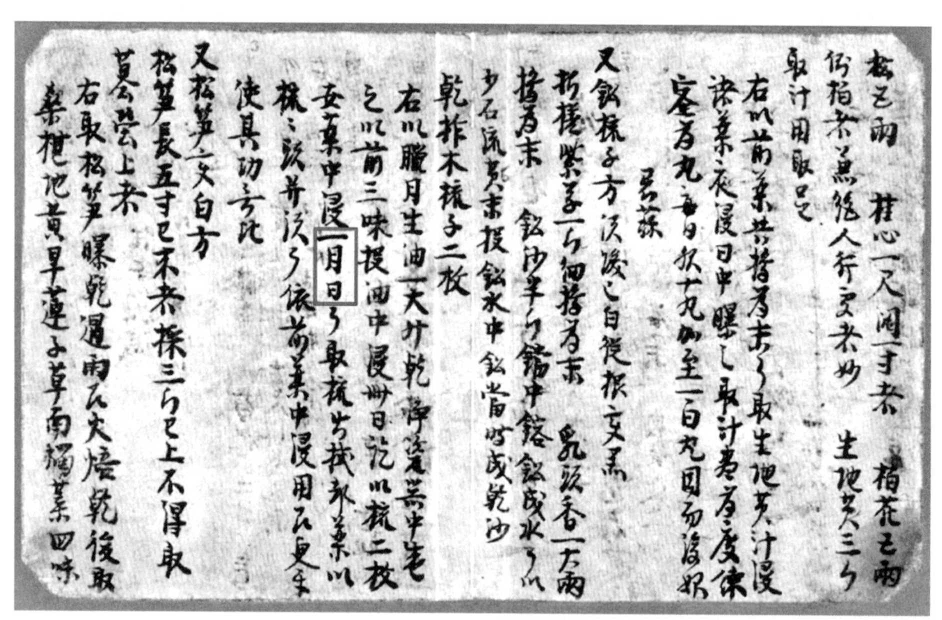

附録圖 1－9　敦煌醫藥文書 P. 4038

有些用例對語義有特別明確的提示：

《千金要方》卷六第一："明目令髮不落方，十月上巳日收槐子，内新净瓮中，以盆密封口，三七日發封，洗去皮取子，從月一日服一枚，二日二枚，日別加計，十日服五十五枚，**一月日**服一百六十五枚，一年服一千九百八十枚……"

此方服法爲一日一枚、二日二枚、三日三枚……十日後復從一枚起，一個月共三個循環，故共服一百六十五枚；乘以一年十二個月，則爲一千九百八十枚。

《外臺秘要》卷三十四《令易産方》："《小品》預服散，令易生母無疾病。未生**一月日**前預服，過三十日，行步動作如故，兒生墮地皆不自覺。甘草散方。"

"未生一月日"前預服，"過三十日"看效驗，故"一月日"就是一個月三十天。

《外臺秘要》卷二《傷寒百合病方》："其證或未病而預見，或病四五日而出，或病二十日、**一月日**復見其狀惡寒而嘔者，病在上焦也，二十三日當愈。"

本條，《金匱要略》第二篇作："其證或未病而預見，或病四五日而出，或病二十日，或**一月**微見者，各隨證治之。""一月日"與"一月"對見，二者相同。"一月日"就是一個月三十天。

《漢語大詞典》在"月日"一詞下的第三條釋義所釋正是此義："指舊曆一個月的時間。《水滸傳》第二回：'自史太公死後，又早過了**三四個月日**。'"此例較晚。從《外臺秘要》引用《小品方》來看，至少在南北朝的劉宋時期，"月日"的此種用法已經流行。而如《水滸傳》中的"×個月日"的表達法，在中醫古籍中也有出現。如：

宋代劉昉《幼幼新書》卷十《腹肚癖第九》:“小兒生下**五個月日**以上至七歲,有結癖在腹成塊如梅核大來去,或似卵大,常叫疼痛不住者,亦分數類。”

同書卷二十一《胎寒第一》:“有小兒初生下一日胎寒候,口舌冷,腹虚鳴,面臉青色,吃乳有妨。此形候本因受胎**六個月日**,母有疾,被伏熱往來,牙兒胎中飲熱血,故受胎疾之病。”(二例引自人民衛生出版社據明人影宋抄本排印本,前例有明刻本首句爲“兒生五月至七歲”,當屬後人臆改)

可見,幾月日、幾個月日(從用例出現情况看,加“個”的用法偏後出現),就是幾個月,此爲古代熟語。但近代以來此種説法不再通行,因而今人對此種表達方式已極爲陌生。但是,既然是讀古文,就應尊重古人語例。回到本文開頭的例子:“産後一月日,得服四五劑”,是一個月共服四五劑;若斷成“産後一月,日得服四五劑”,“日”作狀語,則是一個月中每天服四五劑,藥量相差了三十倍!大違古人原意。

宋代寇宗奭《本草衍義》中曾説到:“注釋本草,一字亦不可忽,蓋萬世之後,所誤無窮耳……可不謹哉,可不戒哉!”文章誤斷,同樣影響重大,“亦不可忽”!

(本文主要論點原見於沈澍農碩士論文《千金要方詞語研究》[1985],後重寫發表於2022年2月份6日《中國中醫藥報》,本次收録有增補)

酸削

沈澍農

《金匱要略》第六篇有“**酸削**不能行”一句。其中的“酸削”,清代以來的多種注解本和教材,都注成“兩腿酸痛消(削)瘦”。將“削”理解爲“消瘦”,有望文生義之嫌。“酸消”,後世演化爲“酸楚”,義即酸痛,無關消瘦義。

《金匱要略·血痹虚勞病脉證并治第六》:勞之爲病,其脉浮大,手足煩,春夏劇,秋冬瘥,陰寒精自出,**酸削**不能行。

本句中的“酸削”,多種《金匱要略》教材將其解釋爲“兩腿酸痛消瘦”,不少注釋書亦同此。據筆者所見,至少清代一些醫家已經如此解釋。如魏荔彤《金匱要略本義》:“精既出奪,必益虚寒,腿脚酸輭,肌肉瘦削。”吴謙《醫宗金鑒》:“酸削不能行,即今之虚勞膝痠削瘦,骨痿不能起於床也。”

據郭秀梅等整理的《日本醫家金匱要略注解輯要》一書介紹,日本江户時代一些醫家如丹波元簡、杉木良敬、淺田宗伯等對此持不同意見。雖然他們的見解也各有差别,結論也不是很清晰,但主體意見都是不贊同“酸削”有消瘦義的。如淺田宗伯明確説:“注家概爲酸痛削瘦者,疏矣!”上述三家又都提出,“酸削”當與《周禮》注、疏中的“酸削”“酸嘶”以及其他醫書中的“酸慚”“酸澌”等詞語有關。

日本古代醫家的見解是較爲正確的。《周禮·醫師》:“疾醫掌養萬民之疾病。四時皆有癘疾:春時有痟首疾,夏時有癢疥疾……”鄭玄注:“痟,酸削也。”賈公彦疏:“云‘痟,酸削也’者,人患頭痛,則有

酸嘶而痛。酸削則酸嘶也。"明確指"酸削則酸嘶",所説甚是。

在中醫古籍中,"酸削"一詞并不少見。如:

(1)《千金要方》卷四第三:女人漏下赤白,四肢**酸削**,灸漏陰二十壯。

(2)《千金要方》卷十二第六:吐血**酸削**,灸肝輸百壯(又《千金翼方》卷二十七第二)。

(3)《千金要方》卷八第二:心輸穴……主心風腹脹滿,食不消化,吐血**酸削**,四肢羸露,不欲食飲(又《千金翼方》卷二十六第七名肝俞,主肝風)。

(4)《千金要方》卷十四第五:體中**酸削**,乍寒乍熱,腰脊强痛。

(5)《千金翼方》卷十五第一:四曰骨極,骨極令人**酸削**,齒不堅牢。

(6)《千金翼方》卷十五第四:建脾湯,主脾氣不調,使人身重如石,欲食即嘔,四肢**酸削**不收。

"酸"或作"痠","削"或作"消""痟",分别組合則有"酸痟""痠痟""酸消""痠削"諸種變寫。例如以下各條:

(7)《千金要方》卷二十三第一:寒熱**酸痟**痛,四肢不舉,腋下腫瘻,馬刀喉痹,髀膝脛骨摇,酸痹不仁,陽輔主之。

(8)《千金翼方》卷二《玉石部中品》:磁石,味辛咸,寒,無毒。主周痹風濕,肢節中痛,不可持物,洗洗**酸痟**。

(9)《千金要方》卷十九第五:牙齒腦髓苦痛,手足**痠痟**,耳鳴色黑,是骨極之至也。

(10)《千金翼方》卷十五第一:身寒汗出,肌肉**痠痟**,四肢沈重,不欲動作,膝脛苦寒不能遠行。

(11)《千金要方》卷四第二:乾薑丸治婦人寒熱羸瘦,**酸消**怠惰,胸中支滿……

(12)《千金要方》卷十九第四:禁精湯,治失精羸瘦,**痠削**少氣,目視不明,惡聞人聲。

(13)《千金翼方》卷二十六第二:婦人漏下赤白,四肢**痠削**,灸漏陰三十壯(此同例1,用字小别)。

又作"酸嘶""酸慚""酸澌"。嘶、慚、澌三字同音,又與"削(消、痟)"爲一聲之轉。前舉《金匱要略》之"酸削不能行"之語,《諸病源候論》卷三《虚勞候》正引作"酸澌不能行"。又音轉作"酸灑"。

(14)《千金翼方》卷四《唐本退》:蘘草,味甘苦,寒,無毒,主温瘧寒熱**酸嘶**邪氣。

(15)《千金要方》卷四第一:治女子遇冬天時行温風……不思飲食而頭眩心悸,**酸**慚恍惚不能起居方。

(16)《千金要方》卷四第一:紫石英柏子仁丸,治……頭眩心悸,**酸慚**恍惚。

(17)《千金翼方》卷四《蟲魚部》:木虻,味苦,平,有毒,主目赤痛,眦傷泪出,瘀血血閉,寒熱**酸慚**。

(18)《諸病源候論》卷二十六《被諸毒候》:但被此諸毒藥發動之狀,皆似勞黄,頭項强直,背痛而欲寒,四支**酸灑**,手悴色枯,肌肉纏急,神情不樂。

以上“酸削”等諸例,多與“四肢”“寒熱”連言,例5中言及是“骨極”之證,其他條文中還説到了“怠惰”“少氣”“肢節中痛”等證候,可見其爲身體酸澀、楚痛一類病證。

按《説文解字・齒部》:“齭,齒傷酢也。從齒,所聲,讀若楚。”字亦作“齼”。《玉篇・齒部》:“齼,齒傷醋也。”“齭,同上。”清朱駿聲《説文通訓定聲》:“今酸楚字以‘楚’爲之。”清葉德輝《説文讀若考》:“所、楚古音同部,齭即酸楚之‘楚’本字。酢,醋同。醋傷齒,故酸楚。”“齒傷酢(醋)”,是一種酸痛感,由齒的酸痛感,可以擴展到身體其他部分的肌肉、骨節疼痛,與以上“酸削”等用語表述之病證恰相吻合。但是,“齭”字原屬冷僻字,古人在用於這一擴展義時,可能并不清楚擴展使用時的當用正字,因而就不免隨感覺寫成音近的其他詞形,於是就有了上述各例中的酸削、酸痟、痠痟、酸消、痠削、酸嘶、酸凘、酸澌、酸灑等不同寫法。

如上舉清人所説,以上“酸削”之類,應即後之“酸楚”。以“酸楚”一詞狀寫筋骨病貌,可能最早見於《外臺秘要》(宋本、明本同)。

(19)《外臺秘要》卷三《天行病方》:病經一二日,覺身體壯熱頭痛,骨肉**酸楚**,背脊强,口鼻乾,手足微冷,小便黄赤,此是其候。

(20)《外臺秘要》卷五《許仁則療瘧方》:此病之始,與天行不多别,亦頭痛骨肉**酸楚**,手足逆冷,口鼻喉舌乾,好飲水,毛聳,腰脊强欲反拗,小便赤,但先寒後熱,發作有時,可不審察?

(21)《外臺秘要》卷六《許仁則療霍亂方》:此病始得,有與天行相似者,亦令頭痛**骨肉酸楚**,手足逆冷,四體發熱。

此後到宋元醫書中,“酸楚”也還只是偶然出現,如:

(22)金代張存惠覆刻《證類本草》卷七《地膚子》引《楊氏産乳》:“療小便數多,或熱痛**酸楚**,手足煩疼。地膚草三兩,以水四升,煮取二升半,分三服。”

(23)元代危亦林《世醫得效方》卷八:“三建湯,治真氣不足,元陽久虚,寒邪攻冲,肢節煩疼,腰背**痠楚**,自汗厥冷,大便滑泄,小便白濁。及中風涎潮,不省人事,傷寒陰證,厥逆脉微,皆可服之。”

諸例“酸楚”接於“骨肉”“熱痛”“腰背”之後,其指向正與前舉“酸削”等諸用例相同,可見是同一詞的變寫。

值得注意的是,《外臺秘要》中此三例“酸楚”,都引自許仁則一人。而例22地膚草用例,《證類本草》引自《楊氏産乳》,《本草綱目》卷十六則引自《子母秘録》,《子母秘録》亦爲許仁則所著。許仁則爲唐代人,生平無從得知。只是從以上引例看,“酸楚”詞形的通行,或許與許仁則有某種關聯。

明代以後的醫書中,“酸楚”就成常用詞了。例多不煩舉。

綜上所述,《金匱要略》中的“酸削”,在古代用例并非罕見。其詞形變化多端,而以“酸削”爲常用形。其中的“酸”自然是有實義的,至今人們還經常説肌體“酸”;但“削”字只是記音,没有實義,所以不能據“削”字解作“瘦削”“消瘦”。該組詞的下字本當作“齭(齼)”,只是因爲其字冷僻,傳寫者往往不知道孰爲正字,故記寫時用字頗多變化。唐宋以後,因爲某個契機,“齼”被省寫爲“楚”,此詞就逐漸定形爲“酸楚”。因此,前舉《金匱要略》中的“酸削”,其正解當爲:“【酸削】猶言‘酸楚’,亦作‘酸消’‘酸嘶’

等多種寫法,指肌體、關節酸痛感。"

(本文原載《醫古文知識》1988年第3期,本次重寫發表。參見沈澍農《中醫古籍用字研究》一書)

杏仁古名核、仁辨

鄭若羲　沈澍農

古代醫書有"杏核"這樣的藥物名稱,但現代醫書中只有"杏仁"的藥名。在查考字書、訓詁書和古代文獻記載的基礎上,認爲古人在實際使用中可以明確"核"和"仁"的區别,認識到了果核和果仁是不同部分。以杏仁爲中心,來探討古代醫書中"核"與"仁"的概念以及實質的異同。通過考察古代醫藥文獻的使用情況,可以看出來"杏核"一藥其實際藥用部分還是杏仁。可能因爲古代藥材市場不完善,没有完善的藥材加工産業,杏核作爲杏仁一種容易保存的形式在藥鋪中出售,需要醫家在得到藥材之後,自己再去除一部分非用藥部位。因此在古代醫籍中"杏核"與"杏仁"實爲同一入藥部位的不同名稱。

在古代醫藥文獻中,有一些果仁類藥物,如杏仁、桃仁等,有時也稱作"核",如杏核、桃核等。那麽"核"與"仁"的概念是否相同,指稱的對象是相同的還是不同的?前人有一些説法,但并不統一。例如,森立之《本草經考注》:"杏核,《證類》此下有人字,是宋後所加,今據《新修本草》及《醫心方》删正……仲景書曰桃核承氣湯,曰桂枝加厚朴杏子湯,并不稱杏人、桃人,僅在舊面;而方中作杏人、桃人者,後人所改,非張氏之舊也。"[1](早期文獻"果仁"之"仁"都寫作"人",下文引文中凡涉及此均由原文照録,不做特殊説明)森立之注意到了杏仁這一味藥在古今的記載上是有一些不同的,認爲古代原本只稱"核"而不稱"仁(人)",但未作進一步辨析。而《爾雅·釋木》:"桃李醜核。"清郝懿行義疏:"核者,人也。古曰核,今曰人。"[2]郝懿行認爲"核"與"仁(人)"是同一概念,只是古今名稱有異。

在現代概念中,"核"與"仁(人)"這兩個概念是有明確區分的。如《漢語大詞典》釋:"核,果實中心保護果仁的硬殼。""仁,果核或果殼最裹頭的部分,大都質軟可食。"[3]由此可知,現代理解的"核"和"仁"是不同的部分,"核"是指核果的内果皮,是種仁外的一層硬殼部分,"仁"是核果的種仁。那麽古人實際上是如何認識"核"和"仁(人)"這兩個概念的?

筆者以杏仁爲例,來探討古代醫藥文獻中"核"與"仁(人)"的概念與實質的異同。現存古代文獻流傳至今大多不能確認爲原貌,但是一部分古老文獻可能保留保存了歷史原貌,全文重點引用這些文獻作爲探討的依據。

[1] 森立之.本草經考注[M].吉文輝,宋立人,張敏,等點校.上海:上海科學技術出版社,2005:781.
[2] 郝懿行.爾雅義疏[M].上海:上海古籍出版社,1983:1114.
[3] 漢語大詞典編輯委員會.漢語大詞典:第4卷[M].上海:漢語大詞典出版社,1991:1006,1095.

一、“核(覈)”和“仁(人)”的内涵

(一) 字書與訓詁書的釋義

1. 核(覈) 《説文解字·木部》:“核,蠻夷以木皮爲篋,狀如奩尊。”[1]“核”本義是木名。後世字書和訓詁學家對“核”也有一些注解,認爲果實的中間部分叫核。《説文解字注》“核”:“果實中曰核。”[2]《玉篇·木部》:“果實中也。”[3]

“核”先秦時期又寫作“覈”。段玉裁《説文解字注》注解“核”字表示:“許不以核爲果實中者。許意果實中之字當用覈也。”[4]注解“覈”曰:“《周禮》經作覈,注作核,蓋漢人已用核爲覈矣。”[5]即表示果核含義的字本應是“覈”字。兩字古音相近,先秦時本用“覈”來表示果核的含義,自漢以後逐漸開始使用“核”字,二字是古今字關係。

《説文解字·襾部》:“覈,實也。考事襾笮,邀遮其辭,得實曰覈。”[6]“覈”本義是核實的意思。後世字書和訓詁學家將“覈”解釋爲事物的中間部分,引申爲果實的中間部分。《説文解字注》“核”段注引《周禮》曰:“其植物宜覈物。覈猶骨也。”[7]“覈”段注:“凡有骨之稱也。骨下曰肉之覈也。”[8]“骨”段注:“梅李謂之覈者,亦肉中有骨也。”[9]朱駿聲《説文通訓定聲》:“凡物包裹其外,堅實其中曰覈。”[10]《廣雅疏證·釋器》:“覈,骨也。”[11]根據這些注解,可以看出“覈”可以表示事物的中間部分,并具有堅硬的特質,像肉中有堅硬的骨頭一樣。

根據以上語言材料,可以看出字書與訓詁書認爲“核”與“覈”相通,都表示果實的中間部分,并具有堅硬特徵,實際上這裏的“核(覈)”應是硬殼及其中的内仁的統稱。

2. 仁(人) 而字書與訓詁書對“仁(人)”的認識没有什麽明顯的區别性特徵,認爲仁(人)是植物結出的子實中可以食用的一部分。如《説文解字注》“瓣”段注:“瓜中之實曰瓣,實中之可食者當曰人,如桃杏之人。”[12]《説文解字注》“米”段注:“粟舉連秠者言之,米則秠中之人,如果實之有人也。”[13]

根據以上字書和訓詁書的解釋,無法對“核(覈)”和“仁(人)”是果實的哪一部分做出清晰的定義,這些材料并不足以將“核(覈)”和“仁(人)”完全區分。

(二) 古代文獻中的實際用法

1. 核(覈) 《世説新語·儉嗇》:“王戎有好李,賣之,恐人得其種,恒鑽其核。”[14]可以看出來這裏的“核”指的是李子果實中的堅硬部分,需要“鑽”纔能將其破壞,使買李子的人無法得到王戎的優良

[1] 許慎.説文解字[M].北京:中華書局,1963:123.
[2] 段玉裁.説文解字注[M].上海:上海古籍出版社,2011:262.
[3] 顧野王.大廣益會玉篇[M].孫强增字,陳彭年等重修.北京:中華書局,1987:61.
[4] 段玉裁.説文解字注[M].上海:上海古籍出版社,2011:262.
[5] 段玉裁.説文解字注[M].上海:上海古籍出版社,2011:357.
[6] 許慎.説文解字[M].北京:中華書局,1963:158.
[7] 段玉裁.説文解字注[M].上海:上海古籍出版社,2011:262.
[8] 段玉裁.説文解字注[M].上海:上海古籍出版社,2011:357.
[9] 段玉裁.説文解字注[M].上海:上海古籍出版社,2011:164.
[10] 朱駿聲.説文通訓定聲[M].武漢:武漢市古籍書店,1983:334.
[11] 王念孫.廣雅疏證[M].北京:中華書局,1983:245.
[12] 段玉裁.説文解字注[M].上海:上海古籍出版社,2011:337.
[13] 段玉裁.説文解字注[M].上海:上海古籍出版社,2011:330.
[14] 余嘉錫.世説新語箋疏[M].北京:中華書局,1983:727.

種子。

果核在古代文獻中除了用以入藥、種植，還用來描述大小，如《重修政和經史證類備用本草・剪刀草》（以下簡稱《證類本草》）："根大者如杏，小者如杏核。"[1]《證類本草・昆布》："以昆布、海藻等分爲末，蜜丸，含如杏核大，稍稍咽汁。"[2]因爲杏仁較爲扁平，而杏核是橢圓形，所以用來比喻丸藥大小的應該是帶有外層硬殼的杏核，用在此處的"杏核"即是指果核。

2. 仁（人） 漢墓馬王堆出土《五十二病方》："久傷者，薺（齏）杏㮷〈覈（核）〉中人（仁），以職（膱）膏弁，封痏，虫（蟲）即出。【嘗】試。"[3]此處以"杏核（覈）中仁（人）"來表示杏仁。

《醫心方・治小兒聤耳方》："《集驗方》云，桃核中人，熟冶末，以裹塞耳，常用良。"[4]"桃核中人"顯然也是指去除核殼所取出的内仁。

《證類本草・郁李仁》引《本草圖經》："六月採根并實，取核中仁用。"[5]郁李仁也是除核殼所取内仁。

《是齋百一選方・去漆污衣服》："揀真杏核敲取仁，臺椒等分，爛研，以揩污處。"[6]這是記載生活利用場合的，也同樣是敲除外殼取其内仁。

在古醫籍中，也有用"核仁"統稱果實的中間部分：如《證類本草・李核人》引《本草衍義》"别本注云，有野李，味苦，名郁李子，核人入藥。此自是郁李人，别是一種，在木部中第十四卷，非野李也"[7]。"核人入藥"，都是核與仁并稱，實際所用雖然是内仁，這裏可能是"核中仁（人）"的簡稱。

以上材料已經可以看出，雖然字書與訓詁書的描述比較模糊，但是古人在實際使用中已對二者作出了進一步的區分。當使用"核（覈）"時，可以看出書中描述的即是果核。描述破開果核硬殼後裏面的果仁部分時，用"核中仁（人）"來進行描述，説明古人已經對果核和果仁逐漸有了深入細緻的認識，能認識到核和仁是果實的不同部位，認識到果仁在其包裹着的一層硬殼即"核"之内，而該殼較硬，需要破開分離。

二、以杏仁爲例，醫藥文獻中"核（覈）"與"仁（人）"的使用情況

（一）"杏核（覈）""杏仁（人）"交互使用

古代醫藥文獻中使用"核（覈）"與"仁（人）"這兩個概念時，有交互使用的情況，常常在一本書中會同時出現兩種名稱。

敦煌卷子龍530《本草經集注・甲本殘卷》作："杏核，得火良，惡黄耆、黄芩、葛根、胡粉、蘘草，解錫毒。"[8]餘處皆寫作"杏人"。

[1] 唐慎微. 重修政和經史證類備用本草[M]//周仲瑛，于文明. 中醫古籍珍本集成：本草卷. 長沙：湖南科學技術出版社，2014：2199.

[2] 唐慎微. 重修政和經史證類備用本草[M]//周仲瑛，于文明. 中醫古籍珍本集成：本草卷. 長沙：湖南科學技術出版社，2014：932.

[3] 周祖亮，方懿林. 簡帛醫藥文獻校釋[M]. 北京：學苑出版社，2014：71.

[4] 丹波康賴. 醫心方[M]. 北京：人民衛生出版社，1955：560.

[5] 唐慎微. 重修政和經史證類備用本草[M]//周仲瑛，于文明. 中醫古籍珍本集成：本草卷. 長沙：湖南科學技術出版社，2014：1966.

[6] 王璆. 是齋百一選方[M]//周仲瑛，于文明. 中醫古籍珍本集成：方書卷. 長沙：湖南科學技術出版社，2014：677.

[7] 唐慎微. 重修政和經史證類備用本草[M]//周仲瑛，于文明. 中醫古籍珍本集成：本草卷. 長沙：湖南科學技術出版社，2014.

[8] 沈澍農. 敦煌吐魯番醫藥文獻新輯校[M]. 北京：高等教育出版社，2016：1024.

《金匱玉函經》卷七至卷八附方部分,前有一段《方藥炮製》記載:"用桃核、杏核,皆須泡去皮乃熬,勿取兩人者。作湯不熬。"但後面附方中只有杏仁,未再出現杏核,且後文還有一句謂:"巴豆、桃仁、杏仁,皆不可從藥,别擣令如膏,乃稍納藥末中,更下粗羅。"[1]

《證類本草》有"杏核人"條目,其中内容大多作"杏人",在引《圖經》《千金方》時作"杏核人",引《千金方》的有一條又方"治疳蟲蝕鼻生瘡,燒杏核壓取油傅之"用了"杏核"。[2]

《醫心方》卷一的《藥畏惡相反法》和《諸藥和名》舉列藥物時都是用了"杏核"[3],而在後文其他地方使用的都是"杏人",如《醫心方》卷一《藥畏惡相反法》"石葦,杏人爲之使"[4]。

以上這些都是在同一本書中"杏核(覈)"的使用和"杏仁(人)"的使用同時存在的情況。

(二) 實際使用是杏仁却記作"杏核(覈)"

古代醫藥文獻也會出現實際使用是杏仁却記作"杏核(覈)"的情況。以下通過藥物功效、修治方法和異文對比,來説明古代醫藥文獻中雖記載作"杏核(覈)"但最終用以入藥的是杏仁,"杏核(覈)"和"杏仁(人)"是同一入藥部位的不同記載。

1. 藥物功效 安徽阜陽雙古堆一號漢墓出土的《萬物》簡:"蜱蛸、杏覈(核)之已癰耳也。"[5]《簡帛醫藥文獻校釋》本條注釋提出:"《外臺秘要》卷二十二'療耳疼痛有汁出方','熬杏仁令焦黑,擣如泥作丸,以綿裹内耳中,頻易之瘥'。"[6]按後者治法的描述,可以推測,這裏"杏核(覈)"用藥部位應是指杏仁。

《新論》:"譬若巴豆毒魚,礬石賊鼠,桂害獺,杏核殺狗,天非故爲作也。"[7]這裏的"杏核"雖不是用於醫籍中,但是提到了"杏核"有毒可以殺狗,這裏的"杏核"應指的是杏仁。

2. 修治方法 《金匱玉函經》中記載:"用桃核、杏核,皆須泡去皮乃熬,勿取兩人者。作湯不熬。"[8]"杏核"要"泡去皮",《證類本草》中"杏核仁……陶隱居云'湯浸去尖、皮,熬令黄'……雷公云'凡使,須以沸湯浸少時,去皮膜'……煉草金丹法'至五月杏熟,收取當月旬内自落者,去核取仁六斗,以熱湯退皮'"[9]。只有核中的種仁方有"皮",且因爲杏仁的種仁與種皮不易分離,需要在沸水中浸泡,然後撈出去皮,最終以種仁入藥。因此可知,《金匱玉函經·方藥炮製》之"杏核"即指杏仁。

3. 異文對比 上舉《本草經集注甲本殘卷》:"杏核,得火良,惡黄芪、黄芩、葛根、胡粉、蘘草,解錫毒。"《醫心方·藥畏惡相反法》引《本草經集注》:"杏核,得火良,惡黄芪、黄芩、葛根,解錫、胡粉毒,畏蘘草。"[10]《證類本草》引《本草經集注》七情畏惡相反中:"杏核人……得火良,惡黄芩、黄芪、葛根,解錫毒,畏蘘草。"[11]這3條分别爲《本草經集注》的敦煌抄本、《醫心方》和《證類本草》中《本草經集注》

[1] 張仲景.金匱玉函經[M].北京:人民衛生出版社,1955:86.

[2] 唐慎微.重修政和經史證類備用本草[M]//周仲瑛,于文明.中醫古籍珍本集成:本草卷.長沙:湖南科學技術出版社,2014:1966,1972.

[3] 丹波康賴.醫心方[M].北京:人民衛生出版社,1955:24,33.

[4] 丹波康賴.醫心方[M].北京:人民衛生出版社,1955:22.

[5] 安徽阜陽地區博物館,阜陽漢簡整理組文化部古文獻研究室.阜陽漢簡《萬物》[J].文物,1988(4):36-47.

[6] 周祖亮,方懿林.簡帛醫藥文獻校釋[M].北京:學苑出版社,2014:399.

[7] 嚴可均.全上古三代秦漢三國六朝文[M].北京:中華書局,1985:545.

[8] 張仲景.金匱玉函經[M].北京:人民衛生出版社,1955:86.

[9] 唐慎微.重修政和經史證類備用本草[M]//周仲瑛,于文明.中醫古籍珍本集成:本草卷.長沙:湖南科學技術出版社,2014:1967.

[10] 丹波康賴.醫心方[M].北京:人民衛生出版社,1955:24.

[11] 唐慎微.重修政和經史證類備用本草[M]//周仲瑛,于文明.中醫古籍珍本集成:本草卷.長沙:湖南科學技術出版社,2014:1967.

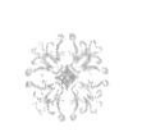

的引文，其中前二者爲“杏核”，後者爲“杏核人”，可以看出“杏核”同“杏核人”。

《新修本草》中，杏核功效爲：“杏核味甘、苦，温、冷利，有毒。主欬逆上氣，雷鳴，喉痹，下氣，産乳，金創，寒心，賁豚，驚癎，心下煩熱，風氣去來，時行頭痛，解肌，消心下急，殺狗毒。”[1]《證類本草》中引《新修本草》録文爲：“杏核人，味甘苦温冷利，有毒。主欬逆上氣，雷鳴，喉痹，下氣，産乳，金瘡，寒心，賁豚，驚癎，心下煩熱，風氣去來，時行頭痛，解肌，消心下急，殺狗毒。”[2]前者爲“杏核”，後者爲“杏核人”，同樣可以看出“杏核”同“杏核人”。

《證類本草》引《千金方》有“又方，治疳蟲蝕鼻生瘡，燒杏核壓取油傅之”，[3]查《備急千金要方》没有本條，只有一個類似的方“治鼻中生瘡方……又方，擣杏人乳傅之，亦燒核，壓取油，傅之”[4]，但是查《外臺秘要方》有同方“疳蟲蝕鼻生瘡方……又方，燒杏仁壓取油傅之，又乳和傅”[5]。二方均爲治疳蟲蝕鼻生瘡的方藥，且藥物的用法也相同，可知爲同源方，前者爲“杏核”，後者爲“杏仁”，且只有含有油脂的果仁纔能“壓取油”，因此此處“杏核”即“杏仁”。

《太平聖惠方》卷第九十治小兒頭瘡諸方：“治小兒頭瘡出膿水，瘥而復發，黄連散方……又方，杏核（一百枚燒爲灰）、膩粉（一分），上件藥，細研爲散，每使，以生油調涂之。”[6]《小兒衛生總微論方》同方作：“治頭瘡出膿水不瘥，瘥而復發，以杏仁一百枚燒灰，入膩粉一分，同研匀細生油調涂。”[7]二方均爲治頭瘡出膿水難瘥的方藥，且藥物的用法、劑量都相同。二方爲同源方，前者爲“杏核”，而後者爲“杏仁”，可見“杏核”即“杏仁”。根據以上二條同源方異文的對比，可以看出“杏核”同“杏仁”。

可以看出，古代存在實際用藥部位是杏仁却記載作“杏核（覈）”的現象。“杏核（覈）”和“杏仁（人）”實際上的用藥部位都是杏仁。

三、結語

從以上列出的資料可以看出，古籍資料雖然有出現“杏核（覈）”和“杏仁（人）”混合使用、用杏仁記“杏核（覈）”的情况，但是古人并未混淆“核（覈）”和“仁（人）”的概念，可以明確果核和果仁是不同部分。二者實際上是對同一入藥部位的不同稱呼，“杏核（覈）”的實際入藥部位一直是杏仁。

筆者認爲，之所以歷史上的一段時間中出現用“核（覈）”的記載，是因爲核是人們更常見到的形態。“杏核（覈）”的使用主要出現於宋以前的醫藥文獻中，可以推測是因爲宋以前藥業不發達，杏核作爲易於保存的生藥，由醫者携帶或在藥鋪裏出售，由病人或醫家自己在臨用之際再做進一步加工，加工出内仁。在真正入藥時，仍然使用的是杏仁部分。到了宋以後，藥業繁榮，生熟藥鋪都可以出售經過炮製可供直接煎飲的飲片，藥鋪可以直接出售炮製好的杏仁了[8]，所以在較早的文獻中，這一味藥普遍記載

[1] 蘇敬，等. 新修本草：輯復本第二版[M]. 尚志鈞，輯. 合肥：安徽科學技術出版社，2004：467.

[2] 唐慎微. 重修政和經史證類備用本草[M]//周仲瑛，于文明. 中醫古籍珍本集成：本草卷. 長沙：湖南科學技術出版社，2014：1966.

[3] 唐慎微. 重修政和經史證類備用本草[M]//周仲瑛，于文明. 中醫古籍珍本集成：本草卷. 長沙：湖南科學技術出版社，2014：1969.

[4] 孫思邈. 備急千金要方[M]. 北京：人民衛生出版社，1955：111.

[5] 王燾. 外臺秘要方[M]. 東京：東洋醫學研究會，1981：421.

[6] 王懷隱. 太平聖惠方點校本[M]. 鄭金生，汪惟剛，董志珍，點校. 北京：人民衛生出版社，2016：1994.

[7] 不著撰人. 小兒衛生總微論方[M]//周仲瑛，于文明. 中醫古籍珍本集成：兒科卷. 湖南科學技術出版社，2014：96.

[8] 鄭金生. 藥林外史[M]. 桂林：廣西師範大學出版社，2007：179.

作“杏核(覈)”;次後,人們又根據其實用情況,稱其爲“杏核仁(人)”;再後,藥物保存和利用的方式有了較大變化,人們已經可以直接保存杏核内仁,因而就不再需要提及“核(覈)”,而徑稱爲“杏仁(人)”。因此,雖然在宋以前的醫籍中這一味藥的用藥部分同今天一樣都是杏的種仁部分,但是却有“杏核(覈)”與“杏仁(人)”二種名稱。

(本文原發表於《中華醫史雜志》2020年第5期)

甘草粉蜜湯考

朱石兵　沈澍農

《金匱要略方·趺蹶手指臂腫轉筋狐疝蛔蟲病脉證并治》篇蛔蟲病條載有甘草粉蜜湯一方,臨床醫家應用此方時,對於其組成中未明確標明種類的“粉”有很大争議,主要有兩種觀點,一爲“鉛粉”,一爲“米粉”。本文主要從文獻學角度如版本、異文等,以及該方的解釋是否符合中醫學理論等方面去考證此方。筆者認爲甘草粉蜜湯非殺蛔方,而是用於毒藥殺蟲未果後症狀不止,具有和裏緩急功效的補救方。其方劑組成中的“粉”當爲“米粉”,“米粉”不固定指何種,可以是“稻米粉”“黍米粉”“粱米粉”等具有益氣和中、健脾胃的一類穀物米粉。

醫聖張仲景代表作之一的《金匱要略》長期以來被醫家奉爲治療雜病的圭臬,爲醫者不可不學,其中的方劑更是被後代醫家不斷驗證爲有良效。然其年代久遠,流傳過程中因各種原因導致版本不一,文本内容不盡相同,給後世留下一些争議。甘草粉蜜湯見於《金匱要略方·趺蹶手指臂腫轉筋狐疝蚘(蛔)蟲病脉證并治》篇蛔蟲病條,臨床醫家應用此方時,對於其組成中未明確標明種類的“粉”有很大争議,主要有兩種觀點,一爲“鉛粉”,一爲“米粉”。本文就甘草粉蜜湯是何方劑,方劑組成中的“粉”是何種粉等問題從文獻學角度及中醫學理論進行考證,以期對該争議進行深入探討,對於醫家臨床用藥有一定的指導和借鑒意義。

一、《金匱要略》各主要版本甘草粉蜜湯條文對比

吴遷本:

蚘蟲之爲病,令人吐涎,心痛,發作有時,毒藥不止,甘草粉蜜湯主之。

甘草弍兩炙　粉壹兩　蜜肆兩

右三味,㕮咀,以水三升,先煮甘草,取二升,去滓,内粉、蜜,攪令和,煎如薄粥,温服一升,差即止。[1]

鄧珍本:

[1] 張仲景.明洪武抄本金匱要略方[M].段逸山,鄭西禮,整理.上海:上海科學技術文獻出版社,2011:346.

蚘䖝之爲病，令人吐涎，心痛，發作有時，毒藥不止，甘草粉蜜湯主之。

甘草粉蜜湯方

甘草二兩　粉乙兩重　蜜四兩

右三味，以水三升，先煮甘草，取二升，去滓，内粉蜜，攪令和，煎如薄粥，温服一升，差即止。[1]

趙開美本：

蚘蟲之爲病，令人吐涎，心痛，發作有時，毒藥不止，甘草粉蜜湯主之。

甘草粉蜜湯方

甘草二兩　粉一兩　蜜四兩

右三味，以水三升，先煮甘草，取二升，去滓，内粉蜜，攪令和，煎如薄粥，温服一升，差即止。[2]

當前學界研究《金匱要略》主要用以上三個版本，鄧珍本是現存最早的《金匱要略》傳本，趙開美本爲其基礎上的衍生刻本，吴遷本自2007年開始纔引起中醫學界的關注。沈澍農、張承坤[3]研究認爲吴遷本直傳北宋官校原貌，優於鄧珍本。通過以上的列舉對比發現，就該方而言，三個版本差異較小，除了藥物劑量的書寫格式、炮製方法有不同，其他包括"粉"及其用量在内的内容均相同，因而可以確定甘草粉蜜湯條文及該方用法用量不存在流傳中版本不同的問題，甘草粉蜜湯組成是"粉"，而非"某某粉"之闕文。

二、醫家關於甘草粉蜜湯論述舉隅

認爲甘草粉蜜湯之粉爲"鉛粉"的醫家有尤怡、趙以德、周揚俊等。如趙以德、周揚俊《金匱玉函經二注》卷十九甘草粉蜜湯條，其衍義部分云："夫飲食入胃，胃中有熱，則蟲動。蟲動則胃緩，胃緩則廉泉開，故吐涎。蛔上入膈，故心痛。蛔聞食臭出，得飲則安，故發作有時也。毒藥不止者，蛔惡之不食也。蛔喜甘，故用甘草蜜之甘，隨所欲而攻之。胡粉甘寒，主殺三蟲，蛔得甘則頭向上而喜食，食之即死。此反佐以取之也。"[4]其方劑組成中作甘草（二兩）、胡粉（一兩）、白蜜（四兩）。"胡粉"即鉛粉之别稱。

認爲甘草粉蜜湯之粉爲"米粉"的醫家有萬密齋、丹波元簡等。如萬密齋《保命歌括》甘草粉蜜湯條云："治蟲齒心痛，毒藥不止者，用甘草二兩（剉細），水三升，煮取二升，去滓，又入粳米粉一兩，蜜四兩，攪勾再煮如薄粥，温服一升，差即止。"[5]

---

[1] 張仲景. 新編金匱方論[M]. 梁永宣，校注. 北京：學苑出版社，2009：103.

[2] 張琦. 金匱要略講義[M]. 上海：上海科學技術出版社，2019：252.

[3] 張承坤，趙雅琛，沈澍農.《金匱要略》吴遷本與鄧珍本對比研究[J]. 中醫藥文化，2019，14(1)：88－96.

[4] 周揚俊補注. 金匱玉函經二注[M]. 周衡，王旭東，點校. 北京：人民衛生出版社，1990：318.

[5] 萬全. 萬氏家傳保命歌括[M]. 武漢：湖北科學技術出版社，1986：422.

三、甘草粉蜜湯考辨

（一）"粉"字考

《釋名》曰:"粉,分也。研米,使分散也。"[1]《周禮·地官·舍人》:"掌米粟之出入。"漢鄭玄注:"九谷六米别爲書。"賈公彦疏:"六米者,九谷之中,黍、稷、稻、粱、菰、大豆六者皆有米;麻與小豆、小麥三者無米。"[2]故而古代諸米即是指上述六種米,米粉亦可分爲黍米粉、稷米粉、稻米粉、粱米粉、菰米粉、大豆米粉。古代對於"粉"的解釋有很多含義,如凡物質研碎成末者皆稱粉,如古代化妝用的胭脂粉等。但爲了區分,一般特指某種粉則會在前面加上限定詞指明,或者在特定的語境下,會有單用粉或其他名字的情况。如《急就篇》:"芬薰脂粉膏澤筩。"顔師古注:"粉謂鉛粉及米粉者。皆以傅面,取光潔也。"[3]古代化妝用粉敷臉,一開始用米粉敷臉,後人發現用鉛粉敷臉能讓臉更加潔净。春秋時人們開始用青黑顔料畫眉,白粉敷面,出現了基本的妝容,當時用的粉多半是米粉。到了秦漢之際,所用的妝粉,除了米粉之外,還出現了鉛粉,鉛粉能使人容貌增輝生色[4]。如《嶺外代答·金石門》云:"西融州有鉛坑,鉛質極美,桂人用以制粉。澄之以桂水之清,故桂粉聲聞天下。"[5]此處雖爲鉛粉,但在特定語境下被稱爲桂粉。也有其他粉類,如《本草備要》云:"蛤粉,蛤蜊殻爲粉用,粉與牡蠣同功。"[6]此處即清晰地指出蛤粉是由蛤蜊殻制成。

（二）仲景著作中用粉的方劑

除甘草粉蜜湯外,筆者查得仲景著作中用粉的方劑還有4處。

大青龍條云:"取微似汗,汗多者,温粉粉之。"發汗過多,用温粉止汗,目前學界對於温粉的組成考證有數種,究竟爲何尚存争議,但絶非鉛粉。

"浸淫瘡,黄連粉粉之。"此處已明確標明爲黄連粉,故非鉛粉無疑。

猪膚湯條云:"加白蜜一升,白粉五合,熬香,和令相得,温,分六服。"此處提到需熬香,按理"白粉"若是鉛粉,則不可能熬出香味,只能是米粉纔能熬出香味。

蛇床子散條云:"蛇床子仁,末之,以白粉少許,和令相得,如棗大,綿裹納之,自然温。"同出仲景之方,此處白粉不應該與猪膚湯中的白粉有異,此處用米粉充當賦型劑,與蛇床子末混合,故能做成棗大狀。鉛粉重墜,不能塑型。

仲景《傷寒論》有明確使用含鉛的方劑爲柴胡加龍骨牡蠣湯,該方使用的是鉛丹,而非鉛粉。若仲景甘草粉蜜湯中的粉爲鉛粉,理應會標明爲何種,故而筆者認爲仲景甘草粉蜜湯中的粉不應爲鉛粉。

（三）其他著作中類似甘草粉蜜湯的方劑

筆者查得《備急千金要方》卷第二十四《解毒并雜治篇》中有與甘草粉蜜湯極爲接近的方劑:"解鴆毒及一切毒藥不止,煩懣,方,甘草、蜜(各四分)、粱米粉(一升),右三味,以水五升煮甘草,取二升,去滓,歇大熱,内粉蜜湯中,攪令匀調,内白蜜更煎,令熟如薄粥,適寒温温飲一升。"[7]

再查《外臺秘要》卷第三十一《解諸藥草中毒方》中也有類似方劑,"又療一切諸藥毒方"云:"甘草

[1] 劉熙.釋名[M].北京:商務印書館,1939:75.

[2] 向任華.詞語數字解析[M].北京:知識産權出版社,2016:446.

[3] 史游.急就篇[M].曾仲珊,校點.長沙:嶽麓書社,1989:187－188.

[4] 柴記紅,王懷友,汪成,等.中國美白化妝品的發展歷程[J].廣東化工,2017,44(21):120－122.

[5] 周去非.嶺外代答[M].屠友祥,校注.上海:上海遠東出版社,1996:165－166.

[6] 汪昂.本草備要[M].北京:人民衛生出版社,1965:267.

[7] 孫思邈.中醫必讀百部名著·備急千金要方[M].高文柱,沈澍農,校注.北京:華夏出版社,2008:431.

三兩炙，以水五升，煮取二升，内粉一合，更煎三兩沸，内蜜半兩，分服以定止。”[1]

《神農本草經》石蜜條云：“味甘平，主心腹邪氣，諸驚癇痓，安五藏，諸不足，益氣補中，止痛解毒，除衆病，和百藥。”[2]

《神農本草經》甘草條云：“主五臟六腑寒熱邪氣，堅筋骨，長肌肉，倍力，金瘡腫，解毒。”[3]

《本草經集注》粟米條云：“去脾胃中熱，益氣。陳粟米，作粉尤解煩悶。黄粱米，主益氣和中，止瀉。”[4]

由上面列舉的兩個方劑功效及蜜、甘草、米粉的功效可以看出，甘草粉蜜湯可以解毒及治療煩懣，具有扶中補虚、和裏緩急的功效。由《金匱要略》甘草粉蜜湯條文所云“毒藥不止，甘草粉蜜湯主之”，可以推測該方不是治蛔蟲方，而是用於蛔蟲病已用毒藥後，蛔蟲未被殺死反而應激而起，出現胃脘疼痛、心中煩熱等因蛔蟲導致的不適症狀不止甚至更嚴重情況的及時補救方，那麽“粉”不是“鉛粉”無疑。

（四）甘草粉蜜湯條文分析

“蚘蟲之爲病，令人吐涎，心痛，發作有時，毒藥不止，甘草粉蜜湯主之。”“蚘蟲之爲病”説明該條文是治療蛔蟲致病的方劑。令人吐涎，心痛，發作有時，爲蛔蟲致病的症狀。《靈樞・口問》云：“蟲動則胃緩，胃緩則廉泉開，故涎下。”[5]心痛當爲胃脘部疼痛，因蛔蟲擾動所致。蛔蟲時静時動，故發作有時。“毒藥不止”中“毒藥”當指殺蟲藥或一些峻猛藥，用藥後仍然不能治癒蛔蟲所致的症狀，還可能會中傷脾氣，故而此時應用甘草粉蜜湯來扶中補虚，和裏緩急。誠然，鉛粉具有很好的殺蟲功效。如《神農本草經》云：“主治伏屍毒螫，殺三蟲。”但此時已經用毒藥，且不適症狀不止，不應再以有毒之鉛粉再傷正氣。《素問・五常政大論》云：“大毒治病，十去其六，常毒治病，十去其七，小毒治病，十去其八，無毒治病，十去其九。谷肉果菜，食養盡之，無使過之，傷其正也。不盡，行復如法。”[6]《素問》所講治病“無使過之，傷其正也”，即是此理。

前文《金匱要略》三個版本粉的用量均爲一兩，不存在版本問題或各種原因導致用量的舛錯。《中國古代度量衡圖集》對出土的漢代各種“權”進行測量，平均重量一斤約等於 250 克[7]，故能推測出漢代一兩换算爲現行計量單位約爲 15.625 克。《中藥大辭典》規定的鉛粉用法：“一般不入煎劑，研末内服用量爲 0.9~1.5 克。”[8]此處的粉若爲鉛粉，則遠遠超出規定的上限量，服用會造成嚴重後果。其次，古醫籍中鉛粉大多出現在外科疾病中，與其他金石類藥物一起調敷，或做成丸劑，或熬成膏丹治療外科病症，入湯劑同煎後服用極其少見。如《醫宗金鑒》治療漆瘡用三白散：“鉛粉一兩，輕粉五錢，石膏（煅）三錢。共研勻，韭菜汁調敷，紙蓋。如無韭菜汁，凉水調亦可。”[9]

再者，《金匱要略》原文中該方用法要煎如薄粥，鉛粉性重墜，煎的過程中可能只能沉在底下，很難像米粉一樣煎煮後形成薄粥之貌。通過查閲中醫古籍，筆者發現，節度語中提到藥煎成薄粥樣的方劑中大多數含有米或米粉這味藥。如《外臺秘要》云：“又療傷寒瘥後勞復，葵子湯方，葵子（二升），粱米

[1] 王燾．外臺秘要[M]．北京：人民衛生出版社，1955：866.
[2] 顧觀光．神農本草經[M]．長沙：湖南科學技術出版社，2008：50.
[3] 顧觀光．神農本草經[M]．長沙：湖南科學技術出版社，2008：50.
[4] 陶弘景．本草經集注：卷七果菜米食有名無用[M]．尚志鈞，輯校．北京：人民衛生出版社．1994：508.
[5] 靈樞經[M]．北京：人民衛生出版社，1956：62.
[6] 王冰．重廣補注黄帝内經素問：24 卷[M]．北京：人民衛生出版社，1956：165.
[7] 國家計量總局，中國歷史博物館．中國古代度量衡圖集[M]．北京：文物出版社，1984：139－153.
[8] 南京中醫藥大學．中藥大辭典[M]．2 版．上海：上海科學技術出版社，2014：2279.
[9] 吴謙．御纂醫宗金鑒[M]．太原：山西科學技術出版社．2011：769.

(一升),上二味合煮作薄粥飲之,多多爲佳,取汗立瘥。”又如《證治準繩·類方》云:“烏頭粥治風寒濕痹,麻木不仁。川烏頭(生研爲細末)。上用熟白米半碗,入藥末四錢,同米以慢火熬熟作稀薄粥,不可稠,下生薑汁一茶脚許,白蜜三大匙,攪勻,空心温啜之爲佳。”[1]未見有含有鉛粉的方劑煎煮時需煎如薄粥。

甘草粉蜜湯條文難解之處爲最後一句“差即止”,因這句話一般出現於汗、吐、下等需要用峻猛之劑或防攻伐太過時纔出現的節度語。如桂枝湯節度語:“若一服汗出病瘥,停後服,不必盡劑。”此即是告誡醫者防止出現過度發汗反生他病。故而有的學者認爲“差即止”恰恰説明了甘草粉蜜湯中粉爲有毒的鉛粉,不可過服。但通過對比這一類“差即止”的方劑的特徵來看,只能説明甘草粉蜜湯治療蛔蟲病所致症狀時需要中病即止。造成“中病即止”的原因有多種,并不能説明因其有毒纔停止用藥。如前文提到的桂枝湯節度語,停後服不是因爲桂枝湯方劑本身有毒,而是病瘥後,不可再用桂枝湯發汗,防止出現病機的轉變。筆者認爲,不可過服甘草粉蜜湯的原因,在於防止蛔蟲聞甘則出,蛔蟲擾動爲病,再次出現蛔蟲病的臨床症狀。如李中梓《傷寒括要》云:“凡吐蛔症,勿服甘草,勿食甜物,蓋蛔蟲得甘則動,得苦則安,得酸則止,得辛則伏也。”[2]

四、結語

筆者通過對甘草粉蜜湯相關文獻的查閱、對比和考辨,認爲《金匱要略·趺蹶手指臂脛轉筋狐疝蛔蟲病脉證并治》篇蛔蟲條的方劑甘草粉蜜湯不是殺蛔蟲的方劑,而是用於毒藥殺蟲未成功、不適症狀未止甚至更嚴重情況的補救方,甘草粉蜜湯具有解毒、除煩熱、益氣建中的功效。方劑中的“粉”非“鉛粉”,應當爲“米粉”。至於是何種“米粉”,仲景未曾指定,直接寫作“粉”,可以爲“稻米粉”“黍米粉”“粱米粉”等穀物米粉,因它們均有和中益氣除煩的功效。而在前述症狀消失後需要“差即止”,是爲了防止甘草粉蜜湯的甘味再次引動蛔蟲而發病。因而可能需要尋求他方治療蛔蟲病,或者待正氣恢復後再次使用前面“毒藥”法殺蟲,這符合《素問·五常政大論》“無使過之,傷其正也。不盡,行復如法”之理。

(本文發表於《中國中醫基礎醫學雜志》2022年第3期,
本次重新發表有少量改動)

“癮疹”名義與“隱”字古義

顧培杏　付陽　沈澍農

癮疹是一種常見的皮膚病,具有時隱時現的顯著特點。“癮”字原作“隱”字,而對於“隱”字的理解通常局限於隱蔽、隱藏等含義。正是由於這種理解,現代普遍認爲“癮疹”的命名是由於其時而隱藏於皮膚之下的特點。但是命名爲“癮疹”的真正原因只能是由於其時而凸出的特點,即其原意是凸出皮膚

[1] 王肯堂.證治準繩:類方[M].彭懷仁,點校.北京:人民衛生出版社,1991:501.
[2] 裘吉生.珍本醫書集成:第4册[M].上海:上海科學技術出版社,1985:48.

外的疹子。我國古代的文學著作、醫學著作中都有關於“隱”字凸出含義的理解，本文引用古代相關著作的例子，結合現代疾病命名的特點，對“癮疹”真正的含義進行説明。

癮疹是一個古代中醫病名，指一種皮膚出現風團、時隱時現、瘙癢等爲主要症狀的皮膚病。“癮”亦作“隱”“癔”，“疹”亦作“軫”“胗”“瘮”。古醫籍中的寫法以“隱疹”“癮疹”爲常見。癮疹具有風團色紅或白、形態各異、驟起驟消、發無定處、消後無痕、可反復發作等特點。

此病最早見載於《素問・四時刺逆從論》：“少陰有餘，病皮痹隱軫。”[1]又《神農本草經・茺蔚子》：“莖主癮疹癢，可作浴湯。”[2]張仲景《傷寒論・平脉法》：“脉浮而大，浮爲風虚，大爲氣强，風氣相搏，必成隱瘮，身體爲癢。癢者，名泄風，久久爲痂癩。”[3]《金匱要略・中風歷節病脉證并治第五》亦有：“寸口脉遲而緩，遲則爲寒，緩則爲虚。榮緩則爲亡血，衛緩則爲中風。邪氣中經，則身癢而癮疹，心氣不足，邪氣入中，則胸滿而短氣。”[4]（按：本條見於鄧珍本及趙開美本等，不見於吴遷抄本）後三條都指明了“癢”爲癮疹的典型表現。後世中醫古籍中的相關記載較爲廣泛，内容涉及了癮疹的病因病機分析、症狀特點、證型分類、治法方藥等方面。但是，關於此種疾病爲何命名爲“癮疹”，特别是病名中“癮（隱）”字之義，却較少有正面的論述。惟見元代朱丹溪《丹谿心法・斑疹》中有相關解釋：“癮疹多屬脾，隱隱然在皮膚之間，故言癮疹也。”[5]以皮疹“隱隱然在皮膚之間”作解，後世亦有引述者。

現當代，始見關於癮疹命名由來的更正面的解説。例如：《實用中醫詞典》記載“隱疹……又名癮疹、風癮疹……主見皮膚出現大小不等的風團，時隱時現，劇癢”[6]。又如《簡明中醫古病名詞典》中記載：“隱軫……即風癮疹……因某些物質過敏所致皮膚出現大小不等的風團，瘙癢，此起彼伏，時隱時現。”[7]上海中醫學院編寫的《中醫外科學》將“風疹塊”作爲病名，更明確地指出：“又因時隱時現，所以又名癮疹。”[8]上述解釋口徑相似，都説“癮疹”因其發病特徵有時會隱没而得名。但是，癮疹發病時外觀上是皮疹突起，當皮疹隱没時，通常已是病愈或向好的迹象，怎麼會以“隱”而不是以“現”來爲此病命名？因而此釋很是可疑。

一、“隱”字另有含義

“癮”爲後起字，得義於“隱”。《説文解字・阜部》：“隱，蔽也。”“隱”的古今常用義都是隱匿、不顯露等，例如隱士、隱現等；亦可以理解爲將某種東西動態地隱藏到另一種静態的東西之後或者之中，例如隱匿、隱藏等。但是，今人往往不太了解的是，“隱”在古代還有另外一個相反的含義，指凸起、突出及相關的意思。

“隱”字有突起、突出等義，雖然不見於《漢語大字典》等大型字書，但一些中國古代語言研究的專著却中有涉及。如王瑛《唐宋筆記語辭彙釋》中記載：“隱，映現、呈現，動詞，與通常‘隱没’義恰好相反……更爲常見的是‘隱起’這一雙音節組合，多用以描述雕刻鑲嵌物品的陽文部分，有‘凸現出’‘浮現

---

[1] 黄帝内經素問[M].人民衛生出版社，1955：127.

[2] 馬繼興.神農本草經輯注[M].北京：人民衛生出版社，2013：45.

[3] 張仲景.傷寒論[M]//仲景全書・影印善本中醫經典叢書本.北京：中醫古籍出版社，2011：上册十三（筒子葉）.

[4] 張仲景.新編金匱方論[M]//中華再造善本影印本宋元編.北京：國家圖書館出版社，2005：下册九（筒子葉）.

[5] 朱丹溪.丹谿心法[M].北京：中國醫藥科技出版社，2018：32.

[6] 朱文鋒，實用中醫詞典[M].西安：陜西科學技術出版社，1992：554.

[7] 馬汴梁，簡明中醫古病名辭典[M].鄭州：河南科學技術出版社，1989：194.

[8] 上海中醫學院.中醫外科學[M].上海：上海科學技術出版社，1964：218.

出’的意思……有時也用於描述别類凸現或突出的事物。”[1]江藍生等《唐五代語言詞典》中又記載："隱,凸起,引申爲硌。"[2]

古代著作中可以見到不少相關的例子。

例如表示“凸起”之義:《水經注·濁漳水》中記載“祠東側有碑,隱起爲字”[3]。晋葛洪《西京雜記》卷五:“趙後有寳琴,曰鳳凰,皆以金玉隱起爲龍鳳螭鸞、古賢列女之象。”[4]《朝野僉載》卷五中記載:“景龍中,瀛州進一婦人,身上隱起浮圖塔廟諸佛形象。”[5]《墨池記》中記載:“臨川之城東,有地隱然而高起。”[6]諸例的“隱起”“隱然而高起”,都是指突起之貌,指文字、圖形或地貌的突起。凸起更高的叫“隱嶙”。《文選·潘岳〈西征賦〉》:“覓陛殿之餘基,裁岥岮以隱嶙。”李善注:“隱嶙,絶起貌。”[7]

亦可以引申指“硌”。例如南唐尉遲偓《中朝故事》中記載:“日晝寢於驛廳内,睡中轉身,爲彈子所隱,脅下痛極。”[8]王梵志詩:“乍可刺你眼,不可隱我脚。”[9]

表示明顯、顯著之義的,如《朱子語類》卷十五《大學二》:“譬之明德,却是材料,格物、致知、誠意、正心、修身,却是下工夫以明其明德耳。於格物、致知、誠意、正心、修身之際,要得常見一個明德隱然流行於五者之間,方分明。”[10]《五燈會元》卷二十:“無庵住道場,招師分座説法,於是聲名隱然。”[11]

由此可見,隱字在古代文學作品中的含義并不像現代較爲單一,除了有隱藏、隱含等意思之外,還有凸起、明顯、顯著的含義,現代對於隱字的理解,僅僅局限在其隱藏、隱蔽等含義之中,忽略了與其相反的凸起、顯著等含義。

二、中醫古籍中“隱”表凸起義的用例

中醫古籍中關於“隱”字的專有名詞較爲少見,廣爲人知的是“隱白”(穴位名)、“隱疹”(病名)兩個詞彙,更多的是出現在句子表述當中,其中不乏有表示凸起、凸出含義的。

用於皮膚上凸起者如:《諸病源候論》卷三十五《圓癬候》:“圓癬之狀,作圓文隱起,四畔赤,亦癢痛是也。”[12]《諸病源候論》卷三十五《疥候》:“疥者,有數種:有大疥,有馬疥,有水疥,有乾疥,有濕疥。多生手足,乃至遍體。大疥者,作瘡,有膿汁,焮赤癢痛是也。馬疥者,皮肉隱嶙起,作根墌,搔之不知痛。”[13]《備急千金要方》卷九《辟温》:“治脾腑藏温病,陰陽毒,頭重頸直,皮肉痹,結核隱起方。”[14]《太平聖惠方》卷二十八《五勞病論》:“治虚勞癥瘕久不瘥,臍肋有塊,形如杯,或如鷄子,透隱皮膚,或經年不消,或疼痛如刺。”[15]

---

[1] 王瑛.唐宋筆記語辭彙釋[M].北京:中華書局,1990:210-211.
[2] 江藍生.唐五代語言詞典[M].上海:上海教育出版社,1997:416.
[3] 酈道元.水經注[M].上海:上海人民出版社,1984:384.
[4] 成林,程章燦.西京雜記全譯[M].貴陽:貴州人民出版社,1993:166.
[5] 張鷟.朝野僉載[M].上海:上海古籍出版社,2012:53.
[6] 曾鞏.唐宋名家文集·曾鞏集[M].鄭州:中州古籍出版社,2010:300.
[7] 蕭統.昭明文選[M].長春:吉林人民出版社,1998:189.
[8] 尉遲偓.中朝故事[M].文淵閣四庫全書本:第1035册.臺北:臺灣商務印書館,1986:0820b.
[9] 王梵志.王梵志詩校注.[M].上海:上海古籍出版社,1991:760.
[10] 朱熹.朱子語類[M].北京:中華書局,1986:308.
[11] 普濟.五燈會元[M].北京:北京書局,1984:1395.
[12] 巢元方.諸病源候論[M].北京:人民衛生出版社,1955:185.
[13] 巢元方.諸病源候論[M].北京:人民衛生出版社,1955:186.
[14] 孫思邈.備急千金要方[M].北京:人民衛生出版社,1955:177.
[15] 王懷隱.太平聖惠方[M].北京:人民衛生出版社,1958:795.

用於硌、突入義者如:《黄帝内經素問·骨空論》:“坐而膝痛,如物隱者,治其關。”[1]隱,猶言硌也。《備急千金要方》卷二十五《卒死》:“治落水死方……於岸側削地如甑,空下如竈,燒令暖,以死人著上,亦可用車轂爲之,勿令隱其腹,令死人低頭,水得出。”[2]隱其腹,謂突入、陷入腹中。《備急千金要方》卷二十五:“治墮車馬間,馬鞍及諸物隱體肉斷方。”[3]隱體,謂突入身體。《千金翼方》卷二十九《雜受禁法》:“頭痛,以刀隱痛處,唾禁如前。緣但有患疼痛處,皆用刀背隱而禁之。”[4]隱痛處,謂突入痛處。《諸病源候論》卷二十五《蠱毒候》:“又云:取新生鶏子煮熟,去皮留黄白令完全,日晚口含,以齒微微隱之,勿令破。作兩炊時,夜吐一瓦上,着霜露内,旦看大青,是蠱毒也。”[5]“微微隱之勿令破”,顯然是用牙輕咬、稍陷入蛋白,而非隱藏之義。《備急千金要方》卷十二《風虚雜補酒煎》:“右六味并大斗,銅器中微火先煎地黄門冬汁,减半,乃合煎,取大斗二斗,下後散藥,煎取一斗,内銅器重釜煎,令隱掌可丸,平日空腹酒服如桐子二十丸,日二,加至五十丸。”[6]所謂“隱掌”,即指質地較强硬類似硌手感。

在上義基礎上,又可引申指手指觸及的跳動感。《備急千金要方》卷二十八《指下形狀》:“虚脉,遲大而軟,按之不足,隱指豁豁然空。實脉,大而長,微强,按之隱指愊愊然。”[7]隱指,謂强烈的觸指感。《千金翼方》卷二十五《診脉大意》:“按之洪大牢强隱指,名曰實。”[8]《備急千金要方》卷四《月水不通》:“牡蒙丸,治婦人産後十二癥病,帶下無子,皆是冷風寒氣,或産後未滿百日,胞胳惡血未盡,便利於懸圊上及久坐,濕寒入胞裏,結在小腹,牢痛爲之積聚,小如鷄子,大者如拳,按之跳手隱隱然。”[9]按之跳手隱隱然,亦謂强烈的觸指感。

由以上各例可知,“隱”字在中醫古籍中的應用,突破了常用的隱藏、隱蔽等含義,表示凸起、凸出之義,亦表示由凸起、凸出之義所引申出來的硌、突入之義,以及手指觸及的跳動感等含義。

三、隱疹之“隱”義

對於隱疹所起病竈的形態描述,在中醫古籍中有着一定的記載。《諸病源候論》卷三十一《丹軫候》:“丹軫者,肉色不變,又不熱,但起隱軫相連而微癢,故謂爲丹軫也。”[10]謂“起隱疹”,顯然隱疹是凸起的。《諸病源候論》卷三十五《癬候》:“癬病之狀,皮肉隱胗如錢文,漸漸增長,或圓或斜,癢痛,有匡郭。”[11]“隱胗如錢文”,銅錢上文字,必是凸起的。《備急千金要方》卷二十二《丹毒》:“有血丹者,肉中腫起,癢而復痛,微虚腫如吹狀,隱軫起也。”[12]肉中腫起,必是凸起的、高出於皮膚的。從古人將“隱疹”用於模擬、比况的情况看,隱疹應爲凸起之義。

隱疹是由於皮膚過敏所引發的風疹團,其最明顯的特點就是凸現皮外大小不等的紅色疹塊,因此,古人也只能是從凸起的角度爲之命名。雖然風疹團確實有“時隱時現”的特點,但不從其明

[1] 黄帝内經素問[M].北京:人民衛生出版社,1956:116.
[2] 孫思邈.備急千金要方[M].北京:人民衛生出版社,1955:447.
[3] 孫思邈.備急千金要方[M].北京:人民衛生出版社,1955:455.
[4] 孫思邈.千金翼方[M].北京:人民衛生出版社,1955:344.
[5] 巢元方.諸病源候論[M].北京:人民衛生出版社,1955:135.
[6] 孫思邈.備急千金要方[M].北京:人民衛生出版社,1955:219.
[7] 孫思邈.備急千金要方[M].北京:人民衛生出版社,1955:493.
[8] 孫思邈.千金翼方[M].北京:人民衛生出版社,1955:301.
[9] 孫思邈.備急千金要方[M].北京:人民衛生出版社,1955:61.
[10] 巢元方.諸病源候論[M].北京:人民衛生出版社,1955:164.
[11] 巢元方.諸病源候論[M].北京:人民衛生出版社,1955:185.
[12] 孫思邈.備急千金要方[M].北京:人民衛生出版社,1955:402.

顯的“現”的方面命名，而從其有時“隱”的角度去命名，這種命名方式是完全不合理的，也是不可能的。

《廣韵·隱韵》：“癮，癮胗，皮外小起。”《集韵·隱韵》：“［癮癮］，癮胗，皮小起貌。或不省。”《正字通·疒部》：“癮，音隱。癮疹，皮外小起，本作隱。”（《類篇》等字書釋義基本一致）諸釋皆謂“小起”，本來就明言其病是“小起”的。可是，今人往往不考古字書，囿於“隱”字的常見含義，想當然地用今人熟知的“隱”字的常義去理解“癮疹”之證的命名原由，曲解“皮外小起”之釋語，生生地把“隱疹”曲解爲“皮疹小而藏於皮膚之下”[1]，這種理解方式顯然是牽强的、錯誤的。

通過查閲一些古代語言學研究著作和古代文學作品，再結合考證中醫古籍中一些“隱”字的用法，可知，“隱”字除隱没之義外，還有凸出、凸起等含義。再通過中醫古籍中關於“隱疹”一證的描述，可以確知，“隱疹”并非是因其時隱時現而得名。與皮疹有時隱没全然無關。

正確的解釋應是：“‘隱（癮、癮）疹（軫、胗）’，猶言‘凸疹’，因其高凸皮外而得名。”

（本文原發表於《中國中醫基礎醫學雜志》2020年第4期，
本次重發由沈澍農做了修改）

术演變爲蒼术、白术始末

張亦舒　沈澍農

“术”釋名首見於《爾雅》，在《神農本草經》中被列爲上品，漢以前的本草醫籍中通以“术”論，未見蒼术、白术之别。南朝梁陶弘景《本草經集注》首先提出术爲2種，至宋蘇頌《圖經本草》認爲古書中“术”當爲白术，此觀點成爲當時醫學界的普遍認識。寇宗奭《本草衍義》提出異議，并詳述了蒼术形態、炮製、性味及功效，金元後醫家對二术之别亦多有討論。故通過對宋以前醫籍中“术”相關記載的考察，認爲以“白术”易“术”發生於北宋校正醫書局校改定醫書之前，林億等改“术”爲“白术”很可能是遵從官修本草等主流醫書的寫法。

一、有關术演變的文獻記載

（一）漢以前的本草方書中只有术的記載

术的最早記載見於《爾雅》：“术，山薊。楊，枹薊。”[2]漢代《神農本草經》上卷上品曰：“术，一名山薊。味苦温。生山谷。”[3]當時术未分白术和蒼术。《武威漢代醫簡》所載醫方中用术也并無白术、蒼术之分。明代張志聰《本草崇原》記載：“《本經》未分，而漢時仲祖湯方始有赤术、白术之分。”“仲祖《傷寒》方中，皆用白术；《金匱》方中又用赤术；至陶弘景《别録》，則分而爲二。須知赤白之分，始於仲祖，非

［1］ 程塞淵，楊波，李咏梅．“癮疹”及其相關病名的探討［J］．中醫藥文化，2018(2)：86－91．
［2］ 郝懿行．爾雅義疏［M］．上海：上海古籍出版社，1983：196．
［3］ 森立之．神農本草經［M］．上海：上海科學技术出版社，1962：29．

弘景始分之也。赤术,即是蒼术,其功用與白术略同。"[1]《本草綱目》亦稱:"又張仲景辟一切惡氣,用赤术同猪蹄甲燒煙。"[2]目前可以考證到的現存文獻裏有關《金匱要略》中用"赤术"的記載只有以上兩本書,但宋本《金匱要略》經林億校改只有白术,并無"赤术""蒼术"的記載。二書作者同爲明代人,是否當時他們有宋以前、與今傳本有異的《傷寒論》《金匱要略》舊本?但目前尚無文獻記載可以印證此觀點。

方書中的最早記載見於秦漢時期的《五十二病方》[3],其中有關治療金傷疼痛病的"令金傷毋(無)痛"一方用到了"林(术)根去皮","蛭食(蝕)人胻股"方中用到了"秫(术)","胻久傷"方用到了"(术)";此外《養生方》中還用到了"蒁"和"莍"(亦有"茮"),也都是"术"。傳世經典中,《素問·病能論》裏治療酒風的方劑中也用到了"术"[4]。

(二)六朝以後的本草方書始見蒼术、白术

"术"在《名醫别録》中的記載爲:"味甘,無毒。主治大風在身面,風眩頭痛,目泪出,消痰水,逐皮間風水結腫,除心下急滿,及霍亂,吐下不止,利腰臍間血,益津液,暖胃,消谷,嗜食。一名山薑,一名山連。生鄭山、漢中、南鄭。"[5]從性味言,前引《本草經》記爲"苦温"、《名醫别録》記爲"甘",似乎混合了2種术的性味在内。南朝梁陶弘景在《本草經集注》中首先提出术分2種,即白术、赤术:"术乃有兩種。白术葉大有毛而作丫,根甜而少膏,可作丸散用;赤术葉細無丫,根小苦而多膏,可作煎用。"[6]現今白术其莖多有分枝,蒼术的莖没有或少有分枝;蒼术味偏苦,白术味偏甘。陶弘景謂术之産地"以蔣山、白山、茅山者爲勝",後世本草書亦多以江蘇茅山爲茅蒼术之道地産地,如明代李中立《本草原始》:"蒼术,《本經》上品。茅山蒼术堅小肉白,氣味甘辛。"[7]現代仍以茅蒼术爲蒼术正品。

東晋時期《肘後備急方》中术和白术并存,如"老君神明白散"[8]用术(四庫本易作"散白","白"字屬下連爲"白术",非是),"崔氏云理中丸方"中用白术[9]。唐代早期的《新修本草》中引用《本草經集注》中术的記載。筆者查閲在晋代至唐代早期的文獻中,"术"和"白术"并存混用,以"白术"爲主,"蒼术"記載罕見,可見當時對於术的不同種類區别認識還不够不清晰。

敦煌殘卷中的醫書大多是六朝、隋唐時期的方書,筆者統計,所載有"白术"23次,"蒼术"2次,"术"5次。"蒼术"出現在佛醫文獻"吃草方"中,見有兩處:P. 2703中作"倉茮"[10],P. 2637中作"蒼茮"[11],并同"蒼术"。這兩個殘卷據考分别抄於唐與五代。因此,敦煌文獻中蒼术、术和白术的最早記載都是唐代,可能在唐初。此外黑水城所出的宋金文獻TK. 187中亦有"[蒼]术"[12]("蒼"字殘破,但可見殘迹)。

需要補充的是,敦煌卷子S. 1467R中出現了"赤朱",有人校改爲"赤术",云即是"蒼术"。此校有

[1] 張志聰.本草崇原[M].北京:學苑出版社,2011:7.
[2] 李時珍.本草綱目:上册[M].北京:人民衛生出版社,1982:739.
[3] 裘錫圭.馬王堆漢墓簡帛集成:第五册[M].中華書局,2014:220.
[4] 黄帝内經素問[M].影印本.北京:人民衛生出版社,1982:94.
[5] 陶弘景.名醫别録[M].北京:人民衛生出版社,1986:22.
[6] 陶弘景.本草經集注[M].北京:人民衛生出版社,1994:196.
[7] 李中立.本草原始[M].北京:人民衛生出版社,2007:9.
[8] 葛洪.肘後備急方[M].北京:人民衛生出版社,1955:42.
[9] 葛洪.肘後備急方[M].北京:人民衛生出版社,1955:29.
[10] 沈澍農.敦煌吐魯番醫藥文獻新輯校[M].北京:高等教育出版社,2016:214.
[11] 沈澍農.敦煌吐魯番醫藥文獻新輯校[M].北京:高等教育出版社,2016:210.
[12] 沈澍農.敦煌吐魯番醫藥文獻新輯校[M].北京:高等教育出版社,2016:676.

誤。“赤朱”是朱砂的别名,與“蒼术”無涉[1]。

五代時期的《日華子本草》云:“蒼者,去皮。”尚志鈞先生認爲“蒼者”即蒼术[2],森立之《本草經考注》認爲此記載“是蒼术之濫觴也”[3],然而,晚唐《仙授理傷續斷秘方》中即有“蒼术”的記載,如“鱉甲散”[4],故此觀點并不準確。在敦煌醫籍問世後,則“蒼术”的記載年代或可更爲提前。

(三) 宋以後明確區别蒼术、白术

至宋代,《圖經本草》明確提出:“术有二種,爾雅云:术,山薊,楊,枹薊……然則楊枹即白术也……凡古方云术者,乃白术也,非今謂之术矣。”[5]校正醫書局林億亦有相同的觀點,其在《新校備急千金要方》序例中論及:“又如白术一物,古書惟只言术,近代醫家咸以术爲蒼术,今則加以白字,庶乎臨用無惑矣。”[6]由此可知,在宋代醫藥界普遍應用的术不是指今之白术,而是蒼术;蘇頌、林億等認爲,當時流傳有關术的概念是錯誤的,古書中术就是白术。也許是基於這種認識,在隨後幾年中,林億等在校訂《傷寒論》《千金要方》《外臺秘要》等唐以前重要的醫學著作時,就將部分原著方中的“术”改爲“白术”[7]。

北宋中期的《太平惠民和劑局方》中多個方劑同時應用了白术和蒼术兩種藥。宋代施發《續易簡方》卷二“滲濕湯”曾論及白术、蒼术臨床運用功效之不同:“夫去濕以术爲主,古方及《本經》止言术,未嘗有蒼、白之分,自陶隱居言术有兩種,後人以白者難得,故貴而用之。殊不知白术肉厚而味甘,甘入脾能緩而養氣,凡養氣調中則相宜耳。蒼术肉薄而味辛烈,辛烈走氣而發外,凡於治風去濕則相宜耳。以此觀之,則白术治濕不如蒼术,明矣!”[8]這是中藥學史上首次詳盡論述蒼术、白术在性味、功效、臨床應用等方面有區别的文獻。

到北宋晚期,醫學界普遍認爲古書中的术即白术,蒼术很少再被臨床醫生所使用。然而,寇宗奭對此有不同見解,其著《本草衍義》云:“蒼术其長如大拇指,肥實,皮色褐,氣味辛烈,須米泔浸洗,再换泔浸二日,去上粗皮,粗促色微褐,氣味亦微辛苦而不烈。古方及《本經》只言术,未見分其蒼、白二種也,只緣陶隱居言术有兩種,自此人多貴白者。今人但貴其難得,惟用白者,往往將蒼术置而不用,如古方平胃散之類,蒼术爲最要藥,功尤速。殊不詳本草無白术之名,近世多用,亦宜兩審。”[9]此後,歷代本草著作中,均有論述白术、蒼术功效差異及臨床應用情況的文獻記載。如金元時期李東垣《珍珠囊補遺藥性賦》云:“蒼术,氣味主治與白术同。補中除濕,力不及白;寬中發汗,功過於白。”“白术益脾止瀉嘔,若動氣不宜;蒼术平胃壓山嵐,用米泔浸炒。”[10]元代王好古《湯液本草》云:“本草但言术,不分蒼、白。其蒼术别有雄壯之氣,以其經泔浸、火炒,故能出汗,與白术止汗特異,用者不可以此代彼。海藏云:蒼、白有止、發之異。”[11]明代王綸《本草集要》云:“术味苦、甘、辛,入足陽明經、足太陰經。白者又入手少

[1] 沈澍農.敦煌吐魯番醫藥文獻新輯校[M].北京:高等教育出版社,2016:55,301.
[2] 日華子.日華子本草[M].合肥:安徽科學技術出版社,2005:32.
[3] 森立之.本草經考注[M].北京:學苑出版社,2002:140.
[4] 藺道人.仙授理傷續斷秘方[M].北京:人民衛生出版社,1957:14.
[5] 蘇頌.圖經本草[M].福建:福建科學技術出版社,1988:67.
[6] 孫思邈.備急千金要方[M].北京:人民衛生出版社,1955:序4.
[7] 張建逵,竇德强,王冰,等.白术的本草考證[J].時珍國醫國藥,2013,24(9):2222.
[8] 施發.續易簡方[M].日本文政丁亥年刻本:卷二第五葉.
[9] 寇宗奭.本草衍義[M].北京:人民衛生出版社,1990:45.
[10] 李東垣.珍珠囊補遺藥性賦[M].上海:上海科學技術出版社,1958:33,47.
[11] 王好古.湯液本草[M].北京:中國醫藥科技出版社,2011:48.

陽經、少陰經。蒼者氣味辛烈。若補中焦，除濕，力小於白术。"[1]明代李中梓《本草通玄》："蒼术，寬中發汗，其功勝於白术；補中除濕，其力不及白术。"[2]清代莫枚士《神農本經校注》："案，今白术、蒼术異用。白术善守，宜泄利；蒼术善行，宜惡氣。要皆治風濕所致，故《經》不分。"[3]

二、討論

縱觀中藥史中"术"的應用記載，官方規定"术"爲"白术"是從北宋校正醫書局林億等人在《新校備急千金要方例》首次正式提出的。然而早在唐代醫書中，醫家對"白术"的應用就已經十分廣泛。通過查閱段逸山教授的《備急千金要方通檢》[4]，《千金要方》中白术出現344次，术25次，赤术1次，蒼术0次。筆者粗略翻閱未經宋改的《新雕孫真人千金方》[5]，書中方劑用"术"和"白术"均有記載。

北宋《證類本草》收録了許多宋以前的本草和方書著作。其書"术"條下就引有：唐代本草著作《藥性論》："白术，君，忌桃、李、雀肉、菘菜、青魚。味甘、辛，無毒。"方書有隋朝《梅師方》："治心下有水，白术三兩、澤瀉五兩……"南北朝《集驗方》："治毒氣攻疰，足脛久瘡不差，白术爲細末，鹽漿水洗瘡，乾貼……"唐代《千金要方》："療煩悶，白术末水調服方寸匕。"唐代《經效産寶》："産後中風寒遍身冷直口噤不識人方：白术四兩，以酒三升，煎取一升，頓服。"[6]

昝殷《經效産寶》爲唐代婦科著作，成書於853—857年，原書已失，存世最早爲宋刻本，岡西爲人先生《宋以前醫籍考》"檢其板式，爲南宋本無疑"[7]。書中所用"术"均寫作"白术"[8]。根據此書中"桂""芎""生地黄"等其他藥物的寫法可以判斷，雖然存世本爲宋本，但應保存了唐以前舊貌。昝殷爲唐代人，成都的官醫學博士，當時著名的婦科醫生[9]。這些都可以説明唐代醫藥界普遍已經有把"术"用作"白术"的習慣。

《太平聖惠方》爲宋代官修醫書，完成於北宋校正醫書局成立之前。據學者研究表明，校書局林億等人并沒有對該書進行校改，所以，書中内容對了解很多唐宋及以前的用藥習慣是有意義的[10]。《太平聖惠方》中白术出現1 002次，蒼术25次，從粗略統計結果看，白术出現的頻次遠遠超過蒼术，這説明《太平聖惠方》所載藥方中"白术"爲"术"的主要使用品種。此書所引《傷寒論》中"术"均用"白术"，後經修改的宋本《傷寒論》同樣只有"白术"。那麽，《傷寒論》中"术"改爲"白术"，有可能是在校正醫書局林億等人修改之前就有這樣的書寫慣例，但目前還沒有發現明確的文獻證據可以佐證。

日本人丹波康賴著《醫心方》成書在日本永觀二年[11]，即984年，亦早於1057年北宋校正醫書局成立，書中收録了北宋以前一些醫學著作，所引方劑有白术和术的記載，但無蒼术。如：第三卷引晋代葛洪《葛氏方》治療"骨節疼痛，不能屈伸"用方中有"术三兩"，卷四"治面多皯黷，或如雀卵色方"用"苦

[1] 王綸輯，朱毓梅，步瑞蘭，等. 本草集要[M]. 北京：中國中醫藥出版社，2015：33.
[2] 李中梓. 本草通玄[M]. 北京：中國中醫藥出版社，2015：10.
[3] 莫枚士. 神農本經校注[M]. 北京：中國中醫藥出版社，2015：14.
[4] 段逸山. 備急千金要方通檢[M]. 上海：上海辭書出版社，2010：216.
[5] 孫思邈. 新雕孫真人千金要方校注[M]. 曾鳳，校注. 北京：學苑出版社，2012.
[6] 唐慎微. 重修政和經史證類備用本草[M]. 北京：人民衛生出版社，1957：151.
[7] 岡西爲人. 宋以前醫籍考[M]. 北京：學苑出版社，2010：917.
[8] 昝殷. 經效産寶[M]//中醫古籍珍本集成：婦科卷. 長沙：湖南科學技術出版社，2014：20.
[9] 李經緯. 中醫人物詞典[M]. 上海：上海辭書出版社，1988：448.
[10] 趙璞珊.《太平聖惠方》《聖濟總録》《太平惠民和劑局方》介紹[J]. 中醫雜志，1984，25(12)：56.
[11] 丹波康賴. 醫心方[M]. 北京：人民衛生出版社，1955：1.

酒漬术",引南北朝時期的《僧深方》"五邪湯""澤蘭膏""茯苓湯",方中均有用到"白术"。

通過以上論述可以證明,《傷寒論》《金匱玉函經》《千金要方》等經典醫學著作中"术"寫爲"白术",并不是始於林億等人校改醫書,而是在之前很長一段時間中,臨床上已經普遍有將"术"用作"白术"的習慣,并記録於醫藥著作中。筆者猜測,林億等人校改醫書時對"术"的寫法做規範,很可能是爲了要和官修本草書《圖經本草》保持一致,或者是要和《太平聖惠方》等流傳較廣的醫書寫法保持一致。林億等對《傷寒論》《金匱玉函經》的校改完成約在 1064 年,對《千金要方》的校改完成於 1066 年。校改前面兩部經典時已經將"术"統一改作"白术",在後來對《千金要方》校改中自然也就保持了同樣的規範。

(本文原發表於《中國中醫基礎醫學雜志》2017 年第 4 期。本次重發略有修改)

附録二：存目論文

S. 202：《金匱玉函經》的古傳本

沈澍農

（略）

原文發表於《敦煌研究》2018 年第 4 期，
内容見本書上卷第二篇

敦煌卷子 S. 202 中兩個重要的隱在避諱

沈澍農

（略）

原文發表於《南京中醫藥大學學報(社會科學版)》2019 年第 3 期，
内容見本書上卷第二篇

《金匱玉函經》流傳考

朱石兵　付陽　沈澍農

（略）

原文發表於《中華醫史雜志》2020 年第 1 期，
内容見本書上卷第二篇

《金匱要略》正名考

沈澍農　張承坤

（略）

原文發表於《中國中醫藥報》，2019 年 2 月 15 日第 8 版，
内容見本書上卷第二篇

《金匱要略》吴遷本與鄧珍本對比研究

張承坤　趙雅琛　沈澍農

（略）

原文發表於《中醫藥文化》2019 年第 1 期，
内容見本書上卷第二篇

《金匱》鄧珍序題署所見鄧珍信息考

沈澍農

（略）

原文發表於南京中醫藥大學學報(社會科學版)2022 年第 3 期，
内容見本書上卷第二篇

明代小字本《金匱要略》鈔寫者吴遷生平考

張承坤　趙雅琛　沈澍農

（略）

原文發表於《中醫文獻雜志》2019 年第 3 期，
内容見本書上卷第二篇

上圖藏《金匱要略方》鈔寫者吴遷續考

郭家興　張承坤

（略）

原文發表於《中醫藥文化》2020 年第 1 期，
内容見本書上卷第二篇

《金匱要略》文獻研究
——以吴遷本爲中心

張承坤

（略）

南京中醫藥大學 2020 年碩士學位論文，
部分内容見於本書上卷第二篇

《金匱玉函經》文獻研究

朱石兵

（略）

南京中醫藥大學 2021 年碩士學位論文，
部分内容見於本書上卷第二篇

附録三：仲景三書方名總索引

本表爲仲景三書方名總索引。列出每一方在三書中出現的位置。

出現位置限於正文中出現者，各書目録與《傷寒論》子目出現者不予標示。

位置標示方式爲：漢字數字爲原書篇次，阿拉伯數字爲所在頁數，同一頁出現 2 次以上者，以括號標出同頁次數。

同一方名在不同書中有不同用字者，取常用寫法歸在同條。

同一方名用藥相同，則視爲同方；方名同而用藥不同，則不視爲同方，分屬不同行，再出校説明。

以藥名組合作爲方名者，若只是藥名有先後排序變化，仍視爲同方，列於同條，且不特別説明；若方名中的藥名有多少不同，以及其他同方異名者，亦視爲同方，爲異名者另加校語説明。

原書中方名標示不够具體，如承氣湯、柴胡湯未標示大、小之類（主要見於《金匱玉函經》），本方名索引在處理此類方劑時，按照校注確定當用的具體方劑名入類，不再單立"不詳"一類。

某方在某書中未曾出現，則對應格無標示。

《傷寒論》與《金匱玉函經》有同證異方的情況，本表未予標注，可在兩書校注中查得。

《金匱玉函經》"附遺"七方未曾收入本表。

B

方　名	《金匱玉函經》	《傷寒論》趙本	《金匱要略》吴本
八味腎氣丸			六 433
八味丸			五 431
白虎加桂枝湯			四 428
白虎加人參湯	三 338，四 350，卷八第六十七方 407	五 221，七 244，八 251，十七 285，二十二 307	二 425，十三 450
白虎湯	一 331，四 350，五 354，十 363，十九 383，385，386，卷八第六十六方 406	七 244，245，八 251，十二 267，二十二 307	
白散[1]	四 348，二十七 394，卷八第五十七方 405		七 240
白通加猪膽汁湯	八 360，卷八第九十四方 410	十一 262	
白通湯	四 351，八 360，卷八第九十三方 410	十一 262	
白頭翁加甘草阿膠湯			二十二 472
白頭翁湯	十 364，卷八第九十八方 410	十二 269	十七 461
白术散			二十一 470
百合地黄湯			三 426
百合滑石代赭湯			三 426

[1] 白散：《金匱玉函經》第二十八篇作"三物小白散"；《傷寒論》第七篇亦附注此異名。

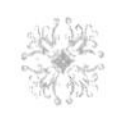

續 表

方　　名	《金匱玉函經》	《傷寒論》趙本	《金匱要略》吴本
百合滑石散			三 426
百合雞子湯			三 426
百合洗方			三 426
百合知母湯			三 425
柏葉湯			十六 457
半夏乾薑散			十七 460
半夏厚朴湯			二十三 473
半夏麻黄丸			十六 457
半夏散及湯	八 360，卷八第九十二方 410	十一 262	
半夏瀉心湯	四 348，十九 386，卷八第六十方 406	七 241，二十二 310	十七 458
備急散			二十 465
奔肫湯			八 437
鼈甲煎丸			四 428

C

方　　名	《金匱玉函經》	《傷寒論》趙本	《金匱要略》吴本
柴胡桂枝乾薑湯	四 348，卷七第三十一方 402	七 241，二十二 306	四 429
柴胡桂枝湯	四 348，十三 369，十九 384，385，卷七第三十二方 402	七 241，十六 282，十七 288	十 442
柴胡加大黄芒硝桑螵蛸湯	卷七第三十六方 402		
柴胡加龍骨牡蠣湯	三 344，十九 388，卷七第三十三方 402	六 234，二十二 309	
柴胡加芒硝湯	三 344，十九 388，卷七第三十五方 402	六 234，二十二 309	
赤石脂禹餘糧湯	四 349，十九 385，卷八第六十三方 406	七 242，二十二 310	
赤丸			十 441
赤小豆當歸散			三 427，十六 457

D

方　　名	《金匱玉函經》	《傷寒論》趙本	《金匱要略》吴本
大半夏湯			十七 459
大柴胡湯	三 343，344，四 347，350，十八 377，378，379，380，十九 383，388，卷七第三十四方 402	六 233，七 243，十七 287，二十一 296，297，298，299，二十二 309	十 440

方　名	《金匱玉函經》	《傷寒論》趙本	《金匱要略》吴本
大承氣湯	一 329，五 353，354，355，356，八 361，十七 376，377，378，十八 379，380，十九 383，387，388，二十七 394，卷八第七十五方 408	八 250，251，253，254，255，十一 263，264，十七 287，二十 293，二十一 296，297，298，299，300，二十二 307	二 423，十 440，442，十七 461，二十二 471
大黄附子湯			十 441
大黄甘草湯			十七 459
大黄甘遂湯			二十三 474
大黄黄蘗梔子消石湯			十五 455
大黄黄連瀉心湯[1]	四 349，350，十九 383，卷八第五十八方 405	七 242，243，二十二 307	
大黄牡丹湯			十七 463
大黄䗪蟲丸			六 434
大建中湯			十 440
大青龍湯	三 339，十四 372，卷七第二十七方 401	六 226，十六 281	十二 447
大烏頭煎			十 441
大陷胸湯	四 347，348，十八 380，十九 385，387，388，卷八第五十三方 405	七 238，241，二十一 299，二十二 306，310	
大陷胸丸	四 347，十八 378，卷八第五十四方 405	七 238，二十一 297	
當歸貝母苦参丸			二十一 470
當歸散			二十一 470
當歸芍藥散			二十一 470，二十三 474
當歸生薑羊肉湯			十 441，二十二 471
當歸四逆加吴茱萸生薑湯	十 363，卷八第一百十方 412	十二 267	
當歸四逆湯	十 363，十七 377，十九 388，二十 389，卷八第一百九方 412	十二 267，二十 294	
抵當湯	五 355，357，十八 379，十九 386，卷八第八十三方 409	六 236，八 253，254，二十一 298，二十二 311	二十三 474
抵當丸	三 346，十八 379，卷八第八十二方 408	六 236，二十一 298	
抵當烏頭桂枝湯			十 441

F

方　名	《金匱玉函經》	《傷寒論》趙本	《金匱要略》吴本
礬石丸			二十三 474
防己地黄湯			五 430

[1] 大黄黄連瀉心湯：《金匱玉函經》第四篇作“大黄黄連瀉心湯”，第十九篇及卷八第五十八方作“大黄瀉心湯”。

續　表

方　　名	《金匱玉函經》	《傷寒論》趙本	《金匱要略》吴本
防己茯苓湯			十四 452
防己黄耆湯			二 424，十四 452，454
防己椒目葶藶大黄丸			十二 447
防己湯	一 331		
風引湯			五 429
茯苓甘草湯	三 341，十 363，卷七第三十九方 403	六 230，十二 267，十七 287	
茯苓桂枝白术甘草湯	三 341，十九 384，卷七第三十八方 402	六 229，二十二 305	十二 446
茯苓桂枝甘草大棗湯	三 341，十九 383，卷七第三十七方 402	六 229，十七 286	八 438
茯苓桂枝五味子甘草湯			十二 448
茯苓戎鹽湯			十三 450
茯苓四逆湯	三 341，十九 384，卷八第一百七方 412	六 229，二十二 305	
茯苓五味子甘草去桂加乾薑細辛			十二 448
茯苓五味子甘草去桂加乾薑細辛半夏			十二 448
茯苓五味子甘草去桂加乾薑細辛半夏杏仁			十二 448
茯苓五味子甘草去桂加乾薑細辛半夏杏仁大黄			十二 448
茯苓杏人甘草湯			九 438
茯苓飲			十二 448
茯苓澤瀉湯			十七 459
附子粳米湯			十 440
附子麻黄湯			十四 452
附子瀉心湯	四 349，卷八第五十九方 406	七 242	
附子湯	八 360，二十 389，卷八第七十四方 407	十一 261	二十一 469

G

方　　名	《金匱玉函經》	《傷寒論》趙本	《金匱要略》吴本
甘草粉蜜湯			十九 464
甘草附子湯[1]	四 351，卷八第七十方 407	七 245	二 425
甘草乾薑茯苓白术湯			十一 444

[1] 甘草附子湯：另見"芍藥甘草附子湯"。

方　名	《金匱玉函經》	《傷寒論》趙本	《金匱要略》吴本
甘草乾薑湯	三338,339,十九384,卷七第四十一方403	五222,十七285	七435
甘草麻黄湯			十四452
甘草湯	八360,卷七第四十四方403	十一262	七436
甘草小麥大棗湯			二十三473
甘草瀉心湯	四349,十七377,卷八第六十一方406	七242,二十294,二十二310	三427
甘遂半夏湯			十二446
乾薑附子湯	三341,十九385,卷八第七十二方407	六228,二十二305	
乾薑黄芩黄連人參湯[1]	十364,十九386,卷八第九十七方410	十二268,二十二311	
乾薑人参半夏丸			二十一470
膏髮煎[2]			二十三475
葛根黄連黄芩湯	三339,十四372,十九387,卷七第二十方400	六225,十六280,二十二308	
葛根加半夏湯	三339,十四372,卷七第十九方400	六225,十六280	
葛根湯	一329,三339,十四372,卷七第十八方400	六225,十六280	二423
栝樓桂枝湯	一330		二423
栝樓牡蠣散			三426
栝樓瞿麥丸			十三450
栝樓薤白白酒湯			九438
栝樓薤白半夏湯			九438
瓜蒂散	四350,十363,卷八第六十五方406	七243,十二267	十442
瓜蒂湯	一331		二425,十五456
桂枝二麻黄一湯	三338,十九383,卷七第三方398	五221,十七285	
桂枝二越婢一湯	三338,卷七第四方398	五221	
桂枝茯苓丸			二十一469
桂枝附子去桂加白术湯[3]			
桂枝附子湯	四350,卷八第六十八方407	七244	二424
桂枝甘草龍骨牡蠣湯	三345,十九389,二十一391,卷七第十五方399	六235,二十二310	

[1] 乾薑黄芩黄連人参湯：《金匱玉函經》第十篇作"乾薑黄芩黄連湯"，第十九篇與方劑卷第九十七方并作"乾薑黄芩黄連人参湯"，《傷寒論》第十二、第二十二篇同。《金匱玉函經》第十篇當據補"人参"二字。

[2] 膏髮煎：同書又名"猪髮膏煎"。

[3] 桂枝附子去桂加白术湯：見"术附子湯"。

續 表

方　名	《金匱玉函經》	《傷寒論》趙本	《金匱要略》吴本
桂枝甘草湯	三 341,十九 383,卷七第十六方 400	六 229,十七 286	
桂枝加大黄湯	七 358,十九 387,卷七第十三方 399	十 258	
桂枝加附子湯	三 338,十九 383,卷七第六方 398	五 220,十七 284	
桂枝加葛根湯	三 337,十四 372,卷七第十七方 400	五 219,十六 280	
桂枝加桂湯	三 345,十四 372,二十四 391,卷七第五方 498	六 235,十六 280	八 437
桂枝加黄耆湯			十四 453,十五 455
桂枝加厚朴杏仁湯[1]	三 338,339,十四 371	五 220,六 227,十六 279,二十二 308	
桂枝加龍骨牡蠣湯			六 432
桂枝加芍藥生薑各一兩人參三兩新加湯[2]	三 341,十九 383,卷七第十一方 399	六 228,十七 286	
桂枝加芍藥湯[3]	七 358,十九 387,卷七第十二方 399	十 258,二十二 311	
桂枝麻黄各半湯	三 338,卷七第二方 398	五 220,二十二 305	
桂枝去桂加茯苓白术湯	三 338,卷七第九方 399	五 222,二十二 305	
桂枝去芍藥加麻黄細辛附子湯			十四 453
桂枝去芍藥加附子湯	三 338,十九 387,卷七第八方 399	五 220,二十二 308	
桂枝去芍藥加蜀漆牡蠣龍骨救逆湯	三 345,二十一 390,卷七第十方 399	六 235	十六 457
桂枝去芍藥加皂莢湯			七 436
桂枝去芍藥湯	三 338,十九 387,卷七第七方 399	五 220,二十二 308	
桂枝人參湯	四 349,十九 387,卷七第十四方 399	七 243,二十二 310	
桂枝芍藥知母湯			五 430
桂枝生薑枳實湯			九 439
桂枝湯	三 337,338,339,340,341,343,四 350,五 355,七 358,十 364,十一 365,十四 370,371,372,十九 383,384,385,387,388,二十六 393,卷七第一方 398	五 219,220,221,六 227,228,232,八 253,254,十 258,十二 269,十三 272,十六 278,279,280,十七 284,286,二十一 300,二十二 305,307,308,309	十 441,十七 461

[1] 桂枝加厚朴杏仁湯:《金匱玉函經》第三篇用此名;同篇,《傷寒論》第五篇又作"桂枝湯加厚朴杏子";《傷寒論》第六、第十六、第二十二篇,《金匱玉函經》第十四篇作"桂枝加厚朴杏子湯"。

[2] 桂枝加芍藥生薑各一兩人參三兩新加湯:《金匱玉函經》第三篇、第十九篇及卷七第十一方作"桂枝加芍藥生薑人參湯",目録作"桂枝加芍藥生薑人參新加湯"。

[3] 桂枝加芍藥湯:《金匱玉函經》第七篇、第十九篇用此名,卷七第十二方作"桂枝倍加芍藥湯"。

H

方　名	《金匱玉函經》	《傷寒論》趙本	《金匱要略》吴本
訶梨勒散			十七 462
訶梨勒丸			二十 465
紅藍花酒			二十三 474
侯氏黑散			五 429
厚朴大黄湯			十二 447
厚朴麻黄湯			七 435
厚朴七物湯			十 440
厚朴三物湯			十 440
厚朴生薑甘草半夏人參湯	三 341，十九 383，卷七第四十五方 403	六 229，十七 286	
滑石白魚散			十三 450
黄連阿膠湯	八 360，卷八第八十五方 409	十一 261	
黄連粉			十八 463
黄連湯	四 350，卷八第八十六方 409	七 244	
黄耆桂枝五物湯			六 432
黄耆建中湯			六 433
黄耆芍藥桂枝苦酒湯			十四 453
黄芩加半夏生薑湯	四 350，卷八第一百一方 411	七 244	十七 459
黄芩人參湯	卷八第九十九方 411		
黄芩湯	四 350，十 362，卷八第一百方 411	七 244	十七 462
黄土湯			十六 457

J

方　名	《金匱玉函經》	《傷寒論》趙本	《金匱要略》吴本
雞屎白散			十九 464
加減柴胡飲子			二十 464
膠艾湯			二十一 469
膠薑湯			二十三 474
桔梗白散			七 436
桔梗湯	八 360，卷八第九十方 409	十一 262	七 436
橘皮湯			十七 460
橘皮枳實生薑湯			九 439
橘皮竹茹湯			十七 460

K

方　　名	《金匱玉函經》	《傷寒論》趙本	《金匱要略》吴本
苦酒湯	八 360，卷八第九十一方 410	十一 262	
苦参湯			三 427
葵子茯苓散			二十一 470

L

方　　名	《金匱玉函經》	《傷寒論》趙本	《金匱要略》吴本
獺肝散			六 434
狼牙湯			二十三 475
藜蘆甘草湯			十九 463
理中湯[1]	十一 365，二十 389	十三 272	九 438
理中丸	十二 366，卷八第一百二方 411	十三 271，272，十四 273	

M

方　　名	《金匱玉函經》	《傷寒論》趙本	《金匱要略》吴本
麻黄淳酒湯			十五 456
麻黄附子甘草湯	八 360，十四 372，卷七第二十三方 400	十一 261，十六 282	
麻黄附子細辛湯	八 360，卷七第二十四方 401	十一 261	
麻黄加术湯	一 331		二 424
麻黄連軺赤小豆湯	五 457，卷七第二十五方 401	八 256	
麻黄升麻湯	十 363，卷七第二十六方 401	十二 268，二十二 311	
麻黄湯	三 339，340，五 355，十四 370，371，372，十九 387，卷七第二十一方 400	六 226，227，228，八 252，253，十六 278，279，280，281，十七 285	
麻黄杏仁甘草石膏湯[2]	三 341，四 350，十九 386，387，卷七第二十二方 400	六 229，七 243，十七 286，二十二 311	
麻黄杏人薏苡人甘草湯			二 424
麻子仁丸	五 356，卷八第八十一方 408	八 254	
麥門冬湯	十二 366，卷八第一百十五方 413		七 436

[1] 理中湯：《傷寒論》中本方是理中丸下附記了湯法，未單立。

[2] 麻黄杏仁甘草石膏湯：《金匱玉函經》第四篇用此名，第三篇、卷七第二十二方作"麻黄杏子甘草石膏湯"，第十九篇作"麻黄杏子石膏甘草湯""麻黄杏仁石膏甘草湯"。《傷寒論》卷四第七作"麻黄杏子甘草石膏湯"。

方 名	《金匱玉函經》	《傷寒論》趙本	《金匱要略》吴本
蜜煎(附：土瓜根及大猪膽汁)	五 355，十七 377，十九 384，卷八第八十方 408	八 252，十七 287，二十 294	
牡蠣湯			四 428
牡蠣澤瀉散	十二 366，卷八第一百十三方 413	十四 273	
木防已去石膏加茯苓芒消湯			十二 447
木防已湯			十二 447

N

方 名	《金匱玉函經》	《傷寒論》趙本	《金匱要略》吴本
内補當歸建中湯			二十二 472

P

方 名	《金匱玉函經》	《傷寒論》趙本	《金匱要略》吴本
排膿散			十八 463
排膿湯			十八 463
蒲灰散			十三 450，十四 453

R

方 名	《金匱玉函經》	《傷寒論》趙本	《金匱要略》吴本
人參四逆湯[1]			

S

方 名	《金匱玉函經》	《傷寒論》趙本	《金匱要略》吴本
三黄湯			五 431
三物備急丸			二十 465
三物黄芩湯			二十二 472
三物小白散[2]			
三物小陷胸湯[3]			

[1] 人参四逆湯：見“四逆加人参湯”。

[2] 三物小白散：見“白散”。

[3] 三物小陷胸湯：見“小陷胸湯”。

續表

方　名	《金匱玉函經》	《傷寒論》趙本	《金匱要略》吴本
燒裩散	十二 366,卷八第一百十一方 412	十四 273	
芍藥甘草附子湯[1]	三 341,十九 383,卷八第七十一方 407	六 229,十七 286	
芍藥甘草湯	三 338,339,十九 384,卷七第四十二方 403	五 222,十七 285	
蛇牀子散			二十三 475
射干麻黄湯			七 435
腎氣丸			十二 446,十三 449,二十三 475
生薑甘草湯			七 436
生薑瀉心湯	四 349,十九 384,卷八第六十二方 406	七 242,十七 287	
生薑汁半夏湯			十七 460
升麻鼈甲湯			三 427
十棗湯	四 349,十八 380,卷八第七十三方 407	七 241,二十一 299	十二 446,448
蜀漆散			四 428
署預丸			六 433
四逆加人參湯[2]	十一 365,卷八第一百六方 412	十三 271	
四逆散	八 361,卷八第一百三方 411	十一 263	
四逆湯	三 338,343,五 354,八 361,十 363,364,365,十一 366,十九 384,385,388,二十 389,卷八第一百四方 412	五 222,六 232,八 252,十一 264,十二 267,269,十三 272,十六 279,十七 287,二十二 308,309	十七 459
酸棗湯			六 434

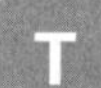

方　名	《金匱玉函經》	《傷寒論》趙本	《金匱要略》吴本
桃核承氣湯	三 344,十八 380,卷八第七十八方 408	六 234,二十一 299	
桃花湯	八 360,卷八第八十七方 409	十一 261,262	十七 461
天雄散			六 432
調胃承氣湯	三 343,344,346,五 353,356,十八 380,十九 383,384,386,387,卷八第七十七方 408	五 222,六 230,232,234,236,八 249,254,十七 285,286,287,二十一 297,299,二十二 306,309,311	

[1] 芍藥甘草附子湯:《金匱玉函經》第十九篇作"甘草附子湯",當據《傷寒論》改作"芍藥甘草附子湯"。

[2] 四逆加人參湯:《金匱玉函經》卷八第一〇六方作"人參四逆湯"。

續表

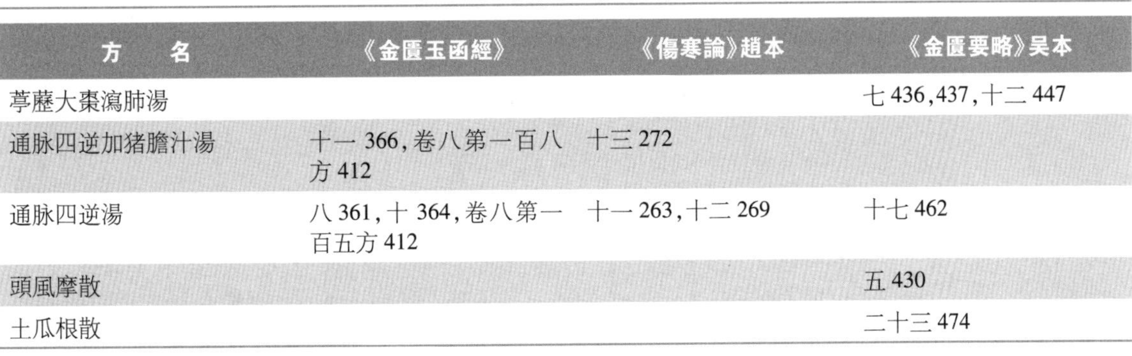

方　名	《金匱玉函經》	《傷寒論》趙本	《金匱要略》吴本
葶藶大棗瀉肺湯			七 436,437,十二 447
通脉四逆加猪膽汁湯	十一 366,卷八第一百八方 412	十三 272	
通脉四逆湯	八 361,十 364,卷八第一百五方 412	十一 263,十二 269	十七 462
頭風摩散			五 430
土瓜根散			二十三 474

W

方　名	《金匱玉函經》	《傷寒論》趙本	《金匱要略》吴本
王不留行散			十七 463
葦湯			七 437
温經湯			二十三 473
文蛤散	四 348,二十七 394,卷八第五十六方 405	七 240	十三 450
文蛤湯			十七 459
烏梅丸	十 362,卷八第九十六方 410	十二 266	十七 464
烏頭赤石脂丸			九 439
烏頭湯			五 430,十 442
吴茱萸湯	五 355,八 360,十 365,卷八第八十八方 409	八 254,十一 262,十二 269	十七 458
五苓散	三 341,342,四 348,349,五 356,十一 365,十四 372,二十七 394,二十八 394,395,卷七第四十方 403	六 230,七 240,242,八 254,十三 271,272,十六 282,十七 286,287,二十二 310	十二 448,十三 449

X

方　名	《金匱玉函經》	《傷寒論》趙本	《金匱要略》吴本
下瘀血湯			二十二 471
消石礬石散			十五 455
小半夏加茯苓湯			十二 448
小半夏湯			十二 447,十五 456,十七 459
小柴胡去半夏加栝樓湯			四 428
小柴胡湯	三 343,344,四 348,五 354,355,357,六 357,十 365,十二 366,十三 369,十四 372,十九 384,388,卷七第三十方 401	六 226,232,233,七 240,241,八 252,256,九 256,十二 270,十四 273,十六 281,282,二十二 304,309	十五 456,十七 459,二十二 472,二十三 472

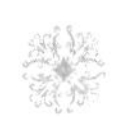

續 表

方　　名	《金匱玉函經》	《傷寒論》趙本	《金匱要略》吴本
小承氣湯	三 339,五 353,354,356,十 365,十七 376,十八 380,384,386,十九 383,二十七 394,卷八第七十六方 408	八 250,255,十二 269,二十 293,二十一 298,299,二十二 307	十七 461,462
小建中湯	三 344,卷七第二十九方 401	六 233	六 433,十五 456,二十三 474
小青龍加石膏湯			七 436,437
小青龍湯	三 339,十四 372,卷七第二十八方 401	六 226,227,十六 281	七 437,十二 447,448,二十三 473
小陷胸湯	四 347,卷八第五十二方 405	七 239,240	
瀉心湯			十六 457,二十三 473
杏子湯			十四 452,453
續命湯			五 431
旋覆代赭湯	四 349,十九 384,卷八第六十四方 406	七 243,二十二 306	
旋覆花湯			十一 444,二十三 474

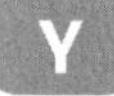

Y

方　　名	《金匱玉函經》	《傷寒論》趙本	《金匱要略》吴本
陽旦湯			二十二 471
薏苡人附子敗醬散			十八 462
薏苡人附子散			九 439
茵陳蒿湯	五 355,357,十八 379,380,卷八第八十四方 409	八 253,255,二十一 298,299	十五 455
茵蔯五苓散			十五 455
又大陷胸湯	卷八第五十五方 405		
禹餘糧丸	三 343,十三 368,卷八 406	六 232,十五 275	
越婢加半夏湯			七 436
越婢加术湯			五 431,十四 452
越婢湯			十四 452

Z

方　　名	《金匱玉函經》	《傷寒論》趙本	《金匱要略》吴本
皂莢丸			七 435
澤漆湯			七 435
澤瀉湯			十二 447

方　　名	《金匱玉函經》	《傷寒論》趙本	《金匱要略》吴本
真武湯	三 342，八 360，十九 383，卷八第九十五方 410	六 231，十一 263，十七 287	
蜘蛛散			十九 464
枳實芍藥散			二十二 471
枳實薤白桂枝湯			九 438
枳實梔子湯	十二 366，卷八第一百十二方 413	十四 273	
枳實术湯			十四 454
梔子豉湯	三 342，五 354，十 365，十九 384，385，386，388，卷七第四十六方 403	六 230，231，八 251，252，十二 269，二十二 306，307，308，311	十七 462
梔子甘草豉湯	三 342，十九 384，卷七第四十七方 404	六 230，二十二 306	
梔子乾薑湯	三 342，十九 386，卷七第五十方 404	六 231，二十二 308	
梔子厚朴湯	三 342，十九 384，卷七第四十九方 404	六 231，二十二 308	
梔子蘗皮湯	五 357，卷七第五十一方 404	八 256	
梔子生薑豉湯	三 342，十九 384，卷七第四十八方 404	六 230，二十二 306	
梔子枳實豉大黄湯			十五 455
炙甘草湯	四 351，卷七第四十三方 403	七 245	六 434，七 436
猪膚湯	八 360，卷八第八十九方 409	十一 262	
猪膏髮煎			十五 455
猪苓散			十七 459
猪苓湯	五 354，八 361，十九 386，二十八 395，卷八第七十九方 408	八 252，十一 263	十三 450
术附子湯[1]	四 350，卷八第六十九方 409	七 244	二 424，五 431
竹皮大丸			二十二 472
竹葉石膏湯	十二 366，卷八第一百十四方 413	十四 273	
竹葉湯			二十二 471
紫參湯			十七 462
紫石寒食散			二十 465
走馬湯			十 442

[1] 术附子湯：《傷寒論》第七篇作“桂枝附子去桂加白术湯”。

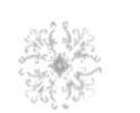

研究用書與參考文獻

研究底本

張仲景《傷寒論》

張仲景. 傷寒論[M]//影印善本中醫經典叢書本《仲景全書》. 北京：中醫古籍出版社,2011.
臺北故宫博物院所藏《仲景全書》電子書.
成無己. 注解傷寒論[M]//影印善本中醫經典叢書本《仲景全書》. 北京：中醫古籍出版社,2011.

張仲景《金匱玉函經》

張仲景. 金匱玉函經(本衙藏本)[M]//影印本衙藏本. 北京：人民衛生出版社,1955.
張仲景. 金匱玉函經(起秀堂本)[M]//珍本古醫籍影印叢書本. 北京：中醫古籍出版社,2010.
此外,《金匱玉函經》部分利用了日本内閣文庫本(衙本)、中國中醫科學院圖書館藏本(起本;余雲岫本)、中國中醫科學院醫史文獻研究所藏本(起本;原范行準栖芬樓本;中醫古籍出版社影印本底本)、中國醫學科學院圖書館藏本(衙本;人民衛生出版社影印本底本)

張仲景《金匱要略》

張仲景. 金匱要略方論(趙開美本)[M]//影印善本中醫經典叢書本《仲景全書》. 北京：中醫古籍出版社,2011.
張仲景. 新編金匱方論(鄧珍本)[M]//中華再造善本全彩影印本(宋元編). 北京：國家圖書館出版社,2005.
張仲景. 金匱要略方(吴遷本)[M]//中華再造善本全彩影印本(明清編). 北京：國家圖書館出版社,2014.

參考文獻

論著類(按漢語拼音字母排序)

B

包伯航,劉辰鑫,馮惠童,等.《金匱要略》疑文考略[J]. 中醫文獻雜志,2021,39(1)：19－22.

C

晁公武. 郡齋讀書志[M]. 北京：現代出版社,1987.
巢元方. 諸病源候論[M]//東洋醫學善本叢書. 大阪：東洋醫學研究會,1981.
巢元方. 諸病源候論[M]. 北京：人民衛生出版社,1955.
陳可冀. 關於敦煌石室舊藏傷寒論辨脉法殘卷[J]. 人民保健,1959(5). 5.
陳夢雷. 古今圖書集成：第一四五册[M]. 北京：中華書局,1986.
陳夢雷. 古今圖書集成：第一四六册[M]. 北京：中華書局,1986.
陳壽. 三國志[M]. 北京：中華書局,2006.
陳增岳. 敦煌古醫籍校證[M]. 廣州：廣東科技出版社,2008.

陳振孫. 直齋書録解題[M]//文淵閣四庫全書・第六七四册. 臺北：臺灣商務印書館,1986.
成無己. 傷寒明理論[M]. 北京：北京圖書館出版社,2003.
叢春雨,等. 敦煌中醫藥全書[M]. 北京：中醫古籍出版社,1994.

D

鄧名世. 古今姓氏書辨證[M]//文淵閣四庫全書：第九二二册. 上海：上海古籍出版社,1989.
竇懷永. 敦煌文獻避諱研究[M]. 蘭州：甘肅教育出版社,2013.
段逸山,鄒西禮. 明洪武鈔本《金匱要略方》[M]. 上海：上海科學技術文獻出版社,2011.

E

俄羅斯科學院東方研究所聖彼得堡分所,俄羅斯科學出版社東方文學部. 俄藏敦煌文獻：第1册[M]. 上海：上海古籍出版社,1992.

F

范家偉. 北宋校正醫書局新探[M]. 北京：中華書局,2014.
房玄齡. 晉書[M]//二十五史. 杭州：浙江古籍出版社,1998.
付陽,張承坤,沈澍農,等.《金匱要略》北宋官刻原貌探究[J]. 中醫學報,2021,36(3)：671－675.

G

岡西爲人. 宋以前醫籍考[M]. 郭秀梅,校注. 北京：學苑出版社,2010.
葛洪. 肘後備急方[M]. 沈澍農,校注. 北京：人民衛生出版社,2016.
葛洪. 抱朴子内篇[M]. 蔣力生,葉明花,等,校注. 長沙：湖南科學技術出版社,2014.
宫下三郎. 唐代的傷寒論與其書志學的考察[J]. 漢方之臨床,1962,9(10)：17－22.
故宫博物院. 故宫珍本叢刊：第373册(金匱要略直解、三合集、醫學階梯)[M]. 海口：海南出版社,2000.
顧培杏,付陽,沈澍農. "癮疹"名義與"隱"字古義[J]. 中國中醫基礎醫學雜志,2020,26(4)：433－435.
郭家興,張承坤. 上圖藏《金匱要略方》抄寫者吴遷續考[J]. 中醫藥文化,2020,15(1)：18－22.
郭秀梅,岡田研吉. 日本醫家金匱要略注解輯要[M]. 北京：學苑出版社,1999.
郭秀梅,岡田研吉. 日本醫家傷寒論注解輯要[M]. 北京：人民衛生出版社,1996.
郭雍. 傷寒補亡論[M]//續修四庫全書：第九八四册. 上海：上海古籍出版社,2002.

H

何大任. 太醫局諸科程文格[M]. 北京：中國中醫藥出版社,2015.
黄帝内經素問[M]. 北京：人民衛生出版社,1956.
黄裳. 結一廬藏書的傳承[N]. 文匯報,2010－05－17(12).
黄龍祥. 試論宋代校正醫書局私改醫書之弊[J]. 中國中醫基礎醫學雜誌,1997(4)：45－47.
黄虞稷. 千頃堂書目[M]. 上海：上海古籍出版社,1990.
黄仲昭. 八閩通誌[M]//北京圖書館古籍珍本叢刊. 北京：書目文獻出版社,1988.

L

李樂毅. 簡化字源[M]. 北京：華語教學出版社,1996.
李時珍. 本草綱目[M]//張志斌,鄭金生. 本草綱目影校對照. 北京：科學出版社,2017.
李順保. 傷寒論版本大全[M]. 北京：學苑出版社,2001.
李順保. 金匱要略版本大全[M]. 北京：學苑出版社,2019.
李思敬. 音韻[M]. 北京：商務印書館,1985.
李賢,等. 明一統志[M]//文淵閣四庫全書：第四七三册. 臺北：臺灣商務印書館,1986.
李雄飛. 縹緗盈棟,精本充牣——仁和朱氏結一廬藏書研究[J]. 文獻,2001(4)：260－272.

李玉清. 成無己生平及《注解傷寒論》撰注年代考[J]. 中華醫史雜志,1997,27(4): 249－251.
李玉清,張燦玾. 成無己生平考[J]. 南京中醫藥大學學報(社會科學版),2005,6(3).
李致忠. 古書版本鑒定(修訂本)[M]. 北京: 文物出版社,1997.
劉辰鑫,包伯航,馮惠童,等.《金匱要略》脱文考略[J]. 中醫文獻雜志,2021,39(3): 10－14.
梁永宣.《金匱玉函經・證治總例》當出自仲景[J]. 中醫文獻雜志,2007(2): 25－27.
梁永宣.《金匱要略方》最古本、最善本的發現與流傳[J]. 中華醫史雜志,2011(3): 183－187.
梁永宣. 元鄧珍本《金匱要略方論》校注[M]. 北京: 學苑出版社,2009.
劉渡舟. 傷寒論校注[M]. 北京: 人民衛生出版社,1991.
劉將孫. 養吾齋集[M]//文淵閣四庫全書: 第一一九九册. 臺北: 臺灣商務印書館,1986.

M

馬繼興. 中醫文獻學[M]. 上海: 上海科學技術出版社,1990.
馬繼興,等. 敦煌古醫籍考釋[M]. 南昌: 江西科學技術出版社,1988.
馬繼興,等. 敦煌中醫文獻輯校[M]. 南京: 江蘇古籍出版社,1998.
馬繼興. 出土亡佚古醫籍研究[M]. 北京: 中醫古籍出版社,2005.
馬敘倫. 説文解字六書疏證[M]. 上海: 上海書店,1985.

N

聶惠民,王慶國,高飛. 傷寒論集注[M]. 北京: 學苑出版社,2001.

Q

錢超塵. 傷寒論文獻新考[M]. 北京: 北京科學技術出版社,2018.
錢超塵. 宋本《傷寒論》版本簡考[J]. 河南中醫,2010,30(1): 1－8.
錢超塵. 傷寒論文獻通考[M]. 北京: 學苑出版社,1993.
錢超塵. 校勘元本、影印明本《金匱要略》集[M]. 北京: 學苑出版社,2015.
錢超塵. 影印《金匱玉函經》校注考證[M]. 北京: 學苑出版社,2015.
錢超塵. 影印南朝秘本、敦煌秘卷《傷寒論》校注考證[M]. 北京: 學苑出版社,2015.
錢超塵. 中醫古籍訓詁研究[M]. 貴阳: 貴州人民出版社,1988.
錢婷婷,沈澍農. 法藏敦煌中醫藥卷子"斗""升"辨[J]. 中國中醫基礎醫學雜志,2012,18(4): 365－366,370.
裘錫圭. 長沙馬王堆漢墓簡帛集成[M]. 北京: 中華書局,2014.

R

日本東洋醫學會,傷寒金匱編刊小委員會.(善本翻刻)傷寒論、金匱要略[M]. 日本: 日本東洋醫學會,2009.(内含: 小曾户洋.《傷寒論》解題;真柳誠.《[宋版]傷寒論》書志;真柳誠.《金匱要略》解題)
阮元,中華書局編輯部. 十三經注疏[M]. 北京: 中華書局,1980.

S

三木榮. 斯坦因敦煌文書 202 和現傳《宋板傷寒論辨脉法》及《金匱玉函經辨脉》的比較[J]. 漢方之臨床,1959,6(5): 3－28.
森立之. 傷寒論考注[M]. 郭秀梅,岡田研吉,加藤久幸,校點. 北京: 學苑出版社,2001.
森立之. 金匱要略考注[M]. 郭秀梅,岡田研吉,整理. 北京: 學苑出版社,2001.
山田業廣. 金匱要略集注[M]. 郭秀梅,崔爲,點校. 北京: 學苑出版社,2009.
沈初. 浙江採集遺書總録[M]. 上海: 上海古籍出版社,2010.
沈津. 老蠹魚讀書隨筆[M]. 桂林: 廣西師範大學出版社,2009.
沈澍農.《金匱要略》鄧珍序題署所見鄧珍信息考[J]. 南京中醫藥大學學報(社會科學版),2022,23(6): 380－384.
沈澍農."證候"與"證""候"的溯源與詮證[J]. 南京中醫藥大學學報(社會科學版),2022,23(4): 211－225.
沈澍農. S. 202:《金匱玉函經》的古傳本[J]. 敦煌研究,2018(4): 89－99.

沈澍農. 敦煌卷子 S. 202 中兩個重要的隱在避諱[J]. 南京中醫藥大學學報(社會科學版),2019,20(3): 175－180.
沈澍農. 敦煌吐魯番醫藥文獻新輯校[M]. 北京: 高等教育出版社,2016.
沈澍農. 敦煌醫藥文獻《平脉略例》文獻學研究[J]. 中醫藥文化,2019,14(6): 44－54.
沈澍農. 俄法兩個敦煌卷子綴合與相關研究[J]. 中醫藥文化,2017,12(4): 4－11.
沈澍農. 古方書量詞“盞”的用法變化——兼論《金匱要略》煮散方與版本問題[J]. 中華醫史雜志,2022,52(1): 3－11.
沈澍農. 黑水城《傷寒論》抄本殘片考證[J]. 醫療社會史研究(第二輯),2016: 213－227.
沈澍農. 人面名位與古代宫殿建築[J]. 中醫藥文化,2007(3): 47－48.
沈澍農,温雯婷. 中醫術語“方”的形成與演化——基於漢代簡帛與隋唐醫書的考察[J]. 出土文獻綜合研究集刊,2022(2): 110－131.
沈澍農,張承坤.《金匱要略》正名是什麽[N]. 中國中醫藥報,2019－02－15.
沈澍農. 仲景醫書中的“眠”“臥”類詞辨析[J]. 中醫文獻雜志,2022,40(6): 14－17,33.
沈澍農. 中藥破碎加工術語叢考——以簡帛到卷子爲中心[J]. 現代中醫藥,2020,40(2): 9－17.
沈澍農. 中醫古籍用字研究[M]. 北京: 學苑出版社,2007.
司馬遷. 史記[M]. 北京: 中華書局,1959.
孫思邈. 千金翼方[M]. 影印日本文政十二年重雕元大德刊本. 北京: 人民衛生出版社,1955.
孫思邈. 備急千金要方[M]. 北京: 人民衛生出版社,1982.

T

唐慎微. 證類本草[M]//張存惠,重刊. 北京: 人民衛生出版社,1957.
田河. 武威漢簡集釋[M]. 蘭州: 甘肅文化出版社,2020.

W

王懷隱,等. 太平聖惠方[M]. 北京: 人民衛生出版社. 1958.
王叔和. 脉經(影印元本)[M]. 北京: 人民衛生出版社,1956.
王叔和. 脉經(影印宋本)[M]. 大阪: 東洋醫學研究會,1981.
王淑民. 英藏敦煌醫學文獻圖影與注疏[M]. 北京: 人民衛生出版社,2012.
王燾. 外臺秘要(影印明本)[M]. 北京: 人民衛生出版社,1955.
王燾. 外臺秘要(影印宋本)[M]. 大阪: 東洋醫學研究會,1981.
王新華. 避諱研究[M]. 濟南: 齊魯書社,2007.
王振國. 醫學教育與考試制度研究[M]. 濟南: 齊魯書社,2006.
危素. 説學齋稿[M]//文淵閣四庫全書: 第一二二六册. 臺北: 臺灣商務印書館,1986.
翁同龢. 翁同龢日記[M]//陳義傑,點校. 北京: 中華書局,1989.
吴謙. 醫宗金鑒[M]//鄭金生,整理. 北京: 人民衛生出版社,2017.

X

徐邦達. 古書畫過眼要録: 元明清繪畫[M]. 北京: 故宫出版社,2015.
徐光星. 定本《金匱要略》文獻研究[D]. 杭州: 杭州大學,2015.
許叔微. 普濟本事方[M]. 影印日本享保二十一年刊本. 臺北: 新文豐出版公司,1987.
許叔微. 傷寒九十論[M]//中國醫學大成: 傷寒、金匱分册. 上海: 上海科學技術出版社,1990.
許叔微. 傷寒百證歌[M]//續修四庫全書: 九八四册. 上海: 上海古籍出版社,2002.
續修四庫全書編委會. 續修四庫全書[M]. 上海: 上海古籍出版社,2002.
薛文軒,王雅平,沈澍農. 桂類藥物在敦煌醫藥文獻中應用情况考察——兼補真柳誠先生《林億等將張仲景醫書的桂類藥名改爲桂枝》一文[J]. 時珍國醫國藥,2016,27(6): 1449－1452.
薛文軒,沈澍農. 芍藥在敦煌醫藥文獻中應用情况考察[J]. 環球中醫藥,2016,9(6): 683－686.

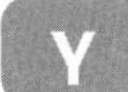

楊守敬: 日本訪書志[M]. 臺北: 廣文書局,1967.

遊文仁,蘇奕彰.臺北“國圖”館藏《影北宋本傷寒論》作僞者考辨[J].中華醫史雜志,2011(41):31-39.
于吉.太平經合校[M]王明輯,校.北京:中華書局,1960.
惲毓鼎.澄齋日記[M].杭州:浙江古籍出版社,2004.

Z

章太炎.章太炎先生論傷寒[M].北京:學苑出版社,2009.
章太炎.章太炎全集[M].上海:上海人民出版社,1994.
章太炎.章太炎醫論(猝病新論)[M].北京:人民衛生出版社,1957.
張承坤.《金匱要略》文獻研究——以吴遷本爲中心[D].南京:南京中醫藥大學,2020.
張承坤,趙雅琛,沈澍農.《金匱要略》吴遷本與鄧珍本對比研究[J].中醫藥文化,2019,14(1):88-96.
張承坤,趙雅琛,沈澍農.《金匱要略》“補氣加半夏”考[J].中國中醫基礎醫學雜志,2020,26(1):99-100,118.
張承坤,趙雅琛,沈澍農.明代小字本《金匱要略》抄寫者吴遷生平考[J].中醫文獻雜志,2019,37(3):4-5.
張金吾.愛日精廬藏書志[M]//書目題跋叢書.北京:中華書局,2014.
張蕾.宋臣校定本《傷寒論》的文獻研究[D].濟南:山東中醫藥大學,2007.
張書岩,王鐵昆,李青梅,等.簡化字溯源[M].北京:語文出版社,1997.
張遂辰.張卿子傷寒論[M].北京:中醫古籍出版社,2013.
張亦舒,沈澍農.术演變爲蒼术、白术始末[J].中國中醫基礎醫學雜志,2017,23(4):541-543.
張涌泉.漢語俗字研究[M].長沙:岳麓書社,1995.
張仲景.傷寒論[M].邱浩,重校.北京:學苑出版社,2015.
趙紅.敦煌寫本漢字論考[M].上海:上海古籍出版社,2012.
趙懷舟,吴晉蒲,劉莉萍,等.宋本《傷寒論・子目》及其源流初考[J].中醫文獻雜志.2003(1):11.
趙琦美.脉望館書目[M]//叢書集成續編:第四册.臺北:新文豐出版公司,1988.
趙雅琛,張承坤,沈澍農.中醫古籍中的“眝”字[J].中國中醫基礎醫學雜志,2020,26(2):141-142,145.
真柳誠,梁永宣,段逸山,等.《金匱要略》的成書與現存版本問題[J].中華醫史雜志,2009,39(6):357-363.
真柳誠.趙開美“翻刻宋板傷寒論”的問題[J].日本醫史學雜志,2015:61(1):49.
真柳誠.中國11世紀以前桂類藥物和藥名——林億等將仲景醫書桂類藥名統一爲桂枝[J].(日本)藥史學雜志,1995,30(2):96-115.
鄭金生.藥林外史[M].南寧:廣西師範大學出版社,2007.
周禮注疏[M]//文淵閣四庫全書:第九零册.臺北:臺灣商務印書館,1986.
周一謀,蕭佐桃.馬王堆醫書考注[M].天津:天津科學技術出版社,1988.
朱肱.類證活人書[M]//叢書集成初編.長沙:商務印書館,1939.
祝穆.方輿勝覽[M]//文淵閣四庫全書:第四七一册.臺北:臺灣商務印書館,1986.
朱石兵.《金匱玉函經》文獻研究[D].南京:南京中醫藥大學,2021.
朱石兵,付陽,沈澍農.《金匱玉函經》流傳考[J].中華醫史雜志,2020,50(1):28-32.
朱石兵,沈澍農.甘草粉蜜湯考[J].中國中醫基礎醫學雜志,2022,28(3):445-447.
朱石兵,沈澍農.從舌診發展源流看舌“胎”到舌“苔”的轉變[J].中醫學報,2021,36(1):58-62.
朱橚.普濟方[M]//文淵閣四庫全書.臺北:臺灣商務印書館,1986.
朱學勤.别本結一盧書目[M]//叢書集成續編:第六八册.上海:上海書店出版社,1994.

工具書及數據庫

許慎.説文解字(大徐本)[M].北京:中華書局,1963.
朱駿聲.説文通訓定聲[M].武漢:武漢市古籍書店,1983.
段玉裁.説文解字注[M].上海:上海古籍出版社,1981.
丁福保.説文解字詁林[M].北京:中華書局,2015.
爾雅・廣雅・方言・釋名(清疏四種合刊)[M].上海:上海古籍出版社,1989.
陸德明.經典釋文[M].北京:中華書局,1983.
宋本廣韻・永禄本韻鏡[M].南京:江蘇教育出版社,2002.
陳彭年,等.大宋重修廣韻[M].周祖謨,校.北京:中華書局,2011.
宋本玉篇[M].陳彭年,等重修.北京:中國書店,1983.
大廣益會玉篇[M].北京:中華書局,1987.

丁度,等.集韻[M].上海：上海古籍出版社,1985.
釋慧琳,釋希麟.一切經音義(正、續)[M].上海：上海古籍出版社,1988.
釋行均.龍龕手鏡(高麗本)[M].北京：中華書局,1985.
梅膺祚.字彙・字彙補[M].上海：上海辭書出版社,1991.
張自烈.正字通[M].北京：中國工人出版社,1996.
周廣業.經史避諱名考[M]//續修四庫全書：第八二七册.上海：上海古籍出版社,2002.
朱宗文.蒙古字編[M]//續修四庫全書：第二五九册.上海：上海古籍出版社,1996.
漢語大字典[M].2版.成都：四川出版集團,2010.
漢語大詞典[M].上海：漢語大詞典出版社,1997.
王力.同源字典[M].北京：商務印書館.1982.
王力.王力古漢語字典[M].北京：中華書局.2014.
宗福邦,陳世鐃,蕭海波.故訓匯纂[M].北京：商務印書館,2003.
黄征.敦煌俗字典[M].2版.上海：上海教育出版社,2019.
薛清録.中國中醫圖書總目[M].上海：上海辭書出版社,2007.
中國古籍善本書目編輯委員會.中國古籍善本書目[M].上海：上海古籍出版社,1996.
李茂如,胡天福,李若鈞.歷代史志書目著録醫籍考[M].北京：人民衛生出版社,1994.
瞿冕良.中國古籍版刻辭典[M].蘇州：蘇州大學出版社,2009.
裘沛然.中國醫籍大辭典[M].上海：上海科學技術出版社,2002.
李雲.中醫人名大辭典[M].北京：中國中醫藥出版社,2016.
王建.史諱辭典[M].東京：汲古書院.1997.
王彦坤.歷代避諱字彙典[M].北京：中華書局,2009.
謝觀.中國醫學大辭典[M].天津：天津科學技術出版社,1998.
國際敦煌項目(IDP)[DB/OL].http://idp.bl.uk/.
國學大師[DB/OL].http://www.guoxuedashi.net/.
漢典[DB/OL].https://www.zdic.net/.
臺灣地區教育主管機構異體字字典[DB/OL].https://dict.variants.moe.edu.tw/.